EMERGÊNCIAS MÉDICAS

EMERGÊNCIAS MÉDICAS

Marco Túlio Baccarini Pires
Professor Adjunto da Faculdade de Medicina da UFMG. Doutor em Cirurgia pela Faculdade de Medicina da UFMG. Especialista em Cirurgia Cardiovascular. Cirurgião Cardiovascular dos Hospitais Belo Horizonte e Unimed – Belo Horizonte. Membro Titular da Sociedade Brasileira de Cirurgia Cardiovascular.

Enio Roberto Pietra Pedroso
Professor Titular do Departamento de Clínica Médica da Faculdade de Medicina da UFMG.

José Carlos Serufo
Médico Especialista em Clínica Médica e Medicina Intensiva. Professor Adjunto da Faculdade de Medicina da UFMG. Professor Titular da Pós-Graduação em Ciências da Saúde, Infectologia e Medicina Tropical. Membro Titular da Academia Mineira de Medicina e da ABRAMES.

Maria Aparecida Braga
Especialista em Clínica Médica, Cardiologia, Nutrologia, Medicina Intensiva e Administração em Saúde. Pós-Graduação em Gestão de Saúde e Gestão de Negócios pela Fundação Getúlio Vargas (FGV). Mestre em Ciências da Saúde e Infectologia pela UFMG. Coordenadora da Unidade de Terapia Intensiva do Hospital Dia e Maternidade Unimed – Belo Horizonte.

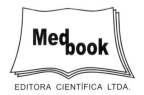

EDITORA CIENTÍFICA LTDA.

EMERGÊNCIAS MÉDICAS
Direitos exclusivos para a língua portuguesa
Copyright © 2014 by
MEDBOOK – Editora Científica Ltda.

NOTA DA EDITORA: Os autores desta obra verificaram cuidadosamente os nomes genéricos e comerciais dos medicamentos mencionados; também conferiram os dados referentes à posologia, objetivando informações acuradas e em acordo com os padrões atualmente aceitos. Entretanto, em função do dinamismo da área da saúde, os leitores devem prestar atenção às informações fornecidas pelos fabricantes, a fim de se certificarem de que as doses preconizadas ou as contraindicações não sofreram modificações, principalmente em relação a substâncias novas ou prescritas com pouca frequência. Os autores e a Editora não podem ser responsabilizados pelo uso impróprio nem pela aplicação incorreta de produto apresentado nesta obra.

Apesar de terem envidado o máximo de esforço para localizar os detentores dos direitos autorais de qualquer material utilizado, os autores e a Editora desta obra estão dispostos a acertos posteriores caso, inadvertidamente, a identificação de algum deles tenha sido omitida.

Editoração Eletrônica: REDB – Produções Gráficas e Editorial Ltda.

CIP-BRASIL. CATALOGAÇÃO NA PUBLICAÇÃO.
SINDICATO NACIONAL DOS EDITORES DE LIVROS, RJ

P748e

Pires, Marco Túlio Baccarini
  Emergências Médicas/Marco Túlio Baccarini Pires; organização Enio Roberto Pietra Pedroso, José Carlos Serufo; coordenação Maria Aparecida Braga. - 1 ed. - Rio de Janeiro: MedBook, 2014.
  1088 p.: il.; 28 cm

  ISBN 978-85-99977-74-3

  1. Emergências médicas. I. Pedroso, Enio Roberto Pietra. II. Serufo, José Carlos. III. Braga, Maria Aparecida. IV. Título.

13-03252
CDD: 616.025
CDU: 616-083.98

23/07/2013   23/07/2013

Reservados todos os direitos. É proibida a duplicação ou reprodução deste volume, no todo ou em parte, sob quaisquer formas ou por quaisquer meios (eletrônico, mecânico, gravação, fotocópia, distribuição na Web, ou outros), sem permissão expressa da Editora.

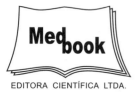

Rua Professora Ester Melo, 178 – Benfica
20930-010 – Rio de Janeiro – RJ
Telefones: (21) 2502-4438 e 2569-2524
contato@medbookeditora.com.br – medbook@superig.com.br
www.medbookeditora.com.br

Colaboradores

Adelmo Simões Pereira
Professor Adjunto do Departamento de Cirurgia da Faculdade de Medicina da UFMG.

Alberto Ben-Hur
Médico Especialista em Clínica e Medicina Intensiva. Mestre em Ciências da Saúde, Infectologia e Medicina Tropical.

Alexandre Simões Barbosa
Doutor em Oftalmologia pela UFMG. Preceptor da Residência de Oftalmologia da UFMG.

Alisson Tarso do Rego
Cirurgião Vascular do Hospital Belo Horizonte e do Hospital Unimed – Belo Horizonte.

Ana Maria Pueyo Blasco de Magalhães
Mestre em Ciências pela Universidade Federal do Rio de Janeiro (UFRJ). Graduada em Psicologia. Pós-Graduada nas Áreas de Psicologia Clínica, Hospitalar, Psicotrauma, Saúde Pública, Bioética Clínica e Social. Docente do Instituto de Educação Continuada da PUC-Minas e do Instituto de Estudos e Pesquisa (IEP) da Santa Casa de Belo Horizonte. Membro do Programa de Tutoria da Faculdade de Medicina da UFMG.

André Costa Cruz Piancastelli
Especialista em Dermatologia.

André Felipe Z. B. de Andrade
Cirurgião Geral e do Trauma no Hospital Público Regional de Betim. Cirurgião do Hospital Socor – Belo Horizonte.

Andrea Sales Cardoso Naves
Médica Neurologista da Fundação Hospitalar do Estado de Minas Gerais (FHEMIG).

Andréa Silva Fontenelle
Especialista em Clínica Médica e Endocrinologia e Metabologia.

Andreise Laurian Nazzária Rosa de Souza
Especialista em Clínica Médica e Endocrinologia e Metabologia.

Ângela Vieira Serufo
Farmacêutica e Bioquímica. Mestranda em Ciências Farmacêuticas da Faculdade de Farmácia da UFMG.

Atanagildo Cortes Junior
Médico Especialista em Clínica Médica, Gastroenterologia e Endoscopia Digestiva.

Augusto Dominguetti Neto
Graduado em Medicina pela UFMG. Especialista em Clínica Médica pelo Hospital Governador Israel Pinheiro (IPSEMG) – Belo Horizonte.

Bruno de Lima Rodrigues
Cirurgião Titular do Hospital João XXIII (FHEMIG) – Belo Horizonte. Cirurgião do Hospital da Baleia – Fundação Benjamin Guimarães – Belo Horizonte. Instrutor do Advanced Trauma Life Support (ATLS).

Carla Vieira Serufo
Acadêmica de Engenharia Ambiental da UFMG.

Carlos Augusto Gomes
Professor Adjunto-Doutor Responsável pela Disciplina Cirurgia do Sistema Digestório da Faculdade de Medicina da Universidade Federal de Juiz de Fora (UFJF). Membro Titular do Colégio Brasileiro de Cirurgiões. Membro Titular da Sociedade Brasileira de Nutrição Parenteral e Enteral.

Carlos Eduardo Guimarães Leão
Membro Titular da Sociedade Brasileira de Cirurgia Plástica. Membro Titular-Fundador da Sociedade Brasileira de Queimaduras. Membro Titular da Academia Mineira de Medicina (AMM) – Cadeira 13. Chefe do Serviço de Cirurgia Plástica e Queimados da Rede FHEMIG.

Carolina Mundim Couto Magalhães
Especialista em Clínica Médica e Dermatologia.

Cecília Gómez Ravetti
Especialista em Clínica Médica e Terapia Intensiva. Mestre em Medicina Tropical pela UFMG. Médica da Unidade Coronariana do Hospital das Clínicas da UFMG.

Christy Ana Gonçalves Veiga
Médica Graduada pela UFMG.

Ciro José Buldrini Filogônio
Professor Associado do Departamento de Clínica Médica da Faculdade de Medicina da UFMG.

Cláudia Lopes Santoro Neiva
Médica Assistente do Serviço de Reumatologia da Santa Casa de Belo Horizonte. Coordenadora da Reumatologia do Serviço de Clínica Médica II do Hospital Mater Dei.

Daniel Xavier Lima
Professor Adjunto do Departamento de Cirurgia da Faculdade de Medicina da UFMG. Mestre e Doutor em Cirurgia pela Faculdade de Medicina da UFMG.

David Szpilman
Chefe da Unidade de Terapia Intensiva do Hospital Municipal Miguel Couto. Médico Aposentado do Corpo de Bombeiros do Estado do Rio de Janeiro, Grupamento de Socorro de Emergência. Membro do Conselho Médico da Federação Internacional de Salvamento Aquático. Sócio-Fundador, Ex-Presidente e Atual Diretor da Sociedade Brasileira de Salvamento Aquático (SOBRASA). Membro da Câmara Técnica de Medicina Desportiva do Conselho Regional de Medicina do Estado do Rio de Janeiro (CREMERJ).

Débora Cerqueira Calderaro
Médica Intensivista da Santa Casa de Misericórdia de Belo Horizonte e do Hospital Alberto Cavalcanti. Médica Assistente do Serviço de Reumatologia do Hospital das Clínicas da UFMG. Mestre em Medicina Tropical pela UFMG.

Dirceu B. Greco
Professor Titular do Departamento de Clínica Médica da Faculdade de Medicina da UFMG.

Domingos André Fernandes Drumond
Cirurgião Geral e Chefe da Clínica Cirúrgica do Hospital João XXIII (FHEMIG) – Belo Horizonte. Cirurgião Geral do Hospital Felício Rocho – Belo Horizonte. State Faculty do ATLS. Membro Titular da Academia Mineira de Medicina (AMM).

Edgar Nunes de Moraes
Professor Associado do Departamento de Clínica Médica da Faculdade de Medicina da UFMG. Especialista em Geriatria.

Ellen Brandão Leite Faria
Especialista em Clínica Médica e Cancerologia. Médica Plantonista do Pronto-Atendimento do Hospital das Clínicas da UFMG.

Emanuella Braga de Carvalho
Membro Titular da Federação Brasileira de Gastroenterologia (FBG) e da Sociedade Brasileira de Endoscopia Digestiva (SOBED). Mestranda em Ciências Aplicadas à Saúde do Adulto pela UFMG.

Emilio Bicalho Epiphanio
Médico pela UFMG. Professor de Medicina Legal. Médico Legista. Titular da Academia Mineira de Medicina (AMM). Advogado.

Colaboradores

Enio Roberto Pietra Pedroso

Professor Titular do Departamento de Clínica Médica da Faculdade de Medicina da UFMG.

Eric Grossi Morato

Neurocirurgião do Hospital das Clínicas da UFMG e do Hospital João XXIII (FHEMIG) – Belo Horizonte. Instrutor do ATLS.

Ernesto Lentz de Carvalho Monteiro

Especialista em Cirurgia Vascular. Professor Adjunto do Departamento de Cirurgia da Faculdade de Medicina da UFMG. Membro Titular da AMM.

Evilázio Teubner Ferreira

Professor Adjunto do Departamento de Cirurgia da Faculdade de Medicina da UFMG. Cirurgião do Hospital Evangélico – Belo Horizonte. Chefe do Serviço de Cirurgia do Hospital Evangélico – Belo Horizonte.

Fabiana Bastos Rezende

Monitora da Disciplina Internato em Urgências e Emergências Clínicas da Faculdade de Medicina da UFMG. Residência em Clínica Médica pelo Hospital João XXIII (FHEMIG) – Belo Horizonte.

Fabiana Pietsch da Fonseca Vianna

Psicóloga do Hospital Dia e Maternidade Unimed – Belo Horizonte. Pós-Graduada em Psicologia Hospitalar pela Universidade FUMEC.

Frederico Figueiredo Amancio

Especialista em Clínica Médica e Infectologia. Médico do Pronto-Socorro do Hospital das Clínicas da UFMG.

Frederico José Amédeé Péret

Médico Especialista em Ginecologia e Obstetrícia. Mestre em Medicina pela UFMG, com MBA em Gestão Hospitalar e Sistemas de Saúde pela Fundação Getúlio Vargas (FGV).

Gabriela Amélia Nassif de Morais Teixeira

Residente de Otorrinolaringologia do Núcleo de Otorrino – Belo Horizonte.

Gabriela Furquim Werneck Campos Valadão

Médica Graduada pela UFMG.

Geraldo Vitor Cardoso Bicalho

Médico Residente do Programa de Neurocirurgia da FHEMIG.

Gilda Aparecida Ferreira

Especialista em Reumatologia. Professora Adjunta do Departamento do Aparelho Locomotor da Faculdade de Medicina da UFMG.

Glauco Almeida Passos

Membro Titular da Sociedade Brasileira de Ortopedia e Traumatologia (SBOT). Coordenador do Serviço de Ortopedia e Traumatologia do Hospital Evangélico – Belo Horizonte.

Guilherme Moreira de Abreu e Silva

Professor Convidado de Ortopedia e Traumatologia da UFMG. Preceptor da Residência Médica do Hospital das Clínicas da UFMG. Preceptor do Hospital Risoleta Tolentino Neves. Preceptor da Residência Médica do Hospital Felício Rocho – Belo Horizonte.

Heberth César Miotto

Especialista em Cardiologia pela Sociedade Brasileira de Cardiologia. Especialista em Terapia Intensiva pela Associação de Medicina Intensiva Brasileira (AMIB). Mestre em Clínica Médica pela Faculdade de Medicina da UFMG. Doutorando em Ciências da Saúde pela Faculdade de Medicina da UFMG. Coordenador do Centro de Terapia Intensiva do Biocor Hospital.

Helena Maria Gonçalves Becker

Especialista em Otorrinolaringologia. Professora Associada do Departamento de Oftalmologia e Otorrinolaringologia da Faculdade de Medicina da UFMG.

Helio Begliomini

Mestre em Urologia pela Universidade Federal de São Paulo (UNIFESP). Chefe do Departamento de Endourologia do Hospital do Servidor Público do Estado de São Paulo – Hospital Francisco Morato de Oliveira (HSPE - IFO). Urologista e Diretor Clínico do Instituto de Medicina *Humanae Vitae* (IMUVI).

Heliofábia Gomes Freitas

Especialista em Clínica Médica. Médica Plantonista do Hospital João XXIII (FHEMIG) – Belo Horizonte – e do Pronto-Atendimento do Hospital das Clínicas da UFMG.

Isabela Nascimento Borges

Médica Graduada pela Faculdade de Medicina da UFMG. Monitora da Disciplina Traumatologia e Urgências Clínicas. Residente de Clínica Médica do Hospital das Clínicas da UFMG. Especialista em Clínica Médica.

Isabella Belo Brandão

Graduada em Medicina pela Faculdade de Medicina de Barbacena (FUNJOB) – MG. Especialista em Clínica Médica pelo Hospital Governador Israel Pinheiro (IPSEMG) – Belo Horizonte.

Jefferson Soares Leal

Mestre em Medicina pela UFMG. Professor Assistente do Departamento do Aparelho Locomotor da Faculdade de Medicina da UFMG. Membro Titular da SBOT e da Sociedade Brasileira de Coluna. Especialista em Cirurgia da Coluna Vertebral. Membro e Preceptor do Serviço de Ortopedia e Traumatologia do Hospital das Clínicas da UFMG.

Joana Starling Carvalho

Médica Graduada pela Faculdade de Medicina da UFMG. Monitora da Disciplina Traumatologia e Urgências Clínicas. Residente de Clínica Médica do Hospital das Clínicas da UFMG. Especialista em Clínica Médica.

João Baptista de Rezende Neto

Professor Adjunto-Doutor do Departamento de Cirurgia da Faculdade de Medicina da UFMG. Coordenador da Cirurgia de Urgência do Hospital Risoleta Tolentino Neves. *Clinical Fellow* em Cirurgia do Trauma e Terapia Intensiva pela Boston University. Pós-Doutorado pela Universidade de Toronto. Titular do Colégio Brasileiro de Cirurgiões. *Fellow* do American College of Surgeons.

José Alberto Vieira Filho

Especialista em Clínica Médica e Terapia Intensiva. Médico do Pronto-Socorro do Hospital das Clínicas da UFMG.

José Carlos Serufo

Médico Especialista em Clínica Médica e Medicina Intensiva. Professor Adjunto da Faculdade de Medicina da UFMG. Professor Titular da Pós-Graduação em Ciências da Saúde, Infectologia e Medicina Tropical. Membro Titular da Academia Mineira de Medicina (AMM) e da Academia Brasileira de Médicos Escritores (ABRAMES).

José Carlos Souza Vilela

Coordenador do Serviço de Ortopedia do Hospital Unimed – Belo Horizonte. Preceptor do Hospital Risoleta Tolentino Neves.

José de Freitas Teixeira Júnior

Professor Adjunto do Departamento de Clínica Médica da Faculdade de Medicina da UFMG. Coordenador Médico do CTI Geral do Hospital SEMPER.

José Francisco Zumpano

Especialista em Medicina Interna e Clínica Médica. Especialista em Patologia Clínica. Mestre em Fisiologia pela UFMG.

José Maurício Siqueira

Neurocirurgião do Hospital Felício Rocho – Belo Horizonte.

Josemar Otaviano de Alvarenga

Médico Ortopedista. Cirurgião Geral e Ortopédico. Diretor da Neoclínc. Membro Titular da Academia Brasileira de Médicos Escritores (ABRAMES).

Juliana Santana Fernandes

Médica Graduada pela Faculdade de Medicina da UFMG. Residência em Cirurgia Geral no Hospital das Clínicas da UFMG. Residente de Cirurgia Vascular do Hospital Municipal Odilon Behrens – Belo Horizonte.

Júlio Maria Fonseca Chebli

Professor Associado da Disciplina Gastroenterologia da Faculdade de Medicina da UFJF. Doutor em Gastroenterologia pela Universidade Federal de São Paulo (UNIFESP). Diretor da Faculdade de Medicina da UFJF. Pesquisador pelo CNPq.

Julio Sérgio Lara Resende

Cirurgião do Hospital Evangélico – Belo Horizonte.

Kátia de Paula Farah

Mestre e Doutora pelo Curso de Pós-Graduação em Ciências da Saúde: Infectologia e Medicina Tropical. Professora Associada do Departamento de Clínica Médica da Faculdade de Medicina da UFMG

Kelly Cristine de Lacerda Rodrigues Buzatti

Residente de Coloproctologia do Instituto Alfa de Gastroenterologia do Hospital das Clínicas da UFMG.

Ladislau José Fernandes Junior

Mestre pelo Curso de Pós-Graduação em Ciências da Saúde: Infectologia e Medicina Tropical do Departamento de Clínica Médica da UFMG. Professor do Curso Medicina da Universidade de Alfenas.

Colaboradores

Leonardo Maciel da Fonseca

Mestre em Cirurgia pela Faculdade de Medicina da UFMG. Membro do Grupo de Coloproctologia e Intestino Delgado do Instituto Alfa de Gastroenterologia do Hospital das Clínicas da UFMG.

Liliana Andrade Chebli

Médica Gastroenterologista pelo Hospital Universitário da UFJF. Mestre em Ciências da Saúde pela Faculdade de Medicina da UFJF. Doutoranda do Programa de Pós-Graduação em Saúde – Núcleo de Pesquisa em Gastroenterologia – da Faculdade de Medicina da UFJF.

Lucas Ferreira Santana

Médico Clínico Geral. Monitor da Disciplina Traumatologia e Urgências Clínicas da Faculdade de Medicina da UFMG.

Lucas Ramos Lima

Médico Residente de Neurocirurgia do Hospital Felício Rocho – Belo Horizonte.

Luciana Araújo Oliveira Cunha

Mestre em Pediatria pela Faculdade de Medicina da UFMG. Médica do Ambulatório de Imunodeficiências Primárias do Hospital das Clínicas da UFMG.

Luciana Cristina dos Santos Silva

Professora Adjunta do Departamento de Clínica Médica da Faculdade de Medicina da UFMG. Doutora em Infectologia e Medicina Tropical pela Faculdade de Medicina da UFMG. Médica do Serviço de Urgência do Hospital das Clínicas da UFMG.

Luciana Froede

Especialista em Gastroenterologia. Médica do Pronto-Socorro do Hospital das Clínicas da UFMG.

Lucidio Duarte de Souza Filho

Neurocirurgião do Hospital Municipal de Contagem.

Luiz Carlos Mendes Faleiro

Neurocirurgião do Hospital Felício Rocho – Belo Horizonte. Professor Adjunto da Faculdade de Medicina da UFMG.

Luiz Eduardo Moreira Teixeira

Professor Assistente do Departamento do Aparelho Locomotor da Faculdade de Medicina da UFMG. Coordenador do Serviço de Oncologia Ortopédica do Hospital das Clínicas da UFMG. Preceptor do Hospital Risoleta Tolentino Neves.

Luiz Fabiano Soriano

Especialista em Clínica Médica. Médico do Pronto-Socorro do Hospital das Clínicas da UFMG.

Lyster Dabien Haddad

Neurologista do Hospital Felício Rocho – Belo Horizonte.

Manoel Otávio da Costa Rocha

Especialista em Clínica Médica. Especialista em Infectologia. Mestre e Doutor em Medicina Tropical da UFMG. Professor Titular do Departamento de Clínica Médica da Faculdade de Medicina da UFMG.

Marcelo Fernandes Denaro

Membro Titular da Sociedade Brasileira de Ortopedia e Traumatologia (SBOT).

Márcio de Sá Faleiros

Médico Anestesiologista e Intensivista da Sociedade Brasileira de Anestesiologia (SBA)/AMIB.

Márcio Nattan

Residente em Neurologia pela Universidade de São Paulo (USP). Monitor da Disciplina Traumatologia e Urgências Clínicas da Faculdade de Medicina da UFMG.

Marco Antônio Percope de Andrade

Professor Adjunto de Ortopedia da UFMG. Chefe do Serviço de Ortopedia e Traumatologia do Hospital das Clínicas da UFMG.

Marco Antônio Soares Reis

Intensivista e Pneumologista do Hospital Universitário São José e do Hospital Madre Teresa – Belo Horizonte. Professor Auxiliar da Faculdade de Ciências Médicas de Minas Gerais.

Marco Aurélio Baggio

Médico Psiquiatra. Membro Titular da AMM e da ABRAMES.

Marco Túlio Baccarini Pires

Professor Adjunto da Faculdade de Medicina da UFMG. Doutor em Cirurgia pela Faculdade de Medicina da UFMG. Especialista em Cirurgia Cardiovascular. Cirurgião Cardiovascular dos Hospitais Belo Horizonte e Unimed – Belo Horizonte. Membro Titular da Sociedade Brasileira de Cirurgia Cardiovascular.

Marcos Carvalho de Vasconcelos

Professor Adjunto do Departamento de Pediatria da Faculdade de Medicina da UFMG. Instrutor do Curso Suporte Avançado de Vida em Pediatria (PALS).

Marcus Vinícius Melo Andrade

Especialista em Clínica Médica e Medicina Intensiva. Professor Associado da Faculdade de Medicina da UFMG. Coordenador do Serviço de Pronto-Atendimento do Hospital das Clínicas da UFMG e da Disciplina Traumatologia e Urgências Clínicas da Faculdade de Medicina da UFMG.

Maria Aparecida Braga

Especialista em Clínica Médica, Cardiologia, Nutrologia, Medicina Intensiva e Administração em Saúde. Pós-Graduação em Gestão de Saúde e Gestão de Negócios pela FGV. Mestre em Ciências da Saúde e Infectologia pela UFMG. Coordenadora da Unidade de Terapia Intensiva do Hospital Dia e Maternidade Unimed – Belo Horizonte.

Maria do Carmo Barros de Melo

Professora Associada do Departamento de Pediatria da Faculdade de Medicina da UFMG. Instrutora do Curso Pediatric Advanced Life Support (Suporte Avançado de Vida em Pediatria – PALS).

Maria Raquel da Costa Pinto

Médica Reumatologista do Serviço de Reumatologia e do Setor de Pronto-Atendimento do Hospital das Clínicas da UFMG.

Mário Soares de Azevedo Neves

Médico Hemoterapeuta do Hospital das Clínicas da Faculdade de Medicina da UFMG. Médico Hemoterapeuta do Hemocentro de Belo Horizonte – Fundação HEMOMINAS. Coordenador da Agência Transfusional do Hospital Madre Teresa – Belo Horizonte. Coordenador da Agência Transfusional do Hospital Luxemburgo – Belo Horizonte.

Natalice Sousa de Oliveira

Enfermeira Especialista em Terapia Intensiva. Odontóloga Especialista em Ortodontia e Ortopedia Bucomaxilofacial. Monitora do Curso de Urgências Clínicas da CENEX/ UFMG. Mestre em Ciências da Saúde, Infectologia e Medicina Tropical.

Nelson Jacintho

Especialista em Ortopedia e Traumatologia. Perito e Coordenador da Perícia Médica do INPS. Titular da Sociedade Brasileira de Médicos Escritores (SOBRAMES).

Newton José Godoy Pimenta

Neurocirurgião do Hospital Felício Rocho – Belo Horizonte. Professor da Faculdade de Medicina do UniBH – Belo Horizonte.

Otávio de Luca Druda

Membro Titular da SBOT. Ortopedista Especializando (R4) em Cirurgia da Coluna Vertebral do Serviço de Ortopedia e Traumatologia do Hospital das Clínicas da UFMG.

Quirino Pena Junior

Especialista em Oncologia. Médico do Pronto-Socorro do Hospital das Clínicas da UFMG.

Rafael Papatella

Monitor da Disciplina Traumatologia e Urgências Clínicas da Faculdade de Medicina da UFMG. Médico Residente de Anestesiologia do Hospital das Clínicas da UFMG.

Rafaelle Cristine Batista de Oliveira

Especialista em Clínica Médica. Monitora do Curso de Urgências Clínicas da CENEX/UFMG. Residente de Nefrologia da Santa Casa de Misericórdia de Belo Horizonte.

Raquel Baumgratz Delgado

Médica Hematologista do Serviço de Hematologia do Hospital das Clínicas da UFMG. Médica Hematologista/ Hemoterapeuta da Fundação HEMOMINAS. Mestre em Ciências da Saúde da Criança e do Adolescente pela Faculdade de Medicina da UFMG.

Regina Maria Gasparine Pena

Especialista em Clínica Médica e Medicina do Trabalho.

Renato Camargos Couto

Professor Associado do Departamento de Clínica Médica da UFMG. Especialista em Infectologia.

Roberta Romanelli

Especialista em Pediatria. Pós-Doutora pelo Institut de Puériculture et Perinatologie de Paris. Professora do Departamento de Pediatria da UFMG e da Faculdade de Ciências Médicas da UNIFENAS.

Roberto Eustáquio Santos Guimarães

Professor Titular de Otorrinolaringologia da Faculdade de Medicina da UFMG. Preceptor do Núcleo de Otorrino – Belo Horizonte. Otorrinolaringologista.

Colaboradores

Rodrigo Bastos Fóscolo
Especialista em Endocrinologia e Metabologia. Professor Associado do Departamento de Clínica Médica da Faculdade de Medicina da UFMG.

Rodrigo Cambraia
Especialista em Gastroenterologia. Médico do Pronto-Socorro do Hospital das Clínicas da UFMG.

Rodrigo de Castro Bernardes
Cirurgião Cardiovascular dos Hospitais Madre Teresa e Mater Dei – Belo Horizonte. Membro Titular da Sociedade Brasileira de Cirurgia Cardiovascular.

Rodrigo de Oliveira Peixoto
Professor Assistente da Disciplina Cirurgia do Sistema Digestório da Faculdade de Medicina da UFJF. Mestre em Cirurgia pela UFMG. Membro Titular da Sociedade Brasileira de Nutrição Parenteral e Enteral.

Rodrigo Gomes da Silva
Professor Associado do Departamento de Cirurgia da Faculdade de Medicina da UFMG. Coordenador do Grupo de Coloproctologia e Intestino Delgado do Instituto Alfa de Gastroenterologia do Hospital das Clínicas da UFMG. Titular da Sociedade Brasileira de Coloproctologia. Titular do Colégio Brasileiro de Cirurgiões.

Rodrigo Macedo Rosa
Membro Titular da FBG e da SOBED. Coordenador da Residência Médica e dos Estágios em Endoscopia Digestiva do Hospital das Clínicas da UFMG. Mestrando em Ciências Aplicadas à Saúde do Adulto pela UFMG.

Rodrigo Marmo da Costa e Souza
Neurocirurgião do Hospital de Emergência e Trauma Senador Humberto Lucena – João Pessoa. Professor da Disciplina Emergências Médicas e Neurologia da Faculdade de Ciências Médicas da Paraíba.

Rodrigo Marques de Oliveira
Cirurgião Geral e do Trauma. Titular do Hospital João XXIII (FHEMIG) – Belo Horizonte.

Rodrigo Moreira Faleiro
Coordenador do Serviço de Neurocirurgia do Hospital João XXIII (FHEMIG) – Belo Horizonte. Neurocirurgião do Hospital Felício Rocho – Belo Horizonte.

Rodrigo Veloso Rossi
Cirurgião Torácico do Hospital Evangélico – Belo Horizonte.

Rogério Lúcio Chaves de Resende
Membro Titular da SBOT e da Sociedade Brasileira de Coluna. Especialista em Cirurgia da Coluna Vertebral. Membro, Preceptor do Serviço de Ortopedia e Traumatologia do Hospital das Clínicas da UFMG. Preceptor do Hospital Risoleta Tolentino Neves.

Rômulo Andrade Souki
Cirurgião Titular do Hospital João XXIII (FHEMIG) – Belo Horizonte. Cirugião do Hospital Biocor – Belo Horizonte. Médico do SAMU de Contagem. Instrutor do ATLS.

Rosa Weiss Telles
Doutora em Ciências Aplicadas à Saúde do Adulto pela Faculdade de Medicina da UFMG. Preceptora do Ambulatório de Osteoartrite e Artrites Microcristalinas do Serviço de Reumatologia do Hospital das Clínicas da UFMG. Médica do Setor de Pronto-Atendimento do Hospital das Clínicas da UFMG.

Rosana Correia da Silva Azevedo
Especialista em Clínica Médica. Especialista em Endocrinologia e Metabologia. Médica do Pronto-Socorro do Hospital das Clínicas da UFMG.

Simone Gonçalves dos Santos
Especialista em Análises Clínicas. Mestre e Doutora em Microbiologia e Pós-Doutorado no Departamento de Ciências da Saúde: Infectologia e Medicina Tropical da Faculdade de Medicina da UFMG.

Sizenando Vieira Starling
Cirurgião Titular do Hospital João XXIII (FHEMIG) – Belo Horizonte. Coordenador do Serviço de Cirurgia do Trauma do Hospital Lifecenter – Belo Horizonte. Vice-Presidente da Sociedade Brasileira de Atendimento Integrado ao Traumatizado (SBAIT). Mestre do Capítulo de Minas Gerais do Colégio Brasileiro de Cirurgiões. Instrutor do ATLS.

Stella Sala Soares Lima

Médica Especialista em Clínica Médica, Pneumologia e Radioterapia. Doutora em Medicina pela UFMG. Radio-oncologista do Hospital Luxemburgo e da FHEMIG.

Sylvia Lemos Hinrichsen

Professora da Faculdade de Ciências Médicas da Universidade de Pernambuco (UPE). Professora Associada do Departamento de Medicina Tropical da Universidade Federal de Pernambuco (UFPE). Coordenadora do Núcleo de Ensino, Pesquisa e Assistência em Infectologia (NEPAI) da UFPE. Coordenadora da Disciplina Biossegurança e Controle de Infecções/Risco Sanitário Hospitalar da UFPE. Médica Infectologista pela Sociedade Brasileira de Infectologia (SBI).

Volney Soares Lima

Médico Especialista em Clínica Médica e Oncologia Clínica. Oncologista Clínico do Hospital Felício Rocho, IPSEMG, Oncocentro e Urológica. Membro Titular da SBOC e da ESMO.

Walter dos Reis Caixeta Braga

Especialista em Endocrinologia e Metabologia. Professor Adjunto do Departamento de Clínica Médica da Faculdade de Medicina da UFMG.

Wanessa Trindade Clemente

Professora Adjunta do Departamento de Propedêutica Complementar da Faculdade de Medicina da UFMG. Coordenadora da CCIH. Doutora em Infectologia e Medicina Tropical.

Prefácio

Medicina significa estar disposto a cuidar e acolher pessoas, sobretudo aquelas que precisam de ajuda, apoio, reconstrução. O seu exercício requer do médico perseverança para reconhecer o próprio limite; sensibilidade para entender a dimensão de cada pessoa, e ver-se nela, e participar com ela de seu processo de desenvolvimento; e juízo para perceber o verdadeiro, o útil, o consequente, o corpo como instrumento da alma.

A Medicina de Urgência constitui área de relevância especial, máxima dentre as atividades médicas, não só pela importância nosológica crescente, como pela perspectiva de recuperar a saúde em momentos críticos, em que se corre o risco de perder a vida. O desenvolvimento tecnológico contribui em velocidade extraordinária para que o conhecimento seja útil em recuperar órgãos e sistemas funcionais principais em momentos críticos, e deve ser disponibilizado para ser usado de maneira ajuizada para todas as pessoas e em todos os lugares.

Emergências Médicas revela o esforço de muitos profissionais interessados em propiciar alívio e conforto e em compartilhar experiências e conhecimentos na área de urgência com o sentido de que regras, ordens, guias, normas de conduta possam ser discutidas e atualizadas, para que todos os médicos possam participar da tarefa-missão de propiciar melhores condições da abordagem às urgências médicas.

A disciplina Urgências Médicas da Faculdade de Medicina da Universidade Federal de Minas Gerais se engrandece com a possibilidade de que esta obra se torne apoio da prática da urgência.

Vários temas foram discutidos em capítulos que englobaram a ampla maioria dos assuntos de importância em emergências médicas.

Muitos colaboradores participaram da elaboração deste livro, o que o engrandece, pela excepcional capacidade que tiveram em proporcionar uma síntese cuidadosa, atualizada e reveladora dos pormenores de como atuar em urgências médicas. A todos agradecemos pelo valor excepcional de cada contribuição.

Esperamos que este livro possa ajudar médicos e estudantes de medicina na maravilhosa tarefa de buscar melhores condições de vida, o que todos almejam e merecem.

À Editora MedBook, especialmente, ao senhor Jackson Oliveira, agradecemos pelo apoio, pela eficiência e pela ousadia em possibilitar a edição deste livro.

A todos os leitores solicitamos críticas para que esta obra seja cada vez mais capaz de contribuir efetivamente para a melhoria da prática em tema de excepcional importância no cuidado das pessoas.

Os Autores

Sumário

ENCARTE COLORIDO, xxv

SEÇÃO I
Atendimento das Emergências Médicas, 1

CAPÍTULO 1
Organização do Sistema de Atendimento às Urgências e Emergências Médicas. Serviço de Atendimento Móvel de Urgência. Sistema de Resgate. Unidades de Pronto-Atendimento. Centro de Terapia Intensiva, 3
Maria Aparecida Braga
Enio Roberto Pietra Pedroso
Marco Túlio Baccarini Pires
José Carlos Serufo

CAPÍTULO 2
Avaliação Semiológica do Paciente em Urgência e Emergência Médicas, 16
Marcus Vinícius Melo Andrade
Enio Roberto Pietra Pedroso

CAPÍTULO 3
Relação Médico-Paciente-Familiares nas Emergências, a Possibilidade de Morte Inesperada e o Processo de Doação de Órgãos e Tecidos, 30
Maria Aparecida Braga
Ana Maria Pueyo Blasco de Magalhães

CAPÍTULO 4
Monitoração Clínica de Pacientes Graves, 39
Enio Roberto Pietra Pedroso
José Carlos Serufo
Marco Túlio Baccarini Pires
Maria Aparecida Braga

CAPÍTULO 5
Intubação Endotraqueal, 48
José Carlos Serufo
Roberto Eustáquio Santos Guimarães
Gabriela Amélia Nassif de Morais Teixeira

CAPÍTULO 6
Ventilação Mecânica Não Invasiva com Pressão Positiva/Ventilação Mecânica, 53
Marco Antônio Soares Reis

PARTE A Ventilação Mecânica Não Invasiva com Pressão Positiva, 53
PARTE B Ventilação Mecânica, 61

CAPÍTULO 7
Fundamentos do Diagnóstico Laboratorial das Infecções, 74
José Carlos Serufo
Ângela Vieira Serufo

CAPÍTULO 8
Sedação e Analgesia no Paciente Crítico, 95
Márcio de Sá Faleiros

CAPÍTULO 9
Suporte Progressivo à Vida, 105
José Carlos Serufo
Maria do Carmo Barros de Melo
Natalice Sousa de Oliveira
Rafaelle Cristine Batista de Oliveira

CAPÍTULO 10

Distúrbios Hidroeletrolíticos (DHE) e Ácidos-Básicos, 112
José Carlos Serufo
Enio Roberto Pietra Pedroso

CAPÍTULO 11

Suporte Hemoterápico ao Paciente em Emergência Médica, 129
Mário Soares de Azevedo Neves
Raquel Baumgratz Delgado

CAPÍTULO 12

Choque, 140
Débora Cerqueira Calderaro
José Carlos Serufo

CAPÍTULO 13

Intoxicações Exógenas Agudas e Acidentes Provocados por Animais Peçonhentos, 149
Sylvia Lemos Hinrichsen

PARTE A Intoxicações Exógenas Agudas, 149
PARTE B Acidentes por Animais Peçonhentos, 156

CAPÍTULO 14

Choque Elétrico, 161
Enio Roberto Pietra Pedroso

CAPÍTULO 15

Implicações Legais no Atendimento Médico de Urgência, 168
Emilio Bicalho Epiphanio

CAPÍTULO 16

Cuidados Paliativos, 175
Maria Aparecida Braga
Fabiana Pietsch da Fonseca Vianna
Ana Maria Pueyo Blasco de Magalhães

CAPÍTULO 17

Consulta Pediátrica: Como Reconhecer os Pacientes de Risco, 180
Maria do Carmo Barros de Melo
Marcos Carvalho de Vasconcelos

SEÇÃO II

Emergências Cardiovasculares, 187

CAPÍTULO 18

Arritmias Cardíacas na Urgência, 189
Enio Roberto Pietra Pedroso
José Carlos Serufo

CAPÍTULO 19

Edema Agudo de Pulmão Cardiogênico, 208
Maria Aparecida Braga

CAPÍTULO 20

Emergências Hipertensivas, 214
Maria Aparecida Braga

CAPÍTULO 21

Insuficiência Coronariana, 222
Heberth César Miotto

CAPÍTULO 22

Doença Tromboembólica, 240

PARTE A Trombose Venosa Profunda – Diagnóstico e Prevenção, 240
Ernesto Lentz de Carvalho Monteiro
PARTE B Tromboembolismo Pulmonar, 247
Lucas Ferreira Santana
Fabiana Bastos Rezende
José Carlos Serufo

CAPÍTULO 23

Emergências Cirúrgicas Não Traumáticas do Coração, da Aorta e dos Grandes Vasos, 260
Marco Túlio Baccarini Pires
Rodrigo de Castro Bernardes
Alisson Tarso do Rego

PARTE A Tamponamento Cardíaco, 260
PARTE B Urgências Cirúrgicas na Doença Coronariana, 263
PARTE C Dissecção Aórtica, 266

CAPÍTULO 24

Emergências Vasculares Periféricas, 269
Marco Túlio Baccarini Pires
Alisson Tarso do Rego

SEÇÃO III

Emergências Respiratórias, 275

CAPÍTULO 25

Insuficiência Respiratória Aguda e Oxigenoterapia, 277
Marco Antônio Soares Reis

Sumário xvii

CAPÍTULO 26

Síndrome da Angústia Respiratória Aguda/Lesão Pulmonar Aguda, 283
Marco Antônio Soares Reis

CAPÍTULO 27

Manejo da Asma na Urgência, 295
Ciro José Buldrini Filogônio
José Carlos Serufo

CAPÍTULO 28

Afogamento, 306
David Szpilman

CAPÍTULO 29

Hemoptise/Pneumotórax/Empiema Pleural, 317

PARTE A Hemoptise, 317
Rodrigo Veloso Rossi
PARTE B Pneumotórax, 321
Rodrigo Veloso Rossi
André Felipe Z. B. de Andrade
PARTE C Empiema Pleural, 325
Rodrigo Veloso Rossi

SEÇÃO IV

Emergências Neurológicas e Psiquiátricas, 329

CAPÍTULO 30

Coma, 331
Márcio Nattan
Rafael Papatella
José Carlos Serufo

CAPÍTULO 31

Tontura, Vertigem e Síncope, 343
Lyster Dabien Haddad
Andrea Sales Cardoso Naves
Lucidio Duarte de Souza Filho

CAPÍTULO 32

Acidente Vascular Encefálico, 349

PARTE A Acidente Vascular Encefálico Hemorrágico, 349
Rodrigo Moreira Faleiro
Geraldo Vitor Cardoso Bicalho
PARTE B Acidente Vascular Encefálico Isquêmico, 355
Lyster Dabien Haddad
Lucas Ramos Lima

CAPÍTULO 33

Epilepsia, 363
José Maurício Siqueira
Rodrigo Marmo da Costa e Souza

CAPÍTULO 34

Síndrome de Hipertensão Intracraniana, 369
Rodrigo Moreira Faleiro
Rodrigo Marmo da Costa e Souza

CAPÍTULO 35

Meningoencefalites, 375
Enio Roberto Pietra Pedroso

CAPÍTULO 36

Emergências em Psiquiatria, 386
Marco Aurélio Baggio
José Carlos Serufo

CAPÍTULO 37

Morte Encefálica, 401
Eric Grossi Morato

SEÇÃO V

Emergências Endocrinometabólicas, 409

CAPÍTULO 38

Insuficiência Renal Aguda, 411
Kátia de Paula Farah
Ladislau José Fernandes Junior

CAPÍTULO 39

Descompensações do *Diabetes Mellitus*, 417
Walter dos Reis Caixeta Braga
José Carlos Serufo

CAPÍTULO 40

Tireotoxicose e Coma Mixedematoso, 424
Rodrigo Bastos Fóscolo
Andreise Laurian Nazzária Rosa de Souza

CAPÍTULO 41

Alterações Agudas da Calcemia, 431
Quirino Pena Junior
José Alberto Vieira Filho
Regina Maria Gasparine Pena
Enio Roberto Pietra Pedroso

xviii   Sumário

CAPÍTULO 42

Insuficiência Adrenal, 447
Ellen Brandão Leite Faria
Heliofábia Gomes Freitas

CAPÍTULO 43

Urgências no Feocromocitoma, 451
Andréa Silva Fontenelle
Rosana Correia da Silva Azevedo

CAPÍTULO 44

Gota Aguda, 456
Maria Raquel da Costa Pinto
Rosa Weiss Telles

SEÇÃO VI

Emergências Gastroenterológicas, 463

CAPÍTULO 45

Abdome Agudo, 465
Rodrigo Gomes da Silva
Leonardo Maciel da Fonseca
Kelly Cristine de Lacerda Rodrigues Buzatti

CAPÍTULO 46

Apendicite Aguda, Colecistite Aguda, Diverticulite Aguda e Obstrução Intestinal, 479
Rodrigo Gomes da Silva
Leonardo Maciel da Fonseca
Kelly Cristine de Lacerda Rodrigues Buzatti

CAPÍTULO 47

Hemorragias Digestivas Alta e Baixa, 488
Atanagildo Cortes Junior

CAPÍTULO 48

Pancreatite Aguda, 502
Júlio Maria Fonseca Chebli
Liliana Andrade Chebli
Carlos Augusto Gomes
Rodrigo de Oliveira Peixoto

CAPÍTULO 49

Hepatites Virais Agudas, 515
Rodrigo Cambraia
Luciana Froede
Enio Roberto Pietra Pedroso

CAPÍTULO 50

Encefalopatia Hepática, 524
Rodrigo Macedo Rosa
Emanuella Braga de Carvalho

SEÇÃO VII

Emergências nas Doenças Infecciosas, 533

CAPÍTULO 51

Uso Racional de Antimicrobianos e Controle de Infecções, 535
José Carlos Serufo
Renato Camargos Couto
Simone Gonçalves dos Santos
Nelson Jacintho

CAPÍTULO 52

Pneumonias, 569
Enio Roberto Pietra Pedroso
José Carlos Serufo

CAPÍTULO 53

Infecções do Trato Urinário, 578
Joana Starling Carvalho
Isabela Nascimento Borges
Helio Begliomini
José Carlos Serufo

CAPÍTULO 54

Malária, 592
José Francisco Zumpano
Manoel Otávio da Costa Rocha

CAPÍTULO 55

Tétano Clínico, 598
Edgar Nunes de Moraes
Enio Roberto Pietra Pedroso

CAPÍTULO 56

Abordagem Propedêutica da Febre de Origem Indeterminada, 611
Wanessa Trindade Clemente
Stella Sala Soares Lima
Roberta Romanelli
José Carlos Serufo

CAPÍTULO 57

Síndromes Febris Hemorrágicas Agudas, 617
Frederico Figueiredo Amancio

Sumário   xix

CAPÍTULO 58

Síndrome de Imunodeficiência Adquirida, 629
Cecília Gómez Ravetti
Dirceu B. Greco
Enio Roberto Pietra Pedroso

CAPÍTULO 59

Síndrome de Imunodeficiência Primária, 666
Luciana Cristina dos Santos Silva
Luciana Araújo Oliveira Cunha

SEÇÃO VIII

Emergências nos Estados Alérgicos e Dermatológicos, 673

CAPÍTULO 60

Choque Anafilático, 675
Isabela Nascimento Borges
Joana Starling Carvalho
José Carlos Serufo

CAPÍTULO 61

Prurido, Urticária e Angioedema, 683
Luiz Fabiano Soriano

CAPÍTULO 62

Síndrome de Stevens-Johnson/Necrólise Epidérmica Tóxica (Doença de Lyell), 690
Carolina Mundim Couto Magalhães
André Costa Cruz Piancastelli

SEÇÃO IX

Emergências Hematológicas, 697

CAPÍTULO 63

Avaliação do Paciente Portador de Neutropenia Febril, 699
Stella Sala Soares Lima
Volney Soares Lima
Wanessa Trindade Clemente

CAPÍTULO 64

Distúrbios da Hemostasia, 705
Enio Roberto Pietra Pedroso

CAPÍTULO 65

Drepanocitose e Outras Anemias Hemolíticas Agudas, 716
Augusto Dominguetti Neto
Isabella Belo Brandão

SEÇÃO X

Emergências nos Politraumatizados, 729

CAPÍTULO 66

Sistematização da Assistência Médica aos Pacientes Politraumatizados, 731
Sizenando Vieira Starling
Bruno de Lima Rodrigues
Rômulo Andrade Souki

CAPÍTULO 67

Avaliação Inicial e Assistência Ventilatória ao Paciente Politraumatizado, 751
Domingos André Fernandes Drumond
José Carlos Serufo

CAPÍTULO 68

Traumatismos Torácicos e Toracoabdominais, 758
Sizenando Vieira Starling
Evilázio Teubner Ferreira
Julio Sérgio Lara Resende

CAPÍTULO 69

Traumatismo Cranioencefálico, Traumatismo Raquimedular no Adulto e Traumatismo Raquimedular na Criança, 776

PARTE A Traumatismo Cranioencefálico, 776
Rodrigo Moreira Faleiro
Luiz Carlos Mendes Faleiro
PARTE B Traumatismo Raquimedular no Adulto, 785
Newton José Godoy Pimenta
Rodrigo Moreira Faleiro
PARTE C Traumatismo Raquimedular na Criança, 792
Rodrigo Moreira Faleiro

CAPÍTULO 70

Traumatismos do Coração e Grandes Vasos, 796
Marco Túlio Baccarini Pires

CAPÍTULO 71

Traumatismos Abdominais, 804
Domingos André Fernandes Drumond
Sizenando Vieira Starling
Rodrigo Marques de Oliveira

CAPÍTULO 72

Traumatismos do Sistema Urinário, 815
Daniel Xavier Lima

SEÇÃO XI

Emergências em Ortopedia e Reumatologia, 821

CAPÍTULO 73

Lombalgias e Cervicobraquialgias Agudas, 823
Rogério Lúcio Chaves de Resende
Jefferson Soares Leal
Otávio de Luca Druda

CAPÍTULO 74

Traumatismos do Membro Superior, 834
José Carlos Souza Vilela
Luiz Eduardo Moreira Teixeira
Marcelo Fernandes Denaro

CAPÍTULO 75

Fraturas da Cintura Pélvica e dos Membros Inferiores, 860
José Carlos Souza Vilela
Guilherme Moreira de Abreu e Silva
Marco Antônio Percope de Andrade

CAPÍTULO 76

Infecções Ósseas e Articulares, 871
Luiz Eduardo Moreira Teixeira
Cláudia Lopes Santoro Neiva
José Carlos Souza Vilela

CAPÍTULO 77

Fraturas Expostas, 876
José Carlos Souza Vilela
Luiz Eduardo Moreira Teixeira
Glauco Almeida Passos

CAPÍTULO 78

Urgências em Pacientes Reumáticos, 882
Gilda Aparecida Ferreira
Débora Cerqueira Calderaro
José de Freitas Teixeira Júnior

SEÇÃO XII

Emergências nas Feridas e Queimaduras, 897

CAPÍTULO 79

Tratamento das Feridas Traumáticas, 899
Marco Túlio Baccarini Pires

CAPÍTULO 80

Abordagem e Tratamento Inicial das Queimaduras, 904
Carlos Eduardo Guimarães Leão

SEÇÃO XIII

Emergências em Ginecologia e Obstetrícia, 911

CAPÍTULO 81

Emergências em Obstetrícia, 913
Maria Aparecida Braga
Frederico José Amédeé Péret

SEÇÃO XIV

Emergências em Urologia, 921

CAPÍTULO 82

Uropatia Obstrutiva, 923
Adelmo Simões Pereira

CAPÍTULO 83

Hematúria, 930
Helio Begliomini

CAPÍTULO 84

Nefrolitíase, 935
Enio Roberto Pietra Pedroso

CAPÍTULO 85

Orquite, Epididimite, Torção de Testículo, Priapismo e Fratura de Pênis, 945
Daniel Xavier Lima

SEÇÃO XV

Emergências em Oftalmologia e Otorrinolaringologia, 951

CAPÍTULO 86

Emergências Oculares de Abordagem Clínica, 953
Alexandre Simões Barbosa
Christy Ana Gonçalves Veiga
Gabriela Furquim Werneck Campos Valadão

CAPÍTULO 87

Urgências em Otorrinolaringologia, 973
Roberto Eustáquio Santos Guimarães
Helena Maria Gonçalves Becker

SEÇÃO XVI

Emergências Sociais e Catástrofes, 979

CAPÍTULO 88

Atendimento Médico a Incidentes com Múltiplas Vítimas: Catástrofes e Bioterrorismo, 981
João Baptista de Rezende Neto
Juliana Santana Fernandes
José Carlos Serufo

CAPÍTULO 89

Biossegurança, 988
José Carlos Serufo
Ângela Vieira Serufo
Carla Vieira Serufo
Josemar Otaviano de Alvarenga

CAPÍTULO 90

Entendendo a Dor Humana, 998
Josemar Otaviano de Alvarenga
José Carlos Serufo

SEÇÃO XVII

Referências Laboratoriais, 1007

CAPÍTULO 91

Consulta Rápida em UTI, 1009
José Carlos Serufo
Alberto Ben-Hur

CAPÍTULO 92

Valores Normais em Análises Clínicas, 1016
José Carlos Serufo
Ciro José Buldrini Filogônio

Índice Remissivo, 1039

EMERGÊNCIAS MÉDICAS

ENCARTE
COLORIDO

CAPÍTULO 5

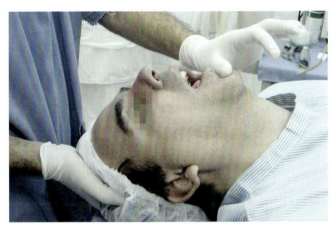

Figura 5.2 ■ Posicionamento da cabeça com hiperextensão do pescoço.

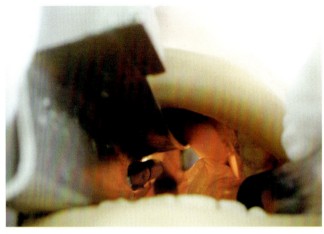

Figura 5.4 ■ Posicionamento do laringoscópio, mostrando ampla visão da laringe e introdução do tubo pelo canto direito da boca, mantendo a visão direta da glote.

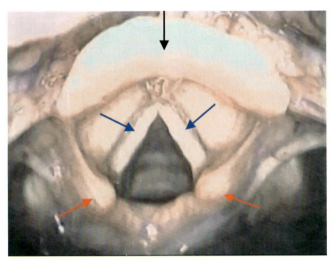

Figura 5.3 ■ Exposição da laringe, mostrando epiglote (*seta preta*), pregas vocais (*setas azuis*) e aritenoides (*setas vermelhas*). As fotos foram obtidas a partir de um modelo dos autores.

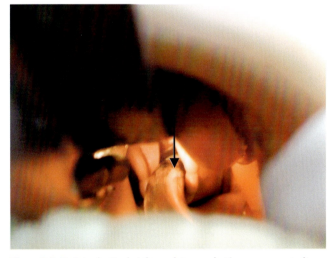

Figura 5.5 ■ Introdução do tubo endotraqueal até a marca que indica o posicionamento adequado do balonete (*seta preta*).

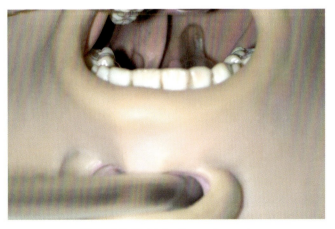

Figura 5.6 ■ Intubação nasotraqueal.

CAPÍTULO 6

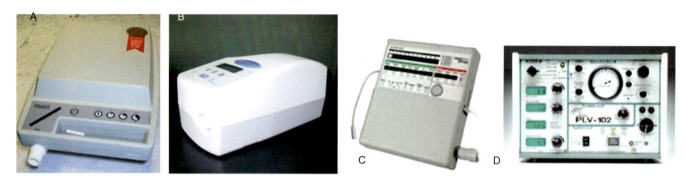

Figura 6.1 ■ Exemplos de aparelhos portáteis de ventilação mecânica com pressão positiva. **A.** Ventilador bifásico limitado a pressão (VPAPII, Sullivan). **B.** Ventilador limitado a pressão bifásico (BiPAP Sincrony, Respironics). **C.** Ventilador portátil microprocessado limitado a volume e pressão (LTV 1000, Pulmonetics Systems). **D.** Ventilador portátil microprocessado limitado a volume (Lifecare, PLV 102).

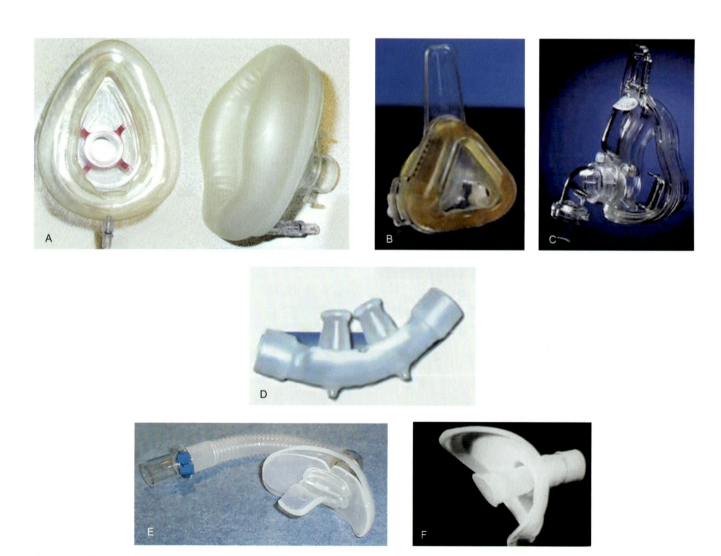

Figura 6.2 ■ Tipos de interfaces usadas para VNI. **A.** Máscara facial com coxim de ar, inflável e flexível. **B.** Máscara nasal de gel. **C.** Máscara facial ou oronasal de silicone. **D.** Pronga nasal. **E** e **F.** Peças bucais com selador labial.

Encarte Colorido

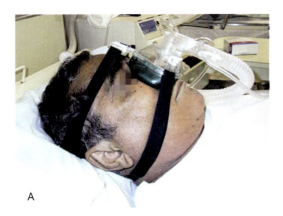
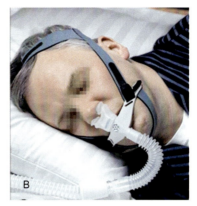

Figura 6.3 ■ **A.** Paciente com exacerbação de DPOC utilizando VNI através de máscara nasal de gel. **B.** Paciente com pronga nasal posicionada dentro nas narinas.

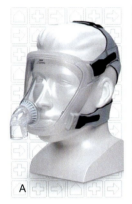
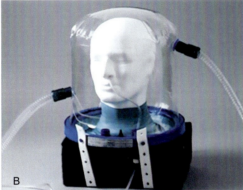
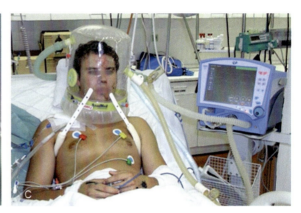

Figura 6.4 ■ **A.** Modelo de máscara facial total (*full face* Respironics). **B.** Modelo de *helmet*. **C.** Paciente em uso de VNI pelo *helmet*.

CAPÍTULO 22

Figura 22.2 ■ **A.** Posterior inalação. **B.** Posterior perfusão. **C.** Anterior inalação. **D.** Anterior perfusão.

CAPÍTULO 23

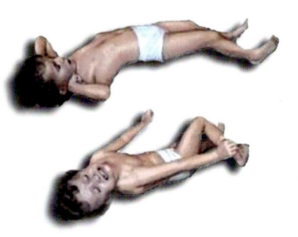

Figura 33.2 ■ Crise tonicoclônica generalizada.

CAPÍTULO 45

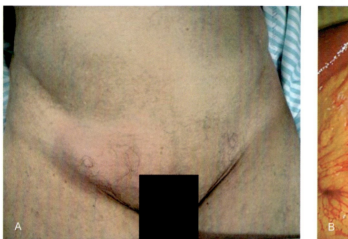 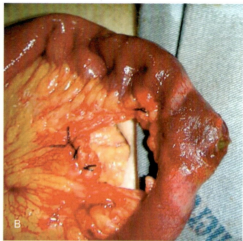

Figura 45.2 ■ Hérnia inguinal estrangulada. Nota-se o abaulamento na região inguinal direita associado à presença de hiperemia (**A**) e, na exploração cirúrgica, a identificação de hérnia tipo Richter com perfuração da borda antimesentérica do intestino delgado (**B**).

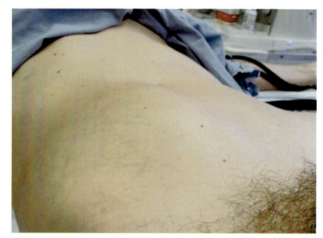

Figura 45.3 ■ Assimetria abdominal.

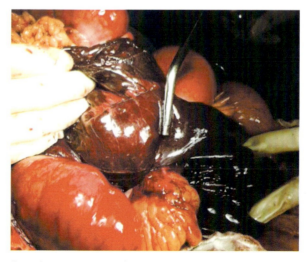

Figura 45.12 ■ Torção de mesentério levando a isquemia e perfuração em paciente que já apresentava irritação peritoneal no exame clínico.

CAPÍTULO 46

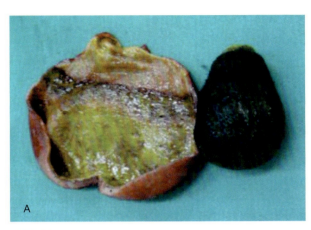
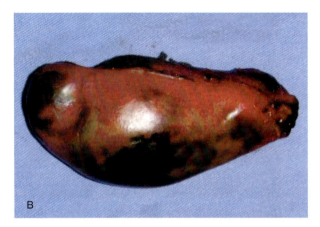

Figura 46.1 ■ Vesícula biliar com colecistite aguda. **A.** Forma litiásica com espessamento da parede e a presença de grande cálculo. **B.** Colecistite alitiásica com necrose da parede da vesícula.

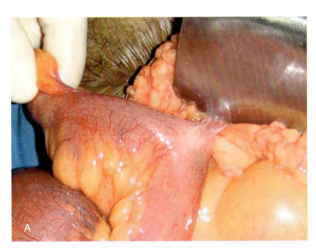
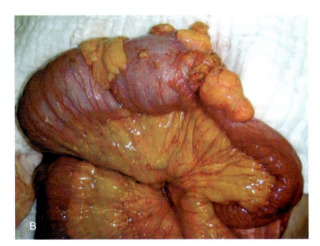

Figura 46.2 ■ Causas de obstrução intestinal. Aderência pós-operatória em paciente apendicectomizado, levando à angulação do intestino delgado (**A**). Estenose do íleo terminal em paciente com doença de Crohn, onde se observa distensão importante da alça proximal (**B**).

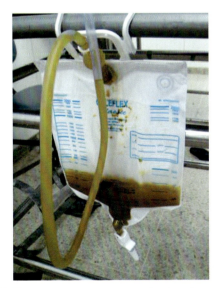

Figura 46.3 ■ Fecalúria em paciente com fístula colovesical secundária a diverticulite complicada.

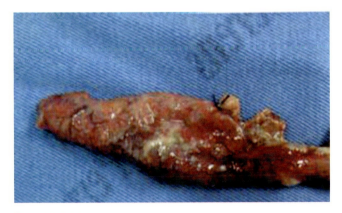

Figura 46.8 ■ Apêndice cecal com apendicite aguda após o tratamento cirúrgico. Notam-se sinais inflamatórios, mas ainda sem necrose ou perfuração.

CAPÍTULO 47

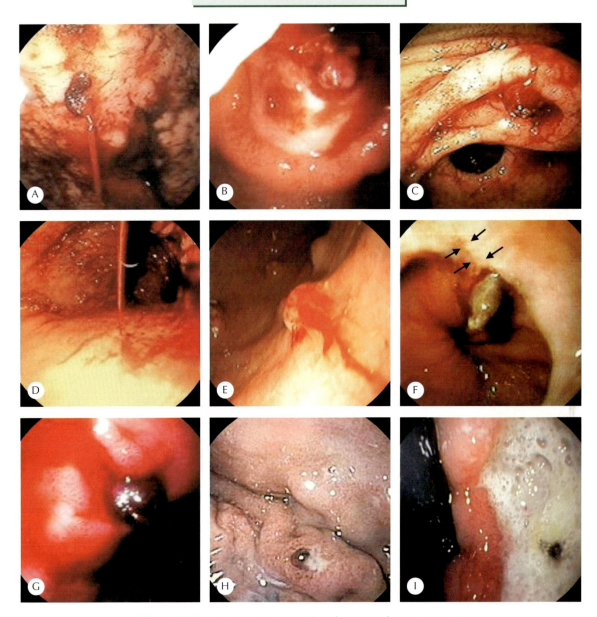

Figura 47.1 ■ Lesões não varicosas. Quando tratar endoscopicamente?

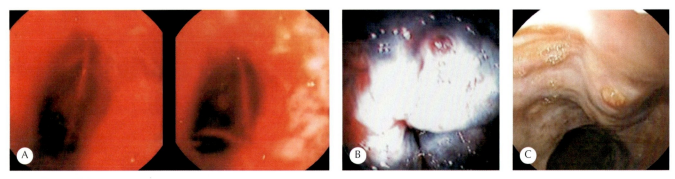

Figura 47.2 ■ Lesões varicosas. Quando tratar endoscopicamente? **A.** Sangramento em jato; **B.** Mancha fibrinosa; **C.** Rolha fibrinosa.

Encarte Colorido xxxiii

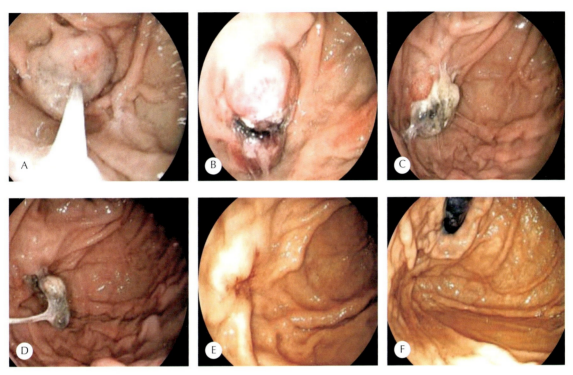

Figura 47.4 ■ Uso do cianoacrilato em variz gástrica.

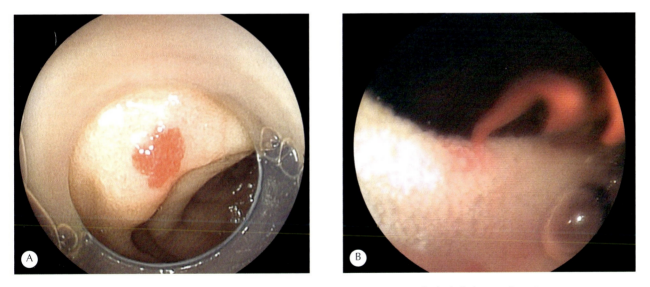

Figura 47.8 ■ Lesões vasculares do intestino delgado (enteroscopia de duplo balão). **A.** Ib. **B.** IIa.

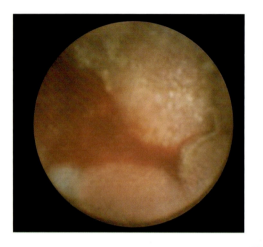
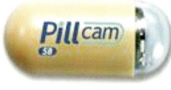
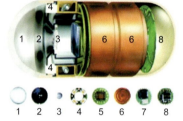

Inside the M2A™ Capsule
1. Cúpula óptica
2. Suporte de lente
3. Lente
4. Iluminação por LED (diodo emissor de luz)
5. Imagem por CMOS (semicondutor complementar de óxido metálico)
6. Bateria
7. Transmissor ASIC (circuito integrado de aplicação específica)

Figura 47.9 ■ Endoscopia por cápsula.

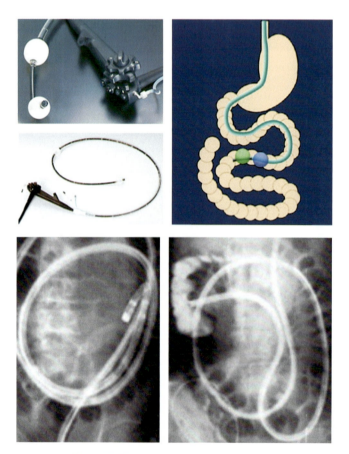

Figura 47.10 ■ Enteroscopia de duplo balão.

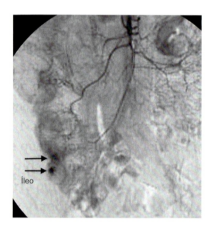
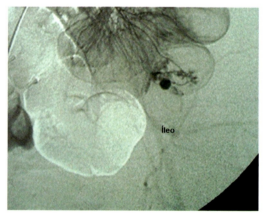

Figura 47.11 ■ Arteriografia panvisceral – contrastação das artérias celíaca e mesentéricas superior e inferior.

CAPÍTULO 62

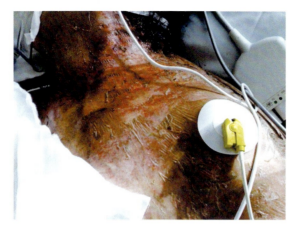

Figura 62.1 ■ Necrólise epidérmica tóxica.

CAPÍTULO 66

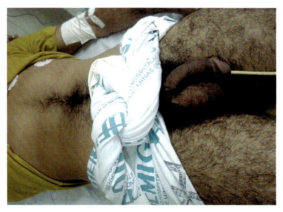

Figura 66.1 ■ Imobilização da pelve usando lençol.

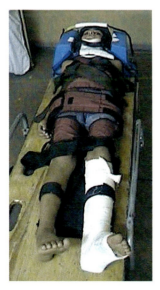

Figura 66.2 ■ Paciente devidamente imobilizado e pronto para transporte.

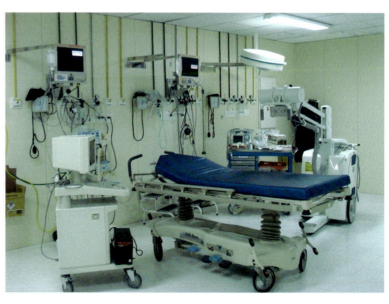

Figura 66.3 ■ Sala de reanimação devidamente aparelhada.

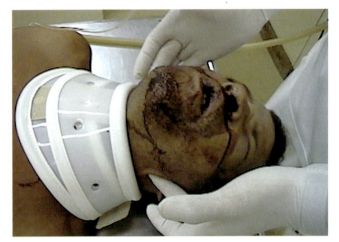

Figura 66.4 ■ Técnica de abdução da mandíbula.

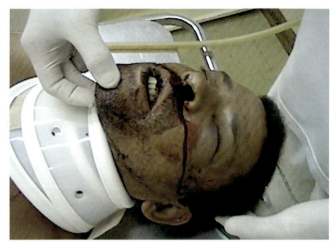

Figura 66.5 ■ Técnica de elevação do mento.

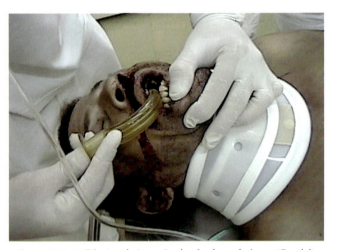

Figura 66.6 ■ Técnica de inserção da cânula orofaríngea (Guedel).

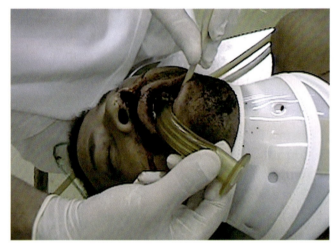

Figura 66.7 ■ Técnica de inserção da cânula orofaríngea (Guedel).

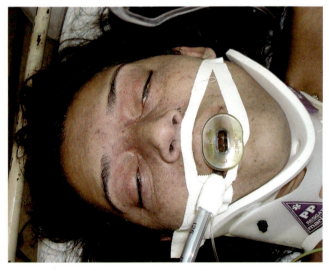

Figura 66.8 ■ Via aérea definitiva.

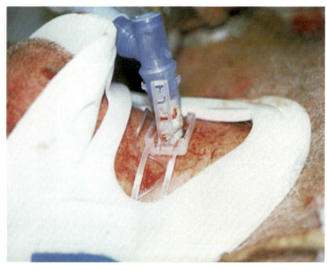

Figura 66.9 ■ Cricotireoidostomia.

Encarte Colorido xxxvii

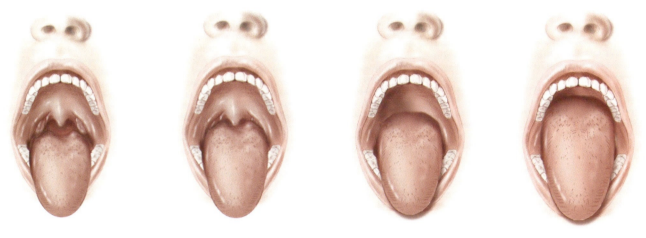

Figura 66.10 ■ Escala de Mallampati.

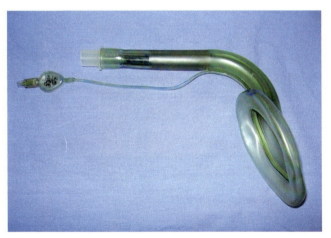

Figura 66.11 ■ Máscara laríngea.

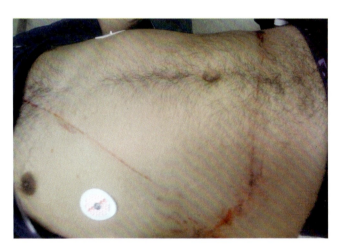

Figura 66.12 ■ Tatuagem traumática no tórax.

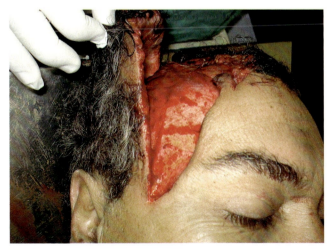

Figura 66.14 ■ Ferimento extenso de couro cabeludo com exposição da calota craniana (ver encarte colorido).

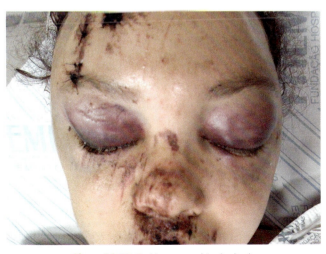

Figura 66.15 ■ Hematoma bipalpebral.

CAPÍTULO 68

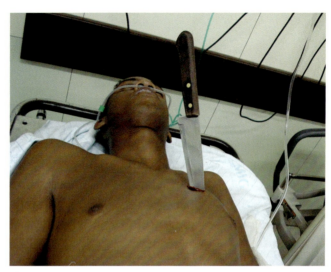

Figura 68.1 ■ Paciente vítima de agressão por arma branca, estando a faca encravada no tórax dele, na região precordial.

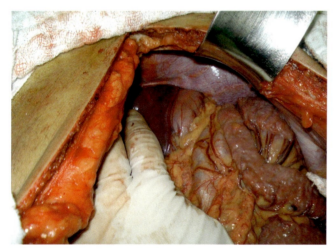

Figura 68.8 ■ Lesão da cúpula frênica esquerda exibindo herniação do lobo esquerdo do fígado, estômago, cólon transverso e alças de intestino delgado.

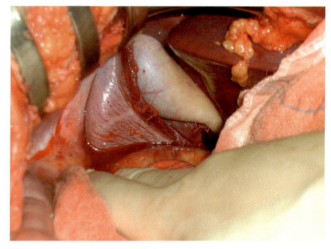

Figura 68.9 ■ Lesão da cúpula frênica direita mostrando herniação do fígado e da vesícula biliar para o tórax.

CAPÍTULO 69

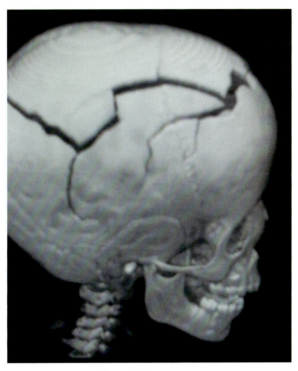

Figura 69.1 ■ Fratura.

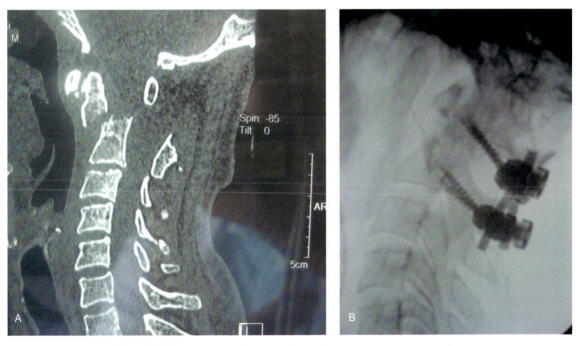

Figura 69.12 ■ **A.** Fratura do odontoide tipo II. **B.** Artrodese por via posterior.

CAPÍTULO 71

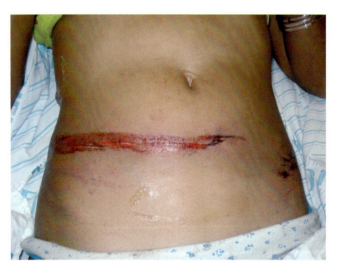

Figura 71.1 ■ Tatuagem traumática por cinto de segurança. Importante sinal indicativo de provável lesão de víscera abdominal.

CAPÍTULO 75

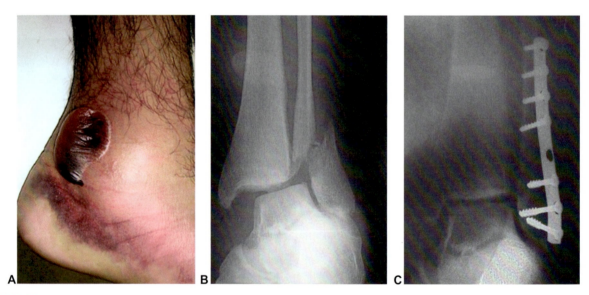

Figura 75.10 ■ Paciente com fratura do tornozelo esquerdo tipo supinação-rotação externa. **A.** Presença de flictena hemorrágico no pré-operatório – sinal de comprometimento das partes moles. **B.** Notam-se desvio importante entre os fragmentos e aumento do espaço articular medial. **C.** Redução anatômica e fixação rígida do maléolo lateral associadas ao reparo do ligamento deltoide.

CAPÍTULO 76

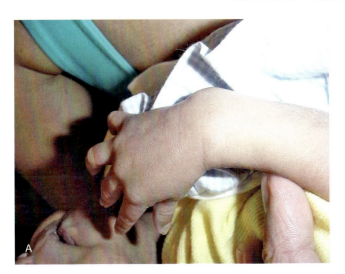
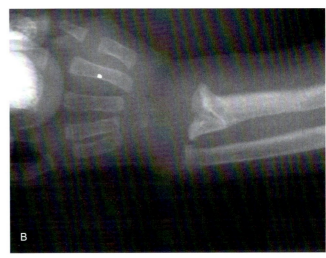

Figura 76.1 ■ **A.** Aspecto clínico de uma osteomielite do rádio distal com aumento de volume, rubor e limitação funcional. **B.** Aspecto radiográfico, após 10 dias de infecção, demonstrando destruição metafisária e epifisária do rádio distal.

CAPÍTULO 77

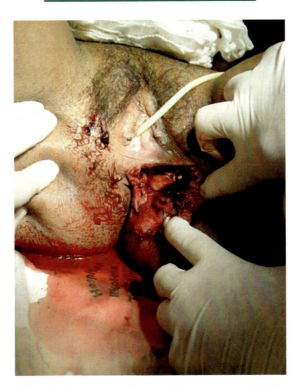

Figura 77.1 ■ Aspecto clínico de fratura exposta da bacia.

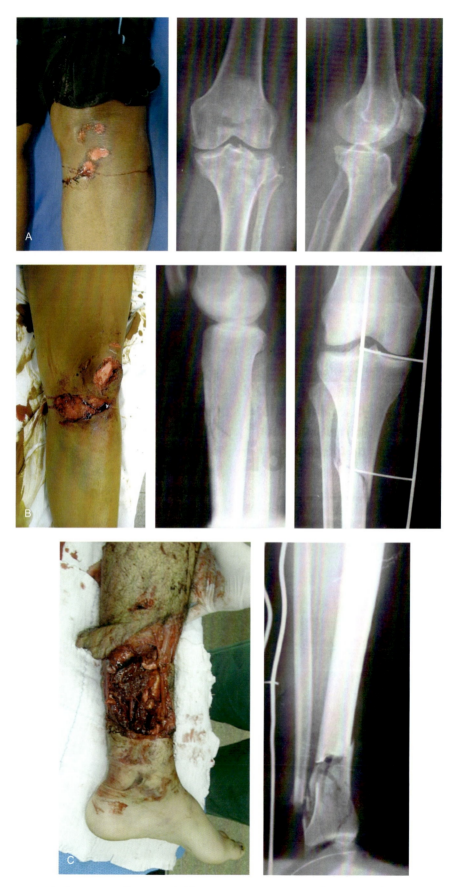

Figura 77.3 ■ **A.** Fratura exposta tipo I – aspectos clínicos e radiológicos. **B.** Fratura exposta tipo II – aspectos clínicos e radiológicos. **C.** Fratura exposta tipo III – aspectos clínico e radiológico.

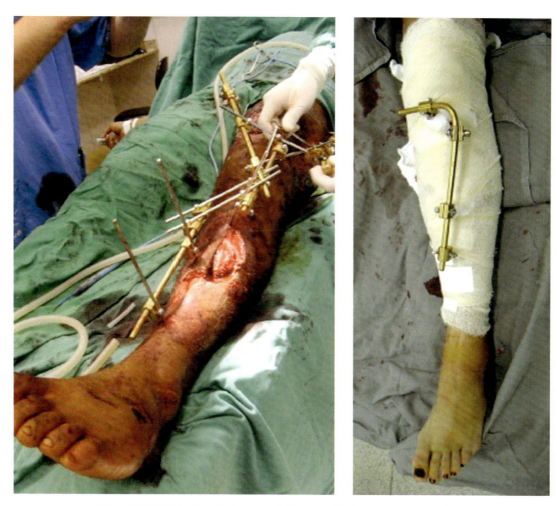

Figura 77.4 ■ Estabilização óssea provisória para cuidados com as partes moles.

CAPÍTULO 80

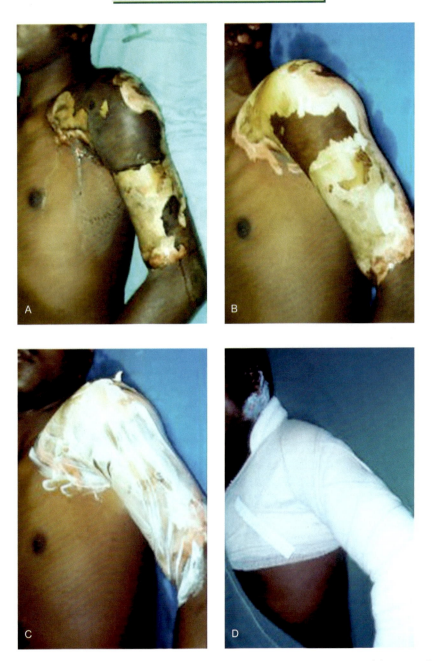

Figura 80.1 ■ Sequência para o curativo do queimado agudo de segundo e terceiro graus. **A.** Aspecto inicial da queimadura. **B.** Pós-desbridamento e tricotomia de axila. **C.** Após aplicação de sulfadiazina de prata com nitrato de cério em camada generosa. **D.** Curativo final.

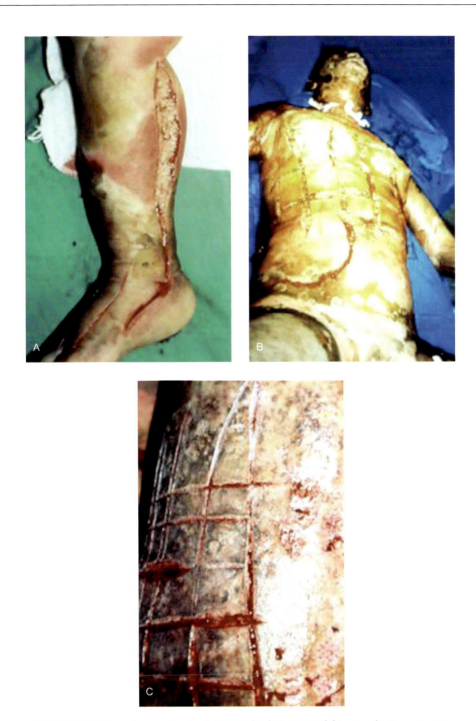

Figura 80.2 ■ Tipos de escarotomia. **A.** Longitudinal. **B** e **C.** Paralelas cruzadas tipo mosaico.

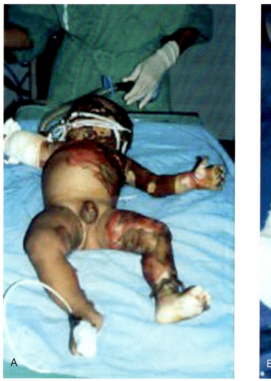 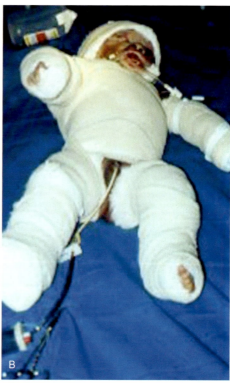

Figura 80.3 ■ A e B. Curativo oclusivo com exposição de face e períneo.

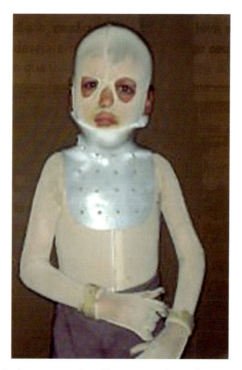

Figura 80.4 Paciente em uso de malhas compressivas e órtese cervicotorácica.

CAPÍTULO 86

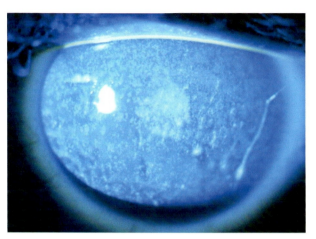

Figura 86.1 ■ Paciente com ceratoconjuntivite alérgica e múltiplas erosões epiteliais corneanas coradas pela fluoresceína e causadas por alterações da conjuntiva tarsal superior. (Cortesia do Dr. Marco Antônio Tanure.)

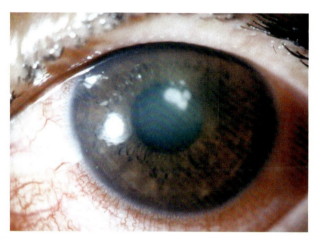

Figura 86.2 ■ Paciente com ceratite bacteriana por *S. aureus*, demonstrando infiltrado corneano central. Higiene inadequada de lentes de contato gelatinosas. (Cortesia do Dr. Marco Antônio Tanure.)

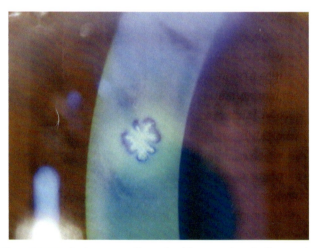

Figura 86.3 ■ Paciente com úlcera dendrítica corada pela fluoresceína ao exame com lâmpada de fenda. (Cortesia do Dr. Marco Antônio Tanure.)

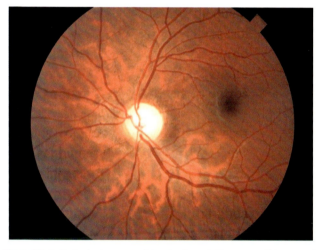

Figura 86.4 ■ Paciente com palidez do disco óptico secundária a neurites ópticas recidivantes associadas à esclerose múltipla.

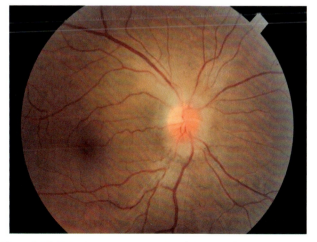

Figura 86.5 ■ Paciente com neuropatia óptica isquêmica anterior não arterítica e edema do disco óptico. Ao exame, acuidade visual preservada.

SEÇÃO I

Atendimento das Emergências Médicas

CAPÍTULO 1

Organização do Sistema de Atendimento às Urgências e Emergências Médicas. Serviço de Atendimento Móvel de Urgência. Sistema de Resgate. Unidades de Pronto-Atendimento. Centro de Terapia Intensiva

Maria Aparecida Braga

Enio Roberto Pietra Pedroso

Marco Túlio Baccarini Pires

José Carlos Serufo

INTRODUÇÃO

As Unidades de Atendimento de Urgências ou de Pronto-Atendimento (UPA) representam importante avanço no primeiro atendimento a pacientes com potencial de gravidade, porém o atendimento não se restringe à gravidade da doença, misturando-se a essa população diversas situações que não se resolveram em outras instâncias.

O atendimento baseia-se na proposição de que, embora existam centenas de doenças, o mecanismo de morte encontra-se limitado a pequeno número de eventos que podem ser manipulados, controlados e revertidos.

As salas de emergência são constituídas por pacientes graves, equipamentos e equipe multiprofissional especializada, com conhecimentos e experiência para operacionalizar a aparelhagem e tratar do paciente.

Os pacientes são encaminhados por serviços de Unidades Básicas de Saúde (UBS) ou Atenção Primária à Saúde (APS), de Pronto-Atendimento (UPA) sem os recursos necessários, transportados pelo Serviço de Atenção Móvel de Urgência (SAMU) e não raramente transferidos de outro hospital ou clínica ou, até mesmo, do próprio domicílio ou da via pública. A importância da origem do paciente deve-se, em parte, ao acervo de informações que ele pode trazer e às medidas iniciais e condições de transporte que afetam seu prognóstico.

A falta de vagas em leitos hospitalares e em Centros de Tratamento Intensivo (CTI) agrava a situação das UPA com a ocupação de leitos por pacientes que demandam cuidados mais bem ofertados pelas enfermarias e aqueles que poderiam ser transferidos seguramente para Unidades de Cuidados Intermediários (UCI), infelizmente escassas. A dificuldade em encaminhar para CTI pacientes com indicação é mais um dos gargalos encontrados nas UPA.

Constitui problema de difícil discernimento clínico a definição exata do verdadeiro estado de gravidade do paciente. Muitas escalas têm sido desenvolvidas para ajudar na decisão de admitir determinado paciente, quase sempre em detrimento de outros, em razão da escassez de recursos e de leitos. O ajuizamento clínico, quando se dispõe de vaga para dois pacientes candidatos, é apenas mais uma angústia do dia a dia.

Outro aspecto a ser considerado refere-se à importância de relatar, de maneira clara e objetiva, ao paciente e à família, de acordo com seu grau de entendimento, os aspectos mais relevantes da doença que coloca em risco sua vida. Sempre que possível, a atenção e os esforços devem ser dirigidos para os aspectos positivos e caminhos de seu possível restabelecimento. Encobrir a realidade causa, quase sempre, mais angústia e temor ao paciente, que se considera, frequentemente, mais grave do que é na realidade, e sem chance de recuperação.

Os aspectos essenciais para a organização do Sistema de Atendimento às Urgências e Emergências Médicas, assim como do SAMU das UPA e dos CTI, são discutidos a seguir.

SISTEMA DE ATENDIMENTO ÀS URGÊNCIAS E EMERGÊNCIAS – PORTARIA GM/MS 2.048, DE 5 DE NOVEMBRO DE 2002

Plano estadual de atendimento às urgências e emergências

Baseia-se na proposta de estruturação das redes regionalizadas de atenção da NOAS 01/2002, segundo as seguintes atribuições, complexidade e distribuição:

1. **Municípios que realizam apenas a atenção básica (PAB):** devem se responsabilizar pelo acolhimento dos pacien-

tes com quadros agudos de menor complexidade, principalmente aqueles já vinculados ao serviço.

2. **Municípios satélites, que realizam a atenção básica ampliada (PABA):** devem desempenhar a mesma função dos municípios PAB, além de contar com área física específica para observação de pacientes, até 8 horas.

3. **Municípios sedes de módulo assistencial, que realizam a atenção básica ampliada (PABA) e os procedimentos hospitalares e diagnósticos mínimos de média complexidade (M1):** devem contar, além das estruturas mencionadas, com unidades não hospitalares de atendimento às urgências. Devem ser constituídos os serviços de atendimento pré-hospitalar móvel, de caráter municipal ou modular, e/ou serviço de transporte inter-hospitalar, para garantir o acesso aos serviços de maior complexidade dos polos microrregionais, macrorregionais e estaduais.

4. **Municípios polos microrregionais, que realizam procedimentos médios de média complexidade (M2):** devem contar, além das estruturas mencionadas, com unidades hospitalares gerais de tipo II. Nesse nível assistencial, devem ser estruturados serviços de atendimento pré-hospitalar móvel municipais ou microrregionais, dependendo das densidades populacionais e das distâncias observadas.

5. **Municípios polos regionais, que realizam os demais procedimentos mais complexos de média complexidade (M3):** devem contar, além das estruturas mencionadas, com unidades hospitalares de referência tipos I e II. Nesse nível devem ser estruturadas as centrais reguladoras regionais de urgências, que vão ordenar os fluxos entre micro e macrorregiões, devendo o transporte inter-hospitalar ser garantido pelo serviço de atendimento pré-hospitalar móvel da micro/macrorregião solicitante.

6. **Municípios polos estaduais, que realizam procedimentos de alta complexidade:** devem contar, além das estruturas mencionadas, com unidades hospitalares de referência tipo III. Devem também ter estruturadas as centrais estaduais de regulação, que vão ordenar os fluxos estaduais ou interestaduais de alta complexidade.

7. **Salas de estabilização:** após a estruturação da rede assistencial mencionada anteriormente, devem ser cuidadosamente observadas as deficiências assistenciais ainda existentes, em virtude de grandes distâncias, como ao longo das estradas e em regiões muito carentes, e nessas localidades devem ser estruturadas salas ou bases de estabilização, constituídas com, no mínimo, o mesmo material e medicamentos especificados para a UBS/APS e que devem contar com retaguarda ininterrupta de profissional treinado para atendimento e estabilização dos quadros de urgências mais frequentes.

Regulação médica das urgências

Está organizada de acordo com a seguinte ordenação:

1. **Atribuições da regulação médica das urgências e emergências:**

   1.1. **Técnicas:** a competência técnica do médico regulador está sintetizada em sua capacidade de "julgar", discernindo o grau presumido de urgência e prioridade de cada caso, segundo as informações disponíveis, fazendo ainda o enlace entre os diversos níveis assistenciais do sistema, visando a dar a melhor resposta possível às necessidades dos pacientes. Assim, deve o médico regulador:

   - Julgar e decidir sobre a gravidade de um caso que lhe está sendo comunicado por rádio ou telefone, estabelecendo uma gravidade presumida.
   - Enviar os recursos necessários ao atendimento, considerando necessidades e ofertas disponíveis.
   - Monitorar e orientar o atendimento feito por outro profissional de saúde habilitado (médico intervencionista, enfermeiro, técnico ou auxiliar de enfermagem), por profissional da área de segurança ou bombeiro militar (no limite das competências desses profissionais) ou ainda por leigo que se encontre no local da situação de urgência.
   - Definir e acionar o serviço de destino do paciente, informando-o sobre as condições e previsão de chegada e sugerindo os meios necessários ao acolhimento do paciente.
   - Julgar a necessidade ou não do envio de meios móveis de atenção. Em caso negativo, o médico deve explicar sua decisão e esclarecer o demandante do socorro quanto a outras medidas a serem adotadas, por meio de orientação ou conselho médico, que permita ao solicitante assumir cuidados ou buscá-los em local definido pelo médico regulador.
   - Reconhecer que, como a atividade do médico regulador envolve o exercício da telemedicina, impõem-se a gravação contínua das comunicações, o correto preenchimento das fichas médicas de regulação e das fichas de atendimento médico e de enfermagem, e o seguimento de protocolos institucionais consensuados e normatizados que definam os passos e as bases para a decisão do médio regulador.
   - Estabelecer claramente, em protocolo de regulação, os limites do telefonista auxiliar de regulação médica, o qual não pode, em hipótese alguma, substituir a prerrogativa de decisão médica e seus desdobramentos, sob pena de responsabilização posterior do médico regulador.
   - Definir e pactuar a implantação de protocolos de intervenção médica pré-hospitalar, garantindo per-

feito entendimento entre o médico regulador e o intervencionista quanto aos elementos de decisão e intervenção, objetividade nas comunicações e precisão nos encaminhamentos decorrentes.

- Monitorar o conjunto das missões de atendimento e as demandas pendentes.
- Registrar sistematicamente os dados das regulações e missões pois, como frequentemente o médico regulador irá orientar o atendimento por radiotelefonia (sobretudo para os profissionais de enfermagem), os protocolos correspondentes deverão estar claramente constituídos e a autorização deverá estar assinada na ficha de regulação médica e no boletim/ficha de atendimento pré-hospitalar.
- Saber com exatidão as capacidades/habilidades de sua equipe de modo a dominar as possibilidades de prescrição/orientação/intervenção e a fornecer dados que permitam viabilizar programas de capacitação/revisão que qualifiquem/habilitem os intervenientes.
- Submeter-se à capacitação específica e à habilitação formal para a função de regulador e acumular, também, capacidade e experiência na assistência médica em urgência, inclusive na intervenção do pré-hospitalar móvel.
- Participar de programa de educação continuada para suas tarefas.
- Velar para que todos os envolvidos na atenção pré-hospitalar observem, rigorosamente, a ética e o sigilo profissional, mesmo nas comunicações radiotelefônicas.
- Manter-se nos limites do sigilo e da ética médica ao atuar como porta-voz em situações de interesse público.

1.2. **Gestoras:** ao médico regulador também competem funções gestoras, como tomar a decisão gestora sobre os meios disponíveis, devendo contar com delegação direta dos gestores municipais e estaduais para acionar tais meios, de acordo com seu julgamento. Assim, o médico regulador deve:

- Decidir sobre qual recurso deverá ser mobilizado diante de cada caso, procurando, entre as disponibilidades, a resposta mais adequada a cada situação, advogando assim pela melhor resposta necessária a cada paciente, em cada situação sob seu julgamento.
- Decidir sobre o destino hospitalar ou ambulatorial dos pacientes atendidos no pré-hospitalar.
- Decidir os destinos hospitalares, não aceitando a inexistência de leitos vagos como argumento para não direcionar os pacientes para a melhor hierarquia disponível em termos de serviços de atenção de urgências, ou seja, garantir o atendi-

mento nas urgências, mesmo nas situações em que inexistam leitos vagos para a internação de pacientes (a chamada "vaga zero" para internação). Deverá decidir o destino do paciente com base na planilha de hierarquias pactuada e disponível para a região e nas informações periodicamente atualizadas sobre as condições de atendimento nos serviços de urgência, exercendo as prerrogativas de sua autoridade para alocar os pacientes dentro do sistema regional, comunicando sua decisão aos médicos assistentes das portas de urgência.

- Regular o fluxo das portas de urgência, considerando o acesso a leitos como segunda etapa que envolverá a regulação médica das transferências inter-hospitalares, bem como das internações.
- Acionar planos de atenção a desastres que estejam pactuados com os outros interventores, diante de situações excepcionais, coordenando o conjunto da atenção médica de urgência.
- Requisitar recursos públicos e privados em situações excepcionais, com pagamento ou contrapartida *a posteriori*, conforme a pactuação a ser realizada com as autoridades competentes.
- Exercer a autoridade de regulação pública das urgências sobre a atenção pré-hospitalar móvel privada, sempre que esta necessitar conduzir pacientes ao setor público, sendo o pré-hospitalar privado responsabilizado pelo transporte e a atenção do paciente até seu destino definitivo no sistema.
- Contar com acesso às demais centrais do complexo regulador, de modo que possa ter as informações necessárias e o poder de dirigir os pacientes para os locais mais adequados em relação às suas necessidades.

2. **Regulação do setor privado de atendimento pré-hospitalar móvel (incluídas as concessionárias de rodovias):** o setor privado de atendimento pré-hospitalar das urgências e emergências deve contar, obrigatoriamente, com centrais de regulação médica, médicos reguladores e de intervenção, equipe de enfermagem e assistência técnica farmacêutica (para os casos de serviços de atendimentos clínicos). Essas centrais de regulação privadas devem ser submetidas à regulação pública, sempre que suas ações ultrapassarem os limites estritos das instituições particulares não conveniadas ao Sistema Único de Saúde (SUS), inclusive nos casos de medicalização de assistência domiciliar não urgente.

3. **Regulação médica de outras entidades/corporações/organizações:** Os corpos de bombeiros militares (incluídas as corporações de bombeiros independentes e as vinculadas às polícias militares), as polícias rodoviárias e outras organizações da área de segurança pública deverão seguir os critérios e os fluxos definidos pela regu-

lação médica das urgências do SUS, conforme os termos deste Regulamento.

URGÊNCIAS E EMERGÊNCIAS E ATENÇÃO PRIMÁRIA À SAÚDE – PROGRAMA DE SAÚDE DA FAMÍLIA

As atribuições e prerrogativas das UBS/APS e das unidades de saúde da família em relação ao acolhimento/atendimento das urgências de baixa gravidade/complexidade devem ser desempenhadas por todos os municípios brasileiros, independentemente de estarem qualificados para atenção básica (PAB) ou básica ampliada (PABA). Sua organização baseia-se em:

Acolhimento de pacientes com manifestações agudas de doenças

A concepção de reestruturação do modelo assistencial atualmente preconizado considera fundamental que a UBS/APS e o Programa de Saúde da Família (PSF) se responsabilizem pelo acolhimento dos pacientes com doenças agudas ou crônicas agudizadas de sua área de cobertura ou adstrição de clientela, cuja complexidade seja compatível com esse nível de assistência.

Não se pode admitir que um paciente em acompanhamento em uma UBS/APS em razão de hipertensão arterial sistêmica, por exemplo, quando acometido por crise hipertensiva, não seja acolhido na unidade em que habitualmente faz tratamento. Nessa situação seria aplicado o verdadeiro conceito de pronto-atendimento pois, em uma unidade na qual o paciente tem prontuário e sua história pregressa e atual são conhecidas, é possível fazer atendimento rápido e adequado, com avaliação e readequação da terapêutica dentro da disponibilidade medicamentosa da unidade.

Unidades não hospitalares de atendimento às urgências e emergências

As unidades não hospitalares de atendimento às urgências e emergências devem funcionar ininterruptamente e estar habilitadas a prestar assistência correspondente ao primeiro nível de assistência de média complexidade. Em função de suas características e importância assistencial, os gestores devem desenvolver esforços no sentido de que cada município sede de módulo assistencial disponha de pelo menos uma dessas unidades, garantindo assistência às urgências com observação até 24 horas para sua própria população ou para agrupamento de municípios para os quais seja referência.

Essas unidades, integrantes do sistema estadual de urgências e emergências e de sua respectiva rede assistencial, devem estar aptas a prestar atendimento resolutivo aos pacientes acometidos por manifestações agudas ou crônicas agudizadas de doenças. São estruturas de complexidade intermediária entre as UBS/APS e unidades de saúde da família e as unidades hospitalares de atendimento às urgências e emergências, com importante potencial de complacência da enorme demanda que hoje se dirige a pronto-socorro, além do papel ordenador dos fluxos da urgência.

Atendimento pré-hospitalar
Pré-hospitalar fixo

Entendem-se por UBS/APS e unidades de saúde da família as equipes de agentes comunitários de saúde, ambulatórios especializados, serviços de diagnóstico e terapias e unidades não hospitalares de atendimento às urgências. No modelo assistencial atual, é fundamental que todos esses serviços se responsabilizem pelo acolhimento dos pacientes com manifestações agudas ou crônicas agudizadas de doenças em sua área de cobertura, respeitando a compatibilidade da complexidade e o nível de assistência.

Unidades não hospitalares de atendimento de urgência e emergência

Consistem em unidades intermediárias com funcionamento ininterrupto, para atendimento de nível 1 de média complexidade. Sua equipe deve ser constituída de médicos (clínico, pediatra) e profissional da enfermagem, além de laboratório de análises clínicas.

Pré-hospitalar móvel

O atendimento pré-hospitalar móvel é aquele que procura chegar precocemente à vítima de agravo à saúde de natureza clínica, cirúrgica, psiquiátrica e/ou traumática e que possa levar a sofrimento, sequelas ou morte, sendo necessária presteza no atendimento e/ou transporte adequado a um serviço de saúde devidamente hierarquizado e integrado ao SUS. É composto pelo SAMU e serviços associados de salvamento e resgate, sob regulação médica de urgência. Está vinculado a uma central de regulação com equipes e frotas compatíveis com as necessidades de saúde da população de um município ou região, podendo, portanto, extrapolar os limites municipais. Essa região de cobertura deve ser previamente definida, considerando-se aspectos demográficos, populacionais, territoriais, indicadores de saúde, oferta de serviços e fluxos habitualmente utilizados pela clientela. Pode ser chamado de atendimento pré-hospitalar móvel primário, quando o pedido de socorro é oriundo de cidadão, ou secundário, quando a solicitação parte de um serviço de saúde no qual o paciente já tenha recebido o primeiro atendimento necessário à estabilização da urgência, mas necessite ser conduzido a outro serviço de maior complexidade para a continuidade do tratamento. O serviço deve contar com a retaguarda da rede de serviços de saúde, devidamente regulada, disponibilizada conforme critérios de hierarquização e regionali-

Capítulo 1 ■ Organização do Sistema de Atendimento às Urgências e Emergências Médicas

zação formalmente pactuados entre os gestores do sistema locorregional.

Para atendimento pré-hospitalar móvel adequado, este deve estar vinculado a uma central de regulação de urgências e emergências. A central deve ser de fácil acesso ao público, por via telefônica, em sistema gratuito (192 como número nacional de urgências médicas ou outro número exclusivo da saúde, se o 192 não for tecnicamente possível), onde o médico regulador, após julgar cada caso, define a resposta mais adequada, seja um conselho médico, o envio de equipe de atendimento ao local da ocorrência ou ainda o acionamento de múltiplos meios. O número de acesso à saúde para socorros de urgência deve ser amplamente divulgado junto à comunidade. Todos os pedidos de socorro médico que derem entrada por meio de outras centrais, como a da Polícia Militar (190), do Corpo de Bombeiros (193) e quaisquer outras existentes, devem ser imediatamente retransmitidos à central de regulação por intermédio do sistema de comunicação, para que possam ser adequadamente regulados e atendidos.

O atendimento é monitorado via rádio pelo médico regulador, que orienta a equipe de intervenção quanto aos procedimentos necessários à condução do caso. Deve existir rede de comunicação entre a central, as ambulâncias e todos os serviços que recebem os pacientes.

Os serviços de segurança e salvamento, sempre que houver demanda de atendimento de eventos com vítimas ou doentes, devem orientar-se pela decisão do médico regulador de urgências. Podem ser estabelecidos protocolos de despacho imediato de seus recursos de atenção às urgências em situações excepcionais, mas em nenhum caso esses despachos podem ser feitos sem comunicação simultânea com o regulador e transferência do chamado de socorro para exercício da regulação médica.

Definição dos veículos de atendimento pré-hospitalar móvel.
Os veículos para a função do atendimento pré-hospitalar devem ser compostos por:

1. **Ambulâncias:** como veículo (terrestre, aéreo ou aquaviário) que se destine exclusivamente ao transporte de enfermos. As dimensões e outras especificações do veículo terrestre deverão obedecer às normas da ABNT – NBR 14561/2000, de julho de 2000. As ambulâncias são classificadas em:
   1.1. **Tipo A – ambulância de transporte:** veículo destinado ao transporte em decúbito horizontal de pacientes que não apresentam risco de morte, para remoções simples e de caráter eletivo.
   1.2. **Tipo B – ambulância de suporte básico:** veículo destinado ao transporte inter-hospitalar de pacientes com risco de morte conhecido e ao atendimento pré-hospitalar de pacientes com risco de morte desconhecido, não classificado com potencial de necessitar de intervenção médica no local e/ou durante transporte até o serviço de destino.
   1.3. **Tipo C – ambulância de resgate:** veículo de atendimento de urgências pré-hospitalares de pacientes vítimas de acidentes ou pacientes em locais de difícil acesso, com equipamentos de salvamento (terrestre, aquático e em alturas).
   1.4. **Tipo D – ambulância de suporte avançado:** veículo destinado ao atendimento e transporte de pacientes de alto risco em emergências pré-hospitalares e/ou de transporte inter-hospitalar que necessitam de cuidados médicos intensivos. Deve contar com os equipamentos médicos necessários para essa função.
   1.5. **Tipo E – aeronave de transporte médico:** aeronave de asa fixa ou rotativa utilizada para transporte inter-hospitalar de pacientes e aeronave de asa rotativa para ações de resgate, dotada de equipamentos médicos homologados pelo Departamento de Aviação Civil (DAC).
   1.6. **Tipo F – embarcação de transporte médico:** veículo motorizado aquaviário, destinado ao transporte por via marítima ou fluvial. Deve contar com os equipamentos médicos necessários ao atendimento de pacientes conforme sua gravidade.
2. **Veículos de intervenção rápida:** também chamados de veículos leves, veículos rápidos ou veículos de ligação médica, são utilizados para transporte de médicos com equipamentos que possibilitam oferecer suporte avançado de vida nas ambulâncias dos tipos A, B, C e F.
3. **Outros veículos:** veículos habituais adaptados para transporte de pacientes de baixo risco, sentados (p. ex., pacientes crônicos), que não se caracterizem como veículos tipo lotação (p. ex., ônibus, peruas etc.). Esse transporte só pode ser realizado com anuência médica.

Unidades hospitalares de atendimento às urgências e emergências

São classificadas de acordo com:

1. **Unidades gerais:**
   1.1. **Unidades hospitalares gerais de atendimento às urgências e emergências de tipo I:** instaladas em hospitais gerais de pequeno porte aptos a prestar atendimento ao primeiro nível de assistência de média complexidade.
   1.2. **Unidades hospitalares gerais de atendimento às urgências e emergências de tipo II:** instaladas em hospitais gerais de médio porte aptos a prestar atendimento ao segundo nível de assistência de média complexidade.
2. **Unidades de referência:** as unidades de referência em atendimento nas urgências e emergências são aquelas instaladas em hospitais gerais ou especializados, com

capacidade para atender urgências e emergências de terceiro nível e alta complexidade.

2.1. **Unidades hospitalares de referência em atendimento às urgências e emergências de tipo I:** têm recursos humanos e tecnológicos para atender urgências e emergências de natureza clínica e cirúrgica, nas áreas de pediatria ou cardiologia ou traumato--ortopedia.

2.2. **Unidades hospitalares de referência em atendimento às urgências e emergências de tipo II:** além das especificações do tipo I, devem estar capacitadas para suprir a demanda por clínica geral, pediatria, ginecologia-obstetrícia, cirurgia geral, anestesiologia e medicina intensiva. Oftalmologistas, endoscopistas, broncoscopistas, otorrinolaringologistas, neurologistas, odontólogos, neurocirurgiões, psiquiatras, hematologistas, cirurgiões pediátricos, hemodinamicistas e angiologistas devem estar a uma distância mínima. Além disso, deve haver radiologia convencional, ultrassonografia, unidades de terapia intensiva dos tipos II e III, tomografia computadorizada, endoscopia, banco de sangue, angiografia, hemodinâmica, ecocardiografia e terapia de substituição renal.

2.3. **Unidades hospitalares de referência em atendimento às urgências e emergências de tipo III:** além das especificações dos tipos I e II, devem estar capacitadas para suprir a demanda por neurologia, cirurgia vascular, cirurgia plástica, cirurgia torácica e cirurgia bucomaxilofacial.

Unidades de atendimento pós-hospitalar

Constituem modalidades de atenção domiciliar, hospitais-dia e projetos de reabilitação integral com componente de reabilitação de base comunitária.

Protocolo de Manchester

Trata-se de metodologia de trabalho implementada em Manchester, em 1997, e amplamente divulgada no Reino Unido, estando em curso sua aplicação em vários outros países, como Portugal, Suécia, Holanda, Espanha e Brasil.

Seu objetivo é estabelecer o tempo de espera pela atenção médica, e não o diagnóstico.

O método consiste em identificar a queixa inicial e seguir o fluxograma de decisão e, por fim, estabelecer o tempo de espera, que varia de acordo com a gravidade.

O método baseia-se na seguinte escala para a rapidez de atenção médica:

1. Vermelho = emergência = 0min.
2. Laranja = muito urgente = 10min.
3. Amarelo = urgente = 60min.
4. Verde = pouco urgente = 120min.
5. Azul = não urgente = 240min.

Transferências e transporte intra-hospitalar

O transporte inter-hospitalar refere-se à transferência de pacientes entre unidades não hospitalares ou hospitalares de atendimento às urgências e emergências, unidades de diagnóstico, terapêutica ou outras unidades de saúde que funcionem como bases de estabilização para pacientes graves, de caráter público ou privado. Esse transporte poderá ser aéreo, aquaviário ou terrestre, de acordo com as condições geográficas de cada região, observando-se as distâncias e vias de acesso, como a existência de estradas, aeroportos, helipontos, portos e condições de navegação marítima ou fluvial, bem como a condição clínica de cada paciente, não esquecendo a observação do custo e disponibilidade de cada um desses meios. O transporte inter-hospitalar, em qualquer de suas modalidades, de acordo com a disponibilidade de recursos e a situação clínica do paciente a ser transportado, deve ser realizado em veículos adequados e equipados de acordo com os critérios anteriormente descritos.

A segurança do paciente, tanto no transporte intra como no inter-hospitalar, é imprescindível. A responsabilidade inicial pela remoção, após prévio contato e anuência do destino e acompanhamento do relatório médico legível e completo, é do médico transferente, assistente ou substituto, até a efetiva recepção do paciente no local predeterminado. Não devem ser transferidos pacientes com risco de morte iminente sem o atendimento médico básico e a estabilização respiratória e hemodinâmica.

As transferências externas de pacientes críticos tornam necessária a presença de um médico, um profissional de enfermagem e uma ambulância preparada para oferecer suporte avançado de vida. Deve-se avaliar cautelosamente o risco-benefício na transferência quando ela não for possível.

REGULAÇÃO MÉDICA NAS URGÊNCIAS E EMERGÊNCIAS

Baseia-se na implantação de suas centrais de regulação, sendo o elemento ordenador e orientador dos sistemas estaduais de urgência e emergência. As centrais, estruturadas nos níveis estadual, regional e/ou municipal, organizam a relação entre os vários serviços, qualificando o fluxo dos pacientes no sistema e gerando uma porta de comunicação aberta ao público em geral, através da qual os pedidos de socorro são recebidos, avaliados e hierarquizados.

As necessidades imediatas da população ou as necessidades agudas ou de urgência, como já mencionado, são pontos de pressão por respostas rápidas. Por isso, o sistema deve ser capaz de acolher a clientela, prestando-lhe atendimento e redirecionando-a para os locais adequados à continuidade do tratamento, por meio do trabalho integrado das centrais de regulação médica de urgências com outras centrais de regulação de leitos hospitalares, procedimentos de alta complexidade, exames complementares,

Capítulo 1 ■ Organização do Sistema de Atendimento às Urgências e Emergências Médicas

internações e atendimentos domiciliares, consultas especializadas, consultas na rede básica de saúde, assistência social, transporte sanitário não urgente, informações e outros serviços e instituições, como, por exemplo, as polícias militares e a Defesa Civil.

Estas centrais, obrigatoriamente interligadas entre si, constituem um verdadeiro complexo regulador da assistência, ordenador dos fluxos gerais de necessidade/resposta, que garante ao usuário do SUS a multiplicidade de respostas necessárias à satisfação de suas necessidades.

ORGANIZAÇÃO DAS UNIDADES DE TRATAMENTO INTENSIVO (UTI) – RESOLUÇÃO RDC 7, DE 24 DE FEVEREIRO DE 2010

A organização das UTI depende de requisitos mínimos que possibilitem seu funcionamento adequado para a obtenção dos objetivos. As UTI consistem em áreas críticas nas quais existe risco aumentado de infecções relacionadas com a assistência à saúde, seja pela execução de processos envolvendo situações críticas ou material biológico, seja pela realização de procedimentos invasivos ou presença de pacientes com suscetibilidade aumentada aos agentes infecciosos ou portadores de micro-organismos de importância epidemiológica. O Centro de Terapia Intensiva (CTI) consiste no agrupamento, em uma mesma área física, de mais de uma UTI.

Disposições comuns a todas as UTI

A unidade deve dispor de registro das normas institucionais e das rotinas dos procedimentos assistenciais e administrativos realizados na unidade, as quais devem ser elaboradas em conjunto com os setores envolvidos na assistência ao paciente grave, no que for pertinente, em especial com a Comissão de Controle de Infecção Hospitalar; aprovadas e assinadas pelo responsável técnico e pelos coordenadores de enfermagem e de fisioterapia; revisadas anualmente ou sempre que houver a incorporação de novas tecnologias e disponibilizadas para todos os profissionais da unidade.

A unidade deve dispor de registro das normas institucionais e das rotinas relacionadas com a biossegurança, contemplando, no mínimo, os seguintes itens:

1. Condutas de segurança biológica, química, física, ocupacional e ambiental.
2. Instruções de uso para os equipamentos de proteção individual (EPI) e de proteção coletiva (EPC).
3. Procedimentos em caso de acidentes.
4. Manuseio e transporte de material e amostra biológica.

Infraestrutura física

Devem ser seguidos os requisitos estabelecidos na RDC/ANVISA 50, de 21 de fevereiro de 2002. A infraes-

trutura deve contribuir para manutenção da privacidade do paciente, sem, contudo, interferir em sua monitorização. As UTI Adulta, Pediátrica e Neonatal devem ocupar salas distintas e exclusivas.

Recursos humanos

As atribuições e as responsabilidades de todos os profissionais que atuam na unidade devem estar formalmente designadas, descritas e divulgadas aos profissionais que atuam na UTI, sendo constituídas por:

1. Deve ser formalmente indicado um médico responsável técnico, um enfermeiro coordenador da equipe de enfermagem e um fisioterapeuta coordenador da equipe de fisioterapia, assim como seus respectivos substitutos.
2. O responsável técnico deve ter título de especialista em medicina intensiva para responder por UTI Adulta, habilitação em medicina intensiva pediátrica para responder por UTI Pediátrica e título de especialista em pediatria com área de atuação em neonatologia para responder por UTI Neonatal.
3. Os coordenadores de enfermagem e de fisioterapia devem ser especialistas em terapia intensiva ou em outra especialidade relacionada com a assistência ao paciente grave, específica para a modalidade de atuação (adulta, pediátrica ou neonatal).
4. É permitido assumir responsabilidade técnica ou coordenação em, no máximo, duas UTI.
5. Deve ser designada uma equipe multiprofissional, legalmente habilitada, a qual deve ser dimensionada, quantitativa e qualitativamente, de acordo com o perfil assistencial, a demanda da unidade e legislação vigente, contendo, para atuação exclusiva na unidade, no mínimo os seguintes profissionais:
   5.1. **Médico diarista/rotineiro:** um para cada 10 leitos ou fração, nos turnos matutino e vespertino, com título de especialista em medicina intensiva para atuação em UTI Adulta; habilitação em medicina intensiva pediátrica para atuação em UTI Pediátrica e título de especialista em Pediatria com área de atuação em neonatologia para atuação em UTI Neonatal.
   5.2. **Médicos plantonistas:** no mínimo um para cada 10 leitos ou fração, em cada turno.
   5.3. **Enfermeiros assistenciais:** no mínimo um para cada oito leitos ou fração, em cada turno.
   5.4. **Fisioterapeutas:** no mínimo um para cada 10 leitos ou fração, nos turnos matutino, vespertino e noturno, perfazendo um total de 18 horas diárias de atuação.
   5.5. **Técnicos de enfermagem:** no mínimo um para cada dois leitos em cada turno, além de um técnico de enfermagem por UTI para serviços de apoio assistencial em cada turno.

5.6. **Auxiliares administrativos:** no mínimo um exclusivo da unidade.
5.7. **Funcionários exclusivos para serviço de limpeza da unidade**, em cada turno.
5.8. **Médicos plantonistas, enfermeiros assistenciais, fisioterapeutas e técnicos de enfermagem** devem estar disponíveis em tempo integral para assistência aos pacientes internados na UTI, durante o horário em que estão escalados para atuação na UTI.

Todos os profissionais da UTI devem estar imunizados contra tétano, difteria, hepatite B e outros imunobiológicos, de acordo com a NR 32 – Segurança e Saúde no Trabalho em Serviços de Saúde, estabelecida pela Portaria MTE/GM 485, de 11 de novembro de 2005.

A equipe da UTI deve participar de um programa de educação continuada, contemplando, no mínimo:

1. Normas e rotinas técnicas desenvolvidas na unidade.
2. Incorporação de novas tecnologias.
3. Gerenciamento dos riscos inerentes às atividades desenvolvidas na unidade e segurança de pacientes e profissionais.
4. Prevenção e controle de infecções relacionadas com a assistência à saúde.
5. Acesso a recursos assistenciais.

Processos de trabalho

Todo paciente internado em UTI deve receber assistência integral e interdisciplinar. A evolução do estado clínico, as intercorrências e os cuidados prestados devem ser registrados pelas equipes médica, de enfermagem e de fisioterapia no prontuário do paciente, em cada turno, e atendendo às regulamentações dos respectivos conselhos de classe profissional e normas institucionais. As assistências farmacêutica, psicológica, fonoaudiológica, social, odontológica, nutricional, de terapia nutricional enteral e parenteral e de terapia ocupacional devem estar integradas às demais atividades assistenciais prestadas ao paciente, sendo discutidas conjuntamente pela equipe multiprofissional. A assistência prestada por esses profissionais deve ser registrada, assinada e datada no prontuário do paciente, de maneira legível e contendo o número de registro no respectivo conselho de classe profissional. Devem ser assegurados, por todos os profissionais que atuam na UTI, os seguintes itens:

1. Preservação da identidade e da privacidade do paciente, assegurando um ambiente de respeito e dignidade.
2. Fornecimento de orientações aos familiares e aos pacientes, quando couber, em linguagem clara, sobre o estado de saúde e a assistência a ser prestada desde a admissão até a alta.
3. Ações de humanização da atenção à saúde.

4. Promoção de ambiência acolhedora.
5. Incentivo à participação da família na atenção ao paciente, quando pertinente.

A presença de acompanhantes em UTI deve ser normatizada pela instituição, com base na legislação vigente. O paciente consciente deve ser informado quanto aos procedimentos a que será submetido e sobre os cuidados requeridos para sua execução. O responsável legal pelo paciente deve ser informado sobre as condutas clínicas e procedimentos aos quais o paciente será submetido. Os critérios para admissão e alta de pacientes na UTI devem ser registrados, assinados pelo responsável técnico e divulgados para toda a instituição, além de seguir legislação e normas institucionais vigentes.

Transporte de pacientes

Todo paciente grave deve ser transportado com o acompanhamento contínuo, no mínimo, de um médico e de um enfermeiro, ambos com habilidade comprovada para o atendimento de urgência e emergência. Em caso de transporte intra-hospitalar para realização de algum procedimento diagnóstico ou terapêutico, os dados do prontuário devem estar disponíveis para consulta dos profissionais do setor de destino. Em caso de transporte inter-hospitalar de paciente grave, devem ser seguidos os requisitos constantes na Portaria GM/MS 2.048, de 5 de novembro de 2002. Em caso de transferência inter-hospitalar por alta da UTI, o paciente deverá ser acompanhado de um relatório de transferência, o qual será entregue no local de destino do paciente. O relatório de transferência deve conter, no mínimo:

1. Dados referentes ao motivo de internação na UTI e diagnósticos de base.
2. Dados referentes ao período de internação na UTI, incluindo realização de procedimentos invasivos, intercorrências, infecções, transfusões de sangue e hemoderivados, tempo de permanência em assistência ventilatória mecânica invasiva e não invasiva, realização de diálise e exames diagnósticos.
3. Dados referentes à alta e ao preparatório para a transferência, incluindo prescrições médica e de enfermagem do dia, especificando aprazamento de horários e cuidados administrados antes da transferência; perfil de monitorização hemodinâmica, equilíbrio ácido-básico, balanço hídrico e sinais vitais das últimas 24 horas.

Gerenciamento de riscos e notificação de eventos adversos

Deve ser realizado gerenciamento dos riscos inerentes às atividades realizadas na unidade, bem como aos produtos submetidos a controle e fiscalização sanitários. O estabelecimento de saúde deve buscar a redução e minimização da ocorrência dos eventos adversos relacionados com:

1. Procedimentos de prevenção, diagnóstico, tratamento ou reabilitação do paciente.
2. Medicamentos e insumos farmacêuticos.
3. Produtos para saúde, incluindo equipamentos.
4. Uso de sangue e hemocomponentes.
5. Saneantes.
6. Outros produtos submetidos a controle e fiscalização sanitários utilizados na unidade.

Na monitoração e no gerenciamento de risco, a equipe da UTI deve:

1. Definir e monitorar indicadores de avaliação da prevenção ou redução dos eventos adversos pertinentes à unidade.
2. Coletar, analisar, estabelecer ações corretivas e notificar eventos adversos e queixas técnicas, conforme determinado pelo órgão sanitário competente.

Os eventos adversos relacionados com os itens dispostos no art. 35 desta RDC devem ser notificados à gerência de risco ou outro setor definido pela instituição, de acordo com as normas institucionais.

Prevenção e controle de infecções relacionadas com a assistência à saúde

Devem ser cumpridas as medidas de prevenção e controle de infecções relacionadas com a assistência à saúde (IRAS), definidas pelo Programa de Controle de Infecção do Hospital. As equipes da UTI e da Comissão de Controle de Infecção Hospitalar (CCIH) são responsáveis pelas ações de prevenção e controle de IRAS. A CCIH deve estruturar uma metodologia de busca ativa das infecções relacionadas com dispositivos invasivos, dos micro-organismos multirresistentes e outros micro-organismos de importância clinicoepidemiológica, além de identificação precoce de surtos. A equipe da UTI deve colaborar com a CCIH na vigilância epidemiológica das IRAS e com o monitoramento de micro-organismos multirresistentes na unidade. A CCIH deve divulgar os resultados da vigilância das infecções e o perfil de sensibilidade dos micro-organismos à equipe multiprofissional da UTI, visando à avaliação periódica das medidas de prevenção e controle das IRAS. As ações de prevenção e controle de IRAS devem ser baseadas na avaliação dos indicadores da unidade. A equipe da UTI deve aderir às medidas de precaução padrão e às medidas de precaução baseadas na transmissão (contato, gotículas e aerossóis), além de colaborar no estímulo ao efetivo cumprimento destas. A equipe da UTI deve orientar visitantes e acompanhantes quanto às ações que visam à prevenção e ao controle de infecções, baseadas nas

recomendações da CCIH. A equipe da UTI deve proceder ao uso racional de antimicrobianos, estabelecendo normas e rotinas de maneira interdisciplinar e em conjunto com a CCIH, a farmácia hospitalar e o laboratório de microbiologia. Devem ser disponibilizados insumos, produtos, equipamentos e instalações necessários para as práticas de higienização de mãos de profissionais de saúde e visitantes. Os lavatórios para higienização das mãos devem estar disponibilizados na entrada da unidade, no posto de enfermagem e em outros locais estratégicos definidos pela CCIH e possuir dispensador com sabonete líquido e papel-toalha. As preparações alcoólicas para higienização das mãos devem estar disponibilizadas na entrada da unidade, entre os leitos e em outros locais estratégicos definidos pela CCIH. O responsável técnico e os coordenadores de enfermagem e de fisioterapia devem estimular a adesão às práticas de higienização das mãos pelos profissionais e visitantes.

Avaliação

Devem ser monitorados e mantidos registros de avaliações do desempenho e do padrão de funcionamento global da UTI, assim como de eventos que possam indicar necessidade de melhoria da qualidade da assistência, com o objetivo de estabelecer medidas de controle ou redução dos mesmos. Deve ser calculado o índice de gravidade/índice prognóstico dos pacientes internados na UTI por meio de um sistema de classificação de gravidade de doença recomendado por literatura científica especializada. O responsável técnico da UTI deve correlacionar a mortalidade geral de sua unidade com a mortalidade geral esperada, de acordo com o índice de gravidade utilizado. Devem ser monitorados os indicadores mencionados na Instrução Normativa 4, de 24 de fevereiro de 2010, da ANVISA. Esses dados devem estar em local de fácil acesso e ser disponibilizados à Vigilância Sanitária durante a inspeção sanitária ou quando solicitado. Os pacientes internados na UTI devem ser avaliados por meio de um sistema de classificação de necessidades de cuidados de enfermagem recomendado por literatura científica especializada. O enfermeiro coordenador da UTI deve correlacionar as necessidades de cuidados de enfermagem com o quantitativo de pessoal disponível, de acordo com um instrumento de medida utilizado. Os registros desses dados devem estar disponíveis mensalmente, em local de fácil acesso.

Recursos materiais

A UTI deve dispor de materiais e equipamentos de acordo com a complexidade do serviço e necessários ao atendimento de sua demanda. Os materiais e equipamentos utilizados, nacionais ou importados, devem estar regularizados junto à ANVISA, de acordo com a legislação vigente. Devem ser mantidas na unidade instruções escritas referentes à utilização dos equipamentos e materiais, as quais podem ser substituídas ou complementadas por manuais do fabricante em língua portuguesa. Quando houver terceirização de fornecimento de equipamentos médico-hospitalares, deve ser estabelecido contrato formal entre o hospital e a empresa contratante. Os materiais e equipamentos devem estar íntegros, limpos e prontos para uso. Devem ser realizadas manutenções preventivas e corretivas nos equipamentos em uso e em reserva operacional, de acordo com periodicidade estabelecida pelo fabricante ou pelo serviço de engenharia clínica da instituição. Devem ser mantidas na unidade cópias do calendário de manutenções preventivas e o registro das manutenções realizadas.

DOCUMENTOS UTILIZADOS DURANTE O ATENDIMENTO ÀS URGÊNCIAS E EMERGÊNCIAS

Prontuário médico

O prontuário médico contém informações, sinais e imagens sobre a saúde do paciente e a assistência a ele prestada. Além de possibilitar a comunicação entre os membros da equipe multiprofissional e a continuidade da assistência prestada ao paciente, reveste-se de fundamental importância ético-legal quando a conduta médica é questionada. É a prova documental dos atos praticados pelo profissional, possuindo fé processual, e é a primeira prova ajuntada para compor um processo, ético-profissional, civil ou penal, quando se trata de possível erro médico. Desse modo, trata-se de um documento sigiloso, que tem caráter assistencial, científico e ético-legal. A estruturação desse documento está contemplada no Código de Ética Médica (CEM), no Código Penal e no Código Civil, por meio dos seguintes artigos:

1. **Art. 11:** o médico deve manter sigilo quanto às informações confidenciais de que tiver conhecimento no desempenho de suas funções (...).
2. **Art. 39:** é vedado ao médico receitar ou atestar de forma secreta ou ilegível, assinar em branco folhas de receituário, laudos, atestados ou outros documentos médicos.
3. **Art. 69:** é vedado ao médico deixar de elaborar prontuário médico para cada paciente.
4. **Art. 70:** é vedado ao médico negar ao paciente acesso a seu prontuário médico, ficha clínica ou similar, bem como deixar de dar explicações necessárias à sua compreensão, salvo quando ocasionar riscos para o paciente ou para terceiros.
5. **Arts. 102 a 108:** é vedado ao médico revelar segredo médico, fazer referência a casos clínicos identificáveis, prestar informações a seguradoras, deixar de zelar pelo segredo, facilitar acesso a prontuários por pessoas que não estejam obrigadas ao sigilo profissional.
6. **Código Penal – Art. 154:** revelar a alguém, sem justa causa, segredo, de que tenha ciência, em razão de função,

ministério, ofício ou profissão, cuja revelação possa produzir dano a outrem. Pena: detenção de 3 meses a 1 ano.
7. **Código Civil – Art. 229:** ninguém pode ser obrigado a depor sobre fato a cujo respeito, por estado ou profissão, deva guardar segredo.
8. **Código de Processo Penal:** é proibido depor sobre fatos secretos relacionados com a profissão. O médico somente poderá revelar segredo médico por "justa causa" determinada pela legislação e não pela autoridade ou com autorização expressa do paciente.

Os problemas mais comuns encontrados nos prontuários médicos são: falta de identificação do paciente (nome completo, sexo, data de nascimento, estado civil, naturalidade, nome da mãe, endereço completo); falta de identificação do médico com assinatura e carimbo; preenchimento incompleto de evoluções e prescrições; letra incompreensível; falta de data e horários nas evoluções e prescrições; falta de transcrição de resultados de exames; falta de registro de indicação e procura de vagas para transferência; falta de registro de procedimentos autorizados ou negados pelo paciente; falta de preservação do sigilo; falta do registro de alguns dos dados na anamnese, exame físico, exames complementares, hipóteses diagnósticas, diagnóstico definitivo e tratamento; divergência de informações; uso de abreviaturas não padronizadas ou não consagradas pela literatura médica; comentários jocosos ou desrespeitosos na evolução clínica sobre o paciente ou seus familiares.

As seguintes Resoluções do Conselho Federal de Medicina (CFM) devem ser observadas:

1. Resolução 1.638/2002 tornou obrigatória a instituição de Comissão de Revisão dos Prontuários Médicos em todos os estabelecimentos de saúde, a qual deve ser coordenada por um médico e observar as exigências do CFM na elaboração de prontuários.
2. Resolução CFM 1.614/2001 diz que o médico auditor de empresas de seguro-saúde e similares tem o direito de acessar o prontuário *in loco*, mas lhe é vedada a retirada deste ou de cópia da instituição. As empresas que não cumprirem essa Resolução poderão ter seus registros cassados pelo CRM de sua jurisdição e o fato comunicado ao Serviço de Vigilância Sanitária e à Agencia Nacional de Saúde Complementar.

Em princípio, os prontuários devem ser guardados pelos estabelecimentos de saúde de forma permanente, entretanto, isso é impraticável devido ao grande volume de papel. A Lei 5.433, de maio de 1968, regulamentada pelo Decreto 1.799, de 30 de janeiro de 1996, permite que os documentos arquivados em papel – públicos ou particulares – sejam destruídos após microfilmagem. A Resolução CFM 1.639/2002 mantém o prazo mínimo de 20 anos a partir do último registro para a preservação dos prontuários médi-

Capítulo 1 ■ Organização do Sistema de Atendimento às Urgências e Emergências Médicas

cos em suporte de papel, mas autoriza sua eliminação, após microfilmagem, 10 anos após a última anotação, desde que passe por análise obrigatória da Comissão Permanente de Avaliação de Documentos da unidade médico-hospitalar geradora do arquivo. A Lei 8.069/90, que contempla o Estatuto da Criança e do Adolescente (art. 10, inciso I), diz que o registro de recém-nascidos deve ser mantido por 18 anos (maioridade) + 10 anos, após a data da última anotação, podendo então ser substituído por microfilmagem, arquivos informatizados ou outros métodos de registro. É obrigatória a abertura de novo prontuário para recém-nascidos retidos em berçários. O arquivamento eletrônico dos prontuários elimina a discussão sobre o tempo de guarda desses prontuários, que passa a ser permanente. A Resolução CFM 1.639/2002 aprova as normas técnicas para o uso de sistemas informatizados para guarda e manuseio do prontuário médico. Alguns hospitais já adotaram o prontuário eletrônico, utilizando as seguintes normas e exigências para essa guarda informatizada: garantia da integridade da informação; cópias de segurança (*backup/restore*, cópias em local distante para evitar danos, mínimo de três cópias, testes periódicos de restauração e proteção para impedir acesso não autorizado); exigências quanto ao banco de dados; exigências de privacidade e confidencialidade; exigências de autenticidade, utilizando a assinatura digital baseada em sistema criptográfico assimétrico, que permite provar a autoria e a integridade de um documento eletrônico cifrado pelo autor com o uso de chave privada; registros de auditoria; obtenção da certificação do CFM.

Consentimento esclarecido

A obtenção do consentimento esclarecido para realização de procedimentos invasivos propedêuticos ou terapêuticos é um direito do paciente e um dever do médico. O médico deve solicitar a autorização do paciente ou de seu responsável legal por escrito. Todas as informações pertinentes devem ser discutidas e registradas. De acordo com o Código de Ética Médica, em situações de risco, como as comumente encontradas na urgência e emergência, essa responsabilidade pode ser dispensada.

Declaração de óbito

O médico deve sempre conferir todas as informações de identificação do paciente e preencher de maneira legível, sem rasuras ou emendas, as informações referentes às condições e causas do óbito. Essa tarefa é de responsabilidade exclusiva do médico. A causa da morte inclui uma parte relacionada diretamente com o óbito e outra relacionada com as causas que, embora presentes, não contribuíram diretamente – as chamadas causas contribuintes. A causa básica é a doença ou lesão que iniciou a cadeia de acontecimentos patológicos que culminaram em morte.

O médico, atuando no serviço de emergência ou na UTI, não deve atestar a morte de pacientes que chegam já falecidos ou se houver suspeita de morte violenta; entretanto, se o paciente estiver em acompanhamento médico na instituição, pode-se, a partir das informações médicas do prontuário, avaliar a possibilidade de emissão de atestado. Nesses casos, é importante enfatizar, no campo inferior da declaração de óbito, que o paciente, ao exame clínico minucioso, não apresentava sinais de agressão física. Não se deve fazer o atestado sem exame detalhado do corpo. No caso de dúvidas em relação ao óbito, deve-se encaminhar o corpo à necropsia ou ao Instituto Médico Legal (IML).

Declaração de comparecimento e atestado médico

O atestado médico, quando indicado, faz parte do ato médico e é um direito inalienável do paciente, sem qualquer majoração de honorários, segundo resolução do CFM. O médico deve registrar apropriadamente sua emissão no prontuário para eventuais perícias de empresas, órgãos públicos da Previdência Social e da Justiça. O atestado deve conter, de maneira legível, o tempo concedido de dispensa até a recuperação do paciente e firmado e carimbado de maneira clara e sem rasuras. O diagnóstico só poderá ser colocado no atestado codificado ou não se expressamente autorizado pelo paciente ou no exercício do dever legal.

A declaração, diferentemente do atestado médico, é apenas um relato do comparecimento do paciente a uma consulta, intervenção, retorno ou realização de exames. Devem constar sempre os horários de chegada e saída do paciente da instituição.

A emissão de atestado e a declaração em serviços de emergência ainda são muito controversas, pois muitas vezes envolvem desconhecimento do médico sobre seu dever legal e os diversos interesses do paciente. Não raramente, serviços de pronto-atendimento recebem sistematicamente pacientes com queixas crônicas e inespecíficas com evidência clara de ganho secundário. Nesses casos, o dever ético do médico é confrontado pelo direito legal do paciente, criando mais um dilema que deve ser minimizado com bom senso e sem prejulgamentos.

Documento de transferência-contratransferência

O documento de transferência deve acompanhar o paciente durante o transporte e compor seu prontuário na unidade receptora, registrando informações relativas ao atendimento prestado na unidade solicitante, como diagnóstico de entrada, exames realizados e as condutas terapêuticas adotadas. Esse documento deverá conter nome e CRM legíveis, além da assinatura do solicitante.

Deve-se ainda obter a autorização escrita do paciente ou seu responsável legal para a transferência. Pode-se prescindir dessa autorização sempre que o paciente não esteja apto para fornecê-la e não esteja acompanhado de possível responsável.

NOTIFICAÇÃO DE DOENÇAS COMPULSÓRIAS

É obrigatoriedade do médico, por motivos sociais, epidemiológicos e sanitários, a notificação de determinadas doenças infectocontagiosas (encontradas nos *sites* dos órgãos competentes) e acidentes de trabalhos. Esse comunicado oficial à Vigilância Epidemiológica é fundamental para o planejamento de ações públicas de saúde e constitui dever ético e legal do médico.

RELAÇÃO MÉDICO-PACIENTE NAS URGÊNCIAS E EMERGÊNCIAS

Como em qualquer área de atuação, espera-se que a relação médico-paciente siga os preceitos éticos estabelecidos. Infelizmente, nas unidades de urgência e emergência, depara-se com vários problemas que tornam essa relação extremamente difícil.

Um local complexo, em virtude da variabilidade de doenças e doentes, é liderado por profissionais não escolhidos pelos pacientes e que os atendem em momento de vulnerabilidade extrema. Assim, aspectos elementares da relação humana podem ser relevados, medidas invasivas e de risco muitas vezes são mal informadas ao paciente ou aos familiares, e a carência de local apropriado para a troca de informações confidenciais dificulta a melhor aproximação entre médico, paciente e seus familiares, expondo questões confidenciais.

A ausência de políticas públicas eficazes, a deterioração dos serviços de saúde e das relações de trabalho, as deficiências do ensino médico, dentre outros fatores, causam problemas graves, como carência de recursos, superlotação, má remuneração e pouca valorização dos profissionais, com consequente escala de trabalho desumana, o que determina rotina estressante que conduz ao sofrimento pessoal e ao medo de exposição a processos. Na verdade, em vários momentos observam-se verdadeiras situações de guerra, com a intervenção da polícia para realização de boletins de ocorrência. Todos esses fatos tornam os atendimentos cada vez mais impessoais.

Não é por acaso que essas unidades são as campeãs de reclamação por parte dos clientes. Essas reclamações apresentam um aspecto positivo, pois nota-se que a sociedade exerce cada vez mais a cidadania, avança na tomada de consciência de seus direitos e passa a exigir melhor atendimento em saúde, atenção digna e justiça. Por outro lado, as reclamações são dirigidas aos profissionais que se encontram no enfrentamento direto com todos os problemas, fragilizando ainda mais essa relação, e não têm encontrado respostas adequadas dos gestores responsáveis.

Os profissionais de saúde não podem se esquecer que detêm conhecimento para estabelecer as melhores ações para cuidar da saúde de seus pacientes.

É preciso, com base na realidade atual:

1. Definir claramente os objetivos das unidades de pronto-atendimento e pronto-socorro.
2. Estruturar as unidades com duas portas de entrada: uma para urgência e emergência e outra para consultas eletivas, pois esta é a demanda da população.
3. Esclarecer sistematicamente à população a importância da classificação de risco.
4. Estabelecer definitivamente o papel dos emergencistas.
5. Definir a cultura organizacional.

Os aspectos fundamentais para a boa relação médico-paciente estão disponíveis no *site* do CFM. No entanto, para que se possa oferecer cuidado com segurança e qualidade, além da qualificação específica e da tradicional relação médico-paciente, deve-se estabelecer também, e primordialmente, a relação equipe-paciente-familiares, primordial para o entendimento da cultura organizacional.

CONSIDERAÇÕES SOBRE A IMPORTÂNCIA DA CULTURA ORGANIZACIONAL PARA O ATENDIMENTO COM QUALIDADE E SEGURANÇA

A cultura organizacional é definida por padrões complexos de crenças, valores, atitudes, normas e suposições implícitas de todas as pessoas que interagem continuamente durante suas atividades. A cultura local é poderosa e assim permanecerá, a despeito das mudanças na equipe. A cultura é descrita por alguns autores como a personalidade de um indivíduo, difícil senão impossível de ser modificada, ou ainda como as maneiras como as coisas são realizadas naquele determinado local.

Para modificar a cultura organizacional de um serviço, deve-se influenciar, por meio de treinamento contínuo, o comportamento de seus membros. As alterações comportamentais da equipe podem, a longo prazo, influenciar a cultura organizacional. Isso deve ser pretendido em nível local, já que a cultua organizacional varia de unidade para unidade e, principalmente, em diferentes países. Mesmo em determinado hospital, a cultura entre unidades pode variar. Em geral, superestima-se a percepção pessoal de segurança, acreditando que o serviço é, na aparência, mais seguro do é que na realidade.

Alguns elementos da cultura das unidades podem ser importantes para a segurança do paciente, como equipe realmente integrada, comunicação integrada, com adesão aos protocolos, uso de aferição (*check lists*) e o processamento de eventos adversos. É fundamental o foco no treinamento continuado para a formação da equipe, com hierarquia e liderança. O reconhecimento e a valorização da função do líder das equipes de urgência e emergência pelos gestores de saúde, reconhecendo que é um serviço passível de remuneração, são também imprescindíveis. Na verdade, se houvesse responsabilidade ou competência por parte desses gestores, já estaria difundido o conhecimento de que essa prática agregue valor aos pacientes e economiza recursos que poderão ser mais bem aproveitados pela sociedade.

São importantes a hierarquia e a liderança da equipe. É necessário lembrar que o resultado definido depende do resultado adequado 24 horas por dia e nos 7 dias da semana. Relatar e reagir aos eventos adversos têm sido considerados partes importantes da segurança da unidade. A complexidade do setor aumenta as chances de erro. Os três aspectos mais importantes em relação ao relato de erros são:

1. Estabelecer banco de dados com número e tipo de eventos adversos.
2. Possibilitar aprendizado, evitando erros semelhantes no futuro.
3. Criar atitude mais aberta, modificando o foco do indivíduo para o desempenho do sistema.

JUDICIALIZAÇÃO DA SAÚDE

O dever do Estado de garantir acesso universal e igualitário à saúde, com base na Constituição Federal de 1988, causa grandes complicações, uma vez que a demanda é maior do que o SUS pode suportar. O descumprimento dessa premissa vem provocando insatisfações, que são levados ao Poder Judiciário, que intervém nos impasses. Em várias ocasiões, o Judiciário ordena que essa providência seja executada, desconsiderando as fundamentações da administração pública de que, naquele momento, estaria impossibilitada de implementar as medidas em razão da falta de recursos humanos, materiais ou financeiros.

Bibliografia

Chiche JD, Moreno RPC, Rhodes A. Patient safety and quality of care in intensive care medicine. ESICM. 2009 Iwin and Rippe's. Intensive Care Medicine, 2008. http://www.saude.mg.gov.br/atos_normativos/legislacao-sanitaria/estabelecimentos-de-saude/urgencia-e-emergencia/portaria_2048_B.pdf. http://www.amib.org.br/pdf/RDC-07-2010.pdf. http://jornal.crmmg.org.br/v2/index.php?edicao=2007/03&titulo=Prontuário&pagina=ar01.php

Conselho Federal de Medicina CFM. Código de Ética Médica, 2010.

Conselho Federal de Medicina. Resolução RDC 1.805/06, de 9 de novembro de 2006. Dispõe sobre permissão ao médico para limitar ou suspender procedimentos e tratamentos que prolonguem a vida do doente em fase terminal de enfermidades graves e incuráveis. Brasília (DF), 2006.

Conselho Regional de Medicina do Estado de São Paulo – CREMESP. Guia da relação médico-paciente.

Guimarães HP, Lopes RD, Lopes AC. Tratado de medicina de urgência e emergência – Pronto-socorro e UTI. São Paulo: Editora Atheneu, 2010.

Martins HS, Zamboni V, Velasco IT. Atualização em emergências médicas – Barueri, SP: Manole, 2009 (Série Educação Médica Continuada).

Mendes EV. As redes de tenção à saúde. Belo Horizonte: ESP-MG, 2009.

Universal Declaration on Bioethics and Human Rights. Paris: Unesco; 2005. Brasília. Declaração Universal sobre Bioética e Direitos Humanos. Dispõe sobre princípios e procedimentos para orientar com respeito e direitos humanos entidades públicas e privadas. Tradução: Ana Tapajós e Mauro Machado do Prado. Revisão: Volnei Garrafa. Cátedra UNESCO de Bioética da Universidade de Brasília (UnB) e da Sociedade Brasileira de Bioética (SBB).

CAPÍTULO 2

Avaliação Semiológica do Paciente em Urgência e Emergência Médicas

Marcus Vinícius Melo Andrade

Enio Roberto Pietra Pedroso

INTRODUÇÃO

A urgência e a emergência em medicina constituem qualquer situação de ameaça à saúde iminente (breve) ou premente, respectivamente, e que deve ser evitada ou resolvida de maneira imediata, sem demora.

A atenção à saúde em urgência e emergência, seja em atenção domiciliar, atendimento móvel de urgência, resgate, unidade de pronto-atendimento, pronto-socorro, unidade de terapia intensiva ou centro de tratamento intensivo, admite pacientes aguda ou cronicamente acutizados e graves, com descompensações de órgão(s) ou sistema(s) principal(is), potencialmente reversíveis, e que aglutinam experiência multiprofissional e tecnologia para oferecer o suporte básico e avançado de vida, visando à estabilidade clínica, para permitir a obtenção de diagnóstico etiopatogenético, se ainda não estiver sido feito, ou administrar tratamento adequado. A abordagem terapêutica visa identificar, inicialmente, a etiologia; se não for possível, a fisiopatogenia, e se mesmo isso não for possível, a(s) alteração(ões) bioquímica(s), que coloca(m) a vida em risco, para permitir que a vida seja mantida, com qualidade, mesmo que haja perda de função ou da estética.

Os mecanismos de morte são em número muito menor do que o de doenças e são comuns a todas as entidades nosológicas. A abordagem na urgência ou emergência visa interferir nesses mecanismos e permitir que a sustentação básica e avançada de vida dê tempo para que a ação terapêutica efetiva seja adequada em relação à abordagem da doença que levou ao estado de instabilidade e obtenha sua reversão ou controle. As principais entidades que determinam a internação em urgência e emergência são: trombose coronariana, tromboembolismo pulmonar, pneumotórax, toxemia, traumatismo, tamponamento cardíaco, hiper e hipopotasssemia, acidemia, hipoxemia, hipoglicemia e hipo-

termia, que estão envolvidas, especialmente, em casos de síndrome coronariana aguda, crise hipertensiva, arritmia cardíaca, insuficiência cardíaca grave, tamponamento cardíaco, parada cardiorrespiratória, insuficiência respiratória, acidente vascular encefálico, choque, distúrbios hidroeletrolíticos e ácidos-básicos, abdome agudo, politraumatismo, esmagamento, insuficiência renal aguda ou crônica acutizada, farmacodermias, queimaduras, estado convulsivo, alteração do comportamento, que inclui a ruptura com a realidade, e controle pós-operatório de cirurgias de risco elevado.

O atendimento em urgência e emergência exige a participação de equipe multiprofissional e interdisciplinar, constituída, principalmente, por médicos, enfermeiros, fisioterapeutas, nutricionistas, psicólogos e assistentes sociais, em que a pessoa doente e sua família representam a essência de todo o esforço empreendido em sua recuperação, com atenção, respeito, gentileza, instando esperança e dignidade diante do sofrimento e da agonia que envolvem o risco de perder a vida.

AVALIAÇÃO CLÍNICA

O exame clínico em urgência e emergência exige rapidez, perspicácia, valorização de dados fundamentais e visão simultânea de vários órgãos e sistemas. Deve ser feito ao mesmo tempo que medidas terapêuticas são tomadas, como inserção de cateter, sonda ou tubo, monitorização eletrocardiográfica, definição de exames de imagem e coleta de espécime clínico para propedêutica complementar.

Os mesmos cuidados com a anamnese eletiva são necessários porque a descrição da sintomatologia é fundamental para a determinação do diagnóstico. Os relatos do paciente, sua família e outros acompanhantes são fundamentais. A ausência desses dados, especialmente em pacientes

Capítulo 2 ■ Avaliação Semiológica do Paciente em Urgência e Emergência Médicas

encontrados na rua que são conduzidos ao pronto-socorro sem ninguém os acompanhando ou que tenha presenciado o desenrolar de seu estado atual, determina retardo no diagnóstico, o que pode custar a preservação de sua vida. A possibilidade de obtenção da história familiar e social e a presença de comorbidades nas consultas anteriores são de grande valor para o estabelecimento do diagnóstico.

O exame físico necessita rapidez e visão multifuncional, com observação de cada segmento corpóreo, em conjunto, independentemente de órgãos e sistemas. A visão global em relance, que exige poucos segundos, possibilita avaliar o autocuidado e a limpeza (presença de urina, fezes, vômito ou outras secreções nas roupas), o hálito (alcoólico, hepático, urêmico, cetônico, de drogas lícitas ou ilícitas, incluindo agentes tóxicos usados como inseticidas, herbicidas, fertilizantes), feridas, púrpuras (petéquias, sufusões, equimoses), hematomas, lesões ósseas, dificuldade ventilatória, ingurgitamento jugular, anasarca, hidratação e coloração da pele e mucosas (palidez, icterícia, cianose, escurecimento).

A avaliação global deve seguir em busca de alterações relacionadas com consciência, comportamento, presença de hemorragia externa (ouvido, nariz, boca, pele), pescoço, com cuidado, e pesquisa de rigidez de nuca, boca, fundo de olho, pupilas (simetria, resposta aos estímulos luminosos), nistagmo, pós-comicial, movimentos anormais, sensibilidade cutânea, ventilação pulmonar, turgência e pulsatilidade jugular, pulsos arteriais, batimentos cardíacos, cor da pele e mucosas, perfusão capilar, tensão e defesa abdominal, visceromegalias abdominais, turgência da pele (edema localizado, anasarca) e musculatura dos membros inferiores (dor, turgência, edema, empastamento). É fundamental interpretar todos os dados clínicos no contexto das alterações clínicas, valorizando e excluindo cada situação para ajuizar de maneira adequada sua importância e valor, evitando sua super ou subvalorização, o que pode ser prejudicial à análise global da relação entre saúde e doença. Considerar sempre que existem *pessoas com doença, ou doentes, e não apenas doença*. É preciso inspecionar o paciente como um todo, como se apresenta, e sua aparência deve orientar quanto à necessidade e à urgência de intervenção. São também fundamentais a vigilância e a correlação das várias medidas funcionais realizadas em momentos diferentes.

O exame de secreções pode também ajudar no diagnóstico na busca do aspecto, cor e intensidade da eliminação de vômito, urina, escarro, liquor (fístula, fratura), fezes ou suor.

Os sentidos e o sentimento do médico são fundamentais ao recepcionar o paciente e sua família; entretanto, não prescindem nem devem subestimar o apoio de equipamentos, principalmente:

• **Termômetro:** as temperaturas oral e retal são, em geral, mais precisas, embora difíceis de medir na prática. A temperatura oral pode ser falsamente subestimada quando se respira pela boca, enquanto a temperatura axilar é pouco confiável. A suspeita de hipo ou hipertermia grave é mais bem atestada por meio de termômetro esofágico, de bexiga ou retal. A temperatura corporal é, na maiora das vezes, medida na região axilar ou retal. A temperatura axilar normal é variável, e situa-se entre 35,6°C e 37,2°C, sendo de importância objetiva quando acima de 38,3°C, especialmente quando ultrapassa os 39°C. A diferença entre as temperaturas retal e axilar não deve exceder de 0,5°C a 0,8°C; caso contrário, pode indicar algum processo inflamatório pélvico. A medição da temperatura retal deve ser feita após o paciente descansar de uma caminhada. A temperatura até 39°C pode aumentar a ativação de sistemas enzimáticos e tornar algumas respostas de defesa mais eficientes, como a velocidade de migração de neutrófilos, fagocitose e respiração celular. Em crianças até os 7 anos de idade, o aumento da temperatura pode provocar crise convulsiva. A tolerabilidade em adultos quanto ao aumento da temperatura corpórea até 39°C é o que deve definir o uso de antipirético. A frequência cardíaca aumenta, em geral, 10 batimentos por minuto para cada 1°C de aumento na temperatura corpórea. A presença de aumento na temperatura associa-se a infecções, septicemia, choque séptico, traumas e lesões graves encefálicas, queimaduras e drogas em ação sobre o centro hipotalâmico da temperatura. A identificação de temperatura baixa associa-se a: doença de Addison, hipopituitarismo, hipotireoidismo, hipoglicemia, encefalopatia de Wernicke, acidente vascular encefálico, tumores e traumas encefálicos, septicemia, perda da capacidade de desenvolver calafrios e efeito de medicamentos sobre o sistema nervoso central. A ausência de taquicardia com o aumento da temperatura constitui-se em dissociação pulso-temperatura, sendo observada em casos de legionelose, febre tifoide, miocardite chagásica com bloqueio atrioventricular, difteria cardíaca, babesiose, febre maculosa, malária, pneumonia por *Chlamydia*, dengue e febre amarela, além de febres hemorrágicas A coluna vertebral de paciente hipotérmico obnubilado, caído e sozinho deve ser protegida cuidadosamente e avaliada com urgência em busca de lesão, tendo em vista que a interrupção de estímulo medular pode impedir a produção de calor que protege o paciente contra os efeitos da hipotermia do ambiente.

• **Oxímetro de pulso** (aplicado, em adultos, na ponta do dedo, na testa, no lobo da orelha; em lactentes, na palma, no dedo, no pé, no braço, na bochecha, na língua, no pênis, no nariz ou no septo nasal): constitui-se em método não invasivo que possibilita, mediante a identificação da coloração sanguínea capilar, verificar a taxa de saturação do oxigênio arterial (SaO_2) e, indireta e continuadamente, a pressão parcial de oxigênio arterial (PaO_2 – oxigenação textural). Tornou-se padrão para a avaliação contínua não invasiva da SaO_2, sendo considerado o *quinto sinal vital*; entretanto, apresenta limitações tecnológicas. A hipoxemia representa causa importante e potencialmente evitável de morbimortalidade em várias situações de urgência/emergência. A oxigenação textural é difícil de ser definida apenas pelo exame clínico, e por isso a oximetria de pulso torna possível sua rápida e precisa detecção, o que evita complicações graves. A cianose não é observada até que a desoxi-hemoglobina atinja 5g%, o que corresponde a SaO_2 de 67%. A cianose aparente pode ser afetada por múltiplas variáveis, como perfusão periférica, pigmentação da pele e concentração de hemoglobina. A gasometria arterial foi, durante muitos anos, o método disponível para detectar hipoxemia em situações críticas; entretanto, constitui-se em técnica dolorosa, com complicações potenciais, sem fornecer dados contínuos ou imediatos. O valor da oximetria de pulso apresentado é a média baseada em 3 a 6 segundos anteriores ao momento de sua medição. Os oxímetros de pulso podem inferir também sobre a frequência e a amplitude de pulso. A oximetria de pulso pode monitorar pacientes em unidades de emergência, centro cirúrgico, áreas de recuperação pós-operatória, salas de endoscopia, laboratórios de sono e exercício, cirurgia oral, cateterismo cardíaco, sedação consciente, trabalho de parto e durante seu transporte intra e extra-hospitalar. O uso da oximetria de pulso associa-se à diminuição da realização de gases arteriais e do tempo de oxigenoterapia; em crianças com crises de asma, está associada à predição sobre a necessidade de internação hospitalar e o risco de descompensação de alguma cardiopatia congênita. A SaO_2 em repouso não deve ser ≤95%, ou a dessaturação em exercício ≥5%; contudo, esses valores não devem ser considerados isoladamente. As limitações da oximetria de pulso decorrem de alguma lesão digital, continuidade de uso por vários dias ou da administração de vasopressores. É incapaz de medir a ventilação ou a pressão parcial de dióxido de carbono arterial ($PaCO_2$) e apresenta risco potencial de atrasar a detecção da hipoxemia aguda. Em recém-nascidos, é capaz de detectar hiperoxia significativa e definir a presença de toxicidade pelo oxigênio.

A toxicidade de oxigênio em recém-nascidos prematuros pode ser limitada por titulação de oxigênio para manter a SaO_2 de 90%, o que reflete PaO_2 de aproximadamente 60mmHg em pH de 7,4. A avaliação da ventilação deve ser complementada pela gasometria arterial, quando existe suspeita clínica de hipoventilação alveolar. O uso de oxigênio suplementar pode prevenir a hipoxemia, apesar da presença de grave hipoventilação alveolar. A oximetria de pulso não mede a PaO_2 nem revela variação imediata da oxigenação sanguínea; por isso, não pode haver excesso de confiança nos valores obtidos, o que pode atrasar a detecção de hipoxemia clinicamente significativa, como pode ocorrer na vigência de intubação oro-

traqueal. A diminuição de PO_2 não produzirá diminuição significativa na SaO_2 até que esteja entre 60 e 70mmHg. O oxímetro de pulso não é ideal para detectar hipoxemia grave nem hiperoxemia. A vigilância médica constante não é substituída pela oximetria de pulso e, diante de suspeita de seus resultados, pode ser averiguado o valor do próprio médico com controle de qualidade. Os erros da oximetria de pulso podem estar associados a: colocação inapropriada da pele (dedo pequeno, pressão arterial média, variação de temperatura corpórea, vasoconstrição periférica), movimento do paciente (tremor, apreensão, pressão sobre o sensor, transporte), luz ambiente (intensa ou infravermelha, fluorescente, incandescente, xenon) e radiação eletromagnética (ressonância magnética, telefones celulares, dispositivos de eletrocautério). Os erros no uso do equipamento podem ser provocados pelo próprio paciente, quando ele é responsável por sua leitura. O resultado da oximetria de pulso deve ser interpretado com cuidado na presença de: hemoglobinas anormais (metemoglobina, drepanocitose, hemoglobina fetal), pele intensamente pigmentada (hiperbilirrubinemia; em negros, aumenta 4%; síndrome do bebê de bronze), unha artificial (diminui de 3% a 6%, o que pode ser evitado com a colocação do sensor nos lados do dedo em vez de em cima da unha), hipoperfusão (pressão arterial sistólica <80mmHg, hipotermia), anemia, congestão venosa ou uso de alguns corantes vitais para fins clínicos (metileno-verde, azul-indocianina, fluoresceína, índigo-carmim e isossulfano-azul; entretanto, tendem a ser transitórios e resolver rapidamente à medida que são diluídos e metabolizados). O sinal do sensor pode ser melhorado em algumas dessas circunstâncias mediante fricção da extremidade afetada, aplicação de calor ou uso de vasodilatadores tópicos (pasta de nitroglicerina ou salicilato de metila). A leitura do oxímetro pode estar falsamente normal diante de intoxicação por monóxido de carbono ou tabagismo pesado, com risco de impedir a prevenção de morte iminente. Está disponível o oxímetro de pulso que usa oito comprimentos de onda da luz e pode medir tanto metemoglobina como carboxiemoglobina, sendo de grande utilidade em ambientes em que ocorra incêndio. As baixas concentrações de hemoglobina podem causar leituras falsamente baixas quando a SaO_2 é <80%, o que é clinicamente significativo quando o nível de hemoglobina situa-se <5g%. A congestão venosa em decorrência de insuficiência da valva tricúspide ou cardiomiopatia pode produzir leituras falsamente baixas de SaO_2. Os sensores de testa ou orelha podem ser mais precisos do que os de pulso em casos de hipoperfusão e hipotermia, regiões que demoram menos tempo a reconhecer a dessaturação sanguínea aguda. A saturação de oxigênio deve situar-se entre 95% e 100%, sendo preocupante o achado de valores <90%. A frequência respiratória normal situa-se entre 12 e 20irpm, sendo de risco para a vida quando se situa

<10 ou >26irpm. A frequência respiratória de recém-nascidos, crianças e idosos é mais elevada do que a de adultos normais. A taquipneia representa resposta normal a hipovolemia, dor e ansiedade, além de expressar a evolução de alterações obstrutivas, restritivas, ou de ambas, sobre a função pulmonar e que incluem: tromboembolismo pulmonar, pneumonia, bronconconstrição, atelectasia, pneumotórax, derrame pleural, tumores, doenças granulomatosas e degenerativas, doença pulmonar obstrutiva generalizada crônica (crônica, exacerbada), anemia, insuficiência cardíaca, hipertireoidismo e fístulas pulmonares. A presença de hiperventilação diante de saturação de oxigênio elevada sugere alteração do sistema nervoso central ou acidose metabólica. A presença de frequência respiratória baixa diante de saturimetria baixa sugere hipoventilação central ou efeito de narcóticos e sedativos sobre o sistema nervoso central.

- **Monitor de eletrocardiografia (eletrocardiógrafo):** possibilita o registro da eletrocardiografia contínua. Alguns apresentam também gráfico de aferição contínua da frequência cardíaca e intermitente da pressão arterial sistêmica. São de grande utilidade para a interpretação de variações do ritmo cardíaco e suas consequências sobre as funções cardíaca e hemodinâmica, além das relações com vários distúrbios metabólicos. A taquicardia associa-se a hipertireoidismo, alterações hidroeletrolíticas, intoxicações, hipoxemia (edema pulmonar, pneumonia, tromboembolismo pulmonar) e síndromes coronarianas agudas. A bradicardia pode ser normalmente observada nos atletas e em pessoas com tônus vagal predominante, uso de agentes bradicardizantes (betabloqueador, bloqueadores de canal de cálcio, digitálicos), doenças de condução cardíaca, hipercalcemia grave e infarto do miocárdio da parede inferior.
- **Monitor de pressão arterial não invasivo (esfigmomanômetro) ou invasivo (punção arterial, em geral a radial):** monitora a pressão arterial sistêmica, que consiste em sinal vital de grande importância, e torna possível avaliar a administração de agentes vasopressores e vasoplégicos com precisão e confiança. O padrão-ouro para medição da pressão arterial sistêmica consiste em sua medição direta por meio de cateter arterial. A pressão arterial média determinada pela medição direta, em geral, correlaciona-se bem com a esfigmomanometria realizada em pessoas saudáveis. A esfigmomanometria é menos precisa diante de artérias calcificadas, choque, arritmias cardíacas ou aumento da resistência vascular sistêmica (uso de agentes vasoconstritores). O cateterismo arterial deve ser feito quando a pressão arterial sistêmica precisa ser monitorada ou quando é necessária a realização frequente de gasometria arterial. Os locais mais adequados para punção arterial incluem a radial, a femoral, a braquial e a pediosa. Na infância, também podem ser usadas as artérias temporais e do cordão umbilical. Em pacientes com vasos de difícil palpação, a ultrassonografia (US) pode orientar o cateterismo arterial. A cateterização da artéria radial ou dorsal do pé deve ser antecedida pela avaliação do fluxo colateral para a mão ou o pé por meio de exame físico, US Doppler, oximetria de pulso ou, para a artéria radial, do teste modificado de Allen. Os cateteres femorais não devem permanecer por mais de 5 ou de 7 dias nas artérias radiais ou nas outras, respectivamente. Os transdutores descartáveis ou reutilizáveis devem ser substituídos a cada 96 horas. As complicações da cateterização arterial incluem infecção local e sistêmica, hematoma, equimose, dor, edema, lesão vascular, isquemia, tromboembolismo, vasoespasmo, pseudoaneurisma e fístula arteriovenosa. As pressões arteriais sistêmicas sistólica e diastólica normais devem situar-se no máximo entre 9 e 13mmHg e 6 e 9mmHg, respectivamente. São normais os valores da sistólica mais baixos do que 8cmHg ou mais elevados do que 13cmHg e os da diastólica mais baixos do que 5,5mmHg ou mais elevados do que 12cmHg. O aumento da pressão arterial sistêmica é observado na hipertensão arterial sistêmica (aguda, emergência, crônica) e associa-se a encefalopatia, hemorragia intracraniana, acidente vascular encefálico isquêmico, insuficiência cardíaca, edema pulmonar, síndrome coronariana aguda, dissecção de aorta, insuficiência renal, pré-eclâmpsia e eclâmpsia. A hipotensão arterial sistêmica associa-se ao estado de choque e insuficiência cardíaca. A presença de hipotensão e taquicardia nem sempre significa choque, e nem sempre o paciente em choque apresenta hipotensão e taquicardia. A pressão arterial sistêmica média = pressão arterial sistêmica sistólica + 2 × pressão arterial sistêmica diastólica/3, que infere sobre a pressão de perfusão periférica, deve situar-se acima de 7 para que haja boa perfusão renal. A presença de hipertensão e bradicardia em paciente obnubilado ou em coma (reflexo de Cushing) constitui-se em sinal tardio de hipertensão intracraniana.
- **Pulso arterial:** a avaliação das características do pulso arterial é parte integrante do exame cardiovascular. A frequência do pulso é considerada normal quando entre 60 e 100/minuto, sendo de risco para a vida quando <45 e >130/minuto. Devem ser examinados os pulsos dos membros inferiores (pedioso, tibial anterior e posterior, poplíteo, femoral), dos membros superiores (radial, ulnar, braquial), carotídeo e aorta, para avaliar diferenças no contorno de sua amplitude, ou movimento ascendente. O pulso carotídeo é muito semelhante ao da aorta, com atraso no início do ramo ascendente de 20ms. A característica do pulso braquial torna possível inferir sobre o volume e a consistência dos vasos periféricos. A desigualdade na amplitude dos pulsos periféricos pode resultar de doenças obstrutivas arteriais, aterosclerose, aneurisma, dissecção ou coarctação da aorta, doença de Takayasu ou estenose aórtica supravalvar. Na estenose aórtica supravalvar, a pulsatilidade da carótida, braquial

e radial direitas é mais ampla e volumosa do que a das esquerdas, devido à transmissão preferencial do fluxo sanguíneo em direção ao tronco braquiocefálico. A palpação dos pulsos deve ser simultânea, incluindo radial e femoral, para determinar se há atraso na transmissão de impulsos. Em geral, o atraso no início do pulso femoral está associado à amplitude diminuída, o que sugere coarctação da aorta. O pulso alternante (alternância mecânica) constitui variação de amplitude de pulso devido à mudança de pressão sistólica. É mais bem identificada mediante a aplicação de leve pressão sobre o pulso arterial periférico e pode ser confirmada durante a medição da pressão arterial: à medida que a pressão do manguito é reduzida, na fase I dos sons de Korotkoff, inicialmente é ouvido apenas durante as batidas fortes alternadas e aos poucos também com os batimentos fracos. O grau de pulso alternante pode ser quantificado por meio da medição da diferença de pressão sistólica entre o batimento forte e o fraco. A causa mais importante de pulso alternante é a insuficiência ventricular esquerda, podendo ser observado também em cardiomiopatia hipertrófica, tamponamento cardíaco, taquipneia acentuada e insuficiência aórtica grave. O bigeminismo pode ocorrer com alternância de pulso, sendo, entretanto, distinguível pela ausculta cardíaca simultânea à palpação do pulso. O pulso paradoxal representa a variação do pulso em função dos movimentos ventilatórios. Pode ser observado à palpação do pulso, entretanto é mais bem identificado mediante a medição da pressão arterial sistêmica. A pressão arterial sistólica costuma reduzir-se durante a inspiração, em geral até 8 a 12mmHg. O pulso paradoxal é definido pela redução da pressão arterial sistêmica sistólica na inspiração além de 20mmHg. A diferença entre as pressões durante a expiração e a inspiração representa a intensidade do pulso paradoxal. A redução inspiratória na pressão arterial sistêmica sistólica é mais acentuada durante a inspiração profunda ou manobra de Valsalva; assim, a avaliação do pulso paradoxal só deve ser feita durante a respiração normal. É importante achado físico em tamponamento cardíaco e indica a realização imediata do ecocardiograma para sua confirmação. Pode ser observado diante de comunicação do septo atrial, doença pulmonar obstrutiva crônica, choque hipovolêmico, pericardite constritiva, miocardiopatia restritiva, embolia pulmonar, gravidez, obesidade acentuada e obstrução parcial da veia cava superior. Na cardiomiopatia hipertrófica obstrutiva, a pressão arterial sistêmica eleva-se, ocasionalmente, durante a inspiração, o que caracteriza o pulso paradoxal invertido. O pulso paradoxal parece relacionar-se com a diminuição do volume inspiratório sistólico do ventrículo esquerdo em virtude do aumento no volume ventricular direito ao final da diástole, o que reduz o volume diastólico final ventricular. O pulso birrefringente representa exacerba-

ção da forma usual como o pulso carotídeo arterial normal se apresenta, caracterizando-se por duas ondas de pulso, uma inicial (ejeção ventricular), seguida por outra menor (resistência periférica). É observado quando a primeira onda aumenta em amplitude associada a hipertensão arterial sistêmica ou elevada resistência vascular sistêmica, sendo observados dois picos acentuados separados por uma depressão. É difícil definir se os dois picos estão ocorrendo em sístole com a palpação simples (pulso birrefringente) ou se um ocorre em sístole e o outro em diástole (pulso dicrótico). Principalmente encontrado na insuficiência aórtica, também pode ser observado em caso de cardiomiopatia hipertrófica, persistência do conduto arterioso, fístula arteriovenosa ou prolapso da válvula mitral.

O pulso dicrótico resulta da onda diastólica acentuada e tende a ocorrer em caso de diminuição da pressão arterial sistêmica e da resistência vascular sistêmica (febre), insuficiência cardíaca grave, choque hipovolêmico, tamponamento cardíaco, outras situações associadas à diminuição do volume sistólico e à elevação da resistência vascular sistêmica e no pós-operatório imediato de substituição da valva aórtica. O pulso em martelo d'água (em golpe de aríete ou pulso de Corrigan) é caracterizado por um movimento ascendente intenso, seguido de diminuição abrupta. Resulta, provavelmente, de ejeção muito rápida de grande volume do ventrículo esquerdo com baixa resistência arterial. Observado na insuficiência aórtica grave, também pode ser encontrado algumas vezes diante de persistência do conduto arterioso, fístulas arteriovenosas imensas, estados hipercinéticos (anemia, tireotoxicose) e bradicardia extrema. O pulso da estenose aórtica associa-se a aumento da resistência à ejeção ventricular esquerda, o que reduz o volume de ejeção, prolonga o tempo de ejeção ventricular esquerda total e retarda a saída do volume sanguíneo sistólico para a aorta, resultando no pulso anacrótico, quando parece haver interrupção do movimento ascendente do pulso carotídeo. A estenose aórtica é considerada hemodinamicamente significativa quando esse entalhe é percebido logo após o início de sua ascensão. A ocorrência desse entalhe muito no início da ascensão do pulso sugere estenose aórtica grave. A presença de entalhe atrasado (pulso *tardus*) e lento pode sugerir prolongado tempo de ejeção do ventrículo esquerdo. Esse atraso pode ser identificado mediante a palpação simultânea dos pulsos carotídeos e a ausculta do intervalo entre a primeira e a segunda bulha (duração da sístole). O máximo do pulso carotídeo encontra-se, em geral, próximo à primeira bulha, entretanto está perto da segunda bulha na estenose aórtica grave. As artérias carótidas podem tornar-se rígidas e menos complacentes em idosos em razão da arteriosclerose, o que pode alterar a percepção de sua pulsatilidade.

Capítulo 2 ■ Avaliação Semiológica do Paciente em Urgência e Emergência Médicas

- **Capnógrafo:** monitora o gás carbônico e outros gases da ventilação e ajuda a definir distúrbios ventilatórios e a estabelecer controle de ventilação artificial prolongada.
- **Monitor cardíaco:** para controle do débito cardíaco (cateter de Swan-Ganz), torna possível avaliar e acompanhar as mudanças da hemodinâmica em situações críticas que exijam o uso de agentes vasopressores ou de suporte mecânico à sustentação da hemodinâmica, o que é necessário em situações especiais.
- **Sonda nasoentérica:** para alimentação, hidratação e administração de medicamentos, para evitar aspiração de secreção.
- **Sonda vesical:** em pacientes inconscientes ou que necessitam controle rígido do balanço hídrico e a aferição do volume urinário.
- **Máscara e cateter de oxigênio:** para oferecer oxigênio suplementar e administrar medicamentos.
- **Cateter central:** introduzido através de veia do pescoço ou tórax para acesso venoso rápido e eficaz.
- **Tubo orotraqueal:** possibilita a ventilação pulmonar e pode permanecer, em média, até 2 semanas, quando deve ser substituído por traqueostomia.
- **Ventilador mecânico:** propicia a ventilação pulmonar mediante a entrada e a saída do ar dos pulmões e possibilita a oxigenação, a estabilidade e a segurança do sistema respiratório; entretanto, favorece a implantação de infecções pulmonares.

A abordagem das urgências/emergências torna necessária, em muitas circunstâncias, a administração de técnicas especiais, o que pode alterar o exame clínico do paciente. Essas urgências/emergências são caracterizadas por:

- **Coma induzido:** o paciente, nessa situação, perde o controle da consciência e a percepção de incômodo, dor, frio, mal-estar e noção de tempo e espaço. A permanência por meses nessa situação é relatada como se fosse por horas (Tabelas 2.1 e 2.2).
- **Controle de infecção:** a internação em unidades intensivas associa-se, em geral, a risco aumentado de infecções respiratórias ou urinárias e de septicemia. Essas possibilidades exigem atenção contínua com relação à possibilidade de ocorrência de infecções em pacientes em que há pouca repercussão, como elevação reduzida ou ausente da temperatura corpórea e ausência de queixa ou de repercussões sobre sistemas de alerta que podem estar sob controle medicamentoso.
- **Procedimentos cirúrgicos eventuais:** pode ser necessária a realização, pelo intensivista ou cirurgião, de traqueostomia, drenagem torácica (derrame torácico, pneumotórax) com a inserção de dreno torácico com sistema coletor, cateter de pressão intracraniana (medição de pressão ou alívio de pressão intracraniana) ou cateter de diálise peritoneal (que promove a administração de hidratação

Tabela 2.1 ■ Graduação do nível da consciência

Consciência	Alterações
Confusão	Resposta inadequada a questionamentos e diminuição da atenção
Letargia	Sonolência com resposta adequada à estimulação
Delírio	Sensório flutuante, atenção variável, confusão, percepção alterada, resposta inapropriada aos estímulos; pode haver ansiedade
Estupor	Resposta lentificada por tempo curto aos estímulos visuais, verbais, dolorosos
Coma	Acordado ou não, não responde adequadamente a estímulo

Tabela 2.2 ■ Escala de coma de Glasgow

Exame	Resposta	Pontuação
Abertura ocular	Ausente	1
	Ao estímulo doloroso	2
	Ao comando verbal	3
	Espontânea	4
Resposta verbal	Ausente	1
	Com sons ininteligíveis	2
	Com palavras inapropriadas	3
	Com confusão, conversação desorientada	4
	Presente, orientado, hábil para conversação	5
Resposta motora	Ausente	1
	Extensão anormal (descerebra) ao estímulo doloroso	2
	Flexão anormal (decortica) ao estímulo doloroso	3
	Movimento de retirada a estímulo desagradável	4
	Localiza o estímulo doloroso	5
	Obedece ao comando verbal simples	6
Total máximo		15
Total mínimo		3
Indicação de intubação		8

diante de alguma dificuldade de infusão por via venosa, ou para troca dialítica).

EXAMES COMPLEMENTARES DE ROTINA

A avaliação clínica deve ser complementada por análise de vários órgãos e sistemas, conforme a necessidade, sendo solicitados os seguintes exames:

- **Hematológicos:** a coleta de amostra venosa possibilita a avaliação dos principais eletrólitos (ionograma), enzimas (hepáticos, musculares, de necrose celular) e metabólitos (ureia, creatinina, ácido úrico), inflamatórios (D-dímero, proteína C reativa), que ajudam a inferir sobre a hidratação e a função de órgãos e sistemas principais.

A D_c (fórmula de Cockcroft-Gault) = [(140 – idade) × (peso corpóreo) × multiplicador*] ÷ (72 × [creatininemia] pode ajudar a determinar a função renal e auxiliar a abordagem clinicoterapêutica de pacientes em situação de risco para perda da função renal. A produção de creatinina por quilograma de peso corporal ideal nos homens equivale a 28 – (0,2 × idade), e nas mulheres a 22 – (0,17 × idade). A taxa máxima de aumento do creatininemia = PC ÷ H_2O corporal total ([0,6 × peso corporal ideal]) + peso produzido pelo edema. Nos casos em que a creatininemia é maior do que a taxa máxima de aumento da creatininemia, é possível a ocorrência de mioglobinúria.

- **Gasometria arterial:** a coleta de amostra de sangue arterial, em geral da artéria radial no punho, e venoso e sua análise pelo hemogasômetro tornam possível aferir os principais gases do sistema respiratório, como oxigênio e gás carbônico, e inferir sobre sua correlação por meio de pH, bicarbonato e excesso de base, além de avaliar as funções pulmonar e renal e a perfusão microcirculatória.
- **Exames de imagem:** o estudo radiológico do tórax (AP) é realizado para controle de derrames, pneumotórax e condensações; tomografia axial computadorizada (evitar na gravidez), ressonância magnética (pode ser realizada na gestação sem risco), US abdominal e cintilografia são realizadas conforme a necessidade.
- **Outros exames:** a gravidade de cada caso orientará a solicitação de outros exames a serem coletados de origens diversas, como: (1) séricos: desidrogenase láctica, creatinafosfocinase, lactato (venoso), razão de normatização internacional (RNI), tempo de tromboplastina parcial, proteína C reativa; (2) sanguíneos: hemocultura; (3) de origem variada: cultura de secreção procedente de foco suspeito, urocultura (especialmente em gestantes) e Gram de gota urinária.

SISTEMAS DE PREDIÇÃO

Vários sistemas de predição foram desenvolvidos para aferir a gravidade da doença e seu prognóstico em urgências e emergências, o que ajudou a definir prioridades e orientar a rapidez do respectivo atendimento. As muitas variáveis usadas pelos vários sistemas de predição são inseridas em uma fórmula matemática, cuja solução sugere a probabilidade de um desfecho clínico ocorrer, em geral definido por seu risco de provocar a morte. A relação entre o escore de gravidade e o resultado é determinada empiricamente a partir de grandes conjuntos de dados. Esses sistemas são úteis diante da necessidade de tomada de decisão clínica quanto a intervenção, normalização de condutas, pesquisa e comparação da qualidade da assistência ao paciente.

Existem quatro sistemas preditivos de gravidade (pontuação, escalas) validados e que analisam as variações clinicofisiológicas agudas e crônicas, quais sejam: Avaliação de Alterações Fisiológicas Agudas e Crônicas em Saúde (APACHE), Avaliação Simplificada da Alteração Fisiológica Aguda (SAPS), Modelo de Previsão da Mortalidade (MPM) e Avaliação da Progressiva Insuficiência de Órgãos (SOFA).

A análise dessas variáveis possibilita a definição de probabilidade do desfecho clínico, geralmente, de prever a mortalidade; entretanto, elas não são aplicáveis para pacientes externos ao cuidado intensivo.

O sistema APACHE encontra-se disponível nas versões de I a IV e ajuda a prever a mortalidade mediante a análise de vários fatores clinicopatológicos (idade, diagnóstico, comorbidade, estado de saúde, alterações fisiológicas, tratamento prévio, análise periódica da evolução). A pontuação de gravidade resultante é inserida em equação de regressão logística, que prevê a mortalidade. Sua precisão diminui à medida que são anotados os tratamentos e outros fatores que influenciam a mudança de mortalidade. A versão II é baseada nas variáveis mais graves anotadas nas primeiras 24 horas de evolução em unidade de terapia intensiva. Não tem precisão para todos os subgrupos de pacientes (como na insuficiência hepática e na septicemia), e a mortalidade prevista é menor do que a observada entre pacientes transferidos de outras unidades hospitalares. A versão III assemelha-se à II, exceto por serem acrescidas algumas variáveis, como diagnóstico, tratamento prévio e localização da lesão, e por usar atualizações das alterações clínicas diárias para recalcular a mortalidade; entretanto, ainda apresenta imperfeições. A versão IV constitui-se em novo conjunto de variáveis e de modelagem estatística (nova equação de regressão logística), sendo mais precisa na predição da mortalidade do que o modelo III, inclusive com predição do tempo de internação (Tabela 2.3).

Tabela 2.3 ■ Variáveis usadas na determinação da classificação de risco APACHE

Temperatura retal, pressão arterial dinâmica, frequência cardíaca, frequência respiratória, pH ou HCO_3, natremia, potassemia, creatininemia, hematócrito, leucócitos totais, escala de Glasgow, idade, presença de morbidade (cirrose documentada por biópsia, presença de hipertensão porta, ocorrência prévia de hemorragia digestiva alta relacionada com hipertensão porta, insuficiência hepática prévia, encefalopatia hepática prévia, classificação IV da Associação de Cardiologia de Nova York, doença pulmonar crônica, restritiva, obstrutiva, vascular com grave restrição do exercício, hipoxemia ou hipercapnia, policitemia secundária, hipertensão pulmonar grave (>40mmHg), dependência de ventilação artificial prolongada, hemodiálise crônica, imunodepressão decorrente de quimioterapia, radioterapia, corticoterapia, leucemia, linfoma, síndrome de imunodeficiência adquirida

---

*Multiplicador = 1 para homens e = 0,85 para mulheres.

Capítulo 2 ■ Avaliação Semiológica do Paciente em Urgência e Emergência Médicas

Tabela 2.4 ■ Variáveis usadas e sua pontuação na predição de risco determinada pelo SAPS II

Variável	Faixa	Pontuação
Idade (anos)	<40	0
	40 a 59	7
	60 a 69	12
	70 a 74	15
	75 a 79	16
	≥80	18
Tipo de admissão	Cirurgia eletiva	0
	Clínica	6
	Cirurgia não eletiva	8
Temperatura axilar	<39°C	0
	≥39°C	3
Pressão arterial sistêmica sistólica	≥200mmHg	2
	100 a 199mmHg	0
	70 a 99mmHg	5
	<70mmHg	13
Frequência cardíaca	≥160bpm	7
	120 a 159bpm	4
	70 a 119bpm	0
	40 a 69bpm	2
	<40bpm	11
Escala de coma de Glasgow	14 a 15	0
	11 a 13	5
	9 a 10	7
	6 a 8	13
	<6	26
Volume urinário diário	≥1L	0
	0,5 a 0,999L	4
	<0,5L/24 horas	11
Leucometria sanguínea	<1.000/mm^3	12
	1.000 a 19.000/mm^3	0
	≥20.000/mm^3	3
Uremia	≥30mmol/L, ≥84mg/dL	10
	10 a 29,9mmol/L, 28 a 83mg/dL	6
	<10mmol/L, <28mg/dL	0
Potassemia	<3mEq/L	3
	3 a 4,9mEq/L	0
	≥5mEq/L	3
Natremia	<125mEq/L	5
	125 a 144mEq/L	0
	≥145mEq/L	1
Bicarbonato sanguíneo	<15mEq/L	6
	15 a 19mEq/L	3
	≥20mEq/L	0
Bilirrubinemia total	<4mg/dL, <68,4μmol/L	0
	4 a 5,9mg/dL, 68,4 a 102,5μmol/L	4
	≥6mg/dL, ≥102,6μmol/L	9
PaO$_2$/FiO$_2$ se sob ventilação mecânica ou CPAP	<100mmHg	11
	100 a 199mmHg	9
	≥200mmHg	6
Presença de síndrome de imunodeficiência adquirida	Sim	17
	Não	0
Presença de carcinoma metastático	Sim	9
	Não	0
Presença de neoplasias malignas hematológicas	Sim	10
	Não	0

Le Gall JR, Lemeshow S, Saulnier F et al. A new simplified acute physiology score (SAPS II) based on a European/North American Multicenter Study. JAMA 1993; 270:2957.
CPAP: pressão positiva em vias aéreas contínua.

O SAPS agiliza a coleta de dados sem comprometer a precisão diagnóstica. Sua versão II é a mais amplamente utilizada. Determina a classificação da gravidade usando os piores valores medidos por 17 variáveis nas primeiras 24 horas de internação do paciente em unidade de terapia intensiva (Tabelas 2.4). Algumas variáveis são dicotômicas (presentes ou ausentes), como imunodeficiência adquirida e câncer (metastático ou hematológico), e contínuas, com atribuição de pontos a intervalos de valores, como pressão arterial sistólica ≥200mmHg (2 pontos), 100 a 199mmHg (0 ponto), 70 a 99mmHg (5 pontos) e <70mmHg (13 pontos). A pontuação mais elevada indica maior gravidade da doença. Esse método pode ser apropriado para o uso em unidade de cuidados intermediários e menos preciso em unidade de terapia intensiva cardiovascular.

O MPM apresenta coeficiente de mortalidade, sendo usada sua versão II, a partir de 15 variáveis avaliadas no momento da admissão na unidade de terapia intensiva, todas as quais, à exceção da idade, são dicotômicas. A pontuação final é inserida em fórmula matemática, que fornece a mortalidade prevista. A escala de gravidade MPM II medida na admissão (MPM II/0) pode aumentar sua sensibilidade depois de 24 horas (MPM II/24), atualizando sete das variáveis de admissão e acrescentando outras seis. As variáveis de admissão atualizadas incluem coma, efeito de massa intracraniana, ventilação mecânica, doença metastática, cirrose, tipo de admissão e idade do paciente. As outras variáveis incluem: creatinina >2mg/dL, débito urinário <150mL/8 horas, medicamentos vasoativos usados por 1 hora, pressão arterial de oxigênio (PaO$_2$) <60mmHg, tempo de protrombina maior do que a soma do padrão, além de 3 segundos. A pontuação final é inserida em fórmula matemática, que fornece a previsão da mortalidade. O MPM II/24 pode ser comparado ao SAPS e ao APACHE (Tabela 2.5).

O SOFA usa medições simples da função de órgãos importantes para calcular a gravidade. A pontuação é calculada 24 horas após a admissão na unidade de terapia intensiva e a cada 48 horas. As médias e as maiores pontuações são mais preditivas de mortalidade. As pontuações que aumentam em 30% estão associadas a mortalidade de pelo menos 50%. A escala SOFA baseia-se nas seguintes medidas de função: (1) respiratória: relação de tensão arterial de oxigênio com a fração de oxigênio inspirado (PaO$_2$/FiO$_2$); (2) cardiovascular: quantidade de medicamentos vasoativos necessária para evitar a hipotensão; (3) hepática: nível de bilirrubina; (4) coagulação: número de plaquetas; (5) neurológica: escala de coma de Glasgow; (6) renal: creatinina sérica ou volume urinário.

Esses sistemas de predição e suas atualizações assemelham-se quanto à obtenção de seus objetivos, embora apresentem limitações e diferenças metodológicas, determinadas pela coleta de dados, cálculo da mortalidade, eficácia e custo.

Enquanto a versão APACHE IV parece apresentar a melhor precisão preditiva, o MPM III constitui-se em al-

Tabela 2.5 ■ Variáveis usadas e sua pontuação na predição de risco determinada pelo modelo MPM II*

Variáveis	Resposta	Pontuação
Idade do paciente**		
Admissão em virtude da necessidade clínica ou de cirurgia não programada	Sim	1
	Não	0
Admissão em razão de ressuscitação cardiopulmonar prévia	Sim	1
	Não	0
Coma – escala de Glasgow entre 3 e 5, exceto devido à superdosagem de drogas ou uso de bloqueador neuromuscular	Sim	1
	Não	0
Frequência cardíaca ≥150bpm	Sim	1
	Não	0
Pressão arterial sistêmica sistólica ≤90mmHg	Sim	1
	Não	0
Ventilação mecânica	Sim	1
	Não	0
Insuficiência renal aguda (excluída uremia pré-renal)	Sim	1
	Não	0
Arritmia cardíaca	Sim	1
	Não	0
Acidente vasculoencefálico	Sim	1
	Não	0
Efeito de massa intracraniano	Sim	1
	Não	0
Hemorragia digestiva	Sim	1
	Não	0
Carcinoma metastático (metástase a distância apenas, não inclui acometimento linfonodal local)	Sim	1
	Não	0
Cirrose	Sim	1
	Não	0
Insuficiência renal crônica (creatininemia crônica >2mg/dL)	Sim	1
	Não	0

*Excluídos pacientes com <18 anos de idade, queimados, coronariopatas e em pós-operatório cardíaco.

**A idade do paciente não recebe ponto, entretanto, para o cálculo da intensidade do risco, é usada na fórmula para calcular a predição da mortalidade;
Lemeshow S, Teres D, Klar J et al. Mortality probability models (MPM II) based on an international cohort of intensive care unit patients. JAMA 1993; 270:2478.

ternativa eficaz quando são considerados o custo e a complexidade da coleta de dados. O custo do APACHE III e IV tende a ser maior. Os sistemas MPM, SAPS e SOFA estão eletronicamente disponíveis de forma gratuita, exigem menos coleta de dados e não necessitam investimento computacional.

A utilização desses índices de gravidade facilita a avaliação de diversas intervenções e possibilita que pacientes com riscos diferentes sejam comparados de acordo com variáveis múltiplas, o que pode ser importante em relação à septicemia ou à síndrome do desconforto respiratório agudo. Esses índices permitem avaliar a qua-

Capítulo 2 ■ Avaliação Semiológica do Paciente em Urgência e Emergência Médicas

lidade do atendimento e gerir os recursos do hospital. Suas limitações decorrem de dificuldade de avaliação de alguns grupos de doenças, como insuficiência hepática, doenças obstétricas, síndrome de imunodeficiência adquirida e pacientes que procedem de hospitais e de setores do hospital diferentes. Todos os sistemas preditivos devem ser atualizados periodicamente com os dados mais atuais, caso contrário perdem a capacidade de captar os efeitos das novas tecnologias, padrões de práticas ou de atendimento.

A evolução da pneumonia apresenta alguns parâmetros que indicam gravidade e risco de óbito e que ajudam a determinar a abordagem clínica, incluindo parâmetros clínicos e laboratoriais (Tabela 2.6).

O diagnóstico de gravidade da insuficiência respiratória pode ser realizado mediante a associação de dados clinicolaboratoriais, por meio dos seguintes exames complementares iniciais, de acordo com a disponibilidade nos serviços de saúde: (1) hemograma completo; (2) uremia, creatinemia, AST e ALT (TGO e TGP) séricas; (3) telerradiografia de tórax posteroanterior e perfil (pode ser realizada na gravidez sem oferecer risco à gestante); (4) oximetria de pulso (se <92%, realizar pH e gás arterial); (5) eletrocardiograma.

A definição da gravidade do acometimento pulmonar em adultos pode ser inferida com a ajuda da escala que relaciona, para idosos com mais de 65 anos (CURB 65): contato/confusão mental (C), uremia (U), frequência ventilatória (R) e pressão arterial sistêmica (B). Indica-se um ponto para cada um desses parâmetros alterados. Considera-se

que para 0 e 1, 2 e 3, 4 e 5 pontos o risco de morte seja, respectivamente, baixo, aumentado e alto. Esses parâmetros têm os seguintes pontos de corte para serem valorizados nessa escala:

- **C:** contato/confusão mental (escala de teste mental de, no máximo, 8 ou nova desorientação em pessoa, local ou tempo).
- **U:** uremia >7 mmol/L.
- **R:** frequência ventilatória ≥30/min.
- **B:** pressão arterial sistêmica sistólica e diastólica de, no máximo, 90 e 60mmHg, respectivamente.
- **I:** idade mínima de 65 anos.

Os pacientes com infiltrado pulmonar na radiografia do tórax devem ser tratados como portadores de pneumonia grave, independentemente da escala CURB 65. Os pacientes com pneumonia viral primária ou CURB 65 de 4 ou 5 devem ser tratados em centro de tratamento intensivo.

A obtenção de amostras *post mortem* deve ser realizada apenas quando for possível o uso de técnicas de coleta de amostras em casos de síndrome respiratória aguda grave (SRAG) sem diagnóstico etiológico prévio, em situações especiais, indicadas pela vigilância epidemiológica.

ÉTICA E A MANUTENÇÃO DA VIDA

A recusa ou retirada do suporte de vida representa decisão que envolve gravidade extrema e decorre da multiplicidade de sentimentos do médico, que inclui seu conhecimento técnico-científico, sua credibilidade e responsabilidade e a certeza de tomada da atitude adequada, e do paciente e sua família, de esperança e medo com relação à ciência médica e aos médicos, de culpa, adesão a tradições religiosas ou seculares, que podem conflitar com a orientação médica. O médico não está isento dessas influências. A incapacidade do médico de compreender o paciente e sua família e de comunicar o potencial da gravidade da doença que acomete o paciente, associada à ausência de benefícios de alguma prática, de sustentação da vida e de terapias alternativas, produz o risco de desentendimento entre os profissionais de saúde e o paciente e sua família.

O entendimento só é possível após ampla conversação com o paciente e seus familiares sobre os benefícios, encargos, malefícios, dúvidas e conflitos de interesse que envolvem o tratamento. É provável que o paciente e sua família sejam obrigados, por emoções como culpa, pecado, ou por tradições religiosas ou milenares, sentimentos que também estão presentes no comportamento do médico, a se comportar de maneira a conflitar com a orientação médica.

Essas decisões envolvem conflitos éticos, relacionados com aspectos referentes à concessão ao médico de cuidar e

Tabela 2.6 ■ Fatores de risco de má evolução ou óbito em pacientes com pneumonia

Parâmetros	Agravam o prognóstico
Epidemiológico	>65 anos, comorbidade (DPOC; neoplasia; *diabetes mellitus*, insuficiências crônicas: renal, hepática, cardíaca; alcoolismo crônico; desnutrição; doença vascular cerebral; pós-esplenectomia; hospitalização no último ano)
Clínico	FR >30 irpm; PA diastólica ≤60mmHg ou PA sistólica <90mmHg; FPulso ≥125bpm; temperatura <35 ou ≥40°C; confusão mental ou depressão do nível de consciência; evidência de infecção extrapulmonar (meningite, artrite, endocardite)
Laboratorial	Ht <30% ou Hb <9mg/dL; leucócitos <4.000 ou >3.000/mm³ ou neutrófilos <1.000/mm³; PaO_2 <60mmHg ou $PaCO_2$ >50mmHg (ar ambiente); creatininemia >1,2mg/dL ou uremia >20mg/dL; envolvimento de mais de um lobo, cavitação, piora rápida (à radiologia); presença de derrame pleural; evidência de sepse, coagulopatia ou acidose metabólica

DPOC: doença pulmonar obstrutiva crônica; FR: frequência respiratória; PA: pressão arterial; Ht: hematócrito; Hb: hemoglobina.

acolher, que remontam a milênios, e as transformações da sociedade, incluindo:

- **Autonomia:** que delega ao paciente o direito de escolher entre as terapias oferecidas e de recusar qualquer tratamento, mesmo que essa decisão possa resultar em sua morte.
- **Beneficência:** que considera o médico responsável pela atuação decidida em defesa do paciente, até mais do que sobre seu interesse ou sua vida. A preservação da vida é inerente ao ser vivo, e a recusa de tratamento para prolongar a vida soa, aparentemente, como antinatural, o que gera potencial conflito, especialmente quando envolve a tomada de decisão com relação ao suporte básico de vida. Várias questões que envolvem a preservação da vida são de difícil resolução e não se enquadram em regras predeterminadas, mas em soluções a serem estabelecidas caso a caso, junto aos familiares e outros profissionais da equipe de saúde, para a busca da conduta mais adequada.
- **Autonomia e beneficência:** a permissão de morte pode significar violação da beneficência, enquanto a obrigação do paciente de se submeter a medidas heroicas pode representar violação de sua autonomia. A autonomia considera que a recusa ao suporte de vida representa permissão de morte. Esses limites não estão definidos e dependem de sensatez e juízo clínico. Muitos dos dilemas éticos envolvendo a retirada ou a aplicação de suporte de vida referem-se a essa questão.
- **Não maleficência:** pode significar não infligir o mal ou lesão, como tentativa de evitar o charlatanismo e manter a confiança da sociedade no médico e no sistema de saúde. Esse princípio considera que cabe ao médico definir os riscos de certa intervenção e ajuíza que sempre está avaliando benefícios e malefícios.
- **Não maleficência e autonomia:** os dilemas éticos são perceptíveis quando se coloca a decisão de alguma intervenção diante de não maleficência e autonomia quando o paciente solicita intervenções sem benefício e que são nocivas ou perigosas. O princípio da não maleficência impõe que as pessoas se abstenham de fornecer intervenções que, em sua opinião, são suscetíveis de serem mais danosas do que benéficas. A não maleficência representa o direito do médico de se recusar a participar de práticas consideradas prejudiciais ao paciente.
- **Não abandono e não maleficência:** as decisões tomadas com relação à adequação de intervenção específica nem sempre são unânimes, e nem sempre é possível obter consenso sobre a terapia entre paciente, família e médico. O dilema ético pode surgir diante da obrigação do médico de impedir tratamento que considera inadequado ou conflituoso com a vontade do paciente e de sua família, e até de abandonar o tratamento, se necessário. O não abandono (ou fidelidade) constitui importante fator moral, sendo considerado a essência

da ética médica. O médico precisa ajudar o paciente e sua família a compreenderem os problemas envolvidos, entretanto, se não consegue obter esse objetivo e considera ser moralmente errado continuar a prestar assistência ao paciente, deve então encontrar outro colega disposto a continuar o tratamento conforme prescrito e continuar a cuidar do paciente até que seja substituído. O paciente pode recusar sua transferência para outro médico e querer continuar com seu médico original, entretanto isso não significa obrigatoriedade do médico em executar a intervenção que não deseja.

- **Divulgação e beneficência:** o médico tem a obrigação de divulgar informações médicas relevantes para o paciente e sua família. Essa obrigação contribui para sua confiabilidade delegada pelo paciente e a sociedade. A minoria dos pacientes (15%) não quer participar das decisões em seu fim de vida.
- **Alocação dos recursos sociais:** a sociedade não conta com recursos financeiros ilimitados para oferecer o melhor possível em saúde para todos. O custo de ressuscitação cardiopulmonar é estimado em 500.000 dólares por vida salva. O dever do médico em relação a seu paciente e a sociedade pode conflitar em algumas situações em que os recursos financeiros são limitados e desproporcionalmente consumidos por uma pessoa em estado crítico.
- **Tratamento inútil (fútil) e desaconselhável:** decorre da noção de que algumas intervenções não atingem objetivos específicos e, portanto, são fúteis. A maioria dos casos é resolvida após conversações com o paciente ou sua família, mediante a delimitação apropriada de riscos e benefícios. As intervenções com objetivos inalcançáveis devem ser evitadas, pois muitas vezes apenas prolongam o sofrimento do paciente e de sua família. As famílias informadas são, em geral, a exceção e não a regra, e as tentativas de comunicação são, muitas vezes, ineficazes. É da responsabilidade do médico determinar a condição fisiológica do paciente, os objetivos da terapia e a probabilidade de sucesso. É preciso cautela e perseverança na prestação de informações, uma vez que metade dos membros da família não consegue compreender as informações básicas sobre o diagnóstico, o prognóstico ou o tratamento, sendo comum a confusão conceitual misturada com ansiedade e apreensão.

ÉTICA EM URGÊNCIAS E EMERGÊNCIAS

O processo de decisão a respeito de quando determinada intervenção deve ser considerada adequada, seja para prover ou retirar o suporte de vida, envolve o médico, o paciente e, quando apropriado e necessário, sua família, e baseia-se em princípios da ética e dos limites da ciência médica, nas opiniões, atitudes e crenças de cada cultura, filosofia e religião, os quais são decisivos para a tomada de decisão individual. O adulto tem o direito de escolher um substituto para a tomada de decisão para si e de excluir desse processo qualquer membro de sua família. O procedimento invasivo deve ser indicado e a solicitação de seu consentimento informado, preferencialmente por escrito, feita ao paciente ou seu substituto, sendo exceções as que ocorrem de modo emergente, ou como medida salvadora da vida, como a intubação endotraqueal. Os objetivos da terapia devem ser definidos com juízo e podem variar desde o restabelecimento da saúde e da autonomia até apenas o alívio do sofrimento ou da dor. A incerteza quanto à utilidade de alguma medida constitui razão para que os objetivos sejam ajuizadamente reavaliados. A medicina convive com diagnósticos e prognósticos nem sempre absolutamente definidos e sem previsão suficiente para definição de seu resultado antecipadamente. O médico pode apenas informar a probabilidade de determinado resultado, sendo difícil sua precisão, o que deve ser admitido para o paciente e sua família. A experiência permite prever com precisão e com limitação a possibilidade de morte em pacientes com riscos intermediário e alto, respectivamente. Os prognósticos mais precisos associam dados objetivos e subjetivos, além das estimativas de prognóstico. A definição de objetivos terapêuticos é, em geral, limitada quando o diagnóstico não está totalmente estabelecido. A dúvida diagnóstica associa-se a atraso da terapêutica.

O consentimento informado constitui-se em conceito relativamente novo em ética médica, sendo antecedido pelo pacto entre paciente-família-médico de concessão ao médico de habilitação técnica para tomada de decisões médicas em nome do paciente. Reconhece que o médico é orientado, por princípio, a lutar e defender a vida de seu paciente, inclusive, se necessário, além de sua própria vida. A maioria dos médicos e dos pacientes acredita que as decisões médicas devem ser tomadas pelo próprio médico, sem a participação do paciente, definindo as melhores condutas possíveis e poupando o paciente e sua família de encargos associados a escolhas difíceis e que ultrapassam seu conhecimento técnico. Esse princípio enfatiza a beneficência, com a exclusão da autonomia do paciente e de sua família. O conceito de beneficência paternalista foi há 30 anos substituído pela valorização da autonomia do paciente e o questionamento da beneficência médica diante de conflitos de interesses decorrentes de custos da atenção à saúde, da medicina complementar e da indústria (equipamentos médico-hospitalares, química fina e terapêutica). Essa tendência delegou ao paciente o poder de escolher o tratamento que desejar. O aconselhamento médico foi também considerado, diante dessa tendência, uma influência inadequada sobre o paciente ou sua família. Nesse sentido, o paciente e sua família são muitas vezes levados a sentir que têm de decidir sobre assuntos de extrema complexidade, como o suporte básico de vida. Essa atitude conduz ao abandono da responsabilidade médica tradicional em proteger o paciente contra tratamento inadequado e à transferência da autonomia completa para o paciente e sua família. Essa atitude tem como consequência a realização de manobras de intervenção que o médico não acredita terem valor para seu paciente, sendo realizadas apenas para satisfazer o desejo do paciente ou de sua família, abandonando sua responsabilidade tradicional em proteger o paciente contra tratamento inadequado. Na realidade, essa abordagem diminuiu a autonomia, privando pacientes de pareceres ajuizados de seu médico. O equilíbrio em relação à autonomia e à beneficência parece ser a forma mais adequada da atuação médica para com o paciente. A informação ao paciente e sua família sobre sua condição de saúde e o plano de tratamento a que será submetido ajuda a promover confiança e cooperação para sua recuperação, entretanto é necessário saber se o paciente e sua família compreendem adequadamente a informação prestada. A compreensão da informação depende da formação cultural--educacional-religiosa do paciente e sua família e de como o médico usa sua experiência, discernimento e sensibilidade para decidir quais são as informações adequadas e necessárias. O médico deve ouvir atentamente e pelo maior tempo o paciente e sua família e saber se houve compreensão das informações prestadas. Isso pode ser reconhecido mediante perguntas ao paciente e sua família sobre as questões relacionadas e a solicitação ao paciente para que resuma o que foi dito, orientando-o, sempre que necessário, quanto às informações incompreendidas.

A presença de conflito de interesse representa, também, questão essencial em todo relacionamento médico-paciente--família. O médico deve certificar-se de que não houve nenhuma influência externa sobre a tomada de decisão.

O consentimento informado é aplicável apenas diante de informação e compreensão adequadas, e ausência de coerção. O paciente incapaz e incompetente não tem capacidade, por si, de tomar decisões. Isso é válido inclusive para o suporte de vida, porque nem sempre o paciente e sua família compreendem as opções disponíveis ou as possíveis consequências das decisões médicas. A autonomia nesse caso não é perdida, sendo substituída pela responsabilidade do médico de conversar com pessoa próxima ao paciente, convidada a tomar decisões em seu melhor interesse, e pela presença, se necessário, de membro do sistema judiciário. A ênfase no consentimento informado promove também a tentação de médicos transferirem o processo de tomada de decisão inteiramente para os pacientes ou seus familiares, o que se constitui em abordagem errônea, porque esse consentimento exige o envolvimento do paciente e de seu médico. É necessário que o médico emita seu parecer sobre o que acredita ser correto como aconselhamento profissional. As decisões dessa gravidade são mais adequadas quando tomadas em conjunto por quem detém o parecer técnico, isto é, pelo médico que assiste o paciente, e pelas pessoas que têm profundo conhecimento dos desejos do paciente.

DEMANDA POR TERAPIA ESPECÍFICA

O adulto consciente e em equilíbrio mental tem o direito de escolher entre os tratamentos que lhe são oferecidos. Não existe consenso de que possa exigir tratamentos que não lhe são oferecidos ou não são indicados. A proposição do paciente e de sua família quanto a determinado diagnóstico e tratamento ao médico deve ser avaliada sem preconceito e aceita se procedente, contra-argumentando-se adequadamente quando inadequada. Há distinção entre doença grave e terminal, o que muitas vezes é subestimado pelo paciente e sua família. Cabe ao médico distinguir essas diferenças para o paciente e sua família. É frequente a solicitação do paciente, seus familiares e outros médicos ligados à família para a administração de determinado tratamento ainda não oferecido. É da responsabilidade do médico do paciente determinar se essas intervenções procedem, e instituí-las se pertinentes. O médico tem responsabilidade pelo princípio de não maleficência, isto é, ele pode se recusar a executar tratamento que possa violar sua consciência ou o julgamento profissional, especialmente quando suspeitar de que pode resultar em lesão ou sofrimento com pequena probabilidade de oferecer algum benefício, o que inclui o suporte básico de vida e a manutenção do paciente em estado vegetativo. A conversação contínua com os membros da família possibilita identificar rapidamente as situações em que o bem-estar do paciente não é a principal preocupação.

RESOLUÇÃO DE CONFLITOS

A maioria dos conflitos entre médico, e paciente e familiares pode ser evitada. Os conflitos estão relacionados com dificuldades de comunicação durante o processo de tomada de decisão. Observa-se, em geral, delimitação imprecisa entre a autonomia e a beneficência. A família não tem, usualmente, o direito de impedir a decisão tomada pelo paciente, antes que este tenha perdido sua capacidade cognitiva, e o médico pode, em algumas circunstâncias, ceder às exigências da família. O médico pode sentir-se sob risco de ser processado juridicamente pela família se algum desejo do paciente for suspenso. O direito do paciente de recusar tratamento deve ser protegido, reconhecendo que a maioria está preocupada com sua família e não deseja que ela sofra desnecessariamente. O médico deve ser sensível às preocupações da família, mas o desejo do paciente deve prevalecer. O não abandono também é importante quando o paciente solicita uma intervenção ou recusa um tratamento, como diante de parada cardiorrespiratória. O paciente pode recusar o tratamento por motivos que parecem irracionais ao médico, muitas vezes devido ao medo ou à desinformação. O médico deve permanecer empenhado e solidário com seu paciente, perseverando com informações adequadas e eliminando receios. Um tempo maior é fundamental para que o paciente reflita adequadamente de modo a aceitar sua situação clínica e possa discernir racionalmente sobre suas opções. O médico deve se envolver e ser persuasivo quando o paciente mantém decisão contrária a seu interesse. A persuasão, em lugar da coerção, enaltece a autonomia, ao mesmo tempo que a opinião médica é transmitida como subsídio para tomada de decisão pelo paciente e sua família. Esse processo é melhorado à medida que o paciente é valorizado em seus valores e metas e o médico em seu conhecimento, responsabilidade e respeito.

SUICÍDIO ASSISTIDO

O suicídio assistido por médico constitui o máximo da autonomia concedida ao paciente e sua família. Caracteriza-se como uma situação não autorizada e de avaliação complexa, inclusive dependente da evolução tecnológica e da compaixão em relação ao sofrimento impossível de ser revertido. O médico está autorizado a promover controle da dor, da sedação, da angústia, da depressão e da insônia, a impedir o sofrimento por dispneia e mal-estar indefinido, e a efetuar outras medidas que proporcionem bem-estar ao paciente sem possibilidade terapêutica.

Bibliografia

Bernard GR, Vincent JL, Laterre PF et al. Efficacy and safety of recombinant human activated protein C for severe sepsis. N Engl J Med 2001; 344:699.

Brett AS, McCullough LB. When patients request specific interventions: Defining the limits of the physician's obligation. N Engl J Med 1986; 315:1347.

Cantor MD, Braddock CH 3rd, Derse AR et al. Do-not-resuscitate orders and medical futility. Arch Intern Med 2003; 163:2689.

Cohn JN. Blood pressure measurement in shock. Mechanism of inaccuracy in auscultatory and palpatory methods. JAMA 1967; 199:118.

Curtis JR. Communication about end-of-life care with patients and families in the intensive care unit. Crit Care Clin 2004; 20:363.

Higgins TL, Kramer AA, Nathanson BBH et al. Prospective validation of the intensive care unit admission Mortality Proability Model (MPM0--III). Crit Care Med 2009; 37:1619.

Ho KM, Dobb GJ, Knuiman M et al. A comparison of admission and worst 24-hour Acute Physiology and Chronic Health Evaluation II scores in predicting hospital mortality: a retrospective cohort study. Crit Care 2006; 10:R4.

Kuzniewicz MW, Vasilevskis EE, Lane R et al. Validation in ICU risk--adjusted mortality: impact of methods of assessment and potential confounders. Chest 2008; 133:1319.

Latimer EJ. Ethical care at the end of life. CMAJ 1998; 158:1741.

Le Gall JR, Lemeshow S, Saulnier F et al. A new simplified acute physiology score (SAPS II) based on a European/North American Multicenter Study. JAMA 1993; 270:2957.

Ledoux D, Canivet JL et al. SAPS 3 admission score: an external validation in a general intensive population. Intensive Care Med 2008; 34:1873.

Lemeshow S, Teres D, Klar J et al. Mortality probability models (MPM II) based on an international cohort of intensive care unit patients. JAMA 1993; 270:2478.

Levy MM. End-of-live care in the intensive care unit: can we do better? Crit Care Med 2001; 29:N56.

MacLeod DB, Cortinez LI, Keifer JC et al. The desaturation response time of finger pulse oximeters during mild hypothermia. Anaesthesia 2005; 60:65.

Massumi RA, Mason DT, Vera Z et al. Reversed pulsus paradoxus. N Engl J Med 1973; 289:1272.

McGee WT, Horswell JL, Calderon J et al. Validation of continuous, arterial pressure-based cardiac output measurement: a multicenter, prospective clinical trial. Crit Care 2007; 11:R105.

Minne L, Abu-Hanna A, de Jonge E. Evaluation of SOFA-based models for predicting mortality in the ICU: A systematic review. Crit Care 2008; 12:R161.

Poole D, Rossi C, Anghileri A et al. External validation of the Simplified Acute Physiology Score (SAPS) 3 in a cohort of 28,357 patients from 147 Italian intensive care units. Intensive Care Med 2009; 35:1916.

Quill TE. Doctor, I want to die. Will you help me? JAMA 1993; 270:870.

Quill TE. The Oregon Death with Dignity Act. N Engl J Med 1995; 332:1174.

Schnapp LM, Cohen NH. Pulse oximetry. Users and abuses. Chest 1990; 98:1244.

Severinghaus JW. Takuo Aoyagi: discovery of pulse oximetry. Anesth Analg 2007; 105:S1.

Vicenzi MN, Gombotz H, Krenn H et al. Transesophageal versus surface pulse oximetry in intensive care unit patients. Crit Care Med 2000; 28:2268.

Zimmerman JE, Kramer AA, McNair DS et al. Intensive care unit length of stay: Benchmarking based on Acute Physiology and Chronic Health Evaluation (APACHE) IV. Crit Care Med 2006; 34:2517.

CAPÍTULO 3

Relação Médico-Paciente-Familiares nas Emergências, a Possibilidade de Morte Inesperada e o Processo de Doação de Órgãos e Tecidos

Maria Aparecida Braga

Ana Maria Pueyo Blasco de Magalhães

RELAÇÃO MÉDICO-PACIENTE NAS URGÊNCIAS E EMERGÊNCIAS

Como em qualquer área de atuação, espera-se que a relação médico-paciente siga os preceitos éticos estabelecidos. Infelizmente, nas unidades de urgência e emergência deparamos com vários problemas que tornam essa relação extremamente difícil.

Um local complexo em virtude da variabilidade das doenças e doentes é liderado por profissionais despreparados, não escolhidos pelos pacientes e que os atendem em momento de vulnerabilidade extrema. Assim, aspectos elementares da relação humana são deixados de lado, medidas invasivas e de risco muitas vezes são mal informadas ao paciente ou aos familiares e a carência de local apropriado para a troca de informações confidenciais dificulta uma melhor aproximação entre ambos e expõe o paciente.

A ausência de políticas públicas eficazes, a deterioração dos serviços de saúde e das relações de trabalho, as deficiências do ensino médico, dentre outros fatores, geram problemas graves, como carência de recursos, superlotação, má remuneração e pouca valorização dos profissionais, com consequente escala de trabalho desumana, o que determina uma rotina estressante que conduz a sofrimento pessoal, medo de exposição a processos e *burnout*. Na verdade, em vários momentos observamos verdadeiras situações de guerra, com a intervenção da polícia para realização de boletins de ocorrência. Todos esses fatos tornam os atendimentos cada vez mais impessoais.

Não é por acaso que essas unidades são as campeãs de reclamações por parte dos clientes. Essas reclamações apresentam um aspecto positivo, pois nota-se que a sociedade exerce cada vez mais a cidadania, avança na tomada de consciência de seus direitos e passa a exigir melhor atendimento em saúde, atenção digna e justiça. Por outro lado, as reclamações são dirigidas aos profissionais que se encontram no *front*, fragilizando ainda mais essa relação, e não têm encontrado respostas adequadas dos gestores responsáveis.

Os profissionais da saúde não podem esquecer que detêm o conhecimento para estabelecer as melhores ações para cuidar melhor da saúde dos pacientes. Assim, com base na realidade atual, é preciso:

1. Definir claramente os objetivos das unidades de pronto-atendimento e pronto-socorro.
2. Estruturar as unidades com duas portas de entrada: uma para urgência e emergência e outra para consultas eletivas, pois esta é a demanda da população.
3. Esclarecer sistematicamente à população a importância da classificação de risco.
4. Estabelecer definitivamente o papel dos emergencistas.
5. Definir a cultura organizacional.

Para que seja possível oferecer cuidado com segurança e qualidade, além da qualificação específica e da tradicional relação médico-paciente, é necessário estabelecer também, e primordialmente, a relação equipe-paciente. A seguir, passaremos a especificar os aspectos fundamentais da relação médico-paciente e também a importância da relação equipe-paciente, primordial para o entendimento da cultura organizacional.

ASPECTOS FUNDAMENTAIS PARA UMA BOA RELAÇÃO MÉDICO-PACIENTE (CFM)

Responsabilidades do médico

- Prestar o atendimento humanizado, marcado pelo bom relacionamento pessoal e pela dedicação de tempo e atenção necessários.

- Saber ouvir o paciente, esclarecendo dúvidas e compreendendo suas expectativas, com registro adequado de todas as informações no prontuário.
- Explicar detalhadamente, de maneira simples e objetiva, o diagnóstico e o tratamento para que o paciente entenda claramente a doença, os benefícios do tratamento e também as possíveis complicações e prognósticos.
- Após o devido esclarecimento, deixar que o paciente escolha o tratamento sempre que existir mais de uma alternativa. Ao prescrever medicamentos, dar a opção do genérico, sempre que possível.
- Atualizar-se constantemente por meio de participação em congressos, estudo de publicações especializadas, cursos, reuniões clínicas, fóruns de discussão na internet etc.
- Ter consciência dos limites da medicina e falar a verdade para o paciente diante da inexistência ou pouca eficácia de um tratamento.
- Estar disponível nas situações de urgência, sabendo que essa disponibilidade requer administração flexível das atividades.
- Indicar o paciente a outro médico sempre que o tratamento exigir conhecimentos que não sejam de sua especialidade ou capacidade, ou quando ocorrerem problemas que comprometam a relação médico-paciente.
- Reforçar a luta das entidades representativas da classe médica (conselhos, sindicatos e associações), prestando informações sobre condições precárias de trabalho e de remuneração e participando dos movimentos e ações coletivas.

Responsabilidades do paciente

- Lembrar-se de que, como qualquer outro ser humano, o médico tem virtudes e defeitos, observando que o trabalho médico é uma atividade naturalmente desgastante.
- Considerar cada médico principalmente por suas qualidades, lembrando que em todas as áreas existem bons e maus profissionais. Ter claro que o julgamento de toda a classe médica por conta de um mau médico não faz sentido.
- Não exigir o impossível do médico, que só pode oferecer o que a ciência e a medicina desenvolveram. Da mesma maneira, jamais culpar o médico pela doença.
- Respeitar a autonomia profissional e os limites de atuação do médico. Ele não pode ser responsabilizado, por exemplo, por todas as falhas dos serviços de saúde, muitas vezes sucateados por seus gestores. Nesse sentido, é direito do paciente denunciar e reivindicar para que o Estado cumpra sua obrigação. Existem órgãos competentes para isso, como os Conselhos de Saúde e o Ministério Público, além da direção dos próprios serviços.
- Não exigir dos médicos exames e medicamentos desnecessários, lembrando que o sucesso do tratamento está

muito mais na relação de confiança que se pode estabelecer com o médico.
- Seguir as prescrições médicas (recomendações, dosagens, horários etc.) e evitar a automedicação.
- Ter consciência de seus direitos.

Considerações sobre a importância da cultura organizacional para o atendimento com qualidade e segurança

A cultura organizacional é definida por padrões complexos de crenças, valores, atitudes, normas e suposições implícitas de todas as pessoas que interagem continuamente durante suas atividades. A cultura local é poderosa e permanecerá a despeito das mudanças na equipe. A cultura é descrita por alguns autores como a personalidade de um indivíduo, difícil senão impossível de ser modificada, ou ainda pela maneira como as coisas são realizadas naquele determinado local.

Para tentarmos modificar a cultura organizacional, devemos influenciar, por meio de treinamento contínuo, o clima organizacional. Este é descrito como o humor de um indivíduo, mais facilmente modificável. Alterações no clima da equipe podem, a longo prazo, influenciar a cultura organizacional. Isso deve ser pretendido em nível local, já que a cultura organizacional varia de unidade para unidade, inclusive dentro da própria instituição, e principalmente em diferentes países. Em geral, superestimamos nossa percepção pessoal de segurança, acreditando que entregamos um serviço mais seguro do que na verdade ocorre.

Alguns elementos na cultura das unidades podem ser importantes para a segurança do paciente, como a equipe realmente integrada, comunicação integrada, uso de *check lists* e o processamento e eventos adversos. Considerações específicas sobre esses elementos estão disponíveis no Capítulo 1. É preciso salientar que os resultados obtidos nos serviços de urgência e emergência são de toda a equipe. Assim, é fundamental o foco no treinamento continuado para a formação da equipe, com hierarquia e liderança. O resultado positivo depende da observação do processo estabelecido 24 horas por dia e nos 7 dias da semana. É fundamental valorizar a função do líder das equipes de urgência e emergência, inclusive pelos gestores de saúde, reconhecendo que é um serviço passível de remuneração.

Relação equipe-paciente em caso de possibilidade de morte inesperada

No atendimento em serviços de urgência e emergência hospitalares, pronto-socorro e UTI, a humanização e a gestão em saúde planejadas pela equipe devem incluir a ambiência, os riscos reais de gravidade, o acolhimento e o estudo e prática humanizados no final da vida. Objetiva-se o compromisso dos sujeitos – equipe e clientes – com a promoção de interação humana e digna.

Em situações de terminalidade da vida, o médico deve continuar atento em sua função de aliviar a dor, entendendo a singularidade de cada pessoa e de sua família e a escolha do local da morte feita por seu paciente. Após a morte do paciente, sua família ainda precisa ser ajudada e consolada.

Em atendimento a sujeitos atingidos (crianças, adultos e idosos) em desastres e/ou grandes traumas, em situações de perda, o acolhimento e o apoio no momento de comunicações difíceis serão um aspecto fundamental do cuidado.

A competência da equipe em aspectos de autopreparo e planejamento de estratégias rápidas e eficazes no manejo de interações em situações delicadas se fundamenta na comunicação, que é um dos eixos centrais do cuidado humanizado.

O paciente terminal e os familiares

Um paciente é considerado em condição terminal quando sua doença, independente das medidas terapêuticas adotadas, evoluirá de maneira inexorável para a morte.

Para especialistas em medicina intensiva, a irreversibilidade da doença é definida de modo consensual pela equipe médica, com base em dados objetivos e subjetivos. Estabelecido o diagnóstico, os cuidados paliativos constituem o objetivo principal da assistência ao paciente.

A observação cuidadosa em ações de humanização na cena de terminalidade da vida, pesquisas e o desenvolvimento de educação permanente devem fazer parte de uma agenda sobre o cuidar.

No acolhimento, o importante parece estar focalizado na condição diagnóstica da pessoa do doente e de um tempo subjetivo antes de morrer – a etapa da terminalidade da vida. Nesse tempo único do existir humano, escutar a durabilidade e a forma de expressão pode apresentar-se em diversos comportamentos, como um momento fugaz, a tentativa de gesto interativo, um olhar, a indagação, a despedida, a percepção de controle da situação ou apenas uma intracomunicação do paciente consigo próprio – o silêncio no lugar das palavras. A solicitação do doente, em seu desejo e necessidade nesse momento, poderá ter sido explicitada em documento prévio que ateste, formalmente, sua vontade, ou esse convite poderá ser endereçado a um familiar ou membro da equipe de saúde, sendo necessário estar atento ao movimento de interação proposto pelo sujeito/cliente.

As observações de pesquisadores sobre a terminalidade da vida apontam para a importância de cuidar dos pacientes institucionalizados e do entorno de cuidadores, equipe e familiares. O sofrimento e a possibilidade de expressão de sentimentos, reações e emoções foram constatados de diversas formas e por todos os participantes no processo do morrer. Ao constatar e comunicar o diagnóstico em caso de trauma grave, doença letal ou rápida evolu-

ção clínica para condição terminal, pode ocorrer um estado emocional de choque ou reação inicial, seguido de estágios que podem se alternar ou não.

Sabe-se que nem todos os sujeitos sob cuidados chegaram a esse momento em consciência plena, por isso parece fundamental apoiar os familiares, preservando o respeito pela vontade do paciente. Em todos os estágios observados pelos cuidadores, família e equipe, deve-se manter com o paciente ambiente e clima de proximidade, permitindo a comunicação (verbal ou não verbal) e a solidariedade em laços afetivos com o sujeito.

Quando a atenção se dirige às crianças em condição de terminalidade, o assunto torna-se mais difícil e o aspecto prioritário consiste em permitir a expressão de vivência afetiva no intuito de promover alívio do sofrimento.

Os aspectos fundamentais para a equipe de emergência serão os cuidados com a criança, considerando a gravidade do acometimento, as etapas do desenvolvimento, o pensamento cognitivo e o acompanhamento aos responsáveis.

A cena de terminalidade surge como uma interrupção que surpreende o imaginário dos sujeitos-cuidadores. Parece necessário observar, identificar e acompanhar as respostas da criança e dos pais/responsáveis, prestando apoio. No pensamento infantil, entre os 3 e os 5 anos de idade, a criança percebe a morte como algo reversível, mas esta pode ser representada internamente como algo ameaçador. Todos os recursos de expressão ideativa devem ser disponibilizados de maneira lúdica para essa situação de escuta à criança. Entre os 6 e os 12 anos de idade já está sendo construído, no pensamento, o conceito de irreversibilidade. Nesse período, a criança poderá ter uma ideia sobre o que é a morte aprendida na convivência social, com a família e a comunidade na qual se desenvolva como sujeito no mundo. A equipe poderá priorizar atendimento interdisciplinar terapêutico para a vivência do momento de finitude com medidas suportivas para a dor, o sofrimento e a antecipação do luto.

No período de adolescência, a experiência da finitude e os recursos internos de funcionamento mental do sujeito estão diretamente atingidos, e para atendimento adequado precisam ser observadas as intensas frustrações trazidas pela situação do morrer e da morte.

PERSPECTIVAS SOBRE O CUIDAR NA TERMINALIDADE DA VIDA

Diante dessas considerações, torna-se fundamental que a sociedade amplie o conhecimento e opine sobre os cuidados ao término da vida.

É importante constatar que os sujeitos no processo de cuidado têm diferentes interpretações e percepções morais de uma mesma situação, sendo necessário o diálogo sobre a terminalidade humana e sobre o processo do morrer.

O profissional da saúde, ante a mudança de comportamento perante os processos de morrer e da morte, tem como desafio refletir sobre novos encaminhamentos de sentido, significado e comportamentos observados diante do que se denomina hoje a terminalidade da vida.

É necessário atenção especial ao cuidado paliativo e sua interface, com atenção aos programas de saúde da família, políticas e ações de humanização no final da vida em espaços urbanos e institucionais.

A conscientização sobre os elementos fundamentais de reflexão para a prática de atendimento do profissional da saúde ao paciente em condições de término da vida e morte tem como referências ações interdisciplinares baseadas em princípios de prevenção em alívio de sinais e sintomas do sofrimento humano.

Há o intuito de considerar alcances e limites em dimensões do cuidar nas decisões de consenso em equipe, compartilhadas com o paciente e/ou familiares, e, também, a identificação de unidades (domínios) de segurança no cuidado: a habilidade de escuta e comunicação em diálogo esclarecedor e significado que antecipe a vivência da mudança trazida pelo morrer, a transformação da necessidade de agir (da equipe) na virtude da prudência – no comportamento de estar presente, testemunhando o momento ímpar da vida do paciente e sua intimidade no morrer e na morte.

Na formação médica, a tendência atual diz respeito ao aprendizado por meio de simulações realísticas nas atividades de laboratório que podem contemplar, além de cenários de habilidades em manobras de estabilização e salvamento da vida, dentre outros, considerações sobre o preparo para o término da vida e a realidade do morrer e a morte.

Nesse momento, as visitas abertas, principalmente aos parentes de primeiro grau e outros casos a serem estudados, não interferem na dinâmica dos cuidados, muito pelo contrário. Atualmente, protocolos como os difundidos em cursos de imersão, como o ACLS (Suporte Avançado de Vida em Cardiologia), da American Heart Association, estimulam, em alguns casos, a presença de algum membro da família durante as tentativas de reanimação. A presença da família, observando os cuidados ao paciente, tanto possibilita a abstração sobre o que ocorre como a observação do empenho da equipe interdisciplinar no acompanhamento de seu ente querido.

Em estudos de cenários em laboratórios, após a vivência do cenário e a verificação das ações do grupo, o posterior relato dos fatos faz parte do processo de perceber atitudes e comportamentos e promover o desenvolvimento de habilidades interpessoais e de comunicação. Objetiva-se o treinamento de aspectos de enfrentamento adequados a cada situação, nos momentos de decisões difíceis. A técnica de *debriefing* didático vem sendo utilizada em análise de ações e processos, fornecendo o *feedback*, refletindo sobre o

manejo da prática de tratamento empregado na simulação e considerando as percepções e o relato de aspectos teóricos e práticos do cenário proposto.

No espaço de se pensar o aprendizado permanente no ensino aos acadêmicos e profissionais, tanto na graduação como na pós-graduação, os processos de estudo e práticas humanizadas sobre a vida e a terminalidade devem valorizar o desenvolvimento de competências comunicacionais.

As expectativas nas interações referem-se às possibilidades de pesquisas e treinamentos no delineamento de novos comportamentos e habilidades sociais, visando a atenuar o sofrimento com sensibilidade, solidariedade e prudência no compartilhamento de decisões sobre cuidados dignos no final da vida humana.

No âmbito assistencial, as recomendações para atenção ao paciente grave no final da vida em ambientes intensivos, nos últimos anos, vêm priorizando a utilização de técnicas e programas de apoio para criar e manter uma cultura de relações interacionais, considerando comportamentos seguros e comunicação adequados à resolução de impasses e conflitos éticos no final da vida. Por outro lado, auxiliam também a prevenção do estresse traumático e *burnout*.

Na prática assistencial, a consideração fundamental consiste na construção de conhecimento, fundamentado na reflexão e na experiência, conjugando tecnologias avançadas e comunicação entre a equipe de saúde, o paciente e a família com a sensibilidade adequada capaz de ajudar a todos no momento e no local onde a morte venha a ocorrer: no domicílio, nos espaços urbanos ou nos serviços de atendimento às urgências ou emergências.

DOAÇÃO DE ÓRGÃOS

As questões referentes à doação de órgãos nos prontos-atendimentos (PA) e prontos-socorros (PS) e nas UTI vão além do envolvimento da equipe e passam por responsabilidades relacionadas com a gestão da saúde e a bioética.

O primeiro problema que se apresenta refere-se à anarquia presente nos PA e PS, determinada pela irresponsabilidade dos gestores por não considerarem esses locais de alta complexidade. Essa área da medicina foi por muitos anos relegada a segundo plano, já que não apresenta lucros diretos; na verdade, quando não é bem gerida, determina perdas monetárias importantes, e ninguém quer assumi-la.

Além disso, a superlotação das unidades, associada à heterogeneidade de doentes e doenças, e a grande variabilidade das competências técnicas da equipe são responsáveis pelo caos que se instalou nessas unidades. A priorização de atendimento minimiza mas não soluciona o problema.

Apenas agora, com as reclamações ainda incipientes da sociedade e o entendimento de que uma unidade de urgência e emergência resolutiva, além de assegurar o atendimento adequado ao paciente, pode, indiretamente, promover grande economia, inicia-se um discreto movimento na tentativa de minimizar o problema.

Outra questão importante nesse ambiente refere-se à necessidade de integração para o fluxo adequado de atendimento. Essa necessidade descortina um dos temas mais importantes e difíceis na gestão de uma UTI: a dificuldade da definição precisa e otimizada dos critérios de admissão e alta dos paciente. É sabido que o atendimento na UTI é caro e, consequentemente, leitos de UTI tornam-se um recurso limitado. Uma utilização adequada e racional dos recursos na UTI é obrigatória.

A recuperação da saúde e/ou a limitação de riscos para os pacientes são os principais objetivos das UTI. Assim, do ponto de vista geral, os pacientes que apresentam eventos clínicos ou cirúrgicos graves e reversíveis, com boas expectativas de recuperação de sua saúde, são os "clientes-padrão" das unidades de cuidados intensivos. Pacientes sem comorbidades graves, mas com elevados riscos derivados de eventos agudos, também podem ser considerados beneficiados para internação em UTI.

Com o desenvolvimento de programas de doação de órgãos e transplantes, novas possibilidades de sobrevivência e melhoria da qualidade de vida são cada vez mais oferecidas aos pacientes com falência de órgãos. Atualmente, transplantes renal, cardíaco, hepático e pulmonar constituem programas de sucesso, satisfazendo as expectativas dos pacientes sem outras possibilidades de sobrevivência e/ou melhoria em sua qualidade de vida. No entanto, o sucesso da realização dessas terapias exige o compromisso dos programas de doação de órgãos.

Atualmente, as principais fontes de órgãos para transplante provêm de pacientes que evoluem para morte encefálica (ME).

O indivíduo com suspeita clínica de ME é um paciente grave, geralmente com quadro neurológico, que necessita de cuidados específicos de suporte intensivo. Conceitualmente, indivíduos com suspeita clínica de ME são considerados possíveis doadores, e aqueles cujo diagnóstico de ME já foi estabelecido são considerados potenciais doadores.

Entre a suspeita clínica e a confirmação da ME, esses pacientes estão sujeitos a uma série de distúrbios metabólicos, inflamatórios, hidroeletrolíticos e ventilatórios, que deverão ser diagnosticados e corrigidos constantemente. O objetivo principal é a manutenção da perfusão tecidual.

A doação e a captação de órgãos envolvem processos específicos e complexos. O seguimento desses protocolos no contexto das unidades de urgência e emergência e tratamento intensivo representa uma imensa sobrecarga extra para as unidades, já tão estressadas. Atualmente, é conseguido algum resultado somente com o envolvimento de pessoas totalmente abnegadas e com elevado grau de envolvimento nesses programas.

As UTI desempenham papel fundamental não apenas no pós-operatório dos transplantes, mas também no processo de doação de órgãos. O diagnóstico de morte encefálica só pode ser realizado em pacientes em ventilação mecânica e com suporte cardiocirculatório. As UTI têm grande responsabilidade na captação e preservação de órgãos para transplante. Assim, os receptores de transplantes também são grandes beneficiados da UTI.

O cumprimento da responsabilidade como intensivistas no programa de captação de órgãos torna mais complexo o processo de admissão de pacientes nas UTI, já que determina a admissão de alguns pacientes que não se beneficiariam dos recursos das UTI.

Não está claro, na maior parte dos protocolos, qual seria o procedimento adequado, no que diz respeito à admissão ou não na UTI, a pacientes com grave comprometimento neurológico agudo que ainda não estão em morte encefálica, mas que apresentam pequena chance de sobrevivência. Esses pacientes, com prognóstico ameaçador, podem evoluir para morte encefálica ou podem desenvolver uma deficiência neurológica crônica e grave. Uma vez que os pacientes são identificados como beneficiários potenciais do tratamento médico da UTI, a recusa de internação em UTI ou a admissão considerando as possibilidades de se tornarem doadores de órgãos são as únicas opções.

Do ponto de vista ético, a admissão de pacientes na UTI com a finalidade de doação de órgãos apoia o princípio ético da beneficência, em que o objetivo é servir humanitariamente como doador de órgãos, se assim for possível. No entanto, a admissão desses pacientes não cumpre estritamente os princípios éticos da autonomia, beneficência do paciente e de não maleficência, que devem pautar a gestão dos direitos éticos dos pacientes e de justiça distributiva, já que a admissão de paciente com morte cerebral pode limitar a possibilidade de admissão de outros pacientes.

A admissão de um paciente gravemente comprometido em UTI e o uso de suporte ventilatório, terapia intensiva e monitoração com o único objetivo de beneficiar outros pacientes representam uma mudança relevante na maneira de encarar os benefícios das UTI, o que se tornou possível graças ao desenvolvimento da medicina, das UTI e dos programas de transplante de órgãos. No entanto, há intenso debate sobre a pertinência de tal ação. Enquanto alguns intensivistas mostram-se relutantes em considerar esse tipo de admissão com base em argumentos de natureza ética, outros consideram que é responsabilidade dos médicos da UTI. A controvérsia entre as duas opções (admissão/não admissão) ainda mantém o debate aberto. A ventilação eletiva e a transferência de pacientes selecionados com grave e progressiva deterioração neurológica das enfermarias gerais ou departamentos de emergência para UTI antes da confirmação de morte encefálica (ou seja, a admissão de pacientes em categoria 4B, com lesão neurológica grave e alto risco de morte encefálica), ante a possibi-

Capítulo 3 ■ Relação Médico-Paciente-Familiares nas Emergências

lidade potencial de recuperação de órgãos transplantáveis, poderiam colidir com valores éticos e médicos, como descrito por Dominguez-Roldan *et al.*:

1. Seria apropriada a admissão na UTI de paciente com reduzida chance de recuperação? O dilema refere-se à diferença existente entre o diagnóstico de morte encefálica e o momento do diagnóstico da morte encefálica.
2. Se o paciente ainda não está intubado e em ventilação mecânica e há razões sensatas para não intubá-lo de acordo com seu prognóstico, é ético intubá-lo com base apenas na possibilidade de doação de órgãos? Esse procedimento deve ser limitado a indivíduos que consentiram previamente não apenas a doação de órgãos, mas também a instalação da ventilação mecânica?
3. Deve o médico solicitar o consentimento de parentes para início da ventilação mecânica de modo a preservar a função do órgão antes que a morte do paciente tenha sido diagnosticada? Que informação deve receber a família sobre as razões da internação do paciente na UTI?
4. Quem deve assumir o custo econômico dos "potenciais doadores" gerado após a admissão na UTI?
5. Nos casos em que a morte encefálica não ocorra na UTI, o paciente deve ser transferido de volta para a enfermaria?
6. Como se pode considerar, do ponto de vista ético, a sobrevivência de um paciente com deficiência grave após a admissão na UTI, quando o único motivo de internação seria a potencial doação de órgãos?
7. Seria ético, do ponto de vista da gestão de recursos, a admissão de potencial doador quando este fosse o único leito existente na UTI, aliado à possibilidade de a morte encefálica não se cumprir?

Há muitas questões éticas e médicas sem respostas simples que surgem nos departamentos de emergência e com o desenvolvimento das UTI. O equilíbrio entre os verdadeiros beneficiários (potenciais receptores de órgãos) deve ser concebido não apenas por seu aspecto ético, mas também por sua estratégia econômica, gestão de recursos e repercussões.

Em resumo, os dilemas éticos na UTI, com relação à doação de órgãos, incluem:

- Admissão na UTI neurológica de paciente que ainda não está no processo de morte encefálica, com baixo risco de beneficiar-se da UTI.
- A limitação de tratamento em pacientes neurológicos gravemente enfermos.
- Definição de "potencial doador de órgãos".
- Instalação de ventilação mecânica em pacientes que apresentam grave comprometimento neurológico com o objetivo de doação de órgãos.

O MG-Transplantes resolveu "parcialmente" esses dilemas a partir da estruturação do Serviço de Assistência à Vida (SAV) nas dependências do Hospital João XXIII, para onde são encaminhados os pacientes com suspeita ou diagnóstico de ME, ou seja, possíveis ou potenciais doadores.

É necessário apenas entender se essa prática apresenta boa relação de custo-benefício para a sociedade.

PROGRAMA DE DOAÇÃO DE ÓRGÃOS DO MG-TRANSPLANTES

A carência de doadores de órgãos ainda representa um grande obstáculo para a efetivação de transplantes no Brasil. Mesmo nos casos em que o órgão pode ser obtido de doador vivo, a quantidade de transplantes é pequena diante da demanda de pacientes que esperam pela cirurgia. A falta de informação e o preconceito também acabam limitando o número de doações obtidas de pacientes com morte encefálica. Com a conscientização efetiva da população, o número de doações pode aumentar de maneira significativa. Para muitos pacientes, o transplante de órgãos é o único modo de salvar suas vidas.

Identificação do potencial doador

O doador em potencial é o paciente com morte encefálica, internado em hospital sob cuidados intensivos. Por algum tempo, suas condições de circulação sanguínea e de respiração poderão ser mantidas por meios artificiais. Nesse período, é informada à família a possibilidade de doação dos órgãos. Caso a família concorde com a doação, viabiliza-se a remoção dos órgãos depois que o diagnóstico de morte encefálica se confirmar. A notificação da suspeita de morte encefálica, obrigatória, deve ser feita à Central de Transplantes, em nosso caso o MG-Transplantes.

É de responsabilidade da equipe do MG-Transplantes se dirigir ao hospital e avaliar o doador com base em sua história clínica, antecedentes médicos e exames laboratoriais; avaliar a viabilidade dos órgãos, bem como a sorologia, para afastar doenças infecciosas, e teste de compatibilidade com prováveis receptores; abordar a família sobre a doação e também autorizar a remoção do paciente para determinado hospital, quando necessário.

A equipe do MG-Transplantes informa a Central de Transplantes quando termina a avaliação do doador e se este é viável. Nesses casos, é possível o transplante de órgãos como coração, pulmões, fígado, rins, pâncreas e intestino ou tecidos como córneas, partes da pele não visíveis, ossos, tendões e veias.

Seleção dos receptores

Os candidatos a transplante são inscritos na Lista Única de Receptores do Sistema Nacional de Transplantes do Ministério da Saúde. A partir desse cadastro, a Central de Transplantes emite uma lista de receptores inscritos, compatíveis para o doador. A Central de Transplantes informa a equipe de transplante (aquela equipe específica que inscreveu o paciente na Lista Única de Receptores do Sistema Nacional de Transplantes do Ministério da Saúde – controlada pelo Ministério Público) sobre a existência do doador e qual paciente receptor foi nomeado. Cabe à equipe decidir sobre a utilização ou não desse órgão, uma vez que é o médico o conhecedor do estado atual e das condições clínicas de seu paciente. As equipes fazem a extração no hospital onde se encontra o doador, em centro cirúrgico, respeitando todas as técnicas de assepsia e preservação dos órgãos. Terminado o procedimento, as equipes se dirigem a seus hospitais de origem para a realização do transplante. O corpo é liberado para o sepultamento ou encaminhado ao IML (nos casos de morte violenta).

Diagnóstico de morte encefálica

O diagnóstico de morte encefálica passa por algumas etapas: o primeiro passo consiste no diagnóstico clínico, que deve ser repetido após 6 horas de observação, sendo pelo menos uma dessas avaliações realizada por médico neurologista. Em seguida, deve ser documentado por meio de um exame complementar: eletroencefalograma, angiografia cerebral, entre outros. Cabe ressaltar que nenhum dos médicos responsáveis pelo diagnóstico de morte encefálica pode fazer parte de equipe que realiza o transplante.

O diagnóstico de morte encefálica é normatizado pela Resolução CFM 1.480/1997 e uma sucessão de leis, de 1968 até a atual Lei 10.211, de março de 2002.

A Central de Transplantes ou Central de Notificação, Captação e Distribuição de Órgãos (CNCDO) é o setor da Secretaria de Saúde de cada estado responsável por organizar e coordenar todos os assuntos relacionados com a notificação dos potenciais doadores, a captação dos órgãos, a locação dos órgãos doados e a realização dos transplantes.

Os prováveis ou potenciais doadores necessitam do suporte intensivo das equipes interdisciplinares, uma vez que 80% deles desenvolvem parada cardíaca dentro de 48 a 72 horas após o estabelecimento da ME.

A equipe deve contar com coordenador geral, médico horizontal (aquele que faz acompanhamento diário para integrar os plantonistas no mesmo processo de trabalho), médicos plantonistas, neurologistas ou neurocirugiões (responsáveis pelo diagnóstico de morte encefálica, analisando o eletroencefalograma e realizando o segundo teste de apneia, 6 horas após o primeiro teste, independentemente da hora), médico do MG-Transplantes (representante da CNCDO, responsável por abordar a família quanto à doação de órgãos), enfermeiro (responsável pelo *check list* dos equipamentos, pela organização e gerenciamento da equipe de enfermagem por ocasião da admissão, manutenção dos pacientes, e por receber equipes para visita técnica e treinamento), fisioterapeutas, psicólogos (responsáveis pelo auxílio e apoio às famílias e aos profissionais diante

das perdas), assistente social (responsável pela organização da visita aberta e humanizada, pelo acolhimento de famílias sem recursos e provenientes do interior e pelas informações de procedimentos junto ao IML e ações em cartório no caso de morte não violenta), entre outros.

Abordagem geral

É essencial que a equipe seja representada por um coordenador, responsável por reunir sua equipe nas ações de um protocolo capaz de estabelecer rapidamente o diagnóstico de ME.

Diante de possível ou provável doador, os seguintes passos devem ser dados:

1. Confirmar o diagnóstico que causou a ME.
2. Checar se há exame de imagem (p. ex., tomografia de encéfalo).
3. Confirmar a Escala de Coma de Glasgow e seu valor 3.
4. Confirmar a inexistência de reflexos de tronco ou supraespinhais.
5. Monitorar o paciente (inicialmente monitoração não invasiva).
6. Avaliar o posicionamento do tubo orotraqueal e se há necessidade de trocá-lo.
7. Avaliar os parâmetros da ventilação mecânica e se há necessidade de ajustá-los.
8. Passar SNG e mantê-la aberta em coletor.
9. Passar SVD em sistema fechado.
10. Realizar os exames na admissão.
    - **Exames gerais e obrigatórios para todo doador de órgãos:** eletrólitos (Na, K, Cl, Ca, Mg, P), hemograma, gasometria arterial, ureia, creatinina, duas amostras de hemocultura em sítios diferentes.
    - **Doador de fígado:** AST, ALT, GGT, FA, bilirrubinas, LDH, coagulograma.
    - **Doador de rins:** EAS, urocultura.
    - **Doador de coração:** CPK-MB, troponina, ECG 12 canais, ecocardiografia e, se >45 anos, cineangiocoronariografia.
    - **Doador de pâncreas:** amilase, lipase.
    - **Doador de pulmões:** gasometria arterial, radiografia de tórax.
    Observação: as sorologias são de responsabilidade do CNCDO.
11. Realizar procedimentos para monitoração invasiva:
    a. Puncionar acesso venoso central para medida de PVC e, se houver necessidade, administrar agente inotrópico.
    b. Puncionar acesso arterial para medida de pressão intra-arterial.
12. Após a higiene dos olhos com soro fisiológico a 0,9%, manter as pálpebras cerradas com fita antialérgica (Micropore®) e pingar uma gota de colírio de lágrima artificial a cada 6 horas.

Confirmação da morte encefálica

A ME é um processo irreversível. Para caracterizá-la é necessário que:

1. O paciente esteja em ECG 3 por causa conhecida, ausência dos reflexos supraespinhais e sem sedação há mais de 24 horas.
2. Que seja feito um registro de imagem com, pelo menos, tomografia computadorizada ou outro registro que possa caracterizar a morte encefálica, como o eletroencefalograma.
3. Realizar dois testes de apneia. Um deles é realizado por um médico neurologista ou neurocirurgião, conforme a Resolução do CFM 1.480/1997.

Avaliação clínica

A avaliação clínica visa evitar as principais complicações descritas na literatura.

Os possíveis doadores devem ser monitorados clinicamente para avaliação hemodinâmica, respiratória, neurológica e laboratorial. Essa monitoração deve ser anotada sistematicamente e ações devem ser tomadas no sentido de evitar a deterioração metabólica e garantir a perfusão tecidual.

Acompanhamento clínico

O paciente em ME encontra-se em franco processo inflamatório e em estado de desequilíbrio entre reações inflamatórias (síndrome de resposta inflamatória sistêmica – SIRS) e anti-inflamatórias (CARS).

Quando há desequilíbrio na função hipotalâmica, intolerância à glicose, alteração na regulação da temperatura, na peristalse, pressão arterial etc., é obrigatório suspender a dieta pela atonia intestinal, manter uma fonte de carboidrato e controlar a glicemia por meio da insulinoterapia. O controle da hipernatremia deve ser feito com DDAVP (Desamino-8-1-Arginina-Vasopressina) 1 a 2μg a cada 8 a 12 horas e solução de NaCl a 0,45%. A elevação da diurese pode estar relacionada com hiperglicemia com cifras >180mg/dL, que induzem diurese osmótica e piora do desequilíbrio hídrico. Nesse caso, é necessário um tratamento contínuo com insulina (1U/hora) para manter a glicemia entre 120 e 180mg/dL, e administrar a glicose para evitar as perdas do estoque do glicogênio intra-hepático.

Os processos de inflamação podem resultar em falência múltipla de órgãos, que pode ser reduzida com corticoide em infusão contínua ou intermitente, ou com hormônio tireoidiano T_3 4μg em *bolus*, seguidos da infusão de 3μg/h contínua.

A hipotermia inviabiliza o teste de apneia. O objetivo, nesse caso, é manter a temperatura em torno de 35ºC – pelo protocolo, o limite de temperatura axilar para o teste de apneia é de 32,2ºC. Para controlar a temperatura deve-se,

por meio de soluções aquecidas, umidificar a ventilação mecânica com infusões de soro fisiológico a 0,9% aquecido na bexiga e manta térmica. Esses pacientes, dependendo da causa da ME, podem ter anemia aguda e quedas da hemoglobina e do hematócrito. O objetivo é mantê-los >10g/dL e 30%, respectivamente. No entanto, como a evolução desses pacientes é muito dinâmica, eles devem ter acompanhamento clinicolaboratorial periodicamente. Os pacientes sofrem constantemente alterações endócrinas e metabólicas, assim como em seu equilíbrio hidroeletrolítico. A hipofosfatemia e a hipocalcemia provocam diminuição da contratilidade do miocárdio e hipotensão e devem ser prontamente corrigidas. A hipopotassemia e a hipomagnesemia resultam em alterações hemodinâmicas e arritmias, e também devem ser ajustadas. Por causa dessas alterações, 25% dos doadores em potencial evoluem com parada cardiorrespiratória.

A perfusão renal adequada é percebida com diurese de 1 a 2mL/kg/hora e pode ser estimulada pelo uso de furosemida ou manitol. Oitenta por cento desses pacientes desenvolvem diabetes insípido, que é diagnosticado quando a diurese ultrapassa o volume supracitado por hora ou cifras de 300mL/hora, que equivalem a 7mL/kg/hora, associadas à hipernatremia (Na >150mEq/L) com osmolalidade sérica >310mOsm/L e Na urinário baixo (<10mEq/L), seguidos de hipopotassemia, hipocalcemia e hipomagnesemia.

Nos casos de choque misto neurogênico e hipovolêmico, recomenda-se inicialmente dopamina, até 10μg/kg/min, de maneira que a fração de ejeção não fique <45%. Desse modo, evitam-se a dobutamina, com o aumento do consumo de O_2, e a noradrenalina, provocando vasoconstrição esplâncnica importante.

Quanto ao equilíbrio respiratório e ácido-básico, recomendam-se PEEP fisiológica sempre em torno de 5cm de água, volumes de ventilação menores, em torno de 6mL/kg FiO_2, suficientes para manter PaO_2 de 100mmHg. Se houver acidose importante (pH <7,1 ou 7,0), pode ser necessário o uso de bicarbonato.

O uso de hormônio tireoidiano mostrou grau de recomendação B e nível de evidência 2b, o que justificaria sua padronização; entretanto, por ainda não ser padronizado na FHEMIG, não foi incluído no esquema de prescrição inicial.

Bibliografia

ABTO. Registro Brasileiro de Transplantes. 2006. Ano XII. Nº 1.

Ariès P. Sobre a história da morte no Ocidente desde a Idade Média. Trad. Pedro Jordão. 2. ed. Lisboa: Teorema, 1975.

Bayés R. Psicología del sufrimiento y de la muerte. 1. ed. Barcelona: Ediciones Martínez Roca S/A, 2001.

Bellodi PL. Tutor. In: Bellodi PL, Martins MA. Tutoria Mentoring na Formação Médica. São Paulo: Casa do Psicólogo, 2005.

Chiche JD, Moreno R, Putensen C, Rhodes A. Patient safety and quality of care in intensive care medicine. ESICM, 2009.

Conselho Federal de Medicina (CFM). Polêmica – Terminalidade da vida é debatida em Fórum. São Paulo, ago/set 2006.

Conselho Federal de Medicina – CFM. Código de Ética Médica, 2010.

Conselho Federal de Medicina. Resolução RDC 1.805/06, de 9 de novembro de 2006. Dispõe sobre permissão ao médico para limitar ou suspender procedimentos e tratamentos que prolonguem a vida do doente em fase terminal de enfermidades graves e incuráveis. Brasília (DF), 2006.

Conselho Regional de Medicina do Estado de São Paulo – CREME-SP. Guia da relação médico-paciente.

Corrêa AL et al. Atuação da equipe de psicologia em um hospital de emergência. In: Nasi LA et al. Rotinas em pronto-socorro. 2. ed. Porto Alegre: Artmed, 2005.

Corrêa JA. Morte. São Paulo: Globo, 2008.

Dieckmann P. Using simulations for education, training and research. Germany: Pabst Science Publishers, 2009.

Diego G. Fundamentos de bioética. Madrid: Eudema, 1989.

Floriani CA, Schramm FR. Cuidados paliativos: interfaces, conflitos e necessidades. Ciênc saúde coletiva 2008; 13(2):2123-32.

Freud S. Reflexões para os tempos de guerra e morte. In: Obras Psicológicas Completas. 3. ed Standard Brasileira, Rio de Janeiro, 1976.

Gherardi CR. Vida y muerte em terapia intensiva: estratégias para conocer y participar em las desiciones. Buenos Aires: Biblos, 2007.

Goldim JR. Psicoterapias e bioética. In: Cordioli A. Psicoterapias – Abordagens atuais. Porto Alegre: Artes Médicas, 1998.

http://bvsms.saude.gov.br/bvs/publicacoes/acolhimento_classificaao_risco_servico_urgencia.pdf. Acesso em 5/12/2010.

Iwin and Rippe's. Intensive Care Medicine. 2008.

Kovacs J. Educação para a morte: desafio na formação de profissionais de saúde e educação. São Paulo: Casa do Psicólogo, 2003.

Kübler-Ross E. Sobre a morte e o morrer. São Paulo: Martins Fontes, 1981.

Magalhães AMPB, Othero J. Terminalidade na UTI: aspectos assistenciais contemporâneos. In: Associação de Medicina Intensiva Brasileira. Humanização em cuidados intensivos. Rio de Janeiro: Revinter, 2004.

Moritz RD et al. Terminalidade e cuidados paliativos na unidade de terapia intensiva. Revista Bras Ter Intensiva São Paulo, 2008; 20(4):422-8.

Nothen RR. A doação de órgãos no cenário da unidade de terapia intensiva. ABTO. AMIB. 2005.

Oliveira JR et al. Percepção bioética sobre a dignidade no processo de morrer. Revista Bioética Brasília 2009; 17(1):77-94.

Papalia DE, Olds SW. Desenvolvimento humano. 7. ed. Porto Alegre: (RS), Artemed, 2000.

Penalva LD. Declaração prévia de vontade do paciente terminal. Revista Bioética. Conselho Federal de Medicina, Brasília 2009; 17(3):523-39.

Perren-Klingler G. Debriefing modelos y aplicaciones de la historia traumática al relato integrado. Ed. Española, Suiza: 2003.

Protocolos FHEMG. Cuidados com o paciente em morte encefálica ou suspeita de morte encefálica. 2008.

Ribeiro de Castro MC, Nothen RR. Atividade de doação de órgãos em unidades de tratamento intensivo (UTIs). ABTO, 2005.

Roman CJ, van-der H. El libro de las habilidades de comunicación. Como mejorar la comunicación personal. 2. ed. España: Ediciones Díaz de Santos, 2005.

Sancho MG. El Hombre y el médico ante la muerte. Madrid: Arán Ediciones, 2006.

Staikeu KA. Intervención en crisis: manual para practica y investigación. 2. ed. México: Ed. Manual Moderno, 2000.

Truog RD et al. Recommendations for end-of-life care in the intensive care unit: a consensus statement by the American Academy of Critical Care Medicine. Crit Care Med 2008; 36(3).

Universal Declaration on Bioethics and Human Rights. Paris: Unesco; 2005. Brasília. Declaração Universal sobre Bioética e Direitos Humanos. Dispõe sobre princípios e procedimentos para orientar com respeito e direitos humanos entidades públicas e privadas. Tradução: Ana Tapajós e Mauro Machado do Prado. Revisão: Volnei Garrafa Cátedra UNESCO de Bioética da Universidade de Brasília (UnB) e da Sociedade Brasileira de bioética (SBB).

Vieira MG. Atuação da Psicologia na Medicina de Urgência e Emergência. Rev Bras Clin Med São Paulo 2010 nov-dez; 8(6):513-9.

Wijdicks EFM. Brain death. Lippincott Williams & Wilkins, 2001.

Zaidhaft S. Morte e formação médica. Rio de Janeiro: Francisco Alves, 1990.

CAPÍTULO 4

Monitoração Clínica de Pacientes Graves

Enio Roberto Pietra Pedroso

José Carlos Serufo

Marco Túlio Baccarini Pires

Maria Aparecida Braga

INTRODUÇÃO

A abordagem ao paciente em situação de urgência ou emergência torna necessário um exame clínico rápido e perspicaz, capaz de valorizar simultaneamente os dados obtidos de vários órgãos e sistemas, do corpo e da alma. Além da identificação de variações, algumas vezes sutis, da normalidade anatomofuncional, são instituídas medidas terapêuticas, valorizadas informações de familiares, inseridos cateteres, sondas ou tubos, monitoradas várias funções, como a eletrocardiográfica, definidos exames para expandir a percepção clínica, como as por imagem, e coletado espécime clínico para propedêutica complementar (hematológica, bioquímica, sorológica, imunológica, microbiológica, parasitológica, virológica) em busca da previsão de riscos, para a preservação da função e da vida. Algumas vezes, nem mesmo a obtenção de informações é possível, quando o paciente é encontrado inconsciente ao passar mal em ambiente público, na ausência de parentes ou de conhecidos.

A descrição da sintomatologia é fundamental para a determinação do diagnóstico. A possibilidade de obtenção das histórias familiar e social, a presença de comorbidades e dados a respeito de consultas anteriores podem ser essenciais para o estabelecimento do diagnóstico.

O exame físico precisa ser realizado de modo organizado, objetivo, rápido, segmentar, com visão multifuncional, incluindo todos os órgãos e sistemas. O tratamento suportivo ou curativo é feito, muitas vezes, simultaneamente ao estabelecimento do diagnóstico.

A abordagem clínica exige, entretanto, a ampliação desses parâmetros, utilizando-se de várias técnicas especiais, como a monitoração hemodinâmica intervencionista.

MONITORAÇÃO HEMODINÂMICA

A monitoração de vários parâmetros anatomofuncionais é feita para ampliar a visão clínica mediante o uso de medidas fisiológicas que auxiliam a tomada de decisão sobre a terapêutica e que são fundamentais para a redução das sequelas. Não deve ser feita apenas para substituir a presença da vigilância humana, que é insubstituível.

Possibilita a definição de muitos parâmetros que ajudam a diferenciar edema pulmonar de várias etiologias, como insuficiência renal e acidemia inexplicável, e acompanhar pacientes cirúrgicos de alto risco, o débito cardíaco, a tensão de oxigênio venoso pulmonar (PvO_2) e a saturação venosa mista de oxigênio (SvO_2).

MONITORAÇÃO NÃO INVASIVA

Os sinais vitais representam o início de qualquer monitoração, que pode se tornar invasiva ou não, na dependência de cada caso.

Muitas vezes é suficiente a aferição do estado clínico mediante o uso de cronômetro para medição de frequência (cardíaca, pulso arterial periférico, respiratório), termômetro (temperatura corpórea, diferença de temperatura axilar-retal), oxímetro de pulso (saturimetria), eletrocardiógrafo (eletrocardiografia dinâmica ou estática) e esfigmomanômetro (pressão arterial não invasiva).

MONITORAÇÃO INVASIVA

Em algumas situações clínicas, é necessário ultrapassar a sensibilidade e a especificidade dos dados revelados pela monitoração não invasiva, sendo utilizados instrumentos como cateteres, sondas, tubos, por meio dos quais é possível proceder à aferição de dados que podem ser definidores de conduta e terapêutica.

A medição direta de parâmetros hemodinâmicos foi realizada inicialmente em 1970, por Swan e Ganz, mediante a introdução de cateter na artéria pulmonar à beira do leito, o que promoveu o uso clínico de parâmetros como pré-carga, contratilidade miocárdica e pós-carga. Essa medida coincidiu com a instalação dos primeiros Centros de Tratamento Intensivo nos moldes atuais e a hierarquização da atenção à saúde, definida em 1969 pela Organização Mundial da Saúde. Outros parâmetros de avaliação hemodinâmica foram introduzidos na década de 1980, quando foi possível medir a oximetria venosa contínua, o que tornou possível a medição do índice de oferta (DO_2) e do consumo de oxigênio (VO_2).

A evolução tecnológica nos últimos 20 anos foi extraordinária, o que possibilitou a obtenção de dados de grande importância para o entendimento de variações de várias funções cardiocirculatórias, como a administração de medicamentos e o controle de sua ação. Várias técnicas de monitoração hemodinâmica foram desenvolvidas, incluindo a análise da curva de pressão arterial, Doppler esofágico e ecocardiograma transesofágico. A prática médica foi progressivamente incorporando equipamentos, como capnógrafo (conteúdo de gás carbônico), sondas vesicais de demora (volume urinário, balanço hídrico, pressão intra-abdominal), sonda nasogástrica (pH gástrico e aspecto do suco gástrico), cateteres em veia central ou capilar pulmonar, espaço intracraniano e tubo orotraqueal, e possibilitou o controle de vários parâmetros, que promoveram abordagem clínica capaz de prever variações fisiopatológicas de maneira precoce e sua abordagem com mais eficácia.

O benefício da monitoração hemodinâmica invasiva na evolução de pacientes permanece controverso, embora a cateterização da artéria pulmonar possa ajudar a definir o diagnóstico e informar o prognóstico. O local em que é posicionada a ponta do cateter permite medições diretas da pressão venosa central (PVC), da cavidade do ventrículo direito, da artéria pulmonar e em cunha da artéria pulmonar (capilar pulmonar). As técnicas de termodiluição podem estimar o débito cardíaco e a resistência vascular sistêmica e pulmonar, coletar amostras de sangue venoso misto para quantificar o uso de oxigênio e de capilar pulmonar para ajudar a diferenciar linfangite carcinomatosa, síndrome de embolia gordurosa, pneumopatia grave, cardiomiopatia dilatada, doença orovalvular tricúspide e hipertensão pulmonar, e definir a pré-carga ventricular esquerda de modo mais preciso do que pela pressão venosa periférica ou PVC.

As medidas intervencionistas de utilidade são:

- **Pressão arterial sistêmica:** pode ser obtida mediante a implantação de cateter que oclui total ou parcialmente a luz arterial para obter o valor da Presão = Força/Unidade de Área. É usada, em geral, a artéria radial, canulizada por punção percutânea. É também denominada pressão arterial média (PAM), sendo resultado da relação entre Pressão Arterial Ssistêmica Sistólica (PASS) + 2 × Pressão Arterial Sistêmica Diastólica (PASD)/3. Deve ser superior a 7cmHg para que seja mantida a perfusão renal. Nessa situação, há necessidade de tomar cuidados para evitar a formação de trombos na artéria canulizada, pela administração local de solução heparinizada (1mL, 5.000U, diluída em 250mL de NaCl 0,9% e infundida em 12 horas), o que não significa anticoagulação sistêmica.

- **Pressão média da artéria pulmonar (PMAP):** auxilia a tomada de decisão quanto à terapia de infusão de volume; permite calcular a resistência vascular e o trabalho cardíaco. É calculada usando as pressões sistólica (PAPS) e diastólica (PAPD), de modo que: PMAP = PAS + 2 × PAD/3.

- **Pressão capilar pulmonar (PCP) ou da artéria pulmonar ou da artéria pulmonar ocluída ou em cunha ou encunhada (POAP) e pressão venosa central (PVC):** é realizada mediante a introdução de cateter em veia central até atingir a artéria pulmonar e não mais conseguir progredir, quando se considera que foi atingido o final do trajeto, isto é, a porção capilar (pressão em capilar pulmonar). Permite captar as variações transmitidas desde o ventrículo esquerdo. A introdução do cateter apresenta riscos e pode ser ajudada pela fluoroscopia (Figura 4.1). A variação respiratória observada no registro do medidor de pressão acoplado à ponta do cateter, em seu trajeto, torna possível reconhecer as características da pressão atrial, inclusive as ondas a e v, o valor médio do traçado da POAP ao final da expiração, inferior ao valor médio da medição da pressão na artéria pulmonar, e possibilita a aspiração de sangue oxigenado em seu ponto máximo de introdução. A oclusão da artéria pulmonar elimina a influência exercida pelas pressões da câmara direita do coração e permite que seja medida a pressão do átrio esquerdo que, por sua vez, durante a abertura das valvas mitral e da aorta, permite a obtenção da pressão do ventrículo esquerdo e do débito cardíaco, respectivamente. A POAP representa, portanto, a estimativa das condições de repleção ou depleção do volume intravascular ou da pré-carga, da perfusão sistêmica (PS) e da oxigenação celular (DO_2, VO_2), e pode ser usada como índice do enchimento ventricular esquerdo (pré-carga) e da propensão do paciente para desenvolver edema pulmonar. Essa estimativa pode não ser válida em paciente crítico, devido às mudanças na complacência ventricular provocadas por múltiplos fatores. Por isso, sua medição deve ser cuidadosamente considerada uma estimativa, e não uma medida definitiva, sendo aperfeiçoada pela medição contínua das pressões e sua correlação com os dados clínicos. A confiança plena

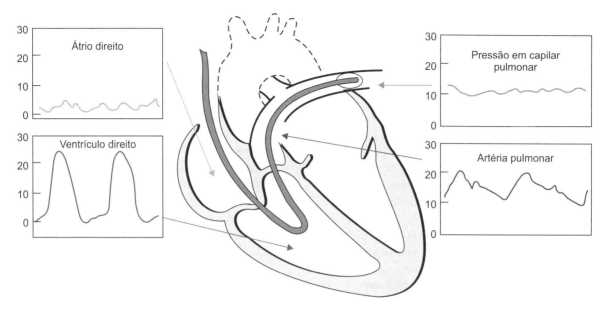

Figura 4.1 ■ Formas de ondas de pressão na dependência da localização do cateter de Swan-Ganz. (Marino PL. The ICU Book. Philadelphia: Lea and Febiger, 1991:103.)

em sua medição para a avaliação da pré-carga pode proporcionar intervenções inadequadas em mais de 50% dos pacientes.

O uso da POAP pode ser útil quando é necessário inferir se:

- A manipulação da pré-carga é mais eficiente do que a modificação do consumo miocárdico de oxigênio, ou o inotropismo cardíaco, para otimizar a função de coração insuficiente e possibilitar melhor qualidade de vida. Os agentes inotrópicos positivos podem aumentar o consumo de oxigênio miocárdico, enquanto os vasodilatadores podem causar hipotensão. A infusão rápida de volume deve ser realizada em caso de suspeita de pressão de enchimento cardíaco (pré-carga) inadequada e deve ser controlada por medições repetidas da POAP, débito, frequência e volume sistólico cardíacos. O débito cardíaco diminuído associado ao aumento da POAP em no máximo 5mmHg, sem a concomitância de alterações significativas na frequência, no débito ou no volume sistólico cardíacos, indica a necessidade de infusão rápida e adicional de volume. A elevação da POAP de mais de 5mmHg, por outro lado, sugere que o enchimento ventricular foi atingido de modo adequado. O desempenho cardíaco pode ser reavaliado quando se considera que a pré-carga é atingida de modo a otimizar a eficiência do coração. Nesse momento, a administração de inotrópicos positivos (dobutamina, anrinona) ou vasodilatadores (nitroprussiato de sódio, hidralazina, inibidores da enzima conversora de angiotensina) pode ser iniciada para a obtenção de melhores resultados com relação à função cardíaca e à perfusão tissular.

- É necessário avaliar a volumetria de sangue no território vascular pulmonar. A POAP reflete a tendência de o pulmão desenvolver edema. A complacência ventricular esquerda diminuída pode ser identificada precocemente, o que permite intervenção terapêutica imediata. A POAP deverá ser mantida em valores mais reduzidos, compatíveis com o desempenho cardíaco adequado, de modo a otimizar o débito cardíaco e reduzir a tendência para formação de edema pulmonar.

- O edema pulmonar é hidrostático ou não hidrostático. O edema pulmonar depende, em geral, do acúmulo excessivo de água no pulmão, devido ao aumento da pressão hidrostática que ocorre em caso de insuficiência ventricular esquerda, estenose mitral, sobrecarga de volume aguda, permeabilidade aumentada da barreira alveolocapilar (síndrome de angústia respiratória aguda) associada a sepse, aspiração ou trauma, ou à combinação desses fatores. Os critérios clínicos e radiográficos isolados não conseguem, em geral, determinar os mecanismos subjacentes ao edema pulmonar. Valores de POAP abaixo ou acima de 18mmHg sugerem que seu mecanismo primário pode ser considerado não hidrostático ou hidrostático, respectivamente.

- A perfusão orgânica está adequada. A liberação de oxigênio para os tecidos depende: (1) do sistema respiratório intacto para ofertar oxigênio para a saturação da hemoglobina; (2) da concentração de hemoglobina; (3) do débito cardíaco; (4) da higidez da microcirculação tissular; e (5) da liberação do oxigênio da hemoglobina para a difusão em direção aos leitos tissulares. A liberação de oxigênio pode ser medida pelo produto do débito cardíaco pelo conteúdo de oxigênio arterial (CaO_2). O CaO_2 representa a soma do oxigênio ligado à hemoglobina e do oxigênio dissolvido. Em geral, a perfusão orgânica inadequada está associada ao lactato sanguíneo elevado e à SvO_2 diminuída, usualmente <0,6. A SvO_2 baixa associa-se a: anemia, hipoxemia, débito cardíaco inadequado e consuno aumentado de oxigênio. Os fatores que podem elevar a SvO_2, apesar da hipoxia tissular, são o *shunt* arteriovenoso periférico, a distribuição inadequada do fluxo sanguíneo por sepse ou cirrose e a intoxicação celular, como a associada à intoxicação por cianeto. Em geral, a otimização da troca gasosa e do débito cardíaco, juntamente com hemoglobina adequada (em geral, >10g/dL), resulta em melhor liberação de oxigênio para os tecidos.

O cateter implantado na artéria pulmonar possibilita, também, a obtenção das pressões sistólica e diastólica da artéria pulmonar (PAP). As pressões arteriais pulmonares sistólica (PAPS) e diastólica (PAPD) refletem a pressão gerada pelo ventrículo direito durante a sístole e sua repercussão sobre a vasculatura pulmonar, respectivamente.

- **Pressão atrial direita ou PVC:** a pressão de enchimento atrial direito, ou PVC, está mais disponível em salas de urgência e é menos confiável do que a POAP, não determinando com precisão a volumetria do ventrículo esquerdo ou a função ventricular. Representa estimativa das condições de repleção ou depleção do volume intravascular ou da pré-carga. Seu registro contínuo em resposta à terapêutica como na POAP, entretanto, é mais confiável para controle hemodinâmico. As causas de aumento da presão de átrio direito são: infarto de ventrículo direito, hipertensão pulmonar, estenose pulmonar, estenose e/ou insuficiência tricúspide, *shunt* esquerda-direita, miocardiopatia restritiva, pericardite, tamponamento cardíaco, insuficiência do ventrículo direito e sobrecarga de volume.
- **Débito cardíaco (DC):** é a quantidade de sangue ejetada pelo coração por minuto. Pode ser medido, à beira do leito, pelo método de termodiluição do cateter de artéria pulmonar. Ajuda a avaliar o desempenho cardíaco por meio da relação: DC = frequência cardíaca (FC) × volume sistólico (VS). O controle do DC considera a massa corpórea e deve ser substituído pelo índice cardíaco, descrito mais adiante, cuja variação de 2,8 a 4,2L/min/m² é aplicável a pacientes com diferentes pesos corporais.
- **Pressão de perfusão coronária (PPC):** indica o gradiente de pressão entre as diástoles do átrio direito e aórtica e correlaciona-se com o fluxo sanguíneo coronariano. É calculada por meio da variação da pressão através da artéria coronária quando seu fluxo sanguíneo é máximo (diástole). A pressão arterial sistêmica diastólica (PAD), e não a sistólica (PAS), constitui o

fator mais importante de manutenção da perfusão miocárdica. A POAP permite estabelecer estimativas da tensão da parede miocárdica e a resistência à perfusão, ajudando a definir a PAD final no ventrículo esquerdo (PDFVE). A PPC é igual à PAD menos a POAP (Tabela 4.1). A PPC ajuda a definir se, diante da ressuscitação cardiopulmonar, a perfusão miocárdica é realizada adequadamente e pode indicar bloqueios, consumo de oxigênio do músculo cardíaco e insuficiência cardíaca. A PPC adequada constitui o objetivo a ser mantido em qualquer situação crítica. Isso se deve ao risco de o fluxo coronariano diminuir em coronariopatas durante momentos críticos. Essa possibilidade deve ser previsível para que seja impedido o desenvolvimento de isquemia miocárdica. A redução da PPC <50mmHg associa-se a risco de isquemia miocárdica e infarto; por isso, a PAD deve ser mantida em níveis adequados em pacientes críticos. Os vasodilatadores venosos primários devem ser usados com cuidado para evitar que a diminuição da PAD comprometa a perfusão miocárdica.

- **Pressão arterial média (PAM):** a manutenção de pressão mínima é necessária para a normalidade da perfusão coronária e tecidual: PAM = PAS + PAD × 2/3. Sempre que possível, e desde que haja indicação clínica, a PAM deve ser aferida por medida direta através da inserção de cateter intra-arterial, preferentemente por punção da artéria radial (ver anteriormente).
- **Variáveis do fluxo sanguíneo:** o cateter localizado em artéria pulmonar também é usado para o cálculo do fluxo de sangue que se relaciona com o débito cardíaco e o volume sistólico, para diagnosticar e tratar situações críticas mais precisamente. Essas medidas ajudam a determinar a resistência vascular e o trabalho realizado pelos ventrículos esquerdo e direito. A maior confiabilidade dessas medidas (índice cardíaco, índice de volume sistólico) é alcançada mediante a relação com a superfície corpórea, obtida pelo nomograma peso × altura.
  - **Índice cardíaco (IC):** constitui uma das medidas mais precisas para avaliação da função ventricular. É definido como: IC = débito cardíaco (DC)/índice de massa corpórea (IMC). Representa o fluxo total de sangue do coração em L/minuto que atinge e perfunde órgãos e tecidos. A maioria dos estados de choque tem IC diminuído devido à depleção do volume intravascular ou ao aumento da resistência vascular. O aumento do IC pode ser visto no início de choque séptico, na cirrose, na gravidez e em atletas de alta *performance* (Tabela 4.1).
  - **Volume sistólico (VS):** é a quantidade de sangue ejetado pelo coração em uma contração. Compõe parte do débito cardíaco, como: VS = DC/FC.
  - **Índice de volume sistólico (IVS):** como o DC, o VS pode ser avaliado em relação ao IMC. Representa o

Tabela 4.1 ■ Valores hemodinâmicos no adulto normal

Parâmetros (unidades de medida)		Valores	
		Média	Variação
Índice cardíaco (L/min/m²)		3,4	2,8 a 4,2
Diferença arteriovenosa de O_2 (mL/L sangue)		38	30 a 48
Saturação de O_2 (%)		98	94 a 100
Pressões do ventrículo esquerdo (mmHg)	Sistólica	130	90 a 140
	Diastólica final	7	4 a 12
Pressões do átrio esquerdo (mmHg)	Máxima	13	6 a 20
	Mínima	3	- 2 ± 9
	Média	7	4 a 12
Pressão capilar pulmonar (PCP ou POAP) (mmHg)	Máxima	16	9 a 23
	Mínima	6	1 a 12
	Média	9	6 a 15
Pressão arterial pulmonar (PAP) (mmHg)	Sistólica	24	15 a 28
	Diastólica	10	5 a 16
	Média	16	10 a 22
Pressão de ventrículo direito (mmHg)	Sistólica	24	15 a 28
	Diastólica final	4	0 a 8
Pressão de átrio direito (mmHg)	Máxima	7	2 a 14
	Mínima	2	- 2 ± 6
	Média	4	- 1 ± 8
Pressão venosa central (cmH_2O)	Máxima	7	2 a 14
	Mínima	5	0 a 8
	Média	6	1 a 10
Resistências (dyn × s/cm⁵)	Sistêmica total	1.150	900 a 1.400
	Sistêmica arteriolar	850	600 a 900
	Pulmonar total	200	150 a 250
	Pulmonar arteriolar	70	45 a 120

volume de sangue ejetado pelo coração por batimento dividido pela superfície corpórea (SC), determinada pela relação entre peso e altura estabelecida em um nomograma. O IVS pode ser definido como: IVS − VS/IMC ou IC/FC.

– **Resistência vascular (RV):** representa a pressão (força por unidade de área) exercida pelo vaso em relação ao fluxo sanguíneo em seu interior. Representa a pós-carga a que o coração está submetido, isto é, o esforço que precisa exercer para impulsionar o sangue para os vasos.

– **Resistência vascular sistêmica (RVS):** mede a pós-carga ou a resistência do ventrículo esquerdo. Descreve a pressão necessária para que ocorra o fluxo sanguíneo. É medida por meio do gradiente entre o início (PAm) e o final (AD) da circulação, valor dividido pelo fluxo ou DC. Existe um fator de conversão de unidade para força (f = 80): RVS = (PAm − PVC) × 80 × DC.

– **Resistência vascular pulmonar (RVP):** a pós-carga do ventrículo direito é medida pelo cálculo da resistência pulmonar. Sua forma de medição é semelhante à da RVS. É medido o gradiente entre o início (PAPm) e o final (POAP) da pequena circulação, o qual é multiplicado pelo fator de conversão (f = 80) para transformar unidade em força, assim: RVP = (PAPm − POAP) × 80 × DC.

– **Índice de resistência vascular (IRV):** a pressão de perfusão e a resistência vascular determinam o fluxo total de sangue em um órgão, mas seus valores absolutos não definem o estado de choque. A resistência vascular elevada pode ser compensatória para reduzir a pressão de perfusão sistêmica e contribuir para a disfunção de órgãos, se for tão elevada e não for superada pela pressão geral de perfusão, como ocorre no choque séptico e na disfunção de múltiplos órgãos. A resistência do leito vascular sistêmico ou pulmonar pode ser calculada pela lei de Ohm, que possibilita estabelecer os índices sistêmico e pulmonar como:

  ○ **Índice de resistência vascular sistêmica (IRVS):** torna possível avaliar a variação da resistência ou tensão do fluxo sanguíneo: IRVS = mudança na pressão em todo o circuito sistêmico (mmHg)/fluxo sanguíneo total em L/min/m²; IRVS (em dinas × segundo × cm⁻⁵) = (PAM − PVC) × (79,9)/IC. A constante 79,9 é usada para converter mmHg × L/min para unidades de dina × segundo × cm⁻⁵. IRVS aumentado é observado, em geral, no choque (obstrutivo, hipovolêmico, séptico tardio, cardiogênico) e no feocromocitoma e diminuído no choque distributivo (neurogênico ou início do choque séptico) e na ação de vasodilatadores, como nitroprussiato de sódio, nitroglicerina e outros anti-hipertensivos.

  ○ **Índice de resistência vascular pulmonar (IRVP):** IRVP (em dinas × segundo × cm⁻⁵) = (PMAP − POAP) × (79,9)/IC. Está elevado na hipertensão pulmonar, na síndrome do desconforto respiratório agudo (SDRA), em caso de aumento da pressão intra-abdominal (hipertensão intra-abdominal) e na estenose mitral ou aórtica.

  ○ **Índice do trabalho sistólico (ITS) esquerdo (VE):** indica o trabalho exercido pelo ventrículo esquerdo para ejetar o IVS por intermédio de gradiente pressórico na aorta. ITSVE = (PAm − POAP) × IVS × 0,0136; onde: PAm = pressão arterial média; POAP = pressão de oclusão da artéria pulmonar; IVS = índice do volume sistólico; 0,0136 = converte pressão e volume para unidades de trabalho.

  ○ **Índices de trabalho ventricular (ITV):** os índices de trabalho ventricular sistólico indicam a intensidade de trabalho dos ventrículos e podem identificar a presença de insuficiência cardíaca e a resposta à terapia. O trabalho realizado pelo coração é calculado como a força gerada multiplicada pela distância na qual ela é executada. A força gerada (por área) por ventrículo é a mudança na pressão por ele determinada. A distância (por área) é o volume de sangue ejetado em cada batimento (volume sistólico): ITSVE = (PAM – POAP) × (SVI) (0,0136) × (g × m/m²); ITSVD = (PMAP – PVC) (SVI) × (0,0136) × (g × m/m²). A constante (0,0136) converte mmHg-L/batimento-m² em g × m/m². As causas de aumento do ITSVE e do ITSVD são hipertrofia ventricular e condicionamento físico. Sua diminuição ocorre em estados de choque, insuficiência cardíaca, estenose aórtica ou mitral, depressão, isquemia ou infarto do miocárdio, hipertensão pulmonar, idade avançada, redução do volume intravascular (diminuição da IVS), alterações na resistência vascular (aumento da PAM ou da PAMAP) ou diminuição da contratilidade ventricular.

- **Transporte de oxigênio:** a perfusão tecidual e a demanda celular por oxigênio (O_2) podem ser inferidas por seu transporte, oferta e consumo. A perfusão tecidual insuficiente altera a demanda de O_2, com instalação de metabolismo anaeróbico, acidose láctica e morte celular. O reconhecimento precoce desse desequilíbrio precisa ser feito para que sejam entendidos seus mecanismos fisiopatológicos, de modo que se possa atuar com eficiência em seu controle para restabelecer o metabolismo adequado. Por ser difícil o controle da demanda de O_2, a terapêutica aumenta sua oferta aos tecidos. O transporte de O_2 é inicialmente aferido pelo cálculo de seu conteúdo sanguíneo. O O_2 está, em mais de 98% e menos de 2%, ligado à hemoglobina (1g a 1,34mL de O_2) e dissolvido no plasma, respectivamente, devido a seu baixo coeficiente de solubilidade (0,003). O fornecimento de O_2 aos tecidos é altamente dependente da concentração de hemoglobina. Os índices cardíaco (IC) e de O_2 arterial (CaO_2), o conteúdo de O_2 venoso misto (CvO_2), o fornecimento de O_2 (DO_2) e o consumo de O_2 (VO_2) podem ser calculados e tornam possível monitorar e tratar os desequilíbrios de transporte de O_2. O teor de O_2 na parte venular do capilar pulmonar (CCO_2) é o maior valor possível obtido em amostra sanguínea, sendo excepcional obter saturação de O_2 da hemoglobina acima de 100%, com fração de O_2 (FiO_2) acima de 0,30.

O conteúdo de O_2 do sangue coletado na aorta não é o mesmo obtido no final do capilar pulmonar devido à dessaturação que ocorre nessas veias em virtude de: (1) veias brônquicas; (2) *shunt* intrapulmonar (Qs/Qt), que representa o percentual de sangue que circula pela circulação pulmonar sem ser exposto a alvéolos aerados (normalmente de 2% a 5%, mas podendo ser maior na disfunção pulmonar ou choque);

(3) veias dessaturadas de Thebésio, que drenam diretamente no ventrículo esquerdo.

Vários parâmetros podem ajudar a entender as alterações do metabolismo em situações críticas e a propor sua reversão. São especialmente determinadas pelas seguintes correlações:

- **Oferta de O_2:** a quantidade de O_2 oferecida aos tecidos por minuto é determinada pelo DC e a quantidade total de oxigênio arterial (CaO_2), como: $DO_2 = DC \times CaO_2$.

- **Tensão de O_2 alveolar (PAO_2):** calculada (lei de Dalton) como: $PAO_2 = FiO_2 (PB – PH_2O) – (PaCO_2/RQ)$, onde PB = pressão barométrica ($\cong$ 760mmHg), PH_2O = pressão de vapor de água ($\cong$ 47mmHg a 37°C); RQ = quociente respiratório ($\cong$ 0,8); CCO_2, considerando a hemoglobina normal de 15g/dL = (1,34 × Hb × 1,0) + (PAO_2 × 0,003) $\cong$ 20,4mL de sangue O_2/dL.

- **Concentração arterial de O_2 (CaO_2) ou quantidade total de O_2 arterial:** a quantidade total de O_2 no sangue arterial é determinada, especialmente, pela hemoglobina e pela saturação do O_2 arterial: $CaO_2 = (1,34 \times Hb \times SaO_2) + (PaO_2 \times 0,003) \cong 20,1$mL de sangue O_2/dL. A participação do O_2 dissolvido, por ser muito pequena, não se torna clinicamente significativa e é desconsiderada.

- **Teor de O_2 do sangue venoso ou quantidade total de O_2 venoso (CvO_2):** é a quantidade total de O_2 que restou no sangue venoso e retorna ao coração, determinada pela relação entre hemoglobina e saturação venosa mista do O_2 (SvO_2): $CvO_2 = (1,34 \times Hb \times SvO_2) + (PvO_2 \times 0,0031) \cong 15$mL de sangue O_2/dL.

- **Saturação venosa mista de O_2 (SvO_2):** consiste no O_2 carreado no sangue venoso e que retorna ao coração. É determinada pelo consumo de O_2 pelos tecidos. Valores <60% indicam aumento da extração, diminuição da oferta ou aumento da necessidade de O_2. Possibilita inferir sobre a perfusão tecidual e a manutenção da viabilidade e função de órgãos e sistemas por meio das relações entre a oferta e o consumo adequados de O_2 e o nível da atividade metabólica de órgãos e sistemas. Esse parâmetro ajuda a definir a perfusão tecidual e pode ser obtido por meio do cateter de Swan-Ganz – que coleta sangue em sua porção distal, localizada no capilar pulmonar, onde é possível saber exatamente sobre a quantidade de O_2 consumido. Pode também, ser medido pela espectrofotometria refletiva (cateter de Swan-Ganz) com fibra óptica de maneira contínua, expressando seu valor pela saturação venosa mista.

- **Extração de oxigênio:** é o percentual de O_2 extraído pelos tecidos a partir de sua oferta. Situa-se em

25%, com o restante retornando ao coração sem ser usado.

- **Diferença arteriovenosa no teor de O_2 (Ca-VO_2):** representa a quantidade de O_2 extraído pelos tecidos e órgãos. Está elevada em estado de choque em decorrência da demanda aumentada de O_2 de tecido lesado: Ca-VO_2 = CaO_2 – CvO_2 ≅ 5mL de sangue O_2/dL, indicando o relativo equilíbrio entre o DC e o consumo de O_2 (VO_2). A Ca-VO_2 >5,5mL O_2/dL sugere que o DC é incapaz de atender à demanda de O_2 celular e pode provocar anaerobismo e acidose láctica.

- **Equilíbrio global de transporte de O_2:** a partir da determinação do volume de O_2 ejetado pelo VE por minuto/m^2 (DO_2), isto é, da oferta de O_2 e do volume de O_2 consumido pelos tecidos por minuto/m^2 (VO_2), é possível avaliar o equilíbrio global de transporte de O_2. O DO_2 é determinado pelo volume de O_2 no sangue (CaO_2) e o fluxo de sangue ejetado pelo coração pelo DC. Os valores relacionados com a superfície corpórea tornam possível comparar características de cada paciente. A oferta de O_2 é determinada pelo DC, e a quantidade total de O_2 arterial (CaO_2) é definida como: (CaO_2) (CI) (10dL/L) ≅ 600mL O_2/min/m^2. VO_2 = volume de O_2 fornecido menos volume de O_2 que retornou por minuto por m^2 = (Ca-VO_2) (CI) (10dL/L) ≅ 150mL O_2/min/m^2. A oferta de O_2 aos tecidos depende, principalmente, da concentração de hemoglobina, sendo considerada ótima entre 10 e 13g/dL; entretanto, é adequada entre 7 e 9g/dL, mesmo em doenças graves ou que promovam desvio da curva de dissociação da oxi-hemoglobina, como acidemia, hipercapnia e febre.

O equilíbrio relativo entre a oferta e o consumo de O_2 pode ser inferido para definição de variações do metabolismo diante de situações críticas e definido como coeficiente de utilização (OUC), também chamado taxa de extração de O_2 (TEO_2), representando a fração de O_2 consumido pelo corpo e a SvO_2, sendo o OUC = VO_2/DO_2 ≅ 0,2. A OUC pode ser aproximada como 1 – SvO_2 se a saturação de O_2 arterial (SaO_2) é mantida em nível elevado. Os parâmetros SvO_2 e OUC permitem aferir o equilíbrio global de transporte de O_2 de tecidos perfundidos.

MONITORAÇÃO INTERMITENTE *VERSUS* CONTÍNUA

Na década de 1980, o desenvolvimento tecnológico promoveu a introdução de cateteres volumétricos na artéria pulmonar, o que possibilitou a medição da fração de ejeção do ventrículo direito (FEVD), da contratilidade do VD e da pós-carga. A FEVD pode ser usada para calcular a pressão diastólica final e o índice de volume do ventrículo direito (PDFVD, IVVD), tornando possível a determinação de volume, e não da pressão baseada em estimativa.

A PDFVD, que é igual a IVS/FEVD, constitui indicador preciso da pré-carga do VD, parâmetro este muito útil na abordagem de paciente grave sob intervenções variadas, como cirurgia geral, trauma, insuficiência respiratória, hipertensão pulmonar, sepse, ventilação mecânica com pressão expiratória final positiva (PEEP) e pressão intra-abdominal elevada, em que o aumento na pressão intratorácica pode elevar artificialmente a POAP e as medidas de PVC. Esse índice é mais mais preciso do que as estimativas com base na POAP ou na PVC. A pressão intra-alveolar positiva no final da expiração é transmitida através do pulmão para o espaço pleural quando a PEEP está presente, aplicada ou auto-PEEP. A POAP medida reflete, nessas situações, o somatório da pressão hidrostática dentro do vaso e da pressão justacardíaca (PJC). É mais correto o uso da pressão transmural como medida de enchimento de VE (pressão transmural = POAP – PJC) quando a PEEP situa-se >10cmH$_2$O. Para pacientes com complacência pulmonar normal, metade da PEEP total pode ser usada como estimativa da PJC.

Análise da curva de pulso medida do débito cardíaco pela integração da área sob a onda de pressão arterial

A limitação da avaliação dos valores da pressão com base em estimativas de pré-carga cardíaca e a segurança do cateterismo cardíaco direito possibilitaram o desenvolvimento de outros métodos confiáveis de avaliação da pré-carga. Para essa medição é necessário um cateter de pressão arterial e outro venoso central, evitando a cateterização da artéria pulmonar. Essa combinação de dados torna possível calcular o volume diastólico final global (VDFG ou GEDV) e a estimativa dos volumes diastólicos finais do VD e do VE e do volume de sangue intratorácico (VSIT ou ITBV). Sua desvantagem reside na necessidade de injeção manual em *bolus* de traçador de termodiluição para cada medida de volume.

A tecnologia de medição do DC contínuo tem várias vantagens porque: (1) muitos dos fatores que podem alterar a precisão das medições de termodiluição intermitente não interferem na determinação das medidas de DC contínuo, tornando-as mais precisas; (2) a medição do DC é possível sem a carga de volume potencialmente determinada pelos métodos de termodiluição, o que evita sobrecarga volumétrica; (3) a avaliação contínua do DC determina a resposta instantânea às intervenções hemodinâmicas, o que não é possível com técnicas intermitentes. A sua confiabilidade depende da obtenção de pelo menos duas medições, que diferem no máximo menos de 10% a 15%. As injeções devem ser sincronizadas com o ciclo respiratório para diminuir a variabilidade entre os resultados. Com frequência, as medições de termodiluição do DC são inexatas em DC extremamente baixo, como <1,1L/min, ou extremamente alto, como >7,0L/min, na presença de doença valvar significativa, como insuficiência tricúspide grave, e quando estão presentes grandes *shunts* intracardíacos. Além do DC, esses cateteres são capazes de medir continuamente variáveis volumétricas, como FEVD e RVEDVI. Com a adição da oximetria de pulso contínua arterial e da oximetria venosa mista, esses cateteres promovem a avaliação minuto a minuto da função hemodinâmica e o transporte de O_2. Essas capacidades tornam possível a identificação precoce de alterações potencialmente indesejáveis e promovem intervenções adequadas antes da ocorrência de eventos potencialmente devastadores.

Outros sistemas de medição (ultrassonografia esofágica pelo sistema Doppler e ecocardiograma transesofágico)

Podem ser usados também para avaliação hemodinâmica e monitoração da pré-carga cardíaca em doenças graves. Apesar da precisão comparável às medidas obtidas com a cateterização da artéria pulmonar, nenhuma delas é mais eficaz a ponto de excluir o uso de todas as outras.

Pressão de perfusão cerebral (PP cerebral)

O cérebro é mantido dentro da calota craniana com pouco espaço para expansão; por isso, o aumento da pressão intracerebral (PIC) e o desenvolvimento de edema cerebral (traumatismo cranioencefálico, raquimedular, hematomas, tumores, hipertensão intracraniana de diversas causas) podem impedir o fluxo sanguíneo para o interior do crânio e afetar a oxigenação neuronal. A monitoração da PIC constitui componente importante da monitoração hemodinâmica diante de lesão cerebral e choque e indica variação de pressão em todo o cérebro: PP cerebral = PAM – PIC (ou PVC, o que for maior).

O objetivo terapêutico é manter a PP cerebral entre 50 e 70mmHg, o que pode ser feito por medida que aumente a pressão arterial sistêmica média (usando um vasopressor, como norepinefrina), ou que diminua o volume intracerebral (mediante a infusão de manitol ou solução de NaCl hipertônica), o que favorece o aumento ou a diminuição da PIC, respectivamente. A manutenção de PP cerebral >70mmHg não representa aumento da sobrevivência e pode provocar, inclusive, efeitos potencialmente prejudiciais.

RISCOS DA CATETERIZAÇÃO DA ARTÉRIA PULMONAR

A cateterização da artéria pulmonar constitui medida auxiliar na avalição da terapêutica e pressupõe: (1) reconhecer seus riscos e benefícios, considerando-se que seu uso rotineiro em idosos submetidos à cirurgia, ou em insuficiência cardíaca, não se associa à melhora da mortalidade. Na ausência de pneumopatia grave, hipertensão pulmonar, insuficiência tricúspide, ou na insuficiência ventricular direita muito alterada, a monitoração da PVC pode ser adequada para excluir hipovolemia e controlar a infusão de volume; (2) avaliar os dados hemodinâmicos e interpretar seus resultados diante das alterações clínicas e práticas; (3) evitar sua aplicação na síndrome de Eisenmenger, devido à potencialidade de se associar a complicações hemorrágicas.

As principais complicações decorrem de sua inserção, manutenção e uso, da interpretação dos resultados hemodinâmicos obtidos, de complicações gerais de canulação venosa central (hemorragia, pneumotórax e infecção, trauma aos vasos e ao coração, inflamação ou ruptura vascular, lesão valvular, arritmia). Essas complicações podem ser diminuídas, considerando que o balão na ponta do cateter está totalmente insuflado após a ponta do cateter entrar no átrio direito, de modo que sua ponta não se projete além do balão. Algumas complicações são inevitáveis, como arritmias atriais e ventriculares, que comumente ocorrem durante a passagem do cateter através das câmaras cardíacas. A maioria desses distúrbios do ritmo é autolimitada. Os distúrbios do ritmo graves são caracterizados por arritmias ventriculares (3%) sustentadas (>30 contrações ventriculares consecutivas) e bloqueio de ramo direito (5%). A cateterização da artéria pulmonar em paciente com bloqueio do ramo esquerdo deve ser realizada sob orientação fluoroscópica para facilitar a passagem da ponta do cateter através do ventrículo direito e diminuir o risco de induzir bloqueio cardíaco completo. As complicações associadas ao uso e à manutenção do cateter podem ser evitadas, muitas vezes, por vigilância cuidadosa em relação à posição do cateter, constituída por: ruptura da artéria pulmonar (mortalidade >30%), pseudoaneurisma da artéria pulmonar, infarto e hemorragia pulmonar, tromboembolismo (sanguínea, gasosa), endocardite e análise incorreta dos dados. A perfuração da artéria pulmonar requer correção por meio de toracotomia. O diagnóstico de pseudoaneurisma da artéria pulmonar é, em geral, feito por tomografia computadorizada do tórax com contraste. Angiografia pulmonar pode ser usada para confirmar o diagnóstico, e pode promover a embolização direta da lesão. Os fatores de risco para ruptura de artéria pulmonar incluem hipertensão pulmonar, idade avançada, doença da válvula mitral, hipotermia e terapia anticoagulante. Quando pequenos, esses infartos podem ser assintomáticos e diagnosticados apenas por radiografia de tórax. O risco de fenômenos trombóticos pode ser reduzido pela anticoagulação sistêmica.

PRESSÃO INTRA-ABDOMINAL

O abdome é o terceiro segmento corporal mais afetado por lesões que exigem tratamento cirúrgico e a síndrome do compartimento abdominal (SCA) associa-se a

Capítulo 4 ■ Monitoração Clínica de Pacientes Graves

trauma abdominal grave e exige diagnóstico precoce e terapêutica imediata. A SCA é definida como estado mórbido de insuficiência respiratória, cardiovascular, renal, esplâncnica ou do sistema nervoso central, provocada por hipertensão intra-abdominal, e pode ser confirmada pelo aumento da pressão intra-abdominal associada a vários parâmetros clínicos, como distensão abdominal, oligúria, anúria, hipoxemia e altas pressões inspiratórias. Sua progressão associa-se a falência orgânica múltipla, sendo a descompressão abdominal por laparotomia o único tratamento eficaz.

O diagnóstico precoce da SCA pode se beneficiar da mensuração da pressão intra-abdominal em paciente de risco, como o que apresenta trauma ou distensão abdominal, dificuldade respiratória, hipercapnia, oligúria, redução do débito cardíaco e hipoxia.

A pressão intra-abdominal pode ser medida por meio da pressão intravesical, seguindo a técnica descrita por Kron *et al*. O paciente deve ser posicionado em decúbito dorsal, horizontal, e a bexiga sondada por meio de sonda vesical de demora de Folley, calibre 16, de três vias, sob técnica asséptica, e conectada à bolsa coletora. A bexiga constitui-se em reservatório passivo para conteúdos <100mL de líquido e comporta-se como transmissora da pressão intra-abdominal, sem influência pressórica de suas paredes. O tubo de drenagem da bolsa coletora de urina é clampeado e uma torneira com três vias é conectada à sonda, a um manômetro de água e ao equipo para infusão de solução de NaCl a 0,9%. É feita a infusão de 50mL de NaCl a 0,9% e a torneira é aberta, comunicando o manômetro de água à sonda. O nível da sínfise púbica deve ser considerado o ponto zero para o posicionamento de fita calibrada em centímetros para a aferição da pressão. Após a estabilização do menisco da coluna de solução de NaCl a 0,9%, o valor é registrado com base na altura da coluna em relação ao ponto zero por três medições em intervalos de 4

a 6 horas. Os valores entre 3 e 13mmHg (4,1 a 17,8cmH$_2$O) não se associam à SCA. A pressão intra-abdominal na SCA associa-se a valores >20mmHg diante de pelo menos uma disfunção orgânica.

Bibliografia

Binanay C, Calif RM, Hasselblad V et al. Evaluation study of congestive heart failure and pulmonary artery catheterization effectiveness: the ESCAPE trial. JAMA 2005; 294:1625.

Cohn JN. Blood pressure measurement in shock. Mechanism of inaccuracy in auscultatory and palpatory methods. JAMA 1967; 199:118.

Harvey S, Harrison DA, Singer M et al. Assessment of the clinical effectiveness of pulmonary artery catheters in management of patients in intensive care (PAC-Man): a randomized controlled trial. Lancet 2005; 366:472.

Ivanov R, Allen J, Calvin JE. The incidence of major morbidity in critically ill patients managed with pulmonary artery catheters: a meta--analysis. Crit Care Med 2000; 28:615.

Kron IL, Harman PK, Nolan SP. The measurement of intraabdominal pressure as a criterion for abdominal re-exploration. Ann Surg 1984; 199(1):28-30.

Lang CC, Karlin P, Haythe J et al. Ease of noninvasive measurement of cardiac output coupled with peak VO$_2$ determination at rest and during exercise in patients with heart failure. Am J Cardiol 2007; 99:404.

MacLeod DB, Cortinez LI, Keifer JC et al. The desaturation response time of finger pulse oximeters during mild hypothermia. Anaesthesia 2005; 60:65.

Prado LFA, Alves Jr A, Cardoso ES, Andrade RS, Andrade RS, Fernandes MK. Rev Col Bras Cir 2005; 32(2):83-9.

Schnapp LM, Cohen NH. Pulse oximetry. Users and abuses. Chest 1990; 98:1244.

Severinghaus JW. Takuo Aoyagi: discovery of pulse oximetry. Anesth Analg 2007; 105:S1.

Swam HJ, Ganz W, Forrester J et al. Catheterization of the heart in man with use a flow-directed ballon-tipped catheter. N Engl J Med 1970; 283:447.

Vicenzi MN, Gombotz H, Krenn H et al. Transesophageal versus surface pulse oximetry in intensive care unit patients. Crit Care Med 2000; 28:2268.

Wiener RS, Welch HG. Trends in the use of the pulmonary artery catheter in the United States, 1993-2004. JAMA 2007; 298:423.

CAPÍTULO 5

Intubação Endotraqueal

José Carlos Serufo

Roberto Eustáquio Santos Guimarães

Gabriela Amélia Nassif de Morais Teixeira

INTRODUÇÃO

Cabe-nos iniciar pela boa prática da língua portuguesa: entubação significa "ato de dar feição de tubo a", enquanto intubação consiste em "introdução de um tubo ou cânula em".

A prática da intubação traqueal advém do século XVIII, no atendimento de vítimas de afogamento, mediante a utilização de um tubo metálico rígido guiado digitalmente. Seu uso foi implementado, paralelamente à anestesia, no século seguinte.

No ambiente da terapia intensiva, na maior parte das vezes, o acesso à via aérea representa situação emergencial, que visa a abortar o processo de morte de paciente em condições clínicas precárias, portador de várias comorbidades, em uso de inúmeras drogas e eminência de parada cardiorrespiratória.

A intubação traqueal demanda domínio sobre a anatomia da região de acesso à traqueia. Recomenda-se rever a anatomia de boca, nariz, laringe, faringe e traqueia, o que não será abordado neste capítulo, cujo objetivo está centrado no desenvolvimento de um guia prático das etapas fundamentais para o sucesso da intubação em situações de emergência.

Parte-se da indicação precisa e da decisão de intubar em situações de emergência, nas quais assegurar com rapidez a via aérea e assumir a ventilação podem significar a diferença entre a vida e a morte. Isso sem, contudo, provocar lesões nas vias aéreas, de difícil tratamento.

PLANEJAMENTO DA INTUBAÇÃO

A checagem dos materiais necessários para intubação deve ser realizada pelo médico à chegada, no início do plantão, quando ainda não se apresenta situação que exija seu uso. Isso evita o estresse de fazê-lo durante a emergência e, muitas vezes, de se deparar com problemas que demandam tempo, causam desgastes e transformam-se em motivos de insucesso.

Em unidades que dispõem de carrinho de emergência conferido e lacrado por profissional competente, desde que isso seja reavaliado a intervalos regulares quando não utilizado, dispensa-se a checagem médica diária.

O domínio da técnica de intubação impõe o exaustivo treinamento em manequins e cadáveres. O procedimento deve estar formatado, passo a passo, na memória do médico socorrista. O treinamento deve ser individualizado, dedicando-se o tempo e o esforço necessários para o completo aprendizado. Incluem-se, nesse planejamento, as situações que exigem adaptações do método e cuidados especiais, como na hemorragia pulmonar, no traumatismo raquimedular, no traumatismo de face ou no paciente em franca insuficiência respiratória, evoluindo para parada cardiorrespiratória, mas ainda consciente ou confuso. A Figura 5.1 mostra os caminhos para o manejo de acordo com as condições clínicas do paciente.

Lista de checagem de materiais para intubação
- Ambu com máscaras faciais de tamanhos variados.
- Fonte de oxigênio e tubo de conexão com o ambu.
- Sistema de aspiração.
- Sondas de aspiração (tamanhos 6 a 16; para adultos: 14 e 16).
- Luvas.
- Via venosa.
- Midazolam ou equivalente (ver Capítulo 90, *Consulta Rápida em UTI*).
- Curare de ação rápida.
- Laringoscópios com lâminas adequadas à população-alvo (dois conjuntos).
- Tubos: 2 a 3,5 para neonatologia; 7, 8 e 9 para adultos.
- Seringa de 10mL para testar balonete do tubo.

Capítulo 5 ■ Intubação Endotraqueal

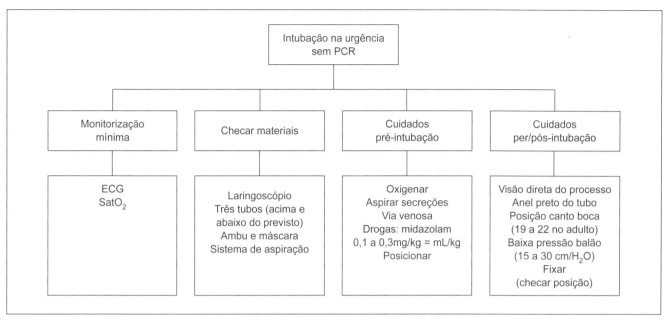

Figura 5.1 ■ Intubação na urgência sem parada cardiorrespiratória. Em caso de PCR, inicia-se MCE e priorizam-se as últimas etapas do fluxograma, dispensando-se o uso de midazolam.

- Pinças introdutoras, tipo Magill (para neonatologia e/ou intubação nasal).

VENTILAÇÃO POR MÁSCARA FACIAL

A ventilação por máscara facial, utilizando-se um ambu acoplado a fonte suplementar de oxigênio, deverá ser utilizada enquanto se aguardam as condições ideais para a intubação traqueal ou traqueostomia. A utilização adequada do ambu demanda treinamento e seu objetivo é promover suporte ventilatório não invasivo, a fim de assegurar a oxigenação do paciente, aumentando a segurança do procedimento de intubação.

O ponto crítico reside no selamento adequado da interface máscara-face com a liberação da passagem do ar através da orofaringe e da base da língua. A hiperextensão da cabeça (Figura 5.2), se não contraindicada, e/ou o auxílio de cânulas nasofaríngeas e orofaríngeas contribuem para superar esse obstáculo.

PRINCÍPIOS BÁSICOS

Entre os princípios básicos para o sucesso na intubação, além do domínio do método, destacam-se o correto posicionamento da cabeça e a exposição da glote, decorrente de uso adequado do laringoscópio. Para o sucesso do procedimento é fundamental a escolha correta da lâmina do laringoscópio e do tubo endotraqueal.

Posição da cabeça

A exposição da abertura glótica depende do correto manuseio do laringoscópio, além de sua *performance* e da normalidade temporomandibular. O laringoscópio rígido é composto de três partes: o cabo com as pilhas, as lâminas e a lâmpada.

Em geral, dispõe-se de cabos para duas pilhas médias, chamado tipo adulto, ou para duas pilhas pequenas, denominado tipo pediátrico, mas que podem ser acoplados indistintamente em lâminas apropriadas para adultos ou crianças.

Na articulação da lâmina com o cabo encontram-se os contatos metálicos, que transmitem a energia elétrica das pilhas para a lâmpada e são o principal motivo dos apagões perintubação.

As lâminas podem ser do tipo reto (Miller) ou curvo (Macintosh) e são divididas em três estruturas: espátula, flange e ponta. A espátula tem a função de posicionar a mandíbula e os tecidos moles, criando um canal de visualização para a intubação. A flange é a borda que se projeta

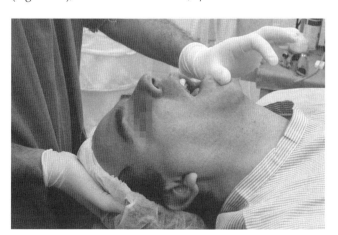

Figura 5.2 ■ Posicionamento da cabeça com hiperextensão do pescoço (ver encarte colorido).

na lateral da espátula com a função de desviar a língua lateralmente para a esquerda, facilitando a visualização da abertura glótica. A ponta sofre ligeira angulação, que tem por função elevar a epiglote, promovendo a visualização da abertura glótica e da laringe.

A lâmpada, na maioria dos instrumentos, está localizada na extremidade distal da lâmina, enquanto nos laringoscópios modernos a lâmpada encontra-se no cabo, transmitindo a luz via fibra óptica até a extremidade distal da lâmina, o que evita os defeitos decorrentes de mau contato.

Tubo endotraqueal

O tubo endotraqueal moderno é transparente. Confeccionado em material plástico, é não alergênico e atóxico, dispondo de fita lateral que facilita sua identificação radiológica. O tubo também apresenta um balonete de baixa pressão e é moldável à via aérea, esterilizável, descartável e de baixo custo.

Os tubos trazem inscrições que indicam seu uso (oral, nasal, nasal/oral), uma escala em centímetros crescente a partir de sua ponta e indicações de seu diâmetro. As escalas têm diâmetro interno (DI), diâmetro externo (DE) ou, ainda, a escala francesa, que utiliza o diâmetro externo em milímetros multiplicado por 3, variando de 12 a 44. A extremidade distal do tubo traqueal é biselada à razão de 45 graus para o tubo oral e 30 graus para o nasal. Os raios de curvatura variam de 14cm para o oral a 20cm para o nasal.

MÉTODOS DE INTUBAÇÃO

Em situações de emergência dá-se preferência à intubação orotraqueal. Algumas vezes pode-se optar pela nasotraqueal, em especial nos pacientes neonatais e naqueles com grave alteração da articulação temporomandibular.

Intubação orotraqueal

A boca constitui-se em ampla via de acesso à orofaringe e à laringe, para fins de intubação traqueal. No entanto, três fatores anatômicos dificultam essa prática: os dentes, a língua e a articulação temporomandibular. O acúmulo de secreções e a ocorrência de vômitos podem causar dificuldades adicionais.

O tubo deverá ultrapassar a laringe, constituída por uma estrutura tubular composta por nove cartilagens, sendo três únicas (tireoide, cricoide e epiglote) e três pares (aritenoides, corniculadas e cuneiformes). A laringe inicia-se na cartilagem epiglótica e termina na cricoide. Contém, ainda, um complexo conjunto de músculos e ligamentos, que mantêm essas estruturas unidas e articuladas, possibilitando a fonação e o funcionamento valvular sincronizado com a deglutição. As pregas vocais, inseridas nas cartilagens aritenoides, devem ser motivo de atenção nas intubações, em especial nas situações de emergência.

Segurando o cabo do laringoscópio com a mão esquerda, introduz-se a lâmina na cavidade oral por sua borda direita. Após a visualização da fossa amigdaliana direita, com o apoio da flange, deslocam-se para a esquerda a língua e os tecidos frouxos, criando um amplo canal de visão, que vai da linha média à borda esquerda. Esse canal é facilitado pela flexão dorsal da cabeça com ligeiro desvio para a esquerda, se não houver contraindicações. Prossegue-se a exposição avançando suavemente a lâmina até a visualização da epiglote.

A lâmina curva deve avançar pela face faríngea da epiglote, apoiando sua ponta na valécula, que consiste no recesso formado pela base da língua e a face articular da epiglote.

Uma vez visualizados a abertura glótica e o interior da laringe, deve-se introduzir o tubo pela borda lateral direita da boca, mantendo a visão completa do processo, utilizando o ponto central e próximo à lâmina do laringoscópio. Avança-se o tubo orotraqueal até que o balonete ultrapasse as cordas vocais, o que é facilitado pelo anel preto fixado nessa extremidade do tubo.

Roteiro para intubação orotraqueal na emergência

1. Ligar o oxigênio e conectar ao ambu com máscara.
2. Ligar o aspirador de secreções.
3. Caso não esteja em parada cardiorrespiratória, monitorar a saturação de oxigênio.
4. Escolher e testar o tubo. Esvaziar o balonete completamente após a checagem.
5. Escolher a lâmina e testar a lâmpada do laringoscópio.
6. Avaliar a necessidade de sedação.
7. Posicionar a cabeça com a mão direita (Figura 5.3).
8. Introduzir o laringoscópio com a mão esquerda.
9. Expor a epiglote (Figura 5.4).
10. Posicionar a cabeça e o laringoscópio de modo a ter ampla visão da abertura glótica (Figura 5.5).

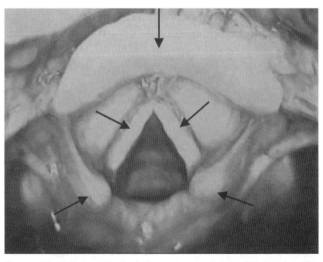

Figura 5.3 ■ Exposição da laringe, mostrando epiglote (*seta preta*), pregas vocais (*setas azuis*) e aritenoides (*setas vermelhas*). As fotos foram obtidas a partir de um modelo dos autores (ver encarte colorido).

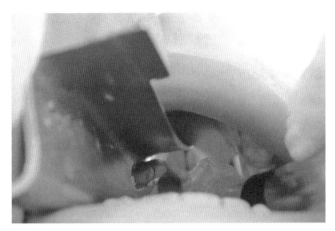

Figura 5.4 ■ Posicionamento do laringoscópio, mostrando ampla visão da laringe e introdução do tubo pelo canto direito da boca, mantendo a visão direta da glote (ver encarte colorido).

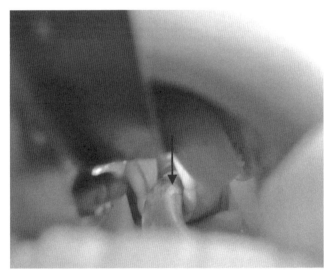

Figura 5.5 ■ Introdução do tubo endotraqueal até a marca que indica o posicionamento adequado do balonete (*seta preta*) (ver encarte colorido).

11. Pegar o tubo com delicadeza, usando o polegar e o indicador da mão direita, à altura do rabicho do balonete.
12. Posicionar o tubo no canto direito da boca, mantendo a visão direta da abertura glótica (Figura 5.5).
13. Introduzir o tubo até a abertura glótica e, sob visão direta, acompanhar sua entrada na laringe.
14. Introduzir até que o anel preto entre na laringe, certificando-se de que o balonete foi posicionado abaixo da corda vocal, mas sem intubar seletivamente o brônquio (Figura 5.6).
15. Verificar a posição no ângulo da boca (em geral, em torno de 22cm para o adulto).
16. Encher o balonete, evitando alta pressão (o correto é encher até a pressão de 15 a 20cmH$_2$O; na prática, em situações de urgências, até que cesse o vazamento de ar).
17. Iniciar a ventilação com ambu. Caso haja dúvidas sobre a visualização de todas as etapas anteriores, auscultar.

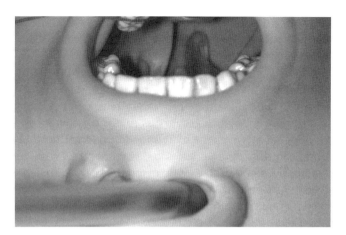

Figura 5.6 ■ Intubação nasotraqueal (ver encarte colorido).

18. Se não for possível a intubação em 30 segundos, interromper o ato e ventilar com ambu e máscara (certificando-se de que está sendo alimentado por oxigênio).
19. Enquanto ventila, checar mentalmente todas as etapas do procedimento e montar um novo plano de abordagem.
20. Aspirar as secreções, se necessário (lembrando-se de que isso será decidido com base na observação da tentativa anterior).
21. O sucesso da nova abordagem dependerá de muitos fatores, menos de sorte.

Intubação nasotraqueal

Realiza-se a intubação nasotraqueal por meio de três técnicas: às cegas, por laringoscopia direta ou por fibrobroncoscopia. Por ser técnica mais elaborada e exigir maior treinamento, não deve ser a escolha em situações de emergência.

A intubação traqueal realizada pela via nasal apresenta as vantagens de melhores fixação e tolerância e as desvantagens de maior espaço morto e utilização de tubos mais finos, que resultam em maior resistência à ventilação e em dificuldades para eliminar e aspirar secreções. Relaciona-se com maior incidência de sinusopatias, em função da obstrução da drenagem dos seios paranasais, e com maior risco de falso trajeto, perfurações de septo, luxação de conchas nasais, lesão de adenoide e epistaxes.

A passagem de tubo nasotraqueal deve ser precedida de preparo do trajeto com uso de anestésico tópico, vasoconstritores e lubrificação.

Os tubos nasotraqueais apresentam bisel menos cortante. Deve-se justapor o bisel ao septo nasal, evitando-se as lesões de cornetos, que se encontram na parede lateral das narinas.

Uma possível complicação se deve ao fato de o tubo poder levar em seu lúmen parte ou todo o corneto e/ou a adenoide ipsilateral, causando obstrução de sua luz ou da via aérea. A insuflação rápida de ar pelo tubo com utilização de ambu pode minimizar esse problema, logo após a passagem do bisel pelas coanas, à altura da orofaringe.

A técnica às cegas é realizada inicialmente com a cabeça na posição neutra, variando-a com ligeiros deslocamentos para frente e para trás. Há necessidade de corrigir o posicionamento da ponta do tubo, que tende para a parede contralateral da faringe. Isso é obtido mediante a abdução contralateral da cabeça em relação à narina de introdução do tubo. A escuta dos ruídos e assovios expiratórios, observáveis na extremidade proximal do tubo, pode contribuir para o sucesso da manobra. Deve-se introduzir o tubo durante a fase inspiratória, quando a glote encontra-se mais aberta e mais bem posicionada, embora na fase expiratória os reflexos laríngeos sejam menos intensos.

A intubação nasotraqueal às cegas pode ser realizada em pacientes não cooperativos, com rigidez da articulação temporomandibular, e nas situações em que o laringoscópio não está disponível. As dificuldades decorrem do posicionamento incorreto da ponta do tubo, que pode dirigir-se às valéculas, à comissura anterior, aos seios piriformes ou ao esôfago.

Com uso de laringoscópio, após a exposição da abertura glótica e a passagem do tubo através da cavidade nasal, é necessário o uso de uma pinça do tipo Magill, com a mão direita, para direcionar o tubo.

COMPLICAÇÕES

Diversas complicações estão relacionadas com o processo de intubação-extubação, variando quanto à gravidade e a seu surgimento. Ocorrem durante a intubação, no período intubado e durante a extubação. Recomendam-se a melhor abordagem técnica possível, a utilização de materiais apropriados e os melhores cuidados de manutenção do tubo traqueal, pois se está sempre sujeito às complicações decorrentes das condições do paciente e do processo patológico que o acomete.

Lembrete: "o laringoscópio, o desfibrilador e seus assemelhados foram inventados por Satanás, antes de ser expulso do céu, em sua fase de anjo bom. Por isso, talvez, sempre dão defeitos quando mais se precisa deles." (Jocase, 1981).

Bibliografia

Practice Guidelines for Management of The Dificulty Airway, 2002.

CAPÍTULO 6

Ventilação Mecânica Não Invasiva com Pressão Positiva/Ventilação Mecânica

Marco Antônio Soares Reis

PARTE A ■ Ventilação Mecânica Não Invasiva com Pressão Positiva

INTRODUÇÃO

Ventilação mecânica não invasiva com pressão positiva (VNIPP ou VNI) é definida como uma forma de suporte ventilatório aplicada sem o uso de tubo endotraqueal. O uso da VNI no tratamento da insuficiência respiratória aguda e crônica constitui uma das maiores evoluções do suporte ventilatório nas últimas décadas. Estudos publicados desde a década de 1990 têm avaliado a eficácia dessa técnica, principalmente na exacerbação aguda da doença pulmonar obstrutiva crônica (DPOC) e no edema pulmonar cardiogênico. Estudos multicêntricos observaram aumento no uso da VNI de 4,4% para 11% de 1998 até 2004, naqueles pacientes admitidos com quadro de insuficiência respiratória aguda em diversas unidades de terapia intensiva (UTI) do mundo.

A VNI pode ser aplicada por meio de diversos modos ventilatórios, incluindo pressão positiva contínua nas vias aéreas (CPAP), com ou sem pressão de suporte inspiratório (PSV), modos assistido-controlados a volume ou pressão, ventilação assistida proporcional (PAV) e associada a adjuntos terapêuticos, como a mistura de hélio com oxigênio (heliox).

Os principais benefícios da VNI ocorrem, principalmente, ao se evitar a intubação endotraqueal, diminuindo assim a incidência de complicações associadas à ventilação mecânica invasiva, como as lesões laringotraqueais e a pneumonia. Desse modo, a VNI pode reduzir a morbidade e a mortalidade hospitalar, diminuir a necessidade de se-

dação, facilitar o desmame, diminuir o tempo de hospitalização e reduzir os custos, além de melhorar o conforto e a tolerância do paciente submetido ao suporte ventilatório.

INDICAÇÕES

Suporte ventilatório não invasivo tem sido indicado, principalmente, na insuficiência respiratória aguda hipercápnica e em algumas situações específicas de insuficiência respiratória hipoxêmica. Existem fortes evidências na literatura para o uso da VNI na exacerbação da DPOC, no edema agudo de pulmão cardiogênico, na pneumonia em imunossuprimidos e como auxiliar para o desmame da ventilação mecânica invasiva em pacientes com DPOC hipercápnica. Ainda são fracas as evidências dos benefícios obtidos com a aplicação da VNI em casos de pneumonia comunitária, traumatismo torácico, síndrome da angústia respiratória aguda (SARA) e crise asmática. Além disso, há evidências de risco no uso da VNI para se evitar a reintubação na falência respiratória que se desenvolve após a extubação (Tabela 6.1).

Durante episódios de descompensação da DPOC e da asma, os objetivos da VNI são repousar a musculatura respiratória e aumentar a ventilação alveolar, reduzindo o CO_2 e estabilizando, assim, o pH arterial, até que o broncoespasmo e a fadiga muscular possam ser revertidos.

Durante episódios de hipoxemia, o objetivo é garantir uma PaO_2 adequada até que a doença de base seja solucionada.

No edema agudo de pulmão cardiogênico, os objetivos da VNI são melhorar a oxigenação, reduzir o trabalho respiratório e aumentar o débito cardíaco.

Quando a VNI é aplicada na insuficiência respiratória crônica, como nas doenças neuromusculares e deformidades da parede torácica, seu uso deve ser contínuo e geralmente noturno, de modo a proporcionar uma oxigenação

Tabela 6.1 ■ Indicações de VNI na insuficiência respiratória aguda

Tipo de evidência	Causas de insuficiência respiratória
Forte	Exacerbação da DPOC Edema agudo de pulmão cardiogênico Pneumonia em imunossuprimidos Desmame no paciente com DPOC
Intermediária	Crise asmática grave Exacerbação da fibrose cística Pós-operatório de cirurgia torácica, cardíaca e abdome superior Não candidatos à intubação traqueal
Fraca	SARA Trauma torácico Pneumonia comunitária grave Evitar a reintubação na falência respiratória pós-extubação*

*VNI deve ser evitada e pode aumentar a mortalidade nessa situação.

Tabela 6.2 ■ Contraindicações para VNI

Parada cardíaca ou respiratória
Instabilidade hemodinâmica
Encefalopatia grave (escala de Glasgow <10)
Hemorragia digestiva alta grave
Obstrução de vias aéreas superiores
Inabilidade em proteger a via aérea (tosse ineficaz, disfagia, risco de aspiração)
Volume de secreções abundante
Paciente não cooperativo e agitado
Isquemia cardíaca ou arritmia descontrolada
Pós-operatório recente de cirurgia gastrointestinal superior (esôfago e gástrica)
Trauma facial, queimadura de face ou impedimentos na aplicação da máscara

adequada e/ou eliminar o CO_2, mediante a reversão de atelectasias e repouso da musculatura respiratória.

Na apneia obstrutiva do sono e nas síndromes de hipoventilação noturna, a VNI é utilizada intermitentemente para abrir e manter aberta a via aérea superior, principalmente durante a fase inspiratória, aumentando o volume pulmonar e a ventilação alveolar e garantindo oxigenação e eliminação de CO_2 adequadas.

CONTRAINDICAÇÕES À VNI

A VNI não está indicada indiscriminadamente em pacientes com insuficiência respiratória. Deve-se ter cuidado porque pode ser deletéria (Tabela 6.2). Paciente agitado e pouco colaborativo apresenta contraindicação relativa, pois pode ser levemente sedado, idealmente com haloperidol ou baixas doses de morfina ou remifentanila, para que possa tolerar o procedimento.

ASPECTOS TÉCNICOS DA APLICAÇÃO DA VNI

Seleção do local

A VNI pode ser iniciada no pronto-atendimento, na unidade de tratamento intensivo ou mesmo na enfermaria. Após o início, no entanto, a transferência para um local que ofereça condições de monitoração contínua é recomendada até que o paciente estabilize.

Equipe multiprofissional treinada

Como toda técnica terapêutica, a VNI também necessita de uma "curva de aprendizado" da equipe multiprofissional envolvida, incluindo fisioterapeutas, enfermeiros e médicos. Um estudo retrospectivo de coorte em 26 UTI na França observou que a implementação de um treinamento em VNI melhorou a sobrevida e reduziu as infecções nosocomiais em pacientes críticos com exacerbação aguda de DPOC e edema pulmonar cardiogênico.

Seleção do ventilador

Ventilação não invasiva com pressão positiva pode ser administrada por ventiladores microprocessados próprios das UTI ou por ventiladores portáteis limitados a volume ou pressão (Figura 6.1).

As vantagens dos ventiladores microprocessados de UTI são os sistemas de alarme e monitoração mais sofisticados, além da capacidade de gerar uma pressão inspiratória maior e uma fração inspirada de oxigênio (FiO_2) mais confiável que os aparelhos de ventilação portáteis. Dentre as desvantagens, apresentam custo alto e maior incidência de vazamentos ao redor das máscaras (Tabela 6.3).

Os aparelhos portáteis (*bilevel* ou BiPAP) têm sido desenhados especificamente para VNI e contêm recursos que

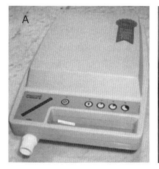
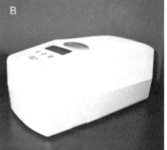
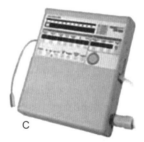
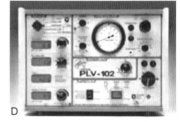

Figura 6.1 ■ Exemplos de aparelhos portáteis de ventilação mecânica com pressão positiva. **A.** Ventilador bifásico limitado a pressão (VPAPII, Sullivan). **B.** Ventilador limitado a pressão bifásico (BiPAP Sincrony, Respironics). **C.** Ventilador portátil microprocessado limitado a volume e pressão (LTV 1000, Pulmonetics Systems). **D.** Ventilador portátil microprocessado limitado a volume (Lifecare, PLV 102) (ver encarte colorido).

Capítulo 6 ■ Ventilação Mecânica Não Invasiva com Pressão Positiva/Ventilação Mecânica

Tabela 6.3 ■ Vantagens e desvantagens dos ventiladores para VNI

Tipo de ventilador	Vantagens	Desvantagens
Ventilador de UTI	Controle preciso da FiO_2 Diversos modos ventilatórios Padrões de fluxo variados Atende à demanda do paciente Extensa monitoração	Tamanho grande Custo elevado Sem bateria interna
Portáteis a volume	Diversos modos a volume Têm bateria interna Portáteis Possuem alarmes	FiO_2 baixa e insegura Não atende à demanda do paciente Sem modo pressórico*
Portáteis a pressão	Diversos modos a pressão Portáteis Atendem muito bem à demanda do paciente	FiO_2 baixa e insegura Sem modo a volume* Sem alarmes* Sem bateria interna*

*A maioria não apresenta tais dispositivos.

ajudam a compensar vazamentos, possibilitando maiores interação e conforto ao paciente por meio de mecanismos ajustáveis de ciclagem e disparo. Uma das principais desvantagens dos ventiladores portáteis é a utilização de um circuito único para inspiração e exalação, o que pode contribuir para a reinalação de CO_2. Um orifício localizado na porção distal desse circuito é obrigatório para minimizar a reinalação de CO_2 durante a inspiração. Esse orifício faz com que haja um vazamento contínuo de ar pelo circuito, eliminando o CO_2 exalado pelo paciente durante a expiração.

Seleção do modo ventilatório

Diversos modos ventilatórios têm sido utilizados durante a VNI, incluindo pressão positiva contínua nas vias aéreas (CPAP), VNI em modo espontâneo com dois níveis de pressão, mais conhecido como BiPAP ou VNI bifásica (suporte inspiratório através de IPAP/PSV e com suporte expiratório através de EPAP/PEEP), e sistemas ciclados a volume e a pressão em modos assistido-controlados.

Modos ventilatórios limitados a pressão parecem ser mais bem aceitos pelos pacientes que se submetem à VNI. Além disso, a maioria dos estudos com VNI tem utilizado modos limitados a pressão. VNI com suporte a volume pode ser utilizada com segurança em pacientes com mudanças na impedância respiratória, porém, como não há limites na pressão atingida na máscara, podem ocorrer maior suscetibilidade de vazamento aéreo, distensão gástrica, úlcera de pressão e necrose de pele na ponte do nariz.

Um estudo epidemiológico de pacientes submetidos à VNI observou que pressão de suporte isolada ou associada à PEEP foi utilizada em 67% dos casos e à CPAP em 18% deles.

VNI em dois níveis de pressão ou bifásica, ou BiPAP, é o modo ventilatório mais utilizado. Os aparelhos portáteis de VNI contêm um gerador de fluxo capaz de fornecer pressão de suporte, variando a pressão inspiratória e a expiratória (IPAP e EPAP). O fluxo aéreo e a pressão gerados por esses aparelhos são transmitidos através do circuito do ventilador para uma máscara acoplada à face ou ao nariz do paciente.

O benefício do fornecimento de uma ajuda inspiratória, através da IPAP/PSV, é proporcionar aumento da ventilação alveolar, repousando a musculatura respiratória, reduzindo o trabalho inspiratório e evitando ou melhorando a fadiga muscular. Em pacientes tratados com sucesso, a frequência respiratória diminui e o volume corrente aumenta, usualmente na primeira hora de aplicação, com consequente melhora nas trocas gasosas.

A aplicação de EPAP/PEEP objetiva melhorar a oxigenação nas doenças hipoxêmicas (edema agudo de pulmão, pneumonia, atelectasias) ou contrabalançar o esforço inspiratório imposto pela auto-PEEP nas doenças obstrutivas (asma e DPOC).

Embora não seja um modo ventilatório verdadeiro, pois não assiste ativamente a inspiração, a CPAP é largamente recomendada como modo de escolha no edema pulmonar cardiogênico.

Interfaces

Interfaces são dispositivos que conectam o circuito do ventilador à face do paciente, facilitando a entrada do ar pressurizado dentro da via aérea superior (Figura 6.2). As interfaces mais utilizadas são as máscaras nasais, oronasais ou faciais, as peças bucais, as prongas nasais e o capacete (*helmet*).

As interfaces podem ser confeccionadas em polivinil, silicone e gel.

A maioria dos estudos não mostra a superioridade de uma interface sobre a outra (Tabela 6.4). As máscaras faciais são mais utilizadas para insuficiência respiratória aguda (70% dos casos), seguidas pelas máscaras nasais (25%) e pelas prongas nasais (5%).

Máscara nasal

A máscara nasal padrão tem formato triangular ou de cone e tamanhos variados: pequeno, médio e grande. Máscaras nasais adicionam menor espaço morto, levam a menos claustrofobia e permitem a expectoração e a alimentação por via oral. O paciente pode conversar e pode descontinuar a ventilação voluntariamente ao abrir a boca.

As máscaras nasais exercem pressão sobre a pele da ponte nasal, podendo causar irritação local, ulceração e necrose (Figura 6.3). O vazamento aéreo pela boca é uma importante complicação com a máscara nasal, principalmente em portadores de doenças neuromusculares. A presença de obstrução nasal dificulta muito a adaptação e a eficácia da VNI aplicada por máscara nasal. Estudos preliminares sugerem que a ventilação nasal é ineficaz quando a resistência nasal excede 5cmH_2O/L/s (Tabela 6.4).

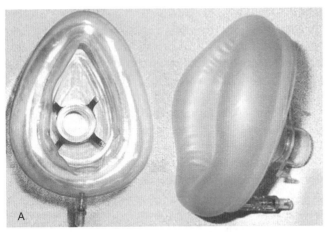
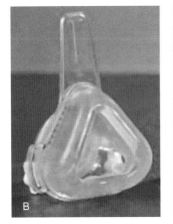
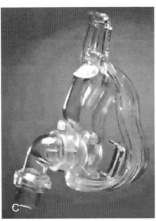
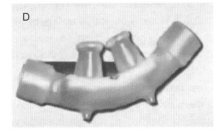
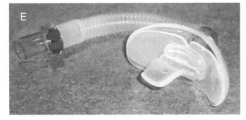
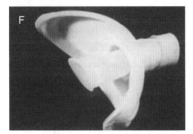

Figura 6.2 ■ Tipos de interfaces usadas para VNI. **A.** Máscara facial com coxim de ar, inflável e flexível. **B.** Máscara nasal de gel. **C.** Máscara facial ou oronasal de silicone. **D.** Pronga nasal. **E** e **F.** Peças bucais com selador labial (ver encarte colorido).

Tabela 6.4 ■ Vantagens e desvantagens das interfaces usadas para VNI

Tipo de interface	Vantagens	Desvantagens
Máscara facial ou oronasal	Ventilação melhor Vazamento menor	Claustrofobia Tamanho difícil Dificulta fala e expectoração Distensão gástrica Risco maior de vômitos Pressão na ponte nasal
Máscara nasal	Permite a fala Permite expectorar Vômito mais tolerável Tamanho fácil	Vazamento pela boca Pressão na ponte nasal Ventila pior que a facial
Peça bucal	Fácil de usar Sem pressão nasal	Vazamento nasal Aumenta salivação Problemas ortodônticos
Pronga nasal	Sem pressão nasal Sem claustrofobia	Difícil de fixar Vazamento pela boca Tamanho difícil
Capacete ou *helmet*	Sem pressão nasal Vazamento menor Confortável Permite tossir e falar	Claustrofobia Umidificação difícil Ruído elevado Reinalação maior de CO_2

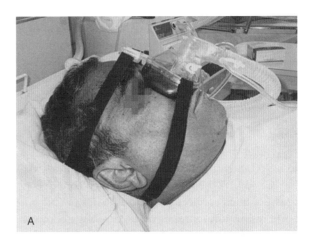
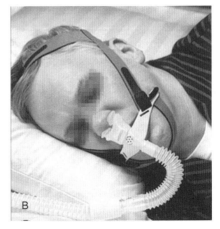

Figura 6.3 ■ **A.** Paciente com exacerbação de DPOC utilizando VNI através de máscara nasal de gel. **B.** Paciente com pronga nasal posicionada dentro nas narinas (ver encarte colorido).

Máscara oronasal ou facial

Máscara oronasal ou facial é capaz de cobrir o nariz e a boca, proporcionando menor escape aéreo. Assim, exige menor colaboração do paciente e possibilita a respiração bucal. A máscara deve ser leve, macia e com ajuste de vedação maleável, para reduzir traumas e vazamentos. Máscaras com a cúpula transparente são preferidas por possibilitarem a visualização das secreções na cavidade oral. O sistema de vedação pode ser com contorno almofadado, "coxim" de bolsa de ar, "coxim" de espuma ou mesmo de gel. A máscara deve ser fixada por meio de tiras ou alças elásticas presas na cabeça.

O volume do espaço morto de uma máscara facial é de 250mL e o de uma nasal, 105mL, porém o volume do espaço morto da máscara e da orofaringe não parece afetar a ventilação.

A máscara facial interfere com a fala, a alimentação e a expectoração, podendo ainda levar a maior risco de reações de claustrofobia. Além disso, os riscos de aspiração pulmonar e de reinalação de CO_2 são maiores (Tabela 6.4).

As máscaras faciais são as preferidas na insuficiência respiratória aguda exatamente por apresentarem menor vazamento em relação à máscara nasal.

Máscara facial total

A máscara facial total é mais confortável e proporciona melhor adaptação à face do paciente, evitando lesões sobre a ponte nasal. Além disso, tem a vantagem de diminuir o vazamento e possibilitar o uso de maiores pressões inspiratórias, promovendo maior ventilação por minuto e melhor troca gasosa (Figura 6.4).

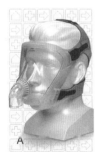
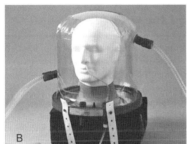
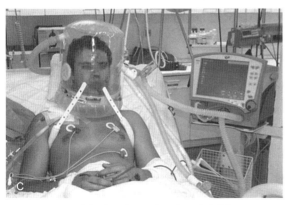

Figura 6.4 ■ **A.** Modelo de máscara facial total (*full face* Respironics). **B.** Modelo de *helmet*. **C.** Paciente em uso de VNI pelo *helmet* (ver encarte colorido).

Capacete ou helmet

O capacete tem a vantagem de eliminar o contato da interface com a face do paciente, evitando assim a complicação mais frequente da VNI, que é a lesão de pele. O grande espaço morto do capacete e sua parede muito complacente levam, respectivamente, à maior reinalação de CO_2 e à necessidade de uso de maiores valores de pressão inspiratória para garantir a correção das trocas gasosas (Figura 6.4). O ruído interno do capacete pode ser um importante fator limitante para seu uso (Tabela 6.4).

Peça bucal

Peças bucais são adaptadas na boca presas por seladores labiais. São simples e de fácil adaptação, confeccionadas em acrílico ou silicone. Podem ser úteis naqueles pacientes que apresentam complicações com o uso das máscaras, como claustrofobia ou lesões na ponte nasal.

O vazamento aéreo nasal é uma possível complicação com o uso das peças bucais, mas pode ser controlado com aumento no volume corrente ou oclusão das narinas, por meio de clipe nasal (Tabela 6.4).

Pronga nasal

Um tipo alternativo de interface é a pronga nasal, que consiste em uma peça de borracha macia ou de silicone inserida diretamente nas narinas, de maneira hermética. Como a pronga nasal não exerce pressão sobre a pele da ponte nasal, tem sido muito útil quando ocorre lesão nesse local (Figura 6.3). Os portadores de claustrofobia também podem se beneficiar dessa interface (Tabela 6.4).

ADJUNTOS DA VNI

FiO_2

Nos aparelhos microprocessados de UTI, misturadores de oxigênio (*blender*) são utilizados para proporcionar a FiO_2 desejada de maneira precisa.

Nos aparelhos portáteis, a suplementação com oxigênio pode ser feita diretamente através de uma mangueira conectada a um adaptador direto na máscara ou a um conector em forma de T no circuito do ventilador. O fluxômetro deve ser ajustado para manter uma SpO_2 ≥92%. O local ideal de entrada do oxigênio está situado na parte terminal do circuito, próximo à abertura de exalação, justamente antes da máscara.

Aumentos na pressão inspiratória (IPAP) podem levar à queda na FiO_2, e quando se utiliza IPAP >12cmH_2O, o fluxo de oxigênio deve ficar >4L/min. É impossível prever a FiO_2 alcançada através dessa técnica. Raramente se consegue atingir uma FiO_2 >0,4 utilizando esses aparelhos portáteis. Paradoxalmente, se forem utilizados níveis de IPAP muito baixos, <8cmH_2O, sem suplementação de oxigênio, a FiO_2 na máscara do paciente pode ficar <0,21.

Umidificação

Durante a VNI, a via aérea superior é preservada e os mecanismos fisiológicos de umidificação e aquecimento do ar inalado encontram-se intactos.

Quando se utilizam os ventiladores microprocessados de UTI, a umidificação é geralmente recomendada, porém com os ventiladores portáteis a volume ou pressão o ar ambiente é comprimido e liberado para o paciente sem que haja a obrigatoriedade da umidificação.

Se o paciente manifestar ressecamento nasal, epistaxe ou obstrução nasal, ou se a umidade relativa do ar estiver muito baixa e a temperatura ambiente muito fria, recomenda-se o uso de um umidificador padrão para que se possa manter menor resistência nasal.

O uso de dispositivos descartáveis de troca de umidade e calor (HME) é controverso durante a VNI. Habitualmente, os HME aumentam o esforço inspiratório necessário para sensibilizar o disparo do ventilador, podendo levar ao assincronismo e ao maior trabalho respiratório. Assim, o ideal é evitar o uso dos HME durante a VNI.

Dispositivos de exalação

Os ventiladores portáteis utilizam um circuito único para a inspiração e a expiração. Para que a exalação ocorra, um dispositivo adaptado entre a máscara e o circuito permite eliminar o gás expirado para a atmosfera.

Os dispositivos de exalação padrão utilizados, como válvula de Whisper-Swivel (Respironics®), válvula de platô ou orifícios no circuito ou na máscara, apresentam resistência fixa, que resulta em variações na taxa de escape aéreo, dependendo da pressão atingida através deles. Assim, a taxa de escape aéreo pode variar de 6 a 30L/min, correspondendo à pressão inspiratória de 0 a 20cmH$_2$O. Idealmente, toda exalação deve ocorrer pelo dispositivo exalatório.

PROGRAMAÇÃO

Adaptação e conforto

O trabalho da equipe mutidisciplinar é fundamental para orientar, motivar e tranquilizar o paciente, explicando cada etapa do processo de adaptação à VNI. Os primeiros 30 minutos de adaptação à VNI demandam acompanhamento mais intensivo, porém, após os 60 minutos iniciais, a maioria dos pacientes não necessita observação tão rigorosa à beira do leito.

Objetivando uma melhor interação do paciente com a VNI, a primeira aplicação da máscara nasal ou facial deve ser manual, de modo a minimizar a sensação de claustrofobia.

Após o primeiro contato com a máscara e a adaptação adequada, a máscara deve ser fixada por meio de tiras elásticas. Um ajuste apertado e desconfortável deve ser evitado, garantindo espaço suficiente para a passagem de dois dedos entre as tiras de fixação da máscara

na cabeça. Máscaras com "coxim" aéreo se adaptam bem aos contornos faciais e não necessitam de tiras apertadas. Em pacientes desdentados ou com barba é mais difícil a adaptação da máscara. Um pequeno grau de vazamento é aceitável, desde que o volume corrente expirado seja adequado (≥7mL/kg).

A proteção da pele da ponte nasal deve sempre ser realizada antes do início da VNI por máscara nasal ou facial, por meio de curativos hidrocoloides (Reston®, Duoderm®, Microfoam®) para evitar escaras e ferimentos nessa região.

Não é necessária a instalação de sonda nasogástrica de rotina, pois aerofagia e distensão gástrica são raras em casos de pressão aplicada ≤25cmH$_2$O, uma vez que a pressão de abertura do esôfago encontra-se acima desse nível, o que impede a passagem de ar para o estômago e sua distensão.

Parâmetros

A programação deve ser ajustada de modo a proporcionar a menor pressão ou volume inspiratório necessário para oferecer conforto ao paciente (redução na frequência respiratória e repouso muscular respiratório) e melhora nas trocas gasosas (Tabela 6.5).

O ideal é iniciar com PSV/IPAP = 8cmH$_2$O e EPAP/PEEP = 0cmH$_2$O e segurar a máscara gentilmente na face do paciente, até que ele se sinta confortável e em total sincronia com o ventilador. Em seguida, deve-se titular a FiO$_2$ para atingir SpO$_2$ ≥92%. Na sequência, deve-se aumentar a PSV/IPAP gradualmente, até um máximo de 15

Tabela 6.5 ■ Como iniciar e ajustar a VNI

Posicionar o paciente no leito ou cadeira com cabeceira elevada a 45 graus

Monitoração adequada: oximetria de pulso, sinais vitais e impedância respiratória

Selecionar um ventilador

Escolher o tipo e o tamanho da máscara

Aplicar um curativo hidrocoloide protetor na ponte do nariz

Segurar a máscara gentilmente na face do paciente até que ele se sinta confortável

Conectar a máscara ao circuito do ventilador e ligá-lo

Iniciar no modo espontâneo com PEEP/EPAP = 0cmH$_2$O e PSV/IPAP = 8 a 10cmH$_2$O

Titular a FiO$_2$ para atingir SpO$_2$ >92%

Aumentar gradualmente a PSV/IPAP para 10 a 25cmH$_2$O, objetivando atingir volume corrente expirado ≥7mL/kg, FR <25ipm, aliviar a dispneia, reduzir o uso da musculatura acessória e melhorar a sensação de conforto do paciente

Aumentar a PEEP/EPAP para 3 a 5cmH$_2$O

Após o paciente ficar em total sincronia com o ventilador, fixar a máscara

Evitar apertar muito as tiras de fixação (passar dois dedos sob as tiras)

Verificar vazamento aéreo e reajustar as tiras se necessário

Adicionar umidificação quando indicado

Considerar sedação leve em pacientes muito agitados (haloperidol ou remifentanila)

Encorajar e acompanhar ajustes quando necessário

Capítulo 6 ■ Ventilação Mecânica Não Invasiva com Pressão Positiva/Ventilação Mecânica

a 25cmH$_2$O, objetivando atingir volume corrente expirado ≥7mL/kg, frequência respiratória <25ipm e adequada sensação de conforto do paciente.

Se após essas medidas o paciente permanecer assincrônico, ou com esforço respiratório aumentado, deve ser avaliada a aplicação de EPAP/PEEP, objetivando melhorar a oxigenação em caso de doenças hipoxêmicas (edema agudo de pulmão, pneumonia), ou contrabalançar a auto-PEEP nas doenças obstrutivas (asma e DPOC). Inicia-se com um nível de 2 a 3cmH$_2$O e aumenta-se gradualmente, titulando o valor ideal aplicado entre 3 e 10cmH$_2$O, com base na sensação de conforto do paciente e na melhora dos sinais de esforço respiratório.

Um cuidado essencial para a garantia de boa ventilação alveolar quando se utiliza BiPAP consiste em manter um gradiente >6cmH$_2$O entre IPAP e EPAP.

A máscara deve ser fixada somente após plena sincronia do paciente com o ventilador.

É importante ressaltar que, em portadores de doenças obstrutivas, uma PSV/IPAP excessiva pode causar hiperinsuflação pulmonar, resultando na ativação da musculatura expiratória durante a inspiração, com consequente assincronismo entre o paciente e o ventilador.

Quando se utiliza o modo assistido-controlado, pode ser programada uma frequência respiratória de acordo com a necessidade metabólica e ventilatória do paciente. Ao se utilizar a ventilação a volume, deve-se iniciar com volume corrente de 8mL/kg, com fluxo inspiratório de 40 a 60L/min e um tempo inspiratório entre 0,8 e 1,2 segundo.

Quando CPAP for utilizada para apneia obstrutiva do sono ou na síndrome de hipoventilação-obesidade, pode-se titular o nível de pressão necessária para manter aberta a via aérea superior com a equação de Hoffstein:

$$CPAPmin = -5,12 + (0,13 \times IMC) +$$
$$(0,16 \times CN) + (0,04 \times IAH),$$

na qual IMC – índice de massa corpórea; CN = circunferência da nuca em centímetros; IAH = índice de apneia/hipopneia detectado no exame de polissonografia.

MONITORAÇÃO

A monitoração da VNI é fundamental, pois ajuda a determinar se os objetivos iniciais estão sendo atingidos.

Vazamento aéreo e assincronismo com o ventilador devem ser monitorados e corrigidos por treinamento e ajustes nos parâmetros do ventilador (Tabela 6.6). O volume corrente expiratório deve ficar ≥7mL/kg, e é fundamental o acompanhamento com oximetria de pulso contínua.

Um dos mais consistentes sinais de resposta favorável à VNI é a queda na frequência respiratória nas 2 primeiras horas de aplicação. A redução da atividade do músculo esternocleidomastóideo também é um sinal de melhora,

Tabela 6.6 ■ Cuidados com vazamento aéreo durante a VNI

Avaliar se houve redução no volume corrente
Reposicionar a máscara e as tiras de fixação
Reduzir o nível de CPAP até o tolerável
Reduzir o nível de PSV até o tolerável
Tentar uma máscara com coxim aéreo

podendo ser avaliada visualmente ou pelo método palpatório. À medida que o paciente melhora, a respiração paradoxal desaparece e as frequências respiratória e cardíaca costumam reduzir-se.

A gasometria arterial deve ser realizada de 1 a 2 horas após o início da VNI e repetida depois de 4 a 6 horas, devendo-se observar, principalmente, queda na PaCO$_2$ (5 a 10mmHg) e aumento no pH sanguíneo (>0,05). No entanto, a correção da acidose pode ser mais lenta com a VNI, dependendo do modo de ventilação utilizado, do nível de pressão aplicada e da gravidade da doença de base. Desse modo, a monitoração adequada da VNI é imprescindível, pois possibilita a detecção do fracasso do método precocemente, evitando-se demora na intubação endotraqueal e na ventilação mecânica invasiva, quando estas forem necessárias (Tabela 6.7).

Tabela 6.7 ■ Monitoração durante VNI

Dispneia, conforto e estado mental
Frequência respiratória
Frequência cardíaca
Uso de musculatura respiratória acessória (visual e palpatório)
Distensão abdominal
Retenção de secreções
Necrose e escoriações da pele do nariz e da face
Oximetria de pulso contínua
Gasometria arterial dentro de 1 a 2 horas do início

Causas de insucesso

A VNI deve ser instituída precocemente, antes que uma acidose grave se instale. Assim, seu início é uma janela de oportunidade. Os principais fatores associados ao insucesso da VNI observados em vários estudos são:

1. Nível de PaCO$_2$ elevado à admissão (>92mmHg).
2. Presença de pneumonia ou SARA à admissão.
3. Ausência de queda na PaCO$_2$ ou de elevação no pH nas 2 primeiras horas.
4. APACHE II elevado.
5. Vazamento significativo pela máscara.
6. Secreção volumosa nas vias aéreas.

Quando se observam os sinais de insucesso, imediatamente deve ser realizada a intubação endotraqueal e iniciada a ventilação mecânica invasiva (Tabela 6.8).

Tabela 6.8 ■ Fatores associados ao sucesso da VNI

Paciente mais jovem
Escore menor de gravidade (APACHE II)
Paciente cooperativo e com bom estado neurológico
Paciente capaz de coordenar a respiração com o ventilador
Vazamento aéreo menor e dentição intacta
Hipercapnia menos severa (PaCO$_2$ >45mmHg e <92mmHg)
Acidose menos severa (pH arterial <7,35 e >7,10)
Melhora nas trocas gasosas e das frequência cardíaca e respiratória dentro das primeiras 2 horas de VNI

COMPLICAÇÕES

As complicações mais frequentes são menores, provocadas pela máscara e pelo nível de pressão ou fluxo aéreo liberados pelo ventilador (Tabela 6.9).

Dor, eritema e ulceração na ponte do nariz são as complicações mais relatadas. Necrose de pele da ponte nasal pode ocorrer em até 10% dos casos, com cura rápida em 2 a 7 dias.

Obstrução e coriza nasal são, a seguir, as complicações mais observadas, podendo ser aliviadas com o uso de vasoconstritor e corticoide tópico nasal, e se necessário, descongestionantes e anti--histamínicos sistêmicos.

Irritação conjuntival em virtude de vazamento aéreo próximo aos olhos e dores no ouvido e na região sinusal podem melhorar com melhor ajuste da máscara e redução na pressão inspiratória excessiva.

Ressecamento das mucosas nasal e oral pode ser aliviado com o uso de solução salina nasal ou emolientes. O uso de umidificadores aquecidos poderá ser muito útil nessa situação, principalmente se a umidade relativa do ar estiver muito baixa e o clima muito frio.

Tabela 6.9 ■ Complicações da VNI

Relacionadas com a máscara	
Desconforto	30% a 50%
Eritema facial	20% a 34%
Claustrofobia	5% a 10%
Ulceração da ponte nasal	5% a 10%
Rash acneiforme	5% a 10%
Relacionadas com a pressão ou o fluxo	
Obstrução nasal	20% a 50%
Dor no ouvido e sinusal	10% a 30%
Ressecamento oronasal	10% a 20%
Irritação ocular	10% a 20%
Distensão gástrica	5% a 10%
Vazamentos	80% a 100%
Complicações maiores	
Pneumonia de aspiração	<5%
Hipotensão arterial	<5%
Pneumotórax	<5%

Distensão gástrica, presente em menos de 2% dos casos, pode responder ao uso de dimeticona, porém o ideal é a redução da pressão inspiratória para <20cmH$_2$O.

O paciente com agitação psicomotora pode ser sedado com haloperidol ou com pequenas doses de uma solução de morfina ou remifentanila.

Quando a PaCO$_2$ não cai, deve-se reavaliar a presença de reinalação de gás carbônico (CO$_2$) do circuito e utilizar uma válvula exalatória que não permita sua reinalação. Outra medida para prevenir a reinalação de CO$_2$ consiste em adicionar uma PEEP/EPAP de 4 a 6cmH$_2$O para fornecer um *bias flow* adequado, facilitando a eliminação do gás expirado para a atmosfera.

DURAÇÃO DA VNI

Inicialmente, o paciente com insuficiência respiratória aguda deve usar a VNI por mais tempo, com aumento progressivo dos períodos fora do aparelho após a melhora da doença subjacente.

Na maioria dos estudos, a VNI foi aplicada continuamente. Após um período de estabilização inicial de 4 a 6 horas, pode-se remover a máscara e permitir um descanso de 5 a 15 minutos para o paciente poder conversar, expectorar e beber pequeno volume de líquido. A duração total pode variar de 4 a 20 horas por dia até cerca de 1 a 21 dias.

Pacientes com edema pulmonar cardiogênico necessitam, em média, de 6 a 7 horas de VNI, enquanto os pacientes com DPOC precisam de um período ≥2 dias.

Assim, a duração total da assistência ventilatória dependerá da rapidez da resolução da insuficiência respiratória.

Estudo recente sugeriu que, em caso de frequência respiratória <24 respirações/minuto, frequência cardíaca <110 batimentos/minuto, pH arterial >7,35 e SpO2 >90% com fluxo de oxigênio <4L/min, e quando nenhum desconforto respiratório recorrer durante intervalos cada vez mais longos fora do ventilador, a assistência ventilatória poderá ser descontinuada. Recomenda-se iniciar o desmame da VNI durante o dia e, após boa tolerância, retirar a ventilação noturna.

Em geral, o paciente é considerado desmamado da VNI 48 a 72 horas após a retirada do suporte ventilatório, sem qualquer recaída.

Bibliografia

Ambrosino N, Vagheggini G. Noninvasive positive pressure ventilation in the acute care setting: where are we? Eur Respir J 2008; 31:874-86.

Antonelli M, Conti G, Bufi M et al. Noninvasive ventilation for treatment of acute respiratory failure in patients undergoing solid organ transplantation: a randomized trial. JAMA 2000; 283:235-41.

Appendini L, Patessio A et al. Physiologic effects of positive end expiratory pressure and mask pressure support during exacerbations of chronic obstructive pulmonary disease. Am J Respir Crit Care Med 1994; 149:1069-76.

Baudouin S, Blumenthal S, Cooper B et al. British Thoracic Society Standards of Care Committee. Non-invasive ventilation in acute respiratory failure. Thorax 2002; 57:192-211.

Blivet S, Philit F, Sab JM et al. Outcome of patients with idiopathic pulmonary fibrosis admitted to the ICU for respiratory failure. *Chest* 2001; 120:209-12.

Brochard L, Isabey D, Piquet J et al. Reversal of acute exacerbations of chronic obstructive lung disease by inspiratory assistance with a face mask. N Engl J Med 1990; 323: 1523-30.

Brochard L, Mancebo J, Wysocki M et al. Noninvasive ventilation for acute exacerbations of chronic obstructive pulmonary disease. N Engl J Med 1995; 333:817-22.

Brochard L, Mancebo J, Elliott MW. Noninvasive ventilation for acute respiratory failure. Eur Respir J 2002; 19:712-21.

Burns KE, Adhikari NK, Meade MO. A meta-analysis of noninvasive weaning to facilitate liberation from mechanical ventilation. Can J Anaesth 2006; 53:305-15.

Esteban A, Frutos-Vivar F, Ferguson ND et al. Noninvasive positive-pressure ventilation for respiratory failure after extubation. N Engl J Med 2004; 350:2452-60.

Evans TJ, Albert RK, Angus DC et al. International consensus conference in intensive care medicine: noninvasive positive pressure ventilation in acute respiratory failure. Am J Respir Crit Care Med 2001; 13:283-91.

Ferguson GT, Gilmartin M. CO_2 rebreathing during BiPAP ventilatory assistance. Am J Respir Crit Care Med 1996; 151:1126-35.

Ferrer M, Bernadich O, Nava S, Torres A. Noninvasive ventilation after intubation and mechanical ventilation. Eur Respir J 2002; 19(5):959-65.

Ferrer M, Esquinas A, Arancibia F et al. Noninvasive ventilation during persistent weaning failure. Am J Respir Crit Care Med 2003; 168:70-6.

Girault C, Daudenthun I, Chevron V et al. Noninvasive ventilation as a systematic extubation and weaning technique in acute-on-chronic respiratory failure. A prospective, randomized controlled study. Am J Respir Crit Care Med 1999; 160:86-92.

Goulet R, Hess D, Kacmarek RM. Pressure versus flow triggering during pressure support ventilation. Chest 1997; 111:1649-953.

Hess DR. The evidence for noninvasive positive-pressure ventilation in the care of patients in acute respiratory failure: a systematic review of the literature. Respir Care 2004; 49:810-29.

Hess DR, Fessler HE. Should noninvasive positive-pressure ventilation be used in all forms of acute respiratory failure? Respir Care 2007; 52:568-78.

Hilbert G, Gruson D, Vargas F et al. Noninvasive ventilation in immunosuppressed patients with pulmonary infiltrates, fever, and acute respiratory failure. N Engl J Med 2001; 344:481-7.

Hill N. Practice guidelines for noninvasive positive-pressure ventilation: help or hindrance? Chest 2003; 123:1784-6.

Jaber S, Chanques G, Jung B. Postoperative noninvasive ventilation. Anesthesiology 2010; 112:453-61.

Keenan SP, Kernerman PD, Cook DJ et al. Effect of noninvasive positive pressure ventilation on mortality in patients admitted with acute respiratory failure: a meta-analysis. Crit Care Med 1997; 25:1685-92.

Keenan SP, Powers C, McCormack DG, Block G. Noninvasive positive-pressure ventilation for postextubation respiratory distress: a randomized controlled trial. JAMA 2002; 287:3238-44.

Lightowler JV, Wedzicha J, Elliott MW, Ram FSF. Noninvasive positive pressure ventilation to treat respiratory failure resulting from exacerbations of chronic obstructive pulmonary disease: Cochrane systematic review and meta-analysis BMJ 2003; 326:185-90.

Masip J, Roque M, Sanchez B, Fernandez R, Subirana M, Exposito JA. Noninvasive ventilation in acute cardiogenic pulmonary edema: systematic review and meta-analysis. JAMA 2005; 294:3124-30.

Meduri GU, Turner RE, Abou-Shala N, Wunderink R, Tolley E. Noninvasive positive pressure ventilation via face mask. First-line intervention in patients with acute hypercapnic and hypoxemic respiratory failure. Chest 1996; 109:179-93.

Nava S, Ambrosino N, Clini E et al. Noninvasive mechanical ventilation in the weaning of patients with respiratory failure due to chronic obstructive pulmonary disease. A randomized, controlled trial. Ann Intern Med 1998; 128: 721-8.

Nava S, Gregoretti C, Fanfulla F et al. Noninvasive ventilation to prevent respiratory failure after extubation in high-risk patients. Crit Care Med 2005; 33:2465-70.

Pang D, Keenan SP, Cook DJ et al. The effect of positive airway pressure on mortality and need for intubation in cardiogenic pulmonary edema: a systematic review. Chest 1998; 114:1185-92.

Peñuelas O, Frutos-Vivar F, Esteban A. Noninvasive positive-pressure ventilation in acute respiratory failure. CMAJ 2007; 177(10):1211-8.

Peter JV, Moran JL, Phillips-Hughes J et al. Noninvasive ventilation in acute respiratory failure: a meta-analysis update. Crit Care Med 2002; 30:555-62.

Schettino G, Altobelli N, Kacmarek RM. Noninvasive positive-pressure ventilation in acute respiratory failure outside clinical trials: Experience at the Massachusetts General Hospital. Crit Care Med 2008; 36:441-47.

Schettino G, Reis MAS, Galas F et al. III Consenso Brasileiro de Ventilação Mecânica. J Bras Pneumol 2007; 33(Supl 2): S92-105.

Schonhofer B, Sortor-Leger S. Equipment needs for noninvasive mechanical ventilation. Eur Respir J 2002; 20:1029-36.

Soo Hoo GW, Santiago S, Williams AJ. Nasal mechanical ventilation for hypercapnic respiratory failure in chronic obstructive pulmonary disease: determinants of success and failure. Crit Care Med 1994; 22:1253-61.

Soroksky A, Stav D, Shpirer I. A pilot prospective, randomized, placebo-controlled trial of bilevel positive airway pressure in acute asthmatic attack. *Chest* 2003; 123:1018-25.

Thys F, Liistro G, Dozin O, Marion E, Rodenstein DO. Determinants of FIO_2 with oxygen supplementation during noninvasive two-level positive pressure ventilation. Eur Respir J 2002; 19(4):653-7.

PARTE B ■ Ventilação Mecânica

INTRODUÇÃO

A ventilação mecânica desempenha um papel fundamental no suporte de pacientes críticos nas unidades de emergência e de terapia intensiva. Estudos epidemiológicos mostram que mais de 50% dos pacientes admitidos nas UTI são imediatamente submetidos à ventilação mecânica. Dessa maneira, o suporte ventilatório deve ser utilizado com a máxima segurança para evitar o agravamento da doença subjacente do paciente, necessitando ser individualizado para cada caso e monitorado adequadamente de modo a minimizar a incidência de complicações.

INDICAÇÕES DA VENTILAÇÃO MECÂNICA

A ventilação mecânica deve ser indicada em situações em que não se consegue manter uma troca gasosa efetiva, ou quando se deseja diminuir o trabalho respiratório, ou em determinadas situações especiais, como em caso de hipertensão intracraniana, tórax instável pós-traumático e no

Tabela 6.10 ■ Indicações para ventilação mecânica

Pós-parada cardiorrespiratória
Apneia
Hipoxemia: PaO_2 <50mmHg com FiO_2 ≥0,4
Hipercapnia aguda: $PaCO_2$ >50mmHg com pH <7,35
Frequência respiratória ≥35ipm
Força inspiratória ($PI_{máx}$) ≤25mmHg
Capacidade vital < 10mL/kg de peso
Situações especiais:
    Reduzir pressão intracraniana (ECG ≤8)
    Estabilizar a parede torácica (tórax instável)
    Reverter a fadiga muscular ventilatória

ECG: eletrocardiograma.

choque séptico (Tabela 6.10). Podem ser utilizados critérios clínicos, funcionais ou laboratoriais.

FISIOLOGIA DA VENTILAÇÃO MECÂNICA

O princípio básico da ventilação mecânica com pressão positiva consiste no bombeamento cíclico de um volume de gás sob pressão para o interior dos pulmões do paciente. O ventilador é conectado a uma fonte de oxigênio e de ar comprimido por meio de um sistema de válvulas redutoras de pressão (3 a 4kgf), que fornecerão a mistura desejada (FiO_2) pelo *blender*.

Após a intubação, o tubo endotraqueal é conectado ao ventilador através de um Y que se liga ao circuito inspiratório (do ventilador para o paciente) e exalatório (do paciente para o ambiente). A entrada da mistura gasosa no circuito inspiratório dependerá da abertura de uma válvula de fluxo localizada dentro do ventilador. A saída ocorrerá após o fechamento da válvula de fluxo e a abertura sincrônica da válvula de exalação, localizada no final do circuito exalatório (Figura 6.5).

A maioria dos ventiladores dispõe de sensores localizados no circuito respiratório (no Y ou no final do ramo exalatório do circuito) capazes de perceber variações de fluxo e de pressão e, assim, monitorar o volume corrente inspirado e expirado e as pressões máximas atingidas nas vias aéreas.

Ciclo ventilatório

O ciclo ventilatório durante a ventilação mecânica com pressão positiva pode ser dividido em quatro componentes: início da fase inspiratória ou disparo, fase inspiratória, ciclagem da fase inspiratória para a expiratória e fase expiratória (Figura 6.6).

O início da inspiração ou disparo (abertura da válvula de fluxo inspiratório) pode ser feito pelo paciente ou pelo

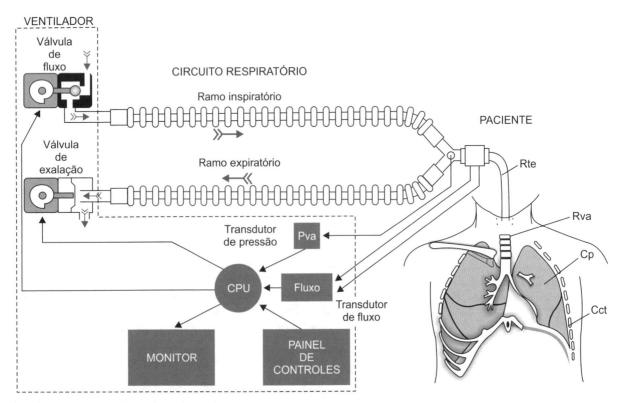

Figura 6.5 ■ Modelo de um ventilador a pressão positiva conectado ao tubo endotraqueal do paciente por uma peça em Y adaptada ao ramo inspiratório (do ventilador para o paciente) e expiratório do circuito (do paciente para o ambiente). A entrada da mistura gasosa no circuito inspiratório dependerá da abertura da válvula de fluxo e a saída ocorrerá após o fechamento da válvula de fluxo e a abertura sincrônica da válvula de exalação. Observar os sensores localizados no Y do circuito capazes de perceber variações de fluxo e de pressão.

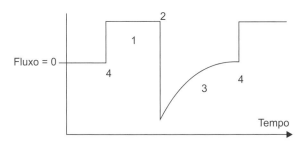

Figura 6.6 ■ Fases do ciclo ventilatório: (1) fase inspiratória; (2) ciclagem da fase inspiratória para a expiratória; (3) fase expiratória; (4) início da fase inspiratória ou disparo.

ventilador, sendo essa a base para a classificação dos modos de ventilação como assistidos ou controlados.

A fase inspiratória corresponde à criação de um gradiente pressórico que leva à inflação pulmonar até o começo da exalação. A pressão intratorácica aumenta à medida que o gás é liberado nas vias aéreas. Assim, as pressões dentro das vias aéreas, alvéolos e espaços intrapleurais tornam-se positivas durante a inspiração mecânica, exatamente o oposto da inspiração espontânea.

A ciclagem ou mudança da fase inspiratória para a expiratória pode ocorrer por um critério de pressão, volume, tempo ou fluxo.

Na ciclagem a pressão, o término da inspiração ocorre após uma pressão predeterminada ser alcançada no circuito do ventilador. Na ciclagem a volume, o término da inspiração ocorre após um valor prefixado de volume corrente ser liberado para o paciente. Na ciclagem a tempo, o início da expiração ocorre após um tempo inspiratório prefixado ser atingido, sendo encontrada no modo de ventilação com controle pressórico (PCV). Na ciclagem a fluxo, a fase inspiratória termina quando o fluxo inspiratório reduz-se a um valor prefixado (p. ex., fluxo inspiratório ≤25% do inicial ou ≤5L/min), sendo característica da ventilação com suporte pressórico (PSV).

A fase expiratória inicia após o fechamento da válvula de fluxo inspiratório e imediata abertura da válvula expiratória, permitindo a saída do gás que ocorre passivamente devido ao recolhimento elástico dos pulmões.

MODOS VENTILATÓRIOS

Modos básicos

Existem quatro modos básicos de ventilação mecânica: controlado, assistido/controlado, ventilação mandatória intermitente sincronizada (SIMV) e ventilação com pressão positiva contínua nas vias aéreas (CPAP).

Modo controlado (CMV)

Modo ventilatório no qual o ventilador fornece um número preestabelecido de incursões a intervalos pre-

determinados, com base na frequência respiratória programada, independentemente do esforço do paciente, ou seja, a ventilação é disparada pela máquina e todo o trabalho respiratório é realizado por esta (Figura 6.7). Pode-se utilizar a ventilação controlada a pressão ou a volume.

As principais indicações do modo controlado são dirigidas a pacientes com hipoxemia refratária e na paralisia neuromuscular induzida, ou quando se deseja evitar os custos metabólicos da ventilação espontânea. O uso prolongado desse modo ventilatório deve ser evitado, pois pode provocar atrofia muscular por desuso, retenção hídrica e redução do tônus vascular sistêmico.

Modo assistido/controlado (AMV/CMV)

O modo assistido/controlado é o modo inicial de ventilação mais utilizado em todo o mundo. É um modo combinado de ventilação em que o ventilador libera uma ventilação com volume ou pressão programados em resposta ao esforço inspiratório do paciente (assistido). Simultaneamente, se nenhum esforço ocorrer dentro de um período de tempo preestabelecido, o ventilador liberará incursões com frequência respiratória programada (controlado). Assim, é necessário programar a frequência respiratória e o nível de sensibilidade do ventilador, pois esse ajuste determina o esforço que o paciente deverá fazer para que o ventilador libere um novo ciclo mecânico (Figura 6.7). A frequência respiratória total é determinada pela interação paciente-ventilador.

No modo assistido/controlado, os valores do fluxo inspiratório e da sensibilidade e o tempo de resposta para abertura da válvula de fluxo determinam a melhor sincronia do paciente com o ventilador.

Dentre os problemas observados com esse modo ventilatório existe o risco de piora do aprisionamento aéreo em pacientes portadores de doenças obstrutivas (asma e DPOC) e de alcalose respiratória em pacientes taquipneicos.

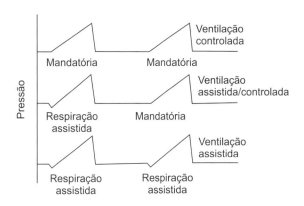

Figura 6.7 ■ Curva pressão-tempo nos modos controlado e assistido/controlado. Notar a deflexão pressórica, após esforço inspiratório, precedendo o disparo de uma nova ventilação assistida. No modo controlado, nenhuma deflexão negativa é observada.

Modo ventilação mandatória intermitente sincronizada (SIMV)

A SIMV é um modo de ventilação em que o ventilador oferece ventilações mandatórias com frequência respiratória e volume corrente ou pressão inspiratória preestabelecidos, enquanto um sistema paralelo permite ao paciente fazer incursões espontâneas de uma fonte de oxigênio, no intervalo dos ciclos mandatórios. O modo SIMV difere do modo assistido/controlado, pois no modo AMV o ventilador fornece uma ventilação a pressão positiva a cada esforço do paciente, enquanto no SIMV, além de receber uma quantidade predeterminada de ventilação a pressão positiva, o paciente pode respirar espontaneamente entre essas ventilações (Figura 6.8).

O modo SIMV foi inicialmente proposto para desmame da ventilação mecânica e posteriormente recomendado como modo de suporte ventilatório parcial.

Deve-se programar o volume corrente, o fluxo e/ou tempo inspiratório, a frequência das ventilações controladas e a sensibilidade. Quanto menor a frequência respiratória da SIMV, mais ventilações espontâneas o paciente deverá iniciar, assumindo assim maior parte do trabalho respiratório.

O uso exclusivo do modo SIMV deve ser evitado devido ao risco de aumento do trabalho respiratório. A associação de pressão de suporte (PSV) à SIMV, caracterizando o modo SIMV + PSV, reduz esse excessivo trabalho respiratório, garantindo mais conforto para o paciente (Figura 6.9).

Modo ventilação com pressão positiva contínua nas vias aéreas (CPAP)

CPAP é um modo ventilatório que se propõe a manter uma pressão positiva contínua nas vias aéreas em níveis acima da atmosfera, objetivando aumentar o volume pulmonar e a oxigenação. Assim, o modo CPAP oferece os benefícios da PEEP aos pacientes em ventilação espontânea.

Todas as ventilações são espontâneas, necessitando de um comando ou *drive* ventilatório intacto (Figura 6.10). Para programá-lo, deve-se zerar a frequência respiratória

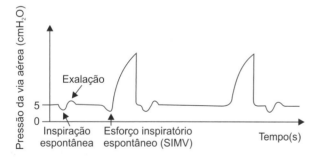

Figura 6.8 ■ Curva pressão-tempo durante o modo SIMV. Notar a liberação de ciclos mandatórios disparados ou não pelo esforço inspiratório do paciente, associado a ciclos espontâneos.

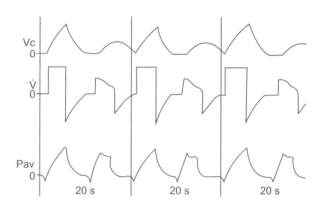

Figura 6.9 ■ Modo SIMV associado a pressão de suporte (PSV), representado nas curvas volume-tempo, fluxo-tempo e pressão-tempo. Observar ciclos mandatórios intercalados com ciclos espontâneos assistidos por PSV.

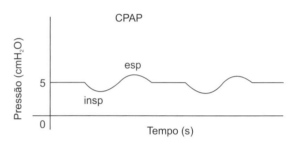

Figura 6.10 ■ Curva pressão-tempo com o modo CPAP mostrando a ventilação espontânea com esforço inspiratório em um nível de pressão positiva contínua supra-atmosférica.

programada. O nível de pressão aplicada pode variar de 5 a 15cmH$_2$O. É possível associar a pressão de suporte (PSV) a esse modo, caracterizando a ventilação espontânea com dois níveis de pressão (BiPAP). O modo CPAP pode ser usado em pacientes intubados em ventilação mecânica ou por meio de ventilação não invasiva por máscara. Nesse modo, é crucial a existência de um alarme com *back-up* de apneia.

MODOS DE CONTROLE

Ventilação controlada a volume (VCV)

Modos controlados a volume garantem o volume corrente liberado, porém a pressão inspiratória gerada nas vias aéreas poderá variar, dependendo da complacência e da resistência do sistema respiratório do paciente. O modo VCV pode ser utilizado nos modos básicos controlado, assistido/controlado e SIMV (Figura 6.11).

O valor do fluxo inspiratório é fixo e deve ser programado como fluxo constante (onda quadrada) ou fluxo decrescente (onda desacelerada) (ver Figura 6.15).

A ciclagem no modo VCV ocorre após ser atingido o volume programado ou a pressão limitadora estipulada.

No modo VCV é fundamental monitorar a pressão de platô inspiratório, limitando-a a ≤30cmH$_2$O com a programação adequada do alarme de pressão máxima.

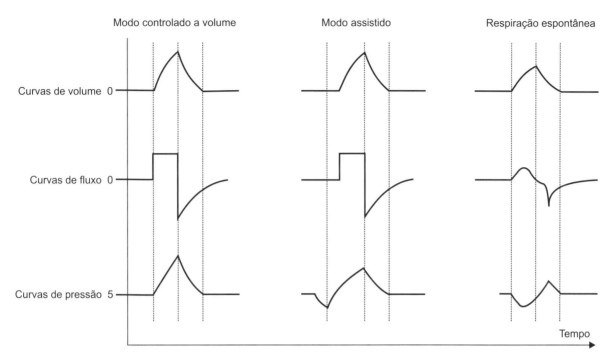

Figura 6.11 ■ Modo controlado a volume (VCV) nos modos básicos controlado e assistido com onda de fluxo constante, representado nas curvas volume-tempo, fluxo-tempo e pressão-tempo. Comparar com o modo espontâneo.

Ventilação controlada a pressão (PCV)

Modos com controle pressórico regulam melhor as pressões máximas nas vias aéreas, porém não garantem um volume corrente constante. O volume corrente liberado será variável, dependendo do nível de pressão aplicada, do tempo inspiratório e da resistência e complacência do sistema respiratório do paciente. O modo PCV pode ser utilizado nos modos básicos controlado, assistido e SIMV (Figura 6.12).

No modo PCV é necessário programar o nível de pressão aplicada, a frequência respiratória e o tempo inspiratório (idealmente 0,8 a 1,2 segundo). Quanto menor o tempo inspiratório, menor o volume corrente resultante.

A ciclagem no modo PCV é a tempo.

O fluxo inspiratório é livre no modo PCV e depende do esforço do paciente e do nível de pressão aplicada, sendo o padrão de fluxo automaticamente desacelerado (Figura 6.12). Isso possibilita que o paciente em ventilação assistida tenha melhor interação com o ventilador, o que se constitui na principal vantagem do modo PCV sobre o VCV.

No modo PCV é fundamental monitorar o volume corrente expirado, inclusive com programação adequada dos alarmes de volume corrente expirado mínimo e máximo.

Existe uma grande controvérsia sobre qual é o melhor e mais seguro modo ventilatório, se VCV ou PCV (Tabela 6.11). Nenhum grande estudo conseguiu mostrar diferenças significativas nas trocas gasosas, na mecânica respiratória ou nas complicações associadas à ventilação mecânica a favor de um ou outro modo quando se iguala a pressão média nas vias aéreas. Alguns estudos têm mostrado grande semelhança entre o modo PCV e o VCV quando se utiliza a onda de fluxo inspiratório desacelerado neste último modo. Talvez, o mais importante na escolha de um modo ventilatório sejam a familiaridade da equipe e os recursos técnicos na monitoração do volume corrente expirado e das pressões máximas nas vias aéreas.

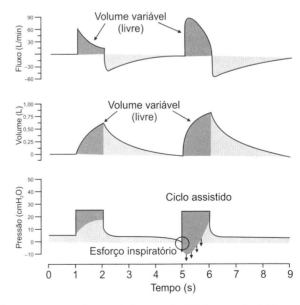

Figura 6.12 ■ Modo controlado a pressão (PCV) nos modos básicos controlado e assistido, representado nas curvas volume-tempo, fluxo-tempo e pressão-tempo. Observar o aumento no fluxo inspiratório e no volume corrente mediado pelo esforço inspiratório durante o ciclo assistido.

Tabela 6.11 ■ Ventilação controlada a pressão *versus* ventilação controlada a volume

	Pressão	Volume
Volume corrente	Variável	Constante
Pressão inspiratória	Constante	Variável
Onda de fluxo inspiratório	Desacelerada	Programada
Pico de fluxo inspiratório	Variável	Constante
Tempo inspiratório	Programado	Programado

PROGRAMAÇÃO DOS PARÂMETROS

Umidificação e aquecimento

O gás que penetra nas vias aéreas deve ser adequadamente aquecido e umidificado para se evitar ressecamento de secreções, atelectasias e lesões na traqueia e nos brônquios principais. A temperatura ideal é de 32ºC a 34ºC, com umidade relativa de 95% a 100%.

Fração de oxigênio inspirado (FiO$_2$)

Durante a ventilação mecânica, a fração inspirada de oxigênio pode variar de 0,21 a 1,0. No início da ventilação mecânica é recomendável uma FiO$_2$ de 1,0 para garantir oxigenação tecidual adequada, reduzindo-a gradativamente até níveis mais seguros, ou seja, FiO$_2$ ≤0,50 (Tabela 6.12). Os ajustes na FiO$_2$ devem ser monitorados com gasometria arterial seriada (20 a 30 minutos após ajuste) ou com oximetria de pulso. O objetivo é manter uma FiO$_2$ suficiente para obter uma SaO$_2$ ≥90% e uma PaO$_2$ ≥60mmHg.

Em determinadas situações (SARA, pneumonias graves etc.) são necessárias altas frações inspiradas de oxigênio por período prolongado. Nesses casos, é fundamental evitar o uso de FiO$_2$ ≥0,6 por período superior a 48 horas devido aos riscos da toxicidade induzida pelo oxigênio. Essa toxicidade parece depender da quantidade de antioxidantes presentes no pulmão naquele momento, e pode variar de uma traqueobronquite, atelectasia por reabsorção de nitrogênio, até a fibrose pulmonar.

Tabela 6.12 ■ Parâmetros iniciais do ventilador

Parâmetros	Programação inicial
Modo de ventilação	Assistido/controlado, ou SIMV com pressão de suporte ou VAPS
FiO$_2$	Iniciar a 1,0 e reduzir para manter PaO$_2$ ≥60mmHg e SaO$_2$ ≥90%
Volume corrente	6 a 8mL/kg de peso ideal
Frequência respiratória	10 a 14 ipm
Sensibilidade	1 a 2cmH$_2$O ou 3 a 6L/min
Fluxo inspiratório	40 a 60L/min
Relação I:E	1:2

Volume corrente

Os principais fatores que interferem na seleção do volume corrente estão relacionados com as propriedades mecânicas do sistema respiratório, como a complacência e a resistência.

O objetivo na programação do volume corrente é manter uma boa ventilação alveolar com adequada remoção de gás carbônico, evitando-se hiperdistensão alveolar localizada, que pode levar a lesão pulmonar e ao barotrauma. Desse modo, um bom parâmetro consiste em utilizar a pressão de platô como limite de segurança, evitando-se valores >30cmH$_2$O.

Outra maneira de fornecer o volume corrente com segurança consiste em monitorar a curva pressão-volume (P-V) do sistema respiratório e procurar evitar volumes correntes que superem o ponto de inflexão superior (UIP), predispondo à hiperdistensão alveolar, ou que estejam abaixo do primeiro ponto de inflexão (LIP) da curva P-V, predispondo ao colapso alveolar (Figura 6.13).

A programação do volume corrente deverá ser realizada de acordo com o peso ideal do paciente. Cálculo do peso ideal:

$$\text{Homem} = 50 + [0{,}91 \times (\text{altura [cm]} - 152{,}4)]$$
$$\text{Mulher} = 45{,}5 + [0{,}91 \times (\text{altura [cm]} - 152{,}4)]$$

Na ventilação espontânea, o volume corrente varia de 5 a 8mL/kg. Assim, na ventilação mecânica em paciente com pulmões normais recomendam-se valores próximos de 8mL/kg. Nas doenças restritivas (SARA, fibrose pulmonar) recomendam-se valores de 4 a 8mL/kg e nas doenças obstrutivas (asma brônquica e DPOC) recomendam-se valores de 6 a 8mL/kg. Portadores de doenças neuromusculares podem se beneficiar de um volume corrente mais elevado, próximo de 10 a 12mL/kg (Tabela 6.12).

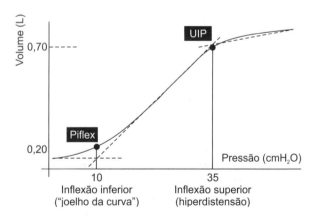

Figura 6.13 ■ Curva pressão-volume (P-V) de complacência estática do sistema respiratório ilustrando os pontos de inflexão inferior (Piflex) e superior (UIP). O Piflex reflete o início da abertura de alvéolos colapsados e o UIP mostra o início de hiperdistensão alveolar.

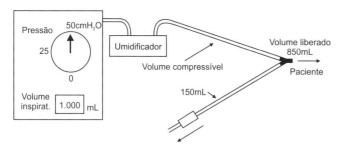

Figura 6.14 ■ Diagrama de um ventilador mostrando a perda de volume compressível para o circuito, que geralmente está próxima de 3mL/cmH$_2$O (em relação à pressão de pico atingida nas vias aéreas).

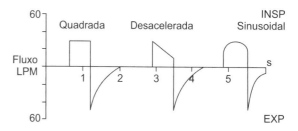

Figura 6.15 ■ Curva fluxo-tempo com três formatos de onda de fluxo inspiratório, recurso presente em ventiladores microprocessados: quadrada, desacelerada ou decrescente e sinusoidal. No modo PCV, o formato de onda é automaticamente decrescente. No modo VCV pode-se programar o formato de onda desejado.

Volume corrente <7mL/kg pode predispor à instabilidade alveolar e provocar microatelectasias, caso não se utilize um nível de PEEP adequado.

É importante lembrar que ocorre perda de volume compressível para o circuito do ventilador ao redor de 3mL/cmH$_2$O (em relação à pressão de pico atingida nas vias aéreas) a cada inspiração (Figura 6.14).

Frequência respiratória

A programação da frequência respiratória dependerá da taxa metabólica do paciente, do nível de ventilação espontânea e da ventilação de espaço morto presente. Assim, a frequência respiratória inicial deve ser programada entre 10 e 14/minuto na maioria dos pacientes estáveis, devendo ser alterada de acordo com a PaCO$_2$ e o pH desejados (Tabela 6.12). Frequências respiratórias >20 a 25/minuto podem predispor a aprisionamento aéreo e auto-PEEP.

Fluxo inspiratório

Fluxo inspiratório deve ser compreendido como a velocidade com que o volume corrente é fornecido pelo ventilador para atender à demanda do paciente. O valor ideal deve equivaler a, no mínimo, quatro a cinco vezes o valor do volume minuto do paciente (volume minuto = frequência respiratória × volume corrente). Em geral, um valor inicial de 40 a 60L/min satisfaz essa demanda e atinge uma relação inspiração/expiração (I:E) adequada (Tabela 6.12).

No modo PCV (Figura 6.15) não há necessidade de programação do fluxo inspiratório, pois ele é livre e decrescente, e seu valor dependerá diretamente do nível de pressão aplicada, do esforço inspiratório do paciente e da mecânica respiratória (resistência e complacência do sistema respiratório).

No modo VCV, o valor e o formato do fluxo inspiratório devem ser sempre programados, e seus ajustes variarão de acordo com a fisiopatologia e o conforto do paciente. Fluxos baixos ou lentos (20 a 40L/min) prolongam o tempo inspiratório, o que pode ser benéfico em pacientes hipoxêmicos, porém podem reduzir o tempo expiratório e predispor à hiperinsuflação e à auto-PEEP. Fluxos altos ou rápidos (≥60L/min) reduzem o tempo inspiratório e, consequentemente, prolongam o tempo expiratório, o que pode ser benéfico em doenças obstrutivas (asma brônquica e DPOC). Fluxo inspiratório >60L/min é considerado turbulento, causando aumento na resistência nas vias aéreas e na pressão inspiratória de pico.

Formato de onda de fluxo inspiratório

Os ventiladores microprocessados apresentam vários formatos de onda para fornecimento do fluxo inspiratório. A seleção da forma de onda de fluxo inspiratório deve ser utilizada exclusivamente no modo VCV. Nos modos controlados a pressão (PCV, PSV), um fluxo livre e desacelerado é automaticamente estabelecido pelo ventilador. As formas de onda mais utilizadas são a quadrada e a desacelerada. Essencialmente, não existe nenhuma diferença entre elas em termos de trocas gasosas ou de trabalho respiratório (Figura 6.15).

A liberação do fluxo inspiratório com uma velocidade constante é responsável pela forma de onda quadrada, indicada na monitoração da mecânica respiratória.

A liberação do fluxo inspiratório com velocidade decrescente é responsável pela forma de onda desacelerada, recomendada na presença de heterogeneidade pulmonar (SARA, asma, DPOC), pois parece melhorar a distribuição gasosa, reduzir o espaço morto, elevar a tensão de oxigênio, reduzir a pressão inspiratória de pico e aumentar a pressão média nas vias aéreas.

Pausa inspiratória

O objetivo de uma pausa no final da inspiração é aumentar o tempo para distribuição dos gases inalados, podendo variar de 0,1 a 2,0 segundos de acordo com o modelo do ventilador (Figura 6.16). A principal utilização da pausa inspiratória é na monitoração da complacência e resistência do sistema respiratório (pausa de 1 a 2 segundos). Seu uso como estratégia ventilatória não tem sido recomendado, pois pode predispor à auto-PEEP.

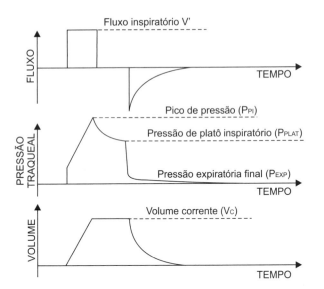

Figura 6.16 ■ Curvas fluxo-tempo, pressão-tempo e volume-tempo, mostrando uma pausa inspiratória, momento em que se fecha a válvula de fluxo inspiratório e mantém-se a válvula de exalação fechada por 0,1 a 2 segundos. A pausa inspiratória é utilizada para medidas de mecânica respiratória.

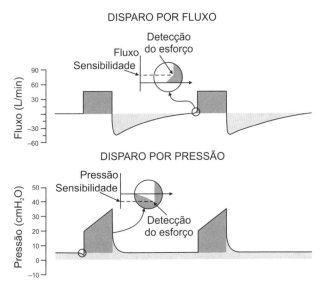

Figura 6.17 ■ A sensibilidade pode ser programada a pressão ou a fluxo. Curva fluxo-tempo mostrando o disparo por fluxo e curva pressão-tempo mostrando o disparo por pressão (esforço inspiratório do paciente gerando uma deflexão na pressão alveolar) encontrado na maioria dos ventiladores. (Modificada de Bonassa, 2000.)

Relação inspiração/expiração (I:E)

A relação inspiração/expiração, durante a ventilação espontânea, é de 1:2 com duração do tempo inspiratório de 0,8 a 1,2 segundo (Tabela 6.12). Na ventilação mecânica controlada, a relação I:E dependerá do volume corrente, da frequência respiratória, do fluxo inspiratório e da pausa inspiratória.

Em pacientes com obstrução ao fluxo expiratório e hiperinsuflação (asma e DPOC) deve ser utilizada uma relação I:E de 1:3 ou 1:4 para aumentar o tempo expiratório.

Na hipoxemia refratária (SARA) têm sido utilizadas relações I:E de 1:1, objetivando aumentar o tempo de troca alveolar e melhorar a oxigenação. Antigamente preconizava-se a inversão da relação I:E em casos de hipoxemia refratária (2:1, 3:1 e 4:1), porém essa estratégia foi abandonada em virtude dos riscos de predisposição à auto-PEEP e suas consequências.

Sensibilidade

A sensibilidade deve ser compreendida como o esforço dispendido pelo paciente para disparar uma nova inspiração assistida pelo ventilador. Quanto maior for seu valor absoluto, maior deverá ser o esforço do paciente para conseguir abrir a válvula de demanda que libera o fluxo inspiratório. Assim, deve-se permitir que o paciente dispare o ventilador facilmente, quando em modo assistido e espontâneo (AMV, SIMV, PSV, VAPS, CPAP). Existem sistemas de disparo por pressão e disparo por fluxo (Figura 6.17).

O sistema de disparo por pressão é encontrado na maioria dos ventiladores, sendo recomendada a utilização dos níveis de máxima sensibilidade ao esforço do paciente, em torno de –1,0 a –2,0cmH$_2$O, ao mesmo tempo evitando-se a autociclagem do aparelho (Tabela 6.12).

O disparo a fluxo utiliza um sistema de fluxo contínuo basal. O disparo ocorre quando se percebe uma diferença entre o fluxo inspiratório e o fluxo expiratório no circuito. Qualquer esforço inspiratório feito pelo paciente leva a um desvio do fluxo gasoso do ramo expiratório. Quando a redução no fluxo se iguala à sensibilidade programada, o ventilador libera fluxo gasoso para o paciente. Os valores podem ser programados variando de 3 a 8L/min.

Parece não haver diferenças significativas na interação paciente-ventilador ou no trabalho respiratório se a programação da sensibilidade for por fluxo ou por pressão.

PEEP – pressão positiva no final da expiração

PEEP consiste na aplicação de uma pressão positiva supra-atmosférica no final da expiração. Normalmente, essa pressão é aplicada durante todo o ciclo respiratório, porém seu efeito mais importante ocorre no final da expiração, evitando o colapso alveolar. A PEEP pode ser aplicada durante a ventilação mecânica ou durante a ventilação espontânea, sendo então chamada CPAP.

Os efeitos fisiológicos do uso da PEEP estão associados à melhora do recrutamento alveolar, com recuperação da capacidade residual funcional, levando à melhora da troca gasosa e da hipoxemia (Figura 6.18).

Indicações da PEEP

A PEEP está indicada quando o paciente apresenta hipoxemia com PaO$_2$ ≤60mmHg e com necessidade de FiO$_2$

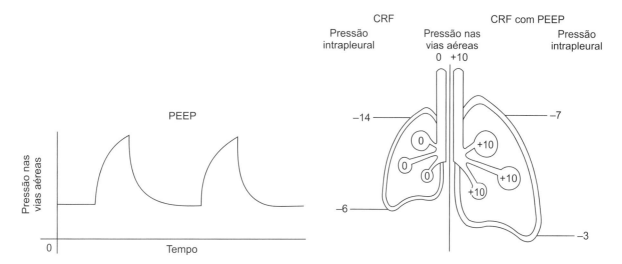

Figura 6.18 ■ A PEEP aumenta a capacidade residual funcional (CRF) devido ao aumento do recrutamento alveolar, observando-se um gradiente pressórico transpulmonar maior nas regiões pulmonares gravitacionalmente dependentes. (Modificada de Shapiro & Kacmarek, 1985.)

≥0,5. Assim, com a adição da PEEP, é possível garantir boa oxigenação com menor FiO_2, reduzindo o risco de toxicidade pelo oxigênio.

Em geral, a PEEP é útil em doenças que causam instabilidade alveolar, como na SARA, edema pulmonar cardiogênico, deficiência de surfactante, pneumonia, atelectasia e hemorragia alveolar.

PEEP também é recomendada para reduzir o limiar de carga inspiratória imposto pela auto-PEEP, durante o disparo de ventilação espontânea, em pacientes com obstrução de vias aéreas (asma e DPOC), com valores que oscilam de 3 a 8cmH$_2$O.

Programação da PEEP

O objetivo da titulação da PEEP é atingir a melhor oxigenação com o menor risco de complicações. Assim, a eficácia da PEEP deve ser avaliada diariamente, porque o nível que melhora a complacência em um momento poderá hiperdistender o pulmão no outro.

Recomenda-se um valor inicial de 3 a 5cmH$_2$O para todo paciente submetido à ventilação mecânica invasiva, para repor a PEEP fisiológica (glote fechada). Valores de PEEP entre 5 e 10cmH$_2$O são considerados baixos e entre 12 e 18cmH$_2$O são considerados altos. A titulação do nível de PEEP deve ser individualizada para cada situação.

Redução da PEEP

A redução da PEEP pode ser feita após a correção da doença primária e depois de atingida uma PaO_2 ≥60mmHg com FiO_2 ≤0,5, ou uma relação PaO_2/FiO_2 >200.

A PEEP nunca deve ser retirada abruptamente. Devido ao fato de redistribuir a água pulmonar e promover retenção hídrica, sua redução em pacientes com disfunção ventricular esquerda pode levar a aumento excessivo no retorno venoso e precipitação de edema pulmonar, estando muitas vezes indicado o uso de diurético e de suporte inotrópico nesse momento. Assim, deve-se reduzir a PEEP gradativamente, cerca de 2 a 3cmH$_2$O a cada 12 horas, até atingir 5 a 8cmH$_2$O, com acompanhamento frequente de gasometria arterial e oximetria de pulso.

Complicações da PEEP

Os principais efeitos adversos da aplicação da PEEP são redução no débito cardíaco, redução no fornecimento de oxigênio tecidual, predisposição ao barotrauma, redução da perfusão hepática e esplâncnica, com risco de icterícia e isquemia intestinal, retenção hídrica devido à redução na liberação do fator natriurético atrial e aumento na secreção do hormônio antidiurético.

Excesso de PEEP pode hiperdistender os alvéolos e levar à compressão dos capilares adjacentes, criando assim áreas de espaço morto, que resultarão em má oxigenação e hipercapnia.

As principais contraindicações relativas a seu uso são: hipertensão intracraniana, fístula broncopleural e hipovolemia.

Pressão média nas vias aéreas

A pressão média das vias aéreas (Pmva) consiste na pressão média de abertura das vias aéreas em todo o ciclo respiratório e durante os ciclos controlados, correlacionando-se com a pressão média alveolar. Quanto maior a pressão média, maior a distensão alveolar, maior o recrutamento alveolar, maior a área de troca gasosa, melhor a oxigenação, porém maior o risco de barotrauma, volutrauma e maior comprometimento hemodinâmico.

Os parâmetros ventilatórios que podem aumentar a pressão média nas vias aéreas são:

- Aumento da PEEP.
- Aumento no volume corrente.

- Aumento na frequência respiratória.
- Elevação da pressão inspiratória.
- Uso de fluxo desacelerado.
- Tempo inspiratório longo.

O risco de barotrauma e comprometimento hemodinâmico é maior com pressão média das vias aéreas >20 a 22cmH$_2$O.

Alarmes

Os sistemas de alarme oferecem maiores segurança e controle da ventilação mecânica. Os alarmes são úteis para alertar sobre problemas no funcionamento do ventilador (vazamento no circuito), na interface paciente-ventilador (desconexão) e na mecânica respiratória do paciente.

O alarme de alta pressão deve ser programado nos modos volumétricos para evitar altas pressões nas vias aéreas, >30 a 35cmH$_2$O. A maioria dos ventiladores mecânicos conta com um mecanismo de escape que interrompe a inspiração quando o alarme de pressão máxima é disparado, evitando a ocorrência de barotrauma.

O alarme de volume corrente expirado deve ser programado nos modos pressóricos (PCV, PSV) tanto para volume corrente expirado baixo, para evitar hipoventilação alveolar, como para volume corrente expirado alto, para evitar hiperdistensão alveolar.

Ventilação com pressão de suporte (PSV)

Ventilação com pressão de suporte é um modo espontâneo de ventilação, no qual o principal parâmetro controlado é o nível de pressão, que age no sentido de complementar o esforço do paciente, possibilitando que sejam vencidas as forças resistivas e elásticas do sistema respiratório.

Inicialmente, a PSV foi proposta como alternativa para anular a resistência imposta pelo tubo endotraqueal (entre 7 e 10cmH$_2$O), reduzindo o trabalho respiratório e facilitando o processo de desmame da ventilação mecânica. Posteriormente, a PSV foi recomendada como modo de suporte ventilatório puro ou associado à SIMV (ver Figura 6.9).

PSV é utilizada em ciclos espontâneos nos modos básicos SIMV e CPAP. A PSV também pode ser liberada de forma exclusiva ou associada à PEEP, caracterizando o modo com dois níveis de pressão (BiPAP), podendo ser aplicada invasivamente, via tubo endotraqueal, ou de modo não invasivo, através de máscaras.

Para iniciar a PSV é necessário que o paciente apresente um *drive* respiratório confiável e uma inspiração ativa, pois o disparo é feito por seu esforço inspiratório.

O nível de pressão programado é fixo e o paciente tem controle sobre sua frequência respiratória, fluxo inspiratório, tempo inspiratório e padrão respiratório.

No início da inspiração é liberado alto fluxo inspiratório, livre e decrescente, levando a rápido aumento da pressão nas vias aéreas até atingir um platô, que se mantém durante toda a inspiração. Alguns ventiladores incorporaram novos recursos para programação da PSV capazes de garantir mais conforto e melhor sincronia com o paciente. Um dos novos recursos é a titulação do tempo de ataque, ou tempo necessário para se atingir o pico de pressão inspiratória programado, também chamado *rise time* ou *slope pressure* (Figura 6.19). O tempo de ataque da PSV pode ser programado de 100 a 150ms. Assim, quanto menor o tempo de ataque, mais rápido é atingido o nível de pressão da PSV (Figura 6.20).

O término da inspiração ou ciclagem acontece automaticamente, quando se atinge uma queda limiar no pico de fluxo inspiratório inicial (p. ex., queda para 25% do pico de fluxo inspiratório inicial ou queda para um valor absoluto ≤5L/min), variando de acordo com o tipo de ventilador utilizado (Figura 6.19). Alguns ventiladores de tecnologia mais recente apresentam a possibilidade de programar a ciclagem, iniciando mais precocemente ou retardando a exalação do paciente (chamado *cycling off*). Assim, a ciclagem ou *cycling off* pode ser titulada à beira do leito (p. ex., queda para 15% a 60% do pico de fluxo inspiratório inicial). Esse recurso permite antecipar o início da expiração nos pacientes com doenças obstrutivas que estejam recrutando a musculatura abdominal precocemente, garantindo maior sincronia paciente-ventilador (Figura 6.21).

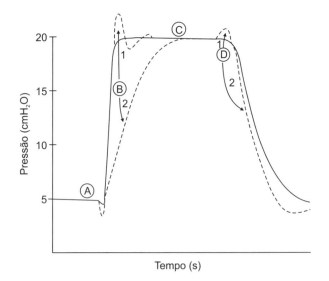

Figura 6.19 ▪ Gráfico pressão-tempo no modo pressão de suporte (PSV). Observar a presença de uma PEEP de 5cmH$_2$O e uma pressão de suporte de 15cmH$_2$O (PIP = 20cmH$_2$O). **A.** Disparo da PSV após esforço inspiratório. **B.** A subida da pressão ocorre em razão da liberação de um alto fluxo inspiratório inicial. **B1.** Quando o fluxo excede a demanda do paciente, a pressão ofertada ultrapassa o nível programado. **B2.** Se o fluxo for menor que a demanda do paciente, ocorrerá elevação muito lenta da pressão. **C.** O platô da pressão é mantido pelo sistema *servocontrol* de fluxo. **D.** O término da pressão de suporte deve coincidir com o final do esforço inspiratório espontâneo. **D1.** Se o término é lento, o paciente exala ativamente, como se nota pela protuberância no platô de pressão. **D2.** Se o término é prematuro, o paciente continua com o esforço inspiratório. (Modificada de MacIntyre et al., 1990.)

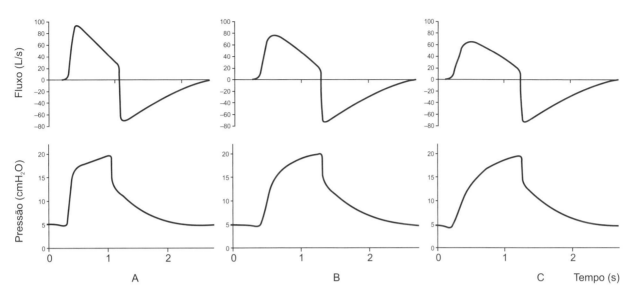

Figura 6.20 ■ Programação do *rise time* ou tempo de pressurização da PSV nos gráficos fluxo-tempo e pressão-tempo no modo pressão de suporte (PSV). Observar tempos de ataque rápido (**A**), moderado (**B**) e lento (**C**). (Modificada de Hess *et al.*, 2005.)

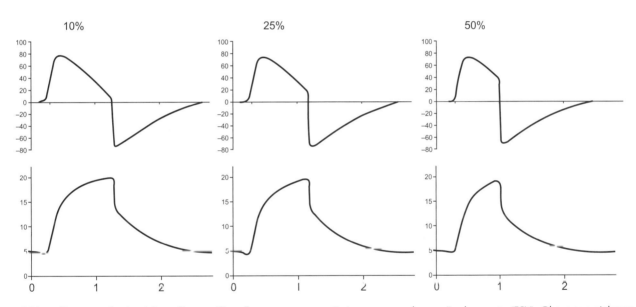

Figura 6.21 ■ Programação do *cicling off* nos gráficos fluxo-tempo e pressão-tempo no modo pressão de suporte (PSV). Observar a ciclagem da inspiração para a expiração com programação em 10%, 25% e 50% do pico de fluxo inspiratório inicial. (Modificada de Hess *et al.*, 2005.)

Durante a liberação da PSV, o volume corrente não é controlado e dependerá do nível de pressão aplicada, do esforço do paciente e da complacência e resistência do sistema respiratório.

O ajuste do nível de pressão aplicada deve objetivar atingir um volume corrente próximo de 7 a 8mL/kg, associado a uma frequência respiratória <25/minuto, com ausência do uso de musculatura acessória (esternocleidomastóideo, escalenos e intercostais) e com adequada sensação de conforto do paciente.

- **Vantagens da PSV:**
  - melhor sincronismo com o ventilador;
  - maior conforto para o paciente;
  - redução do trabalho respiratório.
- **Desvantagens da PSV:**
  - contraindicada em pacientes com *drive* instável;
  - micronebulizador em linha pode causar hipoventilação e assincronismo;
  - assincronismo se há resistência elevada nas vias aéreas, como no broncoespasmo;

- pode levar a hiperinsuflação pulmonar em pacientes obstruídos;
- em pacientes obstruídos, pode recrutar músculos expiratórios no fim da inspiração.

Ventilação com pressão de suporte e volume garantido (VAPS)

No modo VAPS ocorre um duplo controle, combinando-se os modos volume controlado e pressão de suporte, durante a fase inspiratória dos ciclos controlados e assistidos, até que seja atingido o volume corrente programado. Assim, são assegurados um fluxo resultante maior ou igual ao fluxo controlado e pressão resultante maior ou igual à pressão controlada. Desse modo, pode ser evitada a queda de pressão observada nos ciclos assistidos.

O modo VAPS exige o ajuste do pico de fluxo inspiratório, do volume corrente mínimo desejado, da frequência respiratória e da pressão de suporte. O ventilador acionará automaticamente o fluxo livre em complementação ao fluxo constante, impedindo a queda da pressão abaixo do nível ajustado.

Após o disparo, um fluxo livre e decrescente é liberado e o ventilador tenta alcançar a pressão de suporte o mais rápido possível. Ao alcançar a pressão, o ventilador calcula o volume corrente liberado e, se estiver de acordo com o volume corrente programado, ocorre a ciclagem de fase a fluxo como na PSV. Se o volume corrente desejado não é atingido, o fluxo desacelera e alcança o pico de fluxo programado inicialmente, mantendo-se constante até que o volume corrente mínimo seja alcançado. Assim, os ciclos são encerrados ao se atingir o volume corrente predeterminado.

Portanto, VAPS é uma forma mais homogênea de se garantir uma ventilação alveolar mínima, proporcionando redução do trabalho respiratório, da PEEP intrínseca e do pico de pressão traqueal, bem como melhora do *drive* neuromuscular.

INTERAÇÃO PACIENTE-VENTILADOR

Uma das principais indicações da ventilação mecânica reside em proporcionar redução no trabalho respiratório do paciente. Assim, para que ocorra redução da carga sobre a musculatura respiratória, o ventilador deve interagir em sincronia com o ritmo do paciente.

Habitualmente, o assincronismo paciente-ventilador ocorre em virtude de problemas relacionados com o ventilador ou com o paciente (Tabela 6.13). A interação entre essas duas bombas é complexa, e vários problemas podem ocorrer nas quatro fases do ciclo ventilatório:

- Disparo do ventilador:
  - nível de sensibilidade;
  - esforço do paciente;
  - responsividade da válvula de fluxo inspiratório.

Tabela 6.13 ■ Causas de assincronia paciente-ventilador

Problemas do ventilador
Ajuste da sensibilidade
Modelo e programação do sistema de liberação de fluxo
Padrão de fluxo selecionado
Modelo da válvula de exalação
Geração da PEEP pelo *software* do ventilador
Fluxos anômalos (nebulizador em linha)

Problemas do paciente
Nível de sedação: dor, ansiedade
Via aérea artificial (diâmetro do tubo traqueal e obstrução)
Secreções abundantes
Esforço inspiratório/*drive* respiratório/tempo neural
Vazamentos
Broncoespasmo, pneumotórax, acidose metabólica, edema pulmonar
Distensão abdominal
Auto-PEEP

- Programação do fluxo inspiratório.
- Ciclagem da inspiração para a expiração.
- Término da expiração.

Drive ventilatório aumentado é uma das principais causas de assincronismo do paciente com o ventilador e pode ocorrer em razão de dor, ansiedade, estímulo hipóxico, estímulo hipercápnico, estímulo de receptores sensoriais periféricos e aumento na demanda ventilatória.

Fatores associados ao aumento na carga de trabalho respiratório incluem resistência aumentada no tubo endotraqueal, excessivo limiar de disparo ou tempo de resposta elevado de alguns ventiladores, incapacidade do fluxo liberado pelo ventilador de atingir a demanda de fluxo inspiratório do paciente, hiperinsuflação dinâmica e auto-PEEP.

O paciente em assincronia com o ventilador pode apresentar taquipneia, sudorese, batimento nasal, uso de musculatura acessória, assincronia da caixa toracoabdominal, taquicardia e arritmias. Várias complicações podem ocorrer se a assincronia com o ventilador não for prontamente detectada e tratada (Tabela 6.14).

As causas da assincronia paciente-ventilador devem ser investigadas, idealmente à beira do leito, por meio de ausculta pulmonar, observação do padrão respiratório do paciente, medidas de mecânica respiratória e por análise das curvas pressão-tempo, fluxo-tempo e pressão-volume. A melhora da sincronia paciente-ventilador dependerá da

Tabela 6.14 ■ Efeitos deletérios da assincronia paciente-ventilador

Briga com o ventilador
Maior necessidade de sedação
Maior trabalho respiratório
Lesão muscular
Distúrbios na relação ventilação-perfusão
Hiperinsuflação dinâmica
Atraso no desmame
Maior tempo de ventilação mecânica

Capítulo 6 ■ Ventilação Mecânica Não Invasiva com Pressão Positiva/Ventilação Mecânica

Tabela 6.15 ■ Manuseio da assincronia paciente-ventilador

Iniciar ventilação manual com ambu e O_2 a 100%
Se houver melhora, provavelmente o problema é no ventilador
Verificar o funcionamento do ventilador e suas conexões
Caso haja aumento na resistência à ventilação manual, considerar obstrução do tubo endotraqueal
Afastar pneumotórax (radiografia de tórax)
Realizar gasometria arterial
Ajustar a sensibilidade para facilitar o disparo
Adequar o fluxo inspiratório no modo VCV
Modos pressóricos (PCV, PSV) permitem fluxo inspiratório mais confortável
No paciente com auto-PEEP, em modo espontâneo ou assistido, utilizar PEEP externa para melhorar o limiar de disparo
Para os pacientes em PSV:
Adequar o *rise time* de acordo com a curva pressão-tempo
Em pacientes com assincronismo expiratório, ajustar o *cicling off*
O último passo consiste em considerar o uso de sedação e curarização

definição da causa do problema e da realização de uma revisão sistemática à beira do leito, associada a reajuste nos parâmetros ventilatórios para proporcionar maior conforto ao paciente (Tabela 6.15).

Bibliografia

ACCP Consensus Conference Mechanical Ventilation. Chest 1993; 104: 1833-59.

Carvalho CRR. Ventilação mecânica: volume I – Básico. Clínicas Brasileiras de Medicina Intensiva. Vol. 8, Atheneu, 2000.

Chiumello D, Pelosi P, Taccone P, Slutsky A, Gattinoni L. Effect of different inspiratory rise time and cycling off criteria during pressure support ventilation in patients recovering from acute lung injury. Crit Care Med 2003; 31:2604-10.

III Consenso Brasileiro de Ventilação Mecânica. J Bras Pneumol 2007; 33(Supl 2):S51-150.

Dreyfuss D, Soler P, Basset G. Saumon G. High inflation pressure pulmonary edema: respective effects of airway pressure, high tidal volume and positive end-expiratory pressure. Am Rev Respir Dis 1988; 137:1159-64.

Esteban A, Alia I, Gordo F et al. the Spanish Lung Failure Collaborative Group. Prospective randomized trial comparing pressure-controlled ventilation and volume-controlled ventilation in ARDS. Chest 2000; 117:1690-6.

Esteban A, Anzueto A, Alia I et al. How is mechanical ventilation employed in the intensive care unit? Am J Respir Crit Care Med 2000; 161:1450-8.

Hess D. Ventilator waveforms and the physiology of pressure support ventilation. Respir Care 2005; 50:166-83.

Hess DR, Kacmarek RM. Essentials of mechanical ventilation. New York: McGraw-Hill, 1996.

Kolobow T. Severe impairment in lung function induced by high peak airway pressure during mechanical ventilation. Am Rev Resp Dis 1987; 135:312-5.

Levine S, Nguyen T, Taylor N et al. Rapid disuse atrophy of diaphragm fibers in mechanically ventilated humans. N Engl J Med 2008; 358:1327-35.

Marini J. Should PEEP be used in airflow obstruction? Am Rev Respir Dis 1989; 10:1-3.

Munoz J et al. Pressure-controlled ventilation versus volume-controlled mechanical ventilation with decelerating inspiratory flow. Crit Care Med 1993; 21:1143-8.

Nilsestuen JO, Hargett KD. Using ventilator graphics to identify patient-ventilator asynchrony. Respir Care 2005; 50: 202-32.

Ortiz G, Frutos-Vivar F, Ferguson ND, Esteban A et al. Outcomes of patients ventilated with synchronized intermittent mandatory ventilation with pressure support. Chest 2010; 137:1265-77.

Perel A, Stock MC. Handbook of mechanical ventilatory support. Baltimore: Williams & Wilkins, 1992.

Pierce LNB. Mechanical ventilation and intensive respiratory care. Philadelphia: W.B. Saunders, 1995.

Pinheiro BV et al. Ventilação volume-controlada × ventilação pressão-controlada em modelo canino de lesão pulmonar aguda: efeitos cardiorrespiratórios e sobre o custo de oxigênio da respiração. J Pneumol 2002; 28:15-22.

Rappaport SH et al. Randomized, prospective trial of pressure-limited versus volume-controlled ventilation in severe respiratory failure. Crit Care Med 1994; 22:22-32.

Ravenscraft S, Burke W. Marini J. Volume-cycled decelerating flow: an alternative form of mechanical ventilation. Chest 1992; 101: 1342-51.

Rouby JJ, Lu Q, Goldstein I. Selecting the right level of PEEP in patients with ARDS. Am J Respir Crit Care Med 2002; 165:1182-6.

The Acute Respiratory Distress Syndrome Network. Ventilation with lower tidal volumes as compared with traditional tidal volumes for acute lung injury and the acute respiratory distress syndrome. N Engl J Med 2000; 342:1301-8.

Tobin M. Advances in mechanical ventilation. N Engl J Med 2001; 344:1986 96.

Tobin MJ. Principles and practice of mechanical ventilation. New York: McGraw-Hill, 1994.

Vieira SRR. A scanographic assessment of pulmonary morphology in acute lung injury: significance of the lower inflection point detected on the lung pressure-volume curve. Am J Respir Crit Care Med 1999; 159:1612-23.

CAPÍTULO 7

Fundamentos do Diagnóstico Laboratorial das Infecções

José Carlos Serufo

Ângela Vieira Serufo

INTRODUÇÃO

Novos conhecimentos encontram-se disponíveis para o exercício da medicina em um ritmo crescente, consonante com o homem atual. Fascinante tem sido o diagnóstico etiológico – em tempo recorde e com alta confiabilidade de doenças até então não detectáveis ou de difícil diagnóstico – propiciado pelo conhecimento dos genomas e o advento das técnicas moleculares de diagnóstico.

Os especialistas em diagnóstico das doenças infecciosas e parasitárias aumentam a cada dia. Assim, bacteriologistas, virologistas, micologistas, parasitologistas, micobacteriologistas, patologistas, imunologistas, geneticistas e biólogos moleculares precisam integrar-se para não fragmentar a abordagem ao paciente. O desafio está em esforçar-se para entender o limite entre genética, câncer e infecção e o conceito de micro-organismo ante os virusoides e príons.

A integração desses especialistas com os demais profissionais envolvidos no tratamento do paciente, em especial o médico responsável, aumenta a acurácia do diagnóstico das doenças infecciosas, quando se permite ao laboratório planejar os testes que melhor atendam ao paciente em determinado momento evolutivo da doença.

Entre os princípios e fundamentos básicos de responsabilidade do médico e do microbiologista, encontram-se:

- Esforçar-se para obter amostra antes de iniciar o uso de antimicrobianos.
- Usar técnica asséptica para coleta de espécime.
- Ao obter amostras de regiões estéreis, evitar a contaminação com micro-organismos da microflora residente na pele e nas mucosas.
- Coletar volume adequado.

- Preferir tecido ou secreção aspirada do que coletado por *swab*.
- Rotular adequadamente o frasco.
- Preencher o pedido médico e as guias de encaminhamento, fornecendo dados clínicos relevantes a fim de facilitar o processamento laboratorial e evitar transtornos ao setor de faturamento.
- Notificar ao laboratório a necessidade de testes especiais diante de suspeitas clínicas não usuais.
- Planejar com o laboratório a necessidade e a sequência de testes moleculares de custo elevado.
- Considerar todas as amostras como de alta contagiosidade.
- Acompanhar o trajeto dos espécimes clínicos e certificar-se de que as amostras para microbiologia não sejam colocadas em formol e, quando indicado, sejam acondicionadas em meio e temperatura adequados.
- Amostras únicas devem seguir primeiro para a microbiologia e depois para os exames histopatológicos.

Ao se abordar o diagnóstico microbiológico, convém rever alguns princípios registrados na primeira edição do livro *Diagnosis by laboratory examinations* (Kolmer, 1945):

- A amostra devidamente coletada deve ser levada prontamente ao laboratório.
- Os cultivos devem ser feitos em meios frescos e adequados.
- A diferenciação entre micro-organismos clinicamente importantes e aqueles que carecem de interesse é frequentemente difícil ou impossível.
- O valor clínico do exame microbiológico não pode ser maior do que a confiança que merece o laboratório que o executou.

FATORES CRÍTICOS NO DIAGNÓSTICO

Nos tópicos seguintes serão abordados os pontos mais importantes que podem comprometer a qualidade do estudo microbiológico, desde a tomada, transporte e conservação da amostra, até a execução e interpretação dos resultados laboratoriais, passando por questões tecnológicas, imposições econômicas, particularidades dos micro-organismos e os critérios universais de rejeição de amostras, tão importantes para promover a qualidade das análises, mas pouco praticados.

Relacionados com a amostra

Coleta e transporte de amostras biológicas

A coleta e o transporte de amostra são considerados críticos para se obter a qualidade do resultado laboratorial, a qual pode ser limitada pelas características da amostra e suas condições de chegada ao laboratório.

As amostras devem ser coletadas com cuidado para evitar ou minimizar a possibilidade de introdução de micro-organismos que não estejam envolvidos no processo infeccioso. Esse problema torna-se complicado quando os espécimes contêm germes da microbiota residente que podem causar doenças como, por exemplo, *Klebsiella* spp na cavidade oral de um paciente com pneumonia, ou *Staphylococcus* spp na pele de um paciente com endocardite.

O primeiro passo consiste na identificação da amostra. A guia de requisição deve ser preenchida de forma legível e conter, no mínimo:

- Data e hora da coleta.
- Tipo de amostra e volume coletado.
- Nome completo do paciente, número do registro, procedência, idade.
- Exames solicitados.
- Medicamentos em uso.
- Dados clínicos: tempo de doença, exames anteriores.

A guia de requisição deve ser transportada em separado ou embalada em plástico para não ser molhada durante o transporte. Para que sejam evitados extravios da amostra, deverão constar na guia o nome, o endereço e o telefone do laboratório. A fim de facilitar o retorno dos resultados, devem constar também o nome e o telefone do médico, do laboratório, do hospital ou do serviço de origem.

O acondicionamento adequado e a agilidade do transporte de amostras para exames microbiológicos são quesitos decisivos para a confiabilidade dos resultados. A data e a hora da coleta contribuem para o controle dessa etapa e incentivam o processamento mais rápido. O volume dos espécimes deve ser anotado no rótulo e medido no laboratório. Assim, o resultado, em especial quando negativo, pode ser enriquecido com a informação do volume examinado.

As amostras para citologia, citometria, pesquisa monoclonal e cultura devem ser transportadas sob refrigeração (nunca congeladas) ou à temperatura ambiente. As amostras para sorologia devem ser transportadas em gelo ou, quando os testes serão processados após 3 dias, congeladas. Os recipientes devem estar bem-vedados, bem protegidos contra vazamentos e corretamente identificados.

Amostras para microbiologia geral

As amostras para culturas convencionais, bactérias e fungos podem ser transportadas sem meios especiais, desde que sejam semeadas nas próximas horas. Não se recomenda colocá-las em gelo ou refrigeração. O material coletado por intermédio de *swab* deve ser colocado em tubo estéril, contendo 1mL de salina, para evitar o ressecamento. A semeadura em meios, de acordo com os protocolos de cada serviço, deve ser realizada tão logo cheguem ao laboratório, sendo condenável a prática de deixar as amostras na geladeira ou sobre o balcão, esperando pelo microbiologista, às vezes até o dia seguinte. O material original deve ser conservado para futuras análises, em particular as moleculares, quando não se logra êxito com as técnicas clássicas e o raciocínio clínico levanta novas hipóteses diagnósticas, nem sempre contempladas no pedido inicial.

Amostras para cultura de anaeróbios

As amostras para detecção de bactérias anaeróbias devem ser semeadas imediatamente após a coleta em meios e condições apropriados que permitam a sobrevivência por um período maior antes de serem transportadas. As amostras para cultura de anaeróbios devem ser preferentemente coletadas por aspiração, expulsando-se o ar da seringa, e injetadas de imediato em frasco hermético contendo meio para conservação de anaeróbios que permita um período de transporte de 3 a 6 horas. Esses meios vêm acondicionados em frascos lacrados, com atmosfera de nitrogênio sem oxigênio, de modo que não se deve permitir a entrada de ar durante seu manuseio.

Amostras para detecção de micro-organismos fastidiosos

As amostras para detecção de bactérias fastidiosas devem ser rapidamente levadas ao laboratório, onde serão semeadas em meios e condições apropriados, ou devem ser transportadas em meios especiais que permitam a sobrevivência por um período maior. Como exemplo, podemos citar o *Haemophilus influenzae*, em amostra de lavado broncoalveolar (BAL) ou liquor, que morrerá se não semeado em meio de cultivo em aproximadamente 1 hora; é esse um dos principais motivos de raramente ser isolado em espécimes clínicos. Clamídias, micoplasmas, legionelas e várias espécies de estreptococos têm comportamento semelhante, não resistindo mais do que poucas horas.

Amostras para virologia

Amostras para cultura de vírus devem ser conservadas congeladas, se possível a –70°C; entretanto, quando o processamento ocorrer na primeira semana, a temperatura do congelador comum (–20ºC) será suficiente para sua conservação. Embora apresente particularidades não suplantadas pela análise molecular, em função da exigência de estrutura laboratorial complexa e profissional especializado, a cultura para vírus tem sido substituída pela pesquisa monoclonal direta e pela reação em cadeia da polimerase (PCR – *Polimerase Chain Reaction*). A impossibilidade de realizar testes de sensibilidade a agentes antivirais mostrava-se fator limitante até o conhecimento de genes de resistência e a disponibilidade de técnicas moleculares de genotipagem.

As amostras para pesquisa direta de vírus, como a pesquisa monoclonal de vírus específicos em liquor ou BAL, devem ser transportadas à temperatura ambiente. Recomenda-se que a amostra seja processada nas primeiras 6 horas. O congelamento romperá as células infectadas, dificultando sobremaneira a leitura do teste. Embora apresente alta especificidade nas mãos de laboratorista experiente, a sensibilidade da pesquisa monoclonal depende da celularidade do espécime. A PCR pode ser aplicada na pesquisa viral com as vantagens da rapidez e da alta sensibilidade e as desvantagens do alto custo e da falta de padronização na detecção de seu produto. Os frascos utilizados no transporte, antissépticos, anestésicos, como a xilocaína, e outras substâncias presentes na amostras podem inibir a PCR e tornar falso o resultado negativo.

Amostras para biologia molecular

As amostras para biologia molecular devem ser acondicionadas em frascos de primeiro uso, esterilizados por métodos que não deixem resíduos que possam inibir as enzimas, como a polimerase utilizada na PCR. As amostras contendo agentes com genoma DNA e destinadas à detecção de segmentos de DNA não necessitam de conservação em gelo. Por outro lado, as amostras de vírus RNA e aquelas destinadas à carga viral, quando se quantifica o RNAm, independentemente de o genoma ser RNA ou DNA, devem ser mantidas congeladas. Na quantificação (carga) viral de HIV (vírus da imunodeficiência humana), VHB (vírus da hepatite B), CMV (citomegalovírus) e VHC (vírus da hepatite C), o sangue deve ser coletado em tubo com EDTA, do mesmo tipo usado para o hemograma. O plasma deve ser prontamente separado por centrifugação e congelado até o momento da execução do exame.

Torna-se excelente a conservação dos fragmentos de tecidos e órgãos para os testes moleculares (hibridização e PCR *in situ*) quando colocados em frascos estéreis, sem inibidores, contendo pequena quantidade de salina estéril (o suficiente para cobrir o tecido) e acondicionados em gelo para evitar putrefação. Frascos reaproveitados não são recomendados, pois podem conter pequenas quantidades de detergentes e fragmentos de DNA que resistiram ao processo de lavagem e esterilização. Tecidos conservados em formol e/ou incluídos em parafina podem ser submetidos

a testes de biologia molecular, mas nesses casos mostram menor sensibilidade.

Critérios de rejeição de amostras

Ocorrência comum nos serviços de microbiologia tem sido a devolução de amostras inadequadas para estudo, especialmente devido à falta de diálogo com o médico assistente. A inadequação da amostra, na maioria das vezes, não resulta de erro do laboratório ou da coleta, mas de atitudes do pessoal auxiliar envolvido em seu transporte e entrega. Os critérios internacionais para rejeição de amostras destinadas ao estudo microbiológico são:

- Amostras não identificadas ou portando informação do rótulo inconsistente com o conteúdo do frasco. Nos casos de amostras originadas de procedimentos invasivos ou que não podem ser coletadas novamente, devem ser feitos todos os esforços junto aos responsáveis para tentar identificá-las antes de serem desprezadas.
- Frasco aberto, quebrado ou vazando e outras indicações perceptíveis de amostras contaminadas.
- Tempo de transporte prolongado, além de inadequação do meio de transporte, recipiente de coleta, temperatura e condições do transporte.
- Amostras sem valor para estudo microbiológico. Enquadram-se nesse grupo sonda urinária de demora, vômitos e tecidos mortos ou em putrefação.
- Volume da amostra insuficiente para os testes solicitados.
- Testes solicitados inapropriados para o espécime.

O microbiologista deve contatar o médico responsável, expor os problemas e as limitações decorrentes, na tentativa de buscar o melhor caminho para o diagnóstico.

A Tabela 7.1 resume as principais recomendações para coleta, transporte e manipulação de amostras para estudo microbiológico, de acordo com o sítio da infecção e os micro-organismos mais prováveis.

Fatores relacionados com os sítios de coleta da amostra
Hemocultura

A hemocultura é o exame definitivo para diagnóstico de invasão de micro-organismos na corrente sanguínea. Para otimização do resultado da hemocultura, inicialmente consideram-se a indicação clínica do exame, o volume de sangue coletado e a técnica de assepsia. Exames solicitados para pacientes sem sinais de infecção ou mesmo coletas sistemáticas (incluindo-se os imunocomprometidos) devem ser avaliados com cautela devido à possibilidade de falso-positivo. A falsa bacteriemia se refere à detecção de micro-organismo no sangue coletado, apesar da ausência desse agente na corrente sanguínea. Essa contaminação pode ocorrer em qualquer etapa do processamento do material, desde a coleta.

Capítulo 7 ■ Fundamentos do Diagnóstico Laboratorial das Infecções

77

Tabela 7.1 ■ Coleta e manipulação de amostras para estudo microbiológico

Amostra	Volume	Temperatura	Método de coleta	Comentários
SANGUE Rotina	Adultos: 10mL/fr Crianças: 1 a 5mL/fr	TA	Cultura em meio líquido	Coletar 2 a 3 frascos, 15/15min, em diferentes sítios de punção
Fungos dimorfos	10mL/fr	TA	Tubo de lise por centrifugação	Processar em até 8 horas *Candida* e outras leveduras podem ser detectadas por métodos diretos
Micobactérias	10mL/fr	TA	Bactec 13A ou tubo de lise	Obter de 1 a 2 amostras
CATETER VASCULAR	Enviar 5cm da porção distal do cateter	4ºC	Técnica semiquantitativa (Maki, 1977)	Assepsia da pele antes da coleta Coletar 2 hemoculturas periféricas
LIQUOR	2 a 5mL em dois frascos	TA	Frasco estéril sem inibidores de primeiro uso	Cultura de rotina – enviar frasco extra para testes futuros, suspeita de vírus – pesquisa monoclonal ou PCR
PERITONEAL PERICÁRDICO PLEURAL SINOVIAL	2 a 10mL	TA	Aspiração com seringa – frasco estéril – meio de transporte para anaeróbios	Nunca coletar *swab* do líquido Citologia e citometria Preparar lâminas para monoclonais Guardar material para PCR
TECIDOS E BIÓPSIAS	Tanto quanto possível	TA	Frasco estéril com 1mL de salina – meio de transporte para anaeróbios	Tecidos são sempre melhores do que *swabs*
PULMÃO Escarro aspirado	1 a 3mL	TA	Frasco estéril	Higiene oral prévia Checar critérios de validação
BAL	10 a 20mL	TA	Frasco estéril	Anotar volume do lavado Preparar lâminas para monoclonais Guardar para PCR
Nasal		TA	Girar o *swab* 5 × meio de transporte	Indicado para *S. aureus* e estreptococos do grupo A
Nasofaringe/ amígdalas	2 *swabs*	TA	*Swab* alginatado	Pode perder a *B. pertussis* Esfregaço em 2 a 3 lâminas
URINA Micção	5 a 10mL	4ºC	Frasco estéril de boca larga	Higiene local com água e sabão Jato médio para cultura quantitativa
Cateter	5 a 10mL	4ºC	Desinfetar a sonda e coletar por punção	1º jato: *Chlamydia, Ureaplasma, Mycoplasma* spp
Punção suprapúbica	5 a 10mL	4ºC	Frasco estéril ou seringa vedada	Realizar sempre a rotina de urina
GENITURINÁRIO Endométrio amniótico pélvico	2 a 10mL	TA	Meio de transporte para anaeróbio	Coletar sem contaminar com a flora vaginal – enviar o restante na seringa vedada
Vaginal		4ºC	Dois *swabs* Preparar lâmina	Para pesquisa de tricomonas cândidas
Próstata	1 a 5mL	TA	Coletar em frasco estéril	Massagem prostática
Chlamydia trachomatis		4ºC	*Swab*/escovado – meio de transporte	*Swab* sem inibidores da PCR
HVS		4ºC	*Swab* em frasco com 1mL de salina – meio de transporte	Evitar *swab* com madeira e os alginatados
Neisseria gonorrhoeae		TA	Meio de transporte seletivo	Transportar em microaerofilia ou atmosfera de CO_2
FEZES Coprocultura	>2g ou <5mL	TA 4ºC	Meio de transporte Frasco estéril	Não indicado após 3 dias de hospitalização
Toxina de *C. difficile*	>2g ou <5mL	4ºC até 24h ou congelar	Frasco estéril	Indicado para diarreias após 3 dias de hospitalização
EPF	>2g	TA 4ºC	Frasco ou frasco com MIF	Exame a fresco imediato ou coleta 3 dias em MIF

Obs.: A temperatura de 4ºC pode ser obtida na prateleira da geladeira comum.

TA = temperatura ambiente.

Os pacientes com quadro clínico de infecção ou febre apresentam valor preditivo positivo elevado e determinam, em geral, hemoculturas verdadeiramente positivas. Para aumentar as chances de isolamento do micro-organismo, deve-se coletar ao menos 10 a 20mL de sangue por frasco de hemocultura para indivíduos adultos. Amostras pequenas de sangue podem resultar em hemodiluição e em baixa sensibilidade para o método (concentração pequena de bactérias por mL). Outro fator que determina a qualidade de resultado é o preparo adequado da pele para coleta. Deve-se utilizar, para assepsia, álcool a 70% concentricamente, seguido de álcool iodado ou PVP-I (polivinilpirrolidona-iodo), além de venopunção com uso de luvas. Esses cuidados de coleta diminuem a possibilidade de contaminação com a microflora normal da pele tanto do paciente como do profissional responsável pela coleta.

Recomenda-se coletar sangue para hemocultura antes de instituir antimicrobianos e, se possível, no período de ascensão febril, cerca de 30 minutos antes do pico da hipertermia. O melhor acesso é a veia periférica, já que o sangue obtido por cateter pode resultar em falso-positivo. As culturas seriadas, três amostras em intervalos de 20 a 30 minutos, são preferenciais em casos de bacteriemia contínua; culturas simultâneas se justificam na vigência de bacteriemias transitórias ou intermitentes. Na realidade, em algumas situações especiais são preestabelecidos os momentos para coleta:

- **Endocardite aguda:** coletar três hemoculturas com intervalo de 15 a 30 minutos; repetir em 24 horas, se negativas.
- **Endocardite subaguda:** coletar três hemoculturas com intervalo de 1 hora.
- **Bacteriemia e febre de origem indeterminada (FOI):** coletar duas a três hemoculturas, simultaneamente, em diferentes locais de punção.

Os métodos para leitura de hemoculturas têm-se aperfeiçoado muito nos últimos anos. Atualmente, utilizam-se aparelhos automatizados que melhoram a sensibilidade do exame e promovem rapidez nos resultados. Na maioria das vezes, os resultados positivos são detectados em 24 horas. Entretanto, em virtude das particularidades dos serviços de microbiologia, por vezes a automação não acelera o resultado, que acaba sendo liberado em 2 a 5 dias. Em algumas situações, a incubação é mais prolongada, a exemplo das infecções fúngicas e micobacterioses.

Algumas considerações devem ser feitas com relação à interpretação das hemoculturas:

- O crescimento de *Bacillus* spp, *Corynebacterium* spp, *Propionibacterium acnes* ou estafilococos coagulase-negativos é, em geral, caracterizado como contaminante de pele, exceto se presentes em mais de uma amostra e na vigência de quadro clínico.

- O crescimento de múltiplos organismos sugere contaminação, assim como a detecção de micro-organismo em hemocultura, diferente daquele isolado em sítio primário.
- O crescimento do mesmo micro-organismo em hemoculturas repetidas sugere patógeno.
- Isolamentos de enterococo e bastonetes gram-negativos devem ser valorizados em pesquisa para endocardite.
- Isolamentos de micro-organismos saprófitos e comensais em hemocultura de imunodeficiente devem ser avaliados com atenção.
- Hemoculturas positivas, obtidas de pacientes em uso de cateteres intravasculares, podem refletir contaminação ou infecção de cateter; portanto, as amostras devem ser coletadas em pareado (sangue do cateter e de veia periférica) e de preferência analisadas por métodos quantitativos.
- Por fim, o médico assistente deve tentar definir se a bacteriemia ou fungemia a ser considerada é contínua (por infecções do sistema cardiovascular, endocardite, uso de cateter etc.), transitória (decorrente de manipulação de mucosas colonizadas ou translocação bacteriana) ou intermitente (abscessos).

Infecção de cateter intravascular (ICV)

A cultura semiquantitativa (CSQ), desenvolvida por Maki em 1977, tem sido o método microbiológico mais utilizado para diagnóstico das ICV. A técnica de Maki determina a presença de bactérias na superfície externa do cateter. O método é baseado no rolamento de um segmento da ponta de cateter em placa contendo ágar-sangue. Removem-se assepticamente os 5cm distais do cateter. Coloca-se o segmento em frasco estéril seco. Dentro de, no máximo, 1 hora procede-se ao rolamento desse pedaço do cateter em meio de ágar.

Esse método se propõe a distinguir colonização do cateter de infecção do dispositivo, mediante a quantificação do número de unidades formadoras de colônias (UFC). A CSQ com crescimento de 15 ou mais UFC é indicativo de infecção, e se <15UFC, sugere colonização do cateter.

Quando se considera significativo o isolamento de 15 ou mais UFC, a sensibilidade e a especificidade para detecção de infecção associada ao cateter são de, respectivamente, 88% e 85% (Siegman *et al.*, 1997); já a concordância com bacteriemia é de 15% a 40%.

No entanto, a técnica de Maki apresenta limitações, já que o injetor lateral do equipo é a mais frequente fonte de infecções dos cateteres intravasculares e esse segmento não é avaliado pela técnica.

A cultura quantitativa pode ser realizada por irrigação do lúmen e diluições seriadas, tendo importância o encontro de 1.000 ou mais UFC, que mostra sensibilidade de 94% e especificidade de 92%.

Outro método quantitativo consiste na sonicação do cateter. A técnica detecta micro-organismos no lúmen e na su-

Capítulo 7 ■ Fundamentos do Diagnóstico Laboratorial das Infecções

perfície externa do cateter. Apresenta sensibilidade e especificidade superiores à CSQ, com valor de corte de 100UFC/mL.

Os métodos de diagnóstico que dispensam a remoção do cateter são: hemocultura pareada de sangue refluído de cateter e de outro sítio, além de cultura de secreção do local de inserção do cateter, sendo indicados na impossibilidade de remoção do cateter.

A hemocultura pareada considera sepse associada ao cateter se a densidade bacteriana, expressa em UFC/mL, obtida por sangue refluído, for cinco a 10 vezes superior à obtida por meio de punção venosa de outro sítio. Todavia, resultados >1.000UFC/mL, obtidos de sangue refluído de cateter de longa permanência, são indicativos de sepse associada ao uso do cateter.

A cultura de secreção oriunda do local de inserção do cateter, quando realizada em pacientes selecionados (com suspeita clínica de ICV), apresenta até 100% de valor preditivo positivo. Esse método parece ser útil para diagnóstico de infecção em cateter de longa permanência. Portanto, a escolha do método propedêutico adequado para diagnóstico de infecção associada a cateter também depende do cateter utilizado (Tabela 7.2).

Urocultura

Bacteriúria consiste na presença de bactéria na urina. Habitualmente, a urina presente na bexiga é estéril e, durante a passagem pelo meato uretral, algumas vezes ocorre sua contaminação com a flora microbiana local.

Assim, Kass, em 1957, avaliando culturas quantitativas de urina de diferentes amostras populacionais, observou que o crescimento de 10^5UFC/mL de bactérias na urina se relacionava com infecção urinária em 95% dos pacientes com pielonefrite e somente em 5% dos indivíduos assintomáticos. Desde então, bacteriúria significativa é definida por urocultura quantitativa com isolamento de mais de 100.000 colônias de bactérias gram-negativas por mililitro de urina.

Entretanto, concentrações mais baixas de bactérias na urina sao consideradas critério para diagnóstico, desde

que acompanhadas de sintomatologia (disúria, urgência miccional, frequência miccional, dor suprapúbica, febre etc.); assim, para mulheres sintomáticas, $>10^3$UFC/mL, para homens sintomáticos, $>10^3$UFC/mL, e para pacientes cateterizados, $>10^2$UFC/mL.

Duas uroculturas quantitativas com mais de 100UFC/mL de urina para o mesmo micro-organismo, piúria ou presença de micro-organismo no Gram de gota de urina não centrifugada, associadas a queixas urinárias, são indicativas de infecção do trato urinário (ITU).

A presença de três ou mais micro-organismos na cultura de urina é sugestiva de contaminação, da mesma maneira que o encontro de células epiteliais pavimentosas, devendo ser avaliada com cautela.

Trato respiratório

Escarro. Durante a coleta de secreção respiratória ocorre, geralmente, contaminação com secreção de vias áreas superiores, especialmente com saliva. Portanto, o escarro é um material que deve ser avaliado com restrições.

Para se caracterizar a aceitabilidade da amostra, considera-se a proporção de células epiteliais e leucócitos. Por meio da coloração de Gram (análise de 10 campos em aumento de 10×), seleciona-se escarro cuja contagem de neutrófilos seja >25 células por campo e o número de células epiteliais <10 células por campo.

Os escarros não qualificados não devem ser processados, devido à possível contaminação com material de orofaringe. Excetuam-se o escarro de imunodeprimidos e o destinado à pesquisa de micobactérias, vírus e fungos.

Escarro induzido

Pacientes incapazes de produzir escarro podem beneficiar-se da coleta de material após indução com aerossol salino. O escarro induzido é extremamente útil para isolamento de micobactérias e fungos, principalmente *Pneumocystis jiroveci*. Em princípio, secreções obtidas por indução

Tabela 7.2 ■ Métodos de diagnóstico microbiológico de acordo com os tipos de cateteres vasculares

Método microbiológico	Cateter periférico	Cateter central de curta permanência	Cateter central de longa permanência
Método semiquantitativo Maki ≥15UFC	+++	++	(+)
Cateter sonificado >100UFC	+++	+++	(+)
Sangue refluído do cateter*	(+)	+	+++
Cultura quantitativa (HC)	(+)		+++
Avaliação pareada de hemocultura e sangue refluído do cateter de 5 a 10×	(+)		+++
Hemocultura via cateter 1.000UFC/mL	(+)	+	+++

*Pacientes pediátricos.
(+) raro, + ocasional, ++ algumas vezes, +++ frequente.

do escarro são representativas dos espaços alveolares e adequadas para cultura. A obtenção desse material pode evitar técnicas mais invasivas, como a broncoscopia.

Secreção traqueal e aspirado traqueal

Em pacientes intubados, a secreção traqueal pode ser obtida com mais rapidez; entretanto, esse material é pouco específico e, em geral, documenta colonização endotraqueal. O aspirado traqueal pode ser coletado por punção. A realização de culturas quantitativas, com o objetivo de diferenciar colonização de infecção, estabelece valor de corte de 10^5 a 10^6UFC/mL.

Lavado e escovado broncoalveolar

A broncoscopia foi desenvolvida na década de 1930 e reformulada após o advento dos fibroscópios, tornando-se o método de escolha para obtenção de material de vias aéreas inferiores. Indica-se para detecção de *Mycobacterium tuberculosis* em pacientes sem escarro, *P. jirovesi (carinii)*, micro-organismos fastidiosos e intracelulares, coleta de material para cultura quantitativa visando a germes que crescem nos meios convencionais de cultivo e para diagnóstico de doenças que necessitam de estudo histológico ou citopatológico. Das técnicas endoscópicas, o lavado e o escovado são os mais utilizados.

O lavado obtém maior volume de amostra, o que aumenta a sensibilidade do método. Durante o procedimento, é coletado volume variável de 100 a 300mL de salina, obtido de cinco amostras de 20mL, utilizando vácuo de 50 a 100cmH$_2$O. A estimativa é que cerca de 1.000.000 de alvéolos sejam representados por amostra total.

O volume da amostra possibilita a realização de vários procedimentos além da cultura, como identificação de micro-organismos específicos, percentual de macrófagos e leucócitos e presença de fibras de elastina, sugestiva de necrose pulmonar. Estabeleceram-se valores quantitativos, sendo valores maiores do que 10^3 a 10^4UFC/mL no BAL e 10^2 a 10^3UFC/mL no escovado relevantes para processo pulmonar infeccioso agudo.

A sensibilidade e a especificidade das técnicas de lavado e escovado são de, respectivamente, 80% a 100% e 75% a 100% e 65% a 100% e 60% a 100%.

Minilavado broncoalveolar

O BAL e o escovado têm como principais desvantagens a disponibilidade do equipamento e do broncoscopista no momento da solicitação, além do custo. Contorna-se tal dificuldade utilizando técnicas não broncoscópicas, como o minilavado broncoalveolar por cateter protegido (mini-BAL). Embora equivalentes quanto à qualidade da amostra, o mini-BAL mostrou-se mais simples e seguro. No mini-BAL introduz-se pelo tubo traqueal ou traqueostomia um cateter estéril dentro de um outro, de modo que ele só tenha contato com as vias aéreas no local em que

se deseja coletar a amostra. Injeta-se de uma a três parcelas de 20mL de solução salina a 0,9%. Deve ser reservado pelo menos 50% do volume injetado para a citologia. Novos métodos devem ser realizados para o estudo microbiológico, caso sejam necessários, como exames de coloração, imunofluorescência, pesquisa monoclonal, PCR (reação em cadeia da polimerase) e culturas quantitativas e/ou específicas com provas de sensibilidade a antimicrobianos.

Fluidos corporais e líquidos corpóreos de cavidades fechadas

A presença de derrames pleural e pericárdico indica acometimento transudativo ou inflamatório. Recomenda-se a coleta de três tubos: um sem anticoagulante, para exames físico, químico e imunológico, um com EDTA, para exames citológico e de biologia molecular, e outro em tubo estéril, para estudo microbiológico.

Os derrames pleurais transudativos são de origem cardíaca, hepática ou renal e resultam, sobretudo, de hipoproteinemia, obstrução da veia cava superior e aumento da pressão venosa central. Os derrames exsudativos decorrem de neoplasias, infecções, traumatismos e colagenoses. Entre as causas infecciosas, destacam-se as pneumonias com derrame parapneumônico, tuberculose, abscesso pulmonar e as de origem micótica. As doenças do colágeno, como a artrite reumatoide e o lúpus eritematoso sistêmico, são causas frequentes de derrames pleural e pericárdico, como também as pancreatites e o infarto agudo do miocárdio. No derrame pericárdico, há que se considerar as infecções virais e por micoplasma, além das citadas.

Fluidos orgânicos habitualmente estéreis são submetidos a uma técnica de concentração (centrifugação ou filtração), visando a recuperar micro-organismos que, muitas vezes, estão em número reduzido. Para melhorar a sensibilidade das culturas, utilizam-se meios de enriquecimento, inclusive uso de frasco de hemocultura para leitura automatizada. A citometria, a citologia e os métodos diretos e de coloração devem ser procedimentos obrigatórios.

Recomendações para coleta (bile, líquidos pleural, peritoneal, pericárdico, sinovial):

- Coleta asséptica com seringa, de 3 a 20mL; é recomendável puncionar antes de abrir a cavidade, durante o procedimento cirúrgico.
- Usar meio de transporte para anaeróbicos. Pode-se transportar na própria seringa, desde que a agulha seja protegida.
- Processamento em 1 hora.
- Mesmo transferindo para meio de transporte, ainda é essencial encaminhar o restante do líquido da seringa para técnicas de pesquisa direta e métodos moleculares.
- Solicitar citologia, citometria, coloração de Gram, cultura com antibiograma e PCR para os micro-organismos mais prováveis.

Capítulo 7 ■ Fundamentos do Diagnóstico Laboratorial das Infecções

Em caso de suspeita de tuberculose ou micobacterioses atípicas, a PCR representa sempre a melhor opção devido à pequena concentração de bactérias nesses líquidos. O resultado negativo deve ser validado, em virtude da possibilidade da presença na amostra de inibidores naturais da PCR, como hemoglobina e enzimas pancreáticas, ou não, assim como xilocaína, heparina e detergentes.

O pedido deve, no mínimo, englobar citologia, citometria, rotina bioquímica, coloração de Gram, cultura com antibiograma, cultura para fungos e cultura para micobactérias. Dependendo dos resultados da rotina, da faixa etária, do quadro clínico, de situações epidemiológicas especiais e do custo-benefício, avalia-se ainda a PCR para micobactérias e *Mycobacterirum tuberculosis* e outros micro-organismos, inclusive vírus. Por exemplo, em amostra de pericardite acrescenta-se a PCR para micobactérias e enterovírus (coxsackievírus A, coxsackievírus B e echovírus).

Liquor

O líquido cefalorraquidiano circula nas cavidades ventriculares e no espaço subaracnóideo do cérebro e da medula espinhal. O volume de liquor varia de 5mL no recém-nascido a 150mL nos adultos. Formam-se de 25mL/dia no recém-nascido a 750mL/dia no adulto, com densidade de 1,006 a 1,009 e baixa celularidade (usualmente linfócitos), cujo teor de glicose varia em torno de dois terços do valor da glicemia. Os valores da glicorraquia correspondem, em dado momento, aos valores da glicemia há 4 horas. A hipoglicorraquia e a presença de lactato no liquor sugerem processo infeccioso bacteriano (Tabelas 7.3 e 7.4).

Tabela 7.3 ■ Valores e referências no liquor em adultos e neonatos

Parâmetro	Unidade	Valor de referência	
		Adulto	Neonato
Exame			
Aspecto		Límpido	
Cor		Incolor	
Coágulo		Ausente	
Citometria e citologia			
Leucometria	mm^3	0 a 5	0 a 15
Diferencial leucócitos	%	90% ou + de mononucleados	
linfócitos	%	90 a 95	15 a 59
monócitos	%	3 a 5	41 a 78
neutrófilos	%	0 a 2	0 a 17
macrófagos	%	0 a 2	0 a 10
eosinófilos	%	0 a 2	0 a 2
Hemácias	mm^3	–0	0 a 600
Bioquímica			
Ácido láctico	mg/dL	9 a 26	
	mmol/L	1,13 a 3,30	
ADA	U/L	4,5 a 18	
Bilirrubina	mmol/L	–0	1,6 a 2,3
Cloretos	mEq/L	115 a 130	
	mg/dl	680 a 770	700 a 750
CPK	UI/L	Até 10 a 30ºC	
Eletroforese de proteínas			
Pré-albumina	%	3,7 a 6,1	
Albumina	%	56,2 a 66,8	
Alfa-1	%	3,1 a 5,9	
Alfa-2	%	4,9 a 8,5	
Beta	%	10,1 a 17,3	
Gama	%	6,2 a 11,4	
Glicose	mg/dL	50 a 80	42 a 78
		2/3 da glicemia há 4 horas	
Globulinas		Negativa	
LDH	UI/L	Até 25% a 30ºC	
Proteínas	mg/dL	12 a 30	
Proteínas liquor ventricular	mg/dL	Inferior a 25	
AST	UI/L	Até 15 a 30ºC	15 a 80
Ureia	mg/dL	10 a 40	15 a 42

Tabela 7.4 ■ Exames recomendados para o diagnóstico microbiológico no liquor

Patologias	Métodos laboratoriais
Adenocarcinoma	Citologia, CEA e ELISA
Amebas (*Naegleria* e *Acanthamoeba*)	A fresco, lugol
Bactérias comuns	Gram, cultura, pesquisa para antígenos bacterianos
Citomegalovírus	Pesquisa monoclonal, PCR para CMV
Criptococos	Tinta nanquim, calcoflúor
Encefalite herpética	Pesquisa monoclonal, PCR para HVS-1, HVS-2
Encefalite por enterovírus	Pesquisa monoclonal de Coxsakievírus, Echovírus
Fungos	Calcoflúor, tinta nanquim, cultura, PCR
HIV	PCR, ELISA
HTLV	PCR para HTLV-1 e HTLV-2, ELISA
Leucemia	Citologia, beta-2-microglobulina ELISA
Micobactérias	Auramina, cultura, PCR
Neurocisticercose	Imunofluorescência, ELISA, PCR
Neurossífilis	Microscopia de campo escuro, FTA-Abs, ELISA
Neurotoxoplasmose	Imunofluorescência, ELISA, PCR
Varicela-zoster	Pesquisa monoclonal, PCR para VVZ

O teor de proteínas em adultos é habitualmente inferior a 30mg/dL no liquor obtido da cisterna magna ou do fundo de saco lombar. Portanto, a proteína do liquor é cerca de 150 vezes menor que a do soro. Nos recém-nascidos, a proteína pode chegar normalmente a 80mg/dL e a bilirrubina total varia de 1,6 a 2,3mmol/L. As imunoglobulinas do liquor, basicamente da classe IgG, são provenientes do soro. Nos processos infecciosos e inflamatórios do sistema nervoso central ocorre síntese local de anticorpos.

A citometria normal de liquor apresenta variações com a idade: 0 a 15 leucócitos/mm^3 no recém-nascido e 0 a 5 leucócitos/mm^3 nos adultos, sendo mais de 90% de mononucleados. No liquor de recém-nascido podem ser encontradas até 600 hemácias/mm^3. A Tabela 7.3 resume os valores de referência no liquor de adultos e neonatos.

Por vezes, bactérias, vírus ou fungos atravessam a barreira hematoencefálica, atingindo o espaço subaracnóideo e alcançando o liquor. Esses agentes, após acometerem o liquor, invadem e se multiplicam nas meninges, ocasionando inflamação local, ou seja, meningite.

A migração do agente se faz por via hematogênica (por germes do trato respiratório), gastrointestinal ou subcutânea, via nervos periféricos ou por contiguidade. Em geral, a inflamação das meninges é mais comum na vigência de defeitos congênitos, pós-trauma ou cirurgia.

Ressalva-se que, em indivíduos portadores sadios, bactérias oriundas da nasofaringe podem desenvolver quadro meníngeo infeccioso decorrente de invasão do sistema nervoso central.

Em razão da gravidade do quadro e da rápida evolução das meningites, é sempre desejável a identificação precoce do agente; se isso não for possível, deve-se instituir terapêutica empírica imediata.

A amostra do liquor demanda processamento imediato. O primeiro passo consiste no plantio em meios e condições apropriados. Após a separação de alíquota para citometria, prossegue-se com centrifugação a 1.500rpm/5min e a decantação do sobrenadante para dosagens bioquímicas, pesquisa de antígenos e anticorpos. A partir do sedimento, preparam-se lâminas para citologia, pesquisa de fungos, pesquisa monoclonal e testes moleculares. A necessidade de urgência no processamento do material se deve à exigência de micro-organismos, como a *Neisseria meningitidis*, que se torna inviável quando o liquor é mantido à temperatura ambiente por mais de 2 horas ou sob refrigeração. O *Haemophilus influenzae* morre em tempo ainda menor, cerca de 1 hora.

Para a realização do Gram, rotina e cultura convencional são necessários de 1 a 2mL de liquor; entretanto, para cultura de micobactérias e fungos, a amostra deve ser de 3 a 4mL. Na amostra são habitualmente realizadas pesquisa de *Cryptococcus* spp (tinta nanquim), pesquisa de antígenos e cultura para bactérias comuns, micobactérias e fungos.

Diante de meningoencefalites e encefalites virais, solicita-se a pesquisa monoclonal ou a PCR para cada vírus suspeito. A pesquisa monoclonal exige células íntegras, enquanto os testes moleculares não demandam nenhum tipo de conservação.

Recomenda-se a desinfecção do local de punção, com tintura de iodo a 2% ou PVP-I, evitando-se a contaminação da amostra com restos desses produtos que podem interferir com os testes:

- Coleta de 1 a 2mL de liquor em três diferentes tubos.
- Para citologia, citometria, fungos e bactéria, não refrigerar (manter à temperatura ambiente).
- Para pesquisa de vírus, enviar imediatamente ou congelar a –20°C.
- Coletar simultaneamente amostras de sangue para bioquímica e, se indicado, para hemocultura.

A Tabela 7.4 apresenta os testes mais indicados para o diagnóstico etiológico das principais infecções do sistema nervoso central por meio do exame do liquor.

Coprocultura

As diarreias agudas podem ser causadas por diversos agentes bacterianos, virais, fúngicos e parasitas. As fezes devem ser coletadas e transportadas ao laboratório com rapidez, para manter a viabilidade do agente. Em geral, coleta-se uma amostra diariamente, por 3 dias consecutivos.

Capítulo 7 ■ Fundamentos do Diagnóstico Laboratorial das Infecções   **83**

Em princípio, realiza-se exame a fresco, entre lâmina e lamínula, visando ao encontro e à descrição de protozoários em forma cística ou flagelada, além de esfregaço fecal corado para identificação de neutrófilos polimorfonucleados ou eosinófilos. A presença de leucócitos no esfregaço fecal sugere infecção invasiva por *Campylobacter* spp, *Salmonella* spp e *Escherichia coli* invasiva.

Meios de cultura enriquecidos são utilizados com o objetivo de recuperar micro-organismos quando estes estão em número reduzido na amostra. Entretanto, como os agentes mais comumente relacionados com diarreia apresentam necessidade de cultivos diferentes, utilizam-se também meios seletivos diversos. Assim, a amostra é frequentemente semeada nos meios de MacConkey, ágar seletivo para *Campylobacter*, ágar sorbitol, ágar tiossulfato bile, entre outros.

Métodos imunológicos são utilizados para identificação de espécies e subtipos de bactérias e fungos. Podem ser úteis também na detecção de toxinas, como as produzidas pela *E. coli* toxigênica e pelo *Clostridium difficile.*

Em material de pacientes imunocomprometidos, pode-se realizar a pesquisa de *Cryptosporidium parvum* e *Isospora belli* com coloração especial de Kinyoun ou Ziehl-Neelsen modificada.

Secreções urogenitais

No trato genital reside flora indígena complexa, que inclui estafilococos coagulase-negativos, lactobacilos, estreptococos, bactérias anaeróbias e leveduras, entre outros agentes.

Em situações específicas, devido a um desequilíbrio da microflora, ocorre supercrescimento de um de seus componentes com acometimento da mucosa genital. Em outras ocasiões, a aquisição de micro-organismo responsável por doenças sexualmente transmissíveis ocasiona lesões genitais e/ou corrimento purulento. Portanto, o requisitante do exame deve informar ao laboratório sua impressão clínica, o qual direcionará os meios de cultura ou outra técnica laboratorial para identificação do agente.

Nas vaginites, o esfregaço de secreção vaginal apresenta leucócitos, sendo identificados também, geralmente, *Trichomonas vaginalis, Candida* spp ou bactérias. O *T. vaginalis* é identificado em exame a fresco, em razão de sua motilidade (protozoário flagelado). Em geral, o encontro de leveduras e pseudo-hifas em esfregaço vaginal é sugestivo de candidíase em mulheres sintomáticas, não sendo necessário cultivo.

Em vaginoses, os agentes causais comuns são *Gardnerella* spp, *Mobiluncus* spp e *Mycoplasma hominis,* por vezes difíceis de serem identificados em esfregaço comum.

A presença de *clue cells* ou o encontro de bacilos gram-negativos delicados, bacilos curvos gram-lábeis e bactérias fusiformes associadas à diminuição ou à ausência de flora indígena (lactobacilos) sugere, com frequência, vagi-

nose, principalmente na vigência de corrimento aquoso, de odor característico, pH >4,5.

Infecções causadas por *Neisseria gonorrhoeae* e *Chlamydia trachomatis* são, quase sempre, de difícil distinção clínica e a coinfecção é relativamente comum; assim, a investigação laboratorial deve incluir métodos que possam detectar ambos os micro-organismos.

Diagnóstico de *Chlamydia trachomatis*

* **Citologia:** material obtido por *swab*, espátula ou cureta, com retirada de epitélio colunar. A observação da amostra submetida a método de identificação com anticorpo monoclonal fluorescente (85% de sensibilidade e 98% de especificidade, se comparado à cultura) sugere o diagnóstico.
* **Isolamento em cultura de células:** o diagnóstico é sugerido ao se observarem inclusões citoplasmáticas na cultura de células, confirmadas pela identificação monoclonal (método considerado padrão-ano).
* **Métodos moleculares:** a PCR apresenta, em teoria, sensibilidade e especificidade semelhantes à cultura de célula, porém seu resultado revela-se superior em virtude da ocorrência de morte da bactéria durante o transporte e no período em que aguarda o processamento. Constitui-se em exame preferencial para esse diagnóstico, pois dispensa meio especial de conservação.
* **Sorologia:** realizada pelas técnicas de fixação de complemento ou ELISA, apresenta difícil interpretação clínica em população sexualmente ativa, com infecção pregressa ou repetida. Micro-organismo exigente, a *C. trachomatis* demanda meios especiais para transporte, conservação e cultura, além dos testes de suscetibilidade após isolamento.
* **Cultura:** a amostra deve ser transportada em meio específico e semeada em "Thayer Martin-chocolate" com antibióticos que selecionam a *Neisseria* spp.
* **Detecção de antígeno:** pode ser realizada por método imunoenzimático e sonda de DNA (sensibilidade de 93% e especificidade de 99%).
* **Métodos moleculares:** nem sempre são necessários devido à relação custo-benefício, como ao contrário ocorre para a *Chlamydia trachomatis.*

Pele e mucosas

As coletas são realizadas por *swabs* e objetivam o isolamento de micro-organismos colonizantes potencialmente patogênicos em pele íntegra ou de patógenos em pele lesada.

Abscessos

Sempre que possível, os micro-organismos envolvidos com a formação de abscessos devem ser identificados e o perfil de resistência deve ser estabelecido. É importante realizar a cultura para anaeróbios ou indicar terapêutica empírica, especialmente em abscessos intra-abdominais. A observação ao Gram de bactérias que não cresceram em cultura convencional, particularmente na ausência de antibioticoterapia, sugere a presença de anaeróbios.

Pontos críticos relacionados com os laboratórios

A baixa remuneração dos exames de microbiologia levou ao fracionamento da cultura microbiológica e ao tímido investimento nessa área do laboratório, que se tornou um apêndice acanhado do laboratório geral. O fracionamento da cultura em inúmeras culturas especiais compromete a eficácia do estudo microbiológico, no momento em que a cultura com antibiograma, solicitação médica clássica, vislumbra apenas micro-organismos comuns, muitas vezes não causadores da doença em questão.

Será que o médico, quando recebe resultado negativo dessa cultura, tem consciência da real dimensão de seu limitado significado? E qual será o verdadeiro conteúdo do resultado positivo? Um bom exemplo seria a cultura do lavado broncoalveolar, que não detecta clamídia, micoplasma, legionela, hemófilos e muitos estreptococos, principais agentes etiológicos das infecções pulmonares bacterianas. Não detecta, também, anaeróbios que podem estar participando do processo infeccioso.

Infraestrutura laboratorial

Os serviços de microbiologia dentro dos laboratórios de patologia clínica quase sempre apresentam graves problemas estruturais e falta de equipamentos. Destacam-se as dimensões reduzidas da área física, o ambiente único, a não disponibilidade de capela de fluxo laminar e a falta de pias, autoclave, geladeiras, estufas e de equipamentos de automação. O laboratório de microbiologia deveria ter, no mínimo, duas salas próprias, caso possa utilizar áreas comuns de descarte, lavagem e esterilização. Deveria ter, no mínimo, duas geladeiras, uma para meios e discos e outra para amostras. Os materiais contaminados, placas e amostras devem ser descartados após esterilização em autoclave, a qual deve estar instalada dentro da área de trabalho.

As áreas destinadas à biologia molecular, de construção mais recente nos laboratórios clínicos, quando disponibilizadas, geralmente seguem os padrões recomendados, enquanto a sorologia e a imunologia quase sempre se situam no espaço físico do laboratório geral.

Disponibilidade de profissionais e técnicos

Os microbiologistas frequentemente cumprem jornada de trabalho de 4 a 6 horas diárias, de segunda a sexta-feira. Os serviços mais organizados dispõem de dois profissionais, que cobrem o horário diurno e alternam-se nos finais de semana. Raros serviços de microbiologia contam com cobertura ininterrupta. Além disso, torna-se fundamental uma mudança de postura em relação ao foco dos

processos centrados no atendimento às necessidades dos pacientes, e não na disponibilidade de cada um.

O processamento imediato das culturas e antibiogramas, além de seu acompanhamento em caráter contínuo por profissional habilitado, agiliza os resultados, tornando-os mais úteis aos pacientes, na medida em que podem contribuir com dados importantes na hora da tomada de decisões e da prescrição de antimicrobianos.

Diante da possibilidade de se deparar, no dia a dia, com doenças emergentes e reemergentes e com mudanças frequentes do perfil de resistência a medicamentos de vários micro-organismos, torna-se imperativo que a equipe laboratorial esteja sempre bem atualizada.

Tecnologia em uso

Os testes laboratoriais apresentam diferentes desempenhos, variando de método a método, geração a geração do mesmo método e, inclusive, entre fabricantes do mesmo método de mesma geração. Isso quer dizer que não basta saber qual o método utilizado para avaliar o conteúdo de verdade expresso em determinado resultado.

Os testes deveriam ser avaliados em cada serviço antes de serem validados para uso. Assim, pode-se avaliar um teste pelas validades intrínseca e extrínseca. A intrínseca determina o desempenho do teste em comparação a um teste de referência, sendo avaliado por parâmetros como sensibilidade, especificidade e coeficientes de variação intrateste e interteste. Essas são características do teste, e não da população, sendo independentes da prevalência da doença. A validade extrínseca consiste na capacidade do teste de detectar a relação entre população e doença, ou seja, determinar parâmetros que dependem da prevalência, como o valor preditivo, além de avaliar seu desempenho com base em reprodutibilidade, acurácia e precisão.

Imposições econômicas

Ingerências administrativas e imposições econômicas têm se constituído em sérios entraves à padronização de testes e à implementação da qualidade das análises nos laboratórios de análises clínicas, biologia molecular e microbiologia, que, com frequência, se veem obrigados a comprar os reagentes de menor preço e a equacionar seus custos de acordo com os valores pagos pelos diversos convênios. Tudo isso é agravado pelos exames que nem sequer constam nas tabelas de pagamento dos convênios, representados particularmente pela maioria dos testes virológicos e dos que utilizam técnicas moleculares. Os *kits* e os reagentes disponíveis no mercado brasileiro, mesmo com o registro obrigatório no Ministério da Saúde, não são submetidos a controle periódico de qualidade pelos órgãos de fiscalização, que deixam essa tarefa, em voto de confiança, a cargo dos próprios fabricantes. As bulas e protocolos que acompanham os *kits* nem sempre informam a sensibilidade

Capítulo 7 ■ Fundamentos do Diagnóstico Laboratorial das Infecções

e especificidade dos ensaios e, quando o fazem, muitas vezes não deixam transparecer a metodologia utilizada. Há, ainda, aqueles que apresentam erros grosseiros, decorrentes da tradução para a língua portuguesa.

Custo-benefício dos métodos laboratoriais

A tecnologia de ponta representa o caminho mais fidedigno, e quase sempre o mais rápido, para se chegar ao diagnóstico, o que não significa ser essa a melhor opção. Muitas vezes, não se justifica o emprego de alta tecnologia, por não haver necessidade de uso de um método caro, que não trará vantagens nem no resultado nem em benefícios para o paciente, ou porque o custo do exame é proibitivo.

Um bom exemplo de custo-benefício de métodos laboratoriais está no diagnóstico da tuberculose. Quando se trata de patologia pulmonar bacilífera, as colorações clássicas de Ziehl-Neelsen ou auramina (custo de 4 dólares), que apresentam sensibilidade em torno de 1.000 a 10.000 bacilos/mL, juntamente com os dados clínicos e radiológicos, são suficientes para sedimentar o diagnóstico. Ao contrário, quando se trata de tuberculose meníngea, pleural, pericárdica e renal, em que a eliminação de bacilos é pequena, a via molecular (a PCR, ao custo de 50 dólares) se impõe, com vantagem, sobre a cultura.

TÉCNICAS DE DIAGNÓSTICO MICROBIOLÓGICO

Entende-se por diagnóstico etiológico, em doenças infecciosas e parasitárias, a detecção do agente causal da doença no(s) sítio(s) acometido(s), acompanhada de alterações histocitológicas e/ou clínicas específicas. Isso quer dizer que apenas o encontro de determinado micro-organismo em sítios locais ou distantes, a detecção de ácidos nucleicos e de antígenos circulantes ou a demonstração de resposta imune não garantem a etiologia da doença.

O diagnóstico presuntivo é estabelecido pela demonstração de anticorpos específicos, produzidos no momento da doença em resposta à infecção. Isso exclui, evidentemente, a produção de anticorpos ou administrados por vacinas em soros hiperimunes. Deve-se excluir também os anticorpos produzidos em infecções passadas. Grande parte das infecções bacterianas não é avaliada por testes sorológicos.

A disponibilidade de técnicas moleculares, que vai além da PCR, esta já bem conhecida, aumenta a cada dia. O sequenciamento gênico automatizado e o advento dos *biochips* promoverão nova revolução no diagnóstico, fornecendo dados até então inatingíveis na prática laboratorial, evidentemente esbarrando no custo elevado inicial. Trarão, como vantagem adicional, a tão esperada queda nos preços da PCR. Por outro lado, nenhum teste molecular substituirá os métodos convencionais. Saber escolher entre toda essa tecnologia para traçar o melhor caminho de chegada ao diagnóstico de cada paciente refletirá a competência do médico assistente.

Métodos clássicos de coloração

Dentre os métodos de coloração direta de micro-organismos, a coloração de Gram deve ser sempre solicitada nos estudos microbiológicos. A técnica tem baixo custo e rapidez, mas demanda técnico treinado na execução e interpretação. O Gram de gota, por exemplo, pode oferecer, em 1 hora, subsídios para diagnóstico da infecção urinária. Pode indicar a característica morfotintorial e, até mesmo, sugerir as prováveis bactérias, orientando a antibioticoterapia empírica.

A solicitação de pesquisa de bacilo álcool-ácido-resistente (BAAR) tem sido realizada rotineiramente com uso da coloração de Ziehl-Neelsen, que cora micobactérias, podendo dar resultado positivo para outros micro-organismos álcool-ácido-resistentes, como *Nocardia asteroides* e *Rhodococcus equi*. O Ziehl-Neelsen pode ser substituído, com vantagens, pela auramina, método fluorescente que aumenta sua sensibilidade sem alterar a especificidade.

Colorações especiais podem ser requisitadas para *Corynebacterium* spp (coloração de Albert ou azul de metileno de Loeffler); para *Nocardia* spp, *Cryptosporidium* spp e *Isospora belli* (Kinyoun, carbolfucsina, Sheather); *Campylobacter* (acridina laranja); para *Pneumocystis jiroveci* (Giemsa, nitrato de prata, pesquisa monoclonal); para *Entamoeba* spp (iodo, hematoxilina férrica ou tricrômica); para *Trypanosomas* spp, microfilárias e *Leishmanias* spp (coloração de Giemsa ou Wright); e fungos em geral (nigrosina ou tinta-da-china, lactofenol, hidróxido de potássio, Giemsa, calcoflúor etc.). Diante da impossibilidade de se decorarem tantas técnicas, suas particularidades e aplicações, e de saber quais métodos o laboratório está utilizando, pode-se deixar essa escolha a cargo do microbiologista, escrevendo no pedido médico: "Pesquisa de (nome de cada agente ou grupo a ser pesquisado), a critério do microbiologista". É importante anotar no pedido "a critério do microbiologista", para ampliar a análise de acordo com particularidades da amostra. O intercâmbio com o laboratório é essencial e contribui para a acurácia da análise.

Culturas

Empregam-se técnicas microbiológicas convencionais ou automatizadas para isolamento e identificação de micro-organismos. A identificação precoce do agente causal possibilita tratamento específico e representa redução direta de custo, quando se avaliam o gasto com antimicrobianos e o tempo de internação, além de reduzir a morbiletalidade.

A cultura com antibiograma, comumente solicitada em pedidos médicos, revela apenas micro-organismos comuns, não necessariamente os causadores da doença em investigação. A cultura em ágar comum não recupera clamídia, micoplasma, legionela, hemófilos, treponemas, leptospiras e estreptococos fastidiosos, além de anaeróbios, vírus e muitos fungos, que exigem meios enriquecidos e condições especiais de cultivo, muitas vezes não implantados nos laboratórios hospitalares.

Culturas convencionais

A bacteriologia clássica baseia-se no crescimento de micro-organismos em condições ideais de cultivo (meio, atmosfera e temperatura). Características morfotintoriais e testes bioquímicos tornam possível a identificação do micro-organismo. Os testes bioquímicos podem ser presuntivos, a exemplo do IAL ou Rugai, que avaliam nove parâmetros, e suas combinações sugerem o gênero mais provável de bactérias gram-negativas. Outras provas bioquímicas e imunológicas, individualizadas de acordo com os achados anteriores, permitem chegar à conclusão quanto à espécie.

Os meios cromogênicos seletivos são utilizados para isolamento, diferenciação e identificação de diversos micro-organismos, reduzindo o tempo da análise em relação aos procedimentos clássicos. O custo mais elevado e a dependência de fornecedores exclusivos dificultam seu uso.

A desvantagem da microbiologia convencional advém do maior tempo gasto na realização do exame, que, muitas vezes, resulta mais da característica do serviço de microbiologia e da disponibilidade dos técnicos em microbiologia do que dos métodos em si. De qualquer maneira, a morosidade impede a intervenção médica precoce. Por outro lado, a qualidade do isolamento não depende de equipamentos sofisticados.

Culturas automatizadas

Métodos automáticos podem ser mais rápidos e tendem a ser supervalorizados, demandam certo investimento de recursos e o plantio de micro-organismo único, proveniente de amostra de sítio com essa característica, ou de colônia pura, isolada pelo método convencional. Essa metodologia impõe vantagens por promover a análise de líquidos nobres em equipamentos automatizados de hemocultura e a detecção precoce de surtos, inclusive com determinação de tendências. No entanto, a exigência de colônias puras demanda o bom funcionamento da microbiologia convencional. Isso significa que, em caso de semeadura, em uma galeria de identificação, de duas bactérias diferentes, o equipamento poderá identificar uma terceira que nem sequer estava presente na amostra.

As provas de sensibilidade a antimicrobianos, nos sistemas automatizados, apresentam a vantagem de poder informar a concentração inibitória mínima da droga e a desvantagem de não ser possível montar o grupo de antibióticos e antifúngicos a serem testados, pois vêm definidos de fábrica.

Culturas especiais

Os micro-organismos fastidiosos, anaeróbios, micobactérias, fungos e vírus exigem meios e condições de cultivo especiais. Os principais micro-organismos de interesse humano que necessitam métodos e culturas especiais para se obter êxito no isolamento estão na Tabela 7.5.

Embora frequentes causadoras de doença e de citação comum no dia a dia do médico, as bactérias fastidiosas, como *Haemophilus* spp e *Streptococcus* spp, não são encontradas nas culturas convencionais da maioria dos laboratórios com a frequência esperada. Inúmeros fatores, da coleta às técnicas de processamento, contribuem para o sucesso no isolamento de bactérias fastidiosas.

As bactérias anaeróbias estritas apresentam sensibilidade ao ar ambiente e demandam meios de transporte acondicionados em atmosfera isenta de oxigênio. A coleta com técnica asséptica, por aspiração e inoculação imediata no meio sem deixar entrar ar, aliada a transporte e processamento em tempo hábil (<3 horas), além de recursos laboratoriais de anaerobiose, entre outros, são essenciais para o isolamento de anaeróbios estritos.

O diagnóstico de micobactérias apresenta peculiaridades ligadas à prática médica. Não são poucos os profissionais que acreditam que BAAR positivo significa tuberculose, ou mesmo outra micobacteriose, após o advento da epidemia de AIDS e das micobactérias atípicas. Outras bactérias, como *Nocardia* spp e *Rhodococcus* spp, podem ser bacilos álcool-ácido-resistentes. Quanto à sensibilidade dos métodos de coloração, há necessidade de aproximadamente 10.000 bacilos ácido-resistentes por milímetro cúbico de escarro para que se possa identificá-los ao microscópio. As micobactérias requerem tempo prolongado de replicação, cerca de 15 a 22 horas para a *Mycobacterium tuberculosis*, quando comparadas com bactérias comuns, às vezes com tempo de apenas 20 minutos. A cultura de micobactérias demanda até 60 dias para concluir o resultado negativo. Para se chegar à espécie ou realizar prova de sensibilidade, são necessários de 60 a 120 dias, o que restringe a utilidade dessas provas na prática médica. As técnicas moleculares têm grande utilidade quando as amostras contêm poucos bacilos, ou quando é importante afirmar ou afastar a hipótese diagnóstica em tempo curto, de 1 a 2 dias. Para tanto, pode-se utilizar a pesquisa de ácidos nucleicos pela técnica de PCR (sensibilidade próxima de 100%), seguida pela detecção do produto amplificado por hibridização (especificidade de 100%), com utilização de controle interno de amplificação, que valida os resultados negativos. Os resultados falso-positivos, ocorridos nos primórdios do desenvolvimento da PCR, não mais ocorrem dentro das condições técnicas atuais.

O diagnóstico viral vem sendo impulsionado pelas técnicas moleculares e pelo advento de agentes antivirais específicos. A pesquisa de ácidos nucleicos pela PCR

Capítulo 7 ■ Fundamentos do Diagnóstico Laboratorial das Infecções

Tabela 7.5 ■ Micro-organismos que exigem métodos especiais de detecção

Grupos de micro-organismos	Espécies de interesse humano	Métodos de diagnóstico
Anaeróbios	*Bacteroides* spp *Streptococcus* spp *Prevotella* spp *Fusobacterium* spp *Veillonella* spp *Clostridium* spp *Propionibacterium* spp *Peptostreptococcus* spp	1. Coloração de Gram e de Giemsa 2. Meio de transporte anaeróbio 3. Meio de cultura enriquecido e seletivo, como BBL, KLBV e outros em atmosfera de anaerobiose 4. Provas bioquímico-fisiológicas e moleculares
Chlamydia spp	*C. pneumoniae* *C. psittaci* *C. trachomatis*	1. PCR 2. Pesquisa monoclonal 3. Cultura em células de MacCoy
Haemophilus spp	*H. influenzae* *H. parainfluenzae*	1. Detecção de antígenos capsular (aglutinação em látex) 2. Cultura em ágar-chocolate com estria de estafilococos 3. Cultura em ágar enriquecido
Legionella spp	*L. pneumophila* *L. micdadei*	1. Pesquisa monoclonal 2. detecção de antígeno urinário 3. Cultura em meio BCYE 4. PCR
Leptospira spp	*L. interrogans*, inúmeros sorotipos	1. Cultura 2. Aglutinação 3. IgM imunocromatografia ou ELISA
Mycobacterium spp	*M. tuberculosis* *M. avium-intracellulare* *M. fortuitum* *M. chelonei* *M. kansasii* Outras espécies	1. Coloração de BAAR (Ziehl-Neelsen, Kinyoun, fluorocrômica ou aramina) 2. Cultura em meio Lowenstein-Jensen ou *middlebrook* 3. PCR (1ª opção em sítios fechados)
Mycoplasma spp	*M. pneumoniae* *Ureaplasma urealyticum*	1. Pesquisa monoclonal 2. PCR 3. Cultura em meio líquido com indicador 4. Sorologia
Rickettsiaceae	*Rickettsia* spp *Coxiella burnetii* *Bartonella henselae* *Ehrlichia canis*	1. Detecção do agente: cultura de células e PCR (carrapato e/ou sangue) 2. Sorologia: imunofluorescência ou ELISA: IgG e IgM
Vírus	Devem ser definidos os vírus ou grupo de vírus a serem pesquisados	1. Pesquisa monoclonal de _____ 2. PCR para detecção de _____ 3. Sorologia IgG e IgM para _____ 4. Cultura para vírus com tipagem de _____ 5. Sonda molecular ou hibridização _____

pode detectar, quantificar, tipificar e subtipificar, em horas, vírus em qualquer órgão ou tecido. A genotipagem, para estudo dos genes de resistência incorporados ao genoma viral, sugere os medicamentos mais indicados para cada caso.

Cultura de células

Bastante utilizada em processos convencionais nos laboratórios de virologia, a cultura de células para isolamento viral vem cedendo gradativamente lugar aos métodos moleculares que, embora também demandem estrutura laboratorial especial, apresentam inúmeras vantagens, como alta sensibilidade, alta especificidade e rapidez.

O método de cultura de células *shell vial*, desenvolvido inicialmente para o diagnóstico de citomegalovírus (CMV), reduz drasticamente o tempo necessário para detecção viral em cultura de células. O método emprega a centrifugação da amostra sobre a monocamada celular, seguida, em 1 a 2 dias, pela pesquisa monoclonal do vírus, antes da observação de efeitos citopáticos.

As culturas virais tradicionais são a *shell vial* e os métodos de pesquisa de ácidos nucleicos. São direcionadas na busca de um vírus ou grupo de vírus, uma vez que na cultura o teste termina com a detecção monoclonal do agente pesquisado e na pesquisa de ácidos nucleicos os *primers* ou iniciadores definem a característica gênica que se está procurando na amostra.

Determinação da suscetibilidade a medicamentos

Os testes de suscetibilidade a antimicrobianos podem ser realizados por diferentes técnicas, entre as quais a difusão de disco em ágar pelo método de Kirby-Bauer, conhecida por antibiograma, e o MIC (*minimum inibitory concentration*) ou CIM (concentração inibitória mínima).

As seleções de antimicrobianos a serem testados em cada situação, e dos resultados a serem informados, são decisões que o microbiologista deve tomar em conjunto com o comitê de controle de infecções e o médico assistente. Medicamentos que apresentam sensibilidade *in vitro* mas que, sabidamente, não são eficazes para o tratamento do micro-organismo isolado não devem ser relatados, segundo recomendações do CLSI – Clinical and Laboratory Standards Institute, 2005 (www.clsi.org), conhecido até então como NCCLS, o consenso mundial em microbiologia clínica – devendo ser mais bem utilizados pelos médicos assistentes e microbiologistas.

Método da difusão em disco – antibiograma

A difusão de discos em ágar pelo método de Kirby-Bauer tem sido utilizada para atender aos pedidos médicos de antibiograma. A prova contém diversos fatores potenciais de erro, que podem produzir resultados falsos. A concentração de droga ativa no disco, a espessura do ágar e a concentração do inóculo são apenas três variáveis que podem originar resultado falso-sensível ou falso-resistente. Esse método não é recomendado para testar a suscetibilidade de anaeróbios.

Concentração inibitória mínima (CIM)

A concentração inibitória mínima (CIM ou MIC) é o método mais preciso, porém mais trabalhoso e de custo elevado. Requer um conjunto de placas para cada antimicrobiano testado, com diluições crescentes da droga incorporada ao meio. A CIM pode ser inferida pelo resultado do *E-test*, que consiste em uma fita individual contendo um gradiente de concentração de cada antimicrobiano. Seu custo ainda não torna possível sua utilização na rotina.

Diversos sistemas automatizados realizam o teste de suscetibilidade e calculam a CIM. Apresentam as vantagens da automação e as desvantagens do custo e do conjunto fixo de drogas por placa, o que não permite adequar o teste ao perfil de resistência aos medicamentos e à padronização de antimicrobianos dos serviços.

Concentração bactericida mínima (CBM)

A concentração bactericida mínima avalia *in vitro* a concentração da droga que mata o micro-organismo. O procedimento, semelhante à CIM, é bastante trabalhoso. Na CIM, avalia-se a concentração mínima da droga que inibe o crescimento microbiano. Nas diluições semelhantes à CIM, os micro-organismos podem estar inibidos mas conservam a capacidade de voltar a crescer na ausência da droga. A CBM, por sua vez, determina *in vitro* a concentração mínima que mata a bactéria.

Fungigrama

A determinação da suscetibilidade dos fungos aos antimicóticos, conhecida como fungigrama, pode ser realizada pela técnica da diluição em microplaca, dando, como resultado, a CIM dos medicamentos testados. Diante da crescente importância clínica e da resistência aos antifúngicos demonstrada por várias espécies de *Candida*, especialmente no ambiente hospitalar, com destaque para as unidades de terapia intensiva, o fungigrama torna-se importante arma na orientação terapêutica de pacientes infectados em uso de antibioticoterapia de largo espectro e de nutrição parenteral total, recebendo ventilação mecânica, e portadores de imunodeficiência, incluindo transplantados e aqueles sob quimioterapia antiblástica.

Genotipagem

A genotipagem pelo processo da PCR, ou do moderno sequenciamento gênico automatizado, pode identificar, em horas, os genes de resistência a drogas. Evidentemente, para bactérias de crescimento rápido em ágar, não há necessidade de se utilizar a via molecular na rotina laboratorial. Ao contrário, a genotipagem é bastante útil no estudo das micobactérias que crescem lentamente, dos vírus e dos agentes fastidiosos que não podem ser avaliados pelas técnicas convencionais. Seu custo proibitivo, na fase atual de pleno desenvolvimento tecnológico, tem impedido a generalização do método.

Detecção de antígenos

Alguns testes utilizam detecção direta de antígenos por meio de pesquisa fluorescente, com anticorpos monoclonais e ensaios de aglutinação e imunoenzimáticos. Esses testes costumam ser simples e rápidos, apresentando bons índices de sensibilidade e especificidade.

Imunofluorescência direta

Os conjugados fluorescentes policlonais para pesquisa direta de antígenos estão disponibilizados na prática laboratorial há dezenas de anos. Seu emprego reduziu-se com o advento de técnicas imunoenzimáticas e em virtude das limitações para sua automação e utilidade no diagnóstico virológico. A técnica readquiriu importância com o desenvolvimento de anticorpos monoclonais específicos, como os existentes para *Legionella pneumophila*, *Pneumocystis jiroveci* e *Chlamydia* spp, e o aumento da demanda desses diagnósticos, a custo inferior ao da biologia molecular.

Pesquisa monoclonal

A pesquisa monoclonal utiliza anticorpos monoclonais específicos contra uma proteína que define uma ca-

Capítulo 7 ■ Fundamentos do Diagnóstico Laboratorial das Infecções

racterística que se pretende estudar. Assim, é possível identificar o grupo herpesvírus utilizando um anticorpo monoclonal contra proteína específica do grupo ou, caso se queira tipificá-los, empregam-se dois monoclonais que podem diferenciar, com precisão, os subtipos virais HVS-1 e HVS-2. O anticorpo monoclonal necessita de conjugação a sinal fluorescente, colorimétrico ou quimioluminescente que permita sua detecção. Embora seja altamente específico, a sensibilidade do teste depende da qualidade da amostra, do método utilizado, dos equipamentos disponíveis e do profissional que executa o exame, especialmente em se tratando de técnica em microscopia de fluorescência.

A pesquisa de micro-organismos por meio de anticorpos monoclonais apresenta alta especificidade, dada pela qualidade do anticorpo, sua concentração e o método de execução do exame; já a sensibilidade depende do método, do equipamento, do examinador e, sobretudo, do número de células nucleadas examinadas, que decorre da celularidade da amostra, do grau de infecção e do volume examinado. Em geral, amostras com mais de 100 células/mm^3 e volumes >1mL mostram resultados concordantes com a PCR.

Os anticorpos monoclonais estão disponíveis para o diagnóstico da maioria dos vírus de interesse humano e de micro-organismos intracelulares obrigatórios, como *Mycoplasma pneumoniae*, *C. trachomatis*, *C. pneumoniae*, *C. psittaci*, *L. pneumophila* e *Rickettsia rickettsii*, podendo ser empregados para detecção e/ou tipagem a partir de espécimes isolados em cultura de células ou mesmo em pesquisa direta na amostra.

Aglutinação

A aglutinação com partículas de látex sensibilizadas com anticorpos policlonais ou monoclonais tem sido utilizada, principalmente, em amostras de liquor, mas também em urina, plasma e líquido pleural, para identificação de polissacarídeos bacterianos específicos, de *Streptococcus pneumoniae* e do grupo B, *H. influenzae*, *N. meningitidis* A, B, C e Y-W135, *Escherichia coli* K1 e *Cryptococcus* spp. Pode ser usada para detecção de rotavírus em amostras de fezes.

O teste pode detectar os antígenos solúveis em amostras negativas na cultura, em função de terem sido transportadas e conservadas inadequadamente, ou quando a antibioticoterapia foi iniciada antes da coleta. O resultado negativo não elimina a possibilidade de infecção por uma das bactérias pesquisadas, uma vez que a concentração de antígeno na amostra pode estar abaixo do limite de detecção do látex. O resultado positivo, embora bem mais rápido do que a cultura, não dispensa o isolamento da bactéria e a realização do antibiograma.

Imunoensaio enzimático (ELISA)

O imunoensaio enzimático (ELISA) utiliza como fundamento a formação de complexo antígeno-anticorpo, revelado por substrato enzimático com leitura colorimétrica,

fluorescente ou quimioluminescente. Os testes podem ser direcionados à detecção de antígenos ou anticorpos. Os testes comumente adotados para detecção de antígenos microbianos são utilizados:

- **Na tipagem de *N. meningitidis*:** com uso de conjugados monoclonais.
- **No diagnóstico da hepatite B:** AgHBs (antígeno de superfície da hepatite B), AgHBe (antígeno "e" do vírus da hepatite B). Os anticorpos contra esses antígenos também podem ser detectados, em análises qualitativas ou quantitativas, nos testes anti-HBs e anti-HBe.
- **No diagnóstico da legionelose:** a detecção de antígeno urinário de *Legionella* spp pelo método de ELISA e a pesquisa monoclonal fluorescente de *L. pneumophila* são os dois procedimentos recomendados para o diagnóstico etiológico diferencial das pneumonias.
- **Na detecção da toxina do *Clostridium* spp:** em amostras de fezes para diagnóstico diferencial de diarreia.
- **No diagnóstico da *C. trachomatis*:** a técnica cedeu lugar aos métodos moleculares, com vantagens no custo e na acurácia.
- **Em parasitologia:** na detecção de antígenos circulantes dos agentes ou de seus ovos (p. ex., de *S. mansoni*).

Métodos moleculares

O primeiro ensaio disponível comercialmente baseou-se na hibridização com sonda de ácidos nucleicos para detecção de RNA ribossomal. Os métodos de captura híbrida e *branched chain DNA* (bDNA) utilizam a amplificação do sinal, sem amplificação do molde nucleico, usando a hibridização com sonda molecular marcada.

O desenvolvimento de técnicas moleculares de amplificação de nucleotídeos, como PCR, NASBA (amplificação baseada na transcrição) e LCR (reação em cadeia da ligase), aumentou a sensibilidade desses testes. Alguns sistemas de amplificação, seguidos de detecção e/ou quantificação por hibridização, são comercializados e aprovados nos EUA.

Mantendo a mesma especificidade, própria da hibridização, os métodos de amplificação de sinal mostram menor sensibilidade em comparação aos que amplificam ácidos nucleicos.

As técnicas moleculares encontram-se em fase de franca expansão, com o desenvolvimento de novos métodos.

Hibridização e métodos de amplificação do sinal

A hibridização consiste na propriedade inerente às sondas de ácidos nucleicos de se ligarem exclusivamente às sequências-moldes. Esse sistema pode gerar sinal radioativo ou quimioluminescente com leitura em luminômetro, de maiores praticidade, sensibilidade e custo. O método tem sido usado diretamente para detecção de *Neisseria* spp e *C. trachomatis* em amostras biológicas ou para confirmação de micro-organismo isolado em cultura.

Entre os métodos que amplificam o sinal, utilizando sonda de oligonucleotídeos marcada com sinal químico, a bDNA, entre outras aplicações, pode ser usada no monitoramento do HIV, enquanto a captura híbrida tem sido empregada na detecção e tipagem de papilomavírus humano, em amostras ginecológicas, e de citomegalovírus, em pacientes transplantados.

Reação em cadeia da polimerase

A detecção de ácidos nucleicos, DNA e RNA, por meio da PCR, consiste em prática eficaz para identificação dos micro-organismos, de maneira precoce. A PCR foi desenvolvida por Mullis & Faloona em 1987, sendo patenteada mundialmente pela Roche, que produz os *kits* Amplicor®. Trata-se de um método direcionado a uma questão predefinida, ou seja: a amostra a ser analisada contém um determinado segmento gênico que define determinado micro-organismo ou uma característica sua. O resultado positivo, com a prova realizada dentro dos padrões técnicos atuais, afirma o pressuposto. Por outro lado, o resultado negativo não indica que a amostra seja negativa para doenças infecciosas e parasitárias, mas aponta unicamente para a negatividade da pesquisa realizada, se validada pelo controle interno da prova.

As técnicas de amplificação molecular devem empregar, no mínimo, três controles: positivo, negativo e de amplificação ou controle interno. O papel do controle interno é assegurar que não existem inibidores na amostra que impeçam a amplificação do segmento genômico e, portanto, tornem o resultado falso-negativo. Quando o teste resulta negativo para o micro-organismo que se está pesquisando, realiza-se a detecção molecular do controle interno para comprovar sua amplificação. A positividade na amplificação do controle interno valida o teste negativo.

Os estudos mostram variação de 48% a 98% na sensibilidade da PCR, com especificidade de quase 100%. Falhas técnicas na coleta e execução desses exames explicam a ampla variação na sensibilidade, relatada por diferentes autores, e os raros casos de resultados falso-positivos na PCR. A coleta de amostras para técnicas moleculares segue os protocolos usuais de coleta microbiológica, porém devem ser evitados os inibidores da PCR, responsáveis pelos resultados falso-negativos, entre os quais: restos de detergentes, compostos iodados, xilocaína e heparina. Recomenda-se distribuir a amostra em frasco de primeiro uso, estéril e sem inibidores. Uma opção é o tubo a vácuo sem anticoagulante (tampa vermelha), do tipo utilizado na coleta de sangue para sorologia.

Na determinação da carga viral por amplificação de RNA, como nos casos de carga viral de HIV e VHC, ou quando o vírus a ser pesquisado possui genoma RNA, a exemplo do VHC e dengue, é necessário congelar a amostra ou o plasma obtido em EDTA logo após a coleta.

A sensibilidade da PCR nas doenças virais equipara-se, ou é superior, às das culturas para vírus e biópsia. Um grande número de patologias pode simular quadro de doença viral, de modo que a técnica da PCR veio modificar o número de diagnósticos feitos erroneamente. O tempo que a PCR leva para tornar-se negativa, mesmo com tratamento específico, é ainda motivo de controvérsia.

Diversas variantes da PCR com aplicações distintas estão disponíveis. A PCR multiplex possibilita a pesquisa simultânea de dois ou mais segmentos gênicos. Podem-se diferenciar micro-organismos diversos, espécies ou subtipos virais ao mesmo tempo, em reação única. Por exemplo, no diagnóstico diferencial da lesão cerebral de massa em pacientes com AIDS, a PCR multiplex pode detectar e diferenciar, simultaneamente, o vírus Epstein-Barr e o *Toxoplasma gondii*.

Outros métodos moleculares

Inúmeros métodos moleculares surgiram após a divulgação e o patenteamento da PCR, destacando-se LCR, NASBA, bDNA, RFLP, PFGE e sequenciamento gênico, resultando em outras patentes e marcas comerciais.

A LCR (reação em cadeia de ligase) usa a ligase para unir dois pares de sondas de oligonucleotídeos complementares após elas se terem anelado *in vitro* a uma sequência-alvo de DNA. O método está patenteado e sendo comercializado pelo Laboratório Abbott para diagnóstico de doenças sexualmente transmitidas, como a clamídia e a gonorreia.

O sistema baseado na amplificação da transcrição (NASBA) utiliza a fase de transcrição *in vitro* e tem sido utilizado nos serviços públicos do Brasil, enquanto o Amplicor® é mais utilizado em laboratórios particulares.

O RFLP (*restriction fragment length polymorphisms*) analisa os fragmentos de DNA cortados por enzimas de restrição que atuam em sítios conhecidos. Diferentes tamanhos podem resultar de modificações do DNA, tais como deleções, inserções ou substituições de bases nos sítios de clivagem. Na imagem formada em gel, as bandas do genoma podem ser comparadas com o padrão normal, identificando-se as eventuais mudanças.

No PFGE (*pulsed-field gel electrophoresis*), o DNA fragmentado por enzima de restrição é submetido à eletroforese em campo pulsátil, o que permite separar melhor as bandas em comparação ao RFLP. A técnica tem sido usada para estudo de surtos de infecções hospitalares, quando se pretende determinar a origem e o parentesco das cepas, de um mesmo micro-organismo, isoladas nas culturas. Enquanto o PFGE é considerado o método padrão, a AP-PCR (reação em cadeia da polimerase com iniciadores arbitrários), que utiliza iniciadores aleatórios, também tem sido utilizada para essa finalidade.

O sequenciamento gênico fornece a sequência de nucleotídeos do segmento gênico estudado, comparando-a com as sequências do banco de dados. Qualquer modificação pode, assim, ser identificada e relacionada com a

Capítulo 7 ■ Fundamentos do Diagnóstico Laboratorial das Infecções

função do gene sequenciado. A genotipagem do HIV para estudo do perfil de resistência aos antirretrovirais é um exemplo do uso desse método na clínica. Na atualidade, dois diferentes sistemas estão disponíveis. Os equipamentos e bancos de dados são renovados a cada 6 a 12 meses. Provavelmente, em poucos anos, o sequenciamento gênico fará parte da rotina dos laboratórios de microbiologia e todas as características de um micro-organismo poderão ser relacionadas em poucas horas, desde sua classificação e tipagem até seu perfil de resistência.

Microscopia eletrônica

Na microscopia eletrônica, as lentes são substituídas por campos eletromagnéticos e a imagem se forma sobre uma tela fluorescente. É o microscópio com maior poder de aumento. Seu uso tornou possível conhecer muitas características dos micro-organismos, especialmente a morfologia dos vírus. Em razão de seu alto custo e das características operacionais, não é utilizado no diagnóstico microbiológico de rotina.

Citologia e histologia

Citologia

A citologia das amostras destinadas ao estudo microbiológico tem papel fundamental na validação dos exames. No BAL e em amostras pulmonares, recomenda-se invalidar amostras com mais de 10 células epiteliais e menos de 25 polimorfonucleares por campo de pequeno aumento (10×).

Nas meningites bacterianas, fúngicas e tuberculosas, o perfil liquórico pode sugerir um grupo etiológico (Tabela 7.4). Nas meningoencefalites virais, o liquor, em geral, é límpido, exceção feita à herpética, em que ele pode ser xantocrômico ou hemorrágico. Apresenta pleocitose não muito acentuada (em geral, <200 células) com predomínio de mononucleares. A glicorraquia é normal, exceto nas encefalites por caxumba, em que pode cursar com hipoglicorraquia, e com taxa de proteínas pouco aumentada (em geral, <150mg/dL). Na encefalite herpética, geralmente apresenta pleocitose de leve a moderada, com predomínio de mononucleares. Achado frequente é a presença de hemácias no liquor, o que está relacionado com o componente necro-hemorrágico da encefalite. Em 20% a 25% dos casos, o exame do liquor é normal.

A citologia de colo uterino pelo método de Papanicolaou, voltada para o diagnóstico do câncer, pode mostrar alterações sugestivas de infecções. Embora não realizada na rotina do exame, a pesquisa monoclonal poderia ser efetuada no mesmo esfregaço, na sequência da coloração, para detectar e/ou confirmar infecções virais ou por agentes atípicos.

Histologia

Os exames histopatológicos convencionais são realizados em cortes de tecido, coletados em formol e incluídos em parafina, corados por diferentes métodos, de acordo com as características do tecido e com as finalidades da análise. A interpretação dos achados exige conhecimento e experiência do patologista, outra especialidade médica a integrar o time dos envolvidos com o diagnóstico das doenças infecciosas e parasitárias.

Imuno-histoquímica

A imuno-histoquímica é aplicável em esfregaços citológicos secos ao ar ou em cortes histológicos de 4µm de fragmentos de tecido conservados em fixador ou em blocos de parafina. A avaliação imuno-histopatológica pode utilizar anticorpos monoclonais ou hibridização molecular, denominada hibridização *in situ*, com ou sem amplificação do sinal. A imuno-histoquímica de cortes histológicos apresenta vantagens sobre os esfregaços, em especial por permitir observação dos agentes e/ou seus efeitos sobre a arquitetura tecidual. Os resultados podem ser emitidos em percentual de células alteradas ou positivas e podem ser acompanhados de registro fotográfico.

Hibridização in situ

Utiliza sondas moleculares, marcadas para identificar, em cortes de tecidos, agentes infecciosos ou parte de seus genomas intra ou extracelulares. A ligação da sonda à sequência-molde de nucleotídeos é específica, mas a sensibilidade do teste depende da quantidade de sondas ligadas ao tecido, reflexo da quantidade de genomas detectados ou, mais precisamente, do grau de infecção microbiana. A sensibilidade pode ser aumentada empregando-se um sistema de amplificação de sinal ligado à sonda.

Sorologia

Os métodos imunológicos diretos e indiretos têm sido utilizados para complementar as deficiências da microbiologia convencional na identificação de micro-organismos. A pesquisa de antígenos, anticorpos e imunocomplexos tem ampla utilização clínica em razão da rapidez, simplicidade de execução, possibilidade de automação e baixo custo operacional de seus métodos laboratoriais.

Os chamados testes rápidos para diagnóstico de HIV, que podem ser usados para diagnósticos de outras doenças, como a dengue e a malária, utilizam métodos imunoenzimáticos do tipo ELISA e imunocromatografia. Sua maior indicação está no diagnóstico rápido do HIV, em pacientes-fonte, nos casos de profissionais de saúde envolvidos em acidentes de trabalho. O resultado, em cerca de 20 minutos, decide o início do tratamento profilático com antirretrovirais.

A malária tem sido considerada um problema de saúde pública mundial. Para o diagnóstico é necessário um microscopista treinado, capaz de identificar o plasmódio em testes de gota espessa. Um teste de imunocromatogra-

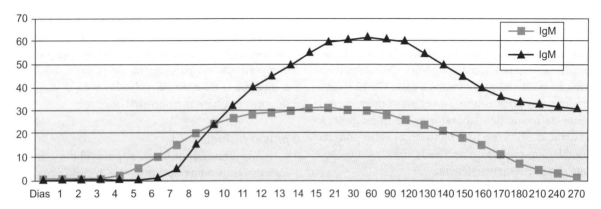

Figura 7.1 ■ Padrão de resposta imune.

fia, para uso no campo com sangue total de punção digital, distingue a infecção por *Plasmodium vivax* daquela por *P. falciparum* em cerca de 10 minutos.

Perfil de fase aguda

As infecções primárias e as infecções secundárias por um mesmo agente ou seus subtipos apresentam diferentes respostas imunes. Nas infecções primárias, a resposta imune da fase aguda apresenta inicialmente os anticorpos da classe IgM, seguidos por IgG. A Figura 7.1 mostra o padrão de resposta imune da maioria das infecções agudas, especialmente as de etiologia viral.

Perfil de doença crônica

Nas doenças crônicas, os anticorpos neutralizantes não se formam em níveis suficientes para eliminação do micro-organismo. Os anticorpos contra o antígeno C, do *core* viral, não eliminam o vírus da hepatite B do organismo, ao contrário dos anticorpos contra o antígeno de superfície, usados na fabricação da vacina, que eliminam o vírus e/ou protegem o indivíduo contra infecções por esse vírus.

Cicatriz sorológica

Entende-se como cicatriz sorológica a resposta imune que se segue à doença, mantendo células do sistema imunitário sensibilizadas e anticorpos circulantes por longo tempo.

Perfil de infecção secundária

Infecção secundária ocorre quando o organismo é infectado mais de uma vez pelo mesmo agente infeccioso ou por um subtipo. Um exemplo de infecção secundária acontece no dengue, quando um indivíduo contrai a doença por um dos quatro subtipos do vírus e, posteriormente, tem a doença por um dos outros três.

Na infecção secundária, a IgG pode surgir rapidamente, às vezes sem o aparecimento da IgM em níveis detectáveis.

Métodos laboratoriais para o diagnóstico sorológico

Os mesmos métodos descritos para detecção de antígenos, como aglutinação, imunofluorescência, imunocromatografia e imunoenzimáticos, podem ser empregados na detecção e quantificação de anticorpos totais ou por classe de imunoglobulinas. A técnica de aglutinação é a menos sensível. Entre os métodos imunoenzimáticos, o ELISA pode ter leitura colorimétrica, fluorescente ou quimioluminescente; já o radioimunoensaio (RIE), devido às dificuldades geradas pelo uso de material radioativo, vem caindo em desuso. A imunofluorescência ressurge na prática laboratorial com o uso de antígenos purificados e conjugados monoclonais e diante da necessidade de atender às doenças emergentes e às pouco frequentes. Quanto à automação, não tem vantagens sobre as demais. A sensibilidade e a especificidade desses métodos estão ligadas, particularmente, à qualidade dos reagentes, equipamentos, protocolos de execução e interpretação. A imunofluorescência é a técnica que mais depende da experiência de quem a executa.

Na técnica de imunocromatografia, o soro e o revelador correm na tira, formando uma banda visível na área onde o antígeno se encontra previamente fixado. Em virtude de sua rapidez e simplicidade, essa técnica tem sido usada para rastreamento e em trabalhos de campo.

Western blot ou teste confirmatório

O Western blot, chamado teste confirmatório, emprega tiras de nitrocelulose com proteínas específicas do agente infeccioso a ser pesquisado.

O teste está padronizado para uso em várias doenças, com destaque para HIV-1, HIV-2, HTLV-1, HTLV-2 e VHC. No estudo do HIV são utilizadas as proteínas gp160, gp120, p55, p42, p41, p31, p24, p17, distinguindo HIV-1, HIV-2 e HIV-1 subtipo O. O HTLV-1 pode ser diferenciado do HTLV-2 pelas proteínas recombinantes específicas rgp46-1 e rgp46-2. O uso de proteínas recombinantes altamente purificadas para o VHC, oriundas das regiões do *core*, ns3, ns4 e ns5, assegura altas sensibilidade e especificidade ao diagnóstico confirmatório da hepatite C. A interpretação do Western blot segue normas internacionais fundamentadas no perfil de bandas encontradas, dando o resultado como positivo, negativo ou indeterminado.

O resultado indeterminado significa que não foram encontradas as bandas específicas do micro-organismo, devendo o teste ser repetido a partir de nova amostra ou indicando-se outro método de diagnóstico (p. ex., a PCR). Embora considerado método confirmatório, o Western blot pode mostrar resultados falsos.

EXAMES INESPECÍFICOS NO DIAGNÓSTICO DAS DOENÇAS INFECCIOSAS E PARASITÁRIAS

Outros exames complementares podem ser utilizados na pesquisa de sinais indiretos de infecções. Nas infecções bacterianas observam-se alterações do número de leucócitos, variando de leucopenia a leucocitose (mais frequente), com resposta granulocítica ascendente, eosinopenia e presença de células imaturas no sangue periférico (desvio para esquerda), resultante da liberação de células do *pool* medular de maturação. São comuns as alterações de morfologia, como granulações tóxicas, vacúolos e corpúsculos de Dohle.

As infecções virais comumente determinam linfocitose associada à presença de linfócitos reativos ou atípicos. Infecções pelos vírus da família Herpes e das hepatites virais, entre outros, se caracterizam por apresentar linfocitose atípica.

Durante os processos infecciosos, pode ocorrer trombocitose (liberação medular) ou trombocitopenia (sequestro). A hematoscopia pode revelar hemoparasitos como *Plasmodium* spp e, mais raramente, presença de outros protozoários circulantes, como *Trypanossoma cruzi* e *Babesia* spp.

A velocidade de hemossedimentação encontra-se aumentada nas doenças inflamatórias ou infecciosas associadas a aumento de globulinas. As globulinas neutralizam as membranas dos eritrócitos, diminuindo a repulsão, o que favorece a formação de grumos e o aumento da sedimentação. A proteína C reativa e a procalcitonina podem auxiliar o diagnóstico das infecções, principalmente quando em avaliação sequencial quantitativa, sobretudo no controle de tratamento.

Nas encefalites, o eletroencefalograma (EEG) revela basicamente sinais de sofrimento cerebral difuso, caracterizado principalmente por lentificação do traçado. Na encefalite herpética, o EEG pode apresentar pontas periódicas em regiões temporais, sendo de valor diagnóstico.

Os exames de imagem são de grande auxílio, em especial para detecção de abscessos e tumores, sendo frequentemente normais nas fases iniciais das infecções locais e sistêmicas, ou apenas mostram edema difuso do órgão acometido. Nas infecções musculares, ósseas e do abdome, acometendo vísceras, peritônio e região retroperitoneal, o ultrassom pode localizar abscessos e orientar a punção diagnóstica e terapêutica. A tomografia pode localizar abscessos pulmonares, mediastinais, periesofagianos e cerebrais. Tem grande utilidade no diagnóstico topográfico de sinusite. Nas infecções do sistema nervoso central, o comprometimento uni ou bilateral dos lobos temporais, denunciando uma possível encefalite herpética, em geral aparece mais tardiamente na tomografia computadorizada (após o quinto dia de doença), porém a ressonância magnética de encéfalo é mais sensível, demonstrando o comprometimento temporal nas fases mais iniciais.

CONSIDERAÇÕES FINAIS

Assim, os mais completos e doutos especialistas em diagnóstico entendem um pouco de clínica médica. Para tanto, além de estudarem as doenças, aproximam-se dos pacientes, participando no processo de abordagem de suas moléstias, do diagnóstico à cura. Isso traz maior agilidade aos procedimentos laboratoriais e contribui para o aprimoramento da acuidade e o custo-benefício dos testes complementares.

No outro vértice da integração clinicolaboratorial, ao médico compete achegar-se ao laboratório, compreender as técnicas e os métodos e distinguir o erro de execução do exame da limitação própria de cada teste, dando-lhes tratamento diferenciado.

Entre outros ganhos, como definir qual o melhor exame a ser pedido em cada momento da doença, ainda alimenta o raciocínio clínico saber o conteúdo de verdade expresso em cada resultado.

Bibliografia

Anderson B, Kelly C, Threlkel R, Edwards K. Detection of Rochalimaea henselae in cat-scratch disease skin test antigens. JID 1993; 168:1034-6.

Bauer AW, Perry DM, Kirby WM. Single-disk antibiotic-sensitivity testing of staphylococci: analysis of technique and results. Arch Intern Med 1959; 104:208-16.

Bauer AW, Kirby WMM et al. Antibiotic susceptibility testing by a standardized single disc method. Am J Clin Pathol 1966; 45:493-6.

Bennett JV, Brachman PS. Hospital Infections. 4. ed. Lippincott-Raven, 1998.

Carrol KC, Aldeen WE, Morrison M et al. Evaluation of the Abbott LCx ligase chain reaction assay for detection of Chlamydia trachomatis and Neisseria gonorrhoeae in urine and genital swab specimens from a sexually transmitted disease clinic population. J Clin Microbiol 1998; 36:1630-3.

Dewar RL, Highbarger HC, Sarmiento MD et al. Aplication of branched DNA signal amplification to monitor human immunodeficiency virus type A burden in human plasma. J Infect Dis 1994; 170:1172-9.

Francisco W. Gonococcias e clamídias. In: Ferreira AW, Avila SLM. Diagnóstico laboratorial das principais doenças infecciosas e auto-imunes. 2. ed. Rio de Janeiro: Guanabara Koogan, 2001:169-76.

Hebart H, Gamer D, Loeffter J et al. Evaluation of Murex CMV DNA hybrid capture assay for detection and quantitation of cytomegalovirus infection in patients following allogeneic stem cell transplantation. J Clin Microbiol 1998; 36:1333-7.

Isenberg HD. Urine culture procedure. In: Clinical microbiology proceduces Handbook. Washington, D.C.: ASM, 1998.

Isenberg HD. Essential procedures for clinical microbiology. Washington, D.C.: American Society for Clinical Microbiology, 1998.

Jones D, Anderson B, Olson J, Greene C. Enzyme-linked immunosorbent assay detection of human immunoglobulin G lipopolysaccharide of spotted fever group rickettsiae. J Clin Microbiol 1993; 31:138-41.

Koneman EW, Allen SD, Janda WM, Schreckenberger PC, Winn JR. Guidelines for the collection, transport, analysis, and reporting of cultures from specific specimens sources. In: Color atlas and textbook of diagnostic microbiology. 5. ed., Lippincot, 1997: 121-70.

Kwoh DY, Davis GR, Whitfield KM, Chappelle HL, Dimichele LJ, Gingeras TR. Transcription-based amplification system and detection os amplified human immunodeficiency virus type 1 with a bead-based sandwich hybridizacion format. Proc Natl Acad Sci 1989; 86:1173-7.

McGuire D, Barhite S, Hollander H, Miles MJC. Vírus DNA in cerebrospinal fluid human immunodeficiency virus-infected patients: predictive value for progressive multifocal leukoencephalopathy. Ann Neurol 1995; 37:395-7.

Mandell GL, Bennett JE, Dolin R. Principles and practices of infectious diseases. 1. ed. New York: Churchill Livingstone, 2000.

Maki DG. A semiquantitative culture method for identifying intra-venous-catheter-related infection. N Eng J Med 1977; 296:1305-9.

Mullis KB, Faloona FA. Specific synthesis of DNA in vitro via a polymerase-catalyzed chain reaction. Methods Enzymol 1987; 155:335-50.

NCCLS – National Committee for Clinical Laboratory Standards. Performance standars for antimicrobial susceptibility testing eleventh informational supplement. Vol. 21, n. 1, Pennsylvania, 2001.

Roberts TC, Storch GA. Multiplex polymerase chain reaction for diagnosis of AIDS-related central nervous system lymphoma and toxoplasmosis. J Clin Microbiol 1997; 35:268-9.

Schechter M, Marangoni VD. Infecções do trato urinário. In: Doenças infecciosas – Conduta diagnóstica e terapêutica. 2. ed. Rio de Janeiro: Guanabara Koogan, 1998:425-55.

Shulman ST, Phair JP, Peterson LR, Warren JR. The biological and clinical basis of infectious diseases. 1. ed. Philadelphia: Saunders, 1997.

Siegman Y, Anglin AM, Shapiro DE et al. Disgnosis of vascular catheter-related bloodstream infection: a meta-analysis. J Clin Microbiol 1997; 35:928-36.

Tzianabos T, Anderson BE, McDade J. Detection of Rickettsia rickettsii in clinical specimens by using polymerase chain reaction technology. J Clin Microbiol 1989; 27:2866-8.

Xavier CC, Loutfi KS, Ribeiro MGC, Serufo JC. Neuroviroses. In: Compêndio de neurologia infantil. 1. ed. Rio de Janeiro: Medsi, 2001:425-40.

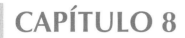

Sedação e Analgesia no Paciente Crítico

Márcio de Sá Faleiros

INTRODUÇÃO

O paciente crítico deve ser avaliado clinicamente quanto à qualidade de sua analgesia e sedação, todos os dias. Apesar de todos os esforços terapêuticos para a melhora do paciente, rotineiramente se apresentam, durante a internação, períodos de agitação e sinais de dor. Aproximadamente 74% dos pacientes após a alta relatam lembranças desagradáveis de dor, insônia, ansiedade, pesadelos e alucinações.[1]

Os períodos de agitação, comumente, estão associados a procedimentos realizados no centro de terapia intensiva (CTI), como, por exemplo, implantação de cateteres venosos, sondas nasogástricas ou nasoentéricas, sonda vesical de demora, aspiração endotraqueal, procedimentos cirúrgicos, mudanças de decúbito e, até mesmo, extubação acidental. Considerando o fato de que os pacientes costumam apresentar períodos de ansiedade, agitação e dor, 92% deles, habitualmente, recebem um ou mais analgésicos, ansiolíticos e, até mesmo, bloqueadores neuromusculares durante a internação.[2] Períodos de sedação e analgesia insuficientes ou excessivos não são desejáveis porque, além de alterarem a resposta endocrinometabólica, aumentam o tempo de permanência na unidade e o tempo ventilação mecânica.[3]

Alguns estudos também citam a questão financeira, destacando os custos com medicamentos, que giram em torno de 1 bilhão de dólares por ano nos EUA, reforçando ainda mais o uso de protocolos que avaliem o paciente e facilitem o ajuste da dosagem de medicamentos usados, a fim de se obter o melhor nível de analgesia e sedação.

Este capítulo tem por objetivo revisar a avaliação, a fisiopatologia, a terapêutica disponível e os esquemas propostos para analgesia e sedação de pacientes críticos.

ANALGESIA

A Associação Internacional para o Estudo da Dor (IASP), considera dor a sensação desagradável, de caráter sensorial ou emocional, associada a lesão tecidual real ou potencial. A analgesia consiste na redução ou supressão da dor. No CTI, os estímulos nociceptivos ocorrem, geralmente, por trauma, cirurgias, processos inflamatórios, tubo endotraqueal, aspiração endotraqueal, cateteres venosos e sondas, entre outros. As queixas mais comuns de desconforto no CTI após a alta são a presença do tubo orotraqueal, em primeiro lugar, e a aspiração endotraqueal, em segundo.[4] A dor mal controlada pode contribuir para insônia, ansiedade e agitação dos pacientes internados.

A fisiologia da dor consiste basicamente em um estímulo com sensibilização de nociceptores, condução desse estímulo até a medula, com sua modulação para ser transmitido ao sistema nervoso central (SNC), que realizará a avaliação, sensação e percepção, apresentando uma reação ao estímulo.[5]

A sensibilização periférica consiste em um estímulo térmico, mecânico ou químico aos nociceptores, que é conduzido por fibras nervosas tipo A (mielínicas) e tipo C (amielínicas) ao corno posterior da medula nas lâminas I, II, V, VI, que se comunicam com as fibras do feixe espinotalâmico (neoespinotalâmico e paleoespinotalâmico) e do feixe espinorreticular, conduzindo o estímulo ao córtex frontoparietal, tálamo, hipotálamo e ao sistema límbico, havendo então, após interpretação, uma resposta ao estímulo.[5]

Os principais neurotransmissores são glutamato, neuropeptídeos, substância P, GABA, encefalina, serotonina, NMDA, AMDA e Ca^{++}, entre outros. As substâncias químicas algogênicas mais comuns são as cininas, prosta-

Tabela 8.1 ■ Resposta endocrinometabólica ao estresse

Resposta ao estresse	Benefícios	Riscos
Aumento da FC	Manter PA e perfusão	HAS, ICO
Retenção de Na e água	Manter volume	Hipervolemia, EAP, ICC, hiponatremia
Hiperglicemia	Manter substrato	Hiperglicemia, diurese osmótica, hiperosmolaridade
Catabolismo	Manter substrato	Desnutrição, balanço nitrogenado negativo
Agregação plaquetária	Hemostasia	Trombose

FC: frequência cardíaca; PA: pressão arterial sistêmica; HAS: hipertensão arterial sistêmica; ICO: insuficiência coronariana; EAP: edema agudo do pulmão; ICC: insuficiência cardíaca congestiva.

glandinas, tromboxano, entre outras, que atuam em nociceptores periféricos, baixando o limiar de excitabilidade e propiciando a formação do estímulo.[5]

O estímulo álgico, ao ser conduzido ao SNC e interpretado em várias áreas, gera uma resposta motora ou endócrina com a intenção de proteção. A manutenção dessa resposta pode ser prejudicial ao paciente crítico, com alteração direta nos órgãos e sistemas. A resposta endocrinometabólica se faz, principalmente, por meio dos hormônios ACTH, GH, prolactina, vasopressina e endorfina liberados pela pituitária e do aumento do glucacon e do cortisol. Os hormônios TSH, FSH e LH se encontram inalterados ou diminuídos, e a função tireoidiana tende a estar deprimida.[5]

As alterações sistêmicas da resposta endocrinometabólica ao estresse são apresentadas na Tabela 8.1.

SEDAÇÃO

A sedação consiste na alteração do estado de consciência, variando desde o estado vígil até hipnose e depressão do centro respiratório com redução do metabolismo, favorecendo, muitas vezes, melhor tolerabilidade por parte dos pacientes aos procedimentos e à rotina do CTI. Cada paciente merece atenção individualizada para se obter uma sedação ideal, considerando-se que a resposta é variável. Quando da suspeita de um estímulo álgico como causa de agitação, os fármacos de escolha são os analgésicos e não os ansiolíticos.[6]

O paciente em terapia intensiva cursa, habitualmente, com períodos de agitação e ansiedade, de causa multifatorial, sendo esses, secundariamente, ocasionados por falta de informação, empatia, luminosidade, temperatura ambiente, ausência de familiares, insônia, procedimentos cirúrgicos, analgesia inadequada e a própria doença que o levou à unidade. A insônia foi citada como causa de aumento da ansiedade em até 50% dos pacientes na unidade de terapia intensiva.[6]

Nos casos de agitação e ansiedade é importante tentar identificar uma causa, como nos casos de distúrbios ácidos-básicos, hidroeletrolíticos, intoxicações exógenas, síndromes de abstinência, entre outros. Não há comprovação científica de que o uso de drogas nos casos de agitação e ansiedade atenue os traumas psicológicos (sequelas psiquiátricas), como, por exemplo, em um quadro de de-

lírio, de difícil diagnóstico em CTI. Períodos de ansiedade e agitação podem ser especialmente prejudiciais ao paciente, porque contribuem para inadaptação à ventilação mecânica (VM), aumento do consumo de oxigênio, perda de cateteres e, até mesmo, extubação.

AVALIAÇÃO DA SEDAÇÃO E ANALGESIA

A avaliação do paciente crítico é subjetiva, devendo ocorrer diariamente e por meio de escalas, para obtenção da melhor analgesia e de níveis controlados de agitação e ansiedade. Níveis adequados de sedação e analgesia mostraram redução do tempo de VM, do tempo de permanência no CTI da quantidade de substâncias utilizadas, dos custos e dos índices de traqueostomia e favorecem a melhor avaliação neurológica e de transtornos psiquiátricos, além da menor duração do bloqueio neuromuscular.[7]

O quadro de delírio contribui para a agitação, sendo, porém, de difícil diagnóstico, o que induz a necessidade de utilização dos critérios constantes da quarta edição do Manual Estatístico de Diagnóstico de Desordem Mental (DSM-IV).

As escalas de avaliação dos pacientes utilizam critérios objetivos, subjetivos e comportamentais, destacando-se como as principais: a escala de Ramsay, a escala de Riker para agitação e sedação (SAS), a escala de avaliação de atividade motora (MAAS), a escala de Harris, a escala de Vancouver (VICS), a escala Richmond de agitação-sedação (RASS), a escala analógica visual (EVA) e a escala de Sheffield. Essa avaliação dos pacientes objetiva a sistematização do atendimento, com a finalidade de obtenção de níveis adequados de analgesia e sedação.

Escala de Ramsay

Desenvolvida em 1974, a escala de Ramsay avalia o paciente quanto ao nível de consciência, com pontuação de 1 a 6, variando de agitado a não responsivo (Tabela 8.2). Trata-se de uma escala de fácil interpretação e muito utilizada atualmente, apesar de não usar critérios de comportamento do paciente, como será visto em outras escalas. A escala de Ramsay foi citada em protocolo de 2002 como meio de se obter menor tempo de permanência em VM.[8]

Capítulo 8 ■ Sedação e Analgesia no Paciente Crítico

Tabela 8.2 ■ Escala de Ramsay

Acordado	1. Ansioso/agitado
	2. Tranquilo/cooperativo
	3. Responsivo ao comando verbal
Sonolento	4. Resposta a estímulo auditivo intenso
	5. Resposta débil ao estímulo intenso
Inconsciente	6. Irresponsivo

Escala de Riker para sedação e agitação (SAS)

Escala desenvolvida em 1994 e revisada em 1999, consiste na avaliação do comportamento do paciente. Sua pontuação é de três pontos para agitação, três pontos para sedação e um ponto para cooperação, e há ainda correlação com o comportamento do paciente (Tabela 8.3), sendo usada com certa facilidade por alguns serviços nos EUA.

Essa escala tem boa correlação com a MAAS, como será visto a seguir, e foi a primeira escala a considerar variações de comportamento. Comparada estatisticamente com outras escalas, a escala de Riker mostrou-se válida para avaliação do paciente. Essa escala tem sido usada em associação com o índice biespectral (BIS), com boa correlação clínica.[9]

Tabela 8.3 ■ Escala de Riker (SAS)

7	Agitação perigosa	Puxando tubo, cateteres
6	Muito agitado	Não acalma, apesar do comando verbal
5	Agitado	Ansioso, acalma após comando verbal
4	Calmo e cooperativo	Calmo, tranquilo
3	Sedado	Responde ao comando verbal ou ao toque, atende a pequenos comandos
2	Muito sedado	Não responde ao comando verbal, somente ao estímulo, não atendendo ao comando e movimentando-se espontaneamente
1	Sem resposta	Não responde a nenhum estímulo

Escala de avaliação de atividade motora (MAAS)

A MAAS foi desenvolvida em 1999 a partir da escala de Riker (SAS), sendo, muitas vezes, considerada uma complementação. Essa escala avalia a atividade motora por pontos, como apresentado na Tabela 8.4, e apresenta boa correlação com o comportamento do paciente crítico, mas é de difícil aplicação na avaliação diária, sendo, por esse motivo, pouco utilizada.[8]

Escala de Harris

Desenvolvida em 1991, a escala de Harris é considerada complexa, pois avalia o paciente com pontuação de seis pontos para condição geral, quatro pontos para com-

Tabela 8.4 ■ Escala MAAS

6	Muito agitado/pouco cooperativo	Puxa o TOT, cateteres, tenta sair do leito, não atende ao comando
5	Agitado	Movimento espontâneo, mexe as pernas no leito e não atende ao comando
4	Pouco cooperativo	Atende ao comando, movimenta-se no leito espontaneamente
3	Calmo/cooperativo	Movimenta-se espontaneamente, arruma a roupa, atende ao comando
2	Resposta ao chamado	Abre os olhos ou movimenta a cabeça ou os olhos ao toque ou chamado
1	Resposta a estímulo doloroso	Abre os olhos ou mexe a cabeça ao estímulo doloroso
0	Não responsivo	Não responde ao estímulo

TOT: tubo orotraqueal.

plicação com VM, quatro pontos para resposta à aspiração endotraqueal e, comparada com outras escalas, mostrou-se eficaz na avaliação do paciente. Essa escala é pouco utilizada devido à dificuldade de execução.[8]

Escala de Vancouver (VICS)

Bastante complexa, a escala de Vancouver (VICS) foi desenvolvida inicialmente com 14 itens, sendo modificada, posteriormente, para dois grupos de cinco itens. Em função de inúmeras variáveis, apresenta boa correlação com o nível de sedação do paciente, porém é de difícil manipulação à beira do leito.[8]

Escala Richmond de agitação-sedação (RASS)

A RASS foi desenvolvida pela equipe multidisciplinar de terapia intensiva da Universidade Commonwealth de Richmond, na Virgínia, com o objetivo de promover melhor correlação entre a escala de Ramsay e a escala de coma de Glasgow com os níveis de sedação, evitando, assim, o excesso de sedação. A escala de RASS trabalha com dez variáveis e apresenta boa correlação clínica (Tabela 8.5).[10,11]

Tabela 8.5 ■ Escala Richmond de agitação-sedação (RASS)

+4	Paciente muito agitado, violento
+3	Paciente agitado, agressivo
+2	Paciente inquieto, sem agressividade
+1	Paciente desconfortável
0	Alerta, calmo
−1	Sonolento
−2	Sonolento, atendendo a estímulo verbal
−3	Sonolento, somente com abertura ocular
−4	Abertura ocular ao estímulo físico
−5	Não responsivo ao estímulo físico

Escala de Sheffield

A escala de Sheffield é pouco usada, uma vez que foi desenvolvida inicialmente para avaliação do comportamento com seis pontos e posteriormente foram acrescidos dois pontos para avaliação da variação de sedação.[8]

Escala visual analógica (EVA)

A EVA avalia subjetivamente a sedação e a analgesia do paciente, usando uma linha com termos descritivos, como demonstrado na Figura 8.1.

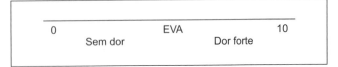

Figura 8.1 ■ Escala visual analógica (EVA).

O observador marca a condição do paciente na linha, de acordo com sua interpretação. Em comparação com as outras escalas de sedação, a EVA mostrou-se inferior, sendo pouco usada para avaliação da sedação porque depende exclusivamente do observador. A EVA é muito utilizada para avaliação da analgesia em terapia intensiva, e principalmente na clínica diária, podendo ser usada com variação de números, caracteres ou termos indicativos de dor forte e até sem dor, apresentando boa correlação com a terapêutica utilizada. O uso da EVA como protocolo na avaliação da dor mostrou redução de 39% na experiência de dor pelo paciente em CTI geral e de 32% em CTI pós-operatório.[12]

Outras escalas

A escala de avaliação do observador com relação ao estado de alerta/sedação (OAA/S) é constituída de quatro variáveis (responsividade, resposta verbal, expressão facial, abertura ocular), com cada item recebendo a pontuação de um a cinco, o que possibilita a avaliação da ansiedade e agitação, mas ainda não foi bem aceita em CTI.

Muito utilizada em CTI pediátrico, a escala Comfort tem como critérios: alerta, calma/agitação, movimento, tônus muscular, padrão respiratório, fácies, pressão arterial, frequência cardíaca, apresentando cinco variáveis em cada item. Apesar de ser uma escala completa na avaliação, ainda não foram realizados estudos no CTI adulto.

As escalas para avaliação de dor, como a de McGill ou de Wisconsin, embora apresentem uma variedade de dados para avaliação da intensidade da dor, ainda não foram utilizadas para estudo em terapia intensiva.

As escalas têm a finalidade de ajudar o médico intensivista a avaliar o paciente diariamente, devendo ser utilizada aquela de maior facilidade de interpretação à beira do leito. Quanto maior o número de variáveis de uma escala, maior será sua correlação estatística com o estado real do paciente, porém mais difícil será sua aplicação à beira do leito. Os protocolos ajudam na utilização das escalas com base em trabalhos que demonstraram a importância de sua utilização para o paciente.[13,14] A escala de Ramsay foi a primeira a ser utilizada em protocolos de sedação, e a evolução das escalas se baseou nas variáveis de comportamento. Atualmente, as escalas mais utilizadas são a de Ramsay e a RASS.[13]

Avaliação objetiva

Além das escalas, que devem ser de uso frequente, pode-se adicionar a avaliação da analgesia e sedação por parâmetros objetivos, como a frequência cardíaca, o eletroencefalograma (EEG), o índice biespectral (BIS) e o potencial evocado. As escalas são adequadas para comparar parâmetros objetivos que inferem sobre a redução das drogas anestésicas e sobre as lembranças desagradáveis durante o estado de anestesia.

O BIS consiste em um parâmetro desenvolvido a partir do EEG para avaliar, inicialmente, a resposta do paciente à administração de anestésicos e sedativos durante a anestesia, sendo, posteriormente, estendido ao paciente crítico. Essa técnica foi aprovada pelo Food and Drug Administration (FDA) em 1996, e estudos só foram realizados a partir dessa data. Nos últimos anos, o BIS tem apresentado melhoras tecnológicas com a finalidade de facilitar seu uso e apresentar menos interferências externas e maior sensibilidade, apesar de manter custo elevado. A Tabela 8.6 mostra a interpretação do BIS comparado ao EEG.

A maioria dos estudos realizados em procedimentos anestésicos relatou menor consumo de anestésicos e despertar rápido.[14] Os estudos em terapia intensiva foram realizados em associação às escalas subjetivas de Ramsay e de Riker (SAS), e um estudo publicado por Kaplan no *Critical Care* (2000) mostrou menor consumo de medicamentos (lorazepam, midazolam, propofol) com menor custo e redução de lembranças desagradáveis de 18% para 4%.[9,15] Para pacientes em coma barbitúrico tem sido indicado o EEG em vez do BIS.[16] Os casos de hipotermia (temperatura < 33ºC) não contraindicam o uso do BIS.[16] O BIS é considerado uma proposta promissora para melhor avaliação objetiva do doente crítico; entretanto, são necessários mais

Tabela 8.6 ■ Relação das alterações clínicas com o eletroencefalograma (EEG) e o índice biespectral (BIS)

BIS	Condição clínica	EEG
100	Acordado	Atividade sincronizada de alta frequência
	Sedado	
60	Sonolento	Atividade com baixa frequência
40	Dormindo	Supressão parcial EEG
0	Não responsivo	Total supressão (isoelétrico)

Capítulo 8 ■ Sedação e Analgesia no Paciente Crítico

estudos e evolução tecnológica para a obtenção de maiores sensibilidade e especificidade desse método.[17,18]

CONTROLE DA ANALGESIA

A analgesia do paciente crítico é realizada, principalmente, com terapia farmacológica endovenosa. Os pacientes podem ser clínicos, coronarianos ou estar em pós-operatório, e as substâncias mais utilizadas em analgesia são os opioides, os anti-inflamatórios não esteroides, a dipirona, o paracetamol e os anestésicos, que são utilizados nos bloqueios para controle álgico. Na maioria dos CTI, os opioides comumente utilizados são o fentanil e a morfina.[18]

Opioides

Os opioides são substâncias naturais ou sintéticas, tendo a morfina como padrão de atividade analgésica. A ação analgésica dos opioides ocorre a partir da estimulação dos receptores mu, kappa ou delta, que estão presentes em vários locais (tecido periférico, medula, cavidade abdominal). Sua ação mais eficaz se encontra no SNC, inibindo a condução de estímulos nociceptivos e alterando a percepção da resposta à dor (Tabela 8.7).

A escolha é baseada em sua ação, duração analgésica e efeitos adversos, e seu uso se deve à prática clínica, à conveniência e ao custo. Os mais usados e estudados são o fentanil e a morfina.

Os opioides são classificados de acordo com sua estrutura, tornando possível avaliar efeitos adversos e reação imunológica cruzada. A partir dessa classificação, são considerados os opioides morfínicos (morfina, hidromorfona, oximorfona, oxicodona e codeína) e os opioides meperidínicos (meperidina, fentanil, remifentanil, sulfentanil e alfentanil).[3]

Os opioides, em sua maioria, apresentam metabolização hepática e eliminação renal, sendo dependentes do fluxo hepático. Sua meia-vida depende dos tecidos de distribuição, havendo alguns que têm metabólitos farmacologicamente ativos, como pode ser visto na Tabela 8.7. Os opioides sintéticos (fentanil, alfentanil, sulfentanil) são dependentes de proteína sérica para transporte e eliminação, com exceção do remifentanil, que apresenta metabolização por estearase plasmática. Os opioides sintéticos não apresentam metabólitos ativos e têm meia-vida mais curta, enquanto o fentanil, associado ou não ao benzodiazepínico, em infusão contínua prolongada, apresenta sedação residual.[3]

Tabela 8.7 ■ Efeito dos receptores opioides

Receptor	Ação
Mu	Analgesia, depressão respiratória, meiose, redução da motilidade gástrica, sedação, euforia
Kappa	Analgesia, sedação, redução da motilidade gástrica, menos depressão respiratória
Delta	Analgesia

Os opioides são pouco dialisáveis e dependem do ajuste da dose nos casos de insuficiência renal e hepática, devendo ser administrados com cuidado também no obeso, no idoso e nos distúrbios ácidos-básicos. Das inúmeras vias de administração, as mais utilizadas em terapia intensiva são a endovenosa e a por sonda oral, podendo ser em *bolus* ou intermitente. Nos idosos, o cuidado com o uso do opioide se deve à diminuição das funções renal e hepática e à alteração de receptores no SNC.[19]

Os efeitos adversos dos opioides são decorrentes da presença da substância livre nos receptores, como descrito na Tabela 8.7. A maior parte dos opioides é de agonistas dos receptores (Tabela 8.7), com exceção da buprenorfina, do butorfanol, da nalbufina e da pentazocina, que são agonistas do receptor kappa e antagonista dos receptores mu. Os opioides agonistas/antagonistas têm um décimo da potência da morfina e seu uso é controverso em terapia intensiva devido ao efeito máximo.[20]

O remifentanil é um opioide sintético, meperidínico, com potência analgésica 400 vezes maior que a da morfina, atingindo o objetivo em 2 minutos, com meia-vida de 3 a 10 minutos, sendo metabolizado por estearase plasmática, não dependendo da passagem hepática ou renal nem de proteína para transporte e eliminação. Essa droga não tem metabólito ativo e, levando em consideração seu perfil farmacodinâmico, apresenta-se como agente promissor em terapia intensiva. Ainda não há muitos estudos sobre sua utilização rotineira, e seu custo é alto (Tabela 8.8).

O paciente em uso crônico de opioide pode desenvolver dependência física e psicológica em terapia intensiva. A incidência de síndrome de abstinência situa-se em torno de 33% para infusões de doses elevadas por mais de 7 dias.[21] As características clínicas citadas incluem lacrimejamento, rinorreia, sudorese e taquicardia, que geralmente aparecem em 8 a 12 horas após a última dose.[22]

Anti-inflamatórios não esteroides

Os anti-inflamatórios não esteroides são medicamentos que inibem a síntese de prostaglandinas mediante a inibição da cicloxigenase (COX), resultando em menor produção de precursores. Os anti-inflamatórios não apresentam vantagens em relação aos opioides, a não ser no processo inflamatório inicial. Essas substâncias não são indicadas para uso rotineiro em terapia intensiva, devido a complicações comuns e graves, como lesão aguda de mucosa gástrica (EDA), inibição plaquetária e insuficiência renal. Com relação aos inibidores específicos de COX-2, que na teoria são anti-inflamatórios mais seguros, ainda não há estudos suficientes para recomendar seu uso em terapia intensiva.[20]

Dipirona e paracetamol

A dipirona e o paracetamol são medicamentos utilizados como analgésicos e antipiréticos, devendo ser lem-

Tabela 8.8 ■ Farmacologia dos opioides

Agente	Meia-vida	Metabolização	Metabólito ativo	Efeito adverso	Dose intermitente	Dose contínua
Fentanil	1,5 a 6h	Oxidação	Não	Rigidez	0,35 a 1,5mg/kg – 0,5 a 1h	0,7 a 10mg/kg/h
Hidromorfona	2 a 3h	Glicuronidação	Não	–	10 a 30mg/kg – 1 a 2h	7 a 15mg/kg/h
Morfina	3 a 7h	Glicuronidação	Sim (sedação)	Liberação de histamina	0,01 a 0,15mg/kg – 1 a 2h	0,07 a 0,5mg/kg/h
Meperidina	3 a 4h	Demetilação e hidroxilação	Sim (neuroexcitabilidade)	Potencializa os IMAO e os antidepressivos	Não recomendado	Não recomendado
Codeína	3h	Glicuronidação e demetilação	Sim (analgesia e sedação)	Menos liberação de histamina	Não recomendado	Não recomendado
Remifentanil	3 a 10min	Estearase plasmática	Não	–	–	0,6 a 15mg/kg/h

brado que são analgésicos fracos, quando comparados aos opioides, podendo ser utilizados nos casos de dor leve ou em associação aos opioides.[23]

Anestésicos locais

Os anestésicos locais são substâncias utilizadas em bloqueios com a finalidade de modificar a transmissão neuronal, reduzindo a ativação e excitação de receptores e ativando receptores inibidores, fazendo com que haja redução da geração e transmissão da mensagem dolorosa ao tálamo e ao córtex. Em laboratório foi identificada a presença de canais de sódio das fibras nervosas com sensibilidade determinada a uma substância chamada tetrodotoxina.[24] As fibras C são ricas em portais de sódio dependentes de tetrodotoxina, sendo os anestésicos locais os bloqueadores de canais de sódio não seletivos.[25]

Os anestésicos, injetados por via intramuscular ou subaracnoide, apresentam níveis séricos após 10 a 20 minutos. Os efeitos colaterais dos anestésicos são: convulsão, parada respiratória, depressão miocárdica, arritmia ventricular, parada cardíaca e morte. Seu metabolismo é hepático e a eliminação é renal. Os anestésicos locais estão relacionados com a analgesia preemptiva e controlam a formação da hiperalgesia secundária, principalmente nos traumas cirúrgicos.

Bloqueios locorregionais

Os bloqueios regionais são técnicas que devem ser do conhecimento do intensivista porque promovem analgesia eficaz com redução do uso de opioides endovenosos. A recuperação do paciente é mais rápida, e eles proporcionam conforto durante a internação. Inúmeros bloqueios podem ser realizados, dependendo exclusivamente da avaliação do paciente. Os medicamentos utilizados são os anestésicos locais, sendo possível associar ou não o uso de opioides. Os pacientes que mais se beneficiam com os bloqueios são aqueles em pós-operatório, com politraumatismo, os

pacientes com problemas vasculares e os pacientes ortopédicos. A analgesia regional bem-sucedida proporciona aumento da oxigenação, ventilação adequada e redução do tempo de VM.[8,23,26]

Bloqueio intercostal

O bloqueio intercostal é indicado no pós-operatório de toracotomia, fratura de arcos costais, toracostomia e dor no abdome superior. O bloqueio é realizado na linha axilar média, inferiormente a cada arco costal, utilizando normalmente 4 a 5mL de bupivacaína a 0,25%, com período de latência de 5 a 10 minutos, e proporciona analgesia de 8 a 12 horas. As complicações são pneumotórax e toxicidade ao anestésico, e a dose máxima é de 2,5mg/kg de marcaína. Trata-se de um bloqueio que pode ser realizado facilmente no CTI.[8,23,26]

Bloqueio epidural

Técnica anestésica utilizada desde 1950, a partir de 1970 o bloqueio epidural passou a ser realizado para analgesia com a utilização de cateter peridural. Utilizado para controle de dor nos membros inferiores e nas regiões abdominal e torácica, suas contraindicações absolutas são infecção e anticoagulação.[27]

As substâncias utilizadas são os anestésicos locais e os opioides, podendo ser utilizadas doses intermitentes, infusão contínua e analgesia controlada pelo paciente epidural. Entre as possíveis complicações estão: hipotensão, bradicardia, hematoma epidural, abscesso epidural, depressão respiratória e raque total.[27]

Os cateteres epidurais são utilizados como via de infusão de opioides. A vantagem dessa técnica, em relação à endovenosa, se deve ao fato de utilizar dosagem menor, ocasionando menores efeitos colaterais dos opioides. A incidência de depressão respiratória com opioide epidural foi de 0,33% em um estudo sueco.[27] Podem ser usados: fentanil, morfina, hidromorfona, sufentanil e meperidina. A morfina é utilizada na dose de 2mg com intervalos de 8 a 12 horas, e o fentanil

Capítulo 8 ■ Sedação e Analgesia no Paciente Crítico **101**

na dose de 25 a 75mg, com intervalos de 6 a 8 horas. O bloqueio epidural é de fácil realização e controle, mas deve-se ter cuidado com os pacientes em uso de heparina de baixo peso molecular, devido ao risco de hematoma epidural. Essa técnica, quando utilizada em paciente no pós-operatório, não deve exceder 48 horas; por outro lado, nos casos de dor oncológica, o cateter pode ser mantido por até 5 dias.

Bloqueio interpleural

O bloqueio interpleural tem as mesmas indicações do intercostal, mas seu uso depende da experiência do serviço. Esse bloqueio é realizado com a injeção, geralmente de bupivacaína, no espaço interpleural, com passagem de cateter para complementação da analgesia. As possíveis complicações são: pneumotórax, toxicidade anestésica, infecção e síndrome de Horner. Essa técnica apresenta risco elevado de complicações, devendo ser executada por profissional experiente.[26]

Bloqueio do plexo braquial

O bloqueio do plexo braquial é indicado para os casos de amputação de membros superiores e em pós-operatório de artroplastia e lise de aderências, entre outros. O bloqueio pode ser interescaleno, supraclavicular, infraclavicular ou axilar, sendo relatada como complicação, além da toxicidade anestésica, parestesia persistente por até 3 meses.[26]

Além desses bloqueios, outras técnicas de bloqueios locorregionais podem ser facilmente executadas no CTI, como o bloqueio ciático, femoral, radial e ulnar, entre outros.

Outras drogas

Além das substâncias citadas, existem outras, como a clonidina, que tem ação alfa-2-agonista e pode ser utilizada no tratamento da dor leve e em associação com os opioides, apresentando hipotensão como efeito colateral.[26]

A dexmedetomidina tem ação similar à da clonidina, proporcionando analgesia e sedação com menos depressão respiratória, embora possa apresentar hipotensão e bradicardia.[28]

A ketamina é muito usada em terapia intensiva como agente de escolha nos casos de broncoespasmo. Há pouco tempo, comprovou-se que essa substância também tem ação nos receptores NMDA, que atuam na modulação da transmissão da dor. É um medicamento muito utilizado para analgesia de pacientes queimados. Apesar de seus efeitos alucinatórios, é uma boa escolha como analgésico durante a intubação de pacientes hemodinamicamente instáveis. Sua ação moduladora em receptores NMDA é obtida com dose baixa (1mg/kg por via intramuscular).[8,23]

A analgesia preemptiva consiste na utilização de analgésicos antes da ocorrência de um estímulo álgico, com a finalidade de modular melhor a condução álgica aferente e diminuir a sensibilização do SNC, a fim de evitar hiperalgesia secundária.[26]

Analgesia controlada pelo paciente (PCA)

O conceito de PCA foi inicialmente desenvolvido em 1968, por Sechzer, que idealizou uma modalidade terapêutica na qual os pacientes, durante a recuperação pós-operatória, eram instruídos a acionar um botão cada vez que sentissem dor, quando, então, um enfermeiro administraria 1mL de uma solução contendo analgésico opioide e observaria o efeito no paciente. Na mesma época, James Scott, na Inglaterra, criou um aparelho que infundia, de modo controlado, uma solução analgésica até que o paciente obtivesse alívio da dor. O PCA não está restrito a uma única classe de analgésicos ou a uma via ou modo de administração, nem requer, necessariamente, a presença de bombas de infusão sofisticadas. A qualquer analgésico oferecido por qualquer via, como venosa, subcutânea, peridural, oral ou outras, pode ser conferido o *status* de PCA, desde que sua administração seja embasada na demanda do paciente e que seja aplicado em dose e frequência suficientes para que ele obtenha alívio da dor. A modalidade mais usualmente empregada é a venosa com opiáceos, entre os quais morfina, hidromorfona, oximorfona, meperidina, fentanila e metadona (Tabela 8.9).

A morfina, o tramadol e a hidromorfona também têm sido utilizados pela via subcutânea. A PCA epidural tem sido indicada com anestésicos locais, como bupivacaína e ropivacaína, associados ou não a opiáceos, como morfina, fentanila e sufentanila. Outras alternativas foram descritas, compreendendo a PCA com morfina ou com fentanila, podendo ser usadas para pacientes adultos, adolescentes e pediátricos, com adequação de dose relativa à idade e ao peso.[8,29]

A PCA foi originalmente introduzida como mais um componente do arsenal terapêutico para o tratamento da dor aguda no pós-operatório. Sua utilização é cada vez mais frequente nos casos de dor crônica, de caráter oncológico ou não, bem como nas crises de falcização da anemia falciforme e no alívio da dor em pacientes queimados. A PCA com opiáceos por via venosa pro-

Tabela 8.9 ■ Opioides de uso habitual na PCA

Medicamento	Dose de demanda	Intervalo mínimo (horas)
Fentanila (10mg/mL)	10 a 20µg	5 a 10
Hidromorfona (0,2mg/mL)	0,05 a 0,25mg	5 a 10
Meperidina (10mg/mL)	5 a 30mg	5 a 12
Metadona (1mg/mL)	0,5 a 2,5mg	8 a 20
Morfina (1mg/mL)	0,5 a 3mg	5 a 12
Oximorfona (0,25mg/mL)	0,2 a 0,4mg	8 a 10

porciona alívio efetivo da dor, embora a resposta neuroendocrinometabólica ao estresse não seja totalmente bloqueada. Obtém-se analgesia quando a concentração plasmática atinge determinado valor, o qual apresenta grande variabilidade individual. A concentração analgésica efetiva mínima define o valor sérico no qual é obtido alívio completo da dor. Pequenos declínios nos níveis plasmáticos inferiores redundam em recorrência da percepção dolorosa. Os efeitos adversos consistem em prurido, náuseas, vômitos, retenção urinária, diminuição do trânsito intestinal e depressão respiratória.[8,29]

Em estudo realizado no Canadá, a incidência de depressão respiratória grave com opioides via peridural foi de 0,13%, em uma população de 2.378 pacientes, e de 0,03%, em 5.905 doentes em uso da PCA venosa.[30] Em revisão de oito casos foi revelado que os fatores relacionados com a ocorrência de depressão respiratória incluem a utilização de infusão basal, idade avançada, administração concomitante de medicações sedativas e/ou hipnóticas e a síndrome de apneia do sono preexistente.[31] Outros eventos de risco incluem: hipovolemia, *clearance* renal comprometido e, raramente, erro de programação da bomba ou falha do equipamento. Vários estudos clínicos têm demonstrado a eficácia da PCA venosa em população diversa de pacientes, sendo uma de suas maiores vantagens o elevado grau de aceitação e satisfação por parte desses, além do fato de a recuperação pós-operatória proceder de maneira mais acelerada e a alta hospitalar ser precoce.[32]

ABORDAGEM TERAPÊUTICA DA SEDAÇÃO

A sedação ideal deve ser individualizada, ter sua utilização bem definida em protocolos[29] e promover tranquilidade, consciência e colaboração, pois com isso o paciente em VM apresenta melhor adaptação, menor resposta ao estresse e ausência de depressão respiratória. A substância utilizada deve ser de fácil administração, eliminação e reversibilidade. Considerando os dados expostos, os fármacos mais utilizados em terapia intensiva são os ansiolíticos, hipnóticos e neurolépticos.

Ansiolíticos

Os benzodiazepínicos são agentes com ação ansiolíticas, e alguns medicamentos têm ação hipnótica, promovendo amnésia retrógrada e também anterógrada, e ação analgésica, relacionada com os receptores GABA-a. Os benzodiazepínicos variam de acordo com a duração e a metabolização, devendo ser considerados fatores relativos ao paciente, como idade, estado geral, terapia associada e etilismo. Além disso, ocorrem metabolização hepática, principalmente pelo citocromo P250, e eliminação renal.[33] Podem ocasionar hipotensão nos pacientes hipovolêmicos. A administração pode ser contínua ou intermitente pelas vias endovenosa e oral/sonda (Tabela 8.10).

O lorazepam tem tempo de ação mais lento, não sendo o agente de escolha para os casos de agitação, porém apresenta meia-vida intermediária sem metabólito ativo, o que favorece a indicação nos casos de abstinência. Nos EUA é utilizado em infusão contínua, tendo como opções terapêuticas a administração por sonda e a intermitente. A infusão contínua apresenta como inconveniente o efeito colateral ao solvente (polietilenoglicol e propilenoglicol), que pode ocasionar diarreia, necrose tubular, acidose láctica e estado hiperosmolar.[27]

O midazolam tem ação rápida, sendo de escolha para os casos de agitação. Apresenta metabólito ativo (alfa-hidroximidazolam), principalmente nos casos de insuficiência renal. É utilizado com cautela em infusões contínuas prolongadas por mais de 24 horas, sendo indicada a interrupção diária para avaliação do nível de sedação.[27]

O diazepam é o agente com meia-vida maior, atingindo o objetivo rapidamente e sendo utilizado em doses fracionadas como opção terapêutica. Esse fármaco tem sua meia-vida prolongada nos pacientes em uso de bloqueador H_2.[23]

O flumazenil é o antagonista utilizado em caso de suspeita de intoxicação por benzodiazepínicos, porém deve ser evitado por ocasionar síndrome de abstinência.[23]

O propofol é um agente hipnótico utilizado para sedação e sem efeito analgésico, atingindo o objeti-

Tabela 8.10 ■ Farmacologia dos benzodiazepínicos

Agente	Objetivo	Meia-vida (h)	Metabolização	Efeito adverso	Infusão intermitente	Infusão contínua
Diazepam	2 a 5min	20 a 120	Demetilação e hidroxilação	Flebite	0,03 a 0,1mg/kg – 5 a 6h	–
Lorazepam	5 a 20min	8 a 15	Glicuronidação	Acidose/IRA	0,02 a 0,06mg/kg – 2 a 6h	0,01 a 0,1mg/kg/h
Midazolam	2 a 5min	3 a 11	Oxidação	–	0,02 a 0,08mg/kg – 0,5 a 2h	0,04 a 0,2mg/kg/h
Propofol	1 a 2min	26 a 32	Oxidação	Elevação das triglicérides	–	5 a 80mg/kg/min
Haloperidol	3 a 20min	18 a 54	Oxidação	Aumento do intervalo QT	0,03 a 0,15mg/kg – 0,5 a 6h	0,04 a 0,15mg/kg/h

vo rapidamente. Em infusões prolongadas, devem ser considerados o aporte lipídico e o controle do nível de triglicérides a cada 48 horas. O propofol tem ação protetora sobre o SNC, sendo indicado nos pacientes neurológicos, desde que hemodinamicamente estáveis. Seu uso em *bolus* pode ocasionar hipotensão, bradicardia e dor à injeção. O FDA contraindica seu uso por período prolongado, e há relato de pancreatite associada ao uso do propofol.[34] O propofol deve ser desprezado após 6 horas de manipulação e, em diluições, não deve exceder mais do que 12 horas.

O haloperidol é um fármaco de indicação precisa para os casos de agitação psicomotora, no delírio e no estado confusional. Sua ação consiste na inibição da recaptação de catecolaminas e antagonismo do efeito da dopamina. Apresenta os seguintes efeitos adversos: rigidez, tremor e síndrome neuroléptica maligna, entre outras.[23]

A clonidina e a dexmedetomidina têm ação nos receptores alfa-2-agonistas, apresentando ação analgésica e sedativa. Como podem causar instabilidade hemodinâmica, ainda não são amplamente usados em terapia intensiva,[28,35] mas apenas em casos selecionados.

Os trabalhos que compararam midazolam e propofol nas sedações com menos de 24 horas não observaram diferença significativa em relação ao despertar. Nos casos com mais de 72 horas de sedação, o propofol proporcionou despertar mais rápido.[36] Estudos comparando midazolam, lorazepam e propofol em sedações por mais de 72 horas, avaliados pela escala de Ramsay, demonstraram não haver diferença significativa entre os fármacos em relação ao despertar, mas o lorazepam seria o medicamento mais indicado nesse quadro em razão de sua fácil manipulação.[37] Em todos os estudos foram utilizadas escalas de avaliação de sedação. Em outro trabalho, avaliando lorazepam e midazolam, o despertar não se mostrou estatisticamente significativo, sendo o lorazepam considerado de mais fácil manipulação.[37]

Em trabalho que comparou a forma intermitente de administração de ansiolíticos com a infusão contínua, houve significância estatística no despertar para a forma de administração intermitente, desde que com protocolo bem definido e equipe treinada.[38-40] Como sistematização para os casos de sedação com menos de 24 horas, o propofol e o midazolam são aceitáveis. Para sedação intermitente, a escolha é o lorazepam.

CONSIDERAÇÕES FINAIS

Os pacientes em terapia intensiva devem ser avaliados diariamente por meio de escalas, para que sejam proporcionadas analgesia e sedação adequadas com doses efetivas. Com relação à avaliação objetiva por meio de aparelhos, o BIS tem sido considerado a esperança, dependendo de estudos maiores com pacientes em terapia intensiva e em associação com as escalas.[16]

Com relação aos fármacos, as perspectivas futuras são para aquelas de rápidas ação e metabolização, com menores custos e efeitos colaterais. Faltam estudos maiores sobre o uso dos opioides de ação curta, como o remifentanil, que demonstrem redução de custo e maior benefício para o paciente. O paciente crítico sofre com o uso de muitas substâncias que dependem da metabolização por órgãos comprometidos, como na sepse, tornando mais adequado o uso de fármacos cuja metabolização ocorra por estearase plasmática. Medicamentos para utilização na sedação, como clonidina e dexmedetomidina, apresentam relato de efeitos colaterais indesejáveis aos pacientes críticos, como hipotensão e bradicardia,[28] demonstrando a necessidade de outros estudos maiores em terapia intensiva.

Referências

1. Dasta IF, Fuhrman TM, McCandles C. Patterns of prescribing and admnistering drugs for agitation and pain in patients in a surgical intensive care unit. Critical Care Med 1999; 22:974-80.
2. Kollef MH, Levy NT, Ahrens TS et al. The use of continuous IV sedation is associated with prolongation of mechanical ventilation. Chest 1998; 114:541-8.
3. Novaes MA, Knobel E, Bork AM et al. Stressors in ICU: perception of patient, relatives and health care team. Intensive Care Med 1999; 25:1421-6.
4. Chan V, Yeung RT. Pituittary tireoid responses to surgical stress. Acta Endocrinol 1978; 88:490.
5. Fraser GL, Riker RR. Monitoring sedation, agitation, analgesia and delirium in critically ill adult patients 2001:17.
6. Anid YS, Southwood RL, Willians DB et al. Facilitation of early withdrawal from neuromuscular paralysis by bis monitoring of level of sedation. Chest. 1997; 112:325.
7. Jacob J, Fraser GL, Coursin DB et al. Clinical practice guideline for the sustained use of sedative and analgesic in the critically ill adult. Critical Care Medicine 2002; 30-119-35.
8. Riker RR, Simons LE, Fraser GL et al. Validating the sedation-agitation scale with BIS and VAS in adult patients after cardiac surgery. Intensive Care Med 2001; 27:853-8.
9. Ely EW, Truman B, Shintani A et al. Monitoring sedation status over time in ICU patients: reliability and validity of the Richmond Agitation-Sedation Scale (RASS). JAMA 2003; 289(22):2983-91.
10. Caswell DR, Willians JP, Vallejo M et al. Improving management in critical care. Jqual Improvement 1996; 22:702-12.
11. Jackson DL, Proudfoot CW, Cann KF, Walsh TS. The incidence of sub-optimal sedation in the ICU: a systematic review. Critical Care 2009; 13:R204.
12. Glass PS, Bloom M, Kearse LA Jr et al. Bispectral analysis, measures sedation and memory effects of propofol, midazolam, isoflurane and alfentanil and nitrous oxide anesthesia. Anesthesiology 1997; 87:808-15.
13. De Deyne, Struys M, Decruyenaere J et al. Use of continuous bispectral EEG monitoring to asses depth of sedation in ICU patients. Intensive Care Med 1998; 24:1294-8.
14. Rosow C, Manberg PJ. Bispectral index monitoring. Anesthesiology Clinics of North America 2001; 19.
15. Sackey PV, Radell PJ, Granath F, Martling CR. Bispectral index as a predictor of sedation depth during isoflurane or midazolam sedation in ICU patients. Anaesth Intensive Care 2007; 35:348-56.
16. Barr J, Donnez A. Optimal intravenous dosing strategies for sedatives and analgesic in the intensive care unit. Critical Care Clinics 1995; 11:827-47.

17. Hammerlein A, Devendorf H, Lowenthal DT. Pharmacokinetic and pharmacodynamic changes in the elderly clinical implications. Clin Pharmacokinetic 1998; 35: 49-64.

18. Hall GJ, Oyen LJ, Murray JM. Analgesic agents, pharmacology and application in critical care. Critical Clinics 2001; 17.

19. Cammarano WB, Pittet JF, Wetz S et al. Acute withdrawal syndrome related to the administration of analgesic and sedative medications in adult intensive care unit patients. Critc Care Med 1998; 26:676-84.

20. Olsen H. Opioide analgesic and antagonist. In: Dukes MNG, Aronson JK (eds.). Meyler's side effects of drugs – 14. ed. Amsterdam: Elsevier Science 2000:198-230.

21. Irwin RS, Rippe JM. Irwin and Rippe's intensive care medicine. 6. ed. Philadelphia, 2008.

22. Simini B. Patients perceptions of intensive care. Lancet 1999; 354:571-2.

23. Sessler CN. Sedation scales in ICU. Chest 2004; 126: 1727-30.

24. Rush AM, Brau MF, Elliott AA et al. Eletrophysiological properties of sodium current subtypes in small cells from rat dorsal ganglia. J Physiology 1998; 511:771-89.

25. Gold MS, Reichiling DB, Shuster MJ et al. Hyperalgesic agents increase a tetrodotoxin resistent Na$^+$ current in nociceptor. Acad SCI 1996; 93:1108-12.

26. Sociedade de Anestesiologia de São Paulo (SAESP). Tratado de anestesiologia. 6. ed. São Paulo: Atheneu, 2006.

27. Malacrida R, Suter P et al. Pharmacokinetics of midazolam administered by continuous infusion to intensive care patients. Critical Care Med 1992; 20:1123.

28. Riker RR, Shehabi Y, Bokesch PM et al. Dexmedetomidine vs midazolam for sedation of critically ill patients – a randomized trial. JAMA 2009; 301(5):489-99.

29. Adam C, Rosser D, Manji M. Impact of introducing a sedation management guideline in intensive care. Anaesthesia 2006; 61:260-3.

30. Zimmermann DL, Stweart J. Postoperative pain management and acute pain service activity in Canada. Can J Anaesth 1993; 40:68-574.

31. Etches RC. Respiratory depression associated with patient-controlled analgesia: a review of eight cases. Can J Anaesth 1994; 41: 125-32.

32. Thomas V, Heath M et al. Psychological characteristics and the effectiveness of patient-controlled analgesia. Br J Anaesth 1995; 74:271-6.

33. Michalets EL. UpDate clinically significant cytochrome P450 drug interactions. Pharmacotherapy 1999; 18:84-112.

34. Leisure GS, O'Flaherty J, Green L et al. Propofol and postoperative pancreatites. Anesthesiology 1996; 84:224-7.

35. Takaoka F, Ferraz AC, Soares Jr WN. Sedação e bloqueio neuromuscular no paciente grave. In: Knobel E. Condutas no paciente grave. 3. ed. São Paulo: Atheneu, 2006.

36. Hall RJ, Sandham D, Cardinal P et al. Propofol vs midazolam for ICU sedation – a canadian multicenter randomized trial. Chest 2001; 119:1151-9.

37. Swart E, Van Schijndel, RJM, VanCoenenn AC et al. Continuous infusion lorazepam vs midazolam in patients in ICU. Sedation with lorazepam is easier to manage and is more effective. Crit Care Med 1999; 17:1461-5.

38. Ariano RE, Kassum DA, Aronson KJ. Comparason of sedative recovery time after midazolam vs diazepam administration. Crit Care Med 1994; 22:1492-6.

39. Girard TD, Kress JP, Fuchs BD et al. Eficacy and safety of paired sedation and ventilator weaning protocol for mechanically ventilated patients in intensive care (Awakening and Breathing Controlled trial): a randomised controlled trial. Lancet 2008; 371:126-34.

40. Payen J-F, Chanques G, Mantz J et al. Current practices in sedation and analgesia for mechanically ventilated critically ill patients. Anesthesiology 2007; 106(4):687-95.

CAPÍTULO 9

Suporte Progressivo à Vida

José Carlos Serufo

Maria do Carmo Barros de Melo

Natalice Sousa de Oliveira

Rafaelle Cristine Batista de Oliveira

INTRODUÇÃO

A reanimação constitui-se em processo contínuo de avaliação e ação que envolve o paciente, como a essência de todo procedimento, e o médico, que altera sua conduta na medida da necessidade de cada instante.

A reanimação cardiorrespiratória (RCR) enfoca a superação da fase aguda da parada cardiorrespiratória (PCR) e busca garantir a sobrevida sem sequela e dano ao paciente. Esse conceito deve ser ampliado para a reanimação cardiopulmonar-cerebral, uma vez que, além de promover a circulação sanguínea adequada, são aplicadas medidas para evitar a hipoxia e, assim, proteger o sistema nervoso central.

No atendimento à PCR devem ser priorizadas as ações sistematizadas, por meio de treinamentos das equipes e organizações dos serviços. São importantes os esforços comunitários e políticos, integrando a educação para prevenção de lesões, a divulgação e o ensino das técnicas de suporte básico de vida, o fácil acesso aos serviços de emergência e sistemas de pronto-atendimento, além das conexões para locais de suporte avançado. Essa rede de comunicações deve ser planejada passo a passo e testada quanto a seu funcionamento pelos profissionais de saúde e pela comunidade.

O atendimento pré-hospitalar é definido como a assistência prestada em primeiro nível de atenção ao paciente com doença aguda, de natureza clínica, traumática ou psiquiátrica, que pode acarretar sofrimento, sequelas ou morte. Para esse atendimento, o Serviço de Atendimento Móvel de Urgência (SAMU), quando disponível, atende pelo número telefônico 192.

As diretrizes da reanimação avançada almejam ampliar o universo de médicos e profissionais de saúde motivados e habilitados para, com isso, atingir melhores resultados. Os fluxogramas de abordagem seguem nessa direção: otimização e simplificação.

Assim, passou-se de quatro fluxogramas para dois, agregando em um a FV com a TV sem pulso e, em outro, a assistolia com atividade elétrica sem pulso (AESP). Atualmente cunhou-se ao fluxograma o formato circular, que reflete o que sempre foi adotado na prática das reanimações, quando o médico checa continuadamente suas ações, resultados e condutas, de modo a assegurar o processo.

Cabe comentar que, quando todos os fluxogramas são fundidos em um circular, é possível que ocorram distensões no atendimento. A assistolia e a AESP são situações mais graves, com prognóstico mais reservado, e demandam a identificação do diagnóstico causal (ver Tabela 9.3) como única saída para a reversão do quadro. Deve ser lembrado, ainda, que a FV/TV sem pulso evoluem para assistolia – processo final da morte – se não tratadas.

Evidentemente, o diagnóstico deve ser priorizado em todas as situações, mas na FV e TV sem pulso, muitas vezes, mesmo sem se saber a causa desencadeante, com a adoção das manobras de reanimação e realização da desfibrilação, retorna-se ao *status* cardiocirculatório suficiente para manter a vida, enquanto se chega ao diagnóstico e tratamento específico.

Na assistolia e na AESP, isso não ocorre. É fundamental que no breve instante da reanimação encontre-se a causa, procedendo ao tratamento específico, sem o que não será obtido o retorno cardiorrespiratório.

Portanto, mesmo quando adota um único fluxograma circular, o médico deve considerar os meandros do diagnóstico diferencial diante do quadro clínico de cada paciente.

Na reanimação, múltiplos círculos são desencadeados simultaneamente. Os mais doutos devem atentar para sua complexidade e particularizar o atendimento, ajustando-o à gravidade de cada caso. A título de exemplo, o gluconato de cálcio não faz parte dos fluxogramas dos consensos, mas diante de hiperpotassemia, como causa da PCR, seu uso é imperativo e ressuscitador. Quando concomitante à acidose metabólica, o bicarbonato de sódio, que também não faz parte dos fluxogramas de reanimação, torna-se classe I na reversão do quadro.

Em síntese, enquanto se toma pé da situação, buscando os diagnósticos e as condições ideais de entendimento, é essencial que se mantenha a vida. Para isso servem os fluxogramas, simplificados ou não.

Entende-se por suporte progressivo à vida o conjunto de medidas particularizadas de acordo com a gravidade de cada paciente, que leva em consideração três premissas: a gravidade da doença, a capacitação do socorrista/equipe e os recursos disponíveis no cenário do atendimento. O sucesso não pode ser aferido em percentual de vivos, mas em qualidade de vida, o que quase sempre não é factível nos estudos. Assim, nos resta o esmero no atendimento.

ATENDIMENTO SEM RECURSOS

Os profissionais envolvidos com o atendimento pré-hospitalar devem estar aptos a diagnosticar os sinais de gravidade do paciente e, assim, prevenir a parada cardiorrespiratória, visto que na maioria das vezes esses sinais estão presentes. A prevenção dessa complicação, o auxílio inicial adequado, o atendimento pelo serviço médico de emergência (SAMU-192) e o suporte avançado de vida formam elos que compreendem a cadeia de sobrevivência.

O treinamento no atendimento pré-hospitalar, o fácil acesso aos serviços de emergências médicas e o preparo das unidades hospitalares para receber esses pacientes são fundamentais para melhorar a evolução dos pacientes gravemente enfermos. O encaminhamento responsável inclui desde o contato com o serviço de emergência até todo o suporte necessário oferecido. O exame clínico do paciente deve ser completo, incluindo o exame neurológico, inicialmente sumário e, a seguir, mais pormenorizado, com anotações e avaliações de todos os dados.

O esclarecimento dos fatos e o suporte emocional ao paciente e a seus familiares ou responsáveis são fundamentais na relação equipe de saúde-paciente e caracterizam o atendimento humanizado.

Embora a etiologia da morte súbita seja imprecisa e dependente da população estudada, no adulto a principal causa de PCR é cardíaca (cerca de 70%), enquanto na faixa etária pediátrica predomina a respiratória, com taxa de sobrevida em torno de 50%, quando empregada a reanimação imediata com oxigenação e ventilação adequadas.

Nos adultos, as causas mais comuns de parada cardiorrespiratória são: doenças isquêmicas do coração, cardiomiopatias hipertrófica e dilatada, doenças valvulares, dissecção de aorta, arritmias cardíacas, traumas, embolia pulmonar, hemorragia intracraniana, intoxicações e drogas.

Durante a infância, as causas mais comuns de parada cardiorrespiratória são: morte súbita infantil, choque, cardiopatias congênitas, septicemias, doenças respiratórias, obstrução de vias aéreas (incluindo corpo estranho), acidentes por submersão e doenças neurológicas. Nas crianças maiores de 1 ano, traumas e afogamento são as principais causas de PCR pré-hospitalar.

Deve-se chamar o SAMU simultaneamente às manobras de reanimação, especialmente se existem mais profissionais da saúde ou transeuntes no local. O diagnóstico da situação – avaliação da gravidade – não deve despender mais do que poucos segundos. Para tanto, observam-se a consciência (chamar, estimular, sacudir) e a respiração (olhar, ouvir e sentir), ao mesmo tempo que se palpam os pulsos femoral e/ou carotídeo nos adultos e crianças e pulso braquial nos menores de 1 ano de vida. Diante da não responsividade (ausência de movimentos musculares, não reação à dor), e ao não perceber pulsos nas grandes artérias, inicia-se imediatamente a massagem cardíaca externa (MCE), enquanto se clareia o raciocínio sobre a situação, nunca o inverso. Em pacientes de todas as idades, a reanimação cardiorrespiratória, como primeiro passo, é sempre a medida mais efetiva, reduzindo sequelas.

A desobstrução da via aérea é medida vital para o sucesso. Se um paciente inconsciente não pode ser ventilado, após o posicionamento da cabeça em hiperextensão, recomenda-se a aplicação de cinco golpes abdominais (manobra de Heimlich). Deve-se tomar cuidado, pois a posição incorreta da mão e a força excessiva podem causar lesões em órgãos internos. Em seguida, deve-se efetuar uma varredura digital na boca à procura de corpos estranhos. A sequência deve ser repetida até que se consiga ventilar ou até que haja condições de obter via aérea cirúrgica ou por intubação traqueal.

Massagem cardíaca externa

A MCE consiste em compressões torácicas na frequência mínima de 100/min, apoiando as mãos sobre a metade inferior do esterno, cerca de 2cm acima do apêndice xifoide. É importante que a frequência e a profundidade sejam adequadas, permitindo retorno total do tórax após cada compressão e com interrupção mínima nas compressões. Em recém-nascidos utilizam-se os dedos indicador e médio ou os dois polegares. Em crianças a técnica é semelhante à dos adultos, mas, dependendo do tamanho da criança, podemos utilizar uma ou duas mãos.

A eficácia da massagem cardíaca externa durante a reanimação cardiorrespiratória, quando a ventilação ainda é feita com ambu e máscara, pode ser aferida mediante a palpação do pulso femoral ou carotídeo no adulto e braquial no lactente, tanto durante a manobra da massagem como também durante o breve intervalo de tempo entre um ciclo e o outro, em que são realizadas as duas ventilações. Essa aferição pode ajudar em relação à intensidade da força aplicada na compressão necessária sobre o es-

Capítulo 9 ■ Suporte Progressivo à Vida

terno para obtenção de boa pulsatilidade e, consequentemente, da perfusão periférica, além de verificar o retorno do batimento cardíaco. Assim, não é necessário interromper as manobras para avaliar o retorno da bomba cardíaca.

Alternam-se 30 compressões com duas ventilações para adultos com um ou dois reanimadores e para crianças e lactentes com um reanimador. Em crianças e lactentes, se estiverem presentes dois reanimadores, alternam-se 15 ventilações com duas ventilações. No recém-nascido, a relação é de 3:1. Deve-se priorizar a ventilação e oxigenação nos pacientes em PCR por hipoxemia.

Após intubação, a MCE torna-se contínua, independentemente da ventilação que se faz entre 8 e 15 por minuto.

A tentativa de intubação traqueal não deve ultrapassar 30 segundos.

Na PCR, a MCE deve ser iniciada de imediato e o desfibrilador, quando indicado, deve ser usado assim que disponível.

Além de ativar o SAMU (192), preconiza-se providenciar o desfibrilador externo automático (DEA), quando disponível no local, devido à indicação de desfibrilação imediata. As indicações e o uso do DEA estão descritos adiante. Em caso de colapso súbito testemunhado, sem sinais de obstrução de vias aéreas por corpo estranho, a arritmia é a causa mais provável, sendo necessário ter o desfibrilador ao alcance.

No primeiro contato, o SAMU deve ser informado sobre o número de vítimas, idade, gênero, local e o evento ocorrido.

Indicações e uso do desfibrilador automático externo

O DEA avalia o ritmo cardíaco, indicando ou não o choque e orientando as etapas a serem executadas:
- Indicações: colapso súbito em adultos e crianças com ausência de pulsos palpáveis.
- Uso: ligar o aparelho, que iniciará uma sequência de comandos de voz; fixar as pás nas regiões laterais do tórax, na linha axilar média e abaixo da linha mamilar; secar o tórax, se molhado; o DEA analisará o ritmo, indicando ou não a necessidade de choque; se o choque estiver indicado, afastar todas as pessoas em contato com o paciente, dar o comando para o choque e retornar às manobras de reanimação imediatamente; checar o pulso durante a insuflação do ar (30:2) ou cerca de 2 minutos depois; repetir a operação caso o pulso não seja encontrado e o ritmo analisado seja tratável com choque.

Lembretes
- Ao posicionar as pás no tórax, o coração deve estar entre as pás e na direção da corrente elétrica.
- O tórax não pode estar molhado ou lambuzado de pasta eletrolítica, o que provocaria um curto-circuito, roubando a corrente que deveria atingir o coração. Evitar colocar as pás sobre o esterno, pois os ossos não são bons condutores.
- Evitar regiões com excesso de pelos, o que provoca bolsas de ar sob as pás e aumenta a impedância.

- Aplicar gel ou pasta eletrolítica no local onde será feito o choque.
- Nunca se esquecer de pedir e certificar-se de que todos se afastem. Preocupar-se com os deficientes auditivos e os distraídos.

ATENDIMENTO DE ACORDO COM OS RECURSOS

Segundo as Diretrizes da AHA 2010 para RCR e ACE, recomenda-se uma alteração na sequência de procedimentos de Suporte Básico de Vida de A-B-C (via aérea, respiração, compressões torácicas) para C-A-B (compressões torácicas, via aérea, respiração). Essa nova ênfase no C-A-B reflete a crescente evidência da importância do início imediato e da minimização de atrasos ou interrupções nas compressões torácicas.

No entanto, em se tratando de profissional médico à frente do atendimento, recomendamos iniciar simultaneamente o ABC (observar consciência, via aérea e respiração, enquanto se palpam os pulsos carotídeo e femoral) e seguir as premissas do suporte de vida, quanto à técnica de abertura de vias aéreas, palpação de pulso central e das compressões torácicas. Após rápida avaliação inicial, caso o paciente esteja inconsciente e não respire (ou apresente *gasping*), deve-se palpar o pulso central, gritar por ajuda e iniciar imediatamente a compressão torácica. Devem ser utilizadas máscara-unidade ventilatória ou ambu como dispositivo de ventilação, que estão disponíveis na maioria dos serviços. Na respiração boca a boca, o uso de protetor plástico com filtro pode contribuir para a proteção do socorrista (Figura 9.1).

Os equipamentos que devem estar disponíveis são os seguintes: unidade ventilatória com máscara e reservatório de oxigênio (ambu), laringoscópio com lâminas retas e curvas, tubos traqueais (no mínimo três, sendo um número acima e um abaixo do diâmetro interno estimado), aspirador de secreções, sondas de aspiração, fita adesiva para fixação do tubo e oxímetro de pulso. Todos os equipamentos devem ser checados previa e periodicamente.

Os medicamentos devem ser administrados, preferencialmente, por acesso vascular, mas podem ser empregados por acesso intraósseo ou via traqueal. Os principais medicamentos utilizados na parada cardiorrespiratória estão relacionados na Tabela 9.1.

Os medicamentos empregados nas faixas etárias pediátrica e adulta devem ser administrados conforme as doses relacionadas na folha de atendimento de urgência (Tabela 9.2).

A epinefrina deve ser administrada, durante as manobras de RCR, a cada 3 a 5 minutos. Deve-se avaliar a necessidade de epinefrina contínua na dose de 0,01 a 1μg/kg/min, inicialmente.

Nos pacientes adultos, os medicamentos são, em linhas gerais, os mesmos utilizados em pediatria, respei-

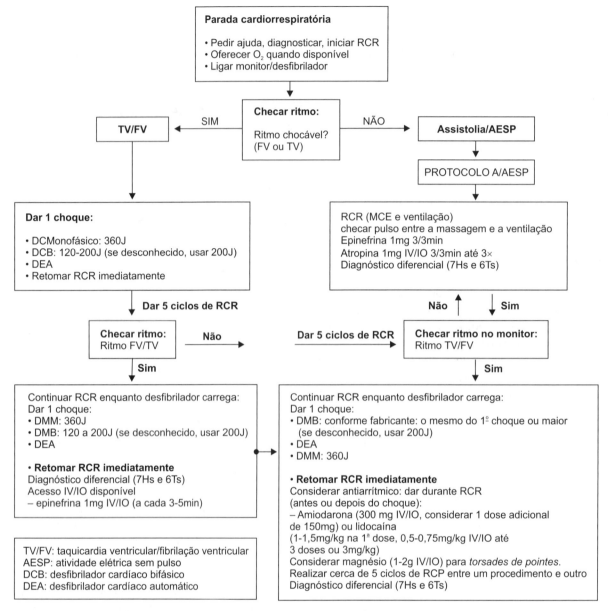

Figura 9.1 ■ Fluxograma para atendimento em caso de parada cardiorrespiratória.

Tabela 9.1 ■ Considerações sobre medicamentos utilizados na PCR conforme as observações e diagnósticos iniciais

Substâncias utilizadas	Considerações e indicações
Epinefrina	Altas doses não são recomendadas. Usar a cada 3min. Se via traqueal, dobrar a dose preconizada
Atropina	Está indicada em caso de bradicardia sintomática. O uso de atropina na AESP e na assistolia tem nível de evidência IIb, LOE B
Cálcio	Hipocalcemia documentada ou fortemente suspeitada, hiperpotassemia, hipermagnesemia ou intoxicação por bloqueadores do canal de cálcio
Bicarbonato de cálcio	Acidose metabólica, hiperpotassemia, hipermagnesemia, intoxicação por bloqueadores do canal de sódio ou antidepressivos tricíclicos
Glicose	Glicemia capilar baixa. Em caso de coma, choque ou falência respiratória, a glicemia capilar deve ser dosada. Na impossibilidade de dosar prontamente a glicemia e diante de coma, deve-se administrar glicose hipertônica

Capítulo 9 ■ Suporte Progressivo à Vida

Tabela 9.2 ■ Folha para atendimento de urgências na faixa etária pediátrica

Medicamentos	Dose/via de administração	Cálculo (mL)	Prescrição
Medicamentos para atendimento à parada cardiorrespiratória			
Atropina (0,5mg/mL)	0,02mg/kg IO/EV 0,03mg/kg ET Dose mínima: 0,1mg Dose máxima: *Criança:* 0,5mg *Adulto:* 1mg Máximo: 1mg/dose até 3×	P × 0,04	Sem diluir, Fazer _____ mL EV/IO/ET Mínimo de 0,2mL Máximo de 1mL para crianças até 35kg e 2mL para adultos
Amiodarona	Injetável: 150mg/3mL	Crianças: ataque 0,2mL/kg Manutenção: 0,05 a 0,1mg/kg	PCR (TV/FV) adulto: 300mg EV em *bolus*; repetir em 5min 150mg EV TV com pulso: 150mg em 10min, repetir em 10min; a seguir, 1mg/min em 6h e 0,5mg/min em 18h
Lidocaína	Solução a 1% ou 2% (10mg/mL ou 20mg/mL)	Adulto solução a 2%: 1 a 1,5mL/20kg de peso Manutenção: 50mL em 200mL SG5% (4mg/mL): 15 a 60mL/h	PCR (TV/FV) adulto: 1,0 a 1,5mg/kg em *bolus*; repetir em 5 a 10min Manutenção: 1 a 4mg/min ou 60 a 240mg/h
Bicarbonato de sódio 8,4% 1mEq/mL	1mL/kg Criança: sol. 1:1 em AD EV/IO	P = volume	Diluir_____mL de NaHCO$_3$ 8,4% em ____mL de AD e fazer____mL EV/IO lento
Epinefrina 1:1.000 (1mg/1mL) (não se recomenda o uso rotineiro de altas doses de epinefrina, a não ser em condições excepcionais, como *overdose* de betabloqueadores)	EV/IO: 0,01 a 0,05mg/kg ET: 0,1mg/kg RN: 0,01 a 0,03mg/kg Máximo: 1 amp/dose a cada 3min	0,1mL/kg (1:10.000) – Peso × 0,1(EV/IO) ET: 0,1mL/kg (1:1.000) – Peso × 0,1 * RN: 0,1 a 0,3mL/kg (1:10.000) – Peso × 0,1 a 0,3 (1:10.000)	Pediatria: diluir 1mL de EPINEFRINA em 9mL de AD e fazer_____ EV ou IO Adulto: 1 ampola sem diluir Se ET: _____ Não diluir (exceto RN)
Glicose 50% (0,5g/mL)	2mL/kg da sol. 1:1 EV/IO	P × 2 da sol. 1:1	Diluir _____mL de SGH 50% em ____ de AD e fazer _____ EV/IO
Gluc. cálcio 10% (1mL/9mg Ca⁺ elementar)	1 a 2mL/kg EV lento Máximo: 20mL	P × 1	Diluir _____ mL de gluc. Ca 10% em _____ mL de AD e fazer EV/IO lento em 10min
Anticonvulsivantes e sedativos			
Diazepam (10mg/2ml)	0,3 a 0,5mg/kg EV 0,5mg/kg Máximo. 10mg/dose	EV: P × 0,06 a 0,1 Via retal: P × 0,1 (sem acesso venoso)	EV: fazer _____mL EV, sem diluir, em 2min Via retal: introduzir sonda ou cateter 4 a 5cm. Absorção errática!
Midazolam (15mg/5mL ou 50mg/10mL)	0,2mg/kg EV/IO Máximo: 5mg/dose	P × 0,04 Pode ser administrado via inalatória, em caso de crise convulsiva, em paciente sem acesso venoso	Fazer _____mL EV lento, em 1min Antagonista: Lanexat® 0,1mg/mL – 0,05mg/kg
Difenil-hidantoína (250mg/5mL)	Ataque: 15 a 20mg/kg EV Máximo: 750mg/dose	P × 0,25	Diluir ____ mL de difenil-hidantoína em _____mL de AD e fazer EV lento (conc. máxima: 6mg/mL) (<50mg/min)
Fenobarbital (200mg/mL)	Ataque: 15 a 20mg/kg IM ou EV Máximo: 1.000mg	P × 0,07 P × 0,1	Fazer _____ mL IM ou EV
Corticoide			
Dexametasona (4mg/mL)	0,15mg/kg/dose de 6/6h EV	P × 0,037	Fazer _____ mL EV
Hidrocortisona (100mg/2mL e 500mg/2mL)	1 a 10mg/kg EV Intervalos e doses variáveis	P × 0,02–0,2	Fazer _____ mL EV diluído em AD a uma concentração de 5 a 50mg/mL, lento

(Continua)

110 Seção I ■ Atendimento das Emergências Médicas

Tabela 9.2 ■ Folha para atendimento de urgências na faixa etária pediátrica (*continuação*)

Medicamentos	Dose/via de administração	Cálculo (mL)	Prescrição
Anti-histamínico			
Prometazina (50mg/2mL)	0,5mg/kg – dose de ataque	P × 0,5	Administrar _____ mL IM
Broncodilatador			
Salbutamol *spray*	100mg/jato	2 a 4 jatos	2 a 4 jatos, 3 a 4 vezes, a intervalos de 20min. Usar, conforme a idade, os dispositivos de aplicação
Salbutamol micronebulização	0,5%	1 gota para cada 1,5 a 2kg	Micronebulização com 3 a 5mL de SF, de 20 em 20min, por 3 vezes. Dose máxima: 10 gotas/dose

Equipamentos para intubação endotraqueal							
Idade	RNPT	RNT	0 a 6 meses	1 a 2 anos	4 a 6 anos	8 a 10 anos	>12 anos
Tubo (Idade/4) + 4	2,0 a 3,0	3,0 a 4,0	3,5 a 4,5	4,0 a 4,5	5,0 a 5,5	5,5 a 6,0	7,0 a 7,5
Lâmina	0/Reta	0 a 1/Reta	1 a 2/Reta	2/Reta	2 Reta/Curva	2 a 3/Curva	3 a 4/curva
Sonda para aspiração	5 a 6	6	8	8	10	12	12

Lâmina do laringoscópio: _____ Cateter para drenagem de tórax:_____
Tubo endotraqueal:_____ Sonda de aspiração:_____
*Modificado de Oliveira RG. Black Book – Manual de referências em pediatria. 2 ed., Belo Horizonte, 2002:225.
EV: endovenoso; IO: intraósseo; ET: endotraqueal; AD: água destilada.

Tabela 9.3 ■ Diagnóstico diferencial na parada cardiorrespiratória

7 H	6 T
Hipoxemia	Trauma
Hipovolemia	Toxina/drogas
Hipotermia	Tamponamento cardíaco
Hipopotassemia	"*Tension*" pneumotórax hipertensivo
Hipoglicemia	Tromboembolismo pulmonar
Hiperpotassemia	Trombose coronariana
"Hiper H⁺" (acidose)	

tando-se as doses máximas indicadas na Tabela 9.2. A partir de certo peso, a dose usada em pediatria equivale à dos adultos, a qual varia de acordo com o medicamento. Para o midazolam, a dose por quilograma limita-se a 25kg (0,2mg × 25kg = 5mg), enquanto para o fenobarbital é de 50kg (20 × 50 = 1.000mg), e para o bicarbonato utiliza-se 1mEq/kg, independentemente do peso. Nesse caso, é melhor calcular a dose de bicarbonato de sódio tomando por base os dados da gasometria arterial.

Depois das manobras iniciais de reanimação, o paciente deve ser intubado via traqueal para melhor controle das vias aéreas. Nesse caso, não mais se coordenam as compressões com as ventilações. A MCE é feita continuamente à frequência mínima de 100/min e a ventilação, de 8 a 15 vezes/min, de acordo com a idade.

Na fase de estabilização pós-parada, o paciente deve ser examinado quanto a pulsos centrais e periféricos, perfusão, cor e temperatura da pele, pressão arterial, perfusão renal, perfusão cerebral (exame neurológico) e, sobretudo, quanto aos sinais de falência respiratória ou de choque, que devem ser tratados. É importante diagnosticar e tratar a causa da PCR para se evitar nova PCR (Figura 9.1).

Resumo dos pontos essenciais

Durante uma RCR, deve-se estar atento aos seguintes aspectos:

- Enfatizar as compressões torácicas eficazes: rápidas e sem interrupção. O tórax deve retornar à posição inicial.
- Manter relação entre compressão e ventilação:
  - 1 socorrista = 30:2 (universal);
  - 2 socorristas = 15:2 (crianças até 12 a 14 anos de idade) – 30:2 (adultos);
  - RN: relação 3:1.
- Reavaliar pulso nos intervalos durante a ventilação ou após cinco ciclos (2 minutos).
- Acompanhar o revezamento dos socorristas, pois a MCE é cansativa.
- Em paciente com via aérea avançada (tubo endotraqueal ou máscara laríngea), não coordenar ventilação com compressão (fazer frequência mínima de 100 compressões torácicas e oito a 15 ventilações por minuto).
- Administração de medicamentos: em crianças, checar a folha de PCR.

Recomendações para avaliação dos sobreviventes

- História e exame físico.
- Exames laboratoriais.
- Eletrólitos (Na, K, Ca, Mg, Cl).

Capítulo 9 ■ Suporte Progressivo à Vida

- Enzimas cardíacas (CK-MB e troponina).
- Avaliar dosagem dos medicamentos.
- Eletrocardiograma.
- Ecocardiograma.
- Exame neurológico.
- Avaliar cintilografia pulmonar e/ou ressonância magnética.
- Avaliar angiografia coronariana.
- Avaliar Holter (ECG 24h).

SITUAÇÕES ESPECIAIS

Pacientes com sinais de alerta de gravidade

Mais do que reanimar o paciente, é necessário reconhecer precocemente os sinais de alerta de gravidade, prevenindo a ocorrência da parada cardiorrespiratória. Em caso de pacientes graves, a folha de atendimento de urgência deve ser preenchida, os equipamentos e medicamentos preparados antecipadamente e a vaga requisitada em serviço de terapia intensiva. A avaliação clínica e os dados vitais, incluindo a pressão arterial, devem ser aferidos e anotados em prontuário médico. O paciente deve ser monitorado, se possível, com traçado de ECG e saturímetro (oxímetro de pulso). É imprescindível o encaminhamento responsável com transporte adequado desses pacientes.

Parto de emergência

Quando o parto ocorre fora da "sala de parto", são importantes algumas considerações sobre a RCR no período neonatal. A abertura das vias aéreas é executada com a cabeça do recém-nascido em posição neutra, com a mesma técnica descrita para o lactente. A região para compressões no esterno situa-se logo abaixo da linha intermamilar. Duas técnicas podem ser utilizadas: a técnica de compressão semelhante à do lactente, com dois dedos da mão direita posicionados logo abaixo da linha intermamilar, ou a técnica dos dois polegares, em que o tórax do recém-nascido é abraçado pelas duas mãos do reanimador, o qual posiciona os dois polegares sobre o esterno, logo abaixo da linha intermamilar. A profundidade de compressão deve corresponder a um terço do diâmetro anteroposterior do tórax. A relação entre a frequência de compressões e ventilações deve ser de 3:1, sincronizada, mesmo com via aérea avançada. É uma exceção que prioriza a ventilação/oxigenação, responsável pela maior parte das PCR nessa faixa etária.

A dose de epinefrina utilizada no período neonatal é de 0,01 a 0,03mg/kg (0,1 a 0,3mL/kg da solução diluída 1:10.000), por qualquer via, inclusive a traqueal. O acesso venoso preferencial nas primeiras horas de vida é a veia umbilical, para situações de emergência. A outra opção é a via traqueal, para a administração de medicamentos lipossolúveis, como epinefrina, atropina, lidocaína e, como medida de exceção, a punção intraóssea. Atualmente, o uso do naloxana é controverso em razão do efeito de rebote.

Intoxicação

Em caso de suspeita de intoxicação, o profissional de saúde deve verificar rapidamente se há risco de morte e empregar o lema *"tratar o paciente e não o agente tóxico"*, aplicando a sequência do ABC. Administra-se oxigênio complementar se houver sinais de choque e/ou insuficiência respiratória.

Punciona-se acesso vascular e avalia-se a glicemia capilar. Em seguida, obtém-se história pormenorizada, no sentido de identificar o agente tóxico e verificar a quantidade e o tempo de ingestão, a presença de alergias ou doenças subjacentes, as medidas de primeiros socorros que foram instituídas, quais os medicamentos ou agentes tóxicos existentes no domicílio e nas roupas do paciente. Procede-se ao exame físico sucinto, enfatizando os estados neurológico e cardiorrespiratório. Tenta-se identificar as síndromes tóxicas e seus agentes (opioides, antidepressivos, colinérgicos, anticolinérgicos, simpaticomiméticos). O contato com o Centro de Informações Toxicológicas auxilia o diagnóstico e o tratamento e deve ser tentado simultaneamente às medidas iniciais (em Minas Gerais, o telefone para contato é 31-3224-4000). Depois da estabilização dos sinais vitais do paciente, prossegue-se o tratamento por meio de redução da absorção, aumento da excreção ou administração de antídotos. Depois da ingestão de substância tóxica, as vítimas não devem ingerir qualquer substância (nem mesmo água ou leite) ou receber carvão ativado ou xarope de ipeca, a menos que haja recomendação do Centro de Informações Toxicológicas.

Politraumatizados

A conduta diante de pacientes politraumatizados segue protocolos específicos. Nesses pacientes são importantes a avaliação do quadro neurológico pela escala de coma de Glasgow, os cuidados com a imobilização e o transporte e o tratamento do choque, entre outras medidas.

Bibliografia

Destaques das diretrizes da American Heart Association 2010 para RCO e ACE.

Melo MCB, Alvim C. Reconhecimento e primeiro atendimento à criança e ao adolescente gravemente enfermos. In: Alves CRL, Viana MRA (eds.). Saúde da família: cuidando de crianças e adolescentes. Belo Horizonte: COOPMED, 2003:263-76.

Melo MCB, Vasconcellos MC, Gresta MM, Serufo JC, Oliveira NS. Parada cardiorrespiratória: suporte progressivo à vida. In: Melo MCB, Nunes TA, Almeida CT (eds.). Urgência e emergência pré-hospitalar. Belo Horizonte: Folium, 2009:35-44.

Melo MCB, Vasconcellos MC, Guerzoni MTG. Ressuscitação cardiopulmonar. In: Simões e Silva AC, Norton RC, Mota JAC, Penna FJ (eds.). Manual de urgências em pediatria. Rio de Janeiro: Medsi, 2003:87-103.

Pals Provider Manual. American Academy of Pediatrics. American Heart Association, 2005:428p.

www.dtr2001.saude.gov.br/sas/PORTARIAS/Port2003/GM/GM-1864.htm. Último acesso em 3 de junho de 2008.

CAPÍTULO 10

Distúrbios Hidroeletrolíticos (DHE) e Ácidos-Básicos

José Carlos Serufo

Enio Roberto Pietra Pedroso

INTRODUÇÃO

A água e os eletrólitos constituem, respectivamente, o solvente e o soluto da solução corpórea que possibilita a interação e a integração das reações físico-químicas e bioquímicas que promovem a vida.

ÁGUA

O corpo humano adulto contém 60% a 70% de seu peso em água, 45% a 50% no líquido intracelular (LIC) e 15% a 20% no extracelular (LEC). O LEC é subdividido em intersticial (13,5%; 11 a 12L), plasma (4,5%; 4 a 5L, 1.300 a 1.800mL/m^2) e transcelular (2%; 1 a 2L). O líquido intersticial (LIT) é constituído por linfa e água óssea inacessível. O líquido transcelular (LTC) é constituído por líquido intraocular (humor aquoso e vítreo), liquor, líquido sinovial, líquido das serosas (pericárdio, peritônio, pleura), sêmen, secreções digestivas (saliva, sucos gástrico, pancreático e intestinal, bile) e urina. Pela luz do tubo digestivo passa diariamente 1,4% a 1,6% da água corpórea (8L). O sangue (plasma e hematócrito) é constituído por 2.500 a 3.200mL/m^2, ou 70 a 80mL/kg de peso corpóreo. O plasma é a parte não celular do sangue, que se comunica continuadamente com o LIT.

Os seres vivos apresentam intensa e contínua dinamicidade hidroeletrolítica entre os compartimentos corporais (meio interno) e o meio externo (Tabela 10.1). A taquipneia aumenta a perda adicional de água de 100 a 200mL/dia para 5irpm além de 20irpm durante 24 horas. A elevação da temperatura corpórea de 1°C acima de 37°C, durante 24 horas, aumenta em 150 a 300mL a perda de água. Nas queimaduras extensas, a evaporação pode aumentar a quantidade de água perdida em até 10 vezes, atingindo 3 a 5L/dia. A perda de água nas fezes pode aumentar diante de diarreia intensa e atingir vários litros por dia. A ingestão oral média diária de água depende das condições climáticas, dos hábitos e da intensidade da atividade física (Tabela 10.2). Nas serosas existe espaço potencial para sequestro

Tabela 10.1 ■ Balanço hídrico diário de água

Balanço hídrico	Líquidos corporais	Metabolismo	
		Normal	Obrigatório
Entrada (mL)	Ingeridos	1.500 a 3.000	Variável
	Procedente do metabolismo	200	200
	Total	2.300	200 + ingerido
Saída (mL)	Perda insensível: pele	350	350 a 400
	Perda insensível: pulmões	350	650 a 700
	Suor	100	5.000
	Fezes	100	100
	Urina	1.400	500 a 600
	Total	2.300	6.600

Capítulo 10 ■ Distúrbios Hidroeletrolíticos (DHE) e Ácidos-Básicos

Tabela 10.2 ■ Composição hidroeletrolítica dos principais líquidos orgânicos

Soluções	Água (mL/d)	Eletrólitos			
		Na⁺ (mEq/L)	K⁺ (mEq/L)	Cl⁻ (mEq/L)	HCO₃⁻(mEq/L)
Urina	800 a 1.500	30 a 80	30 a 80	50 a 100	–
Suor	0 a 2.400	50	5	55	–
Suco gástrico	2.500	20 a 100	5 a 25	90 a 155	–
Bile	500	120 a 150	3 a 12	80 a 120	30 a 50
Suco pancreático	700	110 a 150	3 a 10	40 a 80	70 a 110
Intestino delgado	3.000	80 a 150	2 a 10	90 a 131	20 a 40
Fezes normais	100	5mEq/dia	10mEq/dia	10mEq/dia	–
Ar expirado (insensível)	600 a 800	–	–	–	–
Pele (insensível)	100 a 200	–	–	–	–
Diarreia	6.000 a 10.000	50	45	115	29
Solução intestinal	1.000 a 5.000	130	45	20	29
Succão intestinal	1.000 a 5.000	130	20	115	29

de grande quantidade de líquidos. A abertura da pleura ou do peritônio pode propiciar a perda, respectivamente, de 140 ou 240mL/m² /hora.

O balanço hídrico é parâmetro fidedigno da normalidade corpórea, possibilitando a compreensão do equilíbrio da distribuição e composição dos líquidos corporais, essencial para o entendimento da homeostase.

As características do líquido intravascular (LIV) expressam as variações volumétricas do organismo e possibilitam inferir sobre o que ocorre no LIC. A osmolaridade plasmática (Po) depende especialmente dos eletrólitos, sendo igual a $2 \times$ [Na] + 10 em miliosmóis (mOsm). O volume do LEC depende da quantidade de sódio corporal. Os não eletrólitos podem tornar-se importantes quando especialmente ureia e glicose estão muito elevadas; neste caso, o valor 10 é substituído por: Po = $2 \times$ [Na] + uremia/6 + glicemia/18.

NECESSIDADES BASAIS DE ÁGUA E ELETRÓLITOS

A manutenção de água e eletrólitos pelo prazo de até 7 dias, em paciente incapaz de usar o aparelho digestivo, pode ser feita mediante hidratação parenteral (Tabela 10.3).

Para a obtenção da hidratação parenteral (Tabela 10.3) pode ser usada a seguinte formulação para infusão contínua durante 24 horas:

SGH 10%: 500 + 500 + 500 + 500
NaCl 10%: 10 + 10 + 10 + 10
KCl 10%: 10 + 10 + 10 + 10

O balanço hídrico deve ser rigoroso e a avaliação clinicolaboratorial deve ser feita a cada 4, 6 e de 12 a 24 horas nas fases aguda, de recuperação e de manutenção, respec-

Tabela 10.3 ■ Necessidades hidroeletrolíticas e calóricas na hidratação parenteral diária

Nutrientes	Necessidades diárias
Água	1.800mL
NaCl	1 a 2mEq/kg
Potássio	1mEq/kg
Calorias	600 a 800kcal para evitar catabolismo acentuado

tivamente. Os exames laboratoriais devem estar disponíveis para análise médica até no máximo 30 minutos após a amostra de plasma ter sido coletada no paciente.

ALTERAÇÕES DO VOLUME E DA OSMOLARIDADE (DHE)

A terapêutica dos DHE visa eliminar ou controlar o distúrbio primário, restaurar mecanismos defeituosos e manter a vigilância clinicolaboratorial continuamente até a normalização do paciente. Os DHE podem ser considerados como hiper-hidratação (EEC) ou desidratação (DEC), com ou sem repercussões na concentração de sódio – isto é, natremia normal, baixa ou elevada, respectivamente, iso, hipo ou hipertônico (Tabela 10.4).

A correção do distúrbio não deve ocorrer com a infusão de todo o volume necessário. O tratamento prioritário, diante de mais de um distúrbio, deve ser feito em relação àquele que apresentar mais risco. A diálise deve ser considerada na presença de distúrbios múltiplos, ou intensos, em nefro ou cardiopatas.

EEC com osmolaridade normal (EEC-ISO)

Sua abordagem depende da causa específica (Tabela 10.5) e da instituição de medidas hierarquizadas (Tabela 10.6).

Tabela 10.4 ■ Variações da tonicidade e consequentes alterações do exame físico

Clínica	Hipotonicidade	Isotonicidade	Hipertonicidade
Sensório	Letargia intensa	Letargia	Irritabilidade intensa
Enchimento capilar	>3 segundos	1,5 a 3 segundos	Normal
Pele	Úmida	Seca	Pastosa
Pressão sanguínea	Baixa	Normal ou baixa	Normal
Frequência cardíaca	Elevada	Elevada	Normal ou elevada

Tabela 10.5 ■ Avaliação clinicolaboratorial do EEC-ISO

Causas	Sinais e sintomas	Laboratório
ICC, cirrose hepática, nefropatia, desnutrição, erro terapêutico (infusão excessiva de água e eletrólitos)	Aumento do peso, edema (pulmonar, anasarca, ascite), taquicardia, dispneia, ingurgitamento jugular	Natremia normal, com hemodiluição, ureia mais elevada do que a creatinina

ICC: insuficiência cardíaca congestiva.

Tabela 10.6 ■ Abordagem terapêutica do EEC-ISO

Paciente sem risco de edema agudo do pulmão:
1. Restrição de água (400mL/d) e sal (20mEq/d)
2. Sem melhora: administrar furosemida, VO, 20 a 40mg, de 12/12h ou 24/24h; titular a seguir para obter peso seco, até 400mg/dia; ou bumetanida, 0,5 a 1mg, de 12/12h ou 24/24h, titular a seguir para obter peso seco, até 10mg/dia; e espironolactona, 12,5 a 25mg/dia

Paciente em risco de desenvolver ou na presença de edema agudo do pulmão:
1. Jejum
2. Assentar o paciente
3. Oxigenoterapia por máscara facial, $FiO_2 = 100\%$
4. Cateterização de via venosa
5. Coletar amostra de sangue para medir: pH, gás arterial, ionograma, ureia, creatinina, glicemia
6. Garroteamento de 3 membros, em rodízio a cada 15 minutos. Na ausência de benefício, proceder à flebotomia com remoção de 300 a 500mL de sangue
7. Ajustar a FiO_2 ao saber a gasometria sanguínea, para manter $PaO_2 = 60$ a 70mmHg
8. Sulfato de morfina, 3 a 5mg, EV, repetida, se necessário, 15 minutos após. Usar naloxona (antagonista da morfina) diante de depressão respiratória pós-morfina
9. Administrar furosemida, 160 a 240mg/dia, EV
10. Proceder à vasoplegia, benéfica se PA elevada ou normal; ou PVC > 15cmH$_2$O e ICC. Usar dinitrato de isossorbida, VO, 20mg, 6/6h, até 40 a 60mg, ou nitroglicerina (5µg/min, de 5/5min, até atingir o objetivo), EV; ou nitroprussiato de sódio (10 a 20µg/min, dose ajustada por aumento de 5µg/min, a cada 5 a 10min, até que o edema pulmonar seja revertido ou a PA sistólica <100mmHg), EV, respectivamente, para obter efeito mais intenso sobre a venodilatação ou veno e arteriodilatação (redução da pré-carga ou da pré e pós-carga); ou captopril, VO, 12,5 a 50mg, 8/8h. Esses medicamentos devem ser administrados apenas quando pode ser feito controle hemodinâmico correto com avaliação periódica da PA sanguínea e ajuste do diurético usado
11. Proceder à digitalização, EV, no paciente sem uso prévio de digital, com o cuidado de excluir previamente a presença de IAM como fator desencadeante. Deve ser benéfica na fibrilação ou *flutter* atrial com frequência ventricular rápida e na taquicardia supraventricular. Cuidado com a intoxicação. Usar lanatosídeo C, 0,4 a 1,2mg, EV; ou digoxina, 0,125 a 0,250mg, EV, no primeiro dia. Pode ser obtida digitalização mais rápida (24 a 48h) em paciente sem uso prévio de digital, com digoxina, VO, 1,0 a 1,5mg/24h da seguinte forma: 0,5mg de início e, a seguir, 0,25 a 0,50mg (1 a 2 comprimidos), de 6/6 ou 8/8h; ou EV, 0,25 a 0,50mg como dose inicial, seguida por 0,125 a 0,250mg, de 6/6h, até obter 1mg. A monitoração do ECG é essencial para evitar toxicidade pelo medicamento
12. Instalar ventilação artificial prolongada diante da deterioração com hipoxemia e hipercapnia com pressão inspiratória e expiratória final positiva
13. Iniciar dobutamina, 2,5mg/kg/min, EV, aumentando progressivamente para 5mg/kg/min, após 5 a 10min, e, sucessivamente, de 2,5mg/kg/min a cada período igual, até obter o efeito hemodinâmico desejável. Monitorar a PA, a frequência cardíaca e o volume urinário. O paciente que mantém volume urinário diminuído pode se beneficiar com dose adicional baixa de dopamina (2,5 a 5mg/kg/min), que pode provocar taquicardia como efeito colateral indesejável
14. Em caso de resistência periférica baixa, pode-se usar temporariamente norepinefrina, 0,025 a 0,40mg/kg/min, para elevar a PA sistólica para 90 a 100mmHg
15. Em caso de instabilidade hemodinâmica, podem-se usar inibidores da fosfodiesterase (anrinona e milrinona), EV, e tentar a associação de dobutamina e dopamina, dobutamina e inibidor da fosfodiesterase, dobutamina, dopamina e fosfodiesterase, escolha guiada pela situação de cada paciente
    Na ausência de melhora, fazer plasmaférese de 1 unidade/dia, com a administração concomitante de furosemida e espironolactona
    Em caso de refratariedade às medidas anteriores, diálise (peritoneal ou hemodiálise)

IAM: infarto agudo do miocárdio.

Capítulo 10 ■ Distúrbios Hidroeletrolíticos (DHE) e Ácidos-Básicos

EEC com hiperosmolaridade (EEC-HIPER)

A abordagem depende da natremia inferior ou de pelo menos 160mEq/L (Tabelas 10.7 e 10.8).

EEC com hiposmolaridade (EEC-HIPO)

A abordagem depende da natremia inferior ou de pelo menos 120mEq/L (Tabelas 10.9 e 10.10).

DEC com osmolaridade normal (DEC-ISO)

A abordagem da DEC-ISO exige a resposta às seguintes questões: (1) qual é a causa?; (2) como reconhecer clinicolaboratorialmente o distúrbio?; (3) qual a solução a ser reposta?; (4) qual volume deve ser infundido; (5) qual a via de infusão?; (6) qual a velocidade de infusão?; (7) como reavaliar o que foi realizado? O conhecimento da solução perdida pode ajudar na abordagem terapêutica (Tabela 10.11).

Tabela 10.7 ■ Avaliação clinicolaboratorial do EEC-HIPER

Causa	Sinais e sintomas	Laboratório
Infusão de NaCl hiper ou isotônica em lactente ou recém-nascido, doença de Cushing, hiperaldosteronismo, ingestão de água do mar, contraste hipertônico venoso	Sede, asialismo, turgor pastoso, redução do volume urinário, confusão mental, delírio, coma, língua seca com fissuras, febre	Natremia elevada com hemodiluição, densidade urinária elevada

Tabela 10.8 ■ Abordagem terapêutica do EEC-ISO

Para Na <160mEq/L: restringir a oferta de sal (2g/dia) e observar
Na ausência de melhora e para Na ≥160mEq/L:
1. Infundir no máximo 6mL/kg/dia de água, EV, sob SGI, a metade calculada em 4h, em concomitância à furosemida: 100mg até de 6/6h, EV. O objetivo é transformar o EEC-HIPER em EEC-ISO, a ser tratado como mostra a Tabela 10.6
2. Na ausência de melhora, administrar diálise (peritoneal ou hemodiálise)

SGI: soro glicosado isotônico.

Tabela 10.9 ■ Avaliação clinicolaboratorial do EEC-HIPO

Causas	Sinais e sintomas	Laboratório
Infusão de água ou solução hipotônica em nefropata, nefropatias oligúricas, ICC refratária, pós-operatório imediato, comissurotomia mitral, secreção inapropriada de hormônio antidiurético (câncer pulmonar, dor, febre, infecções agudas, lesões cerebrais, uso de analgésicos), ressecção prostática transuretral	Astenia, hiporreflexia, alteração do comportamento, convulsões, coma, pele úmida com impressão digital	Natremia diminuída com hemodiluição

Tabela 10.10 ■ Abordagem terapêutica do EEC-HIPO

Na >120mEq/L: restrição hídrica a 400mL/dia
Na ≤120mEq/L:
1. Infundir até 85mEq/h de Na, no máximo em 6mL/kg/dia de água, e avaliar quanto Na é necessário para transformar EEC-HIPO em EEC-ISO, do seguinte modo: Na necessário = $(Na_{normal} - Na_{paciente})$ × água corporal total (como se o paciente estivesse com o volume normal). O Na calculado não pode ser infundido em velocidade >85mEq/h. Transformar o EEC-HIPO em EEC-ISO e tratá-lo como tal
2. Na ausência de melhora, administrar manitol, 12 a 25g/h, para estimular o volume urinário para pelo menos 100mL/h
3. Na ausência de melhora, administrar diálise

Tabela 10.11 ■ Principais soluções corporais humanas e sua composição usual

Solução	Reposição por litro			
	NaCl 0,9% (mL)	SGI (mL)	KCl (mEq)	NaHCO$_3$ (mEq)
Suor	250	750	5	–
Suco gástrico	500	500	20	–
Suco pancreático	400	600	5	90
Bile	750	250	5	45
Ileostomia	750	250	10	22
Diarreia	300	700	35	45

116 Seção I ■ Atendimento das Emergências Médicas

O LEC deve ser reposto com NaCl 0,9% ou Ringer-lactato, quando a solução perdida é desconhecida, porque preenchem inicialmente o LIV e mantêm a perfusão de órgãos e sistemas (Tabela 10.12).

A terapêutica é determinada pela presença (hipotensão-choque) ou ausência de repercussões hemodinâmicas, o que se associa à perda de >8% ou de <8% da água corpórea, respectivamente (Tabela 10.13). O conhecimento do volume de perda só é preciso quando é possível saber sua quantidade ou a perda aguda de peso; caso contrário, a reposição depende da resposta do organismo.

DEC com hiperosmolaridade (DEC-HIPER)

O objetivo terapêutico inicial é transformar o DEC-HIPER em DEC-ISO (Tabelas 10.14 e 10.15), para evitar as repercussões fisiopatológicas cerebrais da hipertonia.

DEC com hiposmolaridade (DEC-HIPO)

É necessário priorizar a correção de volume, especialmente se a hiposmolaridade é pouco acentuada (natremia >120mEq/L), pois a restauração do LEC pode promover diurese aquosa e retorno ao equilíbrio osmótico (Tabelas 10.16 e 10.17).

Tabela 10.12 ■ Avaliação clinicolaboratorial da DEC-ISO

Causas	Sinais e sintomas	Laboratório
Perda digestiva, geniturinária e sequestro (luz intestinal, peritônio)	Fraqueza, apatia, anorexia, vômitos, cefaleia, turgor diminuído, língua seca, PVC diminuída, taquicardia, redução do volume urinário, hipotensão postural	Natremia normal com hemoconcentração, sódio urinário diminuído

Tabela 10.13 ■ Abordagem terapêutica da DEC-ISO

Tratamento

Paciente sem alterações hemodinâmicas:
1. Conhecer a solução perdida pode ajudar na abordagem terapêutica (ver Tabela 10.11)
2. Infundir: NaCl 0,9% ou Ringer-lactato
3. Volume: até 8% do peso corpóreo
4. Via preferencial: oral, sonda (nasogástrica, nasoentérica)
5. Velocidade de infusão: metade da calculado em 4h, o restante nas 20h seguintes
6. Avaliar os resultados: volume urinário entre 800 e 1.200mL/dia, redução das queixas

Paciente com alterações hemodinâmicas:
1. Queda da PA até 30% dos valores normais, sem alterar a perfusão de órgãos e sistemas (hipotensão):
   - Instalar cateter de PVC, medir o volume urinário e o balanço hídrico horários, examinar o paciente de 30/30min até que recupere a normotensão
   - Conhecer a solução perdida pode ajudar na terapêutica (ver Tabela 10.12)
   - Solução a infundir: NaCl 0,9% ou Ringer-lactato
   - Volume a infundir: 8% a 15% do peso corpóreo
   - Repor coloide (plasma, albumina humana) ou sangue, simultaneamente, diante de depleção intensa e prolongada de volume associada a hipoalbuminemia ou hemorragia, respectivamente
   - Via de infusão: venosa
   - Velocidade de infusão: metade do calculado em 4h, o restante nas 20h seguintes. Infundir inicialmente até 500mL/h (NaCl 0,9% livre). A velocidade de infusão depende do grau de depleção e da capacidade de adaptação cardiovascular. O objetivo é normalizar a PA nas primeiras 4h com o mínimo possível de volume
   - Avaliar os resultados: normalização da PA, aumento do volume urinário para 800 a 1.200mL/dia, redução das queixas
2. Diminuição da PA >30% de seus valores normais, com alterações da perfusão de órgãos e sistemas (choque)
   - Instalar cateter de PVC, medir o volume urinário e o balanço hídrico horários, examinar o paciente de 15/15min até que a PA atinja valores de hipotensão, quando deverá ser tratado como hipotenso (ver anteriormente)
   - Conhecer a solução perdida pode ajudar na terapêutica (ver Tabela 10.12)
   - Solução a infundir: NaCl 0,9% ou Ringer-lactato
   - Repor coloide (plasma, albumina humana) ou sangue, simultaneamente, diante de depleção intensa e prolongada de volume associada a hipoalbuminemia ou hemorragia, respectivamente
   - Volume a infundir: pelo menos 15% do peso corpóreo
   - Via de infusão: venosa
   - Velocidade de infusão: metade do calculado em 4h, o restante nas 20h seguintes. Podem ser infundidos inicialmente até 1.000mL/h (dois frascos de NaCl 0,9%, de 500mL, livres, em veias diferentes). A velocidade de infusão depende do grau de depleção e da capacidade de adaptação cardiovascular. O objetivo é normalizar a PA nas primeiras 4h com o mínimo possível de volume
   - Avaliar os resultados: normalização da PA, aumento do volume urinário para 800 a 1.200mL/dia, desaparecimento das queixas

Capítulo 10 ■ Distúrbios Hidroeletrolíticos (DHE) e Ácidos-Básicos

Tabela 10.14 ■ Avaliação clinicolaboratorial da DEC-HIPER

Causas	Sinais e sintomas	Laboratório
Perda da sensação de sede, falta de ingestão ou reposição de água, disfagia, sudorese excessiva, alimentação infantil à base de leite não diluído, diálise com solução hipertônica, enema para fecaloma, poliúria (renal: pielonefrite, hipopotassemia prolongada, fase pós-oligúrica de IRA; extrarrenal: *diabetes insipidus* e *mellitus*, insuficiência suprarrenal)	Perda de água pura: sede, secura na boca, astenia, volume urinário diminuído, disfonia, disfagia, alteração mental, turgor pastoso Perda de solução hipotônica: alterações acima, turgor e PVC diminuídos, hipotensão	Natremia elevada com hemoconcentração

Tabela 10.15 ■ Abordagem terapêutica da DEC-HIPER

Para Na ≥ 160mEq/L (via de infusão venosa):
1. Conhecer a solução perdida pode ajudar na abordagem terapêutica (ver Tabela 10.12)
2. Solução a infundir: SGI ou NaCl 0,45%, se glicemia <250 ou >250mg%, respectivamente
3. Volume a infundir: Volume corpóreo$_{normal}$ – Volume corpóreo do$_{paciente}$, em que Volume corpóreo do$_{paciente}$ = Na sérico$_{normal}$ × Volume corpóreo$_{normal}$/Na sérico do$_{paciente}$; em 4h a metade do volume calculado, desde que seja hemodinamicamente possível, e o restante nas 20h seguintes
4. Avaliar os resultados: aumento do volume urinário para 800 a 1.200mL/dia, normalização da densidade urinária, redução das queixas

Para Na <160mEq/L (via de infusão preferencial oral):
1. Conhecer a solução perdida pode ajudar na abordagem terapêutica (ver Tabela 10.12)
2. Solução a infundir: SGI ou NaCl 0,45%, se glicemia <250 ou >250mg%, respectivamente
3. Volume a infundir: Volume corpóreo$_{normal}$ – Volume corpóreo do$_{paciente}$, em que o Volume corpóreo do$_{paciente}$ = Na sérico$_{normal}$ × Volume corpóreo$_{normal}$/Na sérico do$_{paciente}$; em 4h a metade do volume calculado, desde que seja hemodinamicamente possível, e o restante nas 20h seguintes
4. Avaliar os resultados: aumento do volume urinário para 800 a 1.200mL/dia, normalização da densidade urinária, desaparecimento das queixas

Tabela 10.16 ■ Avaliação clinicolaboratorial da DEC-HIPO

Causas	Sinais e sintomas	Laboratório
Reposição inadequada	Perda da atenção, afasia, fraqueza muscular, náusea, anorexia, vômito, cefaleia, ptialismo, lacrimejamento, edema depressivo, hiporreflexia, edema pulmonar	Natremia diminuída com hemoconcentração

Tabela 10.17 ■ Abordagem terapêutica da DEC-HIPO

Para Na > 120 mEq/L (via de infusão preferencial oral ou por sonda nasogástrica ou nasoentérica)
1. Conhecer a solução perdida pode ajudar na abordagem terapêutica (ver Tabela 10.12)
2. Solução a infundir: compor com Na sérico$_{necessário}$ = (Na sérico$_{normal}$ – Na sérico$_{encontrado}$) × água corporal total, diluído em no máximo 6mL/kg de água
3. Volume a infundir: metade do calculado em 4h e o restante nas 20h seguintes
4. Avaliar os resultados: aumento do volume urinário para 800 a 1.200mL/dia, normalização da densidade urinária, redução das queixas

Para Na ≤120mEq/L (via de infusão venosa)
1. Conhecer a solução perdida pode ajudar na abordagem terapêutica (ver Tabela 10.12)
2. Solução a infundir: compor a solução com Na sérico$_{necessário}$ = (Na sérico$_{normal}$ – Na sérico$_{encontrado}$) × água corporal total, diluído em no máximo 6mL/kg de água. Não infundir >85mEq/h de Na
3. Volume a infundir: metade do calculado em 4h, desde que seja hemodinamicamente possível, e o restante nas 20h seguintes. A presença de hipotensão ou choque indica a infusão concomitante de NaCl 0,9% até 500 ou 1.000mL/h, respectivamente, até a normalização da PA, como na DEC-ISO (ver Tabela 10.14)
4. Avaliar os resultados: aumento do volume urinário para 800 a 1.200mL/dia, normalização da densidade urinária, redução das queixas

DISTÚRBIOS DO POTÁSSIO

O potássio é o íon essencial mais abundante no organismo, com concentração de 150mEq/L no LIC e entre 3,5 e 5,5mEq/L no LIV. O aumento e a diminuição de 0,1 no pH sanguíneo significam diminuição ou aumento de 0,3 a 1,3mEq/L (média de 0,6mEq/L) na potassemia. A potassemia é usada para orientar a correção dos distúrbios do potássio.

Hipopotassemia

O nível da potassemia possibilita a classificação da hipopotassemia como significativa ou sintomática, se <3,5mEq/L ou 2,5mEq/L, respectivamente (Tabelas 10.18 a 10.21).

A hipopotassemia crônica associa-se a intolerância à glicose, proteinúria, incapacidade de concentrar urina, filtração glomerular reduzida e retenção de bicarbonato.

A prioridade terapêutica consiste na reversão da causa, a não ser que seja secundária à alcalose ou a outros motivos de desvio do potássio para o LIC. A normalização da volemia ou da hipocloremia interrompe a perda renal de potássio (Tabela 10.21).

Hiperpotassemia

Em geral, a hiperpotassemia evolui assintomática, até que os níveis de potássio atinjam 7mEq/L, podendo seu primeiro sinal ser a parada cardíaca (Tabelas 10.22 a 10.24).

A sintomatologia é variável, desde anestesia, cãibras, disestesia, hipotensão e paralisia muscular flácida ou ventilatória, até convulsões e arritmias cardíacas, inclusive com parada cardíaca em diástole. Associa-se, em geral, à acidose metabólica.

A hiperpotassemia é significativa quando >5,5mEq/L. O erro laboratorial é frequente, sendo necessário repetir a dosagem da potassemia sem retardar condutas iniciais, se os valores forem muito elevados. A leucocitose e a trombocitose extremas exigem dosagem do K no plasma (centrifugado) em vez do soro (sangue coagulado).

Tabela 10.18 ■ Principais causas de hipopotassemia

- Redução da ingestão (anorexia nervosa, desnutrição primária, inanição)
- Pseudo-hipopotassemia (hiperlipidemia extrema, leucemia com intensa leucocitose, amostra de sangue mantida prolongadamente à temperatura ambiente antes de ser examinada)
- Desvio do K para o LIC (alcalose; insulina; infusão de bicarbonato, gluconato de cálcio, solução glicosada com insulina; uso de adrenalina ou beta-2-adrenérgicos; intoxicação exógena: aminofilina, bário, tolueno)
- Hipertireoidismo
- Paralisia familiar periódica com períodos de hipo e hiperpotassemia
- Perda digestiva de K (laxativos ou enemas, diarreia aguda ou crônica, drenagem por sonda: alcalose hipoclorêmica hipopotassêmica paradoxal, vômitos, estenose pilórica, fibrose cística, fístula biliar ou intestinal, ileostomia, obstrução intestinal)
- Perda renal com K >15 a 20mEq/L de urina, com alcalose metabólica e Cl urinário baixo (diarreia com hipocloremia, fibrose cística, perda gástrica), ou alcalose metabólica e Cl urinário alto e PA normal (síndrome de Gitelman; síndrome de Bartter; uso de diuréticos)
- Cl urinário alto e hipertensão arterial (adenoma adrenal, Cushing, Fanconi, hiperaldosteronismo corticoterapia-sensível, hiperplasia suprarrenal congênita, hiper-reninemia e hipertensão renovascular, tumor secretor de renina, nefrite intersticial)
- Com acidose metabólica (acidose tubular renal tipos I e II, cetoacidose diabética, ureterossigmoidostomia); sem distúrbio ácido-básico específico (pós-desobstrução urinária, hipomagnesemia, nefrite intersticial, pós-necrose tubular, uso de aminoglicosídeo, anfotericina B, carbenicilina, cisplatina)
- Com hiperaldosteronismo primário ou excesso aparente de aldosterona (síndrome de Bartter, pseudofurosemida; síndrome de Gitelman, pseudotiazida)
- Hiperaldosteronismo secundário (estenose da artéria renal, hipertensão maligna, tumor secretor de renina, volume circulante efetivo baixo, cirrose, insuficiência cardíaca)
- Com aldosterona alta e renina baixa (hiperaldosteronismo)
- Com aldosterona e renina baixas (síndrome de Liddle ou pseudo-hiperaldosteronismo)
- Com minelarocorticoides alternativos aumentados (alcaçuz, mascar tabaco, Cushing)

Tabela 10.19 ■ Alterações clínicas observadas na hipopotassemia

Causas	Sinais e sintomas
Perda digestiva (vômito, diarreia, fístula, ureteroenterostomia); perda renal (acidose tubular renal, *diabetes mellitus*, manitol); diurético, corticoterapia, Cushing, hiperaldosteronismo, alcalose, glicose com insulina, alcalinos; falta de reposição	Anorexia; apatia; arritmias; cólicas intestinais; confusão mental; depressão miocárdica; dilatação gástrica; diminuição da resposta às catecolaminas; distensão abdominal; hipoexcitabilidade neuromuscular (hipoperistaltismo, hipotonia, íleo); hipotensão postural; indução de polidipsia e de poliúria; pulso fraco e rápido; redução da PA diastólica; náusea e vômito; retenção urinária; sensibilidade aos digitálicos; rabdomiólise com mioglobinúria e disfunção renal; parada cardíaca (em sístole) e respiratória. A perda crônica promove deficiência de crescimento, fibrose renal intersticial com poliúria e polidipsia, hipotrofia muscular, intolerância à glicose, elevação da PA sistêmica. A hipopotassemia secundária à acidose do LIC pode aumentar a síntese renal de amônia e desencadear encefalopatia hepática na hepatopatia grave

Capítulo 10 ■ Distúrbios Hidroeletrolíticos (DHE) e Ácidos-Básicos

Tabela 10.20 ■ Avaliação laboratorial da hipopotassemia

Exames	Análise clínica	
Ionograma: K, Na, Cl, Ca, Mg, P	K <3,5mEq/L (pode haver alcalose). Os outros íons ajudam a identificar as causas de hipopotassemia	
pH e gás arterial	Acidemia (acidose tubular, cetoacidose, ureterossigmoidostomia) Alcalemia (estenose pilórica, fibrose cística, síndrome de Bartter)	
ECG	Início: P elevada, QT pouco prolongado, T rebaixada e alargada. Evolui: depressão ST, achatamento T, aparecimento de onda U, extrassistolia atrial e ventricular, BAV, bradicardia ou taquicardia K muito baixo: PR e QRS prolongados, risco fibrilação ventricular	
Cloreto urinário	<10mEq/L	Fibrose cística, perda de secreção gástrica (vômitos), diuréticos
	>20mEq/L	Hiperaldosteronismo, Cushing
Gradiente transtubular K (GTTK) = $K_{urinário}/K_{sérico} \times Osmol_{plasm}/Osmol_{sérica}$ (normal: 8 a 10). Válido se $osmol_{urinária} > osmol_{sérica}$ sem diurético	Potassiúria 24h baixa (K <10mEq/L)	Com acidemia (perda de secreção digestiva baixa) Com alcalemia (perda de secreção digestiva alta) Perda pelo suor e diurese prévia
	Potassiúria 24h alta, K sérico baixo e K urinário >10mEq/L	GTTK baixo: diurético, nefropatia e perda de sal GTTK alto e acidemia: acidose tubular renal tipo I, ânion não absorvido GTTK alto: alcalemia e elevação da PA GTTK >4: sugere perda anormal de K pela urina, hiperaldosteronismo

Tabela 10.21 ■ Abordagem terapêutica da hipopotassemia

O K sérico pode ser corrigido pela fórmula: $K\ sérico_{necessário} = (K\ sérico_{normal} - K\ sérico_{paciente}) \times H_2O_{corpórea\ total} + a$ necessidade diária de K (1mEq/kg/dia)

- Para K >2,5 e <3,5mEq/L: aumentar ingestão de K dietético até 150mEq/dia ou 10mEq/h. O K oral tem gosto desagradável e os comprimidos de liberação lenta podem provocar ulceração gástrica
- Para K ≤2,5mEq/L: aumentar aporte de K, EV, até 400mEq/dia, máximo 20mEq/h, tendo como veículo o NaCl 0,9%:

Casos sintomáticos: administrar até 2mEq/kg, EV, em 4 a 6h

Casos muito graves, com arritmia ou paralisia respiratória: usar até 1mEq/kg/h (máximo 40mEq/h), sob monitoração. A [K] máxima infundida EV deve ser < 4mEq/100mL de solução (3mL de KCl a 10%) ou 20mEq/100mL de solução (15mL de KCl a 10%), respectivamente. A [K] >8mEq/100mL só deve ser feita com monitoração clínica intensiva, eletrocardiográfica, saturimétrica e em acesso central. O K é irritante vascular, subcutâneo e adiposo (flebite, necrose tecidual)

Tabela 10.22 ■ Principais causas de hiperpotassemia

Aumento da administração de K (oral ou parenteral): suplementação excessiva; medicamentos: HCl, AINE, betabloqueadores, bloqueadores de angiotensina II, captopril, ciclosporina, enalapril, espironolactona, excesso de digital, heparina, inibidores da prostaglandina, penicilina G potássica (1,7mEq de K por 1 milhão de unidades), pentamidina, succinilcolina, trimetoprima; infusão de sangue estocado
Redução da excreção renal e alterações metabólicas do K: deficiência de mineralocorticoide; liberação de K do LIC para o LIV (acidose, catabolismo, desnutrição aguda, grandes cirurgias, hemólise, hipertermia maciça, lise tumoral, rabdomiólise, esmagamento, queimadura, jejum prolongado, paralisia familiar periódica, reabsorção de hematomas; acidose (aumento de 2,7mEq de K+/grama de proteína metabolizada)
Erro laboratorial: hemólise; pseudo-hiperpotassemia (análise de amostra coletada após congelamento), uso prolongado de torniquete no local da punção, coleta em veia com soro contendo K, leucemia com leucometria alta, trombocitose extrema

AINE: anti-inflamatórios não esteroides.

Tabela 10.23 ■ Alterações laboratoriais de valor no diagnóstico da hiperpotassemia

Exame	Avaliação, valor
Ionograma (Na, Cl, Ca, Mg, P)	Interferência, associação a outros DHE
pH e gás arterial (bicarbonato)	Definir alterações ácidos-básicas (aumento de 0,1 no pH, reduz 0,6mEq/L na potassemia)
Glicose, ureia e creatinina séricas	*Diabetes mellitus*, insuficiência renal
Exame de urina rotina	Causas renais associadas com retenção de K
GTTK (normal: 8 a 10)	<8: excreção renal reduzida (falta ou resistência à aldosterona, dosar aldosterona) >10: causa extrarrenal se rim normal
ECG estático (repouso) sob monitoração contínua e K sérico	>6,5mEq/L: T alta, simétrica, pontiaguda; P achatada/ausente; redução QT; aumento P-R (BAV) 8mEq/L: P desaparece, T pontiaguda (em tenda) >8 mEq/L: QRS alarga 11mEq/L: QRS funde-se com RS-T e T, a seguir QRS alarga (risco de morte)

Tabela 10.24 ■ Abordagem terapêutica do paciente com hiperpotassemia

Terapêutica	Efeito	
	Início (min)	Duração (h)
Gluconato de cálcio 10%, 10mL, EV, 15/15min, máximo 10 ampolas	1 a 5	1 a 2
Bicarbonato de sódio, 45mEq, 10/10min	5 a 20	2
Solução polarizante: 5 a 10U de insulina regular + 50mL de SGH 50%, EV, em *bolus*; a seguir (1U de insulina para 5g de glicose): SGI 350mL + SGH 50% 150mL + insulina 0,1 a 0,2U/kg, EV, 20 gotas/min. Diante de hiperglicemia, a insulina pode ser dada sem solução glicosada	15 a 30	6 a 24
Micronebulização (salbutamol, terbutalina): 2 a 4mg, VO, de 6/6 ou 8/8h; ou inalação (nebulizador): 20mg em 4mL NaCl 0,9%	30 a 60	2
Resinas (sulfonato sódico de polistireno): 15 a 20mg, com 120 a 100mL de sorbitol a 70%, 4/4 ou 6/6h, VO, ou enema de retenção: 50g em 50mL de sorbitol a 70% e 150mL de água morna; reter por 30 min; em seguida, irrigação não salina Cuidado: 50g de resina reduz 0,5 a 1mEq/L de K em 4 a 6h. Monitorar sobrecarga de Na: 100 mg de Na em 1g de resina	120	4 a 6h, enquanto estiver sendo feita
Diálise	120	Enquanto feita

O tratamento deve ser emergencial diante de alterações eletrocardiográficas significativas, arritmias ou potássio sérico próximo ou acima de 8mEq/L. As medidas podem ser tomadas em sequência ou associadas (Tabela 10.24), inclusive com suspensão da administração de potássio (VO ou EV) ou de medicamento que promova hiperpotassemia.

O gluconato de cálcio (10%) deve ser interrompido se a frequência cardíaca reduzir-se a <100bpm e infundido lentamente (30 minutos) em paciente sob uso de digital. A correção da acidose metabólica pode agravar a hipocalcemia e exigir sua correção. O beta-2-agonista, sob nebulização, induz a redução de 1mEq/L de potássio em 30 minutos e pode provocar arritmias cardíacas. A fludrocortisona deve ser administrada nos casos de hipoaldosteronismo.

DISTÚRBIOS DO CÁLCIO

O cálcio é um dos elementos inorgânicos com estoques imensos, situados, especialmente, nos ossos sob a forma de hidroxiapatita (99%), nos dentes (7g), nos tecidos moles (7g) e nos líquidos corpóreos (1g). Seu valor sanguíneo normal é de 9,5 a 11mg% (4,5 a 5,25mEq/L ou 2,2 a 2,8mM). A necessidade dietética diária de cálcio é de 400mg no primeiro semestre e de 600mg no segundo semestre de vida e, respectivamente, de 800mg e 1.200mg até o final da primeira década de vida e após os 10 anos de idade. A relação entre cálcio e fósforo é determinada pela relação Ca × P = 40.

Hipocalcemia

Pode ser sintomática ou grave, respectivamente, com Ca total <9mg% ou 4,2mg% (2,1mEq/L ou 1,0mmol/L) e Ca ionizado <2,0mg% (1,0mEq/L ou 0,5mmol/L).

As principais alterações clínicas agudas decorrem de irritabilidade neuromuscular, tetania, sinais de Chvostek e Trousseau, hipotensão arterial, laringoespasmo, apneia

e diminuição e aumento da duração da sístole e da diástole, respectivamente. A hipocalcemia apresenta sinergismo com a ação digitálica. Associa-se a muitas causas (Tabela 10.25), e sua abordagem depende de sua intensidade (Tabela 10.26).

A hipomagnesemia associada à hipocalcemia deve ser considerada quando a sintomatologia de hipocalcemia não cede à administração de cálcio. Na hiperfosfatemia significativa, o fosfato deve ser corrigido antes da administração de cálcio.

Os efeitos adversos da administração de cálcio são: bradicardia, esclerose da veia ou necrose tecidual, em caso de infiltração do subcutâneo, precipitação de intoxicação digitálica e do cálcio na solução se estiver associado a bicarbonato.

Tabela 10.25 ■ Principais causas de hipocalcemia

Precoce e fisiológica: associada a prematuridade, asfixia perinatal, mãe diabética

Tardia no recém-nascido: alcalose; excesso de oferta de fósforo (leite de vaca, fórmulas com fósforo elevado); *diabetes mellitus* materno; exsanguineotransfusão com sangue citratado; uso de furosemida; hipercalcemia materna; hipertireoidismo materno; hipomagnesemia; hipoparatireoidismo; má absorção intestinal de Ca e Mg; prematuridade, disfunção paratireóidea, imaturidade renal e excesso de calcitonina; uso de Mg na mãe

Hipoparatireoidismo

Resistência ao paratormônio associada a: hipomagnesemia, pseudo-hipoparatireoidismo (IA, IB, II)

Raquitismo resistente

Hipovitaminose D

Com Ca iônico normal: hipoproteinemia, correção de acidose; droga (curare, corticoides, fenitoína, fenobarbital); baixa ingestão de Ca; ausência de exposição ao sol; uso de furosemida, glucagon, heparina, Mg, norepinefrina, protamina, teofilina

Desidratação com Na aumentado, K diminuído, hiperfosfatemia: excesso de aporte, lise tumoral, insuficiência renal, laxativos com fosfatos; pós-circulação extracorpórea; pós-exsanguineotransfusão ou transfusão maciça de sangue citratado; rabdomiólise; síndrome de hiperventilação; septicemia

Capítulo 10 ■ Distúrbios Hidroeletrolíticos (DHE) e Ácidos-Básicos

Hipercalcemia

Pode ser leve, moderada e grave (Tabelas 10.27 e 10.28), quando a calcemia total situa-se, respectivamente, entre 10 e 12mg% (5 a 6mEq/L, 2,5 a 3mmol/L), 12 e 15mg% (6 a 7,5mEq/L, 3 a 3,7mmol/L) e >15mg% (>7,5mEq/L ou 3,7mmol/L).

DISTÚRBIOS DO MAGNÉSIO

O adulto normal possui 25 a 30g de magnésio, com distribuição corpórea semelhante ao potássio. O magnésio plasmático situa-se entre 1,5 e 2,4mEq/L (0,8 a 1,5mg%) sob a forma livre. A necessidade diária de magnésio é de 0,25 a 0,5mEq/kg/dia (0,06 a 0,12mL/kg de sulfato de magnésio a 50%).

Tabela 10.26 ■ Abordagem clinicoterapêutica da hipocalcemia aguda

Exames necessários	Tratamento
Ca_{real} < 9mg%, medido por Ca_{real} = Ca_{medido} – albumina + 4) Ca_i, Mg, P, fosfatase alcalina, proteínas (totais, albumina), ureia, creatinina, paratormônio, pH e gases arteriais Dosagem sérica: de 1,25 e 25-hidroxivitamina D. Na urina: Ca, PO_4 e creatinina ECG: aumento QTc e ST, P pontiagudas, arritmias, bloqueio Imagem: crânio, ossos longos e tórax	Urgência: gluconato de Ca 10%: 10mL, EV, lento de 5/5min, até 10 ampolas ou até parar tetania; repetir de 6 a 8h até normalizar calcemia. Interromper se FC <80bpm. Após reversão da tetania: gluconato de Ca, 10 a 16g/dia, VO Crônico: Ca dietético, diidrotaquisferol, 3 a 10mL/dia, VO, até passar tetania, depois 1mL, 3 a 7 vezes por semana, indefinidamente, ou AlOH. Na hipocalcemia sintomática até 2,0mL/kg/dose de gluconato de Ca, 10% por dose (200mg/kg de gluconato de Ca, 18mg/kg de Ca elementar). O aporte de Ca pode chegar a 500 a 750mg/kg/dia sob gluconato de Ca, quando a dose deve ser reduzida até que a calcemia normalize. Dar 75mg/kg/dia de gluconato de Ca por 3 dias, após restabelecimento da hipocalcemia sintomática

Ca_i: Cálcio iônico.

Tabela 10.27 ■ Abordagem clínica do paciente com hipercalcemia

Causas	Sinais e sintomas	Laboratório
Hiperparatireoidismo, hipervitaminose D, hipercalcemia idiopática infantil, síndrome leite-álcali, sarcoidose, metástases ósseas	Nefrolitíase repetida, astenia, calcificações metastáticas, anorexia, perda de peso, cefaleia, sede, poliúria, torpor, coma	Ca real >11mg%, ECG: QT diminuído, T arredondada

Tabela 10.28 ■ Abordagem terapêutica do paciente com hipercalcemia

Crises agudas e graves, com calcemia >15mg%: infundir NaCl 0,9%, 250 a 350mL/h, EV, para obter diurese de 250 a 350mL/h, até que calcemia <15mg% (risco de sobrecarga hídrica e congestão pulmonar). Pode associar-se à furosemida, EV, para aumentar a excreção renal de Na e Ca (1 ampola, EV, aumentada aos poucos, para obter diurese de 250 a 350mL/h). Reduzir Ca em 24h. O principal inconveniente é provocar hipopotassemia, hipomagnesemia e alcalose metabólica

Hipercalcemia grave e persistente:
1. Calcitonina, 4U/kg, SC ou IM, de 12/12h, ajustada até 8U/kg, de 12/12h e, caso não melhore após 2 ou 3 dias, passar para 6/6h. A ação da calcitonina inicia em 6h, e ela pode ser usada diante de insuficiência cardíaca ou renal. A náusea é seu efeito adverso principal, e a tolerância ocorre em 24 a 72h
2. Alternativa junto com a hidratação:
   - Na ausência de insuficiência renal:
     1. **EDTA sódico**, 15 a 50mg/kg, de 4/4h, ou fosfato monobásico de potássio, 10mL, EV, de 6/6h (começa a agir em 24h, exige monitoração do fosfato e ECG contínuo), ou **bifosfonatos**: etidronato, 7,5mg/kg/dia, EV, em 2h, por 3 dias, mantido com 20mg/kg/dia, VO, ou pamidronato, 60 a 90mg, EV, em 4h, repetido em 7 dias, se necessário; inicia sua ação em 48h e perdura vários dias (seus efeitos adversos são: hiperfosfatemia, aumento da creatinina sérica, náuseas e vômitos), ou plicamina: 25µg/kg/dia, EV, em 4 a 6h, repetida, se necessário, em 48h; inicia sua ação em 24 a 48h e permanece por 3 a 14 dias; os efeitos adversos são náuseas e vômitos, alterações das funções renal e hepática e plaquetopenia
     2. **Nitrato de gálio**: 100 a 200mg/m²/dia, EV contínua, em 5 dias. Começa a agir em 5 a 6 dias e permanece por 7 dias. É nefrotóxica em altas doses (1.400mg/m²/dia)
     3. **Corticoterapia**: prednisona, 60 a 80mg/dia; ou, hidrocortisona, 5mg/kg/dia, EV, por 2 a 3 dias (sua ação inicia em alguns dias; é mais adequada em caso de mieloma múltiplo, intoxicação pela vitamina D, doenças granulomatosas), ou indometacina, 75 a 150g/dia (eficácia variada)
   - Na presença de insuficiência renal:
     1. **Plicamina**: 12,5µg/kg/dia, EV, em 4 a 6h, e repetida, se necessário, em 48h
     2. **Hemodiálise**: em casos graves
   - Em paciente com neoplasias: **mitramicina**

Hipercalcemia leve a moderada, função renal normal, sem hipertensão arterial sistêmica: aumentar aporte de Na (2 a 4mEq/kg/dia) e K (2mEq/kg/dia), equivalente a 2 a 3 vezes as necessidades básicas até que o Ca normalize. No hiperparatireoidismo neonatal grave, ablação cirúrgica urgente das paratireoides. Na hipercalcemia secundária, corticoterapia reduz nível de vitamina D e absorção de Ca no intestino. Usar prednisona, 2mg/kg/dia. No hiperparatireoidismo primário, paratireoidectomia

Hipercalcemia assintomática: vigilância clínica da calcemia e creatininemia: ½ a 1 ano

Hipomagnesemia

Pode ser leve, moderada ou grave, de acordo com magnesemia <1,7mg/dL (1,4mEq/L ou 0,7mmol/L), <1,5mg/dL (1,2mEq/L ou 0,6mmol/L) e <0,8mg/dL (0,66mEq/L ou 0,33mmol/L), respectivamente (Tabelas 10.29 e 10.30). As principais causas de hipomagnesemia são a redução da ingestão (suplementação inadequada em paciente grave) e as perdas renais e gastrointestinais.

Hipermagnesemia

A hipermagnesemia pode ser leve e moderada ou grave e sintomática, de acordo com os valores séricos de Mg >2,3mg/dL (1,9mEq/L ou 0,95mmol/L) ou >4,5mg/dL (2,8mEq/L ou a 1,9mmol/L), respectivamente (Tabela 10.31). A insuficiência renal associa-se a risco aumentado de hipermagnesemia. O antídoto do magnésio é a infusão venosa de gluconato de cálcio.

As principais causas de hipermagnesemia são: excesso de administração (antiácido, enema, laxativo, suplemento dietético, tratamento da eclâmpsia), em especial diante de insuficiência renal aguda ou crônica; endocrinopatias (cetoacidose diabética, doença de Addison, hiperparatireoidismo, hipotireoidismo), insuficiência renal crônica, intoxicação por lítio e lise tumoral (Tabela 10.32).

DISTÚRBIOS DO FÓSFORO

O fósforo é o ânion encontrado em maior quantidade no LIC (70% a 80% no esqueleto e 9% nos músculos). Seus níveis séricos situam-se entre 2,7 e 4,5mg% (0,9 a 1,5mmol/L). A necessidade básica de fosfato é de 0,5 a

Tabela 10.29 ■ Abordagem clinicolaboratorial da hipomagnesemia

Sinais e sintomas	Laboratório
Ataxia, apneia, tetania, fraqueza muscular, tremores, distúrbio do comportamento, vertigem, arritmias cardíacas (fibrilação ventricular ou atrial, taquicardia ventricular), convulsões, coma, hipocalcemia resistente à vitamina D, náuseas, sensibilidade aumentada ao digitálico, sinais de Trousseau e Chvostek, vômitos, hipocalcemia e hipopotassemia	Mg sérico <1,0mEq/L, Mg dos eritrócitos diminuído, excreção urinária de Mg de 24h diminuída: fração de excreção de Mg: FE_{Mg} = 100 × ($Mg_{urinário}$ × $Creatinina_{sérica}$)/(0,7 × $Mg_{sérico}$ × $Creatinina_{urinária}$). Interromper infusão ou suplementação de Mg durante esta análise. FE_{Mg} <2% ou >4%, respectivamente, na hipomagnesemia extrarrenal ou renal; >10%: perda renal aumentada; ECG: depressão de ST, inversão de T nas precordiais (pode simular IAM)

Tabela 10.30 ■ Tratamento da hipomagnesemia

Grave: sulfato de Mg 50%, 25 a 50mg/kg/dose, EV, em 15min, pode ser repetida 1 a 2 vezes, de 6/6h, antes de aferir a magnesemia; ou 20 a 40mL em SGI: 500mL, EV, em 4 a 6h, velocidade máxima de 1mEq/min. A reposição EV deve ser lenta na disfunção renal. Após a correção aguda, manter 0,2 a 0,5mEq/kg de Mg/dia. Podem ser necessários 4 a 5 dias para normalização da magnesemia

Moderada a leve: hidróxido de Mg, sulfato de Mg 50%, 6mg/kg ou 0,125mL/kg, para prover até 64mEq/L, IM, 4/4 a 6/6h

Leve: hidróxido de Mg, 200mL/dia, VO, divididos de 6/6h, ou leite de Mg, 5mL, VO, de 6/6h, ou óxido de Mg (comprimidos), 250 a 500mg (12,5 a 25mEq), de 6/6h. A diminuição dos reflexos tendinosos profundos indica reposição excessiva de Mg. Hipopotassemia, hipocalcemia e hipofosfatemia associadas à hipomagnesemia só serão corrigidas adequadamente após a normalização da magnesemia

Tabela 10.31 ■ Alterações clínicas à medida que variam os valores da magnesemia

Magnesemia (mEq/L)	Alterações clínicas
2 a 4	Anorexia, diaforese, letargia, náuseas, sonolência, vômitos
4 a 6	Diminuição dos reflexos tendinosos profundos
>6 a <8	Alteração da consciência, sem reflexos tendinosos profundos
>8 a 10	Disfonia, disfagia, hipotensão, paralisia flácida, PRi prolongado, QRS alargado, arritmias ventriculares
>15	BAVT, assistolia

Tabela 10.32 ■ Abordagem clinicoterapêutica da hipermagnesemia

Sinais/sintomas e laboratório	Tratamento
Letargia a coma, insuficiência respiratória; Mg sérico >3,6mg%; ECG nas formas graves: PRi, QRS e QTc aumentados, T em tenda, BAV, extrassístoles ventriculares prematuras. Outros exames: em busca da causa suspeitada	Interromper aporte de Mg Administrar NaCl 0,9% para promover diurese de 60mL/h até reduzir a magnesemia Administrar furosemida com a hiper-hidratação, como na hipercalcemia Gluconato de Ca, 10%, EV, 10mL, 5/5min, lento, em casos graves, até regressão das alterações eletrocardiográficas Diálise peritoneal ou hemodiálise nos casos muito graves ou refratários e com insuficiência renal

Capítulo 10 ■ Distúrbios Hidroeletrolíticos (DHE) e Ácidos-Básicos

1,1mEq/kg/dia, com ingestão de 800 a 1.500mg/dia e excreção urinária (90%) e fecal (10%).

Hipofosfatemia

A hipofosfatemia é significativa ou sintomática quando <2,5mg% ou <1,0mg%, respectivamente (Tabela 10.33).

Pode se instalar de modo agudo ou insidioso, com alterações clínicas variadas. O tratamento depende de sua gravidade (Tabela 10.34).

Hiperfosfatemia

A hiperfosfatemia é significativa quando o fósforo sérico é >4,7mg%. Suas principais causas decorrem de: aporte excessivo, insuficiência renal, distúrbios endócrinos (excesso do hormônio do crescimento ou da vitamina D, hipoparatireoidismo, tireotoxicose), choque, lise celular maciça por quimioterapia e rabdomiólise.

A hiperfosfatemia é, em geral, assintomática, predominando as alterações da causa associada. As principais alterações são: arritmia, convulsões, hipotensão e tetania. O valor da fosfatemia × calcemia (em mg/dL) ao atingir >70mg/dL pode provocar calcificações teciduais metastáticas na córnea, pulmões, rins, coração e vasos sanguíneos. É confirmada com a dosagem sérica de fósforo >4,0mg/dL.

O tratamento consiste na normalização da hipocalcemia. A causa básica deve ser tratada e o aporte de fosfato dietético, diminuído. O estado de hidratação deve ser corrigido pela infusão de NaCl 0,9%. Pode ser útil a administração de acetazolamida e quelantes de fósforo (carbonato de cálcio ou hidróxido de alumínio: 5 a 10mL a cada 6 horas VO). Os quelantes com alumínio devem ser evitados em caso de insuficiência renal. Nos casos em que o fósforo é >6mg/dL, o hidróxido de alumínio constitui o agente de escolha para evitar a precipitação de cálcio nos tecidos moles. A infusão de insulina e glicose pode ser tão benéfica para o tratamento da hiperfosfatemia quanto em caso de hiperpotassemia. A diálise peritoneal é o recurso a ser utilizado diante de disfunção renal grave.

DISTÚRBIOS ÁCIDOS-BÁSICOS (DAB)

O metabolismo aeróbico produz, como resíduos, H_2O e CO_2, equivalentes a 2L/dia de HCl concentrado, sob a forma de H_2CO_3. A dieta habitual humana produz cerca de 1mmol/kg de hidrogênio/dia. Em condições normais, a atividade hidrogeniônica é mantida no meio interno, medida em pH 7,4, sem ultrapassar os limites de 7,35 a 7,45. Para a preservação dessa estabilidade é necessária a remoção pronta e eficaz, para o exterior, desse excesso ácido, além do equilíbrio entre produção e remoção do H^+.

Fisiopatologia dos DAB

A identificação dos DAB é facilitada pela compreensão de várias relações consideradas associadas e não associadas (Tabelas 10.35 a 10.37).

Terapêutica dos DAB

É fundamental a remoção de sua causa. As formas agudas devem ser tratadas imediatamente, e alguns problemas crônicos podem ser gradualmente resolvidos.

Tabela 10.33 ■ Principais causas de hipofosfatemia

Redução do aporte de fósforo: inanição, raquitismo (deficiência de vitamina D, resistência à vitamina D, síndrome de Reye)
Desvio do P para a célula: alcalose respiratória, efeito da administração de insulina e glicose, tratamento da cetoacidose
Perda renal
Perda gastrointestinal: má absorção, uso de antiácidos com alumínio
Aumento do consumo celular: gravidez, recuperação nutricional, tumores de crescimento rápido, uso de epinetrina
Outras causas: alcoolismo crônico, *diabetes mellitus*, expansão rápida de volume hídrico vascular, restabelecimento de hipotermia pós-cirurgia

---

Tabela 10.34 ■ Abordagem clinicoterapêutica da hipofosfatemia

Alterações clínicas	Laboratório	Tratamento
Hipofosfatemia aguda e grave: ataxia; coma; convulsão; depleção ATP; depressão miocárdica; disfunção hepática, leucocitária, plaquetária; fraqueza; hemólise, hemorragia, rabdomiólise, lise plaquetária; hipoxia, mialgia, parestesia, suscetibilidade a infecções bacterianas, tremor Hipofosfatemia crônica: dor óssea, *diabetes mellitus*, hipercalciúria, raquitismo, hipermagnesemia, osteomalacia, osteoporose	Hipofosfatemia leve, moderada e grave, respectivamente: fósforo sérico <2,5mg%, <2mg%, <1mg% Hemograma, ionograma ($Ca_{total\ e\ ionizado}$/Mg), função hepática, dosagem sérica de creatinofosfoquinase, aldolase, ureia, creatinina; gasometria arterial; hormônio da paratireoide; exame de urina; dosagem de vitamina D (25-hidroxi-vitamina D e 1,25-di-hidroxi-vitamina D)	Leve: aumentar aporte dietético de PO_4, doses divididas para evitar diarreia, ou usar leite desnatado Moderada: VO, leite desnatado ou $NaHPO_4$, 15 a 30mL, 8/8h, ou EV, $KHPO_4$, 1,0mEq/kg/dia (o dobro da manutenção) Grave: $P_{sérico}$ 0,5 a 1,0mg/dL ou <0,5mg/dL (KH_2PO_4/K_2HPO_4), EV, de 4/4 ou 6/6h, 0,25 a 0,5mEq/kg/dose ou 0,5 a 1mEq/kg/dose, até P sérico >2mg%, quando a terapia passa para VO. Identificar e tratar doença de base

Tabela 10.35 ■ Respostas compensatórias previsíveis dos DAB primários

Distúrbio	Alteração primária	Compensação
Acidose metabólica	$\downarrow$ [HCO_3^-]	$\downarrow$ 1 a 1,3mmHg de PCO_2 para 1mmol/L de $\downarrow$ [HCO_3^-]. PCO_2 = aos 2 últimos dígitos do pH × 100, ou [(1,5 × HCO_3^-) + 8] ± 2
Alcalose metabólica	$\uparrow$ [HCO_3^-]	$\uparrow$ 0,6 a 0,7mmHg de PCO_2 para 1mml/L de $\uparrow$ da [HCO_3^-]. PCO_2 $\uparrow$ 7mmHg para 10mEq/L de HCO_3^-
Acidose respiratória aguda	$\uparrow$ PCO_2	$\uparrow$ 1mmol/L de [HCO_3^-] para 10mmHg de $\uparrow$ de PCO_2
Acidose respiratória crônica	$\uparrow$ PCO_2	$\uparrow$ 3 a 3,5mmol/L de [HCO_3^-] para 10mmHg de $\uparrow$ de PCO_2
Alcalose respiratória aguda	$\downarrow$ PCO_2	$\downarrow$ 2mmol/L de [HCO_3^-] para 10mmHg de $\downarrow$ de PCO_2
Alcalose respiratória crônica	$\downarrow$ PCO_2	$\downarrow$ 4 a 5mmol/L de [HCO_3^-] para 10mmHg de $\downarrow$ de PCO_2; pH geralmente normal

$\uparrow$: aumento; $\downarrow$: diminuição.

Tabela 10.36 ■ Parâmetros que auxiliam a identificação dos DAB

Parâmetro	Fórmula	Significado
Hiato aniônico plasmático (HAP)	([Na^+] + [K^+]) – ([Cl^-] + [HCO_3^-]) Varia de 12 ± 2mmol/L	$\uparrow$: superprodução de ácido orgânico, insuficiência renal, alcalose metabólica com desidratação extracelular $\downarrow$: hipoalbuminúria, intoxicação por haletos, hiperlipidemia grave
Hiato osmolal plasmático (HOP)	$Osmol_{plasmática}$ Medida (OPM) – $Osmol_{plasmática}$ Calculada (OPC). OPC (mmol/L) = 2 × Na + glicemia/18 (mg%) + uremia/6 (mg%)	$\uparrow$: com composto não ionizado, não medido (etilenoglicol, isopropranol, metanol), com infusão EV de manitol ou glicina. Ajuda a distinguir acidose metabólica de HAP aumentado
Hiato aniônico urinário (HAU)	([Na^+] + [K^+]) – [Cl^-]	–: elevada excreção de NH_4^+ +: excreção diminuída ou perda (sem Cl^-) de NH_4^+ (o que ajuda a detectar NH_4^+ na urina). Identifica acidose com HAP normal
Hiato osmolal urinário (HOU)	$Osmolaridade_{urinária}$ Medida – 2 × ([Na^+] + [K^+]) – glicemia/18 (mg%) – uremia/6 (mg%)	Não afetado por ânions não medidos (hipurato e β-hidroxibutirato), representa presença de sais de NH_4^+. A [NH_4^+] urinária é a metade do HOU

Tabela 10.37 ■ Relação entre os valores laboratoriais nos DAB mistos

Associação de pH normal e alterações na $PaCO_2$, HCO_3^- ou Cl^- torna necessária a avaliação da presença de acidose e alcalose mistas. Proceder da seguinte forma:
Calcular o excesso do hiato aniônico (EHA) = hiato aniônico total – 12 (hiato aniônico normal), que só é possível se houver hiato aniônico
O hiato aniônico aumentado indica acidose metabólica
Pode haver redução do hiato aniônico na alcalose com excesso de bicarbonato
Somar o valor calculado do excesso aniônico à concentração medida de bicarbonato (CMB)

EHA + CMB	Significado
> bicarbonato sérico normal	Alcalose metabólica concomitante
< bicarbonato sérico normal	Acidose metabólica sem hiato aniônico concomitante

Acidose metabólica

A medida do hiato aniônico plasmático (HAP) ajuda a identitifcar a causa da acidose metabólica (Tabela 10.38).

As principais alterações clínicas decorrem da doença primária associada à resposta ventilatória ao distúrbio metabólico (Tabelas 10.39 e 10.40).

O uso de fórmulas e guias para a correção terapêutica do distúrbio serve apenas para orientação. A gasometria arterial e o pH representam os exames mais importantes para definição da intensidade da acidose metabólica. Suas principais características são pH arterial e bicarbonato plasmático, inferiores a, respectivamente, 7,35 e 22mEq/L.

Deve ser tratada como emergência quando o pH arterial, o HCO_3^- ou o excesso de base (EB) estão <7,10 a 7,20, 10mEq/L ou –15, respectivamente.

Na acidose com HAP aumentado, a correção da causa primária, em geral, é prioritária em relação à administração de bicarbonato. Deve-se tentar neutralizar os ácidos em excesso. De nada adiantará a administração de bases, se a fonte geradora de ácidos em excesso não for também neutralizada. A correção da acidose metabólica consiste, geralmente, na reposição de 1 a 2mmol/kg/dia de HCO_3^- ($NaHCO_3$ ou citrato de sódio). A hipopotassemia deve ser corrigida e a reposição crônica de citrato de

Capítulo 10 ■ Distúrbios Hidroeletrolíticos (DHE) e Ácidos-Básicos

Tabela 10.38 ■ Causas principais de acidose metabólica com base na aferição do (HAP)

HAP	Causas principais
Normal	**Eliminação renal de HCO_3^- ou acidose tubular renal 2 (glicosúria, aminoacidúria, hipouricemia, hipofosfatemia):** amiloidose, doenças autoimunes, doenças genéticas (cistinose, doença de Wilson, galactosemia), intoxicações (metais pesados, tetraciclinas com validade vencida), mieloma múltiplo, osteomalacia, osteopenia, uso de acetazolamida
	Excreção estimulada de NH_4^+ (HAU negativo e/ou HOU alto): significa resposta renal adequada à acidose metabólica. Sugere **perda de HCO_3^-:** presença de diarreia; drenagem ou fístulas do intestino delgado, biliar ou pancreática; ureterossigmoidostomia; uso de colestiramina, NH_4Cl, $CaCl_2$ ou $MgCl_2$. Sugere **ganho de ácidos:** ingestão via oral de HCl, NH_4Cl, cloreto de arginina, cloridrato de lisina ou ânions orgânicos, rapidamente excretados pela urina
	Excreção deficiente de NH_4^+ ou ATR distal (HAU + e/ou HOU <100mOsm/kg): pela diminuição da $[NH_3]$ no interstício medular renal (pH urinário <5,3) ou pela secreção distal deficiente de H^+ (pH urinário >5,8). A $[NH_3]$ baixa associa-se a: produção diminuída de amônia (hiperpotassemia, insuficiência renal), deficiência funcional da medula renal (doenças autoimunes, hipergamaglobulinemia, nefrocalcinose, uso de analgésicos, infecção ou obstrução crônica das vias urinárias). A secreção distal deficiente de H^+ associa-se a: baixa atividade da H^+-ATPase (doenças autoimunes ou intersticiais medulares renais; hipoaldosteronismo ou resistência aos mineralocorticoides) ou com extravasamento de H^+ devido à permeabilidade aumentada da membrana (uso de anfotericina B)
Aumentado em geral >22mEq/L	**Cetoacidose:** *diabetes mellitus* (insulino-dependente), inibição da liberação de insulina, hipoglicemia ou doença hepática, alcoólica
	Acidose láctica: asma brônquica grave, bactérias produtoras de D-lactato (síndrome do intestino delgado), choque, convulsões generalizadas, *diabetes mellitus*, edema pulmonar, envenenamentos (cianeto, etanol, metanol, monóxido de carbono, salicilatos), exercícios anaeróbicos, hipoglicemia, hipoxemia grave, insuficiência vascular, neoplasias, parada cardíaca, tremores da hipotermia
	Insuficiência renal

Tabela 10.39 ■ Abordagem clínica da acidose metabólica (AM)

Causas	Sinais e sintomas	Laboratório	Tratamento
Perda de base: acidose tubular renal; diarreia; fístula pancreática; inibidor da anidrase carbônica; ureterossigmoidostomia Ganho de ácido: administração de NH_4Cl, metanol, etilenoglicol, paraldeído, salicilatos; acidose láctica; cetoacidose diabética; uremia; parada cardiorrespiratória, choque	Da doença de base, taqui, hiper ou polipneia, respiração de Kussmaul	EB ↓, HCO_3^- ↓ HAP normal: sugere perda HCO_3^-, ganho H^+ sem ânion plasmático detectável HAU e HOU a determinar para aferir excreção de NH_4^+ HAP ↑: dosar cetona, lactato, creatinina, HOP Relação HAP e $[HCO_3^-]$ (Δ/Δ) é, em geral, 1:1; Δ/Δ <1:1, suspeitar de AM mista com HAP ↑; Δ/Δ > 1:1, suspeitar de alcalose metabólica	Remoção do distúrbio de base Reidratação para pH <7,10 ou EB ≤7: infundir $NaHCO_3$ = P × 0,3 × [EB], EV, para elevar o $NaHCO_3$ plasmático para 16mEq/L em 12 a 24 h Diálise

HAP/HCO_3: Δ/Δ; P: peso corpóreo do paciente.

Tabela 10.40 ■ Medicamentos disponíveis para tratamento da acidose metabólica

Forma posológica	Quantidade de bicarbonato
HCO_3^- (7,7%)	44,6mEq/ HCO_3^-/50mL
$NaHCO_3$, comprimidos de 300 e 600mg	1,8 a 4,8g/dia = 24 a 64mEq de HCO_3^-
Solução de Shohl: 90g de citrato de Na e 140g de ácido cítrico/L	1mEq de HCO_3^-/30 a 60mL/dia

Seção I ■ Atendimento das Emergências Médicas

potássio pode ser necessária em pacientes com nefrocalcinose ou nefrolitíase. A hiperpotassemia pode ser tratada mediante a restrição dietética de potássio (40 a 60mmol/dia) e, se necessário, com diurético de alça. Algumas vezes é necessário o tratamento crônico com sulfonato de poliestireno. Na insuficiência suprarrenal primária, deve-se administrar fludrocortisona, 100 a 200µg, VO, diariamente. As tiazidas podem provocar reabsorção tubular proximal de bicarbonato por promover de leve depleção do líquido extracelular.

Os dados vitais devem ser monitorados, inclusive o balanço hídrico, com frequência determinada pela gravidade de cada caso. Deve ser promovida a limpeza oral com solução de bicarbonato de sódio, para neutralizar os ácidos orais, e os lábios lubrificados com solução de glicerina e limão. O paciente deve ser posicionado para prevenir aspiração e a instituição de precauções contra convulsões.

Alcalose metabólica

Associa-se a aumento do pH e do bicarbonato plasmáticos (Tabelas 10.41 e 10.42).

Acidose respiratória

Decorrente de hipoventilação alveolar secundária à lesão pulmonar intrínseca ou a distúrbio extrapulmonar (Tabelas 10.43 e 10.44), é expressa pela síndrome catecolamínica (hipercapnia aguda) com sudorese, hipersecreção brônquica, hipertensão arterial sistêmica, agitação, ansiedade, arritmias, cefaleia, desorientação, dilatação dos vasos periféricos, dispneia, rubor, sonolência, taquicardia e, na hipercapnia crônica, confusão mental, distúrbio da memória e sonolência.

Alcalose respiratória

Ocorre em razão da eliminação excessiva de CO_2 pela hiperventilação (o CO_2 difunde-se 20 vezes mais do que o O_2), provocada por várias causas (Tabelas 10.45 e 10.46). A alcalose respiratória mantida associa-se a desvio da curva de dissociação da hemoglobina para a esquerda, o que provoca hipoxemia.

Diagnóstico diferencial

A análise do gás arterial ajuda a inferir sobre as nosologias associadas (Tabela 10.47).

Tabela 10.41 ■ Abordagem clinicolaboratorial da alcalose metabólica

Causas	Sinais e sintomas	Laboratório
Administração de alcalinos ou de ânions não reabsorvíveis (penicilina, carbenicilina), Cushing, desidratação, estenose da artéria renal, hiperaldosteronismo secundário, hipertensão maligna, hipomagnesemia, hipopotassemia, perda digestiva de Cl, metabolismo dos ânions orgânicos, pós-hipercapnia, síndrome de Bartter, síndrome leite-álcali, tumor secretor de ACTH ou de renina, uso de diuréticos (tiazida, de alça)	Alcalose hipoclorêmica e desidratação, apneia, hipotensão, taquicardia, hipopotassemia, hipocalcemia, carfologia (arrumar demasiadamente a roupa de cama), cianose, confusão, diarreia, náusea, vômitos, espasmos musculares	EB ↑; pH ↑; PCO_2 ↑; [Cl^-] urinário ↓ (<20mmol/L); LEC ↓; urina alcalina, pH >7; [Na^+] urinária >20mmol/L; ECG: T baixa, fundindo-se com P, taquicardia sinusal ou atrial

Tabela 10.42 ■ Tratamento da alcalose metabólica

Forma	Tratamento
Moderada	Não exige tratamento específico. O tratamento da causa-base elimina as bases em excesso Cirurgia: na alcalose e estenose pilórica. A reposição líquida aumenta a eliminação renal de bases; a profilaxia dos vômitos impede a perda posterior de hidrogênio. Na desnutrição, fazer reposição proteica no pré-operatório e alimentação parenteral prolongada Alcalose pelo uso de diuréticos: suspensão do diurético; administrar KCl; restabelecer o LEC com NaCl 0,9%; repor Cl em mEq, pela fórmula: 0,2L/kg (peso em kg) × (103 − Cl^- medido) sob a forma de KCL ou, se houver hiperpotasssemia, com NaCl. Tratar hipomagnesemia e hipopotassemia. Inibir hiperaldosteronismo com inibidor ou competidor da aldosterona e acetazolamida: 250mg, VO, de 8/8h
Grave	Administrar solução acidificante NH_4Cl (não ultrapassar 140mEq/L), EV, ou HCl 0,1 a 0,2N em SGI ou NaCl 0,9% EV (via central); preparar solução-estoque 1N de 95mL de HCl a 37,5% suficiente para 1L com água estéril; em seguida, preparar solução injetável 0,1N (100mEq Cl^-/L), usando 100mL da solução-estoque 1N filtrada por um filtro ácido-resistente suficiente para 1L com SGI ou NaCl 0,9%. Usar vidro e técnica estéril. Infundir 100 a 125mL/h (10 a 12,5mEq/h) e monitorar os gases arteriais a cada 4h Hemodiálise: se a terapêutica anterior não reverteu a alcalose metabólica

Capítulo 10 ■ Distúrbios Hidroeletrolíticos (DHE) e Ácidos-Básicos **127**

Tabela 10.43 ■ Abordagem clinicolaboratorial da acidose respiratória

Causas	Laboratório
Alcalose metabólica (distúrbio compensador ou misto) Depressão do centro respiratório Distúrbios neuromusculares Neuropatia periférica; hipoventilação mecânica (ventilação artificial prolongada inadequada) Medicamentos (aminoglicosídeo, antiarrítmicos, fenitoína, lítio) Pneumopatias (asma cardíaca ou brônquica, atelectasia, DPOC, edema ou embolia pulmonar, fibrose cística, obstrução das vias aéreas superiores: aspiração de corpo estranho, bronco ou traqueomalacia, pneumonia, pneumotórax); uso de bloqueadores beta-adrenérgicos; parada cardíaca	Aumento de $[H^+]$ e PCO_2, com pH < 7,35 e PCO_2 > 45mmHg, significa mecanismo primário Hipercapnia aguda: EB normal e $PCO_2\uparrow$ Hipercapnia crônica: EB e PCO_2 aumentados. Para cada mmHg de aumento da PCO_2 a partir de 40mmHg, a $[H^+]$ aumenta de 0,8 ou 0,3mmol/L na acidose respiratória aguda ou crônica, respectivamente. A compensação renal só ocorre dias após, com aumento da concentração do bicarbonato plasmático

Tabela 10.44 ■ Abordagem terapêutica da acidose respiratória

Corrigir o distúrbio de base e melhorar a ventilação
Na acidose respiratória aguda, a remoção rápida de sua causa tende a corrigi-la. Promover: cânula orofaríngea, oxigenoterapia, intubação endotraqueal, broncoscopia, aspiração de secreção, ventilação artificial prolongada; impedir broncoespasmo e apneia. Em situações especiais (ventilação insuficiente, repercussões hemodinâmicas importantes), pode-se administrar bicarbonato como último recurso terapêutico. Na asma brônquica grave com pH <7,15 pode ser benéfico o uso de pequenas doses de bicarbonato de sódio. A $[HCO_3{}^-]$ plasmática mais alta controla a $[H^+]$ com maior PCO_2, menor ventilação minuto e pressão ventilatória máxima, o que diminui o barotrauma
Acetato de medroxiprogesterona, 20mg de 8/8h, pode melhorar a acidose respiratória crônica devido à hipoventilação mediada pelo sistema nervoso central
A acidose respiratória de compensação constitui-se em defesa de pequena valia porque a hipoxemia estimula a ventilação e tende a eliminar o excesso de CO_2 para o exterior
Na acidose respiratória crônica, a terapêutica muitas vezes é paliativa

Tabela 10.45 ■ Alterações clínicas associadas à alcalose respiratória

Causas	Alterações clínicas
Ansiedade; correção rápida de acidose metabólica; estimulação do centro respiratório (acidente vascular encefálico; medicamentos: catecolaminas, nicotina, progesterona, salicilatos, teofilina; meningite, trauma, tumor); febre; gravidez; hipermetabolismo (anemia, beribéri, *delirium tremens*, exercício, febre); hiperventilação mecânica; hipoxia (anemia, cardiopatias congênitas, grandes altitudes, hipotensão, insuficiência cardíaca, pneumopatia: asma, atelectasias, edema pulmonar, embolia pulmonar, fibrose pulmonar, pneumonite); insuficiência hepática; psicogênica (histeria); septicemia por gram-negativos	Hiperventilação, arritmias cardíacas, em especial em digitalizados, parestesias periféricas e periorais, perda da consciência, confusão mental e taquicardia

Tabela 10.46 ■ Abordagem clinicoterapêutica da alcalose respiratória

Laboratório	Tratamento
Aguda: EB normal; PCO_2 ↓, bicarbonato e EB normais Prolongada (6 a 24h): EB e PCO_2 ↓, $[H^+]$ e $[HCO_3{}^-]$ plasmáticos ↓, hipopotassemia, hipocalcemia. Avaliar a resposta renal e, se não adequada, suspeitar de distúrbio misto. O processo primário associa-se a pH >7,45 e PCO_2 <35mmHg.	Forma aguda: remoção rápida e completa da causa desencadeadora. Na ansiedade aguda, estimular o paciente a ventilar lentamente, entender suas limitações, buscar relacionamento de confiança e respeito, que permita a ventilação dentro de um saco de papel até conseguir normalizar o gás alveolar

Tabela 10.47 ■ Regras básicas para interpretação dos distúrbios ácidos-básicos

Distúrbios	Análise
Acidose metabólica	PCO_2 arterial reduz de 1 a 1,5 vez em realção à redução do HCO_3 plasmático (p. ex., $HCO_3{}^-$ reduz 1 ponto; PCO_2 reduz 1 a 1,5 ponto)
Alcalose metabólica	PCO_2 arterial aumenta 0,5 a 1 vez em relação ao aumento do HCO_3 plasmático
Acidose respiratória aguda	PCO_2 arterial > 50mmHg sugere alteração respiratória primária. Na acidose respiratória aguda compensada, a $[HCO_3]$ plasmática aumenta, mas não fica >30 mEq/L. Para 1mmHg de aumento da PCO_2 arterial > 40mmHg, o pH diminui 0,75 abaixo de 7,4
Acidose respiratória crônica	Na acidose respiratória compensada, para 1 mmHg de aumento da PCO_2 arterial >40 mmHg, a $[HCO_3]$ plasmática aumenta de 1/3 de mEq/L, e o pH diminui 0,25 abaixo de 7,4. Para 10mmHg de aumento da PCO_2 arterial >40 mmHg, a $[HCO_3]$ plasmática aumenta 4mEq/L
Alcalose respiratória aguda	Na forma primária, para 1mmHg de diminuição da PCO_2 arterial abaixo de 40 mmHg, o pH aumenta 0,1 acima de 7,4. Para diminuição de 10mmHg da PCO_2 arterial, a $[HCO_3]$ plasmática diminui 2,5mEq/L, mas raramente é <18mEq/L
Alcalose respiratória crônica	$[HCO_3]$ plasmática diminui, à semelhança do que ocorre na alcalose respiratória aguda, mas raramente é <15mEq/L

Bibliografia

Cohen EP. Transtornos do equilíbrio hídrico. In: Kutty K, Schapira RM, Ruiswyk JV, Kochar M, Kochar. Tratado de medicina interna. 4. ed. Rio de Janeiro: Guanabara Koogan, 2005:616-8.

Giles H, Vijayan A. Tratamento hidroeletrolítico. In: Green GB, Harris IS, Lin GA, Moylan KC. Manual de terapêutica clínica da Universidade de Washington. 31. ed. Rio de Janeiro: Guanabara Koogan, 2005:40-73.

Goldman L, Ausiello D. Cecil Tratado de medicina interna. Rio de Janeiro: Elsevier, 2005.

Junqueira LC, Carneiro J. Biologia celular e molecular. 8. ed., Rio de Janeiro: Guanabara Koogan, 2005.

Kasper DL, Fauci AS, Longo DL, Braunwald E, Haussen SL, Jameson JL. Harrison Medicina interna. Rio de Janeiro: McGraw-Hill Interamericana do Brasil Ltda, 2006.

Koch MJ, GROSS ED. Abordagem à hiperpotassemia e à hipopotassemia. In: Kwoh C, Buch E, Quartarolo J, Lin TL. Medicina interna. Rio de Janeiro: Guanabara Koogan, 2005:105-9.

Kokko JP. Volemia e eletrólitos. In: Goldman L, Ausiello D. Cecil Tratado de medicina interna. Rio de Janeiro: Elsevier, 2005:771-93.

McMullin ST, Hall TG, Kleiman-Wexler RL. Distúrbios do equilíbrio ácido-básico. In: Koda-Kimble MA, Young LY, Kradjan WA, Guglielmo BJ. Manual de terapêutica aplicada. 7. ed. Rio de Janeiro: Guanabara Koogan, 2005:8.1-8-8.

McPhee SJ, Papadakis MA, Tierney Jr LM. Current medical diagnosis & treatment. New York: Lange Medical Books/McGraw-Hill, 2007.

Pedroso ERP. Água, eletrólitos e equilíbrio hidroeletrolítico. In: Teixeira Neto F. Nutrição clínica. Rio de Janeiro: Guanabara Koogan, 2003:25-49.

Pedroso ERP, Oliveira RG. Hidratação venosa. In: Pedroso ERP, Oliveira RG. Blackbook Clínica médica. Belo Horizonte: Blackbook Editora, 2007:559-64.

Pedroso ERP, Oliveira RG. Distúrbios hidroeletrolíticos. In: Pedroso ERP, Oliveira RG. Blackbook Clínica médica. Belo Horizonte: Blackbook Editora, 2007:565-82.

Rosado GP, Rosado ELFPL. Minerais. In: Teixeira Neto F. Nutrição clínica. Rio de Janeiro: Guanabara Koogan, 2003:50-64.

Seifter JL. Distúrbios do equilíbrio ácido-básico. In: Goldman L, Ausiello D. Cecil Tratado de medicina interna. Rio de Janeiro: Elsevier, 2005:793-807.

CAPÍTULO 11

Suporte Hemoterápico ao Paciente em Emergência Médica

Mário Soares de Azevedo Neves

Raquel Baumgratz Delgado

INTRODUÇÃO

A prática hemoterápica implica a adequada indicação dos componentes sanguíneos, a consciência e a prevenção dos riscos inerentes ao ato transfusional. As condições clínicas do paciente, não somente os resultados de exames laboratoriais, guiam a decisão da transfusão.

Este capítulo apresenta os principais hemocomponentes e suas características, além de tratar da prática hemoterápica no contexto do paciente adulto em situação de urgência/emergência. Não serão abordadas patologias hematológicas específicas, entendendo-se que o atendimento de urgência desses casos deverá, obrigatoriamente, contar com a supervisão de um hematologista/hemoterapeuta.

Inicialmente, as transfusões sanguíneas eram feitas de maneira empírica, com indicações de cunho religioso, sem base científica, transformando-se em eventos potencialmente catastróficos.[1]

O conceito atual da hemoterapia, fundamentado no uso racional do sangue, define a transfusão de sangue como um transplante hematopoético de tecido líquido (sangue) de um doador um receptor (paciente).

Mesmo com todos os avanços científicos, a rigorosa triagem médica dos doadores de sangue e a utilização de exames sorológicos de última geração, todo ato transfusional apresenta riscos, como novas doenças emergentes, reações adversas, imunossupressão e aloimunização.

Hay et al., estudando retrospectivamente os prontuários de 871 pacientes que faleceram em um hospital universitário de cuidados terciários, observaram que cerca de 71% deles apresentavam história de transfusão sanguínea, e aqueles que morreram antes de completar 31 anos registravam a mais alta taxa de transfusão (p <0,001).[2]

Dados de dois dos maiores sistemas de hemovigilância sobre a mortalidade relacionada com transfusões sanguíneas alogênicas (considerando o número de mortes por milhão de hemocomponentes transfundidos) notificaram 5,6 mortes na França, no período de 1994 a 1999, e 3,5 mortes no Reino Unido, de 1996 a 2004.[3]

Portanto, toda transfusão traz um risco, imediato ou tardio.

São princípios básicos da boa prática transfusional:

1. A indicação da transfusão deve ser feita pelo médico, com base em critérios clínicos e na premissa de que os benefícios devem superar os riscos.
2. Solicitação e prescrição de transfusão preenchidas de maneira completa, clara e precisa.
3. Identificação rigorosa do paciente: "sangue certo para o paciente certo." Cuidado com homônimos e com a identificação feita em pacientes sedados, anestesiados, com dificuldade auditiva, afásicos.
4. Atenção redobrada para a identificação de amostras de sangue coletadas em salas de urgência e emergência, em razão do maior risco de troca de amostras.
5. Antes da transfusão, observar e anotar pulso, pressão arterial e temperatura e investigar, previamente à transfusão, sinais e sintomas apresentados pelo paciente (febre, dispneia, tonteira), que podem ser confundidos com reação transfusional.
6. Vigilância permanente com o paciente politransfundido.
7. Atenção redobrada para o risco de sobrecarga circulatória em idosos, pacientes debilitados, cardiopatas e anêmicos crônicos.
8. Nunca dispensar o teste pré-transfusional, pois ele reproduz a transfusão *in vitro*.
9. Não colocar nenhum medicamento ou substância na bolsa do hemocomponente, evitando-se, desse modo,

o risco de hemólise, contaminação bacteriana ou alterações do produto.

10. Nunca iniciar uma tranfusão rapidamente (exceto nas urgências hemorrágicas), pois as reações transfusionais imediatas mais graves tendem a se manifestar logo nos primeiros mililitros infundidos. Consequentemente, o risco é diretamente proporcional ao volume transfundido.

11. Nunca aquecer o sangue em banho-maria, estufas ou micro-ondas, pois há sempre o risco de hemólise. O uso de serpentina é condenável.

HEMOCOMPONENTES ORIGINADOS DO SANGUE TOTAL

Concentrado de hemácias

O concentrado de hemácias (CH) é obtido pela centrifugação do sangue total e separado do plasma. Cada bolsa contém 270mL e apresenta o prazo de validade de acordo com o tipo de anticoagulante: 35 dias ($CPDA_1$) e 42 dias (SAG-MANITOL). Em um paciente de 70kg, cada bolsa de CH eleva a hemoglobina (Hb) em 1,5g/dL e o hematócrito (Htc) em 3%.

A transfusão de CH pressupõe a realização de testes pré-transfusionais obrigatórios, que classificam e comprovam a compatibilidade ABO/Rh(D) entre doador e receptor. O tempo de infusão de CH é, habitualmente, de 2 horas, mas transfusões lentas podem ser realizadas em até 4 horas. No caso de risco de sobrecarga circulatória, fracionar a bolsa e transfundi-la em duas etapas, respeitando a validade máxima de 24 horas para uso do produto fracionado.

Tipos de concentrado de hemácias

- **Concentrado de hemácias lavadas:** é o CH padrão submetido a lavagem com soro fisiológico, pela qual procura-se retirar a grande maioria das proteínas plasmáticas. É indicado para pacientes que apresentam reações transfusionais alérgicas graves, entre eles os que apresentam deficiência de IgA.

- **Concentrado de hemácias deleucocitado:** é o CH padrão, submetido a filtração para remoção de leucócitos. Os equipos de transfusão padrão são de 170μ e não removem leucócitos. Filtros especiais removem 99,99% dos neutrófilos contidos no CH. Está indicado na prevenção da reação transfusional febril não hemolítica, na prevenção da infecção pelo citomegalovírus (CMV) em pacientes transplantados ou candidatos a transplantes, em prematuros, recém-nascidos com peso <1.500g, gestantes CMV-negativas e para prevenir a aloimunização leucocitária.

- **Concentrado de hemácias fenotipadas:** bolsa de CH classificada também para outros antígenos de importância transfusional: do sistema Rh (C, c, E, e), *Kell, Kidd, Duffy* e *MNS*. Indicado para pacientes que irão necessitar de múltiplas transfusões ou que já apresentam "provas cruzadas incompatíveis" em virtude de aloimunização anterior (pesquisa de anticorpo irregular [PAI] positiva).

- **Concentrado de hemácias irradiadas:** é produzida a partir de uma bolsa de CH submetida à radiação gama (2.500rads) em equipamento especial,[4] com consequente inativação dos linfócitos T. Está indicado para prevenção da reação enxerto *versus* hospedeiro (DEVH) em pacientes candidatos ou transplantados de medula óssea, coração ou pulmão; em transfusões de recém-nascidos de baixo peso; em prematuros; em transfusões intrauterinas; na anemia aplástica e a síndrome de imunodeficiência congênita.

Uso clínico

A transfusão de CH objetiva aumentar a massa eritrocitária e a capacidade de transporte de oxigênio.

Uma transfusão de CH deve ser cogitada quando os mecanismos fisiológicos de compensação de um quadro de anemia aguda excedem em até 50% a demanda de oxigênio pelos órgãos e tecidos. Esses mecanismos consistem no aumento das frequências cardíaca e respiratória e na extração de O_2 dos eritrócitos, reduzindo a afinidade da Hb pelo O_2.[5]

Contudo, não há um "gatilho" para indicar a transfusão.[6]

A decisão médica será baseada na análise dos seguintes fatores: sinais clínicos, exames laboratoriais, tempo de evolução do quadro de anemia, doença de base e estimativa aproximada da perda sanguínea, nos casos de hemorragias.

Anemia aguda. hipovolêmica. A prioridade no atendimento do paciente com sangramento consiste em manter o débito cardíaco.[7] Isso deve ser conseguido com soluções cristaloides ou coloides (Tabela 11.1).

Anemia normovolêmica. Indivíduos adultos, saudáveis, jovens, assintomáticos, sem patologias associadas, toleram bem níveis de Hb entre 7 e 8g/dL, desde que não coexista hipovolemia.[7]

Pacientes idosos, cardiopatas ou com doença vascular cerebral geralmente necessitam de níveis entre 9 e 10g/dL. Pacientes com doenças cardíacas de alto risco, quase sempre, necessitam Hb >10g/dL.

Anemia crônica. A instalação de anemia crônica que cursa com normovolemia é mais bem tolerada do que a anemia de instalação aguda. A causa da anemia deve ser investigada e o tratamento específico instituído (p. ex., suplementação de ferro, vitaminas B_{12} e folato, uso de eritropoetina ou corticoide).[7]

As transfusões só serão recomendadas na ausência de tratamento específico e se o benefício esperado superar o

Capítulo 11 ■ Suporte Hemoterápico ao Paciente em Emergência Médica

Tabela 11.1 ■ Anemia aguda: hipovolêmica[8]

Classe	Sinais clínicos	% de perda de volume	Conduta
I	Taquicardia	<15% (750mL)	Não há necessidade de transfusão, exceto em caso de anemia prévia ou paciente incapaz de compensar a anemia por doença cardiovascular grave, pneumopatia, febre, idade avançada
II	Hipotensão	20% a 25% (750 a 1.500mL)	Infusão de cristaloide ou coloide. Não é necessário transfundir, exceto em caso de deterioração das condições clínicas ou se persistir a hemorragia
III	I + II + oligúria	30% a 40% (1.500 a 2.000mL)	Repor rapidamente o volume com cristaloide ou coloide e transfundir concentrado de hemácias
IV	Alteração de consciência	>40% (>2.000mL)	

eventual risco de não transfundir. A indicação de transfusão é individualizada, e nas anemias crônicas os sintomas de descompensação cardiorrespiratória norteiam a conduta. Em geral, são aceitas as seguintes condutas para os pacientes hemodinamicamente estáveis:

- **Hb <6g/dL:** indicada a transfusão.
- **Hb 6 a 8g/dL:** aconselha-se diminuir a atividade física diária, podendo ser necessário transfundir.
- **Hb 8 a 10g/dL:** a transfusão será indicada de acordo com a doença de base do paciente e, nos casos cirúrgicos, de acordo com a estimativa de perda no per e pós--operatórios.
- **Hb >10g/dL:** evitar a transfusão.

A eritropoetina recombinante tem sido usada como tratamento alternativo das anemias em pacientes com doença renal crônica ou oncológica.

Transfusão pré-operatória. A necessidade transfusional pré e pós-operatória pode ser minimizada por meio da correção da anemia ferropriva, da suspensão de anticoagulantes e anti-inflamatórios, da rigorosa hemostasia e da avaliação criteriosa do paciente.[1] Ressaltando-se a inexistência de um "gatilho" transfusional preestabelecido e a importância da individualização de indicação da transfusão, sugere-se que esta seja considerada para:

- Pacientes cirúrgicos sem fatores de riscos isquêmicos, com Hb <8g/dL.
- Pacientes com risco isquêmico ou outra comorbidade e Hb <10g/dL.

A transfusão de CH está contraindicada para: melhorar a cicatrização de feridas, prevenir infecção, promover o aumento da sensação de bem-estar do paciente; expandir volume, quando a capacidade de transporte de O_2 está adequada; e para prevenir futura anemia.[9]

Concentrado de plaquetas

Os concentrados de plaquetas (CP) são preparados a partir da doação de sangue total, por centrifugação de cada bolsa do plasma rico em plaquetas, ou pela plaque-

taférese do doador. Não é necessária a realização da prova de compatibilidade (prova cruzada) antes da liberação do hemocomponente.

Toda transfusão de plaquetas deverá ser feita em equipamento com filtro de 170μ, de preferência ABO/Rh(D) compatível com o paciente. Mulheres Rh-negativas em período fértil devem receber, preferencialmente, plaquetas Rh-negativas a título de prevenção da aloimunização Rh(D) e, em gestações futuras, da doença hemolítica neonatal.

A transfusão de plaquetas deve ser realizada em gotejamento livre.

Tipos de concentrado de plaquetas

- **Concentrado unitário de plaquetas:** é preparado pela centrifugação do plasma rico em plaquetas: volume 50mL. Contém $5,5 \times 10^{10}$ plaquetas por bolsa.
- ***Pool*** **de concentrado de plaquetas:** preparado a partir de 5 concentrados unitários de plaquetas, obtidos por centrifugação e separação da camada leucoplaquetária: volume 250mL. Contém $3,0 \times 10^{11}$ plaquetas.
- **Concentrado de plaquetas por aférese:** obtido pelo processamento automático de sangue total de um único doador. Equivale a 8 unidades de concentrado unitário de plaquetas-volume: 300 a 400mL. Contém $3,0 \times 10^{11}$ plaquetas.

Todos os tipos de CP têm validade de 5 dias a partir da coleta.

Indicações

A dose padrão para uso do CP é de 1 unidade para cada 7 a 10kg de peso.

Os diversos estudos e *guidelines* que tentam estabelecer parâmetros para a transfusão – profilática e terapêutica – de plaquetas ainda não chegaram a um consenso quanto à dose-gatilho para situações clínicas específicas.[10]

Em linhas gerais, os concentrados de plaquetas estão indicados:

- Como transfusão terapêutica para pacientes trombocitopênicos com sangramento ativo.

- Como transfusão profilática para pacientes com contagem plaquetária <10.000 a 20.000/mm³ ou <30.000 a 50.000/mm³ antes de procedimentos invasivos.[1]
- Em pacientes estáveis, recomenda-se que a contagem de plaquetas seja mantida >10.000/mm³.
- Em pacientes instáveis e com riscos adicionais, como febre, sepse, uso de drogas ou quimioterapia, a contagem deve ser >20.000/mm³.
- A maioria dos procedimentos invasivos pode ser realizada com segurança com a contagem plaquetária em torno de 50.000/mm³, na ausência de associação com anormalidades da coagulação.[11]
- Em procedimentos cirúrgicos e situações de trauma, recomenda-se manter a contagem plaquetária de pelo menos 50.000/mm³. Para procedimentos neurocirúrgicos e pacientes com sangramento no sistema nervoso central (SNC), a contagem deve ser mantida >100.000/mm³. Para contagens entre 50.000 e 100.000/mm³, a decisão da transfusão baseia-se na extensão do trauma/cirurgia, na habilidade do controle do sangramento com medidas locais, na estimativa do sangramento e na disfunção plaquetária ou coagulopatia (Tabela 11.2).[12]

Usualmente, a transfusão de CP não está indicada nos casos de plaquetopenia secundária à destruição periférica (púrpura trombocitopênica imune, hiperesplenismo, púrpura trombocitopênica trombótica), exceto em sangramentos graves que coloquem em risco a vida do paciente.[9] Essa regra se aplica às plaquetopenias decorrentes de infecções, como dengue, riquetsiose e leptospirose.

Tabela 11.2 ■ Contagem plaquetária mínima para realização de alguns procedimentos invasivos

Procedimento	Contagem de plaquetas
Punção liquórica	Alguns estudos sugerem valores ≥20.000/mm³ e outros ≥50.000/mm³. Os autores deste capítulo adotam a conduta mais conservadora
Biópsia de medula	
Endoscopia digestiva alta sem biópsia	
Broncoscopia sem biópsia	
Endoscopia digestiva alta com biópsia	≥50.000/mm³
Extração dentária	
Toracocentese	
Paracentese	
Laparotomia	
Inserção de cateter por punção	
Cirurgia geral ou cardíaca	≥90.000/mm³
Cirurgia oftálmica ou neurológica	≥100.000/mm³
Biópsia hepática percutânea	

Plasma fresco

Composto por água, proteínas, carboidratos e lipídios, o plasma fresco (PFC) é obtido por meio da centrifugação do sangue total ou por plasmaférese e deve ser estocado a –20°C. Cada bolsa de PFC (200mL) contém todos os fatores da coagulação, inclusive os fatores V e VIII lábeis.

Não é necessária a realização de testes de compatibilidade antes das transfusões, devendo-se usar bolsas ABO compatíveis com o paciente. As bolsas de plasma fresco, quando descongeladas, devem ser utilizadas em gotejamento livre imediatamente ou, no máximo, em até 4 horas.

Indicações

O uso do PFC para transfusão é restrito, sendo indicado especialmente em pacientes com sangramento acompanhado de deficiências múltiplas de fatores da coagulação devido à coagulação intravascular disseminada (CIVD), nas hepatopatias e na coagulopatia dilucional, por transfusão maciça.

Também é utilizado na reversão rápida do efeito da varfarina em caso de cirurgia imediata, na plasmaférese terapêutica, na púrpura trombocitopênica trombótica, na deficiência das proteínas C e S e na antitrombina III.

Situações em que o PFC não está indicado: reposição de fatores de coagulação que existam sob a forma de concentrados específicos liofilizados, expansão de volume, como fonte proteica em pacientes com deficiências nutricionais, em sangramentos sem coagulopatias, grandes queimados e em caso de septicemia.

Crioprecipitado

O crioprecipitado (CRIO) é obtido a partir de uma unidade de plasma fresco, por meio da precipitação das proteínas plasmáticas a 4°C. Cada bolsa (20mL) contém fator VIII, fator XIII, fibrinogênio e fibronectina. Armazenado a –20°C, deve, após o descongelamento da bolsa, ser transfundido imediatamente no paciente. Devem ser utilizadas nos pacientes bolsas de crioprecipitado ABO compatíveis, mas não é necessária a realização de provas de compatibilidade.

Indicações

Está indicado nos sangramentos ativos ou em procedimentos invasivos nas seguintes situações: CIVD, hipofibrinogemia congênita ou adquirida, disfibrinogenemia, sangramento microvascular com fibrinogênio <100mg/dL e deficiência de fator XIII.

TRANSFUSÃO EM UNIDADE DE TERAPIA INTENSIVA (UTI)

A Tabela 11.3 mostra as três condições que favorecem o desenvolvimento da anemia em pacientes na UTI.[13]

Tabela 11.3 ■ Causas da redução de Hb em pacientes na UTI

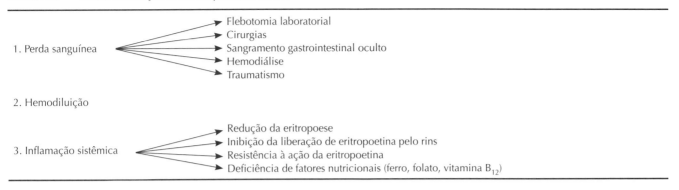

O volume de sangue retirado dos pacientes da UTI para exames laboratoriais é, em média, de 40 a 70mL/dia, e em 1 semana o volume retirado acumulado equivale ao de uma bolsa de CH.

As citocinas inflamatórias (p. ex., fator de necrose tumoral) exercem efeitos de inibição da liberação da eritropoetina pelos rins, diminuição abrupta da eritropoese endógena e redução da resposta medular à eritropoetina.

A anemia associada à inflamação tem as mesmas características da anemia da doença crônica: redução do ferro, da capacidade de ligação do ferro e dos níveis de transferrina no plasma com aumento da ferritina.

A adoção da taxa de hemoglobina limítrofe para a indicação transfusional, independentemente da presença de outros sinais e sintomas da anemia, é controversa.[9] A mensuração do grau de hipoxia é complexa em pacientes normovolêmicos. Não há sinais específicos para hipoxia tissular, a qual pode ser medida a partir da saturação de oxi-hemoglobina arteriovenosa ($SaO_2 - SvO_2$).

Isso significa que uma saturação tecidual de O_2 ($SaO_2 - SvO_2$) de 50% ou mais é um sinal de oxigenação tecidual inadequada. Outros sinais indiretos seriam a acidemia e a hipotensão arterial, sugerindo disfunções orgânicas.

Os médicos na UTI, muitas vezes, utilizam um valor limite para transfundir os pacientes anêmicos hemodinamicamente estáveis. Em vez de ser aconselhado determinado nível de hemoglobina, deve-se indicar a transfusão por necessidades fisiológicas, definidas individualmente para cada paciente. O uso de transfusões em pacientes anêmicos pode minimizar a demanda de oxigênio durante o desmame da ventilação mecânica.[13]

Napolitano et al., verificando o grau de evidência das recomendações das principais *guidelines* de transfusão de CH para pacientes adultos criticamente enfermos ou em situação de trauma, resumiram as seguintes recomendações:

- Transfusão de CH é indicada para pacientes com evidência de choque hemorrágico (grau de recomendação nível 1).
- Transfusão de CH pode ser indicada para pacientes com evidências de hemorragia aguda e instabilidade hemodinâmica ou oferta de oxigênio inadequada (nível 1).
- Uma estratégia "restritiva" de transfusão de CH (transfundir quando Hb <7g/dL) é tão efetiva quanto a estratégia "liberal" (transfundir quando Hb <10g/dL), em paciente críticos com anemia hemodinamicamente estável, com possível exceção para os pacientes com isquemia miocárdica aguda (nível 1).
- O uso do valor da Hb como único parâmetro de "gatilho" para transfusão deve ser evitado. A decisão quanto à transfusão de CH deve ser individualizada para o paciente, considerando o volume intravascular, o estado de choque, a duração e a magnitude da anemia e parâmetros fisiológicos cardiopulmonares (nível 2).
- Na ausência de hemorragia aguda, CH deve ser transfundido como uma unidade isolada, seguido de reavaliação (nível 2).
- Considerar a transfusão se Hb <7g/dL em pacientes criticamente enfermos que: necessitam de ventilação mecânica (VM), ou que sofreram trauma, ou que apresentam cardiopatia estável. Não há benefício na estratégia "liberal" (transfundir quando Hb <10g/dL) para esses pacientes (nível 2).
- A transfusão de CH não deve ser considerada o único método para melhorar a oxigenação de pacientes críticos (nível 2).
- A transfusão de CH pode ser benéfica para pacientes que tenham síndrome coronariana aguda com anemia (Hb ≤8g/dL).[14]

TRANSFUSÃO DE URGÊNCIA

Refere-se à necessidade urgente da administração do sangue para promover a sobrevida do paciente. Entre os fatores críticos envolvidos estão a interrupção da hemorragia maciça, a reposição do volume intravascular e o restabelecimento do transporte de oxigênio.

Recomenda-se a reposição imediata de volume intravascular com soluções coloides e cristaloides, tomando-se o cuidado de racionalizar o volume total infundido para evitar a hemorragia dilucional, ou seja, a diluição dos fatores da coagulação. Caso essas medidas levem à estabilização clínica, a transfusão torna-se menos urgente e é possível aguardar a determinação do grupo sanguíneo ABO/Rh e a realização das provas de compatibilidade. Atualmente, esses testes são finalizados em 30 minutos após a entrada da amostra do paciente na agência transfusional.

Caso as condições clínicas do paciente não se estabilizem rapidamente, devem ser transfundidas hemácias "O negativo" sem teste de compatibilidade.

Estratégia do tratamento

O atraso no fornecimento de sangue devido ao tempo necessário para a realização dos testes pré-tranfusionais pode, às vezes, colocar a vida do paciente em risco. Nesse caso, de acordo com a legislação vigente (RDC 153/2004 – Anvisa), as bolsas de concentrado de hemácias serão liberadas antes que os testes de compatibilidade estejam finalizados. O médico assistente assinará um Termo de Compromisso para que ocorra a liberação das bolsas sem teste.[15] Ele será informado dos riscos e se responsabilizará pelas consequências do ato transfusional, se a emergência houver sido criada por seu esquecimento ou omissão.[9]

Se o tipo sanguíneo do paciente for desconhecido, deve-se utilizar concentrado de hemácias O Rh(D) negativo, especialmente em mulheres em idade fértil. Não havendo esse tipo de sangue em estoque no serviço de hemoterapia, pode-se utilizar sangue O positivo, sobretudo em homens ou mulheres com mais de 45 anos de idade.[6]

TRANSFUSÃO MACIÇA

Perda sanguínea maciça é arbitrariamente definida como a perda de uma volemia em um período de 24 horas, sendo a volemia do adulto estimada em 7% de seu peso ideal. Definições alternativas podem ser úteis e consideram a perda de 50% da volemia em 3 horas ou uma taxa de perda de 150mL/min.[16]

Os objetivos principais da transfusão maciça são:

- Manter a perfusão e a oxigenação dos tecidos por meio da restauração da volemia e da hemoglobina.
- Contenção do sangramento:
  - Tratamento do local da perda sanguínea (traumática, cirúrgica ou obstétrica);
  - Uso criterioso e racional do sangue para corrigir a coagulopatia.[16]

A mortalidade dos pacientes submetidos à transfusão maciça varia, nos diversos estudos, de 30% a 60%, mas pode ser mais elevada em pacientes idosos, com doenças crônicas, hepatopatas e com alteração da hemostasia.

Depois da transfusão, em curto período de tempo, de 15 a 20 unidades de hemocomponentes (concentrado de hemácias, concentrado de plaquetas, plasma fresco, crioprecipitado), observa-se uma tendência anormal à hemorragia.[17]

Ocorrem alterações na razão de normatização internacional (RNI) e no tempo de tromboplastina tecidual ativado (PTTa) >1,5 e na contagem de plaquetas <50 × 10^9/L, devido à diluição dos fatores de coagulação, ou em razão do aumento no consumo dos fatores em virtude da inadequada perfusão tecidual pela hemorragia ou choque, levando à CIVD. Aproximadamente 50% dos pacientes que receberam mais de 3 litros de fluidos (cristaloides) de reposição na fase pré-hospitalar de atendimento ao choque desenvolvem coagulopatia dilucional. Esses pacientes necessitam diagnóstico precoce da coagulopatia e a adoção de medidas terapêuticas rápidas, para se evitar a instalação da tríade letal coagulopatia-hipotermia-acidose.[18]

Estudos recentes têm demonstrado que a relação de transfusão de PFC:CH ≥1 está associada a evolução favorável e menor mortalidade.[19]

As Tabelas 11.4 e 11.5 apresentam sugestões de protocolos para a realização de transfusão maciça.

Tabela 11.4 ■ Transfusão maciça – protocolo francês[20]

1. Sangue com prova cruzada compatível, exceto se houver história de anticorpos
2. Testes laboratoriais seriados
3. PFC descongelado é administrado na proporção de 4 PFC: 6 a 8 unidades de CH
4. Plaquetas são administradas na dose de 1 unidade para cada 7kg de peso ajustado para a meta a ser atingida de 50 a 70 × 10^9/L
5. Em caso de sangramento ainda evidente, a relação PFC:CH é aumentada, 6 a 8 unidades PFC:8 unidades de CH – isto é próxima de 1:1
6. Crio e rFVIIa (60 a 90µg/kg) também são considerados em conjunto com o item 5

Fonte: Centre Hospitalier Intercommunal Poissy.

Tabela 11.5 ■ Transfusão maciça – protocolo britânico[16]

1. **Restaurar a volemia:** acesso venoso adequado, administração de cristaloide ou coloide; evitar hipotensão ou diurese <0,5mL/kg/h
2. **Contatar equipe-chave:** clínico, anestesista, hematologista/hemoterapeuta
3. **Conter o sangramento:** intervenção cirúrgica/obstétrica precoce
4. **Pedir exames laboratoriais:** hemograma, coagulograma (PTTa, protrombina, tempo de trombina, fibrinogênio), bioquímica, gasometria, coletar amostra para o banco de sangue. Repetir os testes após a transfusão
5. **Manter Hb >8g/dL:** CHM grupo O negativo, na extrema urgência, até a realização da tipagem ABO/Rh. Grupo O positivo é aceitável em paciente do sexo masculino ou mulher na pós-menopausa. Nas demais situações: ABO/Rh compatível. Usar *blood warmer* e/ou dispositivo para infusão rápida, se taxa de infusão >50mL/kg/h, no adulto
6. **Manter contagem de plaquetas >75 × 10^9/L:** prever plaquetas <50 × 10^9/L, após a reposição de duas vezes a volemia. Considerar o valor >100 × 10^9/L nos casos de politraumatismo ou trauma envolvendo SNC, ou se função plaquetária anormal
7. **Manter PTTa e RNI <1,5 × controle:** transfundir PFC 12 a 15mL/kg (1 l ou 4 unidades para o adulto); monitorar com exames. Prever a necessidade de PFC após a reposição de 1 a 1,5 × a volemia
8. **Manter fibrinogênio >1g/L:** se não corrigir com a transfusão de PFC, transfundir crioprecipitado (2 unidades para um adulto)
9. **Evitar a CIVD:** tratar a causa subjacente (choque, hipotermia, acidose)

Fonte: adaptada de British Committee for Standards in Haematology (2006).

Riscos da transfusão maciça

Riscos metabólicos

Em geral, durante a transfusão, não se observa quadro de hiperpotassemia, a qual poderá ocorrer em pacientes com insuficiência renal, com extensa necrose muscular, ou em casos de rápida infusão de concentrados de hemácias.

A presença do anticoagulante citrato nas bolsas de hemocomponentes poderá, eventualmente, levar à hipocalcemia, principalmente em pacientes hepatopatas e hipotérmicos. Nesse caso, deve-se realizar a injeção de gluconato de cálcio a 10% (1mL/100mL de sangue), em via diferente daquela em que está ocorrendo a transfusão.

Hiperpotassemia pode ocorrer em virtude da alta concentração de potássio nos concentrados de hemácias estocados.

Alterações do equilíbrio ácido-básico

Quando ocorrem alterações do equilíbrio ácido-básico na transfusão maciça, geralmente estão ligadas à patologia anterior do paciente: acidose nos casos de insuficiência renal ou insuficiência circulatória/choque e alcalose nos casos em que ocorra hiperventilação.

Hipotermia

A transfusão de hemocomponentes frios pode perturbar o metabolismo do citrato, levar à diminuição da avidez da hemoglobina pelo oxigênio e alterar os testes laboratoriais (RNI, PTTa), que ficarão artificialmente diminuídos, já que esses testes são realizados a 37°C. Também pode provocar alterações cardíacas, como extrassístoles, parada cardíaca e alongamento de ST e QRS ou achatamento de T no eletrocardiograma.

O aquecimento do paciente, dos hemocomponentes e de outros fluidos pode reverter a coagulopatia, mas estão contraindicados os métodos não controlados de aquecimento das bolsas de hemocomponentes, como a colocação da bolsa em água aquecida ou micro-ondas. Os concentrados de hemácias, quando expostos a temperaturas superiores a 40°C, podem ser hemolisados. Para o aquecimento seguro das bolsas devem ser usados equipamentos próprios com temperatura controlada tipo blood warmer.

Sucesso da transfusão maciça – sobrevida do paciente

A identificação precoce da coagulopatia nos pacientes agressivamente transfundidos é fundamental para que não ocorra piora da doença de base do paciente e se obtenha sucesso no tratamento dos quadros hemorrágicos graves. A correção precoce dos fatores adicionais, como acidose, hipotermia e hipocalcemia desencadeadas nessas ações, pode ser determinante para o controle da hemorragia.[13] Cada serviço de emergência deve implementar protocolos específicos e procurar o melhor e mais adequado sinergismo de ações entre as equipes de resgate, cirurgiões, intensivistas, laboratório e agência transfusional (comitê transfusional), visando a rápidas ações terapêuticas com a devida segurança e o uso racional dos hemocomponentes.

HEMODERIVADOS

Com a industrialização das bolsas de plasma fresco, tornou-se possível obter a concentração, a purificação e a liofilização dos fatores específicos (frações coagulantes, imunoglobulinas e albumina) contidos no plasma fresco. Esses produtos, chamados hemoderivados, são utilizados na maior concentração e no menor volume.

Albumina humana

Obtida do plasma de doadores de sangue total ou por plasmaférese, contém 96% de albumina e 4% de globulina. Encontra-se disponível nas apresentações a 5% (isosmótica) e 25%.[1]

Em geral, a albumina é utilizada para exercer atividade oncótica em pacientes hipovolêmicos e hipoproteinêmicos nas seguintes situações:

- hipotensão ou choque secundário à hemorragia que não responde ao uso de cristaloide ou coloide;[15]
- choque não hemorrágico, se a proteína total for <5,2g/dL;
- hipoalbuminemia pós-transplante de fígado;
- reposição de volume após severa pancreatite necrosante, que não responde ao uso de cristaloide ou coloide;[15]
- nefropatia/enteropatia perdedora de proteína com edema não responsivo ao uso de diurético;
- hipotensão pós-paracentese (remoção >4L);[15]
- queimadura com hipoproteinemia (após 24 horas);
- plasmaférese terapêutica.

Fatores da coagulação

São obtidos do plasma fresco:

- **Fator VIII da coagulação:** tratamento de sangramento ou preparo de procedimentos invasivos em pacientes com hemofilia A.
- **Fator IX da coagulação:** indicado para tratamento ou preparo para realização de procedimentos invasivos em pacientes com hemofilia B.
- **Complexo protrombínico (CPP):** contém os fatores II, VII, IX, X da coagulação.

Os fatores de coagulação devem ser prescritos sob a orientação de um hematologista/hemoterapeuta experiente e conhecedor da coagulopatia específica do paciente.

AFÉRESE TERAPÊUTICA

A aférese, derivada da terminologia grega (migrar para), consiste em um procedimento realizado com equipamento automatizado, em que um ou dois acessos veno-

Tabela 11.6 ■ Principais indicações de aférese terapêutica[21]

Doença	Processo (Categoria I*)
Síndrome de Guillain-Barré	Plasmaférese
Síndrome de Goodpasture	
Polirradiculoneuropatia	
Crioglobulinemia	
Gamopatia monoclonal	
Miastenia grave	
Púrpura trombocitopênica trombótica	
Doença falciforme	Eritroaférese
Hiperleucocitose	Leucaférese
Trombocitose	Trombocitoaférese
Micose fungoide	Fotoaférese

*Categoria I: doenças para as quais a aférese é tratamento padrão, tanto como terapia primária quanto como terapia adjuvante de primeira linha.

sos calibrosos são puncionados no paciente. Através desses acessos venosos é coletado o sangue total, o qual, durante o processo, é separado em hemocomponentes. Um dos hemocomponentes é retido e os outros são reinfundidos e retornam ao paciente (Tabela 11.6).

De acordo com o componente retido, o procedimento pode ser classificado em: plasmaférese terapêutica, eritrocitoaférese terapêutica, leucaférese terapêutica e trombocitoaférese terapêutica.

O objetivo da aférese terapêutica baseia-se nas seguintes premissas:

- O agente patológico existente no sangue contribui para o processo da doença de base ou de seus sintomas.
- Esse agente patológico pode ser mais efetivamente removido do sangue pelo processo automático do que pelos mecanismos naturais do paciente. A redução ou remoção da célula ou proteína envolvida na do-

ença do paciente objetiva melhorar os resultados nas doenças passíveis de controle por meio dessa técnica. A aférese terapêutica raramente é curativa, sendo uma modalidade terapêutica adjuvante à terapia convencional.[11]

Riscos do procedimento

A aférese não é isenta de riscos, podendo apresentar os seguintes efeitos adversos para o paciente: intoxicação pelo citrato de sódio presente no anticoagulante, podendo levar à parestesia e à hipocalcemia. O acesso venoso deve ser por veias calibrosas puncionadas na fossa cubital, com agulha 16G ou 18G (Gauge) para se obter um bom fluxo de sangue. Em pacientes debilitados ou em esquemas terapêuticos prolongados, com múltiplas sessões de aférese, opta-se pela implantação de um cateter venoso central. Ocorre risco de hemorragia, flebite, sepse e trombose. Outros riscos: depleção de proteínas e imunoglobulinas, embolia aérea, depleção de fatores da coagulação e reação vasovagal.

A avaliação do risco/benefício do tratamento para o paciente é uma decisão entre o médico hemoterapeuta e o médico assistente.

REAÇÕES TRANSFUSIONAIS

Reações transfusionais são eventos adversos ocorridos durante ou após a transfusão sanguínea e a está relacionados, podendo ser classificados em imediatos, quando ocorrem até 24 horas após a transfusão, ou tardios, quando ocorrem após 24 horas da transfusão.

A Tabela 11.7 apresenta os tipos de reações transfusionais e respectiva classificação.[22]

Neste capítulo, e no contexto das emergências, serão consideradas apenas as reações transfusionais imediatas.

Tabela 11.7 ■ Classificação das reações transfusionais adversas

Reações transfusionais	Imunológicas	Não imunológicas
Agudas ou imediatas	Hemolítica	Contaminação bacteriana
	Febril não hemolítica	Sobrecarga circulatória
	Alérgica/urticária	Hemólise (causa mecânica)
	Anafilática	
	TRALI	
Tardias	Aloimunização (a antígenos eritrocitários)	Infecções (hepatites B, C, HTLV I e II, HIV, Chagas, sífilis etc.) Sobrecarga de ferro
	Aloimunização HLA	
	Doença enxerto *versus* hospedeiro	
	Púrpura pós-transfusional	
	Imunomodulação	

TRALI: Transfusion Related Acute Lung Injury – Lesão Pulmonar Aguda Relacionada com Transfusão.

Incidentes transfusionais imediatos

De modo geral, as seguintes medidas devem ser tomadas em caso de reações transfusionais imediatas:

1. Interromper imediatamente a transfusão.
2. Manter acesso venoso com solução fisiológica (NaCl 0,9%).
3. Checar identificação e ABO da bolsa e do paciente.
4. Verificar os sinais vitais do paciente.
5. Comunicar o incidente ao médico assistente, instituir o tratamento clínico específico e preencher a ficha de notificação de reação transfusional.
6. Encaminhar a bolsa de hemocomponente envolvida na reação e a ficha de notificação de reação transfusional para o Serviço de Hemoterapia, responsável pelas transfusões do hospital.
7. Providenciar a coleta de amostras do paciente para o banco de sangue e para o laboratório, quando indicado.
8. Registrar o incidente no prontuário do paciente.

O comitê transfusional do hospital deverá estabelecer protocolo multidisciplinar de manejo das reações transfusionais, atendendo à legislação sanitária vigente.

A Tabela 11.8 apresenta as características das principais reações transfusionais imediatas e as condutas de tratamento e prevenção.

Tabela 11.8 ■ Reações transfusionais imediatas

Reação	Quadro clínico	Exames	Tratamento/Prevenção
Hemolítica aguda Hemólise intravascular Geralmente incompatibilidade ABO motivada por erro humano Extremamente grave, pode evoluir com insuficiência renal aguda, CIVD e óbito	Dor (tórax, local da infusão, abdome, flancos), hipotensão grave, febre, calafrios, ansiedade, inquietação, hemoglobinúria, hemoglobinemia Teste de antiglobulina direto – TAD (Coombs direto) positivo, aumento da Hb livre, queda da Hb/Hct, elevação de bilirrubina indireta e do LDH e diminuição da haptoglobina	**Agência transfusional:** Reclassificação ABO/Rh (bolsa) Reclassificação ABO/Rh, PAI, TAD amostras pré e pós-transfusionais (do paciente) Inspeção visual da urina e do plasma do paciente **Laboratório:** Hemograma, plaquetas, coagulograma, função renal, bilirrubinas	**Em hipótese alguma reiniciar a transfusão** Hidratação (mantendo a diurese 100mL/h) Cuidados de terapia intensiva Infusão lenta e monitoração dos sinais vitais nos primeiros 50mL da transfusão Atenção a sinais e sintomas do paciente após iniciada a transfusão Cuidado em todas as etapas do ato transfusional Seguir as normas técnicas relacionadas com a transfusão
Febril não hemolítica Elevação da temperatura corporal >1°C durante ou após a transfusão de sangue, sem outra causa Anticorpos antileucocitários do paciente reagem com antígenos leucocitários HLA do doador	Febre, calafrios, tremores, frio (10% dos casos cursam sem febre) Cefaleia, náuseas, vômitos, hipertensão, hipotensão e dor abdominal podem estar associados à febre	Desnecessários	Antipiréticos Uso de hemocomponentes desleucocitados
Reação alérgica Reação de hipersensibilidade mediada por IgE, IgA, IgG ou outros mediadores	Eritema, prurido, pápulas, *rash*, tosse, rouquidão, dispneia, sibilos, usualmente sem febre Classificação. 1. Alérgica: lesões cutâneas pruriginosas e urticariformes 2. Anafilactoide: 1 + hipotensão, dispneia, estridor, sibilos pulmonares, diarreia etc. 3. Anafilática: 2 + hipotensão e perda de consciência	Desnecessários	Após a 1ª reação: prescrever anti-histamínico como pré-medicação, 30 minutos antes da próxima transfusão Após duas ou mais reações: usar CHM lavadas ou produtos pobres em proteínas plasmáticas Para reações alérgicas recorrentes: considerar também o uso de corticoides
Reação anafilática Antígeno presente no plasma é transfundido para um paciente previamente sensibilizado (presença de anticorpo – p. ex., anti-IgA)	Tosse, broncoespasmo, dispneia, sibilos, insuficiência respiratória, hipotensão, taquicardia, perda de consciência, arritmia cardíaca, náusea, vômito, diarreia e choque Grave e rápida instalação	Dosagem de IgA e/ou de anti-IgA	**Em hipótese alguma reiniciar a transfusão** Instituir medidas intensivas Pesquisar IgA e anti-IgA no paciente Pré-medicação com anti-histamínico e corticoide Uso de hemocomponentes lavados Quando indicado, uso de hemocomponentes de doadores deficientes de IgA

(Continua)

Tabela 11.8 ■ Reações transfusionais imediatas (*continuação*)

Reação	Quadro clínico	Exames	Tratamento/Prevenção
TRALI Inicia-se durante ou em até 6 horas após o término da transfusão, em paciente sem lesão pulmonar aguda de outra natureza Existência de anticorpos antileucocitários no plasma do doador dirigidos contra antígenos do sistema HLA (classe I ou classe II) ou contra antígenos presentes em granulócitos. Em 5% a 20% dos casos, o anticorpo implicado está presente no próprio paciente	Sintomas respiratórios (dispneia, hipoxia, insuficiência respiratória grave) Podem ocorrer ainda febre, tremores, taquicardia, hipotensão leve ou moderada, não responsiva à administração de fluidos Pressão venosa central (PVC) é normal Cerca de 80% dos pacientes que recebem suporte ventilatório rápido e adequado apresentam melhora clínica em 48 a 96 horas	Diagnóstico essencialmente clínico e de exclusão Radiografia de tórax: infiltrados pulmonares difusos sugestivos de edema pulmonar devido ao aumento da permeabilidade capilar Demonstração de anticorpos anti-HLA (classe I ou II) ou antigranulócitos no doador ou no receptor Reação linfocitária cruzada positiva entre o soro do doador e os linfócitos do paciente	Suporte respiratório e medidas intensivas Quando são identificados anticorpos no paciente, recomenda-se o uso de hemocomponentes desleucocitados Quando são identificados anticorpos no doador, não são necessárias medidas preventivas futuras específicas para o paciente. Ao serem notificados da reação, o Comitê Transfusional e a Agência Transfusional tomarão as medidas relativas às próximas doações
Contaminação bacteriana Existência de bactéria na bolsa de hemocomponente transfundida, causada por: antissepsia inadequada do doador, manipulação inadequada da bolsa de sangue para infusão; bacteriemia do doador, não detectada na triagem clínica; estocagem inadequada	Grave, com alta taxa de mortalidade Febre, calafrios, tremores, hipotensão arterial, náusea, vômitos e choque. Também: dispneia, dores, diarreia, hemoglobinúria, CIVD e insuficiência renal aguda	Diagnóstico realizado por meio de culturas da bolsa transfundida e do sangue do receptor, com identificação do mesmo organismo em ambas	**Em hipótese alguma reiniciar a transfusão** Medidas de cuidado intensivo Antibiótico de amplo espectro Cuidados para evitar a contaminação bacteriana em todas as etapas do ciclo do sangue até a transfusão do receptor
Sobrecarga volêmica Geralmente após infusão rápida de hemocomponentes ou transfusões maciças Ocorrem aumento da pressão venosa central (PVC), aumento no volume sanguíneo pulmonar e diminuição da capacidade pulmonar, resultando em insuficiência cardíaca congestiva e edema pulmonar	Sintomas de insuficiência cardíaca congestiva clássica: dispneia, ortopneia, cianose, ingurgitamento jugular, taquicardia, hipertensão arterial, edema periférico e tosse seca. A ausculta pulmonar revela estertoração	Diagnóstico essencialmente clínico Radiografia de tórax	Suporte hemodinâmico e respiratório Diuréticos Paciente na posição sentada Flebotomia se necessário Separar o hemocomponente e transfundir mais lentamente

Fonte: adaptada de Anvisa (2007).[22]

Referências

1. Loureiro AS. Uso de sangue e seus derivados. In: Ratton Emergências médicas e terapia intensiva. 3. ed. Rio de Janeiro: Guanabara Koogan, 2005.
2. Hay SN, Scanga L, Brecher ME. Life, death, and the risk of transfusion: a university hospital experience. Transfusion 2006; 46(9):1491-3.
3. Vamvakas EC, Blajchman MA. Transfusion-related mortality: the ongoing risks of allogeneic blood transfusion and the available strategies for their prevention. Blood 2009; 113(15):3406-17.
4. Guide to the preparation, use and quality assurance of blood components. 13. ed. Council of Europe Publishing, 2007.
5. Marino PL. Anemia e transfusão de hemácias na UTI. In: Compêndio na UTI. 3. ed. Artmed, 2007:541-57.
6. Harmening DM. Modern blood banking e transfusion practices. 5. ed. FA. Davis Company, 2005.
7. Marino PL. Reposição de coloides e cristaloides. In: Compêndio na UTI. 3. ed. Artmed, 2007:195-202.

8. Conferência de consenso: uso de sangue e derivados. ABO Revista de Medicina Transfusional 2002(9):33-48.
9. Brasil. Ministério da Saúde. Resolução RDC 153 – Determina o regulamento técnico para os procedimentos hemoterápicos, incluindo a coleta, o processamento, a testagem, o armazenamento, o transporte, o controle de qualidade e o uso humano de sangue, e seus componentes, obtidos do sangue venoso, do cordão umbilical, da placenta e da medula óssea. Brasília (DF): ANVISA, 2004.
10. Stanworth S, Hyde C, Heddle N, Rebulla P, Brunskill S, Murphy MF. Prophylatic platelet transfusion for haemorrage after chemotherapy and steem cell transplantation. Cochrane Database of Sistematic Reviews. In: The Cochrane Library, Issue 4, Art. Nº CD004269. DOI:10.1002/14641858.CD004269.pub4.
11. Covas DT, Ubiali EMA, de Santis GC. Manual de medicina transfusional. São Paulo: Atheneu, 2009.
12. Slichter SJ. Evidence-based platelet transfusion guidelines. Hematology Am Soc Hematol Educ Program 2007:172-8.

Capítulo 11 ■ Suporte Hemoterápico ao Paciente em Emergência Médica

13. Covas DT, Langui DM, Bordin JO. Hemoterapia: fundamentos e prática. São Paulo: Atheneu, 2007.
14. Napolitano LM, Kurek S, Luchette FA et al. Clinical practice guideline: Red blood cell transfusion in adult trauma and critical care. Crit Care Med 2009; 37:3124-57.
15. Brecher ME. Technical Manual. 15. ed. Bethesda, MD: American Association of Blood Banks, 2005.
16. Stainsby D, MacLennan S, Thomas D, Isaac J, Hamilton PJ. British Committee for Standards in Haematology. Guidelines on the management of massive blood loss. Br J Haematol 2006; 135(5):634-41.
17. Spinella PC. Uma abordagem nova e equilibrada à transfusão no choque hemorrágico. ABO Revista de Medicina Transfusional 2009; 40:27-35.
18. Hess JR. Transfusão sanguínea em situações de emergência. ABO Revista de Medicina Transfusional 2009; 40:17-26.
19. Rose AH, Kotzé A, Doolan D, Norfolk DR, Bellamy MC. Massive transfusion – evaluation of current clinical practice and outcome in two large teaching hospital trusts in Northern England. Vox Sang 2009; 97(3):247-53.
20. Brasil. Ministério da Saúde. Guia para uso de hemocomponentes. Brasília (DF): Secretaria de Atenção à Saúde. Departamento de Atenção Especializada, 2009.
21. Szczepiorkowski ZM, Bandarenko N, Kim HC et al. Guidelines on the use of therapeutic apheresis in clinical practice – evidence-based approach from the apheresis applications committee of the American Society of Apheresis. Journal of Clinical Apheresis 2007; 22:106-75.
22. Brasil. Ministério da Saúde. Hemovigilância. Manual técnico de hemovigilância – investigação das reações transfusionais imediatas e tardias não infecciosas. Brasília (DF): ANVISA, 2007.

CAPÍTULO 12

Choque

Débora Cerqueira Calderaro

José Carlos Serufo

INTRODUÇÃO

O choque consiste em um estado caracterizado por redução da perfusão tecidual sistêmica que resulta na diminuição do fornecimento de oxigênio aos tecidos e que leva ao desequilíbrio entre sua oferta e consumo, acarretando uma série de alterações bioquímicas, em nível celular, cuja disfunção pode progredir para o nível sistêmico.[1,2]

Os efeitos da oferta insuficiente de oxigênio são inicialmente reversíveis, mas rapidamente podem tornar-se irreversíveis, quando se perpetuam e resultam em morte celular, lesões de órgãos-alvo, falência orgânica múltipla e morte. Diante disso, são essenciais o reconhecimento precoce e a rápida reversão do choque.[3]

Este capítulo discute a fisiopatologia do choque, sua classificação, seus estágios, suas manifestações clínicas e abordagem inicial.

FISIOPATOLOGIA DO CHOQUE

A perfusão tecidual é determinada pelo débito cardíaco (DC) e pela resistência vascular sistêmica (RVS).

O DC é o produto da frequência cardíaca (FC) multiplicada pelo volume sistólico. O volume sistólico, por sua vez, depende da pré-carga, da contratilidade miocárdica e da pós-carga:

$$DC = FC \times \text{volume sistólico}$$

A RVS tem como determinantes o comprimento e o diâmetro do vaso e a viscosidade sanguínea. Alterações em quaisquer desses componentes estão envolvidas na fisiopatologia dos diferentes tipos de choque (Tabela 12.1).[4,5]

Tabela 12.1 ■ Fisiopatologia dos tipos de choque[5]

Tipo de choque	Pré-carga	Débito cardíaco	RVS
Hipovolêmico	↓	↓	↑
Cardiogênico	↑	↓	↑
Distributivo	↓	↑, ↓ ou normal*	↓
Obstrutivo	↑	↓	↑

RVS: resistência vascular sistêmica; ↑: aumento; ↓: redução.
*Fases mais tardias do choque séptico podem cursar com depressão miocárdica e redução do débito cardíaco.

CLASSIFICAÇÃO DOS DIFERENTES TIPOS DE CHOQUE

Os estados de choque são classificados em: hipovolêmico, cardiogênico, distributivo e obstrutivo.[6]

O choque hipovolêmico é decorrente de redução do volume intravascular circulante. Ele pode ser secundário a hemorragias ou perda de líquido intravascular, por desidratação ou sequestro de líquidos.[5,6] A mortalidade por esse tipo de choque depende de sua causa e da possibilidade de sua rápida reversão.

O choque cardiogênico é consequência de uma falência primária da bomba cardíaca, secundária a miocardiopatias, arritmias ou causas mecânicas.[5,6] A mortalidade pelo choque cardiogênico varia de 60% a 90%.

O choque distributivo é decorrente de redução grave da resistência vascular sistêmica.[5,6] A mortalidade por choque séptico pode atingir de 35% a 60% dos casos.[7]

O choque obstrutivo caracteriza-se por obstrução mecânica ao fluxo sanguíneo na pequena circulação ou na circulação sistêmica.[6] A mortalidade atribuída ao choque cardiogênico depende de sua causa e de sua rápida reversão.

Capítulo 12 ■ Choque

141

Os dados da história clínica e do exame físico, associados aos exames laboratoriais e de imagem, podem sugerir cada um desses tipos de choque.[5,6]

Os diferentes padrões de choque, contudo, podem coexistir. Como exemplo, pode ser citado um paciente com choque séptico no qual, além do componente distributivo, pode haver hipovolemia (perdas insensíveis, aumento da permeabilidade capilar, entre outros) e/ou um componente cardiogênico (miocardiopatia associada ao choque séptico).[5,6]

As principais causas dos diferentes tipos de choque estão listadas na Tabela 12.2.[5]

MANIFESTAÇÕES CLÍNICAS

Independentemente de sua classificação, qualquer tipo de choque é deflagrado por um evento inicial, como uma infecção, no choque séptico, ou um infarto agudo do miocárdio, no choque cardiogênico, que leva à alteração do sistema circulatório, cujas anormalidades podem progredir até um estágio de lesão irreversível de órgãos vitais e óbito.[2,5,6]

Os sinais cardinais classicamente associados ao choque são hipotensão arterial, oligúria, pele fria e pegajosa, alteração do nível de consciência e acidose metabólica.[5,6]

A hipotensão pode ser absoluta, quando a pressão arterial sistólica (PAS) é <90mmHg, ou relativa, quando a PAS apresenta queda >40mmHg. A oligúria é secundária à redução da perfusão renal, para privilegiar a perfusão de órgãos mais nobres, e/ou à depleção de volume intravascular. As alterações cutâneas decorrem da vasoconstrição periférica – que objetiva o redirecionamento do fluxo sanguíneo para preservar a perfusão de órgãos nobres. As alterações do nível de consciência podem apresentar-se

Tabela 12.2 ■ Estados de choque: classificação e situações clínicas[5,6]

Classificação	Situação clínica		
Hipovolêmico	Hemorrágico	Trauma	
		Hemorragia digestiva alta ou baixa	
		Hematoma roto	
		Pancreatite hemorrágica	
		Fraturas	
		Ruptura de aneurisma aórtico, abdominal ou ventricular	
	Desidratação	Diarreia e/ou vômitos	
		Reposição inadequada de perdas insensíveis	
		Queimaduras	
	Terceiro espaço	Obstrução intestinal	
		Pancreatite	
		Cirrose hepática	
Cardiogênico	Miocardiopatias	IAM envolvendo >40% do miocárdio de VE	
		IAM de VD	
		Miocardiopatias dilatadas	
		Miocárdio atordoado	
		Depressão miocárdica do choque séptico	
	Arritmias	FA/*flutter* atrial	
		Taquicardia ventricular	
		Bradiarritmias	
		BAV total	
	Causa mecânica	Defeitos valvares	Ruptura de cordas tendíneas
			Ruptura de músculos papilares
			Insuficiência aórtica aguda
			Estenose aórtica crítica
		Defeitos do septo ventricular	
		Mixoma atrial	
Distributivo	Choque séptico/SRIS		
	Anafilaxia e reações anafilactoides		
	Coma mixedematoso/crise addisoniana		
	Choque neurogênico		
	Síndrome pós-ressuscitação (PCR)		
	Vasoplegia após circulação extracorpórea (cirurgia cardíaca)		
Obstrutivo	Embolia pulmonar maciça		
	Tamponamento cardíaco		
	Pneumotórax hipertensivo		
	Coarctação da aorta		

IAM: infarto agudo do miocárdio; VE: ventrículo esquerdo; VD: ventrículo direito; FA: fibrilação atrial; BAV: bloqueio atrioventricular; SRIS: síndrome da resposta inflamatória sistêmica; PCR: parada cardiorrespiratória.

como agitação, confusão mental e *delirium* e podem progredir para torpor e coma. A acidose metabólica reflete a redução do clareamento do lactato, pelo fígado, rins e músculos esqueléticos, e o aumento de sua produção, devido ao metabolismo anaeróbico decorrente da hipoxia tecidual.[5,6]

Em fases iniciais do choque, mecanismos homeostáticos deflagrados pela redução da perfusão tecidual impedem o aparecimento desses sinais e alterações como taquicardia, vasoconstrição periférica discreta ou leves alterações (aumento ou redução) da pressão arterial podem ser as únicas pistas para o diagnóstico.[6]

Com a progressão do estado de choque, os mecanismos compensatórios são sobrepujados pela baixa perfusão tecidual e os sinais e sintomas de disfunção orgânica começam a ocorrer. Dentre eles, devem ser citados taquicardia, dispneia, sudorese, acidose metabólica, oligúria e pele fria e pegajosa.[6]

A persistência da baixa perfusão tecidual culmina em disfunção de órgãos-alvo. Nesse momento, os achados podem incluir anúria e insuficiência renal aguda, acidose, hipocontratilidade miocárdica, insuficiência respiratória, agitação, torpor ou coma.[6]

ABORDAGEM INICIAL DO CHOQUE

Diante da suspeita de qualquer um dos tipos de choque, a história, o exame físico e a realização de exames laboratoriais ou de imagem não devem atrasar as medidas de ressuscitação iniciais.[6,7]

Avaliação diagnóstica

A história clínica e o exame físico devem ser direcionados à obtenção de informações que possam sugerir a causa, o tipo e a gravidade do choque.[5,6]

Os exames complementares podem ajudar a identificar a causa do choque e detectar precocemente a ocorrência de falência orgânica. Os exames laboratoriais podem incluir hemograma completo, coagulograma, íons (sódio, potássio, cloreto), bicarbonato sérico, ureia, creatinina, enzimas hepáticas, bilirrubinas, amilase, lipase, fibrinogênio, dímero-D, enzimas cardíacas (troponina e isoenzimas da creatinofosfoquinase), *screening* toxicológico, gasometria arterial e lactato sérico.[5-7]

O lactato pode estar aumentado como reflexo do aumento de sua produção, uma vez que a hipoxia celular privilegia o metabolismo anaeróbico, ou pela redução de sua captação, por má perfusão e disfunção renal ou hepática. Diversos estudos sugerem que o aumento do lactato sérico correlaciona-se com a gravidade e a alta mortalidade do choque, enquanto a redução de seus níveis e seu clareamento associam-se a melhor prognóstico.[6,7]

Outros exames podem incluir radiografia (tórax ou abdome), tomografia computadorizada (tórax, abdome ou crânio), eletrocardiograma, ecocardiograma, exame de urina, coloração de Gram e culturas (escarro, urina, secreções, feridas, sangue).[6]

A maioria dos tipos de choque pode ser determinada mediante a avaliação clínica e laboratorial.

Em pacientes nos quais o choque permanece indiferenciado, a monitoração invasiva com cateter de artéria pulmonar pode fornecer informações adicionais para sua determinação, por meio da medida de variáveis hemodinâmicas, principalmente o débito cardíaco, a pressão de oclusão da artéria pulmonar (ou pressão de capilar pulmonar), que estima a pré-carga, e a resistência vascular sistêmica.[5-7]

Seu uso promove, também, o cálculo de variáveis associadas ao transporte de oxigênio, como a medida direta da saturação venosa mista de oxigênio, que sugere o balanço entre o consumo e a oferta de oxigênio, e a estimativa do índice de oferta (DO_2) e de consumo (VO_2) de oxigênio.[5,7]

Além da classificação do tipo de choque, a medida dessas variáveis pode servir como guia da ressuscitação volêmica e uso de vasopressores e/ou inotrópicos.[5]

Apesar de suas vantagens teóricas, o uso do cateter de artéria pulmonar nunca demonstrou vantagens em melhorar o prognóstico dos pacientes e seu uso tem sido restrito, sobretudo, aos casos de dúvida diagnóstica.[8]

Medidas iniciais de reanimação

As medidas de reanimação iniciais de qualquer um dos tipos de choque devem priorizar o tratamento de sua causa.

Ao mesmo tempo, devem ser garantidas uma via aérea pérvia, uma boa respiração (com uso ou não de oxigenoterapia ou ventilação mecânica) e boa circulação – punção de um ou dois acessos venosos periféricos calibrosos, monitoração cardíaca, de pressão arterial e de saturimetria de oxigênio – além da realização de exames complementares – o ABC do choque.[6,7]

Então, devem ser avaliados e, quando indicados, iniciados reposição volêmica vigorosa, monitoração invasiva (com a medida de pressão venosa central, pressão intra-arterial, sonda vesical de demora e avaliação do cateter de artéria pulmonar), uso de vasopressores ou inotrópicos e assistência circulatória mecânica (como o balão intra-arterial) (Figura 12.1).[6,7]

Reposição volêmica

Ressuscitação volêmica imediata é indicada em pacientes com hipovolemia, decorrente do choque hipovolêmico e que pode estar presente em qualquer um dos outros tipos de choque. A reposição volêmica é vital para evitar que a redução da perfusão tecidual evolua para falência orgânica irreversível.[7,9]

Não é possível predizer com precisão o déficit total de líquido nos pacientes com choque hipovolêmico ou hipovolemia associada ao choque. Sugere-se a administração inicial de 1.000 a 2.000mL de salina isotônica o mais rápido

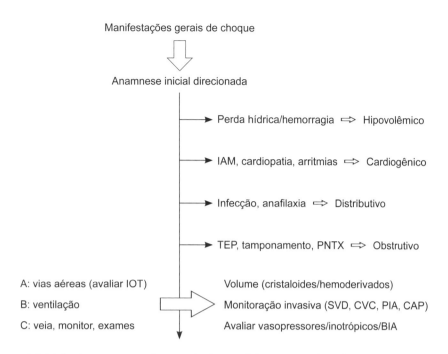

Figura 12.1 ■ Abordagem inicial do choque. (IAM: infarto agudo do miocárdio; TEP: tromboembolismo pulmonar; PNTX: pneumotórax; IOT: intubação orotraqueal; SVD: sonda vesical de demora; CVC: cateter venoso central; PIA: pressão intra-arterial; CAP: cateter de artéria pulmonar; BIA: balão intra-arterial.)

possível (cerca de 1 hora). A reposição volêmica deve continuar enquanto houver sinais de má perfusão tecidual e persistir a suspeita de hipovolemia.[9]

Monitoração da reposição volêmica

A reposição volêmica ampla inicial é essencial nos pacientes hipovolêmicos, mas pode ter efeitos deletérios nos pacientes com volemia adequada ou aumentada. Desse modo, sugere-se que ela seja feita enquanto o paciente apresentar parâmetros de que continua necessitando da infusão de volume.

A monitoração inicial da resposta ao tratamento pode basear-se nos parâmetros clínicos de perfusão periférica, pressão arterial, estado de consciência e débito urinário. Contudo, nos pacientes que não respondem à reposição volêmica inicial, há necessidade de monitoração invasiva.

O controle da pressão intra-arterial deve ser realizada nos pacientes que não respondem à reposição volêmica inicial. Nesses pacientes, a inserção de cateter central e a monitoração da pressão venosa central (PVC) podem ajudar a direcionar a terapia. A inserção do cateter de artéria pulmonar pode ser útil em pacientes com doença cardíaca conhecida.[9]

Em que pesem as controvérsias, as alterações observadas na pressão venosa central ou na pressão de oclusão da artéria pulmonar, que ocorrem durante a reposição volêmica, podem ser usadas como guias para essa reposição.[7-9]

Outras variáveis que podem correlacionar-se positivamente com a resposta a volume são a queda da PVC ≥1mmHg durante a inspiração (quando o paciente continua em respiração espontânea) e a variação de pressão de pulso conforme o ciclo respiratório (ΔPp) >13%.[7]

Escolha do fluido para reposição volêmica

Os fluidos que podem ser usados na reposição volêmica incluem os cristaloides, as soluções hipertônicas, os coloides sintéticos ou a albumina e, nos pacientes com choque hemorrágico grave, os hemoderivados (Tabela 12.3).

Há controvérsia quanto ao melhor fluido a ser usado na reposição volêmica. A maioria dos estudos não demonstrou diferenças entre o uso de cristaloides e o de coloides; assim, a maioria dos autores recomenda o uso de cristaloides, em razão de seu custo menor.[7,9]

A reposição volêmica com albumina não mostra superioridade em relação aos cristaloides ou coloides sintéticos, mas pode ser benéfica em pacientes hepatopatas ou como fluido de reposição na plasmaférese.[9]

O uso de solução hipertônica pode ser benéfico, sobretudo no atendimento pré-hospitalar a pacientes politrau-

Tabela 12.3 ■ Fluidos para reposição volêmica

Cristaloides	Isotônicos	NaCl 0,9%
		Ringer-lactato
Solução hipertônica	NaCl 7,5%	
Coloides	Sintéticos	Hetastarch
		Dextran
	Albumina	
Hemoderivados	Concentrado de hemácias	

NaCl: cloreto de sódio.

Tabela 12.4 ■ Classificação do choque hipovolêmico

	Classe I	Classe II	Classe III	Classe IV
Perda volêmica*	<15%	15% a 30%	30% a 40%	>40%
Volume** (mL)	<750	750 a 1.500	1.500 a 2.000	>2.000
FC (BPM)	<100	>100	>120	>140
PA	Normal	Normal	Hipotensão	Hipotensão
Débito urinário (mL/h)	>30	20 a 30	5 a 20	<5
Nível de consciência	Ansioso	Ansioso	Confuso	Letárgico
Reposição volêmica	Cristaloides	Cristaloides	Cristaloides + CHE	Cristaloides + CHE

*Conforme o percentual de perda de volume intravascular circulante.
**Estimativa do volume perdido em adulto de 70kg.
FC: frequência cardíaca; BPM: batimentos por minuto; PA: pressão arterial; CHE: concentrado de hemácias.

matizados ou em pacientes com traumatismo cranioencefálico grave, mas as controvérsias quanto a seu uso permanecem e mais estudos são necessários.[7,9]

A reposição do hemoderivado concentrado de hemácias está indicada em pacientes com choque hemorrágico classe III ou IV (Tabela 12.4) ou que não apresentem melhora hemodinâmica após reposição de 2 a 3L (ou >50mL/kg) de cristaloide.[9] Nos demais tipos de choque, há indicação de hemotransfusão para manter a hemoglobina em níveis ≥7mg/dL ou 10mg/dL em pacientes com doença arterial coronariana e na insuficiência respiratória. No manejo inicial do choque séptico (nas primeiras 6 horas), um estudo sugeriu a reposição de concentrado de hemácias em pacientes que mantiveram uma saturação venosa central <70%, após ressuscitação volêmica adequada, com hematócrito <30%.[10,11]

No choque hemorrágico, a reposição de grandes volumes de cristaloides de concentrado de hemácias aumenta o risco de coagulopatia dilucional. Desse modo, alguns autores recomendam a reposição de hemoderivados com fatores de coagulação (plasma fresco congelado e/ou crioprecipitado) e plaquetas nos pacientes com hemorragia grave politransfundidos.[9,11]

Uso de substâncias vasoativas

O uso de vasopressores está indicado quando a hipotensão permanece, apesar de reposição volêmica adequada, ou ao mesmo tempo que a reposição volêmica, como ponte para elevar a pressão arterial, em pacientes com hipotensão grave.[7]

Não há evidência de superioridade entre a dopamina e a norepinefrina, consideradas os vasopressores de escolha pelos diferentes serviços. A epidrefina, em virtude de seu potencial de isquemia de extremidades, tem sido reservada aos casos de choque anafilático. Estudos recentes sugerem possível papel para a vasopressina nos pacientes com choque séptico refratário.[9]

A dobutamina, em razão de seus efeitos positivos sobre a contratilidade miocárdica, tem sido recomendada no choque cardiogênico e no choque séptico, que pode acompanhar-se de depressão miocárdica, ou em seu manejo inicial, quando, após reposição volêmica e de concentrado de hemácias, a saturação venosa mista de oxigênio permanece <70%.[7,10] Outros agentes inotrópicos positivos usados no choque cardiogênico ou insuficiência cardíaca grave são os inibidores da fosfodiesterase (anrinona ou milrinona) ou o levosimendam.[7]

Nos estados de má perfusão tecidual, em pacientes adequadamente ressuscitados do ponto de vista volêmico, que se apresentam normotensos ou hipertensos, principalmente no choque cardiogênico, podem ser usados medicamentos vasodilatadores, que reduzem a pós-carga, facilitando o trabalho do ventrículo esquerdo, como a nitroglicerina venosa ou o nitroprussiato de sódio. O balão intra-aórtico é um dispositivo mecânico que também tem como efeitos a redução da pós-carga e a facilitação do trabalho do ventrículo esquerdo.[7]

METAS DA ABORDAGEM INICIAL DO CHOQUE

Os objetivos do tratamento dos estados de choque são o rápido restabelecimento da perfusão tecidual e a prevenção da ocorrência de falência orgânica irreversível e morte.

A reposição volêmica inicia-se com a infusão de cerca de 1.000 a 2.000mL de cristaloides e deve continuar nos pacientes responsivos a volume. Vários parâmetros têm sido sugeridos para avaliação dessa responsividade (Tabela 12.5).[11]

A pressão arterial média deve ficar ≥65 mmHg ou a pressão arterial sistólica deverá ser ≥90mmHg.[11,12]

Nos pacientes com choque hemorrágico sem controle do sangramento, há estudos sugerindo que a estratégia de manter uma reposição volêmica parcial de modo a manter uma hipotensão controlada pode ser benéfica, mas são necessários mais estudos, e essa conduta só deve ser implementada nos centros em que a exploração cirúrgica de emergência poderá ser realizada.[12]

Nos pacientes com traumatismo cranioencefálico há recomendação de manutenção de uma pressão arterial média ≥90 a 105mmHg, o que poderia melhorar o prognóstico neurológico desses pacientes.[11,12]

As outras metas a serem atingidas na abordagem inicial do choque encontram-se descritas na Tabela 12.6.

Capítulo 12 ■ Choque

Tabela 12.5 ■ Variáveis para avaliação de responsividade à reposição volêmica

Variável	Responsivo	Não responsivo
PVC imediato*	<4mmHg	> 4mmHg
Aumento da PVC (15 min)**	<2mmHg	>2mmHg
ΔPp	>13%	<13%
ΔPVC***	>1cmH$_2$O	<1cmH$_2$O

*O uso da PVC estática é questionável como critério de aferição da responsividade.
**Aumento da PVC após infusão rápida (em 15 minutos) de 250 a 500mL de cristaloides.
***No paciente em respiração espontânea.
PVC: pressão venosa central; ΔPp: variação da pressão de pulso com o ciclo respiratório; ΔPVC: variação da pressão venosa central com o ciclo respiratório.

Tabela 12.6 ■ Metas da ressuscitação inicial do choque e possíveis tratamentos para sua obtenção

Variável	Meta	Tratamento
FC	60 a 100bpm	Medidas para reversão do choque
PAM	>65mmHg*	Volume, norepinefrina, dopamina
SvO$_2$	>70%	Volume, hemoderivados, dobutamina
Lactato	<2mmol/L	Volume, dobutamina
BE	≥3mmol/L	Volume
Débito urinário	>0,5mL/kg/h	Volume, norepinefrina, dobutamina
PVC	8 a 12cmH$_2$O	Volume
Hb	>7g/dL**	Hemotransfusão

*Ver texto para discussão.
**Na insuficiência coronariana, a hemoglobina dever ser >10g/dL.
FC: frequência cardíaca; SvO$_2$: saturação venosa central de oxigênio; BE: excesso de bases; PVC: pressão venosa central; Hb: hemoglobina.

ABORDAGEM INICIAL DOS DIFERENTES TIPOS DE CHOQUE

A abordagem inicial dos diferentes tipos de choque encontra-se sugerida nas Figuras 12.2 a 12.5.[7,11-14]

O tratamento de qualquer tipo de choque inicia-se pela rápida reversão de sua causa.

Choque séptico

Sepse é uma síndrome clínica caracterizada pela ocorrência de resposta inflamatória sistêmica em virtude de infecção. A sepse pode evoluir para sepse grave e choque séptico.[14]

A síndrome da resposta inflamatória sistêmica (SRIS) é definida como a presença de duas ou mais das seguintes alterações:[7,11]

- Temperatura >38,3°C ou < 36°C.
- Frequência cardíaca >90bpm.
- FR >20 ou PaCO$_2$ <32mmHg.
- Leucócitos >12.000/mm^3 ou <4.000/mm^3 ou >10% de bastões.

Sepse é definida como a ocorrência de SRIS secundária a foco infeccioso. Sepse grave é definida como a presença de sepse associada à presença de pelo menos uma disfunção orgânica. O choque séptico é definido como a sepse que se acompanha de hipotensão não responsiva à infusão de volume, associada à ocorrência de disfunção orgânica ou hipoperfusão tecidual.[7,11]

O tratamento antimicrobiano adequado deve ser iniciado o mais rápido possível, associado ao controle do foco infeccioso, quando há necessidade de intervenção cirúrgica.[14]

Em pacientes com choque séptico ou sepse grave com alto risco de morte, definido como um escore APACHE II >25, falência orgânica múltipla (mais de dois órgãos), ou síndrome do desconforto respiratório agudo induzida pela sepse, avalia-se precocemente (em menos de 24 horas depois da primeira disfunção orgânica) o uso da proteína C ativada humana recombinante.[14]

Doses baixas de hidrocortisona (50mg EV 6/6h) devem ser avaliadas precocemente (até 8 horas do início do choque) em pacientes refratários a reposição volêmica e vasopressores (dose persistente de vasopressores ou doses com necessidade de aumento progressivo).[7,11]

O controle glicêmico na sepse deve ter como meta a manutenção da glicemia em níveis de 140 a 180mg/dL, à custa da redução do aporte de glicose ou do uso contínuo de insulina.[7]

A ventilação mecânica deve adotar condutas protetoras, com o uso de volume corrente baixo, objetivando uma pressão de platô <30cmH$_2$O.[11]

O suporte nutricional deve ser precoce, geralmente pela via enteral.[7]

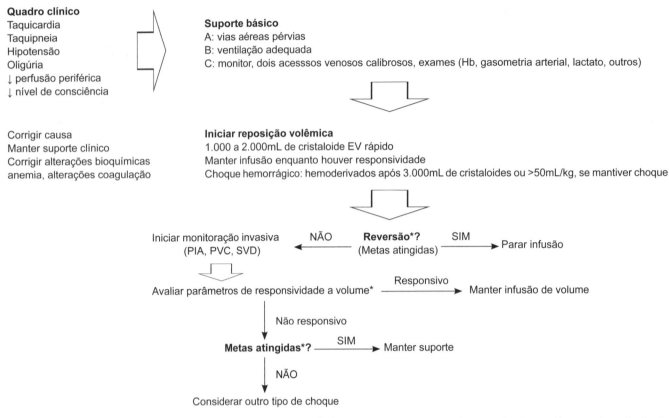

Figura 12.2 ■ Abordagem inicial do choque hipovolêmico. (*Ver Tabelas 12.5 e 12.6 para metas de ressuscitação e parâmetros de avaliação de responsividade a volume.)

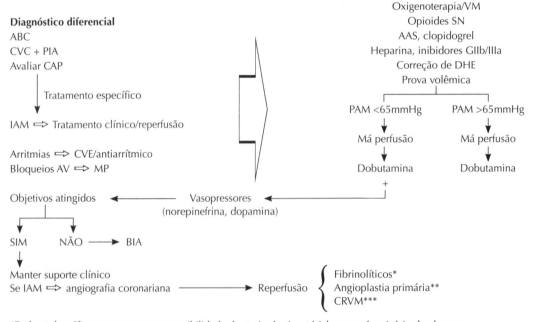

*Pode ser benéfico em centros sem possibilidade de angioplastia, até 3 horas após o início do choque.
**Lesões em uma ou duas artérias coronarianas com anatomia suscetível à angioplastia primária.
***Lesão de tronco de coronária esquerda ou doença arterial coronariana trivascular grave.

Figura 12.3 ■ Abordagem inicial do choque cardiogênico. (A: vias aéreas; B: respiração; C: monitoração, acesso venoso, exames; CVC: cateter venoso central; PIA: pressão intra-arterial; CAP: cateter de artéria pulmonar; VM: ventilação mecânica; SN: se necessário; AAS: ácido acetilsalicílico; IAM: infarto agudo do miocárdio; GIIb/IIIa: glicoproteína IIb/IIIa; DHE: distúrbio hidreletrolítico; PAM: pressão arterial média; CVE: cardioversão elétrica; AV: atrioventricular; MP: marca-passo; BIA: balão intra-aórtico; CRVM: cirurgia de revascularização miocárdica.)

Capítulo 12 ■ Choque

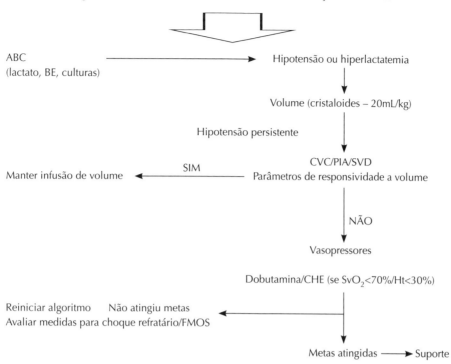

*O início do tratamento antimicrobiano eficaz deve ser o mais precoce possível. Cada hora de atraso nesse início acarreta aumento de 7,6% na mortalidade.

Figura 12.4 ■ Abordagem inicial do choque séptico. (A: vias aéreas; B: ventilação; C: monitoração, veia, exames; BE: excesso de bases; CVC: cateter venoso central; PIA: pressão intra-arterial; SVD: sonda vesical de demora; CHE: concentrado de hemácias; SvO_2: saturação venosa central de oxigênio; Ht: hematócrito; FMOS: falência de múltiplos órgãos e sistemas.)

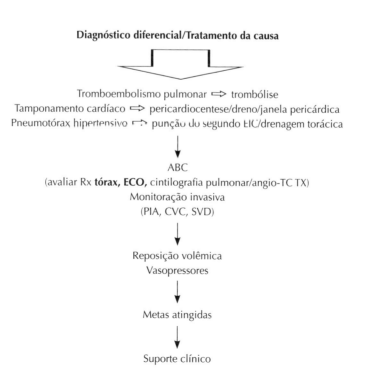

Figura 12.5 Abordagem inicial do choque obstrutivo. (EIC: espaço intercostal; A: vias aéreas; B: ventilação; C: monitoração, acesso venoso periférico, exames; EIC: espaço intercostal; Rx: radiografia; ECO: ecodopplercardiograma; TC: tomografia computadorizada; TX: tórax; PIA: pressão intra-arterial; CVC: cateter venoso central; SVD: sonda vesical de demora.)

A falência orgânica deve ser tratada por meio de terapia substitutiva, quando esta está disponível, como no caso da hemodiálise na insuficiência renal aguda.[7]

CONSIDERAÇÕES FINAIS

O choque deve ser rapidamente identificado e tratado. O tratamento da causa de qualquer tipo de choque deve ser precoce. A anamnese e o exame físico de paciente com suspeita de choque não devem retardar o início da ressuscitação volêmica. As metas do tratamento do choque devem ser atingidas o mais rápido possível, à custa de reposição de cristaloides, vasopressores, inotrópicos e/ou hemotransfusão. No choque séptico, o início rápido do tratamento antimicrobiano e o controle precoce do foco infeccioso são essenciais para redução da mortalidade.

Referências

1. Barber AE. Cell damage after shock. New Horiz 1996; 4(2):161-7.
2. Kristensen SR. Mechanisms of cell damage and enzyme release. Dan Med Bull 1994; 41(4):423-33.
3. Rodhers KG. Cardiovascular shock. Emerg Med Clin North Am 1995; 13(4):793-810.
4. Chittock DR, Russell JA. Oxygen delivery and consumption during sepsis. Clin Chest Med 1996; 17(2):263-78.
5. Akamine N, Fernandes Jr CJ, Knobel E. Fisiopatologia dos estados de choque. In: Knobel E (ed.). Condutas no paciente grave. 2. ed. São Paulo: Atheneu, 1998:3-15.
6. Galeski D. Shock in adults: types, presentation and diagnostic approach. In UpToDate, Basow, DS (ed.). UpToDate, Waltham, MA, 2010.
7. Sanga RR. Choque. In: Martins SH, Brandão Neto RA, Scalabrini Neto A, Velasco IT (ed.). Emergências clínicas: abordagem prática. 4. ed. São Paulo: Manole, 2009:61-74.
8. Harvey S, Harrison DA, Singer M et al. Assessment of the clinical effectiveness of pulmonary artery catheters in management of patients in intensive care (PAC-Man): a randomised controlled trial. Lancet 2005; 366:472-7.
9. Rose DB, Mandel J. Treatment of severe hypovolemia or hypovolemic shock in adults. In UpToDate, Basow, DS (ed.). UpToDate, Waltham, MA, 2010.
10. Rivers E, Nguyen B, Havstad S et al. Early goal-directed therapy in the treatment of severe sepsis and septic shock. N EnglJ Med 2001; 345 (19):1368-77.
11. Caldeira Filho M, Westphal GA. Manual prático de medicina intensiva. 6. ed. São Paulo: Segmento Farma Editores, 2009.
12. Colwell C. Management of shock in adult trauma. In UpToDate, Basow, DS (ed.). UpToDate, Waltham, MA, 2010.
13. Menon V, Hochman JS. Treatment and prognosis of cardiogenic shock complicating acute myocardial infarction. In UpToDate, Basow, DS (ed.). UpToDate, Waltham, MA, 2010.
14. Schmidt GA, Mandel J. Management of severe septic shock in adults. In UpToDate, Basow, DS (ed.). UpToDate, Waltham, MA, 2010.

CAPÍTULO 13

Intoxicações Exógenas Agudas e Acidentes Provocados por Animais Peçonhentos

Sylvia Lemos Hinrichsen

PARTE A ▪ Intoxicações Exógenas Agudas

INTRODUÇÃO

Intoxicação exógena pode ser definida como a consequência clínica e/ou bioquímica da exposição a substâncias químicas encontradas no ambiente ou isoladas.

Como exemplos dessas substâncias intoxicantes ambientais podem ser citados o ar, a água, os alimentos, as plantas e os animais peçonhentos ou venenosos. Por sua vez, os principais representantes de substâncias isoladas são os pesticidas, os medicamentos, produtos químicos industriais ou de uso domiciliar.

Como a intoxicação é um processo patológico causado por substâncias endógenas ou exógenas e caracterizado por desequilíbrio fisiológico, é importante entender o conceito de intoxicação exógena para diferenciá-la da intoxicação endógena, que ocorre por meio de substâncias produzidas no próprio organismo, seja pelas toxinas de micro-organismos infecciosos, seja por perturbação metabólica/glandular (autointoxicação).

Intoxicação é a consequência clínica ou bioquímica manifestada por sinais e sintomas dos efeitos nocivos produzidos em um organismo vivo como resultado de sua interação com alguma substância química (exógena) quando esta é ingerida ou entra em contato com a pele, os olhos ou as mucosas. A intoxicação, por outro lado, pode ser um acidente ou uma tentativa deliberada de assassinato ou de suicídio.[1]

As intoxicações constituem problema de saúde pública em todo o mundo, apresentando diferenças geográficas, sociais, econômicas e culturais que determinam perfis diferentes entre os países.[1-3]

Dos milhões de produtos químicos conhecidos, menos de 3.000 causam a maioria das intoxicações acidentais ou premeditadas. Contudo, praticamente qualquer substância ingerida em grande quantidade pode ser tóxica. As fontes comuns de venenos incluem drogas, produtos domésticos, produtos agrícolas, plantas, produtos químicos industriais e substâncias alimentícias. A identificação do produto tóxico e a avaliação exata do perigo envolvido são fundamentais para um tratamento eficaz.[1-3]

As crianças, especialmente aquelas com menos de 3 anos de idade, são particularmente vulneráveis à intoxicação acidental, assim como as pessoas idosas, os pacientes hospitalizados (por erros de medicação) e os trabalhadores da agricultura, pecuária e indústria.[1]

O uso crescente de drogas ilícitas nos últimos anos tornou-se um problema social em vários países, incluindo o Brasil, cujo consumo do *crack* provoca uma epidemia de homicídios no país, vitimando principalmente jovens de 15 a 24 anos e se constituindo em um dos principais fatores para o aumento da violência, especialmente no Nordeste (cerca de 80% dos homicídios podem ter vinculação com o tráfico de drogas/*crack*).[4]

São várias as situações experimentadas por pessoas que buscam substâncias químicas por diversos motivos e/ou situações sociais/emocionais. As drogas ilícitas são substâncias químicas que causam alterações nas pessoas, cujos efeitos podem ser os mais diversos.

Atualmente, o Brasil conta com vários Centros de Controle de Intoxicação (CCI) localizados nos diversos estados, onde são realizados atendimentos das intoxicações agudas ou processo de agudização do fenômeno crônico nos trabalhadores.

149

Os Centros de Assistência Toxicológicos (CEATOX) têm o objetivo de fornecer informações específicas, em caráter de urgência, a profissionais da saúde e à população em geral, via telefone, em casos de envenenamento, exposição a substâncias tóxicas, contaminação por defensivos agrícolas, acidentes com animais venenosos (cobra, aranha, escorpião) e reações adversas a medicamentos, auxiliando o diagnóstico e o tratamento. Dependendo do caso, um profissional plantonista informará se haverá necessidade de atendimento hospitalar.[5-7]

O CEATOX dispõe, em geral, de protocolos específicos e assinaturas em revistas, além de livros-textos especializados em toxicologia. A disseminação das informações, diretamente ou por telefone, é feita 24 horas por dia, por meio de um número gratuito (0800) durante todo o ano, inclusive feriados e finais de semana, pelos plantonistas previamente treinados. O acompanhamento dos pacientes é feito diretamente por meio da evolução clínica diária dos internados no hospital e em outros serviços.[5,6]

Em alguns serviços, também existe acompanhamento evolutivo dos pacientes por meio de telefone, nos casos em que não seja possível a realização do exame clínico *in loco*. Em ambos os casos, as informações são coletadas e registradas em formulários próprios, os quais são notificados ao SINITOX (Sistema Nacional de Informações Toxicológicas) e ao NOTIVISA (Sistema de Notificação da ANVISA), possibilitando o acompanhamento do paciente até sua alta e o levantamento estatístico posterior.[5,6]

Há também a colaboração de outros profissionais ligados à área da saúde (farmacologistas, biólogos, enfermeiros, psicólogos, estudantes de cursos ligados à área médica), que frequentemente realizam trabalhos científicos e treinamentos em toxicologia clínica. Além de sua função principal de assistência presencial aos casos de intoxicações e acidentes por animais peçonhentos, o CEATOX estabelece parcerias com instituições de ensino e pesquisa.[5,6]

Estima-se que em torno de 60% das tentativas de suicídio no Brasil ocorram por ingesta abusiva de medicamentos e 20% por venenos e agrotóxicos, e o restante por meio de cortes e perfurações. A intoxicação proposital por medicamentos é a principal causa de tentativas de suicídios nos países desenvolvidos.[1] Em 2010, o CEATOX de Pernambuco registrou 2.340 casos de intoxicações e acidentes por animais peçonhentos. O principal motivo dos atendimentos foi ataque por escorpião (26%), seguido de intoxicação por agrotóxicos (23%) e intoxicação por medicamento (19%).[5,6]

Intoxicações exógenas agudas

Venenos são substâncias químicas que podem causar dano ao organismo e os envenenamentos são, em sua maioria, acidentais (não intencionais), mas também resultantes de tentativas de suicídio, homicídio, terrorismo, intervenção legal e/ou indeterminados.

A intoxicação aguda é uma emergência médica comum, que exige a adoção de medidas prioritárias no doente intoxicado, como manter a via aérea permeável, assegurar ventilação e oxigenação eficazes, manter circulação adequada, administrar antídoto (quando disponível), descontaminação gastrointestinal e remoção ativa do tóxico.

Por não existirem muitos antídotos eficazes (antagonistas específicos dos venenos), é muito importante identificar a substância responsável pelo envenenamento o mais breve possível. Se isso não for possível no início, posteriormente deverão ser feitas tentativas de obter informações (e/ou amostras) acerca da substância e das circunstâncias em que ocorreu o envenenamento. Um veneno pode penetrar o organismo por diversos meios ou vias de administração: (1) por ingestão (medicamentos, raticidas, agrotóxicos, formicidas, plantas, alimentos, derivados de petróleo, substâncias químicas industriais, alimentos contaminados por toxinas); (2) por inalação (gases e poeiras tóxicas, como monóxido de carbono, amônia, cola à base de tolueno/cola de sapateiro, benzina, acetona, éter, gás de cozinha/GLP, agrotóxicos, fluido de isqueiro, substâncias voláteis diversas, gases liberados durante a queima de plásticos, tintas ou componentes eletrônicos); (3) por absorção (pela penetração através da pele ou mucosas de substâncias químicas, inseticidas e agrotóxicos); e (4) por via endovenosa (venenos de animais, drogas).[8-13]

Intoxicações agudas são, portanto, perturbações (proporcionais à quantidade de tóxico) abruptas causadas por substâncias capazes de causar danos que podem colocar a vida em risco ou causar sequelas graves e persistentes.

Diagnóstico da intoxicação

De modo geral, consegue-se identificar a substância que causou a intoxicação. No entanto, há casos em que o paciente recusa-se a fornecer a história e/ou encontra-se comatoso, o que dificulta a abordagem diagnóstica. Nessas circunstâncias, exames clínicos e laboratoriais são fundamentais para o tratamento específico.

No exame clínico do paciente intoxicado é fundamental a identificação de sinais e sintomas que possam ser correlacionados com os possíveis envenenamentos/intoxicações (Tabelas 13.1 a 13.3).

Sinais e sintomas mais comuns de intoxicação

Em caso de intoxicação exógena, a sintomatologia apresentada é variada, podendo o paciente ser assintomático, inicialmente, até que a manifestação clínica se apresente. Nesse caso, o mais importante, em qualquer caso, é tratar o paciente como se ele estivesse intoxicado.

Capítulo 13 ■ Intoxicações Exógenas Agudas e Acidentes Provocados por Animais Peçonhentos

Se a toxina é conhecida, pode-se avaliar o perigo e recorrer a protocolos e/ou centros de apoio a intoxicações. Entretanto, de modo geral, essa identificação não é fácil, tornando necessária a adoção de medidas gerais para esses casos, que incluem descontaminação digestiva e observação clínica durante pelo menos 4 a 6 horas.

Em mulheres e adolescentes com história de ingestões intencionais, deve-se pensar na possibilidade de gravidez indesejada e/ou abuso sexual.

É importante manter-se atento aos sinais e sintomas gerais, os quais podem sinalizar o tipo de intoxicação (Tabelas 13.1 a 13.3).[1,8-11]

Tabela 13.1 ■ Sinais e sintomas frequentes em intoxicações exógenas

Queimaduras ou manchas ao redor da boca
Odores característicos (respiração, roupa, ambiente)
Respiração anormal (rápida, lenta ou com dificuldade)
Sudorese, salivação e lacrimejamento
Alterações pupilares (midríase ou miose)
Pulso (lento, rápido ou irregular)
Pele (pálida, "vermelha" ou cianótica)
Alterações da consciência (torpor)
Distensão abdominal
Cefaleia (dor de cabeça)
Dor abdominal
Vômitos
Queimor nos olhos e mucosas
Dificuldade para engolir
Convulsões
Hipotensão
Hipertensão
Hipotermia
Hipertermia
Arritmias
Choque
Coma

Exames diagnósticos

Um *screening* toxicológico de rotina não é necessário, mas a pesquisa de certas substâncias é bastante útil na identificação etiológica do quadro de intoxicação para a adoção de um plano terapêutico adequado.

Para o diagnóstico confirmatório do uso de drogas existem testes toxicológicos e laboratoriais que podem ser utilizados segundo indicações e motivos clínicos. Para identificar se uma pessoa consumiu recentemente a droga é usado o teste laboratorial em fluidos corporais (urina, suor, saliva e sangue), cujo resultado não se expressa em quantidades, ou seja, não analisa a quantidade consumida. No esporte, no meio profissional ou no tratamento de dependentes químicos e nas pesquisas, o exame toxicológico ganhou espaço. Atualmente, consiste também em meio para a polícia reconhecer usuários e desvendar alguns crimes. O teste de detecção de drogas (período no qual o exame é capaz de detectar o consumo de drogas) só pode ser realizado em situações específicas e mediante autorização do indivíduo por escrito ou no caso de urgências clínicas.[8-12]

São substâncias pesquisadas em concentrações acima do nível de decisão: (1) benzodiazepínicos (clordiazepóxido, clonazepam, demoxepam, diazepam, desalquilflurazepam, oxazepam, fluinitrazepam, lorazepam, nitrazepam e n-desmetildiazepam); (2) barbitúricos (pentobarbital, secobarbital, fenobarbital e glutentimida); e (3) toxicológicos (cocaína, maconha, opiáceos e anfetaminas) (Tabela 13.4).[8-12]

Os testes utilizados no diagnóstico de uso de drogas são: (1) testes toxicológicos instantâneos – exames do tipo fita, que usam como base fluidos corporais (urina, suor); baratos e rápidos, têm pouca especificidade e curta janela de detecção; e (2) testes toxicológicos laboratoriais – exa-

Tabela 13.2 ■ Sinais e sintomas e tipos de intoxicação

Sinais e sintomas	Tipos de intoxicação
Hipotensão	Decorrente de intoxicações por agentes anti-hipertensivos, betabloqueadores, agentes bloqueadores do canal de cálcio, ferro, teofilina, opioides, fenotiazínicos, barbitúricos e antidepressivos tricíclicos
Hipertensão	Por anfetaminas, anticolinérgicos, cocaína, fenciclidina (PCP), fenilpropanolina ou inibidores de monoaminoxidase
Hipotermia	Acompanha o coma devido a opioides, etano, agentes hipoglicêmicos, fenotiazídicos, barbitúricos, sedativo-hipnóticos e depressores
Hipertermia	Em razão do uso de anfetaminas, atropina, agentes anticolinérgicos, cocaína, dinitrofenol, pentaclorofenol, haloperidol, neurolépticos, PCP, salicilatos, estricnina, antidepressores tricíclicos, inibidores da recaptação da serotonina (fluoxetina, paroxetina, meperidina), inibidor da monoaminoxidase
Arritmias	**Bradicardia sinusal:** betabloqueadores, verapamil, organofosforados, glicosídios, digitálicos, opioides, clorodina, sedativo-hipnóticos **Bloqueio atrioventricular:** betabloqueadores, glicosídios digitálicos, antagonistas do cálcio, antidepressores tricíclicos, lítio **Taquicardia sinusal:** teofilina, cafeína, cocaína, anfetaminas, PCP, metaproterenol e agonistas beta, ferro, anticolinérgicos, antidepressivos tricíclicos, anti-histamínicos **Composto QRS alargado:** antidepressores tricíclicos, quinidina, antiarrítmicos, fenotiazínicos, hiperpotassemia
Convulsões	Decorrentes de antidepressores tricíclicos, estricnina, isoniazida (NH), lítio, organofosforados, teofilina, abstinência de álcool ou sedativos-hipnóticos, PCP, fenotiazínicos, teofilina, anfetaminas, anti-histamínicos, cânfora, cocaína

Tabela 13.3 ■ Síndromes e tipos de intoxicação

Síndromes	Tipos de intoxicação
Síndrome simpaticomimética	**Sinais e sintomas:** elevação da pressão arterial, embora possa existir bradicardia reflexa com hipertensão grave; hipertermia; pupilas dilatadas; pele úmida com mucosas secas; agitação/ansiedade/psicóticos **Substâncias associadas:** anfetaminas e derivados; cocaína; fenciclidina; fenilpropanolamina; metilenodioxianfetamina (MDA); derivados da MDA (*ecstasy*); MDA de inalação (*crack, ice*); teofilina; pseudoefedrina; efedrina
Síndrome simpatolítica	**Sinais e sintomas:** hipotensão; hipotermia; frequência cardíaca baixa; pupilas diminuídas ou puntiformes; peristaltismo diminuído; obnubilação; coma **Substâncias associadas:** barbitúricos, benzodiazepínicos; sedativo-hipnóticos; clonidina; anti-hipertensivos; etanol; opioides
Síndrome colinérgica	**Sinais e sintomas:** • Por estimulação dos receptores muscarínicos: bradicardia; miose; sudorese; hiperperistaltismo; broncorreia; sibilos; salivação excessiva; incontinência urinária • Por estimulação dos receptores nicotínicos: hipertensão; taquicardia; fasciculações; fraqueza muscular; agitação/ansiedade **Substâncias associadas:** carbamatos (inseticidas: paratião, malatião, mevinfos, diclorvos, pentião); nicotina; organofosforados (inseticidas: maxacarbato e oxami, proxur, carbaril); fisostigmina; antagonistas dos receptores colinérgicos (cogumelos muscarínicos, betanecol)
Síndrome anticolinérgica	**Sinais e sintomas:** taquicardia; hipotensão moderada; hipertermia; pupilas muito dilatadas; pele avermelhada, quente e seca; peristaltismo diminuído; retenção urinária; movimentos mioclônicos ou coreatetósicos; delírio/agitação; hipertermia intensa **Substâncias associadas:** atropina; escopolamina; anticolinérgicos; amantadina; anti-histamínicos; fenotiazínicos; antidepressivos tricíclicos; antiparkinsonianos; antiespasmódicos; relaxantes musculares; cogumelos; plantas
Síndromes psicóticas e afetivas	**Depressão:** causada por substâncias que reduzem a atividade cerebral, dificultando a compreensão e o processamento de informações no cérebro. São consideradas substâncias depressivas: bebidas alcoólicas, lança-perfume, ópio, barbitúricos, diluentes, clorofórmio, morfina, heroína, inalantes (cola de sapateiro) **Excitação:** causada por substâncias que aumentam o nível de percepção e a atividade pulmonar e reduzem a fadiga. São substâncias estimulantes: cafeína, anfetaminas, metanfetamina, cocaína, *crack* **Alucinação:** causada por substâncias que promovem perturbações psíquicas, do tipo alucinações. São substâncias alucinógenas: maconha, LSD, *ecstasy*, DMT, haxixe, cogumelos

Tabela 13.4 ■ Droga e janela de detecção diagnóstica*

Fluido corporal	Janela de detecção	Vantagens do teste	Desvantagens do teste	Detecta
Urina	2 a 4 dias	Técnica e valores de corte bem estabelecidos	Só detecta o uso recente de drogas	Uso recente de drogas
Saliva	12 a 24 horas	Fácil obtenção e demonstra a presença da própria droga	Curto período de tempo para detecção, podendo apresentar contaminação por drogas de uso oral; o método de coleta influencia o pH	Uso recente de drogas
Suor	1 a 4 semanas	Pode medir o uso acumulativo de drogas	Alto potencial de contaminação pelo ambiente, podendo causar falso-positivos	Uso recente de drogas (dias e semanas)
Cabelo	1 a 4 semanas	Pode ser coletado outras vezes para testes	Alto potencial de contaminação pelo ambiente, podendo causar falso-positivos	Uso passado de drogas

Drogas	Tempo de detecção na urina
Álcool	7 a 12 horas
Anfetamina	48 horas
Barbitúricos	24 horas (curta duração)
Barbitúricos (encontrados em soníferos, anticonvulsivantes, ansiolíticos)	3 semanas (longa duração)
Benzodiazepínicos (encontrados em ansiolíticos e calmantes)	3 semanas (longa duração)
Cocaína	8 horas (metabólitos em 2 a 4 dias)
Codeína/opioide	48 horas
Heroína	36 a 72 horas
Maconha (THC)	3 dias a 4 semanas (dependendo do uso)
Metadona/opioide	3 dias
Metaqualona (encontrada em soníferos e ansiolíticos)	7 dias
Morfina/opiáceo	48 a 72 horas
Fenciclidina (PCP) – anestésico	8 dias
Propoxifeno/opioide	6 a 48 horas

Fonte: adaptada do Observatório Brasileiro de Informações sobre Drogas. *Apud* Lowinson et al., 1997/*apud* Kaplan et al., 1997.

* 1 – Em até 7 dias pode-se detectar a maconha; 2 – em menos de 3 dias podem ser detectadas outras drogas (cocaína, *crack, ecstasy* e anfetaminas); 3 – no exame por amostras de queratina (cabelos ou pelos), a coleta é mais fácil e tem um período de detecção maior, sendo utilizado quando se quer conhecer a quantidade de droga consumida pelo usuário.

Capítulo 13 ■ Intoxicações Exógenas Agudas e Acidentes Provocados por Animais Peçonhentos

mes laboratoriais realizados a partir de amostras biológicas – queratina (cabelo ou pelos), sangue, urina ou saliva, que apresentam especificidade e janela de detecção dependentes das metodologias e das boas práticas laboratoriais (Tabela 13.4).[9-12]

A radiografia abdominal também poderá ser útil na investigação de ingestão de comprimidos radiopacos de ferro e/ou de camisinhas/envelopes com drogas e/ou outros materiais tóxicos.[8]

Intoxicações mais frequentes[8-13]

Cumarínicos

São os raticidas atualmente disponíveis, inibidores competitivos da vitamina K, interferindo na γ-carboxilação final dos fatores II, VII, IX e X. Em geral, a intoxicação é assintomática por 12 a 24 horas, devido à meia-vida do fator VII, e somente após esse período o paciente apresentará alterações da coagulação, com sangramento em qualquer sítio e as manifestações decorrentes de sua localização. Em razão da gravidade da intoxicação, não se deve esperar que o paciente sangre para iniciar o tratamento. Por isso, sempre que houver a suspeita de intoxicação por cumarínico e o paciente não apresentar sangramento, o tempo de protrombina deverá ser solicitado e repetido diariamente.

Benzodiazepínicos

Sedativos, hipnóticos e ansiolíticos são medicações que aumentam a neurotransmissão inibitória gabaérgica no sistema nervoso central (SNC) por meio de aumento no número de canais abertos de cloreto. Os benzodiazepínicos são rapidamente absorvidos no intestino e apresentam início de ação também rápido. Medicamentos como midazolam e diazepam são intensamente lipofílicos, cruzando rapidamente a barreira hematoencefálica e, por isso, redistribuem-se pelos tecidos adiposos, levando a uma meia-vida consideravelmente maior. A ingestao aguda de altas doses de benzodiazepínicos pode causar ataxia, fala empastada e sonolência. Raramente, doses elevadas podem levar ao coma e à depressão respiratória.

Barbitúricos

Usados como anticonvulsivantes, atuam prolongando o período de abertura dos canais de cloreto, associados aos receptores GABA. O fenobarbital, o principal representante, apresenta elevada lipossolubilidade, com rápido início de ação e meia-vida longa, sendo metabolizado no fígado e excretado, em sua maior parte, de maneira inalterada na urina. Clinicamente, o paciente apresenta fala empastada, ataxia, cefaleia, nistagmo e confusão mental, e com a progressão podem ser observados vários graus de coma, com perda total dos reflexos. É comum a presença de hipotermia, depressão respiratória e contratilidade miocárdica. A depressão miocárdica, associada a vasodilatação e depressão medular,

leva ao choque. O comprometimento cardiopulmonar é o principal responsável pelos óbitos na fase aguda. Os óbitos ocorrem por edema pulmonar, pneumonia e edema cerebral. A dose potencialmente fatal é de 6 a 10g, existindo métodos quantitativos para dosagem de barbitúricos que são úteis no diagnóstico e na correlação com o quadro clínico e a monitoração do tratamento. Na condução do paciente deve-se obter via aérea apropriada, além de monitoração cardíaca adequada, com eletrocardiogramas (ECG) seriados. O fenobarbital é uma base fraca que, na presença de urina alcalina, promove maior transporte desse composto do plasma para os túbulos renais. O pH sanguíneo em torno de 7,40 a 7,45 aumenta a excreção do fenobarbital em cinco a dez vezes. Nesses casos, hemodiálise é efetiva.

Neurolépticos

Os mais importantes em toxicologia são as fenotiazinas (clorpromazina, tioridazina) e as butirofenonas (haloperidol), que têm efeito inibitório em receptores dopaminérgicos, colinérgicos, α-1 e α-2-adrenérgicos, histaminérgicos e serotoninérgicos. São de uso oral, exceto o haloperidol, também usado por via parenteral. Os efeitos desse tipo de intoxicação podem ser observados em pessoas utilizando doses terapêuticas, e não somente em casos de superdosagem, e estão relacionados ou não com o SNC. Os efeitos não relacionados com o SNC são: (1) cardíacos: hipotensão, depressão miocárdica, prolongamento dos intervalos PR, QRS e QT, alterações inespecíficas da onda T e segmento ST, taquiarritmias ventriculares e supraventriculares; (2) gastrointestinais: boca seca, redução da motilidade e secreção, pseudo-obstrução; (3) geniturinários: retenção urinária, priapismo, midríase ou miose. Os efeitos relativos ao SNC são: acatisia, distonia, confusão e alterações da memória, hipo ou hipertermia, parkinsonismo, diminuição do limiar convulsivo, sonolência e coma. Os efeitos no SNC são os mais comuns e mais importantes. Os níveis séricos não se correlacionam com a gravidade do quadro clínico. A cromatografia de camada delgada pode ser utilizada para análise qualitativa. Monitoração cardíaca e ECG seriado. Alcalinização da urina não é útil. A síndrome neuroléptica maligna consiste em uma reação idiossincrática, implicada com os neurolépticos típicos e caracterizada por hipertermia, rigidez muscular, acinesia, coreoatetose, flutuação do estado mental e alterações autonômicas (pressão arterial, frequência cardíaca, padrão respiratório). Cursa com leucocitose, acidose metabólica, hiperpotassemia, elevação de enzimas hepáticas, creatinocinase e creatinina e é diagnóstico de exclusão, exigindo ingestão recente das substâncias relacionadas. O tratamento consiste na redução da temperatura por métodos físicos.

Antidepressivos tricíclicos

Os de primeira geração (amitriptilina, imipramina, clomipramina e nortriptilina) inibem a recaptação de norepinefrina e serotonina. Os de segunda geração (fluoxetina, paroxetina e sertralina) são inibidores seletivos da recaptação de serotonina. Essas substâncias são rapidamente absorvidas a partir do trato gastrointestinal e apresentam grande metabolismo hepático, sendo somente 10% excretados de maneira inalterada na urina. As intoxicações graves decorrem do uso abusivo dos tricíclicos de primeira geração. Exercem efeito depressor na fibra miocárdica e estimulam a diminuição na resistência vascular periférica, resultando em hipotensão. Por efeito anticolinérgico, aumentam a frequência cardíaca e predispõem a taquiarritmias. As convulsões ocorrem precocemente e têm curto período de duração, mas são potencialmente letais. Além dessas manifestações, podem ser observados: letargia, agitação, ataxia, movimentos coreoatetóticos, pele seca, constipação intestinal e retenção urinária. Os tricíclicos de segunda geração são desprovidos dos efeitos anticolinérgicos e não causam arritmias, hipotensão ou convulsões, mas apenas sedação. As intervenções iniciais incluem obtenção de via aérea segura, monitoração cardíaca contínua e estabilização dos sinais vitais. Os eventos letais ocorrem dentro das 6 primeiras horas, em especial nas 2 primeiras, com arritmias cardíacas, alterações de condução, convulsões, depressão respiratória ou hipotensão. Manter o pH sanguíneo entre 7,40 e 7,45 é útil para prevenir, mesmo que em parte, o efeito cardiodepressor do tricíclico. Em caso de convulsões, utiliza-se benzodiazepínico ou barbitúrico; fenitoína deve ser evitada em razão de sua eficácia limitada e seu efeito pró-arrítmico. A hipotensão deve ser tratada inicialmente com reposição volêmica de cristaloides.

Paraquat

Altamente solúvel em água, encontra-se disponível em preparações de concentração em 20% em água. A inalação apresenta nenhuma ou pequena intoxicação, assim como é mínima a absorção a partir de pele ou mucosas intactas. Se ingerido, é rapidamente absorvido (30% da dose) no intestino delgado, com pico plasmático ocorrendo de minutos a 2 horas após a ingestão. Distribui-se para todos os tecidos do organismo, mas alcança maiores concentrações nos pulmões e nos rins, tecidos onde há transporte ativo da molécula. Aproximadamente 90% do paraquat absorvido é eliminado intacto por via renal dentro de 12 a 24 horas. A toxicidade do paraquat encontra-se no efeito cíclico de redução de óxido, com produção de compostos tóxicos de oxigênio. Os radicais livres formados reagem com lipídios da membrana celular, proteínas estruturais e enzimas, além da molécula de DNA. O contato ocular pode levar a ceratite e conjuntivite. O contato repetido com a pele pode levar a dermatite e erosão ungueal. No trato gastrointestinal podem ocorrer ulceração e corrosão orofaríngeas, náuseas e vômitos, diarreia, hematêmese, disfagia, perfuração esofágica, pancreatite e necrose hepática. Pode ocorrer necrose tubular aguda. No sistema respiratório podem ocorrer tosse, mediastinite, pneumotórax, hemoptise, hemorragia alveolar, edema e fibrose pulmonar; hipovolemia, choque e arritmias; convulsões, coma e edema cerebral.

Organoclorados

São compostos estimulantes do SNC que, quando ingeridos, apresentam toxicidade variável. Entre outros possíveis mecanismos de ação, atuam na membrana axonal, lentificando o fechamento dos canais de sódio voltagem-dependentes. São absorvidos por via oral, transdérmica ou inalatória. Muitos são bastante lipossolúveis, levando a manifestações precoces no SNC. Esses compostos causam diminuição do limiar convulsivo e da estimulação do SNC. Sem dúvida, nas intoxicações por clorados, as convulsões são a principal ameaça, podendo inaugurar o quadro clínico. Podem ocorrer, também, náuseas e vômitos, hiperestesias e parestesias em face, língua e extremidades, cefaleia, tonturas, mioclonias, agitação e confusão. Febre de origem central não é infrequente. Se o paciente apresentar rebaixamento importante do nível de consciência, deve-se proceder à intubação orotraqueal. Pele e mucosas devem ser descontaminadas, com proteção da equipe que presta assistência. Hipertermia deve ser tratada com métodos físicos. Deve-se atentar para o desenvolvimento de necrose tubular aguda por rabdomiólise decorrente das convulsões.

Piretroides

Análogos sintéticos das piretrinas, são compostos de efeito rápido e letal para insetos, frequentemente associados a butóxido de piperonila. Como os clorados, prolongam o período de abertura dos canais de sódio voltagem-dependentes. São praticamente inabsorvíveis pela pele. Suas manifestações principais decorrem da indução de manifestações alérgicas ao contato com pele e mucosas. Quando ingeridos, podem levar a parestesias, náuseas e vômitos, tonturas e fasciculações.

Fosforados e carbamatos

São absorvidos por qualquer via: oral, transdérmica, através de mucosas (gastrointestinal, geniturinária, conjuntiva) e via parenteral. A via inalatória apresenta menor período de latência, enquanto na transdérmica o período de latência é maior. O quadro clínico se instala de minutos até 12 horas. Os sinais e sintomas são decorrentes dos diversos sítios onde ocorrerá excesso de acetilcolina. Os efeitos muscarínicos levam a salivação excessiva, lacrimejamento, liberação do esfíncter vesical, incidência de diarreia, vômitos, broncoconstrição, broncorreia e aumento do tônus vagal cardíaco (lentificação da condução nos nós AS e AV). Os efeitos nicotínicos incluem fasciculações, câimbras e fraqueza muscular (inclusive da musculatura respiratória), hipertensão, taquicardia, dilatação pupilar e palidez cutânea. Os efeitos no SNC incluem inquietação, labilidade emocional, cefaleia, tremores, sonolência,

Capítulo 13 ■ Intoxicações Exógenas Agudas e Acidentes Provocados por Animais Peçonhentos

confusão, ataxia, psicose, convulsões e coma. As mortes decorrem, em sua maioria, de depressão respiratória associada a hipersecreção traqueobrônquica. A dosagem da acetilcolinesterase sanguínea é de extrema valia nessas intoxicações, guardando relação com a atividade da enzima neural e muscular. A recuperação dos níveis de colinesterase a valores normais não deve ser o parâmetro para interrupção do tratamento, mas sim a ausência de manifestações clínicas de intoxicação, já que a recupera-ção desses níveis pode ocorrer em meses. No tratamento, o uso de atropina é essencial por ser um antagonista competitivo da acetilcolina tanto no SNC como no sistema nervoso autônomo (SNA).

TRATAMENTO

O tratamento da intoxicação exógena consiste no afastamento do paciente do agente intoxicante, na observação clínica para verificar a involução ou não dos sintomas e na

Tabela 13.5 ■ Condutas em casos de intoxicações exógenas

Intoxicação por via digestiva	**Indução do vômito:** xarope de ipeca *Indicações:* na primeira hora após a ingestão do tóxico; remoção de tóxicos não adsorvidos pelo carvão ativado (ferro, lítio, potássio); remoção de comprimidos de liberação controlada ou pedaços de cogumelos *Contraindicações:* doente com alteração da consciência ou convulsões; ingestão de fármacos pró-convulsivos (antidepressivos, cocaína); ingestão de agentes corrosivos; ingestão de petróleo ou derivados (preferível lavagem gástrica ou carvão ativado) *Efeitos adversos:* vômitos persistentes (podem atrasar o uso de carvão ativado ou de antídotos orais); gastrite hemorrágica; sonolência (20%); diarreia (25%) **Lavagem gástrica** *Indicações:* remoção de tóxicos sólidos, líquidos e venenos *Contraindicações:* em doente com alterações da consciência ou convulsões deve ser efetuada com precaução (intubação endotraqueal prévia); comprimidos intactos implicam a necessidade de provocar o vômito e só depois proceder à lavagem gástrica; ingestão de corrosivos tem indicação para endoscopia digestiva precoce *Efeitos adversos:* perfuração de esôfago ou estômago; epistaxe por trauma; intubação traqueal inadvertida; vômitos e aspiração pulmonar **Catarse:** sorbitol a 70% *Indicações:* aceleração do trânsito intestinal e eliminação do complexo tóxico-carvão; aceleração da eliminação de tóxicos não absorvidos *Contraindicações:* obstrução intestinal; não usar catárticos com sódio ou magnésio em doentes com insuficiência renal ou retenção hídrica *Efeitos adversos:* perda hídrica excessiva, hipernatremia e hiperosmolaridade; hipermagnesemia, caso se administrem catárticos com Mg a doentes com insuficiência renal **Carvão ativado:** "antídoto universal"* *Indicações:* eficaz na maior parte das intoxicações orais; é antídoto no tratamento da toxicidade do ácido acetilsalicílico, oxalato, atropina, barbitúricos, dextropropoxifeno, digoxina, cogumelos, estricnina, fenilpropanolamina, fenitoína, fenol, paracetamol e antidepressivos tricíclicos; eficácia aumenta quando previamente se induz o vômito (xarope de ipeca) ou se procede à lavagem gástrica; eficácia de uso em doses múltiplas comprovada (sobretudo na intoxicação por digitálicos, fenobarbital, paracetamol, salicilatos e teofilina); doses repetidas são particularmente úteis no caso de tóxicos com ciclo entero-hepático *Contraindicações:* íleo ou obstrução intestinal; ingestão de ácidos minerais, álcalis cáusticos ou derivados de petróleo *Efeitos adversos:* vômito, obstipação, distensão gástrica
Intoxicação pela pele	Muitos tóxicos são absorvidos através da pele; remover as roupas e lavar com água abundante; usar xampu ou sabão em caso de substâncias oleosas Agentes e seus neutralizantes específicos: para ácido fluorídrico: sulfato de magnésio ou gluconato de cálcio; para ácido oxálico: gluconato de cálcio; para fósforo (branco): sulfato de cobre a 1%
Intoxicação pelos olhos	Lavar com água e aplicar colírio de anestésico local Quando se trata de um ácido ou base, verificar pH e continuar a irrigar se o pH é anormal Não instilar qualquer substância neutralizante Solicitar avaliação oftalmológica
Intoxicação pelas vias aéreas (gases e fumos tóxicos)	Remover o doente do local e administrar O_2 umidificado Observar sinais de edema das vias aéreas superiores que rapidamente pode evoluir para obstrução total – intubação endotraqueal precoce Pode surgir edema pulmonar horas após a intoxicação (observar por pelo menos 6 horas)

*Antídotos: são substâncias utilizadas para anular ou diminuir os efeitos de um tóxico no organismo por neutralização deste (quelação, reações antígeno-anticorpo) ou por antagonização farmacológica, sendo disponíveis apenas para uma parte dos potenciais tóxicos. São poucos os tóxicos que não são adsorvidos pelo carvão ativado: alcalinos, cianeto, etanol e outros álcoois, ferro, lítio e potássio. São antídotos: N-acetilcisteína; atropina; anticorpos antidigitálicos; azul de metileno (cloreto de metiltionina); benzilpenicilina (penicilina G); bicarbonato de sódio; biperideno; carvão ativado; desferroxamina; dimercaprol (BAL); EDTA (edetato de cálcio e sódio); versenato de cálcio e sódio; etanol; fitomenadiona (vitamina K_1); fisostigmina, salicilato; flumazenil; folinato; glicagina (glucagon); gluconato de cálcio; hidroxicobalamina; labetalol; metadoxina; naloxona; nitroprussiato de sódio; oximas (obidoxima e pralidoxima); penicilamina; piridoxina (vitamina B_6).
São agentes adsorventes: (1) **colestiramina:** organoclorados (inseticidas) de alta toxicidade: Aldrin®, Dieldrin®, Endrin®, Endosulfan®; organoclorados de média toxicidade: Lindano®, Kepone®, Mirex®, Toxafem®; organoclorados de baixa toxicidade: Ethylan®, Hexaclorobenzeno®, Methoxyclor®; (2) **demulcentes** (clara de ovo, leite): metais pesados; (3) **bicarbonato de sódio:** ferro; (4) **terra de *Fuller*** (silicato de alumínio e magnésio): paraquat (herbicida); (5) **resina permutadora de íons (K+/Ca++):** potássio.

terapia de suporte. Em caso de intoxicações por ingestão, acrescentam-se a lavagem gástrica, somente se realizada em até 1 hora após a ingestão, e a administração de carvão ativado. Provocar vômito é totalmente contraindicado em qualquer caso.

A avaliação dos sinais vitais e sua manutenção em parâmetros adequados constitui o procedimento básico que deve ser dispensado a todo paciente em um atendimento de emergência. Isso pode ser feito de modo a manter os mecanismos fisiológicos, ou auxiliando-os, como no caso da ventilação mecânica, e é valido para o paciente intoxicado. Deve-se ainda despender todo o esforço possível na tentativa de retirar do organismo a substância que causou a intoxicação.

Na abordagem terapêutica é importante aumentar a excreção do agente tóxico mediante diurese forçada, diálise gastrointestinal, terapia extracorporal, hemodiálise, hemoperfusão, diálise peritoneal, hemofiltração e plasmaférese.

São importantes algumas medidas gerais, aplicáveis a quase todos os casos de intoxicação[13] (Tabela 13.5).

Referências

1. Zambolim CM, Oliveira TP, Hoffmann NA, Basso CE, Vilela. Perfil das intoxicações exógenas em um hospital universitário. Revista Médica de Minas Gerais 2008; 18(1):5-10.
2. CLIMEPSI. Médicos de Portugal – toxicose. Disponível em: <http://medicosdeportugal.saude.sapo.pt/action/10/glo_id/11839/menu/2/>.
3. Organização das Nações Unidas. Substance abuse – acute intoxication. Disponível em: <http://www.who.int/substance_abuse/terminology/acute_intox/en/print.html>.
4. Herdy T. Crack, uma dupla violência. O Globo. Disponível em: <http://www.legrandonline.com.br/noticias/NoticiasInterna.asp?Textos_ID=21486>.
5. CEATOX de Pernambuco. Disponível em: <http://portal.saude.pe.gov.br/noticias/ceatox-passa-a-funcionar-de-forma-descentralizada/>.
6. Pernambuco. Lei 14.490, de 29 de novembro de 2011. Cria, no âmbito da Secretaria de Saúde, o Centro de Apoio Toxicológico do Estado – CEATOX, e dá outras providências. Disponível em: <http://www.integracaope.com.br/2011/12/governo-pernambuco--publica-lei-criacentro-apoio-toxicologico-estado-ceatox/>.
7. Brasil. Centros Toxicológicos. Disponível em: < http://www.bvsde.paho.org/bvstox/e/guiamarilla/centrosinf/infbra.html>.
8. Olso, KR. Envenenamento. In: Tierney Jr LM, McPhee SJ, Papadakis MA. Lange, 1998:1386-416.
9. Cerpe Diagnósticos. Boletim Informativo Científico. Ano V. Nº 35. Agosto-Setembro. 2011:3-4.
10. Psychemedics Brasil. Exame toxicológico. Disponível em: <http://www.psychemedics.com.br/exame-toxicologico/>.
11. Observatório Brasileiro de Informações sobre Drogas. Disponível em: <http://www.obid.senad.gov.br/portais/OBID/conteudo/index.php?id_conteudo=11252&rastro=INFORMA%C3%87%-C3%95ES+SOBRE+DROGAS/Exames+toxicol%C3%B3gicos>.
12. Infoescola. Exame toxicolÓgico. Disponível em: http://realidade.org/forum/index.php?topic=7684.0.
13. Afonso Esteves. Intoxicações agudas. In: Terapêutica medicamentosa e suas bases farmacológicas. 4. ed. Porto Editora, 2001: 1082-94.

PARTE B ■ Acidentes por Animais Peçonhentos

INTRODUÇÃO

Os animais peçonhentos contêm glândulas de veneno que se comunicam com dentes ocos, ou ferrões, ou aguilhões, por onde ativamente passa o veneno. São animais que injetam veneno através de mordida, picada ou ferroada (serpentes, aranhas, escorpiões, lacraias, abelhas, vespas, marimbondos e arraias), causando acidentes ativos.

Animais venenosos são os que produzem veneno mas não contêm aparelho inoculador (ferrões, dentes) e provocam envenenamento passivo por contato (ludomia, taturana, lagarta, água-viva), por compressão (sapo) ou por ingestão (peixe baiacu, mexilhão).

O envenenamento por toxinas animais representa um importante problema médico e de saúde pública em muitos países. No Brasil, ocorrem com relativa frequência e causam quadros clínicos graves, que muitas vezes podem ser fatais se não cuidados a tempo.

Dados do Ministério da Saúde do Brasil mostram um aumento de 32,7% no número de acidentes por animais peçonhentos entre 2003 e 2009.[1,2]

Acidentes ofídicos

Os acidentes ofídicos – envenenamento causado pela inoculação de toxinas através das presas de serpentes (aparelho inoculador) – são os mais frequentes e graves. Causam alterações locais (na região da picada) e/ou sistêmicas que, se não tratadas de imediato, podem evoluir para o óbito.

No Brasil, quatro tipos de acidentes ofídicos são considerados de interesse em saúde: (1) botrópico; (2) crotálico; (3) laquético; e (4) elapídico (Tabela 13.6).[1-5]

Os acidentes são facilitados pelo comportamento das serpentes peçonhentas, que ficam enroladas, imóveis e camufladas nas margens de trilhas, próximo a roças, galpões e bambuzais, em busca de roedores. Os ambientes onde existem roedores favorecem a presença de serpentes, que também são encontradas nas cercanias de centros urbanos e áreas residenciais próximo a parques, matas, veredas, rios, córregos, lagos e áreas destinadas ao plantio e à criação de animais. A suscetibilidade está relacionada com condições ambientais favoráveis à existência das serpentes, como a disponibilidade de alimento.[3-5]

A gravidade depende da quantidade inoculada de veneno, da região atingida e da espécie envolvida.

Não existe imunidade adquirida contra o veneno das serpentes. Pode haver casos de picada em que não ocorre envenenamento ("picada seca"); nessas situações, não há indicação de soroterapia.[3]

Capítulo 13 ■ Intoxicações Exógenas Agudas e Acidentes Provocados por Animais Peçonhentos

157

Tabela 13.6 ■ Acidentes por serpentes peçonhentas

Tipo de acidente	Características
Botrópico	**Causado por serpentes do gênero *Bothrops*:** jararaca, jararacuçu, urutu **Importância epidemiológica:** responsável por cerca de 87% dos casos de acidentes ofídicos registrados, encontrados em todas as regiões do Brasil **O veneno botrópico** tem ação proteica e apresenta três atividades: • **Ação proteolítica:** causa manifestações inflamatórias agudas na região da picada devido a substâncias estimuladoras da resposta inflamatória local (prostaglandinas e bradicininas) que produzem dor intensa, eritema (rubor), edema (inchaço), equimose (mancha escura decorrente de extravasamento de sangue no tecido), bolhas e necrose (morte celular ou tecidual de um organismo vivo) • **Ação nos fatores de coagulação:** decorrente da ativação de fatores da coagulação sanguínea (especialmente do fator X e da protrombina), do estímulo à formação de fibrina a partir do fibrinogênio e de alterações na função e no número de plaquetas que causam depleção dos fatores de coagulação, podendo acarretar incoagulabilidade sanguínea • **Ação hemorrágica:** devido à ação de substâncias chamadas hemorraginas, que causam alterações na parede dos vasos sanguíneos, provocando hemorragias em diversos locais do organismo **Sintomatologia clínica:** dor no local da picada, edema, equimose/necrose, linfadenomegalia satélite e sangramento (gengivorragia, hematúria) Pode haver oligoanúria (insuficiência renal aguda) e/ou alterações hemodinâmicas (hipotensão arterial persistente e choque) nos casos graves No local da picada pode haver uma síndrome compartimental (rara) caracterizada por edema volumoso no membro afetado, que comprime o feixe vasculonervoso, com parestesia, cianose, frio, ausência de pulso arterial e limitação da motricidade Infecções/abscessos podem ser decorrentes de micro-organismos provenientes da boca do animal ou de material contaminado usado em forma de curativos. Pode haver tétano e gangrena gasosa **Tratamento:** soro antibotrópico (SABC)/soro antibotrópico-laquético (SABL)/soro antibotrópico-crotálico (SABC)
Crotálico	**Causado por serpentes do gênero *Crotalus*:** cascavel **Importância epidemiológica:** essas serpentes são responsáveis por cerca de 9% dos acidentes provocados por cobras e de grande letalidade. São frequentes nas regiões Sul e Sudeste do Brasil O veneno crotálico é uma mistura de proteínas e polipeptídeos, com três ações básicas: • **Ação neurotóxica:** decorrente da atividade da crotoxina, uma neurotoxina que atua nas terminações nervosas motoras, impedindo a liberação do neurotransmissor acetilcolina, causando bloqueio neuromuscular, que provoca paralisia motora e respiratória nos pacientes • **Ação miotóxica:** ocasionada pela ação de duas substâncias: a crotoxina e a crotamina, que provocam lesões nas fibras musculares esqueléticas de todo o corpo, processo conhecido como rabdomiólise, resultando em mioglobinúria (presença da hemoproteína muscular mioglobina na urina) e dores musculares generalizadas • **Ação coagulante:** atua como trombina, convertendo o fibrinogênio em fibrina, cujo consumo de fibrinogênio leva a um quadro de distúrbio coagulatório, caracterizado pela incoagulabilidade sanguínea **Sintomatologia clínica:** as manifestações locais são pouco importantes (não há dor, mas pode haver parestesia local ou regional, a qual pode ser acompanhada de edema discreto ou eritema no ponto da picada) Pode ocorrer mal-estar, prostração, sudorese, náuseas, vômitos, sonolência ou inquietação e secura na boca. Podem ser observadas: fácies miastênica, paralisia velopalatina com dificuldade de deglutição, diminuição do reflexo do vômito, alterações do paladar e do ofalto, além de dores musculares generalizadas (mialgias), mioglobinúria e necrose muscular (rabdomiólise). Incoagulabilidade sanguínea ou aumento do tempo de coagulação, insuficiência respiratória aguda, fasciculações e paralisia de grupos musculares podem também estar presentes **Tratamento:** soro anticrotálico (SAC)/soro antibotrópico-crotálico (SABC)
Laquético	**Causado por serpentes do gênero *Lachesis*:** surucucu, pico de Jaca, surucutinga **Importância epidemiológica:** representa 3% dos acidentes, sendo frequente na Região Norte do Brasil O veneno laquético apresenta as mesmas ações descritas para o veneno botrópico (ação proteolítica, ação coagulante e ação hemorrágica) Também apresenta atividade neurotóxica que provoca estimulação do nervo vago, podendo causar diarreia, bradicardia, hipotensão ou choque **Sintomatologia clínica:** os sintomas são semelhantes aos do acidente botrópico, podendo haver dor local, presença de edema, vesículas e bolhas de conteúdo seroso ou sero-hemorrágico (logo nas primeiras horas após o acidente) As manifestações sistêmicas são resultantes da ação neurotóxica (tonturas, bradicardia, bulhas cardíacas abafadas, cólicas abdominais, diarreia e vômitos) **Tratamento:** soro antilaquético (SAL)/soro antibotrópico-laquético (SABL)
Elapídico	**Causado por serpentes do gênero *Micrurus*:** coral verdadeira, encontrada em todas as regiões do Brasil **Importância epidemiológica:** representa 1% dos acidentes ofídicos registrados. Acredita-se que as dificuldades na identificação desse tipo de serpente se deva a hábitos da espécie, dentição proteróglifa (presas pequenas e localizadas anteriormente, dificultando a inoculação do veneno) e pequena abertura bucal **Veneno elapídico:** consiste em misturas biológicas complexas (proteínas e polipeptídeos) que resultam em efeitos neurotóxicos que provocam alterações paralíticas mediante ação na fenda simpática (entre o axônio do neurônio motor e a célula muscular esquelética); tem ação pós-sináptica: compete com a acetilcolina pelos receptores colinérgicos presentes na junção neuromuscular de nervos motores; possui ação pré-sináptica: bloqueia a liberação de acetilcolina pelos receptores colinérgicos presentes na junção de nervos motores, e apresenta ações hemorrágica e cardiovascular **Sintomatologia clínica:** pode surgir em menos de 1 hora após a picada Pode existir dor no local, acompanhada de parestesia com tendência à progressão proximal As manifestações sistêmicas surgem rapidamente, com vômitos, fraqueza muscular progressiva, ptose palpebral, oftalmologia, fácies miastênica (neurotóxica), paralisia flácida da musculatura respiratória com comprometimento ventilatório, que pode evoluir para insuficiência respiratória aguda e apneia **Tratamento:** soro antielapídico (SAE)

Na maioria dos casos, o reconhecimento das manifestações clínicas se dá por meio da história epidemiológica do acidente. O diagnóstico estabelecido a partir da identificação do animal é pouco frequente.[3,5]

O tratamento é feito com a aplicação do soro (antiveneno) específico para cada tipo de acidente e de acordo com a gravidade do envenenamento (leve, moderada ou grave). A aplicação do soro, que pode ser diluído em solução fisiológica ou glicosada ou não, deve ser feita por via endovenosa. Devido à natureza heteróloga, a administração do soro pode causar reações imediatas de hipersensibilidade. No entanto, testes de sensibilidade cutânea não são recomendados, pois, além de terem baixo valor preditivo, retardam o início da soroterapia.[3-5]

Durante a infusão e nas primeiras horas após administração do soro, o paciente deve ser rigorosamente monitorado, para detecção precoce da ocorrência de reações como urticária, náuseas/vômitos, rouquidão e estridor laríngeo, broncoespasmo, hipotensão e choque. Uma vez diagnosticada a reação, a soroterapia deve ser interrompida e posteriormente reinstituída, após tratamento da anafilaxia. Reações tardias (doença do soro) podem ocorrer de 1 a 4 semanas após a soroterapia, com urticária, febre baixa, artralgia e adenomegalia.[2]

Não há evidências de que fármacos (anti-inflamatórios, heparina) neutralizem o efeito de venenos. O único tratamento medicamentoso efetivo pode ser realizado no acidente elapídico, utilizando-se anticolinesterásico (neostigmina): dose de ataque, por via venosa, de 0,25mg nos adultos ou de 0,05mg/kg nas crianças; manutenção: 0,05 a 0,1mg/kg, EV, a cada 4 horas, precedido de atropina EV (0,5mg/kg adultos, 0,05mg/kg). Hidratação endovenosa deve ser iniciada precocemente para prevenir a insuficiência renal aguda.[2,4,5]

Serpentes não peçonhentas são pouco frequentes e não determinam quadros clínicos graves, sendo na maioria dos casos consideradas de menor importância médica. A maioria das picadas por esses animais causa apenas traumatismo local. Nos acidentes por *Philodryas* (cobra-verde, cobra-cipó) e *Clelia* (muçurana, cobra-preta), pode haver manifestações locais, como edema, dor e equimose na região da picada, porém sem gravidade.[3]

Escorpionismo

Os acidentes com escorpiões são importantes porque ocorrem com frequência ainda maior do que os acidentes com serpentes. Segundo dados do Ministério da Saúde, somente em 2009 ocorreram mais de 45 mil acidentes com escorpiões. Além disso, os acidentes com esses animais apresentam grande potencial de gravidade.[1,3-5]

No Brasil, os acidentes com escorpiões são decorrentes da ação de três espécies: *Tityus serrulatus* (escorpião-amarelo), *Tityus bahiensis* (escorpião-marrom) e *Tityus stigmurus*. O escorpião-amarelo é responsável pelos casos mais graves.

O veneno dos escorpiões é composto essencialmente de proteínas, além de uma pequena fração de aminoácidos e sais. A inoculação do veneno pode provocar algumas reações inflamatórias locais, como dor, inchaço, vermelhidão, sudorese e ereção dos pelos, as quais são observadas após um intervalo de minutos até poucas horas (2 a 3 horas).[2,4,5]

As manifestações sistêmicas estão relacionadas com a ação do veneno sobre os canais de sódio, com consequente liberação de adrenalina, noradrenalina e acetilcolina, provocando uma série de manifestações clínicas: gastrointestinais (náuseas, vômitos, diarreia); respiratórias (tosse, espirros, respiração rápida); cardiocirculatórias (aumento da frequência cardíaca, arritmias cardíacas, hipo ou hipertensão); e neurológicas (tremores, contrações musculares, agitação).[1,4]

O tratamento consiste no alívio da dor, que pode ser conseguido com infiltração de lidocaína a 2% sem vasoconstritor (1 a 2mL para crianças e 3 a 4mL para adultos) no local da picada ou com o uso de analgésicos (dipirona, paracetamol).

A soroterapia com soro antiescorpiônico (SAEs) ou antiaracnídico (SAAr) é feita por via EV, segundo gravidade (formas moderadas: 2 a 3 ampolas; formas graves: 4 a 6 ampolas), especialmente em crianças picadas pelo *Tityus serrulatus* (8% a 10% dos casos).

Nos casos moderados e graves devem ser monitoradas as funções vitais.

Araneísmo

Os acidentes com aranhas constituem o terceiro tipo de acidente mais frequente, ficando atrás dos acidentes com escorpiões e serpentes. Os três gêneros de aranhas mais relevantes no Brasil são: *Phoneutria* (aranha-armadeira), *Loxosceles* (aranha-marrom) e *Latrodectus* (viúva-negra).[1,2,4,5]

Os acidentes provocados pela aranha-armadeira raramente apresentam gravidade. A atuação do veneno baseia-se na ativação dos canais de sódio presentes nas fibras musculares e terminações nervosas, levando à liberação de adrenalina, noradrenalina e acetilcolina. Como resultado da picada, observa-se o desenvolvimento de um processo inflamatório local caracterizado por dor (em alguns casos, extremamente intensa), inchaço, sudorese e perda da sensibilidade local.

Os acidentes com aranhas-marrons são muito frequentes no Sul do Brasil, principalmente no Estado do Paraná. As duas ações básicas do veneno das aranhas-marrons são: (1) dermonecrose (necrose da pele), caracterizada por intensa reação inflamatória no local da picada, levando ao surgimento de dor, eritema ("vermelhidão") e inchaço, podendo evoluir para necrose e ulceração; e (2) hemólise intravascular (destruição anormal de hemácias nos vasos sanguíneos), com anemia aguda, icterícia (coloração amarelada de pele e mucosas) e, em alguns casos, sangramento. São reações sistêmicas observadas: febre, calafrios, mal-estar, fraqueza, náuseas e vômitos.

Capítulo 13 ■ Intoxicações Exógenas Agudas e Acidentes Provocados por Animais Peçonhentos

As aranhas do gênero *Latrodectus* (viúva-negra, aranha-ampulheta ou flamenguinha) são encontradas principalmente no litoral nordestino. Os acidentes com essas aranhas caracterizam-se por reações dolorosas no local da ferida (efeito do veneno nas terminações nervosas sensitivas), além de um efeito sobre o sistema nervoso autônomo (SNA), que leva à liberação de vários neurotransmissores, como a adrenalina e a acetilcolina, provocando diversos sintomas sistêmicos: sudorese, tremores, dores articulares, hipertensão, ansiedade e cefaleia.[2,4,5]

O tratamento é à base de analgésicos, para alívio das dores musculares e abdominais. Podem ser realizados bloqueios anestésicos regionais com a utilização de lidocaína sem vasoconstritor. Os relaxantes musculares à base de benzodiazepínicos podem ser usados, assim como o gluconato de cálcio, para alívio das câimbras musculares.

A soroterapia específica com o soro antilatrodético (Salatr) é obrigatória, dependendo da gravidade (se moderada ou grave), embora esse tipo de soro não seja de fácil acesso.[4,5]

Pacientes com manifestações sistêmicas devem ser monitorados por pelo menos 24 horas em unidades com suporte cardiorrespiratório.

Outras aranhas bastante comuns no peridomicílio, como as representantes da família *Lycosidae* (aranha-de-grama, aranha-de-jardim) e as caranguejeiras, não representam problema de saúde. Eventualmente, podem ocasionar picada dolorosa, porém sem repercussão sistêmica.[2]

Acidentes por aranhas caranguejeiras são raros e sem importância clínica (peçonha sem efeito em humanos). Quando instigadas, essas aranhas costumam soltar cerdas, que podem provocar, ao contato com a pele da vítima, reações pruriginosas e/ou do tipo queimação; quando inaladas, podem provocar edema de glote. O tratamento dos acidentes por esse tipo de animal em geral é feito com anti-histamínicos e, eventualmente, corticoides.[5]

Acidentes por lonomia e outras lagartas

O envenenamento causado pela penetração de cerdas de lagartas (larvas de lepidópteros) na pele consiste na inoculação de toxinas que podem determinar alterações locais e, nos envenenamentos pelo gênero *Lonomia*, manifestações sistêmicas.

São de importância médica os acidentes causados por insetos pertencentes à ordem Lepidoptera em sua forma larvária, sendo então conhecidos como taturana, oruga, ruga e lagarta-de-fogo. As principais famílias de lepidópteros causadoras de acidentes são Megalopygidae e Saturniidae.[2,4,5]

Os lepidópteros têm ampla distribuição em todo o país. As lagartas do gênero *Lonomia* vêm adquirindo maior relevância em função do aumento na população de insetos, havendo duas espécies descritas: *Lonomia obliqua*, encontrada predominantemente na Região Sul, e em São Paulo e em Minas Gerais, e *Lonomia achelous*, identificada no Pará, no Amapá

e no Maranhão. Constituem o único grupo responsável por manifestações sistêmicas, caracterizadas por sangramentos.[2]

O veneno de *Lonomia* provoca um distúrbio na coagulação sanguínea. Os extratos de cerdas de *L. obliqua* indicam atividade procoagulante do veneno por ativação de um ou mais fatores de coagulação (fator X e protrombina), enquanto o veneno de *L. achelous* caracteriza-se por intensa ação fibrinolítica e um quadro semelhante ao da coagulação intravascular disseminada, cujo resultado final se traduz por consumo dos fatores de coagulação e consequente incoagulabilidade sanguínea.

Clinicamente observam-se:

- **Manifestações locais:** independentemente do gênero ou família do lepidóptero causador do acidente, o quadro local é indistinguível e se caracteriza por dor imediata em queimação, irradiada para o membro, com área de eritema e edema na região do contato; eventualmente, podem ser evidenciadas lesões puntiformes eritematosas nos pontos de inoculação das cerdas. Adenomegalia regional dolorosa é comumente referida. Embora rara, pode haver evolução com bolhas e necrose cutânea superficial. Os sintomas normalmente regridem em 24 horas, sem maiores complicações.[2,4,5]

- **Manifestações sistêmicas:** somente observadas nos acidentes por *Lonomia*, instalando-se algumas horas após a ocorrência, mesmo depois da regressão do quadro local. Há a presença de queixas inespecíficas, como cefaleia, mal-estar, náuseas e dor abdominal, que muitas vezes estão associadas ou mesmo antecedem o aparecimento de sangramentos. As manifestações hemorrágicas observadas são: gengivorragia, equimoses de aparecimento espontâneo ou provocadas por traumatismo/venopunção, epistaxe e, em outros sítios, situações até de maior gravidade, como hematúria, hematêmese e hemoptise. Insuficiência renal aguda e hemorragia intracraniana têm sido associadas a óbitos.[2,4,5]

A suscetibilidade é universal e a gravidade depende da quantidade de veneno inoculada. Pode haver casos de acidentes nos quais ocorram somente alterações locais, não sendo indicada a soroterapia, e o tratamento pode ser feito com sintomáticos.

O trato do quadro local é realizado com medidas sintomáticas, que envolvem lavagem e compressas da região com água fria ou gelada, analgésicos e anti-histamínicos sistêmicos, além de infiltração local com anestésico do tipo lidocaína a 2%.

Nos acidentes com manifestações hemorrágicas, o paciente deve ser mantido em repouso, evitando-se intervenções traumáticas, como injeções intramusculares, punções e manipulações cirúrgicas – até a normalização da coagulopatia.

O soro antilonômico (SALon) deverá ser feito conforme a gravidade do envenenamento. A aplicação é EV, e os cuidados em relação às reações adversas são os mesmos adotados na administração dos demais soros antipeçonhentos, uma vez que a produção das imunoglobulinas específicas se faz por meio da imunização de cavalos com extratos de cerdas de lagartas.[2,4,5]

Acidentes por quilópodos

Lacraias, centopeias, cém-pés e escolopendra são animais com corpo quitinoso, pertencentes aos gêneros *Cryptops, Otostigmus* e *Scolopendra*.

Provocam um quadro clínico na maioria das vezes benigno, apenas com comprometimento local caracterizado por dor local imediata em queimação, de intensidade variável, acompanhada ou não de prurido, hipertermia, edema e evolução para necrose superficial. Eventualmente, pode haver sintomas gerais, como cefaleia, vômitos, ansiedade, pulso irregular, tonturas, linfadenite e linfangite.

O tratamento consiste, basicamente, no uso de analgésicos para alívio da dor. Em alguns casos pode-se fazer bloqueio anestésico local ou troncular e aplicar calor local. A assepsia com água e sabão previne processos infecciosos secundários locais. Não é recomendado o uso de corticoides, anti-inflamatórios ou anti-histamínicos.[4]

Entre os cuidados necessários para evitar acidentes com animais peçonhentos estão:

- Não andar descalço em locais de risco.
- Usar luvas de couro em trabalhos manuais em ambientes que podem servir de abrigo para os animais e/ou com vegetação abundante/densa (bananeiras, trepadeiras).
- Ficar atento aos locais de passagem ou caminhada.
- Evitar o acúmulo de lixo em quintais/terrenos baldios, diminuindo a presença de roedores que podem atrair cobras e outros animais.
- Evitar o acúmulo de entulho, tijolos, madeira e outros materiais que possam servir de abrigo aos animais.
- Sacudir sapatos e roupas antes de usá-los, especialmente se guardados em áreas rurais.
- Impedir a entrada desses animais no interior das residências (uso de telas, vedar soleiras de janelas, fechar buracos nos forros ou assoalhos).
- Prestar atenção aos locais onde as crianças brincam.
- Evitar pegar animais com as mãos, mesmo quando mortos.

Constituem medidas de primeiros socorros em caso de acidentes peçonhentos, provocados por serpentes:

- Lavar o local da picada utilizando apenas água e sabão.
- Manter o acidentado deitado e calmo, evitando que ele se movimente.
- Manter o local da picada em posição elevada, principalmente braços ou pernas.
- Retirar anéis e outros objetos que possam prejudicar a circulação sanguínea.
- Buscar o serviço de saúde o mais rápido possível, de preferência centros de referência/emergências.
- Quando possível, levar o animal que provocou o acidente para identificação, tendo o cuidado de não ser acidentado quando de sua captura.
- Não cortar, perfurar ou comprimir o local da ferida.
- Não amarrar ou fazer torniquete ou garrote, pois isso pode prejudicar a circulação e provocar necrose ou gangrena.
- Não oferecer bebidas alcoólicas, querosene ou outras substâncias tóxicas.
- Não colocar folhas, pó de café ou outras substâncias sobre o local da picada, pois elas podem provocar infecções e/ou tétano.
- Não fazer sucção no local da ferida, pois é impossível retirar o veneno do corpo.
- Fazer profilaxia para tétano, especialmente em pessoas não imunizadas, e no caso de ocorrer acidentes com botrópicos.

Referências

1. Brasil. Ministério da Saúde. Portal da Saúde. Acientes com Animais Peçonhentos crescem 33% nos últimos 6 anos. Disponível em: <http://portal.saude.gov.br/ portal/aplicacoes/noticias/default.cfm?pg= dspDetalheNoticia&id_area=1498&CO_NOTICIA=11570>.

2. Retzlaff JM. Acidentes com animais peçonhentos. Disponível em: <http://pt-br.infomedica.wikia.com/wiki/Acidentes_com_Animais_ Pe%C3%A7onhentos>.

3. Brasil. Ministério da Saúde. Secretaria de Vigilância em Saúde. Guia de Vigilância Epidemiológica. Caderno 14. Acidentes Ofídicos. Disponível em: < http://portal.saude.gov.br/portal/arquivos/pdf/ gve_7ed_web_atual_aap.pdf>.

4. Hinrichsen SL, Mahon F, Gallindo M, Távora MEG. Acidentes por animais peçonhentos. In: Hinrichsen SL. DIP – Doenças infecciosas e parasitárias. Rio de Janeiro: Medsi/Guanabara Koogan, 2005: 820-34.

5. Torres Filho SR. Acidentes humanos relacionados com venenos animais. In: Tavares W, Marinho LAC. Rotinas de diagnóstico e tratamento das doenças infecciosas e parasitárias. 2. ed. São Paulo: Atheneu, 2007:16-35.

CAPÍTULO 14

Choque Elétrico

Enio Roberto Pietra Pedroso

INTRODUÇÃO

As energias que produzem lesões, perturbações funcionais ou doenças no ser humano são classificadas como físicas, químicas e físico-químicas. Dentre as energias físicas estão a cinética (mecânica), a térmica, a elétrica e a radiante.

A ação lesiva da energia elétrica criada pelo homem sobre os tecidos humanos é denominada *eletroplessão*, e quando resulta da eletricidade natural é chamada *fulguração*. A eletrocussão é termo reservado para a execução humana por ação da eletricidade. A distribuição da eletricidade para fins industriais e domésticos se dá sob a forma de corrente alternada, que pode ser levada a muitos quilômetros sem grandes perdas, utilizando-se de subestações onde os potenciais são modificados por transformadores, variando apenas a voltagem. As redes domésticas podem usar corrente alternada de 110 ou 220V. Nas fábricas, a voltagem pode ser muito maior, dependendo da quantidade de trabalho a ser realizada.

A eletricidade é cada vez mais utilizada nas tarefas diárias do ser humano. Os acidentes por ela provocados são, por isso mesmo, previsíveis. A prevalência de acidentes, entretanto, diminui à medida que são seguidas as normas de segurança no trabalho e no domicílio. As consequências do choque elétrico dependem da voltagem da corrente e das circunstâncias em que ocorre a interposição humana no circuito elétrico. No Brasil, a mortalidade decorrente do choque elétrico corresponde a 0,71/100.000 habitantes.

A eletricidade atmosférica pode manifestar-se de várias maneiras, embora a maioria das pessoas só tenha a oportunidade de ver o relâmpago. A incidência de acidentes causados pela eletricidade natural é maior no meio rural do que nas cidades, principalmente em razão da existência de dispositivos de segurança em edifícios, fábricas e monumentos, que atraem o raio e o direcionam para local seguro no solo. Esses acidentes são mais comuns em áreas rurais, atingindo trabalhadores que fogem de tempestade carregando sobre os ombros enxada, ancinho ou outras ferramentas metálicas. O raio atinge o metal e o funde. A mortalidade por acidentes por fulguração varia de 33% a 50%.[1]

O corpo humano, ao se interpor em um circuito elétrico, representa uma associação de resistências. O somatório dessas resistências pode ser representado por uma só resistência, disposta no circuito em série ou em paralelo. Está em série quando a pessoa segura uma ponta de fio partido e eletrizado. A corrente flui do ponto de entrada até o de saída, em geral das mãos aos pés sobre o solo, sempre procurando o caminho mais curto entre esses pontos. Nesse caso, as correntes que entram pela mão esquerda e saem pela direita não passam pelos membros inferiores. A resistência em paralelo ocorre nos acidentes em que se toca em um fio eletrizado não partido. A maior parte da corrente elétrica percorre o condutor, o que significa que a quantidade que flui pelo corpo é bem menor do que a do circuito como um todo.

A resistência elétrica de um corpo depende diretamente do comprimento do condutor e de sua resistividade e inversamente de seu diâmetro. A densidade de fluxo de uma mesma corrente em um segmento como a perna tende a ser maior do que quando passa pelo tronco. A resistência elétrica humana varia com o estado da pele. A pele representa o ponto de maior resistência e situa-se, na maioria dos acidentes, exatamente na entrada e na saída da corrente. A pele seca e hiperceratinizada (trabalhador braçal) tem cerca de 10^6 ohms e a pele úmida, 10^2 a 10^3 ohms. Nas situações em que a resistência inicial é muito elevada, a sudorese desencadeada pelo sentimento de medo, associada ao risco ou à presença do choque elétrico, pode reduzi-la se o contato for prolongado; entretanto, conforme a voltagem do circuito, o meio isolante torna-se insuficiente para impedir o fluxo da corrente através do corpo humano.

A corrente elétrica causa ao corpo humano perturbações funcionais e lesões por ação elétrica, térmica e luminosa.

PATOGÊNESE

A intensidade, a gravidade e a extensão das lesões provocadas pelo choque elétrico dependem de a corrente ser alternada ou contínua, de sua voltagem e trajeto, do tempo de exposição e da resistência corpórea da vítima à eletricidade. A polarização da membrana celular torna as células sensíveis à ação da eletricidade. O fluxo de elétrons da corrente elétrica despolariza essas membranas com consequente ativação de seus sistemas enzimáticos e de transporte de íons.

A voltagem da corrente elétrica é dividida arbitrariamente em baixa ou alta, se a tensão de linha é inferior ou superior a 1.000V, respectivamente.

O choque elétrico é mais comum e perigoso com a corrente alternada por produzir contrações musculares espasmódicas do segmento do corpo que foi afetado, só interrompidas pelo desligamento do circuito. A vítima não consegue se desvencilhar da fonte de eletricidade. A musculatura antebraqueal flexora, por ser mais potente do que a extensora, aprisiona a pessoa à corrente elétrica, com a mão contraída espasmodicamente sobre o condutor. Esse efeito é possível com correntes de 5 a 7mA.

As lesões provocadas pela eletricidade podem ser únicas, múltiplas, complexas, musculares (contrações, rabdomiólise), musculoesqueléticas (contrações, fraturas), neurológicas (pré-comas, comas), cardiovasculares (adinamia, insuficiência circulatória aguda), respiratórias (hipoxia, anoxia) e dérmicas (queimaduras).

Os ferimentos decorrentes da eletricidade manifestam-se com variações desde uma lesão tissular mínima até uma eletrocussão capaz de vaporizar os principais órgãos do corpo.

A eletricidade provoca lesões por contato direto, condução, arco e ignição secundária. A baixa voltagem provoca lesão direta no ponto de contato. São envolvidos habitualmente os tecidos cutâneo e subcutâneo, embora, ocasionalmente, o músculo e o osso sob a queimadura cutânea possam ser lesados. A alta voltagem lesa diretamente o ponto de contato e também os tecidos que conduzem a eletricidade através do corpo. As queimaduras em arco ocorrem sem que haja contato direto entre a instalação elétrica e a superfície corpórea. São necessárias voltagens muito elevadas para que haja a transferência de carga elétrica, e quando há arqueamento são produzidas temperaturas extremamente elevadas (3.000°C). A duração do arco é mínima, e a lesão produzida limita-se habitualmente à superfí-

cie corpórea. Essa lesão apresenta uma variante que ocorre quando a corrente elétrica é conduzida ao longo de uma parte da superfície corpórea e chameja até a axila e outras pregas de flexão. A ignição secundária provoca queimaduras quando a fonte de eletricidade incendeia o vestuário e outros materiais inflamáveis. Pode provocar queimaduras abrasivas profundas, especialmente quando o paciente se encontra inconsciente e não é capaz de apagar o fogo.

A pessoa vitimada pelo choque elétrico pode estar inconsciente e incapaz de relatar as circunstâncias reais em que sofreu a lesão. A avaliação e o tratamento têm de partir do pressuposto de que devem existir efeitos multissistêmicos associados à eletricidade. A passagem da corrente elétrica por meio de uma resistência leva a uma transformação de parte da energia em calor (efeito joule). A quantidade de calor produzida é proporcional ao valor da resistência, à intensidade da corrente e ao tempo durante o qual flui a corrente. A lesão pela eletricidade ocorre quando a energia elétrica é convertida em térmica e causa aquecimento dos tecidos. A lesão resultante é similar às causadas por outros mecanismos térmicos.

Os efeitos térmicos nos acidentes causados por eletricidade vão desde lesões provocadas na pele, passam pela elevação da temperatura corporal como um todo e incluem a ação dos arcos voltaicos nos pontos de entrada da corrente. O fluxo elétrico é mais intenso e causa elevação local da temperatura dos tecidos, a ponto de promover ebulição da água e coagulação térmica das proteínas. A obstrução dos vasos que chegam ao local da lesão impede as contaminações endógenas e o calor gerado na superfície esteriliza o foco cutâneo. Nos acidentes fatais, as marcas elétricas podem evidenciar um halo de congestão resultante da retração dos tecidos coagulados, cujos vasos são espremidos e movimentam o sangue passivamente para os tecidos vizinhos em função da retração da pele lesada.[1,2] A passagem de corrente de alta intensidade ao longo dos membros produz aquecimento do sangue e consequente lesão endotelial nos vasos de maior calibre. Segue-se trombose arterial, com lesões isquêmicas de extensão variada. Como resultado do aquecimento ocorre degeneração da túnica média das artérias mais calibrosas, que se tornam friáveis, podendo haver ruptura vascular e, mais tarde, hemorragias graves. Sempre que há uma diferença de potencial muito alta entre dois eletrodos separados por um meio isolante, a energia tende a saltar do positivo para o negativo sob a forma de uma faísca (arco voltaico). Os arcos voltaicos podem atingir temperaturas que chegam a 3.000 ou 4.000°C e emitem intensa luminosidade.[3] A aproximação de uma pessoa de um condutor altamente eletrizado pode atrair um arco voltaico. Nos acidentes com alta tensão podem ocorrer lesões tanto pelo fluxo da corrente como pela formação de arcos entre regiões anatômicas vizinhas, de acordo com a posição do corpo. Nos casos em que a pessoa porta um objeto metálico e se aproxima muito de fontes de alta tensão, a faísca salta sobre o objeto por ser o metal bom condutor elétrico. Há fusão e vaporização metálicas instantâneas, sendo esse material lançado sobre a vítima. É o que se chama de metalização. A pele da região atingida é queimada e fica impregnada pelo metal. Assume coloração que depende da composição da liga que constitui o objeto. Nos acidentes de alta voltagem, o escoamento da energia para o solo pode ser obstado pelo calçado, que funciona como um isolante. Como a diferença de potencial é muito alta, formam-se pequenos arcos voltaicos entre a pele e o solo, tendo o material do calçado como dielétrico. As lesões resultantes aparecem como aglomerados de pequenos pontos enegrecidos de tecido carbonizado na região plantar.

A pele constitui a barreira inicial ao fluxo da corrente, sendo um isolante efetivo para os tecidos mais profundos. Depois do contato elétrico e do início do fluxo de corrente, a pele sofre necrose de coagulação e desseca. Nas lesões provocadas por baixa voltagem, a pele que fica chamuscada no ponto de contato é capaz de interromper o fluxo da corrente e limitar a extensão do ferimento. A pele ao redor do ponto de contato pode, entretanto, sofrer queimadura em arco, à medida que a resistência da pele interrompe o fluxo da corrente. Nas lesões por alta voltagem (>1.000V), a resistência da pele é inicialmente superada e a corrente passa pelos tecidos profundos do corpo relativamente sem obstrução. Esses tecidos, exceto os ossos, atuam como condutores, oferecendo pouca resistência ao fluxo elétrico. A corrente elétrica é interrompida quando o tecido no ponto de contato com a eletricidade desseca, o que provoca acentuado aumento em sua resistência. Nesse local há, frequentemente, um aquecimento elétrico. A lesão dos tecidos profundos relaciona-se com a densidade do fluxo de corrente através desses tecidos. A produção de calor e a lesão térmica consequente dependem da densidade do fluxo de corrente. Em áreas corporais com pequeno corte transversal, como um membro, a densidade da corrente é elevada, sendo grave a destruição tissular. Em grandes áreas transversais, como o tronco, a densidade da corrente é reduzida, e as lesões profundas são raras. Os tecidos superficiais resfriam mais rápido do que os profundos. Como os ossos têm resistência elevada ao fluxo de corrente, eles atingem temperaturas mais elevadas do que os tecidos moles circundantes. Como resultado, os tecidos moles mais gravemente lesados são, habitualmente, os músculos e os nervos diretamente adjacentes aos ossos, uma posição quase impenetrável à detecção clínica. As lesões cutâneas e profundas mais graves são adjacentes aos locais de contato, e a lesão diminui com o aumento da distância dos pontos de contato. A eletricidade determina aquecimento dos tecidos e afeta as propriedades elétricas e arquiteturais das membranas celulares, que são responsáveis por grande parte da lesão tissular, especialmente durante a fase precoce do fluxo de corrente. A rabdomiólise e a neurólise consequentes podem ocorrer após o contato elétrico associado apenas com pequenos aumentos da temperatura tissular. A queimadu-

ra torna-se um problema terapêutico especial nos pacientes que sobrevivem e permanecem hospitalizados por longo tempo.

A lesão resultante do contato inicial com a corrente elétrica parece determinar a extensão da lesão tissular. A energia elétrica pode causar graus menores de lesão, sem produzir necrose de coagulação. Esse fenômeno pode explicar as anormalidades funcionais transitórias das vísceras que ocorrem após a lesão elétrica.

Mesmo as mínimas lesões sobre o coração podem ser dramáticas. Os pacientes que sofrem parada cardíaca fatal apresentam necrose focal do miocárdio, bem como do tecido especializado dos nódulos sinusal e atrioventricular, além de necrose das células do músculo liso das artérias coronárias. No músculo cardíaco, a corrente elétrica pode causar fibrilação ventricular, se for da ordem de 75 a 100mA, ou desfibrilação, quando acima de 2A.[3,4] Na vigência de fibrilação, a passagem de correntes muito intensas provoca despolarização maciça das fibras musculares, que entram em período refratário a um só tempo. Após esse período, o estímulo gerado pelo nó atrioventricular volta a comandar o ciclo cardíaco. A parada cardíaca e o coma frequentemente acompanham a eletrocussão com corrente alternada em frequências de 50 a 60 ciclos/s. À medida que a frequência aumenta >60 ciclos/s, a lesão tissular e o risco de parada cardíaca diminuem.

O aumento da intensidade da corrente, especialmente nas altas voltagens, produz mais calor no local de entrada, podendo chegar à carbonização dos tecidos. Como os tecidos têm resistência elétrica diferente, o fluxo de corrente produz quantidade de calor que varia de um plano para o outro. Assim, é mais comum observar lesões de maior intensidade nos músculos imediatamente acoplados aos ossos do que nos mais afastados, em função da maior resistência elétrica do tecido ósseo. A destruição maciça de tecido muscular, que se verifica em alguns desses casos, causa liberação de grande quantidade de mioglobina para o sangue. A mioglobina eliminada por meio dos rins pode ser tão intensa que provoca obstrução dos túbulos distais e oligúria. O teor de mioglobina na urina pode ser utilizado como parâmetro da lesão tecidual.[5-7]

No adulto, as queimaduras elétricas constituem riscos ocupacionais. Nos últimos anos têm ocorrido cada vez mais ferimentos por eletricidade associados a paraquedismo, voo em balões de ar quente e instalação de antenas domésticas de rádio e televisão. Nas cidades, o uso de energia elétrica para mover trens e metrôs constitui uma das fontes mais comuns de lesões. Entre as crianças, os eletrodomésticos consistem na principal fonte de corrente elétrica capaz de provocar lesões. As lesões por relâmpago constituem preocupação principal nas regiões rurais e ocorrem em todos os grupos etários.

As lesões e a morte por fulguração estão relacionadas com os efeitos da eletricidade, da onda de choque gerada pela ionização do ar e da luminosidade. A onda de choque pode arremessar a vítima a grandes distâncias e provocar lesões contundentes. O acidente pode se relacionar com: (1) o raio cai sobre a vítima; (2) o raio se dispersa em uma área em que está a vítima; (3) o raio cai por perto e induz voltagem em corpo metálico com o qual a vítima está em contato; (4) a vítima é atingida dentro de sua casa por invasão de tomadas e aparelhos elétricos ligados a uma rede atingida; (5) o raio cai perto da vítima e vem do chão.

MANIFESTAÇÕES CLÍNICAS

As lesões provocadas pela eletricidade constituem de 1% a 5% das admissões em centros de tratamento de queimados e são responsáveis por até 15% das mortes.

As lesões por alta voltagem envolvem frequentemente múltiplos órgãos. A eletroplessão muitas vezes não provoca alterações superficiais da queimadura elétrica, mas pode a qualquer momento, durante a hospitalização do paciente, tornar-se clinicamente aparente. São necessários exames periódicos para a documentação correta, para a avaliação médico-legal e para o planejamento terapêutico.

A eletroplessão pode desencadear:

1. **Ação térmica, a queimadura:** a maioria das lesões por alta voltagem caracteriza-se por queimaduras de contato nos pontos onde a corrente elétrica entrou ou saiu do corpo. Essas queimaduras são tipicamente chamuscadas e profundas, o que pode permitir a visualização das estruturas anatômicas mais profundas. Esses ferimentos não apresentam características especiais que os identifiquem como locais de entrada ou saída da corrente. Essas áreas são habitualmente circundadas por queimaduras menos graves, de profundidade variável. Podem ocorrer queimaduras cutâneas extensas, não relacionadas com o local do contato elétrico, se houve ignição do vestuário. Os compartimentos musculares subjacentes podem se apresentar edemaciados, o que pode ser acentuado pelo excesso de hidratação parenteral realizado. Há sinais de compressão de vasos e nervos quando aumenta a pressão do tecido sob essa fáscia muscular. A perda da sensibilidade, a presença de dor e a diminuição da amplitude dos pulsos arteriais indicam a existência de uma síndrome compartimental. A palpação frequentemente revela massas musculares tensas, especialmente quando o membro afetado é comparado ao contralateral hígido. O membro queimado pode estar frio ao toque e sem pulsos palpáveis mesmo quando o fluxo sanguíneo é adequado. A integridade circulatória é mais bem avaliada pela ultrassonografia Doppler dos pulsos distais. A pressão do compartimento pode ser medida diretamente, e pressões >30 a 40mmHg estão associadas à lesão tissular.
2. **Parada cardiopulmonar:** a parada cardíaca é comum em vítimas de alta voltagem, sobretudo por relâmpago

(fulguração). No momento da internação hospitalar podem ser encontrados em eletrocardiogramas distúrbios da condução e padrões de infarto agudo do miocárdio. A maioria das arritmias é transitória, enquanto os retardos de condução e os padrões de infarto são frequentemente permanentes.

3. **Insuficiência renal aguda:** não é rara a presença de oligúria ou anúria logo após a ação do choque elétrico. Pode ser causada pelo subdimensionamento da intensidade da lesão e reposição subterapêutica de líquido, ou pela necrose muscular que libera mioglobina e age diretamente sobre as células tubulares renais. A hipovolemia potencializa a toxicidade da mioglobina nos túbulos renais. A mioglobinúria visível indica necrose muscular aguda maciça e insuficiência renal iminente.
4. **Alterações neurológicas:** podem ser lesados. O sistema nervoso central e o sistema periférico. É fundamental a realização do exame neurológico no início da internação hospitalar para acompanhar as mudanças potenciais que ocorrerão e o estabelecimento precoce do diagnóstico. Os membros sofrem a maior parte das lesões elétricas diretas e os nervos periféricos associados são mais frequentemente lesados. Essas lesões costumam ser permanentes e podem determinar a possibilidade de salvamento do membro. Alguns pacientes apresentam sinais, frequentemente reversíveis, de neuropatia periférica, distante dos locais da lesão elétrica. A lesão motora é mais comum do que a sensorial. O comprometimento raquimedular tende a ser temporário e logo reversível. As lesões raquimedulares de início tardio tendem a ser permanentes ou parcialmente reversíveis e manifestam-se como mielite transversa, paralisia ascendente, hemiplegia ou síndromes correlatas.
5. **Fraturas:** fraturas de ossos longos frequentemente acompanham as quedas, e as da coluna vertebral podem ser produzidas pela contração tetânica da musculatura paraespinhal.
6. **Lesões de órgãos intra-abdominais:** como o volume do tronco é grande, se comparado com o dos membros, a corrente elétrica é distribuída por grande área de corte transversal sob resistência relativamente baixa. Disso resulta a ocorrência rara de lesão direta sobre os órgãos internos. Durante a hospitalização, podem ocorrer disfunções hepática, pancreática e intestinal, porém, habitualmente, refletem a condição subjacente do paciente, e não os efeitos únicos da lesão elétrica.
7. **Lesões associadas à ação luminosa:** a luminosidade intensa dos arcos voltaicos pode ser lesiva. A radiação ultravioleta emitida pode lesar a córnea. É o que ocorre com pessoas que trabalham com solda elétrica sem proteção adequada. A absorção dos raios ultravioleta tem efeito lesivo retardado, com latência de horas, de modo semelhante ao que ocorre nos casos de queimadura solar. O epitélio corniano fica tumefeito e a conjuntiva ad-

Capítulo 14 ■ Choque Elétrico

jacente apresenta hiperemia e edema de acordo com a intensidade da lesão.[5-7]

8. **Morte:** a morte dos eletrocutados ocorre em razão de paradas respiratória (central ou periférica) ou cardíaca, ou hemorragia. Nos acidentados por alta tensão, é mais comum a ocorrência de morte por parada respiratória central. Pode ocorrer, também, parada cardíaca ou hemorragia. Nos acidentados por baixa tensão, é mais comum o desencadeamento de fibrilação ventricular, mas pode ocorrer, também, parada respiratória periférica.

A parada respiratória só ocorre quando o tronco cerebral interpõe-se no circuito da corrente elétrica. Nos acidentes por alta tensão, os neurônios são lesados em virtude da elevação da temperatura corporal.[7] É o que ocorre nos casos de execução em cadeira elétrica. O calor gerado pela passagem da corrente elétrica causa hipertermia e a temperatura cerebral ultrapassa os 60°C.[1,5] As células nervosas sofrem lesão irreparável ao atingir 45°C. No acidente por baixa tensão, a perda da consciência é geralmente secundária à parada cardíaca, desencadeada pela fibrilação ventricular, e parada respiratória é consequência da adinamia aguda.

A parada respiratória periférica ocorre quando a corrente elétrica de 20 a 30mA passa pelo tronco cerebral, o que desencadeia contração espasmódica do diafragma e dos músculos da parede costoabdominal, impedindo o movimento de fole. O acidentado não conseguirá ventilar enquanto persistir a corrente elétrica. A asfixia consequente provocará a morte, se o circuito não for desligado em 3 a 5 minutos. A corrente elétrica, nesse caso, é suficiente para manter a pessoa presa ao condutor. Quando não há mecanismo de desligamento automático do circuito, a salvação depende de ajuda externa.

A parada cardíaca associa-se especialmente à fibrilação ventricular.[1,3,6] É preciso que a corrente elétrica atinja o coração no período refratário de seu ciclo, o que coincide com o momento da onda T do eletrocardiograma. As correntes elétricas com mais de 75mA, e na dependência de sua duração, apresentam risco especial por serem capazes de causar fibrilação. As correntes elétricas >2A são desfibrilantes e provocam contração global da musculatura com parada em sístole. Sua manutenção por mais de 2 minutos provoca contração persistente do coração, o que desencadeia anoxia cerebral irreversível. O acidente que causa fibrilação ventricular acontece preferencialmente em casa, quando o acidentado tem as mãos molhadas, está descalço e toca em um condutor de 100 ou 220V. Na maioria das vezes, o acidente ocorre em banheiro em que chuveiro está com o fio desencapado ou a banheira é provida de aquecimento elétrico de água. A pessoa grita ao sentir o choque e cai logo depois.[6,7] Entre o choque e a queda inconsciente passam-se cerca de 15 segundos. Nas banheiras, a superfície de condução está muito ampliada pela água ensaboada ao redor do corpo da vítima, o que constitui uma solução eletrolítica que conduz bem a corrente elétrica.

A hemorragia, que em geral é tardia, ocorre em virtude do aquecimento da parede das artérias, o que pode causar trombose, obstrução e degeneração dessas. As artérias tornam-se friáveis, menos resistentes à pressão sanguínea, dilatam-se progressivamente e podem romper-se. As artérias de grande ou médio calibre podem sangrar a ponto de colocar em risco a vida do acidentado, se ele não for prontamente socorrido.

Na fulguração, a pessoa que é atingida pelo raio raramente escapa com vida. A energia escoa para a terra por intermédio do corpo do acidentado. A onda explosiva pela ionização do ar tem centro no corpo da vítima, rasga sua roupa e queima sua pele, por vezes propiciada pelo contato com partes metálicas das vestes, como fivelas, zíperes e medalhas. Os pelos podem se eriçar. A principal lesão caracteriza-se por uma ou mais redes vasculares ramificadas, semelhantes a galhos de árvores, de intensidade variada. Desaparecem em 18 a 24 horas, quando o acidente não é fatal. A morte, na maioria desses acidentes, ocorre por parada cardiorrespiratória. A capacidade de recuperação após a parada cardíaca pode ser uma feliz surpresa. A retomada dos batimentos cardíacos costuma se fazer em ritmo sinusal. Esses acidentes tendem a ser coletivos, ocorrendo quando um grupo de pessoas se abriga de tempestades sob árvores ou outras coberturas e são atingidas pelo relâmpago. A energia se espalha e cada indivíduo recebe parte da corrente. A maioria fica aturdida, algumas se tornam temporariamente inconscientes e poucas, se não forem atendidas, morrem. As que caem recobram a consciência em poucos minutos e, ao despertar, se locomovem e falam, estão assustadas, incrédulas e sentem cefaleia e zumbido intensos. A maioria não se lembra de ter ouvido um estampido, e algumas recordam-se de um clarão. A amnésia com relação ao fato é a regra. As pessoas mais atingidas sofrem parada cardiorrespiratória de duração variável. Algumas são deslocadas violentamente e se contundem ao chocar-se com anteparos. Nesses casos, a morte pode ocorrer por traumatismo craniano.

Alguns sintomas persistem por mais tempo, principalmente os neurológicos, como parestesias, paresias e hiporreflexia. É comum a redução da audibilidade ou até a surdez do ouvido voltado para o local de onde surgiu o trovão, associada a lesão ou ruptura do tímpano. A ação luminosa do raio, por mecanismo similar ao do arco voltaico da solda elétrica, associa-se à catarata. A luminosidade do relâmpago é muito intensa, podendo atingir 20.000°C, e os raios ultravioleta gerados podem lesar a córnea.

Algumas complicações tardias podem ocorrer de alguns meses a vários anos após o choque elétrico. Estresse pós-traumático pode ser observado em mais da metade das vítimas, sobretudo se uma parte do corpo for perdida. Isso exige uma abordagem psiquiátrica e a reinserção no

TRATAMENTO

A primeira medida terapêutica a ser tomada ainda no local do acidente, quando o doente ainda estiver preso, consiste em desligar o sistema elétrico antes de qualquer outra atitude. Deve-se ter o cuidado especial de evitar quedas mortais do acidentado, caso ele esteja dependurado. Todo o grupo envolvido no salvamento deve atentar para o risco de se acidentar ao manipular um sistema elétrico potencialmente alterado.[9-11]

A vítima deve ser colocada em decúbito dorsal horizontal, e as medidas de ressuscitação cardiorrespiratória devem ser iniciadas, mediante massagem cardíaca, ventilação pulmonar (por meio de cateter nasal, respiração boca a boca, intubação naso ou orotraqueal, traqueostomia) e desobstrução das vias aéreas superiores. Deve-se promover a cateterização venosa para hidratação e combater a acidose. A corticoterapia pode ser utilizada para prevenir edema cerebral. Quando possível, deve-se retirar ou afrouxar as roupas e o cinto e depois recobrir o acidentado, se possível com panos limpos ou compressas. A hospitalização deve ser providenciada imediatamente.[12-14]

A reanimação cardiopulmonar, quando necessária, deve ser realizada imediatamente.

As vítimas de parada cardíaca costumam responder às manobras de ressuscitação, sobretudo se implementadas logo após a descarga elétrica. A monitoração cardíaca é aconselhável por 48 horas após o acidente e será contínua se as arritmias persistirem. A escolha do antiarrítmico depende dos distúrbios do ritmo cardíaco. Todas as alterações eletrocardiográficas persistentes deverão ser investigadas assim que a lesão elétrica aguda cicatrizar.

A perda de líquidos para os tecidos lesados é um dos principais distúrbios após as queimaduras. O volume intravascular é reposto com solução de NaCl a 0,90 ou de Ringer-lactato, suficiente para manter um débito urinário de 50 a 75mL/h. A presença de mioglobinúria macroscópica exige aumento do débito urinário para 100 a 150mL/h por meio da infusão venosa de líquidos. A produção aumentada de urina facilita a diluição da mioglobina e sua eliminação pelos túbulos renais. Em caso de intensa mioglobinúria ou de débito urinário baixo mesmo com grande infusão de líquido, o manitol (12,5g) deve ser adicionado a cada litro da solução infundida. A adição de bicarbonato de sódio às soluções de hidratação alcaliniza a urina e aumenta a solubilização da mioglobina, favorecendo sua excreção. O pH urinário deve ser mantido em torno de 8, mediante a administração inicial de 35mL/h de bicarbona-

to de sódio a 5%, por via venosa, a qual deve ser aumentada ou diminuída de 5 em 5mL conforme a necessidade.

Os ferimentos cutâneos de segundo e terceiro graus devem ser desbridados, limpos e tratados com cremes tópicos antimicrobianos para queimadura. O acetato de mafenida é o preferido para as lesões elétricas em razão de sua ótima capacidade de penetrar nos tecidos profundamente lesados e sua atividade contra os clostrídios.

Deve-se providenciar, quando necessária, a imunização antitetânica. A antibioticoprofilaxia não é necessária.

As pressões nos compartimentos musculares dos membros afetados devem ser monitoradas por palpação e pela ultrassonografia Doppler dos principais pulsos arteriais. A manometria tissular compartimental >30 a 40mmHg indica a descompressão cirúrgica. Deve-se realizar escarotomia se a extremidade sofreu lesão por queimadura de terceiro grau circunferencial. A fasciotomia envolvendo todos os compartimentos é a solução possível quando persiste a sintomatologia compartimental. A fasciotomia pode permitir a preservação do fluxo sanguíneo nutriente para o tecido potencialmente viável. A extensão final do tecido lesado poderá ser determinada por ocasião da lesão elétrica. A perda progressiva de tecido raramente ocorre.

A morte tissular promove infecção, o que pode representar uma ameaça à vida. O tratamento definitivo das queimaduras elétricas exige a remoção do tecido necrótico. A amputação dos membros nem sempre é necessária. A cintilografia com pirofosfato de tecnécio-99m é a técnica diagnóstica mais utilizada nas primeiras 24 horas para definir os tecidos viáveis. A captação normal do radioisótopo reflete a perfusão normal, enquanto o tecido totalmente inviável não exibe captação. A arteriografia constitui método de avaliação dos tecidos lesados quando há integridade de fluxo das principais artérias. O "impedimento" do fluxo para os ramos musculares nutrientes indica lesão vascular irreversível. A viabilidade dos tecidos profundos é determinada, de maneira mais acurada, pela exploração cirúrgica periódica do membro ferido.[15]

A escolha do momento adequado para a intervenção cirúrgica e a extensão do desbridamento são determinadas pela estabilidade do paciente e a natureza da queimadura. A exploração e o desbridamento iniciais podem começar no final da fase de reanimação, nas 24 a 48 horas seguintes à lesão. Devem ser amputadas as porções distais dos membros que se encontrem dissecadas e mumificadas. Todos os grupos musculares devem ser inspecionados, especialmente os que se situam contra os ossos. O tecido viável deve ser sempre preservado. A presença de hiperpotassemia intratável, mioglobinúria grave ou infecção pode tornar necessária a amputação urgente da área lesada até seu nível de higidez. O fechamento definitivo do ferimento desbridado só será realizado quando o tecido necrótico for removido. A excisão ou a aplicação de enxerto contendo toda a extensão da pele na região da queimadura poderá ser adiada até esse momento.

O cuidado final exige reabilitação e implantação de próteses.

Referências

1. Bingham H. Electrical burns. Clin Plast Surg 1986; 13(1): 75-85.
2. Centres for Disease Control and Prevention: Lightning-associated deaths. United States, 1980-1995. MMWR 1998; 47:391.
3. Di Maio DJ, Di Maio VJ. Electrocution. In: Di Maio DJ, Di Maio VJ. Forensic pathology. Boca Raton: CRC Press, 1993: 367-88.
4. Diels JC, Bernsteins R, Stanikopf KE, Zhao XM. Lightning control with lasers. Scientific American 1997; 277(2):30-5.
5. Engelberg J. The cell. In: Best CH, Taylor NB. The physiologic basis of medical practice. 8. ed. Baltimore: Williams & Wilkins, 1966.
6. Goodwin CW. Ferimentos por eletricidade. In: Goldman L, Bennet JC. Cecil Tratado de medicina interna. 21. ed., Rio de Janeiro: Guanabara Koogan, 2001:79-82.
7. Hércules HC. Mecanismos do trauma. In: Freire E. Trauma – A doença dos séculos. Rio de Janeiro: Atheneu, 2001:77-102.
8. Hogan HJ, Zimmerman LE. Injuries of the cornea. In: Hogan HJ, Zimmerman LE. Ophthalmic pathology. Philadelphia: Saunders, 1962:311-6.
9. Lee RC. Injury by electrical forces – Pathophysiology, manifestations, and therapy. Curr Probl Surg 1997; 34:677.
10. Lee WR. Electric shock. Practitioner, 1967; 199:306-13.
11. Leikin JB, Aks SE, Andrews S. Environmental injuries. Dis Mon 1997; 43:809.
12. Lifschultz BD, Donoghue ER. Electrical and lighyning injuries. In: Spitz WU. Medicolegal investigation of death. 3. ed., Springfield: Thomas, 1993:516-27.
13. Silva AL. Eletrocussão. In: Silva AL. Cirurgia de urgência. 2. ed., Rio de Janeiro: Medsi, 1973:870-1.
14. Somogyi E, Tedeschi CG. Injury by electrical force. In: Tedeschi CG, Eckert WG, Tedeschi LG. Forensic medicine. Philadelphia: Saunders, 1977:645-76.
15. Wrigth RK. Death or injury caused by electocution. Clinics in Laboratory Medicine 1983; 3(2):343-53.

CAPÍTULO 15

Implicações Legais no Atendimento Médico de Urgência

Emilio Bicalho Epiphanio

INTRODUÇÃO

Entre os inúmeros conflitos atualmente enfrentados pela Medicina moderna, destacam-se aqueles relacionados ao Direito. Há, ainda, uma onda de processos envolvendo médicos e, conforme constatado pelo Conselho Regional de Medicina (CRM), os que atendem em serviços de emergência são os mais vulneráveis. Nesse atendimento não há o completo relacionamento médico × paciente × família: o paciente é uma pessoa desconhecida pelo médico, trazida para ser tratada por um médico também desconhecido pelos acompanhantes, às vezes também desconhecidos. Assim, este capítulo tem o objetivo de orientar e alertar os médicos que atuam em emergência para que possam evitar as querelas jurídicas ou diminuir seu número.

Do médico, do grupo de emergência ou não, são exigidos três fundamentos: atualização científica, procedimento de acordo com a norma técnica de consenso e ação em tempo hábil. Nessa tríade fundamenta-se a responsabilidade médica. Em síntese, o médico é obrigado a estar atualizado, a seguir uma norma técnica usual e de consenso entre seus pares e, finalmente, a não retardar indevidamente sua ação. Tudo isso deverá ser observado no atendimento, de emergência ou não, e sem hesitação. Embora à primeira vista seja lógico e inquestionável o conhecimento da tríade, há diferença entre a lógica do médico que atua ou não em uma situação de emergência e a dos advogados que estudam o mesmo caso. Essa diferença reside no tempo em que os eventos são analisados. Os advogados podem acessar o conhecimento da tríade assinalada decorridos vários meses com lenta consulta à bibliografia atualizada e pela internet, enquanto o médico deverá tê-la no calor dos acontecimentos.

É desgastante saber que a avaliação da ação do médico será feita por alguém confortavelmente sentado com vários livros de Medicina abertos a sua frente, podendo, lenta e minuciosamente, comparar o prontuário médico com o que está escrito em livro. Não se deve subestimar a capacidade de análise de eventos médicos feita por advogados. Além de competentes nesse ramo, nos bons escritórios de advocacia são assessorados por conhecedores da Medicina.

Com o conhecimento dessas premissas, passemos aos tópicos mais importantes.

ÓBITO EM EMERGÊNCIA MÉDICA

Prolegômenos

Com significativa frequência, o médico que atua em serviço de emergência vê-se diante de um paciente que faleceu. Para tanto são necessárias algumas considerações:

a. Histórico do atendido.
b. Existência de Serviço de Verificação de Óbito (SVO) ou de Instituto Médico-Legal (IML) na localidade.
c. Preenchimento do Atestado de Óbito.

Na que se refere ao histórico do paciente, há três alternativas: a primeira é de uma vítima com inquestionável relato de emprego de violência; a segunda, a de um paciente que certamente apresentava uma patologia clínica, que evoluiu rapidamente para a morte; e finalmente a terceira, a de um paciente que não traz nenhum relato ou informações que possam gerar suspeita de morte não natural. Este paciente é representado por aqueles encontrados em via pública, removidos de algum local onde não receberam assistência médica, trazidos por taxistas que se apiedaram e aqueles que, mesmo trazidos por familiares, apresentam indícios de informações não verdadeiras, com intenção de acobertar algo, cuja perspicácia

Capítulo 15 ■ Implicações Legais no Atendimento Médico de Urgência **169**

do médico atendente em perceber isso se desenvolve ao longo do tempo.

O fato de se poder contar ou não com o SVO ou o IML no local onde está sendo feito o atendimento é uma informação importante. Embora o procedimento médico independa disso, o relatório médico de encaminhamento do corpo é diferente quando da existência ou não desses serviços. Para o IML é necessário somente que o médico tenha condições de acionar a Delegacia de Polícia local, e cabe a esta encaminhar o corpo do falecido ao IML. Cabe ao Estado a investigação da existência ou não de delito. Assim, basicamente, a comunicação se faz com a Polícia de uma eventual *noticia criminis*. Nesse caso, o serviço de atendimento à família de paciente falecido se incumbirá de avisar à Polícia. Finalmente, a emissão de Atestado de Óbito faz parte do atendimento cuja evolução foi negativa. Receber a Declaração de Óbito é um direito básico da família do falecido para que com sua posse e registro possam advir os direitos do destino dado ao cadáver e a sucessão de seus bens.

A Declaração de Óbito é composta de uma parte contendo dados pessoais do falecido, que pode ser preenchida por funcionários do serviço de emergência, e outra parte, denominada Atestado de Óbito, que contém os dados médicos e epidemiológicos, cujo preenchimento é feito pelo médico. Não se questiona se familiares teriam ou não direito à Declaração de Óbito; a dúvida, no caso, reside em *quem* o emitirá.

Com esses dados preliminares consideramos que há três alternativas com relação ao óbito do paciente: aquela em que ele já chega em estado de óbito, quando o paciente falece no setor de emergência após um primeiro atendimento, e quando o paciente falece já tendo sido encaminhado à área de internamento hospitalar.

Paciente já falecido au chegar ao serviço

Uma vez constatado o óbito conforme o protocolo hospitalar, sem que nenhuma providência de ressuscitação tenha sido tomada, e cujo histórico obtido com familiares ou pela própria análise externa do corpo do paciente *exclua definitivamente uma causa de morte não natural*, o médico que atende essa pessoa poderá emitir o atestado. Se houver convicção sobre morte de causa natural, esta será a constante na parte médica da Declaração de Óbito. Se não houver diagnóstico, a alternativa será utilizar a expressão *Indeterminada* no item causa da morte, assinando o atestado em seguida. Caso haja alguma denúncia de ação delituosa, essa expressão – *indeterminada* – aliviará o médico de alguma injustificada suspeita.

Nos locais onde houver o serviço de verificação de óbito, o corpo será encaminhado pelo setor de óbito do hospital e o médico emitirá um relatório, cujo modelo sugerido encontra-se no Anexo 1.

Entretanto, se houver sinais de violência ou a mínima suspeita de morte não natural, o corpo deverá ser encaminhado para o IML. O médico deverá comunicar à autoridade policial a ocorrência de morte com suspeita de violência para que a autoridade providencie o imediato exame médico-legal. Nesse caso, a remoção é feita por ordem da autoridade policial, utilizando um rabecão. Cumpre à autoridade policial a investigação de que as condições de óbito sejam passíveis de abertura de inquérito policial ou não. Essa função investigativa não é, definitivamente, uma função do médico que atende em emergência, mas da Polícia. Em locais que não contam com IML, a autoridade também deverá ser comunicada e o corpo removido para o cemitério, por ordem dela, determinando que o corpo seja enterrado em cova rasa para ulterior exame necroscópico por médico-legista. Uma sugestão do modelo de relatório de encaminhamento, em qualquer das alternativas, encontra-se no Anexo 2.

Paciente em óbito durante o atendimento

Se o paciente evoluiu para óbito mesmo depois de efetuadas manobras heroicas, as providências são as mesmas recomendadas no item anterior – óbito ao chegar ao serviço de emergência. A diferença é sutil e reside na emissão do relatório de encaminhamento, onde se assinalará o que foi feito de socorro na emergência, conforme o modelo mostrado no Anexo 3.

Falecimento tardio após atendido em emergência

Uma vez dado o atendimento e o paciente submetido ao tratamento indicado e encaminhado ao Centro de Terapia Intensiva (CTI) ou ao leito de enfermaria, vindo a falecer, a emissão de Atestado de Óbito estaria a cargo do médico responsável pelo CTI ou pela enfermaria. As alternativas residem somente na existência ou não de causa violenta ou suspeita dessa condição ou morte natural inequívoca para o êxito letal e o encaminhamento ou não ao IML, no primeiro caso, ou emissão do documento legal, no segundo. Se a causa da morte mediata guarda relação com o evento traumático, é imperiosa a participação policial.

ASPECTOS MÉDICO-LEGAIS NO ATENDIMENTO MÉDICO EM EMERGÊNCIA

Algumas condições especiais envolvem o médico que atende em serviço de emergência:

Inexistência de meios ou de pessoal nos serviços de atendimento

Os médicos são julgados como se estivessem nas condições ideais e utópicas de trabalho. Para os advogados o trabalho médico executado no Brasil é realizado como se fosse provido de todo tipo de medicação e aparelhagem do

Primeiro Mundo. Ledo engano. Na maioria dos hospitais brasileiros, o médico enfrenta dificuldades impostas pelos Serviços de Saúde do Estado, pelos convênios médicos e, até mesmo, pelas limitações financeiras dos pacientes particulares atendidos. Mais ainda, em determinados hospitais não existe sequer o antibiótico mais adequado para o tratamento correto, inexiste o medicamento mais eficaz, inexiste a prótese ou órtese indicada. Somos vulneráveis às ações judiciais nesse caso, já que se cobra do médico a solução integral do caso sem dar-lhe meios para tal. Assim, o que nos resta são artifícios para proteção jurídica do médico, o primeiro elo da cadeia do atendimento em saúde. Para ultrapassar esse tipo de falha sugere-se o preenchimento, no prontuário médico, de informações completas a respeito e a comunicação ao chefe responsável, por escrito, da existência dessa dificuldade. Se possível, uma cópia desse documento deve ser anexada ao prontuário do paciente.

Outra dificuldade, não menos importante, reside na inexistência de profissional médico de determinada especialidade para complementar o tratamento de emergência. Embora, diferentemente de algum tempo atrás, não se admita o plantão médico a distância, um paciente com determinada lesão específica pode necessitar da opinião de um especialista não presente naquele momento. Se localizável, compete ao médico da emergência entrar em contato com este. Não basta, do ponto de vista dos advogados, determinar a um terceiro – telefonista ou funcionário comum – que o faça. Isso terá de ser feito pessoalmente pelo médico da emergência. Gaste alguns minutos e tenha maior tranquilidade posteriormente. O comunicado, desse modo, fornecerá forte argumento para uma defesa ulterior. Os tribunais têm entendido que a direção do hospital é responsável pela providência de localizar um especialista.

Similares são o raciocínio e a conduta quando há falta de material, medicação ou outro artigo indispensável ao atendimento.

Preenchimento do prontuário médico

O preenchimento de prontuário médico com letra legível e mais detalhado foi exaustivamente comentado em publicações médicas e é uma obrigação do médico constante do Código de Ética Médica. A recomendação é repetitiva: deve-se preencher correta e completamente o prontuário médico como rotina. Não deve haver a preocupação de fazer uma obra literária. Basta que contenha o essencial. Não se deve ter em mente uma eventual e futura dificuldade jurídica. Se, desafortunadamente, essa dificuldade ocorrer, esse comportamento habitual constituirá a defesa. Deve-se estabelecer como rotina um preenchimento correto, evitando siglas e abreviações não habituais. Deve ser lembrado que o leitor poderá não ser de mesma especialidade ou, até mesmo, não médico.

Não há nada mais comprometedor do que alterar posteriormente um prontuário, mesmo que seja uma anotação de um fato verdadeiro. Isso corresponde ao que se chama de "maquiagem de papeleta", que infunde no leitor uma desconfiança total quanto ao conteúdo das informações, o que atingirá também as outras anotações, também verdadeiras. Rabiscos, alterações ou anotações marginais em papeleta não eletrônica geram incredulidade.

Emissão de atestado ou relatório do atendimento prestado

Com frequência, há o pedido de alguém para que o médico que atende em emergência emita um documento médico referente ao atendimento prestado. Pode ser: um atestado (simples afirmação do atendimento), um relatório (informações detalhadas e circunstanciadas do atendimento) ou um laudo médico-legal (com as características jurídicas indispensáveis), que será tratado no item subsequente.

No caso de atestado, há de ser considerar qual o tipo de atestado solicitado e quem o pede ou requisita. Em caso de um mero atestado de acompanhamento por um familiar para fins de falta ao trabalho, nenhuma dificuldade existe nessa emissão. Entretanto, se o atestado solicitado versar sobre o tipo de atendimento, como foi feito, qual a medicação empregada e algo similar, o solicitante deve ser aconselhado a entrar em contato com o setor administrativo do hospital para o eventual atendimento ou recusa. A hermenêutica do artigo do Código de Ética, que obriga a emissão de atestado de atendimento, refere que o requerente seja o próprio atendido ou seu representante legal, o que implica o conhecimento dessas condições, obrigação de fiscalização que escapa ao médico. Não é como em consultório médico, onde o paciente tem o relacionamento médico-paciente já firmado. Assim, o não fornecimento imediato do atestado não significa recusa, e sim que o departamento administrativo do hospital deve avaliar a legitimidade jurídica de quem o solicita. O departamento jurídico do hospital deve avaliar a procedência e a legitimidade ou não de quem faz o pedido de tal informação e, então, determinar o preenchimento do atestado ou relatório.

Convocação do médico pela autoridade para prestar esclarecimento ou emitir laudo

Uma dificuldade surge quando a solicitação provém de uma autoridade policial ou judiciária que deseja fazer do médico que atende em emergência um *perito criminal ou médico-legista*. Aconselho a negativa, polida, de que essa emissão está acobertada pelo sigilo profissional, porém as anotações médicas, os resultados de exames e, até mesmo, o próprio paciente estarão disponibilizados para o médico-legista ou médico perito indicado para tal. Se houver coação da autoridade ou de seu representante, o que, embora pouco provável, é possível, o departamento jurídico da en-

Capítulo 15 ■ Implicações Legais no Atendimento Médico de Urgência

tidade deve ser acionado. Não se deve discutir com a autoridade nem com seu representante. Cabe ao departamento jurídico do hospital a incumbência de justificar a negativa dessa emissão, por possuir domínio jurídico pertinente, de que o médico da emergência não dispõe. Sua área é a Medicina, e não o Direito.

Naturalmente, quando se trata de um médico-legista ou médico credenciado pela Justiça no exercício de sua função, toda a facilidade de acesso deverá ser dada a ele.

Outra possibilidade reside no fato de que o médico seja "requisitado" a prestar informações a uma autoridade, seja policial (delegado de Polícia), seja judiciária (juiz de Direito). Em ambas as condições, o médico deve comparecer no dia e hora aprazados, porém sempre acompanhado de um advogado, seja da entidade que teoricamente deveria providenciar, seja um advogado contratado por sua iniciativa. Há possibilidade de que a Associação Médica de Minas Gerais (AMMG) ou o Conselho Regional de Medicina (CRM) o auxilie nessa dificuldade. Ao comparecer, deve responder o que lhe for perguntado com a verdade e sem alongamentos ou tergiversações.

DOAÇÃO DE ÓRGÃOS

Os óbitos nos serviços de emergência constituem uma fonte de doadores de tecidos e órgãos e a doação é uma atividade das mais nobres para o tratamento de enfermos crônicos. Assim, há de se colaborar com os organismos de referência nesse setor. Entretanto, como medida de cautela e da maneira mais respeitosa com relação a esse heroico procedimento médico, o médico da emergência deve ter um cuidado maior em sua participação no transplante de órgãos. A autorização de remoção de órgãos deverá obedecer à legislação vigente que, como toda a legislação brasileira, com muita frequência vem sofrendo mudanças. É possível que as condições legais exigidas no momento em que o médico lê este capítulo já estejam modificadas. A atualização da legislação brasileira, no momento, constitui uma adversidade que o advogado vive em seu dia a dia.

Assim, o médico que atende na emergência deve solicitar ao diretor clínico um protocolo de procedimento para regular sua participação no transplante de órgãos. Seguindo a orientação desse documento, sua ação estará protegida de eventuais reclamações.

SITUAÇÕES DE CONFLITO NÃO MÉDICAS EM EMERGÊNCIA

Algumas situações especiais, que envolvem também a Justiça, merecem uma breve análise para alertar o médico que atende na emergência. Essas situações são denominadas *situações de conflito*, e a partir da análise de algumas delas o médico pode adotar medidas de precaução. Sabe-se que o atendimento de emergência atende, além de pessoas idôneas, outras vítimas com passado policial extenso. O

atendimento médico prescinde do conhecimento do passado ou da ficha policial da vítima. Portanto, o médico da emergência deve, por ofício, prestar todo o atendimento necessário que o caso demanda, independentemente da qualificação do atendido. Entretanto, nesse atendimento, a cautela deve ser redobrada.

As condições de conflito de maior importância são comentadas a seguir:

Ação de resgate de marginal

Jornais destacam, com relativa frequência, a invasão de hospitais por grupos marginais para resgate ou execução. No atendimento a um marginal ferido, o médico deve ter sempre em mente que ele pode ser integrante de uma quadrilha interessada em não permitir sua detenção pela polícia após o atendimento médico. Os grupos de resgate de preso habitualmente não efetuam a ação durante o atendimento médico, pois sabem que o paciente está sendo tratado. Se a condição do atendido é grave ou demandará vários exames, durante essa fase há uma ligeira proteção, com risco mínimo para o pessoal da unidade.

Entretanto, quando terminada a fase aguda do atendimento, ou quando não há cirurgia programada e não há eventual risco de morte para o atendido, poderá haver resgate desse paciente mediante violência, com maior risco para os médicos e paramédicos. Caso se veja diante de uma situação como essa, o médico deve tentar preservar sua integridade a todo custo e não bancar o desavisado herói.

Ação de grupo de extermínio

Outra condição, muito similar à descrita no item anterior, ocorre quando um grupo armado adentra as salas de emergência à procura do paciente para execução, independentemente de seu estado de saúde ou da fase de tratamento. Pode entrar no setor de emergência com armas e com agressividade física e verbal. Nesse caso, geralmente não há a menor possibilidade de acordo, convencimento ou diálogo. O grupo conta com armas de verdade e tem intenção francamente homicida. O conselho é simples: deve-se sair da frente, pois a vida está em risco.

Assédio sexual

Como o médico atende também, por força da profissão, pessoas que estão na marginalidade da Lei, a ele pode ser atribuído um comportamento de assédio sexual intentado por alguém que quer eximir-se de alguma acusação. É notório o caso em ambulatório de emergência de Minas Gerais no qual um médico socorrista, ao examinar uma moça detida por tráfico de drogas, recebeu desta o pedido para que a examinasse em partes íntimas, onde haveria uma eventual lesão. Ao fazê-lo, ingenuamente, em local mais reservado do ambulatório para proteção do pudor da detenta, foi surpreendido por gritos da examinanda, acusando-o de molestá-la. De marginal transformou-se em vítima, e a imprensa presente, ávida de escândalos, notificou que a "desvalida" havia sido agredida sexualmente.

Essa situação, absolutamente constrangedora para o médico, ocorreu por descuido dele. Se no atendimento de pessoas de outro sexo, mesmo em consultório, no qual há a presumida confiança médico/paciente, pode ocorrer falsa denúncia, pode-se imaginar o que pode acontecer quando se trata de desconhecidos entre si, especialmente no caso de uma marginal que conseguiu, com essa ação, ver-se livre da acusação de tráfico.

Assim, exames de qualquer natureza terão de ser acompanhados por terceiros, de preferência enfermeiras ou atendentes.

Discriminação

Finalmente, uma situação aparentemente esdrúxula é aquela na qual a família do paciente, para ter atendimento mais rápido, usa do artifício de uma característica de cor, raça, religião, e em razão disso não estaria sendo atendida. Vale novamente insistir que o relacionamento no caso se dá entre duas pessoas desconhecidas – médico e paciente. Assim, nessa situação, o médico deve ter calma e, especialmente, conseguir no momento a identidade e o endereço de duas pessoas que possam demonstrar, como testemunhas posteriormente, o absurdo da acusação. Por outro lado, o tratamento arbitrário, imposto contra a vontade, como no caso de transfusão de sangue em testemunhas de Jeová, somente deve ser feito após consulta ao departamento jurídico da entidade.

PROCESSO CONTRA O MÉDICO

Os médicos que atendem em emergência podem ser acionados na Justiça. Segundo a experiência do autor, a motivação para tal procedimento reside em algumas condições, denominadas "a teoria dos V", para processos contra médicos: o primeiro V é de verba, em que se acredita que poderão ser obtidos valores do médico ou da entidade onde ele trabalha; o segundo V é de vingança, em que se deseja vingar-se do médico como único responsável pela evolução negativa de um parente; o terceiro V é o de vitrine, quando se deseja projetar-se na mídia como forma de autopromoção; o quarto V é de venda, na qual a acusação parte de médico concorrente que quer ver a imagem do colega arranhada por resultado ineficaz e, finalmente, o último V é de verdade, quando os denunciantes não tiveram explicadas as condições da mortalidade ou morbidade da patologia. A identificação de uma dessas motivações permitirá a estruturação da defesa no eventual acionamento judicial.

Procedimentos

O primeiro conselho que se deve dar ao médico que enfrenta essa situação constrangedora é o de não permitir que sua autoestima seja atingida. Esse é o bem profissional mais valioso que o médico possui e que poderia ser atingido por uma ação judicial que na maioria das vezes, para não dizer na quase totalidade, é absolutamente improcedente.

Ultrapassada essa condição de choque no primeiro momento, o médico deve procurar um advogado, se possível alguém familiarizado com esse tipo de problema. Há serviços advogatícios de boa qualidade oferecidos, por exemplo, pela AMMG, embora sobrecarregados tanto de volume de trabalho como de profissionais particulares. A escolha é pessoal. A experiência demonstra que a maioria das entidades para as quais o médico trabalha é omissa no que se refere à proteção ao médico, mesmo quando também acionada na Justiça no mesmo processo. Não se deve confiar demais no serviço jurídico da entidade, que se baseia não no valor dos profissionais, e sim no escopo de defesa, voltado para os argumentos da entidade, se necessário com sacrifício do médico da emergência.

Há três foros para a injusta acusação: Justiça Cível, Justiça Criminal e CRM.

Na Justiça Cível

A Justiça Cível visa à reparação financeira por um comportamento que os denunciantes supõem ter fundamento. Nesse caso, deve-se dar atenção especial ao prazo legal. Após o recebimento da nefasta carta de citação como réu no processo, o médico tem, habitualmente, 15 dias para fornecer sua resposta contrária à argumentação apresentada pelo autor (acusador). Não são 15 dias úteis, mas 15 dias incluindo domingos e feriados. Trata-se de uma corrida contra o tempo para contratar advogado, reunir documentos e elaborar o texto chamado "contestação".

Após contatado o advogado, o médico deve seguir as orientações dadas por ele. Nessa fase há somente papéis, sem a presença física do médico na Vara Cível.

Decorrido algum tempo, haverá uma audiência presidida por um juiz, chamada "conciliação", na qual a presença do advogado é indispensável, é onde o juiz tentará um acordo. A aceitação de acordo ou não dependerá da orientação do advogado. Não havendo acordo, o juiz determinará a realização de uma perícia médica, na qual haverá um perito da confiança do juiz e assistentes técnicos de cada uma das partes: poderá haver um assistente técnico do médico, um do hospital, um do convênio e um do autor (acusador).

O médico deve estar ciente de que o melhor assistente técnico não é o superespecialista ou o mais renomado especialista. O melhor assistente técnico é aquele que fornecerá a melhor argumentação médico-legal, isto é, a melhor versão médica que convença o Juízo de sua veracidade. O importante não é redigir para médicos como um trabalho científico para uma banca médica, e sim para operadores do Direito que decidirão a causa. Mesmo que o laudo do perito oficial

Capítulo 15 ■ Implicações Legais no Atendimento Médico de Urgência

não seja favorável, não se deve ficar desestimulado, pois a decisão final depende de muitos outros fatores.

Evidentemente, existem inúmeros detalhes técnicos jurídicos não abordados neste capítulo. O intuito foi somente fornecer uma noção geral, já que no desenrolar do processo indesejado, porém possível, o advogado experiente alertará o médico sobre as ações em tempo oportuno.

Na Justiça Criminal

Na Justiça Criminal, o objetivo é, em princípio, a privação da liberdade. No caso de a representação ter sido feita no Juízo Criminal, o delegado de Polícia ou o promotor de Justiça, conforme o caso, solicitará a presença do médico denunciado para sua oitiva (explicações). O atendimento à solicitação é obrigatório. O médico deve comparecer com seu advogado e, como já salientado, responder o que lhe for perguntado – nem mais nem menos. Os detalhes desse procedimento serão dados pelo advogado. Poderá haver, ulteriormente, uma "negociação", atendendo à Lei 9.099. Seria a substituição da pena por serviços à comunidade. Embora tentadora, há armadilhas na aceitação da alternativa informada pelo advogado. Uma delas é o uso do acordo como prova em uma ação cível. A defesa seria o registro de que "não há confissão de culpa" na redação jurídica desse acordo. Isso significa que não se está admitindo que houve culpa ou erro do médico, e sim de que se quer somente terminar, de modo elegante, o processo criminal.

No CRM

Finalmente, a representação poderá ser feita no CRM, cujo escopo é a avaliação de transgressão de norma ética no atendimento. Há uma semelhança entre a Justiça Cível e a ação do Conselho. Embora sem o conhecimento da maioria dos médicos, existe um Código de Processo Ético Profissional, por analogia com o Código de Processo Civil, onde são fixadas as regras do procedimento processual. De qualquer modo, também nessa esfera, a advertência é de que o médico esteja acompanhado de seu advogado. Inicialmente haverá uma sindicância, em que o médico relator formará sua convicção e determinará ou o arquivamento da denúncia em virtude de sua improcedência ou a abertura de um processo ético profissional (PEP). Em linhas gerais, é semelhante ao processo cível, embora o escopo seja um julgamento por seus pares. O resultado, se contrário ao médico, poderá ser utilizado na área cível, com grande peso de convencimento do juiz de Direito.

CONSIDERAÇÕES FINAIS

O presente capítulo teve o objetivo de alertar os médicos das dificuldades que podem ser enfrentadas na área jurídica em seu trabalho cotidiano no setor de emergência médica. Embora não seja exaustivo em profundidade, o capítulo pretendeu dar orientação genérica ao tema, conquanto, no caso concreto, a orientação direta de um advogado experiente seja, certamente, a melhor.

Bibliografia

Gomes JCM, Drumond JGF, França GV de. Erro médico. 4. ed. Rio de Janeiro: Guanabara Koogan, 2002.

Petroianu A. Ética moral e deontologia médicas. Rio de Janeiro: Guanabara Koogan, 2000.

ANEXO 1

Encaminhamento para o IML de óbito antes de atendimento na emergência

Relatório médico

Encaminho o corpo do paciente[1] _____ que foi atendido no Serviço de Emergência do Hospital ____. O referido paciente deu entrada já sem vida nesse Serviço por volta de ____ horas do dia ___, com relato, segundo acompanhantes, de[2] _____.

Não foram feitas medicações nem manobras de ressuscitação.

Local, data.
Assinatura e identificação do médico.

Notas:
1. Se não estiver identificado por qualquer razão, assinalar "Desconhecido".
2. Assinalar a informação dada: "encontrado em via pública"; "ter sofrido mal súbito em residência" ou uma síntese da informação dada.

ANEXO 2

Encaminhamento para o IML de óbito durante atendimento na emergência
Relatório médico

Encaminho o corpo do paciente[1] _____, que foi atendido no Serviço de Emergência do Hospital ____. O referido paciente deu entrada nesse Serviço por volta de ___ horas do dia ___ com relato, segundo acompanhantes, de [2] ____ e, apesar dos esforços terapêuticos, veio a falecer no horário de ___ horas.

Foram feitas medidas de ressuscitação com massagem externa, com provável fratura de arcos costais anteriores. Foi feita intubação orotraqueal com sonda nº ___.

Como medicação foram feitas: _____.[3]

Local, data.
Assinatura e identificação do médico.

Notas:
1. Se não estiver identificado por qualquer razão, assinalar "Desconhecido".
2. Assinalar a informação dada: "encontrado em via pública"; "ter sofrido mal súbito em residência" ou uma síntese da informação dada.
3. Indicar o tipo, a via e a dose da medicação empregada. Numa eventual análise toxicológica, a informação será valiosa.

ANEXO 3

Comunicado ao delegado de Polícia
Relatório médico

Solicito a V.Sa. providências que se façam necessárias para exame médico-legal do corpo de[1] ____, que foi atendido no Serviço de Emergência do Hospital _____.

O referido paciente deu entrada nesse Serviço por volta de ___ horas do dia ___ com relato, segundo acompanhantes, de[2] ____ e, apesar dos esforços terapêuticos, veio a falecer no horário de ___ horas.

Foram feitas medidas de ressuscitação com massagem externa, com provável fratura de arcos costais anteriores. Foi feita intubação orotraqueal com sonda nº ___.

Como medicação foram feitas: _____.[3]

Como não foram descartadas as hipóteses de morte por causa **não** natural, solicitamos que o corpo seja examinado por médico-legista[4].

Local, data.
Assinatura e identificação do médico.

Notas:
1. Se não estiver identificado por qualquer razão, assinalar "Desconhecido".
2. Assinalar a informação dada: "encontrado em via pública"; "ter sofrido mal súbito em residência" ou uma síntese da informação dada.
3. Indicar o tipo, a via e a dose da medicação empregada. Numa eventual análise toxicológica, a informação será valiosa.
4. Na remota eventualidade de não ser atendido pela autoridade policial, sugere-se que no diagnóstico para a morte seja escrito *"indeterminada per se"*. Não preencher o item para epidemiologia "homicídio, acidente etc." do rodapé do atestado.

CAPÍTULO 16

Cuidados Paliativos

Maria Aparecida Braga

Fabiana Pietsch da Fonseca Vianna

Ana Maria Puejo Blasco de Magalhães

INTRODUÇÃO

As discussões sobre a importância dos cuidados paliativos no contexto da urgência, emergência e terapia intensiva conquistam, a cada dia, lugar de maior destaque. A perspectiva de que os cuidados intensivos e cuidados paliativos são incompatíveis uns com os outros está sendo substituída pela noção de que a necessidade de tratamento curativo e cuidados paliativos coexiste na abordagem à doença. Agora concordamos que os cuidados intensivos e cuidados paliativos, apesar de parecerem estar em polos opostos, compartilham características fundamentais. Ambos estão focalizados nos pacientes mais doentes do sistema de saúde. Cada objetivo principal, prolongando a vida nos cuidados intensivos e de conforto e qualidade de vida nos cuidados paliativos, representa uma importante meta secundária para o outro. Um imenso trabalho realizado nas últimas décadas tem criado as bases para a melhoria dos cuidados paliativos nas emergências e Unidades de Terapia Intensiva (UTI). Projetos pioneiros têm demonstrado a viabilidade e a aceitação da integração dos aspectos dos cuidados paliativos em ambientes de cuidados críticos. Na verdade, o cuidado paliativo deve estar ao lado de todo cuidado curativo. Em algum momento, o cuidado curativo pode não ser mais útil e será necessário manter apenas os cuidados paliativos. Uma vez tomada a decisão de suspensão dos cuidados avançados, deve ser mantido o foco na promoção do bem-estar e na maximização do conforto. Esses cuidados incluem o alívio da dor, ansiedade, agitação e dispneia e a prestação de apoio espiritual ao paciente e a seus familiares.

Os cuidados intensivos desenvolvidos a partir dos avanços tecnológicos das décadas de 1940 e 1950 determinaram a prática da medicina definida, principalmente, pela tecnologia sofisticada para acompanhamento, apoio

e melhora da fisiopatologia humana. Em contraste, o hóspice, berço dos cuidados paliativos, surgiu na década de 1970 como uma resposta à batalha que a medicina tradicional travava contra uma doença em que o moribundo era visto como uma vítima e todos os esforços deveriam ser feitos para manter a vida. No entanto, os cuidados na emergência e na terapia intensiva descortinam, cada vez mais, questões éticas cujas discussões tornam-se fundamentais.

DEFINIÇÕES

Cuidados paliativos

Trata-se da abordagem que visa à melhoria da qualidade de vida dos pacientes e seus familiares, ou seja, o objetivo maior da prática médica. Esses cuidados incluem a prevenção e o tratamento precoce dos sintomas do sofrimento físico, psíquico, espiritual e social. Esses cuidados devem ser individualizados de acordo com as necessidades e, principalmente, com os desejos dos pacientes e seus familiares.

Para o entendimento da equipe sobre a importância desse tema torna-se fundamental uma palavra sobre as obrigações morais dos médicos com seus pacientes, reconhecidas há séculos. As quatro obrigações de maior prioridade são a beneficência, a não maleficência, a justiça e o respeito à autonomia de uma pessoa. Essas quatro obrigações ou princípios que guiam os médicos na tomada de decisão médica são encontrados no Juramento de Hipócrates (400 a.C.), no Juramento e Oração de Maimónides (1783), no Código de Nuremberg (1947), no Relatório Belmont (1979) para proteção de seres humanos na pesquisa e nas orientações contemporâneas e códigos de conduta para os médicos. Ao mesmo tempo, outras obrigações morais dos médicos com seus pacientes, como a confidencialidade e a compaixão, evitando enganos, e a mitigação da dor, continuam a ser importantes. A interpretação e a priorização de princípios éticos têm de se ajustar ao desenvolvimento de novas terapias médicas e à ampliação do papel dos pacientes nas decisões médicas.

Ética é um ramo da filosofia que diz respeito à análise das obrigações morais, valores e escolhas. Ética envolve reflexão e raciocínio sobre o melhor curso de ação e resulta em um caminho claramente delimitado a uma decisão. O raciocínio ético ajuda a resolver os conflitos entre prioridades concorrentes dos valores morais.

O paciente na emergência ou na UTI é único por sua relação de dependência, particularmente com o médico. Os pacientes tipicamente não têm capacidade de decisão, apresentam alto risco de morrer, podem sofrer intervenções potencialmente nocivas e necessitam de tratamentos de custos elevados. Abertamente reconhecidas ou não, as considerações éticas fazem parte de decisões diárias para a maioria de pacientes criticamente enfermos.

Princípios da bioética

- **Beneficência:** com frequência, é resumida como "agir no melhor interesse do paciente".

  Essa é uma discussão frequente, pois nem sempre concordamos sobre o que é melhor para o paciente. Uma pessoa doente não pode, às vezes, advogar em seu próprio nome, é dependente do conhecimento do médico e confia neste para promover seu bem-estar. Beneficência foi historicamente o princípio mais importante para o comportamento do médico. No entanto, os médicos e os pacientes podem discordar sobre o que representa o melhor interesse do paciente. Alguns podem afirmar que a manutenção da vida a todo custo visa ao melhor interesse do paciente, enquanto outros podem apontar para o que percebem como uma "qualidade de vida" inaceitável e propor a retirada do suporte de vida. Assim, outros princípios devem ser considerados para a tomada de decisão ética.
- **Não maleficiência:** o princípio da não maleficência é: "não importa quão doente o paciente esteja, tudo pode sempre piorar." Os médicos devem ser cautelosos ao fornecer tratamento aos pacientes e devem cuidar para não fazer mal intencionalmente.
- **Justiça:** em cuidados de saúde, a justiça geralmente se refere a uma repartição justa dos recursos. Os pacientes serão avaliados e será oferecido o tratamento indicado para sua condição. Dois pacientes com pneumonia devem receber a mesma consideração para a aplicação de antibióticos, ventilação mecânica e cuidados de enfermagem. No entanto, quando os recursos são limitados ou inexistentes, como o número de leitos de UTI, o intensivista terá de decidir quais pacientes são mais

suscetíveis de beneficiamento. Não existe, atualmente, ambiguidade quanto à ética de limitar o atendimento, ou "racionamento", para pacientes internados em UTI.
- **Autonomia:** a autonomia do paciente ocupa o primeiro lugar entre os princípios éticos. Um paciente autônomo é capaz de deliberar sobre seus objetivos pessoais e agir sob sua própria direção. Autonomia geralmente tem prioridade quando há conflitos entre princípios. Autonomia reconhece a importância do indivíduo na tomada de decisões e na sociedade moderna. Respeito à capacidade do indivíduo de se autogovernar é uma obrigação primária dos médicos. Para o embasamento de uma tomada de decisão, o paciente deve receber informações sobre os riscos e benefícios de uma intervenção. O intensivista deve fornecer informações sobre o diagnóstico e o prognóstico da doença crítica que serão utilizadas para a decisão de consentimento ou recusa. Assim, o paciente terá a capacidade de consentir ou recusar intervenções médicas e de pesquisa. A autonomia se estende a todos os aspectos dos cuidados de um paciente. As decisões ou ações de um paciente autônomo podem contradizer o conselho de amigos, familiares ou do próprio médico. Os doentes podem também optar por atuar em contradição com seus desejos previamente expressos, e podem mudar de opinião. Quando um paciente não tem condição de exercer esse direito, este pode ser transferido a um representante legalmente constituído.

  Assim, também nas unidades de urgência e emergência, o paciente tem o direito legal de recusar o tratamento médico.

Além disso, a equipe multiprofissional e interdisciplinar deve, desde a admissão do paciente, estabelecer de maneira clara e objetiva, e alinhada às expectativas do paciente e/ou familiares, a linha de cuidados com a previsão prognóstica, tempo provável de observação ou internação, necessidade de exames ou intervenções etc.

O II Fórum do Grupo de Estudos do Fim da Vida do Cone Sul definiu, em 2010, as recomendações quanto aos cuidados paliativos a serem prestados aos pacientes criticamente enfermos.

Essas recomendações incluem a necessidade de definição das fases de assistência intensiva:

- **1ª fase:** maior possibilidade de recuperação. A morte é pouco provável. Os cuidados paliativos serão prestados para aliviar o desconforto da doença e do tratamento intensivo.
- **2ª fase:** falta de resposta ou resposta insuficiente aos recursos utilizados, com tendência progressiva para irreversibilidade ou morte. A necessidade de revisão sistemática do tratamento e o momento da suspensão dos cuidados curativos e manutenção dos cuidados

Capítulo 16 ■ Cuidados Paliativos

paliativos são cada vez mais entendidos pela equipe, paciente e familiares. A morte é prevista para dias, semanas ou meses.

- **3ª fase:** a equipe reconhece a irreversibilidade da doença e a morte iminente, aceitando o desfecho para a morte. O cuidado paliativo passa a ser exclusivo. A previsão de morte é para horas ou dias.

Dessa maneira, é possível individualizar ações para cada paciente e prevenir conflitos na relação médico-paciente-familiares. Essas ações podem ser assim sistematizadas:

1. **Todo o esforço deve ser empregado:** a morte é improvável e a possibilidade de vida com qualidade é bem definida. Não há limitação de esforço terapêutico.
2. **Ordens de não reanimar:** todas as medidas de suporte avançado de vida devem ser empregadas, exceto as tentativas de reanimação cardiopulmonares.
3. **Ordens de não acrescentar:** a terapia curativa agressiva não é mais indicada, apesar de teoricamente apropriada e potencialmente benéfica, porém a terapia inicial instituída deve ser mantida. O exemplo clássico é o tratamento de afecção aguda (p. ex., infecção pulmonar) em paciente com reserva funcional comprometida.
4. **Ordens de retirar:** durante a evolução, define-se que a terapia curativa agressiva não é apropriada e tornou-se potencialmente maléfica. Nesses casos, cessa-se e retira--se o suporte avançado de vida. Incluem-se aqui os pacientes em morte encefálica que não são candidatos à doação de órgãos.
5. **Morte encefálica em potenciais doadores de órgãos:** todas as medidas agressivas de suporte avançado de vida devem ser mantidas até a retirada dos órgãos.

ORGANIZAÇÃO E IMPLANTAÇÃO DE CUIDADOS DE EXCELÊNCIA

Elementos essenciais para excelência dos cuidados paliativos incluem:

- Visão bem definida para o projeto.
- Planejamento.
- Apoio incondicional dos gestores.
- Formação de equipe multiprofissional e interdisciplinar.
- Treinamento.
- Atenção às diversidades culturais, étnicas e religiosas dos pacientes e familiares.
- Estratégia de comunicação.
- Definição de indicadores, metas e avaliação sistemática para melhoria contínua.

Durante o treinamento, devem ser considerados os seguintes aspectos:

1. Verificar as condições de atendimento: capacitação, controle emocional e equipe para ação de cuidado.

2. Reconhecer a condição de terminalidade da vida a ser diagnosticada durante o atendimento.
3. Planejar o atendimento interdisciplinar em ações paliativas ao paciente e familiares: acolhimento na escuta e reconhecimento na comunicação.
4. Conhecer e identificar etapas ou fases da terminalidade do sujeito em atendimento e seus familiares e prestar apoio e encaminhamento adequado.
5. Promover espaço para a utilização do *debriefing* psicoeducacional na equipe de saúde, dirigido por profissional capacitado na técnica de prevenção e aprendizado do autocuidado e cuidado do grupo.

Vários indicadores para auxiliar o controle de qualidade para os cuidados no final da vida têm sido propostos e incluem:

1. Assistência com foco no paciente: decisões centradas no paciente e na família.
2. Atenção à continuidade do cuidado.
3. Apoio emocional e espiritual aos doentes e familiares.
4. Gestão dos sintomas.
5. Sistemas de apoio à equipe.

CUIDADOS DO FIM DE VIDA NA UTI

A mortalidade entre os pacientes internados na UTI é alta, se comparada com a dos atendidos em outras unidades hospitalares. Um em cada cinco americanos internados em UTI morre. Entretanto, observa-se aumento contínuo da sobrevida dos pacientes admitidos nas UTI, mesmo com o recrudescimento da demanda nessas unidades. Isso é verdade, inclusive, para os imunossuprimidos, idosos, pacientes com síndrome de angústia respiratória (SARA) e nos tratamentos de sepse.

Por fim, apesar dessa tendência promissora, há evidências de que alguns grupos de doentes não se beneficiam das medidas curativas, mesmo com a aparente necessidade de tais medidas para sobrevivência imediata. Por exemplo, apesar da melhor evolução em longo prazo determinada pela introdução de novos medicamentos, pacientes HIV--positivos ainda hoje parecem não se beneficiar muito dos recursos da terapia intensiva. Ademais, alguns subgrupos da heterogênea população de pacientes com doenças malignas, como os que desenvolvem insuficiência respiratória após transplante de medula, continuam a apresentar elevada mortalidade em curto prazo. Por fim, existem outras doenças, como, por exemplo, a fibrose pulmonar idiopática (quando requer ventilação mecânica), que parecem ter resultado ruim a curto prazo, com mortalidade hospitalar elevada, e para as quais talvez não se devesse considerar a internação em UTI.

Dados da América do Norte e da Europa sugerem que o percentual de pacientes que morrem após a decisão de retirar ou suspender tratamentos de suporte avançado de vida é crescente. Apesar da falta de fortes evidências que orientam a prática nesse ambiente, os médicos cada vez mais entendem a importância de seu envolvimento no gerenciamento do processo de morte e morrer na UTI. Uma série de dilemas e desafios éticos se descortinam nas UTI durante os cuidados no fim da vida, incluindo a incapacidade de prever resultados individuais na admissão, a dificuldade em avaliar as preferências do paciente, a comunicação de problemas às famílias, bem como a adequação do controle de sintomas dos pacientes.

TOMADA DE DECISÕES NO FIM DA VIDA

Durante a assistência, os médicos devem integrar as convicções e valores de seus pacientes a fim de estabelecer metas de tratamento realistas e que atendam às necessidades dos pacientes e familiares. A comunicação entre todas as partes envolvidas em determinado caso é o único meio para atingir esse objetivo.

Claramente, não há "plano" universal para delinear a melhor forma de orientar pacientes, familiares ou responsáveis pelo processo de tomada de decisões na UTI, pois cada caso é único. Conflitos podem surgir em qualquer ponto no atendimento a um paciente, e podem ocorrer entre os membros da equipe de atendimento, entre membros da família ou entre os médicos e familiares. Uma comunicação honesta consiste na melhor estratégia para evitar ou atenuar conflitos, embora ocasionalmente possa ser necessária a mediação do médico assistente ou de comitês de ética.

RETIRADA DE SUPORTE AVANÇADO DE VIDA

Antes da retirada de suporte avançado de vida, os médicos devem informar o paciente (se interativo) e a família do paciente/substitutos sobre o que esperar durante esse processo. Eles precisam ter certeza de que o conforto do paciente será garantido. O acesso de familiares e amigos deve priorizar o desejo do paciente e, se este não puder se manifestar, o desejo dos familiares deve ser respeitado. Deve-se também incentivar a participação de familiares e amigos, se possível, na prestação de cuidados de maneira compatível com suas habilidades e desejos. A equipe da UTI deve tentar modificar o ambiente no qual o paciente está inserido para a criação de uma atmosfera tão tranquilizadora quanto possível. Equipamentos desnecessários, monitores, tubos, drenos e acessos devem ser removidos. Intervenções como marca-passos, vasopressores, reposição volêmica e nutrição, terapia de substituição renal, bem como todos os medicamentos desnecessários, devem ser retiradas antes do ventilador. A remoção da ventilação mecânica pode determinar desconforto respiratório e sofrimento. A administração de morfina deve ser considerada. A retirada de alimentação e hidratação venosa pode determinar preocupações e angústias à equipe e aos familiares. Apesar disso, há pouca evidência de que a manutenção da alimentação e hidratação venosa contribua para o conforto de um paciente que se encontre no processo de morte, e pode constituir-se em tratamento fútil ou distanásia, além de poder provocar complicações que aumentam o sofrimento.

No acompanhamento, o paciente deve ser cuidadosamente observado, para detecção precoce de qualquer sinal de angústia, como mímicas faciais, taquicardia, hipertensão, uso da musculatura acessória, sudorese e agitação. Esses sintomas podem ser tratados com opioides (para alívio da dor e dispneia) e sedativos (p. ex., benzodiazepínicos), frequentemente em combinação.

A sedação terminal ou paliativa consiste na prática de uso de sedativos em pacientes moribundos em doses que os tornem inconscientes. Normalmente, essa prática é descrita como uma opção de último recurso para o tratamento de sintomas de angústia em pacientes com doenças terminais nos quais todas as outras tentativas curativas e paliativas falharam. Uma vez inconscientes, os pacientes geralmente morrem dentro de horas ou dias (raramente semanas). Assim, quando a intenção está expressamente focalizada no alívio dos sintomas, a morte poderia ser vista como um desfecho previsível e inevitável.

O uso da morfina para alívio da dispneia e da dor pré-terminais em pacientes que se encontram no processo irremediável de morte satisfaz os critérios segundo os quais não é em si moralmente errado, sendo efetuado com o objetivo de aliviar os sintomas, aceitando-se os possíveis efeitos colaterais cardiopulmonares. Assim, a proporcionalidade estabelecida entre o risco de apressar a morte mediante o uso da medicação é aceitável, dada a gravidade dos sintomas de um determinado paciente moribundo. Esse raciocínio permite aos médicos continuar a prestar uma assistência digna no fim da vida, sem o receio de repercussões legais ou de violar os princípios fundamentais da bioética.

Recentemente, o Conselho Federal de Medicina (CFM) aprovou a Resolução 1.995, que permite aos pacientes registrar suas vontades de final de vida. Essa resolução constitui-se em grande avanço para a redução da distanásia nas UTI e promove a abertura de espaço para as discussões sobre a morte e o morrer.

Bibliografia

Angus DC, Barnato AE, Linde-Zwirble WT et al. Use of intensive care at the end of life in the United States: an epidemiologic study. Crit Care Med 2004; 32:638.

Applebaum PS, Grisso T. Assessing patients' capacities to consent to treatment. N Engl J Med 1988; 319:1635.

Bach PB, Carson SS, Leff A. Outcomes and resources utilization for patients with prolonged critical illness managed by university-based or community-based subspecialists. Am J Respir Crit Care Med 1998; 158:1410.

Burt RA. The Supreme Court speaks – not assisted suicide but a constitutional right to palliative care. N Engl J Med 1997; 337:1234.

Casarett D, Kapo J, Caplan A. Appropriate use of artificial nutrition and hydration –fundamental principles and recommendations. N Engl J Med 2005; 353:2607.

Clarke EB, Curtis JR, Luce JM et al. Quality indicators for end-of-life care in the intensive care unit. Crit Care Med 2003; 31:2255.

Cook D, Rocher G, Marshall J et al. Withdrawal of mechanical ventilation in anticipation of death in the intensive care unit. N Engl J Med 2003; 349:1123.

Davis N, Pohlman A, Gehlbach B et al. Improving the process of informed consent in the critically ill. JAMA 2003; 289:1963.

DeVita MA, Arnold RM, Barnard D. Teaching palliative care to critical care medicine trainees. Crit Care Med 2003; 31:1257.

Frick S, Uehlinger DE, Zuercher Zenklusen RM. Medical futility: predicting outcome of intensive care unit patients by nurses and doctors – A prospective comparative study. Crit Care Med 2003; 31:456.

Helft PR, Siegler M, Lantos J. The rise and fall of the futility movement. N Engl J Med 2000; 348:293.

Heyland DK, Rocker GM, Dodek PM et al. Family satisfaction with care in the intensive care unit: results of multiple center study. Crit Care Med 2002; 30:1413.

Jacobi J, Fraser GL, Coursin DB et al. Clinical practice guidelines for the sustained use of sedatives and analgesics in the critically ill adult. Crit Care Med 2002; 30:119.

Kelch RP. Maintaining the public trust in clinical research. N Engl J Med 2002; 346:285.

Kirchhoff KT, Spuhler V, Walker L et al. Intensive care nurses' experiences with end-of-life care. Am J Crit Care 2000; 9:36.

Levy MM. End-of-life care in the intensive care unit: can we do better? Crit Care Med 2001; 29:N56.

Lo B, Rubenfeld G. Palliative sedation in dying patients. "We turn to it when everything else hasn't worked." JAMA 2005; 294:1810.

Luce JM. Is the concept of informed consent applicable to clinical research involving critically ill patients? Crit Care Med 2003; 31:S153.

Luce JM. Physicians do not have a responsibility to provide futile or unreasonable care if a patient or family insists. Crit Care Med 1995; 23:760.

Moritz RD, Deicas A, Capalbo M et al. II Fórum do Grupo de Estudos do Fim da Vida do Cone Sul. Rev Bras Ter Intens jan./mar 2011; 23(1).

Nelson JE, Danis M. End-of-life in the intensive care unit: where are we now? Crit Care Med 2001; 29:N2.

Nelson JE, Meier DE, Oei EJ et al. Self-reported symptom experience of critically ill cancer patients receiving intensive care. Crit Care Med 2001; 29:449.

Prendergast TJ, Luce JM. Increasing incidences of withholding and withdrawal of life support from the critically ill. Am J Respir Crit Care Med 1997; 155:15.

Quill TE, Byock IR. Responding to intractable terminal suffering: the role of terminal sedation and voluntary refusal of food and fluids. Ann Intern Med 2000; 132:408.

Resolução CFM 1995. Disponível em: http://www.portalmedico.org.br/php/pesquisa_ resolucoes.php. Consulta em 9/8/2012.

Rubenfeld GD, Crawford SW. Principles and practice of withdrawing life-sustaining treatment in the ICU. In: Curtis JR, Rubenfeld GD (eds.) Managing death in the intensive care unit. The transition from cure to comfort. New York: Oxford University Press, 2001: 85.

Rubenfeld GD, Curtis JR. Beyond ethical dilemmas: improving the quality of end-of-life care in the intensive care unit. Critical Care 2003; 7:11.

Schneiderman LJ, Gilmer T, Teetzel HD et al. Effect of ethics consultations on nonbeneficial life-sustaining treatments in the intensive care setting. A randomized controlled trial. JAMA 2003; 290:1166.

Schneiderman LJ, Gilmer T, Teetzel HD. Impact of ethics consultations in the intensive care setting: a randomized, controlled trial. Crit Care Med 2000; 28:3920.

Silverman H, Hull SC, Sugarman J. Variability among institutional review boards' decisions within the context of a multicenter trial. Crit Care Med 2001; 29:235.

Sprung CL, Cohen SL, Sjokvist P et al. End-of-life practices in European intensive care units: the Ethicus Study. JAMA 2003; 290:790.

The SUPPORT Principal Investigators. A controlled trial to improve care for seriously Ill hospitalized patients: the study to understand prognoses and preferences for outcomes and risks of treatments (SUPPORT). JAMA 1995; 274:1591.

Truog RD, Cist AFM, Brackett SE et al. Recommendations for end-of-life care in the intensive care unit: The Ethics Committee of the Society of Critical Care Medicine. Crit Care Med 2001; 29:2332.

Van Walraven C, Forster AJ, Parish DC, et al. Validation of a clinical decision aid to discontinue in-hospital cardiac arrest resuscitations. JAMA 2001; 285:1602.

Vincent JL. Forgoing life support in western European intensive care units: the results of an ethical questionnaire. Crit Care Med 1999; 27:1626.

CAPÍTULO 17

Consulta Pediátrica:
Como Reconhecer os Pacientes de Risco

Maria do Carmo Barros de Melo

Marcos Carvalho de Vasconcelos

INTRODUÇÃO

As urgências clínicas constituem causa frequente de procura de atendimento pediátrico, principalmente nas unidades de pronto-atendimento. No Brasil, as situações de insuficiência respiratória, choque e intoxicações exógenas e os acidentes por animais peçonhentos são prevalentes. Além disso, são causas de morte e demanda de consultas e internações em todas as faixas etárias.

Algumas dúvidas e preocupações são comuns à maioria dos profissionais de saúde diante de um paciente gravemente enfermo, como, por exemplo: devo oferecer oxigenoterapia ou proceder à intubação traqueal? Indicar um Centro de Terapia Intensiva? Administrar expansão volêmica ou uma amina? Fazer lavagem gástrica, usar antídoto? Além destas, outras questões sempre deixam dúvidas quanto à condução do caso.

Os profissionais de saúde devem estar preparados para reconhecer, por meio da avaliação dos sinais e sintomas de cada faixa etária, os pacientes de risco. A impressão inicial do paciente em situação de urgência forma uma "fotografia instantânea" mental que possibilita o reconhecimento rápido de instabilidade fisiológica. As funções vitais devem ser sustentadas até que se defina o diagnóstico específico e um tratamento apropriado seja instituído para corrigir o problema subjacente.

Considera-se gravemente enfermo aquele paciente que apresente sinais de instabilidade nos sistemas vitais do organismo, com risco iminente de morte. A detecção precoce dos sinais de deterioração clínica e as abordagens específicas são decisivas para o prognóstico.

O ensino das ações do Suporte Básico de Vida tem como objetivos o rápido reconhecimento das situações de gravidade, a intervenção precoce e a manutenção da estabilidade circulatória e respiratória por meio das manobras de reanimação. Compreende aspectos relacionados com a prevenção de fatores e situações de risco, assim como a detecção de eventos em determinado local da comunidade.

O Suporte Avançado de Vida inclui, além do Suporte Básico, o uso de equipamentos e técnicas especiais para estabilização e manutenção da circulação e ventilação, monitoração, estabelecimento de linha venosa, administração de medicamentos e fluidos, desfibrilação e cuidados pós--reanimação.

SINAIS E SINTOMAS DE GRAVIDADE

As situações de urgência e emergência na faixa etária pediátrica apresentam etiologias diversas. O reconhecimento pode ser difícil porque, muitas vezes, a criança não sabe manifestar ou descrever os sintomas. Os pais ou responsáveis não são meros acompanhantes da criança na consulta, mas participantes ativos, sendo os principais informantes ou intérpretes de seus problemas. É fundamental valorizar os sinais e sintomas obtidos durante a anamnese e o exame físico sumário (Tabela 17.1).

O diagnóstico precoce e a abordagem específica dos sinais de piora clínica são decisivos para o prognóstico. A avaliação e o tratamento iniciam-se com a imediata avaliação cardiopulmonar, cujo propósito é identificar insuficiência respiratória e choque, atuais ou potenciais, além dos efeitos dessas alterações na perfusão e função de órgãos terminais. Para a avaliação por um profissional de saúde treinado são necessários menos de 30 segundos. Durante o exame físico, deve-se aplicar a regra mnemônica "A-A-B--C", verificando-se a *a*parência geral do paciente, abrir vias aéreas, verificar a *b*oa respiração e *c*irculação.

Os sinais de falência respiratória e choque devem ser investigados. Nessas situações podem ocorrer alterações

Capítulo 17 ▪ Consulta Pediátrica: Como Reconhecer os Pacientes de Risco

181

Tabela 17.1 ▪ Sinais de alerta em neonatos, crianças e adolescentes

Frequência respiratória	>60irpm em qualquer faixa etária Bradipneia
Esforço respiratório	Batimentos de aletas nasais, gemência, retração esternal, tiragens intercostais, ou subdiafragmáticas ou subcostais, balanço toracoabdominal, estridor, *gasping*
Palpação de pulsos	Finos, muito rápidos, ausentes, muito cheios
Perfusão capilar	>2 segundos
Frequência cardíaca	RN: <80 a 100 ou >200bpm 0 a 1 ano: <80 a 100 ou >180bpm Crianças: <60 a 80 ou >180bpm Adolescentes: <60 ou >160bpm
Pressão arterial	Pressão sistólica menor que o percentil 5: RN <60mmHg; 0 a 1 ano <70mmHg; 1 a 10 anos <70mmHg + (idade em anos × 2); >10 anos <90mmHg Pressão sistólica ou diastólica maior que o percentil 90
Cor	Presença de cianose ou palidez acentuada
Hipoxia	Pode ser notada por meio de saturimetria, palidez cutânea, alteração do sensório, sinais de má circulação
Alteração de consciência	Não estar reconhecendo os pais, confusão mental, sonolência, irritabilidade, prostração
Diminuição do débito urinário	Sinal de hipovolemia ou choque de outra etiologia
Em fetos ou neonatos	Bradicardia fetal, líquido amniótico meconial, diagnóstico prévio de malformações, idade materna <16 anos ou >35 anos, prematuridade, crescimento intrauterino restrito, parto de urgência em local não apropriado, doenças maternas, uso de medicamentos ou drogas pela mãe, ausência de pré-natal, hemorragia, morte fetal ou neonatal prévia, gemelaridade, pós-maturidade, atividade fetal ou do neonato diminuída, oligo-hidrâmnio, apresentação pélvica no parto, mãe com infecção, parto operatório, rotura prolongada de membranas, prolapso de cordão umbilical, sedação materna

do nível de consciência e do tônus muscular e cianose. Os sinais precoces de falência respiratória são dificuldade respiratória e taquipneia, e na sequência surgem taquidispneia progressiva, bradipneia, palidez e/ou cianose. No choque ocorre diminuição da perfusão capilar com tempo de recoloração prolongado (>2 segundos), pulsos periféricos cheios/ou finos e rápidos, pele "mosqueada" e cianose. O choque descompensado ou hipotensivo é caracterizado por hipotensão arterial.

Na falência respiratória e no choque é importante oferecer oxigênio suplementar e monitorar o débito urinário. Assim que possível, realiza-se o cateterismo gástrico (ou sondagem gástrica) para evitar vômitos e aspiração pulmonar. O esvaziamento gástrico também contribui para facilitar a ventilação pulmonar. Nesse momento, é fundamental avaliar se a ventilação é suficiente ou se está indicada a intubação traqueal.

ABORDAGEM

Para a abordagem correta de um paciente gravemente enfermo é necessário completar uma sequência de quatro avaliações, quais sejam: geral, primária, secundária e terciária.

Após cada avaliação, é importante saber classificar o estado do paciente, tomar decisões e agir imediatamente com o objetivo de reduzir as sequelas e as mortes.

Cada fase deve seguir os seguintes passos:

1. **Avaliação geral – Informações pela avaliação rápida ao olhar para o paciente:**

- Aparência: consciente? Ativo?
- Boa respiração: esforço?
- Circulação: cianose? Palidez?

2. **Avaliação primária – ABCDE:**
   - Abrir vias aéreas: patentes?
   - Boa respiração: verificar respiração-inspeção, percussão, palpação e ausculta.
   - Circulação: ausculta cardíaca, pulso central, pulso periférico, perfusão capilar, cor do paciente, medida da pressão arterial.
   - Disfunção: responsivo?
   - Exposição: temperatura? Lesões?

3. **Avaliação secundária:**
   - História: sinais e sintomas. Alergias? Medicações? Passado médico? Líquidos e última refeição? Eventos relacionados com o início do quadro?
   - Exame físico da cabeça aos pés: sinais vitais (frequências respiratória e cardíaca, pressão arterial, saturação de oxigênio), cabeça-olhos-orelhas-nariz e garganta/pescoço, coração e pulmões, abdome, pelve, extremidades, região dorsal, exame neurológico.

4. **Avaliação terciária:** exames laboratoriais, radiografias, eletrocardiograma, entre outros.

"A" – Avaliação das vias aéreas

- Se a via aérea está permeável, nenhum procedimento é necessário.
- Se a via aérea é sustentável, os procedimentos não invasivos são necessários para assegurar a permeabilidade

das vias aéreas, como posicionamento, aspiração e/ou ventilação com bolsa e máscara.

- Se a via aérea é insustentável, os procedimentos invasivos são necessários para assegurar a permeabilidade das vias aéreas, como intubação traqueal, máscara laríngea, cricotireoidotomia ou manobras de desobstrução de corpo estranho.

"B" – Avaliação da respiração

Mais importante do que detectar a presença de respiração é avaliar sua eficácia, o que pode ser feito por meio da observação da oxigenação, ventilação e mecânica respiratória.

Avaliação da oxigenação

- Cor: a palidez cutânea é um sinal mais frequente e precoce do que a cianose.
- Nível de consciência: quando normal, é um bom indicador de adequada oxigenação cerebral. Agitação, confusão mental, prostração ou coma podem ocorrer em razão de vários fatores, incluindo a hipoxemia.

Avaliação da ventilação

- O volume de cada respiração é clinicamente avaliado pela expansibilidade da caixa torácica e pela ausculta dos sons pulmonares. A expansibilidade torácica deve ser simétrica durante a respiração espontânea e facilmente perceptível durante ventilação com pressão positiva. Os sons pulmonares devem ser simétricos, audíveis bilateralmente e sem ruídos anormais.
- Frequência respiratória: taquipneia é costumeiramente o primeiro sinal de dificuldade respiratória. Bradipneia e respiração irregular são sinais de mau prognóstico. A frequência respiratória varia conforme a idade do paciente (Tabela 17.2).

Avaliação da mecânica respiratória

- Retrações inspiratórias intercostais, subcostais, supraesternais, subesternais e retrações do esterno.
- Uso de musculatura acessória: batimento de asas de nariz, balanceio de cabeça.
- Balanço toracoabdominal.

Tabela 17.2 ■ Parâmetros de avaliação da frequência respiratória de acordo com a idade

Idade	Frequência respiratória (irpm)
Recém-nascido	30 a 60
Lactente (1 a 6 meses)	30 a 50
Lactente (6 a 12 meses)	24 a 46
1 a 4 anos	20 a 30
4 a 6 anos	20 a 25
6 a 12 anos	16 a 20
>12 anos	12 a 16

- Gemido.
- Estridor.
- Tempo expiratório prolongado.

"C" – Avaliação da circulação

- Frequência cardíaca: taquicardia, que evolui para bradicardia em fases posteriores.
- Perfusão sistêmica: pulsos centrais e periféricos (pulsos finos), perfusão da pele (mosqueada, pálida, cianótica, tempo de reenchimento capilar prolongado, extremidades frias).
- Pressão arterial: hipertensão, seguida de hipotensão, quando a hipoxemia se agrava.

No choque, ocorre diminuição da perfusão capilar com tempo de recoloração prolongado (>2 segundos), pulsos periféricos cheios/ou finos e rápidos, pele "mosqueada" e cianose. O choque descompensado ou hipotensivo é caracterizado por hipotensão arterial, cuja pressão sistólica encontra-se abaixo do percentil 5 para a idade, ou seja, <60mmHg no recém-nascido, <70mmHg em lactentes até 1 ano de idade, <70mmHg + (idade em anos × 2) em crianças de 1 a 10 anos de idade e <90mmHg em crianças com mais de 10 anos de idade.

CLASSIFICAÇÃO CLÍNICA E TRATAMENTO

Estável

- Administrar oxigênio por meios não invasivos; providenciar exames complementares; iniciar tratamento específico. Os dispositivos de oferta de O_2 mais utilizados estão citados na Tabela 17.3.

Insuficiência respiratória

- Manter o paciente em posição de conforto de modo a minimizar o trabalho respiratório, mantendo a permeabilidade das vias aéreas.
- Administrar oxigênio umidificado e suspender a administração de líquidos e alimentos por via oral.
- Monitorar com oxímetro de pulso e monitoração cardíaca, se disponíveis.
- Obter acesso vascular.
- Manter avaliação constante.

Falência respiratória

- Manter permeabilidade das vias aéreas e administrar oxigênio a 100%.
- Suspender a via oral.
- Providenciar ventilação assistida e preparação para intubação.
- Monitorar com oxímetro de pulso e monitoração cardíaca.
- Obter acesso vascular.
- Reavaliar frequentemente.

Capítulo 17 ■ Consulta Pediátrica: Como Reconhecer os Pacientes de Risco

Tabela 17.3 ■ Sistemas de oferta de oxigênio

Sistemas	Fluxo (L/min)	Concentração de oxigênio	Observações
Cânula nasal	1 a 6	24% a 45%	Fluxos >4L/min podem ser irritantes
Máscara simples	6 a 10	40% a 60%	Interfere na aspiração de vias aéreas e alimentação; tolerabilidade variável; requer fluxo mínimo para evitar reinalação de CO_2
Máscara com reservatório, sem válvula unidirecional	10 a 12	40% a 60%	Necessita fluxo suficiente para não colabar o reservatório; 1/3 do gás expirado vai para o reservatório; tolerabilidade variável
Máscara com reservatório, com válvula unidirecional	10 a 15	90% a 100%	Necessita fluxo suficiente para não colabar o reservatório; tolerabilidade variável
Tenda (máscara) facial	10 a 15	até 40%	Acesso fácil para aspiração, sem interromper o fluxo de O_2
Hood	10 a 15	até 90%	Requer fluxo mínimo para evitar reinalação de CO_2; facilidade na monitoração de FiO_2
Oxitenda	10 a 15	até 50%	Sistema em desuso: dificulta a observação e o acesso ao paciente; os níveis de FiO_2 são muito variáveis

Modificada de Giugno K, Irazusta J, Amantéa S. Insuficiência respiratória. In: Piva JP, Carvalho P, Garcia PC. Terapia intensiva em pediatria. 4 ed., Rio de Janeiro: MEDSI, 1997: 129.

Intubação traqueal

A intubação traqueal (IT) é, frequentemente, o procedimento preferido para manutenção da perviedade da via aérea. A experiência com o procedimento aumenta a probabilidade de um bom desempenho.

Indicações

- Proteger a via aérea contra aspiração e obstrução.
- Facilitar a aspiração de secreções da traqueia e dos brônquios.
- Facilitar a ventilação com pressão positiva para o tratamento do choque e/ou insuficiência respiratória.
- Tratar as afecções específicas, como hipertensão intracraniana etc.

Equipamentos e medicamentos básicos

Para o sucesso da intubação é imprescindível um equipamento adequado, facilmente disponível e com funcionalidade testada, assim como material de proteção individual, como capote, gorro, máscara e luvas. Os equipamentos e medicamentos relacionados com as diversas etapas do procedimento de intubação são citados a seguir:

- **Ventilação e oxigenação:** fonte de oxigênio, unidade ventilatória, máscaras de silicone para ventilação, cânulas orofaríngeas e nasofaríngeas.
- **Preparo do tubo:** tubos de 2,5 a 10cm, com balonete, fio-guia, seringa de 10 ou 20mL e lidocaína aquosa.
- **Laringoscopia:** aspirador, lâmina reta 00, 0, 1, 3, 4 e 5. Lâmina curva 2, 3, 4 e 5, pinça de Magill, coxim para posicionar a cabeça e cateteres de aspiração.
- **Medicamentos:** lidocaína sem vasoconstritor, lidocaína *spray*, seringas, agulhas, sedativos, anestésicos e relaxantes.
- **Verificação e fixação:** estetoscópio, oxímetro de pulso, tintura de benjoim, esparadrapo e/ou cadarço, capnógrafo, se disponível.

Parada cardiorrespiratória

Em caso de parada cardiorrespiratória, é importante seguir a sequência de avaliação do paciente "ABC" e iniciar as manobras de suporte básico (Tabela 17.4) e avançado de vida, o mais rápido possível.

A folha de PCR com os medicamentos utilizados em urgência (Tabela 17.5) deve ser preenchida à admissão do paciente. Outra opção consiste na pronta disponibilidade de tabelas já montadas com as doses pré-calculadas para diferentes faixas de peso, evitando-se, assim, atraso ou erros nos cálculos das doses nas situações de emergência e estresse.

Choque

Nos casos de choque de qualquer etiologia, deve-se fazer reposição volêmica com solução fisiológica no volume de 20mL/kg em aproximadamente 20 minutos. Reavaliar a seguir e repetir a infusão rápida, caso permaneçam sinais de choque. Em cardiopatas ou nefropatas, o volume a ser administrado deve ser menor (10mL/kg). As aminas vasoativas (dopamina, epinefrina, dobutamina) estão indicadas, geralmente, após três infusões rápidas de solução fisiológica, assim como os coloides (albumina, plasma).

Caso o acesso periférico não possa ser prontamente obtido em crianças com choque hipotensivo ou em parada cardíaca, o acesso intraósseo deve ser providenciado imediatamente.

A via intraóssea fornece um acesso não colapsável para o plexo venoso da medula óssea, servindo como uma via rápida, segura e confiável para a administração de medicações e fluidos para ressuscitação volêmica.

O acesso intraósseo pode ser estabelecido em pacientes de qualquer faixa etária, podendo ser alcançado rapidamente, em cerca de 30 a 60 segundos.

A técnica consiste no uso de uma agulha rígida, preferencialmente uma agulha especial para acesso intraósseo

184 Seção I ■ Atendimento das Emergências Médicas

Tabela 17.4 ■ Sequência de manobras de suporte básico de vida – Particularidades de cada faixa etária

	Adultos e adolescentes	Crianças de 1 ano até puberdade	Crianças <1 ano de idade	Recém-nascidos
Ventilação	2 ventilações efetivas, 1 segundo por ventilação	2 ventilações efetivas, 1 segundo por ventilação	2 ventilações efetivas, 1 segundo por ventilação	2 ventilações efetivas, em torno de 1 segundo por respiração
Número de ventilações por minuto	10 a 12 (1 ventilação a cada 5 a 6 segundos)	12 a 20 (1 ventilação a cada 3 a 5 segundos)	12 a 20	30 a 60
Local de checagem de pulso	Carotídeo	Carotídeo	Braquial ou femoral	Umbilical
Pontos de referência para compressão	Metade inferior do esterno	Metade inferior do esterno	Metade inferior do esterno (imediatamente abaixo da linha intermamária)	Metade inferior do esterno (imediatamente abaixo da linha intermamária)
Método de compressão	2 mãos: regiões tenar e hipotenar de uma das mãos, com a outra mão sobre a primeira	Regiões tenar e hipotenar de uma das mãos ou duas mãos	1 socorrista: utilizar o terceiro e quarto dedos, perpendicularmente ao esterno	1 socorrista: utilizar o segundo e terceiro dedos, perpendicularmente ao esterno
Profundidade da compressão	Aproximadamente de 1/3 à metade da profundidade do tórax	Aproximadamente de 1/3 à metade da profundidade do tórax	2 socorristas: 2 polegares das mãos que envolvem o tórax	2 socorristas: 2 polegares das mãos que envolvem o tórax
Frequência da compressão **(comprimir forte e rápido, permitir retorno completo do tórax, minimizar as interrupções nas compressões)**	Aproximadamente 100/min	Aproximadamente 100/min	Aproximadamente de 1/3 à metade da profundidade do tórax Aproximadamente 100/min	Aproximadamente 1/3 da profundidade do tórax Aproximadamente 120/min (90 compressões/30 ventilações)
Relação compressão/ ventilação*	30:2 (1 ou 2 socorristas)*	30:2 (socorrista sozinho) 15:2 (2 socorristas)	30:2 (1 socorrista) 15:2 (2 socorristas)	3:1 (1 ou 2 socorristas)

Fonte: modificada de American Heart Association Circulation 2000;102 (supl I): I-253 a I-290.
*Assim que uma via aérea avançada estiver estabelecida (tubo endotraqueal ou máscara laríngea) em lactentes, crianças e adultos, a ventilação pode ser realizada durante as compressões, permitindo compressões torácicas ininterruptas (100 por minuto) e 8 a 10 ventilações por minuto (1 ventilação a cada 6 a 8 segundos). Em recém-nascidos, deve-se manter a relação compr/vent. de 3:1.

ou agulha de medula óssea, que contém um estilete para evitar a obstrução da agulha por fragmentos ósseos durante a inserção. Agulhas hipodérmicas calibrosas (16 ou 18) e agulhas para punção lombar podem ser inseridas com sucesso e usadas com eficácia.

O sítio de punção intraóssea preferido é a região anteromedial da tíbia proximal, 1 a 3cm abaixo da tuberosidade tibial. A crista ilíaca anterosuperior, a tíbia distal e o fêmur distal são outros locais de escolha.

A via endotraqueal é considerada uma alternativa secundária para a administração de medicamentos, uma vez que, nesse caso, a absorção dessas substâncias é inconstante e errática. Deve ser reservada para situações extremas em que não foi possível a obtenção do acesso venoso periférico ou intraósseo. Pode-se administrar medicamentos lipossolúveis, como atropina, naloxona, epinefrina e lido-

caína ("ANEL") através do tubo endotraqueal, embora as doses ideais ainda não tenham sido determinadas.

CONSIDERAÇÕES FINAIS

Em contraste com a parada cardíaca em adultos, a parada cardíaca súbita em crianças é pouco comum. A parada cardíaca é mais frequentemente causada pela progressão de angústia, insuficiência respiratória ou choque do que por arritmias cardíacas primárias.

A parada cardíaca secundária é geralmente associada a hipoxemia e acidose e é muito mais frequente em lactentes e crianças pequenas, principalmente naquelas com doença de base. O prognóstico da insuficiência respiratória ou choque em crianças é geralmente bom, quando diagnosticado e tratado precocemente, mas se houver desen-

Capítulo 17 ■ Consulta Pediátrica: Como Reconhecer os Pacientes de Risco

Tabela 17.5 ■ Folha de PCR e medicamentos utilizados em urgências

Medicamento	Dose/via de administração	Cálculo	Prescrição
Medicamentos para PCP			
Epinefrina 1:1.000 (1mL/1mg) (não se recomenda o uso rotineiro de altas doses de epinefrina, a não ser em condições excepcionais, como a *overdose* de betabloqueadores)	EV/IO: 0,01mg/kg (na primeira e nas doses subsequentes) ET: 0,1mg/kg RN*: 0,01 a 0,03mg/kg	0,1mL/kg (1:10.000) – Peso (P) × 0,1(EV/IO) ET** : 0,1mL/kg (1:1.000) – Peso × 0,1 RN*: 0,1 a 0,3mL/kg (1:10.000) – Peso × 0,1 a 0,3 (1:10.000)	Diluir 1mL de epinefrina em 9mL de AD e fazer_____ EV ou IO ET*: _____ Não diluir (exceto RN)
Bicarbonato de sódio a 8,4% 1mL/1mEq	1mL/kg (sol. 1:1 com AD) – EV/IO	P e P	Diluir_____mL de NaHCO$_3^-$ 8,4% em _____mL de AD e fazer _____mL EV/IO lento
Glicose a 50% (1mL/0,5g)	2mL/kg da sol. 1:1 EV/IO	P × 2 da sol. 1:1	Diluir _____de SGH 50% em _____ de AD e fazer _____ EV/IO
Atropina (1mL/0,5mg)	0,02mg/kg IO/EV 0,03mg/kg ET Dose mínima: 0,1mg Dose máxima: Criança: 0,5mg Adolescente: 1mg	P × 0,04	Sem diluir, fazer _____EV/IO/ET *Mínimo de 0,2mL/máximo de 1mL para crianças e 2mL para adolescentes*
Gluconato de cálcio a 10% (1mL/9mg Ca$^+$ elementar)	1 a 2mL/kg (sol. 1:1 com AD) EV lento	P × 1	Diluir _____ de gluc. Ca 10% em _____ de AD e fazer EV/IO lento em 10 minutos
Medicamentos anticonvulsivantes e sedativos			
Diazepam (2mL/10mg)	0,3 a 0,5mg/kg EV *0,5mg/kg via retal (urgência) com paciente sem acesso venoso disponível*	P × 0,06 P × 0,1 *Via retal: P × 0,1*	Fazer _____ EV, sem diluir, em 2 minutos *Via retal: introduzir sonda ou cateter 4 a 5cm. Absorção errática*
Midazolam (5mL/15mg ou 10mL/50mg)	0,2mg/kg EV/IO/IN	P × 0,04	Fazer _____EV lento, em 1 minuto Pode ser administrado via inalatória, em caso de crise convulsiva, em paciente sem acesso venoso Antagonista: Lancxat 0,1mg/mL – 0,05mg/kg
Difenil-hidantoína (5mL/250mg)	DA 15 a 20mg/kg EV	P × 0,1	Diluir _____ mL de difenil-hidantoína em _____ de AD e fazer EV lento (concentração máxima: 6mg/mL)
Fenobarbital (1mL/200mg)	DA 15 a 20mg/kg IM ou EV	P × 0,07 P × 0,1	Fazer _____ IM ou EV
Corticoide			
Dexametasona (1mL/4mg)	0,15mg/kg/dose de 6/6h EV	P × 0,037	Fazer _____ EV
Hidrocortisona (100mg/2mL e 500mg/2mL)	1 a 10mg/kg EV Intervalos e doses variáveis	P × 1 a 10	Fazer _____ EV diluído em AD a uma concentração de 5 a 50mg/mL, lento
Anti-histamínico			
Prometazina (50mg/2mL)	0,5mg/kg – dose de ataque	P × 0,5	Administrar _____ mL IM

(Continua)

Tabela 17.5 ■ Folha de PCR e medicamentos utilizados em urgências (*continuação*)

Medicamento	Dose/via de administração		Cálculo		Prescrição		
Broncodilatador							
Salbutamol *spray*	100mg/jato		2 a 4 jatos		2 a 4 jatos, 3 a 4 vezes, a intervalos de 20 minutos. Usar, conforme a idade, os dispositivos de aplicação		
Salbutamol micronebulização	0,5%		1 gota para cada 2kg ou 1 gota para cada 1,5kg		Micronebulização com 3 a 5mL de SF, de 20 em 20 minutos, 3 vezes. Dose máxima: 10 gotas/dose		
Equipamentos para intubação endotraqueal							
Idade	RNPT	RNT	0 a 6 meses	1 a 2 anos	4 a 6 anos	8 a 10 anos	>12 anos
Tubo (idade/4) + 4	2,0 a 3,0	3,0 a 4,0	3,5 a 4,5	4,0 a 4,5	5,0 a 5,5	5,5 a 6,0	7,0 a 7,5
Lâmina	0/reta	0 a 1/reta	1 a 2/reta	1 a 2/reta	2 reta/curva	2 a 3/curva	3/curva
Sonda de aspiração	5 a 6	6	8	8	10	12	12

EV: endovenoso; IO: intraósseo; ET: endotraqueal; RN: recém-nascido; DA: dose de ataque; IM: intramuscular; RNPT: recém-nascido pré-termo; RNT: recém-nascido a termo; SF: soro fisiológico (NaCl 0,9%).

volvimento da parada cardíaca, o prognóstico costuma ser muito sombrio.

Menos comumente, as paradas cardíacas pediátricas podem ocorrer inesperadamente (ou seja, com colapso súbito), secundariamente a uma arritmia (fibrilação ou taquicardia ventricular).

A melhor abordagem para avaliação e tratamento de uma criança gravemente enferma ou ferida consiste na sistematização das avaliações: geral (uma observação rápida inicial da criança), primária, secundária e terciária.

O objetivo de uma abordagem padronizada para avaliação é permitir o reconhecimento dos sinais de angústia, insuficiência respiratória e choque, para que se possa intervir pronta e precocemente e salvar uma vida. Caso não sejam adequadamente tratados, os pacientes pediátricos em insuficiência respiratória ou choque podem progredir rapidamente para a via final de insuficiência cardiopulmonar, levando à parada cardíaca.

Bibliografia

American Academy of Pediatrics. Pals provider manual. New York: American Heart Association, 2002:428.

American College of Emergency Physicians. American Academy of Pediatrics. Strange GR, editor. APLS – Curso de emergência pediátrica. 3. ed. Rio de Janeiro: Guanabara Koogan, 2001.

American Heart Association Guidelines for Cardiopulmonary Resuscitation and Emergency Cardiovascular Care. http://circ.ahajournals.org/content/vol112/24_suppl/ Guidelines: 2005.

American Heart Association. International Liaison Committee on Resuscitation (ILCOR). Guidelines 2000 for cardiopulmonary resuscitation and emergency cardiovascular care. Part 9: Pediatric Basic Life Support. Circulation 2000:102 (suppl.I):253-90.

Chameides L, Hazinski MF (eds.). Pediatric advanced life support. 2. ed. New York: American Heart Association. Emergency Cardiovascular Care Programs; American Academy of Pediatrics; Fundación Interamericana Del Corazón, 1997.

International Consensus on Science. Pediatric advanced life support. Guidelines 2000 for cardiopulmonary resuscitation and emergency cardiovascular care. Circulation 2000; 102 (suppl.1):291-342.

Melo MCB, Alvim C. Reconhecimento e primeiro atendimento à criança e ao adolescente gravemente enfermos. In: Alves CRL, Viana MRA (eds.). Saúde da família: cuidando de crianças e adolescentes. Belo Horizonte: Coopmed, 2003:263-76.

Melo MCB, Vasconcellos MC, Guerzoni MTG. Ressuscitação cardiopulmonar. In: Simões e Silva AC, Norton RC, Mota JAC, Penna FJ (eds.). Manual de urgências em pediatria. Rio de Janeiro: Medsi, 2003:87-103.

Pediatric Advanced Life Support. American Heart Association, 2005. 273p.

Pinto AP, Cunha LAO, Condack CE. Anafilaxia em pediatria. In: Simões e Silva AC, Norton RC, Mota JAC, Penna FJ (eds.). Manual de urgências em pediatria. Rio de Janeiro: Medsi, 2002:618-33.

Reis AG, Vasconcellos MC. Ressuscitação cardiopulmonar pediátrica. J Pediatr (Rio de Janeiro) 1999; 75 (Supl. 2):159-67.

Schleien CH, Todres D. Cardiopulmonary resuscitation. In: Coté CH, Toudres ID, Ryan JS, Goudfouvian NG. A practice of anesthesia for infants and children. 3. ed. Philadelphia: W.B. Saunders, 2001:265- 93.

SEÇÃO II

Emergências Cardiovasculares

CAPÍTULO 18

Arritmias Cardíacas na Urgência

Enio Roberto Pietra Pedroso

José Carlos Serufo

INTRODUÇÃO

Distúrbios na formação, condução e/ou frequência do impulso elétrico cardíaco, as arritmias podem se expressar por grande variabilidade de repercussões, desde desprezíveis, como as extrassístoles isoladas, até graves, capazes de comprometer a função de órgãos e sistemas principais e impedir a vida, como ocorre nas taquicardias ventriculares sem pulso, exigindo uma abordagem médica imediata e eficiente.

Seu diagnóstico é eletrocardiográfico, entretanto, algumas queixas podem sugerir a presença de arritmias, especialmente de palpitações (sensação subjetiva de batimento do coração) e de distúrbios da perfusão cerebral. Devem ser valorizadas as queixas prévias de palpitações de início e término súbitos, com a simultaneidade de sudorese, palidez cutaneomucosa, dor retroesternal, dispneia, sibilos torácicos difusos (asma cardíaca), eliminação de hemoptoicos (edema pulmonar), alteração da consciência (tontura, vertigem, lipotimia, síncope, desmaio) e convulsão.

O exame clínico pode revelar, no pulso jugular, ausência de onda A ou onda em canhão; refluxo hepatojugular; *ictus cordis* lentificado com impulsão propulsiva ou muscular; presença de bulhas acessórias, estalidos e sopros; hipertensão arterial sistêmica; alterações dos pulsos periféricos, especialmente em sua amplitude ou ritmo; diminuição da perfusão capilar; diferença entre o ritmo do pulso periférico e o batimento cardíaco e, até mesmo, ausência de pulso central ou periférico.

CONCEITOS

A Tabela 18.1 resume as principais definições do traçado eletrocardiográfico, um gráfico no qual as linhas verticais e horizontais se cruzam a intervalos de 1mm. O tempo é medido ao longo das linhas horizontais (1mm corresponde a 0,04 segundo), enquanto a voltagem é medida nas linhas verticais (10mm = 1mV).

As arritmias cardíacas podem se expressar de várias maneiras, especialmente como:

1. **Extrassístole:** a arritmia que mais comumente interfere sobre o ritmo sinusal normal, pode ser encontrada em indivíduos normais ou em cardiopatas. Classificada, de acordo com a origem de sua localização, em *atrial* (qualquer parte dos átrios), *juncional* (junção atrioventricular) e *ventricular* (ventrículo esquerdo ou direito), é observada com mais frequência associada a alterações como excesso de catecolaminas, desequilíbrios hidroeletrolíticos, isquemia miocárdica, inflamação endo, mio ou pericárdica (infecciosa ou não), além do uso de álcool, cafeína e tabaco (Figura 18.1*A* a *C*).

A *extrassístole ventricular* é caracterizada por QRS amplo (>120ms), bizarro e independe da presença de onda P. Pode haver pausa compensadora, o que não ocorre nas extrassístoles interpoladas. É esporádica ou pode apresentar-se como bigeminismo (uma extrassístole ventricular depois de um batimento normal), trigeminismo (o terceiro batimento é a extrassístole ventricular) ou com maior periodicidade. É multiforme, com pelo menos duas morfologias diferentes: pode ser isolada (ectopia ventricular simples) ou complexa (multiforme; muito próximas, com a identificação de R sobre T; duplas ventriculares; e no máximo com três seguidas, denominando-se taquicardia ventricular não sustentada). O batimento de fusão representa a ativação simultânea do ventrículo por batimento supraventricular conduzido normalmente e por uma extrassístole ventricular com morfologia semelhante aos batimentos ventriculares e supraventriculares. A identificação de extrassístole ventricular pode ocorrer em até 75% dos adultos normais

Tabela 18.1 ■ Principais definições do traçado eletrocardiográfico

Achados ECG	Definição	Interpretação
Onda P	Primeira onda do ECG	Despolarização atrial
Onda Q	Primeira onda negativa do QRS	Início da despolarização ventricular ou área inativa ventricular
Onda R	Todas as ondas positivas do QRS	Despolarização ventricular
Onda S	Todas as ondas negativas após uma onda R	Despolarização ventricular
Onda T	Onda após o QRS	Repolarização ventricular
Intervalo PR	Do início da onda P ao início do QRS	Mede o tempo de condução AV (0,12 a 0,22s)
Intervalo QRS	Do início das ondas Q ou R ao final das ondas R ou S	Tempo de despolarização ventricular (alargado: >0,1s ou >3mm)
Segmento ST	Do final do QRS (ponto J) ao início da onda T	Pode variar de –0,5 a +2mm nas precordiais
Intervalo QT	Do início do QRS ao final da T	Representa a duração da sístole elétrica
TAV (tempo de ativação ventricular)	Do início do QRS ao pico da R	Tempo gasto pelo impulso para atravessar o miocárdio

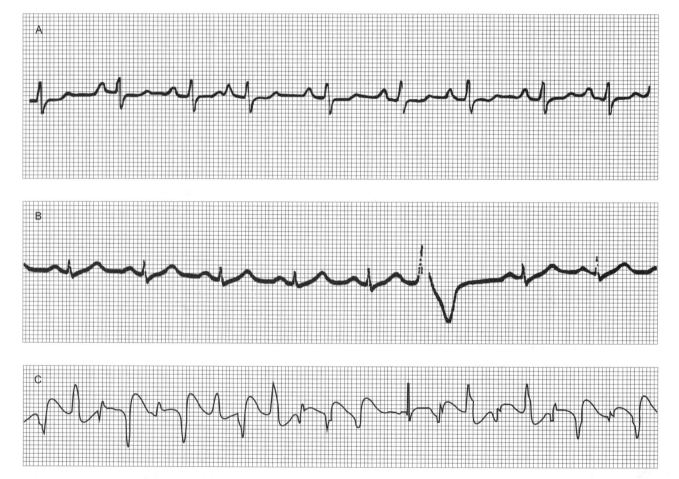

Figura 18.1 ■ **A** Traçado eletrocardiográfico de extrassístole atrial. Observe a onda p que precede o quarto QRS, sua morfologia é diferente das demais (sístole atrial), enquanto o QRS é igual (o estímulo segue as mesmas vias dos sinusais, gerando uma despolarização ventricular normal). **B** Traçado eletrocardiográfico de extrassístole ventricular isolada (sexto QRS). **C** Traçado eletrocardiográfico de extrassístoles ventriculares multifocais. O comprometimento da função miocárdica e o risco de fibrilação ventricular podem chegar a extremos, como na situação acima.

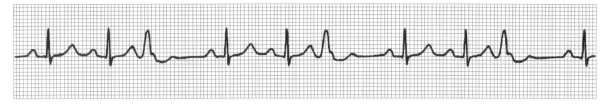

Figura 18.2 ■ Traçado eletrocardiográfico de trigeminismo.

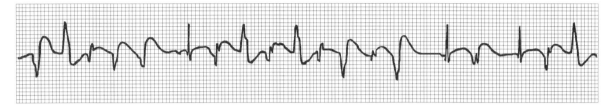

Figura 18.3 ■ Traçado eletrocardiográfico de extrassístoles supraventriculares e ventriculares multifocais.

a cada 24 horas. Sua frequência e complexidade aumentam em pacientes que apresentam cardiopatia isquêmica, valvulopatia, miocardiopatia, intoxicação digitálica e hipopotassemia. A identificação de mais de 10 extrassístoles ventriculares por hora em paciente com infarto agudo do miocárdio prévio e sua complexidade representam indício de aumento de risco de morte, ainda mais se a função do ventrículo esquerdo estiver deprimida (Figuras 18.2 e 18.3).

2. **Taquicardia sinusal:** consiste no ritmo cardíaco com morfologia eletrocardiográfica normal e frequência >100bpm. Pode ser fisiológica ou decorrer, principalmente, de hipoxia, síndrome hipercatecolamínica e hipovolemia (Figuras 18.4 e 18.5).

A *taquicardia sinusal inapropriada* tem origem desconhecida e é observada, comumente, em mulheres com cardiopatia não estrutural.

3. **Taquicardia supraventricular:** é definida como qualquer taquicardia originada no átrio ou na junção atrioventricular, que pode manter-se por segundos a horas. Sua origem depende do mecanismo de reentrada no nó atrioventricular (taquicardia juncional). Pode desencadear síncope, quando a frequência ventricular é elevada, ou associa-se a algum reflexo vasovagal, o que reduz a pressão arterial sistêmica. Sua conversão pode ocorrer espontaneamente; depois de apneia voluntária (prender a inspiração por alguns segundos); ou à manobra de Valsal-

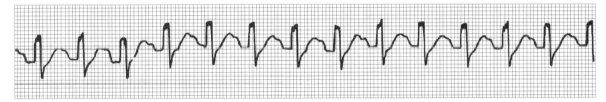

Figura 18.4 ■ Traçado eletrocardiográfico de taquicardia sinusal com frequência cardíaca de 160bpm. Trata-se do mesmo paciente apresentado na Figura 18.5 em pós-operatório imediato de correção de comunicação interventricular depois de infarto agudo do miocárdio.

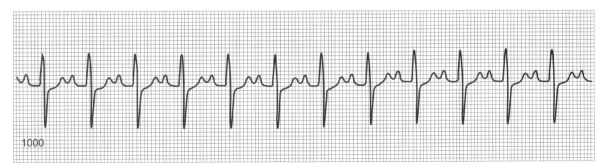

Figura 18.5 ■ Traçado eletrocardiográfico de taquicardia sinusal com frequência cardíaca de 120bpm. Mesmo paciente da Figura 18.4 na segunda hora de pós-operatório.

va; ou ainda, exigir o uso de medicação ou de cardioversor sincronizado em corrente contínua. É classificada em atrial (sinusal, reentrada no nódulo sinusal, atrial unifocal, atrial multifocal, *flutter* atrial, fibrilação atrial) e juncional (atrioventricular por reentrada atrioventricular, atrioventricular por reentrada nodal atrioventricular, não paroxística, automática).

A *taquicardia decorrente de reentrada no nó sinusal* se deve à reentrada de estímulo de dentro e/ou adjacências do nó sinusal originada, em geral, depois da contração atrial prematura.

A *taquicardia decorrente da reentrada no nó atrioventricular* pode ser ortodrômica ou antidrômica. O tipo ortodrômico associa-se, mais comumente, à taquicardia observada na síndrome de Wolff-Parkinson-White (WPW). Nesse caso, o estímulo atrial é conduzido de modo normal até o nó AV e entra no feixe de His simultaneamente de maneira normal e também retrogradamente, pela via acessória, em direção ao átrio (ao contrário). O impulso circula repetidamente entre o átrio e o ventrículo, produzindo taquicardia com QRS estreito, podendo ocorrer pequeno alargamento do início do QRS (onda delta), o qual não é observado durante a taquicardia (Figura 18.6A e B). A despolarização atrial segue-se à ventricular, o que pode determinar a observação da onda p após o complexo QRS. O ritmo cardíaco, em geral, situa-se entre 140 e 250bpm. O *tipo antidrômico* ocorre em cerca de 10% dos casos de taquicardia ventricular, em que a via acessória conduz o estímulo do átrio para o ventrículo. A despolarização propaga-se pelo miocárdio, tendo como resultado o complexo QRS alargado e bizarro.

A *taquicardia atrial* é uma taquicardia de reentrada intra-atrial que acomete um circuito com bloqueio unidirecional e uma área de condução lenta. Pode acelerar-se lentamente e ser observada na intoxicação digitálica.

A *taquicardia atrial multifocal* exibe mudança na atividade elétrica de estimulação do coração, entre cada batimento, em regiões diferentes no marca-passo atrial. As oscilações no potencial de membrana causam retardo depois das despolarizações. Associa-se com várias entidades clínicas, como *diabetes mellitus*, doença pulmonar obstrutiva generalizada crônica, embolia pulmonar, distúrbios hidroeletrolíticos (hipomagnesemia, hipopotassemia), hipoxia, insuficiência cardíaca congestiva, neoplasia pulmonar, pós-operatório e uso de alguns medicamentos (teofilina, digoxina, dopamina, β-agonista). A mortalidade associada à taquicardia atrial multifocal ultrapassa os 45%. Descreve-se sobrevida média de 14 meses depois do primeiro episódio (Figura 18.7).

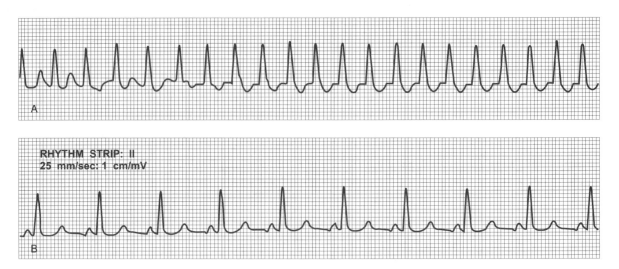

Figura 18.6 ■ **A** Traçado eletrocardiográfico de taquicardia paroxística em paciente com síndrome de WPW, FC de 200bpm, com taquicardia (tipo ortodrômica) e sinais de baixo débito (hipotensão, perfusão diminuída e confusão mental), tratado com cardioversão elétrica e, posteriormente, ablação cirúrgica. **B** Traçado eletrocardiográfico do paciente acima de sua cardioversão com 100J e FC = 90bpm.

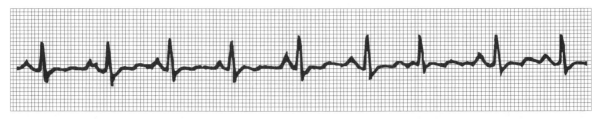

Figura 18.7 ■ Traçado eletrocardiográfico da taquicardia atrial multifocal (marca-passo mutável).

4. Fibrilação atrial: a arritmia sustentada mais comum no adulto e no idoso, acomete mais de 10% das pessoas com idade >75 anos e caracteriza-se, especialmente, pela irregularidade da frequência ventricular e do pulso. Os sintomas dependem da taquicardia e da perda da contração atrial, que diminui o enchimento ventricular e o débito cardíaco em cerca de 30%. A onda A desaparece do pulso jugular, assim como presença prévia de B4, e a frequência cardíaca e a do pulso tornam-se assincrônicas. Caracteriza-se por ritmo irregular, atividade atrial caótica (350 a 500bpm), sem contração atrial efetiva, e ativação ventricular irregular. Associa-se a abstinência de álcool, cocaína ou anfetamina, átrio com dimensão > 5cm; cardiomiopatia (dilatada, hipertrófica, restritiva), distúrbios da condução (seio doente, síndrome de WPW), doenças pericárdicas, estenose mitral, feocromocitoma, hipertensão arterial sistêmica, hipo ou hipertireoidismo, hipopotassemia, insuficiência cardíaca congestiva, isquemia miocárdica, intoxicação por álcool ou teofilina, pneumopatias com hipoxia, pós-operatório ou trauma cardíaco, miocardite e mixoma atrial. É responsável por até 50% dos acidentes vasculares encefálicos embólicos.

Na fibrilação atrial aguda (Figura 18.8*A* e *B*) com <48 horas de duração, a frequência ventricular situa-se entre 100 e 150bpm. A reversão de sua causa pode evitar o uso crônico de antiarrítmicos; caso contrário, 1 ano depois de sua conversão, apenas 25% dos pacientes continuam a manter ritmo sinusal sem o uso de antiarrítmicos. A probabilidade de manutenção do ritmo sinusal é menor quando a fibrilação atrial tem longa duração (>1 ano) ou o átrio esquerdo é muito grande (>55mm).

A fibrilação atrial na síndrome de WPW causa taquicardia irregular com complexos bizarros (tipo antidrômico).

5. *Flutter* atrial: associa-se a ritmo atrial macrorreentrante com condução irregular de impulsos pelo nó atrioventricular. Ocorre em corações estruturalmente normais ou não (cicatriz atrial). É classificado em dois tipos, I e II. A frequência cardíaca (ventricular), dependendo do grau de bloqueio, decorre de uma fração da frequência do *flutter*, e no tipo I situa-se em 75, 100, 150, quando a condução é 4:1, 3:1 e 2:1, respectivamente.

O *tipo I* tem grande circuito de reentrada no átrio direito em sentido anti-horário, ausência de ondas F (em dente de serra) e frequência atrial em torno de 300bpm (Figura 18.9).

O *tipo II* representa a variante no sentido horário do tipo I, em que a área de condução lenta localiza-se no istmo ligado pelo óstio do seio coronário ou valva de Eustáquio ao anel da tricúspide. O segmento RR pode ser regular, refletindo bloqueio atrioventricular fixo ou variável, ou apresentar periodicidade de Wenckebach, com frequência atrial em torno de 400bpm (Figura 18.10).

O *flutter* atrial, tipo I ou II, pode apresentar-se com condução variável e frequência cardíaca arrítmica, porém proporcional à duração da onda F (Figura 18.11*A*). O *flutter* atrial 2:1 é de difícil diagnóstico, devido ao fato de a onda F recair sobre o QRS ou onda T (Figura 18.11*B* e *C*).

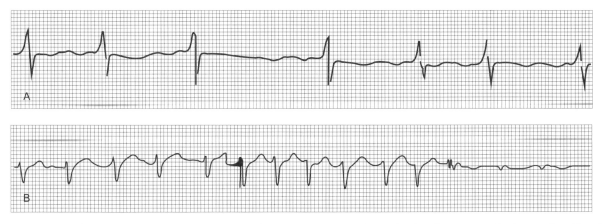

Figura 18.8 ■ **A** Traçado eletrocardiográfico de fibrilação atrial com resposta ventricular média de 60bpm. **B** Traçado eletrocardiográfico de fibrilação atrial com resposta ventricular alta, FC média = 125bpm. Trata-se do mesmo paciente, avaliado 2 semanas depois da suspensão do digitálico.

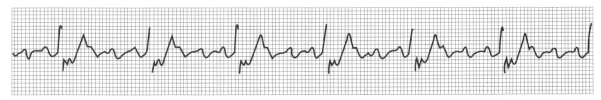

Figura 18.9 ■ Traçado eletrocardiográfico de *flutter* atrial tipo I (frequência atrial = 270 a 300bpm), frequência ventricular (FC) entre 68 e 75bpm e relação de bloqueio AV de 4:1.

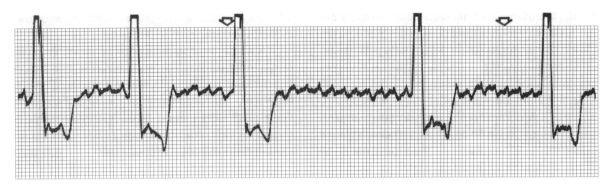

Figura 18.10 ■ Traçado eletrocardiográfico de *flutter* atrial tipo II (frequência atrial = 400bpm) e frequência ventricular variável, cursando com bradicardia (FC média de 45bpm).

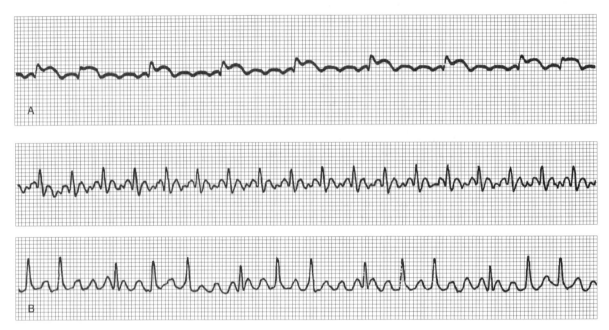

Figura 18.11 ■ **A** Traçado eletrocardiográfico *de flutter* atrial tipo I com frequência atrial = 300bpm, frequência ventricular variável (FC média de 85bpm) e bloqueio atrioventricular variando entre 4:1 e 2:1. **B** Traçado eletrocardiográfico *de flutter* atrial tipo I com frequência atrial = 300bpm e frequência ventricular de 150bpm. A condução variada registrada em **C**, com bloqueio atrioventricular variando entre 4:1 e 2:1, tornou possível estabelecer o diagnóstico.

6. **Ritmo atrial aberrante:** geralmente benigno, de curta duração e assintomático, ocorre na cardiopatia hipertensiva ou reumática, no infarto agudo do miocárdio, na intoxicação digitálica ou por cocaína, na miocardiopatia dilatada e na miocardite aguda.

7. **Taquicardia ventricular:** as palpitações são regulares ou não e rápidas. Podem ser sustentadas ou não sustentadas. Localizam-se no pescoço (especialmente na dissociação atrioventricular, em que o átrio contrai enquanto as valvas atrioventriculares estão fechadas) ou são precordiais (quando, em geral, os ventrículos apresentam boa função). O prognóstico é reservado quando surge com precordialgia, palidez cutânea, dispneia, sudorese, tontura e síncope. Pode ser observada uma onda A em canhão, com a primeira bulha revelando intensidade variável. O choque cardiogênico pode advir, revelado pela ausência de pulso arterial, apneia, extremidades frias, cianose e queda da pressão arterial sistêmica. Associa-se a coronariopatia, miocardite viral, doença de Chagas, lupus eritematoso sistêmico, doença de Lyme e cardiopatias congênitas. Pode ocorrer em coração estruturalmente normal.

A *taquicardia ventricular não sustentada* caracteriza-se, pelo menos, por três extrassístoles ventriculares consecutivas com frequência ventricular de pelo menos 100bpm e duração total <30 segundos. A *taquicardia ventricular sustentada* é definida por uma duração >30 segundos. O eletrocardiograma durante a TV apresenta QRS usualmente alargado e com a onda T em sentido oposto ao QRS.

O mecanismo da taquicardia ventricular pode ser de: (1) *reentrada:* em que pode ocorrer uma barreira fixa ao redor da qual a onda circula, com bloqueio unidirecional na entrada do circuito e invasão retrógrada do bloqueio inicial, o que mantém a reentrada sustentada. Seu início e término são definidos, em geral, por batimentos prematuros. Pode também apresentar frequência estável, com condução fixa ao redor do circuito; (2) *automaticidade anormal:* em que se observa aceleração progressiva do ritmo cardíaco durante os primeiros segundos. É pouco influenciada pelo marca-passo; e (3) *disparo:* a ativação prematura é causada pelo menos por um impulso precedente, depois da despolarização (Figuras 18.12 e 18.13*A* e *B*).

8. **Torsades de pointes:** relaciona-se com medicamentos ou alterações eletrolíticas que aumentam o QT (usualmente >500ms) e o período refratário efetivo ou com duração variável do potencial de ação na parede do coração, o que promove o bloqueio funcional transitório com ondas em espiral para manter a arritmia. Associa-se a cardiomiopatia, cardiopatia isquêmica, insuficiência cardíaca, valvulopatia e toxicidade medicamentosa (Figura 18.14*A* e *B*).

Pode ocorrer com aumento do QT ou da automaticidade. O *aumento do intervalo QT* ocorre devido ao uso de: anti-histamínicos (astemizol, terfenadina), antifúngicos (cetoconazol, itraconazol), neurolépticos (fenotiazina, tioridazina), antibióticos (amantadina, cloroquina, eritromicina, pentamidina), cisaprida, medicamentos cardioativos (amiodarona, disopiramida, quinidina, quinina, sotalol, procainamida) e lítio. O *aumento da automaticidade* associa-se a diminuição da frequência cardíaca, doenças congênitas (síndromes de WPW, de Jervell, de Lange-Nielsen, de Romano-Ward sem surdez), doenças metabólicas (acidose ou alcalose intensas, hipo ou hipertermia, hipocalcemia, hipomagnesemia, hipopotassemia, hipoxia, intoxicação por monóxido de carbono), lesão do sistema nervoso central (acidente vascular encefálico, hemorragia, tumor), simpaticotonia (abstinência de álcool, feocromocitoma, hipertireoidismo) e uso de várias drogas e medicamentos (anfetaminas, cocaína, digoxina, dobutamina, dopamina, epinefrina, isoproterenol, teofilina e tiroxina).

9. **Fibrilação ventricular:** pode ter origem nas extrassístoles supraventriculares que ocorrem durante o período vulnerável da repolarização ventricular (R sobre T) e na taquicardia ventricular sustentada. As oscilações eletrocardiográficas são irregulares e rápidas (250 a 400bpm), com

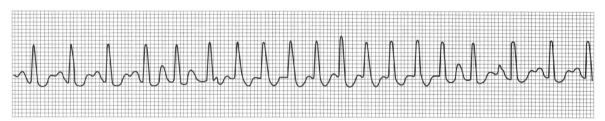

Figura 18.12 ■ Traçado eletrocardiográfico de taquicardia ventricular não sustentada.

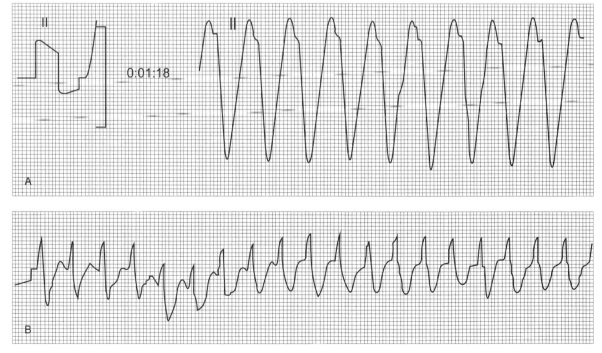

Figura 18.13 ■ **A** e **B**. Traçado eletrocardiográfico de taquicardia ventricular.

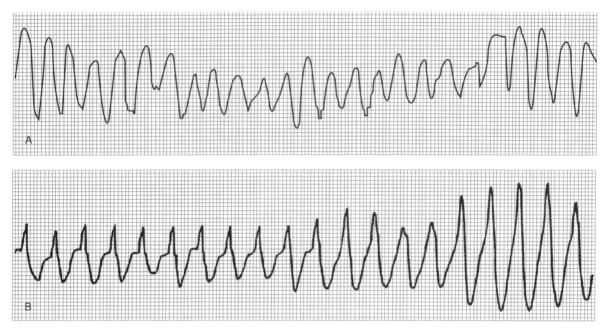

Figura 18.14 ■ **A** Traçado eletrocardiográfico *de torsades de pointes*. **B** Traçado eletrocardiográfico de taquicardia ventricular evoluindo para *torsades de pointes*.

amplitude variável, sem complexos QRS identificáveis ou onda T. Associa-se, mais frequentemente, à cardiopatia estrutural básica e à isquêmica com disfunção sistólica de ventrículo esquerdo (Figura 18.15A e B).

10. **Bradicardia sinusal:** a bradicardia é definida pelo ritmo com frequência cardíaca <60bpm. Na bradicardia sinusal, a frequência cardíaca <60bpm, persistente na vigília, não acelera durante o exercício e a onda P tem conformação normal e origem na área do nó sinusal. Associa-se a insuficiência cardíaca e uso de amiodarona, digoxina e medicamentos simpaticolíticos ou parassimpaticomiméticos (Figura 18.16).

11. **Doença do nó sinusal:** pode apresentar-se com bloqueio de saída sino-atrial, em que o nó sinusal pode se despolarizar, mas o impulso para o átrio pode ser atrasado ou interrompido, periodicamente, com perda de onda P, ou parada ou pausa sinusal, em que há desaparecimento repentino da onda P (Figura 18.17).

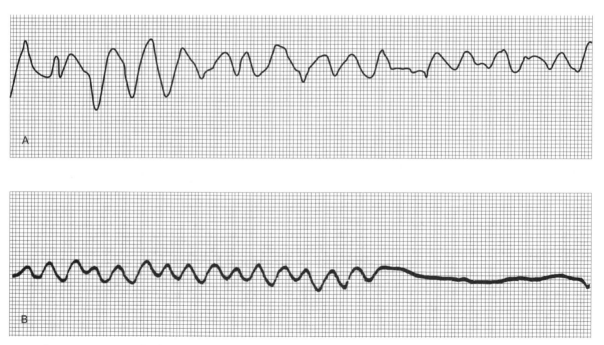

Figura 18.15 ■ Traçado eletrocardiográfico de fibrilação ventricular. **A** TV seguida de FV. **B** FV seguida de assistolia.

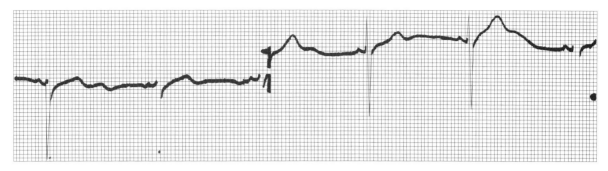

Figura 18.16 ■ Traçado eletrocardiográfico de bradicardia sinusal com FC = 53bpm.

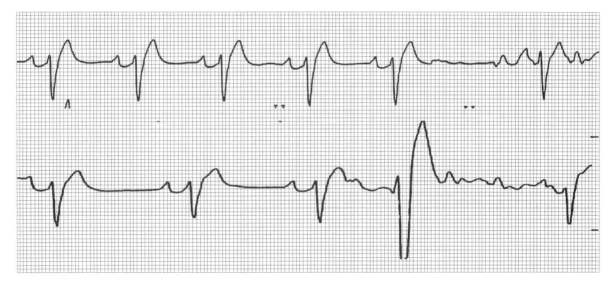

Figura 18.17 ■ Traçado eletrocardiográfico da parada sinusal: esta é observada depois do quinto QRS, seguida de extrassístoles atriais (a segunda conduzida pelo nó AV, gerando QRS com a mesma morfologia dos anteriores). Evolui com retorno ao ritmo sinusal regular (segundo e terceiro QRS), extrassístole ventricular e bloqueio atrioventricular 3:1.

12. **Síndrome bradicardia-taquicardia:** caracteriza-se pelo desenvolvimento de taquicardia atrial que termina e o ritmo básico pode revelar bradicardia sinusal, bloqueio de saída sinoatrial ou parada atrial com escape de marca-passo inferior localizado no nó atrioventricular, sistema His-Purkinje ou nos ventrículos (Figura 18.18).

13. **Bloqueio atrioventricular (BAV):** a atividade atrial é identificada, mas a transmissão do estímulo aos ventrículos é progressivamente comprometida. Pode ser de primeiro, segundo e terceiro graus.

O *BAV de primeiro grau* caracteriza-se pelo prolongamento do intervalo PR >0,2s e condução AV 1:1. Assintomático, não requer tratamento (Figura 18.19).

O *BAV de segundo grau* pode ser Mobitz I ou II. O tipo *mobitz I* (fenômeno Weckenbach) caracteriza-se pelo aumento progressivo do PRi, apesar da frequência PP constante, até ocorrer bloqueio de P e o ciclo se repetir. Pode associar-se a qualquer relação P:QRS. Em qualquer fenômeno de Wenckebach, o PRi é muito curto após o bloqueio. O aumento do PRi ocorre após o segundo batimento conduzido; por isso, o RR após a pausa, que contém a onda P bloqueada, fica aos poucos mais curto até a próxima pausa. O tipo *Mobitz II* caracteriza-se pelo bloqueio repentino e inexplicável de P sem ocorrer alteração discernível do PR antes do BAV. Pode ser observada relação de BAV ≥2:1, 3:1 durante a progressão do BAV Mobitz I ou II para o de terceiro grau (Figuras 18.20 e 18.21).

O BAV de terceiro grau é caracterizado pela falha total de propagação do impulso ao longo da condução AV. O QRS é semelhante ao de batimentos sinusais, com frequência em torno de 40 a 60bpm (Figura 18.22), e independência entre as ondas p e o QRS.

14. **Arritmias na parada cardiorrespiratória:** em situações de emergência, na evolução da parada cardiorrespiratória, as arritmias se sucedem, desencadeando ou sendo desencadeadas pelo estado hemodinâmico crítico (Figura 18.23).

Na *dissociação eletromecânica* não há contração muscular. O esforço terapêutico deve ser o de tornar o miocárdio responsivo, por intermédio do entendimento de sua causa (6T e 7H – Tabela 18.2) e, se possível, em sua transformação em fibrilação ventricular para em seguida desfibrilar (Figura 18.24).

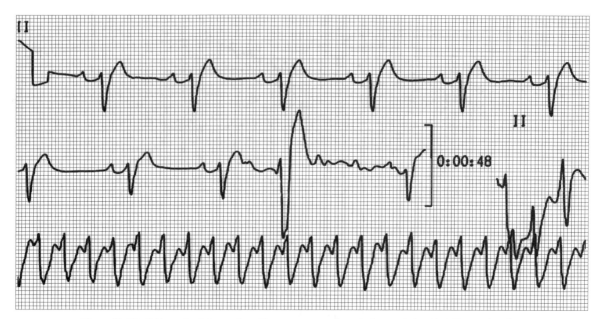

Figura 18.18 ■ Traçado eletrocardiográfico representando a síndrome de bradicardia-taquicardia.

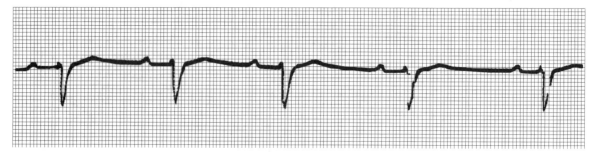

Figura 18.19 ■ Traçado eletrocardiográfico mostrando BAV de primeiro grau com bradicardia sinusal e FC = 48bpm.

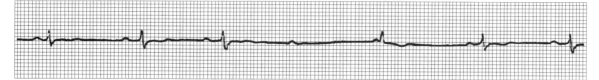

Figura 18.20 ■ BAV de 2º grau, tipo I ou Weckenbach.

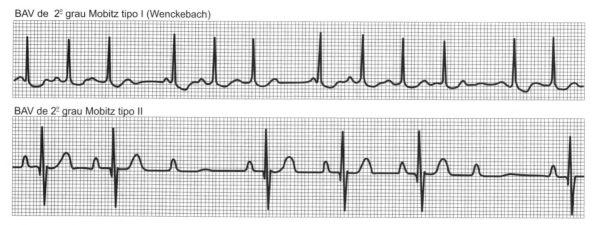

Figura 18.21 ■ Traçado eletrocardiográfico do BAV de segundo grau com bloqueio 4:1. Existem duas ondas p bem visíveis antes do QRS, uma entalhando T e outra seguindo do QRS.

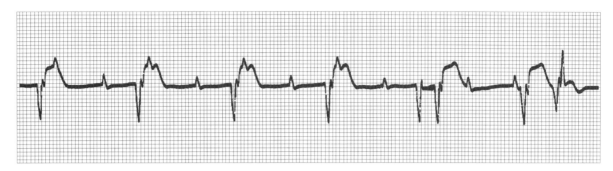

Figura 18.22 ■ Traçado eletrocardiográfico do BAV total. Duas extrassístoles de focos ventriculares diferentes no final do traçado (sexto e oitavo QRS).

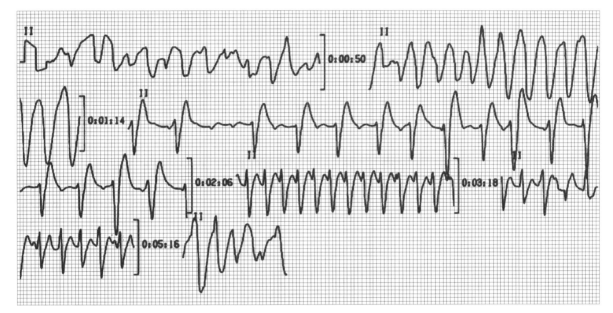

Figura 18.23 ■ Eletrocardiograma dos 5 minutos e 16 segundos finais de paciente politraumatizado, com pneumotórax hipertensivo e traumatismo cranioencefálico grave. Evidencia fibrilação ventricular, desfibrilação seguida de *torsades de pointes*, BAV com extrassístoles ventriculares, taquicardia ventricular (sem pulso ao exame clínico) convertida por desfibrilação; taquicardia complexa, intercalando comando atrial com juncional, extrassístoles ventriculares e taquicardia ventricular não sustentada (não mostradas no segmento de traçado selecionado) e, finalmente, fibrilação ventricular.

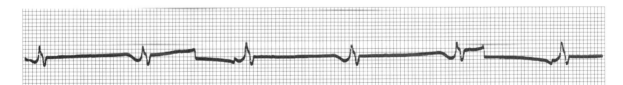

Figura 18.24 ■ Traçado eletrocardiográfico da dissociação eletromecânica (atividade elétrica sem pulso).

Tabela 18.2 ■ Principais diagnósticos diferenciais nas situações de emergência com parada cardiorrespiratória estabelecida ou em curso

7H	6T
Hipoglicemia	**T**amponamento cardíaco
Hiperpotassemia	**T**oxinas
Hipopotassemia	**T**romboembolismo pulmonar
Hipotermia	**T**rauma
Hipovolemia	**T**rombose coronária
Hipoxia	Pneumotórax hipertensivo (**T**ension)
H+ → acidemia	

15. **Arritmias e distúrbios hidroeletrolíticos:** os distúrbios do potássio, cálcio e magnésio podem comprometer a função cardíaca mediante alterações em sua força muscular e/ou em seu sistema de condução e ritmo. A hiperpotassemia manifesta-se com ondas T elevadas e simétricas (pontiagudas), com alongamento do PRi e alargamento do QRS. Pode associar-se a bloqueio de ramo e, à medida que a potassemia se eleva, ocorrem o desaparecimento da onda P, parada sinusal e, por fim, alargamento progressivo do QRS até a parada ventricular, com total ausência

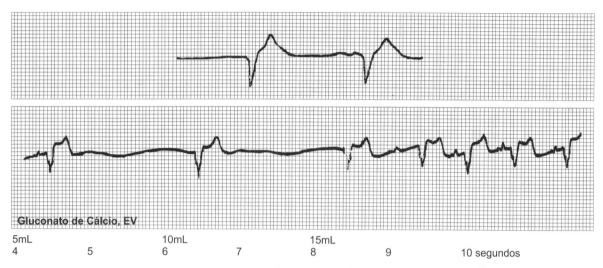

Figura 18.25 ■ Traçado eletrocardiográfico de bradicardia com repercussão hemodinâmica devido à hiperpotassemia (K = 7,5mEq/L), tratada com gluconato de cálcio a 10%, por via venosa. Observe o efeito do cálcio, de acordo com o tempo da administração em *bolus*, sobre o traçado eletrocardiográfico. Este paciente apresentou infarto agudo do miocárdio no transcurso deste episódio de baixo débito. O traçado acima da mesma derivação, registrado alguns minutos antes, não mostrava o supradesnivelamento de ST. A hiperpotassemia seguiu-se a exercício extenuante, agravada por acidose lática e hemólise.

de atividade elétrica (Figura 18.25). Na hipopotassemia, observam-se aumento do PRi, depressão do segmento ST, achatamento da onda T, aparecimento da onda U e prolongamento do QT. Na hipocalcemia, o QTc torna-se prolongado, sem afetar a onda T. O ST eleva-se, a onda P torna-se pontiaguda e surgem arritmias e bloqueio atrioventricular. Na hipercalcemia, o QTc diminui e a onda T arredonda-se. Na hipomagnesemia, o PRi e o QTc prolongam-se, o QRS alarga-se e a onda T fica achatada ou invertida, surgindo depressão de ST. Na hipermagnesemia, ocorre prolongamento do PRi, do QRS e do QTc; e aumenta a amplitude da onda T. Em níveis >15mg%, observa-se bloqueio atrioventricular.

TRATAMENTO DAS ARRITMIAS

A abordagem terapêutica das arritmias pressupõe o correto diagnóstico eletrocardiográfico e hemodinâmico. Pode ser importante identificação, no paciente estável, de alterações clínicas observadas à época de seu surgimento, da sintomatologia presente e da cardiopatia associada, do risco de morte súbita, do tratamento já realizado e da necessidade de internação hospitalar anterior pelo mesmo motivo. É preciso refletir sobre o tipo de tratamento ou se de fato devem ser prescritos medicamentos. Os antiarrímicos podem provocar graves riscos de interações e distribuem-se em várias categorias farmacológicas (Tabelas 18.3 a 18.6).

Tabela 18.3 ■ Classificação dos medicamentos utilizados no tratamento das arritmias

Ação		Substâncias
IA	Inibem canal rápido de Na, deprimem fase 0 da despolarização, lentificam a condução elétrica, prolongam a repolarização	Disopiramida, moricizina, procainamida, quinidina
IB	Encurtam a repolarização	Fenitoína, lidocaína, mexiletina, tocainida
IC	Deprimem a fase 0 da repolarização, lentificam a condução elétrica	Encainida, flecainida, propafenona (leve bloqueio canal de Ca, bloqueio β-adrenérgico)
II: Bloqueiam receptor β-adrenérgico, lentificam condução AV		Acebutolol, atenolol, esmolol, metoprolol, propranolol
III: Bloqueiam canais de K, prolongam potencial de ação		Amiodarona, bretílio, dofetilida, ibutilida, N-acetilprocainamida, sotalol
IV: Bloqueiam canal de Ca		Diltiazem, verapamil
V: Outras	Adenosina	Adenosina
	Digitálicos	Digoxina

Capítulo 18 ■ Arritmias Cardíacas

Tabela 18.4 ■ Princípios para o uso do desfibrilador/cardioversor

- Identificar o tipo de equipamento (mono ou bifásico). A maioria dos equipamentos em uso no país e os mais antigos são monofásicos
- Ligar o equipamento na energia ou na bateria
- Escolher o módulo: cardioversor (sincrônico) ou desfibrilador (assincrônico). A maioria dos equipamentos entra automaticamente no módulo desfibrilador
- Aplicar e espalhar generosamente a pasta eletrolítica nas pás
- Definir a carga em joules
- Ativar o comando para carregar e certificar-se do êxito da carga
- Posicionar as pás. Nesse momento, pode-se aferir o ritmo cardíaco no monitor do equipamento
- Solicitar a todas as pessoas que se afastem do paciente e não toquem na cama
- Acionar o choque
- Reiniciar imediatamente a massagem cardíaca externa em situações de parada cardiorrespiratória
- Promover a desfibrilação diante de fibrilação ventricular, taquicardia ventricular sem pulso, taquicardia multifocal: usar o módulo assincrônico, 360J nos equipamentos monofásicos e 200J nos bifásicos
- Promover a cardioversão nas taquiarritmias ventriculares com pulso (processo sincrônico). No módulo monofásico, aplicar 200J e aumentar até 360J, na ausência de resposta. No módulo bifásico iniciar com 100J e aumentar até 200J
- Promover a cardioversão na fibrilação atrial, *flutter* atrial e taquiarritmias supraventriculares. Iniciar com 100J nos módulos monofásicos

1. **Extrassístoles atriais:** é raro o risco de morte associado às extrassístoles isoladas, não sendo justificada sua terapia agressiva. Os medicamentos indicados, quando necessários, são os antagonistas β-adrenérgicos ou de canal de cálcio.
2. **Taquicardia sinusal:** a abordagem terapêutica deve ser dirigida para sua causa primária.
3. **Taquicardia sinusal inapropriada:** os medicamentos indicados são: β-bloqueadores, bloqueadores de canal de cálcio, flecainida, propafenona, amiodarona ou ablação por radiofrequência (alta recorrência).

4. **Taquicardia decorrente da reentrada no nó sinusal:** a terapêutica farmacológica é desnecessária. Pode responder ao estímulo vagal e ao uso de β-bloqueadores, verapamil ou digoxina. A massagem no seio carotídeo não deve ser feita quando é percebida a presença de sopro carotídeo ou o paciente tem história de doença vascular.
5. **Taquicardia decorrente da reentrada no nó atrioventricular:** a abordagem é variável, dependendo da instabilidade cardíaca:
   a. **Paciente estável:** aplicar os procedimentos na seguinte ordem: realizar as manobras vagais: valsalva (com o paciente deitado); compressão do seio carotídeo (eficaz); na ausência de resposta, usar adenosina ou verapamil.
   b. **Paciente instável:** administrar choque sincrônico com corrente contínua (CSCC).
   c. **A longo prazo (manutenção):** realizar um dos seguintes métodos: ablação por radiofrequência (sucesso de 94%), administrar digital (exceto na pré--excitação com ritmo sinusal), β-bloqueadores, bloqueadores de canal de cálcio ou medicamentos das classes I ou III.
6. **Taquicardia decorrente da reentrada atrioventricular:** proceder à ablação por radiofrequência da via acessória (sucesso > 95%).
7. **Taquicardia atrial:** o tratamento depende da identificação de:
   a. Onda P com frequência entre 100 e 220bpm, paroxística (não sustentada ou sustentada), ou incessante, em paciente sintomático ou que apresenta a forma sustentada: deve ser excluído, inicialmente, o diagnóstico de intoxicação digitálica, principalmente com bloqueio atrioventricular e hipopotassemia. Administrar β-bloqueador (esmolo, ou metoprolol) ou verapamil, para manter a frequência ventricular dentro da normalidade, e complementar com o tratamento da doença de base. O ácido acetilsalicílico

Tabela 18.5 ■ Principais antiarrítmicos disponíveis: descrição e forma de utilização

Medicamentos	Dose inicial	Manutenção	Cuidados
Digoxina	1 a 1,5mg EV ou VO em 24h, ↑ gradualmente 0,25 a 0,5mg	0,125 a 0,5mg/dia	Idosos, insuficiência renal crônica; efeito reduzido com: febre, estados catecolamínicos, exercício
Diltiazem	20mg ou 0,25mg/kg EV, em 2min, seguidos, se necessário, por 25mg ou 0,35mg/kg EV, 15min depois. A seguir, 5 a 15mg/h	60 a 230mg, 8/8h, ou dose única, ou 120 a 300mg de liberação lenta 24/24h	Sinergia com digoxina, sem efeitos em seus níveis. Pode provocar edema de tornozelo
Esmolol	0,5mg/kg/min EV	0,05 a 0,2mg/kg/min EV	Hipotensão comum
Propranolol	1 a 5mg EV (1mg em 2min)	10 a 120mg, VO, 8/8h	Na insuficiência cardíaca congestiva
Verapamil	5 a 10mg EV, em 2 a 3min, repetir 5 a 10mg 30min depois, se necessário	40 a 120mg, 8/8h, ou 120 a 240mg liberação lenta, 24/24h ou 12/12h	Pode ter sinergia com digoxina, aumentando seu nível. Provoca edema que mimetiza insuficiência cardíaca congestiva

Tabela 18.6 ■ Outros antiarrítmicos disponíveis: descrição e forma de utilização

Medicamentos	Dose	B	D	Cuidados
Disopiraminda (Ia), arritmias supra e ventriculares (efeito similar ao da quinidina e da procainamida), notrópica	Não há dose de ataque: 100 a 400 VO, 6/6h a 8/8h até máximo de 800mg/dia; iniciar por doses menores (liberação controlada)	N	N	Secura na boca, insuficiência cardíaca, hipoglicemia, TP. Efeito diminuído pelo uso de: fenitoína, rifampicina, fenobarbital. Efeito inotrópico – é aumentado pelo uso com antagonistas β-adrenérgicos ou de canais de cálcio
Procainamida (Ia), arritmias SV e V (útil tratamento agudo: TSV de reentrada, FA, FLA com SWPW). Uso restrito às situações com tempo disponível para agir	1. Ataque: 275µg/min/kg EV ou 100mg em 3min, de 5/5min até dose 1 g se bem tolerada sem ↓ PA e < 25% de alargamento do QRS e do QT. 2. Manter: 2.1. EV: 20 a 60µg/kg/min. Com função cardíaca e renal normais; 2.2. VO: 50mg/kg/dia = 500 a 1.000mg, 6/6h. Dose efetiva = 4 a 8µg/mL	N	N	Lúpus-símile, distúrbio de condução, agranulocitose, TP (não usar se QT longo, história de TP ou hipopotassemia). Depuração diminuída pela cimetidina ou ratidina
Quinidina (Ia), arritmias SV e V, FLA, TSV, ESV, TV	200 a 300mg, 6/6h (sulfato), ou 324 a 648mg, 8/8h a 12/12h (gluconato). Idosos necessitam doses menores	N	S	Diarreia, vômitos, cinchonismo (zumbido, perda auditiva, distúrbios visuais, confusão, delírio, psicose), síncope, febre, hepatite, anemia hemolítica, trombocitopenia, TP dose-independente (risco aumentado com hipopotassemia e hipomagnesemia séricos, disfunção do ventrículo esquerdo), hipotensão, morte súbita. Pode precipitar intoxicação digitálica. Metabolismo inibido pela cimetidina e induzido por fenitoína, fenobarbital e rifampicina. Evitar uso no bloqueio atrioventricular, na doença grave do sistema de condução
Fenitoína (Ib), arritmias SV e V por digitálicos	Iniciar: 20mg EV, em 10min (até 50mg/min). Se necessário: 100mg, 5/5min, dependendo da PA, até 1.000mg			Monitorizar ECG e pressão arterial
Lidocaína (Ib), 1ª escolha para supressão instantânea e rápida das arritmias V	Ataque: 1mg/kg EV, rápido; a seguir, 0,5mg/kg EV, rápido, de 10/10min, se necessário, até total de 3mg/kg. Com ataque iniciar manutenção, 20 a 60µg/kg/min para atingir concentração plasmática de 3µg/mL. Quando EV é impossível: 300mg IM ou endotraqueal			Monitorizar na infusão: PA, ECG, condições mentais. Parar se surgirem efeitos sobre o sistema nervoso central. Usar outro antiarrítmico se persistirem sintomas ou concentração >5-7µg/mL de plasma. Ataque não exige ajuste na IR ou IH ou ventilação mecânica, mas a manutenção sim. Na insuficiência cardíaca congestiva, diminuir para metade da dose. Pode provocar disartria, convulsões, sonolência, coma e disestesia. Corrigir a dose na insuficiência hepática e no uso de propranolol e cimetidina
Mexiletina (Ib), sozinha ou com Ia ou III (permite ↓ dose de ambos os medicamentos), arritmias V (não prolonga QT), na TP ou QT longo	Iniciar: dose baixa e aumentar em 2 a 3 dias, até atingir eficácia ou surgir efeito colateral, como tremores: 200mg de 8/8h. Na IR, IH, insuficiência cardíaca, usar doses mais baixas	S	S	Tremores, borramento visual, tonturas, disforia, náusea, trombocitopenia, anticorpo antinuclear (ANA ou AAN), bradicardia intensa (disfunção NS, agrava bloqueio atrioventricular). Reduzir sua dose com o uso de: fenobarbital, fenitoína, rifampicina. Eleva o nível plasmático de teofilina. A quinidina aumenta sua dose
Moricizina (Ib), efeitos Ia e Ib, arritmias V	200mg VO, de 8/8 h, máximo 900mg/dia			Pró-arritmia, náusea, vômito, diarreia, tremor, alterações do comportamento, cefaleia, vertigem, tontura, nistagmo. Pode reduzir níveis séricos de teofilina
Tocainida (Ib), sozinha ou com Ia, arritmias V	Iniciar: 400 a 600mg VO, de 8/8h a 12/12h. Inefetiva para prevenir recorrência de arritmias V sustentadas fatais	S		Efeitos colaterais similares aos da mexiletina, em especial risco de fibrose pulmonar, pneumonia intersticial e alveolite fibrosante

(Continua)

Capítulo 18 ■ Arritmias Cardíacas

Tabela 18.6 ■ Outros antiarrítmicos disponíveis: descrição e forma de utilização (*continuação*)

Medicamentos	Dose	B	D	Cuidados
Flecainida (Ic), TSV, FA, FLA. Ação restrita a pacientes com função V preservada	Iniciar: 50mg VO, de 12/12h; 3 dias; a seguir, ajustar para 100 a 150mg, de 12/12h. Evitar >400mg/dia na ICC ou IR	I	S	Cuidado na IR, em portadores de marca-passo, insuficiência cardíaca congestiva, FLA com condução AV a 1:1, pró-arritmia V. Reduzir dose ou interromper se PR >0,3s, se QRS >0,2s ou se ocorrer bloqueio bifascicular, BAV II ou III. Efeitos adversos: confusão, irritabilidade, tontura, náusea, cefaleia. Seu nível é diminuído pela cimetidina e aumentado pelos digoxina, propranolol e amiodarona
Propafennona (Ic). Efeito antagônico ao β-adrenérgico, ação similar à do propranolol. Arritmias SV e V	150mg, VO, de 8/8h; pode ↑ de 3/3 dias até 300mg, de 8/8h; ↑ dose com cuidado na IH ou IR	L	S	Tontura, distúrbio do paladar, borramento visual, pró-arritmia V na FLA com condução AV 1:1. Dose aumenta pelo uso com quinidina. Evitar uso com β-bloqueador. Interações com antidepressivos e neurolépticos. Aumenta os níveis de digoxina, varfarina e antagonistas β-adrenérgicos
Antagonistas β-adrenérgicos (II), cuidado	Depois do infarto agudo do miocárdio, tireotoxicose, feocromocitoma, FA, FLA, exercício, pós-operatório, tensão emocional, TSV paroxística, síndromes QT longo congênitas (prevenir TP recorrente), síncope neurocardiogênica	S		Efeito inotrópico precipita ou agrava insuficiência cardíaca congestiva, se há disfunção grave de VE. Efeito cronotrópico: BRA sinusal, aumenta a anormalidade de condução AV. Efeito de potencializar o espasmo coronariano pela estimulação α-adrenérgica sem oposição. A retirada súbita pode precipitar arritmias ou angina
Amiodarona (III), TV, FRV recorrente, FA, TRNAV, SWPW	1. VO: 600 a 800mg/dia, por 1 a 2 semanas, então 400mg/dia, 3 a 4 semanas; manter 100 a 200mg/dia (efetivo: 1 a 2µg/mL de plasma); 2. EV: primeiras 24h: 150mg em 10min, seguidos de 360mg nas próximas 6h; a seguir, 0,5mg/min (dose adicional de 150mg pode ser infundida em 10min para paciente com TV ou FRV recorrentes, ou retorno da arritmia durante a titulação lenta da infusão). Nível terapêutico: 1 a 2,3md/L (sérico)	S	S	Redução da pressão arterial, fibrose pulmonar (fazer Rx tórax de 6/6 meses), hiper ou hipotireoidismo (monitorizar função tireoidiana uma vez/ano), hepatotoxicidade, descoloração da pele. Reduzir a dose de digoxina, varfarina, para a metade, quando associadas à amiodarona. Interfere com quinidina, procainamida, disopiramida, mexiletina e propafenona. Há latência de 5 dias antes de seu efeito terapêutico ocorrer. Efeito antiarrítmico pode ocorrer 4 a 6 semanas depois de seu início
Bretílio (III), terapia aguda da TV e FRV, em pacientes não responsivos à lidocaína	5mg/kg EV, rápida durante emergência (repetido até 35mg/kg) e infusão de ataque mais lenta de 5mg/kg em 10 a 20min em situações menos agudas, para diminuir náuseas e vômitos. Repetir dose de ataque 20min depois, se arritmia persistir. Manutenção: 1 a 4mg/min, de acordo com o peso corporal e a função renal			Avaliar pressão arterial e frequência cardíaca. Evitar seu uso na refratariedade com hemodinâmica estável ou na TV recorrente. Reduzir sua infusão de manutenção na IR. A infusão aguda pode promover: náuseas, vômitos, hipertensão, pró-arritmia e taquicardia sinusal. A infusão contínua pode provocar, náusea, vômito, hipotensão e aumento das arritmias V e tornar necessária a cardioversão por meio do cardioversor sincronizado de corrente contínua. Aumenta os efeitos hipotensores dos diuréticos ou vasodilatadores
Ibutilida (III), FA, FLA de início recente	1. Paciente >60kg: 1mg/kg, EV, em 10min, repetir + uma vez se preciso; 2. <60kg: 0,01mg/kg EV, em 10min			Não prescrever com hipopotassemia ou hipomagnesemia séricos e QTc >440ms. Risco de TP. Ter cardioversor elétrico por perto durante sua administração
N-acetilprocainamida, (III)	Principal metabólito da procainamida, 7 a 15µg/mL			Na IR e IC, pode acumular-se até níveis tóxicos

(Continua)

204

Seção II ■ Emergências Cardiovasculares

Tabela 18.6 ■ Outros antiarrítmicos disponíveis: descrição e forma de utilização (*continuação*)

Medicamentos	Dose	B	D	Cuidados
Sotalol (III), arritmias SV e V	80 a 160mg, de 12/12h; em pacientes com QT <500ms, que não respondem a esta dose, pode ↑ para 160mg, de 12/12h; se necessário 240mg, de 12/12h	S	N	Risco de TP dose-dependente torna maior a instabilidade para arritmias V após infarto agudo do miocárdio. Na depuração de creatinina 30 a 60m/L/min, usar de 24/24h; 10 a 30mL/min: 36 a 48h. Contraindicação: BRA sinusal, BAV II, III, ICC, broncoespasmo
Diltiazem (EV), TSV, para diminuir a FV na FA ou FLA, tratar e prevenir TRNAV	1. Ataque IV: 0,25 mg/kg, em torno de 20 mg, em 2 min, com segunda dose de 0,35 mg/kg, se necessário ou infusão contínua de 5-10 mg/h, dose máxima: 15 mg/h e duração máxima de 24 h; 2. Manutenção VO: 40-80 mg, de 8/8 a 6/6 h. A dose VO é 150% daquela da infusão IV cumulativa em 24 h	S		Bradicardia, BAV, assistolia. Não usar em pacientes com BAV II, III ou na disfunção do nó sinoatrial. Contraindicado em insuficiência cardíaca congestiva grave, SWPW e FA. Aumenta os níveis de propranolol
Verapamil (IV), TSV, para diminuir a FV na FA ou FLA, tratar e prevenir TRNAV	5 a 10mg EV, em 2 a 4min, com outra dose, se necessário, de 5 a 10mg, 15 a 30min depois, até dose total máxima de 20mg	S		Bradicardia, BAV, assistolia. Não usar em pacientes com BAV II, III ou na DNS. A infusão prévia de 1g de gluconato de Ca, EV, lenta, pode atenuar a diminuição da pressão arterial provocada pelo verapamil. Contraindicado na insuficiência cardíaca congestiva grave, na SWPW e na FA
Adenosina TSV paroxística causada pela reentrada que pode ser suprimida pelo bloqueio da condução AV	EV rápida, lavada rapidamente com NaCl 0,9%, 6mg em 1 a 2min; a persistência da arritmia sem BAV indica nova dose de 12mg, 1 a 2min depois, seguida até por outra dose de 18mg. Em veia central, a dose inicial é de 3mg. Infusão contínua não é efetiva	S		Contraindicação: síndrome do nó SA doente ou BAV II/III, a não ser que o paciente tenha marca-passo funcionando, rubor facial, pressão no peito, dispneia, diminuição da pressão arterial, náuseas, tonturas, cefaleia, sudorese, palpitações, borramento visual e broncoconstrição. Efeito potencializado por dipiridamol, carbamazepina e em transplantados cardíacos. Antagonizada pela cafeína e a teofilina. Induz FA. Não afetada pela IH ou IR
Esmolol	Lentifica a frequência V da FA ou FLA			
Propranolol, atenolol, metoprolol, arritmias SV, reentrada nodal AV, FA, FLA	320mg/dia, VO	S		Fadiga, depressão grave
Digitálicos	Digoxina, lanatosídeo C: FA, FLA com disfunção VE e ICC. Útil junto com antagonistas de canais de Ca ou β-adrenérgicos, para melhorar controle da FV na FA crônica. 1. Agudo, EV: lanatosídeo C, 0,8 a 1,2mg em 24h; depois: 0,4mg, de 8/8h a 12/12h; 2. Manutenção, VO: digoxina, 0,125 a 0,250mg/dia	S		Digoxina >2µg/L = risco de intoxicação. O nível digoxina não deve ser dosado nas primeiras 8h depois da administração VO. Meia-vida aumenta na IR. Bradi e taquiarritmias (TA paroxística com BAV, TV bidirecional)

B: efeito bradicardizante; D: interação com digoxina; I: insignificante; IH: insuficiência hepática; IR: insuficiência renal; L: leve; N: não; S: sim; A: átrio, atrial; AV: atrioventricular; BAV: bloqueio AV; BRA: bradiarritmias; DNS: disfunção do nó sinusal; ESA: extrassístole atrial; ESV: extrassístole ventricular; FA: fibrilação atrial; FC: frequência cardíaca; FLA: *flutter* atrial; FLV: *flutter* ventricular; FRV: fibrilação ventricular; FV: frequência ventricular; NAV: nó atrioventricular; PS: parada sinusal; SBT: síndrome bradicardia-taquicardia atrial; TA: taquicardia atrial; TAM: taquicardia atrial multifocal; TP: *torsades de pointes*; TRAV: taquicardia reentrante AV; TRNAV: taquicardia reentrante do NAV; TRNS: taquicardia reentrante do NS; TS: taquicardia sinusal; TSI: TS inapropriada; TSV: taquicardia supraventricular; SWPW: síndrome de Wolff-Parkinson-White; V: ventrículo/ventricular; +: positivo; –: negativo.

Capítulo 18 ■ Arritmias Cardíacas

(AAS) deve ser administrado na dose de 325mg/dia, VO. Em caso de intolerabilidade, deve ser substituído pela varfarina para manter a RNI entre 2 e 3.

b. Taquicardia incessante: pode promover taquicardiomiopatia. Avaliar a possibilidade de realizar a ablação por radiofrequência (cura de 90%). O AAS deve ser administrado na dose de 325mg/dia, VO. Em caso de intolerabilidade, deve ser substituído pela varfarina para manter a RNI entre 2 e 3.

8. **Taquicardia atrial multifocal:** deve ser tratada a causa de base, descontinuados os medicamentos causais e excluído o diagnóstico de fibrilação atrial. Deve ser administrado β-bloqueador (metoprolol, 10mg EV ou 25mg VO). A redução da frequência cardíaca pode converter o ritmo para sinusal normal. Deve ser dosada a magnesemia e, se alterada, normalizada. Na forma refratária, pode ser eficaz a ablação por radiofrequência.

9. **Fibrilação atrial:** sua abordagem depende de seu tempo de duração, sendo, portanto, fundamental estabelecer com segurança quando teve início.

a. **Aguda com instabilidade hemodinâmica** (infarto agudo do miocárdio, dor torácica, dispneia, insuficiência cardíaca congestiva): realizar cardioversão. Iniciar com 50J, se o cardioversor for bifásico, ou 100J, se monofásico. A ausência de conversão exige aumento para 200J, excepcionalmente, até 360J.

b. **Fibrilação atrial com duração >48 horas** ou com tempo de início desconhecido: iniciar a anticoagulação do paciente por 2 a 3 semanas antes da aplicação do choque, a qual deve ser mantida por 3 semanas depois. A cardioversão deve ser realizada depois da obtenção da anticoagulação, conforme descrito no item a. Algumas providências importantes devem ser implementadas antes da cardioversão, como: ajustar a dose dos antiarrítmicos à sua faixa terapêutica, excluir a simultaneidade de intoxicação digitálica, obter acesso venoso, monitorizar o ECG, dispor de equipamento para intubação traqueal e ventilação manual, induzir amnésia, se possível com midazolam, 1 a 2mg EV, 2/2min até 5mg; ou etomidato, 0,2 a 0,6mg/kg EV; ou propofol, 5mg/kg/min EV como dose inicial. A placa do desfibrilador deve ser colocada 6cm distante de algum marca-passo presente, bem aderida à pele, sem permitir que o médico ou outra pessoa que esteja participando da cardioversão encoste diretamente no paciente ou em sua cama. Os eletrodos devem ser posicionados no tórax da seguinte maneira: um na parte anterior, à direita do esterno, no terceiro e quarto espaços intercostais, e o outro abaixo da escápula esquerda. As seguintes contraindicações são relativas à cardioversão: intoxicação digitálica, taquicardia atrial multifocal (pouco efetiva), arritmias paroxísticas sem agente antiarrítmico associado para prevenir recorrência e

hipertireoidismo descompensado. A cardioversão deve ser seguida por:

• **Controle da frequência cardíaca pelo bloqueio do nó atrioventricular:** a frequência cardíaca deve ser mantida, no repouso e no exercício, <80 a 90bpm e < 120bpm, respectivamente. A recorrência acontece em 50% dos pacientes 1 ano depois da realização da cardioversão. Para evitar a recorrência, usam-se antiarrítmicos Ia, Ic e III. O diltiazem é bem tolerado na disfunção ventricular. O β-bloqueador é o medicamento de escolha no infarto agudo do miocárdio e na tireotoxicose. Pode ser necessária a associação de digoxina com β-bloqueador ou diltiazem ou verapamil. A frequência ventricular continuadamente elevada pode exigir o uso de bloqueador de canal de cálcio e, se for verapamil, também deve ser realizada a monitorização da dosagem da digoxina sérica. A amiodarona (com 80% de eficácia) tem efeitos adversos que limitam seu uso a longo prazo e que são menos frequentes quando sua dose é <300mg/dia. O sotalol, 80 a 160mg, a cada 12 horas, tem eficácia igual à da quinidina, mas associa-se ao risco de provocar *torsades de pointes*. Os antiarrítmicos do tipo Ic (flecainida, propafenona) apresentam bons resultados e boa tolerância (o *flutter* atrial pode ocorrer em até 5% dos pacientes que usam esses antiarrítmicos). O β-bloqueador deve ser evitado no paciente com *diabetes mellitus*. A digoxina pode ser a único medicamento bem tolerado devido ao efeito inotrópico negativo dos bloqueadores de canais de cálcio e dos β-adrenérgicos. A manutenção do ritmo sinusal é menos provável quando a fibrilação atrial é de longa duração, em geral >1 ano, ou o átrio apresenta dimensão >55mm.

• **Ablação por radiofrequência do nó atrioventricular:** tem > 95% de eficácia, entretanto o paciente passa a depender de marca-passo. O paciente que, apesar da ablação, continua a ter fibrilação atrial tem risco de vir a desenvolver parada cardíaca.

• **Anticoagulação:** a razão de normatização internacional (RNI) deve permanecer entre 2 e 3 em todos os pacientes com fibrilação atrial e que não apresentem contraindicação à anticoagulação. O AAS deve ser administrado na dose de 325mg/dia, VO, quando existe alguma contra-indicação ao uso dos anticoagulantes orais. O AAS deve ser substituído por ticlopidina ou clopidogrel quando se associar a intolerabilidade. Constitui cuidado especial a realização da anticoagulação em pacientes com: acidente vascular encefálico, ataque isquêmico transitório prévio, *diabetes mellitus*, hipertensão arterial sistêmica, insuficiência cardíaca e no idoso. O risco de tromboembolismo e sangramento é reduzido para <2% quando a anticoagulação oral mantém a RNI entre 2 e 3. A presença de um trombo em paciente anticoagulado adequadamente por 4 semanas não significa que tenha sido organizado ou eliminado. O acompanhamento da evolução desse trombo deve ser feito pela repetição do ECG de 3 a 6 semanas depois do estabelecimento da anticoagulação.

- **Cuidados especiais:** os antidepressivos tricíclicos associam-se a hipopotassemia e hipomagnesemia, o que exige o acompanhamento do intervalo QT ao ECG. Como a pró-arritmia tende a se manifestar nas primeiras 48 horas depois da introdução desses medicamentos, é aconselhável iniciá-los, de preferência, sob regime hospitalar. A administração de digoxina e verapamil representa risco em paciente que apresenta uma via anômala, devido à possibilidade de associar-se ao aumento da rapidez do estímulo por essa via, o que pode elevar a frequência ventricular e promover fibrilação ventricular.

10. ***Flutter* atrial:** a frequência ventricular rápida do *flutter* atrial é mais difícil de diminuir para <100bpm do que a da fibrilação atrial. Na pré-excitação ventricular está contraindicado o uso do bloqueador do nó atrioventricular. Para restaurar o ritmo sinusal normal devem ser realizadas:

a. **Cardioversão por intermédio do cardioversor sincronizado:** usar 50J se o cardioversor for bifásico ou 100J, se monofásico, ou ainda marca-passo atrial com estímulo atrial contínuo, ou transesofágico com frequência superior à do *flutter*. A administração de medicamentos consiste na opção pelo antiarrítmico tipo I, isoladamente, ou depois do uso de tipo Ia.

b. **Ablação por radiofrequência:** deve atingir uma pequena faixa de tecido entre o anel da valva tricúspide e a veia cava inferior.

c. **Anticoagulação:** deve ser feita como na fibrilação atrial.

d. **Diminuição da frequência ventricular:** pode ser realizada com o uso de digital, ou de β-bloqueador ou de bloqueador de canal de cálcio, que aumentam a eficácia da estimulação atrial ou transesofágica. O ritmo sinusal deve ser mantido depois da cardioversão por intermédio do cardioversor sincronizado de corrente contínua com a administração de medicamentos Ia, Ic ou III.

11. **Extrassístole ventricular:** o tratamento nem sempre é benéfico. Deve ser realizado para aliviar a sintomatologia em virtude dos batimentos no pescoço, pelas ondas a em canhão decorrentes da dissociação atrioventricular, da fadiga, da dispneia e da tontura. Nos pacientes sem cardiopatia estrutural, deve-se optar pela administração de β-bloqueador. A segunda opção consiste na realização da ablação (com cateter e radiofrequência) do foco da extrassístole ventricular, em geral, da via de saída do ventrículo direito.

12. **Ritmo atrioventricular acelerado:** não necessita tratamento. Pode ser suprimido pelo aumento da frequência atrial com a administração de atropina ou estimulação elétrica.

13. **Taquicardia ventricular:** a terapêutica depende da estabilidade do paciente:

a. **Paciente estável:** preferir o uso de β-bloqueador ou antiarrítmico do tipo III (amiodarona ou sotalol), por vezes associado ao do tipo I (mexiletina, propafenona). A eficácia é reduzida em paciente com cardiopatia estrutural e comprometimento da função ventricular.

b. **Paciente com a forma sustentada (>30 segundos e/ou que precisou de cardioversão) e hemodinamicamente estável:** preferir administrar lidocaína EV, 1 a 1,5mg/kg, seguida de 0,5 a 0,75mg/kg a cada 5 minutos, até 3mg/kg, e mantida em 1 a 4mg/min, ou amiodarona EV, 15mg/min por 10 minutos, seguidos de 1mg/min nas 6 horas seguintes e por 0,5mg/min por 18 horas. Constitui outra opção a administração de procainamida EV, 17mg/kg, em infusão de até 20 a 30mg/min. A cardioversão elétrica deve ser providenciada na ausência de resposta a essas medidas.

c. **Paciente sintomático:** proceder à cardioversão associada a antiarrítmicos (tipo IV, para manter o ritmo sinusal). A ablação por cateter de radiofrequência tem melhores resultados em pacientes com coração estruturalmente normal, em especial na taquicardia ventricular de via de saída do ventrículo direito ou fascicular. Em casos selecionados, pode ser realizada a extirpação do foco da taquicardia ventricular ou usados cardioversor e desfibrilador implantáveis, ou até a revascularização coronariana, se necessária (Tabela 18.4).

14. ***Torsades de pointes:*** priorizar as seguintes medidas:

a. Tratar a doença de base.

b. Prevenir a arritmia com intervalo QT não encurtado mediante a administração imediata de sulfato de magnésio ($MgSO_4$) a 10%, 2g EV, em poucos minutos, mesmo que a magnesemia seja normal. Em seguida, infundir pelo menos 1g/min até atingir 5 a 10g e associar β-bloqueador ou bloqueador canal de cálcio.

c. Providenciar cardioversão (Tabela 18.4) ou marca-passo elétrico ou isoproterenol EV, se a bradicardia é a causa. A administração de lidocaína ou amiodarona constitui opção terapêutica diante de recorrência.

15. **Taquicardia supraventricular** (reentrada nodal e atrioventricular): a terapêutica depende do tipo de QRS e da estabilidade hemodinâmica do paciente:

a. **QRS curto, com >100bpm:** pode associar-se a hipotensão, insuficiência cardíaca, doença cardíaca isquêmica e síncope.

- **Paciente instável:** realizar a cardioversão (Tabela 18.4).
- **Paciente estável:** realizar manobra vagal (Valsalva, compressão do seio carotídeo) e, se necessário, administrar bloqueador de canal de cálcio: verapamil, 0,04mg/kg EV, 5mg, EV, de 5/5 minutos, até o máximo de três doses (sucesso de 90%), ou diltiazem, 15 a 20mg EV rápidos em 2 minutos, ou adenosina, 6 a 12mg (apresenta início rápido e fugaz), ou β-bloqueador (sucesso de 50% a 80%) associado a medicamento do tipo Ic (flecainida, propafenona) e do tipo III (sotalol, amiodarona).
- **Prevenção da recorrência:** é necessário diferenciar taquicardia decorrente de reentrada no nó da taquicardia atrioventricular (por conexão anômala), o que às vezes só possível por meio de eletrofisiologia invasiva. Na taquicardia decorrente da reentrada nodal (curta duração, esporádica, reversão espontânea), realizar a manobra vagal, sem medicação antiarrítmica. Na presença de vias anômalas, a eletrofisiologia deve ser realizada para avaliar o risco de morte súbita (aumentada se RR é pré-excitado, com <220ms). A terapêutica adequada, diante da presença ou ausência de fibrilação atrial, pela ablação por cateter com radiofrequência (via lenta ou rápida) atinge 100% de cura, o que evita o uso de antiarrítmicos ou a recorrência. As opções terapêuticas são constituídas pela administração de medicamentos: (1) tipo Ic (flecainida, propafenona), com sucesso de 70% e poucos efeitos colaterais, em pacientes sem doença cardíaca estrutural; (2) tipo III (sotalol, amiodarona), exigem cuidados especiais, principalmente a amiodarona (diante de hipotireoidismo, que exige a aferição periódica da função tireoidiana, e pneumonite intersticial); (3) β-bloqueador associado a bloqueador de canal de cálcio, que diminuem com eficácia a condução atrioventricular e constituem boa alternativa, principalmente na taquicardia decorrente da reentrada nodal.

b. **QRS alargado:** não usar verapamil. Usar os critérios clínicos e ECG para diferenciar a taquicardia paroxística supraventricular com aberrância de condução da taquicardia ventricular. A abordagem é similar à descrita previamente.

16. **Bradiarritmias:** a abordagem depende do tipo de bloqueio, devendo ser providenciado:
    a. Na doença do nó sinusal ou bloqueio atrioventricular assintomáticos: observação clínica, sem tratamento.
    b. Na doença do nó sinusal ou bloqueio atrioventricular II sintomáticos e BAV total: (1) transitório (isquemia, medicamentos), administrar atropina EV, 1mg, ou isoproterenol EV, 1 a 2μg/min, para aumentar a frequência cardíaca (pode ser necessário implante de marca-passo temporário); (2) permanente: na suspeita de bloqueio infra ou intra-His (bloqueio atrioventricular por exercício físico), Mobitz tipo II ou BAV total, proceder ao implante de marca-passo permanente.

17. **Fibrilação ventricular:** trata-se de arritmia de extrema gravidade, com risco imediato de morte.
    a. **Presença de fibrilação ventricular:** proceder imediatamente à desfibrilação (Tabela 18.4) e, depois de sua reversão, manter antiarrítmicos efetivos até a correção de causa reversível. O risco de recorrência diminui depois de 72 horas do infarto agudo do miocárdio.
    b. **Sem causa identificável e reversível:** exige terapia crônica com antiarrítmico profilático (amiodarona, sotalol) ou implante de cardioversor e desfibrilador.
    c. **Na presença de arritmias ventriculares sintomáticas recorrentes:** a administração de β-bloqueador reduz a mortalidade, se não há contraindicações para seu uso depois de infarto agudo do miocárdio ou na insuficiência cardíaca congestiva. Avaliar a ablação por cateter de radiofrequência se o paciente encontra-se hemodinamicamente estável.
    d. **Prevenção primária da morte cardíaca súbita:** administrar β-bloqueador a todos os pacientes depois de infarto agudo do miocárdio, quando não existem contraindicações.

Bibliografia

Binah O, Rosen MR. Mechanisms of ventricular arrhythmias. Circulation 1992; 85:25-35.

Braunwald E. Heart disease: a textbook of cardiovascular medicine. 6. ed. Philadelphia: WB Saunders, 2000.

Chapman PD. Transtorno da condução e do ritmo cardíaco. In: Kutty K, Schapira RM, Ruiswyk JV, Kochar MS. Tratado de medicina interna. Rio de Janeiro: Guanabara Koogan, 2005.154-74.

Chen J. Arritmias cardíacas. In: The Washington manual de terapêutica clínica. 31. ed. Rio de Janeiro: Guanabara Koogan, 2005:158-81.

Miranda RC. Arritmias cardíacas. In: Rocha MOC, Pedroso ERP, Fonseca JGM, Silva OA. Terapêutica clínica. Rio de Janeiro: Guanabara Koogan 1998:676-86.

Soliman GM, Siachos AT, Tann SM. Supraventricular tachycardia. In: Talreja DR, Talreja RR, Talreja RS. The internal medicine – Peripheral brain. Philadelphia: Lippincott Williams Wilkins, 2005:15-9.

Soliman GM, Siachos AT, Tann SM. Atrial fibrillation. In: Talreja DR, Talreja RR, Talreja RS. The Internal medicine – Peripheral brain. Philadelphia: Lippincott Williams Wilkins, 2005:20-6.

CAPÍTULO 19

Edema Agudo de Pulmão Cardiogênico

Maria Aparecida Braga

INTRODUÇÃO

O edema agudo de pulmão cardiogênico é uma emergência médica muito comum, responsável por até 1 milhão de internações hospitalares por doenças agudas, ao ano, nos EUA. Essa forma grave de apresentação das descompensações cardíacas constitui uma emergência clínica que se manifesta por um quadro de insuficiência respiratória precoce e acelerada. A mortalidade intra-hospitalar é elevada (10% a 20%), principalmente se associada ao infarto agudo do miocárdio.

O edema pulmonar resulta do fluxo aumentado de líquidos nos capilares pulmonares, que se acumulam no espaço intersticial e nos alvéolos, quando o volume ultrapassa a capacidade de drenagem dos vasos linfáticos, comprometendo, assim, a adequada troca gasosa alveolocapilar. O aumento do fluxo de fluidos nos capilares resulta da elevação da pressão hidrostática capilar pulmonar de causa cardiogênica ou do aumento da permeabilidade, como ocorre na síndrome de desconforto respiratório agudo. Neste capítulo será abordado o edema pulmonar de origem cardiogênica, também denominado edema pulmonar hemodinâmico.

ETIOLOGIA

As principais causas de edema agudo de pulmão cardiogênico incluem as cardiopatias isquêmicas e a hipertensão arterial, porém a maioria das manifestações de cardiopatia pode evoluir para edema pulmonar. De maneira didática, os fatores etiológicos principais encontram-se listados na Tabela 19.1.

FISIOPATOLOGIA

O aumento da filtração de fluidos ocorrerá se houver desigualdade de pressões através da membrana capilar,

Tabela 19.1 ■ Etiologia do edema agudo de pulmão

Aumento da pressão atrial esquerda
Doença da válvula mitral: estenose, insuficiência ou disfunção de prótese mitral
Mixoma de átrio esquerdo
Trombo de átrio esquerdo

Aumento da pressão diastólica do ventrículo esquerdo
Síndromes isquêmicas agudas
Doenças da válvula aórtica: estenose, insuficiência ou disfunção de prótese aórtica
Cardiomiopatias: hipertrófica, restritiva, dilatada
Arritmias
Pericardites: constritiva, efusão e constrição
Cardiopatias congênitas
Cardiopatias hipertensivas

excedendo a capacidade do sistema linfático em removê-los e resultando em edema pulmonar cardiogênico de alta pressão.

No edema pulmonar hidrostático (alta pressão), o principal fator que conduz ao acúmulo de fluido intersticial e alveolar é um aumento na pressão hidrostática capilar, resultante do aumento da pressão diastólica do ventrículo esquerdo durante a falência ventricular esquerda aguda. Haverá acúmulo de fluidos no espaço intersticial, desacompanhado das proteínas plasmáticas, fazendo baixar as proteínas no interstício. Consequentemente, o líquido do edema de alta pressão é caracterizado por baixo conteúdo de proteínas.

Na formação do edema agudo de pulmão é possível reconhecer duas fases ou estágios:

1. **Fase intersticial:** caracterizada por ingurgitamento do espaço intersticial e grande aumento do fluxo linfático. Uma grande quantidade de edema intersticial pode se acumular nos pulmões e não ser clinicamente aparente,

Capítulo 19 ■ Edema Agudo de Pulmão Cardiogênico

enquanto os alvéolos permanecerem secos e a troca de gases não for afetada.

2. **Fase alveolar:** os alvéolos tornam-se cheios de fluido, sem espaço aéreo, os pulmões tornam-se duros e não complacentes, o volume pulmonar é reduzido e a troca de gases é anormal.

Se o fluido move-se dos alvéolos para as vias aéreas, ele pode ser expectorado como uma secreção espumosa, muitas vezes de coloração rósea.

QUADRO CLÍNICO

Estágio inicial

De início, o edema pulmonar pode se manifestar apenas por taquipneia, frequência respiratória ≥20irpm e com poucos achados físicos pulmonares e radiológicos. Deve-se sempre ter em mente as condições desencadeantes.

Em seguida, o paciente torna-se apreensivo, com sudorese e palidez, além de dispneico. A ortopneia é achado comum, sendo explicada como a maneira fisiológica de diminuir o retorno venoso e a pressão capilar pulmonar. A área de transudação alveolar depende da gravidade, sendo maior nas bases. Com o paciente deitado, essa área torna-se mais extensa.

Com a evolução do edema aparecem, no pulmão, crepitações que são traduzidas pela transudação de líquido acumulado no espaço intersticial para o interior dos alvéolos e sibilos decorrentes do edema peribrônquico, simulando asma.

O aparecimento dessas alterações se dá nas bases, inicialmente, com progressão posterior para os ápices.

Estágio tardio

Ocorrem crepitações disseminadas, consequentes à transudação de líquidos para os alvéolos (inundação pulmonar). Nessa fase, o paciente pode eliminar uma secreção rósea e espumosa pela boca e apresentar-se confuso e obnubilado.

Diagnóstico

O diagnóstico do edema de pulmão cardiogênico é clínico, baseado na história clínica e no exame físico. No entanto, o exame clínico inicial é limitado para identificação de um possível fator desencadeante, sendo fundamental a realização de exames complementares.

Exames complementares

- **Exames laboratoriais:** a gasometria arterial visa quantificar o grau de disfunção respiratória. Habitualmente, há hipoxia e hipocapnia, com consequente alcalose respiratória. Em fases mais adiantadas, o paciente apresenta hipercapnia e acidose respiratória, com hipoxia grave.

- **Hemograma.**
- **Ionograma.**
- **Função renal.**
- **Enzimas cardíacas:** troponina, creatinocinase total e fração MB.
- **Radiografia de tórax:**
  - Redistribuição de fluxo para os ápices. Pressão capilar pulmonar em torno de 15 a 18mmHg.
  - Edema peri-hilar, tentativa dos linfáticos de remoção do líquido excedente. Aspecto em asa de borboleta. Obscurecimento do aspecto normal do hilo.
  - Edemas interlobular e peribronquial: geram as linhas B e A de Kerley, respectivamente.
- **Eletrocardiograma:** diagnóstico de arritmias e infarto agudo do miocárdio. Diagnóstico diferencial na grávida e lactante: embolia pulmonar, embolia do líquido amniótico e asma. Suspeitar de cardiopatias subjacentes.
- **Ecocardiograma transtorácico:** deve ser realizado precocemente, quando o fator desencadeante não está claro.
- **Ecocardiograma transesofágico:** deve ser realizado quando o ecocardiograma transtorácico não define claramente as alterações, como no caso de endocardite, ruptura de cordoalhas tendíneas, entre outras, após a estabilização do quadro, ou em pacientes com proteção de vias aéreas.

PREVENÇÃO

A prevenção de edema agudo de pulmão engloba a prevenção e o tratamento adequado do infarto agudo do miocárdio, da hipertensão arterial sistêmica e do *diabetes melllitus*, além do tratamento adequado da insuficiência cardíaca congestiva. Gestantes portadoras de doenças cardíacas graves não devem receber agonistas β-adrenérgicos, como terapia tocolítica, em razão do maior risco de edema pulmonar. Todas as pacientes sob risco de desenvolver edema pulmonar devem ser rigorosamente monitoradas.

TRATAMENTO

O paciente deve ser encaminhado à sala de emergência e instituídos os ABCD primário e secundário.

A abordagem deve ser dirigida às anormalidades hemodinâmicas observadas. Para a maior parte dos pacientes isso significa (Figura 19.1):

1. Alívio da ansiedade.
2. Redução do retorno venoso (pré-carga).
3. Aumento da força contrátil e do volume sistólico.
4. Aumento da pressão de perfusão renal.
5. Melhora das trocas gasosas: oxigenação.
6. Tratamento dos fatores precipitantes ou causais.

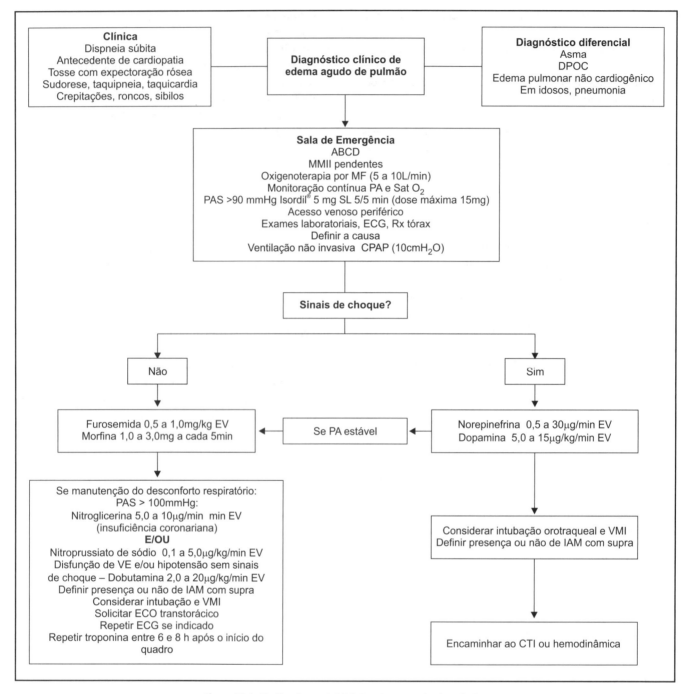

Figura 19.1 ■ Abordagem inicial do edema agudo de pulmão.

Suporte ventilatório não invasivo

- **Oxigenoterapia:** a primeira linha de suporte respiratório consiste na oferta de oxigênio através de máscara facial aberta, com fluxo mantido entre 5 e 10L/min. Não há lugar para a oferta de oxigênio por cateter nasal. Essa conduta deve ser mantida enquanto é preparado o material para ventilação não invasiva.
- **Ventilação mecânica não invasiva:** a aplicação de pressão positiva nas vias aéreas através de máscara facial fechada representou grande avanço na terapia inicial do edema pulmonar cardiogênico. O benefício da pressão positiva está relacionado com a redução da pré e pós-carga, melhorando o desempenho contrátil do ventrículo esquerdo. Com relação ao pulmão, a pressão positiva em vias aéreas aumenta a complacência pulmonar devido ao recrutamento das unidades alveolares previamente colabadas. As duas formas de aplicação de pressão positiva em vias aéreas, de maneira não invasiva, são:
  - **Pressão positiva contínua (CPAP):** trata-se de uma forma de ventilação que consiste na aplicação de

Capítulo 19 ■ Edema Agudo de Pulmão Cardiogênico

pressão positiva única durante todo o ciclo respiratório. Seu uso no edema pulmonar cardiogênico deve ser iniciado com pressão entre 5 e 10cmH$_2$O, podendo alcançar até, no máximo, 12,5cmH$_2$O.

– **Ventilação em binível pressórico:** essa forma de ventilação consiste na alternância de pressão positiva menor durante a expiração e pressão positiva maior durante a inspiração, oferecendo auxílio inspiratório e reduzindo, assim, o trabalho respiratório do paciente de modo direto. A pressão inspiratória inicial deve estar entre 8 e 10cmH$_2$O, alcançando o máximo de 12,5cmH$_2$O.

As duas formas de ventilação não invasiva, de acordo com os vários estudos realizados, principalmente com pressão positiva contínua, aceleram a melhora clínica e gasométrica e diminuem a necessidade de intubação orotraqueal e posterior ventilação mecânica, quando comparadas com a oxigenoterapia convencional.

A assistência ventilatória não invasiva (CPAP/BIPAP) melhora a dinâmica respiratória e a interação cardiorrespiratória, com consequente redução do trabalho respiratório e do consumo de oxigênio, e deve, se possível, ser utilizada precocemente em todos os pacientes. Apesar da melhora clínica, sua utilização parece não interferir na mortalidade desses pacientes.

Na presença de hipoxemia persistente (PaO$_2$ <60 mmHg), hipercarbia importante (com PaCO$_2$ >60mmHg) ou exaustão da musculatura respiratória, a ventilação invasiva associada à PEEP não deve ser atrasada.

Os métodos não invasivos de ventilação podem evitar a intubação traqueal, melhorando a oxigenação, reduzindo o trabalho respiratório e cardíaco e aumentando o débito cardíaco. Os métodos mais comuns envolvem a aplicação de pressão positiva contínua nas vias aéreas (CPAP) ou ventilação não invasiva (VNI) com pressão positiva intermitente. O CPAP mantém o suporte de pressão positiva durante todo o ciclo respiratório, enquanto na VNI a pressão da via aérea durante a inspiração aumenta mais do que durante a expiração. Apesar de os estudos não mostrarem diferença significativa entre o uso de CPAP e VNI, os objetivos de melhora na oxigenação, liberação de dióxido de carbono e redução do trabalho respiratório são mais evidentes com o uso de VNI do que com CPAP.

Suporte ventilatório invasivo

Em pacientes com edema pulmonar cardiogênico, a intubação é indicada na presença de rebaixamento do nível de consciência e aparecimento de sinais clínicos de fadiga da musculatura respiratória associados a hipoxemia refratária e acidose respiratória. Essa conduta pode ser tomada inicialmente em pacientes com infarto agudo do miocárdio com indicação de angioplastia primária, naqueles com ta-

quiarritmias e necessidade de cardioversão elétrica e em pacientes em choque cardiogênico.

Medicamentos

Os agentes de primeira escolha para o tratamento do edema pulmonar cardiogênico são os nitratos, diuréticos de alça e morfina.

- **Nitratos por via sublingual ou venosa:**
  - **Dinitrato de isossorbida (comprimidos de 2,5, 5 e 10mg).** Comprimido sublingual de 2,5 a 5mg umedecido, que poderá ser repetido em intervalos de 15 a 30 minutos, sob vigilância médica.
  - **Propatilnitrato (comprimidos de 10mg):** comprimido sublingual, repetido a intervalos de 15 a 30 minutos, sob vigilância médica.
  - A **nitroglicerina** pode ser dada por via endovenosa, na dose de 5μg/min, com incrementos de 5μg/min, em intervalos de 3 minutos, até o alívio da hipertensão venocapilar ou o aparecimento de hipotensão (pressão sistólica <100mmHg).

    É importante a observação da manutenção da pressão arterial sistólica >90mmHg. Sua ação benéfica resulta da diminuição da pré e pós-carga, melhorando o desempenho sistólico do ventrículo esquerdo.
- **Diuréticos de alça (bumetamida, furosemida):** o diurético mais usado é a furosemida, 20 a 40mg (1 ou 2 ampolas) como dose inicial, endovenosa.

  Provocam diminuição do retorno venoso por aumento da capacitância venosa. O efeito diurético inicia-se em 5 minutos, com ação máxima em 30 minutos e duração de 2 horas. Deve-se permanecer atento à possibilidade de agravamento de uma hipopotassemia prévia, o que pode favorecer o aparecimento de arritmias graves. Em cardiopatas crônicos, podem ocasionar ruptura do equilíbrio volêmico, conduzindo ao pseudochoque cardiogênico, por redução importante da volemia. A dose recomendada é de 0,5 a 1,0mg/kg de peso por via endovenosa. Se o paciente já usou o medicamento no dia, na próxima administração a dose deve ser dobrada. Caso o paciente apresente insuficiência renal não oligoanúrica, uma dose de 100 a 200mg deve ser aplicada lentamente. A resposta inicial esperada é a melhora do desconforto respiratório devido à venodilatação. Esta se inicia em torno de 5 minutos após a aplicação, e depois de 20 a 30 minutos ocorrerá a diurese propriamente dita. Dentro de 20 minutos da aplicação do diurético, se não houver resposta diurética ou melhora do desconforto respiratório, deverá ser aplicado o dobro da dose.
- **Sulfato de morfina:** a morfina é de grande auxílio na terapêutica do edema pulmonar cardiogênico, pois promove venodilatação, reduz o retorno venoso em até 40%, diminui a ansiedade do paciente e reduz sua descarga adrenérgica e, consequentemente, a pós-carga. A

dose usada é de 113mg a cada 5 minutos, devendo-se monitorar o nível de consciência, a frequência cardíaca, a pressão arterial e náuseas (ampolas de 5 a 10mg), 3 a 5mg EV lentamente, em um período superior a 3 minutos, repetidos por duas a três vezes, se necessário, com intervalo de 15 minutos. Alivia a ansiedade provocada pelo desconforto respiratório e reduz a pré-carga e os reflexos pulmonares responsáveis pela dispneia.

Naloxona, seu antagonista, deve estar sempre à mão, devido ao risco de agravamento da broncoconstrição, podendo ser usado na dose de 0,2 a 0,4mg em intervalos de 3 minutos (ampolas de 0,4mg).

- **Meperidina (ampolas de 100mg):** usada como substituto da morfina. Por sua ação sedativa, diminui a ansiedade do paciente e seu esforço respiratório e aumenta a capacitância venosa com consequente redução do retorno venoso, propiciando um trabalho cardíaco mais eficiente. Deve ser administrada com cautela a pacientes idosos em função do risco de depressão respiratória.
- **Outros vasodilatadores:** produzem redução importante da hipertensão venocapilar e do retorno venoso, de maneira rápida e efetiva:
  - O nitroprussiato de sódio, por sua dupla ação de redução de resistência vascular periférica (pós-carga) com aumento do débito cardíaco e venodilatação (pré-carga) com redução da pressão capilar pumonar, e por sua ação imediata e efeito terapêutico controlável, tem a preferência. A dose inicial deve ser de 10µg/min, com incrementos de 5µg a cada 10 minutos até a obtenção da resposta clínica satisfatória ou a queda da pressão sistólica <100 mmHg.
  - **Teofilina (aminofilina):** usada principalmente naquelas situações em que o broncoespasmo complica o edema agudo de plumão. Além da redução do boncoespasmo, provoca redução da pressão capilar pulmonar por sua ação vasodilatadora, aumento do fluxo sanguíneo renal e efeito potencializador da ação diurética. Dose inicial de 5mg/kg EV em 10 minutos, seguida por infusão contínua de 0,5mg/h. Essa dose deve ser diminuída em idosos, nefropatas e hepatopatas. Pode exacerbar uma taquicardia sinusal ou levar ao desenvolvimento de taquicardias supraventriculares.
- **Digitálicos-lanatosídeo C:** indicados, principalmente, naqueles pacientes cujo edema agudo de pulmão é secundário à estenose mitral, nos quais se tenha desenvolvido uma fibrilação atrial com resposta ventricular rápida ou uma taquicardia supraventricular, reduzindo ainda mais a fase de enchimento diastólico.

Seu uso torna-se temerário naqueles pacientes que já os utilizam e também quando o edema agudo de pulmão foi precipitado por intoxicação digitálica. Nessas situações, a análise cuidadosa do eletrocardiograma adquire importância fundamental.

Por outro lado, é importante assinalar que, em pacientes em uso de glicosídeos cardíacos e sem sinais clínicos de intoxicação, com aparecimento súbito de fibrilação atrial ou taquicardia supraventricular, suas frequências cardíacas podem ser tão altas quanto aquelas que surgem em pacientes que não usam digitálicos e exigem doses quase plenas para redução da frequência ventricular.

Com exceção das causas supracitadas, os digitálicos têm papel secundário no tratamento do edema agudo de pulmão.

Agentes vasoativos

Naqueles pacientes que não respondem às medidas supramencionadas, podem ser necessários agentes inotrópicos positivos – dobutamina e dopamina.

- **Dobutamina:** 2,0 a 20µg/kg/min como dose inicial.
- **Dopamina:** 5 a 15µg/kg/min como dose inicial.

Cardioversão elétrica

Quando o edema agudo de pulmão é precipitado por uma taquiarritmia de instalação súbita ou ameaçadora à vida, a cardioversão elétrica torna-se mandatória.

Marca-passo temporário

A ocorrência de edema agudo de pulmão em paciente com bradiarritmia refratária a tratamento medicamentoso pode exigir o uso de marca-passo temporário para o restabelecimento da frequência cardíaca normal.

Tratamento cirúrgico

Trata-se de um recurso extremo, porém muitas vezes necessário, naqueles pacientes com endocardite infecciosa, disfunção de prótese valvar, mixoma atrial, rupturas e disfunções valvulares ou de cordoalhas tendíneas e comunicações interventriculares complicando infarto agudo do miocárdio.

Nas grávidas e lactantes deve ser interrompida a administração de terapia tocolítica e administrados furosemida EV (20 a 40mg/dose) e oxigênio, o que geralmente interrompe o processo. Os batimentos fetais devem ser monitorados até a restauração da função pulmonar e a melhora da hipoxemia.

AVALIAÇÃO DE CARDIOPATIAS SUBJACENTES

Se após o uso inicial desses medicamentos o paciente continuar desconfortável, podem ser administrados vasodilatadores venosos e arteriais em infusão contínua. O nitroprussiato de sódio, na dose de 0,1 a 5µg/min, pode ser infundido se o paciente não apresentar história prévia de coronariopatia, dor torácica ou alterações isquêmicas no eletrocardiograma atual. Caso haja algum indicativo de

Capítulo 19 ■ Edema Agudo de Pulmão Cardiogênico

coronariopatia, o medicamento utilizado será a nitroglicerina, inicialmente com 5 a 10µg até 200 a 500µg/min.

Agentes inotrópicos, como a dobutamina, na dose de 2 a 20µg/kg/min, são utilizados em pacientes que tenham disfunção ventricular esquerda com quadro clínico refratário ou nos que sejam hipotensos bem perfundidos. Em pacientes com edema pulmonar associado a choque cardiogênico deve-se realizar a intubação orotraqueal precoce e priorizar o uso de agentes vasopressores, como epinefrina, 0,5 a 30µg/kg/min, EV, ou a dopamina, 5 a 15µg/kg/min, EV, até a estabilização da pressão arterial. Atingida a estabilidade hemodinâmica, deve-se iniciar o uso de diurético e cogitar a associação de vasodilatadores (Figura 19.1).

CONSIDERAÇÕES FINAIS

- O diagnóstico de edema agudo de pulmão é feito com base na apresentação clínica, e o resultado do tratamento dependerá da rapidez na instituição das medidas estabelecidas.
- O diagnóstico diferencial com outras causas de insuficiência respiratória deve ser considerado. Atenção especial deve ser dada à população de idosos, já que não é raro o tratamento de infecção pulmonar, como edema agudo de pulmão, nos departamentos de emergência, determinando grave iatrogenia.
- A ventilação não invasiva constitui-se em abordagem auxiliar eficiente na estabilização do quadro e deve estar disponível nas salas de emergência.

- A adaptação e os benefícios da VNI devem ser sempre reavaliados e a intubação e ventilação mecânica invasiva não devem ser postergadas quando ocorrer falha da VNI. Cabe lembrar que os benefícios da VNI se fazem notar em curtos períodos de tempo (30 e 60 minutos).
- O diagnóstico de infarto agudo do miocárdio com supra deve ser considerado de imediato e, se confirmado, o algoritmo específico deve ser aplicado.

Bibliografia

Acute Heart Failure Syndromes: Emergency Department Presentation. A Scientific Statement From the American Heart Association. Circulation 2010; 122;1975-96; originally published online Oct 11, 2010.

Azzi E, Carpat CM. Pulmonary edema. In: Manual of critical care 1. ed. Saunders, 2003:20-2.

Edouth CM, Roguin A, Behar D et al. Prospective evaluation of pulmonary edema. Crit Care Med 2000; 28:330-5.

Gray A, Goodacre S, Newby et al. Noninvasive ventilation in acute cardiogenic pulmonary edema. N Engl J Med 2008; 359(2):142-51.

London JA, Sena MJ. Pharmacologic support of the failing heart. Surg Clin N Am 2006; 86:1503-21.

Martins HS, Scalabrini Neto A, Velasco IT. Emergências clínicas baseadas em evidências.São Paulo: Editora Atheneu, 2006.

Nardelli CCC. Padronização da abordagem do edema agudo de pulmão cardiogênico. Diretrizes Assistenciais do Hospital Sírio Libanês, 2003.

Rogers RL, Feller ED, Gottlieb SS. Acute congestive heart failure in the emergency department. Cardiol Clinic 2006; 24:115-24.

Weng CL, Zhao YT, Liu QH et al. Metaanalysis: noninvasive ventilation in acute cardiogenic pulmonary edema. Ann Intern Med 2010 May 4; 152(9):590-600.

CAPÍTULO 20

Emergências Hipertensivas

Maria Aparecida Braga

INTRODUÇÃO

Qualquer forma de hipertensão arterial poder causar crise hipertensiva. O principal fator determinante é a hipertensão arterial por si própria, e não sua etiologia. Em algumas situações, a rapidez no aumento da pressão arterial parece ser mais importante do que seus níveis absolutos, e uma redução imediata se impõe.

Usualmente existe importante elevação, com pressão diastólica >120 a 130mmHg.

As crises hipertensivas são classificadas, com base no estado do paciente, em emergências e urgências hipertensivas, com as primeiras exigindo redução imediata nos níveis da pressão arterial e as segundas, redução em 24 a 48 horas.

Os níveis das pressões sistólica, diastólica e arterial média não distinguem as duas entidades. Elas são diferenciadas pela presença ou ausência de dano agudo e progressivo do órgão-alvo (cérebro, coração, rins e retina).

Emergência hipertensiva refere-se a um nível de elevação da pressão arterial associada a lesão de órgão-alvo em evolução, enquanto urgência hipertensiva significa que o risco ao órgão-alvo é grande e pode acontecer se os níveis de pressão arterial não forem controlados.

A lesão de órgãos-alvo ocorre quando as pressões sistêmicas excedem a variação da autorregulação e ocasionam sua perda.

A tolerância a pressões elevadas apresenta variações individuais. No entanto, pacientes hipertensos têm tolerância aumentada à hipertensão, em razão de um desvio para cima na curva de autorregulação, e tolerância diminuída à hipotensão, consequente a alterações estruturais e funcionais nas paredes das artérias.

Órgãos individuais variam em sensibilidade ao aumento ou à queda na pressão arterial. A circulação cerebral é a mais sensível, com o aparecimento de isquemia, especialmente na presença de doença aterosclerótica (Tabela 20.1).

Pseudocrises hipertensivas são situações em que o aumento da pressão arterial é desencadeado por dor, desconforto, ansiedade, abandono do tratamento, ou pela associação desses fatores.

ABORDAGEM CLÍNICA

A avaliação clínica inicial deve ser sucinta, já que nos casos de emergências hipertensivas a abordagem terapêutica imediata é primordial. A abordagem detalhada deve ser realizada após a estabilização do quadro.

A história clínica deve incluir duração e gravidade da hipertensão preexistente, presença de lesão em órgão-alvo (coração e/ou rim e/ou cérebro), medicações em uso, adesão ao tratamento, uso de simpaticomiméticos ou substâncias ilícitas e presença de sintomas específicos, sugerindo lesão em órgão-alvo (dor torácica, dor lombar, dispneia, sintomas neurológicos focais, cefaleia, convulsões e/ou alterações dos níveis de consciência).

Durante o exame físico, deve-se proceder à aferição da pressão arterial nos dois braços, com o paciente de pé (se possível) e deitado, verificar pulsos periféricos, procurar por sinais de insuficiência cardíaca (taquipneia, estase jugular, crepitações pulmonares, terceira bulha, desvio do íctus, hepatomegalia, edema de membros inferiores), procurar por sinais de dissecção de aorta (pulsos assimétricos, alterações significativas dos níveis da pressão arterial entre os braços, sopros cardíacos e abdominais, massas pulsáteis) e, finalmente, por alterações neurológicas, como rebaixamento dos níveis de consciência, desorientação, sinais de irritação meníngea, alterações de campo visual, sinais focais e alterações do fundo de olho.

Capítulo 20 ■ Emergências Hipertensivas

Tabela 20.1 ■ Crises hipertensivas

Emergências hipertensivas
Encefalopatia hipertensiva
Hemorragias intraparenquitomatosas
Hemorragia subaracnóidea
Hipertensão acelerada ou maligna
Dissecção aórtica aguda
Edema agudo de pulmão
Síndromes coronarianas agudas
Estados hiperadrenérgicos (*overdose* de cocaína, feocromocitoma, anfetamina, retirada de clonidina etc.)
Interação entre inibidores da monoaminoxidase e tiramina
Acidente vascular encefálico tromboembólico ou hemorrágico
Desordens hipertensivas específicas da gravidez – eclâmpsia
Nos tetraplégicos
Associadas a traumatismos cranianos
Induzidas pela metoclopramida

Urgências hipertensivas
Hipertensão associada a coronariopatias
Hipertensão acelerada ou maligna
Hipertensão associada a insuficiência cardíaca
Hipertensão associada a aneurismas de aorta
Acidente vascular encefálico tromboembólico ou hemorrágico
Hipertensão associada a glomerulonefrites agudas
Desordens hipertensivas específicas da gravidez – pré-eclâmpsia
Hipertensão severa no paciente com transplante renal
Hipertensão no pós-operatório
Hipertensão não controlada no paciente que necessita de cirurgia de urgência

EXAMES COMPLEMENTARES

Os exames de rotina que deverão ser solicitados incluem hemograma, eletrólitos, glicemia, ureia, creatinina, glicemia, urina rotina, eletrocardiograma e radiografia de tórax.

Dependendo da apresentação clínica, serão necessários exames específicos, como marcadores cardíacos (troponina e CKMB), nas condições cardiológicas agudas; marcadores de hemólise (reticulócitos, haptoglobina, pesquisa de esquizócitos, bilirrubinas, desidrogenase láctica), na hipertensão arterial maligna; gasometria arterial, nos casos de insuficiência respiratória; tomografia de crânio sem contraste, nas alterações neurológicas agudas; punção liquórica, nos casos de suspeita de hemorragia subaracnóidea espontânea com tomografia normal; ecocardiografia transtorácica, para avaliação da fração de ejeção, alterações segmentares, disfunção de prótese valvar, entre outras; ecocardiografia transesofágica, tomografia helicoidal, angiorressonância ou arteriografia, nos casos de suspeita de dissecção aguda de aorta, ou outros exames, sempre de acordo com a suspeita clínica.

TRATAMENTO DAS CRISES HIPERTENSIVAS

Os pacientes em emergência hipertensiva devem ser encaminhados à sala de emergência e o tratamento iniciado concomitantemente à avaliação clínica complementar.

Os pacientes em urgência hipertensiva devem ser avaliados clinicamente para exclusão de lesão aguda de órgãos-alvo e quanto ao risco de desenvolvimento dessas lesões, medicados de acordo com a condição clínica (ver adiante) e reavaliados (Figura 20.1).

Na urgência hipertensiva e em caso de pseudocrise hipertensiva não há lesão aguda de órgãos-alvo. Deve-se sempre procurar condições predisponentes ou desencadeantes que determinaram o aumento da pressão arterial, como: cefaleia, dor torácica atípica, ansiedade, abstinência alcoólica, substâncias ilícitas, principalmente simpaticomiméticos, e interrupção do uso de anti-hipertensivos.

O uso de analgésicos em casos de cefaleias tensionais ou enxaqueca pode reduzir a pressão arterial, sem a necessidade de hipotensores.

O uso de sedativos nos casos de síndrome do pânico e ansiedade pode reduzir a pressão arterial, sem a necessidade de hipotensores.

Pacientes com queixas de tontura devem ser avaliados para exclusão de doença cerebrovascular envolvendo o sistema vertebrobasilar. Devem ser medicados com medicamentos sintomáticos e reavaliados.

Todos os pacientes devem ser submetidos a eletrocardiograma e, em caso de dúvida de lesão de órgãos-alvo, deve-se proceder à propedêutica pertinente.

O controle pressórico adicional, quando necessário, pode ser feito com medicamentos orais, selecionados individualmente e com resposta permitida de até 48 horas (Tabela 20.2).

DIAGNÓSTICO DIFERENCIAL E TRATAMENTO ESPECÍFICO (Tabela 20.2)
Encefalopatia hipertensiva

Caracteriza-se por elevação súbita e severa da pressão arterial sistêmica, de início agudo, ou como exacerbação de hipertensão previamente existente e associada à disfunção cerebral difusa. A menos que reconhecida e tratada prontamente, seu desfecho costuma ser fatal.

Ocorre em razão da falência do limite superior da autorregulação vascular cerebral.

Pacientes com hipertensão aguda podem desenvolver encefalopatia em níveis de pressão arterial usualmente tolerados por aqueles com hipertensão crônica.

A síndrome plena exige de 12 a 48 horas para seu desenvolvimento e caracteriza-se pela tríade de hipertensão (geralmente grave), alteração do nível de consciência e letargia: níveis tensionais diastólicos de 130mmHg, acompanhados de cefaleia intensa e generalizada, náuseas e vômitos, distúrbios visuais, variando de borramento da visão a cegueira transitória, alterações da consciência, da sonolência ao torpor e coma.

Convulsões focais, generalizadas, e déficits neurológicos, como hemiplegias, reflexos assimétricos e nistagmo, levam à suspeita de outros diagnósticos.

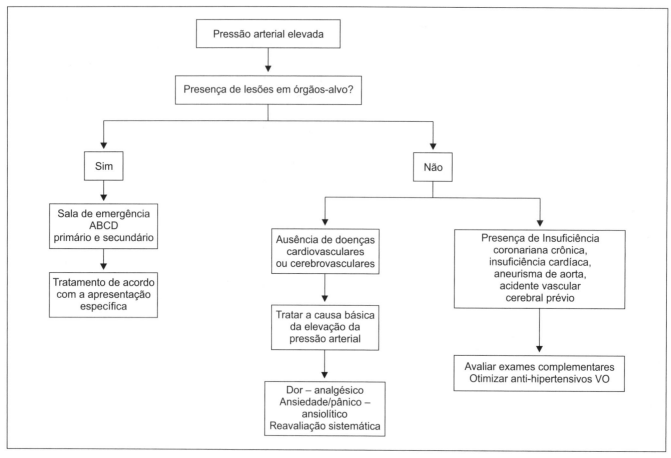

Figura 20.1 ■ Abordagem inicial da crise hipertensiva.

Não há um nível específico de pressão arterial no qual possa ocorrer uma encefalopatia.

O fundo de olho revela espasmo arteriolar generalizado, com exsudatos e hemorragias. O papiledema constitui uma característica na maior parte dos casos.

A tomografia de crânio é importante para auxiliar o diagnóstico (leucoencefalopatia posterior com acometimento predominante da substância branca parieto-occipital bilateral), assim como a diferenciação de outras situações que apresentam quadro clínico semelhante, como o acidente vascular encefálico.

O tratamento inclui: suporte avançado de vida, com proteção de vias aéreas, oxigenoterapia, acesso venoso e monitoração, além de nitroprussiato de sódio (anti-hipertensivo de escolha no país). Se disponíveis, deve-se preferir labetalol, esmolol ou nicardipina. A redução da pressão arterial deve ser criteriosa, principalmente nos hipertensos de longa data, portadores de disfunção renal e nos idosos. Pode ser necessário o tratamento concomitante de convulsões.

Hipertensão acelerada e maligna

A hipertensão acelerada e maligna incide em cerca de 1% dos hipertensos, sendo duas vezes mais frequente nos homens. É acompanhada por deterioração sistêmica rápida.

Tipicamente, as lesões consistem em uma arterite necrosante difusa, que é responsável pelas disfunções renais, cardíacas e cerebrais.

Representa uma urgência hipertensiva, na qual a redução na pressão arterial se faz necessária dentro de dias e não em minutos ou horas.

Clinicamente caracteriza-se por hipertensão e alteração do fundo de olho (retinopatia graus III e IV de Keith-Wagener), especialmente o papiledema (grau IV). Os achados mais frequentes são: cefaleia (85%), borramento visual (55%), noctúria (38%) e fraqueza (30%).

Na avaliação complementar, além dos exames de rotina, devem ser solicitados marcadores de hemólise (reticulócitos, haptoglobina, pesquisa de esquizócitos, bilirrubina indireta e desidrogenase láctica).

O tratamento deve ser imediato, mas a hipertensão maligna não complicada (sintomas gerais com papiledema, mas sem perda da função renal, sintomas cardiovasculares ou neurológicos importantes) pode ser considerada uma urgência hipertensiva, com redução gradual em 24 a 48 horas mediante o uso de anti-hipertensivos via oral. Nos

Tabela 20.2 ■ Principais medicamentos utilizados no tratamento das emergências e urgências hipertensivas

Medicação	Mecanismo de ação	Dose/via de administração	Início de ação	Duração da ação	Melhor indicação	Principais efeitos adversos	Contraindicações
Nitroprussiato de sódio (Nipride® amp. 50mg)	Vasodilatador direto arterial e venoso	0,25 a 10µg/kg/min, por infusão EV contínua	1 a 2min	3 a 5min após suspensão	Maioria dos casos	Intoxicação por cianeto e tiocianato (raros) Pode aumentar a PIC	Insuficiências renal e hepática (relativas)
Nitroglicerina (Tridil® amp. com 25 e 50mg)	Vasodilatador direto (principalmente venoso)	5 a 10µg/kg/min, por infusão EV contínua	2 a 5min	10min	Isquemia miocárdica Edema agudo de pulmão	Vômitos, cefaleia, taquicardia, rubor facial, meta-hemoglobinemia	Não há
Metoprolol (Seloken® amp. 5mg) ou propranolol 5mg	Betabloqueador	1 a 2mg/min, dose máxima de 55mg	30 a 120min	Horas	Isquemia miocárdica Dissecção aórtica	Bradicardia, BAVT, broncoespasmo	BAV 1º e 2º graus, IC grave, asma
Hidralazina (Nepresol® amp. 20mg)	Vasodilatador arterial	10 a 20mg a cada 20 a 40min Dose máx: 100mg, manutenção: 0,05 a 0,15mg/min EV	10 a 20min	2 a 6h	Pré-eclâmpsia	Taquicardia, palpitações, cefaleia, rubor facial	Dissecção de aorta, SCA, eclâmpsia, hipertensão maligna
Enalaprilato (Renitec®, amp. 5mg)	Inibidor de ECA	1,25 a 5mg a cada 6h	15min	6 a 24h	Urgências hipertensivas	Angioedema, insuficiência renal aguda	Estenose de artéria renal, hiperpotossemia
Diazóxido (Tensuril®, amp. 300mg)	Vasodilatador arterial	50 a 100mg bolus (em 30s) EV a cada 5 a 15min	1 a 5min	Média de 8h	Restrita	Taquicardia, angina, retenção hídrica, hipotensão	Dissecção de aorta, SCA, eclâmpsia, hipertensão maligna
Clevidipina®	Vasodilatador	2 a 16 µg/kg/min, por infusão EV contínua	1 a 5min	5 a 10min após suspensão	Avaliado no pós-operatório de cirurgias cardíacas e departamentos de emergência	Aprovado recentemente Aguardar	
Captopril (Capoten®, Captoprol® Hipocatril®)		25 a 50mg VO, repetidos após 30 a 60min, SN	15 a 30min	Horas	Urgências hipertensivas	Edema angioneurótico, rash cutâneo, IRA	Estenose de artéria renal, hiperpotassemia
Prazosina (Minipress®)		1 a 2mg VO, repetidos após 1h, SN	30 a 60min	Horas	Urgências hipertensivas	Hipotensão, taquicardia, hiperglicemia	Hipersensibilidade medicamentosa
Clonidina (Atensina®)		0,1 a 0,2mg VO de hora em hora, SN	30 a 60min	Horas	Urgências hipertensivas	Sedação, confusão mental, boca seca	Feocromocitoma (não produz o efeito desejado)
Labetalol	Alfa e betabloqueador	10 a 20mg em 10min	5min	4 a 8h	Indisponível no Brasil	Bradicardia, BAVT, broncoespasmo	BAV 1º e 2º graus, IC grave, asma

PIC: pressão intracraniana; BAVT: bloqueio atrioventricular total; BAV: bloqueio atrioventricular; SCA: síndrome coronariana aguda; IRA: insuficiência renal aguda; SN: se necessário.

casos complicados, a abordagem deve ser realizada como emergência hipertensiva, e o controle imediato da pressão arterial deve ser feito com nitroprussiato de sódio.

Acidente vascular encefálico (AVE)

O acidente vascular encefálico (AVE) isquêmico, a hemorragia intracraniana e a hemorragia subaracnóidea são mais comuns do que a encefalopatia hipertensiva (Tabela 20.3).

A abordagem inicial é comum, porém no AVE o cuidado com a redução da pressão arterial deve ser redobrado e o tratamento, se necessário, iniciado apenas após a monitoração adequada da pressão e de maneira cautelosa. Por isso, enquadra-se mais no grupo de urgências hipertensivas. Na fase inicial são comuns oscilações da pressão, e uma redução progressiva e espontânea ocorre nas primeiras horas. Muitas vezes, os anti-hipertensivos são dispensáveis, já que, durante o evento agudo, a hipertensão pode ter uma função protetora relativa, no sentido de manter a perfusão cerebral para as áreas de risco (penumbra), que perderam seu mecanismo de autorregulação e que, portanto, dependem basicamente da pressão arterial média para a manutenção da perfusão adequada. Desse modo, baixar excessivamente a pressão arterial pode levar a hipoperfusão e sofrimento tecidual, agravando o quadro.

AUTORREGULAÇÃO E REGULAÇÃO DO FLUXO SANGUÍNEO CEREBRAL

O cérebro necessita de, aproximadamente, 15% do débito cardíaco em repouso (750mL/min) e 20% do oxigênio inspirado, a despeito de participar com somente 2% do peso total do corpo. Não dispõe de reservas apreciáveis de glicogênio, sendo totalmente dependente da fosforilação oxidativa da glicose para produção de trifosfato de adenosina (ATP).

O fluxo sanguíneo cerebral em repouso é de 50 a 55mL/100g de tecido cerebral/min.

O cérebro tem a habilidade de autorregulação, isto é, apresenta a tendência intrínseca de manter um fluxo sanguíneo constante, a despeito de alterações na pressão arte-

rial de perfusão, de modo a manter uma perfusão cerebral adequada. Em condições normais, a resistência vascular cerebral varia para manter um fluxo sanguíneo cerebral constante, sob uma gama de variações na pressão arterial e no débito cardíaco.

A autorregulação cerebral é mediada por alterações na resistência vascular cerebral (RVC): um aumento na pressão de perfusão cerebral causa vasoconstrição (RVC aumentada) e um decréscimo causa vasodilatação (RVC diminuída). A variação normal da pressão arterial média para autorregulação é de 60 a 150mmHg.

O estado fisiopatológico que ocorre na isquemia aguda, na qual os neurônios são chamados "não funcionais", porém vivos e salvos por reperfusão, é denominado penumbra isquêmica, cuja extensão e duração em humanos são desconhecidas. Em regiões do cérebro com fluxo reduzido, porém ainda viáveis, pequenas reduções na pressão arterial sistêmica podem ser suficientes para reduzir o fluxo sanguíneo cerebral a níveis letais.

Isso porque, durante a isquemia cerebral, há uma perturbação da autorregulação cerebral e o fluxo sanguíneo segue passivamente as variações da pressão arterial.

O tratamento apropriado da hipertensão imediatamente após AVE permanece controverso. A elevação da pressão arterial geralmente declina até níveis preexistentes, espontaneamente, nos primeiros dias depois do evento. Reduzir a pressão arterial em pacientes com AVE isquêmico pode, adversamente, reduzir o fluxo sanguíneo cerebral que, devido a alterações na autorregulação, é dependente da pressão arterial sistêmica.

Por outro lado, a hipertensão tem sido usada para reverter déficits neurológicos em casos de AVE isquêmicos e auxiliar o combate ao espasmo arterial em casos de hemorragia subaracnóidea.

A seguinte conduta parece ser a mais adequada:

- Em caso de níveis de pressão arterial >220/120mmHg, com falência de órgãos sistêmicos, reduzir em 20% a 25%.
- Em caso de níveis de pressão arterial >220/120mmHg, sem falência de órgãos sistêmicos, reduzir em 10% a 15%.

Tabela 20.3 ■ Diagnóstico diferencial de encefalopatia hipertensiva e acidente vascular encefálico

Evento	Evolução	Cefaleia	Consciência	Sinais
Encefalopatia hipertensiva	Subaguda (12 a 48h)	Severa Generalizada Início recente	Inicialmente normal, podendo progredir para o coma	Náuseas, vômitos, distúrbios visuais, convulsões, déficits neurológicos transitórios
Infarto cerebral	Rápida (poucos minutos a 6h)	Nenhuma Branda	Pouco alterada	Déficits neurológicos fixos
Hemorragia intracerebral	Rápida	Súbita Severa Occipital	Progressão rápida ao coma	Déficits neurológicos importantes
Hemorragia subaracnóidea	Rápida	Súbita Severa Local/geral	Alterada	Febre, rigidez de nuca, afasia, paralisia de pares cranianos

- Em caso de níveis de pressão arterial <220/120mmHg, não usar hipotensores por 72 horas.
- A seguir, não reduzir a nível <160 a 170/90mmHg por 1 semana.

Em geral, a pressão diastólica não deve ser reduzida a níveis <110 a 100mmHg.

Agentes hipotensores com início de ação rápido e duração curta são os preferidos, pois há mais facilidade em manipular o medicamento e garantir controle mais adequado da pressão arterial.

Além da abordagem específica da hipertensão, consulte os capítulos relacionados para maiores informações sobre o tratamento específico de cada entidade.

O achado de bradicardia pode sugerir que o aumento da pressão arterial é secundário à hipertensão intracraniana (reflexo de Cushing).

A tomografia cerebral computadorizada torna-se imperativa para o diagnóstico diferencial entre AVE hemorrágico e isquêmico.

ANEURISMA DISSECANTE DE AORTA

Dissecção aórtica consiste no desenvolvimento agudo de uma laceração da íntima. Sangue arterial sob alta pressão penetra a íntima, aumentando a laceração e causando destruição progressiva da camada média. O evento é potencialmente catastrófico. O caminho que assume a dissecção é imprevisível: superior e retrógrado à válvula aórtica e às artérias coronárias ou anterógrado à aorta abdominal, ou ambos. As manifestações hemodinâmicas e os achados clínicos dependerão da via assumida pela dissecção.

A classificação mais prática das dissecções aórticas é aquela descrita por Daily e cols., baseada na distinção do curso clínico e prognóstico, em que os pacientes são divididos em dois grupos: aqueles com envolvimento da aorta ascendente (tipo A) e aqueles nos quais a dissecção é limitada à aorta descendente (tipo B). A dissecção é considerada aguda se tem pelo menos 2 semanas de evolução e crônica quando a evidência de dissecção supera 2 semanas.

O tipo A de Daily inclui os tipos I e II de DeBakey e o tipo B é equivalente ao tipo III de DeBakey.

Fisiopatologia

As dissecções do tipo A respondem melhor ao tratamento cirúrgico e as do tipo B, ao tratamento clínico, embora a necessidade de estabilização inicial seja comum a ambas as apresentações.

A incidência é maior no sexo masculino, em pacientes hipertensos de meia-idade. No sexo feminino, costuma ser associada ao último trimestre da gestação.

Características clínicas: início abrupto de dor torácica severa, irradiando-se para o dorso e/ou a região epigástrica, podendo ser acompanhada de sintomas e sinais neurológicos, se os vasos da cabeça e do pescoço são acometidos (hemiplegias, parestesias), ou paraplegia, por falta de suprimento sanguíneo à medula espinhal. A pressão arterial é elevada, às vezes com níveis diferentes nos membros superiores e aparecimento de sopro diastólico aórtico e pulsação na articulação esternoclavicular (devido ao alargamento aórtico). A dor pode migrar para o abdome e os membros inferiores com a progressão distal da dissecção, podendo persistir até o óbito ou diminuir de intensidade por vários dias. Sua recorrência sugere extensão da dissecção ou ruptura externa (peritônio, pleura esquerda, direita, mediastino, abdome etc.).

A situação paradoxal de um paciente pálido, sudorético, com extremidades frias, como se estivesse chocado, e com achado de elevação moderada ou severa da pressão arterial sugere o diagnóstico.

É de fundamental importância a distinção entre dissecção aórtica e isquemia miocárdica. O envolvimento das artérias coronárias na dissecção aórtica, muitas vezes, complica o diagnóstico diferencial.

A rotina laboratorial, o eletrocardiograma e a radiografia de tórax podem auxiliar a definição diagnóstica e o diagnóstico diferencial. O diagnóstico definitivo é estabelecido pela tomografia helicoidal de tórax ou pelo ecocardiograma transesofágico. Eventualmente, ressonância ou angiografia podem ser necessárias.

O tratamento consiste em instalação do suporte avançado de vida, uso de betabloqueadores (frequência cardíaca em torno de 60bpm ou menos) associado ao nitroprussiato de sódio (redução da pressão arterial no menor nível tolerado pelo paciente – individualizar), morfina (para alívio da dor) e interconsulta imediata com cirurgião cardiovascular.

CRISES DE FEOCROMOCITOMA

Embora raras, devem ser pensadas em determinadas situações clínicas: extrema labilidade de pressão arterial associada a intubação, indução anestésica, cirurgia, gravidez, história familiar, neoplasias endócrinas múltiplas (MEN) ou síndrome de von Hippel-Lindau.

O quadro clínico se apresenta como hipertensão paroxística ou persistente, acompanhada de cefaleia, sudorese excessiva, palpitações, nervosismo, palidez e tremores.

A crise pode durar de poucos minutos a horas e se repetir várias vezes ao dia, além de ser acompanhada de edema agudo de pulmão e déficits neurológicos graves.

É importante ressaltar que para seu tratamento o bloqueio alfa deve ser precedido do bloqueio beta, para inibir os efeitos da estimulação dos receptores alfa.

CRISE HIPERTENSIVA ASSOCIADA AO USO DE COCAÍNA

A cocaína é um poderoso simpaticomimético e estimulante do sistema nervoso central. Aumenta a frequência cardíaca e a pressão arterial. A toxicidade por cocaína se manifesta por dor torácica, palpitações, arritmias, crise hipertensiva, alteração do estado mental, convulsões ou outros sinais neurológicos.

CRISE HIPERTENSIVA ASSOCIADA À INTERAÇÃO DE MEDICAMENTOS E ALIMENTOS

Pacientes em uso de antidepressivos inibidores da monoaminoxidase (IMAO) estão sob risco de desenvolver crises hipertensivas ao fazerem uso de simpaticomiméticos ou de alimentos ricos em tiramina (vinho, cerveja, queijos *cheddar* e *brie*, fígado de galinha, salsicha fermentada, levedo de cerveja, óleo de soja, entre outros).

CRISE HIPERTENSIVA ASSOCIADA À INSUFICIÊNCIA VENTRICULAR ESQUERDA – EDEMA AGUDO DE PULMÕES

Edema agudo de pulmões em pacientes com hipertensão moderada ou severa constitui uma indicação para redução rápida da pressão arterial.

Em pacientes com disfunção miocárdica de qualquer causa, mesmo leves elevações da pressão arterial podem conduzir à descompensação ventricular esquerda, com edema agudo de pulmão. O problema clínico consiste em diferenciar aqueles casos nos quais o edema pulmonar é secundário à hipertensão daqueles que podem reflexamente elevar a pressão arterial. Uma história clínica de hipertensão crônica ou cardiopatia hipertensiva, evidência fundoscópica de hipertensão de longa duração, pressão diastólica de 120 a 130mmHg e incapacidade de a pressão arterial responder rapidamente ao tratamento inicial instituído indicam que a elevação da pressão arterial é o problema primário.

CRISE HIPERTENSIVA ASSOCIADA À SÍNDROME ISQUÊMICA AGUDA

Uma elevação aguda na pressão arterial, por alterar a pós-carga e afetar o desempenho do ventrículo esquerdo, leva a aumento no consumo de oxigênio pelo miocárdio e pode diminuir ainda mais o fluxo sanguíneo coronariano.

A nitroglicerina é o medicamento de escolha nessa situação, por preservar o fluxo sanguíneo em áreas pós-estenóticas em razão do aumento da circulação colateral.

CRISES HIPERTENSIVAS NO PÓS-OPERATÓRIO

Cirurgias com o coração aberto e aquelas com manipulação cirúrgica das artérias carótidas são muitas vezes seguidas por hipertensão severa no pós-operatório imediato.

Mesmo hipertensão moderada pode ameaçar a integridade das linhas de sutura vasculares e levar ao sangramento, devendo ser abordada agressivamente com agentes parenterais.

HIPERTENSÃO NÃO CONTROLADA NO PACIENTE QUE NECESSITE DE CIRURGIA DE URGÊNCIA

O sistema cardiovascular de pacientes submetidos a cirurgias não cardíacas e sob anestesia está sujeito a múltiplos estresses decorrentes dos efeitos dos agentes anestésicos e do próprio ato cirúrgico: depressão da função respiratória e da contratilidade cardíaca, flutuações da temperatura e pressão arterial, pressão de enchimento do ventrículo esquerdo, volume sanguíneo circulante e estimulação do sistema nervoso autônomo.

Evidências clínicas comprovam que nenhum benefício pode ser obtido com o adiamento de uma cirurgia eletiva para alcançar melhor controle dos níveis tensionais em pessoas com hipertensão estável e pressão diastólica ≤110mmHg.

Hipertensão arterial peroperatória ocorre em 25% dos pacientes com história clínica de hipertensão arterial, independentemente dos níveis de controle pré-operatórios.

Esses episódios hipertensivos ocorrem com maior frequência durante intubação e indução anestésica e podem ser minimizados por meio do emprego de técnicas adequadas.

É de conhecimento geral que as ações depressoras miocárdicas, maiores ou menores, dos vários agentes anestésicos e a escolha destes são menos importantes do que a atuação de um anestesiologista experimentado no trato com urgências.

CRISE HIPERTENSIVA NO TETRAPLÉGICO

Em pacientes com secções medulares acima dos neurônios do simpático toracolombar, a estimulação de dermátomos e músculos por nervos situados abaixo da lesão pode provocar crise hipertensiva severa, cefaleia intensa e bradicardia.

CRISE HIPERTENSIVA NO TRAUMATISMO CRANIANO

O mecanismo é muito complexo, envolvendo centros vasomotores bulbares, com elevação reflexa da pressão arterial.

Os princípios do tratamento são idênticos aos dos AVE.

CRISE HIPERTENSIVA ASSOCIADA AO USO DA METOCLOPRAMIDA

A metoclopramida, agonista da dopamina, pode induzir crises hipertensivas em pacientes normotensos e naqueles com feocromocitoma. O mecanismo é desconhecido.

PSEUDOCRISE HIPERTENSIVA

Situação em que a hipertensão é secundária a causas como ansiedade, cefaleia, dores torácicas inespecíficas e dispneia. Nesses casos, os pacientes devem ser mantidos em observação clínica para afastar urgência ou emergência. Não está relacionada com lesões de órgãos-alvo.

CONSIDERAÇÕES FINAIS

- A verificação criteriosa dos níveis de pressão arterial e a individualização do paciente são fundamentais para a segurança do paciente, evitando graves iatrogenias.
- A identificação imediata de pacientes que se apresentam com emergências hipertensivas é fundamental para o resultado do tratamento.
- Pacientes com pseudocrise hipertensiva são frequentes nos serviços de pronto-atendimento, devendo receber sintomáticos e ser reavaliados e encaminhados para controle ambulatorial.
- O paciente com AVE atendido na emergência pode estar ansioso. Deve-se ter cautela e não iniciar de imediato medicação parenteral com base apenas em uma medida da pressão arterial.

Bibliografia

Aggarwal M, Khan IA. Hypertensive crisis: hypertensive emergencies and urgencies. Cardiol Clin 2006; 24:135-46.

Cherney D, Strauss S. Management of patients with hypertensive urgencies and emergencies. A systematic review of the literature. J Gen Intern Med 2002; 17:937-45.

Couto RC et al. Ratton – Emergências médicas e terapia intensiva. Rio de Janeiro: Guanabara Koogan, 2005:211-5.

IV Diretrizes Brasileiras de Hipertensão Arterial, 2002. Soc. Brasileira Hipertensão/Cardiologia/Nefrologia.

Elliott WJ. Hypertensive emergencies. Crit Care Med 2001; 17(2): 435-51.

Flanigan JS, Vitberg D. Hypertensive emergency and severe hypertension: what to treat, who to treat and how to treat. Med Clin N Am 2006; 90:439-51.

Hoekstra J et al. Management of hypertension and hypertensive emergencies in the emergency department: the EMCREG – International Consensus Panel Recommendations. Ann Emerg Med 2008; 51(3):S1-S38.

Pollack CV. Hypertensive emergencies: acute care evaluation and management. December 2008. vol. 3: <http://www.emcreg.org/pdf/monographs/2009/HTN2009.pdf>.

VII Relatório do Joint National Committee. Hipertensão arterial. JAMA 2003. Shayne PH, Pitts SR. Severely increased blood pressure in the emergency department. Ann Emerg Med 2003; 41: 513-29.

Slama M, Modeliar SS. Hypertension in the intensive care unit. Curr Opin Cardiol 2006; 21:279-87.

Sutters M. Systemic hypertension. In: McPhee SJ et al. Current medical diagnosis and treatment. 48. ed. New York: McGraw-Hill, 2009:376-403.

CAPÍTULO 21

Insuficiência Coronariana

Heberth César Miotto

INTRODUÇÃO

Nas três últimas décadas presenciamos uma mudança completa na abordagem da insuficiência coronariana aguda, chamada síndrome coronariana aguda (SCA), principalmente no que se refere ao tratamento. Desde a década de 1980, quando se iniciou a era da reperfusão a partir do melhor conhecimento da fisiopatologia da SCA, a mortalidade vem decrescendo, apesar de a incidência da síndrome não ter sido reduzida substancialmente.[1]

A SCA engloba três subgrupos com base na fisiopatologia e nos achados eletrocardiográficos e laboratoriais: (1) infarto agudo do miocárdio com supradesnível do segmento ST (IAM com supradesnivelamento de ST), (2) infarto agudo do miocárdio sem supradesnível do segmento ST (IAM sem supra de ST) e (3) angina instável.

FISIOPATOLOGIA

A SCA ocorre em pacientes com variados graus de obstrução vascular pela placa aterosclerótica (ateroma). A maioria dos ateromas não apresenta gravidade significativa antes de sua ruptura, ou seja, não há mais do que 50% da obstrução da luz do vaso.[2,3] Tipicamente, a SCA é causada pela ruptura da capa fibrosa fina que recobre o núcleo lipídico do ateroma. Atribuem-se ao infiltrado inflamatório de macrófagos e linfócitos o adelgaçamento da capa fibrosa e a predisposição para ruptura. A velocidade do fluxo sanguíneo, a turbulência e a anatomia do vaso também devem ser levadas em consideração como fatores que contribuem para ruptura do ateroma.[4] O grau e a duração da obstrução, assim como a presença de circulação colateral, vão determinar que tipo de infarto ocorrerá. Recentemente, Buffon e cols. demonstraram que a reação inflamatória, que enfraquece a placa e a torna suscetível à ruptura, não

está restrita apenas ao vaso culpado, tornando possível a ocorrência de fenômeno isquêmico agudo em mais de um território vascular.[5]

Após erosão ou ruptura da placa, uma camada de plaquetas irá aderir à superfície do ateroma, liberando mediadores que irão ativar e promover a agregação plaquetária adicional. Pontes de fibrinogênio promoverão maior agregação plaquetária e ativação da coagulação, com consequentes formação de trombina e produção do trombofibrina, aumentando a ativação plaquetária.

Se uma porção significativa da massa miocárdica sofrer lesão isquêmica, ocorrerá depressão da função sistólica, com consequentes quedas do débito cardíaco e do volume sistólico e elevação do volume sistólico residual final, sendo esta última considerada fator preditivo de mortalidade pós-infarto. A expansão da área infartada levará à queda adicional do débito cardíaco e ao aumento do volume sistólico final e do remodelamento ventricular esquerdo. O grau da dilatação ventricular depende do tamanho do infarto, da patência da artéria e da ativação local do sistema renina-angiotensina na porção não infartada.[6] Com o tempo, o edema e o infiltrado leucocitário serão substituídos pela fibrose, que aumentará a rigidez da área infartada e melhorará a função sistólica, mediante diminuição da expansão sistólica.

A oclusão arterial intermitente pelo vasoespasmo (liberação de tromboxano A2 e serotonina das plaquetas) e a microembolização distal de partes do trombo causarão pequenos infartos com elevação dos marcadores de necrose. Nessa fase, o eletrocardiograma (ECG) poderá mostrar infradesnivelamento do segmento ST e/ou inversão de onda T.[6]

Finalmente, o trombo poderá evoluir, em uma fase seguinte, para completa oclusão da luz do vaso, produzindo

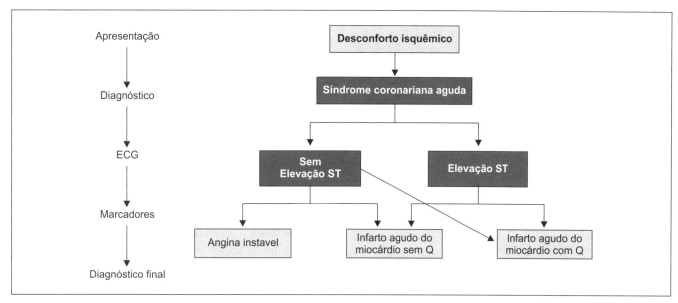

Figura 21.1 ■ Evolução eletrocardiográfica na síndrome coronariana aguda.

elevação do segmento ST e levando à alteração do padrão de despolarização ventricular, com produção de ondas Q em 75% dos casos.[6] O trombo formado nesse caso é rico em fibrina e trombina, podendo ser dissolvido com a utilização de fibrinolíticos ou mediante a utilização de angioplastia coronariana primária (Figura 21.1).

Uma vez interrompido o fluxo arterial, a região perfundida do miocárdio perde sua capacidade de contração normal e quatro padrões de contração anormais se desenvolverão em sequência: (1) dissincronia (alteração no tempo de início da contração entre os segmentos miocárdicos); (2) hipocinesia (redução na extensão da contração no segmento afetado); (3) acinesia (interrupção da contração); e (4) discinesia (movimento paradoxal durante a sístole).[6] O segmento não acometido apresentará movimento hipercinético compensatório devido ao aumento da atividade simpática e ao mecanismo de Frank-Starling. Parte da hipercinesia compensatória não será transformada em débito cardíaco, em virtude da perda de frações do volume sistólico no segmento discinético, desaparecendo ou diminuindo dentro de aproximadamente 2 semanas, quando poderá ocorrer algum grau de recuperação do segmento acometido, particularmente se houve reperfusão da artéria relacionada com o infarto.[6]

DIAGNÓSTICO

O diagnóstico da SCA deve ser feito com base na análise da dor torácica, ECG seriados e na elevação de marcadores de necrose. O diagnóstico do IAM com supra e do IAM sem supra se dá em razão da presença de quadro clínico compatível, alterações no ECG e elevação dos marcadores bioquímicos para necrose celular, notadamente a troponina T ou I e CK-MB massa, enquanto a angina instável é diagnosticada em virtude da ocorrência de dor cardíaca isquêmica, sem fator precipitante e em caráter progressivo, associada ou não a alterações eletrocardiográficas e sem alterações nos marcadores de necrose.

Pope e cols. documentaram que cerca de 2% dos pacientes com angina instável ou infarto do miocárdio que procuraram atendimento médico de emergência foram liberados, vindo a apresentar o dobro da mortalidade em relação àqueles que ficaram no hospital.[7] Os autores apontaram os seguintes grupos de pacientes como os mais frequentes: pacientes com ECG normal ou não diagnóstico, pacientes não brancos e mulheres com menos de 55 anos de idade.[7]

O diagnóstico diferencial da dor torácica deve ser feito principalmente com: (a) angina instável ou IAM; (b) dissecção aórtica; (c) tromboembolismo pulmonar; (d) pneumotórax hipertensivo; (e) tamponamento pericárdico; e (f) mediastinite (ruptura de esôfago).

Como foge ao objetivo deste capítulo discutir a sintomatologia específica de cada entidade listada, focalizaremos na apresentação da SCA.

Dor cardíaca isquêmica

A isquemia cardíaca irá produzir sintomatologia com início geralmente gradual e intensidade variável, que pode surgir e desaparecer rapidamente. A dor geralmente é provocada por atividade que aumenta o consumo de oxigênio do miocárdio, como o exercício, e aliviada pelo repouso ou uso de nitrato sublingual; entretanto, a melhora com nitratos não é específica para dor de origem cardíaca, não devendo ser usada como critério diagnóstico.[8,9] A qualidade da dor isquêmica cardíaca geralmente é difícil de ser descrita pelos pacientes, sendo muitas vezes referida como desconforto, queimação, opressão, pressão e constrição. Pode irradiar-se para a região epigástrica, ombros, garganta e braços, e muito raramente acima da mandíbula ou abaixo da cicatriz umbilical. Normalmente mal localizada, pode durar de poucos minutos, no caso da angina, a até mais de 30 minutos, como no infarto do miocárdio. A seguir, encontram-se listadas algumas características típicas que devem ser sempre investigadas, segundo as diretrizes do National Heart Attack Alert Program:[10]

1. Dor torácica ou precordial em aperto, peso ou pressão que se irradia para pescoço, mandíbula, ombros, região posterior do tórax e um ou ambos os braços.
2. Indigestão ou queimação, náuseas e/ou vômitos associados à dor torácica.
3. Dispneia persistente (idosos ou diabéticos).
4. Fraqueza, tonteiras, perda da consciência, depressão e delírio (idosos e diabéticos).

História clínica

A obtenção da história clínica é iniciada pela avaliação das características da dor, com a determinação do momento do início dos sintomas e da duração até o momento da avaliação inicial. Avaliam-se as contraindicações para o tratamento inicial (ver adiante) e para possível trombólise, história de alergias e horário da última refeição.

Na minoria dos casos consegue-se obter história de fatores precipitantes do infarto, como forte atividade física ou estresse emocional como causa desencadeante do infarto.[6,13] Sintomas prodrômicos, caracterizados por curtos episódios de dor precordial semelhante à angina instável, geralmente ocorrem de 1 a 4 semanas antes do evento agudo e são responsáveis pelo "pré-condicionamento isquêmico", que está associado à menor área infartada e à mortalidade, possivelmente devido à abertura de circulação colateral.[11,12]

Exame físico

Em geral, o exame físico cardiológico é pobre em informações, mas é extremamente importante para o diagnóstico diferencial da dor torácica. O exame físico, na sala de emergência, deve ser realizado simultaneamente à obtenção da história clínica, dando ênfase aos dados vitais e ao exame cardiológico, incluindo palpação dos pulsos.

Em geral, os pacientes encontram-se apreensivos e ansiosos, massageando o tórax na tentativa de obter alívio. Nos pacientes com insuficiência ventricular esquerda ou choque cardiogênico, além dos sinais de insuficiência ventricular esquerda e baixo débito, predominam os sintomas de hiperatividade simpática com palidez, sudorese fria e baixa perfusão capilar; entretanto, no infarto não complicado em parede anterior a hiperatividade pode levar ao aparecimento de hipertensão reativa e no infarto inferior podem ocorrer ativação parassimpática e desenvolvimento do reflexo de Bezold-Jarisch, com bradicardia e hipotensão.

Em situações não complicadas, o pulso jugular não sofre alterações significativas, mesmo na presença de insuficiência ventricular esquerda leve. Por outro lado, pode haver aumento da onda a, em virtude da presença de hipertensão pulmonar secundária à insuficiência cardíaca, ou da onda v, em função da insuficiência tricúspide funcional. No infarto do ventrículo direito, ocorre distensão jugular, a qual se acentua na inspiração (sinal de Kussmaul), o que não é específico do infarto do ventrículo direito, ocorrendo também em casos de pericardite constritiva e tamponamento.

Na ausculta cardíaca podem ocorrer abafamento de B1, devido ao prolongamento do intervalo PR (BAV de primeiro grau), desdobramento paradoxal de B2 (bloqueio de ramo esquerdo novo) e a presença de bulhas acessórias (B3 e B4). A presença de B3 implica grande área infartada, com grave disfunção ventricular esquerda e piora do prognóstico; além disso, a B3 pode surgir ou se intensificar na insuficiência mitral aguda ou na comunicação interventricular (CIV), em razão do aumento do volume deslocado na fase de enchimento rápido no início da diástole. A quarta bulha (B4) é de ocorrência constante no infarto, indicando complacência ventricular esquerda reduzida, mas sua presença não é específica para o diagnóstico de infarto, assim como sua ausência não implica necessariamente ausência do infarto.

A ocorrência de sopro sistólico regurgitativo na região do ápex indica insuficiência mitral, podendo ser transitória por isquemia do músculo papilar. Sopro sistólico na borda esternal esquerda média é decorrente de CIV e, dependendo do tamanho do *shunt* esquerda-direita, haverá maior ou menor comprometimento hemodinâmico e, consequentemente, maior ou menor manifestação de insuficiência ventricular esquerda. Normalmente, CIV com *shunt* esquerda-direita menor que 1,5:1 não produz sintomatologia significativa.

Atrito pericárdico, diagnóstico de pericardite pós-infarto, é evanescente e pode produzir três componentes: sistólico, protodiastólico e pré-sistólico. Normalmente, a pericardite pós-infarto ocorre no segundo ou terceiro dia após o evento isquêmico, mas pode ser tão precoce quanto nas primeiras 24 horas ou tão tardio quanto 2 semanas. Eventualmente, o atrito pericárdico pode ser confundido com o sopro da insuficiência mitral ou da CIV.

ECG

O ECG realizado nos primeiros 10 minutos da admissão na sala de emergência e o ECG seriado permanecem como o método mais útil para diagnóstico da SCA, porém muitos fatores contribuem para a incapacidade diagnóstica do ECG: localização lateral, bloqueios de ramo prévios, extensão da lesão miocárdica, presença de infartos prévios, idade do infarto, pericardite, hipertrofia miocárdica, distúrbios eletrolíticos e administração de digital.

A avaliação do supra ou infradesnivelamento do segmento ST é feita pela comparação com o segmento PR, e sua localização e correlação anatômica com a artéria relacionada podem ser feitas com base nas derivações envolvidas (Figuras 21.2 e 21.3).

Capítulo 21 ■ Insuficiência Coronariana

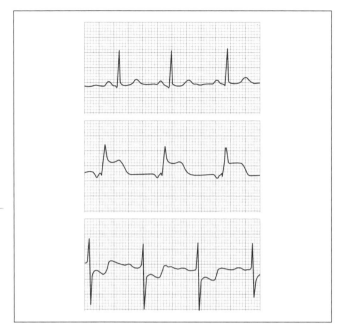

Figura 21.2 ■ Supra e infradesnivelamento do segmento ST com base no segmento PR.

I lateral	aVR	V$_1$ septal	V$_4$ anterior
II inferior	aVL lateral	V$_2$ septal	V$_5$ lateral
III inferior	aVL inferior	V$_3$ anterior	V$_6$ lateral

Figura 21.3 ■ Localização do infarto pelo eletrocardiograma.

A ocorrência de novas ondas Q não determina maior tamanho do infarto, assim como não determina a ocorrência de "infarto transmural" ou "subendocárdico". O diagnóstico da ocorrência de novas ondas Q é retrospectivo e não deve interferir na estratégia do tratamento.

A maioria dos pacientes que se apresentam na emergência com supradesnivelamento do segmento ST evoluirá para a formação de novas ondas Q.

Alterações transitórias do segmento ST (supra ou infra de ST) sugerem isquemia e alterações persistentes sugerem infarto. No IAM com elevação de ST ocorrem, sequencialmente, as seguintes alterações: (1) aumento da amplitude T; (2) supradesnivelamento de ST (que em sua fase mais precoce se apresenta retificado e ascendente); (3) surgimento de onda Q com mais de 0,04ms de duração. Se ocorrer reperfusão da artéria, o segmento ST retornará ao normal, se reduzirá em pelo menos 50% e a onda T se inverterá. Nos infartos com supra de ST que evoluem com aparecimento de novas ondas Q, estas podem desaparecer com o passar dos anos.

Na ausência de reperfusão, o segmento ST retorna à linha de base em alguns dias, após evento isquêmico inicial, e a onda T torna-se simetricamente invertida. A falha da onda T em se inverter em 24 a 48 horas sugere a presença de pericardite regional ou localizada (Figura 21.4).

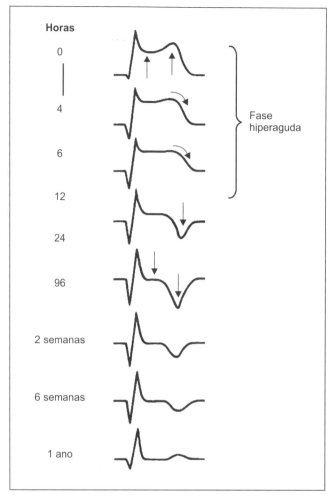

Figura 21.4 ■ Evolução eletrocardiográfica do infarto.

No IAM inferior, o infradesnivelamento de ST em V1-V3 associado pode significar apenas isquemia na parede anterior; entretanto, devem ser obtidas as derivações V7-V9, que registram os potenciais das paredes lateral e posterior, para o diagnóstico de infarto posterior. Cerca de 20% dos pacientes com IAM sem supra de ST no ECG convencional de 12 derivações podem apresentar elevação de ST em V7-V9, indicando lesão posterior.

O diagnóstico de infarto pode ser dificultado pela presença de bloqueio de ramo esquerdo, mas alguns achados podem ser úteis para seu diagnóstico:[14]

1. Ondas Q patológicas em D1, aVl, V5 ou V6 (2 derivações).
2. Regressão das ondas R nas derivações precordiais.
3. Incisura tardia da onda S em V1 a V4.
4. Desvio do segmento ST na mesma derivação da principal deflexão do QRS.

Aspectos similares podem ser encontrados nos pacientes com marca-passo e com cabo no ventrículo direito, simulando bloqueio de ramo esquerdo.

A ocorrência de infradesnivelamento do segmento ST recíproco (infra de ST em derivações remotas daquelas do infarto) traduz risco potencial para complicações.

No infarto em parede inferior deve ser realizado o registro das derivações precordiais direitas (V3R e V4R) para auxiliar o diagnóstico do infarto do ventrículo direito.

Marcadores de necrose

Marcadores bioquímicos de necrose são úteis para diagnóstico, para avaliação da extensão ou reinfarto e para estimativa do prognóstico. A perda da integridade da parede celular dos miócitos permite que macromoléculas se difundam para o interstício miocárdico e então para os linfáticos e a microvasculatura. O marcador de necrose ideal deve aparecer rapidamente no sangue periférico, em concentração proporcional ao dano miocárdico, e persistir elevado tempo suficiente para promover uma janela diagnóstica adequada. Até o momento, nenhum marcador bioquímico de necrose atende a todas as características ideais; entretanto, as troponinas têm papel importante no tratamento do infarto, particularmente no infarto sem supradesnivelamento do segmento ST.

Nos pacientes que se apresentam com dor torácica e sem supradesnivelamento de ST, a elevação dos marcadores de necrose, particularmente troponina, confirmará o diagnóstico de infarto.

Creatinoquinase

Marcador tradicionalmente utilizado, a creatinoquinase tem diversas limitações. Deve ser dosada idealmente por meio de radioimunoensaio para dosagem de sua concentração plasmática (CK-MB massa), em vez de sua atividade, como demonstrado por diversos estudos que revelaram suas maiores sensibilidade e especificidade.[15]

A CK-MB massa tem como principal limitação sua elevação após dano a outros tecidos não cardíacos (falso-positivo), especialmente lesão em músculos liso e esquelético. As subformas da CK-MB têm surgido como marcadores precoces (CK-MB2/CK-MB1), porém, por problemas em sua reprodutibilidade, têm aplicação limitada na prática clínica diária.[15] O pico da CK-MB massa ocorre em 24 horas, permanecendo elevado por até 48 horas (Figura 21.5).

Troponina

A troponina é uma macroproteína do complexo troponina, composta por três subunidades: troponina T (TnT), troponina I (TnI) e troponina C (TnC). Dosagens por radioimunoensaio de TnI e TnT cardíacas estão disponíveis, sendo mais sensíveis e específicas que a CK-MB massa ou a mioglobina e promovendo o diagnóstico de microinfartos. Cerca de 30% dos pacientes diagnosticados anteriormente como portadores de angina instável atualmente recebem o diagnóstico de infarto sem supradesnível do segmento ST em razão da elevação isolada da troponina. Por outro lado, deve ser lembrado que a troponina se eleva em qualquer situação em que ocorra lesão celular cardíaca, e não apenas na doença coronariana aterosclerótica. A TnI e a TnT são igualmente específicas e sensíveis para detecção do dano miocárdico.[13,15]

Os níveis séricos da TnT ou da TnI têm estreita correlação com o prognóstico do paciente, além daqueles fornecidos pelo ECG, quadro clínico e teste ergométrico antes da alta hospitalar, e elas podem ser usadas para decisões terapêuticas, como a utilização de inibidores da glicoproteína IIb/IIIa ou abordagem intervencionista.[13,15] Por persistir mais tempo elevada (pico em 24 horas e elevado até 5 dias), a troponina é útil para diagnóstico tardio do infarto, quando os níveis de CK-MB já retornaram ao normal; en-

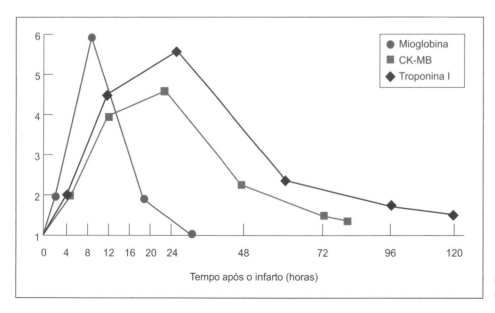

Figura 21.5 ■ Evolução dos marcadores de necrose pelo tempo do infarto.

tretanto, por permanecer mais tempo elevada, não é adequada para o diagnóstico de reinfarto ou extensão da área infartada.

Mioglobina

Marcador precoce e não específico da necrose miocárdica, precede a elevação da CK-MB em 2 a 5 horas, atingindo pico em 5 a 12 horas, mas podendo elevar-se também em diversas outras situações, como trauma de musculatura esquelética, distrofia muscular, uremia, choque, trauma etc. A principal vantagem desse marcador é poder ser utilizado nas salas de emergências para triagem dos pacientes com provável síndrome isquêmica aguda.

Atualmente, não existe mais justificativa para dosagem de outros marcadores de necrose, como transaminases e LDH. Por outro lado, a proteína C reativa, o amiloide A e a interleucina-6 são proteínas de fase aguda e se correlacionam com o prognóstico dos pacientes com síndrome isquêmica aguda, mas sua dosagem de rotina ainda não é recomendada em todos os pacientes.

TRATAMENTO

Atendimento na sala de emergência

Na sala de emergência, deve-se ter em mente o princípio: "tempo é músculo", e todos os pacientes admitidos com dor torácica devem ser avaliados rapidamente durante os primeiros 10 minutos para a realização da "avaliação inicial imediata", que consta de história clínica e exame físico objetivos, direcionado para SCA e aplicação do tratamento inicial (MONABC: *m*orfina, *o*xigênio, *n*itrato SL, *á*cido *a*cetilsalicílico, *b*etabloqueador e *c*lopidogrel)[17] (Figura 21.6).

Morfina

Analgésico e ansiolítico de escolha para o tratamento da dor relacionada com a SCA, deve ser administrada por via venosa, geralmente após o nitrato sublingual, na dose inicial de 2 a 4mg a cada 5 a 15 minutos, podendo em alguns casos chegar a 2 a 8mg a cada 5 a 15 minutos. A morfina reduz a dor e a ansiedade e, consequentemente, a hiperatividade simpática, forte determinante do consumo de oxigênio pelo miocárdio. É necessária precaução nos pacientes com hipovolemia ou infarto do ventrículo direito em virtude do risco de agravamento da hipotensão.

Oxigênio

Oxigênio suplementar deve ser iniciado com intuito de manter a saturação arterial >90%, principalmente em situações com hipoxemia, como insuficiência cardíaca descompensada, choque cardiogênico, embolia pulmonar e qualquer forma de doença pulmonar crônica associada. Na ausência de hipoxemia, não é recomendável sua utilização por mais de 2 a 3 horas. Em pacientes com falência ventricular aguda acentuada e edema pulmonar ou com doenças pulmonares associadas que produzem hipoxemia grave, a oferta de oxigênio por si só pode não ser suficiente para o controle clínico. Nessas condições, preconiza-se a utilização de pressão positiva ou intubação orotraqueal com ventilação mecânica. O suporte ventilatório precoce é essencial nessas condições.[18]

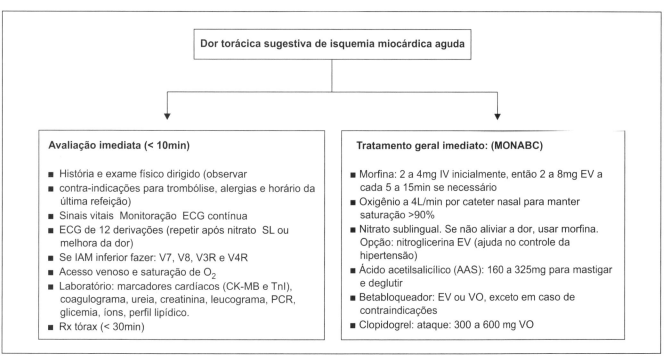

Figura 21.6 ■ Abordagem geral imediata dos pacientes com suspeita de síndrome coronariana aguda.

Nitrato

Na maioria dos casos, o nitrato (mononitrato de isossorbida ou dinitrato de isossorbida) deve ser administrado a pacientes que apresentam dor precordial isquêmica na dose de um comprimido (5mg de mononitrato ou dinitrato de isossorbida) a cada 5 minutos, até a dose máxima de três comprimidos. Se houver persistência dos sintomas, nitroglicerina por via venosa pode ser uma opção, mas sob monitoração contínua da pressão arterial. A nitroglicerina deve ser utilizada diluída em 250 ou 500mL de soro glicosado a 5%, ou soro fisiológico a 0,9%, acondicionada necessariamente em frasco adequado e administrada em infusão contínua, com doses progressivas a cada 5 a 10 minutos (dose inicial de 50µg/min), até a dose anterior àquela que reduziu a pressão arterial do paciente em >20mmHg e/ou aumentou a frequência cardíaca para >10% do basal. No caso de se optar pelo mononitrato de isossorbida, deve ser utilizado por via endovenosa e também diluído na dose de 2,5mg/kg/dia em infusão contínua.[15]

A utilização dos nitratos por período mais prolongado (24 a 48 horas) não mostrou reduzir a mortalidade do infarto ou alterar a história natural, como demonstrado pelos estudos ISIS-4 (*Fourth International Study of Infarct Survival*) e GISSI-3 (*Gruppo Italiano per lo Studio della Sopravvivenza nell'Infarto Miocardico III*).[19,20]

As principais contraindicações ao emprego dos nitratos são: infarto do ventrículo direito, particularmente infarto com repercussão hemodinâmica; hipotensão arterial (PAS <90mmHg); bradicardia; e o uso de inibidores da fosfodiesterase para a disfunção erétil (sildenafil e similares) nas últimas 24 a 48 horas.

Ácido acetilsalicílico (AAS)

Todos os pacientes com suspeita de SCA devem receber AAS na dose de 160 a 325mg para mastigar e engolir, exceto nos casos de absoluta contraindicação (história de alergia com reação anafilática) ou uso prévio da medicação.[17]

No Brasil, recomenda-se o uso de 200mg, a formulação mais encontrada no país. A terapia deve ser mantida sem interrupção, na dose diária de 100mg/dia.[15]

Betabloqueador

Os betabloqueadores constituem um grupo de medicamentos que apresentam uma série de ações em comum: reduzem a frequência cardíaca, a pressão arterial, a hiperatividade simpática inicial e a ocorrência de arritmias por aumento do automatismo, e são inotrópicos negativos, contribuindo para a redução do consumo de oxigênio pelo miocárdio, o tamanho da área infartada, a gravidade da isquemia, as taxas de ruptura miocárdica e a mortalidade.

Metanálise demonstrou que os betabloqueadores reduzem a morbidade e a mortalidade após o infarto, mesmo nos pacientes submetidos à terapia trombolítica e que usavam inibidores da enzima de conversão da angiotensina (IECA).[21]

Tabela 21.1 ■ Contraindicações para o uso de betabloqueadores

Frequência cardíaca <60bpm
Pressão sistólica <100mmHg
Intervalo PR >0,24s
Bloqueio atrioventricular de 2º e 3º graus
História de asma ou doença pulmonar obstrutiva grave
Doença vascular periférica grave
Disfunção ventricular grave
Classe Killip ≥II

Tabela 21.2 ■ Doses mais utilizadas dos betabloqueadores

Betabloqueador	Dose inicial	Dose ideal
Propranolol	20mg VO – 8/8 horas	40 a 80mg VO – 8/8 horas
Metoprolol	25mg VO – 12/12 horas	50 a 100mg VO – 12/12 horas
Atenolol	25mg VO – 24/24 horas	50 a 100mg VO – 24/24 horas
Carvedilol	3,125mg VO – 12/12 horas	25mg VO – 12/12 horas

Recentemente, o estudo COMMIT/CCS-2 mostrou aumento da incidência de choque cardiogênico nos pacientes que utilizaram betabloqueador venoso seguido, por via oral, na fase aguda do infarto, e que se apresentavam com disfunção ventricular esquerda (Killip II a III), constituindo uma contraindicação para seu uso.[22]

Resumindo, deve-se utilizar betabloqueador em todos os pacientes com SCA, independente da administração de trombolíticos ou da intervenção percutânea, mas considerando as contraindicações (Tabela 21.1). As doses de betabloqueadores estão na Tabela 21.2. Nos pacientes de alto risco para o desenvolvimento de choque cardiogênico, deve-se evitar a administração venosa nas primeiras 24 horas. Outras indicações para uso dos betabloqueadores incluem a persistência ou recorrência dos sintomas isquêmicos após a terapia antianginosa e a presença de taquiarritmias supraventriculares (fibrilação atrial com alta resposta ventricular), após a exclusão da disfunção ventricular esquerda.[15]

Clopidogrel

O clopidogrel é um derivado tienopiridínico, antagonista da ativação plaquetária mediada pelo difosfato de adenosina (ADP). Além da ação antiplaquetária, reduz o nível de fibrinogênio circulante e bloqueia parcialmente os receptores de glicoproteína IIb/IIIa, dificultando sua ligação ao fibrinogênio e ao fator de von Willebrand. A indicação inicial desse fármaco foi como substituto preferencial para o AAS, em casos de intolerância ou alergia a este; entretanto, atualmente, está indicado em associação ao AAS nos casos de SCA sem supra de ST, por um período de até 12 meses, principalmente após intervenção com implante de *stent*, e na SCA com supra de ST após terapia de

Capítulo 21 ■ Insuficiência Coronariana

Tabela 21.3 ■ Contraindicações do clopidogrel na SCA[15,17,23,24,29]

Contraindicações absolutas	Contraindicações relativas
Acidente vascular hemorrágico	AVE isquêmico >3 meses
AVE isquêmico <3 meses	Reanimação cardiopulmonar traumática
Tumor cerebral	Anticoagulação prévia com cumarínicos
Traumatismo cranioencefálico recente (<3 meses)	Sangramento interno recente: <2 a 4 semanas
Sangramento interno ativo ou diástase hemorrágica	Hipotensão arterial sem sinais de choque
Cirurgia de grande porte ou em local não compressível nos últimos 30 dias	Hipertensão arterial não controlada (pressão arterial sistólica >180mmHg ou diastólica >110mmHg)
Hipertensão arterial sistêmica grave não controlada (PAD >130mmHg)	Gravidez
Dissecção aórtica confirmada ou suspeitada	
Malformação vascular cerebral	
Alergia confirmada ao fibrinolítico	

AVE: acidente vascular encefálico; PAD: pressão arterial diastólica.

reperfusão com trombolítico ou angioplastia primária com implante de *stent*, ou mesmo nos casos que não foram submetidos à reperfusão. A Tabela 21.3 resume as indicações do clopidogrel na SCA.[15,17,23-25,29]

Infarto com elevação do segmento ST

Os pacientes admitidos por infarto com elevação do segmento ST, ou seja, aqueles que se apresentam à Emergência com dor precordial com mais de 20 minutos e menos de 12 horas de duração e sem resposta à administração de nitrato SL, associado a elevação do segmento ST >1mm em pelo menos duas derivações que explorem a mesma parede nas derivações periféricas, e/ou a supradesnivelamento >1,5mm em pelo menos duas derivações contíguas no plano horizontal, ou bloqueio de ramo esquerdo provavelmente novo e quadro fortemente suspeito, têm como prioridade a reperfusão da artéria relacionada com o infarto. Os benefícios são bem menos evidentes, ou mesmo inexistentes, em pacientes com infarto com supra de ST com mais de 12 a 24 horas do início dos sintomas e não responsivos a nitrato SL. Segundo a IV Diretriz da Sociedade Brasileira de Cardiologia para o tratamento do IAM com supradesnível do segmento ST, os pacientes admitidos com as alterações eletrocardiográficas descritas e que se tornam assintomáticos após a admissão, mas mantendo as alterações eletrocardiográficas, e se encontram entre 20 minutos e 12 horas do início dos sintomas, também deverão ser incluídos em alguma estratégia de reperfusão.[15] Por outro lado, pelas Diretrizes do American College of Cardiology (ACC) e da American Heart Association (AHA), os pacientes com 12 a 24 horas de evolução do IAM e apresentando ainda dor precordial são considerados classe IIb (possivelmente benéfico) para receberem terapia de reperfusão[17] (Figura 21.7).

A despeito da estratégia de reperfusão adotada, a meta mais importante consiste em minimizar o tempo de isquemia total, definido como o tempo compreendido entre o início dos sintomas do infarto e o começo da terapia de reperfusão. Basicamente, encontram-se disponíveis duas estratégias de reperfusão: angioplastia primária com implante de *stent* (ACTP primária) e fibrinólise. Antes da decisão sobre qual método adotar, é preciso considerar se o hospital dispõe de laboratório de hemodinâmica funcionando 24 horas por dia, nos 7 dias da semana; se este for o caso, a melhor opção é a angioplastia primária. Se não houver disponibilidade, deve-se considerar a possibilidade de transferência, tendo em mente a manutenção de um tempo máximo de 90 minutos para o início da reperfusão desde que o paciente foi visto pela primeira vez pela equipe médica; caso contrário, a indicação do trombolítico é a opção mais favorável. Segundo a AHA, o tempo ideal para administração do trombolítico ("tempo porta-medicação") é de até 30 minutos, e o tempo para início da angioplastia ("tempo porta-balão") é de até 90 minutos.[15,17] A ênfase na angioplastia primária não deve obscurecer a importância da terapia fibrinolítica, uma vez que vários hospitais não contam com laboratórios de hemodinâmica funcionando em tempo integral.

Fibrinolíticos

A utilização de agentes fibrinolíticos para a recanalização da artéria relacionada com o infarto em pacientes com IAM foi incorporada à prática clínica há mais de 25 anos.

Os fibrinolíticos têm indicação clara nos pacientes com sintomas sugestivos de IAM, associado, no ECG, a supradesnível persistente do segmento ST, em pelo menos duas derivações contíguas, ou de um novo ou presumivelmente novo bloqueio de ramo esquerdo, desde que não existam contraindicações.

O maior benefício do uso dos fibrinolíticos é verificado nos pacientes tratados nas primeiras horas do infarto, principalmente nas primeiras 3 horas. Por isso, quanto mais precoce a administração do fibrinolítico, maior o benefício em relação à preservação da função ventricular e à redução da mortalidade.

Dentre os fibrinolíticos disponíveis no Brasil, encontram-se a estreptoquinase (STK), a alteplase (t-PA) e a tenecteplase (TNK-PA). Não existe a recomendação específica de um trombolítico em relação ao outro, porém alguns grupos se beneficiam mais de um produto específico. Recomenda-

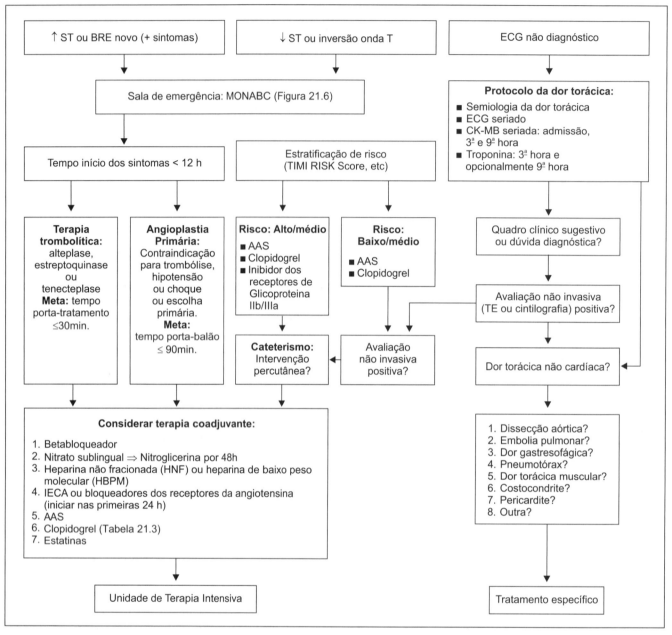

Figura 21.7 ■ Algoritmo do tratamento da síndrome coronariana aguda.

-se a utilização da alteplase (t-PA) em todos os casos com uso prévio de STK (formação de anticorpos contra STK) e naqueles pacientes com menos de 75 anos de idade (risco de acidente vascular encefálico [AVE] hemorrágico). Com relação à potência de reperfusão, a alteplase mostrou-se ligeiramente superior à STK (redução em 10 mortes adicionais por 1.000 pacientes tratados), mas não à tenecteplase, a qual apresentou menor taxa de sangramentos não cerebrais e menor necessidade de transfusão sanguínea, sendo ainda o único fibrinolítico disponível no Brasil para administração em *bolus*. As doses e contraindicações dos fibrinolíticos estão mostradas nas Tabelas 21.4 e 21.5, respectivamente.

Os fatores associados a maior risco de AVE hemorrágico e que podem ajudar na estratificação de risco são: (1) idade >65 anos; (2) peso <70kg; (3) hipertensão à apresentação (180/110mmHg); e (4) uso de t-PA.

Fibrinólise pré-hospitalar

A utilização dos fibrinolíticos no período pré-hospitalar baseia-se no princípio da redução do tempo de reperfusão. Apesar de muita discussão a respeito e da evidente superioridade da angioplastia, a IV Diretriz da Sociedade Brasileira de Cardiologia estabeleceu que, na impossibilidade de angioplastia ou expectativa de transferência/transporte ("tempo ambulância-balão") > 90 minutos para hospital com capacidade de angioplastia, estará indicada a fibrinólise pré-hospitalar (nível de recomendação IIa). As doses e a escolha do fibrinolítico são as mesmas do trata-

Capítulo 21 ■ Insuficiência Coronariana

Tabela 21.4 ■ Contraindicações para trombolíticos

SCA sem supra de ST	SCA com supra de ST
1. Adição de clopidogrel ao AAS em todos os pacientes (riscos baixo, intermediário ou alto) por no mínimo 30 dias, de preferência por 12 meses	1. Dose de ataque de 300 a 600mg de clopidogrel deve ser dada o mais rápido possível antes da angioplastia primária, exceto se paciente >75 anos de idade
2. Clopidogrel em pacientes com contraindicação ao AAS	2. Dose de 75mg/dia de clopidogrel sem dose de ataque em pacientes >75 anos de idade
3. Dose de ataque de 300 a 600mg de clopidogrel deve ser dada o mais rápido possível, seguida de manutenção de 75mg/dia em pacientes <75 anos de idade	3. Administrar clopidogrel com ou sem terapia de reperfusão administrada, mantendo no mínimo por 14 dias e de preferência até 12 meses, na dose de manutenção de 75mg/dia (IIa)
4. Dose de 75mg/dia de clopidogrel sem dose de ataque em pacientes >75 anos de idade	4. Se o paciente não recebeu clopidogrel após fibrinolítico, este deve ser administrado na dose de ataque de 300 a 600mg e mantido por até 12 meses na dose de manutenção de 75mg/dia
5. Se angioplastia com *stent* convencional, clopidogrel por no mínimo 30 dias, de preferência por 12 meses	5. Após angioplastia com *stent* convencional, manter dose de 75mg/dia por no mínimo 30 dias, de preferência até 12 meses. Não há benefício em se manter o clopidogrel além de 15 meses
6. Se angioplastia com *stent* farmacológico, clopidogrel por no mínimo 12 meses	6. Após angioplastia com *stent* farmacológico, manter dose de 75mg/dia por no mínimo 12 meses

Tabela 21.5 ■ Doses dos trombolíticos disponíveis no Brasil

Agente	Tratamento	Terapia antitrombótica
STK	1,5 milhão UI em 100mL de SG5% ou SF0,9% em 30 a 60 minutos	HNF ajustada ao peso por 48 horas ou enoxaparina por até 8 dias
Alteplase	15mg EV em bolo, seguidos por 0,75mg/kg em 30 minutos e, então, 0,50mg/kg em 60 minutos A dose total não deve exceder 100mg	HNF ajustada ao peso por 48 horas ou enoxaparina por até 8 dias
Tenecteplase	Bolo único: 30mg se <60kg 35mg se entre 60kg e <70kg 40mg se entre 70kg e <80kg 45mg se entre 80kg e <90kg 50mg se >90kg de peso	HNF ajustada ao peso por 48 horas ou enoxaparina por até 8 dias

HNF: Heparina não fracionada.

mento intra-hospitalar, porém com potencial maior para os medicamentos que podem ser administrados em *bolus*, como a tenecteplase.[15]

Readministração dos fibrinolíticos

Em caso de reoclusão ou reinfarto com nova elevação do segmento ST, nova administração de fibrinolíticos poderá ser realizada, se a reperfusão mecânica não estiver disponível, exceto para estreptoquinase.[15]

Angioplastia (ACTP)

A ACTP, como método de tratamento da SCA, pode ser dividida em primária (sem uso prévio de fibrinolíticos), facilitada (uso prévio de metade da dose de fibrinolítico, com ou sem inibidores dos receptores da glicoproteína IIb/IIIa), de salvamento ou resgate (após falha na reperfusão com fibrinolítico) e eletiva, após fibrinólise.

ACTP primária. Constitui-se na melhor opção de tratamento, se disponível, especialmente quando realizada até 90 minutos após o diagnóstico (obtenção do ECG de 12 derivações). Os pacientes em choque cardiogênico e os com contraindicação para fibrinolíticos correspondem à melhor indicação.[15,17] Os critérios de exclusão são raros e incluem: (1) impossibilidade de identificar com clareza o vaso coronário responsável pelo infarto; (2) infarto relacionado com oclusão de ramos secundários, responsáveis pela irrigação de pequenas áreas do miocárdio; (3) presença de doença coronária multiarterial grave, em paciente assintomático, com vaso-alvo com fluxo coronariano TIMI grau 3, evidenciando uma indicação de cirurgia de revascularização miocárdica; (4) constatação de fluxo coronariano normal (TIMI grau 3) associado a lesão coronariana <70% no vaso-alvo.[15]

O implante de *stent*, durante a intervenção percutânea, deve ser feito segundo o perfil angiográfico, reduzindo as taxas tardias de nova revascularização do vaso-alvo; entretanto, não é recomendado na vigência de estenose em ramo secundário calibroso (≥3mm) não passível de tratamento percutâneo, alto risco de fenômeno de *no reflow* em vasos com grande quantidade de trombo não tratado (defeito de enchimento duas vezes maior que o diâmetro de referência do vaso-alvo), tortuosidade ou calcificação grave que impeça a progressão da endoprótese até a lesão, contraindicação ao uso de clopidogrel (trombocitopenia), paciente com lesão multivascular grave ou lesão de tronco da coronária esquerda que possa necessitar cirurgia de revascularização miocárdica nos próximos dias, e quando o diâmetro do vaso é insuficiente para o implante do *stent*. Nessas situações, é preferível a realização de angioplastia somente com balão, sem implante de *stent*.[15,26] Atualmente, na presença de infarto com supra, a ACTP pode ser realizada sem suporte cirúrgico presencial, desde que exista um sistema de suporte a distância.[15]

Transferência para realização de ACTP primária. Segundo critérios da AHA/ACC (2007), a transferência para centro com capacidade para realizar ACTP primária estará indicada quando puder ser realizada em até 90 minutos após o diagnóstico, incluindo a primeira insuflação do balão (tempo porta-balão); caso contrário, estará mais indicado o uso de fibrinolítico (recomendação classe I). A mesma indicação é feita pela IV Diretriz da SBC, acrescentando os pacientes com mais de 3 horas de início dos sintomas (recomendação IIa).[15,17]

ACTP de resgate ou de salvamento. Pode ser definida como a estratégia de reperfusão (mecânica) quando a terapia fibrinolítica falha em reperfundir o vaso. Essa falha pode ser expressa pela persistência da dor precordial, associada ou não a sintomas como sudorese e dispneia, instabilidade hemodinâmica e persistência do supradesnível do segmento ST 90 minutos após o término da infusão do trombolítico. Em caso de suspeita de falha na reperfusão, a angioplastia de resgate deve ser realizada em até 180 minutos após o término da infusão do fibrinolítico.[15]

Até o momento, a utilidade da ACTP de resgate nos pacientes com infarto inferior não complicado e infartos pequenos não está completamente definida.[15] Por análise multivariável, a ACTP de resgate está associada a maior mortalidade.[27]

Concluindo, a ACTP de resgate está indicada nos casos de suspeita de falha na reperfusão com fibrinolítico, principalmente no infarto agudo em parede anterior, ou naqueles casos que o ECG indique grande área em risco, de preferência em até 180 minutos após o término do fibrinolítico.[15]

ACTP facilitada. É definida como a intervenção feita em até 12 horas após o início dos sintomas, logo depois da administração de fibrinolíticos e/ou inibidores dos receptores da glicoproteína IIb/IIIa (GPIIb/IIIa), teoricamente reduzindo o tempo de reperfusão. Até o momento, os resultados da ACTP facilitada foram similares ou inferiores aos da ACTP primária. A IV Diretriz da SBC para infarto com supra de

ST considera esse procedimento de classe III (não benéfico ou contraindicado), recomendação também compartilhada por outros. Entretanto, a AHA/ACC classificou como classe IIb (possivelmente benéfico) a utilização de metade da dose do fibrinolítico nos pacientes de alto risco (sem definir alto risco), quando a ACTP não está disponível dentro de 90 minutos e quando o risco de sangramento é baixo.[15,17,28]

ACTP eletiva precoce. Ainda existem controvérsias sobre a realização da ACTP eletiva e precoce pós-terapia fibrinolítica. Na era pré-*stent* estava associada à pior evolução clínica, o que parece agora não estar confirmado. A IV Diretriz da SBC recomenda a realização de angioplastia com implante de *stent* na presença de isquemia miocárdica espontânea ou induzida (classe I) ou em presença de lesão residual significativa e de viabilidade miocárdica (classe IIa).[15]

Angina instável e infarto sem elevação do segmento ST

Os pacientes com SCA sem supradesnível do segmento ST (artéria culpada pérvia) consistem em um grupo muito frequente e heterogêneo de pacientes, variando desde aqueles com baixo risco até os com risco muito elevado, que necessitam de várias intervenções farmacológicas e, até mesmo, de ACTP precoce. O objetivo básico do tratamento é a estabilização da placa aterosclerótica, prevenindo a progressão para o infarto com supra e necessidade de revascularização de urgência. Para o melhor tratamento foram criadas escalas de risco, entre elas está o "TIMI risk escore" que, de maneira similar à escala de coma de Glasgow, pontua o paciente de 0 a 7, gerando três faixas de risco:

- 0 a 2: baixo risco;
- ≥3 a 4: risco moderado;
- ≥5: risco elevado.

Entretanto, essa escala de risco não diferencia os pacientes com elevação de troponina isoladamente como de alto risco (Tabelas 21.6 a 21.9).

Antagonistas dos receptores de glicoproteína IIb/IIIa (IGP IIb/IIIa)

Esses medicamentos bloqueiam a via final comum da agregação plaquetária, impedindo a formação de pontes com as moléculas de fibrinogênio. No Brasil estão disponíveis o abciximabe e o tirofiban. O abciximabe é um fragmento de anticorpo monoclonal que se liga irreversivelmente aos receptores IIb/IIIa, enquanto o tirofiban é um derivado sintético, não peptídeo, que tem a capacidade de ligar-se de maneira reversível aos receptores. As Tabelas 21.10 a 21.12 resumem a indicação e as doses recomendadas dos inibidores de glicoproteína disponíveis no Brasil.

Capítulo 21 ■ Insuficiência Coronariana

Tabela 21.6 ■ Pontuação TIMI Risk para IAM com supra

História	Pontuação
Idade ≥65 anos	3
Idade de 65 a 74 anos	2
DM ou HAS ou angina	1
Exame	
PA sist. <100	3
FC >100	2
Killip II-IV	2
Peso <67kg	1
Apresentação	
Infarto anterior ou BRE	1
Tempo de tratamento /revascularização >4h	1
Risk score = total de pontos (0 a 16)	

DM: *diabetes mellitus*; HAS: hipertensão arterial sistêmica; PA: pressão arterial; FC: frequência cardíaca; BRE: bloqueio de ramo esquerdo.

Tabela 21.7 ■ Risco ou mortalidade em 30 dias de acordo com pontuação na SCA com supra da ST

Pontuação	Mortalidade em 30 dias no TIME II (%)
0	0,8
1	1,6
2	2,2
3	4,4
4	7,3
5	12
6	16
7	23
8	27
>9	36

Tabela 21.8 ■ Escore de TIMI para angina instável e infarto sem supra ST

História	Pontuação
Idade ≥65 anos	1
Três ou mais fatores de risco (história familiar +, hipertensão, dislipidemia, DM, tabagismo)	1
Lesão coronariana conhecida (≥50%)	1
Uso de AAS nos últimos 7 dias	1
Apresentação	
Dor anginosa importante nas últimas 24h	1
Das enzimas cardíacas	1
Desvio do segmento ST ≥0,5mm	1

Risk score = total de pontos (0 a 7).

Tabela 21.9 ■ Risco de eventos cardíacos em 14 dias pelo TIMI IIB

Pontuação	Morte ou IAM	Morte, IAM ou RVM de urgência
0/1	3	5
2	3	8
3	5	13
4	7	20
5	12	26
6/7	19	41

Critérios de admissão: angina instável ou IAM não Q definido como dor em repouso nas últimas 24h, com evidência de doença coronariana (desvio de ST-T ou enzimas positivas).

Tabela 21.10 ■ Recomendações para o uso dos inibidores de glicoproteína IIb/IIIa (IGP IIb/IIIa) na SCA sem supradesnivelamento do segmento ST

Estratégia intervencionista precoce

1. Pacientes de alto risco: uso de abciximabe ou tirofiban quando se opta por não administrar tienopiridínicos (classe I)[23]
2. Pacientes de alto risco: uso de abciximabe em adição a AAS e tienopiridínicos (classe IIb)[23]
3. Pacientes que receberam tirofiban como tratamento inicial antes da angiografia devem manter a mesma medicação durante e após ACTP (classe IIa)[29]
4. Pacientes de alto risco sem pré-tratamento com IGP IIb/IIIa devem receber abciximabe imediatamente após a angiografia e antes da ACTP (classe I). Não está estabelecido o uso de tirofiban nesta situação[29]

Estratégia conservadora

1. Pacientes de alto risco: uso de tirofiban quando se opta por não administrar tienopiridínico (classe IIa)[23]
2. Pacientes de alto risco: uso de tirofiban em adição a AAS e tienopiridínicos (classe IIb)[23]
3. Em pacientes de risco intermediário a alto, particularmente aqueles com elevação de troponina, infradesnivelamento do segmento ST ou diabetes, tirofiban está indicado no tratamento inicial em adição aos antiplaquetários (AAS e tienopiridínicos)[29]
4. A escolha da combinação de anticoagulante e antiplaquetário deve ser feita com base na relação: risco de isquemia/risco de sangramento[29]
5. IGP IIb/IIIa deve estar sempre associado a anticoagulante (classe I)[29]

Atenção: não utilizar abciximabe de rotina em pacientes de alto risco ou risco intermediário, especialmente quando não se planeja estratégia intervencionista.[23]

Tabela 21.11 ■ Recomendações para o uso dos inibidores de glicoproteína IIb/IIIa (IGP IIb/IIIa) na SCA com supradesnivelamento do segmento ST [15]

1. Na intervenção coronariana percutânea primária com balão (classe I)
2. Na intervenção coronariana percutânea primária com *stent* em lesões com alto risco de trombose (classe IIa)
3. Na intervenção coronariana percutânea primária com *stent* para todos os pacientes (classe IIb)

Tabela 21.12 ■ Farmacologia dos inibidores de glicoproteína IIb/IIIa (IGP IIb/IIIa)[23]

Medicamento	Meia-vida	Dose
Abciximabe	6 a 12 horas (50% dos receptores ainda estarão bloqueados em 1 semana)	Dose de ataque: 0,25mg/kg Manutenção: 0,125µg/kg/12h
Tirofiban	< 4 horas	Dose de ataque: 0,4µg/kg/min/30min Manutenção: 0,1µg/kg/min/48 a 96h Em caso de intervenção: Dose de ataque: 10µg/kg/em 3min Manutenção: 0,15µg/kg/min/24h

Anticoagulação

Os anticoagulantes são usados na SCA com e sem supra para inibir a geração ou atividade da trombina, evitando a formação e a propagação do trombo de fibrina. Há claros benefícios na utilização da anticoagulação associada aos antiplaquetários na história natural da SCA.

Vários anticoagulantes, com ações em diferentes níveis na cascata da coagulação, têm sido investigados na SCA: (1) heparina não fracionada (HNF), (2) heparina de baixo peso molecular (HBPM), (3) fondaparinux e (4) inibidores diretos da trombina (hirudina e bivalirudina – ainda não disponíveis no Brasil).

As Tabelas 21.13 e 21.14 resumem as indicações e doses da anticoagulação na SCA.

Tabela 21.13 ■ Recomendações para o uso de anticoagulantes na SCA

SCA com supra do segmento ST

1. Pacientes que receberam trombolíticos ou realizaram ACTP devem receber anticoagulante por no mínimo 48 horas e, preferencialmente, até a alta hospitalar, ou até 8 dias[17]
2. Enoxaparina ou fondaparinoux são preferíveis quando a anticoagulação durar mais de 48 horas, para reduzir o risco de trombocitopenia induzida pela HNF[17]
3. Todos os pacientes com SCA com supra devem receber anticoagulação por no mínimo 48 horas, ou até a alta hospitalar, ou por até 8 dias[15,17]

SCA sem supra do segmento ST

1. Uso de HNF em todos os pacientes (classe I)[23,29]
2. Uso de HBPM em todos os pacientes (classe I)[23 29]
3. Uso de HBPM (enoxaparina), preferencialmente a HNF, a não ser que cirurgia de revascularização esteja planejada para as próximas 24 horas (classe IIa)[23]
4. Anticoagulação pode ser interrompida 24 horas após a intervenção (classe IIa)[29]
5. Na abordagem conservadora, a anticoagulação com fondaparinux ou HBPM deve ser mantida até a alta hospitalar (classe I)[29]

Tabela 21.14 ■ Doses recomendadas dos anticoagulantes na SCA

HNF	*Bolus* de 60U/kg (máximo de 4.000U) – Manutenção: 1.000U/h Manter PTTa entre 50 e 70 segundos
Enoxaparina	<75 anos: 30mg EV em *bolus*, seguidos de 1mg/kg SC a cada 12 horas >75 anos: não usar *bolus* inicial e reduzir a dose para 0,75mg/kg a cada 12 horas IRC (*clearance* <30mL/min): 1mg/kg de 24/24 horas
Fondaparinoux	Creatinina sérica <3mg/dL: dose incial de 2,5mg EV e posteriormente 2,5mg SC de 24/24 horas

COMPLICAÇÕES DA SCA
Insuficiência ventricular esquerda (IVE)

Os pacientes com insuficiência ventricular esquerda (grupo II de Forrester ou classe II de Killip) apresentam congestão venosa pulmonar (PCP >18mmHg) e boa perfusão periférica (IC >2,2L/min/m²) (Figura 21.8 e Tabela 21.15).[30-32] As manifestações da IVE são decorrentes da redução da complacência ventricular (disfunção diastólica) e da função sistólica, com provável predomínio da primeira na maioria dos casos. A disfunção diastólica pode regredir após o término da fase do miocárdio atordoado, com estabelecimento da complacência e redução da discinesia ventricular. Nessa fase é fundamental reduzir a PCP, sem promover queda importante da pressão de enchimento do ventrículo esquerdo, o que poderia causar queda dos níveis pressóricos e redução da pressão de perfusão coronariana e extensão do infarto. O tratamento consiste no uso criterioso de diuréticos e vasodilatadores. Os diuréticos promovem a queda da pressão capilar pulmonar (PCP) em 10 a 15 minutos após sua administração e antes de sua ação diurética, por ação vasodilatadora arterial e venosa. Como é muito difícil a titulação da dose dos diuréticos, é preferível iniciar primeiramente os vasodilatadores.

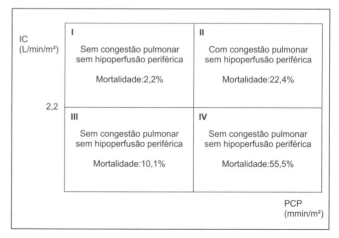

Figura 21.8 ■ Classificação de Forrester.

Tabela 21.15 ■ Classificação de Killip-Kimbal

Classe funcional	Definição	Mortalidade
I	Sem crepitações ou B3	8%
II	Crepitações em 50% do tórax ou presença de B3	30%
III	Crepitações >50% tórax (edema agudo de pulmões)	44%
IV	Choque cardiogênico	80% a 100%

Na IVE de grau leve (disfunção diastólica predominante), o uso da nitroglicerina EV ou dos IECA VO (p. ex., captopril) pode ser adequado. Na disfunção moderada a grave (frequentemente edema agudo dos pulmões – classe III de Killip) estão indicados os vasodilatadores por via venosa (monitoração hemodinâmica invasiva é essencial). Entre os vasodilatadores são utilizados a nitroglicerina (NTG) e o nitroprussiato (NPS), tendo o segundo ação balanceada sobre a pré e pós-carga e o primeiro maior ação na pré-carga do que na pós-carga. Os dois medicamentos reduzem a PCP e a congestão pulmonar, mas a nitroglicerina, ao contrário do NPS, tem ação vasodilatadora coronariana global.

Se o paciente permanece com sinais de IVE apesar de todas as medidas adotadas, o uso do balão intra-aórtico (BIA) é opção adequada. Não existe indicação para uso do digital na IVE, exceto na presença de arritmias supraventriculares.

Oxigenoterapia na IVE aumenta a oferta de O_2 ao miocárdio e reduz o trabalho cardíaco e o MVO_2. Se a administração de O_2 por cateter nasal (2 a 4L/min) não for suficiente para manter PaO_2 >60mmHg ou o paciente encontra-se em edema agudo dos pulmões, estão indicadas intubação e ventilação mecânica prolongada (VMP).

O paciente deve ser mantido com heparina EV contínua para manutenção do PTTa 1,5 a 2 vezes o controle. A cada 12 horas deve ser solicitado novo controle da anticoagulação, inclusive com contagem de plaquetas, para detecção do consumo dos fatores da coagulação.

Mesmo após melhora hemodinâmica (PCP entre 15 e 18mmHg), os sinais radiológicos de IVE podem persistir por 24 a 48 horas. Essa dissociação clinicorradiológica é denominada fase "LAG", sendo importante seu reconhecimento, pois a utilização maior de diuréticos e vasodilatadores nessa fase poderia levar à hipotensão e ao falso diagnóstico de choque cardiogênico.

Infarto do ventrículo direito (IAM-VD)

Os pacientes que evoluem com hipotensão, hipoperfusão periférica e sem congestão pulmonar à ausculta e à radiografia de tórax (IC <2,2L/min/m² e PCP <18mmHg – grupo III de Forrester) podem estar apresentando um infarto do ventrículo direito (VD). Se apresentarem concomitantemente elevação das pressões de enchimento do VD (PVC ou PAD) e supradesnivelamento do segmento ST em precordiais direitas (V3R e V4R), o diagnóstico estará firmado.

O IAM-VD ocorre clinicamente em 25% a 33% dos infartos e em 40% a 70% dos pacientes com infarto inferior. Em geral, a porção posterior do VD é a mais atingida, uma vez que sua porção anterior tem dupla irrigação (artéria descendente anterior e o ramo do cone, que é o ramo da coronária direita). No indivíduo normal, o VD é o principal responsável pela manutenção de uma pré-carga adequada do VE. No IAM-VD há uma depressão miocárdica e a câmara é transformada em um conduto passivo, sendo o fluxo sanguíneo dependente do gradiente entre o átrio direito (AD) e o átrio esquerdo (AE).

Com sua complacência diminuída, o VD torna a contração atrial muito importante para seu enchimento. Como nos infartos inferiores é comum a ocorrência de distúrbios do ritmo, é essencial a manutenção da contração atrial (ritmo sinusal).

O tratamento primordial do IAM-VD consiste na redução da área infartada mediante a utilização de trombolítico ou angioplastia primária. No infarto já estabelecido, o tratamento consta basicamente da infusão de volume (geralmente cristaloide), com o objetivo de criar um gradiente ótimo entre AD e AE e assim melhorar a pré-carga do VE. Naqueles casos sem resposta inicialmente à infusão de volume (às vezes são necessários litros de solução salina), está indicada a monitoração com cateter de Swan-Ganz para guiar a reposição de volume. Com frequência, a monitoração hemodinâmica detecta uma falência concomitante do VE oculta pelo IAM-VD. Nesses casos, utilizam-se as aminas simpaticomiméticas, como a dopamina ou a dobutamina, dando preferência à última por sua ação na pós-carga do VD. A milrinona, com ação vasodilatadora pulmonar e sistêmica e inotrópica (inodilatador), representa uma alternativa, mas sua ação vasodilatadora sistêmica potente limita seu uso. Nos casos com bradiarritmia, a utilização de marca-passo sequencial (atrial e ventricular) pode elevar a frequência cardíaca e, ao mesmo tempo, preservar a contração atrial, melhorando o fluxo sanguíneo pulmonar.

Nos pacientes com IVE associado e sem resposta ao tratamento empregado, está indicada a utilização do BIA associada ao uso das aminas simpaticomiméticas.

No IAM-VD também está indicada anticoagulação sistêmica, conforme descrito anteriormente. A utilização de nitratos e diuréticos no IAM-VD é contraindicada, uma vez que pode reduzir a pressão de enchimento do VD e o gradiente AD-AE. Nos casos de baixo débito pouco responsivo à infusão de volume e medicamentos, e com recorrência de isquemia, a utilização do BIA em primeiro lugar deve ser considerada, em relação à utilização de nitratos.

Choque cardiogênico

Os pacientes com choque cardiogênico (grupo IV de Forrester e classe IV de Killip) exibem sinais de hiperatividade simpática, queda do débito urinário e pressão sistólica (PAS) <90mmHg. Caso não existam complicações mecânicas, como CIV ou insuficiência mitral aguda (IM), a mortalidade aproxima-se dos 100%, e todos os recursos atualmente disponíveis, como agentes vasoativos e inotrópicos e BIA, são apenas paliativos, visando somente a estabilizar o paciente até que alguma medida mais definitiva possa ser adotada, como reperfusão da artéria infartada. Assim, sempre que possível, está indicada a revascularização de urgência da artéria relacionada com o infarto, seja por angioplastia (primeira escolha), seja por cirurgia de revascularização miocárdica. Os trombolíticos apresentam baixo índice de reperfusão, mesmo com a utilização concomitante do BIA, sendo preferível outro método de revascularização.

O tratamento do choque começa por plena monitoração, determinação de todos os parâmetros hemodinâmicos, colocação do paciente em ventilação mecânica prolongada (VMP) e realização do ECG para afastar possibilidade de complicações mecânicas (CIV ou IM). Inicia-se dopamina em doses progressivas, para elevar a pressão arterial e melhorar os parâmetros hemodinâmicos. Em caso de insucesso, é associado um segundo fármaco, como dobutamina ou milrinona, com o objetivo de manter a PCP entre 15 e 18mmHg, resistência vascular sistêmica (RVS) <1.500d/s/cm^{-5}, IC >2L/min/m^2 e resistência vascular pulmonar (RVP) <200d/s/cm^{-5}. Concomitantemente à introdução do segundo fármaco, é instalado o BIA e dado início aos procedimentos para reperfusão da artéria relacionada com o infarto. O estudo *Shock trial* demonstrou o benefício de uma abordagem intervencionista precoce no choque cardiogênico, resultando em redução da mortalidade em 30 dias e em 6 meses em pacientes com menos de 75 anos e com menos de 18 horas do início dos sintomas e sinais de choque, respectivamente.[33] As diretrizes da ACC/AHA consideram classe I angioplastia ou outro método de reperfusão como tratamento de escolha do choque cardiogênico em pacientes com menos de 75 anos de idade.[17]

A norepinefrina é potencialmente útil no paciente que permanece gravemente hipotenso (PAS <90mmHg), a despeito do tratamento empregado. Se o paciente persiste com RVS elevada, utiliza-se NPS ou NTG, observando cuidadosamente a pressão arterial e a RVS, não permitindo queda da PAS para valores <90mmHg.

Se a revascularização atingiu pleno sucesso na melhora hemodinâmica, inicia-se o desmame dos medicamentos e da ventilação mecânica após 24 horas de observação. O desmame começa pelo último fármaco introduzido e termina pela dopamina e a VMP. O BIA pode ser retirado após o desmame da VMP e antes da dopamina. Durante a ventilação mecânica, e durante toda a permanência do paciente na Unidade de Terapia Intensiva, rigorosa vigilância infecciosa deve ser feita, com observação do leucograma e do perfil térmico. Caso surja qualquer indício de processo infeccioso, todas as culturas devem ser coletadas e iniciada antibioticoterapia, com base na flora predominante, até que se disponha dos resultados das culturas.

Complicações mecânicas no infarto
Comunicação interventricular

A CIV ocorre tanto no infarto anterior como no inferior, sendo no primeiro caso apical e no segundo situado mais na região basal e posterior. A repercussão hemodinâmica é proporcional ao *shunt* esquerda-direita, embora o *shunt* <1,5:1 não altere o estado hemodinâmico do paciente. A repercussão e a mortalidade são maiores naqueles pacientes com acometimento do VD, o que provavelmente explica o pior prognóstico da CIV no IAM inferior. Os marcadores do prognóstico são: (1) IC <1,75L/min/m^2, (2) acometimento extenso do VD, (3) PAD >12mmHg e (4) CIV precoce na evolução do IAM.

O tratamento da CIV pós-infarto com repercussão é sempre cirúrgico e não deve ser postergado até a estabilização do paciente, pois a mortalidade na primeira semana, sem tratamento cirúrgico, é de aproximadamente 80%. O tratamento clínico é empregado para que se possa completar o diagnóstico e estabelecer o grau de comprometimento hemodinâmico; dependendo deste, até mesmo a cinecoronariografia pode ser dispensada.

Com a cirurgia precoce, as taxas de mortalidade evoluíram de 70% em sua fase inicial para 15% no infarto anterior e 34% no infarto inferior nos dias atuais.

Enquanto é preparado para a cirurgia, o paciente deve ser submetido a terapia clínica, visando à redução da pós-carga e, consequentemente, à redução do *shunt* esquerda-direita. Para este fim, utilizam-se os vasodilatadores (nitroprussiato ou nitroglicerina) e o BIA. Essa abordagem tem melhorado os resultados cirúrgicos e, até mesmo, obtido a estabilização clínica de alguns pacientes. Em alguns casos que apresentam grave repercussão hemodinâmica e choque intenso, pode-se conseguir a estabilização hemodinâmica temporária com a colocação de cateter-balão na artéria pulmonar, aumentando a resistência arterial na pequena circulação e reduzindo o *shunt* esquerda-direita (forma de cerclagem pulmonar).

Insuficiência mitral aguda (IM)

A ruptura do músculo papilar, parcial ou total, é relativamente rara, ocorrendo em aproximadamente 5% dos casos, sendo mais comum a disfunção isquêmica transitória. Pode acontecer mesmo no infarto sem Q e associar-se à CIV ou à ruptura de parede livre do VE (pseudoaneurisma), tendo em geral prognóstico pior que a CIV pós-infarto.

Capítulo 21 ■ Insuficiência Coronariana

O músculo papilar mais acometido é o posteromedial, por ter irrigação única (circunflexa [Cx] ou coronária direita [CD]), ao contrário do músculo papilar anterolateral, que tem irrigação dupla (DA e Cx) e raramente apresenta disfunção. A ruptura completa do músculo papilar é rara e, de maneira geral, incompatível com a vida. Mais frequentemente, ocorre uma ampla variedade na intensidade da IM, tendo em um extremo a insuficiência leve, só detectada pelo ecocardiograma, e no outro extremo a regurgitação grave, com choque e edema agudo dos pulmões.

Nos casos com repercussão hemodinâmica, o tratamento é sempre cirúrgico, sendo a mortalidade de 70% sem cirurgia nas primeiras 24 horas e de 90% nas primeiras 2 semanas. O tratamento clínico visa diminuir o volume regurgitante mediante a utilização de vasodilatadores e BIA, da mesma maneira que na CIV. A mortalidade cirúrgica, geralmente elevada, está relacionada com a fração de ejeção do ventrículo esquerdo (FEVE). Se FEVE >35%, a sobrevida após 32 meses é de 72%, comparada com pacientes com FEVE <35%, que têm 38% de sobrevida.

Ruptura da parede livre do VE

Fatal na maioria das vezes, é geralmente incluída entre as causas de morte súbita. Ocorre em torno de 10% dos infartos e tem como fatores predisponentes:

1. Expansão e afilamento da área infartada.
2. Paciente com hipertensão sistólica após a admissão na Unidade de Terapia Intensiva.
3. Ausência de circulação colateral.
4. Necrose intensa da área infartada.
5. Infarto com Q.
6. Tensão mural elevada.

Raramente ocorre em pacientes com hipertrofia miocárdica e nos pacientes que não tiveram a remodelação ventricular.

A ruptura da parede livre do VD é rara. Pode ser: (1) completa, levando ao tamponamento cardíaco, ou (2) parcial ou tamponada pelo pericárdio, levando ao tamponamento lentamente, o que é considerado um pseudo ou falso aneurisma.

O tratamento da ruptura ventricular é cirúrgico. Os pacientes de risco são:

1. Mulheres com idade variando de 60 a 69 anos.
2. Pacientes com hipertensão sistólica após a admissão.
3. Pacientes com dor precordial prolongada, apesar do tratamento empregado, e sem alteração concomitante do ECG.
4. Pacientes nos primeiros 7 dias pós-infarto.

ECG ou ventriculografia devem ser solicitados precocemente, tão logo surja qualquer suspeita de ruptura, nos pacientes de risco.

Arritmias

Bradicardia sinusal (reflexo de Bezold-Jarisch)

O tratamento consiste apenas em observação clínica cuidadosa, naqueles casos que se apresentam sem hipotensão ou bradicardia importante. Por outro lado, se a frequência cardíaca for <40bpm e o paciente se encontrar nas primeiras 6 horas do início do infarto ou sintomático, emprega-se atropina, na dose de 0,5mg a cada 5 a 10 minutos, até atingir a marca de 60bpm, ou a dose máxima de atropina, que é de cerca de 3mg para um indivíduo de 70kg (0,03 a 0,04mg/kg).

Raramente indica-se o implante de marca-passo para aumentar a frequência cardíaca. Nessa eventualidade, pode-se colocar o marca-passo transcutâneo inicialmente, até que seja disponível o marca-passo transvenoso temporário.

Distúrbios da condução atrioventricular

No IAM podem ocorrer várias combinações de bloqueios com diferentes implicações prognósticas:

- **BAV 1º grau:** De modo geral, não há necessidade de tratamento específico, exceto naqueles casos que podem evoluir para BAVT.

   Se o paciente estiver em uso de agentes bradicardizantes, como os antagonistas do cálcio e betabloqueadores, estes devem ser suspensos ou ter suas doses reduzidas até a melhora da condução AV.
- **BAV 2º grau Mobitz I:** não há necessidade de tratamento específico, a não ser que evolua para BAVT.
- **BAV 2º grau Mobitz II:** o tratamento consiste no implante do marca-passo provisório (MPP), com frequência de aproximadamente 60 a 80bpm.
- **BAV 3º grau (BAVT):** o tratamento consiste no implante do MPP em casos sintomáticos e, naqueles pacientes com infarto anterior, no implante de marca-passo definitivo, após período de utilização do marca-passo provisório para estabilização hemodinâmica.

Os pacientes com infarto inferior geralmente evoluem com normalização da condução A-V, após período de 7 a 10 dias, raramente indicando-se marca-passo definitivo.

Flutter e fibrilação atrial

Arritmia rara no infarto, o *flutter* atrial corresponde a cerca de 1% a 3% dos casos. Geralmente transitório, deve-se à hiperatividade simpática que ocorre junto à IVE e à embolia pulmonar e contribui para a deterioração hemodinâmica. A fibrilação atrial (FA), mais comum que o *flutter*, ocorre em 10% a 15% dos casos, sendo usualmente transitória. Com frequência é causada por insuficiência ventricular esuqerda (IVE), isquemia atrial e pericardite, ocorrendo mais comumente após o infarto anterior que o inferior e, provavelmente, mais por isquemia atrial. A deterioração hemodinâmica induzida pela FA é consequente à contração atrial, que no infarto corresponde a 35% do débito cardíaco, ao aumento da frequência cardíaca, com diminuição da perfusão coronariana, e ao aumento do MVO_2. Tanto o *flutter* como a FA ocorrem nas primeiras 24 horas e implicam piora do prognóstico, aparentemente não em razão da arritmia em si, mas do distúrbio hemodinâmico que traduzem.

O tratamento da FA consiste em:

1. **Cardioversão química:** indicada nos casos de estabilidade clínica (menos de 48 horas de evolução), tem duas fases:
    * Primeira fase (controlar a frequência cardíaca): pode-se utilizar digital EV (lanatosídeo), na dose de 0,2 a 0,4mg por vez, até o controle da FC (dose máxima de 1,2mg), e/ou betabloqueador venoso (metoprolol, na dose de 5mg a cada 5 minutos, até a dose máxima de 15mg), ou antagonista do cálcio (verapamil ou diltiazem).
    * Segunda fase: amiodarona, na dose de ataque de 150 a 300mg em 10 minutos, seguida de manutenção de 1mg/minuto nas primeiras 6 horas e 0,5mg/minuto nas 18 horas subsequentes. Como segunda opção pode-se utilizar propafenona EV, desde que a função cardíaca global esteja preservada.
2. **Cardioversão elétrica (CVE):** indicada quando o paciente se encontra instável, isto é, se o paciente está hipotenso ou apresenta recorrência da isquemia miocárdica ou sinais de IVE aguda. Muitas vezes, é a melhor primeira opção, mesmo nos casos com estabilidade hemodinâmica.

Ritmo juncional

Os ritmos juncionais são de dois tipos:

1. **Ritmo juncional de escape:** ocorre quando o nó sinoatrial está deprimido (FC = 35 a 60bpm).
2. **Ritmo juncional acelerado:** ocorre quando a junção A-V assume o ritmo cardíaco (FC = 70 a 130bpm).

Essas arritmias surgem, em geral, nas primeiras 48 horas do infarto, iniciando e terminando de maneira gradual (ritmo automático). Ainda não foi determinado o prognóstico quando elas ocorrem na evolução do paciente infartado. O tratamento dos casos com repercussão hemodinâmica (bradicardia importante) consiste no emprego do MPP sequencial, ou agentes como betabloqueador ou antagonista do cálcio, no caso de taquicardia juncional (a CVE não está indicada por se tratar de ritmo automático).

Extrassistolia ventricular (ESV)

Classicamente, as ESV têm sido implicadas na gênese de arritmias graves, como a taquicardia ventricular (TV) e a fibrilação ventricular (FV), inclusive com o estabelecimento das chamadas ESV malignas (*warning ventricular premature beats*), ou seja, ESV polimórficas, com fenônemo R sobre T, mais de 6 ESV/min e ESV com padrão repetitivo (acopladas ou em salvas). Estudos prospectivos demonstraram que essas ESV ocorrem tanto em pacientes que desenvolveram FV como naqueles que não a desenvolveram (40% a 83% dos episódios de FV não foram precedidos pelas ESV malignas). Este tema ainda não está esclarecido, devendo ser abordado por ensaios clínicos no futuro.

Ritmo idioventricular acelerado

Também chamado taquicardia ventricular lenta, apresenta FC que varia de 60 a 110bpm. Em 50% dos casos representa ritmo de escape após falha no nó sinusal em comandar o ritmo cardíaco e nos outros 50% é iniciado por batimento prematuro. Parece não afetar o prognóstico, terminando, geralmente, de modo abrupto e raramente necessitando de tratamento. O tratamento, nos casos sintomáticos, consiste em elevar a FC com MPP ou atropina.

Taquicardia ventricular

A TV pode ser definida como uma sequência de três ou mais batimentos ectópicos ventriculares com frequência >120bpm. A incidência no infarto varia de 10% a 40% e, quando ocorre nas primeiras 24 horas, geralmente é precipitada por ESV tardia, sendo em geral benigna. A ocorrência após 72 horas representa um mau prognóstico, uma vez que está associada a grave disfunção ventricular, sendo então chamada arritmia secundária. O tratamento da TV sustentada no paciente instável é feito com CVE sincronizada. Nos pacientes com estabilidade hemodinâmica, pode ser tentado inicialmente tratamento medicamentoso com amiodarona, mas a CVE é uma opção também adequada. A TV sem pulso é tratada da mesma maneira que a FV, ou seja, desfibrilação precoce.

Fibrilação ventricular

Arritmia letal sem tratamento, incide em aproximadamente 18% dos pacientes com infarto. A arritmia é chamada primária quando ocorre nas primeiras 72 horas e parece não afetar o prognóstico (60% das FV ocorrem nas primeiras 4 horas e 80% nas primeiras 12 horas). A arritmia que ocorre entre a primeira e a sexta semana é chamada secundária, associando-se a grave disfunção do VE e alta mortalidade. O único tratamento é a desfibrilação precoce, conforme preconizado pelas diretrizes de Suporte Avançado de Vida em Cardiologia (SAVC) da American Heart Association.[4]

Referências

1. Vincent R. Pre-hospital Management. In: Julian D, Braunwald E (eds.). Management of acute myocardial infarction. London: W.B. Saunders Company Ltd, 1994:3-28.
2. Ambrose JA, Fuster V. Can we predict future coronary events in patients with stable coronary disease? [Editorial; Comment]. JAMA 1997; 277:343-4.
3. Ambrose JA, Winters SL, Arora RR et al. Coronary angiography morphology in myocardial infarction: a link between the pathogenesis

Capítulo 21 ▪ Insuficiência Coronariana

of unstable angina and myocardial infarction. J Am Coll Cardiol 1985; 6:1233-8.

4. Guidelines 2000 for Cardiopulmonary Resuscitation an Emergency Cardiovascular Care. Circulation 2000; 102 (suppl I):I-172-I-203.

5. Buffon A, Biasucci LM, Liuzzo G et al. Widespread coronary inflammation in unstable angina. N Engl J Med 2002; 347:5-12.

6. Antman EM, Braunwald E. ST-elevation myocardial infarction: pathology, pathophysiology, and clincal features. In: Zipes DP, Libby P, Bonow RO, Braunwald E (eds.). Braunwald's heart disease. 7. ed. Philadelphia: Elsevier Saunders, 2005:1141-65.

7. Pope JH, Aufderheide TP, Ruthazer R et al. Missed diagnosis of acute cardiac ischemia in the emergency department. N Engl J Med 2000; 342:1163-70.

8. Kudenchuk PJ, Maynard C, Cobb LA et al., for the MITI Investigators. Utility of the prehospital electrocardiogram in diagnosing acute coronary syndromes: The Myocardial Infarction Triage and Intervention project. J Am Coll Cardiol 1998; 32:17.

9. Henrikson CA, Howell EE, Busch DE et al. Chest pain relief by nitroglycerin does not predict active coronary artery disease. Ann Intern Med 2003; 139:979.

10. National Heart Attack Alert Program: Emergency department: Rapid identification and treatment of patients with acute myocardial infarction. US of Department of Health and Human Services, US Public Health Services, National Institute of Health, National Heart, Lung and Blood Institute; September 1993; NIH publication No 93-3278.

11. Zimmer LP, Silva APD, Andrade A, Dillenburg RF, Mendonça E, Zielinsky P. Valor do precondicionamento isquêmico na circulação colateral, função ventricular e evolução clínica no infarto agudo do miocárdio. Arq Bras Cardiol 1996; 66:11-4.

12. Shiraki H, Yoshikawa T, Anzai T et al. Association between preinfarction angina and lower risk of right ventricular infarction. N Engl J Med 1998; 338:941-7.

13. Lee HT, Cannon CP. Aproach to the patient with chest pain. In: Zipes DP, Libby P, Bonow RO, Braunwald E (eds.). Braunwald's heart disease. 7. ed. Philadelphia: Elsevier Saunders, 2005:1129-39.

14. Hands ME, Cook EF, Stone PH et al. Electrocardiographic diagnosis of myocardial infarction in the presence of complete left bundle-branch block. Am Heart J 1988; 116:23-31.

15. Piegas LS, Feitosa G, Mattos LA et al. Sociedade Brasileira de Cardiologia. IV Diretriz da Sociedade Brasileira de Cardiologia sobre Tratamento do Infarto Agudo do Miocárdio com Supradesnível do Segmento ST. Arq Bras Cardiol 2009; 93(6 supl.2):e179-e264.

16. Reeder GS, Gersh BJ. Modern management of acute myocardial infarction. Curr Probl Cardiol, October 2000.

17. Antman FM, Hand M, Armstrong PW et al. 2007 Focused update of the ACC/AHA 2004 Guidelines for the Management of Patients With ST-Elevation Myocardial Infarction. A report of the American College of Cardiology/American Heart Association Task Force on Practice. Circulation. 2008.

18. Rawles JM, Kenmure AC. Controlled trial of oxygen in uncomplicated myocardial infarction. Br Med J 1976 May 8; 1 (6018):1121-3.

19. ISIS-4: a randomised factorial trial assessing early oral captopril, oral mononitrate, and intravenous magnesium sulphate in 58,050 patients with suspected acute myocardial infarction. ISIS-4 (Fourth International Study of Infarct Survival) Collaborative Group. Lancet 1995 Mar 18; 345(8951):669-85.

20. GISSI-3: effects of lisinopril and transdermal glyceryl trinitrate singly and together on 6-week mortality and ventricular function after acute myocardial infarction. Gruppo Italiano per lo Studio della Sopravvivenza nell'infarto Miocardico. Lancet 1994 May 7; 343(8906):1115-22.

21. Freemantle N, Cleland J, Young P, Mason J, Harrison J. Beta blockade after myocardial infarction: systematic review and meta regression analysis. BMJ 1999 Jun 26; 318(7200):1730-7.

22. Chen ZM, Pan HC, Chen YP et al. Early intravenous then oral metoprolol in 45,852 patients with acute myocardial infarction: randomised placebo-controlled trial. Lancet 2005 Nov 5; 366(9497):1622-32.

23. Nicolau JC, Timerman A, Piegas LS, Marin-Neto JA, Rassi A. Jr. Guidelines for unstable angina and non-st-segment elevation myocardial infarction of the Brazilian Society of Cardiology (II Edition, 2007). Arq Bras Cardiol 2007; 89(4):e89-e131.

24. ACC/AHA 2007 Guidelines for the management of patients with unstable angina/non ST-elevation myocardial infarction. Circulation 2007; 116:803-77.

25. Sabatine MS, Cannon CP, Gibson M et al. Addition of clopidogrel to aspirin and fibrinolytic therapy for myocardial infarction with ST-segment elevation. N Engl J Med 2005; 352.

26. Keeley EC, Hillis LD. Primary PCI for myocardial infarction with ST-segment elevation. N Engl J Med 2007; 356:47-54.

27. Mattos L, Sousa A, Pinto I. Uma comparação entre a intervenção coronária percutânea de resgate e primária realizadas no infarto agudo do miocárdio: um relato multicêntrico de 9.371 pacientes. Arq Bras Cardiol 2004.

28. Kiernan TJ, Ting HH, Gersh BJ. Facilitated percutaneous coronary intervention:current concepts, promises, and pitfalls. European Heart Journal 2007; 28:1545-53.

29. Bassand JP, Hamm CW, Ardissino D et al. Guidelines for the diagnosis and treatment of non-ST-segment acute coronary syndromes. The task force for the diagnosis and treatment of non-ST-segment acute coronary syndromes of the European Society of Cardiology. Eur Heart J 2007.

30. Killip T, Kimball JT. Treatment of myocardial infarction in a coronary care unit. A two-year experience with 250 patients. Am J Cardiol 1967; 20:457-64.

31. Forrester JS, Diamond G, Chatterjeen K et al. Medical therapy of acute myocardial infarction by application of hemodynamic subsets (first part). N Engl J Med 1976; 295:1356-62.

32. Forrester JS, Diamond G, Chatterjeen K et al. Medical therapy of acute myocardial infarction by application of hemodynamic subsets (second part). N Engl J Med 1976; 295:1404-12.

33. Lee L, Erbel R, Brown TM, Laufer N, Meyer J, O'Neil WW. Multicenter registry of angioplasty therapy of cardiogenic shock: Initial and long-term survival. J Am Coll Cardiol 1991; 17:599-603.

CAPÍTULO 22

Doença Tromboembólica

PARTE A ■ Trombose Venosa Profunda – Diagnóstico e Prevenção

Ernesto Lentz de Carvalho Monteiro

INTRODUÇÃO

A trombose venosa profunda (TVP) constitui patologia de alta incidência, cujo conhecimento deve interessar a todas as especialidades, especialmente as cirúrgicas. Uma vez iniciada, a TVP expõe o paciente à sua maior complicação, a embolia pulmonar (EP), que é mortal em grande porcentagem dos casos. Mesmo tratada em tempo hábil, a TVP pode deixar sequelas, especialmente no que diz respeito ao retorno venoso dos membros inferiores, levando a quadro clínico complexo, de difícil tratamento: a síndrome pós-trombótica (SPT), de alto custo social.

Nem sempre o quadro clínico de TVP é bem definido, e frequentemente a EP é sua primeira manifestação, o que obriga o médico a estar sempre alerta para essa possibilidade, adotando o *raciocínio tromboembólico*, isto é, uma atitude armada, visando à adoção de medidas preventivas nos grupos de risco e a um diagnóstico precoce a partir de fatores circunstanciais, sem esperar sinais clínicos bem definidos.

No Brasil existem poucas publicações estatísticas a respeito da TVP. Maffei, em Botucatu, mostra especial interesse pela matéria e apresenta estatística consistente em pacientes cirúrgicos, registrando elevada incidência (20%) em pacientes com mais de 40 anos de idade submetidos a cirurgias abdominais. Nos EUA, onde os estudos estatísticos são rigorosamente fiscalizados, os dados são alarmantes. Coon revela que naquele país o número estimado de casos fatais e EP fatais/ano é de 150.000 a 200.000, e o número de embolias não fatais é de 300.000. Na mesma publicação, chama a atenção para a importância social da SPT, calculando que nos EUA existem cerca de 7 milhões de pacientes com distrofias cutâneas e 500 mil com úlceras de estase. No Brasil, esses números são muito maiores, considerando-se as precárias condições socioeconômicas e o descaso governamental com a saúde.

FISIOPATOLOGIA

Em 1856, Virchow lançava as bases fisiopatológicas das tromboses, resumidas em sua tríade até hoje verdadeira: (1) alterações endoteliais, (2) alterações do fluxo sanguíneo ou estase venosa (reologia) e (3) alterações no sistema de coagulação (trombofilia). A natureza contrapõe a esses fatores a *anticoagulação*, representada por: (1) mediadores plaquetários, (2) mediadores da anticoagulação e (3) mediadores fibrinolíticos.

Os fatores da tríade de Virchow se desdobram em cinco fenômenos: (1) alterações na coagulação e fibrinólise, (2) obstrução venosa, (3) inflamação perivenosa, (4) reflexo venoarterial e (5) comprometimento linfático.

Cada um dos fenômenos citados determinará alterações que serão responsáveis por sinais e sintomas característicos dos diferentes quadros clínicos:

- **Alterações na coagulação e fibrinólise:** responderão pelos sintomas gerais inespecíficos característicos da fase inicial da TVP: febre, taquicardia, taquipneia, hemossedimentação elevada, leucocitose e inapetência.
- **Obstrução venosa:** responderá pela presença de edema, cianose e circulação colateral.

Capítulo 22 ■ Doença Tromboembólica

- **Inflamação perivenosa:** responderá pela dor espontânea ou provocada, pelos sinais inflamatórios locais e pelos sinais dolorosos no abdome (p. ex., dor na fossa ilíaca direita na TVP da veia ilíaca, simulando apendicite).
- **Reflexo venoarterial:** responderá pela palidez encontrada em alguns casos (*flegmasia alba dolens*).
- **Comprometimento linfático:** responderá pelas adenopatias, às vezes muito dolorosas, e pelo linfedema da SPT.

QUADRO CLÍNICO

O quadro clínico será determinado pela predominância em cada caso de um ou mais dos fenômenos fisiopatológicos descritos anteriormente.

Basicamante, são três as formas clínicas: (1) início embólico, (2) predominância de sintomas gerais e (3) predominância de sintomas locais:

- **Início embólico:** é o quadro traiçoeiro que se inicia com dor torácica aguda, dispneia e escarros hemoptoicos. Emergência grave que leva à morte com frequência, mesmo com terapêutica adequada.
- **Predominância de sintomas gerais:** exige argúcia clínica e "raciocínio tromboembólico" nos grupos de risco, porque consistem em sinais e sintomas absolutamente incaracterísticos. A suspeita clínica é exclusivamente epidemiológica.
- **Predominância de sintomas locais:** (a) início na panturrilha, o mais comum, caracterizado por edema, tensão e dor espontânea ou provocada na panturrilha; (b) início na região ileofemoral, formando grandes edemas, circulação colateral leve e palidez (*flegmasia alba dolens*); (c) início pélvico, acometendo as tributárias da veia ilíaca interna (apresenta sintomas de disúria, quando as veias acometidas são as vesicais; cólicas uterinas, quando as veias acometidas são as uterinas; e trombose hemorroidária, quando as veias acometidas são as hemorroidárias). São sintomas comuns que frequentemente não levam o médico a pensar em TVP.

Diagnóstico diferencial

Edemas por compressão, edema linfático, insuficiência venosa crônica, insuficiência cardíaca, insuficiência renal, disproteinemias, tumores e hematomas, inflamações abdominais (apendicite, anexite), erisipela, eritema nodoso e cisto de Baker são patologias que podem simular TVP, mas que têm outras características clínicas que facilitam sua identificação.

EXAMES COMPLEMENTARES

Importantes em caso de dúvida, os exames complementares deverão ser sempre solicitados para confirmação da suspeita clínica. Em caso de indisponibilidade, o tratamento deverá ser iniciado imediatamente, porque a perda de tempo poderá ser fatal. Os mais empregados são descritos a seguir.

Doppler de onda contínua

Baseia-se na pesquisa do fluxo venoso nos trajetos suspeitos, analisando suas variações após compressões proximais e distais. É realizado com aparelhos portáteis e de fácil manuseio:

- **Vantagens:** realizável em qualquer local onde esteja o paciente; acuidade razoável para tromboses altas.
- **Desvantagens:** pouco adequado para trombos distais ao joelho; não identifica trombos não oclusivos; não diferencia trombose prévia de trombose aguda; não identifica duplicações venosas; não identifica compressões extrínsecas (hematoma, cisto de Baker); prejudicado pelo edema ou pela obesidade; não identifica trombos isolados em veias de difícil acesso; não promove o diagnóstico quando a trombose acomete apenas uma via satélite; altamente dependente da perícia do examinador.

Flebografia

Baseia-se na injeção de contraste iodado em veias do dorso do pé e acompanhamento da subida do contraste por meio de chapas sequenciais:

- **Vantagens:** realizável com qualquer aparelho de raios X, tem custo razoável e fornece excelentes imagens, quando realizado com técnica adequada, sendo por muitos considerado o padrão-ouro.
- **Desvantagens:** uso de contraste endovenoso às vezes em altas doses; desconfortável para o paciente; desvios técnicos frequentes, gerando imagens insatisfatórias; punções problemáticas, quando existem distrofias cutâneas no pé.

Ressonância magnética

Vem ganhando espaço em virtude da excelência das imagens:

- **Vantagens:** não utiliza punção venosa nos pés; não é dolorosa; permite diferenciar uma TVP antiga de uma recente; tem baixo custo, se houver bom uso do equipamento; e possibilita imagens excelentes com o contraste gadolínio.
- **Desvantagens:** inviável para pacientes com marca-passo ou próteses metálicas e problemático para claustrofóbicos (em torno de 5%).

Pletismografia

Avalia a variação volumétrica do membro afetado:

- **Vantagens:** único método que quantifica a insuficiência venosa.
- **Desvantagens:** não promove o diagnóstico anatômico.

Duplex-scan

Ultrassom que fornece fluxo e imagem. Tende a ser o padrão-ouro:

- **Vantagens:** totalmente não invasivo; excelentes imagens mesmo em vasos de pequeno calibre; diagnostica TVP antiga e recente; não necessita de contraste; tem custo inferior ao de outros métodos.
- **Desvantagens:** exige equipamento sofisticado; altamente dependente do examinador.

EPIDEMIOLOGIA

Seu estudo é indispensável para o estabelecimento dos grupos de risco.

Pontos importantes:

1. Não existem variações raciais e geográficas.
2. Nos pacientes de ambulatório, a incidência é maior entre as mulheres. Nos pacientes internados, a incidência é igual.
3. Existe prevalência familiar nos casos de trombofilia familiar, como as síndromes da proteína C ou da antitrombina III.
4. Incidência maior acima de 30 anos de idade.
5. Os contraceptivos orais aumentam em sete vezes a incidência. Após sua interrupção, o risco aumenta seis vezes (surgem lesões proliferativas na íntima, aumento dos fatores II, VII, VIII e X, diminuição da antitrombina III, aumento da produção de trombina, aumento da concentração de fibrina no plasma, diminuição da filtração de hemácias, aumento da adesividade plaquetária).
6. Gravidez e puerpério: aumenta a incidência em 5,5 vezes. Responde por 50% das TVP em mulheres <40 anos de idade. Está presente em 0,5% das gravidezes. Aumenta de três a seis vezes após o parto. É maior nas cesarianas, nos partos complicados e nas gestante que já tiveram TVP (maior estase venosa, alterações hormonais semelhantes às provocadas pelo uso dos anticoncepcionais, maior número de plaquetas e aumento do fator III).
7. Obesidade: aumenta duas vezes o risco.
8. Aumenta 3,5 vezes nos cardiopatas.
9. Aumenta duas vezes nas neoplasias em geral e está presente em um terço dos portadores de carcinoma de pâncreas.
10. Incidência três vezes maior se já ocorreu TVP.
11. Incidência duas vezes maior em pacientes varicosos.
12. Alta incidência nos traumas: torácico (2% a 5%), queimaduras (5% a 8%), lesão medular (14%), fratura pélvica (27%), fraturas da tíbia ou do fêmur (45% a 60%), alta incidência no cateterismo venoso, estimando-se mais de 15% no cateterismo de subclávia.
13. Alta incidência nos pacientes cirúrgicos: aumento da adesividade plaquetária, aumento do número de pla-

quetas, aumento da tolerância à heparina, aumento do fibrinogênio, maior concentração dos fatores da coagulação, diminuição da atividade do cofator da heparina, diminuição da atividade fibrinolítica espontânea e aparecimento de produtos de degradação da fibrina.
14. Aumenta no repouso prolongado e na paralisia: 60% após 10 dias de acidente vascular encefálico (AVE); 30% em Guillain-Barré; 12% na paraplegia aguda; alta incidência nos internamentos de urgência; incidência expressiva após viagens prolongadas.
15. Aumenta nas doenças hematológicas.
16. Incidência duas a três vezes maior na colite ulcerativa, sendo maior nas mulheres (aumento do fator VIII e maior concentração de fibrinogênio).
17. Outros fatores recentemente comprovados: diabetes, infecção, desnutrição, alcoolismo, tabagismo, artrites, enfisema, medicamentos diversos (p. ex., ácido epsilonaminocaproico, alguns antibióticos).

PREVENÇÃO DA TVP/EP

Por que prevenir?

Basta atentar para o que já foi exposto. Resumidamente:

1. Natureza silenciosa da doença.
2. TVP e EP não têm sinais e sintomas patognomônicos, dificultando o diagnóstico em tempo útil.
3. A EP fatal pode ser a primeira manifestação.
4. Na EP, o tratamento é eficaz, mas o óbito pode ocorrer antes da ação dos medicamentos.
5. TVP não diagnosticada expõe o paciente a SPT e a futuros episódios de TVP ou EP.
6. A monitoração sistemática para tratamento precoce é inviável em razão do alto custo, e tem valor relativo.

Quando prevenir?

Medidas preventivas devem ser adotadas quando o paciente se enquadra nos "grupos de risco", os quais são deduzidos a partir das constatações epidemiológicas e podem ser assim resumidos:

- **Pacientes cirúrgicos:** cirurgia ortopédica, cirurgia oncológica, cirurgia ginecológica, mesmo a perineorrafia, cirurgia prostática, cirurgia gástrica, cirurgia ginecológica, cirurgia vesicular, cirurgia laparoscópica, herniorrafias etc.
- **Obstetrícia:** distócias, cesáreas, fórceps, hemorragias, infecção, repouso prolongado.
- **Traumas:** fraturas, contusões, rupturas musculares, aparelhos gessados, repouso prolongado etc.
- **Infusão EV:** prolongada ou por cateterismo.
- **Estrógenos:** anticoncepção e terapia de reposição hormonal (TRH).
- **Pancreopatias.**

Capítulo 22 ■ Doença Tromboembólica

- **Trombofilia.**
- **Pacientes neurológicos.**
- **Pacientes em terapia intensiva.**
- **Internamento prolongado.**

A análise dos fatores de risco presentes em cada caso levará à adoção de medidas preventivas nas mais diferentes situações clínicas ou cirúrgicas. Para a adoção de *protocolos* de prevenção é possível classificar os pacientes em quatro grupos: risco baixo, risco moderado, risco alto e risco muito alto.

Salzman e Hirsh propõem interessante classificação para pacientes cirúrgicos, a qual poderá servir de base para o estabelecimento de protocolos (*guidelines* nos EUA e na Europa). Sua classificação é a seguinte:

- **Risco baixo:** pacientes com menos de 40 anos de idade, submetidos a cirurgias de pequeno ou médio porte, não enquadrados em patologias de risco.
- **Risco moderado:** pacientes com mais de 40 anos de idade submetidos a cirurgias de maior porte, não enquadrados em patologias de risco.
- **Risco alto:** pacientes com mais de 40 anos de idade submetidos a cirurgias de maior porte; presença de fatores de risco ou infarto agudo do miocárdio.
- **Risco muito alto:** pacientes com mais de 40 anos de idade submetidos a cirurgias de maior porte; tromboembolismo prévio; doença maligna; cirurgia ortopédica; AVE e trauma medular.

Essa classificação pode ser transposta aos pacientes clínicos, especialmente os internados, substituindo a condição de cirurgias de pequeno, médio ou grande porte por casos clínicos de gravidade pequena, média ou alta.

Como prevenir?

Medidas gerais de prevenção

Independentemente de prevenção medicamentosa, várias medidas gerais de prevenção deverão ser adotadas, mesmo na ausência de fatores de risco. Consistem em cuidados primários que deverão ser realizados pelos médicos ou pela enfermagem e que visam a diminuir a estase venosa e incluem as seguintes medidas:

1. Reduzir o período de internamento, sempre que possível.
2. Proceder à movimentação ativa e passiva nos pacientes internados, especialmente no período pós-operatório.
3. Nunca deixar o paciente em posições que provoquem compressão muscular dos membros inferiores, especialmente nas panturrilhas.
4. Manter membros inferiores elevados. Fazer isso elevando o colchão no nível dos pés ou os próprios pés da cama. Nunca colocar travesseiros sob as panturrilhas, o que comprimiria a musculatura.

5. Proteção especial quando forem usadas perneiras nas cirurgias, principalmente nas cirurgias ginecológicas e obstétricas.
6. Nunca puncionar ou cateterizar veias de membros inferiores.
7. Tratar com rigor edemas e infecções dos membros inferiores.
8. Massagens de deslizamento ascendente nos membros inferiores dos pacientes imobilizados.
9. Enfaixamento dos membros inferiores com técnica correta logo após a entrada do paciente na sala de cirurgia. É medida importante, devendo ser mantida no período pós-operatório até plena deambulação.
10. Após plena deambulação, o enfaixamento poderá ser substituído por meias elásticas, que são eficientes para o paciente que está em ambulatório, porque interagem com o movimento muscular, aumentando a ação da bomba muscular. Não são adequadas para substituir o enfaixamento nas situações acima descritas.
11. Cuidados redobrados com os grupos de risco.

Prevenção medicamentosa

Varfarina. Esse medicamento antivitamina K é universalmente aceito como o melhor agente para prevenção da TVP/EP nos grupos de risco, embora apresente discreta elevação no risco de hemorragia, na maior parte das vezes decorrente do mau uso. Pode-se dizer que as outras opções medicamentosas, as quais serão citadas a seguir, vivem de suas contraindicações.

Sua administração se faz de maneira simples, havendo duas opções: a primeira com dois ou três comprimidos no primeiro dia, dois no segundo e um no terceiro, dosando-se a protrombina no quarto dia, o que orientará quanto às doses diárias seguintes e à data da nova dosagem, habitualmente semanais. A medida da protrombina é dada pelo fator de correção RNI, que nos casos de risco moderado deverá estar entre 2,5 e 3,0, podendo chegar a 3,5 nos casos de risco elevado. A segunda opção consiste na administração de um comprimido ao dia durante 5 dias, fazendo a primeira dosagem no sexto dia. Ambas as opções são aceitas.

Para maior segurança a varfarina deverá ser tomada sempre à mesma hora, preferencialmente distante dos horários das refeições. O melhor horário é entre 16h e 17h, momento em que, nos dias de dosagem, se sabe a nova orientação, uma vez que a dosagem já terá sido feita pela manhã e o resultado comunicado ao médico assistente.

Observações importantes:

1. A varfarina não se presta para prevenção de TVP/EP no paciente cirúrgico, uma vez que são necessários vários dias para o estabelecimento da dose, além de haver grande risco de hemorragia.
2. Por atravessar a placenta, é absolutamente contraindicada na gravidez.

3. É também eliminada pelo leite materno, o que limita seu uso no período de lactação. Se for necessária, o recém-nascido deverá receber complemento de vitamina K.
4. Exige disciplina por parte do paciente, sendo seu uso, portanto, limitado para idosos sem perfeito uso da razão.
5. Só deve ser usada onde houver acesso a laboratorista de confiança que disponha de trombroplastina nova.
6. Impróprio para pacientes com distúrbios hepáticos, especialmente os ictéricos.
7. Contraindicação absoluta nos bloqueios neuraxiais.

Heparinas. A heparina convencional (HC) consiste em uma mistura heterogênea de polissacarídeos sulfatados com peso molecular (PM) entre 5.000 e 30.000 (média de 12.000 a 15.000). Sua ação anticoagulante se manifesta basicamente em duas etapas: inibição sobre a fase inicial da via comum (ação anti-FXa) e inibição sobre a trombina (ação anti-FIIa).

Sua atividade anticoagulante provém de uma sequência pentassacárdea específica com alta afinidade para antitrombina III (AT III). O complexo heparina-AT III inativa o fator Xa da coagulação (ação anti-FXa).

Para a inativação da trombina pela heparina é necessária a ligação entre a heparina, a AT III e a trombina (ação anti-FIIIa ou antitrombina). Para que esse complexo se forme é essencial que a heparina contenha sequências pentassacárdeas de pelo menos 18 unidades, incluindo a sequência de pentassacárdeos. Esse complexo heparina-AT III-trombina é capaz de prolongar o PTTa. A HC apresenta atividade similar entre a ação anti-Fxa e a anti-FIIa.

Adicionalmente, a HC ativa um terceiro sistema de inibição da coagulação, com ação seletiva sobre as serinoproteases da coagulação, o sistema cofator II da heparina.

Na década de 1970 foram desenvolvidas técnicas para fracionamento da heparina (despolimerização enzimática, com a heparinase, ou química, com a hidrólise alcalina, ou por ácido nítrico. Essa quebra gerou produtos de peso muscular (PM) entre 4.000 e 6.000. Sessenta por cento têm moléculas com PM entre 2.000 e 8.000, constituindo as heparinas de baixo peso molecular (HBPM); na HC, apenas 15%. Uma vez que quase não contêm a sequência longa de pentassacárdeos, requerida para a ação anti-FIIa, sua ação anticoagulante depende quase que exclusivamente da artividade anti-FXa. Deve ser lembrado que apenas 15% das molécula da HC estão nessa faixa. Assim, as HBPM perdem a capacidade de prolongar o PPTa, retendo apenas a atividade anti-FXa. Além disso, as moléculas de baixo PM interagem menos intensamente com outras proteínas plasmáticas e com as plaquetas (ver adiante), tornando-as mais seguras, com menor risco hemorrágico.

De modo diferente das HC, as HBPM não são afetadas pelo fator plaquetário 4 (PF4), um dos inibidores da coagulação, liberado pelas plaquetas. Também o FXa associado a plaquetas é acessível à ação das HBPM, ao contrário das HC. Adicionalmente, as HBPM interferem menos intensamente com a agregação plaquetária que as HC.

A vida média das HBPM é de 3 a 4 horas, duas a quatro vezes maior que a da HC.

A biodisponibilidade das HBPM é de 100% (a da HC é de 30%), tornando possível sua aplicação terapêutica em doses diárias ou duas vezes ao dia.

Outro ponto importante é que a eliminação das HBPM é preferencialmente renal (diferente das HC, que sofrem eliminação endotelial e renal), o que torna seus efeitos terapêuticos mais previsíveis que os das HC.

A seguir, são expostos os esquemas mais adotados mundialmente na prevenção da TVP/EP com as HC e as principais HBPM.

Heparina convencional no paciente cirúrgico
- **Pacientes com risco moderado:** 5.000U 12 horas antes do ato cirúrgico + 5.000U após o início do ato cirúrgico + 5.000U de 24/24 horas até deambulação plena, *na ausência de complicações ou outros fatores de risco*, situações em que a medicação deverá ser mantida *sine die*.
- **Pacientes com risco alto:** 5.000U 12 horas antes + 5.000U após início do ato cirúrgico + 5.000U de 12/12 horas até deambulação plena, *na ausência de complicações ou outros fatores de risco*, situações em que a medicação deverá ser mantida *sine die*.

Heparina convencional nos pacientes clínicos
- **Pacientes com risco moderado:** 5.000U de 24/24 horas, enquanto persistirem os fatores de risco.
- **Pacientes com risco alto:** 5.000U de 12/12 horas, enquanto persistirem os fatores de risco.

Heparina convencional em baixa dosagem no bloqueio neuraxial
- **Interrupção:** 4 horas antes da punção.
- **Reinício:** 1 hora após a punção; 12 horas após retirada do cateter.
- **Controle laboratorial:** plaquetas após quinto dia.

Heparina convencional em alta dosagem no bloqueio neuraxial
- **Interrupção:** 4 horas antes.
- **Reinício:** 1 a 2 horas após punção; 12 horas após retirada do cateter.
- **Controle laboratorial:** PPTa e plaquetas após 5 dias.

Enoxaparina nos pacientes cirúrgicos
- **Pacientes com risco moderado:** 20mg 12 horas antes + 20mg após início do ato cirúrgico + 20mg de 24/24 horas até deambulação plena, *na ausência de complicações ou outros fatores de risco*, situações em que a medicação deverá ser mantida *sine die*.
- **Pacientes com risco alto:** 40mg 12 horas antes + 40mg após início do ato cirúrgico + 40mg de 24/24 horas até deambulação plena, *na ausência de complicações ou outros*

fatores de risco, situações em que a medicação deverá ser mantida *sine die*.

Enoxaparina nos paciente clínicos
- **Pacientes com risco moderado:** 20mg/dia enquanto persistirem os fatores de risco.
- **Paciente com risco alto:** 40 a 30mg/dia enquanto persistirem os fatores de risco.

Nadroparina nos pacientes cirúrgicos
- **Pacientes com risco moderado:** 0,3mL (7.500U) 12 horas antes + 0,3mL após início do ato cirúrgico + 0,3mL de 24/24 horas até plena deambulação, *na ausência de complicações ou outros fatores de risco*, situações em que a medicação deverá ser mantida *sine die*.
- **Pacientes com risco alto:** 100U/kg 12 horas antes + 100U/kg após início do ato cirúrgico + 100U/kg 24 e 48 horas após início do ato cirúrgico + 150U/kg após 72 horas + 150U/kg 24/24 horas até plena deambulação, *na ausência de complicações ou outros fatores de risco*, situações em que a medicação deverá ser mantida *sine die*.

Nadroparina nos pacientes clínicos
- **Pacientes com risco moderado:** 7.500U/dia enquanto persistirem os fatores de risco.
- **Pacientes com risco alto:** 100U/kg/dia até o terceiro dia + 150U/kg/dia do quarto dia em diante, enquanto persistirem os fatores de risco.

Dalteparina nos pacientes cirúrgicos
- **Pacientes com risco moderado:** 2.500UI 12 horas antes + 2.500UI após início do ato cirúrgico + 2.500UI/dia até plena deambulação, *na ausência de complicações ou outros fatores de risco*, situações em que a medicação deverá ser mantida *sine die*.
- **Pacientes com risco alto:** 5.000UI 12 horas antes + 5.000UI após início do ato cirúrgico + 5.000UI/dia até plena deambulação, *na ausência de complicações ou outros fatores de risco*, situações em que a medicação deverá ser mantida *sine die*.

Dalteparina nos pacientes clínicos
- **Pacientes com risco moderado:** 2.500UI/dia, enquanto persistirem os fatores de risco.
- **Pacientes com risco alto:** 5.000UI/dia enquanto persistirem os fatores de risco.

Heparinas de baixo peso molecular em baixa dosagem nos bloqueios neuraxiais
- **Interrupção:** 10 a 12 horas antes.
- **Reinício:** 4 horas após punção; 12 horas após retirada do cateter.
- **Controle laboratorial:** plaquetas após 5 dias.

Prevenção com aparelhos de compressão pneumática intermitente

Essa opção é muito importante e deve ter sua aplicação mais generalizada.

Os aparelhos consistem em botas pneumáticas colocadas nos membros inferiores e que são insufladas por bombas que funcionam em intermitência automática. A compressão promove o retorno venoso. Os melhores modelos têm essas botas divididas em vários segmentos transversais, os quais são insuflados escalonadamente na direção dos pés para as coxas, promovendo retorno venoso mais fisiológico.

Vários trabalhos têm demonstrado sua eficácia preventiva, o que é muito importante nos casos em que a prevenção medicamentosa é contraindicada ou perigosa. Hull *et al.* publicaram expressiva estatística sobre pacientes submetidos a cirurgia de quadril. Com grupo controle de 158 pacientes e grupo tratado de 152, observaram, neste último, diminuição na incidência de TVP da ordem de 50%.

CONSIDERAÇÕES FINAIS
Tratamento ambulatorial ou tratamento hospitalar

O emprego da minidose de heparina cálcica por via subcutânea para prevenção da TVP/EP, foi um grande avanço que logo cedeu espaço para as heparinas de baixo peso molecular (HBPM), as quais se mostram estatisticamente mais eficazes. Logo surgiram trabalhos preconizando o emprego das HBPM para tratamento das tromboses estabelecidas e, em consequência, o seu tratamento ambulatorial, "evolução que merece considerações".

Nas tromboses distais – veias tibiais, fibulares e musculares, sem edema; dor e/ou impotência funcional do membro afetado –, admite-se o tratamento domiciliar desde que o paciente tenha nível cultural para entender a gravidade da doença e tenha condições para afastar-se do trabalho, manter-se em repouso e saber o momento de solicitar a presença do seu médico, se ocorrer piora do quadro clínico. Caso contrário, o internamento é mandatório e a substituição das HBPM por heparina convencional endovenosa deve ser feita por ser de ação mais rápida e, portanto, mais segura.

Nas tromboses tronculares a partir da veia poplítea o tratamento domiciliar ambulatorial é temerário em virtude das complicações possíveis da fase aguda (a embolia pulmonar é a mais temida), somente diagnosticáveis, a tempo, pela rotina de vigilância contínua em pacientes internados. Nessas tromboses mais altas e mais graves a heparinoterapia endovenosa, preferencialmente por bomba de infusão contínua, é a opção correta por ser mais segura em virtude de sua ação imediata.

Fisiopatologia das tromboses venosas superficiais

A fisiopatologia das tromboses venosas superficiais, impropriamente chamada de tromboflebite, é completamente diferente da fisiopatologia das tromboses venosas profundas uma vez que sua origem é sempre parietal e totalmente oclusiva, motivo pelo qual não são consideradas grupo de risco para embolia pulmonar. Entretanto, nas tromboses superficiais tronculares altas de veias safenas tanto a magna como a parva, bem como nas proximidades de grandes veias comunicantes. Existe a possibilidade de progressão do trombo para veias profundas. Isso obriga o médico a avaliar a extensão e a localização dos trombos superficiais pelo exame clínico ou pelo *duplex scan* e, nas eventualidades descritas, tratar as tromboses venosas superficiais com anticoagulação venosa ou subcutânea.

Enfaixamento

O enfaixamento dos membros inferiores nas cirurgias consideradas de risco para TVP, quando bem feito, é muito superior à pretensa proteção com as chamadas meias antitrombos, que só se amoldam a membros bem conformados com boa musculatura, baixo grupo de risco, portanto. O ideal seria mesmo a compressão pneumática intermitente sequencial, pouco empregada entre nós, embora, há mais de três décadas, tenha sua eficiência preventiva comprovada pelos trabalhos de Kaker.

Viagens de longa distância

Pelo grande aumento das viagens internacionais em voos de longa distância, tornou-se relativamente comum a ocorrência de TVP/EP durante o voo ou após a chegada. O fato é antigo e não se restringe apenas a viagens de avião e sim a qualquer longa viagem em imobilidade com os membros inferiores pendentes e imóveis. Essa ocorrência, aliás, foi descrita pela primeira vez com os patrulheiros noturnos de Londres. Em minha vivência com o assunto tenho casos em caminhoneiros, sabidamente imprudentes em longas viagens sem escala. Chamo também a atenção, com base também em minha vivência pessoal, para a ocorrência de TVP/EP até no terceiro dia após a chegada, demonstrando que os efeitos danosos da estase venosa não terminam com a chegada ao destino.

Pelo exposto conclui-se que a orientação aos viajantes de longa distância é assunto de utilidade pública e deve ser divulgado.

Cuidados a serem observados:

a. **Aplicar apenas 1 ampola de HBPM na véspera, prática comum, é incorreto.** A primeira dose deve ser aplicada 12 horas antes da partida, seguindo-se mais duas ou três com intervalo de 24 horas, dependendo da presença dos fatores de risco.

b. **Observar:** roupas leves e soltas, sem cintos ou modeladores. Sapatos fechados. Meias elásticas adequadas a cada um, movimentação durante o voo, não tomar sedativos e fazer uso moderado de bebidas alcoólicas, para não dormir o tempo todo.

c. **Na dúvida**, consultar seu médico.

Varfarina

A "varfarina" é a medicação anticoagulante por via oral mais empregada mundialmente como prevenção clínica da trombose venosa e no tratamento complementar após a fase aguda da doença. É usada também para prevenção da formação de trombos intracardíacos em situações diversas como na fibrilação atrial e em portadores de próteses valvares. Não é usada na prevenção da TVP/EP em pacientes cirúrgicos, e é proibida durante a gravidez e lactação. É medicação segura quando bem controlada e a dosagem para cada caso é determinada com razoável precisão pela medida do tempo de protrombina (RNI).

Estudos recentes, liderados pela escola canadense, permitiram a introdução no mercado de medicamentos anticoagulantes orais com a proposta de dosagem empiricamente determinada e que não necessita de controle por exame de sangue. Em nosso meio a substância que tem sido agressivamente introduzida é a "rivaroxabana", empregada, a meu ver, indiscriminadamente.

Claro que seria o desejo de todos evitar a repetição de exames de sangue, em que pese a atual facilidade complementar para a medida do tempo de protrombina por meio de equipamentos que permitem, com relativa segurança, a dosagem domiciliar por punção digital realizada pelo próprio paciente, a exemplo do que acontece com os glicosímetros para os pacientes diabéticos. Vejo, entretanto com reserva a adoção dessa nova substância para substituir a varfarina usada há vários decênios e com bons resultados.

Além da falta de controle pela ausência de exames rotineiros para medir sua ação existe ainda uma forte objeção que é a inexistência de antídotos para seu bloqueio em situações hemorrágicas.

Fica a advertência.

PENSAMENTO FINAL

A trombose venosa profunda é doença grave, de alta incidência, frequentemente silenciosa, algumas vezes complicada com a embolia pulmonar, e muitas vezes mortal. Quando não tratada adequadamente deixa a grave sequela periférica, a síndrome pós-trombótica, de tratamento difícil, podendo levar até à invalidez.

A possibilidade de TVP/EP deve estar presente no raciocínio clínico de todos os médicos que devem conhecer bem os grupos de risco já descritos neste capítulo, donde o meu conselho, pedindo perdão pelo neologismo: "Raciocinar *tromboembolicamente* nos grupos de risco".

Bibliografia

Bergqvist D, Matzsch T. Cost-benefit aspects on thromboprophylaxis. Haemostasis 1993; 23(suppl):15-9.

Carson JL. Subcutaneous unfractionated heparin vs low-molecular-weight heparin for acute thromboembolic disease issues of efficacy and cost. JAMA 2006; 296(8):991-3.

Castro Silva M. Venous-thromboembolism in the state of Minas Gerais and its projections to Brazil. Int Angiol 1997; 16:193-6.

Clagett GP, Anderson FA, Heit J et al. Prevention of venous rhromboembolism. IV ACCP Consensus Conference on Antithrombotic Therapy. Chest 1995; 108(suppl):312-34.

Collins R, Scrimgeour A, Yusuf S et al. Reduction in fatal pulmonary embolism and venous thrombosis by perioperative administration of subcutaneous heparim. N Engl J Med 1988; 318:1.162-73.

Goldhaber FZ, Grodstein F, Stampfer MJ et al. A prospective study of risk factors for pulmonary embolism in women. JAMA 1997; 1.277:1933.

Hull RD, Raskob GE, Gent M et al. Effectiveness of intermittent pneumatic leg compression for preventing deep vein thrombosis after total hip replacement. JAMA 1990; 263:2.313-17.

Kearon C, Hirsh J. Starting prophylaxis for venous thromboembolism postoperatively. Arch Intern Med 1995; 155:366-72.

Maffei FHA, Guerra CCG, Mesquita KC et al. Trombose Venosa Profunda no Brasil. São Paulo, Rhodia Farma, 1997.

Maffei FHA, Rollo HA. Trombose venosa profunda dos membros inferiores: Incidência, patogenia, patologia, fisiopatologia e diagnóstico In: Maffei FHA, Rollo HA (eds.). Doenças vasculares periféricas, 4ª edição, Guanabara Koogan, 2008. Capítulo 107.

Monteiro, ELC. Trombose venosa profunda: Diagnóstico e prevenção. In: Monteiro e Santana. Técnica cirúrgica. Editora Guanabara Koogan, 1996, Cap. 16.

Wittkowsky AK, Nutescu EA, Blackburn J et al. Outcomes of oral anticoagulant therapy managed by telephones vs in-office visits in an anticoagulation clinic setting. CHEST 2006; 130(5):1385-9.

PARTE B ■ Tromboembolismo Pulmonar

Lucas Ferreira Santana
Fabiana Bastos
José Carlos Serufo

INTRODUÇÃO

Tromboembolismo venoso (TEV) constitui-se de duas entidades intimamente relacionadas: o tromboembolismo pulmonar (TEP) e a trombose venosa profunda (TVP), e ambas as condições cursam com grande proximidade.

TEP é uma patologia frequente no Brasil, e seu diagnóstico é um desafio. A oclusão vascular aguda no leito pulmonar pode desencadear desde um quadro benigno de tosse até uma emergência médica potencialmente fatal. É importante causa de morbimortalidade tanto em pacientes cirúrgicos como clínicos.

A apresentação clínica inespecífica e extensa leva a inúmeros diagnósticos alternativos e, portanto, incorretos. Essa afecção é difícil de ser diagnosticada, podendo passar despercebida e evoluir para óbito ou recuperação, mesmo quando negligenciada.

Dependendo da apresentação clínica, a terapia inicial é direcionada para a desobstrução do trombo oclusivo ou para a prevenção de eventos recorrentes. Independentemente da opção, é importante que seja iniciada precoce-

mente, pois aumenta a taxa de sobrevida, sobretudo nos casos graves.

É dever dos profissionais da área da saúde atuar não só no tratamento do TEP, mas também na prevenção. O motivo para isso é que os fatores de risco, em sua grande parte, são modificáveis, e a sequela de um evento tromboembólico agudo ou crônico é fonte importante de morbidade, levando à perda de estado funcional orgânico e à diminuição da qualidade de vida.

CONCEITO

O TEP consiste na obstrução da artéria pulmonar ou de um de seus ramos por um trombo que geralmente tem origem na circulação venosa sistêmica. Consequentemente, há redução ou interrupção do fluxo sanguíneo pulmonar para a área afetada.

Temporalmente, o TEP pode ser dividido em agudo e crônico. O TEP agudo cursa com sinais e sintomas precoces, que ocorrem imediatamente após a obstrução arterial. O crônico, por outro lado, leva a um quadro de dispneia progressiva que se deve, sobretudo, à hipertensão pulmonar.

O quadro agudo pode ainda ser dividido em maciço e submaciço. O quadro maciço deve ser suspeitado quando o paciente desenvolve hipotensão associada a elevada pressão venosa central não explicada por outra causa, como infarto agudo do miocárdio (IAM), tamponamento pericárdico, pneumotórax hipertensivo ou arritmias. Trata-se de um quadro crítico que pode levar a grave disfunção ventricular direita e morte. A maioria dos óbitos ocorre entre 1 e 2 horas após o evento.

Qualquer outro quadro de TEP que não se enquadre na definição de maciço é classificado como submaciço.

FATORES DE RISCO

Em 1894, Rudolph Virchow foi o primeiro a propor que a trombose seria consequência de pelo menos um de três distúrbios: hipercoagulabilidade sanguínea, estase sanguínea e lesão endotelial. Desde então tem se tornado cada vez mais claro que essa é de fato a base fisiopatológica da formação dos trombos, e sem essa tríade não há sua concretização. Todos os fatores de risco expostos a seguir se encaixam em pelo menos um dos critérios já propostos, mas com graus diferentes de influência.

Embora não se identifique um fator de risco predisponente, em cerca de 26% a 46% dos casos, um ou mais costumam ser referidos na maioria dos doentes que apresentaram TEP. Usualmente, a doença costuma ocorrer por um somatório de fatores: aqueles inerentes ao paciente e os fatores ambientais. A Tabela 22.1 expõe os principais fatores.

Um dos eventos mais relevantes no desenvolvimento da doença é o envelhecimento, que leva ao aumento ex-

Tabela 22.1 ■ Fatores de risco para doença tromboembólica

Fator predisponente		
Risco maior	**Risco moderado**	**Risco pequeno**
Fratura de quadril ou fêmur	Cirurgia por artroscopia em joelho	Paciente acamado <3 dias
Substituição (prótese) de quadril ou joelho	Cateter venoso central	Imobilidade (p. ex., sentado em poltrona de carro ou avião)
Cirurgia de grande porte	Quimioterapia	Idade avançada
Trauma de grande porte	Insuficiência cardíaca crônica ou insuficiência respiratória	Cirurgia laparoscópica
Lesão medular	Terapia de reposição hormonal	Obesidade
	Malignidade	Gravidez em seu pré-parto (anteparto)
	Uso de contraceptivo oral	Veias varicosas
	AVE paralítico	
	Pós-parto	
	TVP prévia	
	Trombofilia	

AVE: acidente vascular encefálico.

ponencial do risco. A idade média dos pacientes com essa afecção é de 62 anos, e 65% deles têm 60 anos ou mais. Em indivíduos com mais de 80 anos de idade, o risco aumenta oito vezes, se comparado ao de pessoas com menos de 50 anos de idade.

Atualmente, pesquisas têm demonstrado a associação do TEP idiopático com eventos cardiovasculares, como IAM e AVE. Há também uma possível ligação com hipertensão arterial e tabagismo. Tal fato indica relação entre tromboembolismo arterial e venoso.

É importante notar que diversos fatores de risco são modificáveis. Consequentemente, a taxa de TEP pode diminuir significativamente apenas com mudanças no estilo de vida. Nesse contexto, é de fundamental importância o papel do médico que atua no sistema primário de saúde, pois cabe a ele utilizar essa informação como ferramenta para prevenção de futuros casos de TEP.

EPIDEMIOLOGIA

Apesar dos evidentes avanços e pesquisas no que diz respeito ao tratamento e à prevenção do TEV, este continua a ser a principal causa de morte súbita em pacientes hospitalizados e o principal responsável pela mortalidade de mulheres durante a gestação e o puerpério.

TEV ocorre pela primeira vez em cerca de 100 para cada 100.000 habitantes nos EUA anualmente. Se nos indivíduos <15 anos de idade a incidência é inferior a 5 por 100.000, entre aqueles >80 anos essa incidência sobe drasticamente para cerca de 500 por 100.000. Aproximadamente 66% dos pacientes com TEV vão desenvolver TVP isolada, enquanto os outros 33% vão desenvolver TEP associado ou não à TVP.

Influências étnicas não são muito relevantes no Brasil, uma vez que nele está presente uma intensa miscigenação. Nos EUA, por outro lado, estudos revelaram chance maior de TEV idiopático em afro-americanos, seguido de caucasianos, hispânicos e nativos da Ásia/Pacífico. Uma hipótese encontrada para a menor incidência entre os his-

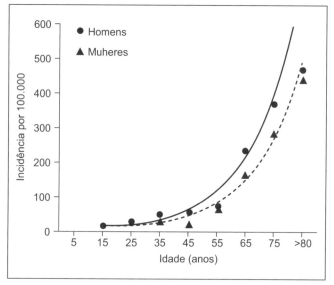

Figura 22.1 ■ Frequência do TEP em função da idade em homens e mulheres.

pânicos e nativos da Ásia/Pacífico é a menor incidência de fatores genéticos predisponentes, como mutação no fator V de Leiden.

A idade tem importância fundamental na incidência de TEP, já que sua correlação é um aumento exponencial de eventos com o passar dos anos, como mostra a Figura 22.1.

Embora o uso de contraceptivos orais e a reposição hormonal sejam um fator que sabidamente eleva as chances de um evento tromboembólico, não há estudos demonstrando diferenças significativas entre o sexo masculino e o feminino no que diz respeito à incidência dessa entidade nosológica.

HISTÓRIA NATURAL DA DOENÇA

A maioria dos episódios de TEP é consequência de um evento de TVP. Logo, na história natural da doença devem ser avaliadas ambas as condições simultaneamente.

Os primeiros estudos a respeito da história natural do TEP foram feitos em 1969, em pacientes submetidos a cirurgias ortopédicas. Foi evidenciado que 30% desses pacientes desenvolveram TVP. Sem tratamento com anticoagulação, 20% a 25% dos trombos da panturrilha evoluíram para trombos de veias poplíteas e femorais, causando TVP proximal. Sem tratamento, metade desses trombos proximais evoluiu para TEP.

TVP normalmente se inicia nas panturrilhas, de onde pode se estender para as veias proximais e posteriormente se desprender e causar TEP. Cada um desses estágios (TVP na panturrilha, TVP em veias proximais e TEP) pode ou não estar associado a sintomas. A apresentação sintomática depende da extensão do trombo, da presença de circulação colateral, da gravidade de oclusão vascular associada e da inflamação. Outro fator relevante é a tolerância dos pacientes aos sintomas (TEP moderado pode ser assintomático nequeles previamente hígido e grave naqueles com disfunção cardiopulmonar prévia). Os locais de origem mais comum de TEP são as veias profundas da coxa e da pelve, principalmente ilíacas, femorais e pélvicas.

TEP ocorre cerca de 3 a 7 dias após o surgimento de TVP e pode ser fatal em até 10% dos eventos, especialmente quando não diagnosticada. TEP se apresenta como choque ou hipotensão em 10% das vezes. Em 50% não há sinais de choque, mas há evidência de disfunção de ventrículo direito (VD) e/ou lesão miocárdica, o que indica pior prognóstico. Após um episódio agudo de embolia pulmonar, observa-se a restauração da perfusão pulmonar em 66% dos indivíduos tratados. Noventa por cento dos eventos que chegam a óbito não têm diagnóstico e tratamento para TEP. Uma complicação crônica dessa patologia é o surgimento de hipertensão pulmonar, que ocorre em 0,5% a 5% dos pacientes.

As chances de recorrência são semelhantes para TEP e TVP, independente da manifestação inicial. Há maior chance de recorrência quando se trata de doença tromboembólica idiopática. O risco de morte é maior no episódio de recorrência. Sem anticoagulação, 50% dos pacientes terão recorrência de TVP proximal ou TEP em até 3 meses.

FISIOPATOLOGIA

As consequências do TEP são principalmente duas: hemodinâmicas e respiratórias. Ambas dependerão da extensão do território pulmonar acometido, das condições cardiológicas prévias e do passado mórbido do paciente.

Consequências hemodinâmicas

A resposta hemodinâmica ao TEP dependerá do tamanho do êmbolo, da coexistência de doença cardiopulmonar, dos efeitos neuro-hormonais e do tempo durante o qual houve a obstrução. A descompensação hemodinâmica ocorrerá não só em razão da obstrução física do êmbolo, mas também em virtude da liberação de mediadores inflamatórios, como serotonina e fator de ativação plaquetária das plaquetas, trombina e peptídeos vasoativos C3a do plasma e histamina dos tecidos.

Inicialmente, a obstrução leva ao aumento da resistência arterial não somente em função do trombo, mas também devido à vasoconstrição hipoxêmica, à liberação de fatores humorais e à vasoconstrição por reflexos neurais. Consequentemente, há aumento na pressão da artéria pulmonar, que pode dobrar, chegando até 40mmHg.

Devido ao aumento da pós-carga no VD, pode haver dilatação ventricular, hipocinesia, regurgitação tricúspide com dilatação anular dessa valva e, finalmente, falência de VD. Todo esse processo é dinâmico e progressivo, demorando de 12 a 48 horas para haver a falência de VD (quando esta ocorre). Durante esse intervalo, os níveis pressóricos do paciente podem manter-se estáveis, dando a falsa impressão de estabilidade hemodinâmica. No entanto, após o desenrolar desse processo pode haver queda abrupta da pressão arterial (PA), levando à parada cardíaca. Associado a esse fato, o aumento da pós-carga de VD pode levar à diminuição da pré-carga do ventrículo esquerdo (VE), o que diminuirá ainda mais o débito cardíaco, contribuindo para hipotensão e choque.

O aumento do VD causa desvio do septo interventricular para a esquerda, o que revela uma dependência interventricular. O VD continua a se contrair no final da sístole, quando o VE já está em período de relaxamento. O septo interventricular então achata-se durante a sístole e desvia-se para a esquerda durante a diástole, causando um movimento septal paradoxal que modifica a arquitetura usual do VE. Consequentemente, há prejuízo no enchimento de VE devido à menor distensibilidade de suas paredes durante a diástole. A contração atrial esquerda passa a ter então maior contribuição para o enchimento de VE, o que resultará em uma onda A proeminente no ecocardiograma muito maior que a onda E.

Com o aumento do estresse na parede do VD, pode haver o surgimento de isquemia cardíaca, pois o aumento na pressão do VD comprime a coronária direita, diminuindo a perfusão subendocárdica. Os microinfartos gerados elevam a troponina e a distensão da parede eleva o BNP.

Consequências respiratórias

Assim como as consequências hemodinâmicas, as respiratórias dependem do tamanho do êmbolo, da extensão da oclusão vascular, da presença de comorbidades cardiopulmonares e do tempo decorrido desde o início do quadro.

O TEP prejudica a troca gasosa de O_2 e CO_2 nos pulmões. Há diminuição da PO_2 e da $satO_2$ (hipoxemia) e aumento do gradiente da tensão alvéolo-arterial de oxigênio.

Espaço morto alveolar

Em pacientes com TEP agudo, há aumento do espaço morto, pois o pulmão continua a ventilar certas áreas que são pouco ou nada perfundidas. O aumento do espaço morto dificulta a eliminação de CO_2; no entanto, o estímulo aos quimiorreceptores medulares à hipercapnia irá aumentar o total de ventilações/minuto. Como consequência, haverá diminuição ou pelo menos normalização da pCO_2. Essa compensação contribui para a percepção da dispneia experimentada pelo paciente. Gasometria arterial revelando hipercapnia é sugestiva de TEP maciço. Pacientes portadores de doença pulmonar obstrutiva crônica (DPOC) ou insuficiência cardíaca podem não ser capazes de realizar essa adaptação, desenvolvendo quadro de insuficiência respiratória aguda.

Hipoxemia

Vários fatores podem explicar o surgimento da hipoxemia no contexto do TEP. Dentre eles, o mais relevante é o distúrbio na relação ventilação/perfusão. Ao contrário do pulmão normal, no qual há boa correlação entre fluxo sanguíneo e ventilação, no TEP o sangue é redistribuído. O sangue é desviado do leito ocluído para a área livre, tornando-se essa área hiperperfundida em relação à ventilação. Já no leito ocluído há diminuição do fluxo sanguíneo em relação à taxa de ventilação que se mantém presente. A hipoxemia ocorrerá em razão da passagem de sangue venoso no leito com alta perfusão em relação à ventilação.

Mesmo que se oferte oxigênio suplementar a um paciente com TEP, pode não haver melhora clínica. O motivo é a existência de *shunt*. O *shunt* pode ser intracardíaco, no qual o sangue passa pelo forame oval patente devido à maior pressão no átrio direito em relação ao esquerdo. Nesse caso, a introdução de ventilação com pressão positiva pode piorar o *shunt*, pois aumenta a resistência vascular pulmonar por aumentar a pressão alveolar e comprimir vasos pulmonares, elevando ainda mais a pressão no átrio direito e contribuindo para o *shunt*.

Baixos níveis de PO_2 no sangue venoso na vigência de baixo débito cardíaco (DC) também contribuem para a hipoxemia. O baixo DC faz com que os tecidos extraiam mais O_2 do que o usual. O sangue venoso que chegar aos pulmões com a PO_2 diminuída amplificará o efeito de baixa taxa de ventilação/perfusão, pois não sendo oxigenado nos pulmões levará à circulação sistêmica sangue com menor PO_2, aumentando ainda mais o grau de hipoxemia.

O uso de agentes vasoativos é outro fator que pode piorar o quadro de hipoxemia. Ao usá-los, anula-se o mecanismo de vasoconstrição hipóxica existente. Isso aumenta ainda mais o *shunt* pulmonar, pois desvia sangue para as áreas com baixo V/Q.

Outros

Pode haver diminuição do volume pulmonar devido à queda no CO_2 alveolar.

Aproximadamente 24 a 48 horas após o episódio de TEP, há redução da atividade do surfactante alveolar, o que desencadeará atelectasia e transudação alveolar. Esse episódio é responsável pela maioria das condensações que se observam nas radiografias de tórax.

CLÍNICA

A grande maioria dos episódios de TEP é assintomática ou produz apenas alterações discretas, só percebidas retrospectivamente. Nos pacientes sintomáticos, o quadro clínico é extremamente variável, havendo desde manifestações leves, como tosse, até morte súbita, que é o primeiro desfecho mais comum em jovens sadios e o segundo em idosos com comorbidades. Dada a vasta gama semiológica, o limiar para a suspeita dessa doença deve ser baixo, especialmente na presença de fatores de risco.

A avaliação clínica de um paciente com suspeita de TEP tem importância ímpar, visto que a probabilidade da doença influi diretamente na sensibilidade e na especificidade da propedêutica. Em cerca de 90% dos casos a suspeita diagnóstica teve como base a avaliação clínica e, nesse contexto, 90% dos pacientes apresentaram dispneia, dor pleurítica ou síncope. No entanto, quando analisados isoladamente, os sinais e sintomas se mostraram muito inespecíficos, mimetizando alterações encontradas em outras patologias (Tabela 22.2).

A dispneia é o sintoma mais frequente, ocorrendo em mais de 80% dos sintomáticos. Seu surgimento costuma ser súbito, mas há casos em que a evolução é lenta, evoluindo em horas a dias. Com frequência, indica uma grande TEP e, quando associada a dor em aperto, sugere isquemia de VD.

Dor pleurítica é ocasionada pela irritação pleural que ocorre em virtude de infarto pulmonar decorrente de um êmbolo distal. Esse processo pode desencadear hemorragia alveolar e, ocasionalmente, hemoptise. Raramente, TEP pode evoluir com pericardite, o que também justificaria a dor. Taquicardia e febre baixa geralmente acompanham o quadro. Ao exame físico, pode-se notar diminuição dos sons pulmonares, estertores, roncos e sinais de derrame pleural. A dor pode ainda ser referida como anginosa, devendo, nesse caso, ser suspeitada isquemia de VD.

Tabela 22.2 ■ Principais sintomas e sinais do TEP

Sintomas (%)	Sinais (%)
Dispneia (80)	Taquipneia (85)
Dor pleurítica (52)	Taquicardia (58)
Apreensão (63)	Hiperfonese de P2 (57)
Tosse (50)	Crepitações e sibilos (56)
Dor nas panturrilhas (39)	Febre (50)
Diaforese (36)	TVP (46)
Hemoptise (28)	Atrito pleural (18)
Dor não pleurítica (17)	Cianose (10)
Síncope (13)	Hepatomegalia (10)
Palpitações (10)	
Angina (1)	

Capítulo 22 ■ Doença Tromboembólica

Síncope é um sintoma pouco frequente (8% dos sintomáticos), mas importante, pois revela instabilidade hemodinâmica, sendo frequentemente associada a hipotensão e choque. Sua ocorrência se deve à oclusão de artérias de grande calibre com obstrução de pelo menos 50% do leito vascular. Como resultado de insuficiência de VD pela hipertensão pulmonar, há aumento na pressão venosa central (PVC) e diminuição do DC. Como resultado de menor fluxo sanguíneo pulmonar há diminuição no enchimento do VE, levando à hipotensão. Ao exame físico, pode-se observar distensão das veias jugulares, ritmo de galope e acentuação do componente pulmonar de B2.

Embora as principais manifestações sejam pulmonares e cardiocirculatórias, em pacientes idosos, acamados e com comorbidades cardíacas podem surgir sintomas extratorácicos. Pleurite diafragmática, íleo paralítico e elevação de bilirrubinas podem falsear patologias abdominais. Irritabilidade, convulsões, alteração do estado mental, paresia, coma e ansiedade podem falsear patologias neurológicas.

A suspeita clínica de TEP aliada ao diagnóstico de TVP é suficiente para conclusão diagnóstica do primeiro. A TVP pode se apresentar como dor ou calor na panturrilha ou fossa poplítea. Em alguns casos, a dor pode ser desencadeada por dorsiflexão do pé (sinal de Hommans). É importante ressaltar que a ausência de TVP não descarta o diagnóstico de TEP.

Dentre os diagnósticos diferenciais de TEP deve-se pensar principalmente em: pneumonia, DPOC, descompensação de insuficiência cardíaca congestiva (ICC), pneumotórax, tamponamento cardíaco, IAM, edema agudo de pulmão, ansiedade, fratura costal, dor muscular e dissecção de aorta.

EXAMES COMPLEMENTARES
Radiografia de tórax

A radiografia de tórax é um dos primeiros exames na propedêutica do TEP. Apesar de ser exame pouco específico, pode auxiliar o médico no diagnóstico diferencial de outras entidades com clínica semelhante e apresentar alguns sinais típicos que corroboram com a hipótese de embolia.

As alterações mais frequentes são: atelectasia laminar (41%), derrame pleural (28%) e elevação discreta da cúpula diafragmática (41%). Achados clássicos, mas raros, incluem:

- **Oligemia focal (sinal de Westermark – 15%):** consiste na diminuição regional ou generalizada de fluxo sanguíneo e correlaciona-se com a obstrução de uma grande artéria ou com o envolvimento generalizado de artérias de pequeno calibre.
- **Opacidade em forma de cunha (corcova de Hampton):** consiste em área de consolidação em forma de cunha na periferia pulmonar com o ápice voltado para o hilo. Sua presença deve levar à suspeita de infarto pulmonar.

- **Proeminência de um grande ramo da artéria pulmonar (sinal de Fleischner):** é sinal sugestivo de TEP, especialmente quando se visualiza aumento progressivo do vaso ao longo de exames seriados. Usualmente ocorre quando há TEP maciço.

Mesmo em pacientes com diagnóstico confirmado de TEP, a radiografia pode ser normal em 12% a 16% dos casos.

Gasometria arterial

Trata-se de um importante método para avaliação de dispneia. São duas as principais alterações encontradas no TEP: *hipoxemia*, devido a alterações na relação ventilação/perfusão e na redução da PO_2 que chega ao pulmão decorrente da diminuição no débito cardíaco, e *hipocapnia*, consequente à hiperventilação.

Eletrocardiograma

Assim como a radiografia de tórax, a principal utilidade do ECG é a exclusão de diagnósticos alternativos, como IAM e pericardite. No TEP, esse exame pode ser normal em até 30% dos episódios, mas usualmente revela taquicardia sinusal. Alguns achados mais significativos são:

- Padrão S1Q3T3 (presença de onda S em D1, onda Q e inversão de onda T em D3): apesar de ser um sinal clássico de TEP, ocorre apenas em 12% dos casos e é mais frequente nos casos de maior gravidade.
- Desvio do eixo para a direita, bloqueio completo ou incompleto de ramo direito.
- Complexos de baixa voltagem, depressão ou elevação do segmento ST, ondas P *pulmonale*.
- Arritmias são pouco frequentes, sendo *flutter* e fibrilação atrial encontrados em 0% a 5% dos casos. BAV de primeiro, segundo e terceiro graus e fibrilação ventricular são raros.

D-dímero

Consiste em uma proteína específica da degradação da fibrina pela fibrinólise endógena. Praticamente 100% dos pacientes com diagnóstico de TEP vão apresentar elevação do D-dímero, tornando-o um exame extremamente sensível. Níveis aumentados podem ser encontrados não só no TEP e na TVP, mas também em pacientes vítimas de trauma ou cirurgia há menos de 3 meses, sepse, função hepática alterada, portadores de neoplasias, CIVD, pré-eclâmpsia, eclâmpsia, hematócrito baixo, leucocitose e inflamação, o que faz deste um exame pouco específico.

A interpretação desse exame deve ser feita com base em um raciocínio clínico crítico, avaliando a probabilidade pré-teste. Em pacientes com alta probabilidade clínica de TEP, não é necessário solicitar o D-dímero, visto que, quando negativo, ele não excluirá o diagnóstico. Um exame negativo em indivíduo com baixa probabilidade de TEP praticamente exclui esse diagnóstico. Pacientes com probabilidade intermediária necessitarão de outros exames além do D-dímero para confirmar ou afastar a hipótese de TEP.

Cintilografia pulmonar por ventilação e perfusão

A cintilografia por ventilação e perfusão (V/Q) é um dos exames mais extensamente estudados para o diagnóstico de TEP e é comprovadamente seguro, havendo escassos relatos de reações alérgicas.

A etapa da perfusão baseia-se na injeção endovenosa de albumina marcada com tecnécio que, ao atingir o leito pulmonar, pode revelar defeitos de enchimento vascular. Na ventilação, um gás marcado é inalado e, ao atingir espaço aéreo pulmonar, pode revelar defeitos de preenchimento do gás. A associação desses dois parâmetros aumenta a especificidade do exame. Um exame com padrão discordante, ou seja, com perfusão ausente e ventilação presente, caracteriza a embolia pulmonar.

Em paciente com alta probabilidade clínica de TEP, com cintilografia V/Q de alta probabilidade, a sensibilidade diagnóstica é de 96%. Nessa situação está indicada a anticoagulação, não sendo necessários outros exames.

Uma V/Q normal e uma baixa probabilidade clínica de TEP praticamente descartam esse diagnóstico.

Em uma V/Q não diagnóstica (que ocorre em até 73% dos pacientes), o TEP foi confirmado pela arteriografia em 25% dos doentes. Consequentemente, uma V/Q não diagnóstica ao exame exige que nova propedêutica seja instituída. Pacientes com DPOC representam parte importante dessa parcela na qual a cintilografia não é diagnóstica, e novos exames são necessários. No entanto, quando esses pacientes apresentam V/Q normal ou de alta probabilidade, seu manejo é semelhante ao dos sem DPOC.

A Figura 22.2*A* a *D* representa um exame evidenciando cintilografia de perfusão com distribuição acentuadamente diminuída e difusa no pulmão direito. A cintilografia de inalação evidenciou distribuição homogênea de material. Essa configuração torna esse exame de alta probabilidade para TEP.

Tomografia computadorizada

Uma das técnicas para o diagnóstico de TEP é a angiotomografia computadorizada com contraste, método minimamente invasivo e que oferece a vantagem da visualização direta do êmbolo no leito arterial. Sua sensibilidade é de cerca de 70%, com especificidade de 88%, valor preditivo positivo de 76% e valor preditivo negativo de 84%. A angiotomografia tem maior exatidão dignóstica para êmbolos localizados na região central ou lobar, quando comparados com êmbolos de artérias segmentares. Consequentemente, um exame normal não exclui a possibilidade

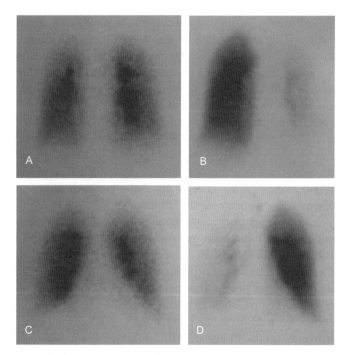

Figura 22.2 ■ **A.** Posterior inalação. **B.** Posterior perfusão. **C.** Anterior inalação. **D.** Anterior perfusão (ver encarte colorido).

da presença de um êmbolo nessa região. Felizmente, é rara a ocorrência de um êmbolo segmentar isolado. A literatura científica endossa que uma TC negativa é similar a uma angiografia negativa e é suficiente para que se suspenda a anticoagulação do paciente.

Outra possibilidade diagnóstica é a tomografia computadorizada helicoidal. A superioridade desse exame em relação ao anterior reside em sua melhor resolução de imagens, com cortes de até 0,5mm. Isso permite a visualização de artérias de até sexta ordem. Consequentemente, há menor número de resultados falso-negativos e aumento da sensibilidade. O significado clínico da obstrução de artérias subsegmentares de quinta ou sexta ordem ainda é incerto, e não há dados suficientes que comprovem a necessidade de intervenção. Essas obstruções provavelmente não representam risco agudo para o paciente, mas podem predizer uma chance aumentada de embolia mais grave. Outra utilidade é na identificação de indivíduos sob risco maior de desenvolvimento de hipertensão pulmonar.

Uma vantagem da TC sobre a cintilografia e a arteriografia pulmonar consiste na possibilidade da identificação de outras condições que podem desencadear sinais e sintomas semelhantes ao TEP. Dentre elas destacam-se: pneumonia, afecções cardíacas, fibrose pulmonar, traumatismo de tórax, malignidade, doenças pleurais e alterações pulmonares pós-operatórias.

Outra vantagem marcante é a possibilidade da abordagem rápida em pacientes criticamente doentes. O cenário ideal para sua utilização seria um paciente crítico, em choque, e/ou com sinais de *cor pulmonale* agudo.

Arteriografia pulmonar

Método considerado padrão-ouro para o diagnóstico de TEP, apresenta cerca de 97% de sensibilidade. Consiste na inoculação de contraste no leito vascular e na visualização de alterações no padrão de enchimento deste. Êmbolos tão pequenos quanto de 1 a 2mm podem ser visualizados. No entanto, é um método invasivo, caro e exige pessoal treinado para sua realização. Relaciona-se com complicações em 3% a 4% dos pacientes e a mortalidade chega a 0,2%. Aproximadamente 10% dos indivíduos não conseguem realizá-lo devido a insuficiência renal, alergia ao contraste, ICC ou estado geral debilitado.

Atualmente, o uso da arteriografia está em declínio, sendo substituída por métodos menos invasivos. Seu uso limita-se às situações nas quais métodos não invasivos ainda deixam o diagnóstico ambíguo.

Ecocardiograma

A facilidade de execução e a reprodutibilidade do ecocardiograma (ECO) o tornam útil na obtenção de diagnósticos diferenciais, avaliação da gravidade e resposta terapêutica.

A principal utilidade desse método reside na abordagem de doentes críticos com suspeita de TEP. Nesses pacientes, um ECO normal praticamente descarta o diagnóstico de TEP como causa da instabilidade hemodinâmica e ainda auxilia o diagnóstico de outras patologias, como tamponamento pericárdico e choque cardiogênico.

Devido à alta prevalência de tromboembolismo bilateral central em pacientes com TEP maciço, o ECO transesofágico é uma alternativa útil que confirma esse achado na grande maioria dos casos. O ECO não é um exame indicado rotineiramente para pacientes estáveis por não apresentar grande acréscimo no que tange ao diagnóstico.

Outra utilidade consagrada do ECO é na pesquisa de um trombo no coração direito. Quando detectado, esse achado é indicativo de anticoagulação.

Embora ECO normal não exclua a presença de TEP, um grande número de achados pode aumentar a suspeita desse diagnóstico. As principais alterações estão listadas na Tabela 22.3.

DIAGNÓSTICO

Embolia pulmonar deve ser suspeitada em todos os pacientes que apresentem quadro de dispneia nova ou piora de dispneia preexistente, dor no peito ou hipotensão sustentada sem outra causa aparente. No entanto, o diagnóstico é confirmado em apenas 20% dos casos.

Em pacientes hemodinamicamente estáveis, o diagnóstico de TEP deve seguir uma sequência propedêutica que consiste em: determinação da probabilidade clínica, D-dímero (se necessário), tomografia computadorizada (TC) ou cintilografia. O uso do D-dímero tem valor limi-

Tabela 22.3 ■ Principais alterações ecocardiográficas em pacientes com diagnóstico de TEP

Alteração visualizada	Percentual encontrado
Dilatação da artéria pulmonar direita	77
Dilatação do ventrículo direito	75
Diminuição do *E/F slope*	50
Diminuição das dimensões do VE	42
Movimentação anormal do septo interventricular	40
Êmbolos na artéria pulmonar direita	10
Trombo em átrio direito ou VD	4
ECO sem alterações	19

tado em pacientes com alta probabilidade clínica, já que a investigação continuaria mesmo com valores normais. Em indivíduos com probabilidade clínica intermediária ou baixa, um resultado de D-dímero normal torna pouco provável a hipótese de TEP.

Pacientes com estabilidade hemodinâmica e alta probabilidade clínica ou D-dímero positivo devem ser submetidos a uma TC helicoidal. Nos pacientes com achado negativo na TC que não receberam anticoagulação, a incidência de TEP nos 3 meses seguintes foi de 1,5%. Nesses pacientes, a utilidade de outros métodos diagnósticos é questionável. Quando a TC não estiver disponível ou o paciente apresentar insuficiência renal ou alergia ao contraste, a cintilografia por ventilação/perfusão será uma alternativa viável. Uma cintilografia normal descarta o diagnóstico de TEP com valor preditivo negativo de 97%. Cintilografia com achados que sugerem alta probabilidade de TEP tem valor preditivo positivo de 85% a 90%. No entanto, esse exame somente é diagnóstico em 30% a 50% dos pacientes com essa suspeita clínica.

Caso seja feita ultrassonografia venosa e confirmada a presença de TVP, o tratamento pode ser instituído sem novos exames. No entanto, esse exame evitou que apenas 10% dos pacientes fossem submetidos a uma TC ou cintilografia. A ultrassonografia deve preceder exames de imagem em mulheres grávidas com suspeita de TEP ou em pacientes com contraindicação à TC.

Em pacientes hemodinamicamente instáveis que estão hipotensos ou em choque, uma TC helicoidal deve ser realizada devido a sua sensibilidade de 97% em detectar trombos nas principais artérias pulmonares. Caso esse exame não esteja disponível rapidamente, um ECO deve ser feito com intuito de detectar a presença de disfunção ventricular direita. Na maioria dos pacientes instáveis com embolia pulmonar, o ECO transesofágico consegue confirmar esse diagnóstico mediante a visualização de um êmbolo nas principais artérias pulmonares.

Em indivíduos críticos nos quais seria um risco o transporte, a terapia trombolítica pode ser instituída, caso haja sinais inequívocos de sobrecarga direita no ECO realizado no leito. A TC multidetectora deverá ser realizada quando houver dúvidas a respeito do manejo do paciente e este tiver condições de ser transportado com segurança.

A Figura 22.3 resume a abordagem diagnóstica descrita.

TRATAMENTO
Medidas gerais

O paciente deve ser mantido em ambiente hospitalar e a abordagem terapêutica inicial tem por objetivo a estabilidade clínica e hemodinâmica, oferecendo, se necessário, suporte farmacológico e ventilatório. Nos pacientes hipotensos, a administração de cristaloides é a conduta inicial, podendo ser usadas aminas vasopressoras para os pacientes refratários à reposição volêmica. Oxigênio suplementar deve ser sempre fornecido através de máscara facial, e nos casos mais graves podem ser necessários intubação orotraqueal e suporte ventilatório mecânico.

Anticoagulação

Por se tratar de doença grave, com grande potencial de morbidade e mortalidade, não é necessária a confirmação diagnóstica para o início do tratamento, em caso de forte suspeita clínica. No entanto, o tratamento definitivo com anticoagulantes orais só deverá ser iniciado após a confirmação diagnóstica, tendo em vista os riscos envolvidos com o uso dessas medicações.

Heparina não fracionada (HNF)

A administração de HNF por via endovenosa consiste na abordagem terapêutica mais frequente e de comprovada eficácia. A HNF sob infusão contínua proporciona maior estabilidade aos níveis séricos da heparina, com menor ocorrência de sangramentos, quando comparada à administração intermitente. A via subcutânea pode ser a alternativa para administração da HNF, compreendendo, porém, variabilidade muito maior que a via venosa, devendo por isso ser evitada. Devem ser respeitadas as contraindicações a seu uso, pesando a relação risco-benefício de acordo com a situação clínica do paciente.

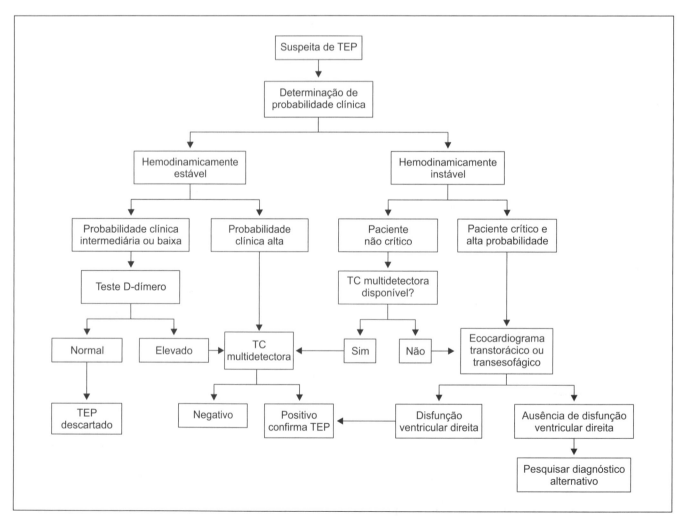

Figura 22.3 ■ Abordagem diagnóstica.

Capítulo 22 ■ Doença Tromboembólica

A dose de HNF recomendada consiste na infusão de uma dose de ataque em *bolus* de 80U/kg, seguida da dose de manutenção de 18U/kg/h, que deverá ser ajustada a cada 6 horas, de acordo com a medição do tempo de tromboplastina parcial ativada (TTPa). O objetivo terapêutico é manter níveis séricos de TTPa entre 1,5 e 2,5 vezes o valor basal do paciente.

O tempo de tratamento com a heparina não fracionada, em geral, é de 5 a 7 dias, coincidindo com o tempo necessário para se alcançar anticoagulação adequada com o uso de anticoagulantes orais (RNI >2,0), sendo a estratégia considerada efetiva e segura.

Heparina de baixo peso molecular (HBPM)

Estudos de revisão recentes mostraram que a HBPM por via subcutânea, com dose calculada de acordo com o peso do paciente, é tão eficaz quanto a HNF, apresenta maior facilidade de administração, não necessita de monitoração laboratorial e que seu uso apresenta menor ocorrência de sangramento grave, permitindo sua indicação como primeira escolha no tratamento de TEP.

A administração da HBPM pode ser feita, preferencialmente, em duas aplicações diárias ou em apenas uma, aparentemente sem prejuízo do efeito anticoagulante ou aumento do risco de sangramentos documentados até o momento. Não existem estudos consistentes demonstrando diferenças das diversas HBPM no tratamento da TEP. Em pacientes com função renal normal, a enoxaparina é usada na dose de 1mg/kg de peso a cada 12 horas ou 1,5mg/kg a cada 24 horas, a nadroparina é utilizada na dose de 90UI/kg a cada 12 horas ou 190UI/kg a cada 24 horas, e a dalteparina, na dose de 120UI/kg a cada 12 horas ou 200UI/kg a cada 24 horas.

Algumas situações clínicas justificam a monitoração da dose da HBPM: em pacientes com *clearance* de creatinina <30mL/min, uma vez que essa heparina tem excreção renal; em gestantes, em razão do possível aumento do *clearance* da heparina; em obesos com índice de massa corpórea (IMC) >30, não havendo dados que contraindiquem a HBPM; e ainda em pacientes idosos ou sob risco maior de sangramento. A forma preconizada para o acompanhamento da anticoagulação com HBPM é por meio da dosagem plasmática do antifator Xa, que deve ser realizada 4 horas após sua administração subcutânea. No entanto, esse exame ainda não está disponível na maioria dos serviços.

Complicações da terapia com heparina. A principal complicação do tratamento com heparina é o sangramento, cuja incidência é de cerca de 7%. O risco de complicações hemorrágicas aumenta em função da dose e da idade do paciente e não é influenciado pelo tipo de heparina utilizado. Os efeitos da heparina administrada por via endovenosa desaparecem em poucas horas após sua suspensão (a meia-vida da HNF é de cerca de 60 minutos). Sendo assim, sangramentos leves e superficiais não exigem tratamentos especiais, a não ser a suspensão da heparina. Nos sangramentos mais graves, a reversão da heparinização é feita com sulfato de protamina. Cada 1mg de protamina reverte 100U de heparina, e a dose usual não deve exceder 50mg de protamina, a qual deve ser administrada em infusão venosa durante 10 a 20 minutos.

Outra complicação é a trombocitopenia induzida por heparina, que ocorre em menos de 1% dos pacientes, sendo mais frequente com o uso de HNF em comparação ao de HBPM. Recomenda-se investigação de trombocitopenia em pacientes em uso de heparina ou que usaram o medicamento nas últimas 2 semanas, em caso de contagem de plaquetas <100.000/mm^3 e/ou queda de 50% do valor inicial e/ou ocorrência de evento trombótico em 5 a 14 dias após início da heparinização. No tratamento da trombocitopenia, deve-se suspender o uso de heparina e iniciar outro anticoagulante (danaparoide, hirudina, varfarina).

A osteoporose pode ocorrer em caso de uso prolongado de heparina, em geral por mais de 3 meses, e sua incidência e gravidade são proporcionais à dose e à duração do tratamento. Conforme ocorre perda progressiva da densidade óssea, o processo torna-se menos reversível. Nenhuma terapia preventiva comprovou diminuir esse risco, porém suplementos de vitamina D e cálcio podem ser oferecidos, principalmente para gestantes.

Inibidor do fator Xa

O fondaparinux (Arixtra®), um inibidor seletivo do fator Xa, mostrou ser pelo menos tão efetivo e seguro quanto a HNF para o tratamento da embolia pulmonar em pacientes hemodinamicamente estáveis, podendo ser considerado uma opção terapêutica. Em razão de sua longa meia-vida (15 a 20 horas), o medicamento pode ser administrado uma vez ao dia. A dose varia conforme o peso corporal, sendo de 5mg/dia para pacientes com peso <50kg, de 7,5mg/dia se o peso for de 50 a 100kg e de 10mg/dia para aqueles com peso >100kg. É contraindicado em pacientes com insuficiência renal grave.

Anticoagulantes orais

Os cumarínicos são anticoagulantes orais que atuam inibindo os fatores da coagulação dependentes da vitamina K (fatores II, VII, IX e X), além de reduzirem a síntese de fatores anticoagulantes naturais, proteínas C e S, o que pode promover eventos trombóticos paradoxais no início do tratamento, enquanto a ação anticoagulante não for plena.

A dose inicial de varfarina deve ser de 5 a 10mg/dia nos primeiros 3 dias, seguindo-se o ajuste de acordo com a RNI. Deve ser iniciado em conjunto com a heparina, que poderá ser suspensa tão logo o controle da anticoagulação oral tenha atingido o alvo (RNI entre 2,0 e 3,0 por pelo menos 24 horas). O tempo de sobreposição entre heparinas e varfarina deve ser de, no mínimo, 5 dias.

Tabela 22.4 ■ Principais contraindicações da terapêutica anticoagulante

Absolutas	Relativas
Vigência de hemorragia	Hipertensão grave refratária a tratamento
Trauma recente no SNC	Endocardite bacteriana
Hemorragia recente no SNC	Sangramento digestivo recente
Coagulopatia grave	Retinopatia diabética
	Plaquetopenia grave (<100.000/mm³)
	Idade avançada

SNC: sistema nervoso central.

Ao prescrever varfarina é importante rever a extensa lista de interações medicamentosas, comparando-a com os medicamentos em uso, prescritos ou não, considerando que alguns pacientes usam medicamentos por conta própria. Entre os medicamentos de uso comum que aumentam o efeito da varfarina, podendo causar riscos adicionais e dificuldade no controle da RNI, citam-se: amiodarona, barbitúricos, carvedilol, cefalosporinas, cimetidina, costicosteroides, ivermectina, cetoconazol, omeprazol, fenitoína e salicilatos.

A duração do tratamento com anticoagulantes orais dependerá da possibilidade de remoção dos fatores de risco. Os pacientes com fatores considerados removíveis (p. ex., uso de estrógeno ou procedimento cirúrgico), poderão ser tratados por 3 meses, desde que suspensa a exposição a essas situações. A trombose idiopática, em seu primeiro episódio, exige tratamento por pelo menos 6 meses. Nos pacientes com trombose idiopática recorrente, ou naqueles com fatores de risco não removíveis, o tratamento pode se estender por 12 meses ou indefinidamente.

Trombolíticos

O uso de trombolítico no tratamento da TEP ajuda a dissolver os trombos e, consequentemente, propicia melhor resultado clínico. Entretanto, sua utilização pode induzir sangramentos, sendo, portanto, a indicação li-

Tabela 22.5 ■ Principais contraindicações da trombólise

Absolutas	Relativas
AVE hemorrágico ou de etiologia desconhecida, independente do tempo	Ataque isquêmico transitório nos últimos 6 meses
AVE isquêmico nos últimos 6 meses	Uso de anticoagulante oral
Neoplasia ou lesão no SNC	Gestação até 1 semana pós-parto
Cirurgia ou trauma maior nas últimas 3 semanas	Punções em locais não compressíveis
Sangramento gastrointestinal no último mês	Hipertensão arterial sistêmica refratária
Sangramento ativo conhecido	Hepatopatia avançada
	Endocardite infecciosa
	Úlcera péptica ativa

mitada a subgrupos de pacientes que apresentem maior gravidade clínica. Os pacientes com instabilidade hemodinâmica e disfunção do VD representam o subgrupo de pior prognóstico, tendo indicação para o uso de trombolítico. No subgrupo de pacientes normotensos com evidência de disfunção de VD, a trombólise melhorou a perfusão na cintilografia pulmonar, a disfunção do VD no ECG e a resolução do trombo na arteriografia, mas não reduziu a mortalidade, quando comparada à heparina. Os seguintes agentes trombolíticos estão disponíveis no mercado brasileiro e foram aprovados pelo FDA para emprego na TEP:

- **Estreptoquinase:** dose inicial de 250.000UI, EV em 30 minutos, seguida de infusão contínua de 100.000UI/h por 24 horas.
- **RtPA (alteplase):** 100mg EV em 2 horas.

Filtro de veia cava

Os filtros de veia cava estão indicados para prevenção da TEP em pacientes com contraindicação à anticoagulação e naqueles que apresentam recorrência do tromboembolismo venoso a despeito do tratamento anticoagulante.

Cirurgia

A embolectomia está indicada em pacientes graves com contraindicações para o uso de trombolítico ou, mais raramente, para aqueles que não responderam à trombólise e permanecem instáveis a despeito do tratamento intensivo.

PROFILAXIA DO TROMBOEMBOLISMO VENOSO

O TEV ocorre em 10% a 40% dos pacientes internados, e cerca de 10% dos óbitos hospitalares ocorrem em virtude do TEP. Estima-se que metade ou até dois terços dos casos de TEV poderiam ser evitados com a correta profilaxia, entretanto esta ainda é subutilizada, tanto em contextos cirúrgicos como clínicos. As causas mais comuns de falha na prevenção são a omissão da profilaxia (48%), a duração inadequada da tromboprofilaxia (23%) e o uso de método incorreto (21%).

É fundamental que todos os pacientes hospitalizados tenham seu risco de TEV estimado e recebam profilaxia adequada, além de serem estimulados a deambular precoce e frequentemente, quando possível. As medidas disponíveis para a profilaxia da TEV são divididas em métodos mecânicos (meias elásticas de compressão graduada [MECG] e compressão pneumática intermitente [CPI]) e farmacológicos (heparinas, fondaparinux, anticoagulantes orais).

Capítulo 22 ■ Doença Tromboembólica

As MECG são recomendadas para pacientes com risco moderado de TEV e que apresentam tendência elevada de sangramento. A CPI é o método mecânico sugerido para pacientes com alto risco de TEV, mas também de sangramento. Os métodos mecânicos também podem ser usados em associação a medidas farmacológicas em pacientes sob alto risco de TEV.

A HNF reduz em cerca de 70% a incidência de TEV, em comparação aos pacientes que não usam nenhum tipo de profilaxia. É utilizada nas doses de 5.000UI, a cada 12 horas (risco moderado) ou a cada 8 horas (alto risco).

A varfarina, com dose ajustada para manter a RNI entre 2 e 3, é altamente eficaz na prevenção de TEV, inclusive em situações de alto risco, como cirurgias ortopédicas de quadril ou joelho, apesar de aumentar o risco de hematoma na ferida operatória. Deve ser iniciada na noite anterior à cirurgia, sendo o nível terapêutico atingido após o terceiro dia pós-operatório.

Profilaxia em pacientes cirúrgicos

A tromboprofilaxia em pacientes cirúrgicos é determinada pela combinação de fatores inerentes ao paciente e ao tipo e duração da cirurgia. Vários estudos comparando HNF e HBPM na tromboprofilaxia de pacientes submetidos à cirurgia geral demonstram que ambas são igualmente seguras e efetivas, embora as HBPM possam ser administradas em dose única diária e apresentem menor incidência de trombocitopenia induzida.

Pacientes cirúrgicos com baixo risco de TEV não necessitam receber medidas profiláticas, exceto a deambulação precoce. Por sua vez, os pacientes sob risco moderado ou alto devem receber tromboprofilaxia farmacológica e/ou mecânica conforme o nível de risco.

Pacientes submetidos à cirurgia ortopédica maior, como artroplastia total de quadril ou de joelho, ou cirurgia de fratura de quadril, têm alta incidência de TEV. Nesses casos, os pacientes devem receber HBPM (dose profilática alta). O regime de HBPM pode ser iniciado 12 horas antes da cirurgia ou de 12 a 24 horas após, tendo como alternativa o início com a metade da dose profilática alta 4 a 6 horas antes da cirurgia, atingindo a dose plena no dia seguinte. Em geral, deve-se manter a profilaxia até, pelo menos, 35 dias após a cirurgia (Figura 22.4).

Profilaxia em pacientes clínicos

A profilaxia de TEV em pacientes clínicos representa uma área na qual os possíveis benefícios são grandes, pois 75% dos casos de TEV ocorrem nesses pacientes. Recomenda-se avaliar e iniciar profilaxia em todos os casos de pacientes internados com doença clínica aguda, imobilização projetada para 3 ou mais dias e na presença de fatores de risco adicionais (Figura 22.5).

Tabela 22.6 ■ Níveis de risco de TEV e respectivos regimes profiláticos

Níveis de risco	Incidência de TVP distal sem profilaxia	Tromboprofilaxia sugerida
Risco baixo Cirurgia menor que permite deambulação Paciente clínico que deambula plenamente	<10%	Tromboprofilaxia farmacológica não recomendada Deambulação precoce e frequente
Risco moderado Maioria das cirurgias, cirurgia ginecológica aberta, urológica Paciente clínico acamado ou prostrado TEV com risco moderado, mas com alto risco de sangramento	10% a 40%	HBPM, HNF 12/12 h Tromboprofilaxia mecânica (MECG)
Risco elevado Artroplastia do quadril ou de joelho, cirurgia de fratura de quadril Politraumatismo, lesão da medula espinhal Risco elevado de trombose e também de sangramento	40% a 80%	HBPM, HNF 8/8h, cumarínicos Tromboprofilaxia mecânica (CPI)

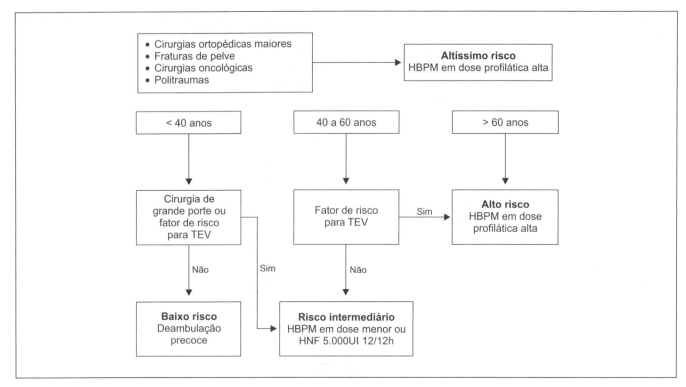

Figura 22.4 ■ Algoritmo para avaliação do risco de TEV e profilaxia correspondente em pacientes cirúrgicos.

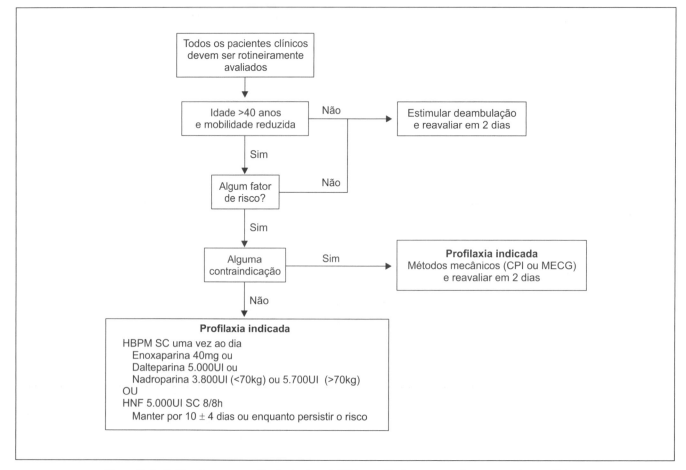

Figura 22.5 ■ Algoritmo para avaliação do risco de TEV e profilaxia correspondente em pacientes clínicos.

Bibliografia

Diretriz Brasileira de Embolia Pulmonar – 2010

Emergências clínicas: abordagem prática – 7 ed. Revisada e atualizada (Martins, Herlon Saraiva).

Fundamentos em clínica cirúrgica 2006 – Rodrigues, Marco Antônio Gonçalves.

Recomendações para o manejo da tromboembolia pulmonar, 2010 – Sociedade Brasileira de Pneumologia.

Tratado de Medicina interna 2009 – Cecil, Russel L, editado por Lee Goldman.

Up to Date 2012 – B Taylor Thompson, MD, Charles A Hales, MD – Diagnosis of acute pulmonary embolism.

Up to Date 2012 – Graham F Pineo, MD – Prevention of venous thromboembolic disease in surgical patients.

Up to Date 2012 – Kenneth A Bauer, MD – Evaluation of the patient with established venous thrombosis.

Up to Date 2012 – Steven Coutre, MD – Heparin-induced thrombocytopenia.

CAPÍTULO 23

Emergências Cirúrgicas Não Traumáticas do Coração, da Aorta e dos Grandes Vasos

Marco Túlio Baccarini Pires

Rodrigo de Castro Bernardes

Alisson Tarso do Rego

PARTE A ■ Tamponamento Cardíaco

INTRODUÇÃO

O tamponamento cardíaco consiste em uma síndrome restritiva aguda do coração causada pela presença de líquidos no interior do saco pericárdico. Essa restrição ao enchimento diastólico cardíaco pode ainda estar presente em duas outras condições: a pericardite constritiva e a cardiomiopatia restritiva.

Além de impedir a expansão diastólica do coração, o aumento da pressão intrapericárdica diminui o retorno venoso para o átrio direito (AD), elevando a pressão venosa central. A diminuição no retorno venoso leva a aumento da frequência cardíaca, para compensar as diminuições do volume sistólico, da pressão arterial e do débito cardíaco; entretanto, à medida que ocorre a falha desses mecanismos compensatórios, a pressão arterial cai e a perfusão coronariana e de órgãos vitais se torna insuficiente. Tanto a taquicardia como o aumento da resistência vascular periférica são mediados pelo aumento do tônus simpático.

O ventrículo esquerdo (VE), câmara de paredes grossas, resiste à redução de seu volume pela compressão direta. Isso sugere que uma causa fundamental da redução do volume de ventrículo esquerdo durante o tamponamento seria a redução do retorno venoso pulmonar para o átrio esquerdo (AE) e o VE, em virtude da compressão maior do ventrículo direito (VD), uma câmara de paredes mais finas.

Um achado patognomônico no tamponamento cardíaco é a ocorrência de *pulso paradoxal*, que se traduz por uma queda inspiratória da pressão sistólica aórtica >10mmHg.

Uma queda de até 10mmHg pode ser considerada normal durante ciclos respiratórios habituais. Vários mecanismos se combinam para criar essa entidade durante o tamponamento cardíaco. Durante a inspiração, normalmente se observa uma queda na pressão intrapericárdica e na pressão do AD, que por sua vez leva a aumento do sangue que chega através das veias cavas para o AD e o VD, aumentando assim o fluxo pulmonar. Esse aumento nas dimensões do VD leva a um deslocamento do septo interventricular em direção ao lado esquerdo do coração, observando-se diminuição no volume do VE. Consequentemente, ocorre queda nas pressões diastólicas do AE e do VE, acompanhada de diminuição no fluxo sistêmico e na pressão intraórtica. Com a presença de líquido no saco pericárdico, todo esse mecanismo se torna exacerbado.

Outro fator presente na gênese do pulso paradoxal é o aumento da pós-carga do VE durante a inspiração, em razão de a pressão negativa transtorácica ser transmitida para a aorta, elevando a resistência local; assim, durante a fase inspiratória do ciclo, observa-se queda na pressão arterial.

ETIOLOGIA

As causas mais frequentes de tamponamento cardíaco são:

- **Traumatismos:** secundários a traumatismos penetrantes (arma branca ou de fogo) ou contusos (acidentes automobilísticos). Ademais, lesões iatrogênicas do coração podem ocorrer durante procedimentos de cateterismo cardíaco, estudo eletrofisiológico e de passagem de eletrodos de marca-passo endocavitário, desfibriladores e ressincronizadores. Manobras de ressuscitação cardiopulmonar podem levar a trauma do coração, com derrame pericárdico e tamponamento cardíaco.

Capítulo 23 ■ Emergências Cirúrgicas Não Traumáticas do Coração, da Aorta e dos Grandes Vasos

- **Neoplasias:** a presença de neoplasias (p. ex., mama, pulmão, leucemia, linfomas) pode levar ao surgimento de derrame pericárdico e daí ao tamponamento. Foi relatada uma incidência de 11,6% de derrame nas necropsias de pacientes cancerosos.
- **Pericardite urêmica:** observada em pacientes portadores de insuficiência renal. Pode evoluir para derrame pericárdico, e, quando associada a sobrecarga hídrica e insuficiência cardíaca congestiva (ICC), terminar em tamponamento. O surgimento do derrame pericárdico na pericardite urêmica pode estar associado ao uso de anticoagulantes no paciente, principalmente naquele submetido a hemodiálises repetidas.
- **Hemopericárdio não traumático:** surge nos casos de ruptura de aneurisma aórtico para dentro do saco pericárdico, com tamponamento e morte súbita; de maneira mais branda, pode estar associado ao uso de anticoagulantes e também ao infarto agudo do miocárdio (IAM).
- **Pericardite de radiação:** ocasiona tamponamento em pacientes submetidos à radioterapia (p. ex., na doença de Hodgkin).
- **Pericardite purulenta:** resultado direto da contaminação do pericárdio (trauma penetrante) ou após pneumonia. Outras causas mais raras são as septicemias e a ruptura de abscessos subfrênicos para dentro do espaço pericárdico. Raramente evolui para tamponamento; pode, entretanto, levar à pericardite constritiva.
- **Pericardite tuberculosa:** não é frequente; entretanto, ao ocorrer, poderá evoluir com tamponamento cardíaco. A constrição e a calcificação do pericárdio são complicações frequentes a médio prazo da pericardite tuberculosa.
- **Pericardite virótica:** infrequente, raras vezes evolui com tamponamento cardíaco. Na maior parte dos casos, sua evolução e quadro clínico se assemelham aos da síndrome pós-pericardiotomia.
- **Doenças do tecido conjuntivo:** a artrite reumatoide e o lúpus eritematoso levam a derrame pericárdico secundário à pericardite; a evolução para tamponamento cardíaco, entretanto, não é frequente.
- **Síndrome pós-pericardiotomia:** esta é uma complicação surgida após cirurgias cardíacas, resultante da abertura do pericárdio. Sua origem parece ser decorrência uma reação autoimune contra o pericárdio. Raras vezes chega a evoluir para tamponamento e na maior parte dos casos o tratamento com ácido acetilsalicílico e/ou corticosteroides costuma ser suficiente para debelar o processo.

QUADRO CLÍNICO

Os sintomas de um quadro de tamponamento cardíaco são, de certa maneira, inespecíficos. Assim, por exemplo, um paciente com traumatismo torácico contuso e tamponamento pode se queixar de dor torácica, porém suas características específicas podem ser mascaradas por um quadro clínico complexo (p. ex., fraturas de costelas associadas).

Historicamente, o tamponamento foi definido, do ponto de vista de diagnóstico, a partir da clássica tríade de Beck: queda da pressão arterial sistêmica, aumento da pressão venosa central e presença de coração "pequeno e quieto".

A pressão venosa central se eleva muito, ocorrendo congestão cerebral, cervical e no abdome. Ao mesmo tempo, a pressão arterial (PA) baixa rapidamente. O pulso paradoxal, descrito anteriormente, poderá ser observado, a não ser que o paciente se encontre profundamente chocado. A perfusão tissular encontra-se diminuída.

Do ponto de vista respiratório, o quadro é dramático: o paciente se encontra dispneico, refletindo a diminuição do débito cardíaco e a restrição à expansão pulmonar, causada pelo líquido intrapericárdico. Ao exame, vários achados se associam à presença de líquido pericárdico:

- Abafamento das bulhas cardíacas à ausculta: achado muito frequente; ocasionalmente, poderá existir ainda atrito pericárdico à ausculta e/ou pleuropericárdico (a presença de derrame não invalida a ocorrência de atrito pericárdico).
- Impulso apical ausente ou diminuído (dado de maior valor em pacientes magros ou que tenham sido examinados anteriormente).
- Taquicardia sinusal.
- Pressão arterial convergente com diminuição da pressão sistólica.
- Presença de pulso paradoxal >10mmHg.
- Aumento da pressão venosa central.
- Ingurgitamento venoso cervical e congestão venosa sistêmica.
- Aumento do som maciço à percussão do precórdio.
- Sinais de compressão do pulmão esquerdo (som maciço à percussão do hemitórax esquerdo; presença de sopro tubário).
- Hipotensão arterial.

Na maioria dos pacientes, entre os achados citados se destacarão o aumento da pressão venosa central e a diminuição da PA sistêmica, com pulso paradoxal.

Nos casos mais graves, no pico da inspiração o pulso não apenas diminui 10mmHg, mas desaparece. Na presença de hipotensão arterial, a avaliação do pulso paradoxal pode se tornar impossível. Para a pesquisa correta da ocorrência dessa entidade clínica, deve-se ter muito cuidado ao efetuar as medidas da PA. O manguito deve estar bem ajustado e ser desinsuflado muito lentamente, relacionando-se as variações de PA sistólica observadas com as diversas fases do ciclo respiratório.

A colocação de um cateter venoso central será extremamente útil, tanto para auxiliar o diagnóstico do quadro de tamponamento como para o tratamento (infusão rápida de líquidos e medicamentos). Nos casos de traumatismo torácico, entretanto, deve-se evitar realizar a punção venosa (subclávia ou jugular) no hemitórax em que se encontra a lesão.

Deve ser enfatizado que o diagnóstico do quadro de tamponamento cardíaco é essencialmente clínico, uma vez que na grande maioria dos casos não haverá tempo para a realização de exames complementares, principalmente nos pacientes traumatizados. Nestes, deverá ocorrer um alto índice de suspeição, a fim de propiciar um tratamento rápido e promover medidas salvadoras.

EXAMES COMPLEMENTARES

Nos casos mais agudos, o diagnóstico do tamponamento cardíaco deve ser eminentemente clínico, pois não haverá tempo para a realização de exames complementares, por causa da gravidade do quadro clínico. Caso o paciente esteja estável, ou haja dúvida no diagnóstico, poderão ser úteis os seguintes exames:

* **Eletrocardiograma:** as alterações mais frequentes são taquicardia sinusal, baixa voltagem dos complexos QRS e alterações inespecíficas da regularização ventricular, no segmento ST e onda T. A alternância elétrica do complexo QRS, da onda P e da onda T é específica para tamponamento cardíaco, porém é infrequente. Já a alternância isolada do QRS é mais comum, sendo, entretanto, menos específica.
* **Radiologia:** na radiografia de tórax é possível encontrar um coração de tamanho normal ou moderadamente aumentado. Podem existir imagens sugestivas de derrame intrapericárdico, como o "coração em bilha de água" ou "coração globular". A dilatação da veia cava superior e da veia ázigos pode ser observada como sinal de ingurgitamento venoso sistêmico. As radiografias mais sugestivas são aquelas em que se nota o coração muito aumentado de tamanho, como pode acontecer nos derrames mais crônicos. São frequentes os derrames pleurais nos casos de traumatismo torácico agudo, originando tamponamento cardíaco.
* **Ecocardiografia:** o derrame pericárdico é muito sensivelmente identificado pela ecocardiografia. Ao ecocardiograma bidimensional, observam-se compressão do AD e colapso do VD na diástole como sinais de tamponamento cardíaco. Um sinal mais específico, porém mais raro, é o movimento pendular do coração dentro do líquido pericárdico. A ecocardiografia é o método mais preciso e fácil de ser utilizado, nas situações de urgência, para o diagnóstico do tamponamento.
* Outros exames poderão ser realizados, porém demandam mais tempo e uma estabilidade relativa do paciente. Assim, podem ser realizados estudos com radioisótopos e cateterismo cardíaco com cineangiocardiografia. São exames de pouco valor em uma situação de urgência, ficando reservados para casos de derrames mais crônicos.

TRATAMENTO

A medida mais imediata a ser tomada no atendimento ao paciente com tamponamento cardíaco consiste na remoção do líquido intrapericárdico, tanto por pericardiocentese como pela descompressão cirúrgica. Outras medidas de suporte deverão ser adotadas nas situações de emergência, a fim de manter a vida do paciente. A infusão de líquidos e sangue é particularmente útil, melhorando o enchimento diastólico do coração e, portanto, sua sístole. Nos casos de doentes críticos, a administração de agentes vasopressores e inotrópicos positivos poderá ter alguma valia até que se realize o tratamento definitivo.

A indicação para realização de pericardiocentese ou drenagem pericárdica por via subxifóidea dependerá de cada caso. A punção é reservada para aqueles casos mais emergentes e realizada em nível ambulatorial de pronto-atendimento, de modo a melhorar as condições clínicas do paciente até que se inicie a cirurgia. Deve ser lembrado, entretanto, que mesmo em mãos muito qualificadas a pericardiocentese é associada a alguma morbidade e mesmo mortalidade. Aqueles pacientes sob risco maior de sangramento (como renais crônicos) deverão ser submetidos, preferencialmente, a drenagem subxifóidea.

Técnica cirúrgica

A punção pericárdica pode ser realizada tanto no quarto ou quinto espaço intercostal esquerdo (acesso menos frequente) como por via subxifóidea (acesso mais frequente). A anestesia usada é a local. O preparo da área a ser puncionada deverá ser rigoroso. Se for possível, a cabeça e o tórax do paciente deverão estar levemente elevados para que o derrame fique localizado na parte inferior do saco pericárdico. Uma agulha longa e calibrosa é inserida logo abaixo e à esquerda do processo xifoide, com sua ponta dirigida para a parte dorsal do ombro esquerdo, fazendo um ângulo de 30 a 45 graus com a pele. O eletrodo precordial de um eletrocardiógrafo ou monitor deverá estar preso à agulha com um cabo "jacaré", sempre que possível. A agulha é avançada até que se vença uma resistência, representada pelo pericárdio diafragmático. Nesse momento, recupera-se sangue intrapericárdico. Se o coração é tocado com a agulha, nesse momento obtém-se uma deflexão negativa do QRS e a agulha deverá ser recuada. O sangue obtido na punção não coagula por estar desfibrinado (se coagular, possivelmente ocorreu punção de câmara cardíaca). Entre as complicações da punção pericárdica está a laceração ventricular, das coronárias, da artéria torácica interna, dos pulmões ou mesmo do fígado.

A pericardiotomia a céu aberto é realizada com mais frequência na presença de derrames crônicos ou purulentos. A via usada é a subxifóidea, recomendando-se anestesia geral. A incisão é longitudinal, feita à esquerda do apêndice xifoide. A dissecção é dirigida para a porção inferior do saco pericárdico, com cuidado para não se entrar na cavidade pleural ou peritoneal. Após a retirada do derrame, faz-se, se necessário, a excisão de fragmento de tecido pericárdico para biópsia. Naqueles pacientes em que se espera que persista a drenagem, é deixado um dreno tubular em selo d'água.

Bibliografia

D'Cruz IA et al. Diagnosis of cardiac tamponate by echocardiography: changes in mitral valve motion and ventricular dimensions, with special reference to paradoxical pulse. Circulation 1975; 52:460.

Elias H, Boyd LJ. Notes on the anatomy, embriology and histology of the pericardium. J New York Med Coll 1960; 2:50.

Hageman JH et al. Tuberculosis of the pericardium: a long term analysis of forty-four cases. N Engl J Med 1964; 270:327.

Hancock EW. Tamponamento cardíaco. In: Simpósio sobre Emergências Cardíacas – Clínicas Médicas da América do Norte. Rio de Janeiro: Editora Interamericana, 1979:223.

McGregor M. Current concepts: pulsos paradoxus. N Engl J Med 1979; 301:480.

Press OW, Livingston R. Management of malignant pericardial effusion and tamponate. JAMA 1987; 257:1088.

Spray TL. Surgical disorders of the pericardium. In: Sabiston DC. Textbook of surgery. 13. ed. Tokio: W.B. Saunders Company-Igaku Shoin/Saunders, 1986:2122.

Shabetai R et al. The hemodynamics of cardiac tamponate and constrictive pericarditis. Am J Cardiol 1970; 26:480.

Shabetai R, Fowler NO et al. Pulsus paradoxos. J Clin Invest 1965; 44:1882.

Wong B et al. The risk of pericardiocentesis. Am J Cardiol 1979; 44:1110.

PARTE B ■ Urgências Cirúrgicas na Doença Coronariana

INTRODUÇÃO

Em 1969, uma nova técnica de abordagem à doença coronariana foi introduzida por Favaloro: o uso da veia safena autóloga para confecção de "pontes" em pacientes portadores de ateromatose nas artérias coronárias (*cirurgia de revascularização miocárdica* [CRM]). A partir daí, a técnica foi sendo cada vez mais aprimorada, e artérias menores, antes consideradas de acesso cirúrgico impossível, passaram a ser abordadas. Além disso, o uso da artéria mamária (torácica interna) e da artéria radial, as novas opções em equipamentos de circulação extracorpórea, e a melhor qualidade da atenção pós-operatória tornaram possível expandir muito as indicações para cirurgia cardíaca em pacientes

cada vez mais graves e em situações por vezes emergenciais. O início da utilização da angioplastia coronária transluminal na década de 1980, seguida ou não de implantes de *stents* coronários (revestidos ou não com medicamentos), livrou da cirurgia cardíaca um determinado número de pacientes; por outro lado, alguns pacientes apresentavam complicações após esse procedimento e passaram a necessitar de cirurgia de revascularização do miocárdio em caráter de urgência.

Além disso, o uso de agentes trombolíticos, levando à reperfusão de artérias que antes evoluiriam inexoravelmente para oclusão , tornou-se outro fator ocasional na indicação cirúrgica urgente.

Uma cirurgia cardíaca deve ser considerada de "emergência" caso venha a ser realizada algumas poucas horas após a avaliação pelo cirurgião. Cirurgias retardadas por 1 ou 2 dias não são consideradas emergenciais.

REVASCULARIZAÇÃO EM PACIENTES COM ANGINA INSTÁVEL

Estabelecido o diagnóstico da angina instável, além de exames eletrocardiográficos e laboratoriais de rotina (inclusive enzimas), deve-se realizar a cinecoronariografia. O retardo na realização da cinecoronariografia só é justificável em pacientes que estejam muito instáveis hemodinamicamente ou descompensados do ponto de vista metabólico ou ácido-básico, ou ainda com alguma outra contraindicação absoluta para a realização do exame.

Com relação ao tratamento cirúrgico, a opinião mais aceita é a de que revascularização de urgência deverá ser realizada nas primeiras 48 horas após a cinecoronariografia, naqueles pacientes nos quais o tratamento clínico não foi bem-sucedido, naqueles em que o tratamento percutâneo não é viável e, provavelmente, nos que necessitam de suporte com balão intra-aórtico para alívio da isquemia. Portadores de lesão de tronco da coronária esquerda têm indicação cirúrgica na maioria das vezes.

Caso o controle dos sintomas seja obtido por medicação e haja indicação para revascularização, esta deverá ser realizada nos primeiros 10 dias, na maior parte dos casos.

REVASCULARIZAÇÃO NO INFARTO AGUDO DO MIOCÁRDIO

As indicações para revascularização miocárdica na fase aguda do IAM eram, até o início dos anos 1980, limitadas a ressecção de áreas necrosadas, correções de comunicação interventricular (CIV) pós-infarto e casos de ruptura cardíaca. Naquela época, o conceito de que o IAM é um processo em evolução e que o aumento da área acometida é frequentemente acompanhado de sintomas anginosos persistentes levou a um novo tipo de indicação de cirurgia precoce, a angina pós-infarto recente.

A cirurgia de revascularização do miocárdio é um tratamento comprovado para doença arterial coronariana. Em virtude do risco hipotético de transformação hemorrágica, tornou-se prática comum a espera de 4 a 6 semanas após um infarto do miocárdio (IM) recente. Mais recentemente, melhorias nos cuidados per e pós-operatórios tornaram mais viável a intervenção cirúrgica mais precoce.

Os estudos existentes indicam que o momento ideal para um paciente estável submeter-se a uma cirurgia de revascularização do miocárdio depois de um IM ainda é obscuro, pois não há nenhum estudo randomizado que responda a essa dúvida. No entanto, vários estudos retrospectivos foram publicados acerca do assunto. A maioria das séries que examinaram pacientes com infarto Q mostraram que a mortalidade é mais elevada nos estágios iniciais após um IM e diminui progressivamente com o tempo. Quando estudos examinaram IM não Q separadamente, pareceu existir uma menor diferença de mortalidade entre os pacientes submetidos à revascularização cirúrgica do miocárdio precoce e tardia. Fatores que aumentaram a mortalidade incluem função ventricular esquerda anormal e urgência da cirurgia. O possível aumento do risco de cirurgia precoce pode ser equilibrado pela potencial melhora da remodelação, melhora da qualidade de vida e diminuição dos custos de permanência hospitalar.

REVASCULARIZAÇÃO MIOCÁRDICA EMERGENCIAL NO CHOQUE CARDIOGÊNICO

O choque cardiogênico persiste como a principal causa de morte em pacientes hospitalizados portadores de IAM. A mortalidade por essa entidade é alta, chegando a 90% em algumas estatísticas.

No tratamento do choque cardiogênico têm sido utilizados medicamentos (tratamento farmacológico), balão intra-aórtico e cirurgia de revascularização do miocárdio. Os três tipos de tratamento demonstraram reduzir a mortalidade do choque cardiogênico; entretanto, não existe uniformidade na aceitação dessas três modalidades.

A cirurgia cardíaca nos casos de choque cardiogênico tem sua função bem aceita e definida em situações como ruptura do septo ventricular, ruptura de músculos papilares, ruptura cardíaca etc. Entretanto, a revascularização coronariana ainda não é considerada medida rotineira em pacientes com IAM e choque. Seu fundamento, segundo aqueles que a defendem, está no conceito da reversibilidade da lesão isquêmica no coração. Como a isquemia é consequência de uma alteração no balanço oferta-necessidade de oxigênio, o tratamento deverá ser dirigido para a restauração desse equilíbrio.

No início dos anos 1970 tentou-se, pela primeira vez, a revascularização direta do coração nesses casos, dado o resultado pouco favorável obtido com a contrapulsação

aórtica até então. A experiência combinada do uso do balão intra-aórtico com a revascularização miocárdica resultou na melhora dos resultados. O uso desse tipo de terapia cirúrgica no choque cardiogênico, bastante agressiva, foi se tornando cada vez mais popular e aceito entre determinados grupos nos anos 1980, e Guyton chegou a escrever, em 1987: "A revascularização coronariana direta é o tratamento de escolha para todos os pacientes (exceto os octogenários) que desenvolvam choque cardiogênico após infarto agudo do miocárdio."

Uma revisão recentemente realizada por Mehta *et al.* sugere que as taxas de mortalidade seriam semelhantes entre a CRM e a intervenção percutânea em pacientes com IAM apresentando elevação do segmento ST e doença coronária multivascular, e que a CRM deveria ser considerada uma estratégia de reperfusão complementar à intervenção percutânea. Sugere ainda que a CRM pode ser o método preferido, especialmente quando não é possível a revascularização miocárdica completa com a intervenção percutânea.

REVASCULARIZAÇÃO MIOCÁRDICA APÓS INTERVENÇÃO PERCUTÂNEA

O percentual de pacientes submetidos à angioplastia que vêm a necessitar de CRM tem diminuído ao longo dos anos, variando de 1% a 6%, de acordo com diversas estatísticas. Um problema maior se apresenta se o paciente tiver necessidade de ser operado após uma angioplastia com falha e se apresente em choque cardiogênico.

As principais indicações para uma CRM após intervenção percutânea são:

- Oclusão aguda de artéria coronária importante após tentativa de dilatação e/ou inserção de *stent*, levando à isquemia miocárdica, quando métodos percutâneos de tentativa de reperfusão não são bem-sucedidos.
- Falha em dilatar artéria em paciente que esteja em choque cardiogênico.
- Trombose aguda do *stent*.
- Dissecção da coronária.
- Fio-guia retido no coração.
- Perfuração.

Uma CRM realizada em paciente com falha na intervenção coronariana percutânea está associada a taxas de mortalidade e morbidade mais elevadas, apesar de a diferença entre os resultados de uma CRM habitual e os de uma CRM após intervenção percutânea falha não ser estatisticamente significativa. A presença de uma equipe cirúrgica de sobreaviso e a colaboração entre cardiologistas intervencionistas e cirurgiões são necessárias para reduzir o retardo na abordagem cirúrgica, quando indicada, com a finalidade de que o melhor resultado possível seja obtido para o paciente.

CIRURGIA DE REVASCULARIZAÇÃO MIOCÁRDICA APÓS TROMBÓLISE

Sabidamente, o uso de agentes trombolíticos, como a estreptoquinase e o rt-PA, leva à ocorrência aumentada de fenômenos hemorrágicos, caso uma intervenção cirúrgica venha a ser realizada imediatamente após a trombólise. Entretanto, as estatísticas que comparam o sangramento de pacientes que necessitaram de cirurgia de revascularização miocárdica após trombólise variam: é certo que muitos dos fenômenos hemorrágicos estão associados à dose do medicamento administrado ao paciente.

As indicações para intervenção cirúrgica imediata após trombólise são:

- Trombólise intracoronária associada a intervenção percutânea sem sucesso.
- Lesão de tronco de coronária esquerda >50%, observada após trombólise.
- Doença multivascular com recanalização, porém com lesões críticas e sem possibilidade de intervenção coronária percutânea.

Essas indicações cirúrgicas deverão ser bem pesadas nas primeiras 12 horas após a trombólise, pois a cirurgia nesse período é seguida de sangramento aumentado no pós-operatório, alterações no sistema de coagulação, necessidade aumentada de transfusões e maior incidência de reoperações. Essas alterações estão diretamente relacionadas com a dose do agente trombolítico utilizado, porém mesmo doses baixas são capazes de produzir coagulopatia grave. Quando a cirurgia pode ser realizada após as primeiras 12 horas (de preferência, no período de 48 horas após a trombólise), o risco de distúrbios da coagulação diminui enormemente.

RUPTURA DO SEPTO INTERVENTRICULAR APÓS INFARTO

O surgimento de CIV após IAM ocorre em cerca de 0,5% a 1,3% dos pacientes que apresentem necrose cardíaca. A lesão surge, em média, de 3 a 8 dias após o infarto agudo. Ela é mais frequentemente observada em nível hospitalar, ao contrário da ruptura de parede ventricular livre (associada a alta mortalidade precoce).

Assim como a ruptura cardíaca, a CIV geralmente ocorre no primeiro infarto, com oclusão aguda. Os infartos anteriores e anterolaterais são mais comuns em sua gênese, provocando a ruptura do septo mais próximo da ponta. A mortalidade dos portadores de CIV pós-infarto também não é pequena: cerca de 50% na primeira semana e 85% nos 2 primeiros meses após o IAM.

O diagnóstico clínico de CIV é estabelecido a partir da presença de sopro holossistólico, rude, mais audível no terceiro e quarto espaços intercostais esquerdos, junto à borda esternal; é causado pelo *shunt* esquerda-direita que se estabelece; concomitantemente, aparece insuficiência cardíaca congestiva (ICC) de difícil tratamento. Estão presentes no quadro o choque cardiogênico e a deterioração hemodinâmica progressiva.

O ecocardiograma (bidimensional e/ou transesofágico) visualizará o defeito septal, sendo o diagnóstico complementado com o estudo angiográfico (cateterismo cardíaco). A oximetria do sangue obtido em AD e VD mostra aumento dos níveis de saturação de oxigênio nessas câmaras.

A ventriculografia e a cinecoronariografia nem sempre são necessárias, especialmente nos pacientes muito graves; entretanto, se possível, devem ser realizadas. Cerca de um terço dos pacientes com CIV pós-infarto irá necessitar de revascularização miocárdica; na maioria dos casos, entretanto, a lesão é produto da oclusão de uma única artéria coronária.

O tratamento da lesão é cirúrgico; entretanto, a realização precoce da cirurgia deverá ser evitada, devido às altas taxas de mortalidade (principalmente na primeira semana). O ideal é a espera de pelo menos 2 a 3 semanas após o surgimento da CIV para sua correção. Nem sempre é possível aguardar esse período, pois muitas vezes existem CIV muito grandes, com grande *shunt*, levando à insuficiência cardíaca intratável clinicamente, e obrigando a realização de cirurgia mais precoce.

RUPTURA DA PAREDE VENTRICULAR LIVRE

Ocorre em até 24% das mortes pós-IAM. Cerca de 8% dos pacientes portadores de infarto transmural poderão desenvolver essa complicação nos 3 a 5 primeiros dias após o infarto. Como a morte é súbita e rápida, a maior parte dessas lesões é descoberta na necropsia.

Clinicamente, apresenta-se com recorrência da dor precordial anginosa e insuficiência cardíaca. O derrame pericárdico e o tamponamento cardíaco, o choque e o pulso paradoxal são achados terminais, assim como a dissociação eletromecânica (achado frequente)

Deve haver um alto índice de suspeição para o diagnóstico, pois a regra é a não existência de tempo para a realização de métodos propedêuticos complementares. Uma boa alternativa é a punção pericárdica que, além de confirmar a presença de sangue no saco pericárdico, aliviará o tamponamento, melhorando o quadro clínico do paciente.

A ruptura cardíaca é mais frequente no sexo feminino e em idosos (>80 anos). Pode ter um curso subagudo, o que aumenta a possibilidade de salvar o paciente. Em cerca de 90% dos casos, a ruptura cardíaca ocorre na parede de VE, na junção da área infartada com tecido cardíaco normal.

O tratamento cirúrgico apresenta-se como um desafio técnico devido à fiabilidade do miocárdio isquêmico adjacente, falência miocárdica, irritabilidade elétrica e ameaça de infarto recorrente. A mortalidade operatória é alta. A revascularização concomitante do miocárdio geralmente não é necessária, pois a área de ruptura encontra-se necrosada, não apresentando tecido para ser revitalizado.

Raramente, uma ruptura subaguda poderá levar à formação de um falso aneurisma ventricular, de tratamento cirúrgico e prognóstico melhor em relação ao resultado operatório.

INSUFICIÊNCIA MITRAL AGUDA PÓS-INFARTO

A ruptura de músculos papilares, levando à insuficiência mitral (IM) aguda, ocorre em cerca de 5% dos pacientes na primeira semana pós-IAM. A associação frequente é com o edema pulmonar agudo; raramente leva ao choque cardiogênico.

A lesão nos músculos papilares geralmente é pequena, propiciando uma boa oportunidade para intervenção cirúrgica precoce. A área infartada poderá estar no próprio papilar ou na musculatura da parede ventricular, em sua área de inserção.

Se a ruptura do papilar é completa (raro), poderá ocorrer evolução fatal em cerca de 24 horas, a menos que se providencie a cirurgia para troca ou o reparo valvar. Em geral, o reparo é possível no caso de infartos pequenos. Em casos com grande destruição do papilar ou das cordoalhas tendíneas do folheto anterior, é necessária troca valvar.

Bibliografia

Anderson JL, Rothbard RL et al. Multicenter reperfusion trial of intravenous anisoylated plasminogen streptokinase activator complex (APSAC) in acute myocardial infarction: controlled comparison with intracoronary streptokinase. J Am Coll Cardiol 1988; 1:1153.

Aravot DJ, Dhalla N, Banner NR et al. Combined septal perforation and cardiac rupture after myocardial infarction. J Thorac Cardiovasc Surg 1989; 97:815.

Barner HB et al. Emergency coronary bypass not associated with preoperative cardiogenic shock in failed angioplasty, after thrombolysis, and for acute myocardial infarction. Circulation 1989; 79 (Suppl. I):I-152.

Bates RJ, Beutles S, Resnekov L et al. Cardiac rupture: challenge in diagnosis and management. Am J Cardiol 1977; 40:429.

Berg Jr R, Selinger SL et al. Acute evolving myocardial infarction. A surgical emergency. J Thorac Cardiovasc Surg 1984; 88:902.

Bhimji S, Sheridan BC. Ventricular septal rupture following myocardial infarction. Acessado no endereço http://emedicine.medscape.com/article/428240-overview em setembro de 2011.

Bolooki H. Emergency cardiac procedures in patients in cardiogenic shock due to complications of coronary artery disease. Circulation 1989; 79(suppl I):I-137.

Cohen LS. Coronary artery revascularization: indications for surgery and results. In: Glenn WWL et al. Thoracic and cardiovascular surgery. 4. ed. Norwalk: Appleton-Century-Crofts.

DeWood M, Spores J et al. Acute myocardial infarction: a decade of experience with surgical reperfusion in 701 patients. Circulation 1983; 68(pt 2):II8, 1983.

Dillard DH, Miller DW. Closure of postinfarction ventricular septal defect. Athas Cardic Surg 1983; 1:130.

Favaloro RG. Saphenous vein graft in the surgical treatment of coronary artery disease: operative technique. J Thorac Cardiovasc Surg 1969; 58:178.

Flameng W, Sergeant P et al. Emergency coronary bypass grafting for evolving myocardial infarction. Effects on infarct size and left ventricular function. J Thorac Cardiovasc Surg 1987; 94:124.

Guyton RA, Arcidi JM, Langford DA et al. Emergency coronary bypass for cardiogenic shock. Circulation 1987; 76(suppl V):V-22.

Katz NM, Wallace RB. Emergency coronary bypass surgery: indications and results. Cardiovasc Clin 1986; 16:67.

Krebber HJ, Mathey D et al. Management of evolving myocardial infarction by intracoronary thrombolysis and subsequent aorto-coronary bypass. J Thorac Cardiovasc Surg 1982; 83:186.

Lee KF, Mandell J, Rankin JS et al. Immediate versus delayed coronary grafting after streptokinase treatment: postoperative blood loss and clinical results. J Thorac Cardiovasc Surg 1988; 95:216.

Lee MS, Tseng CH, Barker CM et al. Outcome after surgery and percutaneous intervention for cardiogenic shock and left main disease. Ann Thorac Surg 2008 Jul; 86(1):29-34.

Mann JM, Roberts WC. Acquired ventricular septal defec during acute myocardial infarction. Am J Cardiol 1988; 62:8.

Mann JM, Roberts WC. Rupture of the left ventricular free wall during acute myocardial infarction: anaysis of 138 necropsy patients and comparison with 50 necropsy patients with acute myocardial infarction without rupture. Am J Cardiol 1988; 62:847.

Mehta RH, Lopes RD, Ballotta A et al. Percutaneous coronary intervention or coronary artery bypass surgery for cardiogenic shock and multivessel coronary artery disease? Am Heart J 2010 Jan; 159(1): 141-7.

Pennington DG. Emergency management of cardiogenic shock. Circulation 1989; 79(suppl I):I-149.

Raghavan R, Benzaquen BS, Rudski L. Timing of bypass surgery in stable patients after acute myocardial infarction. Can J Cardiol 2007 Oct; 23(12):976-82.

Sergeant P, Flameng W et al. Time constraints in the emergency coronary bypass surgery for acute evolving myocardial infarction. J Cardiovasc Surg 1987; 28:68.

Silva JP, Cascudo MM, Baumgratz JF et al. Postinfarct ventricular septal defect: an efficacious technique for early surgical repair. J Thorac Cardiovasc Surg 1989; 97:86.

White HD, Assmann SF, Sanborn TA et al. Comparison of percutaneous coronary intervention and coronary artery bypass grafting after acute myocardial infarction complicated by cardiogenic shock: results from the Should We Emergently Revascularize Occluded Coronaries for Cardiogenic Shock (SHOCK) trial. Circulation 2005 Sep 27; 112(13):1992-2001.

PARTE C ■ Dissecção Aórtica

INTRODUÇÃO

A incidência da dissecção aguda da aorta é baixa (em torno de 2,9 casos/100.000 pessoas/ano), porém é de grande importância devido à alta mortalidade precoce – de 1% por hora – desde que não seja reconhecida e tratada de imediato.

A dissecção aórtica pode ser dividida em três tipos, segundo DeBakey: tipo I – originando-se na aorta ascendente e se estendendo pelo menos até o arco aórtico; tipo II –

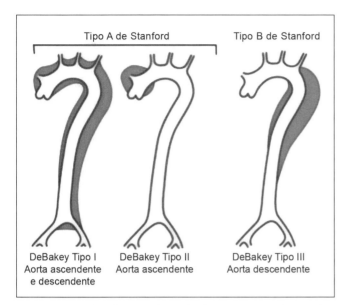

Figura 23.1 ■ Classificações de Stanford (tipos A e B) e de DeBakey (tipos I, II e III).

quando se restringe à aorta ascendente; e tipo III – quando se origina na aorta descendente.

Existe uma segunda classificação, de Stanford, que divide as dissecções em tipo A, quando há acometimento da aorta ascendente, e tipo B, quando essa não é atingida (Figura 23.1).

A maior incidência ocorre entre os 60 e os 70 anos de idade, sendo os homens mais afetados, na proporção de 2:1. O quadro é considerado agudo (<14 dias) ou crônico (>14 dias).

Já os principais fatores predisponentes são: degeneração da camada média da aorta (p. ex., síndromes de Marfan e de Ehrlers-Danlos), idade avançada e hipertensão arterial. Além desses, outros fatores podem estar associados.

QUADRO CLÍNICO

A manifestação clínica mais frequente é a dor torácica, que ocorre em até 96% dos casos. A dor apresenta-se tipicamente como dor aguda, intensa e de início súbito, sendo de localização variada (mas apresenta certa correlação com o ponto da dissecção).

A hipertensão arterial é frequentemente observada, sobretudo na dissecção aórtica distal. Pacientes com acometimento da artéria subclávia podem apresentar pseudo-hipotensão, resultante da mensuração a partir de um membro cuja perfusão está comprometida. Nesses pacientes, é possível encontrar o déficit de pulso, fruto de dissecção tipo A com o envolvimento das artérias carótidas, subclávias e femorais.

O acometimento valvar aórtico, com insuficiência aórtica aguda, ocorre em mais de um terço dos pacientes com dissecção proximal, podendo se associar à oclusão coronária e quadros de isquemia miocárdica, inclusive IAM. Outras manifestações descritas são síncope, acidente cerebrovascular, insuficiência renal, infarto mesentérico e paraplegia.

DIAGNÓSTICO

O diagnóstico é baseado na suspeita clínica, seguida da confirmação por exame de imagem acurado e rápido. A radiografia de tórax e o eletrocardiograma, apesar de inespecíficos, são úteis. Os exames de imagem devem confirmar o diagnóstico e fornecer dados relativos à localização, extensão e tipo de dissecção, presença de trombos, comprometimento de ramos aórticos e sinais de ruptura iminente.

A ressonância magnética (RM), apesar de ser o exame mais acurado, é geralmente inviável, pois tem contraindicação relativa em pacientes instáveis por requerer maior período de tempo para sua realização e por não estar amplamente disponível.

Já a tomografia computadorizada (TC) é acurada, rápida e disponível na maioria das unidades de emergência, sendo o método de imagem mais usado como primeira escolha.

A aortografia é menos utilizada como exame inicial, pois exige equipe especializada para realização e é um procedimento invasivo.

Em pacientes nos quais insuficiência aórtica é suspeitada ou que se encontram instáveis, o ecocardiograma transesofágico (ETE) pode ser o procedimento de escolha, por ser rápido, seguro, de baixo custo e bastante disponível. Já o ecocardiograma transtorácico (ETT) apresenta limitações para o diagnóstico, mas é útil na abordagem inicial por ser um exame não invasivo e de fácil execução.

Com relação ao diagnóstico diferencial, deve ser feito principalmente com os quadros de isquemia miocárdica causados por doença arterial coronariana.

TRATAMENTO

Os avanços no tratamento dos pacientes com dissecção aórtica resultaram na diminuição de sua mortalidade e morbidade. Todos os pacientes com suspeita clínica dessa condição devem ser admitidos na Unidade de Terapia Intensiva, devendo ser realizados exames de imagem de maneira emergencial.

O tratamento clínico deve ser iniciado de imediato, mesmo antes de confirmado o diagnóstico. O tratamento inicial objetiva o alívio da dor e o controle da frequência cardíaca e da pressão arterial. O objetivo terapêutico na fase aguda é atingir uma frequência cardíaca entre 55 e 65bpm e PA sistólica entre 100 e 120mmHg. Os betabloqueadores por via endovenosa são os medicamentos de escolha. Caso exista contraindicação absoluta para o uso desses fármacos, pode-se, com menor benefício, utilizar os bloqueadores dos canais de cálcio. Nas situações em que o controle da pressão arterial for insuficiente com as doses plenas de betabloqueadores, associa-se o nitroprussiato de sódio. Na hipotensão verdadeira deve-se suspeitar de ruptura aórtica ou tamponamento cardíaco, realizando-se a rápida expansão volêmica.

Após a abordagem inicial, a terapia definitiva deve ser instituída. Sempre que uma dissecção aórtica envolver a aorta ascendente, estará indicada a intervenção cirúrgica imediata. Pacientes com dissecções agudas confinadas à aorta descendente tendem a evoluir bem com a terapia clínica; entretanto, nesses casos, quando ocorrer uma complicação grave, cirurgia ou tratamento endovascular estarão indicados.

Os objetivos habituais da cirurgia definitiva incluem a abordagem do local acometido e a obliteração da entrada do falso lúmen, sendo feita a interposição de enxerto vascular. Sangramento, infecção, insuficiência pulmonar e insuficiência renal constituem as complicações precoces pós-operatórias mais comuns. As complicações tardias incluem regurgitação aórtica progressiva, se a valva aórtica não tiver sido substituída; a formação de aneurismas loca-

lizados e uma dissecção recorrente. A sobrevida cirúrgica em 30 dias para as dissecções proximais e distais é de 74% e de 69%, respectivamente.

Em geral, os pacientes que sobrevivem à hospitalização inicial evoluem bem subsequentemente e devem ser mantidos sob rigoroso controle da pressão arterial, com pressão sistólica ≤130mmHg. Para tanto, os betabloqueadores são os agentes de primeira escolha. Complicações tardias são mais comuns durante os primeiros 2 anos, devendo o paciente ser acompanhado periodicamente.

Bibliografia

Albuquerque LC, Braile DM, Palma JH, Saadi EK, Gomes WJ, Buffolo E. Diretrizes para o tratamento cirúrgico das doenças da aorta da Sociedade Brasileira de Cirurgia Cardiovascular. Rev Bras Cir Cardiovasc 2007; 22.

Chavan A, Lotz J, Oelert F, Galanski M, Haverich A, Karck M. Endoluminal treatment of aortic dissection. Eur Radiol 2003; 13:2521-34.

Isselbacher EM. Diseases of the aorta. In: Zipes DP et al. Braunwald's heart disease: a textbook of cardiovascular medicine. 7. ed. Philadelphia: Elsevier, 2005.

Khan IA, Nair CK. Clinical, Diagnostic, and management perspectives of aortic dissection. Chest 2002; 122:311-28.

CAPÍTULO 24

Emergências Vasculares Periféricas

Marco Túlio Baccarini Pires

Alisson Tarso do Rego

OCLUSÕES ARTERIAIS AGUDAS PERIFÉRICAS

A oclusão arterial aguda periférica pode ser definida como uma deficiência aguda de perfusão tissular, levando a um quadro sistêmico grave, quando não atendida prontamente. Deve ser considerada um quadro sistêmico, necessitando uma avaliação completa e criteriosa do paciente. A embolia e a trombose arteriais, além dos traumatismos, são os principais responsáveis pelos quadros observados de oclusões arteriais agudas periféricas. Em torno de 85% dos êmbolos arteriais se originam do coração.

A isquemia leva a alterações tissulares progressivas. O tecido muscular esquelético apresenta perda de contratilidade progressiva em torno de 4 horas. Um período de 12 horas de oclusão arterial aguda tem sido considerado o máximo que um membro isquêmico pode suportar de maneira reversível.

Para a obtenção de bons resultados no tratamento desses quadros, com diminuição da morbidade e da mortalidade, é imprescindível uma abordagem pronta e eficaz dos pacientes portadores de oclusão arterial aguda periférica.

A velocidade da oclusão é um fator determinante para o aparecimento dos sinais e sintomas clássicos. A oclusão súbita de um tronco arterial principal determina um quadro de isquemia grave em função da falta de circulação colateral. Em contrapartida, se a instalação da oclusão arterial for lenta, com estenose progressiva da luz do vaso, a queda lenta da pressão distal constituirá poderoso estímulo para o desenvolvimento da circulação colateral.

Etiologia

As oclusões arteriais podem ser resultado de embolias e tromboses, sendo a embolia responsável pela maioria dos episódios. Outras causas podem estar relacionadas com os traumatismos. Na maioria dos casos, é possível diferenciar um quadro embólico de um quadro de trombose arterial. É importante o diagnóstico etiológico entre embolia e trombose arterial, porque a abordagem do caso, principalmente no que se refere à cirurgia, poderá ser totalmente diversa, com diferentes resultados (nas embolias, as cirurgias costumam ser mais simples e os resultados são melhores). Oitenta e cinco por cento dos casos de embolia arterial se originam no coração, sendo as principais causas a fibrilação atrial e a endocardite bacteriana. A artéria mais acometida por episódios embólicos é a femoral (46,2%), seguida da artéria ilíaca (18,2%). Nos membros superiores, a artéria onde as embolias ocorrem mais comumente é a braquial.

Os quadros trombóticos são observados com maior frequência em pacientes que já apresentavam algum sinal prévio de arteriopatia, com aterosclerose mais avançada, e que tiveram agravamento súbito de seu quadro; além disso, deverão ser sempre considerados doentes debilitados com má função cardíaca associada à hipovolemia. Os trombos se assestam preferencialmente sobre placas ateroscleróticas já formadas, em locais estenosados e de bifurcação arterial. Alguns pacientes portadores de claudicação intermitente crônica e estável irão subitamente desenvolver dor isquêmica em repouso.

Outras causas de trombose arterial se relacionam com a injeção intra-arterial de medicamentos, feita erroneamente, pensando tratar-se de aplicação endovenosa: é uma causa de insuficiência arterial aguda que se observa com certa frequência em crianças recém-nascidas em uso de medicação parenteral. Punções arteriais de repetição para coleta de sangue arterial são também causa de obstrução arterial aguda trombótica.

Tabela 24.1 ■ Classificação da isquemia aguda dos membros

Classe	Categoria	Prognóstico	Perda sensorial	Fraqueza muscular	Sinal arterial ao Doppler	Sinal venoso ao Doppler
I	Viável	Sem risco imediato para o membro	Nenhuma	Nenhuma	Audível	Audível
IIA	Sob risco: marginal	Membro pode ser salvo se tratado prontamente	Mínima a nenhuma	Nenhuma	± audível	Audível
IIB	Sob risco: imediato	Membro pode ser salvo se tratado imediatamente	Mais do que apenas os dedos comprometidos	Leve a moderada	Raramente audível	Audível
III	Irreversível	Perda do membro ou dano permanente	Profunda	Profunda	Nenhum	Nenhum

Adaptada de Rutherford RB, Baker JD, Ernst C et al. Recommended standards for reports dealing with lower extremity ischemia: revised version. J Vasc Surg 1997; 26:517-38.

Quadro clínico e diagnóstico

A palidez da extremidade, a ausência de pulsos palpáveis, o colabamento do sistema venoso, a queixa de dor pelo paciente, a parestesia e, finalmente, a paralisia constituem os principais sinais e sintomas das oclusões agudas das artérias. Um início abrupto fala a favor de uma embolia, enquanto processos trombóticos são mais insidiosos.

A evolução do processo leva à anestesia do membro acometido; as alterações da temperatura são coincidentes com o local da oclusão. Com o passar do tempo, a musculatura vai se tornando cada vez mais tensa e edemaciada. Nos membros inferiores, a tensão é mais bem verificada na musculatura da panturrilha. Após algum tempo, pode-se facilmente verificar o nível da oclusão em um membro: realizando-se sua palpação, verifica-se até que ponto a temperatura se mantém. Em geral, logo abaixo do ponto onde a hipotermia se inicia, verificam-se também as alterações de cor, perfusão, parestesia e anestesia.

A classificação da isquemia aguda dos membros, de acordo com a Society of Vascular Surgery/International Society of Cardiovascular Surgery, pode ser encontrada na Tabela 24.1.

O diagnóstico diferencial deve ser estabelecido com outras patologias capazes de desencadear sintomas semelhantes (Tabela 24.2).

Apesar de na maioria dos casos o diagnóstico de oclusão arterial aguda ser clínico, o estudo arterial com Doppler (com ou sem registro gráfico) e arteriografias poderão ser utilizados como complemento, principalmente no planejamento da

Tabela 24.2 ■ Principais etiologias não arteriais capazes de desencadear dor aguda em membros inferiores, com pulsos arteriais normais

Traumatismo musculoesquelético não vascular
Radiculopatia (pinçamento de raiz nervosa periférica)
Estenose do canal medular
Hérnia de disco aguda
Trombose venosa profunda
Flegmasia cerulea dolens

tática de abordagem cirúrgica. Ao se realizar a arteriografia, imagens bastante retardadas devem ser obtidas para se verificar a existência ou não de enchimento distal por circulação colateral. O *duplex-scan* é muito eficiente em diagnosticar a presença de um trombo intraluminal, podendo inclusive avaliar se o trombo é recente ou antigo, tornando-se a primeira opção diagnóstica. Tem a vantagem de ser um exame preciso e não invasivo; como desvantagens, é examinador-dependente.

O padrão-ouro entre os diagnósticos de imagem na oclusão arterial aguda de membros é a *arteriografia de subtração digital*, que tem a vantagem de, caso necessário, permitir ser iniciada a terapêutica com trombolítico intra-arterial durante o procedimento. Este é, entretanto, um procedimento invasivo. Outros exames utilizados são a *angiotomografia* e a *angiorressonância* magnética.

Tratamento

O tratamento inicial da oclusão arterial aguda, com isquemia em membros, pode ser composto de inúmeras medidas, tanto clínicas como cirúrgicas. As abordagens iniciais consistem em:

- Administração de ácido acetilsalicílico: para tentar melhorar o resultado de possível terapêutica trombolítica que venha a ser executada.
- Administração de heparina não fracionada: para reduzir a propagação do trombo e também para evitar a ocorrência de trombose pericateter durante a angiografia.
- Colocar a extremidade em posição pendente, para a perfusão do membro pela gravidade (atenção: essa manobra não deve ser prolongada, sendo apenas uma medida temporária).
- Evitar temperaturas extremas na extremidade (aquecer com algodão ortopédico, mas evitar bolsas de água quente ou outras fontes de calor intenso).
- Controle da dor.

Após essa abordagem inicial, chega-se a um ponto de tomada de decisão:

Capítulo 24 ■ Emergências Vasculares Periféricas

- **Intervenção endovascular:** trombólise intra-arterial, trombectomia percutânea.
- **Cirurgia:** trombectomia a céu aberto (uso do cateter de Fogarty – técnica cirúrgica mais utilizada), *bypass*, amputação.

A trombólise parece reduzir a complexidade de procedimento cirúrgico ou angioplastia posterior nos casos de revascularização parcial do membro acometido, com melhora do prognóstico. Os fatores limitantes para realização dessa técnica estão relacionados com o tempo necessário para lise do coágulo e a trombose recorrente do vaso.

As principais complicações da tromboembolectomia estão ligadas a traumatismos diretos ocasionados pelo cateter de Fogarty. Entre elas, podem ser citadas as dissecções da camada íntima (geralmente em razão da liberação de uma placa ateromatosa), a perfuração arterial, as lesões endoteliais e, até mesmo, a ocorrência de fístula arteriovenosa.

EMERGÊNCIAS VASCULARES RELACIONADAS COM INSUFICIÊNCIA RENAL – COMPLICAÇÕES DOS CATETERES DE ACESSOS VASCULARES

A hemodiálise consiste na filtração do sangue para remoção de líquidos e substâncias tóxicas por meio de um rim artificial. É utilizada nos quadros de insuficiência renal aguda (IRA) em pacientes hospitalizados em caráter de urgência e na insuficiência renal crônica terminal (IRCT), quando o rim apresenta um *clearance* de creatinina < 15mL/min e não consegue desempenhar suas funções básicas. A IRA é geralmente considerada uma doença do paciente hospitalizado, com incidência variando entre 2% e 5% nas unidades de tratamento intensivo. As principais causas de IRCT são hipertensão arterial (40%) e diabetes (40%). Normalmente, os pacientes que evoluem para a necessidade de hemodiálise de maneira gradual são preparados com realização de fístula arteriovenosa para a execução do procedimento, o que não ocorre nos casos de urgência ou quando a fístula ainda não atingiu sua maturação para realização da hemodiálise. Nesses casos, o acesso através do implante de cateter de duplo lúmen temporário para hemodiálise se faz necessário, o que também ocorre nos pacientes que já estão em tratamento com hemodiálise e apresentam oclusão da fístula ou alterações que impossibilitem sua utilização por causa de um processo infeccioso. O acesso vascular para hemodiálise é uma das principais causas de internações em pacientes com insuficiência renal crônica (IRC) nos EUA, com cerca de 25% das internações no primeiro ano de hemodiálise. O desenvolvimento contínuo dos cateteres e *kits* de implante vem facilitando a execução desse procedimento e diminuindo os índices de complicação.

Cateter de duplo lúmen para hemodiálise

O acesso ideal para realização de hemodiálise é, sem dúvida, a fístula arteriovenosa autógena, em razão de sua durabilidade, por fornecer condições para diálise eficaz e em virtude de seu baixo índice de complicações. O cateter de hemodiálise consiste em um dispositivo de acesso rápido e torna possível a realização da hemodiálise de maneira eficiente, podendo substituir a fístula arteriovenosa quando outras opções de acesso para hemodiálise foram esgotadas ou estão em fase de confecção e maturação. O grande benefício da utilização do cateter está na facilidade de sua utilização, não necessitando de agulhas para punção, pois ele é conectado diretamente ao aparelho de hemodiálise. As desvantagens estão relacionadas com infecção, trombose e necessidade de equipe treinada para implante.

As complicações imediatas decorrentes do implante de cateter estão, em sua maioria, relacionadas com o procedimento de punção venosa central, com frequência e gravidade variando de acordo com o local da punção. O cateter pode ser implantado através das veias jugulares interna, subclávias e femorais.

A veia jugular interna direita é o local de preferência para seu implante por apresentar menor taxa de estenose (em torno de 10%) e trombose (3%), quando comparada à veia subclávia, com taxa de estenose em torno de 40% e trombose em 12%. O implante por essa via coloca a ponta do cateter no átrio direito, proporcionando a capacidade de fornecer um fluxo excelente para realização de hemodiálise (> 300mL/min). O índice de complicações evidenciados em um estudo que mostrou 100% de sucesso no implante foi de 0,08 por 100 cateteres/dia para infecção e 0,16 por 100 cateteres/dia de trombose com retirada do cateter.

Cateteres totalmente implantados, que apresentam uma bolsa subcutânea para punção durante procedimento de hemodiálise, apresentam uma taxa de permanência maior, em torno de 7 meses, com índice de infecção de 1,3 para cada 1.000 pacientes/dia.

Técnica para implante de cateter

O cateter pode ser implantado, preferencialmente com auxílio de ultrassonografia, obtendo-se 100% de sucesso. No Brasil, a técnica de Seldinger, sem o emprego de ultrassom, é a mais utilizada. O procedimento deve ser realizado em sala de cirurgia com ampla assepsia do local. A posição de Trendelenburg expande a veia e facilita sua punção. A punção é realizada, sob anestesia local, com agulha existente no *kit* do cateter em aspiração contínua com seringa até atingir a veia jugular ou subclávia. Os cateteres utilizados mais frequentemente são de duplo lúmen não tunelizados. Após a punção, a seringa é removida e o fio-guia é introduzido pela agulha até atingir o mediastino. A agulha é então removida e uma pequena incisão é feita com utilização de lâmina 11, para introdução de cateter dilatador e construção de túnel no subcutâneo. O cateter dilatador é envolvido por uma bainha removível, que permanece no orifício, para implante do cateter, sempre utilizando o fio-guia para orientação do trajeto. O cateter de duplo lúmen é introduzido com auxílio do fio-guia e da bainha removível, posicionando sua ponta dentro do átrio direito. A bainha é então removida, dividindo-se em dois fragmentos. Após testado o fluxo através de aspiração e infusão pelas duas vias do cateter, este é lavado com soro fisiológico e injeta-se heparina em sua luz, para evitar trombose do cateter. A fixação é feita com mononáilon 4-0 na pele e proteção das vias do cateter com curativo local. O posicionamento do cateter é confirmado por meio de fluoroscopia na sala cirúrgica ou por radiografia de tórax.

Complicações do implante

Entre as complicações imediatas relatadas, a punção arterial é a mais frequente (em torno de 7%). A presença de hematoma ocorre em 1,6% dos casos, insucesso em 2,1% e associação dessas complicações em 1,7%. Nas punções de subclávia, a frequência de pneumotórax e hemotórax gira em torno de 1%. As taxas encontradas em estudos com utilização de ultrassom durante o implante são significativamente menores, ocorrendo em torno de 2% para punção arterial.

Sangramento venoso, hematoma cervical, hidrotórax, disfonia, lesão nervosa do plexo braquial, arritmia cardíaca, perfuração cardíaca e hemomediastino também são citados na literatura médica. A utilização do dilatador para implante do cateter facilita o traumatismo venoso e o consequente sangramento, assim como a heparinização, podendo levar ao desenvolvimento de hematomas cervicais importantes e hemotórax com necessidade de drenagem torácica fechada. Arritmia cardíaca, perfuração cardíaca e hemomediastino estão relacionados diretamente com o manejo do fio-guia durante o implante, necessitando intervenção imediata e podendo levar o paciente ao óbito.

A punção arterial múltipla ou o uso de dilatador com implante do cateter arterial pode ser necessária em pacientes graves com baixa oxigenação e hipotensão, o que dificulta a diferenciação dos sangues arterial e venoso. A remoção do cateter deve ser feita sob visão direta do local de introdução na artéria devido ao grande risco de sangramento descontrolado e hematoma grave quando ele é retirado somente com compressão do local de punção.

As complicações tardias relacionadas com o implante do cateter consistem, em sua maioria, na infecção do cateter, levando à necessidade de sua retirada e uso de antibioticoterapia. A trombose do cateter ocorre, principalmente, em razão da deficiência de heparinização ou uso prolongado. A veia subclávia é o sítio mais frequente de trombose venosa profunda e estenose da veia, devendo ser evitada nos implantes iniciais. A permanência do cateter implantado em veia subclávia não deve ultrapassar 3 semanas, para evitar a estenose da veia. A embolia pulmonar também foi relatada como complicação tardia.

CONSIDERAÇÕES FINAIS

O implante de cateter de duplo lúmen para hemodiálise representa o acesso vascular mais rápido e eficiente para esse tratamento. Sua principal limitação encontra-se no tempo de utilização devido a infecção e trombose. Em 1998, Linardi e cols. iniciaram um programa de melhoria continuada em acesso vascular para hemodiálise com a finalidade de verificar as dificuldades e possíveis soluções em relação ao acesso vascular. Programa semelhante já era desenvolvido pela National Kidney Foundation, evidenciando a necessidade de um trabalho multidisciplinar que fosse principalmente relacionado com o manejo dos acessos e o preparo precoce dos pacientes com insuficiência renal. A fístula arteriovenosa, realizada no momento adequado, preserva outros acessos para serem utilizados em momentos de urgência e apresenta um índice de complicações significativamente menor. Nos pacientes em urgência dialítica necessitando do implante de cateter de duplo lúmen a escolha da via de acesso se reveste de fundamental importância. A veia jugular interna direita apresenta os menores índices de complicações, principalmente as relacionadas com trombose da veia e estenose, quando comparada à veia subclávia. O reconhecimento das complicações imediatas e seu tratamento precoce são extremamente importantes em pacientes que já se encontram debilitados pela insuficiência renal. O uso de ultrassom reduz significativamente essas complicações e torna possível a visualização da veia antes do procedimento, diagnosticando possíveis variações anatômicas, tromboses ou estenoses das veias.

Bibliografia

Amman J, Seiler H, Vogt B. Delayed arterial embolectomy: plea for more active surgical approach. Br J Surg 1976; 63:73.

Bhagwan S, Gross WS, Evans WE. Improved limb salvage after arterial embolectomy. Ann Surg 1978; 188:153.

Blaisdell FW, Steele M, Allen RE. Management of acute lower extremity arterial ischemia due to embolism and thrombosis. Surgery 1978; 84:822.

Coen SD, Silverman E. Peripheral intra-arterial thrombolytic therapy for acute arterial occlusion. Crit Care Nurse 1994 Oct; 14(5):23-9.

Dainko EA. Complications of the use of the Fogarty balloon catheter. Arch Surg 1972; 102:79.

Fullerton J, Mclafferty R, Ramsey D. Pitfalls in achieving the Dialysis Outcome Quallity Initiative (DOQI). Guidelines for hemodialysis acess. Ann Vas Surg 2002; 16(5):613-7.

Jackson MR. Antithrombotic therapy in peripheral arterial occlusive disease. Chest 2001 Jan; 119(1 Suppl.):283S-299S.

Lin, M. Acute limb ischemia. American College of Emergency Physicians Scientific Assembly 2007. Acessado no endereço http://www.hornlakeprofessionalbuilding.com/data/papers/TU-122.pdf em 10 de abril de 2011.

Linardi F, Bevilacqua JL, Morad JFM, Costa JA. Continuous quality improvement in vascular acess for hemodialysis. J Vasc Br 2004; 3(3):191-6.

Marder VJ. Thrombolytic therapy: overview of results in major vascular occlusions. Thromb Haemost 1995 Jul; 74(1):101-5.

National Kidney Foundation. K/DOQI Clinical practice guidelines for vascular acess. Am J Kidney Dis 2001; 37:s137-s181

Paulson W, Ram S, Ziban G et al. Vascular acess. Semin Nephrol 2002 May; 22(3):183-94.

Pitta GBB, Andrade ART, Castro AA. Acesso venoso central para hemodiálise. In: Pitta GBB, Castro AA, Burihan E (eds.). Angiologia e cirurgia vascular. Maceió: UNCISAL/ECMAL&LAVA, 2003.

Rocha PN, Braga PS et al. Immediate complications related to the insertion of hemodialysis Double-Lumen catheters. JBras Nefrol 2008;30/1:54-8.

Sabido F, Milazzo VJ, Hobson 2nd RW, Duran WN. Skeletal muscle ischemia-reperfusion injury: a review of endothelial cell-leukocyte interactions. J Invest Surg 1994 Jan-Feb; 7(1):39-47.

Schmittling ZC. Thrombolysis and mechanical thrombectomy for arterial disease. Surg Clin North Am 2004 Oct 1; 84(5):1.237-66.

Schwab SJ, Quarles LD, Middleton JP et al. Hemodialysis- associated subclavian vein stenosis. Kidney Int 1988; 33:1156-9.

Work J. Hemodialysis catheters and ports. Semin Nephrol 2002; 22(3):211-9.

SEÇÃO III

Emergências Respiratórias

CAPÍTULO 25

Insuficiência Respiratória Aguda e Oxigenoterapia

Marco Antônio Soares Reis

INSUFICIÊNCIA RESPIRATÓRIA AGUDA

A insuficiência respiratória aguda é definida como uma incapacidade do sistema respiratório em manter troca gasosa adequada com o ambiente, tanto no que se refere a um inadequado fornecimento de oxigênio aos tecidos como a uma inadequada eliminação de gás carbônico pelos pulmões.[1]

Diagnóstico

O diagnóstico clínico da insuficiência respiratória aguda pode ser subjetivo devido à grande variabilidade dos sinais e sintomas presentes nessa situação. Desse modo, a suspeita clínica deve ser sempre complementada por critérios objetivos (Tabela 25.1), com base na gasometria arterial, que possibilita ainda a classificação fisiopatológica do tipo de insuficiência respiratória aguda.[1-3]

Os valores normais da gasometria arterial são:

- PaO_2 = 103,5 – (0,42 × idade) mmHg (em decúbito).
- $PaCO_2$ = 35 a 45mmHg.
- pH = 7,35 a 7,45.
- SaO_2 > 96%.

Classificação fisiopatológica

Existem basicamente três tipos fisiopatológicos:

- Hipoxêmico ou tipo I (falha na oxigenação).
- Hipercápnico ou tipo II (falha na ventilação).
- Misto.

Tabela 25.1 ■ Diagnóstico da insuficiência respiratória aguda

PaO_2 <60mmHg e SaO_2 <90% (em ar ambiente) e/ou $PaCO_2$ >45 a 50mmHg com pH <7,30 a 7,35

Insuficiência respiratória hipoxêmica

Como avaliar a hipoxemia

Índices de oxigenação. A gasometria arterial é o método laboratorial mais adequado para avaliação das trocas gasosas, sendo utilizada desde a década de 1950. A partir da gasometria arterial surgiram vários índices de oxigenação para melhor avaliação das trocas gasosas:

- Fração de *shunt* ou Qs/Qt.
- Gradiente alvéolo-arterial de oxigênio $(A-a)O_2$.
- Relação PaO_2/FiO_2.

Fração de *shunt* pulmonar (Qs/Qt). A medida da fração de *shunt* pulmonar é considerada o padrão-ouro para avaliação da hipoxemia. O Qs/Qt avalia a fração de sangue que não é oxigenado durante sua passagem pelos pulmões.[2-8] Existe uma fração de *shunt* que é o Qs/Qt fisiológico, secundário ao desvio do sangue que nutre a circulação brônquica (sistema de Tebesius) e o seio coronário, em direção ao átrio esquerdo, sem ser previamente oxigenado. O valor normal do *shunt* fisiológico é de 2% a 5% em adultos jovens, aumentando com a idade (Figura 25.1). Qs/Qt de 20% a 29% pode ser potencialmente letal em pacientes com reserva cardiovascular ou neurológica limitada, e um Qs/Qt ≥30% indica um processo potencialmente letal.

A medida direta da fração de *shunt* pode ser realizada mediante o posicionamento de um cateter na artéria pulmonar (Swan-Ganz) e a coleta de gasometria do sangue venoso misto e de gasometria no sangue arterial periférico.

Gradiente alvéolo-arterial de oxigênio. O gradiente alvéolo-arterial de oxigênio é um dos índices de oxigenação utilizados à beira do leito com boa correlação com o Qs/Qt. O gradiente $(A-a)O_2$ representa a diferença entre a quantidade de oxigênio que chega até o alvéolo e a quantidade

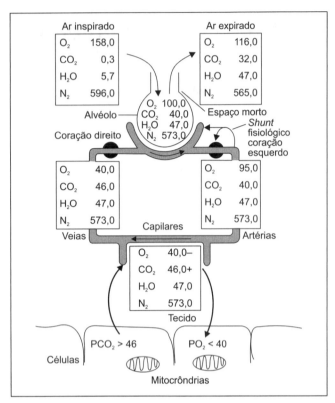

Figura 25.1 ■ Transporte do oxigênio do ambiente com FiO$_2$ = 0,21 (ao nível do mar com Pbar = 760mmHg), passando pelos pulmões, coração, circulação sistêmica, até ser liberado para as células. (Modificada de Shapiro e cols.[2])

de oxigênio que atinge o sangue arterial (Figura 25.1). Para definição do gradiente (A-a)O$_2$ é necessário o cálculo da pressão parcial de oxigênio dentro dos alvéolos (PaO$_2$) de acordo com a equação dos gases alveolares (Tabela 25.2).

Um gradiente (A-a)O$_2$ aumentado indica que as trocas gasosas estão alteradas no parênquima pulmonar e que a hipoxemia pode ser secundária ou a um distúrbio na relação V/Q ou a um *shunt* pulmonar direita-esquerda. Um gradiente (A-a)O$_2$ normal indica que as trocas gasosas estão preservadas no parênquima pulmonar e que a hipoxemia deve ser secundária a hipoventilação alveolar. Assim

Tabela 25.2 ■ Cálculo do gradiente (A-a)O$_2$

Gradiente (A-a)O$_2$ = PAO$_2$ – PaO$_2$
PaO$_2$ = (PB – PH$_2$O) × FiO$_2$ – (PaCO$_2$/R)
 PaO$_2$: pressão parcial de oxigênio alveolar (mmHg)
 PB: pressão barométrica local (mmHg)
 PH$_2$O: pressão de vapor d'água (47mmHg)
 FiO$_2$: fração inspirada de oxigênio*
 R: relação entre produção de CO$_2$ e consumo de oxigênio
  VCO$_2$/VO$_2$, geralmente os valores são de 0,8 a 0,9
 PaO$_2$: pressão parcial de oxigênio (mmHg)
 PaCO$_2$: pressão parcial de gás carbônico (mmHg)
Gradiente (A-a)O$_2$ previsto = 2,5 + (0,21 × idade)
(em ar ambiente com FiO$_2$ = 0,21)

* No cálculo do gradiente (A-a)O$_2$ deve ser utilizado FiO$_2$ = 0,21 ou 1,0.

o gradiente (A-a)O$_2$ possibilita a classificação das causas de hipoxemia em pulmonares e extrapulmonares.[2-8]

Relação PaO$_2$/FiO$_2$. A relação PaO$_2$/FiO$_2$ consiste no índice de oxigenação mais utilizado atualmente à beira do leito, principalmente durante a ventilação mecânica, devido à rapidez, praticidade e grande correlação com a medida da fração de *shunt*. Para seu cálculo há necessidade apenas da PaO$_2$ da gasometria arterial e da FiO$_2$ utilizada.[7,8]

Valores >300mmHg denotam troca gasosa normal e valores <200mmHg se correlacionam com *shunt* >20%, compatível com uma troca gasosa bastante alterada.[2-6,9]

A relação PaO$_2$/FiO$_2$ tem sido muito utilizada na avaliação da gravidade da hipoxemia, na evolução da resposta terapêutica e na indicação para o início do desmame da ventilação mecânica.[2,3,6,10,11]

Mecanismos de hipoxemia. Existem cinco causas principais de hipoxemia (Tabela 25.3), sendo as três mais importantes os distúrbios na relação V/Q, o *shunt* e a hipoventilação alveolar.[8]

Tabela 25.3 ■ Mecanismos de hipoxemia

Baixa pressão parcial de oxigênio inspirado
Hipoventilação alveolar
Distúrbio na difusão
Distúrbios na relação ventilação/perfusão (V/Q)
Shunt pulmonar

Baixa pressão parcial de oxigênio inspirado. Ocorre somente em grandes altitudes, onde a menor pressão barométrica contribui para uma menor quantidade de oxigênio dissolvido no ar respirado. Pode ocorrer também em aeronaves em que há pressurização artificial e em ambientes muito poluídos, como em minas subterrâneas.[2-6]

Distúrbio na difusão. Distúrbio na difusão pulmonar raramente representa um problema clínico significativo, podendo ocorrer nas doenças intersticiais difusas.[2,6] Estima-se que a difusão deva cair <20% do normal para que haja repercussão sobre a oxigenação arterial.

Hipoventilação alveolar. Hipoventilação alveolar é observada quando ocorre ventilação insuficiente para atender a determinado nível de metabolismo tecidual. A hipoventilação alveolar ocorre quando existe um comando central (*drive*) alterado, como nos estados de coma, acidente vascular encefálico (AVE), uso de sedativos e anestésicos, ou quando a "bomba" ventilatória está inadequada, como nas doenças neuromusculares.[2-6] As trocas gasosas estão preservadas com gradiente (A-a)O$_2$ e relação PaO$_2$/FiO$_2$ normais. A PaCO$_2$ está habitualmente elevada e a resposta da hipoxemia após a administração de oxigênio é adequada (Tabela 25.4).

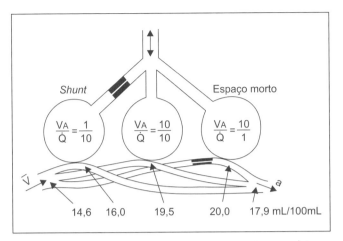

Figura 25.2 ■ Distúrbios na relação ventilação/perfusão; V/Q baixo observado no *shunt* e V/Q alto compatível com espaço morto. (Modificada de West.[4])

Distúrbios na relação ventilação/perfusão. Os distúrbios na relação ventilação/perfusão (V/Q) são os principais causadores de hipoxemia (Figura 25.2).[2-6]

Os distúrbios com relação V/Q baixa são ocasionados por alterações predominantes na ventilação (alvéolos colapsados ou repletos de secreção ou líquido) com perfusão capilar preservada. Relação V/Q baixa pode ser observada em casos de pneumonia, atelectasia e contusão pulmonar.

Os distúrbios com relação V/Q elevada são ocasionados por um bloqueio na circulação pulmonar e também podem levar à hipoxemia. Relação V/Q elevada pode ser observada no tromboembolismo pulmonar, nos estados de choque, no enfisema pulmonar e na hiperdistensão alveolar (nível excessivo de PEEP aplicada).

As trocas gasosas encontram-se de leve a moderadamente alteradas, com gradiente (A-a)O_2 elevado e relação PaO_2/FiO_2 <300. A $PaCO_2$ pode estar baixa, normal ou elevada, e a resposta da hipoxemia após a administração de oxigênio é geralmente satisfatória (Tabela 25.4).

Shunt direita-esquerda. *Shunt* direita-esquerda, o distúrbio hipoxêmico mais grave, consiste em um distúrbio V/Q muito severo, caracterizado por áreas difusas de alvéolos não ventilados (colapsados) e com perfusão capilar preservada. A relação V/Q é muito baixa e próxima de zero.[2-6] É encontrado na síndrome da angústia respiratória aguda (SARA) e no edema agudo de pulmão cardiogênico.

As trocas gasosas encontram-se bastante alteradas, com gradiente (A-a)O_2 muito elevado e relação PaO_2/FiO_2 <200. A $PaCO_2$ pode estar baixa, normal ou elevada, e a resposta da hipoxemia após a administração de oxigênio é inadequada (Tabela 25.4). Nesses casos, a aplicação de PEEP é essencial para abrir os alvéolos e mantê-los abertos, permitindo que o oxigênio ofertado possa entrar em contato com o sangue dos capilares e melhorar a hipoxemia.

Insuficiência respiratória hipercápnica

Mecanismos de hipercapnia. A insuficiência respiratória hipercápnica envolve três mecanismos, que podem ocorrer de maneira isolada ou associados.[1,2]

Aumento na produção de gás carbônico. Aumento na produção de CO_2 pode ser observado em caso de febre, sepse, convulsões e alimentação enteral ou parenteral com excessiva carga de carboidratos.[2-6]

Aumento nas áreas de espaço morto. Aumento nas áreas de espaço morto ocorre quando áreas do pulmão são ventiladas mas não perfundidas (V/Q alto), como ocorre nas doenças intrínsecas do pulmão (enfisema pulmonar, asma, bronquiectasias e fibrose pulmonar) e nas desordens da parede torácica, como na cifoescoliose.[2-6]

Hipoventilação alveolar. A hipoventilação alveolar pode levar à hipercapnia exclusivamente por redução no volume-minuto (frequência respiratória × volume corrente).[2-6] As principais causas são as doenças do sistema nervoso central, lesões espinhais, doenças dos nervos periféricos (síndrome de Guillain-Barré, botulismo, miastenia grave, esclerose lateral amiotrófica), miopatias (polimiosites, distrofia muscular), anormalidades da parede torácica (toracoplastia, cifoescoliose), *overdose* de drogas, anormalidades metabólicas (mixedema, hipopotassemia) e obstrução das vias aéreas superiores (apneia do sono e síndrome de hipoventilação da obesidade).

Causas de insuficiência respiratória aguda

Extrapulmonares[1,9]

- **Doenças do sistema nervoso central:** AVE, intoxicação exógena, depressão anestésica, mixedema, hipoventilação central.

Tabela 25.4 ■ Diagnóstico diferencial dos mecanismos de hipoxemia

Hipoventilação	Distúrbio V/Q	*Shunt*
PaO_2/FiO_2 >350	PaO_2/FiO_2 = 200 a 300	PaO_2/FiO_2 <200
Gr(A-a) O_2 normal	Gr(A-a) O_2 elevado	Gr(A-a) O_2 elevado
$PaCO_2$ elevado	$PaCO_2$ variável	$PaCO_2$ variável
Boa resposta ao O_2	Boa resposta ao O_2	Má resposta ao O_2

- **Doenças neuromusculares:** Guillain-Barré, miastenia grave, tétano, botulismo, lesões espinhais, poliomielite.
- **Parede torácica e diafragma:** traumatismo torácico, pneumotórax, derrame pleural, pós-operatório de cirurgia de tórax e abdome superior.
- **Vias aéreas superiores:** epiglotite aguda, edema de glote, apneia do sono, estenose de traqueia, aspiração de corpo estranho.

Pulmonares[1,9]

- **Parênquima e vias aéreas inferiores:** asma, doença pulmonar obstrutiva crônica (DPOC), doenças intersticiais, pneumonia, atelectasia, aspiração pulmonar, SARA, contusão pulmonar.
- **Circulação pulmonar:** embolia pulmonar e edema agudo de pulmão cardiogênico.

Quadro clínico

Os sintomas e sinais de insuficiência respiratória poderão surgir de maneira progressiva e insidiosa ou de modo súbito, na dependência da patologia de base (Tabela 25.5).[1,9]

A hipoxemia pode provocar arritmia cardíaca (taquicardia sinusal, fibrilação atrial), taquipneia, confusão mental, elevação ou queda da pressão arterial e cianose.

A hipercapnia pode provocar cefaleia, tremores (asterixe), sudorese, vasodilatação cutânea, desorientação, narcose e coma.

Diante de um paciente com agitação psicomotora, coma ou alucinações, é importante realizar a gasometria arterial para afastar o diagnóstico de insuficiência respiratória aguda.[1]

Exames complementares

- Gasometria arterial.
- Hemograma.
- Radiografia de tórax.

Tratamento

O tratamento da insuficiência respiratória hipoxêmica é de suporte, até que se resolva a doença subjacente, e se baseia na oxigenoterapia, para os casos de hipoxemia leve a moderada (PaO_2/FiO_2 >200), e na ventilação mecânica, para os casos de hipoxemia mais severa (PaO_2/FiO_2 ≤200) e refratária à administração de oxigênio.

Tabela 25.5 ■ Sinais de insuficiência respiratória

Taquipneia com frequência respiratória >25 a 30/min
Uso de musculatura acessória (intercostais, esternocleidomastóideos)
Respiração paradoxal diafragmática
Cianose (sinal tardio)
Confusão mental e alteração do estado de consciência

O tratamento da insuficiência respiratória aguda hipercápnica, associada a acidose respiratória, sempre necessitará do suporte ventilatório não invasivo ou invasivo.

OXIGENOTERAPIA

O objetivo da oxigenoterapia é corrigir a hipoxemia para uma PaO_2 >60mmHg ou uma SaO_2 >90%.[12] A administração de oxigênio deve ser realizada através de um fluxômetro (com capacidade de ofertar um fluxo de 1 a 15L/min) acoplado a um sistema de umidificação e a dispositivos aplicados na interface do paciente (cânulas e máscaras). A umidificação evita o ressecamento das vias aéreas e das secreções traqueobrônquicas. Fluxos ≤4L/min dispensam a necessidade de umidificação.[12]

O oxigênio pode ser ofertado através de sistemas de baixo e alto fluxo.[2,10,11]

Sistemas de baixo fluxo

Os sistemas de baixo fluxo fornecem oxigênio a um fluxo menor que a demanda do paciente, através de cânula nasal (com ou sem reservatório), cateter transtraqueal, máscara simples ou máscaras com reservatório. A elevação da FiO_2 produzida por um sistema de baixo fluxo depende da existência de um reservatório (anatômico ou artificial) de oxigênio. Vários fatores dependentes do padrão ventilatório do paciente (frequência respiratória, volume corrente e volume-minuto) podem interferir com a FiO_2 ofertada, tornando-a imprevisível.[2,10,11]

Cânula nasal

A cânula nasal utiliza o reservatório anatômico da nasofaringe e da hipofaringe (50mL) e o preenche com oxigênio, podendo atingir FiO_2 variando de 0,24 a 0,44 com fluxos de oxigênio de 1 a 6L/min (Tabela 25.6).

A cânula nasal apresenta várias vantagens, por ser mais confortável e permitir que o paciente possa falar, tossir e se alimentar.[2,10,11,13] As principais desvantagens para seu uso são observadas nos portadores de obstrução nasal e naqueles pacientes muito taquipneicos e com respiração bucal.

Máscara facial simples

A máscara facial simples, além de utilizar o reservatório anatômico, apresenta um reservatório artificial de 100 a 200mL para ser preenchido com oxigênio, permitindo obter uma FiO_2 de 0,4 a 0,5 com fluxos de oxigênio de 5 a 8L/min.[2,10-12] A máscara facial simples apresenta pequenos orifícios laterais para permitir a entrada e a saída dos gases na inspiração e na expiração (Figura 25.3). Fluxos de oxigênio <5L/min devem ser evitados, pois aumentam o risco de reinalação de gás carbônico.

Máscaras com reservatório

As máscaras com reservatório são acopladas a uma bolsa inflável com capacidade de 600 a 1.000mL, capazes

Tabela 25.6 ■ Oxigenoterapia por cânula nasal

Fluxo (L/min)	FiO$_2$
1,0	0,24
2,0	0,28
3,0	0,32
4,0	0,36
5,0	0,40
6,0	0,44

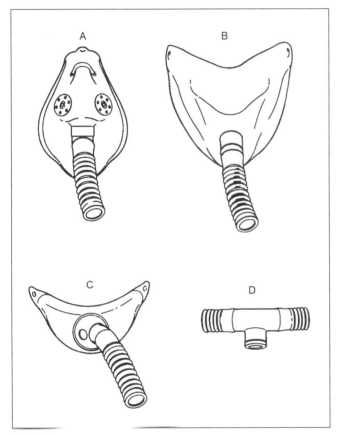

Figura 25.3 ■ Interfaces para oxigenoterapia. A. Máscara simples. B. Máscara aberta (Wood). C. Máscara traqueal. D. Tubo T. (Modificada de Kacmarek e cols.[10])

de armazenar oxigênio a 100% durante a expiração.[2] Na inspiração, o oxigênio é inalado da bolsa-reservatório. As máscaras com reservatório podem apresentar sistema de reinalação parcial do gás expirado ou sem reinalação, devendo ser bem ajustadas com elástico à face do paciente (Figura 25.4).[2,10-12]

As máscaras com reinalação parcial permitem alcançar uma FiO$_2$ de 0,6 com um fluxo de oxigênio de 7 a 10L/min. O fluxo de oxigênio deve ser adequado para garantir que a bolsa esvazie somente um terço de seu conteúdo durante a inspiração, prevenindo assim o acúmulo de CO$_2$ no sistema.[2,10-12]

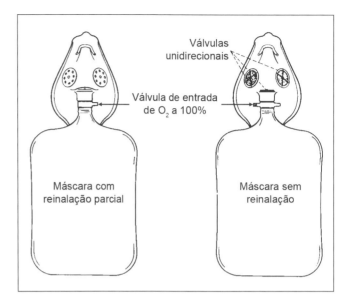

Figura 25.4 ■ À esquerda, máscara com reservatório com reinalação parcial do gás expirado, com capacidade de fornecer FiO$_2$ = 0,6. À direita, máscara com reservatório e sem reinalação com capacidade de fornecer FiO$_2$ de 0,8 a 0,9. (Modificada de Kacmarek e cols.[10])

As máscaras sem reinalação utilizam uma válvula unidirecional e devem receber fluxo de oxigênio suficiente para evitar o colapso da bolsa durante a inspiração, podendo atingir uma FiO$_2$ de até 0,8 a 0,9, dependendo do padrão ventilatório do paciente.[2,10-12]

Sistema de alto fluxo

O sistema de alto fluxo é aquele em que o fluxo total de gás fornecido pelo equipamento é suficiente para proporcionar a totalidade do gás inspirado, ou seja, o paciente respira somente o gás fornecido pelo sistema. A maioria dos sistemas de alto fluxo utiliza um mecanismo de Venturi, com base no princípio de Bernoulli, para sugar o ar do meio ambiente e misturá-lo com o fluxo de oxigênio.[2,10,13] Esse mecanismo oferece altos fluxos de gás com uma FiO$_2$ fixa predeterminada.

Máscara com sistema de Venturi

A máscara com sistema de Venturi utiliza alto fluxo de oxigênio, suficiente para exceder o pico de fluxo inspiratório do paciente. O ar ambiente é arrastado por orifícios laterais ao redor do jato central de oxigênio (Figura 25.5). A máscara com sistema de Venturi promove maior precisão quanto à FiO$_2$ ofertada, sem dependência do padrão ventilatório adotado pelo paciente. A FiO$_2$ ofertada dependerá do diâmetro do orifício interno da válvula utilizada, podendo variar de 0,24 a, no máximo, 0,50 com fluxos de oxigênio de 5 a 12L/min.[2,10,13]

Toxicidade pelo oxigênio

O fornecimento de oxigênio com FiO$_2$ ≥0,6 por um período superior a 48 horas pode ser lesivo ao sistema res-

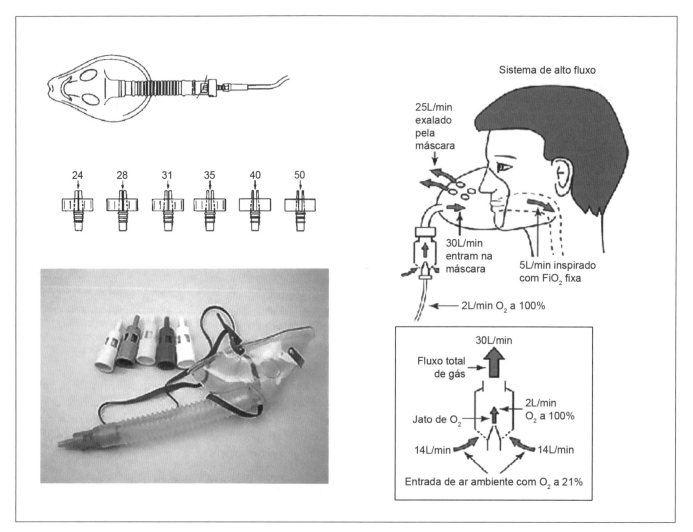

Figura 25.5 ■ Máscara com sistema de Venturi. Um fluxo predeterminado de oxigênio penetra por um pequeno orifício central da válvula de FiO_2 e arrasta um alto fluxo de ar ambiente pelas suas entradas laterais. O paciente recebe alto fluxo de gás com FiO_2 predefinida e constante, variando de 0,24 a 0,50. (Modificada de Kacmarek e cols.[10])

piratório. O mecanismo de lesão parece estar relacionado com a formação de radicais livres de oxigênio. As principais consequências da hiperóxia são traqueobronquite, redução na função mucociliar, atelectasia por reabsorção de nitrogênio e, em casos mais graves, o desenvolvimento de lesão pulmonar com risco de fibrose intersticial.[2,10,11,14]

A prevenção é a melhor estratégia em relação à toxicidade pelo oxigênio, pois ainda não existe um tratamento eficaz para as várias complicações.

Referências

1. Roussos C, Koutsoukou A. Respiratory failure. Eur Respir J 2003; 22(Suppl. 47):3s-14s.
2. Shapiro BA, Peruzzi WT, Templin R. Clinical apllication of blood gases. 5. ed. Mosby: Year Book, Inc., 2004.
3. Greene KE, Peters JI. Pathophysiology of acute respiratory failure. Clin Chest Med 1994; 1:1-12.
4. West JB. Respiratory physiology – The essentials. 4. ed. Baltimore: Williams & Wilkins, 1990.
5. Foster II RE, Dubois AB, Briscoe WA, Fisher AB. The lung: physiologic basis of pulmonary function tests, 3. ed. Chicago: Year Book Medical Publishers, 1986.
6. Tobin MJ. State of the art: respiratory monitoring in the intensive care unit. Am Rev Respir Dis 1988; 138:1625-42.
7. Whiteley JP, Gavaghan DJ, Hahn CE. Variation of venous admixture, SF_6 shunt, PaO_2, and the PaO_2/FiO_2 ratio with FiO_2. Br J Anaesth 2002; 88:771.
8. Gowda MS, Klocke RA. Variability of indices of hypoxemia in adult respiratory distress syndrome. Crit Care Med 1997; 25:41.
9. Balk R, Bone RC. Acute respiratory failure classification. Med Clin North Am 1983; 3:579-85.
10. Kacmarek RM, Mack GW, Dimas S. The essentials of respiratory care. 3. ed. St Louis: Mosby Year Book, 1990.
11. O'Connor BS, Vender JS. Oxygen therapy. Crit Care Clin 1995; 11:67-78.
12. Kallstrom TJ. AARC guideline: oxygen therapy for adults in the acute care facility. Respir Care 2002; 47:717-20.
13. Scacci R. Air entrainment masks: jet mixing is how they work. The Bernoulli and Venturi principles is how they don't. Respir Care 1979; 24:928-31.
14. Lodato RF. Oxygen toxicity. Crit Care Clin 1990; 3:787-805.

CAPÍTULO 26

Síndrome da Angústia Respiratória Aguda/Lesão Pulmonar Aguda

Marco Antônio Soares Reis

DEFINIÇÃO

A síndrome da angústia respiratória aguda (SARA) foi inicialmente descrita em 1967 por Ashbaug e cols., após analisarem a evolução de 12 pacientes que apresentavam insuficiência respiratória aguda, infiltrado pulmonar bilateral à radiografia de tórax e complacência pulmonar reduzida, associados a hipoxemia grave e refratária ao aumento da FiO_2, e que melhoravam com a aplicação da PEEP.[1] Na ocasião, observaram uma mortalidade próximo a 60%.

Em 1994, uma Conferência de Consenso Americano-Europeia recomendou uma nova definição para SARA, classificando os pacientes de acordo com a gravidade da lesão pulmonar.[2] SARA foi definida como uma insuficiência respiratória de início agudo, associada a infiltrado pulmonar bilateral na radiografia de tórax, compatível com edema pulmonar e com ausência de sinais clínicos ou hemodinâmicos de hipertensão atrial esquerda (pressão de oclusão da artéria pulmonar ≤18mmHg, quando medida), além de hipoxemia grave, caracterizada por relação PaO_2/FiO_2 ≤200. Lesão pulmonar aguda (LPA) foi definida como uma lesão pulmonar semelhante à SARA, porém associada a hipoxemia leve a moderada (PaO_2/FiO_2 ≤300 e >200). Essa nova definição tornou possível uma melhor comparação dos pacientes incluídos em estudos clínicos.

EPIDEMIOLOGIA
Incidência

Uma estimativa do Instituto Nacional de Saúde dos Estados Unidos da América sugere uma incidência de 190.000 casos/ano[3]. Utilizando as definições da Conferência de Consenso Americano-Europeia observa-se uma incidência de 18 a 79 casos/100.000 habitantes/ano para LPA e de 13 a 59 casos/100.000 habitantes/ano para SARA.[3]

Fatores de risco

As principais desordens clínicas associadas à LPA/SARA podem ser divididas naquelas que causam lesão direta ou indiretamente ao pulmão[4] (Tabela 26.1). A síndrome séptica e a aspiração pulmonar estão associadas a maior risco de progressão para LPA/SARA. Alcoolistas crônicos podem apresentar maior risco de desenvolver LPA/SARA do que outros pacientes, talvez por sua capacidade limitada de inativar radicais livres de oxigênio.[5]

Prognóstico

Apesar da melhor compreensão da fisiopatologia da doença e dos recentes avanços terapêuticos, a mortalidade na SARA ainda é alta, estimada entre 35% e 40%.[3] Nos pacientes com trauma, a mortalidade é relativamente baixa (10% a 15%), sendo maior nos casos de sepse, pneumonia e aspiração pulmonar.[3]

Tabela 26.1 ■ Fatores de risco para LPA/SARA

Pulmonares
Pneumonia
Aspiração pulmonar
Contusão pulmonar
Embolia gordurosa
Quase-afogamento
Lesão inalatória
Pós-transplante pulmonar
Pós-embolectomia pulmonar
Extrapulmonares
Sepse
Politraumatizado
Pós-cirurgia cardíaca
Pancreatite aguda
Transfusão sanguínea
Overdose de drogas ilícitas

A mortalidade pode variar com a gravidade da doença, e um estudo recente observou uma taxa de mortalidade de 45,5% para pacientes com SARA e de 20% para pacientes com LPA.[6]

A maioria dos óbitos é atribuída a complicações como sepse e disfunção orgânica múltipla, e somente 16% das mortes em caso de SARA resultam de hipoxemia refratária ou barotrauma.[4,7]

Apesar da gravidade da doença, a maioria dos sobreviventes da SARA recupera a função pulmonar quase ao normal em 6 a 12 meses.

Um estudo de coorte acompanhando 109 pacientes sobreviventes de SARA observou, no momento da alta do Centro de Tratamento Intensivo (CTI), a presença de desnutrição com perda de 18% do peso corporal basal.[8] Cerca de 71% dos pacientes recuperaram o peso basal em 1 ano. Todos os pacientes relataram perda de força muscular atribuída a fraqueza proximal e fadiga. A maioria tinha alopecia, que melhorou em 6 meses. Um ano após a alta do CTI, 49% dos pacientes já estavam trabalhando. Volumes pulmonares e medidas de espirometria estavam normais em 6 meses, mas a difusão de monóxido de carbono permaneceu levemente reduzida ao final de 12 meses. Nenhum paciente necessitou de oxigênio suplementar em 12 meses, embora 6% deles apresentassem saturação de oxigênio inferior a 88% durante o exercício.[8]

FISIOPATOLOGIA

A resposta inflamatória generalizada que caracteriza a SARA é habitualmente desencadeada sincronicamente por lesão diretamente ao pulmão, mediada por inalação, aspiração, infecção, ou indiretamente por via hematogênica, através de leucócitos, mediadores inflamatórios, complexos imunes ou agentes infecciosos.[4,9]

Independentemente do fator de risco inicial, seja pulmonar (pneumonia, aspiração pulmonar, contusão pulmonar) ou extrapulmonar (sepse, traumatismo, pancreatite), uma resposta inflamatória pulmonar e sistêmica é desencadeada.[4,9] Várias citocinas inflamatórias têm sido responsabilizadas, como o fator de necrose tumoral α e as interleucinas 1 e 8.

O quadro de SARA é frequentemente progressivo e apresenta estágios histopatológico, clínico e radiológico distintos.

Fase aguda ou exsudativa

A fase exsudativa responde pelos primeiros 4 dias de SARA.[10]

A característica histopatológica dessa fase é o dano alveolar difuso, com destruição das células epiteliais tipo I (responsáveis pela camada interna de revestimento epitelial alveolar) e das células endoteliais dos capilares pulmonares.[4,10] Ocorre então aumento da permeabilidade da membrana alvéolo-capilar com extravasamento de neutrófilos, macrófagos, hemácias e de fluido rico em proteínas para o espaço alveolar, levando à formação de edema e membrana hialina.[4,10] A lesão da célula epitelial tipo II pode levar à redução na produção de surfactante, contribuindo para mais colapso alveolar.[4,10] Trombose in situ é frequente nos capilares pulmonares, podendo causar hipertensão pulmonar e consequente disfunção do ventrículo direito.[4,10]

Macroscopicamente, os pulmões ficam pesados, podendo chegar a mais de 2.000g cada.[10]

Funcionalmente, ocorrem redução da capacidade residual funcional, redução da complacência pulmonar e do sistema respiratório e aumento da fração de shunt pulmonar, podendo atingir valores >20%. Pode também ocorrer aumento do espaço morto alveolar, sendo este considerado atualmente um marcador de maior mortalidade. Nessa fase, é marcante a refratariedade da hipoxemia mediante o uso de oxigenoterapia.[4]

A radiografia de tórax pode revelar infiltrado pulmonar difuso e bilateral ou consolidações focais. Na tomografia computadorizada de tórax (TCAR) observa-se grande heterogeneidade de acometimento do parênquima pulmonar, com a presença de preenchimento alveolar, consolidações, atelectasias, e por vezes derrame pleural, predominando nas regiões gravitacional-dependentes dos pulmões (Figura 26.1).[11]

Fase fibroproliferativa

A fase fibroproliferativa do dano alveolar difuso caracteriza-se pelo estágio de organização do exsudato intra-alveolar e intersticial. Essa fase inicia-se a partir do terceiro dia de SARA, estendendo-se para a segunda semana da lesão.[4,10]

Fase fibrótica

Essa fase ocorre, geralmente, após a terceira semana de SARA. O espaço alveolar é preenchido por células mesenquimais e seus produtos, com marcado acúmulo de colágeno e fibronectina, caracterizando a alveolite fibrosante.[4,10] Em geral, nessa fase a radiografia de tórax mostra infiltrado reticular e a TCAR revela a presença de fibrose intersticial e alveolar, microcistos subpleurais, cistos maiores e bronquiectasias no parênquima pulmonar (Figura 26.1).[11]

Resolução

Após a fase aguda, alguns pacientes apresentam curso não complicado e rápida resolução do quadro. Fatores genéticos e outros ligados à estratégia ventilatória protetora de lesão pulmonar podem favorecer uma melhor evolução.[4]

No processo de reparação do epitélio alveolar, as células epiteliais tipo II se multiplicam e depois se diferenciam

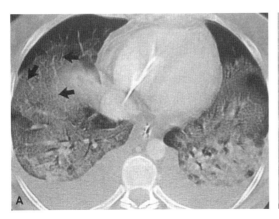 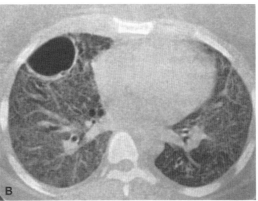

Figura 26.1 ■ **A.** Tomografia computadorizada de tórax da fase aguda da LPA/SARA com opacidades densas e bilaterais predominando nas regiões posteriores dos pulmões (gravitacional-dependentes). **B.** Fase fibrótica com a presença de espessamento septal, vidro fosco difuso e uma grande bolha subpleural no pulmão esquerdo. (Modificada de Ware e Matthay.[4])

em células epiteliais tipo I, restaurando assim a arquitetura alveolar normal. Paralelamente, ocorre uma neovascularização capilar, favorecendo assim a normalização da membrana alvéolo-capilar.[4,10]

A melhora do edema alveolar pode ser muito lenta na maioria dos pacientes. O *clearance* ou saída do líquido alveolar ocorre por um mecanismo de transporte ativo de sódio e cloro do espaço alveolar para o interstício. O líquido de edema alveolar segue passivamente através de canais transcelulares (aquaporinas) localizados nas células epiteliais alveolares tipo I.[4] Quanto mais rápida for a resolução do edema alveolar, melhor será a recuperação da oxigenação, menor o tempo de ventilação mecânica e maior a sobrevida desses pacientes.

TRATAMENTO

Atualmente não existe um tratamento específico para LPA/SARA, mas a resolução da doença que induziu a lesão pulmonar deve ser determinada e rapidamente controlada. Várias opções terapêuticas ventilatórias e não ventilatórias têm sido propostas.

Estratégias não ventilatórias

Corticoide

A patogênese e a fisiopatologia da LPA/SARA despertam interesse há anos quanto ao possível benefício do uso do corticoide na prevenção e no controle de sua resposta inflamatória.

Uma recente metanálise sobre o uso de corticoide sistêmico na LPA/SARA observou redução no risco relativo de morte e melhora na morbidade (melhora na oxigenação e redução no tempo de ventilação mecânica e na taxa de disfunção de múltiplos órgãos), sem aumentar o risco de complicações, como infecções ou neuropatia e miopatia.[12]

Um consenso internacional sugere que doses moderadas de corticoide devem ser consideradas no manejo da SARA severa precoce (≤72 horas) não resolvida antes de 14 dias. Na SARA tardia com mais de 14 dias, seu uso pode aumentar a mortalidade.[13,14]

O fármaco preconizado é a metilprednisolona, na dose de 1mg/kg/dia em infusão contínua por 14 dias, com redução para 0,5mg/kg/dia por 7 dias, seguida de 0,25mg/kg/dia por mais 7 dias, depois 0,125mg/kg/dia até a suspensão em 2 a 3 dias.[14] Enquanto o corticoide é utilizado, o paciente deve ser rigorosamente monitorado em razão do risco maior de infecções.

Surfactante

A produção de surfactante torna-se bastante reduzida nas fases iniciais da LPA/SARA. Alguns estudos foram conduzidos com a administração de surfactante exógeno via inalatória ou por broncoscopia em pacientes com LPA/SARA, porém nenhum deles mostrou melhora na oxigenação, na duração da ventilação mecânica ou na sobrevida.[15,16]

Portanto, atualmente não há evidências para se recomendar o uso de surfactante na LPA/SARA.

Melhora do clearance alveolar

A saída de líquido do espaço alveolar pode ser acelerada pelas catecolaminas. Os β-agonistas inalatórios e sistêmicos podem acelerar o *clearance* de fluido dos alvéolos mediante o aumento no transporte de sódio e cloro transepitelial. O estudo BALTI, duplo-cego, randomizado, placebo-controlado, em pacientes com SARA, avaliou o uso de salbutamol endovenoso e mostrou, nesse grupo, redução na água extravascular pulmonar e na pressão inspiratória de platô.[17] Mais estudos são necessários para que essa estratégia possa ser adotada na prática.

Reposição volêmica

A reposição volêmica pode aumentar a pressão hidrostática e provocar mais edema pulmonar, particularmente em estados de aumento da permeabilidade microvascular, como ocorre na LPA/SARA. Piora no edema pulmonar é associada a hipoxemia progressiva. Pacientes com LPA/SARA geralmente acumulam cerca de 1 litro de líquido por dia com uma estratégia de reposição hídrica convencional.[18] Um estudo randomizado e controlado em pacientes com LPA/SARA comparou uma estratégia de administração hídrica conservadora com uma liberal.[18,19] Foi observado que na estratégia conservadora os pacientes apresentavam menores pressões intravasculares, maior pressão oncótica, menos água extravascular pulmonar e menor duração da ventilação mecânica.

Estratégias ventilatórias

Ventilação mecânica

A ventilação mecânica é um componente essencial no cuidado dos pacientes com LPA/SARA, porém várias evidências sobre seus efeitos deletérios têm sido publicadas nos últimos anos, sugerindo que tanto colapso pulmonar como hiperdistensão alveolar podem causar ou perpetuar a lesão pulmonar. Assim, o conceito de ventilação protetora tem sido proposto para minimizar a lesão pulmonar induzida pela ventilação mecânica.

FiO_2

Estudos experimentais têm observado que o uso de $FiO_2 >0,6$, por período superior a 48 horas durante a ventilação mecânica, pode lesar o tecido pulmonar devido à produção de radicais livres de oxigênio e à supressão de vias anti-inflamatórias.[20,21] Além disso, o uso de FiO_2 elevada pode levar à atelectasia por reabsorção de nitrogênio, contribuindo para aumentar ainda mais o colapso alveolar. Com base nesses dados, recomenda-se a menor FiO_2 possível, para se alcançar uma PaO_2 entre 55 e 80mmHg e uma SaO_2 entre 88% e 95%.[6,22]

Volume corrente

Os primeiros estudos de ventilação mecânica na SARA utilizavam altos volumes correntes, de 12 a 15mL/kg.[4] Estudos experimentais de laboratório conduzidos em animais mostraram que o uso de ventilação com altos volumes correntes (volutrauma) e altas pressões inspiratórias (barotrauma) poderia ocasionar lesão pulmonar aguda com infiltrado inflamatório e formação de membrana hialina.[23-25] Além disso, Tremblay e cols. observaram, em ratos submetidos a ventilação com altos volumes correntes, aumento nos níveis de mediadores inflamatórios (fator de necrose tumoral, interleucinas 6 e 10) no lavado broncoalveolar.[24] Portanto, a ventilação mecânica com geração de altas pressões transpulmonares pode promover uma resposta inflamatória local e sistêmica (biotrauma), podendo levar à disfunção de múltiplos órgãos.[26]

A tomografia computadorizada de tórax em pacientes com SARA revela que o parênquima pulmonar apresenta-se heterogêneo com regiões normalmente ventiladas ao lado de grande percentual de outras colapsadas.[11] Desse modo, eles concluíram que a quantidade de pulmão "aberto" ou funcionante na SARA era pequena, comparável ao tamanho de um pulmão de bebê, surgindo o conceito de *baby lung*.[11]

Esses estudos estimularam Hickling e cols. a empregar uma estratégia ventilatória com baixo volume corrente e baixa pressão inspiratória em pacientes com SARA severa.[27] Essa análise retrospectiva de uma série de 50 pacientes mostrou redução significativa na mortalidade prevista pelo escore Apache II (16% *versus* 39,6%, respectivamente; p <0,001).[27]

No final da década de 1990, quatro estudos controlados e randomizados foram conduzidos para avaliar o benefício da ventilação com baixo volume corrente comparado com volume corrente tradicional.[28-31] Somente o estudo de Amato e cols. mostrou redução significativa na mortalidade no grupo ventilado com baixo volume corrente em relação ao ventilado com alto volume corrente (38% *versus* 71%, respectivamente; p <0,001).[28] Uma redução semelhante na mortalidade não foi observada nos outros três estudos.

Todos os quatro estudos tinham limitado poder estatístico devido ao pequeno tamanho da amostra estudada. Então, um grande estudo multicêntrico americano foi realizado de 1996 a 1999 pelo ARDS Network, envolvendo 861 pacientes com SARA, comparando ventilação com baixo volume corrente (≤6mL/kg do peso ideal e mantendo uma pressão de platô ≤30cmH₂O) com ventilação convencional (volume corrente próximo de 12mL/kg do peso ideal e mantendo uma pressão de platô ≤50cmH₂O).[22] A mortalidade hospitalar foi reduzida significativamente no grupo de baixo volume corrente, comparado com o grupo de alto volume corrente (31% *vs.* 39,8%, respectivamente; p <0,007). Uma análise secundária desse estudo sugeriu que a manutenção de uma pressão de platô entre 16 e 26cmH₂O também foi associada a menor mortalidade.[32]

Portanto, altos volumes correntes e altas pressões inspiratórias devem ser evitados em pacientes com LPA/SARA, recomendando-se ajuste no volume corrente para 4 a 6mL/kg do peso ideal de modo a manter uma pressão de platô ≤30cmH₂O.[33]

Cálculo do peso ideal:
Homem: 50 + [0,91 × (altura cm − 152,4)]
Mulher: 45,5 + [0,91 × (altura cm − 152,4)]

Hipercapnia permissiva

O uso de baixos volumes correntes, com consequente baixo volume-minuto, pode promover o aparecimento de hipercapnia associada a acidose respiratória. Essa hipercapnia provocada pela estratégia ventilatória, também chamada hipercapnia permissiva, pode gerar algum desconforto ao paciente. A hipercapnia permissiva, embora segura na maioria das vezes, pode levar a anormalidades fisiológicas, como vasodilatação sistêmica, taquicardia e hipotensão arterial.[27,33] Pacientes com acidose metabólica preexistente ou com aumento da pressão intracraniana podem não suportar a hipercapnia permissiva. Nesses casos, permite-se uma frequência respiratória titulada até 35 incursões por minuto para manter um pH de 7,30 a 7,45 e, se necessário, infusão endovenosa lenta de bicarbonato de sódio.[22]

Modo ventilatório

Os principais estudos que analisaram o uso de modo controlado a volume (VCV) ou modo controlado a pressão (PCV) em pacientes submetidos a ventilação mecânica na SARA não observaram diferenças significativas nos desfechos principais.[34,35] Esteban e cols. conduziram o maior estudo randomizado e controlado que comparou a ventilação no modo VCV com PCV em pacientes com LPA/SARA, e nenhuma diferença foi observada na morbidade ou na mortalidade.[36]

Quando se ajusta o fluxo inspiratório na forma desacelerada no modo VCV e se compara com o modo PCV, não se observam diferenças na troca gasosa ou na mecânica respiratória, tanto em estudos em animais como em humanos.[35] É importante ressaltar que o maior estudo de ventilação mecânica na SARA, do ARDS Network, foi conduzido com o modo VCV.[22]

Recrutamento alveolar

Recrutamento alveolar é uma técnica ventilatória que promove aumento transitório na pressão transpulmonar com o objetivo de reabrir alvéolos total ou parcialmente colapsados e assim melhorar as trocas gasosas.[37,38]

Nos pulmões dos pacientes com LPA/SARA existem alvéolos normais, alvéolos colapsados mas recrutáveis e alvéolos não recrutáveis.[11,38] O recrutamento alveolar pode reduzir a fração de *shunt* e o espaço morto e melhorar a complacência pulmonar, além de homogeneizar a relação ventilação/perfusão.[37,38]

O colapso alveolar na LPA/SARA pode resultar da própria lesão pulmonar e de causas secundárias (Tabela 26.2).[37,38]

Em virtude da fisiopatologia da LPA/SARA, o melhor momento para o recrutamento são as primeiras 96 horas, quando existe grande edema alveolar.[4,37,38]

O maior potencial para o recrutamento alveolar ocorre na LPA/SARA com acometimento mais homogêneo e difuso do parênquima pulmonar, podendo atingir níveis de até 50%. Na LPA/SARA com acometimento focal ou localizado, o recrutamento é muito discreto ou inexistente.[38]

Na LPA/SARA existem regiões pulmonares com diferentes pressões de abertura; consequentemente, colapsos das pequenas vias aéreas se abrem com pressões de 20cmH$_2$O, enquanto o colapso alveolar exige pressões mais elevadas, de 30 a 45cmH$_2$O.[37-40] A "pressão de abertura" pode ser maior em regiões dorsais onde ocorre compressão mecânica adicional sobre o pulmão, resultante do peso cardíaco e do aumento da pressão intra-abdominal, colocando as demais regiões do pulmão em risco de hiperdistensão alveolar.[37-40]

A pressão de abertura verdadeira é a transpulmonar (pressão nas vias aéreas – pressão pleural). Assim, em situações que cursam com aumento da elastância da parede torácica e aumento da pressão pleural (como na obesidade e na hipertensão intra-abdominal), a pressão nas vias aéreas necessária para atingir uma pressão transpulmonar adequada pode ser mais elevada, próxima de 40 a 45cmH$_2$O.[37,38]

A TCAR é a melhor ferramenta para diferenciar entre recrutamento e hiperdistensão alveolar. Ela mostra claramente que o recrutamento é um fenômeno que ocorre durante toda a inspiração (Figura 26.2).[11,37-40]

Antes do início das manobras de recrutamento alveolar, alguns cuidados são essenciais, bem como a definição da melhor estratégia a ser utilizada (Tabela 26.3).

Uma revisão sistemática sobre manobras de recrutamento em cerca de 1.200 pacientes com LPA observou que as principais complicações foram hipotensão arterial (12%) e dessaturação (8%).[41] Complicações mais graves foram infrequentes, como barotrauma (1%) e arritmia cardíaca (1%). A mortalidade foi semelhante nos grupos (38%). Essa mesma revisão concluiu que, apesar dos benefícios nas trocas gasosas observados com as manobras de recrutamento alveolar, a mortalidade não tem sido modificada nos vários estudos realizados e que seu uso deve ser individualizado naqueles casos de LPA/SARA com hipoxemia mais severa.

Tabela 26.2 ■ Causas de colapso alveolar na LPA/SARA

Inativação ou ausência de surfactante
Atelectasia por reabsorção de nitrogênio (FiO$_2$ elevada)
Peso do pulmão sobre si próprio
Aumento da pressão abdominal com compressão das unidades alveolares justadiafragmáticas

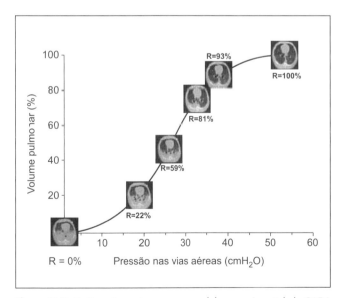

Figura 26.2 ■ Recrutamento em um modelo experimental de SARA (ácido oleico em cães) como função da pressão aplicada nas vias aéreas. Note que o recrutamento ocorre ao longo de toda a curva pressão-volume inspiratória, mesmo após o ponto de inflexão superior. "R" indica o percentual de recrutamento em cada nível correspondente de pressão nas vias aéreas. (Modificada de Gattinoni et al.[11])

Tabela 26.3 ■ Estratégias de recrutamento alveolar

1. Antes de iniciar o recrutamento, garantir:
   - tempo de início da LPA/SARA <96 horas
   - estabilidade hemodinâmica
   - sedação e paralisia neuromuscular adequadas
   - manter FiO_2 em 1,0
   - avaliar contraindicações (bolhas nos pulmões)
   - priorizar sistema de aspiração fechado
   - repetir a manobra se houver desrecrutamento ("sistema de aspiração aberta")
2. Escolher uma das quatro estratégias de recrutamento:
   a. CPAP utiliza pressões de 40 a 45cmH_2O durante 20 a 40 segundos
   b. PCV associada à PEEP permite melhor homogeneização do pulmão
      - programar PCV de 15 a 20cmH_2O
      - garantir volume corrente expirado de 6mL/kg
      - programar a PEEP de 20 a 25cmH_2O
      - pressão máxima (PCV + PEEP) de 40 a 45cmH_2O
      - frequência respiratória de 10 a 14/min
      - manter durante 1 a 2 minutos
   c. Suspiros são pouco utilizados:
      - ciclos de 1 a 3 insuflações/minuto
      - pressão do suspiro máxima de 40 a 45cmH_2O
   d. Posição prona

Titulação da PEEP

Uma das questões mais complexas e controversas na ventilação de pacientes com LPA/SARA é a aplicação da PEEP. Existem mais de 9.000 publicações sobre o tema, e ainda assim não existe um consenso.[37] Vários estudos têm mostrado que a PEEP melhora significativamente a oxigenação em pacientes com LPA/SARA, mas o nível necessário para atingir o maior benefício com o mínimo de complicações ainda não foi estabelecido.[33,34,37]

Estudos em animais têm sugerido que a abertura e o fechamento alveolar de maneira repetida (atelectrauma) durante o ciclo respiratório podem promover lesão pulmonar.[33,34] Assim, a aplicação da PEEP na LPA/SARA promove a estabilização das unidades alveolares instáveis, evitando o colapso expiratório e o estresse mecânico provocado no tecido pulmonar durante esse processo cíclico de recrutamento/desrecrutamento alveolar que perpetua o processo inflamatório. Além disso, a PEEP transloca o fluido do edema hídrico das vias aéreas e alvéolos para o espaço intersticial perivascular.[37] Desse modo, a aplicação da PEEP na LPA/SARA promove vários benefícios fisiológicos, como redução do *shunt* pulmonar e melhora na oxigenação, na complacência e na capacidade residual funcional.[33,37]

Níveis de PEEP entre 8 e 15cmH_2O são apropriados na maioria dos pacientes com LPA/SARA.[33] Valores maiores podem ser usados em pacientes que demonstrem maior potencial de recrutamento alveolar e que apresentem hipoxemia refratária.[33,34,42] No entanto, níveis de PEEP >24cmH_2O raramente são necessários.

É importante cautela quanto ao risco de hiperdistensão alveolar com a utilização de níveis altos de PEEP. Na LPA/SARA, o acometimento pulmonar é muito heterogêneo e a PEEP necessária para manter alguns alvéolos totalmente abertos frequentemente pode induzir uma hiperdistensão significativa em outros, mesmo com o uso de volume corrente reduzido.[43,44]

A aplicação de PEEP alta ou baixa foi bem estudada nos últimos anos em três grandes estudos, compreendendo 2.299 pacientes com LPA/SARA.[45-47] Não se observaram diferenças significativas nas taxas de barotrauma, comprometimento hemodinâmico e disfunção orgânica múltipla em relação às duas estratégias empregadas em grupos de pacientes não selecionados. No entanto, o uso de PEEP baixa foi associado a maior tempo de ventilação mecânica e de disfunção orgânica múltipla e a maior número de pacientes com hipoxemia refratária, demandando estratégias de resgate. Portanto, ainda não está claro se uma estratégia é melhor que a outra, porém as evidências desses estudos sugerem que o uso de PEEP mais alta pode evitar a lesão por reabertura e fechamento alveolar cíclicos, estando sua aplicação recomendada em casos de SARA mais grave.[44,48]

As evidências atuais recomendam a individualização da aplicação da PEEP, objetivando-se uma pressão de platô <30cmH_2O e uma pressão de movimento (pressão de platô – PEEP) <15cmH_2O.[44,48]

Várias técnicas para a titulação da PEEP têm sido propostas (Tabela 26.4).

Critérios de oxigenação

A programação da PEEP guiada pela oxigenação é uma das mais tradicionais formas utilizadas no manejo da LPA/SARA. Nessa técnica, a PEEP deve ser individualizada e aumentada gradativamente até se atingirem uma PaO_2 e complacência adequadas.[33] Infelizmente, nem sempre a PaO_2 se correlaciona com recrutamento alveolar.[37] Vários estudiosos acreditam que uma redução na $PaCO_2$ se correlaciona melhor com recrutamento alveolar. Assim, um aumento na $PaCO_2$ pode significar aumento na ventilação de espaço morto secundário à hiperdistensão de regiões pulmonares não perfundidas.[37] Desse modo, nessa técnica a PEEP ideal é definida pelas melhores oxigenação e complacência com a menor $PaCO_2$.

Tabela 26.4 ■ Técnicas para ajuste da PEEP na LPA/SARA

Critérios de oxigenação
Tabela PEEP × FiO_2
Curva pressão-volume (PV) inspiratória do sistema respiratório
Tomografia computadorizada de tórax
Tomografia por impedância elétrica do tórax
Stress índex
Complacência do sistema respiratório no desrecrutamento, após manobra de recrutamento alveolar
Capnometria volumétrica
Medida da pressão esofágica

Capítulo 26 ■ Síndrome da Angústia Respiratória Aguda/Lesão Pulmonar Aguda

Tabela 26.5 ■ Tabela PEEP × FiO$_2$

FiO$_2$	PEEP (cmH$_2$O)
0,4	5 a 8
0,5	8 a 10
0,6	10
0,7	10 a 14
0,8	14
0,9	14 a 18
1,0	18 a 24

Tabela PEEP × FiO$_2$

No estudo do ARDS Network, a PEEP foi programada de acordo com uma relação fixa entre FiO$_2$ e PEEP.[22] Nesse estudo, o nível médio de PEEP utilizado foi de 9,4cmH$_2$O. A aplicação dessa tabela tem sido criticada por não individualizar a situação do paciente (Tabela 26.5).

Curva pressão-volume inspiratória do sistema respiratório

Em alguns estudos em pacientes com SARA, a PEEP foi programada cerca de 1 a 2cmH$_2$O acima do ponto de inflexão inferior da curva de pressão-volume (curva PV) inspiratória do sistema respiratório.[28] Existem duas grandes limitações para o uso dessa técnica: a primeira é que nem sempre esse ponto de inflexão pode ser detectado na curva PV de pacientes com SARA, e a segunda é que o benefício da aplicação da PEEP na SARA está em evitar o desrecrutamento alveolar, um evento que ocorre no ramo expiratório da curva PV e não em seu ramo inspiratório.[39,40] Atualmente, a titulação da PEEP por meio dessa técnica tem sido pouco utilizada.

Tomografia computadorizada de tórax

A TCAR é uma ferramenta excepcional para compreensão diagnóstica e evolutiva da LPA/SARA, além de proporcionar monitoração e direcionamento terapêutico da ventilação mecânica nesses pacientes. A TCAR têm mostrado que a LPA/SARA é um processo heterogêneo e que sua morfologia pode variar com a etiologia, o tempo de doença, a ventilação mecânica e a posição do paciente.

A TCAR é considerada por alguns o padrão-ouro na titulação da PEEP na LPA/SARA. Estudos de Vieira e cols. mostraram que existem dois padrões morfológicos distintos na TCAR de pacientes com LPA/SARA: aqueles com a forma localizada ou focal e aqueles com a forma difusa.[49] Na morfologia focal ou localizada existem menor potencial para recrutamento alveolar e maior risco de hiperdistensão com níveis de PEEP >10cmH$_2$O, enquanto na morfologia difusa há grande potencial para recrutamento alveolar e maior benefício para níveis mais elevados de PEEP.

A maior limitação para o uso da TCAR na titulação da PEEP na LPA/SARA é a dificuldade para sua realização à beira do leito. Assim, embora de grande utilidade, o seu uso na prática clínica ainda é muito restrito.

Tomografia por impedância elétrica do tórax

A tomografia por impedância elétrica do tórax (TIE) é um método de imagem não invasivo que produz imagem em tempo real sem a necessidade de radiação, sendo capaz de medir alterações nos volumes pulmonares globais e regionais. Estudos com a TIE na LPA/SARA têm mostrado boa correlação com a TCAR na avaliação da estimativa das áreas de colapso e hiperdistensão alveolar e adicionalmente auxiliado a titulação do nível de PEEP a ser aplicado.[50]

A TIE é um método promissor para a titulação da PEEP na LPA/SARA, com a vantagem de poder ser utilizada à beira do leito. Estudos maiores randomizados e controlados ainda são necessários para a recomendação rotineira dessa técnica.

Stress index

O *stress index*, proposto recentemente para titular a PEEP na SARA, consiste na análise à beira do leito do formato da curva pressão-tempo durante a liberação do volume corrente.[43] Um *stress index* >1 (presença de concavidade para cima na curva pressão-tempo) correlaciona-se com piora da complacência e hiperdistensão alveolar, sugerindo PEEP excessiva. Um *stress index* <1 (presença de concavidade para baixo na curva pressão-tempo) correlaciona-se com uma complacência melhor e maior potencial de recrutamento alveolar com aumento da PEEP (Figura 26.3). Embora seja uma estratégia prática à beira do leito, mais estudos clínicos são necessários para sua recomendação na titulação da PEEP na LPA/SARA.

PEEP pela curva de complacência do sistema respiratório no desrecrutamento, após manobra de recrutamento alveolar

O uso da melhor complacência para titulação da PEEP foi inicialmente proposto por Suter e cols., porém eles analisaram apenas a fase de insuflação da curva PV.[51] Um importante estudo experimental foi realizado por Hickling, que simulou um modelo matemático de SARA e observou que, após manobra de recrutamento, uma redução gradativa da PEEP poderia fornecer a PEEP que corresponderia à melhor complacência, durante o desrecrutamento no ramo exalatório da curva PV.[52] Suarez-Sipmann e cols. realizaram um estudo experimental de SARA induzida em porcos e analisaram a titulação da PEEP por meio da melhor complacência dinâmica (medida durante o desrecrutamento alveolar após manobra de recrutamento), comparando-a com a TCAR e a PaO$_2$.[53] Os animais foram submetidos à manobra de recrutamento alveolar e depois realizaram o desrecrutamento gradativo (redução da PEEP) com me-

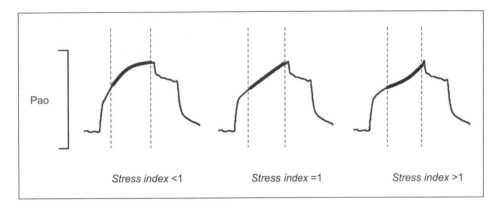

Figura 26.3 ■ Representação gráfica do *stress index* na curva pressão-tempo. Um valor <1 representa aumento na complacência e potencial recrutamento adicional com aumento da PEEP. Um valor >1 representa redução na complacência e provável hiperdistensão por excesso de PEEP aplicada. (Modificada de Grasso e cols.[43])

didas sucessivas da complacência dinâmica do sistema respiratório. O ponto de máxima complacência indicava o nível de PEEP abaixo do qual se iniciava o colapso alveolar expiratório, confirmado pelo aparecimento de atelectasias na TCAR e pela redução na oxigenação.

Alguns estudos clínicos submeteram pacientes portadores de SARA ou com outras patologias a essa estratégia para a identificação da PEEP ideal, apresentando resultados promissores (Figura 26.4).[54]

Em razão de sua praticidade à beira do leito, o Terceiro Consenso Brasileiro de Ventilação Mecânica sugeriu a adoção dessa técnica para a titulação da PEEP na LPA/SARA (Tabela 26.6).[55]

Capnometria volumétrica

A capnometria volumétrica é um método alternativo de mensuração da fração de espaço morto (VD/VT) e da $PaECO_2$ (pressão parcial média de $PaCO_2$). A medida do CO_2 expirado é feita no adaptador em Y do circuito do ventilador, eliminando os efeitos da compressão do volume e sem a necessidade da aplicação de um fator de correção.

Alguns estudos experimentais e pequenos estudos clínicos têm avaliado a titulação da PEEP pelo uso da fração de espaço morto e da complacência durante o desrecrutamento alveolar (redução gradativa da PEEP), após uma manobra de recrutamento.[54] A maior complacência associada à menor fração de espaço morto indica a quantidade máxima de expansão alveolar. Além disso, a capnometria torna possível avaliar indiretamente a perfusão pulmonar, pois um alvéolo aberto, porém hiperinsuflado, pode provocar compressão sobre o capilar sanguíneo, aumentando o VD/VT.

Assim, por meio da capnometria volumétrica, a PEEP ideal é aquela que previne o colapso e evita a hiperdistensão alveolar com mínima ventilação de espaço morto:

$$VD/VT = (PaCO_2 - PaECO_2)/PaCO_2$$

Medida da pressão esofágica

Um estudo randomizado e controlado em pacientes com LPA/SARA avaliou o uso do balão esofagiano com o objetivo de medir indiretamente a pressão intrapleural e, por meio dela, proporcionar maior precisão na programação da PEEP.[56] Foi observada melhora significativa na oxigenação e na complacência no grupo que titulou a PEEP pelo balão esofagiano.

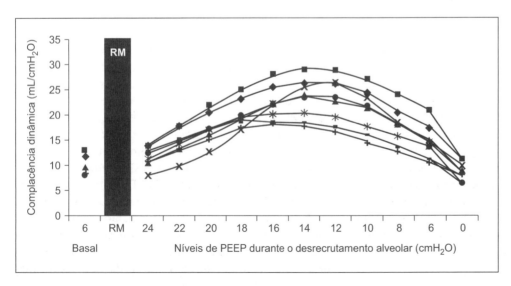

Figura 26.4 ■ Titulação da PEEP pela curva de complacência dinâmica (C_{dyn}) no desrecrutamento alveolar, após manobra de recrutamento em porcos (cada símbolo representa um animal). Após a manobra de recrutamento (RM), a PEEP é reduzida gradualmente de 24 a 0cmH$_2$O; observe que a C_{dyn} apresenta um padrão bifásico, apresentando-se reduzida com altos níveis de PEEP (>16cmH$_2$O), por provável hiperdistensão alveolar, e com baixos níveis de PEEP (<10cmH$_2$O), por provável colapso alveolar. A melhor C_{dyn} foi observada com PEEP = 14cmH$_2$O. (Modificada de Suarez-Sipmann e cols.[53])

Capítulo 26 ■ Síndrome da Angústia Respiratória Aguda/Lesão Pulmonar Aguda

Tabela 26.6 ■ Titulação da PEEP pela curva PEEP × complacência (durante o desrecrutamento), após manobra de recrutamento alveolar[55]

Inicialmente, realizar manobra de recrutamento em PCV + PEEP (Tabela 26.3)

Logo a seguir, sem desconectar o paciente e sem alterar a PEEP, simplesmente mudar a ventilação para modo VCV, tomando a precaução de ajustar previamente um volume corrente baixo

Ajustar volume corrente para 6mL/kg de peso ideal

Fluxo = 60L/min, onda de fluxo quadrada

Ajustar pausa inspiratória entre 0,5 a 1,0s

Manter frequência respiratória = 12 a 14/min e FiO_2 = 1,0

Iniciar com PEEP = 20 a 25cmH_2O, com decrementos de 2cmH_2O, mantendo por aproximadamente 10 ciclos

Calcular o valor da complacência estática* do sistema respiratório para cada valor de PEEP:

$C_{ST}SR$ = Volume corrente/[pressão de platô – PEEP]

Diminuir progressivamente a PEEP até um valor em que a complacência comece a diminuir de maneira evidente (evitar reduzir a PEEP para valores <6cmH_2O)

Identificar a PEEP em que a complacência alcançou seu valor máximo

A PEEP considerada "ideal" será encontrada somando-se 2 a 3cmH_2O ao valor da PEEP que determinou a complacência máxima

Realizar novamente o recrutamento em PCV + PEEP e retornar ao valor de PEEP considerado "ideal".

*Alguns estudos recomendam o uso da complacência dinâmica em virtude da facilidade de seu cálculo, pois não há necessidade de pausa inspiratória e utiliza-se a pressão de pico (CdynSR = Volume corrente/[pressão de pico – PEEP].[53]

Se a pressão pleural for maior que a pressão alveolar, ocorrerá risco potencial de desrecrutamento alveolar, principalmente em situações de redução da complacência da parede torácica (síndrome de compartimento abdominal, derrame pleural e obesidade). Em pacientes com síndrome de compartimento abdominal, pode ser dispensável a medida da pressão esofagiana, pois a medida da pressão intravesical pode ajudar a inferir a pressão intra-abdominal e, por intermédio dela, avaliar o risco potencial de colapso pulmonar gerado pela compressão sobre o diafragma.[34] Dessa maneira, o nível de PEEP necessário para contrabalançar esse efeito pode ser programado com mais acurácia.

A medida da pressão esofagiana para titular a PEEP na LPA/SARA, embora mais trabalhosa, pode se tornar importante na prática clínica, sendo necessários mais estudos clínicos.

HIPOXEMIA REFRATÁRIA

A hipoxemia refratária deve ser reconhecida nas primeiras 96 horas de SARA, quando há ainda potencial para recrutamento alveolar. Luhr e cols. observaram que pacientes com relação PaO_2/FiO_2 <100 necessitam de terapia mais agressiva para melhorar a oxigenação.[14] Alto requerimento ventilatório é caracterizado por uma necessidade de $FiO_2 \geq 0,7$, uma PEEP >15cmH_2O ou uma Pplat >30cmH_2O com volume corrente <6mL/kg do peso ideal. O índice de oxigenação (IO), constitui-se em um dos marcadores de gravidade, ao realçar a intensidade da baixa oxigenação

em relação à pressão média das vias aéreas (Pmva). É expresso como:

$$IO = (FiO_2 \times Pmva \times 100)/PaO_2$$

IO tem sido utilizado com mais frequência em pacientes neonatais e pediátricos, mas também pode ser aplicado em adultos com SARA. IO superior a 30 sugere maior gravidade, podendo prever fracasso da ventilação convencional adotada naquele momento.

Estratégias de resgate para hipoxemia refratária podem ser classificadas como ventilatórias e não ventilatórias. Entre as não ventilatórias estão o uso de bloqueio neuromuscular, óxido nítrico inalatório, posição prona e circulação extracorpórea. Ventilação com liberação de pressão nas vias aéreas (APRV), ventilação de alta frequência oscilatória (HFOV) e ventilação de alta frequência percussiva (HFPV) são consideradas técnicas ventilatórias de resgate.[34]

Em pacientes com relação PaO_2/FiO_2 <60 deve ser considerada circulação extracorpórea, HFOV ou HFPV. A terapia de resgate deverá ser interrompida se não houver melhora na oxigenação ou se ocorrerem complicações com a estratégia utilizada.[34]

Estratégias de resgate não ventilatórias

Bloqueio neuromuscular

O uso do bloqueador neuromuscular (BNM) durante a ventilação mecânica pode auxiliar a melhora da oxigenação e a sincronia paciente-ventilador.

Em estudo controlado e randomizado, o uso de BNM por 48 horas sustentou melhora na oxigenação com uma média de aumento na relação PaO_2/FiO_2 de 25% para 75% no primeiro dia e de 50% para 140% no quinto dia, maior que no grupo-controle.[57]

O uso de BNM, principalmente se associado ao corticoide sistêmico, pode provocar fraqueza muscular prolongada e deve ser monitorado com dosagens frequentes da creatinofosfoquinase (CPK).[18]

Óxido nítrico

Óxido nítrico é um potente vasodilatador endógeno que, quando administrado de forma inalatória, promove vasodilatação seletiva dos vasos sanguíneos pulmonares que perfundem unidades alveolares ventiladas, com consequente melhora na relação ventilação/perfusão, melhora na oxigenação e redução na pressão da artéria pulmonar.

Em revisão sistemática e meta-análise de 1.237 pacientes com LPA/SARA, o óxido nítrico inalatório foi associado a modesta melhora na oxigenação no primeiro dia, porém sem nenhum efeito na redução da pressão arterial pulmonar nem na duração da ventilação mecânica ou na sobrevida.[58]

A melhora na oxigenação geralmente ocorre na primeira hora de uso com uma dose ≤20ppm.

Portanto, o uso de óxido nítrico via inalatória não está recomendado como terapia padrão na LPA/SARA, porém, devido à melhora transitória que promove na oxigenação, ele pode ser útil como estratégia de resgate na SARA severa com hipoxemia refratária.[18,33,34,42]

Posição prona

A posição prona é uma manobra de recrutamento alveolar, pois melhora a ventilação pulmonar ao retirar o peso do coração, principalmente sobre o lobo inferior do pulmão esquerdo.[59] Assim, ocorre uma redistribuição da ventilação em direção às regiões dorsais do pulmão, resultando em melhor relação ventilação/perfusão e melhor oxigenação. Adicionalmente, a posição prona pode atenuar a lesão pulmonar provocada pela ventilação mecânica por reduzir o estresse (distribuição da pressão sobre os alvéolos) e o *strain* (alteração no tamanho dos alvéolos durante a inflação) sobre o parênquima pulmonar.[59]

Chatte e cols. descrevem três grupos de resposta na posição prona:[60] (1) pacientes que não respondem (22%); (2) pacientes que melhoram a oxigenação em prona e pioram em posição supina (31%); (3) pacientes que melhoram a oxigenação em prona e mantêm a melhora em posição supina (41%).

As principais complicações da posição prona são deslocamento acidental do tubo endotraqueal e de cateter venoso central, além de edema facial e escaras na região abdominal.[61-63]

Há quatro estudos randomizados e controlados em pacientes com LPA/SARA com emprego da ventilação em posição prona.[18,61-63] A maioria observou melhora na oxigenação, embora sem mudanças na sobrevida.

No estudo de Gattinoni e cols. ventilação em posição prona (6 horas/dia) foi comparada com posição supina, e uma análise *post hoc* identificou redução significativa na mortalidade em 10 dias apenas no grupo ventilado em posição prona, que era mais grave, caracterizado por uma relação PaO_2/FiO_2 ≤88mmHg (23,1% *vs.* 47,2%; risco relativo de morte de 0,49; IC 95%: 0,25 a 0,95).[59] O estudo de Taccone e cols. analisou um tempo maior, de 20 horas/dia em posição prona, e observou diferença estatisticamente não significativa de 10% na sobrevida, favorecendo o grupo de posição PRONA, que apresentava hipoxemia mais severa.[63]

A mais recente meta-análise sobre o tema concluiu que a posição prona melhora a oxigenação e a sobrevida em aproximadamente 10% no subgrupo de pacientes severamente hipoxêmicos.[59] Nos casos de SARA moderada e LPA, não se observaram benefícios com a posição prona.

Portanto, as evidências indicam que a posição prona deve ser utilizada exclusivamente naqueles pacientes com SARA severa associada a hipoxemia refratária, como estratégia de resgate, devendo ser aplicada por um período de 20 horas/dia e por tempo indeterminado.[59]

Circulação extracorpórea

Suporte de vida extracorpóreo ou oxigenação por membrana extracorpórea (ECLS) é considerado uma estratégia de resgate para hipoxemia severa com grande risco de vida. Ele garante a troca gasosa e proporciona redução da intensidade da ventilação mecânica, diminuindo a lesão causada pelo ventilador.[18,33] Seu uso é maior em neonatais, e tem aumentado recentemente em adultos, principalmente durante a epidemia de gripe H1N1.[64]

ECLS é uma técnica que remove o sangue do paciente e promove sua circulação através de um pulmão artificial com o auxílio de uma bomba. Pode ser usado acesso venoarterial, mas o acesso venovenoso é o ideal. Um pequeno número de centros no mundo está apto a realizar ECLS, pois trata-se de uma técnica invasiva, de alto custo e com riscos de complicações com a anticoagulação.

Sua indicação em pacientes adultos se restringe à presença de SARA severa associada a hipoxemia refratária com relação PaO_2/FiO_2 <60.[18,33,34]

Estratégias de resgate ventilatórias

Ventilação com liberação de pressão nas vias aéreas

A ventilação com liberação de pressão nas vias aéreas permite ao paciente respirar espontaneamente, recebendo alta pressão nas vias aéreas intermitentemente com pressão de liberação menor.[34,42]

Existem poucos estudos com essa modalidade ventilatória na LPA/SARA, e apesar dos benefícios na oxigenação e redução da necessidade de sedação, nenhuma diferença significativa foi observada na mortalidade.

Ventilação de alta frequência oscilatória

A ventilação de alta frequência oscilatória consiste na aplicação de um volume corrente reduzido (1 a 5mL/kg de peso ideal), mediante a oscilação de um fluxo gasoso em direção à via aérea, associado a uma frequência respiratória >100 por minuto. Habitualmente, utiliza-se uma frequência respiratória de 3 a 6Hz em adultos.[34]

O fluxo gasoso por oscilação é fornecido em pressões que variam acima e abaixo da pressão média nas vias aéreas (mPaw). Essa amplitude de variação da pressão aplicada, associada à taxa de frequência respiratória, determina a eliminação do CO_2, enquanto a FiO_2 e a mPaw são os principais responsáveis pela oxigenação. A liberação de um volume corrente reduzido, associada a uma alta pressão média nas vias aéreas, pode resultar em recrutamento alveolar com menor risco de hiperdistensão, proporcionando melhora nas trocas gasosas, associada à proteção pulmonar.

As complicações com a aplicação da HFOV são raras e incluem barotrauma, comprometimento hemodinâmico, obstrução de tubo endotraqueal por secreção espessa, hipercapnia refratária e maior necessidade de uso de sedativos ou bloqueadores neuromusculares.[34]

Apenas dois estudos randomizados e controlados foram publicados com o uso da HFOV em pacientes adultos com SARA, e apesar de alguma melhora na oxigenação, não se observou redução significativa na mortalidade.[34,65] Portanto, não há dados suficientes para recomendar HFOV na LPA/SARA de rotina em pacientes adultos, estando seu uso restrito aos casos de hipoxemia refratária.

Desmame da ventilação mecânica

Uma vez que o paciente portador de LPA/SARA tenha estabilizado a doença de base causadora da lesão pulmonar e que o processo inflamatório tenha sido controlado, o desmame da ventilação mecânica deve ser priorizado. No processo de retirada da ventilação mecânica, inicialmente a FiO_2 deve ser reduzida para níveis de 0,4 a 0,5. Em seguida, deve-se proceder à redução gradativa da PEEP (cerca de 2 a 4cmH_2O/dia), sempre objetivando uma relação PaO_2/FiO_2 >200 durante essa redução. Ao ser atingida uma PEEP mínima entre 5 e 8cmH_2O, o paciente deverá ser submetido a um teste de ventilação espontânea e, se houver tolerância, deve-se proceder à extubação.[42]

Durante o processo de desmame da ventilação mecânica, a redução progressiva da pressão positiva intratorácica pode provocar aumento súbito no retorno venoso, podendo desencadear a instalação de um edema alveolar hidrostático. O uso cauteloso e monitorado de furosemida em infusão contínua (2 a 20mg/h), associado ou não a solução de albumina (exclusivamente nos pacientes hipoproteinêmicos com proteína sérica total <5,0g/dL), pode ajudar no remanejamento hídrico e melhorar a tolerância ao desmame nesses pacientes.[66,67]

Referências

1. Ashbaugh DG, Bigelow DB, Petty TL et al. Acute respiratory distress in adults. Lancet 1967; 2:319-23.
2. Bernard GR, Artigas A, Brigham KL et al. The American-European Consensus Conference on ARDS: definitions, mechanisms, relevant outcomes, and clinical trial coordination. Am J Respir Crit Care Med 1994; 149:818-24.
3. Rubenfeld GD, Herridge MS. Epidemiology and outcomes of acute lung injury. Chest 2007; 131:554-62.
4. Ware LB, Matthay MA. The acute respiratory distress syndrome. N Engl J Med 2000; 342:1334-49.
5. Moss M, Bucher B, Moore FA et al. The role of chronic alcohol abuse in the development of acute respiratory distress syndrome in adults. JAMA 1996; 275:50-4.
6. Villar J, Pérez-Méndez L, López J et al. An early PEEP/FIO2 trial identifies different degrees of lung injury in patients with acute respiratory distress syndrome. Am J Respir Crit Care Med 2007; 176:795-804.
7. Stapleton RD, Wang BM, Hudson LD et al. Causes and timing of death in patients with ARDS. Chest 2005; 128:525-32.
8. Herridge MS, Cheung AM, Tansey CM et al. One-year outcomes in survivors of the acute respiratory distress syndrome. N Engl J Med 2003; 348:683-93.
9. Rocco PR, Zin WA. Pulmonary and extrapulmonary acute respiratory distress syndrome: are they different? Curr Opin Crit Care 2005; 11:10-7.
10. Tomashefski JF. Pulmonary pathology of acute respiratory distress syndrome. Clin Chest Med 2000; 21:435-66.
11. Gattinoni L, Caironi P, Pelosi P, Goodman LR. What has computed tomography taught us about the acute respiratory distress syndrome? Am J Respir Crit Care Med 2001; 164:1701-11.
12. Tang BM, Craig JC, Eslick GD, Seppelt I, McLean AS. Use of corticosteroids in acute lung injury and acute respiratory distress syndrome: a systematic review and meta-analysis. Crit Care Med 2009; 37(5):1594-603.
13. Marik PE, Pastores SM, Annane D et al. American College of Critical Care Medicine. Recommendations for the diagnosis and management of corticosteroid insufficiency in critically ill adult patients: consensus statements from an international task force by the American College of Critical Care Medicine. Crit Care Med 2008; 36(6):1937-49.
14. Meduri GU, Golden E, Freire AX et al. Methylprednisolone infusion in early severe ARDS: results of a randomized controlled trial. Chest 2007; 131(4):954-63.
15. Spragg RG, Lewis JF, Walmrath HD et al. Effect of recombinant surfactant protein C-based surfactant on the acute respiratory distress syndrome. N Engl J Med 2004; 351:884-92.
16. Baudouin SV. Exogenous surfactant replacement in ARDS – one day, someday, or never? N Engl J Med 2004; 351:853-5.
17. Perkins GD, McAuley DF, Thickett DR, Gao F. The β-agonist lung injury trial (BALTI): a randomized placebo-controlled clinical trial. Am J Respir Crit Care Med 2006; 173:281-7.
18. Raoof S, Goulet K, Esan A, Hess DR, Sessler CN. Severe hypoxemic respiratory failure: Nonventilatory strategies. Chest 2010; 137:1437-48.
19. Wiedemann HP, Wheeler AP, Bernard GR et al. National Heart, Lung, and Blood Institute Acute Respiratory Distress Syndrome (ARDS) Clinical Trials Network. Comparison of two fluid-management strategies in acute lung injury. N Engl J Med 2006; 354(24):2564-75.
20. Coalson JJ, King RJ, Winter VT et al. O_2- and pneumonia-induced lung injury. I. Pathological and morphometric studies. J Appl Physiol 1989; 67:346-56.
21. Nader-Djalal N, Knight PR 3rd, Thusu K, Davidson BA, Holm BA, Johnson KJ. Reactive oxygen species contribute to oxygen-related lung injury after acid aspiration. Anesth Analg 1998; 87:133.
22. Ventilation with lower tidal volumes as compared with traditional tidal volumes for acute lung injury and the acute respiratory distress syndrome. The Acute Respiratory Distress Syndrome Network. N Engl J Med 2000; 342:1301-8.
23. Dreyfuss D, Saumon G. Ventilator-induced lung injury: lessons from experimental studies. Am J Respir Crit Care Med 1998; 157:294-323.
24. Tremblay LN, Slutsky AS. Mechanical ventilation-induced injury. In: Vincent JL (ed.) Yearbook of intensive care and emergency medicine. 1. ed. Berlin; Heidelberg; New York: Springer Verlag, 1998:457-71.
25. International consensus conferences in intensive care medicine. Ventilator-associated lung injury in ARDS. American Thoracic Society, European Society of Intensive Care Medicine, Societé de Réanimation Langue Française. Intensive Care Med 1999; 25:1444-52.
26. Slutsky AS. Ventilator-induced lung injury: from barotrauma to biotrauma. Respir Care 2005; 50:646-59.
27. Hickling KG, Henderson SJ, Jackson R. Low mortality associated with low volume pressure limited ventilation with permissive hypercapnia in severe adult respiratory distress syndrome. Intensive Care Med 1990; 16:372-7.
28. Amato MBP, Barbas CSV, Medeiros DM et al. Effect of a protective ventilation strategy on mortality in the acute respiratory distress syndrome. N Engl J Med 1998; 338:347-54.
29. Stewart TE, Meade MO, Cook DJ et al. Evaluation of a ventilation strategy to prevent barotrauma in patients at high risk of acute respiratory distress syndrome. N Engl J Med 1998; 338:355-61.

30. Brochard L, Roudot-Thoraval F, Roupie E et al. Tidal volume reduction for prevention of ventilator-induced lung injury in acute respiratory distress syndrome. Am J Respir Crit Care Med 1998; 158:1831-8.

31. Brower RG, Shanholtz CB, Fessler HE et al. Prospective, randomized, controlled clinical trial comparing traditional versus reduced tidal volume ventilation in acute respiratory distress syndrome patients. Crit Care Med 1999; 27:1492-8.

32. Hager DN, Krishnan JA, Hayden DL, Brower RG; ARDS Clinical Trials Network. Tidal volume reduction in patients with acute lung injury when plateau pressures are not high. Am J Respir Crit Care Med 2005; 172:1241-5.

33. Ragaller M, Richter T. Acute lung injury and acute respiratory distress syndrome. J Emerg Trauma Shock 2010; 3:43-51.

34. Esan A, Hess DR, Raoof S, George L, Sessler CN. Severe hypoxemic respiratory failure: Ventilatory strategies. Chest 2010; 137:1203-16.

35. Rappaport SH, Shpiner R, Yoshihara G, Wright J, Chang P, Abraham E. Randomized, prospective trial of pressure-limited versus volume-controlled ventilation in severe respiratory failure. Crit Care Med 1994; 22:22-32.

36. Esteban A, Alía I, Gordo F et al. Prospective randomized trial comparing pressure-controlled ventilation and volume-controlled ventilation in ARDS. For the Spanish Lung Failure Collaborative Group. Chest 2000; 117:1690-6.

37. Rouby JJ, Lu Q, Goldstein I. Selecting the level of positive end-expiratory pressure in patients with acute respiratory distress syndrome. Am J Respir Crit Care Med 2002; 165:1182-6.

38. Gattinoni L, Caironi P, Cressoni M et al. Lung recruitment in patients with the acute respiratory distress syndrome. N Engl J Med 2006; 354:1775-86.

39. Pelosi P, Eccher G, Caironi P, Losappio S, Gattinoni L, Marini JJ. Recruitment and derecruitment during acute respiratory failure. An experimental study. Am J Respir Crit Care Med 2001; 164:122-30.

40. Crotti S, Mascheroni D, Caironi P, Pelosi P, Marini JJ, Gattinoni L. Recruitment and derecruitment during acute respiratory failure – a clinical study. Am J Respir Crit Care Med 2001; 164:131-40.

41. Fan E, Wilcox ME, Brower RG et al. Recruitment maneuvers for acute lung injury: a systematic review. Am J Respir Crit Care Med 2008; 178(11):1156-63.

42. Girard TD, Bernard GR. Mechanical ventilation in ARDS: a state-of-the-art review. Chest 2007; 131:921-9.

43. Grasso S, Stripoli T, De Michele M et al. Ardsnet ventilatory protocol and alveolar hyperinflation: role of positive end-expiratory pressure. Am J Respir Crit Care Med 2007; 176:761-7.

44. Caironi P, Cressoni M, Chiumello D et al. Lung opening and closing during ventilation of acute respiratory distress syndrome. Am J Respir Crit Care Med 2010; 181:578-86.

45. Brower RG, Lanken PN, MacIntyre N et al. National Heart, Lung, and Blood Institute ARDS Clinical Trials Network. Higher versus lower positive end-expiratory pressures in patients with the acute respiratory distress syndrome. N Engl J Med 2004; 351:327-36.

46. Mercat A, Richard JC, Vielle B et al. Positive end-expiratory pressure setting in adults with acute lung injury and acute respiratory distress syndrome: a randomized controlled trial. JAMA 2008; 299(6):646-55.

47. Meade MO, Cook DJ, Guyatt GH et al. Ventilation strategy using low tidal volumes, recruitment maneuvers, and high positive end-expiratory pressure for acute lung injury and acute respiratory distress syndrome: a randomized controlled trial. JAMA 2008; 299:637-45.

48. Gattinoni L, Caironi P. Refining ventilatory treatment for acute lung injury and acute respiratory distress syndrome. J Am Med Assoc 2008; 299:691-3.

49. Vieira SR, Puybasset L, Lu Q et al. A scanographic assessment of pulmonary morphology in acute lung injury. Significance of the lower inflection point detected on the lung pressure-volume curve. Am J Respir Crit Care Med 2001; 159:1612-23.

50. Beraldo MA, Reske A, Borges JB et al. PEEP titration by EIT (electric impedance tomography): correlation with multislice CT. Am J Respir Crit Care Med 2006; 173:A6.

51. Suter PM, Fairley HB, Isenberg MD. Optimum end-expiratory airway pressure in patients with acute pulmonary failure. N Engl J Med 1975; 292:284-9.

52. Hickling KG. Best compliance during a decremental, but not incremental, positive end-expiratory pressure trial is related to open lung positive end expiratory pressure. Am J Respir Crit Care Med 2001; 163:69-78.

53. Suarez-Sipmann F, Böhm SH, Tusman G et al. Use of dynamic compliance for open lung positive end-expiratory pressure titration in an experimental study. Crit Care Med 2007; 35:214-21.

54. Maisch S, Reissmann H, Fuellekrug B et al. Compliance and dead space fraction indicate an optimal level of positive end-expiratory pressure after recruitment in anesthetized patients. Anesth Analg 2008; 106:175-81.

55. Amato MBP, Carvalho CRR, Ísola A et al. III Consenso Brasileiro de ventilação mecânica. J Bras Pneumol 2007; 33(Supl 2):S119-27.

56. Talmor D, Sarge T, Malhotra A et al. Mechanical ventilation guided by esophageal pressure in acute lung injury. N Engl J Med 2008; 359:2095-104.

57. Gainnier M, Roch A, Forel JM et al. Effect of neuromuscular blocking agents on gas exchange in patients presenting with acute respiratory distress syndrome. Crit Care Med 2004; 32:113-9.

58. Adhikari NK, Burns KE, Friedrich JO, Granton JT, Cook DJ, Meade MO. Effect of nitric oxide on oxygenation and mortality in acute lung injury: systematic review and meta-analysis. BMJ 2007; 334:779-85.

59. Gattinoni L, Carlesso E, Taccone P, Polli F, Guérin C, Mancebo J. Prone positioning improves survival in severe ARDS: a pathophysiologic review and individual patient meta-analysis. Minerva Anestesiol 2010; 76:448-54.

60. Chatte G, Sab JM, Dubois JM, Sirodot M, Gaussorgues P, Robert D. Prone position in mechanically ventilated patients with severe acute respiratory failure. Am J Respir Crit Care Med 1997; 155:473-8.

61. Gattinoni L, Tognoni G, Pesenti A et al.; Prone-Supine Study Group. Effect of prone positioning on the survival of patients with acute respiratory failure. N Engl J Med 2001; 345:568-73.

62. Mancebo J, Fernández R, Blanch L et al. A multicenter trial of prolonged prone ventilation in severe acute respiratory respiratory distress syndrome. Am J Respir Crit Care Med 2006; 173:1233-9.

63. Taccone P, Pesenti A, Latini R et al.; Prone-Supine II Study Group. Prone positioning in patients with moderate and severe acute respiratory distress syndrome: a randomized controlled trial. JAMA 2009; 302:1977-84.

64. Davies A, Jones D, Bailey M et al. Extracorporeal membrane oxygenation for 2009 influenza A (H1N1) acute respiratory distress syndrome. JAMA 2009; 302:1888-95.

65. Wunsch H, Mapstone J, Takala J. High-frequency ventilation versus conventional ventilation for the treatment of acute lung injury and acute respiratory distress syndrome: a systematic review and cochrane analysis. Anesth Analg 2005; 100:1765-72.

66. Martin GS, Mangialardi RJ, Wheeler AP, Dupont WD, Morris JA, Bernard GR. Albumin and furosemide therapy in hypoproteinemic patients with acute lung injury. Crit Care Med 2002; 30:2175-82.

67. Martin GS, Moss M, Wheeler AP, Mealer M, Morris JA, Bernard GR. A randomized, controlled trial of furosemide with or without albumin in hypoproteinemic patients with acute lung injury. Crit Care Med 2005; 33:(8):1681-87.

CAPÍTULO 27

Manejo da Asma na Urgência

Ciro José Buldrini Filogônio

José Carlos Serufo

INTRODUÇÃO

A asma é a doença crônica mais comum na infância, causa significativa de absenteísmo escolar e frequente motivo de internação. Acomete todas as faixas etárias, com leve predomínio de meninos até a puberdade e de mulheres a partir de então.

A prevalência da asma aumenta a partir do primeiro ano de vida e atinge o máximo entre 7 e 9 anos de idade, começando a declinar, de modo que por volta dos 30 anos 70% dos pacientes estão livres dos sintomas, a maioria antes mesmo dos 20 anos de idade. A partir dos 50 anos, a prevalência começa novamente a aumentar, atingindo novo pico dos 60 aos 65 anos. Esses pacientes têm asma mais persistente, com maior tendência à cronicidade, e o componente alérgico, quando presente, quase sempre não é o mais importante.

A prevalência da doença se mantém, embora com menor gravidade que a observada nas décadas de 1970 e 1980, quando ocorreu elevação da mortalidade e da morbidade. A tendência atual de redução se explica, em parte, pelo maior uso de corticoide inalatório e de outras medicações altamente eficazes, introduzidas nos últimos 10 a 15 anos.

Vale salientar que a maioria das mortes ocorre por tratamento insuficiente, com o médico entrando tardiamente com medicação anti-inflamatória e o paciente ou seus familiares confiando exageradamente nos broncodilatadores. Asma é doença inflamatória crônica caracterizada por resposta aumentada das vias aéreas a alérgenos, infecções viróticas e outros estímulos e que se manifesta por estreitamento generalizado dessas vias, cuja gravidade se altera espontaneamente ou em resposta ao tratamento.

O estreitamento das vias aéreas decorre de broncoconstrição e inflamação com edema brônquico e aumento de secreções, com formação de tampões de muco, podendo culminar com remodelamento brônquico. A obstrução do fluxo de ar tem caráter reversível, exceto na asma crônica, quando a limitação ao fluxo aéreo é permanente. O episódio asmático pode ser progressivo, com possibilidade de comprometer a função respiratória em graus variados, acarretando limitações física e social significativas e colocando a vida em risco.

A história de crises recorrentes intercaladas com períodos livres de sintomas é peculiar à doença. Embora a ventilação alveolar não seja uniforme, a reação inflamatória acomete todos os segmentos pulmonares, de tal modo que, se os sinais físicos são localizados e assimétricos, provavelmente não são devidos à asma.

O manejo da asma visa reduzir as crises e os riscos e implementar qualidade de vida. Além da terapêutica farmacológica e do controle dos fatores ambientais ou desencadeantes e das comorbidades que contribuem para a gravidade da asma, o manejo deve considerar a monitoração de rotina dos sintomas e da função pulmonar, como também criar uma parceria com o paciente, dando-lhe suporte e apoio e aliviando suas angústias.

CLASSIFICAÇÃO

Embora a asma possa ser classificada em extrínseca e intrínseca, 80% dos casos apresentam achados comuns a ambas. A asma extrínseca é caracterizada por hipersensibilidade a antígenos inalados e a intrínseca usualmente inicia-se após os 30 anos de idade, é mais grave e evolui mais frequentemente para as formas crônicas.

As crises são classificadas como leves, moderadas e graves. Na asma leve, os sintomas (chiado, aperto no peito, dispneia e tosse) ocorrem no máximo duas vezes por semana ou com exercícios físicos intensos e são aliviados rapidamente com uso de β_2-agonista de ação curta. O pico de fluxo expiratório (PFE) está quase sempre >80% do valor previsto.

Na asma moderada, os sintomas surgem mais de duas vezes por semana ou com esforços físicos pouco intensos. As crises duram mais de 1 dia por mês e os sintomas noturnos costumam interromper o sono mais de duas vezes por mês. Algumas crises necessitam de corticoterapia sistêmica e o PFE usualmente está <80% do previsto, normalizando-se após o uso de broncodilatadores.

Na asma grave, os sintomas são contínuos e as atividades usuais prejudicadas com frequentes faltas ao trabalho e à escola. Os broncodilatadores são usados continuamente, bem como os corticoides. O PFE está usualmente <50% e não se normaliza após o uso de broncodilatadores. A interrupção frequente do sono por dispneia, aperto no peito, tosse ou chiados indica asma grave (Figura 27.1 e Tabela 27.1).

A asma pode ainda ser classificada em aguda ou crônica – lábil, persistente e asfixiante. Na asma lábil há grande variação circadiana da função pulmonar. A asma persistente crônica é caracterizada, na prática, pelo consumo de dois ou mais tubos de broncodilatadores por mês e pelo uso de corticoide sistêmico.

A asma asfixiante (asma potencialmente fatal ou asma com risco de vida) caracteriza-se por evolução abrupta e inesperada, às vezes com perda da consciência e hipercapnia progressiva, necessitando de intubação traqueal e suporte ventilatório de emergência.

ETIOPATOGENIA

A obstrução das vias aéreas na asma é causada pela constrição da musculatura lisa e por ingurgitamento capilar, edema da mucosa brônquica, acúmulo de secreções, formação de rolhas de muco e remodelamento brônquico –

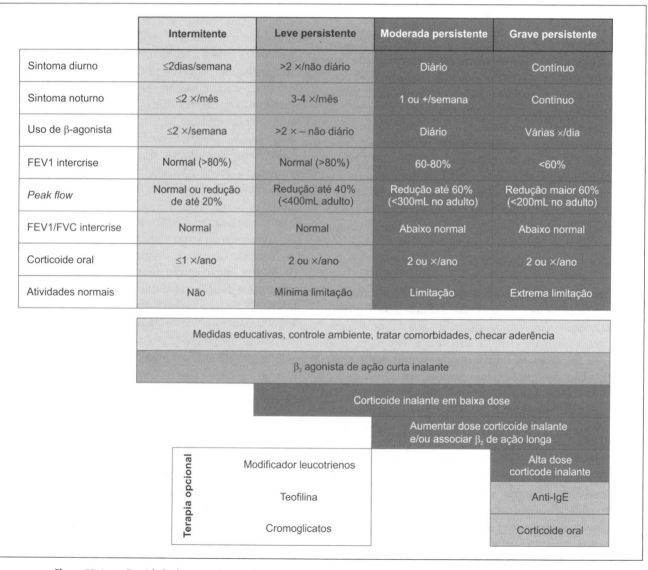

Figura 27.1 ■ Gravidade da asma. FEV1: volume expiratório forçado em 1 segundo; FVC: capacidade vital forçada.

Tabela 27.1 ▪ Classificação da crise asmática quanto à gravidade

Parâmetros	Leve	Moderada	Grave	Insuficiência respiratória iminente
Dispneia	Ao caminhar	Ao falar Dificuldade para alimentar-se	Em repouso Interrompe alimentação	Intensa
Postura	Pode deitar-se	Prefere ficar sentado	Posição ortopneica	
Fala	Normal	Frases curtas	Palavras	Vocaliza ou não fala
Consciência	Normal/agitado	Geralmente agitado	Agitado	Torporoso ou confuso
Frequência respiratória	Pouco aumentada	Aumentada	Muito aumentada	Respiração agônica/bradipneia
Uso de musculatura acessória	Raramente	Comumente	Geralmente	Movimentos toracoabdominais paradoxais
Sibilos	Moderados Final da expiração	Intensos Toda expiração	Intensos Insp. e expiratórios	Ausentes
Frequência cardíaca	<100	100 a 120	>120	Bradicardia
Pulso paradoxal	Ausência	15 a 25mmHg	Em geral >25mmHg	Ausência sugere fadiga da musculatura respiratória
Espirometria				
PFE (% previsto)	>80	50 a 80	<50	
PaO_2 (mmHg)	Normal	>60	<60	
PCO_2 (mmHg)	<42	<42	>42	
SAT 0,2%	>85	91 a 95	<91	

Modificada de Guideline for the diagnosis and management of asthma, NIH, jul 1997.
Obs.: a gasometria é desnecessária na asma leve e moderada.

alterações estruturais na matriz das vias aéreas decorrentes dessa inflamação prolongada e intensa.

A inflamação brônquica é o fator etiopatogênico mais importante, explicando a peculiar hiper-reatividade das vias aéreas. A resposta inflamatória tem características especiais, pois há infiltração eosinofílica, degranulação de mastócitos, lesão intersticial da parede brônquica e ativação de linfócitos Th2, produtores de linfocinas (interleucinas 4 e 5), todos responsáveis pelo desencadeamento e a manutenção do processo. A constrição da musculatura lisa dos brônquios, hipertrofiada nessas condições, pode levar ao completo fechamento das vias aéreas, mesmo na ausência de tampões de muco. A associação desses fatores leva a distúrbios da ventilaçao/pertusão, resultando em hipoxemia e acidose, responsáveis pela resistência medicamentosa.

A asma poderá tornar-se crônica, com limitação permanente do fluxo aéreo, causando limitação física e social, e a morte, nas crises graves.

FATORES PRECIPITANTES DA CRISE ASMÁTICA

Um ou mais dos seguintes fatores geralmente se associam à precipitação da crise asmática:

- **Infecções:** cerca de 50% das exacerbações agudas da asma ocorrem em virtude de infecções por vírus respiratórios humanos. As infecções por *Mycoplasma pneumoniae* e *Chlamydia pneumoniae* também podem desencadear crise asmática.

- **Características imunoalérgicas individuais:** como resposta colinérgica excessiva, resposta β-adrenérgica reduzida e mediadores, como histamina, leucotrienos e prostaglandinas.
- **Fatores físicos e químicos:** podem precipitar crises. Destacam-se ar frio, material particulado, tabaco, SO_2, NO_2, umidade, aditivos químicos e ozônio. A exposição ao ozônio e ao SO_2 pode causar broncoconstrição dramática. O material particulado associa-se a aumento da mortalidade em pessoas com mais de 65 anos de idade, portadoras de pneumopatias ou cardiopatias.
- **Medicamentos e corantes:** têm sido relacionados com crises. Cerca de 10% das crises asmáticas se devem ao uso de betabloqueadores, inibidores das prostaglandinas (ácido acetilsalicílico, anti-inflamatórios não esteroides), contrastes radiológicos EV, propafenona e penicilina. Os inibidores da enzima conversora e os bloqueadores dos receptores da angiotensina, embora geralmente não estejam associados à precipitação de crise asmática, podem causar crises de tosse em até 2% dos casos e dificultar o diagnóstico. Entre os aditivos e corantes destacam-se os bissulfitos e metabissulfitos (antioxidantes usados em bebidas) e a tartrazina (corante usado em alimentos).

Embora não sejam causa primária de asma, fatores psicogênicos podem desencadear e agravar as crises, além de interferir na adesão ao tratamento.

A asma induzida por exercícios físicos é muito comum, em geral ocorrendo alguns minutos após atividade física intensa, sobretudo nas crianças.

Por último, inclui-se como fator precipitante o tratamento inadequado decorrente tanto do uso abusivo de simpaticomiméticos e xantinas como de doses subterapêuticas de β_2-agonistas e/ou corticoides. Não raramente o motivo da piora do paciente é a interrupção da corticoterapia e dos broncodilatadores.

QUADRO CLÍNICO

O diagnóstico clínico de asma deve ser considerado na presença de manifestações recorrentes de dispneia, chiados, aperto no peito e tosse, em especial durante a noite. Procura-se identificar os desencadeantes das crises (alérgenos, irritantes, esforço físico, medicamentos) e, havendo alívio com broncodilatadores, o diagnóstico se impõe.

O paciente em crise asmática é ansioso, dispneico (dificuldade predominantemente expiratória) e prefere a posição sentada, utilizando musculatura acessória na tentativa de melhorar sua ventilação. A tosse pode se acompanhar de expectoração de aspecto variável, dependendo da presença ou não de infecção. A cianose pode ou não estar presente. Sudorese fria é notada na face, no tronco e nas extremidades. A taquicardia é frequente, assim como a tendência à hipertensão sistólica. A presença de pulso paradoxal – redução de 15mmHg ou mais da pressão arterial sistólica na fase inspiratória – indica quadro grave.

O diagnóstico em crianças com menos de 3 anos de idade é dificultado pela impossibilidade de se realizar espirometria. Algumas crianças têm como único sintoma tosse crônica ou recorrente, sendo três ou mais episódios de sibilância ou dispneia suficientes para se estabelecer o diagnóstico de asma. No entanto, tosse, sibilância e dificuldade respiratória estão entre os sintomas mais frequentemente associados a outras doenças nessa faixa de idade, como a bronquiolite.

Duas ou mais crises, aliviadas por broncodilatador, sugerem o diagnóstico de asma. Tosse crônica é o sintoma predominante para muitos pacientes e, às vezes, é achado isolado. A hiper-reatividade brônquica não é suficiente para o diagnóstico de asma, pois é também observada na rinite e na sinusite.

A ausculta do tórax durante o ataque pode revelar respiração ruidosa e expiração prolongada, com sibilos bilaterais. O fluxo de ar pode reduzir-se a tal ponto que os sibilos diminuem, ou mesmo desaparecem, resultando no tórax silencioso da asma, de extrema gravidade. Contudo, a diminuição dos sibilos pode significar melhora do quadro respiratório em decorrência do tratamento, mas nessa situação há sensação de alívio dos sintomas e o murmúrio vesicular torna-se evidente.

A crise asmática, especialmente quando tratada de modo inadequado, pode evoluir para insuficiência respiratória aguda, caracterizada por intensa dispneia, que culmina com exaustão respiratória, movimentos respiratórios débeis e de baixa amplitude, confusão mental, sonolência, coma e morte (Tabela 27.2).

EXAMES LABORATORIAIS
Espirometria

Na avaliação inicial, a espirometria confirma o diagnóstico ao constatar obstrução do fluxo aéreo que desaparece ou melhora significativamente após broncodilatação. As medidas da capacidade vital forçada (CVF) e do volume expiratório forçado no primeiro segundo (VEF1) informam sobre a intensidade da crise e a resposta terapêutica.

Antes do início do tratamento de crise, o VEF1 no adulto é habitualmente <1.500mL. Se a terapêutica for bem-sucedida, haverá aumento de 500 a 700mL em relação à observação inicial. Em caso de até 60% abaixo do valor previsto considera-se obstrução leve, mas VEF1 <40% significa obstrução grave, e se <25% do previsto (<400mL no adulto), indica emergência.

Embora não diferencie anormalidade obstrutiva de restritiva, o pico do fluxo expiratório (PFE – *peak flow*), cujo resultado é dado em litros/minuto, é de fácil realização na crise

Tabela 27.2 ■ Parâmetros clínicos para avaliação da função respiratória na crise asmática

Parâmetros	0	1	2
Cianose	ausente	+ (ar ambiente)	+ (O_2)
Uso da musculatura acessória	não	moderado	máximo
Ruídos inspiratórios	normais	não uniformes	alterados ou ausentes
Sibilos expiratórios	ausentes	moderados	intensos ou ausentes
Consciência	normal	agitação	depressão ou coma
Pulso paradoxal	<10mmHg	10 a 20mmHg	>20mmHg

Modificada de Wood et al., 1972.
Modificada de Filogonio e Serufo, 1999.
Variação: 0 – normal
        5 a 6 – insuficiência respiratória iminente
        7 – insuficiência respiratória franca

asmática e tem a vantagem de não agravar o broncoespasmo, o que pode ocorrer quando da realização do VEF1. Os valores variam com o sexo, a idade e a altura do paciente. No adulto, valores <200L/min indicam crise grave. É interessante observar que a piora da asma pode ser detectada 24 a 48 horas antes da percepção pelo próprio paciente, quando medidas do PFE são feitas diariamente. Para o seguimento em ambulatório e na avaliação da eficácia do tratamento, o PFE geralmente é suficiente para dar segurança ao médico e tranquilidade ao paciente sobre o real controle da doença na maioria dos casos. Espirômetros portáteis, relativamente baratos e acurados, são úteis para o próprio paciente avaliar seu estado e, consequentemente, procurar ou não recurso médico.

Gasometria

A gasometria não é necessária nos quadros moderados e leves, sendo importante no acompanhamento do asmático grave. No início da crise ocorrem hipoxemia discreta (PaO_2 entre 60 e 70mmHg) e alcalose respiratória, com diminuição da $PaCO_2$ (<30mmHg) e aumento do pH (>7,45). Com a progressão da crise há queda maior da $PaCO_2$, às vezes com valores <20mmHg. A compensação metabólica reduz o bicarbonato sérico para valores <20mEq/L. O paciente poderá entrar em exaustão e diminuir sua ventilação, nos casos mais graves. Assim, a $PaCO_2$ começa a subir e o pH cai. Um pH <7,35 com $PaCO_2$ >45mmHg indica hipoventilação alveolar e mau prognóstico. A PaO_2 poderá cair para 50mmHg ou menos. Se persistir o quadro e a $PaCO_2$ atingir 60mmHg ou mais, estaremos diante de uma emergência (asma potencialmente fatal) e a ventilação mecânica deverá ser instituída. A presença de acidose metabólica reforça tal indicação.

Radiografias

A radiografia de tórax deve ser realizada quando se quer excluir outras situações, como pneumotórax e infecção. O barotrauma deve ser suspeitado nos pacientes submetidos à ventilação mecânica quando ha dor torácica, pneumomediastino, enfisema subcutâneo, instabilidade cardiovascular ou pneumotórax. A presença de condensações indica a necessidade de diagnóstico diferencial entre infecção e atelectasia. Em casos de asma não complicada, a radiografia evidencia abaixamento das cúpulas diafragmáticas, hiperinsuflação pulmonar e aumento dos espaços retroesternal, retrocardíaco e intercostais. Fora das crises, a hiperinsuflação é muito discreta ou inexiste.

O estudo radiológico dos seios da face, incluindo a tomografia computadorizada, deve ser realizado na presença de obstrução nasal persistente, secreção nasal purulenta, gotejamento retronasal e anosmia.

Leucograma

Em geral, é normal ou apresenta aumento global discreto, mostrando graus variáveis de eosinofilia, especial-

mente nas crianças. Às vezes, não há eosinofilia. Além das infecções, existe a possibilidade de efeitos de medicamentos, como corticosteroides e β-adrenérgicos, no leucograma.

Ionograma

A teofilina, em razão de seu efeito diurético, e os β-adrenérgicos, atuando na bomba de potássio, podem causar hipopotassemia.

Citologia do escarro

A eosinofilia da secreção brônquica ocorre com maior frequência e apresenta maior relação com a asma do que a eosinofilia do sangue periférico.

Testes cutâneos e determinação de IgE específica *in vitro*

A presença de teste cutâneo positivo para determinado alérgeno em paciente com história de asma por ele desencadeada torna possível estabelecer terapêutica mais precisa.

Quando os testes cutâneos são negativos, apesar de história sugestiva de alergia, ou o paciente faz uso frequente de anti-histamínicos, ou há dermografismo intenso, ou dermatite atópica extensa, os testes serológicos podem ser úteis para a determinação de IgE específicas, sobretudo para ácaros do pó domiciliar, pólen de gramíneas, pelos de gato ou de cão e leite.

DIAGNÓSTICO DIFERENCIAL

Dispneia e broncoconstrição são comuns em várias anormalidades cardiopulmonares. Às vezes, o diagnóstico de asma pode oferecer dificuldade, sendo indicada espirometria pré e pós-broncodilatação. Nesses casos, o diagnóstico de asma é confirmado quando os aumentos de VEF1 e/ou do PFE estão >15% do valor previsto. Nas obstruções crônicas do fluxo aéreo, a prova broncodilatadora fica abaixo desse limite.

Nos primeiros anos de vida, infecções do trato respiratório por vírus, micoplasma e clamídia podem causar sintomas de obstrução de vias aéreas semelhantes aos da asma. O primeiro episódio de broncoespasmo que ocorre antes dos 2 anos de idade, caracterizado como bronquiolite, evolui com frequência para a asma clássica.

Episódios recorrentes de tosse e chiados associados a infecções bacterianas chamam a atenção para outras doenças concomitantes, como fibrose cística e imunodeficiência.

A obstrução brônquica por tumores ou corpos estranhos pode ser esclarecida por meio de radiografia de tórax, tomografia computadorizada e/ou broncoscopia. O edema pulmonar agudo e a inalação de agentes irritantes têm achados radiológicos pulmonares semelhantes, apesar de a história e o exame clínico possibilitarem a diferenciação.

Caracterizado por dispneia súbita com graus variados de repercussão hemodinâmica, hipoxemia e hipocapnia, o tromboembolismo pulmonar (TEP) deve ser lembrado em pacientes com história prévia de TEP, idosos, recém-operados, cardiopatas e portadores de insuficiência venosa periférica, especialmente quando não há história pregressa de asma.

Mulheres jovens com distúrbios psicológicos podem apresentar discinesia de laringe – disfunção das cordas vocais – que se confunde com asma grave. O uso de corticoides e broncodilatadores não melhora os sintomas. A laringoscopia mostra o fechamento das cordas vocais, especialmente nas crises.

Outra causa de dispneia recorrente é a síndrome de hiperventilação, que se caracteriza por surtos de dispneia em pacientes ansiosos, os quais se queixam de não conseguir respirar profundamente. Habitualmente não surge durante atividades físicas; pelo contrário, ocorre durante repouso, com maior frequência em jovens.

O refluxo gastroesofágico tem alta prevalência entre os asmáticos, podendo apresentar-se com pouca sintomatologia. O tratamento do refluxo melhora os sintomas noturnos da asma sem interferir nos diurnos.

A Tabela 27.3 resume os principais diagnósticos diferenciais em crianças e adultos.

TRATAMENTO GERAL DA ASMA

O objetivo do tratamento é permitir que o asmático e sua família tenham uma vida a mais normal possível. Para isso é necessário orientá-los sobre a natureza da asma, os principais fatores precipitantes das crises, como identificar a gravidade de uma crise e usar corretamente a medicação. A confiança no médico e no tratamento prescrito é fundamental, reduz a ansiedade e evita a procura inútil de tratamentos destituídos de qualquer base científica.

Recomenda-se abordagem escalonada da farmacoterapia, iniciando-se com doses mais elevadas e medicamentos que promovam rápido controle da crise e, ainda, estabelecer a medicação mínima necessária para manter o paciente bem.

Hidratação e correção da acidose

A diminuição da ingestão de líquidos, o aumento da perda insensível de água e os vômitos podem levar à desidratação, com aumento da viscosidade da secreção brônquica e agravamento da obstrução das vias aéreas.

A crise asmática grave acompanha-se de aumento da pressão negativa intrapleural, podendo favorecer o aumento de fluido no espaço intersticial, o que, quando associado à hiperidratação, predispõe à congestão e ao edema pulmonar.

Os asmáticos que apresentam acidose metabólica podem responder mal aos β_2-adrenérgicos. Para prevenção dessa complicação e maior eficácia do tratamento é importante acompanhar o balanço hídrico, o pH e os gases arteriais.

Imunoterapia

A imunoterapia consiste em uma possibilidade terapêutica que só deverá ser utilizada quando o paciente for comprovadamente alérgico a alérgenos inevitáveis, como os ácaros e os pólens, sempre em conjunto com as demais medidas de tratamento, quando estas se mostrarem insuficientes. A imunoterapia pode reduzir a hiper-reatividade das vias aéreas mediante a modulação do linfócito T com aumento das células supressoras. Deve ser realizada em local com infraestrutura que possibilite o atendimento de eventuais reações anafiláticas.

Pacientes com asma grave ou crônica ou corticoide-dependente não se beneficiam com a imunoterapia, a qual está contraindicada na crise aguda, na gravidez, nas imunodeficiências e em pacientes que usam medicamentos que dificultam a resposta ao tratamento da anafilaxia, como os betabloqueadores. Não há indicação de imunoterapia com alérgenos alimentares e extratos microbianos, e na alergia a pelos é preferível evitar o contato com os animais.

Fisioterapia respiratória

A fisioterapia melhora o condicionamento físico e respiratório. A caminhada para adultos e idosos e a prática de esportes por crianças e jovens são recomendações adotadas.

O pânico tende a aumentar a frequência respiratória e a broncoconstrição. As medidas que facilitam o relaxamento e o controle de fatores emocionais podem ajudar a aliviar os sintomas. Para serem eficazes o fisioterapeuta deve implementar o treinamento especializado nos períodos entre as crises.

TRATAMENTO FARMACOLÓGICO DA ASMA

Asma leve exige apenas tratamento intermitente com agonista β_2-adrenérgico de ação curta. Se o uso se torna frequente, mais do que duas vezes por semana, além dos medicamentos usados no broncoespasmo induzido pelo exercício, deve-se iniciar corticosteroide inalatório. Os modificadores de leucotrienos constituem alternativa menos eficaz. A Figura 27.1 resume as etapas do tratamento conforme a gravidade.

Tabela 27.3 ■ Diagnóstico diferencial na asma

Crianças	Adultos
Sinusite	Bronquite crônica
Corpo estranho em vias aéreas	Enfisema
Disfunção das cordas vocais	Insuficiência cardíaca congestiva
Laringotraqueomalacia	Tromboembolismo
Estenose traqueal ou brônquica	Disfunção laríngea
Bronquiolite e infecção viral	Obstrução das vias aéreas
Fibrose cística	Infiltração pulmonar eosinofílica
Displasia broncopulmonar	Tosse secundária a
Refluxo gastroesofágico	medicamentos
Cardiopatia	Disfunção das cordas vocais
Disfunção da deglutição	

Capítulo 27 ■ Manejo da Asma na Urgência

Os medicamentos utilizados no tratamento da asma podem ser divididos em dois grupos: os broncodilatadores e os anti-inflamatórios. A ênfase do tratamento é dirigida para a reversibilidade da obstrução das vias aéreas e para a hiper-reatividade brônquica.

Os nebulímetros pressurizados, quando corretamente utilizados, permitem que 10% do medicamento atinjam os pulmões (cerca de 10% são absorvidos pela via gastrointestinal) e que 80% se depositem na orofaringe, o que pode causar efeitos indesejáveis sistêmicos ou locais, sobretudo com os corticoides. Outro dispositivo, o inalador de pó seco, faz chegar 20% do medicamento aos pulmões, mas o alto percentual da dose que fica na orofaringe pode causar os mesmos problemas. O uso de câmara espaçadora aumenta a disponibilidade do medicamento no pulmão e diminui a deposição na boca e na faringe. Os pacientes são orientados a fazer gargarejos, sem deglutir, para minimizar os possíveis efeitos adversos locais e sistêmicos.

Além dos β2-agonistas, as xantinas também são empregadas há várias décadas, muitas vezes associadas aos β-adrenérgicos ou aos anticolinérgicos, com o intuito de aumentar a broncodilatação.

Os corticosteroides são os fármacos mais importantes no tratamento da asma. Como se trata de doença crônica, seu uso prolongado exige que o médico esteja atento aos inúmeros efeitos colaterais que surgirão, procurando sempre utilizar a menor dose pelo menor tempo, sem que com isso o paciente corra maiores riscos de morbidade e mortalidade pela asma. Outros anti-inflamatórios – modificadores dos leucotrienos, cromoglicato, nedocromil – são também utilizados no tratamento da asma.

Broncodilatadores

Simpaticomiméticos

A epinefrina pode ser utilizada por via subcutânea, na dose de 0,01mg/kg/dose, até 0,3mg, a cada 20 minutos, no máximo em três doses. Por via inalatória são utilizados os agonistas β_2-seletivos de ação curta salbutamol, fenoterol e terbutalino, enquanto o salmeterol e o formoterol têm ação prolongada e são particularmente úteis para o controle das manifestações noturnas.

Mesmo os estimuladores β_2 mais seletivos podem provocar alterações importantes nos sistemas cardiovascular e neurológico. As doses recomendadas encontram-se na Tabela 27.4.

Anticolinérgicos

Representam a mais antiga forma de terapia broncodilatadora na asma. Produzem broncodilatação mediante a redução do tônus vagal intrínseco das vias aéreas e bloqueiam a broncoconstrição causada por irritantes inalados, mas não bloqueiam a causada pelo exercício físico. A atropina é o protótipo desse grupo, mas raramente é usada devido a seus efeitos colaterais. Os anticolinérgicos são contraindicados nos portadores de hiperplasia prostática e de glaucoma.

O brometo de ipratrópio (Atrovent®), graças à sua baixa biodisponibilidade sistêmica, não causa efeitos atropínicos importantes. Em nebulímetros, é usado na dose de um a dois jatos de 20µg, três a quatro vezes ao dia. Por nebulização, em crianças <10kg, 0,050 a 0,125mg/dose, e em crianças >10kg, 0,125 a 0,250mg/dose, três a quatro vezes ao dia da solução a 0,025%. Seu efeito broncodilatador é menor que o dos β2-agonistas, com os quais deve ser utilizado em associação. Consiste na primeira escolha para o broncoespasmo causado por betabloqueadores. Tem sido utilizado quando o diagnóstico de asma ou doença pulmonar obstrutiva crônica (DPOC) não está claro. O tiotrópio (Spiriva®) age por 24 horas, sendo mais empregado na DPOC.

Metilxantinas

Os efeitos da teofilina e a aminofilina (teofilina-etilenodiamina) se devem à inibição inespecífica das fosfodiesterases, responsável pelo relaxamento da musculatura lisa e ação anti-inflamatória, e ao antagonismo dos receptores de adenosina, bloqueando a liberação de mediadores dos mastócitos. Não agem por via inalatória. A teofilina oral é menos eficaz e tem efeito mais lento que os β2-agonistas inalatórios, como também é menos eficaz que os corticoides inalatórios na asma persistente. Pouco útil no controle das manifestações agudas, pode diminuir a frequência e

Tabela 27.4 ■ Principais agonistas β_2-adrenérgicos

Agente	Ação	Inalação	Nebulização
Salbutamol (Aerolin®)	curta	100µg/jato 1 ou 2 jatos a cada 4 ou 6h	sol. 0,5% a cada 4 ou 6h 0,05 a 0,15mg/kg máx. 5mg/dose
Fenoterol (Berotec®)	curta	100 ou 200µg/jato 1 ou 2 jatos a cada 4 ou 6h	sol. 0,5% a cada 4 ou 6h 0,05 a 0,15mg/kg máx. 5mg/dose
Terbutalino (Bricanil®)	curta	1 ou 2 inalações de pó seco ou 2 jatos a cada 4 ou 6h) (200µg/jato)	sol. 1% – 0,15mg/kg máx. 5mg a cada 4 ou 6h
Salmeterol (Serevent®)	longa	50µg a cada 12h de pó seco ou 2 jatos de 21µg	
Formoterol (Foradil®, Oxis Turbuhaler®)	longa	1 ou 2 jatos ou cápsulas a cada 12h 12 a 24µg/dia	

a gravidade das crises, especialmente em pacientes com asma persistente ou predominantemente noturna.

Utilizam-se as de ação prolongada, na dose de 10mg/kg/dia em crianças ou de 300 a 600mg/dia no adulto. A dose endovenosa de aminofilina é de 5 a 6mg/kg, em 15 a 20 minutos. Concentração sérica do fármaco >25µg/mL está associada a náuseas, vômitos, diarreia, cefaleia, irritabilidade e insônia. Efeitos adversos mais graves, como hipopotassemia, hiperglicemia, arritmias cardíacas, hipotensão e convulsões, geralmente surgem com concentrações >30µg/mL e/ou com administração endovenosa rápida. Deve ser usada com cautela em pacientes com mais de 65 anos de idade em razão do metabolismo mais lento e do maior risco de interação com outros medicamentos, frequentemente usados nessa faixa etária.

Estudos sobre a retirada de teofilina têm demonstrado alta taxa de precipitação de crise asmática, sugerindo que a teofilina pode desempenhar um papel além de sua capacidade broncodilatadora fraca.

Anti-inflamatórios

Corticoides

Os corticoides são os mais potentes redutores da hiper-reatividade brônquica. Inibem a síntese e a liberação de mediadores, incluindo histamina, bradicinina, prostaglandinas e fator quimiotáxico dos eosinófilos e dos neutrófilos. Inibem também o mecanismo colinérgico, potencializam a ação de AMP-cíclico e têm efeito relaxante direto sobre a musculatura lisa. Exercem atividade anti-inflamatória ao impedirem a liberação de ácido araquidônico da membrana fosfolipídica, aumentando desse modo a síntese de proteínas inibidoras da atividade da fosfolipase A e a formação de leucotrienos e de prostaglandinas, mediadores da contração muscular brônquica. Os corticoides aumentam a disponibilidade de catecolaminas e diminuem a migração e a ativação das células inflamatórias.

A hidrocortisona, agente padrão para terapia parenteral, e a prednisona ou a prednisolona, para uso oral, estão indicadas por curto período, quando existe grave obstrução ao fluxo de ar (Tabela 27.5 e Figura 27.1). Nos pacientes que já fizeram uso de corticoides sistêmicos, estes devem ser usados desde o início da crise.

O uso por períodos inferiores a 2 semanas não está associado a reações adversas sérias. Os efeitos colaterais com o uso prolongado incluem: aumento da suscetibilidade às infecções, supressão do eixo hipotalâmico-pituitário-suprarrenal, desmineralização óssea, retardo do crescimento, osteoporose, hiperglicemia, miopatia, retenção de sódio, hipertensão arterial sistêmica, adelgaçamento da pele, catarata, fragilidade das veias, tendência a hemorragias e obesidade.

As apresentações, doses recomendadas e vias de administração encontram-se na Tabela 27.5.

Uma minoria de asmáticos poderá depender do uso frequente ou, mais raramente, do uso contínuo de corticoides. O fármaco mais utilizado é a prednisona, por 7 a 10 dias. Após a desobstrução das vias aéreas com os corticoides sistêmicos são introduzidos os corticosteroides inalatórios, reduzindo-se gradualmente a dose, tanto quanto possível.

Tabela 27.5 ■ Apresentação, vias de administração e doses dos principais corticoides utilizados no tratamento da asma

Fármaco	Apresentação	Concentração	Via	Dose
Hidrocortisona (Flebocortid®, Solucortef®)	frasco	100mg/2mL 500mg/4mL	EV	Ataque: 5 a 7mg/kg manutenção: 5mg/kg
Metilprednisolona (Solumedrol®)	frasco	40mg/1mL 125mg/2mL	EV	Ataque: 1mg/kg manutenção: 0,8mg/kg 6/6h
Deflazacort (Calcort®)	comprimidos	6 e 30mg	oral	1,2 a 2,4mg/kg/dia
Prednisolona (Prednisolona®, Prelone®)	solução	1mg/mL	oral	1 a 2mg/kg/dia
Prednisona (Meticorten®)	comprimidos	5, 20 e 50mg	oral	1 a 2mg/kg/dia
Dexametasona (Decadron®)	ampola frasco	2mg/1mL 10mg/2,5mL	nebulização	0,1mg/kg 6/6h
Beclometasona (Beclosol®, Clenil®, Aldecina®) (Miflasona®)	nebulímetro pó seco	50µg/jato 250µg/jato 200 ou 400µg/cápsula	aerossol inalatória	4 a 8 jatos/dia 2 a 6 jatos/dia 1 a 2 cápsulas, 12/12h
Budesonida (Pulmicort®, Cortasm®)	Pó seco suspensão	100 ou 200µg/jato 0,25 ou 0,50mg/mL	inalatória nebulização	1 ou 2 jatos, 12/12h 12/12h
Flunisolida (Flunitec®)	nebulímetro	250µg/jato	aerossol	2 a 4 jatos, 12/12h
Fluticasona (Flixotide®)	nebulímetro	50µg/jato 250µg/jato	aerossol	4 a 8 jatos/dia 1 ou 2 jatos, 12/12h
Triancinolona (Azmacort®)	nebulímetro	100µg/jato	aerossol	2 jatos, 3 a 4 x/dia, ou 4 jatos, 2/12h

Ocasionalmente, encontram-se asmáticos com resistência aos corticoides. Considera-se asma resistente a corticoide quando o VEF1 ou o PFE não aumenta acima de 15% dos valores iniciais após 2 semanas de doses elevadas de terapia sistêmica (p. ex., prednisona >1mg/kg/dia). Nesses casos, deve-se avaliar a terapia com anticorpo monoclonal anti-IgE.

Cromonas

Esses fármacos são virtualmente isentos de efeitos adversos. Bloqueiam os canais de cloro da membrana celular dos mastócitos, eosinófilos, células epiteliais e nervosas, aumentando o limiar para sua ativação, impedindo a liberação de mediadores da resposta inflamatória e, a longo prazo, reduzindo a hiper-reatividade das vias aéreas.

Estão indicadas para o tratamento de manutenção e não para alívio dos sintomas agudos da crise asmática, podendo contribuir para a redução da dose diária de corticoide.

Cromoglicato dissódico. O uso profilático de cromoglicato é útil nas crianças e nos jovens, sujeitos a crises de asma leve ou moderada precipitadas por infecções respiratórias virais, por exercícios físicos e por inalação de dióxido de enxofre (áreas de alta poluição atmosférica) ou de ar seco e frio. É utilizado em jatos de 5mg, quatro vezes ao dia, independentemente do peso.

Nedocromil sódico. Apresentado em nebulímetro com doses fixas de 2mg, recomendam-se 4 a 8mg duas vezes por dia. O efeito anti-inflamatório é notado a partir do terceiro dia de uso. Os efeitos adversos mais comuns são gosto amargo, náuseas, vômitos, dor e irritação da garganta, cefaleia e tosse. Tem vantagem sobre o cromoglicato em razão da maior comodidade terapêutica, especialmente em jovens que não aderem a esquemas com várias doses por dia.

Modificadores dos leucotrienos

Os leucotrienos, designados como substância de reação lenta da anafilaxia, quando descobertos há mais de 50 anos, são ácidos graxos biologicamente ativos, derivados do metabolismo do ácido araquidônico. Os leucotrienos cisteínicos (LTC4, LTD4, LTE4) provocam aumento da migração de eosinófilos, broncoconstrição, edema e hipersecreção de muco.

Os antagonistas de receptores *montelukast* e *zafirlukast* são bem absorvidos por via oral e atuam sobre o receptor de LTD4. Atenuam a resposta obstrutiva brônquica aguda a alérgenos e ao esforço físico e melhoram o controle da asma crônica, reduzindo a broncoconstrição e a migração de células inflamatórias. Os benefícios são plenamente alcançados após 6 a 8 semanas. O *montelukast* pode ser administrado a partir de 1 ou 2 anos de idade. Em adultos, o *zafirlukast* é administrado em duas doses de 20mg/dia e o *montelukast*, em dose diária única de 10mg.

O *zileuton*, inibidor da síntese de leucotrienos, exige quatro doses diárias, e o paciente precisa ser monitorado quanto à toxicidade hepática. Tem eficácia semelhante à da teofilina, com início de ação mais lento. É particularmente útil em pacientes com asma, hipersensibilidade ao ácido acetilsalicílico e polipose nasal.

Outros medicamentos e tratamentos utilizados na asma:

- **Imunoterapia:** a imunoterapia alérgeno-específica pode reduzir os sintomas asmáticos e o consumo de medicamentos em pacientes selecionados com componente alérgico inequívoco. O benefício deve ser comparado com o de outras opções de tratamento devido ao risco, embora raro, de anafilaxia.
- **Antibioticoterapia:** embora as infecções do trato respiratório superior sejam fator precipitante de crises asmáticas, a maioria delas é de origem virótica. Portanto, a antibioticoterapia deve ser reservada a pacientes com sintomas e/ou sinais sugestivos de infecções bacterianas. Está indicada a antibioticoterapia em casos de condensações pulmonares não decorrentes de atelectasias e nas sinusites evidenciadas pelo exame clínico ou radiológico.
- **Antagonistas dos canais de cálcio:** teriam efeito broncodilatador na asma mediante ação relaxante da musculatura lisa. Nos ensaios clínicos, entretanto, não se observou melhora relevante. Constituem excelente alternativa para tratamento de portadores de hipertensão arterial sistêmica associada à asma por não serem potencialmente broncoconstritores, como os betabloqueadores, ou provocadores de tosse, como os inibidores da enzima conversora da angiotensina.
- **Terapia anti-IgE:** o anticorpo monoclonal anti-IgE omalizumabe é o primeiro agente imunorregulatório disponível para o tratamento da asma, o qual atua ligando-se à IgE livre na circulação e bloqueia sua ligação à superfície de mastócitos e basófilos. Quando administrado por via endovenosa, pode reduzir os níveis de IgE em até 95%. Ao contrário da imunoterapia, o tratamento com omalizumabe não é restrito a um grupo específico de alérgenos. Na asma persistente, moderada ou grave, com altos níveis de IgE alérgeno-específica e não adequadamente controlada com corticoides inalatórios, pode ser utilizado por via subcutânea a cada 2 a 4 semanas. O preço ainda elevado (10.000 a 30.000 dólares/ano nos EUA) restringe muito seu uso. Os efeitos adversos, além das reações anafiláticas, não são bem conhecidos.
- **Outras medidas:** a broncoscopia com lavado broncoalveolar tem sido usada em casos de pacientes que, embora submetidos a todas as medidas recomendadas, inclusive ventilação mecânica, continuam em estado grave. O objetivo é retirar rolhas de muco impactadas nas vias

aéreas inferiores. Por não ser procedimento isento de riscos, sua utilização fica restrita a casos individualizados onde exista atelectasia que não responda a manobras fisioterápicas.

ABORDAGEM TERAPÊUTICA DA ASMA

Os objetivos do tratamento são: prevenção a morte, cronicidade da asma e hospitalizações ou atendimentos de emergência, evitar efeitos colaterais das medicações, possibilitar o crescimento normal das crianças e permitir o desempenho satisfatório de atividades escolares, profissionais, físicas e sociais. Esses objetivos são conseguidos mediante educação do paciente e de sua família para desenvolverem maior conhecimento e um manejo mais adequado da asma.

Se a intensidade da asma interfere no desempenho das atividades normais, deve-se iniciar medicação diária. Alguns asmáticos, por apresentarem certas características que os tornam pacientes com maior risco de mortalidade, devem ser identificados na emergência ou no ambulatório e receber tratamento agressivo. Essas características estão listadas na Tabela 27.2.

No pronto-atendimento, além de história e exame físico completos, procurando identificar os asmáticos sob maior risco de morte, as medidas objetivas do PFE ou do VEF1, a serem realizadas a cada etapa do tratamento, constituem a maneira mais segura de se estimar a evolução da crise de asma. Com frequência, esses pacientes são transferidos para o CTI para receberem assistência ventilatória. As indicações de terapia intensiva são: (a) história de internação recente em CTI; (b) persistência da crise apesar do uso regular de corticosteroides e broncodilatadores; (c) crise prolongada e grave ou tórax silencioso; (d) arritmia cardíaca, cianose ou pulso paradoxal; (e) alterações da consciência, sinais de exaustão ou incapacidade de falar; (f) enfisema subcutâneo, pneumotórax, pneumomediastino; (g) $PaCO_2$ >45mmHg, PaO_2 <60 mmHg ou $SatO_2$ <90%; (h) VEF1 <25% do previsto ou <1 litro no adulto ou PFE <100L/min no adulto ou não mensurável.

A abordagem a seguir se completa com as Tabelas 27.4 e 27.5, que contêm as doses, apresentações e vias de administração dos principais medicamentos, resumidos na Figura 27.1.

A classificação da asma em leve, moderada e grave segue os parâmetros resumidos na Tabela 27.2 e na Figura 27.1.

A Figura 27.1 resume a abordagem sequencial do tratamento da asma de acordo com a gravidade. Nas crises asmáticas leves ou esporádicas, o uso de um β2-adrenérgico de curta duração é suficiente. Quando as crises se tornam mais frequentes, a introdução de corticoide inalatório em baixa dose controlará grande parte dos pacientes. Em caso de necessidade, associa-se um β2 de longa duração e aumenta-se gradativamente a dosagem do corticoide ina-

latório. Após 3 a 6 meses de bom controle, reduzem-se as doses, visando a prevenir os efeitos colaterais sistêmicos do corticoide. Como opção para reduzir as altas doses do corticoide podem ser prescritos a teofilina e os inibidores dos leucotrienos.

Em casos graves, cursos curtos de corticoide oral, de no máximo 2 semanas, podem ser utilizados. Apesar do custo ainda proibitivo, pode-se, em casos selecionados, utilizar a terapia anti-IgE por no mínimo 4 a 6 meses.

Os problemas emocionais são muitas vezes mais decorrentes da falta de controle da asma do que sua própria causa. O controle dos fatores ambientais – exposição a fumaças de cigarro, poluentes do ar, ácaros do pó domiciliar, fungos do ar, polens de gramíneas, pelos e penas – é medida que nunca deve ser esquecida, não importando a causa da asma.

Bibliografia

Barnes PJ, Greening AP, Crompton GK. Glucocorticoid resistence in asthma. Am J Respir Care Med 1995; 152:125-42.

Becker AB, Nelson NA, Simons FEF. Inhaled salbutamol (albuterol) vs injected epinephrine in the treatment of acute asthma in children. J Pediatr 1983; 102:465.

Brodgen RN, Sorkin EM. Nedocromil sodium – an updated review of its pharmacological properties and therapeutic efficacy in asthma. Drugs 1993; 45(5):693-715.

Carisen KH, Orstavik I, Halvorsen K. Viral infections of the respiratory tract in hospitalized children. Acta Pediatr Scand 1983; 72:52.

Cerrina JM, Denjean A, Alexandre G et al. Inhibition of exercise-induced asthma by a calcium antagonist, nifedipine. Am Rev Respir Dis 1981; 123:156.

Corrao WM, Braman SS, Irwin RS. Chronic cough as the sole manifestation of bronchial asthma. N Engl J Med 1979; 300:633.

Dales RE, Munt PW. Use of mechanical ventilation in adults with severe asthma. Can Med Assoc J 1984; 130:391.

Epidemiology and Statistics Unit. Trends in asthma morbidity and mortality. New York: American Lung Association. August 2007. Acessado em: www.lungusa.org/atf/cf/

Fanta CH. Asthma. N Engl J Med 2009; 360;10:1002-14.

Filogonio CJB, Serufo JC. Asma. In: Pires MTB. Erazo. Manual de urgências em pronto-socorro. 6. ed., Rio de Janeiro: Medsi, 1999:505-29.

Filogonio CJB, Serufo JC. Infecções pulmonares em UTI. In: Ratton JLA. Medicina intensiva. 2. ed., São Paulo: Atheneu, 1997:326-34.

Fischl MA, Pitchenik A, Gardner LB. An index predicting relapse and need for hospitalization in patients with acute bronchial asthma. N Engl J Med 1981; 305:783.

Kiljander TO, Salomaa ERM, Hietanen EK, Terho EO. Gastroesophageal reflux in asthmatics. Chest 1999; 116(5):1257-64.

Knowles GK, Clark TJH. Pulsus paradoxus, a valuable sign indicating severity of asthma. Lancet 1973; 2:1.356.

Koenig JQ. Air pollution and asthma. J All Clin Immunol 1999; 104:717-22.

König P, Grigg CF. Comolyn sodium or nedocromil in childhood asthma: does it matter? Clinical and Experimental Allergy 2000; 30:164-71.

Lawlor GL Jr, Tashkin DP. Asthma. In: Lawlor GL Jr, Fischer TJ, Adelman DC. Manual of allergy and immunology. 3. ed. Little Brown, 1995.

Nowak RM, Tomlanovich MC, Sarkar DD et al. Arterial blood gases and pulmonary function testing in acute bronchial asthma. JAMA 1983; 249:2043.

Picado C, Montserrat JM, Roca J et al. Mechanical ventilation in severe exacerbation of asthma. Study of 26 cases with deaths. Eur J Respir Dis 1983; 64:102.

Scott MB, Skoner DP. Short-term and long-term safety of budesonide inhalation suspension in infants and the young children with persistent asthma. J Allergy Clin Immunol 1999; 104:S200-9.

Serufo JC, Filogonio CJB. Asma. In: Pires MTB. Erazo. Manual de urgências em pronto-socorro. 5 ed., Rio de Janeiro: Medsi, 1996: 441-61.

Silver RB, Ginsburg CM. Early prediction of the need for hospitalization in children with acute asthma. Clin Pediatr 1984; 23:81.

The Medical Letter on Drugs and Therapeutics: Drugs of choice from The Medical Letter. Drugs for Asthma 2000; 19-24.

Veen JCCM, Sterk PJ, Bel H. Alternative strategies in the treatment of bronchial asthma. Clin and Experiment Allergy, 2000; 30:16-33.

Wood DW, Downes JJ, Lecks HI. A clinical scoring system for the diagnosis of respiratory failure. Am J Dis Child 1972; 123:227.

World Health Organization. Fact sheet n. 206: Bronchial Asthma, December 1998.

CAPÍTULO 28

Afogamento

David Szpilman

INTRODUÇÃO

Um imenso problema de saúde pública, o afogamento ainda é pouco conhecido e ignorado. Recentemente, a adoção de novas definição e terminologia melhorou esse cenário. Mais de 500.000 pessoas morrem afogadas todos os anos no mundo. No Brasil, há registros de 7.000 mortes por ano. Afogamento é a segunda causa de óbito na faixa etária de 5 a 9 anos e a terceira nas faixas de 1 a 4 e 10 a 19 anos. A prevenção é a medida de maior impacto na intervenção desse tipo de acidente. O afogamento apresenta princípios muito diferentes de outras patologias e traumas. A começar, temos uma vítima que deve ser socorrida ainda dentro da água, um ambiente hostil à prestação desse tipo de atendimento. O socorrista deve ter especial atenção para não se tornar uma segunda vítima. O atendimento de suporte básico ainda dentro da água, quando a ventilação artificial é necessária, tem um prognóstico quatro vezes melhor. O transporte adequado da vítima, bem como seu posicionamento inicial, é importante para o prognóstico. As vítimas de afogamento sofrem parada respiratória antes da cardíaca e devem receber a sequência correta de ressuscitação ABC (*Air + Breathing + Circulation*). O desenvolvimento de uma classificação para o afogamento, indicando tratamento, condutas e prognóstico, facilita o atendimento avançado dos casos de afogamento no período pré-hospitalar, no setor de emergência e na terapia intensiva.

O trauma ocorre súbita e inesperadamente na grande maioria dos casos, o que produz, invariavelmente, uma situação caótica no âmbito familiar. Entre os diferentes tipos de traumas, o de maior impacto é, sem dúvida, o "afogamento". A perda que ocorre de maneira inesperada, usualmente a de um jovem, é sempre um desastre emocional para a família.

Desde os tempos bíblicos até o início do século XX, a causa mais importante de morte súbita sempre foi o afogamento, que acometia pessoas jovens e saudáveis, cujas mortes eram inaceitáveis como um processo normal. Essa relutância estimulou o estabelecimento dos primeiros protocolos de ressuscitação. Embora muito se tenha desenvolvido desde então, o ser humano vem se aproximando cada vez mais da água, por meio dos esportes náuticos, do lazer, das pesquisas minerais e da procura por novas alternativas na alimentação, o que tem resultado em aumento da possibilidade de afogamento.

O Brasil, por sua posição geográfica, é o país com maior faixa litorânea da América do Sul. Seu clima quente possibilita uma grande frequência de banhistas durante todo o ano, principalmente nas regiões litorâneas acima do Estado do Rio de Janeiro, onde a diferença entre os períodos de verão e inverno é raramente percebida pela população, que a cada dia se torna maior, aumentando o número de acidentes na orla marítima. Os dados epidemiológicos mais importantes são ressaltados na Tabela 28.1.

Com a melhoria na segurança aquática e a implantação de programas de prevenção em afogamento instituídos pela Sociedade Brasileira de Salvamento Aquático (Sobrasa), houve uma redução de 33% no número de mortes por afogamento nos últimos 20 anos. No entanto, isso não é suficiente. Atualmente, no Brasil, gasta-se muito mais para tratar do que para prevenir. Campanhas de educação para prevenção constituem a forma mais efetiva e de menor custo para a redução desses números dramáticos que atingem, principalmente, as crianças brasileiras.

DEFINIÇÃO E TERMINOLOGIA

O desconhecido impacto que o afogamento representa para a saúde pública deve-se, em parte, à enorme falta de dados epidemiológicos. A coleta é prejudicada pela falta

Capítulo 28 ■ Afogamento

Tabela 28.1 ■ Dados epidemiológicos mais importantes sobre afogamentos no mundo e no Brasil (2007)

No mundo	No Brasil
Anualmente mais de 500.000 (8,4 óbitos/100.000 habitantes) pessoas são vítimas fatais de afogamento (este número é subestimado por falta de notificação ou por preenchimento errôneo dos atestados de óbito)	Em 2007, 7.009 brasileiros (3,7/100.000 habitantes) morreram afogados. Entre estes, 87% por causas não intencionais (3,2/100.000 habitantes), 2,2% por causas intencionais (suicídio [1,41%] e homicídios [0,8%]) e 11% por intenção não determinada
Os principais fatores de risco para o afogamento são: idade (em seus extremos), sexo (masculino), uso de bebidas alcoólicas, condição socioeconômica (considerando renda ou escolaridade) e a falta de supervisão	É a segunda causa de morte entre 5 e 9 anos, a terceira nas faixas de 1 a 4 anos e 10 a 19 anos e a quinta entre 20 e 29 anos
Na faixa etária dos 5 aos 14 anos, o afogamento constitui a primeira causa de morte entre os homens e a quinta entre as mulheres	O afogamento ocorre mais frequentemente em águas ditas naturais (97%), que incluem canais, rios, lagos e mar. Os afogamentos em piscina perfazem apenas 2% (65% em residências) e os acidentes durante o banho, 0,26% (72% em residências)
Em crianças de 1 a 4 anos, o afogamento é a segunda causa externa de morte nos EUA e na África do Sul, sendo a primeira na Austrália. Na China, é a primeira causa entre pessoas de 5 e 14 anos de idade	Em média, os homens morrem seis vezes mais por afogamento do que as mulheres. Quando menor de 1 ano, o risco é igual; entre 1 e 14 anos, é 2 a 3 vezes maior, aumentando para 7 a 10 vezes entre 15 e 69 anos
Os afogamentos em água doce são mais frequentes em crianças, principalmente em menores de 10 anos. Em áreas quentes dos EUA, da Austrália e da África do Sul, 70% a 90% dos óbitos por afogamento ocorrem em piscinas de uso familiar	O risco relativo em afogamento com morte por região é: Norte: 5,4/100.000; Nordeste: 4,4; Centro-Oeste: 3,7;, Sul: 3,7; e Sudeste: 2,9
Homens morrem cinco vezes mais por afogamento do que mulheres, e aproximadamente 40% a 45% das mortes ocorrem durante a recreação na água, demonstrando desconhecimento do perigo iminente	Os cinco estados com os maiores números de óbitos são: São Paulo (1.121), Minas Gerais (752), Bahia (642), Paraná (416) e Rio Grande do Sul (372). Quando analisado o número relativo (óbitos/100.000 habitantes), incluem-se Amapá (8,8), Roraima (7,0), Amazonas (6,6), Acre (6,3) e Alagoas (6,0)

de uma definição uniforme e aceita internacionalmente. Isso significa a exclusão errônea de casos fatais e não fatais. Em 2002, durante o I Congresso Mundial sobre Afogamentos (WCOD), uma nova definição de afogamento e sua terminologia foram estabelecidas em consenso, as quais são usadas pela Organização Mundial da Saúde (OMS) desde 2005:

- **Afogamento:** consiste na aspiração de líquido não corporal por submersão ou imersão.
- **Resgate:** refere-se a pessoa socorrida da água, sem sinais de aspiração de líquido.
- **Cadáver:** definido como morte por afogamento sem chances de iniciar reanimação, comprovada por tempo de submersão maior que 1 hora ou sinais evidentes de morte há mais de 1 hora, como rigidez cadavérica, livores ou decomposição corporal.

O processo de afogamento é um *continuum* que começa quando a via aérea do paciente está abaixo do nível da superfície líquida, geralmente água, e, se não interrompido, pode levar ou não à morte. Termos confusos como quase-afogamento (*near-drowning*), afogamento "seco" e afogamento secundário foram eliminados.

PROCESSO DE AFOGAMENTO

Quando não há alternativa para manter as vias aéreas fora da água, a apneia é a primeira resposta enquanto a consciência está preservada. A água na boca é ativamente cuspida ou engolida. A primeira aspiração involuntária de água frequentemente provoca tosse ou, raramente, laringoespasmo (<2%), levando à hipoxia. No caso de laringoespasmo, a hipoxia gerada provocará o seu relaxamento em alguns segundos ou minutos. Em seguida, mais água será rapidamente aspirada para os pulmões, tornando ine-

ficaz a obtenção de oxigênio e levando ao torpor ou à perda de consciência, com evolução rápida para apneia involuntária e, finalmente, parada cardíaca por assistolia.

FISIOPATOLOGIA

- Apesar de algumas diferenças fisiopatológicas, não há, do ponto de vista clínico e terapêutico, distinção importante entre afogamento por água doce e/ou por água salgada.
- A alteração fisiopatológica mais importante no afogamento é a hipoxia.
- O distúrbio respiratório é menos influenciado pela composição da água do que por sua quantidade.
- A aspiração de água, tanto doce como salgada, produz destruição de surfactante, alveolite e edema pulmonar não cardiogênico, resultando no aumento do *shunt* pulmonar e da hipoxia.
- Em pesquisa realizada com animais, a aspiração de 2,2mL de água por quilo de peso diminui a pressão parcial arterial de oxigênio (PaO_2) para aproximadamente 60mmHg em 3 minutos. Em humanos, pequenas quantidades de água aspirada (1 a 3mL/kg) produzem grandes alterações na troca de gases pulmonares e reduzem a complacência pulmonar entre 10% e 40%.
- Afogados raramente aspiram uma quantidade de água suficiente para provocar distúrbio eletrolítico significativo e, portanto, as vítimas não necessitam da correção inicial de eletrólitos.
- A hipoxia produz uma sequência de eventos cardíacos muito conhecidos, com taquicardia, bradicardia e, logo após, uma fase de contrações cardíacas ineficazes, sem pulso (fase AESP – atividade elétrica sem pulso), seguidas de perda completa do ritmo cardíaco e da atividade elétrica (assistolia). Quando ocorre, a fibrilação ventri-

cular, geralmente rara, está relacionada com a hipoxia e a acidose e não com a hemólise ou a hiperpotassemia. A hipoxia produz diminuição do débito cardíaco, hipotensão arterial e aumento da resistência arteriolar pulmonar, com hipertensão pulmonar.

- Muito comum é a intensa vasoconstrição periférica, causada pela hipoxia, liberação de epinefrina e hipotermia.
- O coração e o cérebro são os dois órgãos sob maior risco de dano permanente após períodos relativamente curtos de hipoxia. O desenvolvimento de encefalopatia anóxica, com ou sem edema cerebral, é a causa mais comum de morbimortalidade em afogados hospitalizados.

CADEIA DE SOBREVIVÊNCIA AO AFOGAMENTO – DA PREVENÇÃO AO HOSPITAL (Figura 28.1)*

No afogamento, o resgate é um componente vital para salvar a vítima, e a avaliação e os primeiros cuidados são fornecidos em ambiente altamente hostil, a água. Portanto, é essencial que os profissionais da saúde tenham conhecimento da cadeia de sobrevivência nos casos de afogamento, que inclui desde o atendimento pré-hospitalar até a unidade de emergência hospitalar. Afogamento envolve, principalmente, a assistência pré-hospitalar prestada por leigos, guarda-vidas e socorristas. Essa assistência inicia-se pela ajuda prestada ao afogado para retirá-lo de dentro da água sem, contudo, tornar-se uma segunda vítima, iniciando imediatamente o suporte básico de vida e acionando o suporte avançado. Quando esse tipo de assistência não é prestado adequadamente no local do acidente, pouco se pode realizar no hospital para modificar o resultado final.

Prevenção

Apesar da ênfase no tratamento, a prevenção permanece como a mais poderosa intervenção e a de menor custo, podendo evitar mais de 85% dos casos de afogamento. Campanhas de educação para prevenção de afogamentos podem ser consultadas no *site* <www.sobrasa.org> e na Tabela 28.2.

Reconhecimento e alarme do incidente

- Qualquer atitude de ajuda deve ser precedida pelo reconhecimento de que alguém está se afogando. Ao contrário da crença popular, a vítima em geral não acena com a mão e tampouco pede ajuda.
- A vítima encontra-se tipicamente em posição vertical, com os braços estendidos lateralmente, batendo com eles na água. Indivíduos próximos da vítima podem interpretar os movimentos como uma brincadeira na água.

---

*Um *folder* resumido de todo esse processo pode ser adquirido gratuitamente em: <http://www.sobrasa.org/news/Folder_08/folder_BLS_frente_2008%20copy.jpg> e <http://www.sobrasa.org/news/Folder_08/folder_BLS_verso_algoritmo%20copy.jpg>.

- A vítima pode submergir e emergir sua cabeça diversas vezes, enquanto está lutando para se manter acima da superfície. As crianças geralmente resistem de 10 a 20 segundos nessa luta, enquanto os adultos resistem por até 60 segundos, antes da submersão final.
- Como a respiração instintivamente tem prioridade, a vítima de afogamento geralmente é incapaz de gritar por socorro.
- Ao reconhecer que uma vítima está se afogando, a prioridade inicial é avisar (dar o alarme) que um incidente está em curso. Disque 193 (Corpo de Bombeiros) e avise o que está acontecendo, onde é o incidente, quantas vítimas estão envolvidas e o que já fez ou pretende fazer.
- Só então o socorrista deverá partir para o resgate.

Suporte básico de vida e resgate na água

- Não se exponha a riscos. Para aqueles que não são profissionais de salvamento aquático, a prioridade é ajudar sem se tornar uma segunda vítima.
- Para ajudar, utilize técnicas como jogar objetos flutuantes ou oferecer objetos longos ou oriente a vítima como proceder para sair da situação de risco (p. ex., escolhendo uma direção melhor para nadar, técnicas de flutuação, ou encorajando-a com afirmações de que o socorro está a caminho).
- É importante evitar ao máximo o contato direto com a vítima, o que pode provocar o afogamento do socorrista sem experiência.
- A decisão de realizar o suporte básico de vida na água baseia-se no nível de consciência da vítima:
  - Se consciente, resgate até a terra sem demais cuidados médicos. Cuidado! Uma vítima apavorada pode ser muito perigosa para o socorrista. Por isso, é mais prudente se aproximar utilizando um objeto de flutuação intermediário (bola, garrafas PET de 2 litros ou isopor).
  - No caso de vítimas inconscientes, a medida mais importante consiste na instituição imediata de manobras de ressuscitação. A hipoxia causada por afogamento sempre resulta em apneia, ocasionando parada cardíaca em um intervalo de tempo variável, porém curto, caso não seja revertida. A ressuscitação aquática (ventilação apenas) proporciona à vítima uma chance quatro vezes maior de sobrevivência sem sequelas. Os socorristas devem checar a ventilação e, se ausente, iniciar respiração boca a boca ainda na água. Infelizmente, compressões cardíacas externas não são efetivas na água e só deverão ser realizadas quando a vítima estiver fora da água.
- Traumatismos raquimedulares (TRM) na água: poucos estudos foram realizados sobre esse tipo de trauma na água, mas todos demonstram baixa incidência de TRM em relação ao número de pessoas resgatadas e afirmam

Capítulo 28 ■ Afogamento

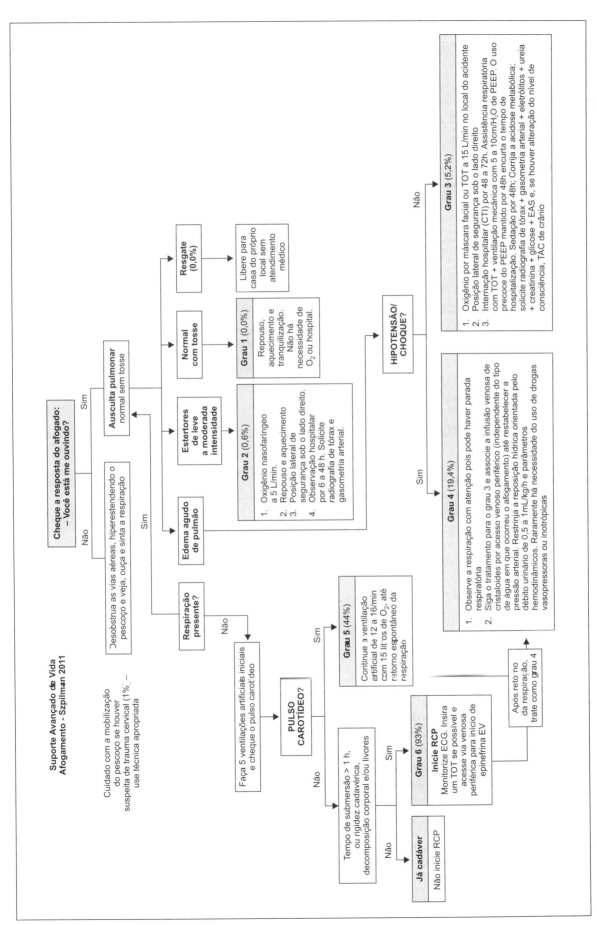

Figura 28.1 ■ Afogamento – classificação e tratamento – baseados na avaliação de 1.831 casos (Chest – setembro 1997). Em primeiro lugar, não desperdice tempo tentando retirar água dos pulmões, pois isso só irá provocar vômitos e maiores complicações e não aspire o TOT em demasia pois pode prejudicar a ventilação. Em segundo lugar, não utilize diuréticos ou restrição hídrica para reduzir o edema pulmonar. Em terceiro lugar, não utilize antibióticos antes de 48 horas, exceto se o acidente ocorreu em água com alta colonização bacteriana. Em quarto lugar, não utilize corticosteroides, exceto em casos de broncoespasmos refratários. Em quinto lugar, trate sempre a hipotermia. Não pare a RCP até que a temperatura corporal seja > 34ºC. Em sexto lugar, não há diferença terapêutica entre água doce e salgada. Em sétimo lugar, nos casos de afogamento a sequência correta de ressuscitação é o ABC (*Air + Breathing + Circulation*) e não o CAB. Ao lado do grau a mortalidade geral em percentual (%); PCR (parada cardiopulmonar); TOT (tubo oro-traqueal); PEEP (pressão positiva expiratória final). Referências com o autor: <david@szpilman.com> - ano 2011.

Tabela 28.2 ■ Medidas de prevenção em afogamentos

PRAIAS e PISCINAS SÃO LOCAIS DE LAZER, EVITE AFOGAMENTOS! Aprenda a nadar a partir dos 2 anos. Mantenha atenção constante com as crianças. Nunca nade sozinho. Mergulhe de cabeça somente em águas fundas. Prefira sempre nadar em águas rasas. Não superestime sua capacidade de nadar, tenha cuidado!	
PRAIAS	**PISCINAS**

1. Nade sempre perto de um posto de guarda-vidas
2. Pergunte ao guarda-vidas o melhor local para o banho
3. Não superestime sua capacidade de nadar – 46,6% dos afogados acham que sabem nadar
4. Tenha sempre atenção com as crianças
5. Nade longe de pedras, estacas ou *piers*
6. Evite ingerir bebidas alcoólicas e alimentos pesados, antes do banho de mar
7. Crianças perdidas: leve-as ao posto de guarda-vidas
8. Mais de 80% dos afogamentos ocorrem em valas:
   • A vala é o local de maior correnteza, que aparenta uma falsa calmaria, e que leva para alto-mar
   • Se entrar em uma vala, tenha calma, nade transversalmente a ela até conseguir escapar ou peça socorro imediatamente
9. Nunca tente salvar alguém se não tiver condições de fazê-lo. Muitas pessoas morrem dessa forma
10. Ao pescar em pedras, observe antes se a onda pode alcançá-lo
11. Antes de mergulhar no mar, certifique-se da profundidade
12. Afaste-se de animais marinhos como água-viva e caravelas
13. Tome conhecimento e obedeça às sinalizações de perigo na praia
	1. Mais de 65% das mortes por afogamento ocorrem em água doce, mesmo em áreas quentes da costa
	2. Crianças devem estar sempre sob a supervisão de um adulto. Oitenta e nove por cento dos afogamentos ocorrem por falta de supervisão, principalmente na hora do almoço ou logo após
	3. Leve sempre sua criança consigo, caso necessite afastar-se da piscina. Use sempre telefone sem fio
	4. Isole a piscina – tenha grades com altura de 1,50m e 12cm nas verticais. Elas reduzem o afogamento em 50% a 70%
	5. Boia de braço não é sinal de segurança – cuidado!
	6. Evite brinquedos próximo à piscina, pois isso atrai as crianças
	7. Desligue o filtro da piscina em caso de uso
	8. Não pratique hiperventilação para aumentar o fôlego sem supervisão confiável
	9. Cuidado ao mergulhar em local raso (coloque um aviso)
	10. Mais de 40% dos proprietários de piscinas não sabem realizar os primeiros socorros – CUIDADO!

que qualquer tempo extra gasto na imobilização da coluna em vítimas inconscientes sem sinais de trauma pode levar à deterioração cardiopulmonar e, até mesmo, à morte. Considerando a baixa incidência de TRM no afogamento e a possibilidade de desperdício de tempo precioso para iniciar a ventilação, não é recomendada a imobilização de rotina da coluna cervical durante resgate aquático em vítimas de afogamento sem sinais de trauma.

Suporte básico de vida ao afogado em terra

- O transporte da vítima para fora da água:
  - Deve ser realizado de acordo com o nível de consciência, mas preferencialmente na posição vertical, para evitar vômitos e demais complicações de vias aéreas.
  - Caso a vítima esteja exausta, confusa ou inconsciente, ela deve ser transportada na posição mais horizontalizada possível, mantendo a cabeça acima do nível do corpo. As vias aéreas devem permanecer pérvias.
- Posicionamento da vítima para o primeiro atendimento em área seca:
  - Posicione a vítima paralelamente ao espelho d'água, o mais horizontal possível, deitada em decúbito dorsal, distante o suficiente da água para evitar as ondas. Se ela estiver consciente, coloque-a em decúbito dorsal, com a cabeça elevada. Se estiver inconsciente

e ventilando, coloque-a em posição lateral de segurança (decúbito lateral).

- Tentativas de drenagem da água aspirada são extremamente nocivas:
  - A manobra de compressão abdominal (Heimlich) nunca deve ser realizada como meio para eliminar água dos pulmões, pois é ineficaz e promove riscos significativos de lesão.
  - Durante a ressuscitação, tentativas de drenar água ativamente, colocando a vítima com a cabeça abaixo do nível do corpo, aumentam em mais de cinco vezes as chances de vômito, levando a aumento da mortalidade (19%). Um estudo australiano constatou que o vômito ocorre em mais de 65% das vítimas que necessitam de ventilação de urgência e em 86% das que necessitam de respiração assistida ou ressuscitação cardiopulmonar (RCP). Mesmo naqueles que não necessitam de intervenção após o resgate, o vômito ocorre em 50% dos casos. A presença de vômito nas vias aéreas pode acarretar mais broncoaspiração e obstrução de vias aéreas, impedindo a oxigenação, além de poder desencorajar o socorrista a realizar a respiração boca a boca.
- Em caso de vômitos, vire a cabeça da vítima lateralmente e remova o vômito com o dedo indicador, usando um lenço ou aspiração, e continue prestando a assistência ventilatória.

Capítulo 28 ■ Afogamento

- Como fornecer a primeira assistência médica em terra? Uma das decisões mais difíceis é como tratar uma vítima de afogamento corretamente. Com base nessa necessidade, em 1972 um sistema de classificação foi desenvolvido no Rio de Janeiro, sendo revisto em 1997 e revalidado em 2001, para orientar guarda-vidas, socorristas e profissionais da saúde em geral quanto ao tratamento de afogados. Esse sistema foi baseado na análise de 41.279 casos de afogamento resgatados, dos quais 2.304 (5,5%) necessitaram de cuidados médicos. Essa classificação engloba todo o suporte, desde o local do acidente até o hospital, recomenda o tratamento e revela o prognóstico. Baseia-se na gravidade das lesões identificadas na cena do acidente utilizando apenas variáveis clínicas (ver Figura 28.1).

- Como na maioria dos casos de afogamento a vítima é jovem e não apresenta nenhuma doença prévia, o coração somente irá parar após um período de apneia. Embora a técnica de "apenas compressão" possa ser eficaz em casos de morte súbita, a parada cardíaca nos casos de afogamento ocorre predominantemente por falta de oxigênio. Por isso, é importante ressaltar que para o atendimento de casos de afogamento a sequência correta de ressuscitação é o ABC, e não o CAB. Recomenda-se inicialmente a realização de cinco respirações artificiais, antes de dar início às compressões cardíacas. O número elevado de respirações iniciais se deve à maior resistência em vias aéreas pela água aspirada, sendo uma recomendação do Conselho Europeu de Ressuscitação (ERC) em 2010. A relação de RCP em seguida permanece como 2 × 30 com um socorrista, ou 2 × 15, se houver dois socorristas envolvidos no procedimento. Todos os profissionais da saúde (incluindo socorristas e guarda-vidas) envolvidos em RCP podem decidir o que é melhor para a vítima, dependendo da patologia, da realização do ABC ou da sequência CAB.

Suporte avançado de vida no local (ver Figura 28.1)

Ao contrário de opiniões passadas, levar o equipamento médico à vítima, em vez de levá-la ao hospital, poupa um tempo precioso. O tratamento médico avançado é instituído de acordo com a classificação do afogamento, de preferência no local do incidente:

- **Cadáver:** vítima com tempo de submersão de mais de 1 hora ou com sinais físicos óbvios de morte (*rigor mortis*, livores e/ou decomposição corporal). Não iniciar ressuscitação e encaminhar o corpo ao IML.

- **Grau 6 – parada cardiorrespiratória:** a ressuscitação iniciada por leigos ou guarda-vidas na cena deve ser mantida por pessoal médico especializado até que seja bem-sucedida ou caso a vítima necessite de aquecimento por meios sofisticados, que somente o hospital poderá fornecer. Neste último caso, a vítima deve ser transportada ao hospital enquanto recebe ressuscitação. A prioridade é a manutenção eficiente da ventilação e da oxigenação. O pessoal médico deve continuar com as compressões cardíacas e manter a ventilação artificial com bolsa autoinflável e oxigênio a 15L/min, até que seja possível realizar intubação orotraqueal. A aspiração das vias aéreas antes da intubação é geralmente necessária. Uma vez intubada, a vítima pode ser ventilada e oxigenada adequadamente, mesmo na presença de edema pulmonar. A aspiração do tubo orotraqueal somente deve ser realizada quando a quantidade de fluido presente no interior da traqueia interferir positivamente com a ventilação. Desfibriladores externos podem ser utilizados para monitorar o ritmo cardíaco ainda na cena do incidente. Em vítimas hipotérmicas (<34ºC) e sem pulso, a RCP deve ser mantida. Embora seja rara em crianças, fibrilação ventricular pode estar presente em adultos com doença coronariana ou como consequência da terapia de suporte avançado de vida, com o uso de epinefrina. O acesso venoso periférico é a via preferencial para administração de medicamentos. Embora algumas medicações possam ser administradas por via traqueal, mesmo na vigência de edema agudo de pulmão, isso deverá ser feito em último caso, pois sua absorção é incerta. A dose de epinefrina a ser utilizada ainda é um ponto de controvérsia, principalmente nos casos de afogamento, em que o intervalo de tempo da PCR até o início da ressuscitação e seu resultado pode variar muito, em comparação a outras causas. Uma dose inicial alta ou progressiva de epinefrina aumenta as chances de recuperação da circulação. Entretanto, altas doses de epinefrina não parecem melhorar a sobrevida nem o prognóstico neurológico em paradas por outras causas, quando utilizada como terapia inicial. Tampouco ficou demonstrado que altas doses de epinefrina são prejudiciais. Portanto, dose alta de epinefrina não é recomendada como rotina, mas pode ser considerada no afogamento, caso a dose de 1mg não tenha o efeito esperado (classe indeterminada). Recomendamos a utilização de uma dose inicial de 0,01mg/kg EV após 3 a 5 minutos de RCP e, caso não haja resposta, o aumento para 0,1mg/kg, infundido a cada 3 a 5 minutos de RCP.

- **Grau 5 – parada respiratória:** a vítima em apneia exige ventilação artificial imediata. Os protocolos de ventilação e oxigenação, que são os mesmos do grau 6, devem ser seguidos até que a respiração espontânea seja restaurada, quando, então, devem ser seguidos os protocolos recomendados para o grau 4.

- **Grau 4 – edema agudo de pulmão com hipotensão arterial:** o fornecimento de oxigênio com suporte de ventilação mecânica constitui a terapia de primeira linha. Inicialmente, o oxigênio deve ser fornecido por máscara facial a 15L/min, até que o tubo orotraqueal possa ser introduzido. O afogado grau 4 necessita de intubação orotraqueal em 100% dos casos devido à necessidade de ventilação com pressão positiva. A ventilação mecânica é indicada, pois o paciente nesse grau apresenta saturação de oxigênio por oximetria de pulso (SaO_{2p}) <92%, frequência respiratória alta ou grande esforço respiratório. Os pacientes nessa situação devem permanecer relaxados, com medicamentos (sedativos, analgésicos, narcóticos) se necessário, para tolerarem a intubação e a ventilação mecânica, que deve fornecer um volume corrente de pelo menos 5mL/kg de peso. A fração de oxigênio inspirada (FiO_2) pode ser de 100% inicialmente, mas deve, assim que possível, ser reduzida para 45% ou menos. Uma pressão expiratória final positiva (PEEP) é indicada inicialmente, com valor de 5cmH$_2$O, aumentada em 2 a 3cmH$_2$O até que atinja uma PaO_2/FiO_2 (P/F) de 250 ou mais. Caso a hipotensão arterial não seja corrigida com oxigênio, uma infusão rápida de cristaloide (independentemente do tipo de água responsável pelo afogamento) deve ser tentada primeiro, antes de reduzir temporariamente a PEEP ou dar início à terapia com agentes vasoativos.

- **Grau 3 – edema agudo de pulmão sem hipotensão arterial:** vítimas com SaO_{2p} >90% em uso de oxigênio a 15L/min via máscara facial conseguem permanecer sem suporte ventilatório não invasivo em apenas 27,6% dos casos. Os outros 72,4% restantes necessitam de intubação e ventilação mecânica, observando-se os mesmos protocolos para os afogados grau 4.
- **Grau 2 – ausculta pulmonar com estertores:** 93,2% das vítimas com esse quadro clínico necessitam apenas de 5L/min de oxigênio via cânula nasofaríngea e têm uma recuperação satisfatória em 6 a 24 horas.
- **Grau 1 – tosse com ausculta pulmonar normal:** esses pacientes não necessitam de oxigênio ou suporte ventilatório.
- **Resgate – ausência de tosse ou dificuldade respiratória:** avaliar e liberar do local do acidente sem necessidade de cuidados médicos, caso o paciente não apresente nenhuma doença associada.

Abordagem hospitalar (ver Figura 28.1)

Como avaliar quem deve ser internado?

- Cuidados hospitalares são indicados para afogados de graus 2 a 6. O atendimento hospitalar de casos graves (graus 4 a 6) só será possível se os cuidados pré-hospitalares de suporte básico e avançado tiverem sido fornecidos de maneira eficiente e rápida. Caso isso não tenha ocorrido, siga o protocolo apresentado na Figura 28.1 na emergência.
- A decisão de internar o paciente em um leito de CTI ou de enfermaria *versus* mantê-lo em observação na sala de emergência ou dar alta deve levar em consideração fatores como anamnese completa, história patológica pre-

gressa, exame físico detalhado e alguns exames complementares, como telerradiografia de tórax e gasometria arterial. Hemograma e dosagem de eletrólitos, ureia e creatinina também devem ser solicitados, embora sejam incomuns alterações nesses exames.

- Afogados classificados como graus 3 a 6 devem ser internados no CTI para observação e tratamento adequado.
- O paciente grau 2 deve ser mantido em observação na sala de emergência por 6 a 24 horas e internado por 24 a 48 horas, se houver dúvida quanto às condições ventilatórias sem o uso de oxigênio.
- O paciente grau 1 e o resgate sem queixas e comorbidade devem ser liberados para casa.
- A Tabela 28.3 demonstra a mortalidade geral para cada grau de afogamento, a necessidade de hospitalização e a mortalidade pré-hospitalar e hospitalar.

Abordagem ventilatória

- Os pacientes graus 4 a 6 geralmente chegam ao hospital já com suporte de ventilação mecânica e oxigenação satisfatórios. Caso contrário, o médico da sala de emergência deve seguir o protocolo de ventilação para afogamento grau 4.
- A conduta no paciente grau 3 depende de avaliação clínica na cena do acidente. Assim que o nível de oxigenação aceitável seja estabelecido com o uso da PEEP, esta deve ser mantida inalterada pelas próximas 48 horas para que haja tempo de regeneração da camada de surfactante alveolar e um bom recrutamento alveolar. Durante esse período, caso o nível de consciência do paciente permita que ele respire espontaneamente, bem adaptado ao respirador, uma boa opção como método de ventilação consiste na pressão positiva contínua nas vias aéreas (CPAP) com pressão de suporte ventilatório (PSV). Em casos raros, a CPAP pode ser oferecida apenas com o uso de máscara facial ou através de cânula nasal, pois geralmente as vítimas de afogamento não toleram esse tipo de ventilação.
- A síndrome da angústia respiratória aguda (SARA), embora rara, pode ocorrer após episódios de afogamento graus 3 a 6. A diferença parece estar apenas no tempo de recuperação e na sequela pulmonar residual, pois no afogamento o curso da doença é rápido e não deixa sequelas. O manejo clínico do afogado é similar ao dos demais pacientes que apresentam SARA por outros motivos, incluindo cuidados para reduzir os riscos de volutrauma e barotrauma.
- A utilização da hipercapnia permissiva deve ser evitada em vítimas de afogamento grau 6, pois pode incrementar a lesão cerebral hipóxico-isquêmica. Por outro lado, está indicada hiperventilação de leve a moderada, mantendo-se a $PaCO_2$ entre 30 e 35mmHg, visando a evitar lesão cerebral secundária. Apesar do tratamento, nos afogamentos grau 6 podem ocorrer lesões e sequelas neurológicas graves, como estado vegetativo persistente.

Capítulo 28 ■ Afogamento

Tabela 28.3 ■ Classificação de afogamento, mortalidade e hospitalização

Grau	Nº	Mortalidade geral n (%)	Hospitalização n (%)	Mortalidade hospitalar n (%)
Resgate	38.976	0	0	0
1	1.189	0	35 (2,9%)	0
2	338	2 (0,6%)	50 (14,8%)	2 (4,0%)
3	58	3 (5,2%)	26 (44,8%)	3 (11,5%)
4	36	7 (19,4%)	32 (88,9%)	7 (19,4%)
5	25	11 (44,0%)	21 (84,0%)	7 (33,3%)
6	185	172 (93,0%)	23 (12,4%)	10 (43,5%)
Total	1.831	195 (10,6%)	187 (10,2%)	29 (15,5%)

Abordagem cardiovascular

- **Reposição volêmica:** qualquer reposição inicial deverá ser feita com cristaloides. As soluções coloides só devem ser usadas diante de hipovolemia refratária à administração de cristaloides. Não existem evidências para indicar a administração rotineira de soluções hipertônicas e transfusões às vítimas afogadas em água doce, nem de soluções hipotônicas para vítimas de afogamento em água salgada.
- **Monitoração hemodinâmica:** a cateterização da artéria pulmonar ou, mais recentemente, a monitoração minimamente invasiva do débito cardíaco e da oximetria venosa contínua permite monitorar a função cardíaca, a função pulmonar e a eficiência da oxigenação e da perfusão dos tecidos e, ainda, a resposta desses parâmetros às várias terapias utilizadas em pacientes instáveis hemodinamicamente ou que apresentem disfunção pulmonar grave (graus 4 a 6) e que não tenham respondido à reposição de volume com cristaloides. O ecocardiograma transesofágico contínuo pode ser utilizado para estimar a função cardíaca, a fração de ejeção e a necessidade de reposição volêmica, ajudando a decidir sobre o início da infusão de aminas vasoativas, inotrópicas, ou ambas, no caso de falha da ressuscitação com cristaloides. Alguns estudos demonstram que é comum a disfunção cardíaca com baixo débito cardíaco imediatamente após casos graves de afogamento (graus 4 a 6). O baixo débito cardíaco está associado a altas pressões de oclusão da artéria pulmonar, pressão venosa central elevada e resistência vascular pulmonar aumentada, que podem persistir por vários dias após a restauração da oxigenação e do débito cardíaco. O resultado é a sobreposição de um edema pulmonar cardiogênico ao edema pulmonar não cardiogênico. Apesar da diminuição do débito cardíaco, a terapia com diuréticos não é uma boa opção.

Após a obtenção de uma via aérea definitiva, uma sonda nasogástrica deve ser colocada para reduzir a distensão gástrica, prevenindo a aspiração de mais material.

A acidose metabólica ocorre em 70% dos pacientes que chegam ao hospital. A acidose deve ser corrigida em caso de pH <7,2 ou bicarbonato <12mEq/L, com a vítima recebendo suporte ventilatório adequado. A queda significativa do nível de bicarbonato raramente ocorre nos primeiros 10 minutos de RCP e seu uso, portanto, deve ser indicado somente em reanimações prolongadas.

Pneumonias

- Em geral, piscinas e praias não apresentam colônias bacterianas em número suficiente para promover pneumonia logo após o incidente.
- Quando a vítima necessita de ventilação mecânica, a incidência de pneumonia secundária aumenta de 34% para 52% no terceiro ou quarto dia de hospitalização, quando o edema pulmonar está praticamente resolvido.
- Os antibióticos profiláticos apresentam valor duvidoso em casos de afogamento e tendem apenas a selecionar organismos mais resistentes e agressivos.
- Uma radiografia de tórax alterada nas primeiras 48 horas de internação não deve ser interpretada como um sinal de pneumonia, pois, em geral, representa apenas o resultado do edema pulmonar e da broncoaspiração de água nos alvéolos e bronquíolos.
- A vigilância para eventos sépticos, não só pulmonares como nos demais órgãos, se faz necessária. A conduta mais apropriada consiste na coleta diária de aspirados traqueais para realização de exame bacteriológico, cultura e antibiograma. Ao primeiro sinal de infecção pulmonar, geralmente após as primeiras 48 a 72 horas, caracterizada por febre prolongada, leucocitose mantida, infiltrados pulmonares persistentes ou novos e resposta leucocitária no aspirado traqueal, a terapia com antimicrobianos deve ser instituída beseando-se no organismo predominante na unidade e seu perfil de sensibilidade.
- A broncoscopia pode ser útil para avaliar a gravidade e a extensão das lesões provocadas por broncoaspiração sólida e, em raros casos, para a lavagem terapêutica de matérias como areia e outros sólidos, mas

serve principalmente para a coleta de material para qualificação e quantificação das culturas de colônias bacterianas.

- O uso de antibiótico à entrada no hospital deve ser iniciado somente nos casos em que a água onde ocorreu o afogamento continha sabidamente um número superior a 10^{20} unidades formadoras de colônias/mL.
- O uso de corticosteroides no afogamento não está indicado, exceto em casos de broncoespasmo.

Complicações no curso do tratamento
- O pneumotórax é uma complicação comum (10%), secundário à ventilação mecânica com pressão positiva em áreas de hiperinsuflação. Diante de qualquer mudança hemodinâmica brusca, após o início da ventilação mecânica, deve ser considerada a possibilidade de um pneumotórax ou outro barotrauma.
- Quadros de síndrome de reação inflamatória sistêmica (SIRS) ou choque séptico podem ocorrer nas primeiras 24 a 48 horas em vítimas que necessitaram de ressuscitação (grau 6).
- A insuficiência renal aguda secundária ao afogamento é rara e pode ocorrer em razão de hipoxia, choque ou hemoglobinúria.

Lesão neurológica
- A isquemia cerebral anóxica, que ocorre em casos de RCP com êxito, é a complicação mais importante. A maioria das sequelas e das causas de mortalidade tardia é de origem neurológica.
- Embora a prioridade seja restaurar a circulação espontânea, todo esforço feito nos primeiros estágios pós-resgate deve ser direcionado para a ressuscitação cerebral e a prevenção de maiores danos ao encéfalo. Esse primeiro esforço envolve medidas para fornecer adequadas oxigenação (SatO$_2$ >92%) e perfusão cerebral (pressão arterial média em torno de 100mmHg).
- Qualquer vítima que permaneça comatosa e não responsiva após medidas bem-sucedidas de reanimação ou que sofra deterioração neurológica deve ser submetida a uma investigação neurológica cuidadosa e frequente, em busca de sinais de edema cerebral, e receber cuidados intensivos.
- O tratamento intensivo da lesão cerebral inclui: cabeceira do leito elevada a 30 graus (caso não haja hipotensão), evitar compressões da veia jugular interna e situações que possam provocar manobra de Valsalva; realizar ventilação mecânica eficaz sem esforço desnecessário; realizar aspirações da cânula traqueal sem provocar hipoxia; usar, se necessário, terapia anticonvulsivante e proteção contra uso voluntário ou espasmos involuntários da musculatura; evitar correções metabólicas bruscas; evitar qualquer situação que aumente a pressão intracraniana, incluindo retenção urinária,

dor, hipotensão ou hipoxia, antes de sedação e analgesia prolongadas; e realizar dosagens de glicemia capilar frequentes, mantendo valores de normoglicemia. A monitoração contínua da temperatura central ou timpânica é mandatória na sala de emergência e na Unidade de Terapia Intensiva.

- Controle térmico: vítimas de afogamento nas quais houve sucesso na restauração da circulação espontânea mas que permanecem comatosas não devem ser aquecidas ativamente a temperaturas maiores do que 32 a 34ºC. Caso a temperatura central exceda os 34ºC, hipotermia leve (35ºC) deve ser provocada o quanto antes e mantida por 12 a 24 horas. A hipertermia deve ser evitada a todo custo durante o período agudo de recuperação. Além disso, embora não haja evidência suficiente para defender um valor específico ideal de PaCO$_2$ ou de saturação de O$_2$ durante e após a ressuscitação, a hipoxemia deve ser evitada. Em alguns casos específicos, a indução de coma com barbitúricos pode controlar o edema cerebral e a hipertensão intracraniana, quando outras condutas falharem. Infelizmente, os estudos que avaliam os resultados da ressuscitação cerebral em vítimas de afogamento não demonstram melhora de prognóstico em pacientes que receberam terapia para redução da pressão intracraniana e manutenção da pressão de perfusão cerebral. Esses estudos mostram um prognóstico sombrio (p. ex., morte, sequela cerebral moderada a grave) quando a pressão intracraniana atinge 20mmHg ou mais e a pressão de perfusão cerebral é de 60mmHg ou menos, até mesmo quando condutas são usadas para controle e melhora desses parâmetros. Novas pesquisas são necessárias para analisar a eficiência das condutas neurointensivas em vítimas de afogamento.

PROGNÓSTICO E ESCALAS DE GRAVIDADE
- Afogamentos graus 1 a 5 recebem alta hospitalar sem sequelas em 95% dos casos.
- Os afogamentos grau 6 podem evoluir com falência múltipla de órgãos. Com o progresso da terapia intensiva, o prognóstico é cada vez mais baseado na lesão neurológica. Necessitam de respostas questões como "quais vítimas tentar ressuscitar?", "por quanto tempo investir?", "qual conduta adotar e o que esperar em termos de qualidade de vida após a ressuscitação?" Tanto na cena como no hospital, nenhuma variável clínica parece ser absolutamente confiável para determinar o prognóstico final no afogado grau 6.
- A RCP deve ser iniciada sem demora em todas as vítimas sem pulso carotídeo que estiveram em submersão por menos de 1 hora ou que não apresentem sinais clínicos evidentes de morte (rigor mortis, decomposição corporal ou livores). Embora alguns autores afirmem que a ressuscitação com êxito de vítimas com gran-

Capítulo 28 ■ Afogamento

de tempo de submersão só ocorra em águas geladas, existem relatos de vítimas com grande tempo de submersão que foram ressuscitadas sem sequelas, mesmo quando resgatadas em águas consideradas quentes. Múltiplos estudos mostram que o prognóstico depende quase que unicamente de um único fator, o tempo de submersão (Tabela 28.4), embora não seja determinante para a não realização da RCP.

- Os esforços de RCP só devem ser interrompidos após o aquecimento da vítima acima de 34°C e quando o monitor cardíaco mostrar assistolia. A máxima "ninguém está morto até estar quente e morto!" é verdadeira para os casos de afogamento.

- Após a realização da RCP com êxito, a estratificação da gravidade das lesões cerebrais é crucial para permitir a comparação das diversas opções terapêuticas. Vários escores prognósticos foram desenvolvidos para prever quais pacientes vão evoluir bem com a terapia padrão e quais estão mais propensos a desenvolver a encefalopatia anóxica isquêmica, exigindo assim medidas mais agressivas para proteger o cérebro. Um dos escores mais poderosos é a avaliação da escala de coma de Glasgow no período imediato após a ressuscitação (primeira hora) e de 5 a 8 horas após (Tabela 28.5).

Tabela 28.4 ■ Probabilidade de sobrevida neurológica intacta à alta hospitalar com base no tempo de submersão

Duração da submersão	Morte ou lesão cerebral grave
0 a <5 minutos	10%
5 a <10 minutos	56%
10 a <25 minutos	88%
>25 minutos	Próximo a 100%

Notar como a mortalidade aumenta cerca de seis vezes quando se passa para 5 a 10 minutos de submersão, comparada ao grupo com menos de 5 minutos.

Tabela 28.5 ■ Classificação prognóstica para a pós-PCR por afogamento utilizando a escala de Glasgow (Orlowski *et al.* – adaptada por Szpilman) (escore ainda em estudo)

Escala de prognóstico neurológico pós-parada cardiorrespiratória – Afogamento	
A – primeira hora	**B – 5 a 8 horas após**
Alerta – 10	Alerta – 9,5
Desorientado – 9	Desorientado – 8
Torpor – 7	Torpor – 6
Coma com tronco normal – 5	Coma com tronco normal – 3
Coma com tronco anormal – 2	Coma com tronco anormal – 1
Recuperação sem sequelas	
Excelente (13)	95%
Muito bom (10 a 12)	75% a 85%
Bom (8)	40% a 60%
Regular (5)	10% a 30%
Ruim (3)	<5%

- Variáveis prognósticas são importantes para o aconselhamento dos familiares de afogados nos primeiros momentos após o acidente e, principalmente, para indicar quais pacientes são propensos a se recuperar com a terapia de suporte padrão e quais deveriam ser candidatos a terapias de ressuscitação cerebral ainda em fase experimental de investigação clínica.

O afogamento representa uma tragédia que geralmente pode ser evitada. A maioria dos casos é o resultado final de violências contra o bom senso, da negligência com as crianças e de uso abusivo de bebidas alcoólicas. Esse cenário necessita de uma intervenção preventiva radical e imediata para reversão dessa catástrofe diária.

Bibliografia

Cummins RO, Szpilman D. Submersion. In: Cummins RO, Field JM, Hazinski MF (eds.) ACLS – the reference textbook; volume II: ACLS for experienced providers. Dallas, TX: American Heart Association, 2003:97-107.

Field JM, Hazinski MF, Sayre MR et al. Part 1: executive summary: 2010 American Heart Association Guidelines for Cardiopulmonary Resuscitation and Emergency Cardiovascular Care. Circulation 2010; 122(3):S640-56.

Idris AH, Berg RA, Bierens JJLM et al. Recommended guidelines for uniform reporting of data from drowning: the "Utstein style". American Heart Association. Circulation 2003; 108(20):2565-74.

International Life Saving Federation. World drowning report. Int J Aquatic Res Educ 2007; 1:381-401.

International Task Force on Open Water Drowning Prevention (2010). International Open Water Drowning Prevention Guidelines. Seattle: Seattle Children's Hospital (Accessed March 6, 2011, at www.seattlechildrens.org/dp).

Orlowski JP, Szpilman D. Drowning: rescue, resuscitation, and reanimation. Pediatr Clin North Am 2001; 48:627-46.

Soara J, Perkins GD, Abbasc G et al. European Resuscitation Council Guidelines for Resuscitation 2010. Section 8. Cardiac arrest in special circumstances: Electrolyte abnormalities, poisoning, drowning, accidental hypothermia, hyperthermia, asthma, anaphylaxis, cardiac surgery, trauma, pregnancy, electrocution. Resuscitation 2010; 81:1400-33.

Szpilman D. A case report of 22 minutes submersion in warm water without sequelae. In: Bierens JJLM (ed.) Handbook on drowning: Prevention, rescue, and treatment. Berlin: Springer-Verlag, 2006:375-6.

Szpilman D. Dados estatísticos elaborados com base nos dados do Sistema de Informação em Mortalidade (SIM) tabulados no Tabwin. Ministério da Saúde – DATASUS. Ano base 2007.

Szpilman D. Definition of drowning and other water-related injuries. Amsterdam, The Netherlands 2002. Task Force Epidemiology of drowning. The World Congress on Drowning, June 2002. Disponível em: <www.drowning.nl>.

Szpilman D. Drowning in Brazil – 179,000 deaths in 25 years – Are we stepping down? World Water Safety Congress, Porto, Portugal, September 2007. Book of Abstracts.

Szpilman D. Near-drowning and drowning classification: a proposal to stratify mortality based on the analysis of 1831 cases. Chest 1997; 112:660-5.

Szpilman D, Elmann J, Cruz-Filho FES. Drowning classification: a revalidation study based on the analysis of 930 cases over 10 years; World Congress on Drowning, Netherlands 2002, Book of Abstracts.

Szpilman D, Elmann J, Cruz-Filho FES. Dry-drowning – Fact or myth? World Congress on Drowning, Netherlands 2002, Book of Abstracts.

Szpilman D, Goulart PM, Mocellin O et al. International Lifesaving Federation (ILS) – How, who and what were the impact on Brazil? World Water Safety, Matosinhos – Portugal 2007, Book of Abstracts.

Szpilman D, Goulart PM, Mocellin O et al. Twelve years of Brazilian Lifesaving Society (Sobrasa): Did we make any difference? World Water Safety, Matosinhos, Portugal 2007; Book of Abstracts.

Szpilman D, Handley A. Positioning the drowning victim. In: Bierens JJLM (ed.) Handbook on drowning: prevention, rescue, and treatment. Berlin: Springer-Verlag, 2006:336-41.

Szpilman D, Handley AJ, Bierens JJLM, Quan L, Vasconcellos R. Drowning. In: Field JM (ed.) The textbook of emergency cardiovascular care and CPR. Philadelphia: Lippincott Williams & Wilkins, 2009:477-89.

Szpilman D, Morizot-Leite L, Vries W et al. First aid courses for the aquatic environment. In: Bierens JJLM (ed.) Handbook on drowning: prevention, rescue, and treatment. Berlin: Springer-Verlag, 2006:342-7.

Szpilman D, Newton T, Cabral PMS. Afogamento. In: Freire E (ed.) Trauma – a doença dos séculos. São Paulo: Atheneu, 2001:2247-66.

Szpilman D, Orlowski JP, Bierens J. Drowning. In: Vincent JL, Fink M, Abraham E, Kochanek P (eds.) Textbook of critical care. 5. ed. Elsevier Science, 2011:699-706.

Szpilman D, Soares M. In-water resuscitation – is it worthwhile? Resuscitation 2004; 63:25-31.

Tipton MJ, Golden FS. A proposed decision-making guide for the search, rescue and resuscitation of submersion (head under) victims based on expert opinion. Resuscitation 2011; Doi:10.1016/j.resuscitation.2011.02.021.

Van Beeck EF, Branche CM, Szpilman D, Modell JH, Bierens JJLM. A new definition of drowning: towards documentation and prevention of a global public health problem. Bull World Health Organization 2005; 83(11):853-6.

Warner D, Knape J. Recommendations and consensus brain resuscitation in the drowning victim. In: Bierens JJLM (ed.) Handbook on drowning: prevention, rescue, and treatment. Berlin: Springer Verlag, 2006:436-9.

WHO [www.who.int/violence_injury_prevention/]. Injuries & violence prevention, non-communicable diseases and mental health; factsheet on drowning – 2000. Disponível em: <http://www.who.int/violence_injury_prevention/publications/other_injury/en/drowning_factsheet.pdf>.

CAPÍTULO 29

Hemoptise/Pneumotórax/Empiema Pleural

PARTE A ■ Hemoptise

Rodrigo Veloso Rossi

INTRODUÇÃO

Qualquer quantidade de sangue expectorado merece atenção e investigação, e poucas situações causam tanta preocupação a um paciente quanto a expectoração de sangue. Este geralmente associa o sangramento a doenças crônicas, graves e estigmatizantes, como a tuberculose e as neoplasias, que são realmente causas frequentes de sangramentos em vias aéreas. Além de surgir como sinal de diversas doenças, a hemoptise pode constituir-se em emergência médica de grande morbimortalidade, quando maciça.

Neste capítulo serão discutidos os principais aspectos relacionados com a abordagem do paciente com hemoptise, com ênfase no tratamento da hemoptise maciça.

A hemoptise pode ser definida como o sangramento originado distalmente à laringe, seja da árvore traqueobrônquica, seja do parênquima pulmonar. É preciso definir se a hemorragia se expressa como hemoptoicos inicialmente, forma mais comum de hemoptise, em que pequena quantidade de sangue é expectorada juntamente com o escarro durante a tosse, ou de hemoptise maciça.

Hemoptoicos são sinais de diversas doenças traqueobrônquicas e pulmonares e permitem propedêuticas variadas para o estabelecimento de suas possíveis causas. A hemoptise maciça, por outro lado, ainda que associada a doenças de base que exijam tratamento específico em última instância, deve ser encarada em um primeiro momento como uma emergência médica. É um evento raro, constituindo não mais do que 5% de todos os casos de hemoptise, porém com índice de letalidade que alcança mais de 30% em algumas séries.

Classificar a hemoptise maciça com base apenas na quantidade de sangue expectorado é, por diversos motivos, um equívoco. Alguns pacientes aspiram a maioria do sangue e expectoram pequenas quantidades, enquanto outros podem deglutir o sangue inicialmente expectorado, tornando difícil a mensuração do volume da hemoptise. Ainda que se encontrem na literatura definições arbitrárias de hemoptise maciça com base em volume expectorado (e estas vão de 100 a 1.000mL em 24 horas, o que por si só mostra a limitação desse critério), é mais coerente a definição dessa condição como qualquer quantidade de sangramento de vias aéreas abaixo da laringe que constitua ameaça à vida do paciente, seja por perda volêmica, seja pelo risco de asfixia.

O espaço morto anatômico da árvore traqueobrônquica é de cerca de 200mL, de modo que não é preciso um sangramento muito volumoso para ocupá-lo. Os pacientes que apresentam hemoptise maciça sucumbem muito mais frequentemente devido à asfixia do que ao choque hipovolêmico.

A capacidade do paciente em expectorar o sangue presente nas vias aéreas e a função pulmonar prévia são variáveis importantes na caracterização do episódio como emergência, e um paciente com reserva pulmonar comprometida pode apresentar risco de óbito com pequena quantidade de sangramento.

EPIDEMIOLOGIA

Até o início do século XX a tuberculose era a causa mais frequentemente associada à hemoptise. Com a disseminação do tabagismo pelo mundo e o surgimento dos tuberculostáticos, o carcinoma brônquico e as bronquiectasias passaram a preponderar entre as causas mais frequentes de hemoptise em países desenvolvidos.

Atualmente, a bronquite crônica é a principal etiologia de hemoptise nesses países, seguida por carcinoma brônquico, tuberculose e bronquiectasias.

No Brasil e nos demais países em desenvolvimento, apesar da escassez de dados epidemiológicos na literatura médica, é possível considerar que a tuberculose e suas sequelas (broncolitíase, infecções de repetição e bronquiectasias) ainda são as principais causas de hemoptise, seguidas por carcinoma brônquico, abscessos pulmonares e bronquites infecciosas.

ETIOLOGIA, FISIOPATOLOGIA E PATOLOGIA

A maioria absoluta dos casos de hemoptise maciça deriva da circulação brônquica (95%), enquanto apenas uma pequena porcentagem dos casos (5%) advém da circulação pulmonar.

As artérias brônquicas são vasos de alta pressão, nutridores das vias aéreas, linfonodos e pleura visceral, principalmente. São provenientes diretamente da artéria aorta e de seus ramos mais proximais e formam uma rede anastomótica rica e complexa com a circulação pulmonar. Essas anastomoses acontecem entre os vasos bronquiais propriamente ditos e a microvasculatura alveolar, entre os vasos bronquiais menores e o sistema de drenagem venosa pleuropulmonar e entre os capilares de ambos os sistemas. Nas doenças normalmente associadas à hemoptise, pode ocorrer ainda sínfise, entre as pleuras parietal e visceral, secundária ao processo inflamatório, permitindo a penetração de ramos parietais no parênquima pulmonar. Esse processo de neoangiogênese acentua as anastomoses entre as circulações brônquica e pulmonar, expondo esta última a um regime de alta pressão, cuja ruptura é a causa principal da hemoptise maciça nas doenças com componente inflamatório importante, como as bronquiectasias pós-infecciosas, a bronquite crônica, a fibrose cística e a tuberculose.

Sobre a tuberculose (Figura 29.1), devem ser comentadas ainda outras alterações relacionadas com os episódios de sangramento: pode ocorrer erosão direta de ramos arteriais por um linfonodo calcificado (bronquiolito); a neoangiogênese pode levar à formação de pseudoaneurismas na parede das cavitações secundários à destruição parenquimatosa (aneurismas de Rasmussem); a própria necrose parenquimatosa pode levar à destruição de ramos vasculares.

Na aspergilose, a bola fúngica que coloniza lesões resultantes de sequelas (caverna) pulmonares ou que, menos comumente, causa ela própria destruição tecidual (geralmente em pacientes imunossuprimidos) é, ao mesmo tempo, causa de neoangiogênese e de lesão vascular. Essa

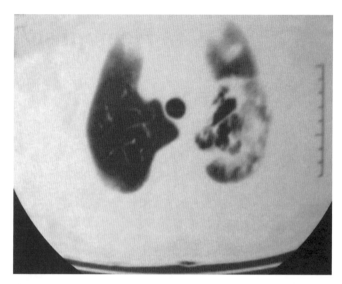

Figura 29.1 ■ Sequela pulmonar de tuberculose em lobo superior esquerdo sem colonização fúngica.

lesão se dá tanto por atrito da bola fúngica na parede dos vasos que estão expostos nas cavitações como pela ação de toxinas elaboradas pelo fungo.

No abscesso pulmonar, o sangramento se dá por supuração e necrose. A destruição tissular envolvendo o tecido de granulação vascular leva ao sangramento, que forma coágulos, os quais obstruem a comunicação da loja de pus com a árvore brônquica, dificultando a drenagem e perpetuando a infecção. Quando a necrose atinge os ramos das artérias pulmonares, surge a hemorragia grave (Figura 29.2).

Na embolia pulmonar, em razão de infarto e consequente necrose tecidual do segmento atingido, pode ocorrer hemoptise, que é agravada pela anticoagulação instituída.

Com relação às doenças neoplásicas, apesar do relato da presença de hemoptoicos na avaliação de cerca de 20% dos casos, a hemoptise maciça é rara e se deve, geralmente,

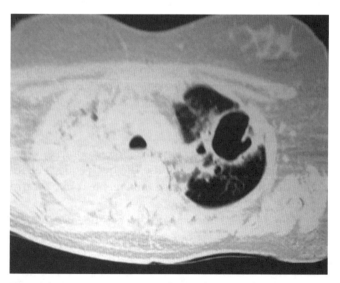

Figura 29.2 ■ Pneumonia grave à direita; abscesso pulmonar secundário à pneumonia necrosante à esquerda.

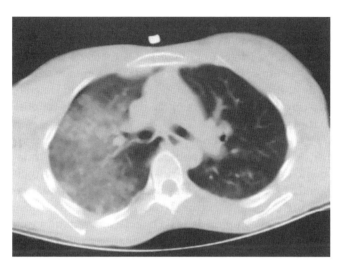

Figura 29.3 ■ Contusão pulmonar importante à direita associada a pneumotórax laminar.

à invasão direta dos vasos pulmonares centrais. Os carcinoides brônquicos, em virtude de sua localização endobrônquica e sua vascularização exuberante, cursam comumente com sangramentos, geralmente de pequena monta.

Nos pacientes vítimas de trauma, a hemoptise pode estar relacionada com causas diversas, desde contusões pulmonares até lacerações parenquimatosas (Figura 29.3).

Entre as causas iatrogênicas, a perfuração da artéria pulmonar pelo cateter de Swan-Ganz e as biópsias realizadas durante procedimentos de endoscopia respiratória podem ser listadas como as mais comuns. A presença de cânula de traqueostomia pode levar à formação de fístula traqueoinominada, que geralmente se manifesta por sangramento volumoso, com alto índice de letalidade.

Doenças cardiovasculares podem levar a hemoptises por mecanismos também variados, como, por exemplo, o aumento da pressão venosa pulmonar observado na estenose mitral.

Outras causas de hemoptise incluem malformações arteriovenosas e doenças autoimunes. Cerca de 10% a 15% dos casos permanecem como de origem idiopática, mesmo ao final de propedêutica extensa, incluídos aí métodos invasivos, como a broncoscopia flexível.

QUADRO CLÍNICO

A hemoptise maciça é emergência médica de extrema gravidade, e o sangramento pulmonar deve ser coibido com agilidade, o que impede uma análise pormenorizada dos demais sintomas associados. A maioria dos pacientes, contudo, já tem histórico de doença pulmonar e exames radiológicos prévios, dados que podem guiar o cirurgião no controle da hemorragia.

A anamnese nos pacientes estáveis deve pesquisar história de hemoptise anterior, aspecto, volume e duração do episódio atual, associação com dor torácica e diagnósticos de doenças pulmonares, renais, cardíacas ou neoplásicas. Ao exame, sinais de erupções cutâneas podem sugerir doenças autoimunes; alterações à ausculta cardíaca podem indicar doenças valvares; e alterações à ausculta pulmonar podem sugerir o lado do sangramento.

ABORDAGEM LABORATORIAL

A radiografia de tórax, por sua simplicidade e disponibilidade, é o principal exame de imagem a ser realizado durante o episódio de sangramento agudo. São raros os pacientes que cursam com sangramentos sem alterações radiológicas associadas, e na maioria das vezes a radiografia pode evidenciar massas, atelectasias, cistos, sequelas ou infiltrados que muito provavelmente estão implicados na gênese do sangramento.

A tomografia computadorizada (TC) de tórax, considerada até pouco tempo atrás procedimento diagnóstico de segunda linha na abordagem dos episódios agudos, vem ganhando papel cada vez mais relevante. Os tomógrafos modernos realizam exames muito precisos com grande velocidade, identificando lesões com maior eficácia que a radiografia simples. Na vigência do sangramento maciço que ocasione instabilidade ventilatória, contudo, a TC deve ser protelada para momento posterior ao controle da emergência, auxiliando a programação do tratamento definitivo.

A broncoscopia é peça fundamental na abordagem diagnóstica e terapêutica da hemoptise. Associada à radiografia simples de tórax, é capaz de garantir diagnóstico e tratamento de mais de 90% dos episódios agudos. A despeito dos avanços tecnológicos e da experiência acumulada com o uso da broncoscopia flexível, que substituiu a broncoscopia rígida com vantagens em diversas situações, os episódios de sangramentos realmente maciços ainda são mais bem controlados com o uso desta última, segundo a maioria dos autores. O broncoscópio rígido promove controle da via aérea, garantindo a ventilação do paciente, além de permitir a aspiração de grande volume de sangue e a instilação de soluções hemostáticas rapidamente. Não é tão versátil quanto o broncoscópio flexível para avaliação de segmentos mais distais da árvore respiratória, mas essa avaliação pode ser feita com a introdução de um broncoscópio flexível através do rígido, após controle inicial do sangramento e melhora da oxigenação do paciente.

DIAGNÓSTICO DIFERENCIAL

O único diagnóstico diferencial a ser pesquisado no paciente que apresenta hemoptise refere-se à possibilidade de o sangramento ter origem em outras regiões do sistema respiratório ou digestivo. Sangramentos de nasofaringe com gotejamento posterior que não se manifestam com epistaxe deverão ser investigados, principalmente se o paciente não relatar tosse associada ao sangramento. Sangramentos digestivos também podem ser confundidos com hemoptise, e os sintomas normalmente associados à hematêmese (náuseas, vômitos, dor epigástrica, entre outros), além de dados coletados na anamnese que sugiram doença gastrointestinal, geralmente direcionam o diagnóstico, que é confirmado com a realização de endoscopia digestiva.

ABORDAGEM TERAPÊUTICA

A hemoptise não maciça é controlada, geralmente, com o tratamento da doença de base. Desse modo, sedativos para a tosse e oxigenoterapia suplementar, quando necessário, são as medidas tomadas enquanto o paciente aguarda que os antibióticos resolvam infecções bacterianas, os tuberculostáticos resolvam os casos de TBC e mesmo ressecções cirúrgicas programadas resolvam os casos de tumores, carcinoides brônquicos ou bronquiectasias. Alguns trabalhos sugerem que o uso de indometacina e bloqueadores H_2, por diminuir o fluxo sanguíneo brônquico, pode contribuir no controle da hemoptise.

O controle da hemoptise maciça, por outro lado, exige medidas diversas que visam a evitar a asfixia, localizar e tratar o sangramento, determinar a causa da hemoptise e tratar o paciente de maneira definitiva, evitando recidivas.

O paciente deve ser monitorado, sua pressão arterial controlada e o hematócrito mantido em níveis >30%. Deve ser posicionado na mesa cirúrgica ou no leito deitado sobre o lado do pulmão doente, com cabeceira inclinada em leve declive em relação ao tórax, para facilitar a saída do sangue e proteger o pulmão contralateral.

A broncoscopia rígida é o método de escolha para a situação. Após anestesia tópica e sedação ou anestesia geral, conforme o caso, o aparelho é introduzido na traqueia e um aspirador potente é utilizado para liberar as vias aéreas de sangue e coágulos. Após essa aspiração inicial, o aparelho poderá ser direcionado para o brônquio-fonte contralateral ao sangramento e o paciente ventilado, preferencialmente por meio de *jet ventilation*, até que a saturação de O_2 arterial se normalize. Feito isso, direciona-se o broncoscópio para o brônquio-fonte ipsilateral ao sangramento e inicia-se o controle objetivo da hemoptise. Essa alternância entre ventilação e abordagem terapêutica endoscópica é mantida até que se obtenha o controle total da situação ou se defina pela necessidade de outros métodos auxiliares.

O controle da hemoptise pode ser feito mediante a instilação de solução salina gelada, acrescida ou não de epinefrina, em alíquotas de 50 a 100mL, que são aspiradas após cerca de 10 a 15 segundos. Esse método garante controle ao menos temporário da hemoptise maciça em cerca de 95% dos casos, permitindo que métodos propedêuticos auxiliares sejam realizados, com estabelecimento preciso do nexo causal e da estratégia terapêutica definitiva.

O tamponamento brônquico com balonetes tipo Fogarty pode ser tentado, mas oferece resultados inferiores em relação à irrigação pulmonar. Os tubos de duplo lúmen, devido à sua luz estreita (o que torna grande a chance de obstrução) e à dificuldade para seu posicionamento, não constituem a primeira opção no manejo da hemoptise maciça.

A embolização bronquial vem se firmando cada vez mais como medida de paliação e, até mesmo, de tratamento definitivo nos casos de hemoptise maciça. Atualmente, exceto nos pacientes exsanguinantes, a alternativa preferencial é a cirurgia, ao menos na emergência. Em razão da complexidade da circulação brônquica e da intensa neovascularização associada aos episódios de hemoptise, a recidiva após embolização pode chegar a 60% dos casos.

Radioterapia, drenagem tubular externa da cavidade e colapsoterapia podem ser utilizadas em casos selecionados, especialmente nos pacientes com risco cirúrgico proibitivo para cirurgias de ressecção pulmonar.

O tratamento cirúrgico ainda tem papel de destaque no manejo da hemoptise. Deve ser realizada preferencialmente de maneira eletiva, após controle do episódio de sangramento ativo, devido, principalmente, ao risco de contaminação contralateral peroperatória e do sangramento aumentado associado à dissecção de aderências pleuropulmonares. Presta-se ao controle de hemoptises com sítio de sangramento localizado, em pacientes com função pulmonar adequada, e inclui ressecções menores, como segmentectomias, ou maiores, como lobectomias ou mesmo pneumonectomias. No caso de neoplasias, a doença deve ser ressecável e sem metástases a distância. Hemoptise secundária a estenose mitral necessita de cirurgia cardíaca; e doenças difusas, de medidas não cirúrgicas.

A cirurgia surge como grande opção no manejo das já citadas doenças neoplásicas, bronquiectasias com bola fúngica e demais sequelas localizadas. Pode ser realizada eletivamente e também em caráter de urgência, 24 a 48 horas após a interrupção do sangramento, naqueles pacientes nos quais se percebem grandes chances de recidiva e/ou com história de episódios prévios. Em casos extremos é indicada na vigência do sangramento, especialmente quando a embolização não estiver disponível.

Bibliografia

Andrade Filho LO. Cirurgia torácica. 1. ed. Cultura Médica, 2007.

Mal H, Rullon I, Mellot F et al. Immediate and long term results of bronchial artery embolization for life-threatening hemoptises. Chest 1999.

Normando Jr GR, Moraes LAR. Traumatismo torácico. 21. ed. EDUFPA, 2007.

Pearson, FG. Pearson's thoracic & esophageal surgery. 3. ed. Churchill Livingstone, 2008.

Santiago SM, Lehman S, Williams AJ. Bronchoscopy in patients with haemoptysis and normal chest roentenogram. Br J Dis Chest 1987.

PARTE B ■ Pneumotórax

Rodrigo Veloso Rossi
André Felipe Z. B. de Andrade

INTRODUÇÃO

O pneumotórax consiste em uma das situações mais usuais na rotina do cirurgião de tórax e também dos médicos emergencistas ou intensivistas. Apesar de comum, pode ter causas e apresentações clínicas bastante variadas, o que se reflete na necessidade de adoção de condutas também diversas. O objetivo deste capítulo é contextualizar as diferentes etiologias, formas de apresentação e modalidades de tratamento do pneumotórax, sugerindo formas de abordagem seguras e racionais para cada situação.

O pneumotórax pode ser definido como a presença de ar no espaço pleural, com colapso pulmonar secundário. A quantidade de ar no espaço pleural e o grau de colapso pulmonar, associados às condições do parênquima pulmonar subjacente e à presença de lesões ou comorbidades existentes, determinarão a gravidade do quadro clínico e definirão a sequência propedêutica e terapêutica a ser executada.

ETIOLOGIA E EPIDEMIOLOGIA

O pneumotórax pode ser classificado como espontâneo, pós-traumático ou iatrogênico.

O pneumotórax espontâneo primário ocorre, geralmente, em pacientes jovens, sem evidências clínicas ou radiológicas de doença de base, e decorre da ruptura de pequenas bolhas subpleurais (*blebs*) localizadas, em geral, em segmentos pulmonares apicais, onde a distensão alveolar é maior em virtude da maior negatividade da pressão intrapleural. O pneumotórax é mais comum em pacientes do sexo masculino, longilíneos e tabagistas, e as estatísticas norte-americanas são de 6 a 7/100.000 homens e 1 a 2/100.000 mulheres, com evidências de incidência familiar.

O pneumotórax espontâneo secundário está relacionado, geralmente, com a presença de doença pulmonar de base, principalmente doença pulmonar obstrutiva crônica (DPOC), mas pode associar-se a diversas outras condições, como fibrose cística, neoplasias, síndrome da imunodeficiência adquirida (AIDS) (geralmente decorrente das lesões provocadas por infecção pelo *Pneumocystis carinii*), TBC, pneumonias necrosantes, doenças inflamatórias e período menstrual (pneumotórax catamenial).

O pneumotórax traumático decorre das diversas causas de trauma que levam a lesões da parede torácica, da árvore respiratória ou do esôfago. Constitui, talvez, o grupo mais heterogêneo, e sua apresentação pode variar desde um achado incidental à radiografia de tórax até quadros dramáticos de pneumotórax hipertensivos ou abertos, além da sepse muitas vezes associada ao diagnóstico tardio da lesão esofágica.

O pneumotórax iatrogênico é causado por intervenções dos profissionais de saúde no paciente em ambiente hospitalar ou pré-hospitalar, podendo ser citadas como suas maiores causas as manipulações invasivas dirigidas à caixa torácica, como punções de acessos venosos centrais, toracocenteses e biópsias, intubação traqueal e sondagem esofagogástrica, além da ventilação mecânica, que pode levar ao barotrauma.

FISIOPATOLOGIA

O espaço pleural é, em condições normais, virtual. Corresponde à superfície de contato entre as pleuras visceral, que envolve os pulmões, e parietal, que envolve internamente a parede torácica, o diafragma e o mediastino. A pressão no espaço pleural, no paciente em repouso, é negativa. Ela é formada pela oposição das forças elásticas da parede torácica, uma estrutura semirrígida com tendência à expansão, e dos pulmões, órgãos de grande elasticidade e que tendem ao colabamento. Essa negatividade é maior no ápice do que na base do hemitórax, o que favorece maior distensão dos alvéolos apicais (este conceito de gradiente de pressão intrapleural será importante para a compreensão de alguns aspectos relacionados com o pneumotórax espontâneo primário).

Uma vez rompida a integridade anatomofuncional da pleura, a negatividade da pressão intrapleural faz com que ocorra um fluxo preferencial do meio de maior pressão, seja o meio externo (p. ex., no caso de traumatismos), seja a árvore respiratória (p. ex., no caso de ruptura de bolhas pleurais), para o de menor pressão, que é o espaço pleural. Essa entrada de ar provoca o colapso pulmonar e os sintomas decorrentes dessa alteração. Quando o fluxo aéreo é pequeno, com acúmulo de pequena quantidade de ar no espaço pleural e discreto colabamento pulmonar, os sintomas são leves e muitas vezes nem sequer valorizados pelo paciente. Em caso de um fluxo de grande volume, o colapso pulmonar é intenso, podendo haver dificuldade respiratória extrema e colapso cardiocirculatório devido à hipertensão pleural e ao desvio mediastinal.

PATOLOGIA

Independente da causa, quando uma comunicação entre o pulmão e o espaço pleural é estabelecida, ocorre um fluxo aéreo do primeiro para o segundo, até que se atinja o equilíbrio entre a pressão atmosférica e a pressão no espaço pleural. O mesmo mecanismo de compensação de diferenças de pressão acontece quando uma comunicação se forma entre a cavidade pleural e o meio externo devido à lesão da parede torácica.

Ocorrem, então, hipoventilação alveolar e hipoxemia, verificadas a partir de um volume de ar no espaço pleural que ocupe cerca de 20% deste. Ocorre redução da capacidade vital, capacidade pulmonar total e capacidade residual funcional. Além da redução da ventilação, o colapso pulmonar pode provocar *shunt* intrapulmonar, agravando a hipoxemia. Com a permanência do colapso, a produção de surfactante diminui e a resistência vascular local aumenta.

Em casos extremos, o acúmulo progressivo de ar no espaço pleural sem uma via de saída leva ao desenvolvimento de uma pressão intrapleural positiva na fase expiratória, alteração definida como pneumotórax hipertensivo. Essa é uma verdadeira emergência médica, potencialmente letal se não tratada com presteza. Além da pressão transmitida ao mediastino, com redução do retorno venoso, o pneumotórax hipertensivo leva à oxigenação tecidual inadequada do miocárdio, e ambas as alterações levam à redução do débito cardíaco, perpetuando o quadro de hipoperfusão e hipo-oxigenação tissular.

Descritas as alterações comuns a todos os quadros de pneumotórax, algumas peculiaridades relacionadas com as principais causas dessa entidade merecem comentários.

O pneumotórax espontâneo primário decorre da ruptura das chamadas *blebs*, que são pequenas coleções aéreas subpleurais, de colo estreito, formadas a partir da ruptura alveolar e do aprisionamento de ar entre as camadas elásticas da pleura visceral. Ocorrem, geralmente, nos lobos superiores e nos segmentos superiores dos lobos inferiores, e podem ser chamadas de bolhas pulmonares tipo 1.

As bolhas pleurais, principal etiologia do pneumotórax espontâneo secundário, decorrem da destruição das paredes alveolares nos pacientes portadores de DPOC. São análogas às *blebs*, porém secundárias a um processo de destruição tecidual muito mais intenso. As chamadas tipo 2 têm base larga, e as do tipo 3 têm base que se estende profundamente no parênquima pulmonar.

Os quadros infecciosos e neoplásicos podem levar à formação de pneumotórax, principalmente por necrose do parênquima pulmonar e secundário escape aéreo para o espaço pleural.

A patologia do pneumotórax catamenial permanece obscura, e a suspeita atual é que uma combinação de fatores, como implantes endometriais, aumento dos níveis de prostaglandinas, levando à vasoconstrição pulmonar, e até mesmo passagem de ar pelo colo do útero para abdome e daí para o tórax, através de poros diafragmáticos, esteja implicada em sua gênese.

A patologia dos pneumotórax traumáticos é tão diversa quanto são os agentes vulnerantes, e pode decorrer de lesões viscerais ou parietais.

O pneumotórax decorrente da ruptura esofagiana na síndrome de Boerhaave não se constitui no aspecto mais relevante dessa entidade, cujo tratamento imediato se impõe, principalmente, devido ao risco de sepse secundária à contaminação do mediastino e do espaço pleural.

ABORDAGEM CLÍNICA

Os principais sintomas associados ao pneumotórax são dor torácica e dispneia, cuja intensidade guarda relação com a quantidade de ar no espaço pleural e consequente colapso pulmonar, porém essa não é uma relação linear. Pacientes jovens e sem comorbidades toleram bem o colapso pulmonar parcial e eventualmente total e costumam procurar atendimento horas ou até mesmo dias após o início dos sintomas. Por outro lado, pacientes idosos, com reserva funcional cardiopulmonar diminuída, podem apresentar queixas importantes associadas a pequenos acúmulos de ar no espaço pleural.

O exame físico pode ser pobre em informações, e até mesmo inalterado em casos de pequenos pneumotórax. Os achados clássicos incluem diminuição da expansibilidade do hemitórax afetado, associada a aumento de volume ipsilateral, além de diminuição dos sons respiratórios, hipertimpanismo à percussão e, na maioria dos casos, taquicardia. O enfisema de partes moles é alteração relativamente comum nos pneumotórax secundários, principalmente traumáticos e iatrogênicos. Em casos de pneumotórax traumáticos ou iatrogênicos, lesões na parede torácica são muitas vezes faróis que direcionam o médico assistente para o diagnóstico correto.

Caso ocorra escape aéreo em grande quantidade para o espaço pleural, uma condição de hipertensão se instala no hemitórax acometido. Os sintomas de dor torácica, dispneia e taquicardia se acentuam. O paciente apresenta, geralmente, grande ansiedade, e a deterioração hemodinâmica, com sintomas de baixo débito cardíaco, pode acontecer rapidamente, com evolução para óbito nos casos não diagnosticados e tratados prontamente. Atenção especial deve ser dada aos pacientes em ventilação mecânica, pois a pressão ventilatória positiva desses aparelhos é fator de risco para o aumento rápido de volume do pneumotórax, e a impossibilidade de o paciente relatar suas queixas pode levar a atrasos diagnósticos fatais.

DIAGNÓSTICO POR IMAGEM

A radiografia de tórax, preferencialmente em posteroanterior (PA), permanece como o método de escolha para diagnóstico do pneumotórax. Os pacientes acamados devem ser submetidos a radiografia em AP, e o exame realizado em expiração pode auxiliar o diagnóstico de pequenos pneumotórax não identificados no exame realizado com a técnica convencional.

Considerando as três dimensões do espaço pleural, constata-se que a distância da superfície pulmonar de 1cm da pleura parietal em todo o contorno do pulmão denota um pneumotórax que ocupa cerca de 25% do espaço pleural e pode ser considerado pequeno; se a distância for de 2cm, o pneumotórax ocupa cerca de 50% do hemitórax e exige atenção imediata. Um pneumotórax de até 3cm exclusivamente no ápice do hemitórax também pode ser considerado pequeno.

A TC de tórax não é exame de rotina para diagnóstico do pneumotórax, mas pode mostrar pequenos pneumotórax não identificados à radiografia simples, além de contribuir na definição de lesões associadas (p. ex., bolhas pulmonares).

Mais uma vez é importante lembrar que o pneumotórax hipertensivo é condição potencialmente letal, que exige tratamento imediato, e seu diagnóstico é eminentemente clínico, e não radiológico.

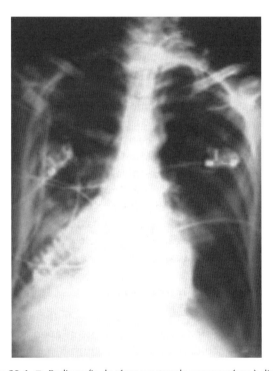

Figura 29.4 ■ Radiografia de tórax mostrando pneumotórax à direita.

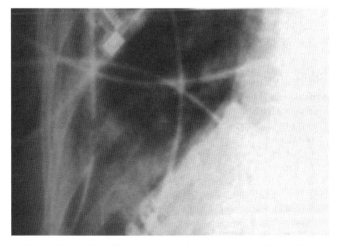

Figura 29.5 ■ Detalhe do pneumotórax mostrado na Figura 29.4.

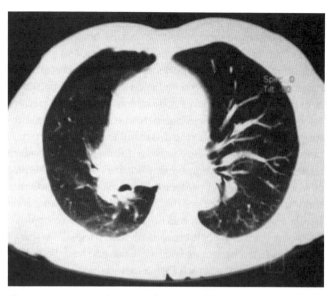

Figura 29.6 ■ Corte de tomografia mostrando pequeno pneumotórax à direita não identificado previamente em radiografia de tórax.

DIAGNÓSTICO DIFERENCIAL

Conforme comentado previamente, o pneumotórax pequeno pode ser oligossintomático e muitas vezes é confundido com uma simples dor osteomuscular, sendo o diagnóstico realizado eventualmente apenas após a falha do tratamento com analgésicos. Pacientes com queixas de dor torácica e dispneia são muitas vezes investigados quanto à presença de angina ou tromboembolismo pulmonar antes de terem firmado seu diagnóstico verdadeiro.

Os pneumotórax traumáticos, apesar de geralmente associados a outras lesões cujos sintomas incluem dor e dispneia, costumam ser diagnosticados rapidamente em virtude de a radiografia de tórax ser geralmente parte integrante do atendimento desses pacientes, ao menos nos centros com experiência no atendimento a vítimas de trauma.

A radiografia de tórax pode mostrar imagens sugestivas de pneumotórax que na verdade correspondem a bolhas pulmonares, principalmente naqueles pacientes portadores de DPOC. A avaliação cuidadosa desses pacientes e o estabelecimento de diagnóstico correto são de extrema importância, pois a drenagem inadvertida de uma bolha pulmonar pode gerar um problema de difícil controle e grande morbidade.

TRATAMENTO

O tratamento pode variar desde simples observação clínica até cirurgia de emergência, nos casos relacionados com traumatismos graves.

Os pacientes com pneumotórax espontâneo primário, sem história de episódios prévios, devem ser submetidos à avaliação clínica e radiológica. Caso não apresentem sintomas importantes e o pneumotórax seja pequeno, podem ser observados em regime hospitalar por 24 horas e liberados para controle ambulatorial, caso não apresentem piora clínica ou radiológica nesse período. A toracostomia com drenagem em selo d'água está indicada nos casos de pacientes com pneumotórax maiores e/ou sintomáticos. Esses pacientes necessitam de analgesia generosa e fisioterapia respiratória efetiva para otimização dos resultados da drenagem. A persistência do escape aéreo após o quinto dia da drenagem torácica é indicação de tratamento cirúrgico, feito, preferencialmente, por meio da videotoracoscopia (VATS). Esse método apresenta menor morbidade e permite a ligadura da fístula aérea e a pleurectomia ou pleurodese com o objetivo de promover a aderência entre as pleuras parietal e visceral, diminuindo as chances de recidiva. Caso não haja disponibilidade de recursos para VATS, a toracotomia é a opção mais adequada. A ausência de reexpansão pulmonar adequada após drenagem torácica pode ser indicação de tratamento cirúrgico no primeiro episódio de pneumotórax espontâneo primário, desde que excluídas obstruções endobrônquicas que expliquem a persistência do colapso.

Caso o paciente compareça à unidade de pronto-atendimento com quadro de pneumotórax e relatando episódio prévio, a conduta cirúrgica é a mais adequada. Isso é justificado porque, enquanto a possibilidade de um paciente com episódio isolado apresentar um segundo episódio é de cerca de 20% a 30%, as chances de um paciente com relato de episódio prévio apresentar um terceiro ultrapassam os 80%.

A toracocentese pode ser tentada como alternativa ao dreno torácico no pneumotórax moderado, pois muitas vezes a fístula aérea já se encontra fechada no momento em que o paciente procura atendimento médico. O paciente deve ser observado em regime hospitalar por 24 horas após o procedimento, sendo liberado para controle ambulatorial em caso de ausência de recidiva do pneumotórax à radiografia de controle. Caso contrário (isto é, se houver recidiva do pneumotórax), o paciente deverá ser submetido à toracostomia com drenagem torácica.

A abordagem do pneumotórax espontâneo secundário é análoga àquela descrita para o primário, com algumas ressalvas. Por tratar-se de um grupo de pacientes com reserva funcional reduzida, a indicação de toracostomia deve ser mais liberal e a observação, mais cuidadosa. A toracocentese deve ser evitada nos casos eletivos devido à possibilidade de lesão de bolhas e à presença de aderências pleuropulmonares, e por esse mesmo motivo a drenagem deve ser feita com muito cuidado. A indicação cirúrgica deve levar em conta as condições clínicas do paciente, e geralmente a VATS é a melhor opção.

Os pneumotórax traumáticos podem ter origem e magnitude diversas, e exigem estratégias de abordagem variadas. O princípio básico é a toracostomia com drenagem fechada, e a conduta cirúrgica é indicada quando esse procedimento não é suficiente para controle da situação, como, por exemplo, nos casos de fístulas aéreas maciças secundárias às lesões de traqueia intratorácica e pneumotórax abertos, entre outros.

O pneumotórax hipertensivo exige abordagem imediata para descompressão do espaço pleural. Muitas vezes, o tempo gasto na preparação do material para drenagem torácica tecnicamente adequada é incompatível com a urgência da situação, e por isso recomenda-se a toracocentese com jelco calibroso (14F) na borda superior do segundo espaço intercostal, no nível da linha hemiclavicular, como medida emergencial para descompressão, e posterior drenagem do hemitórax comprometido.

Em linhas gerais, é possível afirmar que os pneumotórax de causas infecciosas e neoplásicas são tratados com drenagem torácica em selo d'água, sendo o tratamento da doença de base o principal foco do médico assistente. A conduta cirúrgica é necessária ao controle de algumas situações específicas, como fístulas aéreas prolongadas ou associação com empiema.

O tratamento dos pneumotórax catameniais consiste em hormonioterapia associada à abordagem cirúrgica, sendo o episódio agudo conduzido de maneira semelhante à de qualquer outro caso de pneumotórax espontâneo secundário.

Finalmente, vale a ressalva de que todo e qualquer paciente portador de pneumotórax que estiver em uso de ventilação mecânica ou métodos não invasivos para manutenção de pressão expiratória positiva deve ser conduzido com drenagem torácica fechada em selo d'água, não sendo adequada a conduta expectante.

PROFILAXIA E PREVENÇÃO

Das variáveis passíveis de controle individual, a cessação do tabagismo pode ser seguramente apontada como a principal medida para evitar o aumento na incidência dos casos de pneumotórax, tanto o secundário, cuja causa mais frequente é a DPOC, como o primário, cuja incidência é estatisticamente maior nos tabagistas.

Medidas socioeducativas podem ter impacto na redução dos casos de trauma e medidas higienossanitárias nos quadros de TBC e demais infecções pulmonares.

Bibliografia

Andrade Filho LO. Cirurgia torácica. 1. ed. Cultura Médica, 2007.

Baumann MH, Strange C, Heffner JE et al. Management of spontaneous pneumothorax: an American College of Chest Physicians Delphi Consensus Statement. Chest 2001; 119(2):590.

Deslauriers J, Lacquet LK. Surgical management of pleural diseases. In: Deslauriers J, Lacquet LK (eds.) International trends in general thoracic surgery. Vol. 6. St. Louis: Mosby-Year Book, 1990.

Light RW. Pleural diseases. 4. ed. Philadelphia: Lea & Febiger, 2001.

Normando Jr GR, Moraes LAR. Traumatismo torácico. 21. ed. EDUFPA, 2007.

Pearson F Griffith. Pearson's thoracic & esophageal surgery. 3. ed. Churchill Livingstone, 2008.

PARTE C ■ Empiema Pleural

Rodrigo Veloso Rossi

"Pacientes com pleuris, os quais desde o início têm escarro com diferentes cores ou consistência, morrem no terceiro ou quinto dia. Se eles sobreviverem, poderão morrer no sétimo ou nono dia ou tornar-se supurativos em torno do 11º dia. Quando a cavidade pleural é aberta e o pus flui branco, o paciente sobrevive, mas se estiver misturado com sangue, turvo e mal cheiroso, ele morrerá."
Hipócrates (460-370 a.C.)

INTRODUÇÃO

A precisão com que Hipócrates descreveu aspectos relacionados com o diagnóstico e o tratamento do empiema pleural é notável. A despeito dos avanços na técnica operatória, e principalmente no desenvolvimento da antibioticoterapia, o princípio contido no trecho citado ainda é a base do tratamento do empiema: a drenagem da coleção purulenta. Nesta Parte do capítulo serão discutidos, à luz dos conhecimentos atuais, os fundamentos para a abordagem correta dessa patologia ainda tão prevalente.

Definido como a presença de pus no espaço pleural, o empiema decorre, principalmente, da contaminação desse espaço secundária às infecções pulmonares, podendo contudo advir de violação da parede torácica e através do mediastino e do diafragma.

O espaço pleural normal é resistente a infecções, mas quando ele se encontra parcialmente preenchido por ar, sangue ou outros fluidos, torna-se suscetível. Ainda que a abordagem do empiema varie conforme a virulência do patógeno, a origem da infecção, o tempo decorrido entre o início do quadro e seu diagnóstico (e consequentemente a fase em que a doença se encontra), as condições gerais do paciente e o estado do parênquima pulmonar subjacente, os princípios e objetivos de seu tratamento sempre incluem a drenagem da coleção, a antibioticoterapia e o correto tratamento da doença de base causadora da infecção pleural.

EPIDEMIOLOGIA

Cerca de 36% a 57% das infecções pulmonares cursam com derrames parapneumônicos, mas apenas 5% desses casos evoluem para empiema. Tanto nesses pacientes como naqueles nos quais o empiema apresenta etiologia diversa da pneumonia, a prevalência da infecção pleural é maior nos pacientes idosos, com baixo nível socioeconômico e debilitados por comorbidades ou maus hábitos de vida. Diabetes, DPOC, alcoolismo, uso de drogas e imunossupressão são algumas das situações associadas a maior prevalência do empiema.

Os índices de mortalidade variam imensamente conforme a população estudada, indo de 1%, em pacientes jovens e sem comorbidades, a mais de 40%, em pacientes imunocomprometidos, principalmente quando a causa do empiema está relacionada com germes adquiridos no ambiente hospitalar.

ETIOLOGIA

Quase 60% dos casos de empiema pleural decorrem da contaminação de derrames parapneumônicos por bactérias originárias do parênquima pulmonar infectado. Os procedimentos cirúrgicos torácicos respondem por cerca de 20% dos casos, sendo a pneumonectomia a causa mais comumente associada. O traumatismo torácico é a terceira causa mais frequente (10%), principalmente o traumatismo penetrante associado a hemopneumotórax, pois o sangue é excelente meio de cultura para os germes que penetram através da parede torácica (seja juntamente com o agente vulnerante, seja através da toracostomia para inserção de dreno torácico) ou que contaminam o espaço pleural secundário a pneumonias, tão comuns nesse grupo de pacientes. Causas menos comuns de empiema pleural incluem manipulações torácicas menores (toracocenteses, biópsias pleurais etc.) e infecções originárias de órgãos ou estruturas contíguas à pleura, como, por exemplo, abscessos subfrênicos, que podem levar à contaminação transdiafragmática do espaço pleural, ou mediastinites resultantes de perfurações esofagianas ou infecções descendentes a partir de focos dentários.

FISIOPATOLOGIA E PATOLOGIA

Existe atualmente uma prevalência dos micro-organismos anaeróbios na maioria dos casos de empiema, tanto isoladamente (35% dos casos) como associados a micro-organismos aeróbios (40% dos casos). Crianças com menos de 2 anos de idade que apresentem derrame de rápida progressão associado a toxemia importante levantam suspeita de infecção por estafilococos. Empiemas pós-operatórios têm maior associação com germes gram-negativos, que também são responsáveis, associados aos germes anaeróbios, pela maioria dos casos de empiema nos pacientes imunossuprimidos. Os germes aeróbios, relacionados com a maioria dos casos de empiema na era pré-antibiótica, ainda são, isoladamente, responsáveis por cerca de 24% dos casos nos dias atuais.

Durante o curso de uma pneumonia, o espaço pleural, outrora virtual e ocupado apenas por uma pequena quantidade de fluido transudativo, pode tornar-se um espaço real, ocupado pelo derrame parapneumônico resultante da inflamação pleural, que altera a permeabilidade da superfície mesotelial. Esse derrame promove a rápida multiplicação bacteriana por diversas características que inibem os mecanismos de imunidade celular e humoral, levando à formação do empiema, nos casos não tratados de maneira apropriada.

Nos empiemas pós-traumáticos, a contaminação do espaço pleural pode ocorrer devido ao agente vulnerante, à presença do dreno torácico ou secundário à infecção pulmonar. Relaciona-se geralmente, com a presença de coágulo residual, que se infecta secundariamente a alguma das maneiras descritas. A presença de ar associado ao hemotórax residual (hemopneumotórax) está associada a maiores índices de infecção do que nos hemotórax exclusivos.

Independentemente de sua origem, é possível distinguir três fases evolutivas diferentes na infecção do espaço pleural: (1) o estágio exsudativo, (2) o fibrinopurulento e (3) o organizativo. Esses estágios são baseados na história natural da doença e sua identificação é de grande valia na elaboração da melhor estratégia para abordagem terapêutica.

O estágio exsudativo caracteriza-se pelo acúmulo rápido de fluido, ainda estéril em boa parte dos casos, que acontece na primeira semana de evolução da doença. Pode haver pequeno depósito de fibrina, porém não existe dificuldade para a reexpansão pulmonar após a exoneração do derrame.

O estágio fibrinopurulento sucede ao exsudativo, estende-se pelas próximas 2 semanas e caracteriza-se por acúmulo de fibrina em grande quantidade, principalmente na pleura parietal, podendo formar loculações que dificultam a exoneração do derrame. O pulmão ainda é capaz de expandir-se, desde que o derrame seja adequadamente drenado.

Após a terceira semana começa a fase de organização. Nessa fase, a proliferação de fibroblastos e a deposição de colágeno nas pleuras visceral e parietal levam à formação de uma membrana fibrosa, que impede a reexpansão do pulmão.

Vale lembrar que as fases descritas fazem parte de um processo contínuo e não constituem divisões rígidas.

QUADRO CLÍNICO

O quadro clínico é bastante variado, dependendo do tipo de micro-organismo e dos demais fatores causais associados, do estágio da doença e de fatores inerentes ao paciente. Pode ir desde um quadro frustro até situações de grande toxemia.

Febre, dispneia, tosse e dor torácica são os sintomas mais comuns, sendo mais prevalentes na fase exsudativa, principalmente nos quadros associados a micro-organismos aeróbios. Diminuição dos sons respiratórios e da expansibilidade pulmonar e macicez à percussão estão usualmente presentes. Nas infecções por anaeróbios, além de febre e tosse, podem surgir prostração, perda de peso e outros sintomas de quadros consumptivos.

Com a evolução da doença, o organismo tenta limitar o processo inflamatório e infeccioso pleural com a pro-

gressiva organização do derrame mediante a exsudação de fibrina, proliferação de fibroblastos e produção de colágeno. Os sintomas de infecção aguda tendem a regredir e é possível observar um controle da sepse, quando esse processo é bem-sucedido, ou manifestações decorrentes da perpetuação do processo infeccioso, com disseminação da infecção para estruturas contíguas (p. ex., osteomielite em arcos costais e vértebras) ou a distância, levando inclusive o paciente ao óbito.

Outras alterações presentes na cronificação do processo são o fibrotórax, no qual a intensa fibrose das pleuras parietal e visceral leva à retração dos espaços costais e à diminuição volumétrica do hemitórax comprometido, e as drenagens espontâneas para o meio externo (empiema de necessidade) ou para a árvore respiratória (fístula broncopleural).

EXAMES COMPLEMENTARES

O diagnóstico do empiema é baseado, além do quadro clínico, em alterações radiológicas e na análise de amostra do líquido pleural.

A radiografia de tórax, o primeiro exame a ser realizado, pode definir a presença de líquido no espaço pleural, principalmente quando associadas incidências em perfil e/ou decúbito lateral com raios horizontais ao exame em anteroposterior (AP) ou PA. O derrame deve ser então puncionado e analisado em suas características físicas, bioquímicas e microbiológicas. Caso o líquido obtido seja purulento, está estabelecido o diagnóstico de empiema, e o tratamento deverá ser instituído. Nos casos em que o aspecto do líquido é insuficiente para confirmar o diagnóstico, as análises bioquímica e microbiológica indicarão a conduta a ser adotada.

pH <7, glicose <50 e LDH >1.000 definem derrame parapneumônico complicado, e a presença de micro-organismos coráveis ao Gram ou em culturas confirma infecção do espaço pleural. É importante lembrar que a análise bioquímica é realizada apenas nos casos de derrame parapneumônico, não tendo utilidade na suspeita de empiema secundário a infecção do hemotórax retido. Nesses casos, solicita-se apenas a análise microbiológica.

Nem sempre a radiografia é suficiente para definir a presença de líquido no espaço pleural. A hipotransparência obeservada pode ser resultado de consolidação parenquimatosa, atelectasia ou contusão pulmonar. Para esclarecimento desses casos, a TC é o método de escolha, mostrando com precisão não apenas a presença de líquido, mas também a de loculações pleurais e a densidade do derrame, informações úteis no planejamento terapêutico. Outra alternativa é a ultrassonografia (US) torácica, exame de baixa complexidade, passível de realização no leito do paciente e que consegue definir a presença de líquido no espaço pleural com precisão de até 95%. Contudo, é um

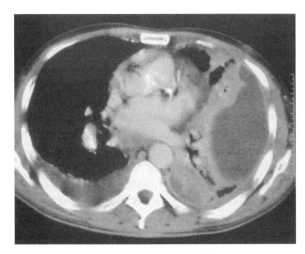

Figura 29.7 ■ Empiema loculado, fase 2, visto à TC.

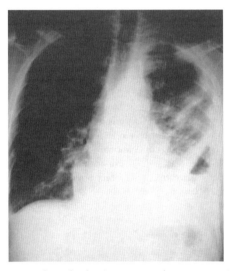

Figura 29.8 ■ Radiografia de tórax mostrando não expansão do pulmão após drenagem torácica em selo d'água.

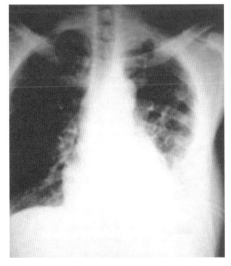

Figura 29.9 ■ Radiografia de tórax no primeiro dia pós-operatório de toracoscopia, mostrando reexpansão pulmonar e persistência de hipotransparência em base esquerda, correspondente ao processo pneumônico associado.

exame muito menos preciso que a TC na análise das características do derrame, além de ser examinador-dependente, o que faz com que ele seja mais bem aproveitado nos casos em que não se dispõe de TC e nos pacientes cuja gravidade impede o transporte até o tomógrafo.

DIAGNÓSTICO DIFERENCIAL

Os principais diagnósticos diferenciais do empiema pleural consistem em outras alterações pleuropulmonares que levem a alterações radiológicas semelhantes.

Derrames pleurais de etiologia não infecciosa são cogitados por história clínica sugestiva de doenças potencialmente causadoras de derrame pleural, como a insuficiência cardíaca, a cirrose e a insuficiência renal, e a dúvida se desfaz com o tratamento clínico desses pacientes, que leva à redução do derrame, e em última instância com a análise do líquido obtido pela toracocentese.

O abscesso pulmonar, por sua vez, muitas vezes se torna um diagnóstico diferencial desafiador, por apresentar sintomatologia semelhante e por guardar semelhanças com o empiema até mesmo no aspecto tomográfico, em alguns casos. O não respeito aos limites das cissuras, o aspecto geralmente biconvexo, com grande interface com a parede torácica, e a presença de atelectasia compressiva junto à coleção são sinais fortemente sugestivos de empiema.

TRATAMENTO

O tratamento do empiema se apoia em três alicerces: a antibioticoterapia apropriada, a remoção do foco da infecção e a reexpansão pulmonar.

A antibioticoterapia varia conforme o agente etiológico, e sua utilização independe da fase da doença. A exoneração da coleção e a subsequente reexpansão pulmonar, por outro lado, são obtidas por métodos variados, conforme o estágio do empiema.

Na fase exsudativa, a toracostomia com drenagem fechada em selo d'água é suficiente para garantir os objetivos citados. Caso a análise do líquido à toracocentese mostre derrame parapneumônico não complicado (pH >7 e glicose >50, sem bactérias ao Gram ou cultura), a exoneração através da própria toracocentese é geralmente suficiente.

A fase fibrinopurulenta, por tratar-se de um período de transição, comporta diversas alternativas. Nos casos de abordagem ainda precoce, em que a quantidade de fibrina depositada no espaço pleural ainda é pequena, pode bastar a toracostomia com drenagem em selo d'água. Nos casos de abordagem mais tardia, a grande quantidade de fibrina acumulada forma loculações e restringe parcialmente a reexpansão pulmonar, tornando necessária a abordagem por meio de métodos cirúrgicos mais complexos. A toracoscopia, por visão direta (pleuroscopia) ou com auxílio de videotoracoscopia (VATS), é excelente alternativa, por ser método pouco invasivo, com baixa morbidade e alta efetividade. Na falta de recursos para a toracoscopia, a toracotomia mínima com preservação muscular aparece como alternativa bastante adequada.

À medida que ocorre a cronificação do empiema, métodos cirúrgicos minimamente invasivos tornam-se insuficientes para a resolução do problema. Como já comentado, a fase organizativa caracteriza-se pela formação de membrana fibrosa firmemente aderida à pleura visceral, o que impede a reexpansão pulmonar. Nesses casos, a decorticação pulmonar por meio de toracotomia é a cirurgia capaz de garantir esse objetivo, desde que o pulmão subjacente esteja em condições de encher-se de ar e ocupar o espaço pleural. Quando se consegue prever que o pulmão ainda apresenta consolidação pneumônica que torna pouco provável a reexpansão imediata, a melhor estratégia consiste em garantir o controle da sepse mediante a exoneração do conteúdo da loja empiemática, deixando a decorticação para momento mais oportuno. Essa etapa intermediária pode ser obtida de modo muito satisfatório com a drenagem aberta da cavidade pleural, por meio de pleurostomia clássica ou com o posicionamento de dreno tubular curto sem conexão ao selo d'água e higienização da loja com soro fisiológico a 0,9%. A drenagem aberta constitui, também, a melhor alternativa para os pacientes cujo estado debilitado torna arriscada a decorticação pulmonar, que é procedimento cruento e de maior complexidade.

O uso de fibrinolíticos através do dreno torácico já foi visto com algum entusiasmo, mas estudos mais recentes mostraram que eles são menos efetivos para o controle do empiema do que se supunha, sendo seu uso pouco comum no Brasil.

PROFILAXIA

Sendo o empiema majoritariamente relacionado com a pneumonia bacteriana, sua prevenção mais eficaz consiste no tratamento precoce e efetivo da infecção pulmonar e, quando possível, na prevenção desta.

Nos empiemas pós-operatórios, o controle da contaminação do sítio cirúrgico é a melhor estratégia de prevenção.

Nos pacientes vítimas de trauma, cuidados de antissepsia na drenagem torácica, analgesia adequada e fisioterapia respiratória somam-se ao rápido reconhecimento e tratamento do hemopneumotórax residual como principais medidas na prevenção do empiema.

Bibliografia

Andrade Filho LO. Cirurgia torácica. 1. ed. Cultura Médica, 2007.

Deslauriers J, Lacquet LK. Surgical management of pleural diseases. In: Deslauriers J, Lacquet LK (eds.) International trends in general thoracic surgery. Vol. 6. St. Louis: Mosby-Year Book, 1990.

Lee SF, Lawrence D, Booth H, Morris-Jones S, Macrae B, Zumla A. Thoracic empyema: current opinions in medical and surgical management. Current Opinion in Pulmonary Medicine 2010.

Light RW. Pleural diseases. 4. ed. Philadelphia: Lea & Febiger, 2001.

Shiraishi Y. Surgical treatment of chronic empyema. Gen Thorac Cardiovasc Surg 2010.

SEÇÃO IV

Emergências Neurológicas e Psiquiátricas

CAPÍTULO 30

Coma

Márcio Nattan

Rafael Papatella

José Carlos Serufo

INTRODUÇÃO

A consciência pode ser sumariamente definida como a capacidade de o indivíduo perceber a si próprio e ao ambiente e de com este estabelecer interações. Para que isso ocorra, é fundamental o bom funcionamento de três estruturas básicas que mantêm íntima correlação: sistemas vitais (circulatório, respiratório, hepático etc.), sistema reticular ativador ascendente (SRAA) e córtex cerebral. Qualquer dano a algum desses níveis, seja por causa estrutural, tóxica, metabólica ou infecciosa, pode levar a alterações da consciência. As alterações podem se manifestar pela perda das capacidades de percepção e interação adequadas (qualidade da consciência) ou pela incapacidade de manter-se alerta e responder a estímulos externos (nível de consciência).

Torpor e coma são estados clínicos que definem a deficiência ou ausência de resposta a estímulos externos, além de dificuldade ou impossibilidade de despertar. Os termos letargia, torpor e embotamento se referem a estados entre o alerta e o coma que, geralmente, não devem ser usados em situações clínicas sem qualquer outra descrição. Ao contrário, é sempre preferível a descrição objetiva das alterações encontradas no paciente com alterações da consciência.

Uma alteração na consciência representa uma emergência, pois pode ser causada por doenças graves, potencialmente letais e muitas vezes corrigíveis. Por isso, exige intervenção imediata para preservação da vida e da função cerebral. A letargia do serviço médico no diagnóstico e no diagnóstico diferencial é inaceitável. A condição clínica ou cirúrgica que leva à alteração da consciência, seja de causa neurológica ou não, deve ser prontamente averiguada e tratada a fim de assegurar a integridade do mais lábil sistema do paciente.

Inúmeras situações clínicas podem afetar o nível de consciência e devem ser consideradas no diagnóstico diferencial diante de paciente em coma. A Tabela 30.1 resume as causas mais importantes. Não menos importante é o diagnóstico diferencial com distúrbios psiquiátricos que cursam com ausência de resposta.

ETIOLOGIA E FISIOPATOLOGIA

Os distúrbios que cursam com alteração da consciência podem ser etiologicamente divididos em primários do sistema nervoso central (SNC) e primariamente sistêmicos. Obviamente a divisão é didática, e muitas vezes as alterações coexistem em diversos níveis e representam diversas causas. Os distúrbios estruturais podem comprometer o compartimento supratentorial (diencéfalo e telencéfalo), o infratentorial (cerebelo e tronco encefálico) ou ambos (difusos). Nas lesões expansivas, como tumores, edema, hidrocefalia ou hemorragia, pode haver lesão indireta de estruturas vizinhas através da herniação, causando síndromes com sinais por vezes específicos, como descrito adiante nas síndromes comatosas.

Nas lesões estruturais, o mecanismo fisiopatológico postulado para o acometimento da consciência e o desenvolvimento do coma é o comprometimento direto (por compressão ou isquemia) do SRAA. Este é formado por uma rede de neurônios localizados no tegmento da parte superior da ponte do mesencéfalo, que tem projeções para estruturas do diencéfalo e telencéfalo e é fundamental para a manutenção do estado de alerta.

Lesões que acometem os hemisférios cerebrais também podem produzir coma. Contudo, para que isso ocorra devem ser lesões bilaterais ou difusas. Estudos com o auxílio da ressonância nuclear magnética (RM) revelam que certas lesões unilaterais podem levar ao coma mediante o efeito de massa, comprimindo o hemisfério contralateral ou o tronco encefálico.

Seção IV ■ Emergências Neurológicas e Psiquiátricas

Tabela 30.1 ■ Causas sistêmicas e primárias do SNC que podem levar ao coma

Causas sistêmicas		
Metabólicas	**Drogas**	**Infecciosas**
SRIS	Opioides	Sífilis
Hipoxia/hipercapnia	Barbitúricos*	Sepse
Hipo/hipertermia	Benzodiazepínicos	Malária
Hipo/hiperglicemia	ADT	Endocardite
Hipo/hipernatremia	ISRS	
Hipercalcemia	IMAO	**Outras**
Insuficiência hepática*	Lítio	Pós-ictal
Insuficiência renal	Neurolépticos	Hipotensão
Encefalopatia de Wernicke	Salicilatos	Choque cardiogênico
Acidose láctica	Anticolinérgicos	Embolia gordurosa**
	Anfetamina	Encefalopatia hipertensiva
Endócrinas		*Status epilepticus* não convulsivo
Insuficiência adrenal	**Substâncias tóxicas**	
Hipo/hipertireoidismo	Cianeto	**Drogas de abuso**
Pan-hipopituitarismo	Metanol	Etanol
	Etilenoglicol	Anfetaminas
	Monóxido de carbono	Cocaína
	Metais pesados	

Causas primárias do SNC	
Difusas ou bilaterais	**Unilaterais**
Trauma	Trauma
Contusão	Contusão
Lesão axonal difusa	Hematoma subdural
Isquêmica	Hematoma epidural
AVE	AVE hemisférico extenso
Cardioembolia	Abscesso cerebral
Vasculite	Tumor do SNC
Discrasias sanguíneas	
Hemorragia	**Acometimento do tronco encefálico**
Subaracnóidea	Hemorragia
Intraventricular	Acidente vascular
Malignidade	Tumor
Meningite	Trauma
Encefalite	Mielinose central pontina
Crise convulsiva (generalizada ou parcial)	Compressão cerebelar
Status epilepticus (convulsivo ou não convulsivo)	
Encefalopatia hipertensiva	
Encefalomielite aguda disseminada	
Hidrocefalia	

*Apresentação comumente assimétrica.
**Apresentação relativamente assimétrica.
CIVD: coagulação intravascular disseminada; PTT: púrpura trombocitopênica trombótica; AVE: acidente vascular encefálico.
SRIS: síndrome da resposta inflamatória sistêmica; ADT: antidepressivos tricíclicos; ISRS: inibidores seletivos da recaptação da serotonina; IMAO: inibidores da monoaminoxidase.

Por sua vez os distúrbios primariamente sistêmicos e infecciosos têm mecanismos ligados à causa específica e, em muitas situações, são menos compreendidos. Em geral, alteração do metabolismo neuronal com interferência na excitabilidade celular constitui a via final desse comprometimento. Os mecanismos intermediários são diversos, como alterações da macro e microcirculação, que prejudicar o aporte de glicose e oxigênio para as células nervosas, levando à liberação de citocinas pró-inflamatórias, produção de radicais livres e alterações agudas do volume encefálico, como na hiponatremia e na hipernatremia.

As etiologias potencialmente envolvidas na gênese dos distúrbios da consciência são inúmeras, e as principais estão listadas nas Tabela 30.1. Além disso, é fundamental manter-se atento aos possíveis diagnósticos diferenciais com situações que podem simular o coma, entre os quais é importante destacar: *delirium*, estado vegetativo (EV), estado de consciência mínima (ECM), estado deferenciado, ou *locked-in syndrome* (LIS), e os estados de retirada psíquica.

São poucos os estudos epidemiológicos que abordam a etiologia e a incidência do coma, em razão da própria limitação relacionada com a diversidade de cada serviço. Contudo, em geral, as causas mais comuns de coma na sala de emergência são: trauma, doença cerebrovascular, intoxicações exógenas, distúrbios metabólicos, infecções do SNC e complicação da ressuscitação cardiopulmonar e

Capítulo 30 ■ Coma

estado pós-comicial. No Brasil, entre os distúrbios metabólicos que levam ao coma destacam-se as complicações do alcoolismo, do *diabetes mellitus* e das infecções.

AVALIAÇÃO CLÍNICA

Assim como em todas as síndromes emergenciais, no coma a avaliação e o tratamento seguem simultaneamente. Para uma atuação eficaz é necessário que os primeiros passos sejam sistematizados, dando prioridade ao suporte avançado de vida e seguindo com o diagnóstico diferencial da causa do coma.

História clínica

Muitas vezes, o paciente é encontrado com alteração da consciência e por isso não se dispõe de história. Quando as alterações são presenciadas, as testemunhas podem fornecer informações valiosas para a identificação etiológica, as quais têm impacto na conduta:

- Tempo de instalação da perda de consciência.
- Forma de instalação: abrupta (como na hemorragia subaracnóidea, na crise epiléptica), gradual (como no tumor cerebral) ou flutuante (como nas crises epilépticas recorrentes, no hematoma subdural, na encefalopatia metabólica).
- Presença ou história de febre (sugerindo infecção).
- Cefaleia intensa, particularmente em pacientes sem episódio anterior (sugerindo aneurismas cerebrais, hemorragia expansiva intracraniana ou infecção).
- História de trauma recente (possibilidade de hematoma subdural).
- Confusão mental ou *delirium* precedendo o quadro (sugerindo causa tóxico-metabólica).
- História de doença sistêmica prévia (renal, hepática, cardíaca, endócrina).
- História de doença neurológica.
- História de doença psiquiátrica, tentativa de suicídio prévia e estado psíquico afetado recentemente.
- Uso regular de medicamentos ou história de uso abusivo de drogas.
- Presença de sinais focais precedendo alteração da consciência (hemiparesia, sintomas visuais, vertigem).
- História de sintomas neurológicos prévios com melhora, sugerindo ataque isquêmico transitório.

Exame físico geral

O exame físico geral é de extrema importância na abordagem da síndrome comatosa e pode oferecer pistas quanto à etiologia. O primeiro passo consiste na avaliação dos dados vitais. Hipertensão acentuada pode sugerir encefalopatia hipertensiva, doença cerebrovascular, uso de simpaticomiméticos (como cocaína, *crack* ou anfetamina) ou síndrome da leucoencefalopatia posterior reversível.

Por outro lado, um quadro de hipotensão pode sugerir hipovolemia, sepse, insuficiência cardíaca, uso de agentes hipotensores, insuficiência adrenal ou coma mixedematoso. A temperatura deve ser avaliada e hipertermia pode estar presente em quadros infecciosos como meningoencefalite, acidente vascular encefálico (AVE) ou intoxicação por anticolinérgicos. Hipotermia geralmente se dá por disfunção hipotalâmica (como na encefalopatia de Wernicke) ou secundária a insuficiência adrenal, hipotireoidismo, sepse, uso de substâncias ilícitas ou intoxicação por etanol.

É comum a presença de alterações respiratórias que se manifestam com hiperventilação ou hipoventilação. Padrões como Cheyne-Stokes ou Kussmaul, classicamente ligados a lesões de regiões específicas do SNC, têm pouca especificidade, uma vez que podem ser provocados por inúmeros distúrbios sistêmicos também causadores do coma. Assim, a avaliação deve ser direcionada para a efetividade das trocas gasosas (relacionando os parâmetros clínicos com a gasometria arterial), que auxilia a decisão sobre a necessidade de suporte respiratório.

A ectoscopia tem grande importância, uma vez que anormalidades de pele e mucosa podem auxiliar o diagnóstico. Hematomas periorbitário ou retroauricular (bem como o achado de hemorragia retrotimpânica) podem sugerir fratura de base de crânio. Petéquias e equimoses podem ser encontradas em decorrência de trombocitopenia, CIVD, meningococcemia e vasculites. Petéquias confinadas acima do pescoço podem ser decorrentes do aumento da pressão venosa após crise convulsiva. A diaforese pode ser consequência de hipoglicemia, síndrome coronariana ou feocromocitoma. Pele com coloração rosa ou vermelho-cereja é tipicamente vista na intoxicação por monóxido de carbono. Marcas de agulha podem ser encontradas nos usuários de substâncias ilícitas injetáveis. Palidez pode ser consequência de síndrome urêmica, mixedema ou anemia. A língua deve ser observada em caso de suspeita de crise convulsiva, à procura de lesões laterais por mordida.

Os exames dos sistemas respiratório e cardiovascular e do abdome podem revelar sinais de morbidades associadas ou causadoras do coma.

EXAME NEUROLÓGICO

O exame neurológico específico deve ser feito de maneira breve e direcionada para esclarecer se a patogenia se deve a um distúrbio estrutural, se é uma disfunção metabólica, incluindo intoxicações, ou se é decorrente de quadro infeccioso.

Conhecimento básico de neuroanatomia é necessário para a avaliação neurológica de paciente em coma. A localização e a etiologia do quadro clínico podem ser descobertas a partir da união da história detalhada, do exame físico geral e do exame neurológico específico, que consiste em:

- Avaliação do nível de consciência.
- Resposta motora.
- Exames dos nervos cranianos e reflexos de tronco.
- Padrão respiratório (já discutido anteriormente).

Além disso, faz parte do exame neurológico a avaliação de alterações na cabeça e pescoço, como, por exemplo, rigidez de nuca (presente em quadros infecciosos ou mesmo na hemorragia subaracnóidea). A rigidez de nuca é evidenciada pelo sinal de Brudzinski, que consiste na flexão espontânea da coxa enquanto o examinador faz flexão passiva do pescoço no paciente, e pelo sinal de Kernig, que consiste na resistência à extensão passiva da perna com o paciente em decúbito dorsal com coxa e joelhos fletidos 90 graus. Esses sinais podem ser tardios nos casos de meningite ou só acontecerem em casos graves.

Causas estruturais são mais características em pacientes apresentando déficits de lateralização e com progressão rostrocaudal de disfunções do tronco cerebral, enquanto as causas metabólicas podem ter apresentação inicial com crises convulsivas, mioclonia, asterixe e outras manifestações difusas.

Avaliação do nível de consciência

Na descrição do nível de consciência é importante o relato da posição corporal espontânea do paciente, do padrão motor, da abertura ocular e do padrão de verbalização, mais do que a utilização de termos como estupor ou padrão de obnubilação, que são pouco objetivos. O coma apresenta-se com amplo espectro de situações que, à primeira vista, podem não refletir a gravidade do paciente.

Classicamente avalia-se a consciência por meio da escala de coma de Glasgow (ECG) (Tabela 30.2), desenvolvida, a princípio, para casos de traumatismo craniano, mas cuja capacidade foi ampliada para os outros casos de rebaixamento do nível de conciência. Embora útil como indicador de gravidade e prognóstico dos pacientes, não ajuda no diagnóstico etiológico do estado de coma. Avalia de modo rápido três padrões de resposta do paciente a estímulos externos: a abertura ocular, a melhor resposta verbal e a melhor resposta motora. A pontuação da ECG vai de 3 (pior pontuação) a 15 (melhor pontuação), e deve ser sempre individualizada e adequada ao quadro clínico do paciente. De maneira geral, as pontuações 13, 14 ou 15 se correlacionam com lesão cerebral leve, as pontuações 9 a 12 se correlacionam com lesão cerebral moderada e pontuação ≤8 se correlaciona com lesão cerebral grave. Alguns fatores podem falsear a pontuação para valores superiores ou inferiores aos que o paciente na realidade apresenta. Pacientes em uso de tubo orotraqueal e/ou medicações sedativas e/ou bloqueadores neuromusculares podem ter a avaliação da ECG negativamente falseada, devido à impossibilidade de uma resposta verbal e

Tabela 30.2 ■ Escala de coma de Glasgow

Parâmetros	Pontuação
Abertura ocular	
Espontânea	4
Ao comando verbal	3
Ao estímulo doloroso	2
Ausência de abertura ocular	1
Melhor resposta verbal	
Orientado	5
Confuso	4
Palavras inapropriadas	3
Sons incompreensíveis	2
Ausência de resposta verbal	1
Melhor resposta motora	
Obedece a comandos	6
Localiza estímulo de dor	5
Retirada ao estímulo doloroso	4
Flexão ao estímulo doloroso (decorticação)	3
Extensão ao estímulo doloroso (descerebração)	2
Ausência de resposta motora	1

Nota: A escala de coma de Glasgow tem pontuação de 3 a 15. Escore ≥13 corresponde a lesão cerebral leve, de 9 a 12 corresponde a lesão cerebral moderada e ≤8 corresponde a lesão cerebral grave.

motora não produzida pela lesão subjacente. Uma condição conhecida como síndrome do cativeiro (*locked-in syndrome*), caracterizada por lesão na porção ventral da ponte, onde se localizam as fibras motoras descendentes provenientes do córtex e as fibras que se dirigem a núcleos de nervos cranianos, causando um estado de paralisia de membros, língua e lábios, também pode falsear negativamente a avaliação. No entanto, o paciente permanecerá consciente, pois a porção dorsal pontina, onde se localiza a SRAA, e o córtex cerebral estarão intactos. O paciente com essa síndrome pode se comunicar apenas com a movimentação vertical, movimentos de subir ou descer. Outra situação importante é a de indivíduos com lesões agudas, mesmo as pequenas, que afetem a linguagem. Nesse caso, como a avaliação pela ECG privilegia a resposta verbal, o paciente poderá ter uma pontuação falsamente abaixo da que realmente lhe corresponde. Já a superestimativa da pontuação pode acontecer com pacientes que estão absolutamente inconscientes, porém que mantêm os olhos abertos. Essa situação pode ocorrer em lesões extensas da ponte que levem à disfunção do SRAA e dos núcleos do nervo facial, impedindo o fechamento adequado das pálpebras.

Outra escala também utilizada, porém com menor frequência que a ECG, é a escala de Jouvet (Tabela 30.3), que tem vantagem de permitir uma correlação anatômica da lesão, se disfunção cortical ou do SRAA. No entanto, sua aplicação é mais difícil do que a da ECG.

Capítulo 30 ■ Coma

Tabela 30.3 ■ Escala de Jouvet

Parâmetros	Pontuação
Perceptividade	
Lúcido, obedece a ordens complexas, até escritas	P1
Desorientado no tempo e no espaço ou não obedece a comandos escritos	P2
Obedece apenas a ordens verbais	P3
Apresenta apenas *blinking**	P4
Não apresenta nem *blinking*	P5
Reatividade inespecífica	
Acorda e se orienta aos estímulos verbais	R1
Só acorda aos estímulos verbais	R2
Resposta negativa aos estímulos verbais	R3
Reatividade específica (dor)	
Acorda, retira, mímica e vocaliza aos estímulos dolorosos	D1
Não tem mímica de dor, nem vocaliza, porém acorda e retira aos estímulos dolorosos	D2
Só apresenta retirada motora aos estímulos dolorosos	D3
Resposta negativa	D4
Reatividade autonômica	
Apresenta taquicardia, midríase e taquipneia aos estímulos dolorosos	V1
Resposta negativa	V2

Nota: A pontuação da escala de Jouvet vai de P1R1D1V1 (melhor resposta) até P5R3D4V2 (pior resposta). É mais difícil de ser empregada.
*O reflexo de *blinking* consiste no fechamento dos olhos ao estímulo visual de ameaça.

Resposta motora

A via motora origina-se no lobo frontal, mais especificamente no giro pré-central, desce pela porção ventral do tronco cerebral, suas fibras se cruzam para o lado oposto no bulbo e continuam em trajeto descendente pelo corno anterior da medula. Essa via pode ser local de lesões estruturais no SNC. Presença de sinais motores focais sugere doença estrutural, com raras exceções (hipoglicemia, encefalopatia hepática, encefalopatia urêmica). Na avaliação do padrão motor devem ser verificadas a simetria e a presença do tônus muscular, assim como a movimentação espontânea e de retirada de estímulos nocivos e os reflexos profundos. Os estímulos nocivos devem ser provocados em locais que não causem lesões ou lacerações cutâneas nem comprometam a interpretação dos resultados. Recomenda-se a aplicação do estímulo doloroso nas regiões supraorbitária, pré-esternal ou no leito ungueal. A assimetria desses achados pode indicar lesões contralaterais dos hemisférios cerebrais ou na porção superior do tronco cerebral.

Os movimentos podem ser classificados como involuntários, reflexos ou propositais. Os involuntários são as mioclonias, os movimentos convulsivos e os tremores (presentes nas causas metabólicas). Os reflexos profundos, que inicial-

mente se encontram diminuídos, podem estar aumentados em pacientes com síndrome do neurônio motor superior, devido à falta de modulação do neurônio motor inferior. Os reflexos superficiais patológicos, como o sinal de Babinski (extensão dos pododáctilos ao estímulo linear na planta do pé) e a preensão palmar, podem estar presentes. Os movimentos propositais são aqueles que cruzam a linha média corporal e retiram o estímulo doloroso provocado pelo examinador. Eles dependem de uma interpretação cortical do estímulo ambiental.

O padrão de decorticação, caracterizado por adução, flexão de cotovelos, punhos e dedos dos membros superiores e hiperextensão, flexão plantar e rotação interna dos membros inferiores, sugere lesões hemisféricas ou talâmicas supratentoriais. Já o padrão de descerebração, caracterizado por adução, extensão e hiperpronação dos membros superiores e extensão, flexão plantar e rotação interna dos membros inferiores, sugere lesões caudais, no diencéfalo e/ou nas porções altas do tronco cerebral.

Posturas reflexas patológicas podem ocorrer em coma metabólico profundo. No entanto, o tônus muscular geralmente não é prejudicado na maioria das condições metabólicas.

As *avaliações dos nervos cranianos* e dos reflexos de tronco são de fundamental importância para o estudo dos processos que podem levar ao coma. Fazem parte dessa avaliação o exame de fundo de olho, o exame das pupilas, o exame dos movimentos oculares e o reflexo corneano (corneopalpebral).

O *exame de fundo de olho* deve ser feito cuidadosamente para a identificação de papiledema, que sugere aumento da pressão intracraniana. Achados característicos de doenças infecciosas, como citomegalovírus, também podem ser importantes na investigação diagnóstica, além de alterações características de doenças clínicas, como diabetes e hipertensão arterial.

O *exame das pupilas* é feito com foco de luz difusa e forte como o de uma lanterna e não com o oftalmoscópio. Alterações na resposta pupilar podem ser encontradas em lesões expansivas que causem herniação cerebral ou lesões primárias do tronco cerebral. Cada olho é testado individualmente para avaliação do tamanho e da reatividade das pupilas à luz.

Pupilas isocóricas com tamanho regular entre 2,5 e 5mm de diâmetro, podendo diferenciar entre si em até 1mm, e reativas à luz praticamente excluem lesões localizadas no mesencéfalo ou a compressão deste. Além disso, apesar de os reflexos de fotomotricidade serem bastante resistentes às disfunções metabólicas, em algumas situações há alterações da pupila mesmo sem lesão estrutural presente, como, por exemplo, na intoxicação por atropina, em que ocorre midríase e o reflexo fotomotor está ausente; na intoxicação por opiáceos, em que ocorre miose intensa com reflexo fotomotor inalterado; na hipotermia e na intoxicação barbitúrica, nas quais podem ocorrer pupilas fixas.

A reatividade à luz é testada a partir dos reflexos fotomotores: o direto e o consensual. No reflexo fotomotor direto, o observador direciona um foco de luz para a pupila do paciente enquanto observa o fechamento da pupila (miose) ipsilateral ao estímulo luminoso. No reflexo fotomotor consensual é observada miose na pupila contralateral ao estímulo luminoso. Isso ocorre porque o estímulo visual luminoso é captado pelo II nervo craniano (óptico) e conduzido ao córtex occipital para interpretação da visão. No entanto, nem todas as fibras do nervo óptico fazem sinapse no corpo geniculado lateral para seguir ao córtex occipital. Algumas fibras, em vez disso, seguem em direção ao mesencéfalo, fazendo sinapse nos núcleos pré-ductais presentes nos colículos superiores do tecto mesencefálico. Partem desses núcleos fibras que, ipsilateral e contralateralmente, fazem sinapse nos núcleos parassimpáticos do III nervo craniano (oculomotor), chamados núcleo de Edinger-Westphal. O oculomotor, por sua vez, irá conduzir o estímulo parassimpático até os gânglios ciliares, de onde saem fibras direcionadas à pupila, promovendo o estímulo para a miose. As fibras parassimpáticas do nervo oculomotor estão localizadas na periferia do nervo e, por isso, a disfunção do reflexo pupilar é precoce nos casos de compressão externa do III nervo, enquanto que as fibras da motricidade ocular extrínseca, que são mais internas, serão afetadas mais tardiamente nesses casos.

Na Tabela 30.4 estão listadas as principais alterações pupilares encontradas e as respectivas lesões no SNC correspondentes, sendo de fundamental importância para o médico de urgência o conhecimento desses padrões para uma correta interpretação da possível etiologia e/ou localização da lesão.

A *motricidade ocular extrínseca* observada no exame dos movimentos oculares é analisada, inicialmente, pela elevação da pálpebra e sua posição em repouso, além da movimentação espontânea dos globos oculares, verificando se há desvios conjugados ou não do olhar. Em seguida, o examinador realiza manobras especiais (oculocefálica e oculovestibular) e o reflexo corneopalpebral para uma análise complementar.

Em geral, as pálpebras estão fechadas em casos de coma. Entretanto, casos de coma com déficit de fechamento das pálpebras podem sugerir lesão do VII par (facial). Já a ptose completa sugere lesão do III par e a semiptose, lesão simpática. Nos estágios iniciais do coma, tanto o tônus como a rapidez e a força de abertura – contra resistência – da pálpebra podem estar diminuídos.

Participam da motricidade ocular extrínseca o III (oculomotor), IV (troclear) e VI (abducente) pares. O III par inerva os músculos reto medial, reto superior, reto inferior, oblíquo inferior e o elevador da pálpebra superior. O IV e VI pares inervam o oblíquo superior e o reto lateral, respectivamente. Existe uma integração anatômica entre os núcleos do III e VI pares localizados, respectivamente, no mesencé-

Tabela 30.4 ■ Principais alterações do exame das pupilas e suas respectivas lesões associadas

Alteração pupilar	Lesão associada
Pupilas mióticas e reativas	Ocorrem em virtude de lesão/disfunção diencefálica bilateral, que leva ao predomínio do sistema autonômico parassimpático Também estão relacionadas com casos de encefalopatia metabólica ou uso abusivo de drogas
Miose unilateral reativa com ptose ipsilateral	Não associada a déficit de suor na face ou no corpo: provável lesão ao longo da artéria carótida interna ou no seio cavernoso, ou fissura orbital superior ou na própria órbita Associada a déficit de suor: se confinada à face, corresponde à síndrome de Horner periférica. A lesão deve ser extracraniana (do nível espinhal de T1-2 até a bifurcação da carótida). Se o déficit de suor envolve um lado inteiro do corpo, corresponde à síndrome de Horner central. Nesse caso, a lesão encontra-se nas vias entre o hipotálamo e a medula espinhal ipsilateral à pupila miótica
Pupilas de tamanho normal, não reativas ao reflexo fotomotor	Acontecem nas lesões bilaterais da porção ventral do mesencéfalo, nas quais o trato simpático descendente também está corrompido. Caso contrário, as pupilas se apresentam dilatadas (5 a 6cm). Pupilas fixas em razão de lesão do tronco cerebral podem dilatar-se com a pesquisa do reflexo ciliospinal (dilatação pupilar ao estímulo doloroso). Isso pode distinguir esse tipo de lesão dos casos de morte encefálica
Pupilas extremamente mióticas reativas	Também conhecidas como pupilas pontinas ou em ponto. O reflexo fotomotor é de difícil pesquisa devido ao tamanho reduzido das pupilas. Pode ser necessário o uso de uma lente de aumento para avaliá-lo. A causa mais comum desse tipo de pupila é a hemorragia pontina
Midríase unilateral não reativa	Também conhecida como pupila uncal ou do III par craniano, apresenta-se com midríase importante e reflexo negativo. A causa base é o comprometimento por compressão do III par craniano, tanto pelo úncus nas herniações transtentoriais laterais como nos aneurismas da artéria comunicante posterior. A midríase pode ser bilateral nos casos de herniação uncal bilateral

falo e na ponte. Essa conexão é representada pelo fascículo longitudinal medial. Logo, normalmente, a ativação dessa via fará com que o paciente possa apresentar o olhar conjugado para a direita ou para a esquerda. Fibras do núcleo do VI par seguem em direção ao músculo reto lateral ipsilateral, mas algumas fibras seguem em direção ao músculo reto medial contralateral, o que faz com que a ativação do núcleo do VI par produza também um olhar conjugado horizontal para os lados. A movimentação ocular conjugada horizontal voluntária, ou movimento de sacada, apresenta estímulo com origem na área 8 de Bradmann (córtex pré-frontal), que segue pelo centro do olhar conjugado horizontal, chamado anatomicamente formação reticular paramediana pontina (FRPP), situado próximo ao núcleo do VI par. O estímulo gerado na área 8 de Brodmann à direita produz ativação da FRPP à esquerda e, em consequência, um olhar conjugado horizontal para a esquerda. Logo, lesões que se localizam nessa via até a FRPP produzem desvios conjugados do olhar horizontal, enquanto lesões presentes a partir da FRPP, ou seja, nas vias intratronco ou nos nervos cranianos, geram olhar desconjugado.

De maneira geral, alguns aspectos podem ser notados no exame, os quais são descritos a seguir. O desvio ocular conjugado horizontal para um lado indica lesão pontina no lado oposto ou lesão cortical frontal no mesmo lado do desvio. O olhar desviado persistente, especialmente se acompanhado de nistagmo, pode indicar crise convulsiva; nesse caso, o desvio ocorre para o lado contralateral à lesão. Desvio lateral e para baixo, usualmente com midríase, sugere envolvimento do III nervo ou de seu núcleo, enquanto o desvio medial sem envolvimento pupilar sugere paralisia do VI nervo.

O achado de movimentos conjugados bilaterais normais indica que o tronco (ponte e bulbo) está íntegro e testes adicionais podem não ser necessários para a avaliação. No entanto, em doentes não colaborativos, ou nos quais não seja possível avaliar a movimentação ocular espontânea, manobras adicionais devem ser realizadas para uma análise mais criteriosa:

- **Reflexo oculocefálico:** também chamado reflexo dos "olhos de boneca". O examinador realiza movimentos de rotação direitos e esquerdos, flexão e extensão cervical do paciente e deve observar o movimento ocular dos pacientes, que acontece em direção e velocidade iguais, porém em sentido diferente ao movimento da cabeça. Existem conexões entre receptores proprioceptivos cervicais e labirínticos e os núcleos do III e VI nervos cranianos, o que torna esse reflexo possível. É dependente da integridade dos núcleos motores oculares e dos tratos de interconexão que vão do mesencéfalo ao bulbo. É normalmente suprimido em pacientes acordados devido à fixação visual. A ausência de movimentação ocular revela lesão do tronco encefálico, mas também pode ocorrer em caso de *overdose* grave. Esse teste é contraindicado em casos de suspeita de lesão da coluna cervical.
- **Teste calórico do reflexo oculovestibular:** inicialmente, deve-se colocar a cabeceira em 30 graus e verificar se existe obstrução do canal auditivo externo ou perfuração timpânica, situações que contraindicam o exame. O teste consiste na injeção de 50 a 100mL de água gelada, com uma seringa e um cateter acoplado, no conduto auditivo externo do paciente. Repetir o teste no con-

duto contralateral após 5 minutos. A resposta à água gelada provocará desvio dos olhos para o lado estimulado, pois a água gelada causa inibição do labirinto estimulado. O teste pode ser feito com água quente (44°C), e a resposta será de desvio para o lado contralateral, pois a água quente irá estimular o labirinto em questão. Em pessoas conscientes, o estímulo também provoca desvio do olhar, além de nistagmo, vertigem, náusea e vômitos. A presença do nistagmo no teste revela que o paciente está acordado, o que o torna útil na identificação do coma de causa psicogênica. Movimentos verticais dos olhos podem ser testados mediante o estímulo dos dois condutos ao mesmo tempo. A injeção de água gelada nos dois condutos produz desvio do olhar para baixo, enquanto o estímulo bilateral simultâneo com água quente causa desvio do olhar para cima. A ausência de movimentação ocular nesses testes revela lesão do tronco encefálico.
- **Reflexo corneano ou corneopalpebral:** pesquisa-se esse reflexo tocando suavemente a córnea do paciente com uma mecha de algodão. Isso causará o fechamento ocular bilateral por contração da parte palpebral do músculo orbicular do olho, representante dos músculos da mímica facial, além de desvio dos olhos para cima (fenômeno de Bell). O estímulo aferente é conduzido pelo ramo oftálmico do trigêmeo, chegando ao núcleo sensitivo principal e ao núcleo do trato espinhal desse nervo. Fibras cruzadas e não cruzadas originadas nesses núcleos conduzem o impulso aos núcleos do nervo facial bilateralmente, de modo que a resposta motora de fechamento dos olhos se faz dos dois lados simultaneamente. O reflexo testa a integridade das vias entre os nervos V e VII na ponte. Os medicamentos depressores do SNC reduzem, ou até mesmo eliminam, o reflexo corneano.

TESTES DIAGNÓSTICOS

Exames gerais, como hemograma, glicemia, eletrólitos, funções renal e hepática, gasometria e urina de rotina, visam ao diagnóstico diferencial das situações clínicas que afetam o nível de consciência.

Casos de coma em serviços de pronto-atendimento constituem emergências médicas que necessitam de abordagem rápida para a identificação da causa básica e instituição do tratamento adequado, sempre que possível e em curto espaço de tempo, pois este pode ser o fator que determina a reversão ou não do estado de coma e a evolução com ou sem sequelas graves, já que o tratamento precoce pode reverter o quadro comatoso rapidamente. Os testes diagnósticos são úteis para identificação de causas do coma, porém não se deve esquecer que os exames clínico e neurológico bem realizados, como descrito anteriormente, podem fornecer dados importantíssimos para se chegar a um diagnóstico. Testes laboratoriais e de neuroimagem devem ser geralmente solicitados. Alguns pacientes se beneficiarão de punção lombar ou eletroencefalograma (EEG), como será visto adiante, mesmo sem ter sido fechado o diagnóstico de hipoglicemia.

De modo geral, o primeiro exame a ser feito em paciente comatoso é a dosagem de glicemia capilar, pois a hipoglicemia pode ser a causa. Os comandos para realização da glicemia capilar e administração endovenosa de glicose e tiamina são simultâneos. Se a glicemia capilar imediata é possível e se houver hipoglicemia, a glicose já estará preparada. Em caso de demora na dosagem de glicemia, administram-se glicose e tiamina.

Além disso, o paciente deve ser monitorado com oxímetro de pulso, pressão arterial e eletroencefalograma (EEG). Constitui passo importantíssimo na avaliação inicial a identificação de sinais de irritação meníngea e febre para um diagnóstico precoce de meningite.

Para a investigação de causas metabólicas uma propedêutica mínima deve incluir hemograma, eletrólitos (cálcio, magnésio, fósforo, sódio, potássio), gasometria arterial, função renal, função hepática, glicemia, coagulograma e urina de rotina. Para casos cuja causa permanece obscura podem ser necessários exames toxicológicos, dosagens de neurolépticos e hormônios tireoidianos e adrenais em busca de uma avaliação mais ampla da etiologia. Diante de quadros de causas infecciosas ou inflamatórias do SNC devem ser adicionados rastreio infeccioso com hemocultura e punção lombar.

A punção lombar, quando indicada, não deve ser postergada. No entanto, em pacientes com alterações da consciência deve ser realizada tomografia de crânio antes da punção lombar para identificação de possíveis anormalidades intracranianas que possam causar herniação cerebral durante o procedimento. Citologia, citometria, Gram, cultura, glicorraquia, presença de hemácias e proteinorraquia, além de látex para principais bactérias, são parâmetros que devem ser investigados no liquor. É útil para confirmação de casos de infecção e neoplasias e a exclusão de hemorragia subaracnóidea, quando se tem tomografia sem sinais de hemorragia. Em virtude do possível atraso na obtenção do liquor e na confirmação diagnóstica, em caso de suspeita de encefalite por herpesvírus inicia-se aciclovir endovenoso ou, se a possibilidade de meningite bacteriana for grande, a antibioticoterapia empírica pode ser iniciada antes do resultado laboratorial e, até mesmo, antes da coleta, pois o tratamento precoce dessas condições melhora muito o prognóstico do paciente.

Na propedêutica de causas primariamente neurológicas pode-se realizar tomografia computadorizada de crânio (TCC), mais acessível, e eventualmente RM e EEG, além da punção lombar citada anteriormente. Em termos gerais, a pesquisa de causas neurológicas deve ser feita em:

- Doentes com encefalopatias focais, em razão da maior incidência de causas estruturais.
- Encefalopatia difusa ou multifocal em pacientes com história clínica confusa ou sem determinação do tempo de evolução do quadro.
- Casos com história ou sinais sugestivos de causas neurológicas, como traumatismos de crânio, cefaleia súbita, febre e meningismo, entre outros.

A TCC promove avaliação rápida e com boa sensibilidade de possíveis anormalidades estruturais intracranianas, como hemorragias intracranianas, hidrocefalia, edema cerebral, acidentes vasculares encefálicos (AVE) extensos, abscessos e tumores. As causas metabólicas não apresentam alterações à TCC. A angiotomografia computadorizada também pode ser útil na avaliação do quadro. A tomografia não é um bom exame para avaliação de lesões isquêmicas em tronco cerebral, mas pode ser considerado como exame de neuroimagem inicial na avaliação do paciente em coma.

A RM está indicada em pacientes com quadro comatoso inexplicável que apresentem TCC sem anormalidades ou com alterações duvidosas. Tem melhor sensibilidade que a TCC para identificação de acidente vascular encefálico isquêmico agudo, hemorragias intracranianas, trombose de seios venosos cerebrais, tumores, processos inflamatórios e abscessos cerebrais. Além disso, tem boa sensibilidade para identificação de pequenas e múltiplas hemorragias secundárias a lesão axonal difusa. No entanto, a RM é um exame mais oneroso e demorado que a TCC, necessitando que o paciente esteja estável para sua realização.

O EEG tem sua indicação em pacientes comatosos com achados clínicos sugestivos de estado epiléptico não convulsivo ou em casos com diagnóstico ainda obscuro, apesar dos demais testes propedêuticos. A presença de padrão de estado de mal epiléptico ao EEG fecha o diagnóstico de crise epiléptica não convulsiva em pacientes comatosos. Um estudo mostrou que 8% a 19% dos pacientes em coma sem diagnóstico definido apresentavam estado epiléptico não convulsivo. Apesar de o EEG apresentar baixa especificidade para causas não epilépticas, algumas alterações são descritas:

- Um padrão mostrando lentificação difusa da atividade elétrica cerebral, com presença ou não de ondas trifásicas, sugere sofrimento cortical difuso secundário a causas metabólicas, infecciosas ou após crises epilépticas.
- Um padrão semelhante ao encontrado em pessoas acordadas (padrão alfa) é observado em pacientes com lesão extensa ou disfunção do tronco ou córtex cerebral e carrega consigo um prognóstico desfavorável.
- A encefalopatia herpética pode causar atividades periódicas ao EEG.

Capítulo 30 ■ Coma

Apesar de ser um exame com capacidade diagnóstica limitada, o EEG é uma ferramenta útil na avaliação prognóstica do paciente comatoso, como, por exemplo, nos pacientes em coma vítimas de parada cardíaca.

CONDUTA E TRATAMENTO

A abordagem ao paciente com distúrbio da consciência consiste em um dos maiores desafios vividos nas salas de emergência. Isso se deve à infinidade de causas potenciais geradoras do coma em associação com o tempo limitado para um diagnóstico preciso e instituição da terapia adequada. Coma causado por hematoma subdural ou epidural pode ser prontamente revertido se diagnosticado a tempo, mas pode levar a danos cerebrais irreversíveis devido a pequenos atrasos. Alterações da consciência em virtude de distúrbios glicêmicos (tanto na cetoacidose como na hipoglicemia) são facilmente corrigidas se rapidamente identificadas, mas podem ser fatais se houver demora (p. ex., na obtenção de exames), ou devido à não consideração de diagnósticos diferenciais, em especial na presença de hipoglicemia.

O primeiro passo no atendimento de qualquer emergência consiste na garantia de uma via aérea patente, uma oxigenação efetiva e uma respiração adequada. Nos pacientes vítimas de trauma, ou naqueles em que não se pode excluir uma história de trauma, imobilização cervical se faz necessária até que seja excluída lesão nessa topografia. Avalia-se a necessidade de intubação para garantia de via aérea definitiva e proteção contra aspiração. Caso necessário, deve ser realizada por médico de maior experiência, considerando o risco de lesão cervical presente, que pode ser agravada por extensão inadequada do pescoço. Em geral, objetiva-se saturação de oxigênio >90%, $PaCO_2$ entre 35 e 40mmHg e PaO_2 >100mmHg.

A circulação deve ser adequada, para manutenção do aporte de suprimentos ao SNC e demais órgãos nobres do organismo. Deve-se checar pressão arterial, pulsos periféricos e centrais e perfusão capilar, bem como monitorar o ritmo cardíaco. Recomenda-se a imediata obtenção de acesso venoso periférico calibroso (preferencialmente em fossa cubital) para reposição volêmica e infusão de medicamentos, se necessário. Em geral, a pressão arterial média (PAM) deve ser mantida em torno de 90mmHg. Contudo, quadros de hipertensão devem ser avaliados e tratados com parcimônia, não se recomendando alterações rápidas, a não ser que a pressão diastólica passe de 120mmHg. Pacientes idosos e hipertensos crônicos não devem ter a PA diminuída além dos níveis habituais aos quais estão adaptados, sob o risco de gerar hipoperfusão cerebral. Já pacientes hipertensos jovens, principalmente aqueles com história de uso abusivo de agentes simpaticomiméticos (como cocaína e anfetamina), devem ter a PA agressivamente controlada (manter a PAM entre 70 e 80mmHg).

O SNC depende do aporte de glicose para funcionar adequadamente. Alterações na glicemia, principalmente a hipoglicemia (definida como níveis de glicose ≤45mg/dL), podem causar alterações na consciência e devem ser rapidamente diagnosticadas e tratadas. Uma glicemia capilar deve ser coletada em virtualmente todos os pacientes que se apresentam com alteração da consciência na sala de emergência. Contudo, é importante ressaltar que essa medida deve ser imediata e, na vigência de retardo por qualquer motivo, é preferível a administração profilática de solução glicosada endovenosa, uma vez que os riscos são mínimos se comparados com os benefícios da correção de uma eventual hipoglicemia. O tratamento inicial se faz com administração de *bolus* de 50 a 100mL de glicose a 50% até que a glicemia atinja níveis >60mg/dL. Após a correção, é necessário manter controle periódico dos níveis glicêmicos para evitar hipoglicemias recorrentes. Considerando o grande percentual de etilistas crônicos e a prevalência da desnutrição de oligonutrientes, é fundamental a administração concomitante de 50 a 100mg de tiamina para prevenir a encefalopatia de Wernicke em pacientes desnutridos e/ou alcoolistas.

Quadros de hiperglicemia, especialmente o coma hiperosmolar e a cetoacidose diabética, também podem gerar um quadro de coma. O tratamento inicial envolve hidratação vigorosa, considerando a desidratação grave em que a maioria desses pacientes se encontra, e correção eletrolítica. Antes de ser instaurada a terapia insulínica (que irá corrigir a cetogênese), é necessário verificar o nível de potássio plasmático. Na vigência de níveis <3,3mEq/L recomenda-se aguardar reposição calêmica, sob o risco de desenvolvimento de arritmias cardíacas graves.

Crises convulsivas recorrentes, de qualquer etiologia, podem causar danos irreversíveis ao SNC e por isso devem ser controladas. Pode-se usar diazepam, 0,1 a 0,5mg/kg, para cessar as crises, e fenitoína, na dose de 15mg/kg, a uma taxa de infusão de 50mg/min, para prevenção de novas crises. Devido ao potencial sedativo desses medicamentos, é necessário o preparo de equipamento para eventual instauração de via aérea definitiva. Em alguns casos, crises generalizadas não são controladas com essas medidas, devendo o paciente receber terapia anestésica com propofol, midazolam ou fenobarbital.

Quadros infecciosos podem causar *delirium* e coma ou podem piorar alterações da consciência já instauradas por outras etiologias. Amostras de sangue periférico devem ser coletadas para cultura em todos os pacientes comatosos febris ou hipotérmicos sem outra causa aparente. Em caso de suspeita de meningococcemia, o tratamento empírico deve ser iniciado imediatamente após a cultura de material para exames. Recomenda-se uma cefalosporina de terceira geração como tratamento empírico inicial (cefotaxima 2g a cada 6 horas ou ceftriaxona 2g a cada 12 horas). Além da hemocultura, uma punção liquórica deve ser realizada, desde que excluído o quadro de hipertensão intracraniana (como já discutido neste capítulo).

As alterações do equilíbrio ácido-básico devem ser corrigidas por meio do tratamento da causa. Acidose metabólica pode levar a depressão cardiovascular e piora do coma. Além disso, hipercapnia contribui para o aumento da pressão intracraniana. Alcalose metabólica pode contribuir para depressão respiratória, levando a acidose respiratória secundária. Já um quadro de alcalose respiratória pode ser arritmogênico.

A temperatura corporal deve ser avaliada com frequência. Hipertermia aumenta a demanda metabólica cerebral e, quando acentuada, pode levar à desnaturação de proteínas celulares. Temperaturas >38,5°C devem ser abaixadas com antitérmicos ou, se necessário, com resfriamento corporal. Já hipotermia (temperaturas <34°C) aumenta o risco de pneumonia, arritmias cardíacas, leucopenia e discrasias sanguíneas. Em geral, a temperatura ideal de manutenção para o paciente comatoso é em torno de 35°C.

Uma causa comum e potencialmente grave de coma é a intoxicação exógena, que pode ser acidental, por tentativa de autoextermínio ou por *overdose* de substâncias ilícitas. Álcool, sedativos, opioides, substâncias alucinógenas e tranquilizantes podem ser utilizados isoladamente ou em conjunto. A maioria dos casos de *overdose* é tratada com medidas suportivas. Contudo, algumas substâncias têm antídotos específicos que podem beneficiar pacientes selecionados. Não se recomenda o uso rotineiro e indiscriminado de combinações de antídotos, conhecidas como coquetel do coma (dextrose, tiamina, naloxona e flumazenil). Os antídotos encontram sua indicação em caso de forte suspeita de uso de substância específica ou confirmação por relato. Em caso de *overdose* de opioide, naloxona pode ser usada na dose de 0,4 a 2,0mg EV a cada 3 minutos ou por infusão contínua a 0,8mg/kg/h até que o nível da consciência seja restabelecido. Cuidado deve ser tido com pacientes adictos a opioides, que podem apresentar síndrome de abstinência aguda com o uso do antídoto, requerendo inclusive uso de opioide para o tratamento. Outra consideração importante é que a meia-vida da naloxona, de 2 a 3 horas, é mais curta que a de muitas substâncias opioides, sendo necessária nova incursão da substância em pacientes que recaem no quadro de coma após esse período. Intoxicação comum acontece também com uso de benzodiazepínicos. O antídoto dessa classe de drogas é o flumazenil, um antagonista competitivo de receptores benzodiazepínicos que tem início de ação em poucos minutos e meia-vida de aproximadamente 40 a 75 minutos. A dose preconizada para intoxicação é de 0,2mg/min até um máximo de 1mg EV. Também nesse caso, deve-se tomar cuidado com pacientes adictos, usuários crônicos de benzodiazepínicos que podem desenvolver síndrome de abstinência.

Medida importante, e por vezes negligenciada, consiste na proteção dos olhos. Lesões corneanas podem acontecer a partir de 4 a 6 horas de manutenção dos olhos abertos ou semiabertos. A lesão pode sofrer contaminação bacteriana secundária, piorando o quadro. Para prevenir esses danos recomendam-se o fechamento dos olhos, o uso de lubrificante ocular e evitar uso abusivo do reflexo corneano.

PROGNÓSTICO

A avaliação prognóstica de um paciente comatoso está entre as tarefas mais difíceis designadas ao médico assistente. Consiste na identificação dos pacientes que mais provavelmente terão recuperação completa, daqueles que apresentarão sequelas permanentes e de quais provavelmente evoluirão para morte cerebral. Esse julgamento tem importantes consequências tanto para a família como para a equipe médica.

Os principais fatores preditores do prognóstico são: a etiologia da lesão subjacente, a duração e os sinais clínicos do coma. Entre os exames subsidiários de importância incluem-se o estudo eletrofisiológico, a TC, a RM e os exames laboratoriais gerais e específicos. Outros fatores importantes são: idade, achados neurológicos e demais complicações sistêmicas.

De maneira geral, o coma tem mau prognóstico. Em dois dos estudos etiológicos do coma mais bem conduzidos, evidenciou-se uma mortalidade em torno de 54% a 88% para pacientes com causas subjacentes cardiopulmonares e de 40% a 50% para aqueles com lesão traumática.

A etiologia do processo gerador do coma tem grande peso no prognóstico. Apesar de haver poucas evidências científicas, acredita-se que, em geral, o coma devido a causas tóxico-metabólicas tem melhor prognóstico do que aquele de causa estrutural. Por outro lado, há evidências de que o coma por lesões traumáticas tem melhor prognóstico do que aquele devido a hipoxia ou anoxia.

Os sinais clínicos também auxiliam a avaliação prognóstica. Uma nota ruim no componente motor da escala de coma de Glasgow e a presença de sinais de localizatórios do tronco encefálico indicam pior prognóstico, assim como um tempo de duração do coma estendido. Dois trabalhos de revisão evidenciaram que a ausência de resposta motora no terceiro dia de coma foi preditora de mau prognóstico. Ausência de reflexo pupilar no primeiro e terceiro dias, assim como ausência de reflexo corneano no primeiro dia, também teve correlação com mau prognóstico. Contudo, nota-se que os sinais clínicos tiveram pouca acurácia na avaliação prognóstica de pacientes comatosos vítimas de trauma.

Os principais instrumentos de valor prognóstico no estudo eletrofisiológico são o EEG e a avaliação dos potenciais evocados somatossensoriais (PESS). Em pacientes com coma decorrente de doenças hipóxico-isquêmicas, um EEG com padrão isoelétrico ou o padrão *burst-supression* tem associação independente com mau prognóstico. O PESS apresenta boa relação prognóstica. Uma revisão sis-

Capítulo 30 ■ Coma

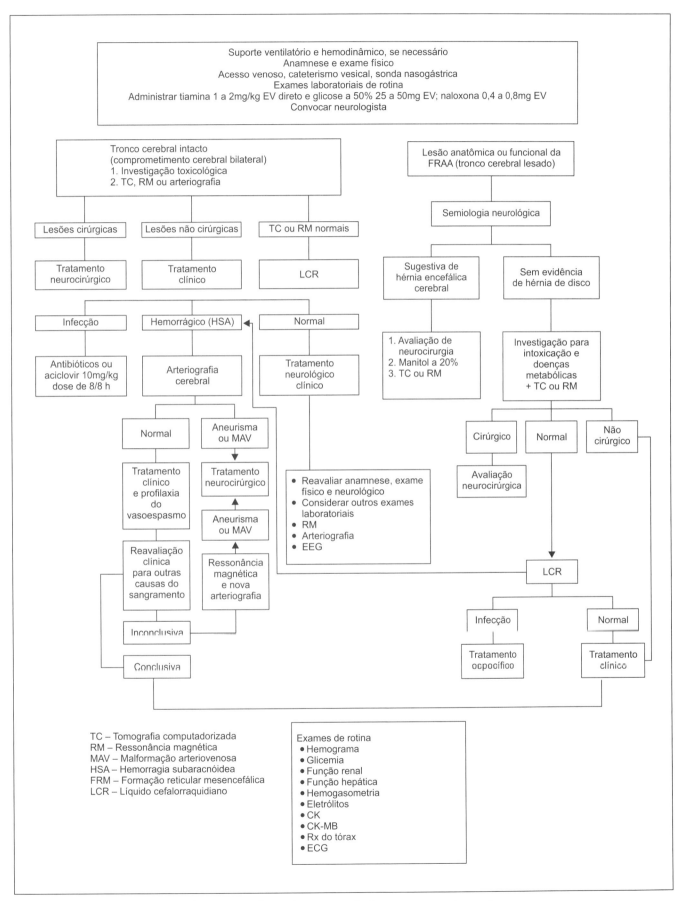

Figura 30.1 ■ Protocolo e recomendações: organograma do manejo.

temática evidenciou que, entre pacientes com PESS cortical ausente bilateralmente, a incidência de óbito ou estado vegetativo foi de 100% após encefalopatia hipóxico-isquêmica, 99% após hemorragia intracraniana, 95% após lesão traumática e 93% em crianças e adolescentes menores de 18 anos com coma por diversas etiologias.

Quando comparado com a avaliação clínica e o estudo eletrofisiológico, o valor da TC para prognóstico é considerado inferior. Em pacientes em coma pós-traumático, alterações tomográficas no tronco encefálico ou o achado de lesão axonal difusa predizem pior prognóstico. A TC também é util para prognosticar quadros hemorrágicos intraparenquimatosos e subaracnóideos. Já a RNM apresenta melhores resultados, principalmente entre pacientes com história de AVE ou lesão hipóxico-isquêmica.

MORTE ENCEFÁLICA

Uma situação clínica que deve ser sempre lembrada em casos de pacientes em coma é a morte encefálica, e não apenas a cerebral. Trata-se de um estado no qual houve deterioração irreversível do estado neurológico e interrupção completa do fluxo sanguíneo cerebral com perda total das funções cerebrais, embora a ventilação possa ser mantida por meios artificiais e o coração continue batendo em razão do próprio automatismo. A situação mais importante envolvida com o diagnóstico de morte encefálica é a possibilidade de transplante de órgãos.

A morte encefálica é considerada, hoje, o único estado neurológico de lesão cerebral compatível e reconhecido como equivalente à morte de uma pessoa. Assim sendo, seu diagnóstico é baseado em critérios protocolados simples que podem ser realizados à beira do leito e que não dão margem a interpretações equivocadas.

Os princípios fundamentais na pesquisa de morte encefálica são: (1) conhecimento indubitável da etiologia do coma e exclusão de situações que simulem morte encefálica (deve ser excluída hipotermia – o paciente deve ter temperatura >32°, hipotensão ou choque, agentes depressivo; (2) destruição cortical profunda e generalizada, ausência de resposta a qualquer estimulação e quadro neurológico irreversível; (3) ausência dos reflexos de tronco encefálico (perda dos reflexos fotomotor, oculovestibulares e corneopalpebrais, perda do reflexo da tosse/engasgo); (4) destruição do bulbo, indicada por apneia completa (diagnosticada pelo teste de apneia, em que o paciente é desconectado do respirador por alguns minutos e observa-se se haverá algum movimento respiratório do paciente; deve-se colher gasometria antes de reconectar o respirador para documentar pCO2 suficiente-

mente elevada, que estimularia o centro respiratório). A frequência cardíaca é fixa e não se altera com o uso de atropina.

À simples suspeita de morte encefálica, antes de iniciados os testes protocolados, o médico deve informar aos familiares o significado da situação e as etapas cumpridas para confirmar o diagnóstico. Os exames clínicos devem ser realizados por dois médicos diferentes, sendo:

- Um neurologista ou neurocirurgião não membro da equipe do CTI.
- Um intensivista (de preferência).
- Nenhum deles pode ser participante da equipe de transplante ou de remoção.
- Respeitar o intervalo de tempo entre os exames por faixa etária.
- Deve ser feito o teste de apneia.
- Informar a Central de Captação de Órgãos do Estado acerca da existência de um provável paciente em morte encefálica.

Alguns exames subsidiários, com valor apenas confirmatório, podem ser utilizados como propedêutica na morte encefálica. São classificados em exames que demonstram a falta de atividade encefálica (EEG, potencial evocado) e exames que demonstram ausência de fluxo vascular encefálico (angiografia encefálica por cateterismo de ambas carótidas e vertebrais, angiotomografia computadorizada, angiografia com radioisótopo radioativo ou Doppler transcraniano).

PROTOCOLO E RECOMENDAÇÕES

Ver Figura 30.1.

Bibliografia

Bledsoe BE. No more coma cocktails. Using science to dispel myths & improve patient care. J Emerg Med Serv 2002; 27:54-60.

Gerace RV, McCauley WA, Wijdicks EF. Emergency management of the comatose patient. In: Young GB, Rooper AH, Bolton CH. Coma and impaired consciousness: a clinical perspective. New York: McGraw Hill, 1998:583.

Laureys S, Owen AM, Schiff ND. Brain function in coma, vegetative state, and related disorders. The Lancet Neurology 2004; 3:537-46.

Plum F, Posner JB. The diagnosis of supor and coma. 4. ed, Philadelphia: FA Davis, 1995.

Ropper AH. A preliminary MRI study of the geometry of brain displacement and level of consciousness with acute intracranial masses. Neurology 1989; 39:622-3.

Stevens RD, Bhardwaj A. Approach to the comatose patient. Crit Care Med 2006; 34(1):31-41.

Tommasino C, Grana C, Lucignani G et al. Regional cerebral metabolism of glucose in comatose and vegetative state patients. J Neurosurg Anesth 1995; 7:109-16.

CAPÍTULO 31

Tontura, Vertigem e Síncope

Lyster Dabien Haddad

Andrea Sales Cardoso Naves

Lucidio Duarte de Souza Filho

INTRODUÇÃO

Tontura, vertigem e síncope constituem um problema clínico comum. Apesar de muitas vezes designadas como sinônimos, principalmente nos episódios de perda transitória de consciência, a distinção entre esses sintomas e sinais é fundamental para a abordagem clínica correta dos pacientes e constitui o objetivo deste capítulo.

TONTURA

Os pacientes frequentemente procuram atendimento médico com queixa de "tontura". Este termo consiste em uma designação inespecífica, usada por leigos, geralmente atribuída a três sintomas: sensação de pré--síncope, desequilíbrio ou vertigem. Com o objetivo de guiar um raciocínio clínico adequado, o primeiro passo consiste em identificar qual dos três sintomas citados melhor se refere ao quadro do paciente em questão, o que pode ser facilmente esclarecido com uma anamnese direcionada.

Pré-síncope pode ser entendida como um estágio do desmaio em que o déficit de perfusão cerebral ainda não é suficiente para induzir a perda da consciência. Consiste em um grupo de sintomas, como sensação de mal-estar inespecífico, palidez, sudorese e turvação visual, geralmente associado a alterações hemodinâmicas, ansiedade ou estresse emocional.

O desequilíbrio consiste em instabilidade postural (posição sentada, em pé ou para deambular). Inclui astasia (dificuldade em se manter em pé) e abasia (dificuldade para deambular).

A vertigem pode ser definida como uma sensação ilusória de movimento, mais frequentemente rotatória, entre o paciente e o ambiente. Pode ser classificada como subje-

tiva (sensação de que o próprio paciente roda) ou objetiva (sensação de que o ambiente roda), porém dificilmente o paciente consegue fazer tal distinção.

VERTIGEM

A vertigem consiste em uma sensação ilusória de movimento rotatório entre o paciente e o ambiente. É causada por uma disfunção do sistema vestibular, que é formado por dois componentes. O componente periférico é composto por estruturas do ouvido interno, que recebem informações do meio externo, e o nervo vestibulococlear, que realiza o transporte dessas informações. O componente central é composto pelo tronco cerebral e o cerebelo. Assim, o tipo de vertigem está diretamente relacionado com o local de acometimento no sistema vestibular. A caracterização da vertigem orienta o médico quanto aos exames complementares necessários para confirmação ou exclusão das principais hipóteses diagnósticas.

Fisiopatologia

A percepção do equilíbrio e da posição no espaço é uma função integrada de múltiplos estímulos sensitivos periféricos para o cérebro, incluindo os sistemas visual, vestibular e proprioceptivo. A vertigem ocorre por disfunção do sistema vestibular. O sistema vestibular capta informações através de receptores especiais no ouvido interno: os canais semicirculares (horizontal, anterior e posterior), o sáculo e o utrículo. Essas informações são então transportadas para o tronco cerebral e o cerebelo pelo nervo vestibulococlear (VIII par craniano) e dentro do tronco estabelecem relação com outros nervos cranianos.

Assim, as lesões periféricas causam vertigem acompanhada de sintomas relacionados com o ouvido, como déficit de audição, sensação de ouvido tapado e zumbido. Trata-se de uma vertigem de curta duração e autolimitada.

Já as lesões centrais causam vertigem de longa duração, raramente acompanhadas de sintomas auditivos. Em geral, estão associadas a outras manifestações relacionadas com o tronco cerebral ou cerebelo (disartria, disfagia, dismetria, desequilíbrio, diplopia).

Abordagem clínica

Uma história e exame físico completos geralmente possibilitam a diferenciação das vertigens de origem periférica e central. Questionamentos quanto ao primeiro episódio, duração, frequência das crises, sinais e sintomas associados ajudam a direcionar o raciocínio diagnóstico.

O exame do equilíbrio estático em pacientes com comprometimento do sistema vestibular revela uma tendência à queda que piora com o fechamento dos olhos. Essa tendência ocorre após um período de latência e apresenta um lado preferencial, o que o caracteriza como pseudo-Romberg ou Romberg vestibular (o Romberg verdadeiro ocorreria sem período de latência e com queda para qualquer lado, mas o acometimento é da propriocepção e não do sistema vestibular). O sentido preferencial da queda se dá para o lado do labirinto lesado. Enquanto a lesão vestibular central tem como característica a invariabilidade com a mudança da posição cefálica, a de origem periférica se caracteriza pela alteração de sentido de acordo com a posição da cabeça. A marcha do paciente tende a um desvio para o lado lesado, independentemente se a lesão é central ou periférica.

Outra característica importante das lesões vestibulares é a presença do nistagmo. O nistagmo vestibular apresenta dois componentes: um componente lento, vestibular, e um componente rápido, consciente, na tentativa de correção voluntária no sentido contrário. O sistema vestibular lesado provoca o nistagmo para o lado acometido e o paciente conscientemente, na tentativa de focar a visão, corrige rapidamente para o lado oposto. Lesões centrais podem causar nistagmo, porém com direção variável (bilateral, horizontal, vertical, rotatória) (Tabela 31.1).

Abordagem terapêutica

A crise vertiginosa pode ser aliviada com antivertiginosos (como cinarizina), antieméticos, antagonistas de cálcio, anti-histamínicos, benzodiazepínicos e neurolépticos. Fisioterapia direcionada e jogos de bola também podem ser úteis para treinamento vestibular.

Diagnósticos diferenciais (mais comuns)

- **VPPB (vertigem paroxística posicional benigna:** causa mais comum de vertigem de origem periférica, caracteriza-se por ser transitória (segundos) e induzida por mudança de posição da cabeça. Partículas desprendidas das membranas dos otólitos (motivo inespecífico) se deslocam na endolinfa e, de acordo com a mudança de posição da cabeça, tendem a acumular-se no canal semicircular posterior por gravidade. Essa mudança desencadeia a crise de vertigem. Fenômenos vegetativos podem durar mais tempo do que a própria vertigem (de dias a poucas semanas). Embora autolimitante, é comum a recorrência após remissão.

  Clinicamente, o nistagmo rotatório tem latência de um ou mais segundos e atinge rapidamente a intensidade máxima. Depois diminui e desaparece em 10 a 40 segundos. Além da latência, outra característica típica dessa vertigem é a fadigabilidade, ou seja, se ao exame físico (por meio da manobra de Dix-Hallpike) é desen-

Tabela 31.1 ■ Diagnóstico diferencial do tipo de vertigem em função de suas características clínicas

Sinais e sintomas	Tipo de vertigem	
	Vestibular periférica	**Vestibular central**
Náusea, vômitos, diaforese	Acentuados	Leves
Intensidade da vertigem	Acentuada	Leve
Nistagmo	Horizontal para o lado lesado	Direção variável
Perda auditiva, zumbidos	Geralmente presentes	Geralmente ausentes
Latência	0 a 40 segundos	Sem latência
Adaptação	Presente	Ausente
Duração	<1 minuto	Sintomas são persistentes
Equilíbrio estático	Lateralização para o lado lesado, influência da posição da cabeça	Lateralização para o lado lesado, sem influência da posição da cabeça
Evolução	Habitualmente em surtos ou uma única vez	Crônica
Outros déficits neurológicos associados	Acentuados	Geralmente presentes

Obs.: Vale ressaltar que nos pacientes nos quais é difícil a definição da sintomatologia, com quadro clínico incompatível, com fatores de risco importantes para causa central ou que deixam dúvida diagnóstica, é necessário excluir lesão ou isquemia de fossa posterior do encéfalo ou cerebelo por meio de exames de imagem.

Capítulo 31 ■ Tontura, Vertigem e Síncope

cadeado o nistagmo, à medida que se repete o teste vai diminuindo a intensidade do nistagmo, até inibi-lo. A manobra de Dix-Hallpike consiste em passar o paciente da posição sentada para deitada rapidamente, em bloco, com a cabeça inclinada cerca de 45 graus para o lado acometido, o que desencadeia o nistagmo e a vertigem, no caso da VPPB, em até 30 segundos.

O tratamento é realizado com manobras de reposicionamento para eliminar os detritos do canal semicircular (manobra de Epley). A manobra consiste em quatro passos: inicia-se pela manobra de Dix-Hallpike, isto é, o paciente é deitado com sua cabeça virada 45 graus para o lado acometido, em seguida é rodada para o lado oposto, a seguir, todo o corpo do paciente é virado para esse mesmo lado, fazendo com que a cabeça, que já estava ligeiramente inclinada, fique voltada para o chão; finalmente o paciente é levantado rapidamente nesta posição. Todos os passos devem ser realizados com uma separação de 20 segundos entre eles.

- **Doença de Menière:** em geral, acomete pacientes dos 30 aos 60 anos de idade. Caracterizada por zumbidos, perda auditiva e vertigens rotatórias graves, associadas à sensação de pressão e plenitude no ouvido, sua causa é a hidropisia endolinfática (membranas que separam a endolinfa da perilinfa se rompem a intervalos irregulares, causando alterações hidroeletrolíticas). Tipicamente dura horas, mas o paciente ainda pode sentir-se mal por alguns dias. As crises se repetem em intervalos de semanas ou meses. Oitenta por cento remitem espontaneamente em 5 a 10 anos. É importante diferenciá-la do neuroma do acústico por meio de exame de imagem. Tratamento cirúrgico pode ser tentado em casos intratáveis clinicamente.

- **Labirintite ou neurite vestibular ou vestibulopatia aguda:** caracteriza-se como qualquer distúrbio vestibular unilateral agudo (geralmente de origem infecciosa). Como se trata de lesão da parte vestibular do VIII par craniano (nervo vestibulococlear), assemelha-se à paralisia de Bell, que consiste na lesão do VII par (nervo facial). Em geral, a vertigem dura alguns dias e os demais sintomas remitem totalmente em 1 a 6 semanas. Recorrências não são raras. Acomete, principalmente, adultos de meia-idade.

- **Enxaqueca com aura de vertigem:** quadro típico de enxaqueca que ocorre cerca de 30 minutos após relato de vertigem ou durante o episódio de vertigem e que tem duração de horas a dias.

- **Vertigem secundária a uso de medicamentos:** vertigem secundária a traumatismo cranioencefálico, vertigem durante viagem (carro, navio, avião etc.): quadro sugestivo a partir da anamnese.

SÍNCOPE

Síncope (do grego *symkope*: suspensão, pausa) é um sintoma não específico produzido por uma larga variedade de patologias, sendo definida como perda súbita e transitória de consciência, acompanhada por perda do tônus postural, com recuperação rápida, espontânea e completa sem intervenção terapêutica.

Sua instalação pode ocorrer repentinamente ou ser precedida por sintomas com duração variável, como tontura, calor, sudorese, palpitação, náusea e turvação visual. Às vezes não há sintomas premonitórios, e em algumas ocasiões estresse agudo pode desencadear o quadro. A duração média dos episódios é de 12 segundos (variando de 5 a 22 segundos) e na fase pós-sincopal pode haver sensação de fadiga intensa.

A síncope constitui um sintoma clínico assustador e relativamente comum. O relatório do estudo de Framingham mostrou que 3% dos homens e 3,5% das mulheres sofreram pelo menos um episódio sincopal durante sua vida, e entre os idosos a incidência aumentou para mais de 23%. Esse sinal é responsável por 6% das admissões hospitalares em geral e 3% dos atendimentos nas emergências. Recorrências são comuns, ocorrendo em torno de 35% dos pacientes.

A síncope pode estar associada a cardiopatias estruturais adquiridas ou congênitas ou a alterações genéticas causadoras de arritmias potencialmente fatais e morte súbita. Mesmo se a causa da síncope em si é benigna, as consequências de uma queda abrupta podem não ser, principalmente na população idosa, mais suscetível à formação de hematoma subdural e fratura de crânio ou de ossos longos.

Fisiopatologia

Em geral, a síncope é causada pela redução súbita do metabolismo cerebral desencadeada pela diminuição do fluxo sanguíneo para os hemisférios cerebrais ou tronco cerebral. Na maioria das vezes, a anormalidade básica é um baixo débito cardíaco, resultando das diversas causas de distúrbios circulatórios.

A súbita interrupção do fluxo sanguíneo cerebral por 6 a 8 segundos ou a diminuição de 20% do oxigênio tecidual cerebral é suficiente para causar perda completa da consciência. O fluxo sanguíneo cerebral é determinado pela pressão arterial e pela resistência cerebrovascular. À autorregulação cerebral aplicam-se as trocas reflexas no tônus cerebrovascular em resposta a aumento ou queda da pressão sanguínea sistêmica.

Os mecanismos da síncope, na maioria dos casos, resultam de uma redução temporária no fluxo sanguíneo cerebral e podem ser assim resumidos: (1) instabilidade vasomotora e súbita redução na resistência vascular sistêmica; (2) obstrução mecânica ao débito cardíaco; (3) arritmias com redução de débito cardíaco; (4) doença cerebrovascular com redução de perfusão; (5) aumento na resistência cerebrovascular.

Classificação

São inúmeras as classificações para episódios de síncope. Em virtude de sua praticidade, sugere-se a classificação descrita a seguir, com a frequência aproximada de cada causa entre parênteses:

1. Síncope reflexa mediada neuralmente (17% a 20%) – síncope neurocardiogênica: vasovagal (14%); situacional; hipersensibilidade do seio carotídeo.
2. Hipotensão ortostática (11%).
3. Cardíaca (17%): arritmia (14%); estrutural.
4. Neurológica (7%) – perda transitória de consciência imitando síncope: convulsão; ataque isquêmico transitório; roubo subclávio; enxaqueca.
5. Síncopes inexplicadas (39%).

Síncope neurocardiogênica ou vasovagal

A mais prevalente das síncopes, caracteriza-se por reflexo agudo de hipotensão e/ou bradicardia como consequência de falência súbita do sistema de autorregulação da pressão arterial. Costuma recorrer e pode ser desencadeada por medo, estresse emocional, dor grave, consumo de álcool, fome etc. Em geral, é precedida por pródromos como tonturas, zumbidos e turvação visual. Mais prevalente em indivíduos sem evidência de doença cardíaca ou vascular, raramente ocorre na posição de decúbito. Na maioria das vezes é benigna.

Hipersensibilidade do seio carotídeo

Doenças degenerativas, principalmente a arteriosclerose, comprometem a parede das artérias, ocasionando seu endurecimento, o que provoca a "irritabilidade" dos barorreceptores. A compressão ou o estiramento das artérias toracocervicais provoca intensa resposta dos barorreceptores, com bradicardia acentuada (bradicardia sinusal e/ou bloqueio nodal atrioventricular funcional) e vasodilatação generalizada, acompanhada de hipotensão severa. Os pacientes mais atingidos são idosos do sexo masculino. Em geral, ocorre quando o indivíduo se barbeia ou está usando camisa com colarinho apertado, ou quando gira a cabeça para um lado.

Hipotensão ortostática (postural)

A hipotensão ortostática caracteriza-se por diminuição dos níveis pressóricos de 30mmHg na pressão sistólica e/ou 20mmHg na diastólica, quando o paciente está de pé. A fisiopatologia baseia-se na incapacidade de manutenção da pressão arterial adequada durante a posição ortostática devido a uma regulação autonômica incompetente e/ou hipovolêmica relativa. Pode ser a causa da síncope em 30% dos idosos, sendo rara em indivíduos com idade inferior a 40 anos.

Arritmias cardíacas

Qualquer arritmia que provoque síndrome de baixo débito pode ser causa de síncope. Assim, tanto as taquiarritmias como as bradiarritmias podem estar envolvidas.

Doenças cardíacas estruturais

O adequado equilíbrio entre o débito cardíaco e a resistência vascular periférica determina a estabilidade da pressão arterial e, portanto, do fluxo cerebral. Em situações de maior demanda, como, por exemplo, durante exercícios, as cardiopatias que dificultam o influxo (mixoma atrial, pericardite constritiva) ou o efluxo (estenose pulmonar ou aórtica, cardiomiopatia hipertrófica) podem causar redução do fluxo cerebral e síncope.

Doenças neurológicas

Um acidente isquêmico transitório da artéria basilar pode resultar em síncope, em geral com pródromos como vertigem, diplopia, disartria, ataxia e parestesia hemifacial e perioral.

Diminuição importante do fluxo para o tronco cerebral com síncope ocorre na síndrome do roubo da artéria subclávia, estado patológico que se caracteriza clinicamente por assimetria da pressão arterial entre os membros superiores (em média de 45mmHg). Essa condição ocorre quando há estenose da artéria subclávia com fluxo sanguíneo retrógrado da artéria vertebral para um dos membros superiores.

A enxaqueca da artéria basilar é um distúrbio raro que causa síncope nos adolescentes.

Doenças metabólicas e psiquiátricas

Hipoglicemia, hipoxia e hipercapnia são os principais representantes dos distúrbios metabólicos que cursam com síncope. Crises histéricas, estados de pânico e ansiedade podem ser identificados durante as crises mediante o monitoramento da pressão arterial e da frequência cardíaca, as quais costumam apresentar valores normais.

Síncope inexplicada

Com frequência, o diagnóstico etiológico da síncope não é esclarecido, apesar de exaustiva investigação, o que se denomina síncope inexplicada.

Abordagem diagnóstica

A avaliação inicial do paciente com perda transitória de consciência consiste em anamnese detalhada, exame físico e realização de eletrocardiograma.

O primeiro passo consiste em definir se é realmente um episódio de síncope. Para isso é necessário excluir outras causas de perda transitória de consciência, como a crise epiléptica e a concussão. A anamnese é fundamental para o diagnóstico correto. Faz-se necessário um interrogatório minucioso do paciente, bem como daqueles que presenciaram a crise. Aspectos relevantes da história clínica, como os fatos ocorridos antes, durante e após cada evento (liberação de esfíncteres, abalos musculares, crise convulsiva), devem ser avaliados. Estado e posição antes da crise,

Capítulo 31 ■ Tontura, Vertigem e Síncope

tempo de recuperação, bem como o número e a frequência dos episódios, devem ser determinados.

Devem ser sempre pesquisados antecedentes, sintomas ou sinais que indiquem cardiopatia, hipoglicemia, doenças neurológicas ou psiquiátricas, o uso de substâncias lícitas e ilícitas, hábitos alimentares recentes (regimes), medicações em uso, fatores tensionais desencadeantes e relação com atividade física.

Na história clínica constata-se a súbita perda de consciência e do tônus postural. Isso implica que o paciente sofrerá queda se não estiver apoiado ou se não for amparado por alguma pessoa. Uma perda prolongada de consciência deve levantar a suspeita de outras causas, como acidente vascular encefálico, epilepsia, traumatismo encefálico, comas metabólicos, intoxicações etc.

Os movimentos tônico-clônicos também podem ocorrer nos episódios de síncope. São sempre de curta duração (<20 segundos) e iniciam após a perda de consciência. Embora esses movimentos possam sugerir uma convulsão, a ausência de uma sequência tônico-clônica típica, a recuperação imediata e outras características do ataque levam ao diagnóstico correto de síncope.

O segundo passo consiste no exame físico cuidadoso, com avaliação da pressão arterial, exame dos pulsos, ausculta cardíaca e exame neurológico. A pressão arterial e a frequência cardíaca devem ser observadas na posição supina e, após 3 a 5 minutos, na posição ereta, para verificação da hipotensão arterial ortostática. Procede-se à ausculta precordial, de vasos do pescoço e de artérias subclávias, atentando para sopros aórticos ou carotidianos que sugiram estenose e/ou alterações de ritmo cardíaco. Sopro na área supraclavicular e a indução de sintomas por exercício braquial (elevação do membro superior) são sugestivos de síndrome do roubo da subclávia.

A principal preocupação no atendimento ao paciente com síncope consiste em identificar aqueles com causa potencialmente grave e com risco de morte súbita. Por isso, os pacientes devem ser estratificados em grupos de risco de acordo com a Tabela 31.2.

Pacientes que tiverem forte presunção diagnóstica de síncope vasovagal, mas com exame físico e eletrocardiograma normais, podem ser tratados e, em caso de dúvida, quando os episódios são frequentes ou severos, deve ser solicitada avaliação com teste de inclinação ortostática e manobra do seio carotídeo. Se os episódios são raros ou únicos, não necessitam de outras avaliações. Os pacientes que tiverem evidências de cardiopatia e/ou alterações eletrocardiográficas devem ser submetidos a uma investigação cardiológica completa (ecocardiograma, Holter, estudo eletrofisiológico etc.). Aqueles que se enquadram no grupo de alto risco devem ser sempre hospitalizados. Os de risco moderado devem ficar em observação, e, caso apresentem sintomas de alto risco durante o período, devem ser hospitalizados.

A escolha dos exames diagnósticos deve ser orientada por anamnese, exame físico e estratificação de risco do paciente. O hemograma é útil para pesquisa de anemia e a contagem de leucócitos pode sugerir quadro infeccioso. Estudos de eletrólitos, glicemia, ureia e creatinina são úteis para avaliação do estado de hidratação e exclusão de distúrbio hidroeletrolítico e metabólico. Os exames de imagem (tomografia computadorizada e ressonância nuclear magnética de encéfalo) e eletroencefalograma devem ser solicitados quando a história sugere crises convulsivas ou em caso de sintomas ou sinais focais.

Eletrocardiograma deve ser realizado em todo paciente com perda transitória de consciência para pesquisa de etiologia cardiovascular. O teste de inclinação ortostática (*tilt test*) constitui o exame mais importante para o diagnóstico da síncope vasovagal, sendo capaz de provocar episódios de síncope em indivíduos suscetíveis mediante um potente estímulo ortostático. Durante o exame, são mantidas monitoração eletrocardiográfica contínua e verificação frequente da pressão arterial.

Tabela 31.2 ■ Principais causas de síncope em função da gravidade de suas causas

Grupo de alto risco	Grupo de risco intermediário	Grupo de baixo risco
• Dor torácica compatível com síndrome coronariana aguda • Sinais de insuficiência cardíaca congestiva • Doença valvular severa a moderada • História de arritmia ventricular • ECG evidenciando isquemia • Prolongamento de intervalo QT • Bloqueio trifascicular ou pausa entre 2 e 3 segundos • Bradicardia sinusal persistente • Fibrilação atrial ou taquicardia ventricular não sustentada e assintomática • Aparelho cardíaco (marca-passo ou desfibrilador) com disfunção	• Idade >50 anos com história pregressa de: – Doença arterial coronariana – Infarto do miocárdio – Insuficiência cardíaca congestiva – Cardiomiopatia sem sintomas ativos – Bloqueio de ramo ou onda Q sem mudança aguda no ECG • História familiar de morte súbita em idade <50 anos • Sintomas não consistentes com síndrome vasovagal • Aparelho cardíaco sem evidência de disfunção • Avaliação clínica com forte suspeita de síncope cardíaca	• Idade <50 anos sem história prévia de: – Doença cardiovascular – Sintomas consistentes com síndrome vasovagal – Exame cardiovascular normal – ECG sem alterações

ECG: eletrocardiograma.

A massagem do seio carotídeo é realizada em pacientes com mais de 40 anos de idade sem cardiopatia estrutural. É possível diagnosticar hipersensibilidade do seio carotídeo quando se observa pausa ventricular >3 segundos ou queda na pressão arterial sistólica ≥50mmHg, medida imediatamente após a massagem. A manobra consiste na compressão unilateral da artéria carótida por 5 a 10 segundos, na margem anterior do músculo esternocleidomastóideo, próximo à cartilagem cricóidea. Em pacientes com doença cerebrovascular e/ou sopro carotídeo, a massagem de seio carotídeo deve ser evitada devido ao risco de evento vascular cerebral isquêmico.

Abordagem terapêutica

As principais metas do tratamento são a prevenção de recorrências e a diminuição do risco de mortalidade. O conhecimento da etiologia da síncope é o ponto principal para o estabelecimento das medidas terapêuticas. A abordagem dos pacientes deve ser feita por equipe multidisciplinar.

É importante orientar o paciente para reconhecer os pródromos e, em caso de sua ocorrência, adotar a posição supina ou cruzar as pernas com compressão, abortando a síncope, protegendo-se contra possíveis traumas. Recomenda-se a adoção de medidas para evitar "fatores desencadeantes", como desidratação, tempos prolongados em posição sentada ou de pé, lugares muito quentes etc.

A conduta na síncope vasovagal compreende tanto tratamento farmacológico como não farmacológico. O paciente deve ser orientado sobre a benignidade do quadro. As opções não farmacológicas compreendem o uso de meias elásticas, dieta rica em sódio e hidratação. O tratamento com medicamentos pode ser guiado pelo teste de inclinação ou ser empírico. Vários fármacos têm sido usados para prevenir os episódios, como betabloqueadores, agentes vagolíticos, alfa-agonistas, teofilina, inibidores da recaptação de serotonina e fludrocortisona.

A hipotensão postural em pacientes jovens pode ser decorrente de disautonomia. Se não houver história de hipertensão arterial, deve-se aumentar a ingesta de água e sal. Os pacientes idosos devem ser orientados a se levantar lentamente. Deve-se reavaliar o uso de medicações que podem provocar hipotensão postural. Fludrocortisona e midodrina podem ser usadas, e a pressão arterial deve ser monitorada cuidadosamente em pacientes hipertensos.

O uso de marca-passo geralmente está recomendado em caso de bradiarritmias sintomáticas, desde que o paciente não esteja em uso de medicação bradicardizante.

Em pacientes com síncope e cardiopatia estrutural, uma possível causa pode ser a taquiarritmia ventricular. A documentação de taquicardia ventricular ou fibrilação ventricular, espontânea ou induzida ao estudo eletrofisiológico, geralmente leva à indicação de cardioversão química ou elétrica.

Bibliografia

Bloomfield DM. Strategy for the management of vasovagal syncope. Drugs Aging 2002:179-202.

Bradley WG, Daroff RB, Fenichel GM, Jankovic J. Neurology in clinical practice – Principles of diagnosis and management. Vol. 1. 4. ed. Philadelphia: Elsevier, 2004:233-44.

Gonçalves E, Silva GE. Síncopes: uma revisão clínica. Neurobiologia abr./jun. 2009; 72(2).

Greeberg MS. Manual de neurocirurgia. 5. ed. Porto Alegre: Artmed, 2003:566-70.

Guidelines for the diagnosis and management of syncope. European Heart Journal 2009; 30:2631-71.

Kapoor WN. Current evaluation and management of syncope. Circulation 2002; 106:1606-9.

Melo CS, Greco OT, Franco MC, Silva Jr O. Síncope. Reblampa 2006; 19(1):8-13.

Mumenthaler M, Mattle H, Taub E. Neurologia. 4. ed. Rio de Janeiro: Guanabara Koogan, 2007:725-46.

Mutarelli EG. Propedêutica neurológica – do sintoma ao diagnóstico. 1. ed. São Paulo: Sarvier, 2000.

Rajat Jhanjee et al. Syncope. Dis Mon 2009; 55:532-85.

Ropper AH, Brown RH. Adams and Victor's principles of neurology. 8. ed. New York: McGraw-Hill, 2005:256-67.

Rowland LP. Merrit – Tratado de neurologia. 11. ed. Rio de Janeiro: Guanabara Koogan, 2007:12-9 e 32-5.

Tusa RJ. Bedside assessment of the dizzy patient. Neurol Clinic 2005; 23:655-73.

CAPÍTULO 32

Acidente Vascular Encefálico

PARTE A ■ Acidente Vascular Encefálico Hemorrágico

Rodrigo Moreira Faleiro
Geraldo Vitor Cardoso Bicalho

INTRODUÇÃO

O acidente vascular encefálico (AVE) é a principal causa de morte no Brasil, com registro de 70.232 óbitos em 2008.[1] Segundo a Organização Mundial da Saúde (OMS), é a principal causa de incapacidade no mundo. O número de óbitos tende a aumentar em decorrência de doenças cerebrovasculares, alcançando cerca de 12% da mortalidade mundial em 2030, segundo projeções da OMS.[2] Em virtude de sua importância epidemiológica e gravidade, a American Heart Association considera o AVE condição especial de suporte básico e avançado de vida, assim como o infarto do miocárdio e o trauma.[3]

EPIDEMIOLOGIA

O AVE hemorrágico (AVEH) representa de 15% a 20% dos casos de AVE, com incidência média de 10 a 20 casos por 100.000 habitantes,[4,5] sendo mais comum na raça negra, em orientais, em homens e pacientes mais velhos, principalmente acima dos 55 anos de idade. A mortalidade nos casos de hemorragia intraparenquimatosa cerebral (HIC) varia entre 30% e 45,4% em 30 dias e alcança até 63,6% em 1 ano.[6]

FATORES DE RISCO

A hipertensão arterial sistêmica (HAS), o principal fator de risco para AVEH, está presente em 70% a 80% dos pacientes. A angiopatia amiloide (depósito de proteína β-amiloide na parede das artérias cerebrais de pequeno e médio calibres) é fator de risco para HIC, geralmente na região subcortical e em pacientes com mais de 70 anos de idade. O risco de AVE é duas vezes e meia maior em tabagistas.[7] O consumo de álcool é um importante fator de risco.[8] Outros fatores são coagulopatias primárias e secundárias e substâncias com efeito simpaticomimético, como cocaína e anfetaminas.

ETIOLOGIA

A HIC é classificada como primária (80% a 85%) ou secundária (15% a 25%).

A primária está associada à ruptura de pequenos vasos danificados pela HAS. Os locais mais frequentes são núcleos da base (50%), tálamo (15%), cerebelo (10%) e tronco cerebral (10%). A HIC primária também está relacionada com a angiopatia amiloide, que geralmente ocorre na região subcortical (hemorragia lobar).

A fisiopatologia básica da HIC situa-se nos vasos perfurantes da base do cérebro. Estruturas profundas do encéfalo, como a região dos núcleos da base, tronco encefálico e cerebelo, recebem seu suprimento sanguíneo por meio de pequenos vasos que saem diretamente de vasos de grande calibre e penetram na substância encefálica. Por isso, esses vasos são denominados perfurantes. Por saírem diretamente de um vaso de grande calibre (p. ex., a artéria cerebral média), eles sofrem diretamente o efeito deletério da HAS, enfraquecendo sua parede. Nesse momento pode ocorrer necrose fibrinoide da parede do vaso, com dilatações descritas como pseudoaneurismas de Charcot-Buchard. São chamados pseudoaneurismas porque nada têm em comum com os aneurismas verdadeiros congênitos. Após a dilata-

Tabela 32.1 ■ Principais causas de acidente vascular encefálico

Primária
Hipertensão arterial crônica
Angiopatia amiloide cerebral

Secundária

Malformações vasculares (malformação arteriovenosa, telangiectasia, angioma cavernoso, angioma venoso)
Aneurismas (saculares, infecciosos, traumáticos, neoplásicos)
Coagulopatias
  Coagulopatias primárias: hemofilias A e B, doença de von Willebrand, afibrinogenemia.
  Coagulopatias secundárias: púrpura trombocitopênica idiopática, coagulação intravascular disseminada, púrpura trombocitopênica trombótica, síndrome HELLP, trombocitopenia em síndromes mieloproliferativas, mieloma múltiplo
  Fármacos antitrombóticos: antiagregantes, anticoagulantes, trombolíticos
Tumores cerebrais primários ou metastáticos
Vasculopatias
  Vasculites sistêmicas
  Vasculite isolada do sistema nervoso central
  Outras: sarcoidose, doença de Behçet, doença de Moya-Moya, dissecção arterial, vasculite infecciosa, anemia falciforme
Relacionadas com variações bruscas da pressão arterial ou do fluxo sanguíneo cerebral
  Fármacos ou substâncias com efeito simpaticomimético (anfetaminas, efedrina, descongestionantes nasais, cocaína etc.)
  Eclâmpsia
  Exposição ao frio
  Após estimulação do nervo trigêmeo
  Após picada de escorpião
  Após endarterectomia ou angioplastia para estenose carotídea crítica
  Após intervenção cirúrgica para cardiopatia congênita
  Após procedimentos cirúrgicos em fossa posterior
  Após transplante cardíaco
  Após eletroconvulsoterapia
Outras
  Trombose venosa cerebral
  Transformação hemorrágica de infarto isquêmico
  Migrânea
  Endometriose cerebral
  Intoxicação por metanol
  Síndrome de Zieve

ção, ocorre extravasamento do sangue para dentro do parênquima cerebral, formando a HIC. Por isso, as localizações mais comuns seriam: núcleo caudado e putâmen (55%), tálamo (15%), ponte (10%), cerebelo (10%) e lobares (10%).

A HIC secundária está associada a ruptura de aneurismas congênitos ou malformações vasculares, coagulopatias, vasculopatias, tumores e outras causas listadas na Tabela 32.1.[9,10]

QUADRO CLÍNICO

Os sintomas mais comuns na instalação de um AVE são:

- Alteração de força e/ou sensibilidade em um ou em ambos os lados do corpo.
- Dificuldade para falar (disfasia).

- Confusão ou dificuldade para entender e se comunicar.
- Dificuldade para marcha ou equilíbrio.
- Dificuldade para enxergar com um ou ambos os olhos.
- Cefaleia súbita e atípica.

Os sintomas dependem da região acometida. Em geral, a doença manifesta-se com início rápido de déficit neurológico focal (hemiparesia, hipoestesia contralateral, alterações da linguagem, apraxia e hemianopsia).

A hemorragia no parênquima cerebral geralmente é indolor ou com cefaleia progressiva, enquanto a hemorragia subaracnóidea tem como característica marcante a cefaleia intensa ("pior cefaleia da vida") e de início súbito.

Rebaixamento do nível de consciência e vômitos podem estar associados à hipertensão intracraniana.

A distinção clínica entre AVEH e AVE isquêmico não é confiável, sendo mandatório um exame de imagem.

EXAMES COMPLEMENTARES

A tomografia computadorizada (TC) de crânio consiste no exame de escolha na fase aguda. A localização e alguns achados podem sugerir a etiologia (Figura 32.1).

A ressonância magnética (RM) tem a mesma sensibilidade da TC na fase aguda mas demanda mais tempo e é mais cara, mostrando-se superior na identificação de MAV, angiopatia amiloide e neoplasias.

A angiografia de vasos cerebrais é indicada em HIC de localização atípica ou em jovens (<45 anos de idade), ou em pacientes com hemorragia subaracnóidea. A angiografia por TC ou RM constitui alternativa menos invasiva e apresenta boa sensibilidade.

TRATAMENTO

A abordagem global do AVEH não difere do AVE isquêmico e inclui:

- Manejo de fatores que têm influência no prognóstico funcional (níveis pressóricos, temperatura corporal [<37,5°C] e níveis glicêmicos [<140mg/dL] – neuroproteção).
- Tratamento específico de acordo com a patogenia.
- Prevenção e tratamento das complicações médicas gerais (p. ex., aspiração, infecções, úlceras de pressão, trombose venosa profunda, tromboembolismo pulmonar etc.).
- Abordagem do paciente como um todo envolvendo a participação interdisciplinar e multiprofissional, com uso de protocolos bem estruturados e aglutinando todos os esforços em unidades de acidente vascular encefálico.
- Prevenção secundária para reduzir a recorrência.
- Reabilitação precoce.

Os cuidados prestados por uma equipe capacitada são fundamentais para o prognóstico desses pacientes,

Capítulo 32 ■ Acidente Vascular Encefálico

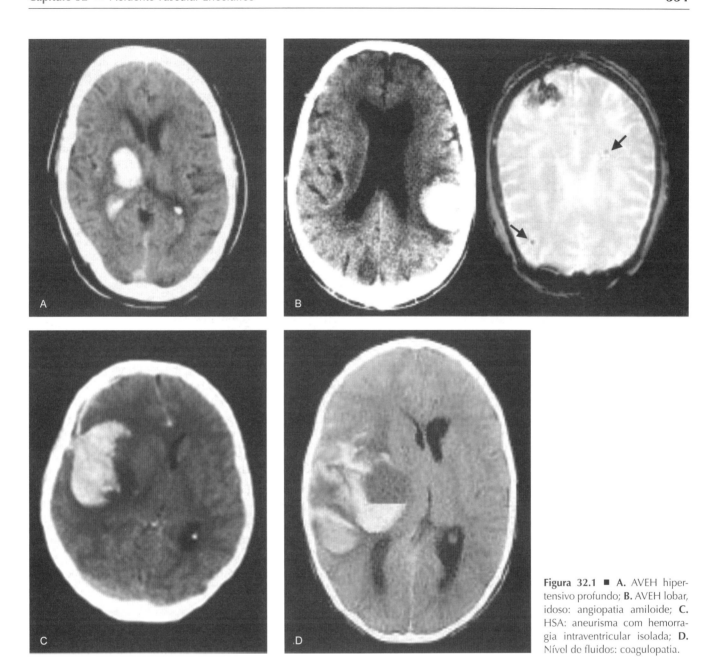

Figura 32.1 ■ **A.** AVEH hipertensivo profundo; **B.** AVEH lobar, idoso: angiopatia amiloide; **C.** HSA: aneurisma com hemorragia intraventricular isolada; **D.** Nível de fluidos: coagulopatia.

que devem ser admitidos e monitorados preferencialmente em unidades de AVE ou de terapia intensiva, dadas a gravidade e a instabilidade dessa condição. Os pacientes devem ser reavaliados frequentemente, seguindo escalas padronizadas, como a escala de coma de Glasgow (ver Tabela 32.2), a escala de AVE do NIH (National Institutes of Stroke Scale-www.nihstrokescale.org), o escore de HIC (ver Tabela 32.3) e/ou escala de Hunt-Hess (ver Tabela 32.4).

As recomendações a seguir são baseadas nas diretrizes para manejo de pacientes com hemorragia intraparenquimatosa cerebral espontânea da Sociedade Brasileira de Doenças Cerebrovasculares e Academia Brasileira de Neurologia.[10]

Tabela 32.2 ■ Escala de coma de Glasgow

Abertura dos olhos	Resposta verbal	Melhor resposta motora
4 – Espontânea	5 – Orientada	6 – Obedece à comando
3 – A solicitação verbal	4 – Confusa	5 – Orientada
2 – A dor	3 – Inapropriada	4 – Não adaptada
1 – Sem abertura	2 – Incompreensível	3 – Decorticação
	1 – Sem resposta	2 – Descerebração
		1 – Sem resposta

Tabela 32.3 ■ Escala de hemorragia intraparenquimatosa cerebral

Componente		Pontos
Glasgow	3 a 4	2
	5 a 12	1
	13 a 15	0
Volume (cm³)	≥30	1
	<30	0
Inundação ventricular	Sim	1
	Não	0
Origem infratentorial	Sim	1
	Não	0
Idade (anos)	≥80	1
	<80	0
Escore total		**0 a 6**

Tabela 32.4 ■ Graduação clínica de Hunt-Hess para hemorragia subaracnoidea

Grau I – Assintomático
Grau II – Cefaleia intensa ou meningismo; sem déficit neurológico (exceto paralisia de nervo craniano)
Grau III – Sonolência; déficit neurológico mínimo
Grau IV – Estupor; hemiparesia de moderada a severa
Grau V – Coma profundo; postura de descerebração

Hunt & Hess, 1968.

Pressão arterial (PA)

O tratamento deve ser precoce e mais agressivo do que nos casos de AVE isquêmico, com o objetivo teórico de reduzir o sangramento. No entanto, a redução excessiva da PA pode reduzir a pressão de perfusão cerebral (PPC), devendo ser individualizada para cada paciente[11,12] (Tabelas 32.5 e 32.6).

Agentes antiepilépticos

Recomenda-se o tratamento profilático de pacientes torporosos e comatosos, pacientes com hemorragia lobar e daqueles com sinais de hipertensão intracraniana. Fenitoína e fenobarbital são os medicamentos mais recomendados, devendo ser mantidos em níveis terapêuticos por 1 mês e, depois, retirados gradualmente.[13]

Profilaxia de trombose venosa profunda

Há risco elevado de trombose venosa profunda e tromboembolismo pulmonar nesses pacientes. Dispositivos de compressão pneumática devem ser usados desde a admissão. Após 48 horas, confirmada a estabilidade do volume do hematoma, deve ser considerado o uso de heparina não fracionada subcutânea (5.000 unidades a cada 8 horas) ou enoxaparina (40mg/dia).[14,15]

Coagulopatias

Não se recomenda o uso de fator VII ativado em pacientes com HIC espontânea.[16]

Em pacientes com HIC secundária ao uso de anticoagulante oral, recomenda-se o uso de plasma fresco congelado associado à vitamina K, até a normalização do RNI. Naqueles em uso de heparina é utilizado o sulfato de protamina. Plasma fresco congelado, crioprecipitado e plaquetas são utilizados em pacientes com HIC sintomática associada ao uso de trombolítico.

Hipertensão intracraniana

O aumento da pressão intracraniana (PIC) é associado a aumento de morbidade e mortalidade após AVEH. Pacientes comatosos e com sinais de elevação da PIC podem se beneficiar de medidas como cabeceira elevada a 30 graus, analgesia, sedação, manitol a 20%, solução salina hipertônica e hiperventilação controlada. Não há benefício no uso de corticosteroides.[17]

Tratamento cirúrgico

A maioria dos pacientes deve ser tratada clinicamente, sendo encaminhados para cirurgia aqueles que apresen-

Tabela 32.5 ■ Recomendações para controle da pressão arterial em caso de HIC

Pressão arterial	Conduta recomendada
PA sistólica >200mmHg ou PAM >150mmHg (duas leituras com intervalo de 5 minutos)	Iniciar redução agressiva da PA por infusão contínua de anti-hipertensivo endovenoso com monitoração da PA a cada 5 minutos
PA sistólica >180mmHg PAM >130mmHg Suspeita de aumento da PIC	Considerar monitoração da PIC. Iniciar redução da PA por infusão contínua ou intermitente de anti-hipertensivo endovenoso com monitoração da PA a cada 5 minutos. Manter PPC >60 a 80mmHg
PA sistólica >180mmHg PAM >130mmHg Sem suspeita de aumento da PIC	Iniciar redução moderada da PA por infusão contínua ou intermitente de anti-hipertensivo endovenoso com monitoração da PA a cada 15 minutos (PA-alvo 160/90mmHg ou PAM-alvo 110mmHg)
PA sistólica <90mmHg	Expansão com cristaloides por via endovenosa e infusão de aminas vasoativas: Dopamina 2 a 20mg/kg/min Norepinefrina 0,05 a 0,2mg/kg/min

PA: pressão arterial; PAM: pressão arterial média; PIC: pressão intracraniana; PPC: pressão de perfusão cerebral.
Adaptada de Broderick J et al., 2007.[12]

Tabela 32.6 ■ Medicações anti-hipertensivas usadas em caso de HIC

Fármaco	Mecanismo	Dose endovenosa	Contraindicações
Metoprolol	Antagonista seletivo do receptor β1-adrenérgico	5mg a 1mL/min a cada 10min, até o máximo de 20min	IC grave, DPOC, asma, hipotensão, bradicardia
Enalapril	Inibidor de enzima conversora de angiotensina	0,625 a 1,25mg em 5min a cada 6h	Queda súbita da PA em estados de aumento da renina. IRA em caso de estenose da artéria renal
Diltiazem	Antagonista do canal de cálcio	0,25 a 0,35mg/kg em 10min Infusão 5 a 15mg/h	Doença do nó sinusal ou nó atrioventricular. IC grave
Nitroprussiato	Vasodilatador arterial e venoso	0,25 a 10mg/kg/min	Potencial aumento da PIC, resposta variável, intoxicação por cianeto e tiocianeto
Esmolol	Antagonista seletivo do receptor β₁-adrenérgico	250 a 500mg/kg/min em *bolus* a cada 10min ou infusão 25 a 300mg/kg/min	IC grave, DPOC, asma, hipotensão, bradicardia

IC: insuficiência cardíaca; IRA: insuficiência renal aguda; DPOC: doença pulmonar obstrutiva crônica; PA: pressão arterial; PIC: pressão intracraniana.

tem piora neurológica. Pacientes jovens, com Glasgow entre 9 e 12, com hematomas lobares e superficiais (≤1cm da superfície cortical) são os mais beneficiados pelo tratamento cirúrgico.[18] Pacientes com hematoma cerebelar cujo volume é >3cm, que evoluem com deterioração neurológica, sinais de herniação, compressão de tronco ou hidrocefalia, também devem ser tratados cirurgicamente.[19]

PROGNÓSTICO

Os fatores que predizem pior prognóstico são: volume inicial do hematoma >30cm, rebaixamento do nível de consciência à admissão, hemorragia intraventricular, idade avançada e localização primariamente infratentorial.[20,21] O aumento do hematoma nas primeiras 24 horas também é um preditor de gravidade.[22] A escala de HIC estratifica o risco de mortalidade em 30 dias com uma pontuação variando entre 0 e 6. Pacientes com 4 ou mais pontos apresentam praticamente 100% de mortalidade em 30 dias.[23,24]

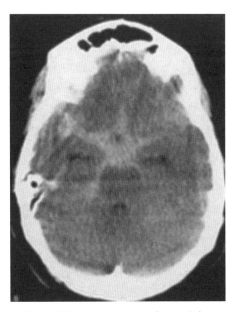

Figura 32.2 ■ Hemorragia subaracnóidea.

HEMORRAGIA SUBARACNÓIDEA ESPONTÂNEA (HSAE)

A HSAE corresponde a cerca de 5% de todos os casos de AVE. Apesar de menos comum, é a forma mais grave e difícil de tratar (Figura 32.2).

A etiologia mais comum são os aneurismas cerebrais rotos (75% a 80%). Outras incluem as malformações arteriovenosas cerebrais (MAV – 4% a 5%), vasculites, dissecção arterial, tumor, ruptura de infundíbulo, distúrbio da coagulação, MAV espinhal, HSAE pré-truncal não aneurismática e uso de substâncias como a cocaína. Em 14% a 22% dos casos a causa não é determinada.

Com relação à HSAE aneurismática, a mortalidade geral é em torno de 40%. Trinta por cento dos sobreviventes apresentam sequelas e 30% retornam às atividades de modo funcional.

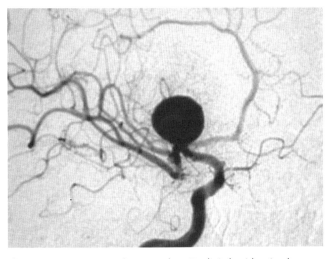

Figura 32.3 ■ Arteriografia com subtração digital evidenciando aneurisma da bifurcação da artéria carótida interna.

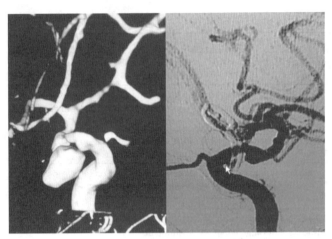

Figura 32.4 ■ Aneurisma cerebral antes e após clipagem microcirúrgica.

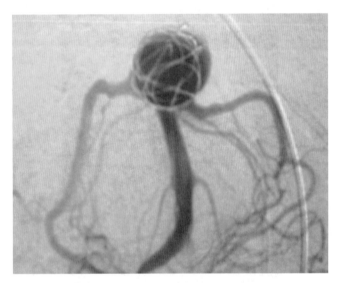

Figura 32.5 ■ Aneurisma da artéria basilar durante oclusão endovascular.

A cefaleia é o sintoma mais importante, estando presente em 97% dos casos e sendo descrita como "a pior dor de cabeça da minha vida" e de início súbito. Os sinais são meningismo (rigidez de nuca, sinal de Kernig ou sinal de Brudzinski), hipertensão, déficit neurológico focal (paralisia de nervo craniano, afasia, hemiparesia), alteração do nível de consciência, hemorragia ocular (pré-retiniana, intrarretiniana ou no humor vítreo – síndrome de Terson). A graduação clínica é dada pela escala de Hunt-Hess (ver Tabela 32.6).

A tomografia de crânio detecta HSAE em cerca de 95% dos casos, quando realizada nas primeiras 48 horas (ver Tabela 32.7). Detecta também complicações como hidrocefalia, hematoma e infarto. Pode também prever a localização do aneurisma em 70% dos casos. A punção lombar é o teste mais sensível para HSAE, mas a redução da pressão liquórica pode precipitar um novo sangramento (ver Tabela 32.8).

A arteriografia cerebral é o padrão-ouro no diagnóstico dos aneurismas cerebrais. É importante também no diagnóstico e manejo do vasoespasmo cerebral. A angio-TC e a angio-RM são opções menos invasivas e com boa sensibilidade.

O manejo do HSAE, sobretudo aneurismático, baseia-se em medidas gerais, diagnóstico e tratamento de complicações intra e extracranianas. As medidas iniciais consistem em repouso absoluto no leito, analgesia, agente antiepiléptico profilático e emoliente fecal.

Depois de diagnosticado, o aneurisma cerebral deve ser excluído da circulação por microcirurgia vascular ou por oclusão endovascular. As duas técnicas são eficazes e devem ser individualizadas para cada paciente. Quando não tratado, a taxa de ressangramento é alta – 4% no primeiro dia; do segundo ao 15º dia, reduz-se para 1,5% dia, totalizando 25%, e 50% ressangram em 6 meses.

O vasoespasmo cerebral, também chamado déficit neurológico isquêmico tardio, está presente em 30% a 70% das angiografias e é sintomático em 20% a 30% dos casos. Tem início máximo entre o sexto e o oitavo dia pós-HSAE, podendo durar até 4 semanas. Está indicada a terapia conhecida como "3 Hs", que inclui hipervolemia, hemodiluição e hipertensão, além da administração de nimodipina, na dose de 60mg via oral a cada 4 horas, a todos os casos. A nimodipina apresenta benefício por ser um bloqueador do canal de cálcio, promovendo proteção celular durante a fase de isquemia. Técnicas endovasculares podem ser necessárias.

Tabela 32.7 ■ Graduação de Fisher da hemorragia subaracnóidea na TC

Grau I – Ausência de hemorragia subaracnóidea visível
Grau II – Fina lâmina hiperdensa localizada ou difusa
Grau III – Espessa lâmina hiperdensa em mais de uma cisterna
Grau IV – Espessa lâmina hiperdensa dentro de todas as cisternas, notadamente dentro das cisternas peripedunculares.
Hematoma intracerebral. Hemorragia intraventricular

Fisher, Kistler, Davis, 1980.

Tabela 32.8 ■ Diferenciação de HSA e punção traumática pelo LCR

Característica do LCR	Punção traumática	HSA
Contagem eritrocitária	Decrescente em tubos sequenciais	Constante entre os tubos
Coagulação	Coagula	Não coagula
Xantocromia	Ausente	Presente
Taxa eritrócitos/ leucócitos	Normal	Pode estar baixa
Proteínas	Normais	Podem estar aumentadas
Macrófagos com hemossiderina	Ausentes	Presentes
Pressão do LCR	Normal	Elevada
Punção em outro nível	Normal	Mantém HSA

LCR: líquido cefalorraquidiano.

Hidrocefalia aguda está presente em 20% dos pacientes, sendo sintomática em 10% dos casos e podendo requerer derivação ventricular.

Complicações extracranianas incluem hiponatremia, trombose venosa profunda e alterações cardíacas.

Referências

1. Ministério da Saúde. www.datasus.gov.br.
2. World Health Organization. World Health Statistics 2008; 31-6.
3. Programa de Aperfeiçoamento Continuado no Tratamento do Acidente Vascular Cerebral – PACTO AVC, 2009.
4. Broderick JP, Brott T, Tomsick T, Huster G, Miller R. The risk of subarachnoid and intracerebral hemorrhages in blacks as compared with whites. N Engl J Med 1992; 326:733-6.
5. Gebel JM, Broderick JP. Intracerebral hemorrhage. Neurol Sem 2000; 18:419-38.
6. Qureshi AI, Tuhrim S, Broderick JP, Batjer HH, Hondo H, Hanley DF. Spontaneous intracerebral hemorrhage. N Engl J Med 2001; 344:1450-60.
7. Kurth T, Kase CS, Berger K, Gaziano JM, Cook NR, Buring JE. Smoking and risk of hemorrhagic stroke in women. Stroke 2003; 34:2792-5.
8. Calandre L, Arnal C, Ortega JF et al. Risk factors for spontaneous cerebral hematomas. Case-control study. Stroke 1986; 17:1126-8.
9. Pontes-Neto OM, Filho JO, Valiente R et al. Comitê Executivo da Sociedade Brasileira de Doenças Cerebrovasculares e Departamento Científico de Doenças Cerebrovasculares da Academia Brasileira de Neurologia. Diretrizes para o manejo de pacientes com hemorragia intraparenquimatosa espontânea. Arq Neuropsiquiatr 2009; 67(3-b):940-50.
10. Qureshi AI. Antihypertensive treatment of acute cerebral hemorrhage (ATACH): rationale and design. Neurocrit Care 2007; 6:56-66.
11. Broderick J, Connolly S, Feldmann E et al. Guidelines for the management of spontaneous intracerebral hemorrhage in adults: 2007 update: a guideline from the American Heart Association/American Stroke Association Stroke Council, High Blood Pressure Research Council, and the Quality of Care and Outcomes in Research Interdisciplinary Working Group. Circulation 2007; 116:391-413.
12. Passero S, Rocchi R, Rossi S, Ulivelli M, Vatti G. Seizures after spontaneous supratentorial intracerebral hemorrhage. Epilepsia 2002; 43:1175-80.
13. Boeer A, Voth E, Henze T, Prange HW. Early heparin therapy in patients with spontaneous intracerebral haemorrhage. J Neurol Neurosurg Psychiatry 1991; 54:466-7.
14. Steiner T, Kaste M, Forsting M et al. Recommendations for the management of intracranial haemorrhage – part I: spontaneous intracerebral haemorrhage. The European Stroke Initiative Writing Committee and the Writing Committee for the EUSI Executive Committee. Cerebrovasc Dis 2006; 22:294-316.
15. Mayer SA, Brun NC, Begtrup K et al. Efficacy and safety of recombinant activated factor VII for acute intracerebral hemorrhage. N Engl J Med 2008; 358:2127-37.
16. Poungvarin N, Bhoopat W, Viriyavejakul A et al. Effects of dexamethasone in primary supratentorial intracerebral hemorrhage. N Engl J Med 1987; 316:1229-33.
17. Mendelow AD, Gregson BA, Fernandes HM et al. Early surgery versus initial conservative treatment in patients with spontaneous supratentorial intracerebral haematomas in the International Surgical Trial in Intracerebral Haemorrhage (STICH): a randomised trial. Lancet 2005; 365:387-97.
18. Kirollos RW, Tyagi AK, Ross SA, van Hille PT, Marks PV. Management of spontaneous cerebellar hematomas: a prospective treatment protocol. Neurosurgery 2001; 49:1378-86.
19. Broderick J, Brott T, Tomsick T, Leach A. Lobar hemorrhage in the elderly. The undiminishing importance of hypertension. Stroke 1993; 24:49-51.
20. Hemphill JC III, Bonovich DC, Besmertis L, Manley GT, Johnston SC. The ICH score: a simple, reliable grading scale for intracerebral hemorrhage. Stroke 2001; 32:891-7.
21. Cheung RT, Zou LY. Use of the original, modified, or new intracerebral hemorrhage score to predict mortality and morbidity after intracerebral hemorrhage. Stroke 2003; 34:1717-22.
22. Jamora RD, Kishi-Generao EM Jr, Bitanga ES, Gan RN, Apaga NE, San Jose MC. The ICH score: predicting mortality and functional outcome in an Asian population. Stroke 2003; 34:6-7.
23. Greenberg MS. Manual de neurocirurgia. 5. ed, Porto Alegre: Artmed, 2003.

PARTE B ▪ Acidente Vascular Encefálico Isquêmico

Lyster Dabien Haddad
Lucas Ramos Lima

INTRODUÇÃO

O acidente vascular encefálico isquêmico (AVEI) consiste em um episódio de disfunção neurológica causado por isquemia focal cerebral ou retiniana, com déficits focais típicos e presença de lesão em exames de imagem. Atualmente, é considerado uma das principais causas de mortalidade e morbidade no mundo. Com o aumento da expectativa de vida da população, sua incidência tem aumentado. No Brasil, segundo o DATASUS, é a principal causa de óbito da população adulta, sendo considerado também a principal causa de incapacidade neurológica grave.

Em virtude de sua importância socioeconômica, diversas pesquisas têm sido realizadas sobre o assunto e avanços terapêuticos têm possibilitado uma melhora significativa no prognóstico dos pacientes acometidos por essa enfermidade, principalmente quando o diagnóstico é feito precocemente. O AVE deve ser considerado uma emergência médica tão importante quanto o infarto agudo do miocárdio (IAM).

FISIOPATOLOGIA

O cérebro necessita de grande quantidade de glicose para manter suas funções neuronais. A interrupção do fluxo sanguíneo pode, portanto, causar rapidamente lesões ao tecido cerebral de maneira irreversível.

Fatores que levem à interrupção do suprimento sanguíneo cerebral causarão alteração do metabolismo cerebral cerca de 30 segundos após a interrupção do fluxo sanguíneo. Decorrido 1 minuto, a função neuronal pode encontrar-se inativa. Cerca de 4 a 5 minutos depois da interrupção, ocorre necrose tecidual, já caracterizando área de infarto cerebral, circundada por área de penumbra. A área de penumbra representa a região em que o fluxo sanguíneo está diminuído no limiar de falência elétrica e energética e pode ser ainda reversível, dependendo do tempo de sofrimento tecidual. Em geral, após 2 ou 3 horas, a área de penumbra transforma-se em área de infarto, caso o fluxo não seja restabelecido.

Muitos mecanismos podem causar uma isquemia cerebral, sendo os principais o aterotrombótico, o cardioembólico e a oclusão de pequenas artérias.

ATAQUE ISQUÊMICO TRANSITÓRIO

O ataque isquêmico transitório (AIT) consiste em um déficit neurológico focal súbito, que desaparece espontaneamente. É causado por isquemia focal do cérebro, da medula espinhal ou da retina, sem sinais de infarto agudo em exames de imagem. A antiga definição de AIT considerava que a duração do déficit focal deveria ser inferior a 24 horas. Atualmente, considera-se que a diferenciação entre AIT e AVEI, tornando como referência o tempo de déficit, não deve ser realizada, já que pode impossibilitar o uso de trombolíticos em casos indicados no AVEI.

O AIT também deve ser considerado uma emergência médica, tendo em vista que 10% a 15% dos pacientes com diagnóstico de AIT apresentam um AVEI nos primeiros 3 meses após o AIT, metade dos quais apresenta um AVEI nas primeiras 48 horas. Pacientes com AIT devem ser investigados e tratados da mesma maneira que os pacientes com AVEI, mas sem indicação de trombólise.

ATENDIMENTO PRÉ-HOSPITALAR

O AVEI deve receber, em nível pré-hospitalar, a mesma atenção que o IAM. Quanto mais rápida a identificação do evento, maior a chance de se realizar um tratamento mais eficaz para o paciente.

Quando a história é compatível, após a estabilização de vias aéreas, respiração e circulação, aplicam-se escalas pré-hospitalares para a triagem do AVE. Uma delas, a *Cincinnati Prehospital Stroke Scale*, consiste na avaliação da assimetria facial, força nos braços e linguagem. Quando a triagem é positiva, o paciente deve ser imediatamente encaminhado a centros especializados no tratamento de AVE que contem com serviço de emergência e que deisponha de tomografia, neurologista e terapia trombolítica.

Durante o transporte do paciente, a glicemia capilar deve ser realizada, já que hipoglicemia pode mimetizar um quadro agudo de isquemia cerebral, e a hiperglicemia >400mg/dL pode ser prejudicial a pacientes com AVEI. Crises convulsivas, síndrome demencial e déficits motores prévios devem ser descartados. Deve-se puncionar acesso venoso, realizar monitoração cardíaca, deixar cabeceira a 0 grau e realizar oxigenoterapia caso haja saturação de O_2 <92%.

Não devem ser realizadas redução excessiva da pressão arterial (PA) e administração de excesso de fluidos endovenosos. Para reposição de fluidos, deve-se optar por uma solução isotônica.

Na história pregressa é importante a presença de sintomas anteriores, história de AVE, IAM, trauma, cirurgias anteriores, sangramento, hipertensão arterial sistêmica (HAS), *diabetes mellitus* (DM) e uso de anticoagulantes, insulina e anti-hipertensivos.

ATENDIMENTO HOSPITALAR
História

A história típica do paciente com AVE é de um déficit neurológico focal súbito, ou presente ao despertar, com ou sem alteração do nível de consciência.

O mais importante na história é conseguir identificar o tempo de íctus, para avaliação da possibilidade de trombólise. Caso o paciente tenha acordado com o déficit, considera-se que os sintomas iniciaram a partir do último momento em que o paciente encontrava-se acordado, sem déficits neurológicos.

É importante, também, a história pregressa de AVE, IAM, trauma, cirurgias, sangramentos, crises convulsivas, enxaqueca, processos infecciosos, gravidez, presença de HAS ou DM, uso de medicações como anticoagulantes, insulina e anti-hipertensivos, ou uso abusivo de drogas.

Exame físico geral

Após a estabilização de vias aéreas, respiração e circulação, o exame deve partir para a avaliação de oximetria de pulso e temperatura corporal.

A avaliação cuidadosa da cabeça e do pescoço deve ser realizadas para excluir sinais de trauma, atividade epiléptica, doenças carotídeas ou congestão venosa.

A avaliação cardíaca deve afastar IAM, que pode ser causa ou consequência do AVE. Pressão arterial, frequência cardíaca, arritmias cardíacas e alterações valvulares também devem ser avaliadas.

A avaliação de alterações de pele também é importante, podendo sugerir coagulopatias.

Exame neurológico

O exame neurológico no paciente com suspeita de AVE não deve ser demorado, para não retardar a confirmação diagnóstica e o início do tratamento. Em geral, consiste no uso de escalas, como a escala de Glasgow e a escala de déficit neurológico associado ao acidente vascular encefálico do National Institute of Health (NIHSS) (Tabela 32.9).

Capítulo 32 ■ Acidente Vascular Encefálico

Tabela 32.9 ■ Escala de acidente vascular encefálico do National Institute of Health (NIHSS)

Item testado	Pontuação
1A Nível de consciência	0 – Alerta 1 – Sonolento 2 – Obnubilado 3 – Coma/arresponsivo
1B Perguntas de nível de consciência (duas perguntas – mês atual e idade)	0 – Responde ambas corretamente 1 – Responde a uma pergunta corretamente 2 – Não responde corretamente a nenhuma das perguntas
1C Comandos de nível de consciência (duas tarefas – abrir e fechar os olhos e as mãos)	0 – Realiza ambas as tarefas corretamente 1 – Realiza uma tarefa corretamente 2 – Não realiza nenhuma das tarefas
2 Movimentação ocular	0 – Movimentos horizontais normais 1 – Paralisia parcial do olhar 2 – Paralisia completa do olhar
3 Campo visual	0 – Sem perda visual 1 – Hemianopsia parcial 2 – Hemianopsia completa 3 – Hemianopsia bilateral (cego)
4 Movimentos faciais	0 – Normais 1 – Paralisia facial leve 2 – Paralisia facial central evidente 3 – Paralisia facial completa

5 Função motora dos braços
  a. Esquerda
  b. Direita
	0 – Sem queda
	1 – Queda antes de 5 segundos
	2 – Mantém algum esforço contra a gravidade
	3 – Ausência de força contra a gravidade
	4 – Nenhum movimento

6 Função motora das pernas
  a. Esquerda
  b. Direita
	0 – Sem queda
	1 – Queda antes de 5 segundos
	2 – Mantém algum esforço contra a gravidade
	3 – Ausência de força contra a gravidade
	4 – Nenhum movimento

7 Ataxia de membros	0 – Ausente 1 – Presente em um membro 2 – Presente em dois membros
8 Sensibilidade	0 – Normal 1 – Perda sensitiva de leve a moderada 2 – Perda sensitiva grave ou total
9 Linguagem	0 – Normal 1 – Afasia de leve a moderada 2 – Afasia grave 3 – Mudo, afasia global
10 Disartria	0 – Normal 1 – Disartria de leve a moderada 2 – Disartria grave
11 Extinção ou desatenção (antiga negligência)	0 – Nenhuma anormalidade 1 – Moderada (perda de uma modalidade) 2 – Grave (perda de duas modalidades)

A NIHSS é usada para prever o tamanho da lesão e a gravidade do AVE. Além disso, tem valor prognóstico e avalia o nível de consciência, a linguagem, a negligência, a perda de campo visual, os movimentos oculares, a força muscular, a ataxia, a disartria e a perda sensitiva. A avaliação é feita em menos de 10 minutos. A escala promove uma avaliação sistematizada entre os profissionais de saúde.

Exames complementares

Devem ser coletadas amostras de sangue para avaliação de eletrólitos, glicose, hemograma com plaquetas, coagulograma, função renal e enzimas cardíacas.

Um eletrocardiograma (ECG) deve ser sempre realizado para avaliação de IAM e fibrilação atrial, entre outras anormalidades cardíacas.

Em pacientes selecionados podem ser realizados *screening* toxicológico, função hepática, gasometria arterial (quando há suspeita de hipoxia), β-HCG, radiografia de tórax, eletroencefalograma (quando há suspeita de crise epiléptica), e punção lombar, se há suspeita de hemorragia subaracnóidea não evidenciada na TC.

Exames de imagem

A TC e a RM são os exames de escolha para confirmação do diagnóstico de AVEI. Além disso, são instrumentos importantes para orientação terapêutica e prognóstica, e na avaliação da eficácia do tratamento. Recomenda-se a realização de um desses exames antes de se decidir pelo tratamento de um quadro isquêmico agudo.

A TC tem a vantagem de ser um exame mais rápido, mais barato e disponível em maior número de hospitais. Trata-se de um ótimo método para diferenciar AVEI de AVEH. O evento isquêmico caracteriza-se por hipodensidade no leito isquêmico, apagamento dos sulcos corticais, indefinição da transição corticossubcortical e hiperdensidade no interior de uma artéria cerebral (Figura 32.6). A tomografia pode auxiliar a detecção do subtipo do AVE, a avaliação da extensão da área isquêmica e do tempo de evolução da isquemia, de acordo com a intensidade da hipodensidade, e a detecção de transformação hemorrágica.

Utilizada como exame de primeira linha na investigação de AVEI em alguns centros, a RM tem a vantagem de apresentar maior sensibilidade do que a TC para alterações isquêmicas precoces por meio da sequência de difusão. Trata-se de método importante para avaliação da área da viabilidade tecidual, permitindo a quantificação da área de penumbra, mediante a comparação das sequências de perfusão e difusão, o que auxilia a decisão quanto à trombólise, principalmente após 3 horas do íctus. A diferença entre as áreas de perfusão e difusão é chamada *mismatch*. Alguns estudos afirmam que por meio do *mismatch* é possível indicar trombólise venosa em até 6 horas após o ictus. A RM é também um método mais sensível para o diagnóstico de AVE da circulação posterior (Figura 32.8), pequenos infartos corticais e infartos lacunares.

A angiotomografia e a angiorressonância se constituem em métodos muito sensíveis para avaliação da presença e da localização de uma obstrução vascular. Em caso de suspeita de lesão vascular cervical, a angio-RM com contraste, a angio-TC e a ultrassonografia de vasos cervicais consistem em bons métodos não invasivos. A angiografia intra-arterial (Figura 32.9) é um método muito sensível, porém apresenta risco de 1% a 3% para causar AVE em pacientes com lesões carotídeas sintomáticas.

O ecocardiograma é um bom método para avaliação da presença de fatores cardíacos que predisponham a um evento isquêmico de origem cardioembólica. O ecocardiograma transesofágico é mais sensível do que o ecocardiograma transtorácico para a avaliação desses fatores. O exame deve ser realizado em pacientes com história, exame físico ou ECG sugestivos de doença cardíaca, pacientes com exame de imagem sugestivo de isquemia de origem embólica (infartos em múltiplos territórios cerebrais) e pacientes com suspeita de doença aórtica, embolia paradoxal ou sem outra causa identificável de AVEI.

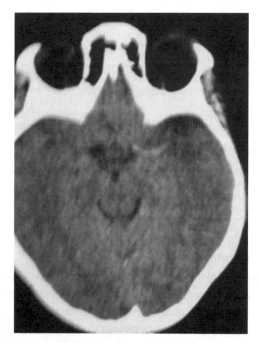

Figura 32.6 ■ Hiperdensidade da artéria cerebral média – "sinal da corda".

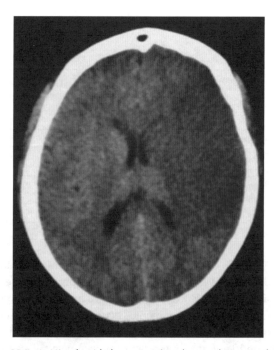

Figura 32.7 ■ Hipodensidade no território de vascularização da artéria cerebral média esquerda.

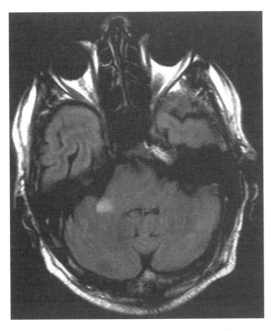

Figura 32.8 ■ Infarto no pedúnculo cerebelar médio direito. (Cortesia de Dr. Marco Túlio Salles Resende.)

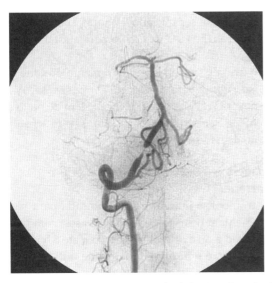

Figura 32.9 ■ Estenose da artéria vertebral direita. (Cortesia de Dr. Marco Túlio Salles Resende.)

Cuidados gerais no AVE isquêmico

Função pulmonar e proteção das vias aéreas

Recomenda-se oxigenoterapia caso a saturação de oxigênio esteja <95%, a qual pode ser feita com oxigênio por cateter nasal a 2 a 4L por minuto. Intubação orotraqueal pode ser necessária em pacientes com função respiratória prejudicada ou rebaixamento do nível de consciência.

Aporte de fluidos

A desidratação é um fator de pior prognóstico nos casos de AVEI. Muitos pacientes com AVEI chegam ao hospital desidratados. Portanto, recomenda-se o aporte de fluidos com soro fisiológico a 0,9% por pelo menos 24 horas.

Cuidados cardíacos

A monitoração cardíaca deve ser feita nas primeiras 24 horas após o íctus, para pesquisa de fibrilação atrial e outras arritmias potencialmente graves.

Em geral, após um AVE, ocorre aumento da PA. Esse aumento não deve ser reduzido farmacologicamente, a menos que os valores extrapolem níveis sistólicos de 220mmHg e diastólicos >120mmHg. A pressão arterial média elevada ajuda a manter um nível adequado de perfusão nas áreas de penumbra, protegendo o tecido cerebral viável. Quando necessário, a pressão arterial deve ser reduzida de maneira gradual.

Para a realização de trombólise venosa, os níveis pressóricos admitidos não devem ultrapassar 185mmHg de sistólica e 110mmHg de diastólica. Nesses casos, pode-se fazer uma redução um pouco mais agressiva da PA. Deve-se dar preferência a agentes endovenosos, como metoprolol, nitroprussiato de sódio e enalapril.

A hipotensão deve ser tratada com expansor de volume e/ou catecolaminas, como norepinefrina, 0,1 a 2mg/h, e dobutamina, 5 a 50mg/h.

Temperatura

O aumento da temperatura corporal está relacionado com pior prognóstico nos casos de AVE. Pacientes com hipertermia devem ser tratados com antipiréticos, e deve-se pesquisar um foco de infecção.

Glicemia

A hiperglicemia aumenta a área de infarto, levando à piora do prognóstico. Valores >180mg/dL devem ser tratados com titulação de insulina.

A hipoglicemia também pode piorar o prognóstico em um AVEI, além de poder causar déficits neurológicos focais, simulando uma isquemia. Valores <50mg/dL devem ser tratados com dextrose endovenosa ou administração de glicose a 10% ou 20%.

Mobilização e decúbito

A trombose venosa profunda e o tromboembolismo pulmonar não são raros, devido à imobilidade do paciente. Mobilização precoce do paciente, mudança de decúbito, hidratação adequada e tratamento com heparina em doses baixas (preferencialmente enoxaparina, 40mg/dia) podem evitar essas complicações. Pacientes com contraindicação ao uso de anticoagulação profilática podem se beneficiar do uso de compressão pneumática intermitente. A mudança de decúbito ajuda, também, a evitar úlceras de pressão.

Reabilitação precoce

A reabilitação do paciente vítima de AVEI deve ocorrer o mais precocemente possível, devendo ser executada por equipe multidisciplinar, englobando as equipes médica, de enfermagem, de fisioterapia, de fonoaudiologia, de terapia ocupacional e de nutrição. A reabilitação tem como objetivo promover benefícios funcionais ao paciente, além de aumentar sua sobrevida.

Tratamento específico

Trombólise endovenosa

O uso de trombolíticos tem como objetivo recanalizar as artérias ocluídas em um AVEI, e a obtenção consequente de reperfusão cerebral. A trombólise venosa revolucionou o tratamento do AVEI, levando à melhora do prognóstico, quando bem indicada.

O ativador do plasminogênio tissular recombinante (rt-PA) é o medicamento de escolha. Para sua utilização é necessário que o íctus tenha ocorrido há menos de 4,5 horas. Quanto menor o tempo do início dos sintomas, maior o benefício da trombólise.

Devem ser preenchidos os seguintes critérios de inclusão para a realização de trombólise:

- AVEI de circulação anterior ou vertebrobasilar.
- Início dos sintomas <4,5 horas.
- Ausência de achados de imagem sugestivos de infarto recente maior do que um terço do território da artéria cerebral média e ausência de sangramento.
- Idade >18 anos.

Em virtude do risco de sangramento, existem também critérios para exclusão do paciente ao tratamento trombolítico:

- **Critérios absolutos de exclusão:**
  - Déficits neurológicos menores ou isolados.
  - Déficits neurológicos com resolução espontânea em menos de 3 horas.
  - Uso de anticoagulação oral ou RNI >1,7.
  - Uso de heparina nas últimas 48 horas com TTPA alargado (TTPAp/TTPAc >1,5).
  - Plaquetas <100.000/mm³.
  - AVE ou traumatismo cranioencefálico grave nos últimos 3 meses.
  - Cirurgia de grande porte nos últimos 14 dias.
  - Punção ou procedimento invasivo recente em sítio não compressível.
  - PAS >185mmHg e PAD > 110mmHg não responsiva ao uso de medicamentos hipotensores.
  - Glicemia < 50mg/dL.
  - Sangramento gastrointestinal ou urinário nos últimos 21 dias.
  - IAM recente (controverso).

- **Critérios relativos de exclusão:**
  - Glicemia >400mg/dL.
  - Crise epiléptica no início do déficit neurológico.
  - Diagnóstico prévio de MAV e/ou aneurisma.
  - Paciente ainda sem resultado de coagulograma mas que não faz uso de anticoagulantes.
  - Paciente >80 anos de idade. Avaliar a presença de leucoaraiose difusa, angiopatia amiloide e PA de difícil controle.

O rt-PA deve ser administrado na dose de 0,9mg/kg, até uma dose máxima de 90mg. Dez por cento da dose devem ser administrados em *bolus*, em no máximo 1 minuto, e os outros 90% da dose, durante 1 hora.

O paciente deverá ser monitorado em UTI, sala de emergência ou unidade de AVE durante as primeiras 24 horas. A PA deve ser avaliada a cada 15 minutos nas 2 primeiras horas, depois a cada 30 minutos a partir da terceira até a oitava hora, e então a cada hora, até completar 36 horas de tratamento. A PA deve ser corrigida com anti-hipertensivos endovenosos se PAS >185mmHg e PAD >110mmHg.

O emprego de antiagregantes plaquetários e anticoagulantes só pode ser iniciado 24 horas após a trombólise, depois de realizada TC de crânio para afastar eventos hemorrágicos.

Em caso de suspeita de sangramento durante a trombólise, sua administração deverá ser suspensa. A TC de crânio deverá ser feita com urgência, além de novo coagulograma. Caso se confirme a suspeita, deverá ser solicitada avaliação da neurocirurgia.

Abordagem endovascular com trombólise intra-arterial

A trombólise intra-arterial é indicada para pacientes que apresentam oclusão de grandes vasos, como a artéria cerebral média ou a artéria basilar, com até 6 horas de evolução. O rt-PA é o fármaco atualmente utilizado. A trombólise intra-arterial não deve substituir a trombólise endovenosa quando há critérios para realização desta.

O uso combinado das terapias endovenosa e intra-arterial tem sido estudado e promete promover benefícios no tratamento, mas ainda não há dados suficientes para sustentar essa hipótese.

Abordagem endovascular com técnicas mecânicas

Esse tipo de abordagem se utiliza de técnicas mecânicas de lise de trombos arteriais proximais. Considerada uma forma de tratamento mais agressiva do que o tratamento trombolítico medicamentoso, atualmente é indicada para casos em que há risco de morte ou sequelas graves, quando não houve melhora após a primeira hora do término da infusão de rt-PA. Esse tipo de abordagem deve ser avaliado em novos estudos clínicos, para que sua utilidade

Capítulo 32 ■ Acidente Vascular Encefálico

seja mais bem definida. Centros com mais experiência no manejo endovascular têm utilizado esse artifício em situações selecionadas.

As principais técnicas utilizadas são:

- Lise mecânica com cateter.
- Angioplastia com balão.
- *Stents.*
- Dispositivos para remoção mecânica do trombo ("MERCI", "Penumbra", "Catch" e "Laço").

Antiagregação plaquetária

O uso do ácido acetilsalicílico (AAS) é seguro e eficaz, quando iniciado até 48 horas após o AVEI. O AAS é indicado precocemente para o tratamento do AVEI quando há contraindicações para trombólise. A dose de ataque preconizada é de 160 a 325mg, seguida de doses de manutenção de 100mg/dia.

Em pacientes que já façam uso de AAS no momento do evento isquêmico, deve-se associar o clopidogrel, com dose de ataque de 300mg no primeiro dia e dose de manutenção de 75mg/dia. Para pacientes alérgicos ao AAS, o clopidogrel também é a opção indicada.

Caso seja realizada trombólise, o uso dos antiagregantes plaquetários, assim como de anticoagulantes, não deve ser efetuado nas primeiras 24 horas após a trombólise.

O uso concomitante de antiagregantes plaquetários com doses profiláticas de heparina é seguro e deve ser realizado.

Anticoagulantes

A anticoagulação plena precoce diminui a chance de recorrência de um evento isquêmico mas aumenta de maneira significativa a possibilidade de sangramento. Portanto, não deve ser indicada de rotina.

Alguns especialistas recomendam seu uso selecionado, iniciado após o diagnóstico etiológico, nos seguintes casos:

- AVEI cardioembólico com alto risco de reembolização por fibrilação atrial, prótese valvar, doença valvar mitral reumática e infarto do miocárdio com trombo mural.
- Coagulopatias (deficiência de proteínas C e S).
- Dissecção sintomática arterial extracraniana.
- Trombose de seio venoso cerebral.

COMPLICAÇÕES
Edema cerebral

O edema cerebral é causado, principalmente, por desequilíbrio iônico em razão de uma depleção energética na isquemia cerebral. Ocorrem dois subtipos de edema: o edema citotóxico e o edema vasogênico. No edema citotóxico ocorre translocação de água do interstício para o intracelular, em um momento inicial da isquemia. O edema vasogênico ocorre em uma fase mais tardia, quando há prejuízo

da barreira hematoencefálica, ocorrendo extravasamento de fluidos para o extravascular. O edema desenvolve-se geralmente entre o segundo e o quinto dia, mas pode ocorrer mais precocemente, dentro das primeiras 24 horas.

As medidas iniciais para redução da hipertensão intracraniana causada pelo edema incluem elevação da cabeceira da cama entre 20 e 30 graus, para melhorar o retorno venoso, evitar estímulos nocivos e alívio da dor, seguidos de terapia osmótica com glicerol endovenoso (4 × 250mL de glicerol a 10% durante 30 a 60 minutos) ou manitol (25 a 50g a cada 3 a 6 horas). Em caso de monitoração da pressão intracraniana (PIC), a pressão de perfusão cerebral deve ser mantida >70mmHg.

A hemicraniectomia, se realizada precocemente em infartos completos da artéria cerebral média, reduz a mortalidade sem elevar o número de sobreviventes gravemente sequelados. A hipotermia ligeira (entre 32 e 34°C) antes da cirurgia melhora um pouco o prognóstico do paciente.

Em infartos importantes do cerebelo, inclusive com hidrocefalia secundária à compressão do quarto ventrículo, está indicada ventriculostomia com craniectomia descompressiva.

Transformação hemorrágica

A transformação hemorrágica ocorre em virtude da perda da integridade vascular e da interrupção da homeostase neurovascular após o processo isquêmico. Os mecanismos para a ocorrência desse fenômeno são multifatoriais. O uso de trombolíticos, antiagregantes plaquetários e anticoagulantes aumenta a chance de transformação hemorrágica. A origem cardioembólica da isquemia está relacionada com sua maior proporção de transformações hemorrágicas do que com sua origem aterotrombótica. Transfomações hemorrágicas são comumente associadas à presença de trombose venosa.

A indicação correta de trombólise venosa, combinada com o uso de trombolíticos a partir de 24 horas após a trombólise, diminui a incidência de transformação hemorrágica.

O manejo de pacientes com transformação hemorrágica irá depender do tamanho da hemorragia e dos sintomas presentes. Em situações mais graves pode ser necessária drenagem neurocirúrgica do sangramento.

A indicação de retorno do tratamento antitrombótico após a transformação hemorrágica irá depender do estado clínico do paciente e do risco de novo episódio isquêmico de origem tromboembólica. Para pacientes sem risco aumentado de novo evento isquêmico de origem tromboembólica, deve-se preferir o uso de um antiagregante plaquetário, que pode ser iniciado imediatamente. Caso o risco de novo evento tromboembólico seja alto, como na fibrilação atrial, é recomendado o uso de um anticoagulante a partir do sétimo dia após o sangramento. Se a transformação hemorrágica for consequência de um processo isquêmico secundário a uma trombose de seio venoso, também se recomenda a anticoagulação, porém esta deverá ser iniciada de modo imediato, de preferência com heparina não fracionada.

Convulsões

Crises epilépticas parciais e secundariamente generalizadas não são raras após um AVEI. Não há um agente específico para essa situação. A indicação do agente antiepiléptico deve ser individualizada de acordo com as características do paciente. Não há indicação de uso profilático de agentes antiepilépticos após um AVEI.

Prevenção secundária

Após um episódio de AVEI, a possibilidade de o paciente apresentar novo quadro isquêmico é maior do que a do restante da população, justificando a realização de uma prevenção secundária.

Fazem parte dos cuidados nessa etapa do tratamento:

- Continuidade da terapia antitrombótica.
- Realização de endarterectomia em casos selecionados.
- Controle do colesterol (usar estatinas se necessário).
- Controle da pressão arterial.
- Controle glicêmico.
- Alterações do estilo de vida, incluindo dieta, atividade física e cessar o tabagismo.

Bibliografia

Adams HP Jr, del Zoppo G, Alberts MJ et al. Guidelines for the early management of adults with ischemic stroke: a guideline from the American Heart Association/American Stroke Association Stroke Council, Clinical Cardiology Council, Cardiovascular Radiology and Intervention Council, and the Atherosclerotic Peripheral Vascular Disease and Quality of Care Outcomes in Research Interdisciplinary Working Groups. Stroke 2007; 38:1655-711.

Albers GW, Amarenco P, Easton JD, Sacco RL, Teal P. Antithrombotic and thrombolytic therapy for ischemic stroke: American College of Chest Physicians Evidence-Based Clinical Practice Guidelines. 8. ed. Chest 2008; 133:630-69.

Balami JS, Chen RL, Grunwald IQ, Buchan AM. Neurological complications of acute ischaemic stroke. Lancet Neurol 2011; 10:357-71.

Comitê Executivo de Doenças Cerebrovasculares e Departamento Científico de Doenças Cerebrovasculares da Academia Brasileira de Neu-

rologia. Diretrizes para atendimento do acidente vascular cerebral: Protocolo de reperfusão na fase aguda. Academia Brasileira de Neurologia. 29 nov. 2008.

del Zoppo G, Saver JL, Jauch EC, Adams HP Jr. Expansion of the time window for treatment of acute ischemic stroke with intravenous tissue plasminogen activator: a science advisory from the American Heart Association/American Stroke Association. Stroke 2009; 40:2945-8.

Easton JD, Saver JL, Albers GW et al. Definition and evaluation of transient ischemic attack. Stroke 2009; 40:2276-93.

Fábio SRC. Outros aspectos do tratamento. Programa de Aperfeiçoamento Continuado no Tratamento do Acidente Vascular Cerebral – Módulo VIII. Disponível em: <http://www.pactoavc.com.br/downloads> Acesso em: 28/8/2011.

Furie KL, Kasner SE, Adams RJ et al. Guidelines for the prevention of stroke in patients with stroke or transient ischemic attack: a guideline for healthcare professionals from the American Heart Association/ American Stroke Association. Stroke 2011; 42:227-76.

IBGE. 2009. Óbitos segundo causa – CID-BR-10. Disponível em: http://tabnet.datasus.gov.br/cgi/tabcgi.exe?sim/cnv/obt10uf.def. Acesso em: 15/8/2011.

Latchaw RE, Alberts MJ, Lev MH et al. Recommendations for imaging of acute ischemic stroke: a scientific statement from the American Heart Association. Stroke 2009; 40:3646-78.

Martins SCO, Longo AL, Friedrich M. Tópicos avançados em trombólise. Programa de Aperfeiçoamento Continuado no Tratamento do Acidente Vascular Cerebral – Módulo V. Disponível em: <http://www. pactoavc.com.br/downloads>. Acesso em: 28/8/2011.

Miller EL, Murray L, Richards L et al. Comprehensive overview of nursing and interdisciplinary rehabilitation care of the stroke patient: a scientific statement from the American Heart Association. Stroke 2010; 41:2402-48.

Moro CHC. Atendimento emergencial. Programa de Aperfeiçoamento Continuado no Tratamento do Acidente Vascular Cerebral – Módulo II. Disponível em: <http://www.pactoavc.com.br/downloads>. Acesso em: 28/8/2011.

Moro CHC, Longo AL, Massaro AR. Trombólise endovenosa. Programa de Aperfeiçoamento Continuado no Tratamento do Acidente Vascular Cerebral – Módulo IV. Disponível em: <http://www.pactoavc. com.br/downloads>. Acesso em: 28/8/2011.

Ringleb PA, Bousser MG, Ford G et al. Guidelines for management of ischaemic stroke and transient ischaemic attack 2008. Cerebrovasc Dis 2008; 25:457-507.

Vedolim L, Filho JO, Martins S. Neuroimagem no AVC isquêmico agudo. Programa de Aperfeiçoamento Continuado no Tratamento do Acidente Vascular Cerebral – Módulo IX. Disponível em: <http:// www.pactoavc.com.br/downloads>. Acesso em: 28/8/2011.

CAPÍTULO 33

Epilepsia

José Maurício Siqueira

Rodrigo Marmo da Costa e Souza

DEFINIÇÕES E CLASSIFICAÇÃO

Crise epiléptica consiste na ocorrência de sinais ou sintomas transitórios decorrentes da atividade neuronal excessiva ou síncrona do cérebro. As duas características mais sugestivas de uma crise são a aura associada às convulsões focais e o estado confusional pós-ictal. Nem a incontinência urinária nem a ocorrência de alguns movimentos tônicos ou clônicos são significativas para distinguir a crise epiléptica de outras causas de perda transitória da consciência.

Auras são sinais e sintomas subjetivos que precedem uma crise observável.

Epilepsia é um distúrbio cerebral caracterizado pela predisposição persistente do cérebro para gerar crises epilépticas e pelas consequências neurobiológicas, cognitivas, psicológicas e sociais dessa condição.

São necessários três elementos para definição de epilepsia:

- História de pelo menos uma crise.
- Predisposição persistente do cérebro.
- Condições associadas – neurobiológicas, cognitivas, psicossociais.

É importante enfatizar que a ocorrência de apenas uma crise, desde que exista a probabilidade aumentada de sua recorrência, é suficiente para o diagnóstico de epilepsia.

A avaliação de uma crise epiléptica deve envolver história detalhada, exame clínico, exames complementares, como eletroencefalograma (EEG) e exames de imagem e de vídeo (vídeo-EEG), nos casos em que há dúvida no diagnóstico.

Na semiologia da crise epiléptica são avaliados fatores como situação de ocorrência (posição do corpo, sono ou vigília), fatores desencadeantes (fadiga, álcool, privação de sono, estímulos luminosos), sinais e sintomas premonitórios, aura, sinais e sintomas ictais e pós-ictais.

As definições mais atuais são as de 2009, da International League Against Epilepsy (ILAE), segundo as quais as crises podem ser autolimitadas, ou seja, com início e término definidos, ou contínuas, também chamadas *status epilepticus* (Tabela 33.1).

Podem ser divididas também em generalizadas, quando há o envolvimento, desde o início, de ambos os hemisférios cerebrais, e crises parciais ou focais, quando há a ativação de apenas um hemisfério cerebral, sendo subdivididas em parciais simples, quando há preservação da consciência, e parciais complexas, quando há perda da consciência.

Devido à complexidade da classificação, serão detalhadas a seguir apenas as crises mais encontradas na prática clínica.

Crises generalizadas

São aquelas produzidas por descargas epilépticas que afetam *ambos* os hemisférios cerebrais simultaneamente:

- **Crises de ausência:** consistem na perda transitória da consciência, raramente por mais de 30 segundos, em um padrão liga-desliga. Podem acontecer alterações comportamentais e manifestações motoras, como automatismos orais e manuais, piscamento e discreto girar da cabeça. Ocorrem várias vezes ao dia e são desencadeadas por hiperventilação. As crises de ausência atípicas se diferenciam por alterarem menos a consciência, não serem desencadeadas pela hiperpneia e apresentarem modificações do tônus muscular (Figura 33.1).

Tabela 33.1 ■ Classificação dos tipos de crises segundo a International League Against Epilepsy (ILAE), 2009

Crise autolimitada
Crise generalizada
Manifestações tônicas e/ou clônicas
  Tonicoclônicas
  Crises tônicas
  Crises clônicas
Ausências
  Típicas
  Atípicas
  Mioclônicas
Crises tipo mioclônicas
  Crises mioclônicas
  Mioclonia astática
  Mioclonias palpebrais
Espasmos epilépticos
Crises atônicas

Crise focal
Local
  Neocortical
  1. Sem propagação local
    Crise clônica focal
    Crise mioclônica focal
    Crises motoras inibitórias
    Sintomas sensitivos elementares
    Crises de afasia
  2. Com propagação local
    Crises jacksonianas
    Sinais motores tônicos assimétricos
    Crises sensitivas com sintomas experienciais

Hipocampo e para-hipocampais
  Com propagação ipsilateral
    Áreas neocorticais (incluindo as hemiclonias)
    Áreas límbicas (crises gelásticas)
  Com propagação contralateral
    Áreas neocorticais (crises hipercinéticas)
    Áreas límbicas
Secundariamente generalizadas
Tonicoclônicas
Ausências
Espasmos epilépticos

Crises neonatais
Crises contínuas/*Status epilepticus* (SE)
Epilepsia parcial contínua
  Como ocorre na síndrome de Rasmussem
  Como ocorre nas lesões focais
  Como ocorre nos erros inatos do metabolismo
SE envolvendo a área motora suplementar
Aura contínua
Focal discognitiva (psicomotor, parcial complexo)
  Mesial temporal
  Neocortical
SE tonicoclônico
Ausência
  Típica e atípica
  Mioclônica
SE mioclônico
SE tônico
SE sutil

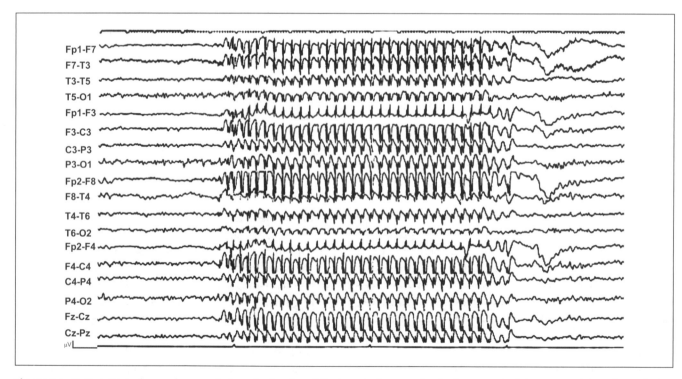

Figura 33.1 ■ Paroxismos de complexos espícula-onda ritmados a 3Hz de projeção generalizada síncrona e simétrica, característicos das ausências.

- **Crises tonicoclônicas:** correspondem à perda da consciência, seguida de uma fase tônica de contração muscular que dura de 10 a 30 segundos, contração tônica dos músculos respiratórios, provocando vocalização induzida pela expiração (grito), apneia e cianose. A contração dos músclos mastigatórios pode provocar traumatismo na língua. Na fase clônica ocorre alternância de contração e relaxamento, sialorreia e liberação de esfíncteres. Na fase de recuperação há um período de confusão pós-ictal e cefaleia, podendo haver também sinais de liberação piramidal, como sinal de Babinski e hemiparesia, que pode ser transitória (até 72 horas), chamada *paralisia de Todd*, ou definitiva, se houver lesão cerebral (Figura 33.2).

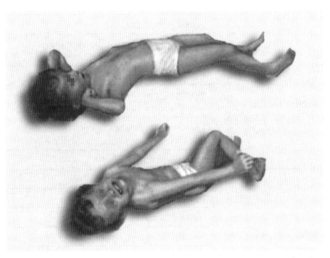

Figura 33.2 ■ Crise tonicoclônica generalizada (ver encarte colorido).

Crises parciais ou focais (Figura 33.3)

Ocorrem quando há descargas epilépticas, desde o início, de apenas um hemisfério cerebral. Podem ser:

- **Parciais simples:** há preservação da consciência com fenômenos sensitivos, como parestesias e sensações viscerais, visuais e auditivas, até sensações mais complexas, como *déjà e jamais vu, déjà e jamais entedu, déjà vécu* (sensação de familiaridade e estranheza de cenas, sons e experiências), alucinações ou sensações de medo, depressão ou alegria.
- **Parciais complexas:** a condição *sine qua non* é a perda da consciência. Em geral, são precedidas por auras, como sensações epigástricas e sintomas afetivos (medo), cognitivos (*déja vu*) e sensoriais (alucinações olfativas). As manifestações motoras são caracterizadas por atividade motora involuntária coordenada, chamada *automatismo*, que pode ser orobucolingual em cerca de 75% dos pacientes, e outros movimentos faciais ou do pescoço, em cerca de 50% dos casos; caminhar em círculos e também repetir palavras (palilalia) são outras manifestações. São crises típicas do lobo temporal mesial.

DIAGNÓSTICO

O diagnóstico baseia-se na história clínica detalhada, informada pelo paciente e o seu acompanhante, e nos exames laboratoriais, tendo em vista que a maioria dos distúrbios metabólicos não necessita do uso de anticonvulsivantes.

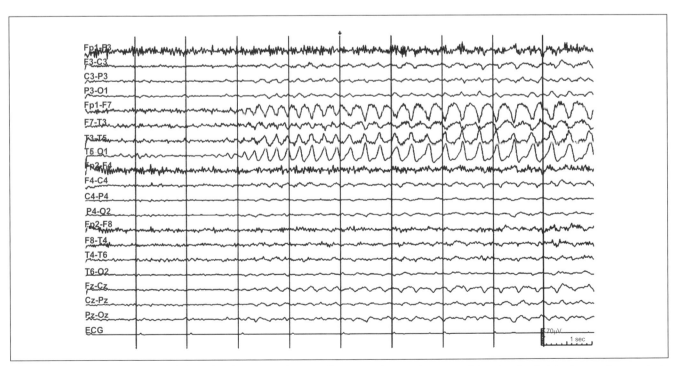

Figura 33.3 ■ EEG mostrando atividade epileptiforme ritmada na região temporal esquerda, característica de crise de lobo temporal em paciente com esclerose de hipocampo.

O EEG, estudo da atividade elétrica cerebral por meio de eletrodos de superfície, exames de imagem como ressonância nuclear magnética (RNM), tomografia por emissão de fóton único (SPECT) para estudo do fluxo sanguíneo cerebral e tomografia por emissão de pósitrons (PET) para estudo do metabolismo.

O vídeo-EEG é particularmente útil no diagnóstico diferencial de fenômenos paroxísticos, na caracterização clinicoeletrográfica de crises epilépticas, na avaliação pré-cirúrgica da epilepsia (com eletrodos de superfície ou invasivos) e também na quantificação e detecção de crises subclínicas. Crises parciais simples podem não apresentar alterações ao EEG ictal, e um EEG normal não exclui o diagnóstico.

É importante salientar que esses três últimos exames são utilizados, principalmente, nas epilepsias de difícil controle cujo tratamento cirúrgico está sendo cogitado.

O diagnóstico diferencial com outras causas de síncope deve ser afastado (Tabela 33.2).

TRATAMENTO

Existem quatro princípios básicos quanto ao tratamento das crises epilépticas:

- Estabelecer o diagnóstico de epilepsia antes de iniciar a terapia medicamentosa.
- Escolher o fármaco certo para o tipo de crise.
- Tratar as crises e não o nível sérico da droga.
- Avaliar um medicamento de cada vez.

Crises novas

A recorrência de uma primeira crise epiléptica em 3 a 4 anos atinge de 30% a 70% dos pacientes. Os fatores que podem indicar o início de um anticonvulsivante após essa primeira crise são: EEG interictal anormal, RNM alterada (displasia cortical, esclerose hipocampal), primeira crise com *status epilepticus*, ou quando as consequências físicas ou psicossociais superam o risco dos anticonvulsivantes.

De maneira geral, a fenitoína, a carbamazepina e o ácido valproico são eficazes no tratamento das crises tonicoclônicas generalizadas e parciais em adultos, sendo a carbamazepina e o ácido valproico mais eficientes em crianças. Este último, assim como o fenobarbital, apresenta eficácia menor nas crises parciais complexas.

As crises de ausência são mais bem tratadas com ácido valproico e etossuximida. As crises mioclônicas são tratadas com ácido valproico ou clonazepam. A Tabela 33.3 mostra os principais medicamentos e indicações.

Epilepsias de difícil controle

Cerca de 20% das epilepsias são refratárias ao tratamento clínico a despeito do uso de todos os anticonvulsivantes, de maneira isolada ou combinada. Quando não for possível encontrar nenhuma causa tratável, as crises não

Tabela 33.2 ■ Diagnóstico diferencial de epilepsia e outras causas de síncope

Consciência preservada	Distúrbios do movimento (mioclonias não epilépticas, coreia, coreoatetose, distonia ou discinesias paroxísticas, distonia)
	Tiques
	Distúrbios de atenção
	Enxaqueca, enxaqueca basilar
	Vertigem paroxística posicional benigna
	Crises de pânico e de hiperventilação
	Episódios isquêmicos transitórios (especialmente aqueles com fenômenos negativos – *limb shaking episodes*)
	Amnésia global transitória
	Ataxia episódica
	Alterações paroxísticas na esclerose múltipla
Com perda (ou comprometimento) da consciência	Crises não epilépticas psicogênicas
	Síncope e pré-síncope (vasovagal, reflexa, cardíaca etc.)
	Quadros confusionais agudos (encefalopatias tóxico-metabólicas)
	Enxaqueca basilar
Eventos durante o sono	Mioclonias fisiológicas do sono
	Pesadelos
	Terror noturno
	Sonambulismo
	Narcolepsia-cataplexia
	Movimentos periódicos dos membros durante o sono
	Distúrbio comportamental do sono REM

forem consequência de uma doença neurodegenerativa progressiva e o tratamento clínico não obtiver sucesso por 2 anos, deverá ser considerada a avaliação cirúrgica.

O tratamento cirúrgico da epilepsia registra altos índices de sucesso, com resolução completa das crises em até 80% dos casos de epilepsia focal sintomática. Ainda é subutilizado, mesmo em países do Primeiro Mundo, em parte devido à exiguidade de recursos especializados, mas também por noção infundada de que o procedimento é reservado para casos desesperadores em que tudo o mais foi tentado sem sucesso ou por temor, também infundado, de que o tratamento cirúrgico tenha alto risco de sequelas neurológicas e cognitivas.

Em pacientes com epilepsia focal sintomática refratária ao tratamento medicamentoso (como esclerose de hipocampo unilateral, displasias corticais focais, tumores de baixo grau, lesões sequelares focais) e em pacientes com síndromes hemisféricas, a cirurgia pode apresentar elevadas taxas de sucesso e possibilidades mínimas de sequela (ou previsíveis, no caso das síndromes hemisféricas), espe-

Capítulo 33 ■ Epilepsia

Tabela 33.3 ■ Principais medicamentos e indicações

Medicamentos	TCG	Focal	Ausência	Mioclonias
Tradicionais				
Carbamazepina	Sim	Sim	Pode piorar	Pode piorar
Fenitoína	Sim	Sim	Pode piorar	Pode piorar
Fenobarbital	Sim	Variável	Não	Variável
Valproato de sódio	Sim	Sim	Sim	Sim
Primidona	Sim	Sim	Não	Variável
Clonazepam	Sim	Sim	Sim	Sim
Clobazam	Sim	Sim	Variável	Sim
Nitrazepam	Sim	Sim	Variável	Sim
Etossuximida	Não	Não	Sim	Variável
Novos fármacos				
Oxcarbamazepina	Sim	Sim	Pode piorar	Pode piorar
Lamotrigina	Sim	Sim	Sim	Variável
Topiramato	Sim	Sim	Variável	Sim
Vigabatrina	Sim	Sim	Pode piorar	Pode piorar
Gabapentina	Não?	Sim	Pode piorar	Pode piorar
Felbamato	Sim	Sim	Sim	Sim
Levetiracetam	Sim	Sim	Pode piorar?	Sim
Zonisamida	Sim	Sim	Sim	Sim
Pregabalina	Sim?	Sim	Desconhecido	Desconhecido

TCG: Tonicoclônico generalizada.

cialmente se avaliados em centros especializados no tratamento cirúrgico da epilepsia.

Em outros casos, como nas epilepsias generalizadas sintomáticas ou criptogênicas, o tratamento cirúrgico é limitado. Em casos que apresentem crises de queda (tônicas ou atônicas), a calosotomia ou a estimulação do nervo vago podem representar um recurso paliativo. Outras modalidades de tratamento com eletrodos para estimulação profunda *Deep Brain Stimulation* [DBS]) têm sido utilizadas, principalmente nos casos em que não há um foco ressectivo.

Suspensão do tratamento com anticonvulsivantes

Fatores como tempo de tratamento (geralmente 2 anos), idade do paciente, EEG e ausência de crises devem ser levados em consideração para a retirada do anticonvulsivante, tendo em mente que a taxa de recorrência após a retirada é de 20% em crianças e 40% em adultos.

Status epilepticus (SE)

O tratamento imediato do SE é fundamental para se evitar dano neuronal. Quanto antes forem iniciados os anticonvulsivantes, maior será a chance de controle dessa condição.

Os três estágios do tratamento são:

• Oxigênio e ressuscitação cardiorrespiratória.

• Acessos venosos:
  – Hidratação: soro fisiológico a 0,9%.
  – Revisão laboratorial completa (gasometria, íons, hemograma, função hepática, glicemia, ureia e creatinina).
  – *Bolus* de glicose hipertônica (50%), em caso de suspeita de hipoglicemia.
  – Tiamina 250mg, em caso de história de alcoolismo.
• Terapia anticonvulsivante:
  – Benzodiazepínicos: diazepam, 10 a 20mg; lorazepam, 0,07mg/kg ou 4mg EV em *bolus*.
  – Fenitoína, 15 a 20mg/kg, ou fenobarbital, 10mg/kg.

Em caso de refratariedade desse esquema terapêutico, recomenda-se anestesia geral com propofol, 2mg/kg, em *bolus*, seguidos de infusão contínua de 5 a 10mg/kg/h; tiopental, 100 a 250mg em *bolus* e infusão contínua de 3 a 5mg/kg/h; midazolam, 0,1 a 0,3mg/kg, em *bolus*, e manutenção com 0,05 a 0,4mg/kg/h.

O controle nesses casos deve ser feito com EEG, mostrando supressão total da atividade elétrica com reavaliação em 12 horas.

Há também os SE não convulsivos, que podem corresponder a 8% dos pacientes em coma sem causa definida. O diagnóstico pode ser estabelecido por meio de EEG ou dosagem sérica da prolactina.

Bibliografia

Bradley W, Daroff R, Fenichel G, Jankovic J. Neurology in clinical practice. 4. ed. Philadelphia: Elsevier, 2004.

Castro LHM. Crise epiléptica. In: Martins HS et al. Pronto-socorro: diagnóstico e tratamento em emergências. 2. ed. Barueri: Manole, 2008:439-45.

Chang BS, Lowenstein DH. Epilepsy. N Engl J Med 2003; 349(13):1257-66.

Duncan JS, Sander JW, Sisodiya SM, Walker MC. Adult epilepsy. Lancet 2006; 367:1087-100.

Fisher RS, van Emde Boas W, Blume W et al. Epileptic seizures and epilepsy: definitions proposed by the International League Against Epilepsy (ILAE) and the International Bureau for Epilepsy (IBE). Epilepsia 2005; 46(4):470-2.

Greenberg DA, Aminoff MJ, Simon RP. Neurologia clínica. Artmed, 2005.

Guerreiro CAM, Guerreiro MM, Cendes F, Lopes-Cendes I. Epilepsia. São Paulo: Lemos Editorial, 1999.

Lowenstein DH, Cloyd J. Out-of-hospital treatment of status epilepticus and prolonged seizures. Epilepsia 2007; 48(Suppl 8):96-8.

Lowenstein DH. Seizures and epilepsy. In: Harrison's principles of internal medicine. 17. ed. Philadelphia: McGraw-Hill, 2008:2498-512.

Lowenstein DH. The management of refractory status epilepticus: an update. Epilepsia 2006; 47(Suppl 1):35-40.

Nitrini R, Bacheschi A. A neurologia que todo médico deve saber. São Paulo: Atheneu, 2003.

Pinto LF, Castro LHM. Crise epiléptica. In: Cavalcanti EFA, Martins HS et al. Clínica médica: dos sinais e sintomas ao diagnóstico e tratamento. Barueri: Manole, 2007:897-902.

Ropper AH, Brown RH. Adams and Victor's principles of neurology. 8. ed. McGraw-Hill, 2005.

Shorvon S, Perucca E, Engerl J. The treatment of epilepsy. 3. ed. Wiley-Blackwell, 2010.

Spencer SS. Seizures and epilepsy. In: Goldman L et al. Cecil Medicine. 23. ed. Philadelphia: Elsevier, 2008:2676-87.

CAPÍTULO 34

Síndrome de Hipertensão Intracraniana

Rodrigo Moreira Faleiro

Rodrigo Marmo da Costa e Souza

INTRODUÇÃO

A hipertensão intracraniana (HIC) é o evento final de muitas doenças que afetam o sistema nervoso central, como o traumatismo cranioencefálico (TCE), tumores, acidentes vasculares encefálicos e síndromes infecciosas. Essa condição é por si só fator de mau prognóstico e deve ser prevenida ou tratada precocemente. Este capítulo tratará da fisiopatologia, dos métodos de monitoração e do tratamento da HIC.

FISIOPATOLOGIA

Uma das primeiras definições sobre pressão intracraniana (PIC) advém da doutrina de Monro (1783)[1] e Kellie (1824),[2] que em sua essência afirma que a partir do fechamento das fontanelas e suturas o conteúdo intracraniano consiste em cérebro e sangue, incompressíveis, dentro de arcabouço ósseo rígido (crânio). Burrows, em 1846,[3] acrescentou o líquido cefalorraquidiano (LCR) aos componentes intracranianos. Duret (1878)[4] e Kocher (1901)[5] introduziram o conceito de compensação espacial dos conteúdos intracranianos diante de uma lesão com efeito de massa.

PIC é a pressão do LCR dentro da cavidade intracraniana. É normalmente igual em qualquer ponto do eixo cranioespinhal com o paciente em posição de decúbito dorsal, desde que o mesmo ponto de referência seja usado.

A PIC pode ser medida diretamente no LCR dos ventrículos laterais, do espaço subaracnóideo intracraniano ou lombar. Guillaime e Janny (1951)[6] relataram pela primeira vez a aplicação clínica da monitoração da PIC. Transdutores podem ser colocados no espaço subdural, extradural ou mesmo intraparenquimatoso cerebral, transmitindo uma pressão aproximada, embora bastante eficaz, com os modernos métodos de aferição.[7] Segundo Langfitt,[8] uma série de requisitos deve ser atendida por um sistema de monitoração. As medidas devem ser realizadas a partir do crânio e não da raque, pois a presença de processos expansivos intracranianos pode obstruir a comunicação liquórica entre os dois compartimentos. O sistema não deve causar dano cerebral. Não deve haver risco de infecção. Por último, o transdutor de pressão utilizado deve ser testado em sua estabilidade, resistência e precisão, e ser livre de vazamentos.

A PIC apresenta qualidade pulsátil com duas frequências diferentes. A primeira é síncrona à pulsação arterial, que modifica o volume sanguíneo intracraniano (P1); a segunda é mais lenta, correspondente aos movimentos respiratórios, que modificam a pressão intratorácica e venosa central (P2).[9,10] Quando há diminuição da complacência cerebral, há inversão da onda P2 sobre P1 (Figura 34.1A e B).

A variação normal da PIC situa-se entre 0 e 10mmHg no adulto e é em torno de 5mmHg em uma criança de 5 anos de idade e de 3mmHg no recém-nascido.[11]

O valor superior de PIC é ultrapassado momentaneamente quando uma pessoa realiza manobra de Valsalva. Considera-se HIC quando o nível pressórico se mantém por mais de 5 minutos acima do limite da normalidade. A tolerância à HIC difere de acordo com a natureza do processo patológico. Valores de 15 a 22,5mmHg podem ser bem tolerados em pacientes com lesão expansiva, não necessitando tratamento. Valores de PIC de 30 e 37,5mmHg são considerados HIC moderada e severa, respectivamente. A HIC severa associa-se a diminuição da atividade elétrica cerebral e isquemia.[12-14] PIC de 60mmHg caracteriza-se como iminência de morte. Quando a HIC decorre de lesões que não causam distorção do parênquima cerebral, como hidrocefalia comunicante, por exemplo, valores maiores de PIC são bem tolerados.[15]

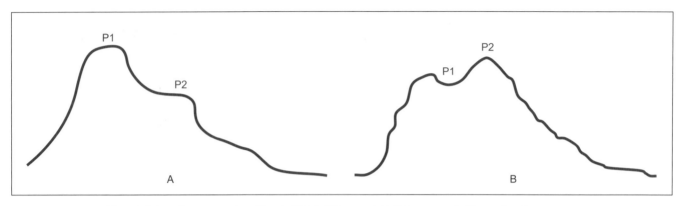

Figura 34.1 ■ Representação gráfica da PIC. **A.** PIC normal. **B.** PIC aumentada. Ver explicação no texto.

Elevações de PIC geralmente ocorrem na forma de ondas de pressão, quando observadas ao longo do tempo.[6,16] Lundberg[7] definiu dois tipos principais de ondas de pressão. A onda tipo A, de maior importância clínica, caracteriza-se por aumento espontâneo e abrupto da PIC para valores em torno de 50mmHg, permanecendo por 5 a 20 minutos e, em seguida, caindo para valores próximos ao normal. Esse tipo de onda é frequentemente observado em pacientes com processos expansivos intracranianos ou hidrocefalia obstrutiva. Essa onda provavelmente decorre da vasodilatação cerebral que surge quando se esgota a capacidade de compensação espacial.[17] Ocorre geralmente à noite, durante o período REM (*rapid eye movement*) do sono, ou quando ocorre retenção de dióxido de carbono, devido ao relaxamento dos vasos cerebrais e ao aumento do volume sanguíneo intracraniano[18] (Figura 34.2).

A onda tipo B, a mais frequente, caracteriza-se por picos de PIC de 20 a 30mmHg acima do nível basal de pressão, retornando rapidamente à normalidade. Sua importância clínica é menor, estando relacionada com mudanças na PCO_2 arterial e no tônus cerebrovascular, como, por exemplo, no vasoespasmo cerebral[19] (Figura 34.3).

Como o conteúdo intracraniano é formado por tecido cerebral, LCR e sangue, a relação entre eles e uma lesão expansiva intracraniana é o que vai determinar a PIC.

Allen[20] descreveu os mecanismos fisiológicos que mantêm a PIC inalterada na vigência de uma lesão expansiva intracraniana. Inicialmente, a homeostase é mantida à custa de um controle no suprimento de sangue, que se limita a uma PIC de 15mmHg. A seguir, ocorre deslocamento do LCR do espaço intracraniano para o espaço raquiano. Posteriormente, ocorre aumento na absorção liquórica no nível dos seios venosos, decorrente da diferença de pressão entre o compartimento intracraniano e o venoso. Exaurido esse mecanismo, ocorre compressão do sistema venoso cerebral com consequente diminuição do compartimento sanguíneo intracraniano. Quando ocorre compressão do sistema venoso cerebral de drenagem para os seios durais

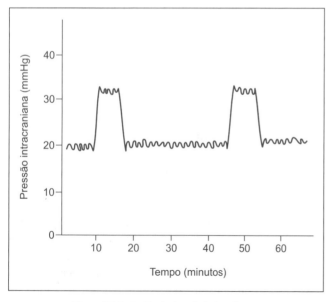

Figura 34.2 ■ Onda tipo A de Lundberg.

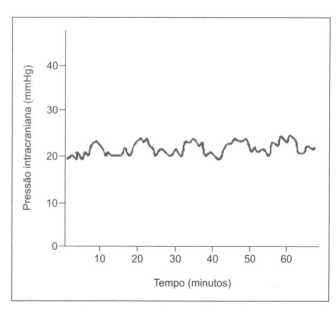

Figura 34.3 ■ Onda tipo B de Lundberg.

(p. ex., veias pontes), compromete-se a absorção liquórica. Nessa fase, ocorrem as herniações cerebrais (Figura 34.4).

A cavidade intracraniana é revestida pela dura-máter. A dura-máter do encéfalo difere da espinhal por ser constituída por dois folhetos, externo e interno, dos quais apenas o externo continua com a dura-máter espinhal. O folheto externo adere intimamente aos ossos do crânio, comportando-se como periósteo. Em algumas áreas, o folheto interno destaca-se do folheto externo para formar pregas durais que dividem a cavidade craniana em compartimentos menores. A tenda do cerebelo divide a cavidade craniana em compartimentos superior (supratentorial) e inferior (infratentorial). Existe uma abertura central da tenda (incisura da tenda), que é preenchida pelo tronco encefálico (mesencéfalo). A foice do cérebro divide o espaço supratentorial em compartimentos direito e esquerdo.

Quando ocorre a expansão progressiva de uma massa intracraniana (p. ex., hematoma, tumor), primeiro há aumento da pressão do compartimento onde está situada a lesão. Por diferença de pressão entre os compartimentos, ocorrem as hérnias cerebrais internas. Como complicação geralmente ocorre compressão de artérias subaracnóideas (p. ex., artéria cerebral posterior) com isquemias e hemorragias secundárias[21] (Figura 34.5).

O fluxo sanguíneo cerebral (FSC) é mantido pela pressão de perfusão cerebral (PPC), constituída pela diferença de pressão entre a entrada de sangue arterial e a saída de sangue venoso. Para efeitos práticos, a pressão nas artérias cerebrais corresponde à pressão arterial média (PAM) e a pressão venosa cerebral corresponde à PIC. Portanto, PPC = PAM – PIC.

O FSC é igual à relação entre a PPC e a resistência cerebrovascular (RCV). Em situação normal, não patológica, o FSC é mantido estável à custa de adaptações da RCV, que é modificada por mecanismos de autorregulação, segundo Gaab e Heissler.[22]

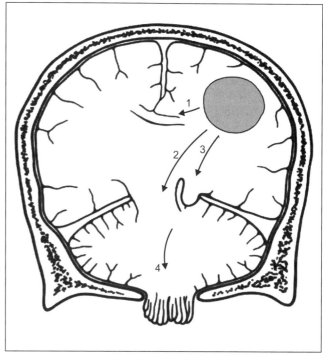

Figura 34.5 ■ Repercussões anatomofuncionais da presença de massa expansiva intracerebral sobre a PIC.

Se a autorregulação encontra-se intacta, o FSC mantém-se estável mesmo com queda da PPC até níveis de 40 a 50mmHg. Em situações de HIC, a autorregulação encontra-se comprometida e a RCV aumentada, exigindo níveis mais elevados de PPC para manutenção de um FSC satisfatório.[23]

Existe uma relação entre a PPC e o fluxo sanguíneo, chamada autorregulação, a qual consiste na capacidade de os vasos cerebrais manterem o FSC inalterado dentro de um limite de variação da PPC. Experimentalmente, quando a circulação cerebral está intacta, uma redução contínua da PPC produz apenas leve alteração no FSC, até que um nível crítico de 60mmHg seja alcançado. Essa vasodilatação compensatória arterial e arteriolar cerebral é denominada autorregulação.[24]

Há uma relação direta entre o FSC e a atividade cerebral. Quando o FSC é reduzido a valores de 40% do normal, há parada da atividade elétrica cerebral. Quando se aproxima de 30% do FSC normal, há acúmulo de potássio extracelular com influxo de cálcio intracelular, o que causa a liberação de toxinas dos lisossomos, com consequente destruição e morte celular.[25]

TRATAMENTO DA HIC

O tratamento da HIC deve ser iniciado precocemente, já que, como exposto, compromete o FSC, culminando em morte neuronal e sequela neurológica ou morte. No TCE, a HIC pode ser decorrente de lesões com efeito de massa, como hematomas extradural e subdural agudo ou

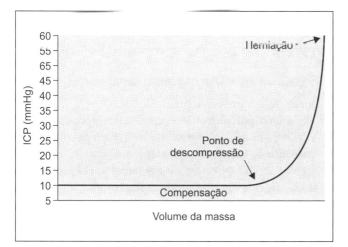

Figura 34.4 ■ Curva volume × pressão. Esta curva mostra que, inicialmente, uma massa intracraniana não altera a PIC, em decorrência dos mecanismos do LCR e sistema nervoso.

as contusões cerebrais. Nesse caso, o tratamento depende do procedimento neurocirúrgico para evacuação da lesão pós-traumática.

Em outras situações, a HIC decorre de lesões difusas, como a tumefação encefálica *(brain swelling)* e o edema cerebral, que não são passíveis de remoção cirúrgica. Nesse caso, o médico intensivista se utilizará de medidas clínicas que basicamente irão atuar nos compartimentos intracranianos (sanguíneo, liquórico e cerebral).

Medidas gerais

- **Cabeceira elevada a 30 graus, cabeça em posição neutra:** a cabeceira do paciente deve ficar elevada a uma inclinação de 30 graus para facilitar a drenagem venosa diminuindo, portanto, o compartimento sanguíneo *venoso*. O sistema de retorno venoso cerebral não contém válvulas, sendo dependente da diferença entre a PIC e a pressão intratorácica (átrio cardíaco direito). Por isso, entende-se por que processos intratorácicos, como pneumotórax ou hemotórax, causam HIC à custa de aumento do compartimento venoso cerebral.
- **Metoclopramida:** o vômito cursa com aumento das pressões intra-abdominais e intratorácicas, diminuindo o retorno venoso cerebral e aumentando a PIC.
- **Antitérmicos, analgésicos e anticonvulsivantes:** febre, dor e crise convulsiva aumentam o metabolismo neuronal, com consequentes acúmulo de CO_2 e acidose local, causando vasodilatação e aumento do FSC. Embora este mecanismo seja protetor em condições normais, pode aumentar o compartimento sanguíneo *arterial* e causar HIC.
- **Sedativos, bloqueadores da junção neuromuscular:** todo paciente com TCE grave (escala de coma de Glasgow ≤8) deve estar intubado e sob ventilação mecânica controlada, para proteção de vias aéreas. Os pacientes intubados devem ser sedados e curarizados, para evitar reação ao tubo endotraqueal, com consequente aumento da pressão intratorácica e do compartimento *venoso* cerebral.

Se essas medidas anteriormente citadas não controlarem a HIC para <20mmHg, medidas clínicas específicas deverão ser tomadas.

Medidas clínicas específicas

Agentes osmóticos e diuréticos

Apesar de não haver definição clara sobre seus mecanismos de ação, agentes osmóticos têm sido utilizados há muitos anos para tratamento da HIC.[26] O mais comumente utilizado é o manitol.

O manitol é um álcool derivado do açúcar manose, com peso molecular de 182. Poderoso agente diurético, remove fluido do compartimento extravascular para o intravascular, aumentando o volume sanguíneo circulante e reduzindo sua viscosidade. Sua molécula não é metabolizada, e não atravessa a barreira hematoencefálica (BHE) quando íntegra.

Pacientes com TCE grave, mas com autorregulação preservada, tiveram uma redução de 27,2% da PIC em resposta ao manitol, sem alteração do FSC. Esse estudo sugere que a desidratação cerebral e a vasoconstrição são os principais mecanismos de ação do manitol.[27] A redução imediata da HIC após administração de manitol parece ser decorrente da expansão do volume plasmático e da redução da viscosidade sanguínea, o que causa vasoconstrição cerebral com consequente diminuição do compartimento sanguíneo intracraniano *(arterial)*. O efeito tardio e prolongado do manitol provavelmente seria decorrente da desidratação do tecido cerebral.

Outros prováveis efeitos do manitol:

- Diminuição da rigidez das hemácias, possibilitando oxigenação de áreas marginais.[27]
- Redução da concentração de radicais livres que, por sua vez, tem sido implicada no dano cerebral isquêmico.
- Diminuição da produção e do volume liquórico.[28]

O manitol a 20% deve ser administrado em *bolus* e não em infusão contínua. Dessa maneira, observa-se redução da PIC dentro de 5 a 10 minutos. O efeito máximo ocorre em torno de 60 minutos, e o efeito total dura em torno de 3 a 4 horas.[29] A dose administrada deve ser de 0,25 a 0,5g/kg em 10 a 20 minutos. Marshall[30] demonstrou que o efeito da dose de 0,25g/kg é semelhante ao da dose de 1g/kg, mas a última tem ação mais duradoura. Esses pacientes devem ter monitorado o volume urinário e receber cateter de PVC, para que a reposição volêmica seja eficaz, mantendo-se a euvolemia. O manitol pode tornar-se menos eficaz com doses repetidas porque:

- A reposição volêmica da diurese torna-se difícil, ocorrendo hemoconcentração. Com osmolaridade >320mOsm/L há risco de uremia e insuficiência pré-renal.[31]
- Em pacientes com quebra da BHE, o manitol entra no espaço extravascular, trazendo água, o que aumenta o compartimento *tecidual* intracraniano, com HIC "rebote".[32]

Efeitos adversos ao uso do manitol:

- Insuficiência pré-renal hiperosmótica.[33]
- Distúrbios hidroeletrolíticos, geralmente hipopotassemia.
- Hipotensão arterial e desidratação (com risco de agravamento da isquemia cerebral).
- Expansão de hemorragia intracraniana. Há a possibilidade, teórica, de que a desidratação tecidual causada pelo manitol favoreça o crescimento de um hematoma intracraniano por aumento do gradiente de pressão entre compartimentos.

Estudos recentes têm avaliado a eficácia da solução salina hipertônica (SSH) em diversas concentrações, variando de 3% a 23,4%. Sua principal vantagem está no fato de não promover diurese, podendo ser utilizada em pacientes hipovolêmicos. Por apresentar um gradiente osmótico mais potente que o manitol, estudos mostram que seu efeito é mais duradouro, melhorando ainda o FSC e a PPC. Embora a complicação mais temida seja a mielinólise central pontina, isto não tem sido descrito com frequência na literatura. A mielinólise central pontina costuma estar presente em pacientes que estavam hiponatrêmicos antes da administração da SSH. A SSH deve ser aplicada em veia central, na forma de bomba de infusão contínua.

Barbitúricos

Atuam reduzindo o metabolismo cerebral com consequente redução do consumo cerebral de oxigênio ($CMRO_2$). A redução do $CMRO_2$ causa queda acoplada do FSC, redução do compartimento sanguíneo intracraniano e queda da PIC.

Complicações

- Hipotensão arterial: diminuem a resistência vascular periférica e causam depressão miocárdica.
- Anergia: infecção pode aparecer sem leucocitose ou febre.
- Hipotermia.
- Estase gástrica.
- Para diagnóstico de morte encefálica, devem ser descontinuados pelo menos 24 horas antes.

Hipotermia

Dois trabalhos multicêntricos e controlados não evidenciaram benefício da hipotermia em pacientes com TCE e demonstraram efeitos colaterais, como queda do índice cardíaco, trombocitopenia, disfunção renal e pancreatite.[34,35]

Promoção de volume adicional para o tecido cerebral lesado

Outra forma de tratamento da HIC, geralmente após falha das tentativas anteriores, consiste em promover espaço adicional para acomodar o tecido cerebral lesado (seja por edema, tumefação ou isquemia), o que é realizado mediante craniectomia unilateral ampla com ampliação da dura-máter (duroplastia) (Figura 34.6).

Gower et al.[36] avaliaram HIC refratária às medidas convencionais em 115 pacientes vítimas de TCE fechado grave. O coma barbitúrico foi eficaz na redução da PIC em 30% dos pacientes, com 82,4% de mortalidade. A craniectomia descompressiva (CD) controlou a HIC em 70% dos casos, com 40% de mortalidade.

Munch et al.[37] avaliaram retrospectivamente 49 pacientes submetidos à CD unilateral, pareando-os com grupo de controle de coma barbitúrico. O prognóstico para alta do CTI foi semelhante, mas com melhora significativa no grupo cirúrgico, quando avaliado após 6 meses. Faleiro et al.[38] avaliaram 89 pacientes submetidos à CD para trata-

mento da HIC e determinaram que o principal fator prognóstico seria a escala de coma de Glasgow à admissão e as principais complicações da técnica seriam a hidrocefalia e a coleção subdural (Figura 34.7).

Complicações

- Hidrocefalia.
- Coleção subdural.
- Infecção.
- Síndrome do trefinado – caracterizada por cefaleia, vertigem, tonteira, irritabilidade, déficit de memória e depressão.

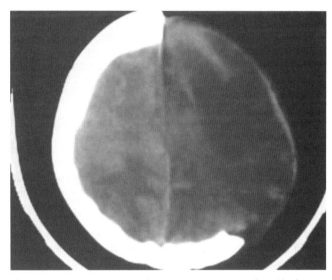

Figura 34.6 ■ Craniectomia descompressiva permitindo saída do tecido encefálico tumefeito.

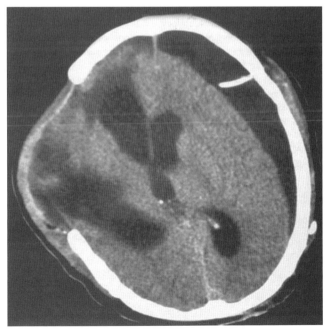

Figura 34.7 ■ Coleção subdural à esquerda e hidrocefalia, decorrentes de craniectomia descompressiva.

Referências

1. Monro A. Observations on the structure and function of the nervous system. Edinburgh: Creech and Johnston, 1783.
2. Kellie G. Transactions of the medico-chirurgical society of Edinburgh I, 1824:84-169.
3. Burrows G. On disorders of the cerebral circulation and on the connection between affections of the brain and diseases of the hearth. London: Longman, Brown, Green and Longman, 1846:55-6.
4. Duret H. Etudes experimentales et cliniques sur les traumatismes cerebraux, Paris, 1878.
5. Kocher T. Hirnerschutterung, Hirndruck und chirurgische Eingriffe bein Hirnerkrankungen. In: Nothnagel: Specielle Pathologie und Therapie. Vienna, 9; 1901:92-134.
6. Guillaume J, Janny P. Manometrie intracranienne continue: interet de la methode et premiers resultats. Revue Neurologique 1951; 84:131-42.
7. Lundberg N. Continuous recording and control of ventricular fluid pressure in neurosurgical practice. Acta Psychiatrica et Neurologica Scandinavica 1960; 36:1-193.
8. Langfitt TW. Clinical methods for monitoring intracranial pressure and measuring cerebral blood flow. Clin Neurosurg 1975; 22:302-20.
9. Laitinen L. Origin of arterial pulsation of cerebrospinal fluid. Acta Neurologica Scandinavica 1968; 44:168-76.
10. Bradley KC. Cerebrospinal fluid pressure. Journal of Neurology, Neurosurgery and Psychiatry 1970; 33:387-97.
11. Welch K. The intracranial pressure in infants. J Neurosurg 1980; 52:693-9.
12. Miller JD, Stanek A, Langfitt TW. Concepts of cerebral perfusion pressure and vascular compression during intracranial hypertension. In: Progress in brain research. Vol. 35, Cerebral Blood Flow (Eds. Meyer JS and Shade JP). Elsevier, Amsterdam, 1972:411-32.
13. Miller JD, Becker DP, Ward JD, Sullivan HG, Adams WE, Rosner MJ. Significance of intracranial hypertension in severe head injury. J Neurosurg 1977; 47:503-16.
14. Miller JD, Butterworth JF, Gudeman SK et al. Further experience in the management of head injury. J Neurosurg 1981; 54:289-99.
15. Johnston I, Paterson A. Benign Intracranial hipertension. II. CSF pressure and circulation. Brain 1974; 97:301-12.
16. Ecker A. Irregular fluctuations of elevated cerebrospinal fluid pressure. Archives of Neurology and Psychiatry 1955; 74: 641-9.
17. Risberg J, Lundberg N, Ingvar DH. Regional cerebral blood volume during acute transient rises of intracranial pressure (plateau waves). J Neurosurg 1969; 31:303-10.
18. Marshall LF, Smith RW, Shapiro HM. The influence of diurnal rhythms in patients with intracranial hypertension: Implications for management. Neurosurgery 1978; 2:100-2.
19. Miller JD. Volume and pressure in the craniospinal axis. Clinical Neurosurgery 1975; 22:76-105.
20. Allen R. Intracranial pressure: a review of clinical problems, measurement techniques and monitoring methods. J Med Eng Technol 1986; 6:299-320.
21. Weinstein JD, Langfitt TW, Bruno L, Zaren HA, Jackson JLF. Experimental study of patterns of brain distortion and ischemia produced by an intracranial mass. J Neurosurg 1968; 28:513-21.
22. Gaab M, Heissler HE. ICP monitoring. Cri. Rev Biomed Eng 1984; 11:189-250.
23. Miller JD, Stanek AE, Langfitt TW. Cerebral blood flow regulation during experimental brain compression. J Neurosurg 1973; 39:186-96.
24. Symon L, Pasztor E, Dorsch NW, Branston NM. Physiological responses of local areas of the cerebral circulation in experimental primates determined by the method of hydrogen clearance. Stroke 1973; 4:632-42.
25. Astrup J. Energy-requiring cell functions in the ischemic brain. J Neurosurg 1982; 56:482-97.
26. Weed LH, McKibben PS. Pressure changes in cerebrospinal fluid following intravenous injection of solutions of various concentrations. Am J Physiol 1919; 48:512-30.
27. Burke AM, Quest DO, Chien S, Cerri C. The effects of mannitol on blood viscosity. J Neurosurg 1981; 55:550-3.
28. Sahar A, Tsipstein E. Effects of mannitol and furosemide on the rate of formation of cerebrospinal fluid. Experimental Neurology 1978; 60:584-91.
29. James HE, Langfitt TW, Kumar VS, Ghostine SY. Treatment of intracranial hypertension. Analysis of 105 consecutive, continuous recordings of intracranial pressure. Acta Neurochirurgica (Vienna), 1977; 36:189-200.
30. Marshall LF, Smith RW, Rauscher LA, Shapiro HM. Mannitol dose requirements in brain-injured patients. J Neurosurg 1978; 48:169-72.
31. Stuart FP, Torres E, Fletcher R et al. Effects of single, repeated and massive mannitol infusion in the dog: structural and functional changes in kidney and brain. Ann Surg 1970; 172:190-204.
32. Kaufmann AM, Cardoso ER. Aggravation of vasogenic cerebral edema by multiple-dose mannitol. J Neurosurg 1992; 77:584-9.
33. Cottrell JE, Robustelli A, Post K, Turndorf H. Furosemide- and mannitol-induced changes in intracranial pressure and serum osmolality and electrolytes. Anesthesiology 1977; 47:28-30.
34. Clifton GL, Miller ER, Choi SC et al. Lack of effect of induction of hypothermia after acute brain injury. N Engl J Med 2001; 345:556-63.
35. Narayan RK. Hypothermia for traumatic brain injury: a good idea proved ineffective. N Engl J Med 2001; 345:602-3.
36. Gower DJ, Lee Stuart, McWhorter JM. Role of subtemporal decompression in severe closed head injury. Neurosurgery 1988; 23:417-22.
37. Münch E, Horn P, Schurer L, Piepgras A, Paul T, Schmiedek P. Management of traumatic brain injury by decompressive craniectomy. Neurosurgery 2000; 47(2):315-22.
38. Faleiro RM, Faleiro LCM, Caetano E et al. Decompressive craniotomy: prognostic factors and complications in 89 patients. Arq Neuropsiquiatr 2008; 66(2-B):369-73.

CAPÍTULO 35

Meningoencefalites

Enio Roberto Pietra Pedroso

INTRODUÇÃO

O sistema nervoso central (SNC) pode ser invadido por todos os agentes vivos, tendo como consequência potencial o desenvolvimento de infecção meningoencefálica (meningoencefalite), que evolui, em geral, de maneira febril e com grande variabilidade clínica, aguda ou crônica, desde assintomática até sintomática e grave, capaz de desencadear distúrbios neurodegenerativos crônicos, progressivos e irreversíveis, além de importantes sequelas.

As meningoencefalites apresentam grande variabilidade anatomoclínica, dependente de algumas características do agente infeccioso, como poder invasivo, carga infectiva, porta de entrada, tropismo, e da situação das defesas orgânicas humanas. Pode depender também de alguma afecção sistêmica que conduza o agente etiológico pela via hematogênica livre, como é o caso dos enterovírus, ou pelo interior de células, como ocorre com o vírus da imunodeficiência humana (HIV), em linfócitos T CD4 e macrófagos.

Em geral, a sintomatologia inicial das meningoencefalites e focal, em decorrência das alterações que o agente etiológico provoca onde se instala, sendo a seguir variável na dependência das anormalidades que determina em cada região onde se dissemina. Pode ser acometido seletivamente o neurônio (vírus herpes tipo 1), além de outras células que compõem o SNC (vírus JC e oligodendrócitos e astrócitos).

A evolução da infecção pode ocorrer de maneira variável: desde abortada, o que significa, em geral, pequena ou nenhuma repercussão sobre a célula; com intensa replicação do agente etiológico, o que pode propiciar a morte celular (infecção citopática); com prolongamento da liberação do agente etiológico (poucos vírions), sem morte celular (infecção persistente); com incorporação do genoma viral ao ácido nucleico da célula parasitada, e sua

provável reativação (infecção latente); com aumento da proliferação de células alteradas, em geral sem a replicação concomitante do vírus; com sua transformação oncogênica (infecção transformadora); com determinação de infecção não produtiva, ou a produção de partículas incompletas; e indução de graus variáveis de lesão celular e expressão antigênica viral (infecção restrita).

MENINGITES E ENCEFALITES VIRAIS AGUDAS

Vários são os agentes etiológicos das meningites e encefalites agudas ou subagudas (Tabela 35.1).

A etiologia viral é mais frequente do que a bacteriana, embora a identificação do vírus só seja determinada em 10% a 15% dos casos. As meningites e encefalites virais agudas surgem no final do verão (enterovírus, após picada de artrópodes) ou no inverno (coriomeningite linfocítica) e são transmitidas por via orofecal (enterovírus), respiratória (caxumba) ou pela picada de artrópodes (Tabela 35.1).

Acometem predominantemente crianças de areas rurais ou urbanas. A viremia ocorre após a penetração pela porta de entrada (pele, vias aéreas, intestino), seguida pela multiplicação do vírus em várias vísceras, e secundariamente atinge o SNC por via hematogênica (exceto o vírus da raiva e o herpesvírus neurotrópico). Por isso, o acometimento do SNC é difuso.

Manifestações clínicas

As alterações clínicas observadas nas encefalites e meningites virais agudas são semelhantes, independentemente do agente viral, com algumas variações na dependência, em geral, da especificidade de cada vírus, predominando febre, mal-estar, mialgia, tosse e herpangina na coxsackievirose, náuseas, vômitos, e diarreia na enterovirose, rinor-

Tabela 35.1 ■ Principais vírus associados a infecções agudas e subagudas do sistema nervoso central

Infecções	Vírus	
	RNA	DNA
Agudas	Picorna: pólio, coxsáckie A e B, ECHO, entero Toga: rubéola, encefalite equina (do Leste, do Oeste, da Venezuela) Arena: coriomeningite linfocítica Rabdo: raiva Ortomixo: influenza, parainfluenza Paramixo: sarampo, caxumba Retro: imunodeficiência humana Flavi: encefalite (transmitida por mosquitos, japonesa, de Saint Louis, do Vale Murray, do Oeste do Nilo, transmitido pelo carrapato, da primavera-verão russa, dos carneiros, Powassan, da floresta de Kyasanur) Bunia: encefalite da Califórnia, La Crosse, da lebre da neve, do desfiladeiro Jamestown Orbi: febre do carrapato do Colorado	Herpes: simples (1); adeno
Subagudas ou crônicas	Toga: rubéola Paramixo: sarampo Retro: HIV, linfocitotrópico T humano	Herpes: simples, varicela-zoster, Epstein-Barr, citomegálico; Papova (JC)

reia na infecção pelos vírus respiratórios altos, aumento da parótida na caxumba, erupção cutânea na enterovirose, coxsackievirose, ECHOvirose, sarampo e varicela, linfadenopatia cervical, por vezes com esplenomegalia, na mononucleose infecciosa, precedendo de horas ou poucos dias o acometimento do SNC.

As principais alterações neurológicas são cefaleia, fotofobia, rigidez de nuca, alteração da atenção e da consciência, com confusão mental a letargia e coma. Podem ocorrer fraqueza muscular, mioclonia ou tremores. Os casos graves podem evoluir com convulsão. O acometimento do hipotálamo pode ser revelado por hiper ou hipotermia, instabilidade vasomotora ou o desencadeamento de *diabetes insipidus*.

Manifestações laboratoriais

O diagnóstico virológico correto tem valor prognóstico e epidemiológico.

O leucograma apresenta-se, em geral, com leucocitose pouco elevada e predomínio de linfocitose. A amilasemia pode estar elevada na caxumba.

O exame do liquor revela 10 a 1.000 células/mm³ (pleocitose), mas pode ser acelular ou com predomínio de polimorfonucleares, tornando-se pleocitose mononuclear típica. A pressão pode ser elevada e a glicose pode estar normal ou pouco diminuída. A proteína está aumentada (50 a 100mg/dL) e assim pode perdurar por semanas ou meses depois da convalescença.

A tomografia computadorizada (TC) e a ressonância nuclear magnética (RNM) encefálica revelam a presença de edema e excluem os diagnósticos diferenciais.

A sorologia pode ajudar a identificar o agente etiológico (revelado pelo aumento de pelo menos quatro vezes nos títulos de anticorpos entre amostras de soro coletadas na fase aguda e convalescença), o que também pode ser feito por meio da reação em cadeia da polimerase. O isolamento dos vírus pode ser realizado, no caso dos arbovírus e enterovírus, no sangue; e raramente são recuperados durante o período de estado da meningite ou da encefalite. No caso dos coxsackievírus e ECHOvírus, o isolamento ocorre nas fezes, no líquor ou na garganta; na coriomeningite linfocítica, no sangue ou líquor; na caxumba, na saliva.

Diagnóstico diferencial

O diagnóstico diferencial é constituído, principalmente, pela meningite bacteriana parcialmente tratada ou tuberculosa, riquetsioses, doença de Lyme, criptococose, infecções paramenígeas bacterianas, abscesso cerebral, endocardite bacteriana subaguda e pelas vasculites cerebrais. A meningite asséptica pode ser determinada por alguns medicamentos, como sulfametoxazol-trimetoprima e analgésicos não esteroides.

Tratamento

O objetivo do tratamento consiste em propiciar alívio da sintomatologia, fornecer suporte vital, prevenir e controlar complicações.

As enteroviroses exigem precaução no manuseio das fezes e cuidadosa lavagem das mãos. Em caso de caxumba, sarampo, rubéola ou varicela, é necessária a adoção de precauções de isolamento com relação aos pacientes suscetíveis.

A cefaleia e a febre podem ser controladas com paracetamol. A hipertermia grave (>40°C) exige tratamento imediato. As elevações da temperatura até 39°C podem atuar como mecanismo de defesa natural e, se possível, não devem ser corrigidas. O paciente com encefalite grave torna-se comatoso, mas pode se recuperar integralmente. Isso exige todo o esforço para a manutenção de suas funções vitais. As crises convulsivas podem ser controladas com fenitoína e fenobarbital, para impedir a lesão e a hipoxia cerebral secundária, caso sobrevenha mal epiléptico. As infecções bacterianas secundárias devem ser tratadas.

Os agentes antivirais disponíveis são, para o vírus herpes 1, aciclovir, $1.500mg/m^2/dia$ ou $30mg/kg/dia$, dose total dividida a cada 8 horas por 7 dias; para os citomegálicos, ganciclovir, $7,5mg/kg/dia$, dose total dividida a cada 8 horas por 14 dias; para varicela, aciclovir; e para imunodeficiência humana, antirretrovirais.

Prognóstico

O prognóstico depende da etiologia. A recuperação plena das funções neurológicas em 1 a 2 semanas depois do início da meningite viral é habitual. As taxas de mortalidade de muitas encefalites virais são maiores nas crianças com menos de 4 anos de idade e nos idosos. A encefalite associada à caxumba ou ao vírus da coriomeningite linfocítica raramente associa-se com a morte, sendo raras as suas sequelas. A tonteira e a fadiga, entretanto, podem permanecer por meses.

Na meningoencefalite da parotidite, a sequela mais comum é a surdez sensorineural.

Imunização

Existem vacinas efetivas para os vírus da pólio, do sarampo, da caxumba, da rubéola e da encefalite japonesa. A raiva é a única infecção cuja vacina pode ser dada após a exposição ao vírus.

INFECÇÕES POR VÍRUS LENTOS

Os vírus da imunodeficiência humana (HIV), linfocitotrópico T humano (VLTH), da rubéola, JC e os príons associam-se a várias infecções prolongadas e graves do SNC.

HIV

Acomete o SNC em 40% a 70% dos pacientes. A infecção cerebral é potencialmente fatal. Associa-se a encefalopatia, mielopatia, neuropatia periférica e miopatia. As complicações secundárias, resultado de alterações intensas da imunidade celular, relacionam-se com toxoplasmose cerebral, meningite criptocócica, infecção pelo citomegalovírus (VCM), leucoencefalopatia multifocal progressiva (LEMP), neoplasias primárias (linfoma primário do SNC) e metastáticas, complicações neurológicas medicamentosas, distúrbios metabólico-nutricionais e vasculares cerebrais. Podem ocorrer também enxaqueca, neuropatias, hérnia de disco vertebral com radiculopatia cervicolombar, alcoolismo e *diabetes mellitus*.

Demência

Representa, em geral, manifestação sutil e tardia da AIDS. Caracteriza-se por alterações cognitivas (esquecimento, perda da concentração e da leitura, lentificação da capacidade mental), motoras (paraparesia, perda do equilíbrio, movimento lento e anormal dos olhos, tremor dos membros superiores, incoordenação e aumento do tônus motor) e comportamentais (apatia, isolamento social). O liquor apresenta aumento das proteínas e da fração total das imunoglobulinas com faixas oligoclonais e pleocitose discreta. A demência associada ao HIV associa-se à elevação de β_2-microglobulina, neopterina e ácido quinolínico. A RNM revela achados inespecíficos, como atrofia cerebral, dilatação dos ventrículos e alterações difusas ou multifocais da substância branca. Pode haver alguma melhora clínica com a administração de antirretrovirais.

Mielopatia

Ocorre tardiamente na AIDS. Caracteriza-se por paraparesia espástica, marcha deficiente com um pé à frente do outro, hiper-reflexia dos membros superiores e inferiores, sinais de Babinski e de Hoffmann e discreto comprometimento sensorial. O diagnóstico diferencial deve ser feito com mielopatia por outros vírus (citomegálico, herpes, linfocitotrópico T, sarampo), LEMP, tuberculose (*Mycobacterium tuberculosis*), e outros agentes, como *Pseudomonas cepacia, T. pallidum, Nocardia, Cryptococcus, Aspergillus, Toxoplasma gondii*, além do linfoma primário do SNC, linfoma metastático, astrocitoma, plasmocitoma, vasculite necrosante, coagulação intravascular disseminada e deficiência de vitamina B_{12}. Os exames de laboratório podem ajudar no diagnóstico mediante a obtenção da dosagem sérica de vitamina B_{12} e da sorologia para sífilis e para o VLTH. A RNM da coluna vertebral e a punção lombar com RCP para os vírus citomegálico, herpes simples e varicela-zoster são de grande valor no esclarecimento diagnóstico. A biópsia deve ser realizada quando existe lesão expansiva intra ou extra-axial, principalmente com bloqueio espinhal. A RNM da coluna vertebral é normal na mielopatia vacuolar associada ao HIV, mas pode-se observar hiperintensidade do sinal da substância da medula espinhal torácica. O diagnóstico é de exclusão. A terapia antirretroviral não tem efeito benéfico no controle da mielopatia. A terapia sintomática consiste no uso de agentes antiespasticidade, como baclofeno e gabapentina, no controle da disfunção esfincteriana e na realização de fisioterapia.

Neuropatia periférica

Podem ocorrer polineuropatia simétrica distal (PSD) e polirradiculoneuropatia inflamatória desmielinizante

(PID). Rara no início da AIDS e frequente em seus estágios tardios, a PSD, caracteriza-se por dormência, queimação e parestesias em ambos os pés, hipersensibilidade ao contato e dificuldade na deambulação. Em sua fase final, a PSD compromete os membros superiores e provoca paresia distal. A sensibilidade à dor e à temperatura é perdida em distribuição sob a forma de bota e luva, com aumento dos limiares vibratórios e diminuição ou ausência do reflexo aquileu. A terapêutica sintomática consiste em capsaicina tópica e anticonvulsivante, como gabapentina e carbamazepina. A PID manifesta-se por paresia progressiva aguda ou crônica, arreflexia e discretas queixas sensoriais, semelhantes às da síndrome de Guillain-Barré. Surge no início da AIDS, inclusive concomitantemente à soroconversão. A mononeuropatia múltipla (MM) resulta em lesões multifocais e assimétricas do nervo craniano ou periférico com paralisia facial ou laríngea e queda do punho e do pé. Restringe-se a um ou poucos nervos nos estágios iniciais da infecção pelo HIV. Regride sem tratamento. Pode evoluir rapidamente para tetraparesia na AIDS avançada, especialmente com linfócitos T CD4 <50/mm³. Alguns pacientes melhoram com o uso de ganciclovir. A polirradiculopatia progressiva (PP) caracteriza-se por parestesias rapidamente progressivas nos membros inferiores e na região sacral, paraparesia flácida, arreflexia, perda da sensibilidade e retenção urinária. O liquor apresenta intensa pleocitose polimorfonuclear. Pode estar relacionada com infecção primária das raízes nervosas pelo VCM. A melhora ou estabilização das queixas ocorre em cerca de metade dos pacientes com a administração de ganciclovir ou foscarnet. É fundamental tratar precocemente o VCM antes que ocorra necrose irreversível da raiz nervosa. Representam causas menos comuns de PP a neurossífilis, o linfoma leptomeníngeo e a tuberculose, associadas à AIDS.

Lesões expansivas cerebrais

Alterações neurológicas mais comuns da infecção pelo HIV, são constituídas por infecções oportunistas (toxoplasmose, abscessos tuberculosos [tuberculomas], abscessos criptocócicos [criptococomas], abscessos provocados pela Nocardia, gomas sifilíticas, abscessos por Candida), neoplasias (linfoma primário do SNC, tumores metastáticos) e doenças vasculares cerebrais, acompanhados de edema.

VLTH tipo 1

A mielopatia pode iniciar de maneira insidiosa, no decorrer de muitos anos. A progressão rápida associa-se a início da mielopatia no princípio da vida ou após hemotransfusão. Caracteriza-se por lombalgia com dor e parestesia espástica dos membros inferiores. Associa-se a polaciúria, urgência e incontinência urinárias e bexiga espástica. É frequente a constipação. Há sinais de Babinski e de Hoff-

mann. Pode-se detectar nível sensorial com hipoestesia ao tato epicrítico leve nas porções distais dos membros inferiores. A atrofia da musculatura intrínseca das mãos e dos membros inferiores e a diminuição do reflexo aquileu sugerem a associação com neuropatia periférica. São também descritos neuropatia óptica e tremor intencional.

Outros distúrbios, possivelmente associados à infecção pelo VLTH, são a polimiosite e a miastenia grave.

Pode-se encontrar no sangue e no líquor a presença de gamopatia policlonal e de linfócitos T multilobulados. O líquor evidencia ainda pleocitose linfocítica e aumento de proteína e de imunoglobulina G (IgG). A RNM pode mostrar, em dois terços dos pacientes, a presença de hiperintensidade do sinal da medula na imagem T2-pesada e também na substância branca da região periventricular craniana.

O tratamento mais efetivo é com corticosteroide, mas sua eficácia diminui no decorrer dos meses a anos.

Panencefalite esclerosante subaguda (PES) e panencefalite progressiva da rubéola (PPR)

Provocada pelo vírus do sarampo, a PES caracteriza-se, em geral, por alterações cognitivas e comportamentais. Progride até a disfunção motora com mioclonia proeminente, coreoatetose, distonia e rigidez. A tetraparesia rígida e o estado vegetativo surgem depois de 1 a 3 anos de evolução. A TC revela atrofia generalizada. O liquor evidencia elevada concentração de imunoglobulinas, em faixas oligoclonais, e anticorpo de síntese intratecal contra os antígenos do vírus do sarampo. Os títulos séricos de anticorpos contra o vírus do sarampo estão elevados. Esses achados são suficientes para o diagnóstico. A necessidade de biópsia cerebral é rara e o RNA do vírus do sarampo pode ser detectado no cérebro por meio da RCP. O vírus do sarampo pode também provocar encefalite subaguda em pessoa imunossuprimida, com evolução mais rápida do que a da PES, determinando, com frequência, convulsões generalizadas.

A PPR é manifestação da síndrome da rubéola congênita. Entre a infecção inicial e a deterioração neurológica há um hiato de anos, que se caracteriza por alterações comportamentais, deficiência cognitiva, ataxia cerebelar, espasticidade e, algumas vezes, crises convulsivas. Progride para coma, comprometimento do tronco cerebral e óbito em 2 a 5 anos. A etiologia é confirmada pela sorologia e pelo isolamento do vírus no cérebro ou nos linfócitos do sangue periférico. Não há tratamento específico.

Leucoencefalopatia multifocal progressiva (LEMP)

A LEMP associa-se ao vírus JC (papovavírus), frequentemente com a presença de imunossupressão. Caracteriza-se por manifestações clínicas neurológicas focais sem evidência radiográfica de efeito expansivo ou de alteração da substância branca. Inicia-se com fraqueza e com alterações da fala e da cognição (40% dos casos), distúrbio da marcha e da visão (20% dos casos) e perda sensorial (20% dos casos). As convulsões e os distúrbios do tronco cerebral são raros. As principais manifestações são paresia, hemiparesia, distúrbios da linguagem (disartria, disfasia), ataxia de membros e tronco (ataxia cerebelar, ataxia sensorial), hemianopsia homônima ou quadrantanopia decorrente de lesões das radiações ópticas. A cegueira cortical é observada, no momento do diagnóstico, em até 8% dos pacientes. Observam-se ainda agnosia óptica, alexia sem agrafia e alterações oculomotoras.

O diagnóstico é sugerido pelo encontro do vírus JC à RCP. A confirmação exige a biópsia cerebral. A TC cerebral revela lesões hipodensas na substância branca. As lesões geralmente se apresentam escavadas e situadas logo abaixo do córtex. A RNM mostra lesão hiperintensa nas imagens T2-pesadas nas regiões afetadas e uma lesão hipointensa na imagem T1-pesada. Nos pacientes sem e com AIDS, as lesões têm predileção pelos lobos parieto-occipitais e frontais, respectivamente. São também acometidos os gânglios da base, da cápsula externa e das estruturas da fossa posterior (cerebelo e tronco cerebral). A evolução, de modo geral, é para a morte, com sobrevida média de 6 meses. Pode-se, entretanto, observar recuperação clinicorradiológica parcial ou quase completa. Não existe terapia.

Doenças causadas pelo príon (PrP)

O príon é uma proteína infecciosa especial transmitida de modo hereditário, espontâneo ou adquirido. Promove doenças (kuru, doença de Creutzfeldt e Jakob, síndrome de Gerstmann-Straussler-Scheinker, insônia familiar fatal) cujo período de incubação é bastante longo, de meses a anos, e que apresentam evolução arrastada após o início das manifestações clínicas, geralmente levando ao óbito.

As doenças do príon resultam de uma isoforma anormal de PrP^c chamada PrP^{Sc}.

Kuru

Caracteriza-se por cefaleia e artralgias, evoluindo inicialmente para ataxia, instabilidade postural, disartria e tremores intencionais. A evolução caracteriza-se por agravamento progressivo do tremor, da ataxia, da mioclonia, da coreoatetose, da demência e da labilidade emocional. O paciente torna-se limitado ao leito e a disartria e a ataxia tornam-se extremas, surgindo a demência.

Doença de Creutzfeldt e Jakob (DCJ)

Doença esporádica e autossômica dominante, é descrita em pessoas-receptoras de suplementos de hormônio do crescimento preparados a partir de um aglomerado de hipófises humanas, em transplantados de córnea e de dura-máter de cadáveres com DCJ ou demência inex-

plicada, em usuários de eletrodos intracerebrais estereotáticos profundos. Inicia-se por alterações nos padrões do sono e do apetite, emagrecimento, anormalidades no impulso sexual e deficiência de memória e da concentração, seguidos por alterações comportamentais, surtos de desorientação, alucinações e labilidade emocional. A demência instala-se logo, associada a mioclonia e agravada por estímulos táteis, auditivos ou visuais. Pode ter início também como crises convulsivas, disfunção autonômica e doença do neurônio motor inferior, sugerindo esclerose lateral amiotrófica. Além disso, podem ser observadas alterações visuais, como agnosia visual, paralisias supranucleares, nistagmo, paralisia psíquica de fixação visual, ataxia óptica (incapacidade de segurar objetos com firmeza) ou incapacidade de reconhecer visualmente mais de um objeto de cada vez (simultagnosia), percepções visuais distorcidas e cegueira cortical. A ataxia cerebelar ocorre em até um terço dos pacientes e pode evoluir com manifestações extrapiramidais com hipocinesia e rigidez, hiper-reflexia, espasticidade e reflexos plantares extensores, deterioração intelectual e comportamental lenta no início, seguida de lenta deterioração gradual ou progressiva. A morte sobrevém 1 ano após a doença ter sido diagnosticada.

O diagnóstico de DCJ consiste na presença de: (1) demência subaguda progressiva, (2) mioclonia, (3) complexos periódicos típicos ao eletroencefalograma (EEG) e (4) liquor normal. A TC e a RNM do cérebro são normais, exceto nos estágios tardios da doença, quando se observa atrofia cerebral rapidamente progressiva. A RNM pode evidenciar hiperintensidade do sinal dos gânglios da base ou, raramente, hiperintensidade do sinal do córtex occipital. O EEG pode ajudar a estabelecer o diagnóstico, o qual, entretanto, é confirmado pelo estudo anatomopatológico de material de biópsia cerebral pela imunocoloração para PrP^{Sc}.

Existe o risco de manuseio de materiais contaminados com a proteína príon. Deve-se calçar luvas ao manusear sangue, liquor e outros líquidos orgânicos. Os instrumentos precisam ser desinfectados por: (1) autoclavagem a vapor por uma hora a 132°C, ou (2) autoclavagem a vapor por quatro horas e trinta minutos a 121°C, ou (3) imersão em hidróxido de sódio 1N durante 1 hora à temperatura ambiente.

Não há tratamento efetivo para a DCJ.

Síndrome de Gerstmann-Straussler-Scheinker (SGSS)

Distúrbio autossômico dominante associado a mutações distintas no gene da PrP, a SGSS é considerada uma variante da DCJ. Caracteriza-se por instabilidade da marcha, incoordenação, disartria, nistagmo, paralisia do olhar, surdez, cegueira e perda dos reflexos de estiramento muscular e dos músculos plantares extensores A demência surge tardiamente.

Insônia familiar fatal (IFF)

Distúrbio autossômico dominante, muitas vezes indistinguível da DCJ, caracteriza-se por hiperatividade simpática em que se incluem hipertensão, hipertermia, hiperidrose, taquicardia, perda de ritmo circadiano normal da melotonina, da prolactina e do hormônio do crescimento, redução da secreção de corticotropina e aumento da liberação de corticosteroide, disartria, alterações do sistema motor com mioclonia, tremor, ataxia, hiper-reflexia e espasticidade, deficiência de memória e da atenção, alucinações e movimentos corporais grosseiros inesperados durante o sono. Evolui rapidamente para o óbito. Não existe tratamento.

MENINGITE BACTERIANA

Constitui-se na inflamação da aracnoide, da pia-máter e do liquor associada a infecção bacteriana. Atinge o espaço subaracnóideo no cérebro e na medula espinhal e, usualmente, os ventrículos.

A etiologia da meningite adquirida na comunidade depende da faixa etária do paciente, consistindo, principalmente, em:

1. No neonato: *Streptococcus* do grupo B (quase 70%) e *Escherichia coli*.
2. Do período neonatal até os 23 meses de vida: *S. pneumoniae* (45%) e *N. meningitidis* (31%).
3. De 2 a 18 anos de idade: *N. meningitidis* (59%).
4. Após os 18 anos de idade: *S. pneumoniae* (62%).

A *Listeria monocytogenes* é responsável por 8% de todos os casos de meningite bacteriana, atingindo prevalência máxima (20%) no período neonatal e após os 60 anos de idade. A *Listeria* é veiculada, especialmente, por alimentos (laticínios, vegetais crus) e afeta, principalmente, os receptores de transplante de órgãos, os pacientes sob hemodiálise, corticoterapia e terapia citotóxica, os hepatopatas, as gestantes e os neonatos. A meningite meningocócica é a única epidêmica. Em 10% das vezes não se identifica o agente etiológico. A meningite mista é rara e está associada a procedimentos neurocirúrgicos, traumatismo craniano penetrante, erosão do crânio ou de vértebras por neoplasia adjacente, ou ruptura intraventricular de abscesso cerebral. O isolamento de anaeróbios sugere essas duas últimas ocorrências clínicas. A meningite bacteriana é, raramente, complicação do neurodiagnóstico invasivo (mielografia, punção lombar). Os *S. viridans* associam-se mais frequentemente à meningite como complicação de mielografia. A meningite por estafilococos resistentes também se associa a complicação de procedimentos neurocirúrgicos e constitui importante problema terapêutico.

Fisiopatogenia

As bactérias atingem as meninges por meio de: (1) bacteriemia (via mais frequente); (2) invasão direta a partir da via respiratória ou da pele, por meio de algum defeito anatômico (fratura ou sequestro ósseo, meningocele); (3) entrada no crânio pelas vênulas da nasofaringe; (4) disseminação a partir de foco contíguo de infecção (seios paranasais, abscesso cerebral). A bacteriemia associa-se a *H. influenzae* e *N. meningitidis*.

O edema cerebral pode ser pronunciado, mas é raro o desenvolvimento de herniação do lobo temporal e do cerebelo. A lesão de nervos cranianos ocorre em áreas de acúmulo de exsudato denso. O terceiro e sexto pares cranianos são mais vulneráveis a lesão pelo aumento da pressão intracraniana. A ventriculite pode ocorrer em muitos casos, proporcionando a formação de hidrocéfalo obstrutivo ou comunicante. O empiema subdural é raro.

Manifestações clínicas

A meningite bacteriana pode ser esporádica ou epidêmica.

Os principais fatores predisponentes são, além do alcoolismo, otite média aguda e, possivelmente, mastoidite (estreptococos do grupo A), pneumonia (estreptococos), sinusite, traumatismo craniano recente ou antigo com fístula liquórica para o nariz, drepanocitose (estreptococos) e imunossupressão.

A meningite por *S. aureus* é complicação associada a procedimentos neurológicos, traumatismo penetrante do crânio, bacteriemia e endocardite. Os micro-organismos gram-negativos estão associados à meningite em recém-nascidos, a trauma ou neurocirurgia. É casual em adultos, como ocorre com a *K. pneumoniae* em diabéticos. A *E. coli* responsabiliza-se pela maioria das meningites por gram-negativos em adultos (30%), seguida por *Klebsiella-Enterobacter* (40%). Os principais agentes em pacientes com neoplasia são: *P. aeruginosa*, *E. coli*, *L. monocytogenes*, *S. pneumoniae* e *S. aureus*. O *H. influenzae* é mais importante nas crianças com menos de 5 anos de idade. Sua presença em adultos torna necessária a investigação de alteração anatômica ou imunológica subjacente. O *Streptococcus* B pode produzir meningite desde a primeira semana de vida ou tardia, entre 10 e 60 dias após o nascimento, apresentando evolução clínica séptica, fulminante, com insuficiência respiratória, ou insidiosa, respectivamente. A *E. coli* é o segundo agente mais prevalente em recém-nascidos, usualmente adquirida da mãe. As manifestações clínicas da meningite em recém-nascidos sugerem septicemia com febre, icterícia, diarreia, letargia, hiporexia, vômitos, insuficiência respiratória, convulsões, irritabilidade, abaulamento das fontanelas (30%), rigidez de nuca (15%) e perda da consciência. As manifestações clínicas iniciais podem ser menos agudas, com surgimento, por vários dias, de meningismo, sonolência, obnubilação e sinais de Kernig e Brudzinski. A meningite pode cursar sem sinais meningeanos significativos em crianças, em pessoas com retardo mental e em idosos com insuficiência cardíaca congestiva ou pneumonia. A presença de púrpuras em paciente com sinais meningeanos quase sempre indica a presença de meningococcemia e, menos frequentemente, de *S. pneumoniae, H. influenzae* ou de endocardite por *S. aureus*. Em 5% a 10% dos adultos com meningite há o desenvolvimento de alterações dos nervos cranianos, preferencialmente do terceiro, quarto, sexto e sétimo. A surdez pode persistir como sequela em 10% das meningites em crianças, mais frequentemente após infecções por *S. pneumoniae*. As convulsões ocorrem em 20% a 30% dos pacientes, associadas ao processo infeccioso, à toxicidade da penicilina, especialmente quando suas doses são muito altas e por via venosa, e, em crianças, à síndrome febril. Nos adultos associa-se, predominantemente, às infecções por *S. pneumoniae*. As convulsões decorrem da presença de edema cerebral, disfunção do terceiro par craniano, coma, hipertensão, bradicardia e herniação temporal. O edema de papila é raro (1%) e indica a possibilidade de processo supurativo intracraniano (empiema, abscesso). Hemiparesia, disfasia e alterações do campo visual ocorrem em 25% dos adultos com meningite adquirida na comunidade. As alterações associadas ao pós-comicial (paralisia de Todd) devem ser diferenciadas das sequelas do processo vascular associado à meningite. A hiperpneia central identifica a forma grave de meningite bacteriana. A obnubilação de início tardio ou persistente e o coma sem sinal focal sugerem edema cerebral, empiema subdural, hidrocefalia, ventriculite, tromboflebite cortical e trombose de seio sagital. O desenvolvimento retardado e a dificuldade da linguagem são observados em 5% das crianças. As sequelas podem atingir de 15% a 50% das crianças. A meningite pode apresentar episódios repetidos. Isso indica, habitualmente, deficiência na proteção anatômica ou na defesa antibacteriana. É o que ocorre na meningite recorrente por *N. meningitidis* em pacientes com deficiência congênita ou adquirida do complemento. Em 9% dos adultos, o pneumococo desencadeia mais de um episódio de meningite. Nos pacientes que apresentam meningite hospitalar recorrente, os bacilos gram-negativos e o *S. aureus são os principais* agentes etiológicos (60%). Na meningite recorrente é mais frequente presença de história de traumatismo craniano (rinorreia, otorreia) e de defeitos anatômicos cranianos congênitos. A meningite de Mollaret caracteriza-se por episódios repetidos de meningite, usualmente sem alterações neurológicas. A síndrome de Behçet pode expressar-se também como meningite recorrente.

As meningites bacterianas podem determinar complicações não neurológicas caracterizadas, principalmente, por:

1. **Choque:** associado a bacteriemia intensa, como na meningococcemia fulminante.
2. **Alterações da hemostasia:** associadas a meningococcemia e, ocasionalmente, infecção pelos pneumococos.

Podem decorrer de trombocitopenia leve até coagulação intravascular disseminada.
3. **Focos sépticos:** (a) endocardite bacteriana, especialmente a associada a pneumococos; (b) artrite piogênica, relacionada com infecções por *S. pneumoniae, N. meningitidis* ou *H. influenzae*.
4. **Febre prolongada, relacionada com:** medicamentos, tromboflebite venosa cortical, ventriculite, coleções subdurais e infecções a distância (artrite, pericardite, empiema torácico, endocardite bacteriana).

Manifestações laboratoriais

A propedêutica complementar torna possível definir com precisão o agente etiológico e a intensidade da lesão e das estruturas lesadas, além de possibilitar a reversão das sequelas.

Liquor

A análise do liquor pode ajudar decisivamente quanto à identificação da etiologia da meningite. A maioria dos adultos com meningite bacteriana apresenta pressão liquórica moderadamente elevada, em 200 a 300mmH$_2$O, atingindo mais de 450mmH$_2$O quando se associa à presença de edema cerebral. O esfregaço do liquor, corado pelo Gram, revela, em muitos pacientes com meningite purulenta, no momento da internação hospitalar, elevado número de bactérias. O agente etiológico pode ser identificado em 60% a 80% dos casos. A contagem de células na meningite não tratada atinge de 100 a 10.000/mm^3, com predomínio de polimorfonucleares (80%). Os valores >50.000 células/mm^3 são raros e sugerem ruptura intraventricular de abscesso cerebral. As contagens de 10 a 40 células/mm^3 podem ser observadas no início da evolução da meningite, especialmente por *N. meningitidis* e *H. influenzae*. Podem também ser observadas, raramente, em pacientes com leucopenia ou em idosos com meningite pneumocócica. As meningites por *M. tuberculosis, Borrelia burgdorferi* e *T. pallidum* são linfocíticas. A meningite por *L. monocytogenes* caracteriza-se pelo predomínio no liquor, em crianças e adultos, de linfócitos e, habitualmente, de polimorfonucleares, respectivamente. A glicorraquia está, em geral, <50mg%, entretanto pode ser normal, sendo variável seu valor em diferenciar a meningite bacteriana da viral ou das infecções parameníngeas. O valor da glicorraquia deve ser sempre comparado com o da glicemia. As proteínas no liquor estão usualmente >100mg%, e os valores mais elevados associam-se à meningite pneumocócica, enquanto as elevações extremas indicam bloqueio subaracnóideo. Aumento dos níveis do ácido láctico no liquor ocorre na meningite piogênica. O diplococo gram-positivo pode ser diferenciado do enterococo (resistente à penicilina) pela aglutinação em partícula de látex. A *Neisseria* é, raramente, confundida com *Acinetobacter calcoaceticus, Moraxella* spp e *Pasteurella multocida*. A dúvida poderá ser desfeita em 80% a 90% dos pacientes pela cultura do liquor. A aglutinação pelo látex (AL) é muito útil ao detectar antígenos em pacientes sem identificação do agente etiológico, permitindo identificar *H. influenzae* tipo B, meningococos (grupos A, B, C e Y) e estreptococos. Seus resultados devem ser comparados aos encontrados no esfregaço sanguíneo.

Hemocultura

A bacteriemia é observada nas meningites por *H. influenzae* (80%), pneumocócica (50%) e meningocócica (30% a 40%).

Ionograma

A dosagem dos eletrólitos é importante na avaliação de pacientes com secreção inapropriada do hormônio antidiurético, em que se observam hiponatremia e hemodiluição.

Avaliação da hemostasia

Deve ser realizada em paciente com distúrbios hemorrágicos. A síndrome de coagulação intravascular disseminada pode associar-se à meningococcemia e deve ser identificada rapidamente para que sejam obtidos os melhores resultados terapêuticos.

Bacteriologia de material coletado de lesões purpúricas

A aspiração de material presente em uma ou duas lesões purpúricas corado pelo gram revela, principalmente, a presença de estafilococo.

Exame por imagem

Tem grande importância em razão da associação da meningite com focos infecciosos no tórax, seios da face e na mastoide. A espera em realizar a punção lombar diagnóstica em função da obtenção de uma TC cerebral não é correta, a não ser quando há suspeita de coleção parameníngea, massa expansiva cerebral ou abscesso cerebral. A TC pode ser útil ao revelar coleções subdurais, alargamento do ventrículo, hidrocéfalo, meningite basilar persistente, infarto cerebral, ventriculite, empiema ventricular e ruptura da barreira da dura-máter. Fluoresceína intratecal pode ser empregada para detecção de fístulas liquor-cutâneas.

Diagnóstico diferencial

Deve ser realizado com as infecções parameníngeas, endocardite bacteriana, meningite química e as meningites crônicas associadas a *Aspergillus, Candida, Blastomyces, Nocardia* ou *Actinomyces*.

Prognóstico

A mortalidade em pacientes com meningite bacteriana comunitária varia com o agente etiológico e as circunstân-

cias clínicas. Situa-se em 5%, 10%, 25% e até 30% quando associada, respectivamente, a *H. influenzae*, meningococo, pneumococo e a gram-negativos hospitalares.

Os fatores de pior prognóstico incluem idade avançada, presença de outro foco de infecção ou de doenças subjacentes, como leucemia e alcoolismo, e a associação com alterações do sensório ou com estado epiléptico.

Tratamento

A meningite bacteriana constitui emergência médica e exige terapia imediata. Seu tratamento precoce resulta, em geral, em rápida recuperação do paciente.

Em 10% dos pacientes com meningite meningocócica, febre, artrite e pericardite podem estar presentes em cerca de 3 a 7 dias após o início da terapêutica efetiva.

A antibioticoterapia é iniciada de acordo com a sensibilidade do agente etiológico revelado pelo exame do liquor ou pela aglutinação pelo látex. Os antibióticos preferíveis são os que penetram rapidamente a barreira hematoencefálica, especialmente os bactericidas, como a penicilina G, a ampicilina e as cefalosporinas de terceira geração, pela via venosa. As cefalosporinas de primeira e segunda geração e a clindamicina não devem ser usadas, porque não proporcionam níveis eficazes no liquor.

Meningite de causa bacteriana específica

A identificação do agente etiológico torna possível determinar a antibioticoterapia adequada:

1. **Meningite pneumocócica:** em adultos, usa-se a penicilina. O cloranfenicol é a alternativa para os alérgicos à penicilina. A emergência de pneumococos resistentes à penicilina (produtores de β-lactamase) torna necessário o uso de cefotaxima ou ceftriaxona, ou vancomicina, com ou sem rifampicina. A cefotaxima (ou ceftriaxona) mais vancomicina, EV, constitui uma alternativa para o paciente que procede de locais onde prevalecem pneumococos altamente resistentes à penicilina. A vancomicina pode ser usada no tratamento de cepas com resistência relativa ao cloranfenicol.
2. **Meningite meningocócica:** a associação adequada é constituída por penicilina G cristalina ou ampicilina, EV. As cepas resistentes devem ser tratadas com cefalosporinas de terceira geração.
3. **H. influenzae tipo B:** 35% dos hemófilos são produtores de β-lactamase e resistentes à ampicilina. A terapêutica inicial consiste no uso de cefotaxima. Pode também ser usada a associação de cloranfenicol e ampicilina, até que se obtenha informação microbiológica quanto à sensibilidade da cepa à ampicilina, quando o cloranfenicol deve ser suspenso.
4. **S. aureus resistente à oxacilina:** a alternativa para os alérgicos à penicilina é a vancomicina. A vancomicina intratecal deve ser administrada a pacientes com cultu-

ras ainda positivas após 48 horas de antibioticoterapia. É mandatória a administração de vancomicina venosa e intratecal a adultos. A vancomicina deve ser associada à rifampicina ou à gentamicina em casos refratários.

5. **Gram-negativos (*E. coli, Klebsiella, Proteus*):** a cefotaxima é o agente de escolha. Não deve ser usada quando *P. aeruginosa* e *Acinetobacter* estão envolvidos. As alterações na antibioticoterapia podem ser feitas após identificação do agente e avaliação dos testes de sensibilidade antibiótica. Deve-se preferir, nas infecções por *P. aeruginosa*, a administração da cefalosporina de terceira geração com atividade antipseudomonas.

Meningite bacteriana de etiologia desconhecida

Em recém-nascidos, a meningite bacteriana associa-se a grande variedade de agentes gram-positivos (*Streptococcus* do grupo B, *Listeria*), e gram-negativos (*E. coli, Klebsiella, H. influenzae*). Essa consideração indica a associação de medicamentos por via venosa, como ampicilina com gentamicina ou amicacina, ou ampicilina com cefotaxima, até que estejam disponíveis o resultado das culturas. Em crianças, a terapia é direcionada para *H. influenzae, S. pneumoniae* e *N. meningitidis*. A emergência de cepas de *H. influenzae* resistentes à ampicilina torna necessário o uso de ampicilina associada a cloranfenicol. Ceftriaxona ou cefotaxima é a alternativa adequada. Em adultos, é usada ampicilina com uma cefalosporina de terceira geração (cefotaxima ou ceftriaxona) devido à importância nesse grupo etário da *L. monocytogenes*, suscetível à ampicilina e não às cefalosporinas de terceira geração. A antibioticoterapia em idosos e em grupos de alto risco deve ser direcionada aos pneumococos resistentes à penicilina. Os bacilos gram-negativos prevalecem nas meningites hospitalares e em pacientes imunossuprimidos. Nos alérgicos à penicilina, a alternativa para o tratamento da listeriose é trimetoprima-sulfametoxazol. Na meningite hospitalar, ou em endemias associadas aos pneumococos resistentes à penicilina, deve-se adicionar a vancomicina quando estão envolvidas cepas de bacilos gram-negativos resistentes, *S. aureus*, estafilococos coagulase-resistentes ou *S. pneumoniae* altamente resistentes à penicilina.

Duração da terapêutica

A repetição do exame liquórico depende da evolução clínica, devendo ser feita 24 a 48 horas após o início da antibioticoterapia e novamente após 24 a 48 horas, se não há melhora efetiva. O exame rotineiro de liquor no final do tratamento não é necessário em muitos pacientes com meningite adquirida na comunidade. Os meningococos são rapidamente eliminados da circulação sanguínea com a antibioticoterapia adequada, desde que seja mantida por 5 a 7 dias após o paciente tornar-se afebril. A meningite por *H. influenzae* deve durar cerca de 10 dias. Em pacientes com meningite pneumocócica, a antibioticoterapia deve

ser continuada por 10 a 14 dias e deve ser realizada avaliação liquórica. A terapêutica deve ser longa na presença de infecção parameníngea. A antibioticoterapia parenteral para bacilos gram-negativos deve ser prolongada, usualmente por 3 semanas, em especial nos pacientes submetidos a procedimentos neurocirúrgicos recentes. Os exames do liquor são necessários durante e ao final do tratamento para a determinação bacteriológica de cura.

Terapêutica não antibiótica

A terapêutica não antibiótica visa à abordagem de:

1. **Edema cerebral:** pode provocar herniação do lobo temporal e cerebelar após a punção lombar, sendo prevenida pela redução da retirada do liquor (limitar a retirada à quantidade contida no manômetro) e a administração de manitol a 20% (0,25 a 0,5g/kg), EV, por 20 a 30 minutos, monitorando a diminuição da pressão liquórica ou usando a dexametasona (10mg de uma vez, EV, seguidos de 4mg a cada 6 horas), ou de manitol e dexametasona associados.

2. **Redução da pressão parcial de CO_2:** por intermédio do uso de ventilador para manter a PCO_2 entre 25 e 32mmHg.

3. **Diminuição da pressão intracraniana:** o aumento da pressão intracraniana associado à intubação e ao reflexo de hiperatividade das vias aéreas devido à sucção traqueal vigorosa pode ser reduzido pela instilação de lidocaína intratecal. A elevação da pressão intracraniana deve ser monitorada.

4. **Hipotensão em razão da perda de cristaloide:** exige infusão adequada de água e eletrólitos.

5. **Sequelas neurológicas:** podem ser reduzidas com o uso de corticosteroides.

6. **Hemorragia digestiva:** deve ser avaliado o uso de bloqueadores de receptores H_2.

7. **Cuidados gerais:** com aspiração e convulsões. Diazepam, na dose de 5 a 10mg, deve ser administrado lentamente ao adulto. A manutenção da terapêutica anticonvulsiva venosa (fenitoína) deve ser realizada até que se possa utilizá-la pela via oral. A sedação deve ser evitada em virtude do risco de provocar depressão respiratória e aspiração.

8. **Tratamento cirúrgico:** deve ser efetuado em caso de foco piogênico. Deve ser realizado quando há completo restabelecimento da meningite, sob antibioticoterapia contínua. A mastoidite raramente exige drenagem antes de 48 horas de uso de antibiótico.

NEUROSSÍFILIS

Cerca de 7% dos pacientes com sífilis primária não tratada desenvolvem algum tipo de acometimento neurológico sintomático. A sífilis resulta de processo inflamatório meníngeo crônico, insidioso, decorrente da invasão do SNC pelo *T. pallidum*. O liquor altera-se entre 13 e 18 meses após a infecção primária. A meningite sifilítica assintomática é sua manifestação mais precoce. A meningite propaga-se para os vasos sanguíneos cerebrais e, se sintomática, resulta na forma vascular cerebral, geralmente observada nos primeiros 5 anos depois da infecção primária. As formas parenquimatosas (paresias e *tabes*) surgem após intervalo de 10, 12 ou mais anos.

Manifestações clínicas

As formas clínicas da meningite sifilítica são múltiplas, variadas, graves e potencialmente fatais. As síndromes neurossifilíticas não diferem se o paciente é também portador da AIDS.

Meningite sifilítica aguda

Surge de alguns meses a 2 anos após a infecção primária, sendo em 10% dos pacientes simultânea à erupção cutânea secundária da forma subaguda. Apresenta-se clinicamente de maneira afebril, com cefaleia e alterações assimétricas da função auditiva, da mímica facial e dos movimentos oculares. Pode provocar rigidez de nuca e edema uni ou bilateral da papila óptica. Evolui para as formas tardias, se não tratada convenientemente.

Sífilis vascular cerebral

A inflamação meníngea evolui em 3 a 5 anos até determinar uma vasculite difusa das artérias cerebrais, que atravessa o espaço subaracnóideo, promovendo uma encefalopatia subaguda (horas a dias) com confusão mental, alterações da personalidade e oclusão focal de vasos. Difere do acidente vascular encefálico por seu caráter subagudo e padrão multifocal. O liquor revela padrão inflamatório com sorologia positiva para sífilis. A TC e a RNM mostram áreas de isquemia.

Demência sifilítica

Causada pela forma meningoencefálica difusa da neurossífilis, manifesta-se após 5 a 15 anos ou mais a partir do início da infecção primária. A faixa etária prevalente vai de 30 a 50 anos. Progride rapidamente se não tratada, com tremores nas mãos, língua e lábios, disgrafia e disartria intensas. É fatal em meses a anos. A sorologia liquórica torna possível estabelecer o diagnóstico.

Tabes dorsalis *(mieloneuropatia)*

Surge de 10 a 20 anos após a infecção primária. Manifesta-se com dor súbita e transitória, aguda e penetrante, mais comum nas pernas, com ataxia sensorial, perda da percepção vibratória e da propriocepção, marcha instável de base larga, exacerbada pela eliminação dos estímulos visuais (fechamento dos olhos), incontinência urinária e impotência, deformidades articulares tróficas (Charcot) e úlceras nas porções distais dos membros. Os sinais comuns

e iniciais são alterações pupilares, arreflexia de membros inferiores e sinal de Romberg. Cerca de metade dos pacientes apresenta o padrão pupilar de Argyll-Robertson (pupilas pequenas, irregulares, pouco fotorreativas, contraindo bruscamente à acomodação).

Manifestações laboratoriais

O exame do liquor revela um processo inflamatório crônico, com leucocitose e sorologia positiva para sífilis, tornando possível estabelecer o diagnóstico e monitorar o tratamento.

O VDRL pode ser negativo na presença de imunossupressão grave.

É rara a normalização do líquor durante o tratamento, o qual costuma normalizar-se em semanas a meses. O liquor com celularidade normal e o teor decrescente de proteína 6 meses após o tratamento constituem a prova de cura.

Tratamento

O objetivo do tratamento é a normalização do exame do liquor. Não há recidiva após a normalização liquórica.

A penicilina cristalina é o agente de escolha, na dose de 18 a 24 milhões de unidades/dia, por 10 dias.

Bibliografia

Apicella MA. Neisseria meningitidis. In: Mandell GL, Douglas RG, Bennett JE (eds.) Principles and practices of infectious diseases. New York: Churchill Livingstone, 1990:1600-12.

Berger JR, Nath A. Infecções e distúrbios inflamatórios do sistema nervoso central. Introdução. In: Goldman L, Bennett JC. Cecil: Tratado de medicina interna. 21. ed. Rio de Janeiro: Guanabara Koogan, 2001:2360.

Berger JR, Nath A. Infecções por vírus lentos. In: Goldman L, Bennett JC. Cecil: Tratado de medicina interna. 21. ed. Rio de Janeiro: Guanabara Koogan, 2001:2378-86.

Cartwright K, Reilly S, White D et al. Early treatment with parenteral penicillin in meningococcal disease. Br Med J 1992; 305:143.

Densen P. Complement deficiencies and meningococcal disease. Clin Exp Immunol 1991; 86(suppl 1):57.

Durand ML, Calderwood SB, Weber DJ et al. Acute bacterial meningitis in adults. N Engl J Med 1993; 328:21.

Feigin RD, McCracken GH Jr, Klein JO. Diagnosis and management of meningitis. Pediatr Infect Dis J 1992; 11:785.

Gilja HO, Halstensen A, Digranes A et al. Single-dose ofloxacin to eradicate tonsillopharyngeal carriage of Neisseria meningitidis. Antimicrob Agents Chemother 1993; 37:2024.

McGee ZA, Baringer JR. Acute meningitis. In: Mandell GL, Douglas RG, Bennett JE (eds.) Principles and practices of infectious diseases. New York: Churchill Livingstone, 1990:741-61.

Nath A, Berger JR. Meningite e encefalite virais agudas. In: Goldman L, Bennett JC. Cecil: Tratado de medicina interna. 21. ed. Rio de Janeiro: Guanabara Koogan, 2001:2368-71.

Ni H, Knight AL, Cartwright K et al. Polymerase chain reaction for diagnosis of meningococcal meningitis. Lancet 1992; 340:1432.

Odio CM, Faingezicht I, Paris M et al. The beneficial effects of early dexamethasone administration in infants and children with bacterial meningitis. N Engl J Med 1991; 324:1525.

Pfister H-W, Feiden W, Einhaupel KM. Spectrum of complications during bacterial meningitis in adults. Arch Neurol 1993; 50:575.

Quagliarello V, Scheld WM. Bacterial meningitis: pathogenesis, pathophysiology, and progress. N Engl J Med 1992; 327:864.

Roos KL, Tunkel AR, Scheld WM. Acute bacterial meningitis in children and adults. In: Scheld WM, Whitley RJ, Durack DT (eds.) Infections of the central nervous system. New York: Raven Press, 1991.

Schwartz B. Chemoprophylaxis for bacterial infections: principles of and application to meningococcal infection. Rev Infect Dis 1991; 13(suppl 2):S170.

Simon R. Infecções parameníngeas. In: Goldman L, Bennett JC. Cecil Tratado de medicina interna. 21. ed., Rio de Janeiro: Guanabara Koogan, 2001:2361-5.

Simon R. Neurossífilis. In: Goldman L, Bennett JC. Cecil: Tratado de medicina interna. 21. ed. Rio de Janeiro: Guanabara Koogan 2001:2366-8.

Swartz MN, Dodge PR. Bacterial meningitis – A review of selected aspects. N Engl J Med 1965; 272:725.

Swartz MN. Meningite bacteriana. In: Goldman L, Bennett JC, Cecil: Tratado de medicina interna. 21. ed. Rio de Janeiro: Guanabara Koogan, 2001:1835-45.

CAPÍTULO 36

Emergências em Psiquiatria

Marco Aurélio Baggio

José Carlos Serufo

INTRODUÇÃO

Pacientes com distúrbios psiquiátricos agudos, inclusive os violentos, surgem nos serviços de saúde e os clínicos devem estar preparados para lidar com essas situações que envolvem pacientes agitados com vistas a reduzir os riscos tanto para os pacientes como para os profissionais da saúde.

Doenças graves, tempo de espera prolongado e confusão mental, comuns nos serviços de emergência, promovem um clima de estresse que pode exacerbar quadros incipientes em pacientes e familiares.

Mais da metade dos funcionários de serviços de urgência já sofreram agressões. Parte desses pacientes apresenta-se com faca ou revólver, o que pode aumentar a escala de violência. Portanto, presume-se que todo paciente violento está armado, até prova em contrário.

Lidar com essas situações, reduzir os riscos sem alavancar a violência e, sempre que possível, prevenir crises incipientes exigem conhecimento técnico e fina habilidade.

A maldade e a periculosidade nos serviços de atendimento de primeira linha provêm das personalidades psicopáticas e dos drogaditos, e mais raramente de esquizofrênicos, cuja população é inferior a 1%, enquanto aqueles representam cerca de 7%.

Neste capítulo serão descritas as principais causas de distúrbios de origem psíquica que levam à procura dos serviços de urgência, assim como os estados de emergência psiquiátrica decorrentes de causas orgânicas.

AVALIAÇÃO INICIAL

Homem agitado, debatendo-se e gritando. Considera-se agredido e está em vias de revidar e agredir os que estão em seu entorno. Trata-se de paciente exaltado, descomedido, desesperado. Perigoso.

Esse tipo de paciente deverá ser recebido por equipe composta de mais de duas pessoas e tratado com calma, firmeza e rapidez. Ouvir seus vitupérios, sem contestá-lo. O grau de exaltação manifestado pelo paciente desperta na equipe de atendimento urgência imediata em providenciar sua contenção. Esta é feita por duas ou mais pessoas da equipe, que cercam o paciente. Um dos integrantes irá sugerir que ele está certo: "você tem razão". Utilizará voz firme, olho no olho, pedindo calma, com frases como "vamos ver isso", "tudo bem", "vamos atender", "você está entre amigos", "vamos te acolher", "aqui ninguém vai te ofender ou maltratar" etc.

O líder da equipe, médico, de preferência um psiquiatra, assume o diagnóstico presuntivo e inicial de estado de excitação psicomotora. Este é um diagnóstico clínico de urgência e implica a necessidade de imediata contenção psicofarmacológica. A agitação é disruptiva, virulenta e logo contamina todo o ambiente. Daí a urgência em iniciar sedação eficaz. Raramente o paciente agitado, em turbulência psicomotora, cede à simples relação psicoterapêutica verbal. Assim, está indicada a providência de preparar a medicação injetável, sedativa. Cabe ao líder dar o comando de "deite-se aqui para ser medicado. Calma, calma, essa injeção irá lhe fazer bem, para você dormir, poder descansar deste tumulto todo que você está vivendo".

Em estados de excitação psicomotora acentuada, a melhor substância antiexcitante é a clorpromazina (Amplictil®) ou a levopromazina (Neozine®), na dose de 100mg por via intramuscular (IM) ou endovenosa (EV). Em agitações psicóticas com risco de auto ou heteroagressividade, devem ser associados 50mg de prometazina (Fenergan®), EV. Essa combinação é heroica, na medida em que quase todos os indivíduos agitados são por ela sedados.

Logo depois de efetuada a injeção, a equipe passa aos cuidados médicos e à obtenção dos dados vitais, procurando manter o conforto e a higiene e levando em conta as necessidades nutritivas e a hidratação. Entre 5 (via venosa) e 30 minutos o paciente se encontrará sedado e apaziguado, podendo dormir. Enquanto isso não ocorre, deve-se manter diálogo, proferindo palavras de conforto e tranquilização: "Aguarde um pouco para isso ou aquilo." O sono é o sinal de sucesso da sedação e desejável para restaurar o equilíbrio psico-orgânico do paciente.

Atualmente encontra-se disponível um eficaz neuroléptico antiexcitante. Trata-se do zuclopentixol (Clopixol Acuphase®) na apresentação de 50mg em 1mL, EV ou IM.

Em casos excepcionais, poderá ser necessário o uso de reforço da dose ou associação com outros medicamentos. Dependendo da experiência da equipe, pode-se usar o haloperidol (Haldol®, 5mg/ampola de 1mL), EV ou IM na dose de 5mg. Alguns preferem utilizar o droperidol, nem sempre disponível. Outros preferem o midazolam (Dormonid®), na dose 2,5 a 5mg (0,5 a 1mL) EV, repetida a cada 3 a 5 minutos, até a obtenção do efeito sedativo desejado.

É importante ressaltar que sedação significa tranquilização, isto é, harmonização do funcionamento do psiquismo, psicopatologicamente exaltado, trazido para os níveis de funcionamento corriqueiros habituais. Uma boa sedação, psicofarmacologicamente induzida, leva ao estado de serenidade e, muitas vezes, de sono fisiológico. Portanto, não significa coma induzido, como também não significa deixar o indivíduo dopado.

Uma vez o paciente sedado e sereno, a equipe médica poderá ter a tranquilidade de iniciar a propedêutica, no sentido de levantar as eventuais causas ou motivações que o levaram ao estado de exaltação psicomotora. Entre as principais causas que levam à exaltação aguda estão o abandono afetivo, a traição amorosa, o revés financeiro, os conflitos conjugais, brigas e dissensões de qualquer ordem. Essas situações quase sempre representam ataques à dignidade e à integridade da pessoa que, vendo ultrapassadas suas condições de suportar decepções, reage de maneira caótica, inconsequente e agressiva.

Há que ressaltar que uma porcentagem menor de pacientes em estado de excitação psicomotora não apresenta motivações relacionais e seu estado de exaltação se deve a movimentos endógenos de natureza psicótica que geram um estado infernal de conflito intrapsíquico. É o que acontece de maneira específica no esquizofrênico e nos quadros de depressão maior.

Após o atendimento de urgência, estando o paciente medicado e sedado, é fundamental entrar em contato com os acompanhantes e familiares para obtenção da história pregressa do indivíduo.

O eletrochoque é método biológico de tratamento de afecções psicopatológicas hoje em desuso. Sua indicação está restrita aos quadros de depressão maior, refratária ao uso dos antidepressivos, a indivíduos com enfunada ideação suicida e aos quadros de esquizofrenia catatônica que não respondem aos antipsicóticos. Como terapêutica heroica pode ser um recurso para sedar quadros graves de remitentes de agitação psicomotora. A aplicação da eletroconvulsoterapia (ECT) deve ser feita sempre sob narcose e monitoração da equipe psiquiatra.

ETIOLOGIA E DIAGNÓSTICO DIFERENCIAL

Um mesmo paciente pode ser abordado diferentemente na dependência do tipo de serviço de urgência. Assim, duas situações se distinguem: se o atendimento é feito por psiquiatra em serviço de urgência psiquiátrica ou por clínico em serviço de urgência clínica. No primeiro, tem-se facilidade para o diagnóstico da condição psiquiátrica, mas o diagnóstico diferencial das condições clínicas subjacentes se impõe. No segundo, há maior facilidade para o diagnóstico das condições orgânicas, porém as causas e os motivos psiquiátricos demandam atenção.

Estados de emergência psiquiátrica de origem psíquica

Conversão psicomotora

É extremamente frequente a chegada aos serviços de emergência de indivíduos com conversão psicomotora. Habitualmente são mulheres jovens com estrutura histérica de personalidade que, assomadas por conflitos afetivos e/ou relacionais intensos, vivenciam um estado de ansiedade tão intenso que montantes dessa ansiedade se convertem em manifestações que afetam o aparelho musculoesquelético. A angústia vivenciada em nível psíquico transmuta-se e se converte em paralisias motoras, contraturas espasmódicas, mímica estranha, afonia, ataxia e gestos inusitados e esquisitos. Com frequência, o paciente apresenta desmaio e convulsões que se distinguem facilmente da crise grande mal da epilepsia. Por vezes, simula tentativa de suicídio. Trata-se de uma desajeitada pantomima que traduz uma tentativa canhestra de expressão do desespero pessoal em que se encontra.

A conversão psicomotora é chamada pejorativamente de "piti". No entanto, essa manifestação psicopatológica primitiva e caricata deve ser tratada com o respeito que o ser humano "pitiático" merece, uma vez que traduz um sofrimento mental passível de acolhida e terapêutica.

Acolhido, o paciente histérico, em conversão, responde rápida e favoravelmente aos cuidados médicos. Está indicada a aplicação de tranquilizante benzodiazepínico, IM ou EV, como diazepam, 5 a 10mg. Após a reversão do quadro histérico, o paciente poderá receber medicação benzodiazepínica por via oral e a indicação de procurar ajuda psicoterapêutica imediata.

Os conflitos histéricos ocupam o polo psicogênico do adoecer psíquico e, portanto, são mais acessíveis ao processo psicoterapêutico.

Violência e agressividade

Essas situações são fáceis de pressentir e acendem o alerta para a equipe de atendimento se prevenir. Indica comportamento violento potencial um paciente vociferante, falando em altos brados e fazendo exigências descabidas. São indicativos de violência o paciente alcoolizado, os querelantes, aqueles com história de atos violentos, os envolvidos com atividades criminosas e os que sofreram abusos sexuais ou de espancamento na infância.

Esses pacientes podem apresentar-se assustados com seus próprios impulsos e estão buscando ajuda desesperadamente. O julgamento clínico pode decidir pelo uso imediato de contenção e aplicar sedação adequada. A contenção física deve ser empregada diante do risco razoável de agressão, pois esses pacientes não obedecem às intervenções racionais dos outros e provavelmente não as ouvem. Se desarmados, devem ser abordados com força suficiente para suprimir qualquer tentativa de contenda, sempre com a ajuda de, no mínimo, mais dois auxiliares treinados. Se armados, são muito perigosos e capazes de cometer homicídio, suicídio ou ambos, sendo conveniente solicitar ajuda de policiais treinados. Convém lembrar os casos registrados de pessoas perturbadas que subtraíram uma arma carregada e mataram ao acaso.

Os pacientes mais agitados e violentos são efetivamente controlados com sedativo e/ou antipsicótico. A clorpromazina (25 a 50mg) e o haloperidol (5 a 10mg) podem ser dados IM, quando ainda não se obteve o aceso venoso, às vezes difícil em indivíduos não cooperativos.

Com frequência, eles despertam da sedação calmos e racionais e mostram amnésia completa para o episódio violento, agora vexatório, em especial os decorrentes do uso de álcool ou parte de um episódio psicomotor pós-convulsivo.

Quando a crise de fúria faz parte de um episódio psicótico e/ou retorna logo que cessa o efeito dos medicamentos, indica-se o uso prolongado dos psicofármacos que se mostraram eficazes.

É sempre oportuno investigar causas subjacentes, como traumatismo craniano e doenças metabólicas em evolução. Também é recomendável o controle dos sinais vitais, da diurese e do balanço hidroeletrolítico, além de exames complementares, que devem incluir: hemograma, glicemia, ureia, creatinina, enzimas hepáticas (TGO, TGP, γ-GT) e pancreáticas (amilase e lipase), ionograma (sódio, potássio, magnésio, cloro; lítio sob avaliação). Na presença de taquidispneia, indica-se a gasometria arterial.

A contenção mecânica pode criar um círculo vicioso, intensificando o terror do paciente. Quando prolongada, pode causar hipertermia e desidratação em pacientes catatônicos e, até mesmo, levar à morte.

As explosões observadas em brigas conjugais devem ser abordadas com extrema cautela, pois o casal com frequência redireciona sua fúria para o incauto conselheiro e apaziguador. Isso é agravado pelo uso de álcool e o acesso a armas perigosas.

Ansiedade e pânico

Os estados ansiosos estão presentes com frequência nos CTI e nas salas de emergência. O paciente pressagia a morte iminente, sente-se frágil e vulnerável diante do risco de morte e reage inapropriadamente com elevado grau de ansiedade. O paciente ansioso encontra-se em tensão contínua, inquieto, aflito, vivendo uma expectativa de acometimento desastroso iminente. Por vezes, apresenta rigidez muscular e dores osteomusculotendíneas flutuantes, tremores, tensão muscular e cefaleia tensional. Dorme, mas não descansa. Passa as noites brigando com seus fantasmas interiores. Alguns vivenciam uma situação limite à espera da gota que fará transbordar seu desequilíbrio psíquico. Estes vivem no limite, não suportando o desgosto do estado emergencial que os acomete. Então, esparrodam seu drama nas salas de emergência. O grau máximo de ansiedade, quando ocorrem ataques recorrentes e intensos, é o pânico.

A ansiedade é uma manifestação natural, defensiva, diante de um perigo real e concreto, situado no mundo externo ao sujeito. Como exemplo, temos a ansiedade diante de um predador. No entanto, a maioria dos estados ansiosos decorre dos fantasmas e dos medos que pululam no mundo interno das pessoas, sendo o principal deles o medo da própria morte, uma situação comum nos serviços de urgência.

Os estados de pânico representam o grau máximo de uma ansiedade que desorganiza todo o psiquismo e toda a psicomotricidade da pessoa. Esta se apresenta desarvorada, desacorçoada e desesperada.

As reações de pânico sem conteúdo psicótico podem apresentar-se clinicamente como o temor de uma doença grave e, consequentemente, da morte. Um bom exemplo é a dor precordial sugestiva de insuficiência coronariana, mas às vezes acompanhada de outros sintomas, como a sensação de nó na garganta (*globus hystericus*), que chamam a atenção para o diagnóstico diferencial, mais benigno, de histeria de conversão. Esses pacientes referem quadros semelhantes, dizendo "já tive três, quatro infartos" e uma história de ansiedade e/ou depressão nos meses antecedentes, relacionada com dificuldades no trabalho, nos estudos ou na família.

A ansiedade distingue-se do *delirium* confusional, em especial, pela preservação do nível de consciência. Com frequência, múltiplos fatores levam à ansiedade, destacando-se supressão do álcool e de drogas de curtição, as doenças crônicas graves e a retirada abrupta de medicamentos, como bloqueadores de canais de cálcio, digital, corticosteroides e anticolinérgicos.

Os diferentes quadros ansiosos se beneficiam, a curto ou médio prazo, do uso de fármacos tranquilizantes,

Capítulo 36 ■ Emergências em Psiquiatria

sobretudo os derivados benzodiazepínicos. Também se beneficiam com doses menores de antipsicóticos. Vários antidepressivos promovem notável ação tranquilizante. A clínica ensina que subjacente à maioria dos estados ansiosos há um substrato de baixa de humor, configurando os frequentíssimos estados de depressão ansiosa, e por isso os efeitos favoráveis de antidepressivos, como a amitriptilina, a venlafaxina e a mirtazapina.

Os estados de pânico, por serem dramáticos, tornam necessário o emprego de tranquilizantes, IM ou EV, e, em casos mais refratários, exigem o uso de medicação antipsicóptica sedativa, como relatado acima.

Os estados ansiosos são bastante acessíveis à intervenção de procedimentos psicoterapêuticos consistentes. O emprego de hipnóticos está em franco desuso.

Esquizofrenia

A esquizofrenia acomete 1% da humanidade. Aparece no final da adolescência, início da idade adulta, entre 16 e 25 anos de idade. Sua etiologia é endógena, proveniente de causa biológica desconhecida, porém solidamente postulada. É a loucura *tout court*.

Caracteriza-se como uma mente partida, um psiquismo cindido em um indivíduo que possui e mantém uma mentação habitual, corriqueira, comum a todos, e que é invadido, assomado por uma nova, estranha e monstruosa mentação paralela, paranoica. Essa estúrdia forma de sentir e de pensar comparece com enorme força de convicção, atravessando e perturbando o modo de sentir e de pensar consentâneo.

É enlouquecedor conviver com duas maneiras distintas e incôngruas de vivenciar as coisas. O esquizofrênico mais sofre do que goza com sua loucura delirante. Ser atormentado por verdades incompatíveis, aos poucos proclama sua verdade louca ou se encolhe no recolhimento do autismo solipsista.

Esquizofrenia é diagnóstico psiquiátrico preciso, afirmativo. Não é esquizoidia, esquisitice, exotismo ou excentricidade.

Descrevem-se as seguintes etapas: o jovem candidato a desenvolver a doença esquizofrênica começa sentindo uma sensação de inquietante estranheza. Uma angústia de expectação de algo dantesco, que virá acometê-lo, torna-se vivência *apremiante*. Trema, esquizoforia ou humor delirante são os justos nomes conceituais que a psicopatologia dá a essa específica vivência. A seguir, o paciente penetra em um estado de espírito no qual se sente convicto de ser o centro do mundo. Tudo que acontece, todo estímulo que recebe parece-lhe ter a ver consigo. O rádio lhe fala coisas. A televisão está se referindo à sua pessoa. Vozes lhe ordenam ou o xingam ou o condenam. Sente que está prestes a receber revelações da divindade. Enfim, ele é uma pessoa especial, eleita. Chama-se a isso apofania, isto é, consciência de significação anormal das percepções.

O sujeito vivencia sofrer influências externas ao eu sobre sua corporalidade. Relata que estranhos invadem e comandam seus pensamentos e deturpam suas vontades. Sente que seus pensamentos são sonorizados e ouvidos pelos outros. Seus pensamentos lhe são roubados. Apresenta e relata estranhas percepções delirantes. Vozes dialogam dentro de sua cabeça. Vozes comentam suas atividades e seus comportamentos, censurando-o, criticando-o ou intimidando-o.

O aparecimento de ideias delirantes sistematizadas, em relato consistente, ao lado de alucinações auditivas, visuais ou cenestésicas, por sobre um campo de consciência lúcida, revela o quanto o psiquismo do doente está acometido pela doença esquizofrênica.

Vivência de perplexidade diante de si próprio demonstra o quanto a estranheza deforma as percepções do paciente acerca de si. Acompanha essas vivências imotivadas e incompreensíveis, nutridas pela irrupção dessas experiências psíquicas estranhas impostas. É a etapa da anástrofe (termo derivado do grego e que significa giro, ação de voltar para dentro de si), na qual o enfermo fica aprisionado dentro do turbilhão de suas vivências psicóticas.

Quatro vetores psicopatológicos invasores comparecem na esquizofrenia:

1. **Vivência de alteração da percepção da atividade do eu:** o eu é o mesmo e agora é também outro, estúrdio, doido, diferente.
2. **Perda do sentido da unidade do eu:** o eu é percebido como cindido, vário, estilhaçado em miríades de eus comportando-se *à la diable*.
3. **Perda da identidade do eu:** quem sou eu? O que está acontecendo comigo? Eu tornei-me estranho a mim mesmo. Acontece no estágio de deterioração esquizofrênica mais grave – o apocalipse –, no qual há a terrível revelação: "Eu não sou mais o mesmo", "Desmim de mim mesmo"
4. **Difusão dos limites entre o eu e o mundo externo:** há mistura de delimitação entre o mundo interno do eu e o mundo exterior dos objetos.

O esquizofrênico sofre a ruptura da continuidade de sentido de sua vida. Há três tipos principais de evolução da esquizofrenia:

1. Aquela episódica que irrompe, faz seu transcurso e quase não deixa sequelas.
2. Evolui por brotos, surtos ou *bouffes* ruidosos e exuberantes em sintomas produtivos alucinatórios e delirantes, com duração intermediária de dias a semanas, que defervesce, deixando algum tipo de resíduo ou defeito psicótico.
3. Uma evolução progressiva, de curso mais devastador, evoluindo como um processo maligno de esquizofrenia.

O surgimento da patologia esquizofrênica, de regra, ensombrece a evolução histórico-vital do paciente. Seu desenvolvimento pessoal ficará toldado por um horizonte de realizações discreto ou raso. O potencial energético-endógeno e pulsional do enfermo sofre apreciável redução.

É notável que aptidões psíquicas específicas permaneçam normais e intocadas no esquizofrênico, como a memória, a atenção, a orientação, a inteligência, o senso ético e a lucidez da consciência.

A loucura esquizofrênica é uma enfermidade que acomete o psiquismo humano. A esquizofrenia já foi a doença principal que determinou o surgimento da psiquiatria como sendo a terceira parte da medicina. Dava seus gritos loucos nos manicômios.

Com o advento dos psicofármacos neurolépticos antipsicóticos, sua evolução maligna foi fortemente rebaixada. Pode-se afirmar que 98% das esquizofrenias são hoje tratadas em casa e nos ambulatórios e nos consultórios psiquiátricos. Portanto, tornou-se mais uma doença cronicodegenerativa compensável e tratável, com bom prognóstico.

O esquizofrênico é sedado facilmente com neurolépticos, sobretudo butirofenônicos e, atualmente, os atípicos.

Suicídio

A depressão suicida, embora não seja a mais frequente, é uma das importantes emergências psiquiátricas, constituindo em árdua tarefa para o clínico a avaliação de risco de efetivação do suicídio.

Entre os sinais de perigo citam-se as ideias suicidas, o sentimento de desespero, a perda de apetite, a perda de interesses, o sono agitado e a insônia, a incapacidade de expressar sentimentos e o isolamento social progressivo. A hospitalização se impõe diante da história de tentativa ou fantasia de suicídio, plano suicida, ideação suicida verbalizada, alucinações de comando, como "mandando que se fira", e delírios como "cometimento de pecados imperdoáveis". Evidentemente, são importantes a disponibilidade dos meios para o suicídio, o transcurso recente de luto e a história familiar de suicídio.

O suicídio é um dos comportamentos/fenômenos humanos mais estúrdios e perplexizantes. Como uma pessoa pode querer atentar contra si própria e se atacar/lesar a ponto de se matar?

Não há como compreender tal absurdo. No entanto, entre as 57 milhões de mortes de seres humanos anuais, cerca de 1 milhão de pessoas o fazem cometendo o suicídio. Para cada suicídio bem realizado, estima-se que aconteçam cerca de 15 tentativas frustradas.

O suicídio acarreta consequências afetivas depressivas e de culpa devastadoras entre aqueles que sobrevivem ao suicida. Cônjuges, familiares, colegas e amigos sofrerão seus pesados sentimentos de perda e de culpa ao longo de meses ou anos. O impacto familiar e social que causa um suicida é incomensurável. Um suicida carreia para baixo, com sua autoextinção, a vida de seis a doze pessoas.

O suicida é um traidor da beleza e da alegria da vida. Com seu ato atuado – seu *acting out* – lança um libelo, um infeliz protesto contra toda a humanidade. Gesto devastador para si e doloroso para aqueles que com ele conviviam e improfícuo, ao fim e ao cabo, pois a vida possui a mania sadia de ir adiante por sobre a morte – qualquer que seja a morte.

Os suicídios acometem mais os doentes mentais. Alcoolistas se suicidam à taxa de 7%. Esquizofrênicos se suicidam a uma taxa de 5%. Deprimidos maiores, melancólicos, se suicidam à taxa de 10%. Personalidades psicopáticas detêm taxas de 3% a 4% de suicídios. Os homens se suicidam sete vezes mais do que as mulheres. Estas tentam 20 vezes mais do que os homens. Idosos e jovens se suicidam mais do que os adultos. Impressionante são os suicídios na infância – antiga, idílica época dourada inocente da vida.

Todos pensamos em nossa morte pessoal e logo arredamos para longe essa possibilidade. Pessoas pensam com frequência na eventualidade de se suicidar como saída para situações desagradáveis ou estressantes de vida. A ideação suicida sistemática consiste na primeira etapa de um processo que é sucedido pela consideração das vantagens de se cometer a autoextinção. Um extenso período de maquinação ambivalente pode atravessar anos.

Um dia, o indivíduo toma a decisão de se extinguir. Emite avisos antes. Ou não. Arma atos preparatórios, desenha o circuito preciso do que irá cometer. Caminha então para sofrer um estreitamento de consciência. Um estado de serenidade súbita toma o comando do sujeito e, assim, este se direciona para o ato suicida a ser bem-sucedido.

Outras vezes, um *raptus*, um curto-circuito assoma o sujeito e ele, personalidade imatura, explosiva, impulsiva, de inopino, pratica o devastador gesto de autoquíria: *auto* – si próprio; *keir* – mano, mão, morte elegida por si próprio.

Bem e mal estão no âmago do ser humano. Instinto de querer viver *versus* instinto de querer se extinguir. Usamos nossa pulsão agressiva para lutar no mundo externo, buscando uma melhor inserção – confortável e ressarcidora – compensando os desgostos do cotidiano.

Sabe-se lá por quais vias as descortesias que o mundo pratica contra o sujeito fazem deslanchar em seu mundo endógeno um circuito invertido de agressão contra si próprio. Um superego mal compensado possui uma instância que eu chamo de "sabotador interno". Acionado por descuidos, decepções e, sobretudo, por desesperança, o sabotador interno quer fazer a caveira do sujeito: o ataca feroz e mortiferamente, invertendo a seta de agressão contra o ego do sujeito, depreciando-o, denegrindo-o e condenando-o às penas do inferno e da morte.

O suicídio decorre da dissolução abrupta da autoestima da pessoa. Com isso, pululam a maldade e o masoquismo até então contidos na personalidade.

Perdidos por desesperação os objetos anelados e queridos que inflavam o ego do sujeito, este sofre uma identificação do eu com o objeto perdido (morto) que se foi irremediavelmente. Eu identificado ao morto, lógico, logo tem que ser assassinado. A maldade congênita cruel do indivíduo atua, então, em ritual macabro, contra si próprio.

O suicídio é a última vitória de um ser fracassado em sua existência.

Suicídio é um homicídio que se comete contra um objeto interno deteriorado, que se tornou perigoso, venenoso, decaído de um alto nível de expectativa idealizada anterior. Cabeça de galinha machucada, toda a sanha do galinheiro vai bicar nela até matá-la.

Caluda, irmão: Plauto percebeu, Hobbes asseverou, a História mostra: O homem é lobo para o homem. E eu declaro, já escrevi: O homem é o maior inimigo de si mesmo.

Fatores percebidos na clínica psiquiátrica como indícios de suicídio

1. Maus-tratos infantis.
2. Lares desfeitos.
3. Pobreza e ignorância no ambiente social.
4. Pessoas inseguras, tímidas, impulsivas, explosivas.
5. Depressão de intensidade moderada ou grave, com vivências persistentes e crônicas de angústia, tristeza, baixa de humor, rendimento social pessoal rebaixado.
6. Uso e abuso de drogas de curtição.
7. Personalidades psicopáticas.
8. Doentes com doenças dolorosas, debilitantes, terminais.
9. História familiar de suicídio.
10. Tentativas prévias frustradas de suicídio.
11. Desempregados, aposentados, divorciados, abandonados, rejeitados.
12. Pessoas sofrendo destituições em eventos estressantes da vida.
13. Posse de arma de fogo.
14. Exposição a comportamento suicida de pessoas de seu convívio.
15. Contágio por imitação de ídolos que se suicidaram.

A prevenção do suicídio implica instalar-se no convívio de boas e plenas relações afetivas familiares. Manter a higidez psíquica. Não entregar seu psiquismo a drogas e a empulhadores charlatães de toda e qualquer espécie. Desenvolver interesses no trabalho.

Para o homem ocidental, o trabalho como profissão e meio de vida constitui o mais sólido objeto de relação e é o vínculo de maior consistência para dar coalizão e razão de ser da existência humana.

Aos primeiros dois ou três sinais da montagem depressiva de desesperança, a pessoa deve buscar ajuda psiquiátrica.

Está indicado o uso de medicação psicofarmacológica antidepressiva por alguns meses. Os antidepressivos tricíclicos, os inibidores seletivos de recaptação de serotonina e os antidepressivos mais recentes têm impedido que dezenas de milhões de pessoas se infelicitem a cada ano.

Há dados consistentes de que o aumento da prescrição de antidepressivos tem rebaixado a taxa de suicídio em todo o mundo. A propensão por maquinação inicial ao suicídio, ou *suicidality*, tem sido combatida pelo uso de antidepressivos.

O segundo suporte psiquiátrico contra a *suicidality* sempre foi, e é, a habilidade clínica do psiquiatra em empregar a psicoterapia, sobretudo aquela mais conhecida e mais estribada, que é a psicoterapia psicanalítica.

A teoria psicanalítica de extração freudiana e winnicottiana é ferramenta arguta e poderosa para entremear e operar as vicissitudes sutis e cruéis do engendramento suicida.

O doente com potencial de autoextermínio, quando é acolhido, tratado com diretivas verdadeiras, sem falsas hipocrisias e sem palavras vazias, revela ao terapeuta e verbaliza para si próprio toda a conjuntura infernal que o tortura. Obtém, assim, alívio imediato da pressão suicida que o vitima. Pode então transitar pelos meandros de sua exitosa elaboração de sua problemática existencial.

A relação psicoterapêutica é poderoso instrumento, o único capaz de forjar o sentimento de existência humanamente heterocompartilhada, que é a melhor e maior garantia para evitar o perigo de se destruir aquele – eu mesmo, si mesmo – que se ama.

No trato com o suicida, o médico deve ter sempre em mente que o suicida é caviloso, irado, sinistro. De regra, são pessoas de maus bofes, traidoras de si próprias.

Como paciente, é urgente chamá-lo logo aos brios, pois que nele está em andamento uma conspiração contra aqueles que lhe querem bem. O médico deve deixar claro que nem ele nem familiares, amigos e agentes sociais são responsáveis pela vida do suicida. Se ele realmente quiser, irá se suicidar. O único capaz de evitar a concretização do suicídio é ele próprio. Caso queira, podemos ajudá-lo. Para isso estamos aqui. Vamos ouvi-lo em suas queixas contra a vida e mostrar-lhe o que ainda assim lhe resta de muito bom, querer viver e viver. A vida nos é dada gratuitamente e é o bem maior que temos. No Ocidente, cada pessoa torna-se responsável por cuidar e gerenciar a própria vida.

Ao cabo do atendimento, o médico certamente prescreverá um tranquilizante benzodiazepínico e um antidepressivo de última geração. Esses medicamentos, nas doses habituais, acarretam de imediato alívio da pressão e da ideação suicida e, em questão de horas ou dias, há melhora acentuada do humor eutímico. Com isso, a maquinação suicida mortífera é, habitualmente, desmantelada.

A abordagem clínica é direta, na tentativa de estabelecer um compromisso do paciente: "se ele se compromete a chamar, pedir ajuda, quando atingir um ponto de incerteza quanto ao controle de seus impulsos suicidas". Respostas evasivas, e se ele não consegue estabelecer esse compromisso, indicam a necessidade de maior atenção.

As questões legais que se desdobram a partir do suicídio incluem a identificação de pessoas que colaboraram com o ato, além das responsabilidades da instituição e do médico. As cortes têm inocentado quando há um plano de tratamento com alto nível de segurança e avaliações periódicas, em que pese ter ocorrido o suicídio.

Assim, o atendimento médico-psiquiátrico e o emprego da medicação disponível têm salvado milhões de vidas em todo o mundo.

Luto

Não saber como sobreviver à perda, sentindo-a por inteiro, ir adiante e compensar-se com outras coisas disponíveis ao redor – "fazer o luto" – têm sido motivos que levam aos serviços de urgência, sob a máscara de estados psicossomáticos complexos, com ou sem agressividade.

Viver é perder. Perde-se o objeto amado.

Perdem-se pessoas queridas.
Perdem-se ilusões, expectativas, sonhos, pretensões.
Perdem-se esperanças.
O cachorro morreu. O amor se foi.
O desemprego aconteceu.
O sócio traiu e meteu-lhe o pé na honra.
Perde-se na Bolsa, nos negócios. A empresa faliu.
O investimento era troncho e acabou-se.
Perde-se saúde. Perde-se beleza.
Perde-se juventude, força, vitalidade.
Perde-se memória.
Perde-se a fé (até que enfim), tendo se tornado mais lúcido
    e mais arguto.
Perdem-se as ilusões douradas da infância.
Faliram as pretensões desequilibradas da adolescência.

A vida adulta é uma canseira em que se tem que correr atrás de quase tudo que se quer e de que se precisa/necessita.

Aos 40 anos surge o prego, o cansaço.
Aos 50, mal se percebe que a vida veio a menos.
Aos 60, só se pode arregimentar uns restos, uns saldos.
Aos 70, dá-se por satisfeito por estar sobrevivendo.
Aos 80, alguns cedem lugar para o provecto e outros ainda
    prestam-lhe reverência.

Se viver é perder – inexorável e irremissivelmente –, é preciso espertar e tratar de ganhar mais, bem mais, mais rápido do que a soma das perdas.

Para cada amor que se vai, novos amores têm de acontecer. Boa parte da patologia psíquica se deve à não aceita-

ção, à não elaboração da perda. O perdido introjetado no psíquico encarna no humor do indivíduo, rebaixando-o, depletando-o.

O objeto imaginário ou real que se foi funciona como um atrator, um entrave, um peso que desvitaliza a pessoa. A perda tem de ser acatada e aceita. De imediato.

Logo depois, imediatamente, tem-se que chorar as pitangas, carpi-las, lamentar e esgadanhar, como faz qualquer carpideira.

Em seguida, tem-se que, honestamente, sentir toda a dor da perda. Sem dó e sem autocompaixão.

Tem-se que sobreviver à perda, ir adiante, compensar-se com as muitas coisas boas agradáveis e alegres que estão à nossa volta, disponíveis. Que se foi, que pena! Que ingratidão... Que lástima! Mas você está vivo, aqui, sobreviveu.

A cada dia acende-se uma vela votiva menor para o seu querido amor-objeto que, ingrato, de você se foi. Foda-se! Azar seu? Azar dele...

A cada dia chore menos por aquilo que perdeste – até que, queimando sua lembrança, cada vez o perdido se torna menor, até se reduzir a cinzas. E das cinzas restará uma lembrança cada vez mais vaga, mais vasqueira. Um mero retrato numa caixa de papelão, no meio de tantas fotografias de momentos e de lembranças boas.

É preciso encher-se de coisas boas para se distanciar daquilo, anelado, que ficou perdido, para trás. Ou se processa adequadamente o luto – sofrendo a dor que tem que ser naturalmente sofrida – ou a pessoa ficará engastalhada inescapavelmente na dor delongada da depressão, do luto patológico, não processado.

Perder é preciso. Superar e compensar a perda são mais necessários ainda... Há uma lei na natureza das relações entre os homens: Tudo que se junta mais cedo ou mais tarde se separa!

O luto é uma vivência psíquica específica que nos acompanha ao longo de toda a nossa vida. A cada etapa evolutiva, a cada despedida, a cada perda, a pessoa tem de sofrer, carpir, elaborar e superar o luto. Não se pode permanecer aderido em um estado de luto protraído, estendido, patológico. Luto mal elaborado impede que a pessoa vá em frente, e portanto, ela tem interditado seu desenvolvimento pessoal. Todo estado depressivo está ancorado em um ou mais de um luto não vivenciado adequadamente. A vivência do luto esvai as reservas endógenas de monoaminas nos estoques das terminações nervosas dos axônios dos neurônios cerebrais.

Luto é vivência de tristeza natural que tem de ser processada em um tempo hábil. As perdas e os danos nos ensinam a obter e a valorizar os ganhos e as conquistas e as alegrias deles decorrentes.

Alguns não conseguem processar o luto ou não o suportam e acabam nos serviços de emergência, expressando essa inabilidade, quer como doença orgânica ou psíquica, quer como agressividade.

Transtorno de estresse pós-traumático (TEPT)

Vivemos em um mundo hostil e muito perigoso. Seres humanos estão sujeitos à exposição de situações cataclísmicas por disrupção da natureza: terremotos, erupções vulcânicas, tsunamis, deslizamentos, incêndios, inundações, avalanches, secas, toda sorte de tufões.

Além disso, a natureza má, bélica dos seres humanos causa malefícios, guerras, perseguições, ataques, roubos, assassinatos e toda sorte de hecatombes e genocídios, a ponto de se poder dizer que a principal ocupação do homem é infelicitar e atazanar/maltratar outros seres humanos. Em nosso país vivemos uma guerra urbana não declarada que vitima dezenas de milhares de seres humanos, em especial jovens, pobres e favelados, formando, assim, uma população que vive em sobressalto.

Desse modo, a maldade cainita ínclita, proveniente dos ínferos crespos e avessos do homem, se entorna projetada por sobre suas vítimas. É de se acreditar que infligir o mal sobre seu semelhante mais fraco ou mais incauto é uma maneira de o algoz negar a ideia/certeza de sua própria morte. Matar por sadismo, maldade e diversão é típico do homem. Raramente canibaliza sua presa.

Assim, uma multidão de pessoas se expõe a sofrer ataques e injúrias, que são estresses físicos e emocionais de magnitude elevada, sendo invadida e intrujida no âmago de seu ser, inscrevendo em seu corpo e em seu psiquismo um trauma indelével.

Exposto ao trauma por assaltos, guerras, explosões, desastres automobilísticos, estupros, rupturas amorosas dolorosas, acidentes de trabalho, mortes de pessoas queridas, epidemia, desemprego, uso de drogas e exposição à marginália da miséria, o indivíduo sofre lesão grave ou ameaça intrusiva à sua integridade física e psíquica.

Dias ou semanas após o episódio traumático, a pessoa torna-se hipervigilante, assustadiça, paranoica, reexperimentando, persistentemente, o trauma por meio de imagens, pensamentos, pesadelos ou estampidos que disparam a relembrança.

Irritabilidade. Perda da qualidade de trabalho, ataques de raiva. Agravamento de condições comórbidas prévias. Vivência de ansiedade e de angústia. Abuso de substâncias como álcool, nicotina, drogas de curtição, benzodiazepínicos. Excesso de consumo de comida, acompanhado de obesidade imediata. Frequente ideação suicida. Estes são os principais mecanismos de defesa – deletérios, de má qualidade – empregados pelos traumatizados.

Antiga "neurose de guerra", o transtorno de estresse hipertensional pós-traumático acomete 30% daqueles que foram assaltados pelo evento traumático.

Ao ser exposto súbito, inerme, a pessoa tem uma vivência de desamparo abissal, vivenciando uma angústia impensável, intrusiva e invasiva, de natureza inenarrável, como se ela estivesse já nas fauces denteadas de um feroz predador, prestes a ser aniquilada e devorada.

Tempos depois, recuperada do susto, tendo sobrevivido, a pessoa é marcada indelevelmente para sempre. Hipersensibilizada, terá repetidas revivescências do episódio sob a forma de *flashbacks*, lembranças intrusas, sustos, pesadelos. Assustado, o indivíduo sofre um retraimento regressivo em sua vida de relação. Anedonia, acrasia e inapetência acompanham medo e evitação de situações que lembram remotamente o trauma. Perturbações autonômicas no sistema nervoso e alterações do humor, sobretudo caminhando para a forma de depressão irritada e anormalidades no comportamento, dão a chancela diagnóstica.

A exposição ao estresse traumático arregaça a vida da pessoa. Não lhe traz nenhum benefício. É sempre uma experiência psicotóxica, envenenante.

Um estado de hiperexcitação em alerta desregula as funções do sistema nervoso autônomo.

A angústia busca ser minorada pelo abuso do álcool ou de drogas. Paradoxalmente, certos indivíduos procuram expor-se a novas situações radicais para testar sua onipotência. Debalde: quase sempre reforçam o trauma básico.

Alguns obtêm saída de péssima qualidade no suicídio. No primeiro semestre de 2010, 145 jovens militares norte-americanos expostos a guerras se suicidaram. Durante o ano de 2009, foram 245 militares.

Uma proporção enorme desses indivíduos fará um doloroso curso crônico pelo resto de suas vidas.

O tratamento é feito com tranquilizantes benzodiazepínicos indicados no estágio agudo. Associam-se desde o início psicofármacos antidepressivos. Os inibidores seletivos de recaptação de serotonina (ISRS) acarretam benefícios imediatos, reduzindo a inquietude, a hipervigilância, a revivescência do trauma e a esquiva do contato social. Além disso, dissolvem parte da tristeza – raiz da depressão; aliviam o transtorno obsessivo-compulsivo, amainando o comportamento impulsivo, agressivo e suicida.

Fluoxetina, paroxetina e sertralina são os mais prescritos. Outros antidepressivos não ISRS apresentam também bons resultados.

Divalproato, lítio, carbamazepina e topiramato demonstram eficácia reduzida.

Clonidina e propanolol podem ser utilizados para reduzir os sintomas do sistema nervoso autônomo por curtos períodos – no máximo 2 semanas.

A incidência de TEPT tende a aumentar em nosso dias, em uma cultura que se tornou desregrada, desmastriada, descontrolada em seus valores éticos.

O homem é um frágil animal assustadiço, descomedido. Adora se expor a riscos desnecessários. É o herói de sua própria desgraça.

Amnésia confusional

Ocorre após um grande estresse, como escapar da morte em um acidente ou catástrofe natural. Em geral, o indivíduo mantém o autocontrole durante o período em que ocorre o perigo real. Passado esse momento, alguns desenvolvem uma reação incontrolável de pânico. São facilmente sugestionáveis, aceitando a intervenção segura de encorajamento ao retorno à vida, às atividades anteriores e ao círculo social.

Anorexia e bulimia nervosa

A insistente divulgação das imagens de modelos, atrizes e ídolos muito magros tem induzido jovens imaturas a se impor dietas e exercícios exagerados, submetendo seu corpo a uma tortura autoinflingida, objetivando alcançar um estado de magreza que raia à subnutrição e à caquexia.

À vulnerabilidade psicológica soma-se a imprevisível predisposição genética, ambas reforçadas por exigências sub-reptícias provenientes do sociomidiático e da cultura.

O ideal de magreza e esqualidez em um mundo de alimentos abundantes, gerando uma população de fofos e de obesos, é o próprio paradoxo.

Mulheres jovens, imaturas, sem consolidação de suas personalidades, no afã de aferrar-se a um valor social qualquer, aderem, obsessiva e compulsivamente, à busca de um ideal de corpo.

Logo se tornam perfeccionistas, tiranicamente determinadas a flagelar seu corpo, tudo por essa falsa causa. O empenho inicial torna-se hábito e, a seguir, monomania: a pessoa vive exclusivamente em duelo com seu corpo, que teima em não atingir o índice de magreza que a jovem se impôs.

Dietas estapafúrdias, exercícios físicos absurdos, uso de laxantes e vômitos provocados após ingestão de quantidades exageradas de alimentos mal devorados aliam-se a restrições à vida profissional e ao convívio social, aprisionando a vítima da autoimolação na cela de sua esquisitice. Anorexia nervosa associa-se à bulimia nervosa para configurar um quadro clínico psicopatológico bem moderno, de ataque reiterado ao corpo e à corporeidade da pessoa.

Trata-se de psicopatologia medieval, vitimando santas e anacoretas, e iogues, em sua busca delirante de entrar em contato com a divindade.

Entrou em moda no Ocidente, a partir da década de 1960, a busca da agora deidade BELEZA. Beleza idealizada como fonte segura de aceitação e de identificação e de autorrealização pessoal.

Como todo comportamento psiconeurótico obsessivo-compulsivo, tem início como hábito salutar. Aos poucos, o hábito se concretiza em comportamento único e absoluto no dia a dia da pessoa.

Um ponto de mutação acontece, depois do qual não há mais reversão: o anoréxico fica aprisionado na insensatez de condenar seu corpo à autoextinção. O índice de letalidade da anorexia nervosa, uma vez instalada, é de 20%. Altíssimo, portanto.

A pressão familiar é fundamental para coibir o início do comportamento anoréxico. Não estimular ideais de beleza esquálida. Cercear dietas, exercícios e práticas lesivas ao corpo. Buscar formas mais sadias de investir sua vida. Criar interesses mais substantivos.

Aprender a conviver bem com a forma e a constituição do corpo que a vida lhe proporcionou. A humanidade é, basicamente, feia e disforme. Isso é natural e é com esse corpo que se vai até os 90, 100 anos.

É importante a psicoterapia para analisar a conflitiva pessoal e compassivizar o excesso de ansiedades pretensiosas idealizadas. O processo psicoterapêutico sério, consistente, empenhado, pelo tempo que se fizer necessário, é o melhor recurso psicoterapêutico disponível para bem encaminhar os potenciais e as demandas humanísticas do anoréxico para meios e modos mais satisfatórios de autorrealização.

A associação de diretivas de conhecimento dos reais fatos da vida, emitidas por psiquiatra de boa formação, permite a correção de rota a tempo de coibir o desenvolvimento de patologia tão estúrdia quanto mortífera.

A critério do psiquiatra, usa-se psicofármaco tranquilizante para amainar ansiedades e inquietudes.

Ao primeiro sinal de consolidação da anorexia e/ou da bulimia nervosa, sabe-se que se está diante de paciente com distúrbio de ânimo, configurando quadro de depressão de humor atípico. A anorexia nervosa está sempre montada em uma depressão larvada.

Tem-se que prescrever o uso contínuo de antidepressivos restauradores das reservas intersinápticas neuronais de monoaminas, sobretudo serotonina, dopamina e norepinefrina.

A anorexia nervosa e o flagelo ao corpo são a própria estupidez humana manipulada sob a forma de pseudocharme. Nisso está incluído o escape social, surgido há menos de duas décadas, de malhar e malhar e maltratar e deformar o corpo até extrair dele o prazer espúrio da tortura.

Os seres humanos são animais tolos, desinteligentes, que se acostumam com tudo, especialmente com maus-tratos autoinfligidos.

A bulimia e a anorexia podem parar na sala de emergência com a vítima em estado de inanição, apresentando-se caquética, frágil, desidratada e com distúrbios hidroeletrolíticos que podem levar à morte.

Estados transicionais associados a precipitação ou exacerbação de psicopatologia

Viver é um vago variável. Viver é estar em trânsito permanente.

Vida é travessia de uma para outra margem do rio. Para assim adquirir cabedal para, um dia, postar-se na terceira margem do rio da existência, já rumando para acometer sua alta tarefa.

Viver é uma corrida postergada para a morte. Existo, do latim, é elevar-se para fora de, aparecer, nascer. Existir é postar-se em transição permanente. Algumas certas e bem delimitadas passagens nos dão pouco repouso e alento.

São os eventos da vida:

1. Nascimento. Primeira estação da passagem. Pode ter sido complicado ou, raramente, traumático.
2. Aprender a respirar o oxigênio cáustico já nos primeiros minutos de vida intrauterina.
3. Aprender a mamar. Alimentar-se e sentir prazer.
4. Aliviar a fome e a angústia neonatal, chorando pelos cuidados maternos.
5. Resposta sorriso do terceiro mês. Início da inserção social no mundo.
6. Atravessar a angústia de separação da mãe no oitavo mês de vida.
7. Aprender a brincar com os objetos postos no chão do mundo.
8. Aprender a ser só e inteiro, sob a vigilância escondida da mãe. Fort... Da! ... Sumiu... Apareceu!
9. Vivenciar afetos desencontrados de amor e ódio, nojo e apego ao pai e à mãe.
10. Conviver com irmãos e com os outros.
11. Entrar para a série de escolas, infindavelmente.
12. Aprender a se fazer amado, querido e feliz. A infância é a época mais luminosa e feliz da vida. Ou não: vivência repetida de inadequação, rejeição, desamparo, derrelição.
13. Drama: sou o que o sorriso e o rosto e a voz dos outros dizem que sou.
14. O horror e a delícia do afloramento do sexo.
15. Diferenciação sexual: sou fêmea? Sou macho? Sou indiferenciado? Sou o quê? Andrógino? Bissexual? Posso escolher? Ou não?
16. Adolescência. Posso quase tudo, de graça. Sou dono do mundo. Tenho direito a tudo.
17. A galera: horror e delícia do pertencimento ao grupo de semelhantes em imaturidade.
18. Experimentar tudo e quebrar a cara.
19. O estudo. O vestibular. O concurso.
20. O amor. O ficar. A transa sexual.

Mas então, é só isso? Enfim chega-se à vida adulta. Nela, eventos de vida acontecem como pontos nodais, encruzilhadas diante das quais o sujeito, sozinho, terá só sua inteligência e sua argúcia para escolher a melhor saída a trilhar.

Terá de se posicionar à adaptação forçada perante as circunstâncias desastrosas que sucederão em sequência não desejada. Perderá genitor. Separará de cônjuge. Experimentará o amargor do desemprego. Será enganado ou traído por amigos, sócios ou parceiros. Sofrerá decepções várias. Foi acometido em sua dignidade e em sua integridade física. Cometeu acidente de carro. Teve que mudar de bairro, de cidade, de estado, de país. Houve um desacerto enorme em sua família. Alguém querido morreu ou tornou-se inválido. Teve dificuldade em se adaptar ao meio social e cultural em rápida transformação. Adoeceu seriamente e passou maus bocados. Percebeu que está aderido por detrás de si mesmo, ultrapassado pelas pessoas e pelos acontecimentos. Constatou que se encerrou em um âmbito muito estrito e empobrecido de relações. Pressente que o horizonte luminoso de esperanças que acalentava vem se dissolvendo em desencanto e desilusão rapidamente. Sofre uma queda e fratura o braço, a tíbia, o fêmur. Aquela expectativa de ver as coisas e o mundo em boa ordem jamais acontecerá. Tem enorme dificuldade em entender e acompanhar a lassidão dos costumes sociais. Por fim, sente que seu ânimo e sua força para enfrentar tarefas e arrostar perigos/desafios estão em franco declínio. Sua potência sexual dá mostras de que já não é mais aquela.

A pessoa constata que viver no mundo de hoje não é para principiantes. É preciso matar um gato (ou um rato pelo menos) a cada dia. Viver desgasta, cansa e envelhece. Haviam-lhe ensinado que, com o tempo passando, a aposentadoria chegando, a maturidade se constituindo, a vida seria mais leve, mais risonha e franca.

Agora constata o ledo engano em que está metido. Com o passar do tempo, as décadas se acumulando, tudo piora e muito. Azar, azeite, azeitona! Viver é uma obrigação, malgrado tudo. Uma vez que a opção que lhe resta – a morte – é pavorosa.

Em algum ponto dessa cadeia tudo parece insolúvel, insustentável, foge da razão, precipitando ou exacerbando psicopatologias insipientes ou já manifestas, mas até então sob controle. Quanto menos acesso aos serviços de saúde, mais se torna candidato a paciente das salas de urgência e emergência.

Psicose de CTI

Os médicos intensivistas, pouco afeitos à psicopatologia e à psiquiatria, uma vez que estão lidando nas bordas da vida em extinção, são surpreendidos por estranhos comportamentos, de início súbitos, em alguns pacientes internados nos Centros de Tratamento Intensivo (CTI).

Denominam tais eventos clínicos psicose de CTI. Vamos descrevê-los fenomenológica e existencialmente.

O paciente permanece aleitado e quase imobilizado por dias ou semanas. Acontece um isolamento de contato com o mundo externo. A contenção psicomotora leva a uma privação sensorial. O ambiente fornece uma monotonia de estímulos. Ocorre quase ausência de gratificações provenientes do mundo externo. A vivência da doença leva à percepção da real ameaça à vida do paciente.

Uma sucessão de vivências psíquicas percorre o seguinte circuito: ansiedade inicial, perante o CTI, é seguida por angústia, ao longo do tempo delongado de permanência. A incerteza quanto à evolução de seu quadro clínico leva ao temor da morte.

Isolado. Contido. Em relativa privação sensorial, o paciente vê aflorar os sentimentos e os demônios até então contidos no inferno de seu mundo interno inconsciente, lugar onde pululam os temores e os medos arcaicos de ser aniquilado e extinto.

O enlouquecimento – a psicose no CTI – possui a característica de surgir com hora marcada, na madrugada sobretudo, amainando com a chegada da aurora.

Em certos pacientes, a psicose é disparada pela chegada de uma pessoa específica, ou por ouvir determinada palavra-gatilho: enfarte, bisturi, injeção, morte, ou por ouvir determinado som ou música específica.

É quando então o paciente entra em pânico, agita, delira e alucina, em pleno típico surto psicótico. Isso exige intervenção da equipe médica, sedando o paciente imediatamente com injeções de benzodiazepínicos de ação curta ou neurolépticos antipsicóticos sedativos de ação imediata.

O pânico e a agitação psicomotora são altamente contagiosos em ambiente intensivista. Incendeiam a todos e a tudo como fogo.

A psicose do CTI costuma ser benigna. Acontece com hora marcada, sendo que na maior parte do dia o paciente apresenta a lucidez corriqueira em sua consciência.

A equipe de intensivistas, lidando com dezenas de situações e com procedimentos pesados, costuma ser surpreendida por mais esse quadro clínico que não está no gibi nem nos tratados de clínica médica.

Uma instigante hipótese foi levantada pelo insigne psiquiatra Jorge Paprocki: a privação do sono é vastamente conhecida como o mais eficaz método de tortura. Este pode ser o mecanismo, involuntário, inerente ao ambiente do CTI, que pode estar na gênese desse quadro.

Recomenda-se o uso de neurolépticos butirofenonas, como o haloperidol, na dose de 1 mg a 10mg/dia. Esta é a medicação específica, com resultado e bom prognóstico. Trata-se de psicofármaco dotado de efetiva ação alucinolítica, deliriolítica e anticonfusional.

Discinesias tardias

É sabido que o uso terapêutico de psicofármacos neurolépticos antipsicóticos causa a síndrome de impregnação ou síndrome acineto-hipertônica. Reserpínicos, fenotiazínicos, butirofenônicos e os recentes neurolépticos atípicos têm a propensão de se acumularem nos núcleos neuronais da base encefálica – núcleo amigdaloide, caudado, lenticular, claustro, corpo estriado e subtância nigra, exercendo suas benéficas ações antipsicóticas tranquilizantes maiores por depleção da transmissão dopaminergica.

Em certos sujeitos, dependendo da dose e do tempo de uso, aparecem sinais e sintomas extrapiramidais típicos, entre eles: bradipsiquismo e defervescência afetiva; lentidão psicomotora; eclosão de movimentos anormais coreoatetósicos: mioclonias, opistótono, crises oculógiras, espasmos de torção, caretas e alterações da musculatura bucofacial, torcicolo, catalepsia e, sobretudo, acatisia e taquicinesia.

Há quatro formas de manifestação:

1. **Síndrome neuroléptica:** aparece nas primeiras horas da tomada de neurolépticos. Surgem movimentos neurodistônicos: trismos, protrusão da língua, contraturas espasmódicas faciais e dos músculos esternocleidomastóideos e da região occipital, além de crises oculógiras. Cede com a descontinuidade do tratamento e o uso de medicamentos do tipo Artane® e Akineton®.
2. **Forma acineto-hipertônica ou parkinsonoide:** há hipertonia muscular generalizada, bradicinesia, fácies congelada, andar arrastado, mimetizando a doença de Parkinson. É a forma mais corriqueira da síndrome de impregnação por neurolépticos.
3. **Forma hipercineto-hipertônica:** por sobre o aspecto da doença de Parkinson, sobressaem a acatisia – a incapacidade do paciente de permanecer deitado ou assentado – e a taquicinesia – tendência incoercível para mover-se, andar dia e noite.
4. **Discinesia tardia:** certos pacientes que fizeram uso por longos meses ou anos de neurolépticos antipsicóticos aleatoriamente vêm a apresentar tardiamente distúrbios incoercíveis de movimentos. Não há relação direta entre a duração e a dose utilizada do neuroléptico.

São descritas como discinesias de aparecimento tardio aquelas que ocorrem meses ou anos após o uso de neurolépticos. Surgem como movimentos coreicos nos 32 músculos da face, assim como nas mãos, braços, tronco e pescoço.

Podem surgir acatisia tardia e *síndrome de Tourette* tardia. Configuram o que genericamente se conceituou como distúrbios tardios de movimento ou discinesias tardias.

Podem ser leves ou moderadas, remitindo com a retirada dos antipsicóticos e o emprego de medicações antiparkinsonianas corretivas.

Alguns pacientes desenvolvem formas graves e persistentes de discinesia tardia, o que, quase certamente, causa constrangimento e vergonha no convívio social, e incapacidade laborativa. Ficam acometidas e lesionadas, de alguma forma em definitivo, as vias dopaminérgicas mesoestriatais, com função motora, constituída de neurônios dopaminérgicos da substância *nigra* compacta e do núcleo retrorubral que enviam projeções e estímulos para todo o corpo estriado.

Via mesolímbica, com função intelecto-cognitiva constituída de neurônios da área ventral tegumental que enviam estímulos e projeções para todo o estriado ventral.

Cada grupo de antipsicóticos apresenta afinidade específica por um dos cinco tipos de receptores dopaminérgicos já mapeados.

Há estudos indicando que a clozapina acarreta menos discinesia tardia que os demais neurolépticos. Risperidona e olanzapina têm efeito antipsicótico sem causar efeitos colaterais parkinsonianos.

A discinesia tardia é um quadro feio, dramático e inesperado. Não há tratamento efetivo comprovado. Dão-se tiros para todo lado, na esperança de, ocasionalmente, certas substâncias causarem remissão da discinesia.

Assim, usa-se, em sequência: troca do antipsicóticos por risperidona, olanzapina ou quetiapina; indicação de benzodiazepínico; e acredita-se que o uso de vitamina E pode ser útil.

Ensaios não rigorosos metodologicamente indicam, erraticamente, o emprego de bloqueadores de canal de cálcio, agonistas dopaminérgicos, como a amantidina e a buspirona, e agonistas de GABA, como a gabapentina. Com a possibilidade extrema, indica-se ECT.

A longa lista de substâncias empregadas indica a baixa eficiência desses recursos para a maioria dos pacientes. Em medicina, uma sábia regra reza que, onde há abundância de tratamentos, há sinal de que não existe nenhum tratamento específico atuante.

Diante da ocorrência do quadro dramático de discinesia tardia é recomendável:

1. Sempre que possível, retirar o antipsicótico.
2. Substituí-lo por risperidona, quetiapina ou clozapina.
3. Prescrever doses elevadas de vitamina E.
4. Prescrever benzodiazepínicos.

Ao cabo de 8 a 12 semanas, se não houver melhora, deve-se estudar a introdução de outros recursos.

Estados de emergência psiquiátrica de origem orgânica

Alcoolismo

O alcoolismo representa um dos problemas mais importantes de saúde pública mundial, caracterizando-se como doença crônica primária, recidivante, multissistêmica, em geral com evolução progressiva e fatal, associada a múltiplos fatores bio(genéticos)-psicossociais(ambientais). Associa-se à dificuldade do alcoolista em controlar sua impulsividade para o consumo de bebida alcoólica; à preocupação com a droga álcool, apesar do conhecimento de suas consequências; à negação ou aos problemas gerados por seu consumo, como interferência em sua saúde física e mental, relações sociais e familiares, e responsabilidades ocupacionais. O consumo de álcool, apesar de toda essa complexidade, possui ampla promoção, distribuição e aceitação sociocultural.

Afeta os mais variados gêneros e grupos socioeconômicos. O alcoolismo tem início, em 50% das vezes, entre os 10 e os 12 anos de idade, com frequência no âmbito familiar.

A dependência de álcool ocorre em 12% da população mundial, com incidência duas a cinco vezes maior entre homens na faixa etária dos 18 aos 29 anos. Responsável por 60% dos acidentes de trânsito, é relatada em 70% dos laudos cadavéricos de mortes violentas.

Alcoólatra é toda pessoa na qual o consumo de álcool promove mais repercussões negativas do que positivas, sejam elas orgânicas, psicológicas ou sociais, independentemente da quantidade ingerida. Estabelece-se, entretanto, como alcoólatra quem bebe mais de 60g de álcool/dia por mais de 6 meses, o que equivale a cerca de 150mL de destilados, meia garrafa de vinho tinto ou duas garrafas de cerveja.

Os bebedores-problema são os que não aceitam a possibilidade de que alguns de seus problemas, como lesões do sistema nervoso central, fígado, pâncreas, coração, acidentes de trabalho e trânsito, desajuste e violências, decorreram da ingestão de álcool (Tabela 36.1).

O abuso crônico de álcool traz consigo algumas complicações físicas, como desnutrição, cirrose hepática, neuropatia periférica, lesão cerebral e miocardiopatia.

A suspensão ou redução do consumo de álcool é seguida, em 5 a 7 dias, de manifestações de abstinência. O início é caracterizado por anorexia, náusea, ansiedade, febre, insônia, sudorese e tremor, evoluindo para tremores intensos, agitação e, possivelmente, alucinações e comportamento violento. Podem ocorrer convulsões do tipo grande mal durante a abstinência ao álcool. O alcoolismo deve ser sempre suspeitado diante de convulsões inexplicáveis.

Alcoólatras com frequência chegam sujos e malcheirosos e são beligerantes, irresponsivos e inconsequentes. São reincidentes. Instigam sentimentos negativos nos auxiliares, que acabam respondendo, não lhes dando atenção, e finalizam como os pacientes mais maltratados nas salas de urgência.

Tabela 36.1 ■ Critérios diagnósticos para dependência e abuso de drogas

Clínica	Critérios
Dependência (ao menos 3)	Tolerância
	Abstinência
	Ingestão frequente em quantidades e períodos além do previsto
	Esforço infrutífero, desejo constante de abandonar ou controlar seu uso
	Longo tempo de recuperção dos sintomas de embriaguês/ingestão
	Abandono ou redução de atividades ocupacionais/recreativas devido a seu uso
	Uso, apesar de saber que tem ou teve problemas físicos ou psicológicos persistentes ou recorrentes, provavelmente causados ou exacerbados pelo seu uso
Abuso (pelo menos 2 por 1 ano)	Uso recorrente, resultando na falha em desempenhar integralmente atividades importantes no trabalho, na escola ou em casa
	Uso recorrente em situações fisicamente arriscadas
	Uso recorrente associado a problemas legais
	Uso contínuo apesar de problemas sociais ou interpessoais persistentes ou recorrentes, causados ou exacerbados por seus efeitos
	Não se ajusta aos critérios de dependência

É preciso estar atento para o vício misto e o diagnóstico de anormalidades comportamentais resultantes de outras causas orgânicas, como hemorragia subdural, encefalopatia hepática e hipoglicemia, além das causas psiquiátricas associadas, com destaque para a esquizofrenia. O efeito analgésico do álcool pode ainda encobrir fraturas e lesões de órgãos internos.

O alcoólatra pode apresentar-se com quadro de intoxicação aguda, abstinência alcoólica com *delirium tremens*, psicose de Korsakoff e encefalopatia de Wernicke, situações que demandam diferentes cuidados e abordagem. A Figura 36.1 mostra a importância de saber o tempo de início dos sintomas como marcador para o diagnóstico de *delirium tremens*.

Convulsões. As convulsões associadas ao alcoolismo são do tipo tônico-clônicas e, usualmente, ocorrem entre 2 horas e 2 dias após a última ingestão de álcool. As convulsões ocorrem em 3% dos alcoólatras, 3% dos quais apresentam *status epilepticus*.

Alucinação alcoólica. Ocorre em até 12 a 24 horas após a abstinência de álcool e regride em 24 a 48 horas, coincidindo com o início típico do *delirium tremens*. As alucinações são, em geral, visuais, embora fenômenos audíveis e táteis possam acontecer. A alucinação alcoólica, ao contrário do *delirium tremens*, não se associa a acometimento global do sensório, mas a alucinações específicas.

Delirium tremens. As manifestações clínicas de abstinência ao álcool variam desde o grau leve (ressaca matinal) até o mais grave (*delirium*). As manifestações clínicas são caracterizadas por alucinações, desorientação, taquicardia, hipertensão arterial sistêmica, febre baixa, agitação e sudorese. Inicia-se em 48 a 96 horas após a última ingestão de bebida alcoólica e dura de 1 a 5 dias. Ocorre também elevação do índice cardíaco, da oferta e do consumo de oxigênio. O pH arterial eleva-se devido à hiperventilação, desencadeando alcalose respiratória, que pode relacionar-se com a diminuição do fluxo sanguíneo cerebral. Existe grande probabilidade de desequilíbrio hidroeletrolítico associado a sudorese intensa, hipertermia, vômitos e taquipneia. A hipopotassemia é comum como resultado de perdas renais e extrarrenais, variações dos níveis de aldosterona e mudanças na distribuição da potassemia intracelular. A hipomagnesemia é frequente e pode predispor a convulsões. A hipofosfatemia associa-se à desnutrição e, se for grave, pode contribuir para o desenvolvimento de insuficiência cardíaca e rabdomiólise.

Psicose de Korsakoff (Sergei Korsakoff, 1853-1900). A psicose de Korsakoff é uma desordem mental associada ao alcoolismo e à deficiência nutricional, na qual a memória de retenção está seriamente comprometida em paciente até então sadio. Na tomografia computadorizada (TC), o terceiro ventrículo e os ventrículos laterais encontram-se mais dilatados em pacientes com psicose de Korsakoff do que em alcoolistas sem esta patologia, e ocorre alargamento da fissura inter-hemisférica entre os lobos frontais. Propõe-se a reposição de tiamina (50 a 100mg, EV, diariamente, por 1 a 4 semanas, seguida pela mesma dose, via oral, três a quatro vezes ao dia, por vários meses), que embora não previna o declínio psíquico de grande número de pacientes, pode prevenir a progressão da doença e reverter as anormalidades cerebrais que não tenham provocado danos estruturais definitivos.

Encefalopatia de Wernicke (Carl Wernicke, 1881). Caracteriza-se por demência, nistagmo, paralisia ocular e marcha atáxica. O início dos sintomas é abrupto. Associada à deficiência nutricional, que pode ocorrer em alcoolistas, é uma das mais graves consequências do alcoolismo. A TC e ressonância magnética revelam lesões na porção medial

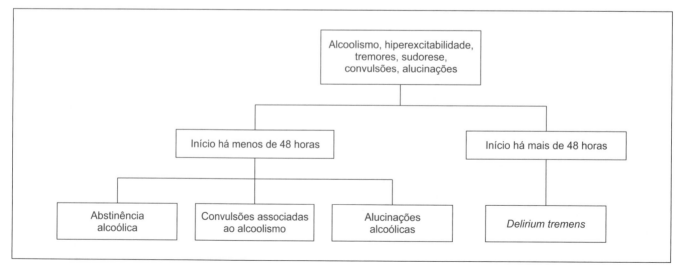

Figura 36.1 ■ Diagnóstico diferencial do alcoolismo.

Capítulo 36 ■ Emergências em Psiquiatria

do tálamo e mesencéfalo, dilatação do terceiro ventrículo e atrofia dos corpos mamilares. Em estudos de necropsia, alterações microscópicas nos corpos mamilares representam o achado mais comum.

Análises mostraram que apenas 25% dos casos diagnosticados na necropsia tinham diagnóstico clínico prévio de encefalopatia de Wernicke e/ou psicose de Korsakoff. É evidente a dificuldade diagnóstica. Diversos livros de medicina preconizam os critérios diagnósticos da tríade originalmente descrita por Wernicke. No tratado de medicina interna de Harrison lê-se a afirmação: "é difícil fazer o diagnóstico clínico sem os sinais motores oculares", sugerindo ser este um achado diagnóstico fundamental.

Já no livro de medicina interna de Cecil há as afirmações: "a tríade clínica de oftalmoplegia, ataxia e confusão global é característica" e "virtualmente todos pacientes têm marcha atáxica devido ao envolvimento cerebelar", acrescidas da ressalva de que a síndrome de Wernicke-Korsakoff "deve ser suspeitada e tratada em qualquer sujeito cronicamente malnutrido sofrendo de um estado confusional de início recente".

A Tabela 36.2 resume o controle medicamentoso das manifestações clínicas associadas ao alcoolismo.

Delirium e demência

O *delirium*, ou estado confusional agudo, é relativamente frequente nos pacientes internados em Unidades de Emergência e de Terapia Intensiva (UTI). Embora muitos pacientes apresentem ideação delirante e alucinações auditivas, esse quadro tem sido inadequadamente denominado "psicose de CTI". Na psicose há alteração funcional do pensamento com preservação do sensório, ao passo que no *delirium* a maioria desses pacientes apresenta déficit cognitivo, distúrbios da sensopercepção e redução do nível de consciência com a deterioração do funcionamento psíquico partindo de normalidade prévia. Cabe diagnóstico diferencial do *delirium* com surto psicótico, demência e depressão. A história traz soberba contribuição. Enquanto o *delirium* é um quadro agudo em paciente previamente sadio, os demais, quase sempre, apresentam relatos anteriores.

Percebem-se dois grupos distintos de pacientes com *delirium*: um hiperativo, com predomínio de agitação, desorientação, alucinações, delírios e aparente vigília, e o outro hipoativo, apresentando sonolência e confusão mental. Os dois apresentam déficit cognitivo, alterações do padrão sono-vigília e insônia com piora noturna do quadro.

O quadro decorre de intoxicação, abstinência de drogas, uso de medicamentos ou no transcurso de grave doença, a exemplo de grandes queimaduras, pós-operatório de cirurgia cardíaca e politraumatismos. A Tabela 36.3 resume as principais causas orgânicas que levam às emergências psiquiátricas.

O paciente surpreende a equipe entrando em crise de agitação subitamente, arrancando cateteres, sondas, drenos e tubos, colocando em risco sua própria vida. Não raro, a equipe não está preparada para intervir com rapidez e segurança.

Quase sempre há necessidade de contenção mecânica até que se providencie a sedação medicamentosa. É erro frequente manter a contenção, o que pode gerar um círculo vicioso de agitação e prolongar a necessidade de uso de medicamentos sedativos, uma vez que esses pacientes acreditam que a equipe médica deseja fazer-lhe o mal e fazê-lo sofrer.

O diagnóstico diferencial deve considerar as situações metabólicas, como hipoxemia, hipoglicemia e tromboembolismos, que podem manifestar-se com distúrbio psiquiátrico e ser ocultadas pela medicação. Assim, é boa prática indicar avaliação clínica, neuropsiquiátrica e coleta de sangue para exames laboratoriais antes da intervenção farmacológica.

O *delirium* em paciente internado em CTI, especialmente em idosos, é marcador de mau prognóstico, aumentando a mortalidade em até 75%.

Tabela 36.2 ■ Controle das manifestações clínicas associadas ao alcoolismo

Manifestações	Tratamento	
	Inicial	**Manutenção**
Hiperexcitabilidade Cortical – convulsão	Diazepam: 5 a 10mg, EV, a critério, até o efeito desejado	Clordiazepóxido: 50 a 100mg, VO, 6/6h
Alucinações	Haloperidol: 1 a 5mg/dia, EV	
Delirium tremens	Diazepam: 5 a 10mg, EV ou a critério médico	
Convulsões	Em geral, autolimitadas e não necessitam medicação	Se persistentes: fenobarbital (150 a 300mg, EV), fenitoína (10 a 25mg/kg, EV), avaliar intubação orotraqueal
Adrenérgicas	Propanolol: 40 a 120mg/dia, VO; clonidina: 0,1mg, 2 a 3 ×/dia	
Deficiência	Tiamina: 100 a 300mg/dia, EV ou IM, usar sempre antes/durante a infusão de glicose. Avaliar Mg	
Hipertensão	Nitroprussiato de sódio EV. Captopril e Nifedipina SL	
Hipotensão	Expansão volêmica; se não corrigir ou se evoluir para choque, consultar Capítulo 12, *Choque*	

Tabela 36.3 ■ Doenças sistêmicas com repercussões psíquicas

Neurológicas	Traumatismo cranioencefálico, tumores, hemorragias intracranianas, infecções do SNC, síndrome convulsiva
Metabólicas	Encefalopatia hepática, uremia, porfiria, hipoxemia, hipercarbia, hipoglicemia, estado hiperosmolar não cetótico, distúrbios hidroeletrolíticos e ácidos-básicos, anemia, deficiência de tiamina, doença de Wilson
Infecciosas	Sepse, infecções sistêmicas com febre, choque séptico, AIDS, neurossífilis, meningites, meningoencefalites
Endocrinológicas	Disfunção (hipo ou hiper) da adrenal, hipófise, tireoide e paratireoide
Intoxicações e abstinência	antiarrítmicos (lidocaína, procainamida, quinidina, anticolinérgicos (antidepressivos, anti-histamínicos, neurolépticos), anti-hipertensivos (metildopa, clonidina, propranolol), antiparkinsonianos (benzitropina, levodopa), digoxina, corticosteroides, lítio, dissulfiram, drogas de abuso (álcool, anfetaminas, cocaína, alucinógenos e fenciclidina), sedativos (benzodiazepínicos e barbitúricos), anticonvulsivantes, analgésicos
Cardiorrespiratórias	Infarto agudo do miocárdio, insuficiência respiratória, insuficiência cardíaca, baixo débito, choque cardiogênico.
Outras	Abdome agudo, em especial no idoso

AVALIAÇÃO E MANEJO DO PACIENTE

Técnicas verbais de apaziguamento

1. Contenção física: nos casos de intensa agitação, de risco de ataque à própria vida ou à de outrem com o paciente desarmado, o líder da equipe posiciona seus auxiliares e dá o comando, de maneira discreta, para efetivar a contenção física.
2. Contenção medicamentosa.

Prevenção da violência nos serviços de saúde

- Indicativos de alto risco.
- Medidas gerais.
- Princípios de autodefesa em casos de ataques.

Prevenção da crise psiquiátrica

Considerações legais

Os serviços de urgência e emergência devem estabelecer um protocolo de manejo que contemple, no mínimo: técnicas de apaziguamento, verbal e medicamentoso; prevenção da violência e da crise psiquiátrica de paciente internado; além de suporte legal a essas situações.

Bibliografia

Baggio MA. A tendência ao suicídio em Getúlio Vargas. Belo Horizonte: Revista do Instituto Histórico e Geográfico de Minas Gerais, XXXIV, agosto de 2010.

Baggio MA. Erotika: conjecturas psicanalíticas. Belo Horizonte: Coopmed, 1992.

Baggio MA. Síndrome neuroléptica ou síndrome de impregnação. In: Psicofármacos. Belo Horizonte: Centro de Estudos Galba Velloso, 1969.

Bassit DP, Souza Neto MR. Discinesia tardia. São Paulo: Casa do Psicólogo, 1999.

Rocha FL. Antidepressivos e suicídio. Rio de Janeiro: Medline, 2009.

Yampey Nasim et al. Crisis y suicidio. Buenos Aires: Grupo de investigación sobre crisis y suicidio, A.P.A., 1998.

CAPÍTULO 37

Morte Encefálica

Eric Grossi Morato

INTRODUÇÃO

A morte somente pode ser determinada quando ocorre lesão irremediável do encéfalo. A maioria das pessoas entende a ausência de incursões ventilatórias pulmonares ou de batimentos cardíacos como a eminência da morte; entretanto, o que caracteriza o ser humano é a atividade vigorosa e incessante dos neurônios encefálicos. A cessação irreversível dessa atividade determina a morte humana.

A ventilação mecânica associada aos suportes básico e avançado de vida promoveu a expansão dos cuidados aos pacientes graves, mas possibilitou a manutenção de encéfalo irremediavelmente lesado com preservação das principais funções hemodinâmicas e ventilatórias. A principal questão envolvida passou a ser como diferenciar as vítimas de grave lesão cerebral daquelas com possibilidade de alguma recuperação neurológica.

A percepção adequada dos sinais semióticos da disfunção irreversível do sistema nervoso central (SNC), isto é, a morte encefálica (ME), permite estabelecer critérios que ajudam a decidir sobre o reconhecimento da finitude da vida e o término de todas as medidas técnicas e tecnológicas aplicadas em sua sustentação. Este fato representa redução da distanásia, da angústia que envolve os familiares de pacientes nessa situação, de gastos com recursos aplicados indevidamente na manutenção artificial da vida, além de possibilitar o aumento da doação humanitária de órgãos e tecidos para as pessoas que aguardam o transplante como opção singular para melhoria de sua qualidade de vida.

É necessário qualificar os médicos com relação aos critérios amplamente discutidos e uniformizados sobre morte encefálica para que estejam atentos, atualizados e hábeis em sua aplicação, e para que possam prover informação adequada e atual à sociedade e outros profissionais de saúde.

A ME é a constatação irremediável e irreversível da lesão central nervosa e significa morte, seja clínica, legal e/ou social.[1]

A Associação Americana de Neurologia (AAN)[2] estabelecer em 1995, os critérios para definição de ME. Nunca foi relatado, desde então, um único caso de recuperação de qualquer função cortical e/ou do tronco cerebral após o diagnóstico de ME utilizando esses critérios.[2]

Existem atualmente, em todo o mundo, 87 protocolos nacionais para o diagnóstico de ME, e na maioria dos países eles contam com respaldo em leis ou decretos específicos.[3]

O objetivo de maior uniformidade entre os protocolos para o diagnóstico de ME ainda não foi conquistado.[4,5] As taxas de conformidade observadas na União Europeia e nos EUA entre o protocolo da AAN e os praticados são inferiores a 62%, com média de 82%.[5] A uniformidade leva a um conceito mais confiável e fidedigno, mas pode determinar menor operacionalidade diagnóstica, principalmente quando se consideram os diferentes níveis de investimento em saúde, educação popular, religião e disponibilidade de médicos e leitos em medicina intensiva.

Em seu artigo 3º, o Decreto-Lei 9.434 (1997), que dispõe sobre a remoção de órgãos, tecidos e partes do corpo humano para fins de transplante, delega ao Conselho Federal de Medicina (CFM) a normatização do diagnóstico de ME. Essa normatização foi estabelecida na publicação da diretriz 1.480 do CFM.[6] No Brasil, o diagnóstico de ME segue quase completamente as diretrizes firmadas pela AAN em 1995, excluindo a obrigatoriedade da realização de exame complementar em todos os pacientes e que a concentração de PCO_2 deve ser >55mmHg com ausência de incursões ventilatórias para que o teste da apneia seja considerado positivo.[6] A morte é estabelecida quando o segundo teste de apneia é finalizado. A hora da morte é legalmente aquela do término do teste de apneia.[6] A ME, nesse contexto, implica imediatamente dois cenários distintos:

1. **Potencial doador de órgãos:** ao ser estabelecido o diagnóstico de ME, tem início, imediatamente, o esclarecimento aos familiares sobre o que ela significa e a perspectiva de que é possível a doação humanitária de órgãos e tecidos. A notificação do diagnóstico à central de transplante é obrigatória por lei, e nesse momento são iniciados os exames de classificação do potencial doador.[7]
2. **Pacientes sem critério para doação ou cuja família não consentiu com o transplante:** após o diagnóstico de ME, o paciente é considerado, sob os aspectos legal, ético e moral, um cadáver. A instituição terapêutica a todo custo é inútil. Entre os pacientes com ME mantidos sob suporte intensivo[8] mesmo após o diagnóstico, 88% evoluem para parada cardíaca em até 24 horas e 100% em até 5 dias.

A Resolução 1826,[9] do CFM de 2007, autoriza, chancela e estimula a retirada do suporte intensivo para esses pacientes. O conhecimento sobre ME e o entrosamento entre as várias equipes que participam da procura de doadores de transplante, como neurocirurgiões, intensivistas, socorristas e equipe de retirada de órgãos, são muitas vezes insuficientes para a eficiência na obtenção correta de órgãos e tecidos.[10,11]

EPIDEMIOLOGIA

Estima-se que a incidência de ME seja de 60 casos por 1 milhão de habitantes por ano, correspondendo a 12% das mortes ocorridas no Centro de Tratamento Intensivo (CTI) de um grande hospital geral. Em 1999, foram registrados 2.897 diagnósticos de ME no Brasil, porém, de acordo com a incidência de ME, este número deveria ser de aproximadamente 9.000 casos. Observa-se, infelizmente, que 60% dos pacientes que poderiam receber o diagnóstico de ME não o são devido, principalmente, à falta de condições técnicas, à desinformação médica e ao despreparo da família diante da morte.[10] O traumatismo cranioencefálico (TCE), o acidente vascular encefálico (AVE) e a lesão cerebral hipóxico-isquêmica são responsáveis por quase 90% das causas do coma na ME.[11-13]

A subnotificação é a regra no Brasil, sendo o primeiro dos inúmeros obstáculos para a melhora da captação de órgãos. Apesar da obrigatoriedade por lei, diversos hospitais, principalmente os privados, não informam aos centros de captação a presença de pacientes com possível diagnóstico de ME (Figura 37.1).[10,14]

BASES ANATOMOCLÍNICAS DA ME

A denominação morte encefálica é mais adequada do que morte cerebral porque o cérebro compreende o telencéfalo e o diencéfalo, não englobando o tronco cerebral.[15]

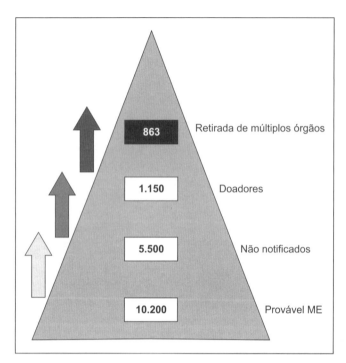

Figura 37.1 ■ Número de pacientes em provável ME × número de pacientes que doaram múltiplos órgãos no Brasil (2007). Somente 9% dos pacientes com provável ME doaram múltiplos órgãos.

A completa disfunção do tronco cerebral é essencial para o diagnóstico definitivo de ME (Figura 37.2).

A ME representa o estado clínico irreversível em que as funções cerebrais (telencéfalo e diencéfalo) e do tronco encefálico estão irremediavelmente comprometidas.[10,13]

Para dar início ao protocolo de ME são necessários três pré-requisitos: (1) coma com causa conhecida e irreversível, comprovada por meio de tomografia computadorizada (TC), ressonância nuclear magnética (RNM) ou líquido cefalorraquidiano (LCR); (2) ausência de hipotermia, hipotensão ou distúrbio metabólico grave: pressão intra-arterial >60, temperatura axilar >36,5°C, natremia >160 ou <120; (3) ausência de intoxicação exógena ou efeito de medicamentos psicotrópicos: 12 horas de sedação/curare, 24 horas de barbitúricos.

Para o diagnóstico da ME é necessária a presença de três condições, a saber: (1) coma sem resposta ao estímulo externo; (2) ausência completa de reflexos do tronco encefálico; (3) presença de apneia. O diagnóstico é estabelecido após a realização de dois exames clínicos por profissionais diferentes e não vinculados à equipe de transplantes. É obrigatória a realização de exame complementar compatível com a ausência de perfusão cerebral, atividade elétrica cortical ou metabolismo encefálico. O intervalo entre os exames clínicos em adultos deve ser de no mínimo 6 horas.[11,12]

O diagnóstico de ME apresenta características especiais na criança em razão da imaturidade de seu SNC, o que

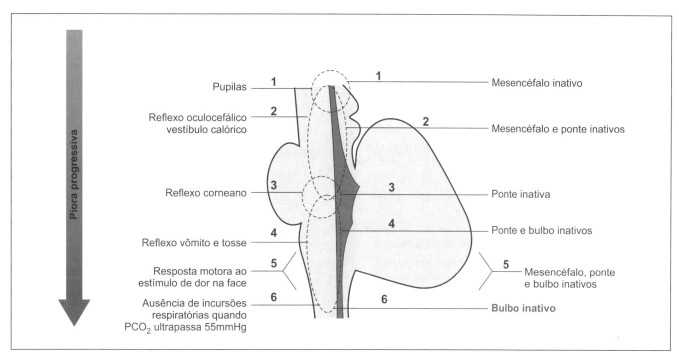

Figura 37.2 ■ Lesão progressiva do tronco cerebral na ME.

exige critérios mais rígidos para sua determinação. O diagnóstico só é possível após o sétimo dia de vida. No grupo etário que varia entre 7 dias e 2 meses de vida é necessário um intervalo mínimo de 24 horas entre os exames clínicos, além da realização de dois eletroencefalogramas (EEG). O diagnóstico em crianças com idade entre 2 meses e 2 anos exige a realização de um EEG isoelétrico e o intervalo mínimo de 12 horas entre os exames clínicos confirmatórios de ME. As causas de coma nas crianças costumam ser diferentes daquelas observadas em adultos, sendo a encefalopatia hipóxico-isquêmica e o TCE responsáveis por mais de 80% dos casos.[16]

ABORDAGEM DA ME PASSO A PASSO

O exame cliniconeurológico é a base do diagnóstico de ME, e em muitos países não é necessária a realização de nenhum exame complementar para seu diagnóstico. O paciente sob suspeita de ME deve ser examinado de modo preciso, seguindo uma rotina invariável. Recomenda-se que pelo menos um dos exames neurológicos seja realizado por neurologista ou neurocirurgião. Os fatores que possam confundir o examinador ou dissimular o diagnóstico devem ser rapidamente descobertos e entendidos. Recomenda-se a consulta à literatura médica pertinente ou a um neurocirurgião ou neurologista treinado em caso de quaisquer dúvidas. A persistência de dúvida revela a necessidade de reinício do protocolo, de troca do examinador ou da classificação do paciente como impróprio para o diagnóstico de ME (Figura 37.3).

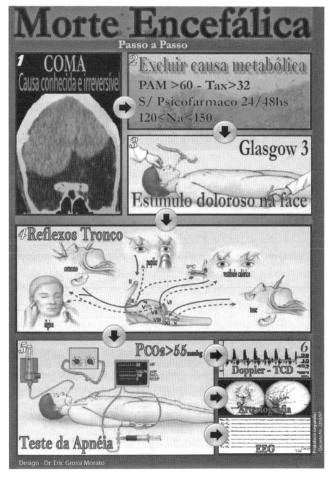

Figura 37.3 ■ Protocolo para o diagnóstico de ME.

Devem ser seguidos os seguintes passos:

1. **Causa do coma conhecida e irreversível:** o paciente deve estar identificado, seus exames conferidos, a família avisada do início do protocolo e a causa do coma conhecida e demonstrável por exames de imagem ou pelo exame do liquor. O protocolo para a ME não deve ser iniciado quando a causa do coma é desconhecida.[3] A irreversibilidade do processo que causou o coma deve ter sido constatada e ordinariamente descrita no prontuário médico.[13]

2. **Deve ser excluída causa metabólica:** temperatura axilar <36°C; pressão intra-arterial <60mmHg, saturimetria (O_2) <90%. Deve ser excluído distúrbio hidroeletrolítico grave, como sódio sérico >160 ou <120mEq/L.

3. **Deve ser excluída intoxicação exógena:** pesquisar o uso de bloqueador neuromuscular, agentes psicotrópicos, agentes anestésicos e barbitúricos. Aguardar 48 ou 24 horas em caso de paciente que usou barbitúrico ou as demais drogas, respectivamente.[17]

4. **Deve ser identificada coma sem resposta – Glasgow = 3:** o paciente deve ser desnudado completamente com a exposição dos quatro membros. O estímulo doloroso deve ser realizado na face, utilizando a região supra-orbitária ou a articulação temporomandibular. O estímulo doloroso na face possibilita testar a via trigeminal aferente; se houver qualquer reação motora, o tronco encefálico não está completamente comprometido. O estímulo doloroso sobre as unhas, utilizando o cabo do martelo de reflexo, pode verificar se ocorre alteração da mímica facial. O estímulo no esterno ou nos mamilos não é o mais adequado porque não testa vias do tronco encefálico e pode elucidar reflexo medular, o que não exclui o diagnóstico de ME.[3,13] Em geral, o paciente com suspeita de ME apresenta-se com grave lesão neurológica que frequentemente lesa o diencéfalo e o tronco encefálico, impedindo que vias inibitórias originárias do telencéfalo e do tronco possam atuar na medula. A presença de reflexos de origem medular, em consequência, é comum nesses pacientes (30% a 56%).[18] Por quanto mais tempo for mantido o suporte avançado de vida, após o estabelecimento do diagnóstico de ME, maior será a possibilidade de surgirem reflexos medulares. Os reflexos osteotendinosos, cutaneoabdominal, e cutaneoplantar em extensão ou flexão, cremastérico superficial e profundo, ereção peniana reflexa, arrepio, sudorese, rubor, flexores de retirada dos membros inferiores ou superiores, tonicocervical e o sinal de Lázaro (flexão dos braços com ou sem apreensão) expressam reatividade medular e não afastam o diagnóstico de ME.[3,6,13,18-20]

5. **Deve ser identificada ausência de reflexos do tronco encefálico:** o reflexo pupilar é determinado pela integração de via aferente, nervo óptico, tálamo, via eferente, nervo oculomotor e mesencéfalo. As pupilas devem estar com dilatação média ou completa (3 a 9mm) e na linha média. A forma pupilar não é importante para o diagnóstico da ME.[2] As pupilas não devem apresentar qualquer resposta (contração) à estimulação luminosa por 10 segundos. O reflexo consensual deve estar ausente. Deve ser dada atenção especial à história de cirurgia oftalmológica, ao uso de midriáticos tópicos e atropina venosa (não altera a contração) e à presença de traumatismo ocular ou da face.

6. **Deve ser identificada ausência do reflexo corneano:** o reflexo corneano é constituído por via aferente, nervo trigêmeo, ponte, via eferente, nervo facial e mesencéfalo. A estimulação da córnea com a ponta de uma gazinha ou algodão não produz nenhuma resposta de defesa ou fechamento ocular.

7. **Deve ser identificada ausência do reflexo vestibulocalórico:** este reflexo é constituído em sua via aferente, pelo nervo vestibulococlear, ponte; e via eferente, pelos nervos oculomotor, abducente, troclear e fascículo longitudinal medial (mesencéfalo-ponte). Deve-se certificar da ausência de obstrução do canal auditivo. A cabeceira da cama deve estar elevada a 30 graus sem flexão do pescoço. Em seguida, infundem-se 50mL de NaCl a 0,9% a 0°C por meio de sonda fina, introduzida delicadamente no canal auditivo. Essa infusão deve ser lenta por meio de seringa ou equipo. Os olhos devem ser mantidos abertos sob vigilância contínua por 2 minutos, para surpreender qualquer movimento ou desvio ocular.

8. **Deve ser identificada ausência do reflexo oculocefálico:** este reflexo é constituído em sua via aferente, pelo nervo vestibulococlear, ponte; e via eferente, pelos nervos oculomotor, abducente, troclear e fascículo longitudinal medial (mesencéfalo-ponte). Não deve ser realizado em casos suspeitos de traumatismo cervical. A cabeça deve ser movimentada em rotação lateral, para ambos os lados, ou fletida e estendida, enquanto se observa o surgimento de qualquer movimento ocular (ver vídeo demonstrativo em: <http://www.neurocirurgia.blogspot.com>).

9. **Deve ser identificada ausência do reflexo de tosse:** o reflexo de tosse é constituído em sua via aferente, pelo nervo glossofaríngeo, bulbo; e via eferente, pelo nervo vago e bulbo. Não ocorre nenhuma reação de tosse, náusea, sucção, movimentação facial ou deglutição ao introduzir sonda de aspiração além do tubo traqueal que estimula a traqueia (ver vídeo demonstrativo em: <http://www.neurocirurgia.blogspot.com>).

10. **Teste da apneia:** essencial para o diagnóstico da ME, o teste de apneia alcança valor preditivo positivo próximo a 100%, mas apresenta a possibilidade de efeitos deletérios para o paciente. Por isso, deverá ser o último teste a ser realizado e ser abortado quando surgirem sinais de hipoxia ou isquemia, isto é, pressão in-

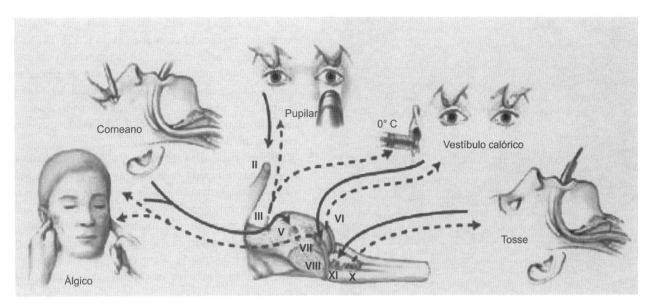

Figura 37.4 ■ Reflexos do tronco encefálico e suas vias aferentes e eferentes.

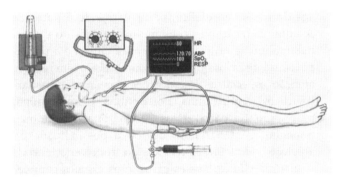

Figura 37.5 ■ Teste da apneia. Desconexão do respirador, O_2 por sonda, ausência de bradicardia, hipotensão e hipoxia. Via arterial para PIA e gasometria. PCO_2 >55mmHg sem incursões respiratórias confirma a presença de apneia.

tra-arterial <90mmHg ou saturimetria (O_2) <75%. Sua realização consiste em: (a) ajuste dos parametros do ventilador para obter $PaCO_2$ em torno de 45mmHg; (b) aumento da concentração de oxigênio no ventilador para 100% por, pelo menos, 10 minutos; (c) manutenção de acesso intra-arterial (artéria radial ou femoral) acoplado à conexão de três vias para facilitar a coleta das gasometrias; (d) desconexão do ventilador (marcar o tempo) e instalação de sonda traqueal profundamente na traqueia com fluxo de oxigênio de 6L/min em adultos e 1L/5kg/min em crianças; (e) observação atenta do aparecimento de qualquer incursão respiratória por 10 minutos ou até que a $PaCO_2$ situe-se >55mmHg. A prova deve ser interrompida se ocorrer dessaturação grave (<75%), bradicardia ou hipotensão. Nessas condições, o teste será considerado válido se constatada apneia em vigência de $PaCO_2$ >55mmHg (Figuras 37.4 e 37.5).[6]

EXAMES COMPLEMENTARES

O diagnóstico de ME é essencialmente clínico, e em muitos países não é necessária a realização de exames complementares.[2] No Brasil, é obrigatória a realização de pelo menos um exame complementar, demonstrando inatividade elétrica, metabólica ou perfusional do encéfalo, como:[6]

1. **EEG:** primeiro método a ser usado para corroborar o diagnóstico de ME, é até hoje o mais usado.[21] Deve ser feito com pelo menos oito derivações, com impedância entre 100 e 10.000Ω, sensibilidade ao menos de 2μV e duração mínima de 30 minutos. É compatível com o diagnóstico de ME quando mostra silêncio isoelétrico.[13,22] É prudente aguardar 6 horas para realizar novo EEG diante de atividade elétrica ou dúvida quanto a sua qualidade técnica, ou optar por outro exame complementar, que deverá ser realizado imediatamente.[13,22]

2. **Arteriografia:** a arteriografia das artérias carótidas e vertebrais é considerado o exame padrão-ouro entre os exames complementares para o diagnóstico da ME, demonstra ausência de perfusão encefálica. A parada do fluxo de contraste deve ser documentada bilateralmente na região do forame magno e na porção petrosa da carótida interna (Figura 37.6).[13]

3. **Doppler transcraniano:** cada vez mais utilizado para o diagnóstico de ME, em virtude de sua sensibilidade de 94% a 99%, especificidade de 100%,[17] portabilidade, facilidade de interpretação e facilidade de ser repetido, é realizado por meio de um transdutor de 2Hz pulsátil com insonação das artérias carótidas intra e extracranianas e da basilar. O exame talvez não possa ser realizado em 10% dos pacientes com janela óssea incompatível. O achado mais específico de ME é a reverberação de fluxo no nível das carótidas intracranianas (Figura 37.7).[13]

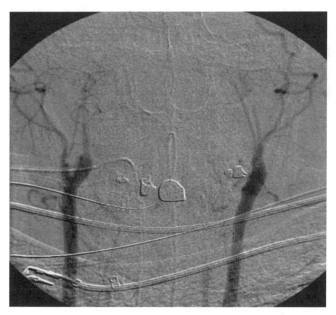

Figura 37.6 ■ Arteriografia digital das carótidas mostrando ausência de fluxo intracraniano. Típica imagem de bloqueio ou parada do fluxo na carótida interna.

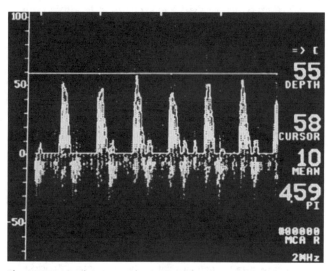

Figura 37.7 ■ Fluxo carotídeo no Doppler transcraniano. Mostra imagem típica onde, na diástole, ocorre reverberação do fluxo (onda invertida).

4. **Cintilografia cerebral, monitoração da pressão intracraniana, tomografia computadorizada com xenônio, tomografia por emissão de pósitrons e extração cerebral de oxigênio:** podem ser utilizados, também, como métodos complementares no diagnóstico de ME.[6]

CONDIÇÕES QUE PODEM MIMETIZAR ME

Algumas condições clínicas podem simular ME e devem ser excluídas, como:

1. **Síndrome de encarceramento (*locked-in*):** a presença de lesão destrutiva (em geral, infarto ou pequena hemorragia) na base da ponte determina a síndrome clínica do encarceramento, caracterizada por tetraplegia, paralisia dos nervos cranianos (V, VI, VII, IX, X, XI e XII) e consciência intacta. A movimentação voluntária do olhar verticalmente e a capacidade de piscar estão preservadas, bem como a visão e a audição. O exame neurológico mostrará o conteúdo da consciência preservado, associado a preservação do reflexo pupilar, do piscar e da mobilidade ocular.[13,22]

2. **Síndrome de Guillain-Barré – polirradiculopatia desmielinizante aguda com neuropatia craniana múltipla:** a desmielinização aguda das raízes motoras é rara, e a forma fulminante com acometimento de nervos cranianos responde por menos de 0,1% dos casos. A sensibilidade dolorosa é pouco acometida e a consciência está preservada, além de a história ser singular com paresia simétrica evoluindo caudocranialmente em dias.[2]

3. **Intoxicação exógena:** o uso racional de medicamentos psicotrópicos pode induzir o estado comatoso profundo, raramente capaz de abolir completamente os reflexos do tronco encefálico, particularmente o pupilar.[2] A administração de doses muito maiores do que as habitualmente utilizadas na prática clínica é a principal causa de casos que mimetizam ME. Devem receber atenção especial as intoxicações por antidepressivos tricíclicos (amitriptilina, nortriptilina, clomipramina, imipramina) e barbitúricos (fenobarbital, primidona, tiopental, pentobarbital), devido à possibilidade de abolição completa dos reflexos do tronco encefálico.[13] A história clínica, nesses casos, e os exames complementares revelarão a incapacidade para o diagnóstico de ME.

4. **Hipotermia:** embora represente uma eventualidade rara no Brasil, é um quadro grave, levando ao coma sem resposta e à abolição dos reflexos do tronco encefálico. A temperatura corpórea entre 24 e 28°C associa-se ao coma Glasgow 3 sem qualquer reflexo de tronco. A hipotermia é causa potencialmente reversível de coma.[23]

Referências

1. Guidelines for the determination of death. Report of the medical consultants on the diagnosis of death to the President's Commission for the Study of Ethical Problems in Medicine and Biomedical and Behavioral Research. JAMA 1981; 246:2184-6.
2. Wijdicks EF. Determining brain death in adults. Neurology 1995; 45:1003-11.
3. Wijdicks EF. Brain death worldwide: accepted fact but no global consensus in diagnostic criteria. Neurology 2002; 58:20-5.
4. Greer DM, Varelas PN, Haque S, Wijdicks EF. Variability of brain death determination guidelines in leading US neurologic institutions. Neurology 2008; 70:284-9.
5. Haupt WF, Rudolf J. European brain death codes: a comparison of national guidelines. J Neurol 1999; 246:432-7.
6. Conselho Federal de Medicina. Resolução CFM 1.480, 8 ago. 1997. Diário Oficial da União, Brasília-DF, 21 ago. 1997. p. 18.227.

Capítulo 37 ■ Morte Encefálica

7. Helms AK, Torbey MT, Hacein-Bey L, Chyba C, Varelas PN. Standardized protocols increase organ and tissue donation rates in the neurocritical care unit. Neurology 2004 Nov 23; 63(10):1955-7.

8. Bates D, Caronna JJ, Cartlidge NE et al. A prospective study of non-traumatic coma: methods and results in 310 patients. Ann Neurol 1977; 2:211-20.

9. Conselho Federal de Medicina. Resolução CFM 1.826, 24 out. 2007. Diário Oficial da União, Brasília-DF, 6 dez. 2007. Seção I, p. 133.

10. Bitencourt AGV, Neves FBCS, Durães L et al. Avaliação do conhecimento de estudantes de medicina sobre morte encefálica. Rev Bras Ter Intens 2007; 19(2):144-50.

11. Wijdicks EF. The diagnosis of brain death. N Engl J Med 2001; 344:1215-21.

12. Gusmão S, Ribas G. Dicionário de neuroanatomia. São Paulo: Revinter, 2008.

13. Associação Brasileira de Transplantes de Órgãos (ABTO). Dados gerais. RBT-Reg Bras Transplantes. 2008; 14(2):9-45. Citado em: 2009 set. 01. Disponível em: <http://www.abto.org.br/abtov02/portugues/populacao/rbt/anoXIV_n2/index.aspx?idCategoria=2>.

14. Agareno S, Sousa RM, Santana DLP. Nível de conhecimento dos médicos intensivistas a respeito do protocolo de morte encefálica. Rev Bras Ter Intensiva 2006; 18 (Sup.l):132-5.

15. Saposnik G, Maurino J, Bueri J. Movements in brain death. Eur J Neurol 2001; 8:209-13.

16. Drake B, Ashwal S, Schneider S. Determination of cerebral death in the pediatric intensive care unit. Pediatrics 1986; 78: 107-12.

17. Meinitzer A, Zink M, Marz W, Baumgartner A, Halwachs-Baumann G. Midazolam and its metabolites in brain death diagnosis. Int J Clin Pharmacol Ther 2005; 43:517-26.

18. Kennedy MC, Moran JL, Fearnside M et al. Drugs and brain death. Med J Aust 1996; 165:394-8.

19. Runciman WB, Myburgh JA, Upton RN. Pharmacokinetics and pharmacodynamics in the critically ill. Baillieres Clin Anaesthesiol 1990; 4:271-303.

20. Mollaret P, Goulon M. The depassed coma (preliminary memoir). Rev Neurol (Paris) 1959; 101:3-15.

21. Pallis C. ABC of brain stem death. Diagnosis of brain stem death – I. Br Med J (Clin Res Ed) 1982; 285:1558-60.

22. Black PM, Zervas NT. Declaration of brain death in neurosurgical and neurological practice. Neurosurgery 1984; 15:170-4.

23. Dosemeci L, Cengiz M, Yilmaz M, Ramazanoglu A. Frequency of spinal reflex movements in brain-dead patients. Transplant Proc 2004; 36:17-9.

SEÇÃO V

Emergências Endocrinometabólicas

CAPÍTULO 38

Insuficiência Renal Aguda

Kátia de Paula Farah

Ladislau José Fernandes Junior

INTRODUÇÃO

A insuficiência renal aguda (IRA) caracteriza-se pelo declínio na taxa de filtração glomerular (TFG) em horas ou dias, ocasionando retenção dos níveis plasmáticos de ureia e creatinina e desequilíbrio dos volumes extracelular e eletrolítico.

Foram propostos vários consensos e diretrizes para uniformizar a definição, a prevenção e o tratamento da IRA, como os da *Acute Dialysis Quality Initiative* (ADQI) e da *Acute Kidney Injury Network* (AKIN), chamados critérios RIFLE e RIFLE modificado, respectivamente. O critério RIFLE considera como marcadores de IRA o aumento da creatinina sérica ou a redução do volume urinário, e sua utilização correlaciona-se com o prognóstico. As taxas de mortalidade são maiores de acordo com seus estágios classificados como de "risco", "lesão" e "falência" de 2,4 (IC 1,94 a 2,97), 4,15 (IC 3,14 a 5,48) e 6,37 (IC 5,14 a 7,9), respectivamente. Esse critério, entretanto, apresenta limitação à medida que ocorra evolução em 24 horas dos estágios de risco para lesão e falência. O critério RIFLE modificado baseia-se na delimitação de duas mensurações de redução abrupta (≤48 horas) da função renal indicando IRA, definidos como: (1) aumento da creatinina sérica em valores absolutos ≥0,3mg/dL ou percentualmente ≥50% do valor basal; (2) oligúria, caracterizada por volume urinário <0,5mL/kg/h por mais de 6 horas

Os dois critérios mostram maior relevância em estudos epidemiológicos quanto à definição de diagnósticos e evolução da IRA, entretanto sua utilização na prática clínica é limitada, indicando a necessidade de novos biomarcadores de lesão renal mais sensíveis e específicos.[2,78]

EPIDEMIOLOGIA

A incidência de IRA tem aumentado progressivamente em todo o mundo,[1] à taxa de 11% entre 1992 e 2001.

Sua epidemiologia difere entre os países em desenvolvimento e desenvolvidos, com predomínio em idosos e em crianças e jovens com o mecanismo pré-renal, respectivamente.

A lesão renal aguda é mais frequente em pacientes hospitalizados (2% a 7%), estando relacionada com 1% das admissões hospitalares. A incidência de IRA em pacientes que se encontram em unidades de terapia intensiva (UTI) varia entre 4% e 25% e associa-se a taxa elevada de morbimortalidade (43% a 88%), sendo considerada fator de risco independente para a mortalidade.[1-12] Os fatores que contribuem para o aumento da taxa de mortalidade são: falência múltipla de órgãos, falência respiratória e disfunção cardiovascular. A IRA ocorre em aproximadamente 19%, 23% e 51% dos pacientes com sepse moderada, sepse grave e com choque séptico quando as hemoculturas são positivas, respectivamente.[11]

Os pacientes hospitalizados e no pós-operatório estão mais suscetíveis à IRA, principalmente quando apresentam os seguintes fatores de risco: idade >70 anos, *diabetes mellitus* e disfunção ventricular esquerda.

ETIOLOGIA

Do ponto de vista prático e como orientação diagnóstica inicial, a IRA[1,2,7,8,11] pode ser dividida em (Figura 38.1):

- **Pré-renal:** determinada pela hipoperfusão renal, mas sem alteração na integridade do parênquima renal (55% a 60%).
- **Renal ou intrínseca:** determinada por lesão ao parênquima renal (35% a 40%).
- **Pós-renal:** determinada por obstrução aguda do trato urinário (<5%).

IRA pré-renal

Ocorre em situações clínicas nas quais a integridade do parênquima renal encontra-se preservada, mas que determinam a diminuição do fluxo sanguíneo renal (FSR), o que é discriminado pelas células justaglomerulares na mácula densa com a redução do influxo de NaCl, desencadeando a liberação de renina e a ativação do sistema renina-angiotensina-aldosterona (SRAA). Essa ativação determina intensa reabsorção tubular de sódio e água com o objetivo de normalizar a volemia, o que reduz a fração de excreção de sódio (FENA <1%) e eleva a osmolaridade urinária. A angiotensina II determina vasoconstrição nas arteríolas sistêmicas e intrarrenais, principalmente arteríola eferente, e redução da superfície de filtração glomerular mediante a contração das células mesangiais com redução do fluxo urinário <400 a 500mL/dia. O rim, na tentativa de restabelecer a volemia, também aumenta a reabsorção tubular da ureia para contribuir com mais reabsorção de água. Observa-se, concomitantemente, a ativação de outros sistemas de peptídios vasoativos (endotelina, prostaglandinas, peptídio natriurético atrial, catecolaminas, óxido nítrico). A IRA pré-renal inadequadamente corrigida pode evoluir para lesão renal intrínseca. Na IRA pré-renal destaca-se a síndrome hepatorrenal, caracterizada por distúrbios nas circulações renal e sistêmica. Esse distúrbio relaciona-se, possivelmente, com diminuição da resistência vascular sistêmica e esplênica, subenchimento do leito arterial efetivo e ativação de vasoconstritores neuro-humorais, que na circulação esplênica têm seu efeito antagonizado por vasodilatadores localmente produzidos, particularmente o óxido nítrico.[6] A síndrome hepatorrenal divide-se em tipo I, de apresentação abrupta e evolução desfavorável, e tipo II, insidiosa em seu início e com evolução prolongada, apresentando melhor prognóstico.

IRA pós-renal

Deve ser aventada em todo paciente no qual sua etiologia não está estabelecida, pois a intervenção precoce poderá resultar em recuperação total ou parcial da função renal. A uropatia obstrutiva acomete mais frequentemente homens idosos com alguma doença prostática e pacientes com rim único ou portadores de câncer abdominal, em especial câncer pélvico, principalmente mulheres com idade >40 anos. A obstrução do trato urinário ocasiona aumento da pressão hidráulica que é transmitida aos túbulos renais e ao espaço de Bowman, ocasionando interrupção da TFG. A manutenção da obstrução das vias urinárias por mais de 3 meses pode determinar lesão renal irreversível.

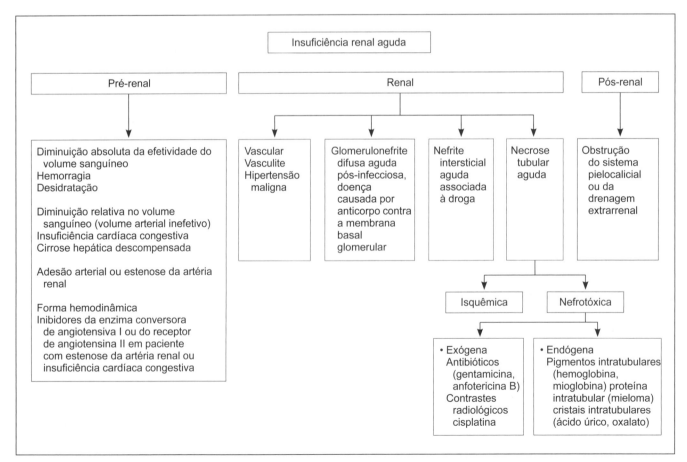

Figura 38.1 ■ Principais causas de IRA.

Capítulo 38 ■ Insuficiência Renal Aguda

IRA renal ou intrínseca

Decorrente de distúrbios intrarrenais, pode ser classificada de acordo com o sítio predominante da lesão em: vasculares, glomerulares, tubulares e intersticiais, não sendo rara a associação de lesões glomerular e tubular. A necrose tubular aguda (NTA) é a forma mais comum de IRA intrínseca e responsável por aproximadamente 85% dos casos (35% por nefrotoxicidade e 50% por causas isquêmicas, embora muitos casos sejam multifatoriais). Nessa situação, os túbulos lesados não conseguem manter suas funções, como concentração urinária e equilíbrio hidroeletrolítico, levando à perda da capacidade de reabosrção de sódio, evidenciada por fração de excreção de sódio aumentada (FENA >1%), diferentemente do que ocorre na IRA pré-renal. A recuperação da função renal acontece em período de tempo variável (dias a semanas), dependendo da manutenção dos fatores desencadeantes da lesão tubular. Suas principais causas decorrem de fatores isquêmicos, como baixa perfusão renal (hipovolemia por diversas causas), outras causas de lesão tubular aguda (radiocontrastes, mioglobulina, antimicrobianos, como aminoglicosídeos, vancomicina, anfotericina B e polimixina, doença ateroembólica). A nefrite intersticial aguda (NIA) e as síndromes glomerulares respondem pelos 15% restantes dos casos de IRA intrínseca. As causas mais comuns de NIA são as reações alérgicas a medicamentos, mas também pode ser desencadeada por reações autoimunes a agentes infecciosos virais ou bacterianos. A principal causa da NIA é a hipersensibilidade medicamentosa, com registro de sensibilidade a mais de 120 medicamentos, especialmente antibióticos (penicilina, cefalosporina, sulfonamidas e fluoroquinolonas, rifampicina), fenitoína, furosemida, tiazídicos, alopurinol, α-interferon, cimetidina e omeprazol, e anti-inflamatórios não esteroides (AINEs). As glomerulopatias (glomerulonefrites pós-infecciosas agudas, glomerulonefrites associadas à endocardite bacteriana subaguda – GNRP) podem manifestar-se com IRA. A gravidade da inflamação glomerular é tão importante que evolui com NTA. Por envolver intervenções terapêuticas específicas e prementes, o diagnóstico diferencial deverá ser feito com presteza mediante análise cuidadosa do sedimento urinário e das alterações observadas à biópsia renal. As doenças sistêmicas (lúpus eritematoso sistêmico [LES]), vasculites (poliangiite microscópica, granulomatose de Wegener) e as microangiopatias (síndrome hemolítico-urêmico, púrpura trombocitopênica trombótica) com envolvimento glomerular também podem se manifestar com IRA. A IRA pode ser resultante também de acometimento de grandes vasos com dissecção da parede ou trombose de artéria renal e trombose aguda de veias renais. O diagnóstico pode ser sugerido pela presença de dor lombar aguda associada a micro ou macro-hematúria e proteinúria maciça (Tabela 38.1).

DIAGNÓSTICO

A avaliação da função renal consiste, basicamente, nas dosagens séricas de ureia e creatinina. Seu valor, entretanto, pode ser limitado, sendo proposta a validação de fórmulas capazes de uniformizar os dados em relação à taxa de filtração glomerular (TFG). A medida da depuração de creatinina em urina de 24 horas superestima o valor da TFG devido à secreção tubular de creatinina, a qual pode ser inibida pela administração de cimetidina, o que torna sua determinação trabalhosa e muitas vezes impossível de ser obtida. A realização da medida ideal da depuração de inulina é inviável em razão de seu custo e de sua operacionalidade, sendo reservada apenas para laboratórios de pesquisa científica. As fórmulas usadas para avaliar a depuração de creatinina são de grande utilidade e consistem em: (1) Cockcroft-Gault (TFG em mL/min) = (140 – idade) × peso (kg) × 0,85 (se mulher)/72 × creatinina sérica; (2) Modification of Diet in Renal Disease Study (MDRD) (TFG em mL/min/1,73m^2) = 186 × creatinina sérica$^{-1,154}$ × idade$^{-0,203}$ × (0,742 se mulher) × (1,210 se negro). Essas fórmulas usam o valor da creatinina sérica, que pode variar entre laboratórios, devido à calibração de seu método (método de Jaffé) e a prováveis interferências ocasionadas por medicamentos e condições do paciente.[2,4,7,8]

A utilização da ureia também sofre alterações de acordo com o estado nutricional do paciente, não demonstrando correlação com a TFG.

Avaliação clínica

O paciente com IRA pode apresentar, como primeiro sinal de alerta, alterações laboratoriais precedendo as ma-

Tabela 38.1 ■ Diagnóstico diferencial entre IRA pré-renal e renal

Parâmetros	IRA	
	Pré-renal	Renal (NTA)
Densidade urinária	>1018	~1010
Sódio urinário	<10mEq/L	>20 mEq/L
FENA	<1%	>2%
Osmolalidade urinária	>500mOsm/L	~280mOsm/L
Sedimento urinário	Normal ou cilindros hialinos claros	Células tubulares renais e cilindros granulosos

nifestações clínicas. Por isso, a monitoração da função renal nos pacientes com risco de desenvolver IRA deve ser feita sistematicamente para a obtenção de diagnóstico precoce.

A avaliação clínica inicial procura estabelecer se o paciente apresenta IRA ou crônica (IRC) agudizada e, a seguir, é necessário avaliar se as manifestações clínicas decorrem de fator reversível, principalmente depleção volêmica ou obstrução. As causas de IRA intrínseca devem ser pesquisadas, especialmente glomerulonefrite aguda, traumatismo ou exercícios físicos extenuantes (rabdomiólise). A história pregressa deve ser consultada em busca da presença de outras doenças sistêmicas (*diabetes mellitus*, LES), que podem agravar a evolução da IRA e aumentar sua taxa de mortalidade. Deve ser investigada sintomatologia de uropatia obstrutiva, especialmente em homens idosos e com alterações da micção, o uso de agentes nefrotóxicos, intoxicação por metais pesados, solventes orgânicos ou outros. Os pacientes hospitalizados necessitam atenção quanto a medicamentos utilizados, cirurgias realizadas e suas intercorrências, uso de anestésicos, os exames radiológicos com contraste e balanço hídrico diário. O exame clínico é de extrema importância para avaliar o estado de hidratação do paciente. Essa avaliação pode ser difícil nos pacientes sob ventilação mecânica. Diante da suspeita de obstrução do trato urinário, deve ser realizada palpação abdominal para pesquisa de massas palpáveis (bexiga, rins hidronefróticos), ou realizada ultrassonografia (US) abdominal. Nos pacientes com oligoanúria, e se houver suspeita de obstrução urinária baixa, deve-se proceder à cateterização vesical para confirmação diagnóstica.[2,4,7,8]

Apresentação clinicolaboratorial

O paciente pode se apresentar na IRA pré-renal com hipovolemia e desidratado e habitualmente, na pós-renal e renal, com sobrecarga de volume, expressa por anasarca, jugulares ingurgitadas, hipertensão arterial sistêmica, crepitações pulmonares e, até mesmo, edema agudo de pulmão. É fundamental, nesses pacientes, o manejo adequado da administração de líquidos; no paciente oligúrico é sugerido um aporte hídrico de 400mL/dia (perdas insensíveis) mais o volume de diurese apresentado.[1,2,4,7,8]

Os distúrbios eletrolíticos são frequentes, o que torna importante sua correção para suporte clínico adequado.

A hipopotassemia pode ocorrer na fase inicial da IRA secundária ao uso de medicações nefrotóxicas, como aminoglicosídeos, anfotericina B e cisplatina.

A hiperpotassemia, mais comumente, acompanha a piora da função renal, sendo a principal causa de óbito. Decorre da diminuição da excreção de potássio pelos túbulos renais distais e seu efluxo das células mediado pelo estado acidótico e aumento do catabolismo endógeno proteico, lise tecidual (rabdomiólise) ou tumoral, hemólise e sangramento gastrointestinal.

A hiperfosfatemia é encontrada em pacientes com catabolismo aumentado, rabdomiólise e hemólise.

Débito urinário

O débito urinário diminuído (anúria ou oligúria) é bom indicador de IRA, porém volume urinário normal pode ser encontrado até mesmo em casos graves de IRA. A IRA pré-renal, na maioria das vezes, apresenta-se com oligúria (<400mL/dia), enquanto a pós-renal e a renal podem se apresentar com anúria até poliúria.

Análise urinária

O exame de urina possibilita a avaliação da densidade específica, da dosagem de sódio, creatinina e ureia e da osmolalidade urinária. A IRA pré-renal caracteriza-se por osmolaridade urinária elevada (>500mOsm), enquanto a renal e a pós-renal tendem a ser isosmóticas ao plasma (<350mOsm). Na IRA pré-renal, o sódio urinário tende a ser baixo (<20mEq/L) devido à baixa perfusão renal e à consequente avidez por sódio e água. Na IRA renal, entretanto, devido à lesão tubular, o sódio urinário está, em geral, elevado (>40mEq/L). Na IRA pré-renal, as relações uréia urinária/ureia plasmática e creatinina urinária/creatinina plasmática estão, em geral, elevadas (>60 e >40, respectivamente), devido à maior reabsorção tubular de sódio e água, ocasionando aumento da concentração urinária de ureia e creatinina. Essa relação, em contraste, está diminuída (<30 e <20, respectivamente) devido ao dano tubular. O cálculo da FENA pode sugerir a etiologia da IRA. A FENA <1% sugere causa pré-renal, mas o uso prévio de diurético, inclusive manitol, pode invalidar esses resultados por até 24 horas após sua suspensão. Nesses casos pode ser usada a fração de excreção da ureia (FEUR <35%), que é mais sensível e específica na diferenciação de causas pré-renais e renais, especialmente quando são usados diuréticos.

A análise do sedimento urinário pode oferecer informações úteis para o estabelecimento do diagnóstico de IRA. A presença de cilindros hemáticos, hematoepiteliais e hemoglobínicos indica a presença de síndrome nefrítica (glomerulonefrites), e os céreos, birrefringentes, de síndrome nefrótica.

Marcadores séricos

Na prática clínica, monitora-se a função renal por meio da dosagem diária de creatinina sérica, a qual, em pacientes com IRA, não constitui boa marcadora da TFG. As medidas da creatinina são influenciadas por sua taxa de produção, volume de distribuição, uso de medicamentos que podem provocar sua secreção e a calibração dos aparelhos para sua medição. A cistatina C foi identificada como marcador mais precoce e confiável da IRA nos pacientes em unidades de cuidados intensivos.[1,2,4] Outros biomar-

Capítulo 38 ■ Insuficiência Renal Aguda

cadores urinários úteis para identificar lesão tubular são: interleucina 18, molécula de lesão renal 1 (KIM-1) e lipocalina associada à gelatinase de neutrófilos.

Exames de imagem

A US dos rins e das vias urinárias é o método de imagem mais frequentemente usado, promovendo a avaliação do tamanho renal e a definição de sinais de nefropatia crônica (perda da diferenciação corticomedular) ou de obstrução (hidronefrose, bexiga de esforço). A US com Doppler é útil diante de acometimento vascular, mediante a análise do índice de resistência intrarrenal ao fluxo sanguíneo, permitindo diferenciar a NTA de causa pré-renal. Outros exames de imagem, como cintilografia, tomografia computadorizada, urodinâmica e ressonância nuclear magnética, serão realizados de acordo com cada caso.

Biópsia renal

A biópsia renal não está indicada nos casos de IRA de causa pré-renal, pós-renal ou NTA em fase de recuperação (4 a 6 semanas). Deverá ser realizada quando houver suspeita clínica de que a IRA esteja relacionada com doenças sistêmicas, como LES e vasculite, propiciando o diagnóstico correto e o início da terapêutica específica.

TRATAMENTO

O mais importante é estabelecer o diagnóstico de causas reversíveis, como IRA pré-renal e pós-renal. Nessas situações, a correção dos fatores etiológicos no menor tempo possível promove melhor evolução da lesão renal aguda.[1,5,6,9,10,11]

São essenciais a correção da volemia e de distúrbios eletrolíticos, a desobstrução das vias urinárias (bexigoma) e a determinação do balanço hídrico. A realização de propedêutica básica (urina tipo I, FENA, FEUR, relação ureia/creatinina) auxilia o diagnóstico da lesão renal.

Nas situações de hipovolemia, a reposição de expansores, como coloides, cristaloides e hemoderivados, deve ser realizada o mais breve possível, o que impede a evolução de IRA pré-renal para uma lesão isquêmica, ocasionando NTA.

Alguns medicamentos utilizados para o tratamento da IRA mostram-se ineficazes ou mesmo prejudiciais, como dopamina, diuréticos, peptídio atrial natriurético, fator de crescimento insulina-símile (IGF-1) e tiroxina. Não existem evidências de benefício do uso de dopamina em dose vasoplégica (<5μg/kg/min) em função da mortalidade, duração e gravidade da IRA.[5]

O uso de diuréticos de alça na IRA é controverso.[6-8] O aumento do débito urinário em virtude do uso dos diuréticos de alça transforma a IRA oligúrica em não oligúrica, o que facilita seu manejo clínico, mas não altera seu prognóstico. A furosemida pode ser utilizada em *bolus*, na dose de 20 a 100mg, a qual pode ser dobrada na hora subsequente, na ausência de resposta. Acredita-se que sua infusão contínua promova melhor reposta diurética.

A hiperpotassemia, entre os distúrbios eletrolíticos apresentados pelos pacientes portadores de IRA, é a principal causa de óbito. Devem ser instituídas medidas para sua correção, como uso de resina de troca (Sorcal®), inalação com β2-agonista, solução polarizante, bicarbonato de sódio e diálise. A hiperfosfatemia é também importante alteração eletrolítica, encontrada em vigência de redução de sua eliminação renal; na rabdomiólise e no catabolismo intenso, os valores podem ser muito elevados. O uso de quelantes (carbonato de cálcio, hidróxido de alumínio) por via oral é necessário nos casos de hiperfosfatemia grave (fósforo >6mg/dL). A hiponatremia, encontrada na maioria das vezes, é de etiologia dilucional em razão da hipervolemia, sendo necessário o controle volêmico com uso de diurético ou diálise.

A acidose metabólica é o distúrbio ácido-básico mais comum nos pacientes com IRA e deve ser corrigida mediante administração oral ou venosa de bicarbonato de sódio ou diálise, nos casos mais graves e sem resposta à abordagem clínica. A dose de bicarbonato a ser utilizada segue a fórmula de déficit de base = peso × excesso de base × 0,3.

O suporte nutricional representa medida de grande importância, pois o gasto metabólico encontra-se aumentado nos casos de IRA. Nos pacientes sob tratamento não dialítico e dialítico o aporte proteico deve ser de 0,6g/dia e 1 a 1,5g/dia, respectivamente. A via preferencial é a gastrointestinal. Caso esta via não possa ser acessada, deve ser avaliado o início de nutrição parenteral total.

Terapia renal substitutiva (diálise)

O momento em que se deve iniciar a diálise permanece motivo de discussão. Devem ser usados dados objetivos, como níveis séricos de ureia >200mg/dL no contexto clínico do paciente. O início de diálise deve ser o mais precoce possível, de modo a evitar complicações hidroeletrolíticas, urêmicas e distúrbios de coagulação. As condições hemodinâmicas do paciente indicam a modalidade dialítica a ser utilizada (diálise peritoneal, hemodiálise intermitente ou contínua).

A diálise peritoneal é realizada com solução glicosada hipertônica, infundida na cavidade peritoneal por cateter rígido ou de Tenckhoff, utilizando o peritônio com membrana de troca. Deve ser infundido volume em torno de 2.000 a 2.500mL, que permanecerá na cavidade por tempo variável, podendo ser feito manualmente ou por bombas cicladoras. A utilização da diálise peritoneal vem sendo reduzida em razão de sua baixa efetividade na retirada de volume, bem como remoção de escórias, além do risco elevado de infecção.

A decisão quanto à modalidade de hemodiálise baseia-se na condição hemodinâmica do paciente. A hemodiálise contínua é a forma preferencial em paciente com instabilidade hemodinâmica em uso de aminas vasoativas.

O tratamento da IRA permanece basicamente suportivo, sendo a terapia renal substitutiva (diálise contínua, hemodiálise ou hemofiltração) o principal aspecto, sobretudo porque não existe tratamento farmacológico eficaz. Deve ser lembrado que a IRA frequentemente se instala em pacientes gravemente doentes, hemodinamicamente instáveis, infectados, hipercatabólicos, exigindo nutrição parenteral e recebendo diariamente grandes volumes de líquidos. Todos esses fatores devem ser avaliados na escolha do melhor método dialítico e do tempo de diálise para o paciente.

Referências Bibliográficas

1. Bellomo R. The epidemiology of acute renal failure: 1975 versus 2005. Curr Opin Crit Care 2006; 12:557-560;
2. Bellomo R, Ronco C, Kellum JA, et al. Acute renal failure – definition, outcome measures, animal models, fluid therapy and information technology needs: the Second International Consensus Conference of the Acute Dialysis Quality Initiative (ADQI) Group. Critical Care 2004, 8:R204-R212;
3. Gines A, Escorsell A, Gines P, et al. Incidence, predictive factors, and prognosis of the hepatorenal syndrome in cirrhosis with ascites. Gastroenterology. 1993;105:229-236;
4. Herget-Rosenthal S, Marggraf G, Husing J, et al. Early detection of acute renal failure by serum cystatin C. Kidney Int 2004;66:1115-1122;
5. Kellum JA, Decker M. Use of dopamine in acute renal failure: a meta-analysis. Critical Care Medicine 2001; 29: 1526-1531;
6. Kellum JA, Angus DC, Johnson JP, et al. Continuous versus intermittent renal replacement therapy: a meta-analysis. Intensive Care Med 2002; 28(1):29-37;
7. Kellum JA, Leblanc M, Venkataraman R. Acute renal failure. Clin Evid (Online). 2008 Sep 3; 2008;
8. Kellum JA, Unruh ML, Murugan R. Acute kidney injury. Clin Evid (Online). 2011 Mar 28; 2011;
9. Mehta RL, Pascual MT, Soroko S, et al. Diuretics, Mortality, and Nonrecovery of Renal Function in Acute Renal Failure. JAMA 2002;288(20):2547-2553;
10. Schneider AG, Bellomo R, Bagshaw SM, et al. Choice of renal replacement therapy modality and dialysis dependence after acute kidney injury: a systematic review and meta-analysis. Intensive Care Med 2013;
11. Schrier RW, Wang W, Poole B, et al. Acute renal failure: definitions, diagnosis, pathogenesis, and therapy. J Clin Invest. 2004;114(1):5–14;
12. Uchino S. The epidemiology of acute renal failure in the world. Curr Opin Crit Care 2006; 12:538-543.

CAPÍTULO 39

Descompensações do *Diabetes Mellitus*

Walter dos Reis Caixeta Braga

José Carlos Serufo

INTRODUÇÃO

O *diabetes mellitus* (DM) acomete 5% a 12% da população adulta e responde por quase 14% dos gastos com saúde nos EUA, metade dos quais decorrente de complicações crônicas, como infarto do miocárdio, parada cardíaca, insuficiência renal terminal, retinopatia e pé diabético. Os diabéticos podem apresentar descompensação metabólica aguda, como cetoacidose diabética (CAD) e hiperglicemia hiperosmolar não cetótica (HHNC) ou hipoglicemia decorrente do tratamento. Em graus extremos, podem entrar em coma por causa dessas complicações. Elas configuram emergências médicas e exigem intervenção apropriada.

A CAD resulta de deficiência ou resistência à insulina e consequente elevação da glicemia e dos cetoácidos séricos (>3mmol/L).

A resistência à insulina é provocada por ácidos graxos livres, desidratação, acidose e pelos hormônios contrarreguladores: glucagon, catecolaminas, cortisol e hormônio de crescimento. A deficiência pode resultar de falência das células β pancreáticas, dose insuficiente ou interrupção do uso de insulina.

Na CAD, a glicemia encontra-se normalmente elevada, >250mg/dL, e a acidose está sempre presente (pH <7,3; PCO_2 <40mmHg; HCO_3 <15mEq/L). A cetoacidose ocorre, primariamente, como resultado de alteração metabólica no fígado, nos músculos e no tecido adiposo. Mais prevalente em diabético tipo I, cerca de 3 a 8 episódios por 1.000 diabéticos/ano, ela se instala de modo agudo e evolui com mortalidade em torno de 5% dos casos.

Na HHNC, a elevada osmolalidade plasmática decorre da hiperglicemia, em geral >600mg/dL (600/18 = 33,3mOsm/L de aumento na osmolalidade plasmática), e da desidratação provocada pela diurese osmótica. A acidose inexiste ou é mínima (por isso a preferência pela de-

nominação "estado hiperglicêmico hiperosmolar") devido à presença adequada de insulina para inibir a cetogênese hepática, mas insuficiente para evitar a hiperglicemia. Aqui predomina a hiperosmolalidade, embora ambas as situações sejam hipermolares. Na HHNC, a osmolalidade plasmática encontra-se >320mOsm/L, podendo chegar a 380mOsm/L. Alterações neurológicas são frequentes e o coma ocorre em 25% a 50% dos casos, uma vez que a hiperosmolalidade é um fator determinante na alteração do sensório.

PATOGÊNESE DA CETOACIDOSE DIABÉTICA
(Figura 39.1)

FISIOPATOLOGIA DA CETOACIDOSE DIABÉTICA
(Figura 39.2)

HISTÓRIA NATURAL
Fatores precipitantes

Tipicamente, CAD e HHNC ocorrem em situações de estresse, quando há liberação de catecolaminas, cortisol e glucagon, além do hormônio de crescimento, como nas infecções, em especial na pneumonia e na infecção do trato urinário (30% a 40%), acidente vascular encefálico, traumatismo, pancreatite, gravidez e hipertireoidismo. Outros fatores precipitantes incluem interrupção do uso de insulina (15% a 20%), infarto do miocárdio silencioso e alcoolismo. As causas não detectadas representam até um terço dos casos.

Sintomas e sinais

Dependem da intensidade e duração do distúrbio metabólico, assim como das condições clínicas e comorbida-

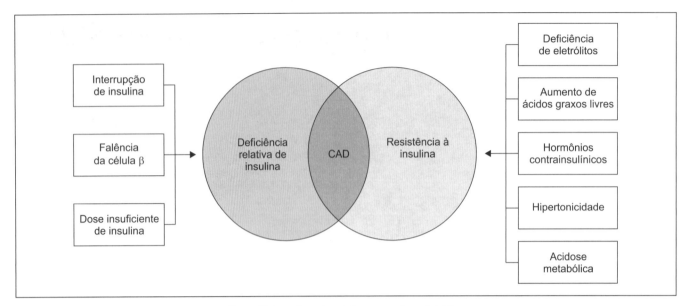

Figura 39.1 ■ Patogênese da cetoacedose diabética.

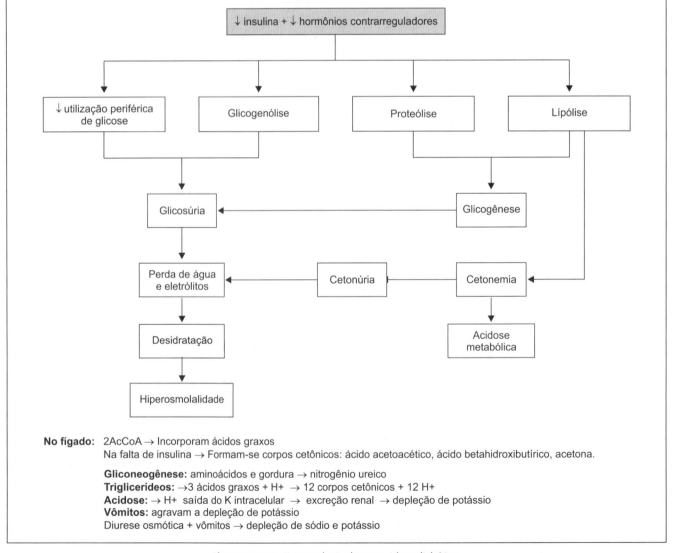

Figura 39.2 ■ Fisiopatologia da cetoacidose diabética.

des de cada paciente. A depleção de volume é comum às duas situações, enquanto a hiperosmolalidade é marcante na HHNC e a acidose metabólica na CAD.

A hiperpneia (resultante da compensação respiratória da acidose) e o hálito cetônico fazem pensar em CAD, pois não ocorrem na HHNC. Diferentemente da insuficiência respiratória aguda, na cetoacidose diabética não se observam sinais de angústia respiratória, não há cianose e a saturação de oxigênio é normal.

Os principais sinais e sintomas são:

1. Poliúria, polidipsia, fadiga, perda de peso e vômitos.
2. Na CAD podem ocorrer dor abdominal (um terço dos casos), respiração de Kussmaul e hálito cetônico.
3. Alterações do sensório: letargia, estupor e coma, mais prevalentes na HHNC.
4. Desidratação, hiponatremia e hipopotassemia.
5. Choque.
6. Em crianças, ainda chamam a atenção a noctúria, voltar a urinar na cama e a ida frequente ao banheiro, em especial na escola.

Tabela 39.1 ■ Diagnóstico diferencial entre CAD e HHNC

Exame laboratorial	CAD	HHNC
Glicemia (mg/dL)	>250	>600
Bicarbonato (mEq/L	<15	≥15
Osmolalidade (mOsm/L)	>290	>320
Cetonemia	≥1:2	±
pH	<7,3	≥7,3

± ausente ou mínima.

DIAGNÓSTICO DA GRAVIDADE E DAS CAUSAS PRECIPITANTES

Quadro clínico e história pregressa

A história clínica é fundamental, particularmente no paciente já diabético. Na maioria das vezes, a interação inicial com o paciente permite suspeitar do diagnóstico e definir se há emergência hiperglicêmica ou hipoglicêmica, sobretudo quando é possível a realização imediata da glicemia capilar.

É preciso examinar o paciente diabético hiperglicêmico à procura de outras doenças, considerando-se a descompensação como um sintoma sinalizador. A CAD pode estar encobrindo situações catastróficas, como infarto agudo do miocárdio silencioso, pancreatite ou sepse. Assim, todo esforço deve ser dirigido para a determinação de causas precipitantes. Mesmo a interrupção da insulina deve ser investigada.

Diversos sinais e sintomas podem ser observados na descompensação do diabetes, assim como em doenças que exigem tratamento específico concomitante, como a dor abdominal e a febre, que podem estar acompanhadas de leucocitose. Esta pode ser apenas um sinal de estresse e não necessariamente de infecção. A pneumonia deve ser descartada, sendo recomendável a realização de ausculta pulmonar e radiografia de tórax, particularmente quando sintomas sugestivos estão presentes, como a tosse produtiva iniciada nos dias que antecederam o quadro. A infecção do trato urinário, também causa precipitante frequente, deve ser investigada por meio de análise de urina e Gram de gota, independente de sintomas urinários.

Avaliação laboratorial

Recomenda-se a solicitação dos seguintes exames complementares: glicemia, cetonemia, sódio, potássio, cloretos, ureia, creatinina, gasometria arterial, hemograma, urina rotina, Gram de gota, radiografia de tórax, eletrocardiograma (ECG) e, quando indicados, enzimas cardíacas, urocultura, hemocultura e ultrassonografia.

Glicemia

Os valores da glicemia situam-se entre 300 e 800mg% ou mais. Se <300mg%, na presença de cetoacidose diabética, cuidados especiais devem ser tomados, além de diagnóstico diferencial com outras causas de hiperglicemia, a exemplo da desidratação hipertônica em razão de diarreia na infância. Na CAD, a administração de insulina é sempre obrigatória e, nesses casos, exige a administração concomitante de glicose.

Cetonemia

A acetona apresenta níveis três a quatro vezes maiores do que o acetoacetato, porém não contribui para a acidose. A relação β-hidroxibutirato/acetoacetato varia de 3:1 a 15:1 nos quadros graves. Os métodos que usam reagente nitroprussiato (Acetest®, Ketostix®, Chemstrip® etc.) não detectam o β-hidroxibutirato, pois reagem com o acetoacetato e fracamente com a acetona. Na diluição 1:2 do soro é considerada positiva a partir de 1+, sendo 4+ fortemente sugestiva de cetoacidose. Na diluição 1:8, considerar positivo ≥2+. O captopril e outros inibidores da enzima conversora da angiotensina (IECA) podem interagir com o reagente nitroprussiato, promovendo resultados falso-positivos.

Leucograma

A leucocitose é achado comum nas descompensações do DM mas quando >20.000 células/mm^3, sugere infecção. A leucopenia é rara e traduz extrema gravidade.

Gasometria, pH e íons: relações
- ↓0,1 pH → ↑0,6mEq/L no potássio (o inverso ocorre no decorrer tratamento da cetoacidose com a normalização do pH);
- ↑100mg% glicemia → ↓1,6mEq/L no Na;
- ↑100mg% ureia → ↓5,5mEq/L no Na;
- redução em 1mEq no HCO_3 resulta em 1,2mmHg na pCO_2.

Eletrocardiograma

Indica-se ECG de 12 derivações de rotina, em especial para adultos e idosos, diante da possibilidade de infarto do miocárdio. Além dos sinais clássicos de isquemia e necrose, devem ser valorizados novos bloqueios de ramo. O ECG também é útil para a observação de evidências eletrocardiográficas de hipopotassemia.

Diferença anionte (Anion gap)

- Cálculo da diferença anionte: Na – (HCO$_3$ + Cl) = 7 a 13mEq/L.
- Na cetoacidose está elevada, em geral >15 a 20mEq/L.
- Na acidose hiperclorêmica encontra-se normal.
- Se <3, deve-se pensar em erro laboratorial.
- Avalia melhor a correção da cetoacidose do que a cetonemia, que pode, inclusive, aumentar durante a melhora do paciente, quando o ácido hidroxibutírico é convertido em acetoacético e apenas este é detectado pelo teste.
- A diferença anionte normalmente normaliza dentro das primeiras 5 a 10 horas de tratamento. No entanto, a cetonemia e a cetonúria podem permanecer por mais de 36 horas devido à remoção mais lenta de cetoácidos.

Ureia e creatinina

A ureia e a creatinina podem elevar-se na cetoacidose, em decorrência da desidratação e da redução da filtração glomerular, distribuem-se livremente e não exercem papel osmótico entre os compartimentos intra e extracelulares.

Osmolalidade plasmática

- 2(Na + K) + Glicemia/18 = 285 a 295mOsm/kg;
- relação com a perda de água: a fórmula {(Osmol encontrada – 290)/290} × peso × 0,6 estima o déficit de água para normalização da osmolalidade plasmática. No entanto, ela subestima esse déficit ao não considerar a perda de sódio corpóreo decorrente da poliúria e a redução da natremia resultante da elevação da glicemia (cerca de 1mEq a menos de sódio para cada 62mg/dL de elevação da glicemia). Na cetoacidose, a perda de água chega a 100 a 150mL/kg de peso corporal.

DIAGNÓSTICO DIFERENCIAL NA URGÊNCIA
(Tabela 39.2)

Tabela 39.2 ■ Principais diagnósticos diferenciais da cetoacidose diabética

Hiperglicemia hiperosmolar
Acidose láctica
Intoxicações exógenas (álcool, metanol, AAS, paraldeído, etilenoglicol)
Uremia
AVE

AAS: ácido acetilsalicílico; AVE: acidente vascular encefálico.

Coma em paciente diabético

A presença de coma em paciente com história de diabetes exige diagnóstico diferencial imediato com situações que demandam tratamento de emergência, como a hipoglicemia e o acidente vascular encefálico (AVE), além de CAD e HHNC que, menos frequentemente, levam ao coma.

A hipoglicemia pode resultar em dano cerebral irreversível se não tratada em tempo hábil, ou seja, com a administração de glicose em poucos minutos. Sintomas iniciais surgem com glicemia <55mg/dL (3mmol/L): sudorese, ansiedade, palpitações, fome e tremores. Sintomas de deficiência cognitiva são notados com glicemia <50mg/dL (2,8mmol/L). Os sintomas autonômicos de hipoglicemia (sudorese, tremores, fome e ansiedade) ocorrem também na hiperglicemia, mas os sintomas neurogênicos, como dificuldade de concentração, incoordenação, fraqueza, letargia, visão borrada e confusão mental, são mais presentes na hipoglicemia. A diferença fundamental é que na crise hipoglicêmica a desidratação não se faz presente.

Entretanto, diante da suspeita e não havendo condições de realizar de pronto a glicemia capilar, pode-se administrar imediatamente, por via endovenosa, 1 a 2mL/kg de SG 50%.

Acidose metabólica e potassemia

O potássio corporal está sempre diminuído devido à diurese osmótica. O potássio real deve ser estimado considerando-se a diferença de pH entre o valor medido e o pH normal de 7,35 ($\uparrow$0,1pH $\rightarrow$ $\downarrow$0,6K).

Com a potassemia real normal e diurese presente, inicia-se a reposição de potássio com cerca de 20mEq/h. Caso a potassemia real seja <3,5mEq/L, indica-se dobrar a velocidade de reposição e dosar a cada 1 a 2 horas. Representa uma emergência a potassemia <3mEq/L. Nesses casos, deve-se repor por 1 a 2 horas (SF 1.000mL + KCl a 10% 30mL) antes de iniciar a insulinoterapia.

Exige especial atenção a queda da potassemia que ocorre no processo de tratamento, em especial devido à ação da insulina, à diluição pela reposição de água e à redução da acidose metabólica, além da perda urinária, ainda sob efeito osmótico da hiperglicemia.

A acidose metabólica com pH <7,1 diminui a contratilidade miocárdica e o débito cardíaco e antagoniza os efeitos das catecolaminas sobre a pressão arterial, podendo levar à hipotensão refratária. Provoca ainda vasoconstrição pulmonar, renal, mesentérica e cerebral, podendo causar insuficiência renal e infarto mesentérico e contribuir para o edema cerebral.

Embora a tendência atual seja usar cada vez menos a reposição de bicarbonato, em algumas situações seu uso ainda é recomendado:

- Hiperpotassemia com sinais eletrocardiográficos (onda T em tenda, alargamento do QRS).
- Falência ventricular esquerda e hipotensão refratária que pode decorrer de inibição da resposta vascular às catecolaminas pela acidose grave.

Capítulo 39 ■ Descompensações do *Diabetes Mellitus* **421**

- Na CAD com pH <7,0 ou bicarbonato <5mEq/L e potassemia real >3,5. A reposição pode ser calculada por fórmulas; nesses casos, a boa prática consiste em utilizar o cálculo que considera como objetivo elevar o bicarbonato para 12mEq/L:

$(HCO_3$ desejado – HCO_3 medido$) \times$ peso corpóreo $\times 0,4$
$(12 - HCO_3$ dosado$) \times$ peso $\times 0,4$

Exemplo 1: paciente com 60kg, pH = 7,00, HCO_3 = 5mEq/L, K = 5,8
1. K real = 5,8 – {(7,35–7,00) × 6} = 5,8 – 2,1 = 3,7 (permite reposição de bicarbonato)
2. Déficit de bicarbonato: (12 – 5) × 60 × 0,4 = 7 × 24 = 168mEq
3. Prescrever 168mL da solução a 8,4% EV em 1 a 2 horas

Exemplo 2: mesmo paciente do Exemplo 1, exceto potássio = 4,0
1. K real = 4,0 – 2,1 = 1,9
2. Não é possível corrigir a acidose
3. Repor potássio 1-2mEq/kg em 2-3h
4. Controle laboratorial
5. Reavaliar, refazer cálculo

Hiperventilação e hiperglicemia por causas neurológicas

Na CAD, a hiperventilação resulta da tentativa de compensação respiratória da acidose metabólica, mas cabe diagnóstico diferencial com as infecções pulmonares, a sepse e o AVE, que podem apresentar ainda hiperglicemia por estresse.

TRATAMENTO DO DM DESCOMPENSADO
Estimativa de perdas
- Água: 100 a 150mL/kg.
- Sódio: 7 a 10mEq/kg.
- Potássio: 3 a 6mEq/kg.
- Fosfato: 1 a 1,5mmol/kg.
- Magnésio: 0,5 a 0,8mEq/kg.
- Acrescentar a necessidade basal de acordo com o peso. Quando se utilizarem 150mL/kg não acrescentar a necessidade basal.
- O fósforo e o magnésio, em geral, não demandam reposição imediata, pois isso ocorre à medida que o paciente retoma sua alimentação.

Reposição hidroeletrolítica na CAD
- Nas 3 primeiras horas: um terço do estimado:

SF + KCl[1]

Exemplo: paciente com 60kg:
60 × 150mL/kg = 9.000mL
então administra-se um terço em 3 horas, ou seja, 1.000mL/h e potássio de acordo com o estimado. Em geral, 30-50mL KCl 10%.

- Nas 6 horas seguintes: um terço do estimado:

SF + KCl (pode-se administrar um quarto do potássio na forma de fosfato ácido)

Exemplo: o paciente com 60kg: 60 × 150 = 9.000
administra-se um terço em 6 horas, ou seja, 500mL/h e potássio. Em geral, 20mL/L SF.

- No restante do primeiro dia: um terço do estimado.

Exemplo: no paciente com 60kg, se potassemia de 5,3 e pH de 6,95, temos: redução de pH = 7,35 – 6,95 = 0,4, então 0,4 × 0,6 = 2,4 e, finalmente: 5,3 – 2,4 = 2,9, ou seja, o valor medido, que sugeria hiperpotassemia, em verdade encobre uma hipopotassemia grave.

Insulinoterapia
- Administrar inicialmente, em *bolus*, 5 a 10U EV ou 0,1U/kg EV.
- A seguir, 0,1 a 0,2U/kg/h (5 a 10U), EV contínuo. Diluir 100U (1mL) de insulina em 200mL de SF. Assim, cada 2mL da solução têm 1U de insulina. Para a administração de 6U/h são prescritos 12mL/h.
- Medir a glicemia a cada 1 a 2 horas. A meta é atingir glicemia entre 200 e 250mg/dL.
- Manter queda da glicemia entre 75 e 100mg/dL/h. Em caso de queda <50mg/dL, aumentar a insulina para 0,2U/kg/h. Se queda >150mg/dL diminuir para 0,05U/kg/h. No paciente do exemplo, com 60kg, inicia-se com 12mL (6U) e ajusta-se entre 6mL/h (3U) e 24mL/h (12U). Se queda >150mg%, ajusta-se de 12 para 9 e, se persistir, para 6mL/h. Se queda <50mg% aumenta-se de 12 para 15, 18, 21 ou 24mL/h.
- Quando a glicemia atinge 250mg/dL (em cerca de 4 a 8 horas), reduz-se à metade a infusão de SF, acrescentando igual volume de SG 5%, mantendo uma relação glicose/insulina de 5g/1U. Deve-se manter a insulinoterapia para que haja correção da cetose e do distúrbio hidroeletrolítico, assim como para prevenir a hipoglicemia.
- Opções para manter a relação glicose/insulina:
  – Opção I: iniciar SG a 5% (metade do volume previsto para hidratação), mantendo uma relação de 3 a 5g de glicose para cada unidade de insulina administrada na infusão contínua.
  – Opção II: pode-se acrescentar no soro glicosado do esquema 500mL de SG 5% (25g) + 5U de insulina

[1]A reposição de potássio deve ser criteriosa, variando de 0 a 40mEq/h de acordo com a potassemia real, ajustada de acordo com o grau de acidose e a presença de diurese.

+ 13,5 a 26mEq de potássio (uma ampola de 10mL de KCl a 10% tem 1,0g de cada íon ou 13,5mEq de potássio).
- Opção III: em caso de hiponatremia, desidratação grave e choque, manter ou aumentar a infusão de SF e administrar concomitantemente 350mL de SG 5% (17,5g) + 150mL de SGH 50% (75g) + 25U de insulina à velocidade de 0,1U/h/kg de peso corporal.

Introdução e ajuste da insulina NPH (Figura 39.3)

a. Na manhã seguinte ou quando cetonemia menor do o valor alterado ou normal e paciente consciente, aceitando via oral e hidratado: iniciar insulina NPH (metade da dose em uso anteriormente). Suspender EV 2 a 4 horas após a estabilização e aplicação da NPH. Se primeira vez, em paciente adulto, iniciar com 12 a 15U de NPH.
b. Glicemia a cada 4 a 6 horas e complementação com insulina regular (simples) de acordo com as faixas de glicemia (realizar controle laboratorial a cada 2-4h):
- Glicemia 160 a 200mg/%: 3U.
- Glicemia 201 a 250mg%: 4U.
- Glicemia 251 a 300mg%: 6U.
- Glicemia 300 a 350mg%: 8U.
- Glicemia >400mg%: 10U.
c. A cada manhã seguinte, acrescentar na dose de NPH, metade do consumo de insulina simples das últimas 24 horas.
d. Nos casos não complicados com choque, infarto agudo do miocárdio, insuficiência cardíaca, insuficiência renal avançada e gravidez pode-se utilizar a insulina regular, por via IM ou SC, na dose de 0,1U/kg/h (5 a 10U). Proceder conforme os itens c a h.

Correção da acidose

e. Quando usar bicarbonato de sódio:
- se pH < 7,0;
- < 7,10 após 3 horas de tratamento;
- depressão do centro respiratório;
- choque não responsivo a volume.
f. Usar uma das seguintes fórmulas:
- mEq de $NaHCO_3$ = 15 − HCO_3 medido × 0,2 × peso;
- mEq de $NaHCO_3$ = (BE × peso × 0,3) × 1/2.
g. Obrigatório conferir a potassemia antes de corrigir: <0,1 no pH → >0,6 K.
h. Objetivo da reposição: pH = 7,2 ou HCO_3 = 12mEq/L.

Tratamento dos fatores desencadeantes

i. Infecções.
j. Pancreatite.

TRATAMENTO DA HIPERGLICEMIA HIPEROSMOLAR NÃO CETÓTICA

Além dos cuidados descritos e da insulinoterapia, na HHNC especial atenção deve ser dada para se evitar o edema cerebral:
- Se > 330mOsm/L: NaCl a 0,45%
  Água bidestilada estéril   1.000
  NaCl a 10%   45
ou
- Se glicemia ≤ 300mOsm/L, associar, SG 5% de modo a compensar a osmolaridade:
  Água bidestilada estéril   1.000
  NaCl a 10%   45
  SG a 50%   50
  Esta solução é normo-osmolar

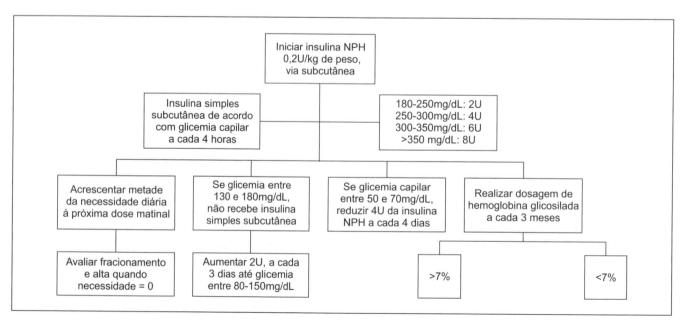

Figura 39.3 ■ Orientações para iniciar ou reajustar a insulinoterapia.

Capítulo 39 ■ Descompensações do *Diabetes Mellitus*

Acompanhar a osmolalidade. Quando atingir 310 mOsm/L ou menos, retornar a hidratação com SF e/ou SG.

Tabela 39.3 ■ Complicações da terapia das descompensações do DM

Hipoglicemia
Edema cerebral
Síndrome de angústia respiratória
Acidose metabólica hiperclorêmica
Hipopotassemia
Tromboembolismo

Bibliografia

Alberti KG. Low-dose insulin in the treatment of diabetic ketoacidosis. Arch Intern Med 1977; 137:1367-76.

Bull SV, Douglas IS, Foster M, Albert R. Mandatory protocol for treating adult patients with diabetic ketoacidosis decreases intensive care unit and hospital lengths of stay: results of a nonrandomized trial. Crit Care Med 2007; 35:41-6.

Côsso MA, Braga WRC. Diabetes mellitus. Rev Clin Med 2001; 3: 549-63.

DeFronzo RA, Matsuda M, Barret E. Diabetic ketoacidosis: a combined metabolic-nephrologic approach to therapy. Diabetes Rev 1994; 2:209-38.

Kitabchi AE, Umpierrez GE, Murphy MB et al. Management of hyperglycemic crises in patients with diabetes. Diabetes Care 2001; 24:131-49.

Kitabchi AE, Umpierrez GE, Murphy MB, Kreisberg RA. Hyperglycemic crises in adult patients with diabetes. Diabetes Care 2006; 29:2739-48.

Kreshak AS, Chen EH. Arterial blood gas analysis: are its values needed for the management of diabetic ketoacidosis? Ann Emerg Med 2005; 45:550-1.

Mazer M, Chen E. Is subcutaneous administration of rapid-acting insulin effective as intravenous insulin for treating diabetic ketoacidosis? Ann Emerg Med 2008; 53:259-63.

Okuda Y, Adrogue HJ, Field JB, Nohara H, Yamashita K. Counterproductive effects of sodium bicarbonate in diabetic ketoacidosis. J Clin Endocrinol Metab 1996; 81:314-20.

Umpierrez GE, Latif K, Stoever J et al. Efficacy of subcutaneous insulin lispro versus continuous intravenous regular insulin for the treatment of patients with diabetic ketoacidosis. Am J Med 2004; 117:291-6.

Umpierrez GE, Cuervo R, Karabell A, Latif K, Freire AX, Kitabchi AE. Treatment of diabetic ketoacidosis with subcutaneous insulin aspart. Diabetes Care 2004; 27:1873-8.

Viallon A, Zeni F, Lafond P Venet C, Tardy B, Page I, et al. Does bicarbonate therapy improve the management of severe diabetic ketoacidosis? Crit Care Med 1999; 27:2690-3.

CAPÍTULO 40

Tireotoxicose e Coma Mixedematoso

Rodrigo Bastos Fóscolo

Andreise Laurian Nazzária Rosa de Souza

TIREOTOXICOSE

A tireotoxicose e o hipertireoidismo não são sinônimos. O hipertireoidismo constitui estado hipermetabólico que resulta do excesso de síntese e liberação de hormônio tireoidiano pela tireoide.[1] A tireotoxicose refere-se às causas de excesso de hormônio tireoidiano no corpo, incluindo a ingestão de preparações exógenas.[1] A tempestade tireoidiana representa manifestação extrema da tireotoxicose e, em geral, ocorre em paciente com tireotoxicose grave que experimenta um evento precipitante.

A incidência de hipertireoidismo é estimada em 1,2% na população geral, sendo de 0,5% e 0,7% com manifestações clínicas e subclínicas, respectivamente.[2] A tempestade tireoidiana ocorre em 1% a 2% dos pacientes com hipertireoidismo[3] e afeta pacientes de todas as idades, sendo mais comum em mulheres.[1] A mortalidade em caso de tempestade tireoidiana tratada adequadamente atinge 7%.[4]

Etiologia e fisiopatologia

A glândula tireoide produz principalmente T4 e pequena quantidade de T3. O T3 circulante é três a quatro vezes mais ativo biologicamente do que o T4, sendo 80% formado pela conversão periférica de T4.[5] O excesso de T3 desencadeia sequência de eventos moleculares que causam respostas teciduais, como produção excessiva de energia e calor e efeitos deletérios no sistema nervoso central e na função cardíaca.[1]

A tireotoxicose está associada a várias causas, especialmente à doença de Graves; em idosos, entretanto, bócio nodular tóxico é sua principal etiologia[1] (Tabela 40.1).

A tempestade tireoidiana, em geral, ocorre em pacientes com tireotoxicose não diagnosticada ou não tratada, submetidos a evento precipitante (Tabela 40.2). A infecção é o fator precipitante mais comum.[6] A causa dessa descompensação é desconhecida, mas pode ser parcialmente secundária à inibição da ligação hormonal a proteínas plasmáticas, resultando em aumento do já elevado conjunto de hormônios livres.[7,8]

Manifestações clínicas

Os pacientes com aumento dos hormônios tireoidianos se apresentam em estado hipermetabólico com sinais de aumento da atividade β-adrenérgica.[1] A gravidade dos sinais e sintomas da tireotoxicose (Tabela 40.3) está relacionada com sua duração, magnitude do excesso de hormônios tireoidianos e idade do paciente.[9] Pode ocorrer o agravamento de doenças de base.

Em idosos, a expressão do estado metabólico torna-se progressivamente apagada,[9] sendo comum o hipertireoidismo apatético. Podem predominar, nesses pacientes, taquicardia (ou fibrilação atrial), dispneia durante exercício, edema, fraqueza, astenia e perda de peso com menor aumento do apetite. Os achados ao exame físico e a história se tornam menos sensíveis e específicos para o diagnóstico de tireotoxicose,[9] sendo a tireoide menos frequentemente palpável.

Os achados clínicos da tireotoxicose estão acentuados na tempestade tireoidiana, mas a diferenciação é difícil e não existe nível absoluto de hormônio tireoidiano circulante indicativo de tempestade tireoidiana. É prudente assumir clinicamente que qualquer pessoa com tireotoxicose grave apresenta propensão para tempestade tireoidiana.

Diagnóstico

O TSH encontra-se suprimido, exceto quando o hipertireoidismo é dependente da hipófise. Observam-se

Capítulo 40 ■ Tireotoxicose e Coma Mixedematoso

aumento do T4,[10] T3 elevado e T4 normal (T3-toxicose) em 95% e em menos de 5% dos pacientes, respectivamente.[9] O aumento de T3 com diminuição do T4 leva à suspeita de uso de T3 exógeno, comum em "fórmulas emagrecedoras".

A produção periférica de T3 está reduzida em várias doenças sistêmicas agudas e crônicas e, portanto, as concentrações de T3 podem ser menos elevadas ou mesmo normais nesses casos.[11,12]

A diferenciação entre tireotoxicose e tempestade tireoidiana não é feita facilmente com base nos valores laboratoriais isolados. O padrão de anormalidade na tempestade tireoidiana é idêntico àquele da tireotoxicose.[13] Alguns critérios clínicos podem ajudar (Tabela 40.4). A presença de escore ≥45, entre 25 e 44 e <24 representa indicativo altamente sugestivo, sugestivo-iminente e improvável de tempestade tireoidiana, respectivamente.[6]

Podem ser encontrados outros achados laboratoriais, como hiperglicemia, hipercalcemia, aumento da fosfatase alcalina, das enzimas hepáticas e da SHBG, leucocitose ou leucopenia, redução de HDL-c e colesterol total e anemia normocítica normocrômica. A degradação e a produção do cortisol podem estar aceleradas, resultando em níveis de cortisol normais a elevados.

Os principais diagnósticos diferenciais incluem infecção grave, hipertermia maligna, síndrome neuroléptica maligna e mania aguda com catatonia letal. A diferenciação pode se basear na história de doença tireoidiana, níveis de hormônio tireoidiano ou ingestão de iodo e presença, ao exame físico, de bócio ou outros estigmas de doença de Graves, como oftalmopatia, onicólise e mixedema pré-tibial.

Tratamento

A tireotoxicose deve ser tratada com o objetivo de:

1. **Redução do excesso de hormônios tireoidianos:** o tratamento da tireotoxicose depende de seu mecanismo, devendo os hormônios tireoidianos exógenos serem suspensos ou ajustados conforme a necessidade. No hipertireoidismo, são escolhidos os agentes antitireoidianos, como propiltiouracil (PTU) e metimazol (MMI), ambos inibidores potentes da síntese de T4 e T3. São necessárias várias semanas para a depleção do estoque de hormônio tireoidiano; portanto, o efeito desses medicamentos pode demorar semanas para ser observado. O PTU deve ser administrado inicialmente na dose de 100 a 150mg, a cada 8 horas, e o MMI, 30 a 40mg/dia. Essas doses devem ser reduzidas para dose de manutenção de 100 a 200mg, a cada 8 horas, de PTU e 5 a 15mg/dia de MMI. Devem ser usadas doses menores em bócios menores e hipertireoidismos leves e doses maiores nos casos mais graves. A eficácia dos antiteroidianos não é obtida quando há aumento da liberação dos hormônios estocados, como na tireoidite, já que o problema não é na produção dos hormônios. Nesse caso, devem ser usados, os anti-inflamatórios não esteroides. A corticoterapia é ocasionalmente necessária com prednisona, 40 a 60mg/dia por 1 semana, seguida por redução gradual por 4 semanas. Em geral, a tireotoxicose resolve espontaneamente e nenhum tratamento é necessário.

2. **Controle dos efeitos adrenérgicos:** os betabloqueadores são os agentes de escolha. A via de administração, oral ou venosa, depende da gravidade da sintomatologia cardíaca e da urgência em corrigir as taquicardias ou taquiarritmias. O propranolol e provavelmente outros betabloqueadores inibem parcialmente a conversão de T4 a T3.[14,15] A reserpina e a guanetidina podem ser usadas como alternativas, mas apresentam efeitos colaterais mais importantes.

3. **Abordagem suportiva:** o acetaminofeno é preferido aos salicilatos no tratamento da hipertermia. Os salicilatos podem reduzir a proteína ligadora de tiroxina, causando aumento dos níveis de hormônio livres.[16] Deve ser corrigida a desidratação e monitorada insuficiência cardíaca congestiva. A tiamina deve ser administrada para prevenir encefalopatia de Wernicke.

A tempestade tireoidiana, ao contrário da tireotoxicose simples, necessita de vários fármacos para controle, em doses elevadas e geralmente mais fracionadas, como:

1. **Inibição da síntese de hormônios tireoidianos:** no hipertireoidismo com tempestade tireoidiana pode ser necessário PTU, 800 a 1.200mg/dia, em doses divididas a cada 6 horas, ou MMI, 80 a 100mg/dia, em doses divididas a cada 6 horas. A dose pode ser reduzida para uma a duas vezes ao dia.[6]

2. **Bloqueio da liberação de tiroxina pelo iodo:** o iodo bloqueia a liberação de hormônio pré-estocado e reduz seu transporte e oxidação nas células foliculares. A redução dos níveis do hormônio ocorre em 7 a 14 dias, com retorno ao hipertireoidismo dentro de 2 a 3 semanas por "escape" de sua ação. Deve ser associado a antitireoidianos.[6] O lítio inibe a liberação de hormônios e o acoplamento das iodotirosinas em T4 e T3. É usado se houver alguma contraindicação à administração de tionamidas ou em combinação. A dose na tempestade tireoidiana é 300mg, a cada 8 horas. Deve ser dada atenção aos efeitos colaterais e à necessidade de manutenção de níveis de lítio sérico normais.[6]

3. **Bloqueio da conversão periférica dos hormônios tireoidianos:** pode-se usar hidrocortisona, 100mg a cada 8 horas, ou dexametasona, 0,5mg a cada 6 horas.[6]

4. **Bloqueio da recirculação êntero-hepática dos hormônios tireoidianos:** a colestiramina, 4g a cada 6 horas, inibe a reabsorção de tiroxina da circulação êntero-

Tabela 40.1 ■ Causas de tireotoxicose

Doença	Mecanismo	Captação RAI	TSH	T4L T3L
Aumento da produção de hormônio pela tireoide (estados de hipertireoidismo)				
Doença de Graves	Anticorpos contra TSH-R	↑	↓	↑
Bócio multinodular tóxico	Múltiplos focos de tecido tireoidiano autônomo	↑	↓	↑
Adenoma tóxico	Tumor tireoidiano benigno com função autônoma	↑	↓	↑
Gravidez molar	Grandes aumentos dos níveis de HCG que estimulam os TSH-R	↑	↓	↑
Tumor pituitário	Hipersecreção de TSH	↑	↑	↑
Resistência pituitária ao hormônio tireoidiano	Falência do mecanismo normal de feedback	↑	↑	↑
Iodo (fenômeno de Jod-Basedow)	Exposição ao iodo	↓	↓	↑
Tireoidite por amiodarona	Exposição ao iodo da amiodarona	↓	↓	↑
Liberação de hormônios estocados				
Tireoidite subaguda (tireoidite de Quervain)	Destruição tecidual	↓	↓	↑
Tireoidite pós-parto	Destruição tecidual	↓	↓	↑
Tireoidite de Hashimoto (Hashi-toxicose)	Destruição tecidual	↓	↓	↑
Tireoidite supurativa	Destruição tecidual	↓	↓	↑
Tireoidite induzida por amiodarona	Destruição tecidual	↓	↓	↑
Manipulação da glândula por tireoidectomia	Destruição tecidual	↓	↓	↑
Secreção ectópica de hormônios tireoidianos				
Bócio lingual	Produção ectópica	↓	↓	↑
Struma ovarii	Produção ectópica	↓	↓	↑
Carcinoma tireoidiano	Produção ectópica	↓	↓	↑
Hormônios exógenos				
Tireoidite factícia	Ingesta intencional de hormônio tireoidiano	↓	↓	↑
Tireotoxicose iatrogênica	Excesso de reposição de hormônio tireoidiano	↓	↓	↑

RAI: radioiodo; T4L: T4 livre; T3L: T3 livre; TSH-R: receptor de TSH.

Tabela 40.2 ■ Fatores precipitantes para tempestade tireoidiana[1,6]

Cetoacidose diabética
Cirurgia
Descontinuação de agentes antitireoidianos
Esteroides sexuais
Infarto agudo do miocárdio
Infecção grave
Ingestão excessiva ou administração de iodo
Parto
Radioiodoterapia
Tabagismo
Traumatismo
Tromboembolismo pulmonar
Uso de pseudoefedrina e salicilatos

-hepática, que se encontra aumentada na tireotoxicose. Apresenta poucos efeitos adversos e não deve ser administrada com outros medicamentos em virtude da possibilidade de inibir sua absorção.[6]

5. **Controle dos sintomas adrenérgicos:** as doses relativamente altas de betabloqueadores são necessárias devido ao rápido metabolismo do medicamento e a possibilidade de grande quantidade de receptores β-adrenérgicos cardíacos.[6] O propranolol pode chegar a ser administrado na dose de 80 a 120mg a cada 4 horas.

6. **Tratamento suportivo:** assemelha-se ao disponibilizado para a tireotoxicose.

7. **Identificação e tratamento do fator precipitante:** deve ser sempre investigada a possibilidade de causa infecciosa associada e considerada como fator precipitante mais comum.

COMA MIXEDEMATOSO

O coma mixedematoso constitui-se em síndrome rara, consequente à evolução do hipotireoidismo não tratado. Definido por um grupo de alterações clínicas (Tabela 40.5), e não por alteração laboratorial importante da função tireoidiana, é precedido, usualmente, por sinais e sintomas progressivos de hipotireoidismo e pode progredir para o óbito se não diagnosticado e tratado convenientemente. Existem cerca de 300 casos descritos na literatura.[1] Pacientes portadores de hipotireoidismo que são dependentes, negligentes ou cujo contato com a família e amigos é limitado são os mais vulneráveis (em sua maioria, mulheres idosas).[2]

Capítulo 40 ■ Tireotoxicose e Coma Mixedematoso **427**

Tabela 40.3 ■ Sinais e sintomas de tireotoxicose[1,9]

Sistema/órgão	Sinais e sintomas	Exame físico
Cardiovascular	Palpitações, batimentos cardíacos irregulares, angina	Taquicardia sinusal, fibrilação atrial, aumento da pressão de pulso, insuficiência cardíaca congestiva
Respiratório	Respiração curta, dispneia em repouso e exercício, ortopneia, redução da tolerância ao exercício	Estridor, sibilância, taquipneia; sinal de Pemberton
Dermatológico	Queda de cabelo	Alopecia, cabelo fino e frágil, pele quente, fina e aveludada, hiperidrose, fogacho, eritema palmar, mixedema pré-tibial, hiperpigmentação localizada ou generalizada, onicólise
Gastrointestinal	Aumento do apetite, perda de peso, diarreia, rouquidão, disfagia, movimentos frequentes e rápido trânsito intestinal, náusea e vômito	Sinal de Pemberton
Ginecológico	Oligomenorreia, amenorreia, anovulação, menometrorragia, infertilidade, osteoporose, ginecomastia, angiomas em tronco, redução da libido, sintomas seguindo a gravidez	
Neuropsiquiátrico	Ansiedade, nervosismo; fadiga, fraqueza, insônia, irritabilidade, intolerância ao calor	Discurso rápido, perda de memória, atenção reduzida, inabilidade em permanecer sentado, tremor fino, hiper-reflexia, perda muscular e fraqueza, atrofia muscular tenar e hipotenar, paralisia periódica
Oftalmológico	Sensação de areia nos olhos, pressão retrobulbar, diplopia	Exoftalmo, ceratite, quemose, edema palpebral, conjuntivite, oftalmoplegia
Glândula tireoide	Aumento da região cervical	Tireoide difusamente aumentada (doença de Graves), nódulo único, bócio multinodular, glândula difusamente aumentada e macia (tireoidite)

Tabela 40.4 Escore diagnóstico de tempestade tireoidiana[6]

Parâmetros diagnósticos	Pontuação	Parâmetros diagnósticos	Pontuação
Disfunção termorregulatória		*Disfunção cardiovascular*	
Temperatura (ºC)		*Taquicardia (bpm)*	
37,2 a 37,7	5	90 a 109	5
37,8 a 38,3	10	110 a 119	10
38,3 a 38,8	15	120 a 129	15
38,9 a 39,4	20	130 a 139	20
39,4 a 39,9	25	≥140	25
≥40	30	*Insuficiência cardíaca congestiva*	
Efeitos no SNC		Ausente	0
Ausentes	0	Leve (edema em pés)	5
Leves (agitação)	10	Moderados (estertores bibasais)	10
Moderados (*delirium*, psicose, letargia extrema)	20	Grave (edema pulmonar)	15
Grave (convulsões, coma)	30	*Fibrilação atrial*	
Disfunção gastrointestinal/hepática		Ausente	0
Ausente	0	Presente	10
Moderada (diarréia, náusea, vômito, dor abdominal)	10	*Evento precipitante*	
		Ausente	0
Grave (icterícia inexplicada)	20	Presente	10

Tabela 40.5 ■ Características clínicas do coma mixedematoso

Alterações eletrocardiográficas
Atonia do trato gastrointestinal
Bexiga atônica
Bradicardia e hipotensão
Derrames pleural, pericárdico e peritoneal
Fácies mixedematosa
Hipoglicemia
Hipotermia
Obnubilação mental
Pele seca e grossa

Etiologia e fisiopatologia

Em mais de 95% dos casos o coma mixedematoso origina-se de hipotireoidismo primário, e a maioria dos pacientes tem doença autoimune da tireoide ou se submeteu à sua ablação (iodo radioativo e cirurgia). As formas secundárias à insuficiência do hipotálamo ou da hipófise o tornam mais grave, porque pode ser acompanhado de insuficiência adrenal. Os tumores hipofisários e a necrose pituitária pós-parto são as principais causas de hipotireoidismo central.[1,2]

As manifestações clínicas são consequência de dois efeitos fisiológicos básicos da ausência do hormônio tireoidiano: lentificação generalizada dos processos metabólicos e deposição tecidual de glicosaminoglicanas.[3] Narcóticos e hipnóticos devem ser usados com precaução em pacientes com hipotireoidismo em razão da sensibilidade aumentada que esses pacientes apresentam a seus efeitos sedativos. Esses agentes, em combinação com outros fatores, podem precipitar coma mixedematoso em pacientes com hipotireoidismo. Outros fatores precipitantes são: traumatismo, cirurgia, infecção grave, acidentes vasculoencefálicos, insuficiência cardíaca, sangramento gastrointestinal e distúrbios metabólicos (hipoglicemia, hiponatremia, acidose, hipercalcemia, hipoxemia, hipercarpnia).[1,2] O fator mais importante, porém, é o estresse causado pelo frio.[1-6]

Manifestações clínicas

Os pacientes não se apresentam necessariamente em coma ou com edema.[3] A evolução clínica independe da causa precipitante, sendo de letargia progressiva até estupor e coma, com insuficiência respiratória e hipotermia.[1] As características do hipotireoidismo grave estão presentes, expressando-se como pele seca, cabelos esparsos, voz rouca, edema periorbital, edema não depressível das mãos e pés, macroglossia e reflexos tendinosos lentos.[1]

As manifestações neuropsiquiátricas incluem letargia, lentificação das ações, perda de memória, disfunção cognitiva, depressão e até psicose. Os pacientes, em geral, não se queixam desses sintomas devido ao agravamento de seu grau de consciência. As convulsões focais ou generalizadas ocorrem em até 25% dos pacientes, possivelmente por hiponatremia, hipoglicemia ou hipoxia.[1]

A hipotermia está presente em quase todos os pacientes e pode ser suficientemente intensa a ponto de rebaixar a temperatura corpórea de 26,6°C.[1] A temperatura corpórea e o consumo de oxigênio aumentam após 2 a 3 ou 8 a pelo menos 14 horas após a administração endovenosa de T3 ou T4, respectivamente.

As principais manifestações cardiovasculares são eletrocardiográficas, caracterizadas por bradicardia, baixa amplitude do QRS em todas as derivações, distúrbios da condução atrioventricular ou intraventricular, alterações inespecíficas do segmento ST e da onda T, intervalo QT prolongado, além de cardiomegalia e baixo débito por redução da contratilidade cardíaca. A insuficiência cardíaca bem estabelecida é rara. A hipotensão é comum e ocorre por redução do volume intravascular e colapso cardiovascular. Pode ser refratária à terapia vasopressora, a não ser que seja instituída a reposição de hormônio tireoidiano.[1]

Observa-se também redução do esforço e da resposta ventilatória à hipercapnia. A hipoventilação pode ser exacerbada em razão de redução da função muscular ventilatória, obesidade, presença de derrame pleural e ascite, redução do volume ventilatório, macroglossia e edema de nasofaringe e laringe. A hipoventilação alveolar por depressão respiratória progride para hipoxemia e consequente carbonarcose, que parece ser o principal fator responsável pelo coma. A ventilação mecânica (VM) é, em geral, necessária.[1]

As manifestações gastrointestinais principais associam-se a anorexia, náusea, dor abdominal, distensão abdominal, diminuição da motilidade intestinal e constipação, íleo paralítico e megacólon. A disfagia associada ao atraso em deglutir pode resultar em pneumonia por aspiração. A atonia gástrica pode reduzir a absorção das medicações orais.[1]

Infecções estão presentes em 35% dos pacientes.[4] A presença de hipotermia pode impedir a valorização da curva térmica, por isso, temperatura corpórea normal pode ser simultânea à infecção. A diaforese e a taquicardia costumam estar ausentes. A possibilidade de infecção deve ser sempre considerada. A administração de antibioticoterapia sistêmica deve ser considerada diante da menor suspeição de infecção.[1]

As manifestações renais incluem atonia da bexiga com retenção urinária. São comuns as alterações hidroeletrolíticas, como hiponatremia, que pode causar letargia e confusão em virtude da inabilidade em excretar água livre. A excreção urinária de sódio pode estar normal ou alta, mas a osmolaridade urinária é elevada, se comparada com a osmolaridade plasmática. Pode ocorrer, também, redução da taxa de filtração glomerular.[1]

Diagnóstico

A realização do diagnóstico exige elevado índice de suspeição, principalmente diante de mulher idosa com sintomatologia compatível com hipotireoidismo e presença

Capítulo 40 ■ Tireotoxicose e Coma Mixedematoso

de estupor, confusão ou coma, especialmente se associados a hipotermia.[1]

O diagnóstico é principalmente clínico,[1,2] uma vez que não se dispõe do resultado da função tireoidiana imediatamente.[1]

O diagnóstico é confirmado por níveis elevados de TSH e baixos de T4 e T3 (nas suas formas total e livre).[1] O TSH sérico deve estar elevado; entretanto, em doença sistêmica grave não tireoidiana pode ocorrer a síndrome do eutireoidiano doente, em que a secreção pituitária de TSH está reduzida e seus níveis séricos nem sempre estão tão elevados quanto o esperado.[1] Todos os pacientes, independentemente de a causa do hipotireoidismo ser primária ou secundária, apresentam T4 e T3 reduzidos em suas formas total e livre.[1]

Outros achados laboratoriais são constituídos por hiponatremia, hipoglicemia, anemia, hipercolesterolemia, aumento da desidrogenase láctica (LDH) e da creatinofosfoquinase (CK) séricas,[1] hipoxemia, hipercarpnia e acidose.[2]

Tratamento

Deve ser iniciado assim que o diagnóstico seja estabelecido ou haja alta suspeição clínica. As principais medidas são constituídas por:

1. Cuidados intensivos em razão da alta mortalidade.[2]
2. **Suporte ventilatório:** a ventilação mecânica deve ser instituída conforme a necessidade, sendo, em geral, necessária por 24 a 72 horas após o início do tratamento.[1] A extubação não deve ser considerada até que o paciente esteja totalmente consciente. Devem ser excluídas a pneumonia e a obstrução das vias aéreas. É necessária monitoração frequente da gasometria arterial.[1]
3. **Correção da hipotermia:** deve ser realizado aquecimento passivo. No entanto, deve-se adotar precauções quanto ao risco de hipotensão secundária à vasodilatação por diminuição da resistência vascular periférica.[1] A normalização da temperatura com hormônio tireoidiano pode demorar vários dias.[1]
4. **Correção da hipotensão:** a repleção de volume, principalmente se for necessário aquecimento externo, deve ser iniciada com a administração de SG 5 a 10% e NaCl 0,9%. Os vasopressores podem ser usados, se necessário, até o início da ação dos hormônios tireoidianos.[1]
5. **Correção dos distúrbios metabólicos:** como hiponatremia, hipoglicemia e hipercalcemia, que podem agravar a alteração do estado mental.[2] A hiponatremia contribui para a alteração do estado mental, principalmente se <120mEq/L. A necessidade de reposição de volume devido à hipotensão contrapõe-se à limitação da infusão volumétrica devido à hiponatremia. A limitação de volume deve ser adotada apenas nos pacientes com hiponatremia leve a moderada (Na entre 120 e 130mEq/L). A presença de Na <120mEq/L torna adequada a administração de NaCl hipertônica (3%, 50 a 100mL), segui-

da por *bolus* de furosemida, 40 a 120mg, para promover diurese aquosa.[1]

6. **Determinação de fatores precipitantes:** a presença de infecções deve ser investigada mediante a solicitação de hemograma, leucograma, culturas e exames radiológicos de tórax. Diante da possibilidade de infecção, a antibioticoterapia deve ser iniciada imediatamente.[2]
7. **Corticoterapia:** deve ser administrada nas primeiras 24 a 48 horas porque a suplementação com hormônios tireoidianos causa aumento da depuração do cortisol e pode precipitar insuficiência adrenal.[2] A primeira dose de hidrocortisona deve ser dada antes que a tiroxina seja administrada,[2] na dose de 50 a 100mg a cada 6 ou 8 horas, EV.[1] O cortisol sérico encontra-se normal na maioria dos pacientes.[1]
8. **Terapia com hormônio tireoidiano:** a administração EV deve ser inicialmente a preferida.[2] A mudança para VO será possível quando melhorar a condição clínica do paciente.[2] A administração de hormônio tireoidiano deve ser antecedida pela obtenção de amostra de sangue para a dosagem de T4 e TSH.[5] A terapêutica pode ser feita com a administração isolada ou combinada de T3 e T4. A vantagem da administração de T4[1,2] consiste em seu início de ação mais lento, mais constante e linear, com baixo risco de efeitos colaterais. A administração de T3 apresenta como vantagens a medição mais fácil de seus níveis séricos. As desvantagens da administração do T4[1,2] são: necessidade de conversão periférica a T3, que pode estar reduzida em paciente com doença grave, e início de ação mais lento. A administração de T3[1,2] é vantajosa porque não necessita de conversão periférica, atravessa a barreira hematoencefálica mais rapidamente e tem início de ação mais rápido do que T4, proporcionando melhora em 24 horas. Acredita-se que, dada a alta mortalidade do coma mixedematoso, há benefício em atingir o mais rapidamente possível níveis teciduais efetivos do hormônio tireoidiano. As desvantagens da administração do T3[1,2] são: a variabilidade de suas concentrações séricas (e provavelmente teciduais) entre as doses e o risco de taquiarritmias atriais e de infarto miocárdico com sua rápida elevação. O T4 encontra-se disponível em preparações parenterais de 100 e 500mg. A média estimada do T4 total corporal é de 500mg e a dose inicial é de 200 a 500mg, sugerindo a necessidade de restauração do T4 extratireoidiano.[1] As doses menores devem ser consideradas em idosos ou pacientes com doença cardíaca de base.[1] As doses >500mg/dia estão associadas a alta mortalidade e não são recomendadas.[5] A manutenção deve ser feita com 50 a 100mg, VO ou EV. Há aumento do T4 para níveis supranormais, reduzindo até os valores normais em 24 horas.[1] A concentração de T3 começa a se elevar e a de TSH começa a diminuir.[1] A administração VO ou por sonda nasogástrica ou nasoentérica nas mesmas doses

da infusão venosa deve ser feita em razão da dificuldade em se obter o T4 parenteral. O T3 encontra-se disponível para administração EV em formulações contendo 10mg. Sua administração isolada deve ser feita na dose de 10 a 20mg, seguida por 10mg a cada 4 horas nas primeiras 24 horas e depois 10mg a cada 6 horas, por 1 a 2 dias, quando o paciente deve estar alerta o suficiente para continuar a receber a medicação VO.[1] A opção de tratamento combinado deve ser feita por intermédio de T4, 4mg /kg de massa magra (ou aproximadamente 200 a 250mg), EV, seguidos por 100mg por 24 horas depois e 50mg/dia, EV ou VO, e T3, 10mg, inicialmente, seguidos por 10mg a cada 8 ou 12 horas, até que seja possível a manutenção de T4.

PROGNÓSTICO

A taxa de mortalidade é de 50% a 60% mesmo com diagnóstico precoce e início da terapia.[1] O pior prognóstico associa-se a idade avançada, T3 reduzido, temperatura corporal <34°C e hipotermia que não responde após 3 dias de terapia, bradicardia <44bpm, sepse, infarto agudo do miocárdio, hipotensão arterial sistêmica, complicações cardíacas, altos níveis de reposição de hormônio (>500mg/dia)[4,6] e gravidade da doença de base, com escore *Acute Physiology, Age, Chronic Health Evaluation* (APACHE) >20 indicando mau prognóstico.[5]

As complicações pulmonares não parecem constituir fator associado à mortalidade.[7]

Referências

Tireotoxicose

1. Nathanael J, McKeown DO, Matthew C et al. Hyperthyroidism. Emerg Med Clin N Am 2005; 23:669.
2. Hollowell JG, Staehling NW, Flanders WD et al. Serum TSH, T3 and thyroid antibodies in the United States population (1988-1994): National Health and Nutrition Examination Survey (NHANES III). J Clin Endocrinol Metab 2002; 87:489.
3. Wogan JM. Selected endocrine disorders. In: Marx JA, Hockberger RS, Walls RM (eds.) Rosen's emergency medicine: concepts and clinical practice. 5. ed. St. Louis (MO): Mosby, 2002:1770.
4. Burch HB, Wartofsky L. Life-threatening thyrotoxicosis. Thyroid storm. Endocrinol Metab Clin North Am 1993; 22:263.

5. Streetman DD, Khanderia U. Diagnosis and treatment of Graves' disease. Ann Pharmacother 2003; 37:1100.
6. Bindu N, Kenneth B. Thyrotoxicosis & thyroid storm. Endocrinol Metab Clin N Am 2006; 35:663.
7. Abend SL, Braverman LE. Acute thyroid disorders. In: May HL (ed.) Emergency medicine. 2. ed. Boston: Little, Brown and Company,1992:1274.
8. Brooks MH, Waldstein SS. Free thyroxine concentration in thyroid storm. Ann Intern Med 1980; 93:694.
9. Cheryl LM. Dabon A, Martin I et al. Clinical and laboratory diagnosis of thyrotoxicosis. Endocrinol Metab Clin N Am 1998; 27:25.
10. Ladenson PW, Singer PA, Ain KB et al. American Thyroid Association guidelines for detection of thyroid dysfunction. Arch Intern Med 2000; 160:1573.
11. Brooks MH, Waldstein SS. Free thyroxine concentrations in thyroid storm. Ann Intern Med 1980; 93:694.
12. Wartofsky L, Burman KD. Alterations in thyroid function in patients with systemic illness: the â€œeuthyroid sick syndrome. Endocr Rev 1982; 3:164.
13. Laura P, Karen N. Thyroid disease in the emergency department: a clinical and laboratory review. The Journal of Emergency Medicine 2005; 28:201.
14. Verhoeven RP, Visser TJ, Doctor R et al: Plasma thyroxine, triiodothyronine and triiodothyronine during beta-adrenergic blockade in hyperthyroidism. J Clin Endocrinol Metab 1977; 44:1002.
15. Perrild H, Hansen JM, Skovsted L et al: Different effects of propranolol, alprenolol, sotalol, atenolol and metoprolol on serum T3 and serum rT3 in hyperthyroidism. Clin Endocrinol 1983; 18:139.
16. Larsen PR. Salicylate-induced increases in free triiodothyronine in human serum. J Clin Invest 1972; 51:1125.

Coma mixedematoso

1. Leonard W. Myxedema coma. Endocrinol Metab Clin N Am 2006; 35:687-98.
2. Madhuri D, Yasser HO, Kenneth DB. Hypothyroidism. Endocrinol Metab Clin N Am 2007; 36:595-615.
3. Laura P, Karen NH. Thyroid disease in the emergency department: a clinical and laboratory review. The Journal of Emergency Medicine 2005; 28(2):201-9.
4. Jordan RM. Myxedema coma. Med Clin North Am 1995; 79:185-92.
5. Matthew CT, Sid MS, Ved VG. Hypothyroidism: mimicker of common complaints. Emerg Med Clin N Am 2005; 23:649-67.
6. Yamamoto T, Fukuyama J, Fujiyoshi A. Factors associated with mortality of myxedema coma: report of eight cases and literature survey. Thyroid 1999; 9(12):1167-74.
7. Ord WM. On myxedema, a term proposed to be applied to an essential condition in the "cretinoid" affection occasionally observed in middle aged women. Med Chir Trans 1878; 61:57-78.

CAPÍTULO 41

Alterações Agudas da Calcemia

Quirino Pena Junior

José Alberto Vieira Filho

Regina Maria Gasparine Pena

Enio Roberto Pietra Pedroso

INTRODUÇÃO

Constituinte inorgânico importante do corpo humano, o cálcio (Ca) participa de várias ações, como: (1) organização da estrutura de ossos e dentes; (2) ativação, como cofator enzimático, de algumas reações da coagulação sanguínea; (3) estimulação da secreção de algumas enzimas; (4) liberação da energia para contração muscular, divisão e agregação celular; (5) proteção de vários órgãos e sistemas por intermédio da estrutura óssea; (6) ativação do sistema de alavanca proporcionado pelo esqueleto, o que permite a movimentação; (7) redução da pressão arterial sistêmica e dos riscos de câncer de cólon, nefrolitíase e síndrome pré-menstrual. A participação do Ca em várias funções, nas células e nos sistemas orgânicos, depende de mecanismos de transdução, seja como primeiro ou segundo mensageiros de informações; (8) ativação da proteinoquinase C; (9) catálise de muitas enzimas de processos digestivos, de hemácias e da defesa imunológica; (10) controle de canais de membrana; (11) estimulação da secreção por exocitose e à sua autoliberação das reservas do compartimento intracelular (IC).

As concentrações total e sérica do Ca no adulto situam-se em 1.200g (2% do peso corpóreo) e 9,5 a 11mg% (4,5 a 5,25mEq/L ou 2,2 a 2,8mM), respectivamente. O Ca é encontrado, principalmente, no esqueleto (1.188g, ou 99% do total), como cálcio-fosfato (hidroxiapatita), dentes (7g); tecidos moles (7g) e em líquidos corpóreos (1g).

A estabilidade dos níveis do Ca sérico é mantida de maneira dinâmica por seu intercâmbio entre o líquido intracelular (LIC) e o intravascular (LIV), na dependência de sua concentração sanguínea e de controle enzimático e hormonal. O nível de Ca iônico (Ca^{2+}) no compartimento IC é regulado pela abertura e o fechamento dos canais de Ca e pela ação das bombas de membrana. Há muitos estímulos que abrem esses canais e determinam aumento na concentração citoplasmática de Ca, na velocidade de mais de 100 vezes em fração de segundo.

A necessidade dietética diária de Ca é de 400, 600, 800 e 1.200mg no primeiro e segundo semestres de vida, ao fim dos 10 anos de idade e daí em diante, respectivamente. A alimentação fornece o Ca usualmente ligado ao fósforo (P), sob a forma de fosfato de Ca, que é relativamente insolúvel, o que limita a absorção gastrointestinal de ambos os íons. Precisam ser controlados com precisão na corrente sanguínea para que não precipitem, mantendo relação inversamente proporcional, determinada pela fórmula Ca × P = 40. A determinação do Ca real e do ionizável pode ser feita a partir do Ca medido pelas fórmulas: $Ca_{real} = Ca_{medido} - albumina + 4$ e $Ca_{ionizável} = (Ca_{total} \times 6) - (proteína_{total}/3)/(proteínas_{totais} + 6)$.

As principais fontes de Ca, e que apresentam boa equivalência em sua biodisponibilidade, são o leite e os produtos lácteos, a sardinha e alguns vegetais verdes, como a couve.

ABSORÇÃO, REGULAÇÃO, EXCREÇÃO E FUNÇÃO DO CÁLCIO

A homeostase do Ca é feita pela ação conjunta de intestinos, rins, fígado e pele e intermediada pela paratireoide, vitamina D, tireocalciotonina, estrogênio e testosterona.

O Ca é absorvido no intestino delgado através de transporte ativo e passivo. O transporte ativo é mais importante e estimulado fisiologicamente por metabólitos da vitamina D. O Ca é significativamente absorvido de maneira passiva quando sua ingestão é >1 a 2g/dia.

O Ca sanguíneo é transportado ligado às proteínas plasmáticas (45%) – albumina (0,8mg de Ca/g de albumina) e globulina (0,16mg de Ca/g de globulina) – aos ânions pequenos, como fosfato e citrato (15%), e em estado livre ou ionizado (40% ou 40% a 50% do Ca total). O Ca^{2+} é metabolicamente ativo, isto é, sujeito ao transporte para as células. A concentração de Ca total no soro normal varia entre 8,5 e 10,5mg/dL (2,12 a 2,62mmol/L) e a de Ca^{2+}, de 4,65 a 5,25mg/dL (1,16 a 1,31mmol/L). A variação de 0,1 do pH altera, inversamente, 10% do Ca^{2+} por alterar a ligação Ca-albumina (a variação do pH de 7,3 para 7,4 reduz o Ca^{2+} de 1,7 para 1,5). A acidose aumenta o Ca^{2+} e agrava as manifestações da hipercalcemia. A hipocalcemia, por sua vez, é agravada pela correção da acidose com bicarbonato. O excesso de bicarbonato associado à alcalose metabólica ou respiratória inibe a ionização do Ca. A acidemia aumenta o Ca^{2+}, o que diminui a irritabilidade mioneural e promove sonolência e letargia.

A diminuição do Ca plasmático é reconhecida pela proteína Ca-sensível (CaS) nas paratireoides, que determina o aumento da secreção do paratormônio (PTH).

A principal regulação hormonal do Ca sérico é feita pelo PTH e pela vitamina D, por intermédio de suas ações sobre ossos, rins e trato gastrointestinal. O nível sérico do Ca regula seu próprio nível por intermédio do receptor sensor de Ca (CaSR) localizado na paratireoide, que inibe a secreção de PTH, e pelo CaSR da alça de Henle, que estimula a excreção renal de Ca. O PTH é secretado quase instantaneamente em resposta a muito pequena redução do Ca^{2+} sérico, perceptível pela CaSR. A liberação aumentada de PTH eleva a concentração de Ca sérico mediante:

1. Diminuição da excreção urinária de Ca: associada à ativação do CaSR nos rins e nos osteoblastos, o que provoca aumento da reabsorção de Ca no túbulo distal, e da liberação pelos osteoclastos do Ca e do fosfato ósseos para o sangue. O P é quase imediatamente excretado pela urina, o que eleva a calcemia.
2. Aumento da absorção gastrointestinal do Ca e do fosfato alimentar: mediado pelo aumento da produção renal de 1,25-diidroxivitamina D (calcitriol), a forma mais ativa da vitamina D.
3. Bloqueio da reabsorção de fosfato e bicarbonato pelos túbulos renais: com aumento da excreção e redução da excreção renal de Ca e do magnésio (Mg).
4. Estímulo ativo da 1α-hidroxilase (1-OHase), que converte a 25-OH-D para o metabólito ativo 1,25 $(OH)_2D$, aumentando a absorção intestinal de Ca e diminuindo a de fosfato, estimulando a produção de osteoclastos e promovendo a reabsorção óssea.
5. Aumento da reabsorção óssea.

A tireocalcitonina favorece a deposição osteoblástica de Ca a partir do sangue, o que limita a ação osteoclástica do PTH e aumenta a excreção renal de Ca. O estrogênio e a testosterona são também hormônios osteoblásticos. A deficiência desses hormônios enfraquece o osso, associando-se, especialmente após a menopausa, à rarefação óssea e ao risco de fraturas patológicas. A administração de Ca na

ausência de estrogênio não consegue recompor adequadamente o osso, provocando hipercalcemia e risco de litíase.

A deposição de Ca no osso é influenciada também pela tensão a que é submetido o sistema locomotor por meio da tração ou exercício. A atividade osteoblástica é maior nos atletas do que nas pessoas sedentárias. O sedentarismo, por isso, contribui para a fragilidade óssea e a tração é frequentemente usada no tratamento das fraturas. A tração mantém as partes ósseas alinhadas e oferece suficiente tensão para a atividade osteoblástica, apesar da imobilidade em que permanece o paciente. A tensão sobre os membros inferiores também permite reduzir o *genu varum*.

A vitamina D, outro fator necessário para a manutenção do metabolismo do Ca e do fosfato, separa o Ca do P e permite que eles sejam absorvidos independentemente. O raquitismo resulta da deficiência da vitamina D. A corticoterapia, em geral prolongada, tem efeito oposto ao da vitamina D, promovendo, em geral, osteoporose.

A intensa ingestão de Ca pode aumentar sua eliminação urinária, entretanto, quando o pH urinário se situa em torno de 5 a 6, Ca e fosfato precipitam como fosfato de Ca insolúvel, o que favorece o surgimento de cálculos. O uso rotineiro de alimentos que acidificam a urina pode beneficiar pacientes que tendem à nefrolitíase.

HIPOCALCEMIA

Pode ser classificada em sintomática ou grave, em que o Ca total é, respectivamente, <9mg% ou <4,2mg% (2,1mEq/L ou 1,0mmol/L) e o Ca^{2+} <2,0mg% (1,0mEq/L ou 0,5 mmol/L).

Etiopatogenia

A hipocalcemia pode surgir de maneira congênita, ser transitória ("fisiológica") ou tardia no recém-nascido, ou surgir em outras etapas da vida associada a várias causas.

A forma transitória ocorre nos primeiros 3 dias de vida, atingindo o máximo em 24 horas após o nascimento e sendo mais frequente e intensa em prematuros, regredindo, em geral, ao iniciar a alimentação. A forma tardia associa-se a várias causas (Tabela 41.1).

A hipocalcemia associada à variação das proteínas séricas (especialmente albumina) apresenta-se com oscilações do Ca total sérico, já que o nível do Ca^{2+} é hormonalmente regulado e permanece relativamente estável. A medida do Ca total pode apresentar variações imprecisas diante de sobrecarga hídrica, doenças crônicas e desnutrição, síndrome nefrótica, o que exige a determinação do Ca^{2+}. Os distúrbios ácidos-básicos, mesmo diante de albuminemia normal, podem também alterar o equilíbrio do complexo Ca-albumina.

O hipoparatireoidismo transitório e o permanente ocorrem em 20% e em 0,8% a 3,0% dos pacientes submetidos à cirurgia para câncer de tireoide e após tireoidectomia

Capítulo 41 ■ Alterações Agudas da Calcemia

Tabela 41.1 ■ Etiopatogenia do hipoparatireoidismo no recém-nascido

Hipoparatireoidismo	Etiopatogenia (mecanismos associados ao hipoparatireoidismo)
Congênito	Associado a doença de Wilson, distúrbio familiar autoimune, hemocromatose, síndrome de DiGeorge (anomalia do arco aórtico, ausência de paratireoides, cardiopatia, hipoplasia do timo), resistência ao PTH, acidose tubular renal (hipercalciúria), síndrome de Fanconi, hipovitaminose D (atresia biliar)
Transitório	Asfixia perinatal, *diabetes mellitus* materno
Tardio	Alcalose; excesso de oferta de P (leite de vaca, fórmulas com P elevado), distúrbios endócrinos maternos (*diabetes mellitus*, hipercalcemia que desencadeia hipoparatireoidismo secundário no recém-nascido e hipocalcemia, hipertireoidismo), exsanguineotransfusão com sangue citratado, uso de furosemida, hipomagnesemia, hipoparatireoidismo, má absorção intestinal de Ca e magnésio, prematuridade com crescimento rápido e reservas de Ca baixas, disfunção paratireóidea, imaturidade renal e excesso de calcitonina, uso de sulfato de magnésio na mãe
Adquirido em qualquer etapa da vida	Ablação radioativa da tireoide, amiloidose, hemocromatose, hipomagnesemia, infiltração tumoral, pós-operatório de cirurgia do pescoço, queimadura, sarcoidose, septicemia, resistência ao PTH (hipomagnesemia, pseudo-hipoparatireoidismo IA, IB, II), raquitismo resistente (acidose tubular renal e hipercalciúria, hipofosfatemia, raquitismo dependente (tipos I e II), hipovitaminose D (carencial: raquitismo clássico, por deficiência nutricional e falta de exposição ao sol; disabsortiva por má absorção de gorduras e vitamina D: atresia biliar, doença celíaca, pancreatopatias; renal: bloqueio da hidroxilação da vitamina D (raquitismo, em geral, com insuficiência renal crônica), perda (síndrome nefrótica); hepática: aumento da degradação hepática induzida por fenobarbital ou fenitoína; hipoproteinemia (nefrose, enteropatias), correção de acidose; efeito de medicamento (curare, corticoides, fenitoína ou fenobarbital e baixa ingestão de Ca ou sem exposição ao sol, glucagon, heparina, infusão de magnésio, noreprinefrina, protamina, teofilina, furosemida em uso crônico, aminoglicosídeo, betabloqueador ou cimetidina); associada a desidratação e sódio aumentado e potássio diminuído, hiperfosfatemia (excesso de aporte, lise tumoral, insuficiência renal, uso de laxativos com fosfatos), pós-circulação extracorpórea, após transfusão maciça de sangue citratado, rabdomiólise, reação psiconeurótica de ansiedade (síndrome de hiperventilação)

total, principalmente para bócio enorme e com dificuldade de definição de planos de clivagem, respectivamente. O hipoparatireoidismo pós-paratireoidectomia pode ser transitório, em função da supressão do restante de tecido da paratireoide em decorrência da hipercalcemia prévia, ou prolongado e intenso, acompanhado de hipofosfatemia, como ocorre na síndrome do osso faminto. A hipocalcemia decorrente dessa síndrome pode persistir apesar da recuperação da secreção de PTH. Nessa síndrome, que se segue à paratireoidectomia, a concentração de PTH sérico pode ser baixa, normal ou elevada.

O hipoparatireoidismo adquirido não cirúrgico decorre, em geral, de destruição imune-mediada ou autoimune das paratireoides. Pode suceder à produção de anticorpos para o CaSR; que diminui a secreção de PTH. O hipoparatireoidismo autoimune associa-se à síndrome poliglandular autoimune tipo I, distúrbio familiar sugerido pela candidíase mucocutânea na infância que se segue, na adolescência, por hipoparatireoidismo e insuficiência adrenal.

Ao hipoparatireoidismo decorrente da destruição da paratireoide podem associar-se: irradiação, doenças infiltrativas (hemocromatose, doença de Wilson, granulomas, metástase) e infecção pelo vírus da imunodeficiência humana. Ao hipoparatireoidismo podem associar-se também defeito genético ligado ao cromossomo X (hipoparatireoidismo autossômico recessivo) ou mutações nos fatores de transcrição da célula glial, além de várias síndromes congênitas (síndrome de DiGeorge). As mutações ativadoras do CaSR alteram o ajuste desse receptor às variações do PTH e podem ser de origem genética autossômicas dominantes ou esporádicas.

O hipoparatireoidismo funcional pode ser causado por hipomagnesemia e hipermagnesemia aguda grave.

A resistência ao PTH (ação prejudicada do PTH) ou pseudo-hipoparatireoidismo, que se apresenta na infância, se deve à ausência de resposta renal e óssea ao PTH.

A diminuição da produção ou da ação da vitamina D constitui uma das causas mais comuns da hipocalcemia. A deficiência de vitamina D decorre da ingestão insuficiente ou da má absorção dessa vitamina e da redução da exposição à luz ultravioleta, da diminuição da 25-hidroxilação da vitamina D para formar calcidiol (25-hidroxivitamina D) no fígado, do aumento do metabolismo em metabólitos inativos, da diminuição da 1-hidroxilação do calcidiol de calcitriol (1,25-diidroxivitamina D) no rim e da diminuição da ação do calcitriol.

A hiperfosfatemia associada a insuficiência renal aguda, ingestão aumentada de fosfato (VO ou por enemas de fosfato) e grande destruição textural (rabdomiólise, lise tumoral) pode desencadear hipocalcemia aguda.

A septicemia grave (inclusive com queimadura grave) associada ao pós-operatório evolui com hipocalcemia em 80% a 90% das vezes. Parece decorrer da produção diminuída de PTH e de calcitriol, da resistência de alguns órgãos à ação do PTH, da hipomagnesemia, da ação de citocinas inflamatórias sobre as glândulas paratireoides, rins e osso e da elevação da calcitonina sérica (que inibe a reabsorção óssea).

A hipocalcemia pode ocorrer no per ou no pós-operatório imediato, em geral associada a infusão de grandes volumes de sangue em razão da ação quelante de Ca do citrato usado como anticoagulante. O Ca total, nesse caso, é normal e o Ca^{2+}, reduzido. Pode também ocorrer no per e no pós-operatórios de grande porte, sem relação com a transfusão sanguínea, em razão, especialmente, do aumento do LIV e do desenvolvimento de hipoalbuminemia, não afetando a concentração de Ca^{2+}. Alguns pacientes têm Ca^{2+} diminuído e PTH aumentado. Essas alterações desaparecem em horas após a cirurgia. O Ca^{2+} pode ser reduzido também em virtude de seu sequestro a partir do líquido extracelular, deposição nos tecidos ou por sua ligação no LIV.

A depleção de magnésio pode desencadear hipocalcemia em consequência da resistência de produção ou diminuição da secreção de PTH, que cursa com magnésio sérico pouco ou muito abaixo de 0,8mEq/L (1mg/dL ou 0,4mmol/L), respectivamente. A hipocalcemia não consegue ser corrigida com a infusão de Ca, mas de magnésio. A hipomagnesemia decorre de má absorção, alcoolismo crônico e uso de aminoglicosídeos, cisplatina, cristaloides e diuréticos. A hipomagnesemia ocorre, com mais frequência, com fosfatemia normal ou diminuída e resistência ou deficiência à ação do PTH.

A hipermagnesemia grave também pode causar hipocalcemia devido à supressão da secreção de PTH, como ocorre quando a magnesemia situa-se >5mEq/L (6mg/dL ou 2,5mmol/L), valor encontrado, em geral, quando o magnésio é usado terapeuticamente na eclâmpsia e na hemorragia subaracnóidea aneurismática. A hipocalcemia sintomática é rara nesses pacientes, provavelmente devido à curta duração e aos efeitos antagônicos neuromusculares da hipermagnesemia.

A hipocalcemia associa-se também ao uso de quelantes de Ca (citrato, lactato, foscarnete, EDTA), que reduzem o Ca^{2+} sérico, mas não o Ca total sérico. A hipocalcemia sintomática é rara durante a transfusão de sangue ou de plasma citratado, mas não na insuficiência renal ou hepática, ou na rápida infusão de grandes quantidades de citrato, durante a troca do plasma, leucoférese ou transfusão maciça de sangue.

Os bisfosfonatos, usados no tratamento da hipercalcemia associada a metástases ósseas, doença de Paget ou osteoporose, agem de modo a reduzir a reabsorção óssea osteoclástica e podem provocar hipocalcemia quando usados em doses elevadas diante da deficiência de vitamina D, hipoparatireoidismo ou insuficiência renal.

A administração de agentes calciomiméticos para controle do hiperparatireoidismo secundário à insuficiência renal associa-se, em 5% dos casos, a hipocalcemia devido à inibição aguda da liberação de PTH.

A quimioterapia pode provocar o desenvolvimento de hipocalcemia, especialmente devido ao uso de cisplatina, 5-fluorouracil e leucovorin. O foscarnet reduz a concentração de Ca^{2+} e promove hipocalcemia sintomática, o que exige cuidado em sua infusão.

A ingestão excessiva de flúor pode causar hipocalcemia, mediada, em parte, pela formação de fluorapatita.

A alcalose respiratória aguda aumenta a ligação sérica do Ca à albumina e reduz a concentração de Ca^{2+}. Pode ocorrer efeito semelhante na acidose láctica associado a choque ou septicemia. O Ca^{2+} sérico deve ser avaliado periodicamente nesses pacientes.

A pseudo-hipocalcemia pode ocorrer em virtude do uso de agentes de contraste à base de gadolínio (usado na angiografia por ressonância magnética), gadodiamida e gadoversetamida, mediante a interferência com o exame colorimétrico de Ca. Esse efeito não é observado com outros agentes à base de gadolínio (gadopentetato dimeglumina, gadoteridol, meglumina gadoterato). A interação pode resultar em redução acentuada na concentração de Ca medida, de até 6mg/dL (1,5mmol/L), se a amostra de sangue é obtida logo após o exame. Esse efeito é rapidamente reversível. Esse fenômeno aumenta na insuficiência renal devido à retenção do contraste por períodos prolongados.

Manifestações clínicas

A sintomatologia desencadeada pela hipocalcemia pode ser desde ausente até intensa, com risco de morte, dependendo do Ca^{2+}, da agudeza de seu início, da gravidade de acometimento de órgãos e sistemas e de sua cronicidade.

A hipocalcemia evolui, em geral, de maneira assintomática. A sintomatologia que desencadeia associa-se, em geral, à rapidez de sua instalação, sendo mais intensa, quando aguda, com tetania, papiledema e convulsões, e quando crônica, com manifestações cutâneas e dentárias, catarata, calcificação dos gânglios da base e distúrbios extrapiramidais.

A hipocalcemia aguda se expressa clinicamente por meio do acometimento neuromuscular, constituído por: disestesia perioral e acral (carpopedal); espasmo carpopedal, caracterizado por adução involuntária do polegar, flexão das metacarpofalangianas e do punho, extensão das interfalangianas e dos dedos (sinal de Trousseau ou mão de parteiro); espasmo da musculatura ventilatória e da glote, caracterizado por estridor laríngeo, cornagem e tiragem, o que pode causar cianose, sudorese, broncoespasmo, cólica biliar e cãibras (hipertonia muscular), abalos musculares leves ou intensos (focais ou generalizados). Esses mecanismos fisiopatológicos podem promover hiperventilação, alcalose respiratória, elevação do pH arterial e exacerbação da disestesia. A tetania é rara, a menos que o Ca^{2+} sérico seja <4,3mg/dL (1,1mmol/L), correspondendo a Ca sérico total entre 7,0 e 7,5mg/dL (1,8 a 1,9mmol/L).

Podem ocorrer ainda apreensões, instabilidade emocional, ansiedade e depressão, confusão mental (redução do nível do alerta e da consciência), alucinações e psicose franca, reversíveis com o tratamento, fadiga, irritabilidade, apneia, convulsões (grande e pequeno mal, crises focais), hipertensão liquórica (hipertensão intracraniana benigna)

Capítulo 41 ■ Alterações Agudas da Calcemia

com ou sem papiledema, turvação da visão (neurite óptica), vômitos, sinal de Chvostek, arritmias, hipotensão arterial sistêmica (induzida por EDTA ou transfusão de sangue citratado), insuficiência cardíaca congestiva (reversível com reposição de cálcio), prolongamento do intervalo QT e ondas T arredondadas ao eletrocardiograma (ECG), alterações que podem provocar *torsades de pointes* (taquicardia ventricular polimórfica associada a prolongamento do intervalo QT), menos comum do que com hipopotassemia ou hipomagnesemia, insensibilidade aos digitálicos e retenção urinária. O exame físico revela irritabilidade neuromuscular em decorrência de tetania latente por meio dos sinais de Trousseau (indução de espasmo carpopedal pela inflação do esfigmomanômetro acima da prega do cotovelo durante 3 minutos), e Chvostek (contração da musculatura facial ipsilateral ao toque no nervo facial imediatamente anterior ao ouvido). O sinal de Trousseau pode ser induzido também pela hiperventilação voluntária por 1 a 2 minutos após a liberação do manguito do esfingmomanômetro e depende do efeito da isquemia distal ao aparelho de pressão que aumenta a excitabilidade do tronco do nervo abaixo do manguito, em vez de na placa motora final. A excitabilidade determinada atinge o máximo em 3 minutos e normaliza, mesmo que a isquemia seja mantida por mais tempo. O sinal de Chvostek ocorre em 10% das pessoas normais, representa a resposta de contração do lábio ao espasmo dos músculos faciais e depende da gravidade da hipocalcemia. O sinal de Trousseau é mais específico do que o de Chvostek.

Em crianças, a hipocalcemia de evolução crônica apresenta-se com raquitismo (rosário raquítico, *craniotabes*, alargamentos epifisários), e nos adultos, com osteomalacia. O nível diminuído de Ca sérico favorece a diminuição da duração da sístole e aumenta a duração da diástole, apresentando sinergia com a ação digitálica. O hipoparatireoidismo crônico pode apresentar transtornos extrapiramidais revelados à tomografia computadorizada do crânio por calcificações dos gânglios da base, mesmo quando o estudo radiológico simples do crânio é normal. Essas alterações podem estar associadas a parkinsonismo, distúrbios do movimento (distonia, hemibalismo, coreoatetose, crises oculogíricas) ou demência e melhorar após tratamento com vitamina D e cálcio. A catarata representa sinal associado à hipocalcemia crônica, especialmente ao hipoparatireoidismo, sendo sua evolução retardada mediante a normalização da calcemia. As alterações ósseas decorrem de aumento da densidade mineral óssea, e as síndromes congênitas hipoparatireoidianas podem apresentar osteoesclerose, espessamento cortical e anomalias craniofaciais. A hipocalcemia pode afetar a constituição dentária, especialmente no início de seu desenvolvimento, incluindo hipoplasia dentária, falha da erupção de dentes e anormalidades da formação do esmalte e de suas raízes, que podem ser revertidas pelo tratamento precoce da hipocalcemia. A pele

apresenta-se, em geral, seca, infiltrada e espessa, as unhas quebradiças com sulcos transversais e os cabelos ralos com áreas de alopecia. Essas anormalidades se correlacionam com a intensidade e a cronicidade da hipocalcemia e são reversíveis com a restauração da normocalcemia. A candidíase, em geral refratária aos antifúngicos, ocorre apenas no hipoparatireoidismo idiopático, geralmente como parte da síndrome poliglandular autoimune tipo 1, caracterizada por mutações no regulador autoimune de genes (esporádica ou autossômica recessiva), associadas a alteração da imunidade celular que persiste apesar da correção da hipocalcemia. Outras manifestações clínicas associadas à síndrome poliglandular autoimune tipo 1 incluem as da insuficiência adrenal e, menos frequentemente, de outras doenças autoimunes. A hipocalciúria é característica da hipocalcemia, mas a excreção urinária de cálcio é relativamente elevada no hipoparatireoidismo, devido à perda do efeito do PTH sobre o aumento da reabsorção tubular renal de cálcio.

O pseudo-hipoparatireoidismo (PHP) decorre de ausência de resposta ao PTH e caracteriza-se por hipocalcemia e hiperfosfatemia com concentrações elevadas de PTH. Algumas variantes associam-se a anormalidades esqueléticas, deficiência intelectual e resistência a outros hormônios.

A deficiência ou resistência à vitamina D pode provocar raquitismo e osteomalacia. A osteomalacia pode ser assintomática ou cursar com dor óssea difusa, fraqueza muscular e osteopenia ao estudo radiológico. As crianças desenvolvem raquitismo, fraqueza muscular e hipotonia, retardo motor e crescimento atrofiado. O raquitismo vitamina D-resistente hereditário também pode evoluir com alopecia, miliária múltipla, cistos epidérmicos e oligodontia. As várias causas de deficiência de vitamina D podem ser distinguidas pela história, por dados clínicos, como ingestão deficiente, exposição solar inadequada, má absorção e uso de fenitoína, e pela dosagem do soro de 25-hidroxivitamina D (25OHD, calcidiol).

A presença de hipocalcemia em outros membros da família sugere causa genética. A evolução crônica da hipocalcemia ocorre, em geral, com a mutação do CaSR e do pseudo-hipoparatireoidismo. A identificação de cicatriz cirúrgica no pescoço pode indicar cirurgia tireóidea, paratireóidea ou da cabeça e pescoço e hipoparatireoidismo adquirido de lesão pós-operatória. O hipoparatireoidismo autoimune pode ocorrer como distúrbio isolado ou integrar a síndrome poliglandular autoimune tipo 1 familiar, que pode ser cogitada pela presença de candidíase mucocutânea crônica e insuficiência renal. A hipocalcemia pode também associar-se a nefropatia aguda ou crônica, pancreatite aguda, rabdomiólise e lise tumoral (destruição tecidual e liberação de fosfato das células).

A variabilidade, a frequência e a intensidade da sintomatologia dependem, também, da concomitância de distúrbios ácidos-básicos e do potássio, além de hipomagnesemia. A hipocalcemia e a alcalemia agem sinergicamente para causar tetania. A alcalemia pode reduzir diretamente os níveis de Ca^{2+}, por isso, a alcalose respiratória isolada (hiperventilação) pode causar tetania mesmo na ausência de hipocalcemia. A tetania é rara em pacientes com insuficiência renal crônica e hipocalcemia (ocasionalmente grave) devido à proteção proporcionada pela concomitância de acidose metabólica.

Diagnóstico laboratorial

A hipocalcemia deve ser inicialmente comprovada pela medição da concentração sérica de Ca e albumina. O Ca sérico liga-se às proteínas, principalmente à albumina. A concentração aumentada de Ca total diante de hipoalbuminemia nem sempre expressa a concentração de Ca^{2+} (ou livre), porque para a diminuição de 1g/dL na albuminemia é necessária a redução de 0,8mg/dL (0,2mmol/L), do Ca total sem afetar a concentração de Ca^{2+} e, portanto, sem sintomatologia de hipocalcemia. O Ca real ($Ca_{real} = Ca_{medido}$ – albumina + 4) expressa, de modo mais preciso, a variação da albuminemia. A hipocalcemia é definida pela dosagem do Ca sérico <9mg%.

O ECG que acompanha a hipocalcemia pode evidenciar aumento progressivo do QTc (QTc = QT_{medido}/raiz quadrada de RR') e do segmento ST, com onda P arredondada e presença de arritmias e bloqueio atrioventricular.

Para a identificação da etiologia da hipocalcemia é necessária, a medição plasmática do: cálcio iônico, magnésio, fosfato, fosfatase alcalina, proteínas (totais e albumina), ureia, creatinina, amilase, PTH; e, na urina, da excreção de magnésio, do Ca, do fosfato e da creatinina. É também importante aferir o pH e os gases arteriais e estudar radiologicamente o crânio, os ossos longos e o tórax.

A hipocalcemia precoce do recém-nascido não exige investigação especial, mas observação clínica. A hipocalcemia persistente no recém-nascido torna necessária a busca de hiperparatireoidismo com hipercalcemia assintomática na mãe, tendo como principal causa o adenoma de paratireoide. O diagnóstico do raquitismo não carencial é estabelecido pela dosagem de 1,25-hidroxivitamina D e 25-hidroxivitamina D para diagnóstico diferencial com hipocalcemia com fosfato normal. Nesse caso, deve ser avaliada a possibilidade de acidose tubular renal, má absorção, raquitismo (carencial antigo ou dependente tipo I ou II) e uso de anticonvulsivantes.

A hipocalcemia com fosfato alto associa-se a excesso de aporte de fosfato (leite de vaca, fórmula alimentar com muito fosfato), hipoparatireoidismo primário, insuficiência renal e retenção de fosfato.

A hipocalcemia com fosfato baixo associa-se a acidose tubular renal e raquitismo (carencial, secundário a: insuficiência renal, má absorção, uso de anticonvulsivantes ou resistente).

Diante de dosagem do PTH baixa ou normal, a hipocalcemia constitui evidência de hipoparatireoidismo primário, devido ao estímulo da hipocalcemia para a secreção de PTH. Associa-se a destruição (doenças autoimunes, ablação pós-cirúrgica) ou anormalidade ao desenvolvimento das paratireoides. Em caso de dosagem elevada, sugere nefropatia aguda ou crônica, deficiência de vitamina D e PHP. Em caso de dosagem de PTH normal ou baixa e com hipomagnesemia, sugere mutação ativadora do gene do CaRS.

A hipomagnesemia (magnésio sérico <0,8mEq/L, 1mg/dL ou 0,4mmol/L) associa-se a hipocalcemia pela indução de resistência ou deficiência de PTH. O magnésio sérico deve ser medido em todo paciente com hipocalcemia de causa não determinada. A hipomagnesemia constitui causa de hipocalcemia quando a normalização da calcemia ocorre em minutos a horas após a normalização da magnesemia. A suplementação de magnésio pode ser indicada em paciente com hipocalcemia inexplicável que está em risco de hipomagnesemia, como em caso de má absorção crônica ou alcoolismo.

Hipocalcemia e hiperfosfatemia persistentes, na ausência de nefropatia ou lesão tecidual, representam diagnóstico de hipoparatireoidismo ou (deficiência de PTH) ou PHP (resistência ao PTH). A hiperfosfatemia representa perda do efeito ativador do PTH sobre a excreção urinária de fosfato. A presença de baixa concentração de fosfato sérico e aumento de PTH indica hiperparatireoidismo secundário (e alguma anormalidade na ingestão de vitamina D ou no metabolismo) ou baixa ingestão de fosfato.

A deficiência de vitamina D reduz a absorção de Ca pelo intestino e aumenta a secreção de PTH, provocando hipocalcemia. A medição de 25OHD (calcidiol) sérico constitui medida mais adequada para inferir sobre o diagnóstico de deficiência de vitamina D mais do que a medição de 1,25-diidroxivitamina D (calcitriol) sérica, pois a hipocalcemia induzida pelo aumento da secreção de PTH estimula a 1,25-diidroxivitamina D de produção renal em paciente sem insuficiência renal subjacente. Os seguintes padrões de metabólitos da vitamina D e fosfato sérico podem ser vistos em pacientes com hipocalcemia com elevação secundária do PTH e ajudam a definir causas de hipocalcemia:

1. **25OHD sérica diminuída com hipocalcemia e hipofosfatemia:** indicam, em geral, redução da ingestão ou absorção de vitamina D (produção dérmica diminuída), uso de fenitoína, doença hepatobiliar ou síndrome nefrótica (perda da proteína de ligação da vitamina pela urina).

2. **25OHD normal ou diminuída, 1,25-diidroxivitamina D diminuída e fosfato sérico normal ou elevado:** indicam nefropatia crônica, identificável pelo aumento da creatininemia. A nefropatia crônica é a única situação em que a hipocalcemia e o hiperparatireoidismo secundário não se associam ao fosfato sérico baixo ou baixo-

Capítulo 41 ■ Alterações Agudas da Calcemia

-normal, devido à incapacidade do rim em responder à elevação de PTH.

3. **25OHD normal ou diminuída e 1,25-diidroxivitamina D e fosfato sérico diminuídos:** sugerem raquitismo vitamina D-dependente tipo 1 (deficiência renal de 1-α-hidroxilase ou pseudorraquitismo vitamina D-deficiente).

4. **Hipocalcemia, fosfato sérico baixo e 1,25-diidroxivitamina D aumentada:** raquitismo vitamina D-resistente hereditário (raquitismo vitamina D-dependente tipo 2), que se apresenta na infância com defeito no receptor da vitamina D.

A elevação de fosfatase alcalina é comum na osteomalacia (deficiência grave de vitamina D) e pode ocorrer diante de metástase óssea osteoblástica (especialmente mama e próstata). Amilases séricas elevada e pouco elevada são observadas nas pancreatites aguda e crônica, respectivamente. O Ca urinário diminuído é observado no hipoparatireoidismo ou na deficiência de vitamina D. A avaliação do magnésio urinário elevado sugere perdas renais.

O PHP é caracterizado por hipocalcemia, hiperfosfatemia e, ao contrário ao hipoparatireoidismo, por elevação de PTH.

Tratamento

A abordagem terapêutica da hipocalcemia depende de sua gravidade, agudeza de sua evolução e da causa subjacente.

Hipocalcemia aguda

Em geral, coexiste com níveis de Ca séricos mais elevados do que em sua evolução crônica. A hipocalcemia aguda deve ser tratada como emergência quando desencadeia espasmo carpopedal, tetania, convulsões, laringoespasmo, prolongamento do intervalo QT ou mesmo sem sintomatologia, diante da diminuição aguda do Ca sérico corrigido para valores ≤7,5mg/dL (1,9mmol/L), mediante a administração de 1g de gluconato de Ca a 10% (10mL), EV, bem lento, até de 5/5 minutos, sob monitoração clínica e eletrocardiográfica, atingindo no máximo 10 ampolas ou menos, se a tetania for interrompida. Pode ser repetido em intervalos de 6 a 8 horas, até a normalização da calcemia. A infusão deve ser interrompida quando a frequência cardíaca torna-se <80bpm. Na hipocalcemia sintomática é necessário o uso de até 2mL/kg/dose de gluconato de Ca a 10% por dose, que é igual a 200mg/kg de gluconato de Ca (18mg/kg de Ca elementar). O aporte de Ca pode chegar a 500 a 750mg/kg/dia sob a forma de gluconato de Ca, quando a dose deve ser reduzida progressivamente até que a calcemia se normalize. Devem ser administrados 75mg/kg/dia de gluconato de Ca por 3 dias, após a reversão da hipocalcemia sintomática. A solução EV com 1mg/mL de Ca elementar é obtida com 11g de gluconato

de Ca (equivalente a 990mg de Ca elementar) e NaCl 0,9% ou SGI, para fornecer 1.000mL, em velocidade de 50mL/h (equivalente a 50mg/h). A dose pode ser corrigida para manter a concentração de Ca sérico no limite inferior do intervalo normal (com o Ca sérico corrigido para a albumina). Em geral, necessita-se de 0,5 a 1,5mg/kg/h de Ca elementar. A solução EV não deve conter fosfato ou bicarbonato, que pode formar sais de Ca insolúveis. A necessidade de administração desses ânions requer a infusão por outra via venosa.

A presença de irritabilidade neuromuscular (parestesia) leve e Ca sérico corrigido >7,5mg/dL pode ser abordada pela suplementação de Ca VO, que deverá ser mudada para a via IE se a sintomatologia não melhorar.

O paciente com hipocalcemia crônica (devido a hipoparatireoidismo) incapaz de receber Ca pela VO, como pode ocorrer após cirurgias complexas que exigem a recuperação prolongada, deve também fazer uso de gluconato de Ca EV.

A hipomagnesemia pode associar-se, com frequência, à hipocalcemia por meio da indução de resistência ou diminuição da secreção do PTH.

A hipomagnesemia é considerada, em geral, quando a sintomatologia da hipocalcemia não cede com a administração de Ca. A hipomagnesemia deve ser tratada com sulfato de magnésio a 10%, 2g (16mEq) quando o magnésio sérico é baixo, em infusão durante 10 a 20 minutos, seguidos de 1g (8mEq) em 100mL/h de NaCl 0,9%. Essa reposição deve ser mantida enquanto o magnésio sérico estiver <0,8 mEq/L (1mg/dL ou 0,4mmol/L). O cuidado é redobrado em pacientes com insuficiência renal. A hipomagnesemia persistente, como ocorre em caso de má absorção e perdas gastrointestinais e renais, exige suplementação de magnésio VO, 300 a 400mg/dia, divididos a cada 8 horas.

Na hiperfosfatemia significativa, o nível do fosfato deve ser corrigido antes da administração de Ca, porque a relação de Ca sérico × P sérico alto associa-se a risco de calcificações metastáticas.

Alguns pacientes necessitam de suplementação de Ca VO por tempo indefinido, 1 a 3g/dia, ou de diidrotaquisferol, 3 a 10mL até passar a tetania, e a seguir 1mL, três a sete vezes por semana. Os efeitos adversos da administração de Ca são: bradicardia, esclerose venosa (infusão em altas concentrações), necrose tecidual (infiltração do subcutâneo) e precipitação de intoxicação digitálica e do Ca (solução associada a bicarbonato). Na hipocalcemia sem tetania, é preferível administrar diidrotaquisferol, 1mL, VO, três a sete vezes por semana, e nos casos com tetania, gluconato de Ca a 10%, 10mL, EV, até de 15/15 minutos, no máximo 10 ampolas. Administrar, após a reversão da tetania, gluconato de Ca, 10 a 16g/dia VO (Tabela 41.2).

A administração isolada de Ca tem, em geral, eficácia temporária na deficiência de vitamina D ou no hipoparatireoidismo. Nesses casos é necessária a administração a

Tabela 41.2 ■ Abordagem clínica da hipocalcemia aguda

Causas	Sinais/sintomas	Laboratório	Tratamento
Alcalose respiratória Ansiedade Hipoparatireoidismo Hipovitaminose D Insuficiência renal crônica Síndrome de má absorção	Hipotensão arterial Irritabilidade neuromuscular Sinais de Chevostek e Trousseau Tetania	Ca real < 9mg% QT aumentado	Gluconato de Ca 10%, 10mL EV, lento, de 5/5 minutos, até 10 ampolas ou até parar a tetania

longo prazo de vitamina D. O PTH humano é aprovado para tratamento da osteoporose, mas não do hipoparatireoidismo, devido a seu custo elevado e à necessidade de administração subcutânea.

A administração de Ca EV não constitui terapia inicial para a hipocalcemia assintomática na insuficiência renal, em que o objetivo principal é a correção da hiperfosfatemia e da 1,25-diidroxivitamina D. Na hipocalcemia aguda grave, deve ser preferido calcitriol, 0,25 a 0,5mg, a cada 12 horas, devido a seu rápido início de ação (horas). A administração de Ca VO é preferível na hipocalcemia aguda leve, em que a concentração sérica de Ca corrigida se situe entre 7,5 e 8,0mg/dL ou 1,9 e 2,0mmol/L, ou Ca^{2+} sérico >3,0 a 3,2mg/dL ou 0,8mmol/L, ou na hipocalcemia crônica. Esses pacientes são, em geral, assintomáticos ou apresentam sintomatologia leve (parestesia oral). Podem ser tratados inicialmente com 1.500 a 2.000mg/dia de Ca elementar, como carbonato de Ca, 1.250mg (que contém 500mg de Ca elementar), ou citrato de Ca, em doses divididas. A dose de Ca elementar encontra-se descrita na maioria dos rótulos dos suplementos. Os pacientes com deficiência de vitamina D ou hipoparatireoidismo precisam, além do Ca, de suplementação de vitamina D, o que torna possível, muitas vezes, a administração de dose menor de suplementação de Ca.

Várias preparações de vitamina D estão disponíveis para o tratamento da hipocalcemia devido a hipoparatireoidismo ou deficiência de vitamina D. A necessidade da vitamina D é variável entre os pacientes, e a dose correta é determinada por tentativa e erro. O PTH é necessário para a conversão renal de calcidiol (25-hidroxivitamina D) no metabólito ativo calcitriol (1,25-diidroxivitamina D); por isso, pacientes com hipoparatireoidismo são preferencialmente tratados com calcitriol. A dose inicial de calcitriol é de 0,25 a 0,5mg a cada 12 horas. As diversas preparações diferem na rapidez e duração de ação e nos custos. Os principais efeitos colaterais são hipercalcemia e hipercalciúria, que, quando crônica, pode provocar nefrolitíase, nefrocalcinose e insuficiência renal. A hipercalciúria, o primeiro sinal de toxicidade, pode se desenvolver na ausência de hipercalcemia, mais provavelmente em paciente com hipoparatireoidismo, porque o PTH estimula a reabsorção renal de Ca. Na avitaminose D, a absorção intestinal do Ca aumenta com a administração de vitamina D. O resultado é a obtenção de níveis séricos de Ca capazes de reduzir a concentração de PTH, o que pode provocar hipercalciúria antes de ocorrer hipercalcemia. Por isso, a concentração sérica e urinária de Ca deve ser medida frequentemente (de 2 semanas de intervalo) inicialmente e depois a cada 6 meses a 1 ano, até que seja obtida a dose adequada.

A hipercalciúria e a hipercalcemia costumam desaparecer em poucos dias após a interrupção da administração de calcitriol. A recuperação é mais lenta (2 a 3 semanas, devido ao armazenamento de gordura) em paciente tratado com vitamina D, mas pode ser acelerada por curso curto de corticoide.

A deficiência de vitamina D é tratada com ergocalciferol (vitamina D_2) ou colecalciferol (vitamina D_3). Disponível para administração VO ou parenteral, a vitamina D é aproximadamente 20% mais barata do que seus metabólitos, exige metabolismo hepático e renal e apresenta ação de início lento e longa duração. Deve ser dada diariamente, durante várias semanas, antes que seu pleno efeito se torne evidente. A hipercalcemia associada, se ocorrer, pode persistir durante 2 a 3 semanas após sua suspensão. O calcitriol é mais útil em doenças nas quais sua síntese renal está prejudicada, como insuficiência renal ou hipoparatireoidismo. É o metabólito mais ativo da vitamina D. As vantagens do calcitriol incluem o fato de não ser necessária ativação endógena, rápido início de ação (horas) e meia-vida biológica de 6 horas. A hipercalcemia é mais comum durante o tratamento com calcitriol do que com vitamina D, ocorrendo em poucos dias após a interrupção do tratamento. Os análogos da vitamina D podem ser usados para tratar a hipocalcemia, especialmente quando existe anormalidade do metabolismo da vitamina D (insuficiência renal ou hepática). Análogo sintético da vitamina D, convertido no fígado para o metabólito ativo 1,25-diidroxivitamina D, o alfacalcidol (1-hidroxivitamina D_3-α) é usado no tratamento da hipocalcemia associada a hipoparatireoidismo e como adjunto no tratamento de nefropatia crônica. O diidrotaquisterol é o equivalente funcional da 1-hidroxivitamina D, sendo necessária sua 25-hidroxilação no fígado para se transformar em droga ativa. Eficaz quando há comprometimento da hidroxilação renal, como na nefropatia crônica, tem rápido início de ação e duração relativamente curta, de modo que sua toxicidade desaparece em poucos dias. O calcidiol não necessita de 25-hidroxilação hepática e, portanto, é mais útil em hepatopatas.

Capítulo 41 ■ Alterações Agudas da Calcemia

Sua ação é mais rápida e não tão prolongada como a da vitamina D, porém mais lenta no início e mais prolongada do que a do calcitriol.

Hipoparatireoidismo

A maioria dos pacientes necessita de Ca e da suplementação de vitamina D ao longo da vida. A exceção é o hipoparatireoidismo transitório ou após tireoidectomia ou após paratireoidectomia. O objetivo terapêutico é aliviar a sintomatologia de modo a melhorar e manter a concentração de Ca sérico no limite inferior da normalidade: 8,0 a 8,5mg/dL (2,0 a 2,1mmol/L). A obtenção de valores superiores não é necessária, sendo corrigido pelo desenvolvimento de hipercalciúria devido à perda de Ca renal, o que mantém os efeitos do PTH. A dose inicial de Ca elementar situa-se entre 1,0 e 1,5g/dia, VO, em doses divididas. Embora frequentemente usado, o carbonato de Ca não parece ser tão bem absorvido em idosos e na acloridria; nesses casos, o citrato de Ca mostra-se mais útil. O calcitriol é o agente de escolha. A dose inicial deve ser de 0,25mg a cada 12 horas, com aumento semanal, se necessário, para obter Ca sérico normal. Podem ser necessários até 2mg/dia. É importante a vigilância quanto à calciúria, à calcemia e à fosfatemia, sendo semanal no início e permanecendo até que seja obtida o nível da calcemia (na extremidade inferior da escala normal); a seguir, deve ser realizada a cada 3 ou 6 meses.

A correção completa da hipocalcemia pode provocar hipercalciúria e suas consequências, como nefrolitíase, nefrocalcinose e insuficiência renal crônica. Sua prevenção consiste na avaliação periódica da calciúria, com redução da dose de Ca e de vitamina D, se estiver elevada (≥300mg em 24 horas). Em alguns pacientes pode ser necessária a administração de diurético tiazídico (25 a 100mg/dia), com ou sem restrição dietética de sódio, para diminuir a excreção urinária de Ca. A tiazida deve ser acrescentada quando o Ca urinário em 24 horas se aproxima de 250mg. Pode ser necessária a suplementação de potássio devido à hipopotassemia induzida por tiazida.

O uso de PTH recombinante humano ainda está sob avaliação.

Tireoidectomia e paratireoidectomia

O hipoparatireoidismo constitui a complicação mais frequente da tireoidectomia quase total. As formas transitória e permanente ocorrem, respectivamente, em 20% e em 0,8% a 3,0% dos pacientes após a cirurgia de câncer de tireoide e a tireoidectomia total, principalmente quando o bócio é extenso. A deficiência de vitamina D está associada ao aumento do risco de a paratireoidectomia levar ao desenvolvimento de hipocalcemia pós-operatória e síndrome do osso faminto. Esta ocorre mais frequentemente em pacientes com hiperparatireoidismo que desenvolveram, no pré-operatório, aumento crônico da reabsorção óssea induzida por níveis elevados de PTH (osteíte fibrosa). Nesses pacientes, o Ca é absorvido avidamente pelo osso desmineralizado após a cirurgia, e sua suplementação é necessária para manter a calcemia normal. A deficiência de vitamina D em pacientes após paratireoidectomia pode exigir a administração prolongada e intensa de Ca e vitamina D devido à síndrome do osso faminto.

Hipoparatireoidismo durante a gravidez

Com frequência, a calcemia pode ser afetada ao final da gestação e na lactação, o que representa, diante de hipoparatireoidismo, problema especial que exige vigilância especial e que pode tornar necessária a diminuição da dose de calcitriol. A necessidade de calcitriol é normalizada com a interrupção da lactação.

Hipocalcemia autossômica dominante

Decorre de mutação que ativa o CaSR, o que pode aumentar ou normalizar a calciúria em pacientes com hipocalcemia. A administração de vitamina D pode aumentar a hipercalciúria, favorecer a nefrocalcinose e determinar insuficiência renal. A administração de PTH recombinante pode elevar a calcemia com pequeno risco de exacerbar a hipercalciúria.

Deficiência de vitamina D

A deficiência nutricional de vitamina D é, em geral, tratada com 50.000UI/semana de vitamina D_2 ou D_3, por 6 a 8 semanas. Em alguns pacientes, a nefropatia crônica associada evolui com hipocalcemia sintomática tratada com fosfato de Ca, VO, para prevenir a doença óssea. Em alguns pacientes pode ser necessária a administração da forma ativa da vitamina D.

Hipercatabolismo

A hipocalcemia e a hiperfosfatemia aguda ocorrem no hipercatabolismo observado na síndrome de lise tumoral ou em caso de trauma grave. A hipocalcemia não deve ser tratada com Ca até que a hiperfosfatemia seja corrigida, para evitar a precipitação de Ca e fosfato em vasos e tecidos, a menos que haja hipocalcemia sintomática. A hemodiálise está, em geral, indicada diante de hipocalcemia sintomática.

HIPERCALCEMIA

A hipercalcemia pode ser produzida por vários distúrbios, mas, na maioria das vezes, é determinada por hiperparatireoidismo primário e neoplasia. Manifesta-se, em geral, de maneira assintomática-oligossintomática ou com obnubilação e coma, quando leve ou grave-aguda, respectivamente. As queixas independem da etiologia.

Etiopatogenia

A hipercalcemia associa-se a:

1. **Hiperparatireoidismo:** secundário a adenoma, carcinoma ou outras neoplasias (invasão óssea, secreção de

hormônio da paratireoide ou de prostaglandinas) da paratireoide, hipercalcemia neonatal grave (autossômica recessiva), hiperparatireoidismo secundário, hiperparatireoidismo terciário (hiperfunção mantida após estímulo prolongado), hiperplasia paratireóidea e hipoparatireoidismo com hipocalcemia materna.

2. **Produção endógena de vitamina D por macrófago:** relacionada com doenças granulomatosas, linfomas, necrose gordurosa do subcutâneo em recém-nascido asfixiado ou com tocotraumatismo, sarcoidose e tuberculose.

3. **Redução da excreção renal de Ca:** em decorrência de hipercalcemia hipocalciúrica familiar ou uso de tiazídicos.

4. **Retirada de Ca ósseo:** relacionada com hipertireoidismo, hipervitaminose D extrema, imobilização prolongada (curare, física, sedação) ou osteodistrofia renal.

5. **Outras causas:** doença de Addison e doença de Williams (estenose aórtica supravalvar, fácies típica, hipercalcemia, retardo mental).

A hipercalcemia pode estar relacionada simultaneamente com vários mecanismos e depende do desequilíbrio da homeostase de Ca, com entrada na circulação maior do que sua excreção urinária ou deposição óssea, resultado da aceleração da reabsorção óssea, absorção gastrointestinal excessiva ou diminuição da excreção renal de Ca. Em alguns casos, o Ca^{2+} eleva-se devido à acidose metabólica e normaliza com a correção da acidose, excesso de aporte de Ca, VO ou EV, em especial diante de insuficiência renal, feocromocitoma, hipofosfatemia ou transplante de medula óssea.

Em mais de 90% dos casos a hipercalcemia associa-se ao hiperparatireoidismo primário e às neoplasias.

A reabsorção óssea e a hipercalcemia decorrente ocorrem no hiperparatireoidismo primário devido à ativação do PTH, mediada por osteoclastos. A absorção intestinal de Ca também está elevada. A principal causa de hiperparatireoidismo primário é o adenoma da paratireoide. Associa-se a calcemia pouco elevada (<11mg/dL ou 2,75mmol/L) ou no extremo superior da normalidade. Por isso, para o diagnóstico de hiperparatireoidismo primário diante de nefrolitíase são necessárias medições seriadas da calcemia para surpreender a hipercalcemia.

O hiperparatireoidismo secundário é observado na nefropatia grave crônica em que a calcemia, em geral, é normal ou diminuída, porém pode tornar-se elevada. A hipercalcemia é mais frequente na osteopatia adinâmica com remodelação óssea reduzida, devido à intensa diminuição da absorção de Ca ósseo, após administração de carbonato de Ca para tratar a hiperfosfatemia associada.

O hiperparatireoidismo terciário decorre da autonomia da paratireoide após período prolongado de hiperplasia. Pode ser observado na insuficiência renal avançada em que a hipercalcemia, em virtude da hiperplasia paratireóidea, evolui de maneira autônoma com superprodução

de PTH. O transplante renal pode promover o desaparecimento da hiperplasia das paratireoides em meses a anos, mas a hipercalcemia pode desenvolver-se após o transplante renal, quando o rim normal corrige o fosfato, o que aumenta a produção de calcitriol e eleva transitoriamente a calcemia. Em alguns casos, a hiperplasia da paratireoide não desaparece. A hipercalcemia decorrente do aumento da reabsorção óssea também pode ser observada em caso de imobilização, doença de Paget óssea, terapêutica estrogênica ou antiestrogênica (tamoxifeno) para pacientes com neoplasia (câncer de mama, metástases ósseas extensas), hipervitaminose A (>50.000UI/dia) e administração de ácido retinoico (30%), ácido *cis*-retinoico ou *al-trans* ácido retinoico.

A hipercalcemia associada a tumores sólidos e leucemias apresenta-se, em geral, com calcemia >13mg/dL (3,25mmol/L). O mecanismo de aumento da reabsorção óssea associado à neoplasia depende do tipo de câncer. Nas metástases ósseas, é comum a indução direta de osteólise local pelas células tumorais, provavelmente associada às citocinas (fator de necrose tumoral, interleucina-1). No mieloma múltiplo, a hipercalcemia associa-se à estimulação de osteoclastos, que ativam a linfotoxina, a interleucina-6 e o fator de crescimento de hepatócitos; e o receptor ativador do fator nuclear κ B ligante (RANK ligante). A hipercalcemia associada aos tumores sólidos não metastáticos decorre mais comumente da secreção de PTHrP, entretanto, nos linfomas, é causada pela produção de PTH-independente extrarrenal de calcitriol de calcidiol por ativação de células mononucleares. Existem relatos de produção ectópica de PTH por câncer não paratireóideo.

A tireotoxicose pode associar-se a hipercalcemia leve (20%) em virtude da ação do hormônio tireoidiano sobre a reabsorção óssea, que desaparece após sua correção. A persistência de hipercalcemia após o estabelecimento do eutireoidismo, entretanto, torna necessária a busca de hiperparatireoidismo concomitante.

A hipercalcemia ocorre quando a calcemia eleva-se além de 11mg%. A hipercalcemia aguda é rara. Pode ser leve, moderada ou grave, na dependência, respectivamente, de o valor do Ca total situar-se entre 10 e 12mg% (5 a 6mEq/L, 2,5 a 3mmol/L), 12 e 15mg% (6 a 7,5mEq/L, 3 a 3,7mmol/L) e ser >15mg% (>7,5mEq/L ou 3,7mmol/L). A hipercalcemia decorre, na maioria dos pacientes, de elevação na concentração de Ca^{2+}. O Ca sérico total liga-se na proporção de 40% a 45% às proteínas séricas, principalmente albumina; por isso, o aumento da ligação às proteínas pode determinar hipercalcemia, sem aumento do Ca^2. Esse fenômeno pode ocorrer em caso de aumento da albuminemia, observado na desidratação grave e no mieloma múltiplo, sendo denominado pseudo-hipercalcemia (hipercalcemia fictícia) porque o Ca^2 é normal. Observa-se o contrário na hipoalbuminemia (doença crônica, desnutrição) em que a calcemia total pode ser normal e o Ca^2 ele-

Capítulo 41 ■ Alterações Agudas da Calcemia

vado. A concentração de Ca deve, portanto, ser corrigida diante de hipo ou hiperalbuminemia.

O aumento isolado da ingestão de Ca raramente provoca hipercalcemia porque a elevação inicial de seus níveis inibe a liberação de PTH. Entretanto, a redução da excreção urinária de Ca, como ocorre na nefropatia crônica e na síndrome leite-álcali, pode levar à hipercalcemia.

A síndrome leite-álcali (tratamento da osteoporose ou da dispepsia), na ausência de hipercalcemia e insuficiência renal, pode ser induzida por alta ingestão de leite ou, mais comumente, carbonato de Ca, levando a hipercalcemia, alcalose metabólica e insuficiência renal. A alcalose metabólica aumenta a hipercalcemia por estimular diretamente a reabsorção de Ca no túbulo distal, diminuindo assim sua excreção. A função renal retorna aos níveis basais após a suspensão do leite ou da ingestão de carbonato de Ca, embora possam ocorrer lesões irreversíveis na hipercalcemia prolongada.

A hipervitaminose D associa-se a elevadas concentrações plasmáticas de calcidiol ou calcitriol e pode causar hipercalcemia por aumento da absorção de Ca e reabsorção óssea. O transporte intestinal de Ca é regulado, principalmente, pelo calcitriol, mais potente do que a 25-hidroxivitamina D (25OHD). A hipercalcemia pode ocorrer também com o aumento da ingestão de 25OHD (vitamina D em doses elevadas, que é convertida em calcidiol no fígado), calcidiol ou calcipotriol, vitamina D analógica usada em dermopatias e leite enriquecido com vitamina D. A concentração sérica elevada de 1,25 D se deve, em geral, à ingestão de calcitriol para tratamento de hipoparatireoidismo ou para hipocalcemia e hiperparatireoidismo secundário à insuficiência renal. A hipercalcemia induzida por calcitriol dura, em geral, 1 ou 2 dias, devido à meia-vida biológica relativamente curta do calcitriol.

A hipercalcemia pode ser causada também por produção endógena aumentada de 1,25 D, observada no linfoma maligno e em doenças granulomatosas crônicas (sarcoidose, granulomatose de Wegener). A doença granulomatosa associa-se a elevada concentração sérica de enzima conversora da angiotensina e de calcitriol e aumento na produção de calcitriol. A hipercalcemia responde à prednisona, mas é necessária terapia contínua.

A hipercalcemia pode também ser desencadeada por:

1. **Uso crônico de lítio:** devido, provavelmente, ao aumento da secreção de PTH em razão do desajuste no ponto em que o Ca suprime a liberação de PTH. A hipercalcemia desaparece, em geral, quando o lítio é interrompido. O lítio pode também permitir a expressão de hiperparatireoidismo leve suclínico e elevar a concentração sérica de PTH sem elevar a calcemia.
2. **Administração de tiazídicos:** que têm menor efeito sobre a excreção urinária de Ca, o que é útil no tratamento de nefrolitíase cálcica e hipercalciúria recorrentes, embora possa desencadear hipercalcemia quando há aumento da reabsorção óssea, como ocorre no hiperparatireoidismo.
3. **Feocromocitoma, ou em virtude de sua associação com o hiperparatireoidismo concorrente (nos homens, o tipo II):** A hipercalcemia desencadeada pelo feocromocitoma parece associar-se à produção tumoral da proteína relacionada ao PTH, a qual pode ser reduzida por bloqueadores α-adrenérgicos.
4. **Insuficiência adrenal (doença de Addison):** que se associa a aumento da reabsorção óssea, contração do volume, aumento da reabsorção do Ca pelo túbulo contorcido proximal, hemoconcentração e, talvez, maior ligação do Ca às proteínas séricas. A corticoterapia normaliza a calcemia em poucos dias. A hipercalcemia também tem sido relatada em pacientes com insuficiência adrenal secundária à hipofisite linfocítica. A liberação de Ca ósseo é aumentada pelo hormônio da tireoide, o que ocorre apesar da supressão adequada da liberação de PTH e calcitriol e parece ser mediado, pelo menos em parte, pelo hormônio tireoidiano através de processo normalmente inibido por glicocorticoide.
5. **Rabdomiólise e a insuficiência renal aguda:** que se associam à hipercalcemia seja na fase diurética da insuficiência renal aguda, na maioria das vezes, ou associadas à destruição muscular (rabdomiólise). A hipercalcemia decorre, principalmente, da mobilização de Ca depositado no músculo lesado.
6. **Correção da hiperfosfatemia (induzida pelo aumento da taxa de filtração glomerular) no hiperparatireoidismo secundário leve induzida pela insuficiência renal e pelo aumento inexplicado do calcitriol sérico:** o rim transplantado pode corrigir a hiperfosfatemia associada à insuficiência renal induzida pelo hiperparatireoidismo secundário persistente e contribuir para o desenvolvimento de hipercalcemia transitória.
7. **Toxicidade da teofilina:** que tem sido associada à hipercalcemia leve que, em geral, regride com a administração de um antagonista β-adrenérgico.

Manifestações clínicas

A maioria dos casos é assintomática. A presença de alguma doença hipercalcemiante deve ser suspeitada quando há litíase renal de repetição e calcificações metastáticas.

A hipercalcemia leve (Ca <12mg/dL, 3mmol/L) pode ser assintomática ou manifestar-se de maneira inespecífica com constipação, fadiga e depressão. A elevação lenta do Ca sérico para 12 a 14mg/dL (3 a 3,5mmol/L) é bem tolerada, entretanto, se for aguda, pode desencadear poliúria, polidipsia, desidratação, anorexia, náuseas, fraqueza muscular e alterações no sensório. A hipercalcemia grave (Ca >14mg/dL, 3,5mmol/L) inclui, além dessa sintomatologia, fraqueza, desatenção, confusão, estupor e coma.

As queixas mais frequentemente associadas à hipercalcemia estão associadas à doença de base, em que sobressaem artralgia, dor óssea, prurido, e são referenciadas a vários órgãos e sistemas, como:

1. **Renal:** a sintomatologia depende da duração e da intensidade da hipercalcemia, podendo resultar em insuficiência renal. A hipercalcemia intensa (12 a 15mg/dL, 3 a 3,75mmol/L) pode reduzir, reversivelmente, a taxa de filtração glomerular, devido à vasoconstrição renal direta e à natriurese induzida pela retração do volume vascular. A hipercalcemia e a hipercalciúria duradouras associam-se a degeneração, necrose e atrofia das células tubulares, fibrose renal intersticial, desregulação dos canais de aquaporina-2, redução da capacidade renal de concentração e ativação do CaRS, fenômenos que desencadeiam alteração da capacidade tubular de concentração e afetam a alça de Henle e os tubos coletores. Seu resultado consiste no descontrole do gradiente osmótico intersticial e no desencadeamento de *diabetes insipidus* nefrogênico, poliúria e polidipsia, calcificação (nefrocalcinose) e hipocitratúria. A hipercalcemia crônica raramente causa acidose tubular renal tipo 1 (distal). Essas alterações são observadas em mais da metade dos pacientes com sarcoidose e que evoluem com hipercalcemia e insuficiência renal, e raramente no hiperparatireoidismo primário. A desidratação e a hipercalcemia podem ser agravadas pela diminuição da ingestão de líquidos devido à náusea.

2. **Cardiovascular:** a hipercalcemia aguda pode reduzir o potencial de ação miocárdico, o que pode ser visualizado eletrocardiograficamente pela diminuição do intervalo QT e a elevação do segmento ST, que simula infarto agudo do miocárdio, aumento da contratilidade e da irritabilidade cardíacas (taquiarritmias ventriculares e fibrilação ventricular), e risco aumentado de intoxicação digitálica. A hipercalcemia duradoura (hiperparatireoidismo primário ou secundário) pode desencadear a deposição de Ca nas válvulas cardíacas, nas artérias coronárias e nas fibras miocárdicas, além de promover hipertensão arterial sistêmica e miocardiopatia.

3. **Neuropsiquiátrico:** a hipercalcemia leve associa-se a ansiedade, depressão, disfunção cognitiva, cefaleia, fraqueza e hipotonia, que podem ser reversíveis com a correção do hiperparatireoidismo. A hipercalcemia grave (Ca >14mg/dL, 3,5mmol/L) associa-se a letargia, confusão mental, estupor e coma, que são sintomas mais prováveis em idosos.

4. **Gastrointestinal:** podem surgir constipação, anorexia, náuseas, dor abdominal, vômitos, emagrecimento ou dificuldade de ganhar peso. Podem ocorrer pancreatite e úlcera péptica. A úlcera péptica associa-se ao hiperpa-

ratireoidismo primário e parece decorrer de aumentos de Ca na secreção de gastrina.

5. **Musculoesquelético:** a dor óssea e a redução da massa óssea cortical podem associar-se a hipercalcemia devido a neoplasia ou hiperparatireoidismo.

O exame físico associado à hipercalcemia não é, em geral, específico, à exceção daqueles relacionados com a doença subjacente, como neoplasia e desidratação. A ceratopatia em faixa, em virtude do reflexo de depósitos corneanos subepiteliais de Ca e fosfato que se estende horizontalmente em toda a córnea exposta entre as pálpebras, é, em geral, detectada pelo exame com lâmpada de fenda.

As manifestações clínicas de algumas entidades que cursam com hipercalcemia apresentam especificidades, como:

1. **Hipercalcemia hipocalciúrica familiar:** distúrbio (autossômico dominante raro) caracterizado por hipercalcemia leve, hipocalciúria (sugerindo aumento da reabsorção tubular renal de Ca) e pouca ou nenhuma sintomatologia: Decorre de mutação do CaSR nas células da paratireoide e renais, de modo que são necessárias calcemias mais elevadas para suprimir a liberação de PTH.

2. **Hipercalcemia hipocalciúrica adquirida:** associada à produção de autoanticorpos dirigidos contra o CaSR.

3. **Condrodisplasia metafisária tipo Jansen:** associada a hipercalcemia significativa e assintomática e hipofosfatemia. As paratireoides são normais e as concentrações séricas de PTH e relacionada ao PTH são normais ou baixas respectivamente. Observa-se a presença de mutação no gene do PTH-PTH-relacionada com a proteína receptora, com ativação contínua do receptor em níveis normais ou baixos de PTH.

4. **Deficiência congênita de lactase:** observada em lactentes com hipercalcemia e nefrocalcinose medular. A hipercalcemia é controlada rapidamente com a retirada de lactose da dieta, mas a nefrocalcinose pode persistir. A hipercalcemia parece decorrer do aumento da absorção ileal de Ca, na presença de lactose não hidrolisada.

5. **Hiperparatireoidismo primário:** apresenta-se, em geral, de maneira assintomática com hipercalcemia, sendo mais comum na mulher na pós-menopausa, com exame físico normal, sem outra causa de hipercalcemia, além de história familiar de hiperparatireoidismo e evidência de neoplasia endócrina múltipla. A hipercalcemia associada a neoplasia evolui, em geral, com calcemia que se eleva agudamente e se traduz em sintomatologia mais intensa. É necessária a análise da dieta e dos medicamentos sem receita médica em uso pelo paciente para excluir a dispensação de preparados de ervas, suplementos de Ca e vitamina A, e a possibilidade da síndrome leite-álcali e de hipercalcemia induzida por medicamentos.

Diagnóstico laboratorial

Em 90% dos casos, a hipercalcemia associa-se ao hiperparatireoidismo primário ou às neoplasias. A avaliação clínica pode determinar sua etiologia, mas sua confirmação depende da análise laboratorial.

A hipercalcemia apresenta, em geral, Ca real >11mg%, ECG com QTc diminuído (<0,036s) e onda T arredondada. Para a análise da hipercalcemia é necessária a medição, no soro, de Ca total e ionizado, magnésio e fosfato, fosfatase alcalina, pH, proteínas totais e fracionadas, ureia, creatinina e PTH e, na urina, de Ca, fosfato e creatinina, além de radiografias do crânio e de ossos longos.

A dosagem do PTH (radioimunoensaio) sérico deve ser o passo seguinte, após a confirmação da hipercalcemia, com o objetivo de diferenciar a hipercalcemia mediada pelo PTH (hiperparatireoidismo primário, síndromes familiares) da não mediada pelo PTH (neoplasia, intoxicação por vitamina D, doença granulomatosa). O PTH sérico pouco elevado ou na metade superior da faixa normal associa-se, em geral, ao hiperparatireoidismo primário e à hipercalcemia hipocalciúrica familiar. A concentração sérica de PTH baixa ou baixa-normal (<20pg/mL) associa-se, em geral, à hipercalcemia não mediada pelo PTH (neoplásica; em geral tumoração de início recente). É necessária a medição de peptídio relacionado com o PTH (PTHrP) e de metabólitos da vitamina D, TSH e vitamina A. Os níveis de PTH e calcitriol são, em geral, suprimidos nesses pacientes.

A hipercalcemia assintomática de longa data é mais sugestiva de hiperparatireoidismo primário e menos de hipercalcemia hipocalciúrica familiar. A intensidade da calcemia pode ajudar a estabelecer o diagnóstico, de modo que no hiperparatireoidismo primário é, em geral, normal ou levemente aumentada (<11mg/dL; 2,75mmol/L) e raramente se situa > 13mg/dL (3,25mmol/L) no hiperparatireoidismo primário, sendo mais comumente observada nas neoplasias.

A concentração sérica elevada da enzima conversora da angiotensina e de calcitriol é observada na sarcoidose e na granulomatose de Wegener.

O encontro de PTH sérico <20pg/mL torna necessária a dosagem do PTHrP e de metabólitos da vitamina D para ajudar a diferenciar hipercalcemia de origem neoplásica de intoxicação por vitamina D. A presença de níveis séricos baixos de PTH e de PTHrP e baixos ou normais de metabólitos da vitamina sugere o diagnóstico de mieloma múltiplo, tireotoxicose, imobilização ou toxicidade pela vitamina A e ingestão de Ca não reconhecida em face de insuficiência renal (síndrome leite-álcali). A eletroforese de proteínas urinárias (mieloma múltiplo) e a dosagem sérica de TSH e de vitamina A podem ser realizadas conforme a suspeita diagnóstica.

As concentrações séricas de metabólitos da vitamina D, 25-hidroxivitamina D (calcidiol) e 1,25-diidroxivitamina D, devem ser medidas, na ausência de diagnóstico de neoplasia e sem níveis elevados de PTH ou PTHrP. A concentração sérica elevada de 25OHD sugere intoxicação pela vitamina D ou calcidiol. O nível da concentração sérica de 25OHD associada à hipercalcemia é indefinido – em geral, >150ng/mL (374nmol/L). O aumento da 1,25-diidroxivitamina D pode ser observado em razão de sua ingestão ou produção extrarrenal (doenças granulomatosas ou linfoma) ou renal (hiperparatireoidismo primário), mas não pelo PTHrP. A presença de níveis elevados de 1,25-diidroxivitamina D demanda a busca de neoplasia (pulmonar, renal, hepática, ocular, medula óssea) ou de sarcoidose.

O diagnóstico pode ainda necessitar da dosagem de fosfato sérico e excreção urinária de Ca. Hipofosfatemia intensa pode ser observada no hiperparatireoidismo e na hipercalcemia humoral maligna (devido à proteína relacionada ao PTH), como resultado da inibição da reabsorção de fosfato tubular renal proximal. A fosfatemia é normal ou elevada nas doenças granulomatosas, doenças ósseas, intoxicação por vitamina D, imobilização, tireotoxicose, síndrome leite-álcali e nas metástases ósseas. O fósforo sérico apresenta concentração variável na hipercalcemia hipocalciúrica familiar. A excreção urinária de Ca, em geral, está elevada ou normal/alta no hiperparatireoidismo primário e na hipercalcemia associada à neoplasia. O aumento na reabsorção renal de Ca desencadeia hipocalciúria relativa (< 100mg/dia; 2,5mmol/dia) na síndrome leite-álcali em que a alcalose metabólica associada aumenta a reabsorção de Ca por mecanismo desconhecido, na administração de tiazidas que aumentam diretamente a reabsorção ativa de Ca no túbulo distal e na hipocalciúria hipercalcêmica familiar em que a excreção fracionada de Ca, em geral, é inferior a 1%, em que há história familiar de hipercalcemia e pouca ou nenhuma sintomatologia de hipercalcemia.

Outros exames úteis em casos selecionados são a concentração sérica de cloreto e o estudo radiológico dos ossos. Cloremia >103mEq/L associada a pequena diminuição do bicarbonato sérico é específica do hiperparatireoidismo primário, enquanto cloremia diminuída com alcalose metabólica está mais relacionada com a síndrome leite-álcali. O encontro de ostefte fibrosa ao estudo radiologico é específico do hiperparatireoidismo primário, embora só esteja presente em 5% dos casos.

Tratamento

Os objetivos do tratamento são reduzir a concentração de Ca sérico e, se possível, corrigir ou diminuir o efeito da doença subjacente, restringir a administração de Ca e de vitamina D e evitar o uso de antiácidos que contenham Ca, diuréticos e digitálicos.

A abordagem depende, também, da causa, da gravidade sintomatológica e do nível da calcemia, de modo que:

1. **Na hipercalcemia leve assintomática ou com sintomatologia leve (Ca sérico <12mg/dL, 3mmol/L):** inicialmente, não é necessária a correção da calcemia, mas de sua causa. O paciente deve ser aconselhado a evitar

fatores que podem agravar a hipercalcemia, incluindo o uso de diuréticos e de carbonato de lítio, depleção de volume, repouso no leito ou inatividade e dieta rica em cálcio (>1.000mg/dia). A hidratação adequada (pelo menos 6 a 8 copos de água/dia) é recomendada para diminuir o risco de nefrolitíase. A terapia adicional depende, principalmente, da causa da hipercalcemia.

2. **Na hipercalcemia leve a moderada assintomática ou levemente sintomática com hipercalcemia crônica moderada com função renal normal, sem hipertensão arterial sistêmica (Ca sérico entre 12 e 14mg/dL, 3 a 3,5mmol/L):** inicialmente, não é necessária a correção da calcemia, mas de sua causa. O aumento agudo da calcemia pode precipitar sintomatologia gastrointestinal e alterações no sensório, o que exige tratamento igual ao da hipercalcemia grave. Devem ser seguidas as mesmas precauções descritas anteriormente. Pode ser suficiente aumentar o aporte de sódio (2 a 4mEq/kg/dia) e de potássio (2mEq/kg/dia), equivalente a duas a três vezes as necessidades básicas, até que a calcemia se normalize. A elevação aguda da calcemia além desses valores pode causar alterações marcantes no sensório, o que exige tratamento imediato, em geral, à semelhança da hipercalcemia grave.

3. **Na hipercalcemia aguda e grave com Ca sérico >14mg/dL (3,5mmol/L) ou sintomática:** é necessária a redução da calcemia, independentemente da presença de sintomatologia. A terapêutica consiste em:

   a. **Evitar repouso no leito ou inatividade, dieta rica em Ca (>1.000mg/dia), depleção de volume e administração de diuréticos tiazídicos e carbonato de lítio.**

   b. **Hidratação:** a desidratação está, em geral, presente, o que torna necessária a infusão de NaCl 0,9%, 200 a 300mL/h, ajustada para manter diurese de 100 a 150mL/h, até que a calcemia reduza de 14mg%, na dependência de fatores como a gravidade da hipercalcemia, a idade do paciente e a presença de comorbidades, em especial cardiopatias e nefropatias. A calcemia deve ser reduzida em 24 horas. A reposição hídrica exige vigilância clínica rigorosa devido ao risco de sobrecargas de volume e sal, devendo ser interrompida ao surgir edema.

   c. **Diurético:** o volume total de NaCl infundido em 1 dia pode ser muito alto, até 10L, tornando necessária a administração de diurético de alça – furosemida, 80 a 100mg, até a cada 1 ou 2 horas, para manter o volume urinário planejado. Essa prática, baseada na excreção de água, sódio e Ca propiciada pelos diuréticos de alça, muito usada no passado, raramente normaliza a calcemia em caso de hipercalcemia moderada ou grave. Exige vigilância diante da presença de comorbidades como nefropatia ou cardiopatia, devido ao risco de hipervolemia. O principal inconveniente é provocar hipopotassemia, hipomagnesemia e alcalose metabólica, o que exige cuidado e correção.

   d. **Calcitonina:** a ser administrada junto à hidratação somente na presença de sintomatologia, é capaz de reduzir a calcemia em razão do aumento da excreção renal de Ca e da diminuição de sua reabsorção óssea mediante interferência na maturação dos osteoclastos. Usar calcitonina de salmão: 4UI/kg, IM ou SC, a cada 12 horas, aumentada até 6 a 8UI/kg, a cada 6 horas, se não for obtido o resultado desejado. Relativamente atóxica (náusea leve, hipersensibilidade), é capaz de reduzir a calcemia na velocidade de 1 a 2mg/dL (0,3 a 0,5mmol/L) em 4 a 6 horas. Sua eficácia é limitada às primeiras 48 horas, mesmo com doses repetidas, provavelmente em razão do desenvolvimento de taquifilaxia.

   e. **Bifosfonatos:** devem ser acrescidos à essa associação para proporcionar efeito duradouro e não fugaz como o da calcitonina (ver adiante).

4. **Controle a longo prazo da hipercalcemia grave (Ca sérico >14mg/dL) ou sintomática devido à reabsorção óssea excessiva:** é preferido o uso de bifosfonatos EV, especialmente ácido zoledrônico (AZ), pamidronato, ibandronato, clodronato e etidronato, em vez de nitrato de gálio. Os bifosfonatos são análogos não hidrolisáveis do pirofosfato inorgânico que adsorvem a superfície de hidroxiapatita óssea e inibem a liberação de Ca, interferindo com a reabsorção óssea mediada pelos osteoclastos. São eficazes no tratamento de hipercalcemia associada à reabsorção óssea excessiva de qualquer causa. Relativamente atóxicos, são mais potentes do que a calcitonina na hipercalcemia moderada ou grave. Seu efeito máximo ocorre em 2 a 4 dias. O AZ é mais potente do que o pamidronato e pode ser administrado em período de tempo mais curto (15 minutos com relação a 2 horas). O uso repetido de bifosfonatos EV, especialmente o de AZ, associa-se a risco de osteonecrose da mandíbula no mieloma múltiplo ou nas metástases ósseas. O alendronato e o risedronato, bifosfonatos potentes de terceira geração administrados VO, não são usados para tratamento da hipercalcemia grave ou aguda. O pamidronato EV, em infusão contínua de 4 a 24 horas, é útil em caso de reabsorção óssea excessiva (neoplasia, hiperparatireoidismo primário agudo, imobilização, hipervitaminose D, sarcoidose), nas doses de 60mg, se Ca sérico <13,5mg/dL (3 a 3,4mmol/L), e 90mg, para níveis mais elevados, mantendo normocalcemia pelo menos por 2 semanas. A calcemia começa a diminuir em 1 a 2 dias. A dose não deve ser repetida antes de 7 dias. O pamidronato é bem tolerado, mas pode desencadear febre, sendo menos efetivo diante de hipercalcemia humoral maligna (produção de PTHrP). Esses pacientes podem apresentar melhor resposta ao AZ. O AZ é de escolha para o tratamento da hipercalcemia associada a neoplasia, revertendo a calcemia em 88% dos casos. É administrado em infusão EV, de 15 minutos, na dose de 4mg, com duração média do controle da calcemia com intervalos de 32 a 43 dias. O

ibandronato também trata eficazmente a hipercalcemia associada a neoplasia, na dose de 2 a 4mg, EV, em infusão durante 2 horas. É capaz de normalizar a calcemia em 67% dos pacientes por 2 semanas. O clodronato e o etidronato inibem pouco a reabsorção óssea. O clodronato EV é mais útil em reduzir as complicações ósseas do mieloma múltiplo ou das metástases ósseas da mama e menos útil na hipercalcemia grave, sendo mantido pela administração VO. O etidronato deve ser administrado por via EV, 7,5mg/kg em 250mL de NaCl 0,9%, durante 4 horas, por pelo menos 3 dias consecutivos (efetividade de 60%). O prolongamento do tratamento para 5 dias aumenta sua efetividade até quase 100%. Outros esquemas eficazes incluem 30mg/kg/dia, EV, em 24 horas, durante 7 dias consecutivos. A calcemia pode permanecer por até 4 dias após o início do tratamento. Sua administração prolongada tem sido associada à hiperfosfatemia devido ao aumento da reabsorção tubular de fosfato. A dosagem de etidronato deve ser reduzida em 50% diante de função renal comprometida em razão de sua excreção urinária. A inconveniência do tratamento EV prolongado e a potência relativamente fraca diminuíram a utilidade do etidronato, o qual geralmente não é recomendado, a menos que outros bifosfonatos não estejam disponíveis. Os bifosfonatos de infusão EV são geralmente bem tolerados e seus efeitos colaterais incluem: febre, artralgia, mialgia, fadiga, dor óssea, uveíte, hipocalcemia, hipofosfatemia, insuficiência renal, síndrome nefrótica e osteonecrose da mandíbula. Seu potencial nefrotóxico exige cautela quanto a seu uso na insuficiência renal (creatinina >4,5mg/dL). O risco pode ser reduzido mediante hidratação adequada com NaCl 0,9% e redução de sua dose ou do ritmo de infusão (4mg de AZ durante 30 a 60 minutos, 30 a 45mg de pamidronato em mais de 4 horas, 2mg de ibandronato em mais de 1 hora).

5. **Outras medidas:** a alternativa aos bifosfonatos é constituída pela administração de:
   a. **Plicamina:** 25µg/kg/dia, EV, infundidos em 4 a 6 horas e repetidos, se necessário, em 48 horas. Na insuficiência renal, usar a metade dessa dose. Sua ação inicia em 24 a 48 horas e permanece por 3 a 14 dias. Seus principais efeitos adversos são náuseas e vômitos (reduzidos com a infusão lenta), alterações das funções renal e hepática e plaquetopenia.
   b. **Nitrato de gálio:** atua inibindo a reabsorção óssea osteoclástica (promove a inibição da bomba de próton ATPase dependente da membrana dos osteoclastos sem agir como toxina metabólica para as células ósseas); e a secreção de PTH pela paratireoide. Parece eficaz no tratamento da hipercalcemia mediada ou não pela PTHrP. Suas desvantagens incluem a nefrotoxicidade e a necessidade de infusão contínua ao longo de 5 dias. Deve ser administrada na dose de 100 a 200mg/m²/dia, EV contínua, durante 5 dias.

Sua ação inicia em 5 a 6 dias e permanece por 7 dias, sendo nefrotóxica em altas doses (1.400mg/m²/dia).

c. **Corticoterapia:** prednisona, 60 a 80mg/dia, VO ou hidrocortisona, 5mg/kg/dia, EV, por 2 a 3 dias. Sua ação inicia em alguns dias, sendo mais adequada para pacientes com mieloma múltiplo, intoxicação pela vitamina D e doenças granulomatosas. Pode ser usada na vigência de insuficiência cardíaca congestiva ou renal. A maior absorção de Ca na dieta constitui um dos fatores responsáveis pela hipercalcemia associada ao aumento da administração ou ingestão de vitamina D ou ao excesso de produção endógena de calcitriol (1,25-diidroxivitamina D, o metabólito mais ativo da vitamina D). O aumento da produção de calcitriol pode ocorrer em doenças crônicas granulomatosas (sarcoidose) e em alguns linfomas. A prednisona, 20 a 40mg/dia, nesses casos, reduz a calcemia em 2 a 5 dias mediante a diminuição da produção de calcitriol pelas células mononucleares ativadas nos gânglios linfáticos e no pulmão.

d. **Indometacina (75 a 150g/dia):** pode ser usada com eficácia variada.

e. **Calcimiméticos:** o hiperparatireoidismo primário é a causa ambulatorial mais comum de hipercalcemia. A elevação da calcemia é, em geral, lenta e o tratamento deve corrigir o hiperparatireoidismo. O uso de calcimiméticos diminui a calcemia desencadeada por carcinoma de paratireoide em pacientes sob hemodiálise e com produto cálcio-fósforo elevado e hiperparatireoidismo secundário.

f. **Diálise:** representa recurso em casos graves e associados à insuficiência renal. Deve ser considerada diante de calcemia entre 18 e 20mg/dL – 4,5 a 5mmol/L – e presença de sintomatologia neurológica. Deve ser realizada com pouco ou nenhum Ca no líquido dialítico (hemodiálise, diálise peritoneal). Constitui terapia eficaz para a hipercalcemia, mas é considerada o último recurso terapêutico. Pode ser indicada na hipercalcemia associada a neoplasia grave e insuficiência renal ou insuficiência cardíaca, quando a hidratação não pode ser administrada com segurança. A hemodiálise diante de hipercalcemia em paciente sem insuficiência renal pode exigir alterações na composição de soluções de diálise convencionais (solução de diálise enriquecida com fósforo para 4mg/dL) para evitar exacerbação ou indução, especialmente, de hipofosfatemia (Tabela 41.3).

Situações específicas

O hiperparatireoidismo é a causa mais comum observada na atenção ambulatorial de pacientes que apresentam hipercalcemia leve. Seu tratamento é, em geral, direcionado para a correção do hiperparatireoidismo ou o controle das complicações do hiperparatireoidismo primário. A absorção intestinal de Ca está aumentada em caso de lin-

Tabela 41.3 ■ Abordagem clínica da hipercalcemia aguda

Causas	Sinais/sintomas	Laboratório	Tratamento
Hipercalcemia idiopática infantil	Anorexia	Ca real >11mg%, intervalo QT diminuído, T arredondada	Bifosfonatos
Hiperparatireoidismo	Astenia		Corticoterapia
Hipervitamnose D	Calcificações metastáticas		EDTA sódico
Metástases ósseas	Cefaleia		Mitramicina
Sarcoidose	Coma		Paratireoidectomia
Síndrome leite-álcali	Nefrolitíase repetida		Sais de fosfato
	Perda de peso		
	Poliúria		
	Sede		
	Torpor		

fomas, sarcoidose ou outras causas de hipercalcemia granulomatosa, devido ao aumento da produção endógena de calcitriol. A terapêutica constitui-se em dieta restrita em Ca, corticosteroide e abordagem da doença subjacente. Na hipercalcemia secundária (doenças granulomatosas, aumento de vitamina D, neoplasias), a corticoterapia – prednisona, 2mg/kg/dia, VO – reduz o nível de vitamina D e a absorção de Ca no intestino.

No hiperparatireoidismo primário controlado, a terapêutica efetiva consiste em paratireoidectomia, realizada em caso de sintomatologia causada pela: hipercalcemia, nefrolitíase, massa óssea reduzida (mais de dois desvios padrões para a média da idade), calcemia >12mg/dL, idade <50 anos e impossibilidade de acompanhamento a longo prazo. O paciente assintomático pode ser mantido sob vigilância clínica e da calcemia e creatininemia de 6 a 12 meses sem necessidade de intervenção terapêutica.

A hipercalcemia em virtude da ingestão de calcitriol (meia-vida biológica curta) para tratamento de hipoparatireoidismo ou para a hipocalcemia e hiperparatireoidismo de insuficiência renal, em geral, dura de 1 a 2 dias. A interrupção da administração do calcitriol e o aumento da ingestão de sal e líquidos, ou hidratação com NaCl 0,9% EV, podem constituir-se nas únicas medidas necessárias. A hipercalcemia causada pela vitamina D ou calcidiol dura mais tempo, o que pode exigir a administração de glicocorticoides e pamidronato.

Em caso de hipercalcemia hipocalciúrica familiar não costuma ser necessária a abordagem da calcemia que, em geral, é leve e produz pouca ou nenhuma sintomatologia.

No hiperparatireoidismo neonatal grave é necessária ablação cirúrgica emergencial das paratireoides.

Bibliografia

Abreo K, Adlakha A, Kilpatrick S et al. The milk-alkali syndrome. A reversible form of acute renal failure. Arch Intern Med 1993; 153:1005.

Bilezikian JP. Management of acute hipercalcemia. N Engl J Med 1992; 326:1196.

Boddy JJ. Hypercalcemia of malignancy. Semin Nephrol 2004; 24:48.

Cohen EP. Transtornos do equilíbrio hídrico. In: Kutty K, Schapira RM, Ruiswyk JV, Kochar M. Kochar Tratado de medicina interna. 4. ed. Rio de Janeiro: Guanabara Koogan, 2005:616-8;

Collins RD. Illustrated manual of fluid and electrolyte disorders. Philadelphia: J.B. Lippincott Co., 1976:180.

Giles H, Vijayan A. Tratamento hidroeletrolítico. In: Green GB, Harris IS, Lin GA, Moylan KC. Manual de terapêutica clínica da Universidade de Washington. 31. ed. Rio de Janeiro: Guanabara Koogan, 2005:40-73.

Henrich D, Hoffmann M, Uppenkamp M, Bergner R. Ibandronate for the treatment of hypercalcemia or nephrocalcinosis in patients with multiple myeloma and acute renal failure: Case reports. Acta Haematol 2006; 116:165.

Hosking DJ, Cowley A, Bucknall CA. Rehydration in the treatment of severe hypercalcemia. Q J Med 1981; 50:473.

Inzucchi SE. Understanding hypercalcemia. Its metabolic basis, signs, and symptoms. Postgrad Med 2004; 115:69.

Kasper DL, Fauci AS, Longo DL, Braunwald E, Haussen SL, Jameson JL. Harrison, Medicina interna. Rio de Janeiro: McGraw-Hill Interamericana do Brasil Ltda., 2006.

Kokko JP. Volemia e eletrólitos. In: Goldman L, Ausiello D. Cecil Tratado de medicina interna. Rio de Janeiro: Elsevier, 2005:771-93.

Kutty K, Schapira RM, Ruiswyk JV, Kochar M. Kochar Tratado de medicina interna. 4. ed. Rio de Janeiro: Guanabara Koogan, 2005.

Lau A. Distúrbios hidroeletrolíticos. In: Koda-Kimble MA, Young LY, Kradjan WA, Guglielmo BJ. Manual de terapêutica aplicada. 7. ed. Rio de Janeiro: Guanabara Koogan, 2005:9.1-9-20.

McPhee SJ, Papadakis MA, Tierney Jr LM. Current medical diagnosis & treatment. New York: Lange Medical Books/McGraw-Hill, 2007.

Pedroso ERP, Oliveira RG. Distúrbios hidroeletrolíticos. In: Pedroso ERP, Oliveira RG. Blackbook clínica médica. Belo Horizonte: Blackbook Editora, 2007:565-82.

Pedroso ERP, Oliveira RG. Hidratação venosa. In: Pedroso ERP, Oliveira RG. Blackbook clínica médica. Belo Horizonte: Blackbook Editora, 2007:559-64.

Pedroso ERP. Água, eletrólitos e equilíbrio hidroeletrolítico. In: Teixeira Neto F. Nutrição clínica. Rio de Janeiro: Guanabara Koogan, 2003:25-49.

Rosado GP, Rosado ELFPL. Minerais. In: Teixeira Neto F. Nutrição clínica. Rio de Janeiro: Guanabara Koogan, 2003:50-64.

Schoemaker W, Walker W. Fluid and eletrolyte therapy in acute illness. Chicago: Year Book Medical Publishers Inc., 1970:304.

Seifter JL. Distúrbios do equilíbrio ácido-básico. In: Goldman L, Ausiello D. Cecil Tratado de medicina interna. Rio de Janeiro: Elsevier, 2005:793-807.

Stewart AF. Clinical practice. Hypercalcemia associated with cancer. N Engl J Med 2005; 352:373.

Suki WN, Yium JJ, Von Minden M et al. Acute treatment of hipocalcemia with furosemide. N Engl J Med 1970; 283:836.

Tanvetyanon T, Stiff PJ. Management of the adverse effects associated with intravenous bisphosphonates. Ann Oncol 2006; 17:897.

CAPÍTULO 42

Insuficiência Adrenal

Ellen Brandão Leite Faria

Heliofábia Gomes Freitas

INTRODUÇÃO

A insuficiência adrenal é caracterizada pela produção insuficiente de hormônios cortisol e aldosterona por glândulas adrenais hipoativas. Essa desordem pode desenvolver-se como falha primária do córtex adrenal ou ser secundária a anormalidade do eixo hipotálamo-hipófise. A apresentação da insuficiência adrenal varia dramaticamente e pode representar um desafio diagnóstico.[1]

A insuficiência adrenal primária tem incidência de 1 a 4 em cada 100 mil pessoas e ocorre em todas as faixas etárias, acometendo homens e mulheres de maneira semelhante. A prevalência é estimada em 110 a 140 casos por milhão de habitantes nos países ocidentais, e a taxa de mortalidade é estimada em 0,3/100.000.

A insuficiência adrenal aguda, ou crise adrenal, constitui-se em distúrbio endócrino crítico e pode ser secundária a vários processos. Sua apresentação clínica inicial pode ser grave, tendo como principal manifestação o colapso cardiovascular.[1]

ETIOLOGIA

A principal causa de insuficiência adrenal primária (doença de Addison) é a infecção e destruição da adrenal pela tuberculose. Em países do Primeiro Mundo, a causa mais frequente é a adrenalite autoimune. Em aproximadamente metade desses pacientes encontra-se uma ou mais desordens endócrinas autoimunes, como insuficiência gonadal ovariana ou *diabetes mellitus* (DM) tipo 1. Em 60% a 75% dos casos são encontrados anticorpos contra enzimas esteroidogênicas e camadas da adrenal (anticorpos anti-21 hidroxilase, anti-17 hidroxilase e anti-P450scc). A adrenalite autoimune está associada principalmente a: (1) síndrome poliglandular tipo 1: insuficiência adrenal, hipo-

paratireoidismo e candidíase mucocutânea; (2) síndrome poliglandular tipo 2 (síndrome de Schmidt): insuficiência adrenal e hipoparatireoidismo autoimune; (3) síndrome poliglandular tipo 3 (síndrome de Carpenter): insuficiência adrenal e DM tipo 1.

As principais infecções que podem levar à insuficiência adrenal associam-se a tuberculose, micoses (paracoccidiodoimicose, histoplasmose, criptococose, coccidioidomicose) e citomegalovírus.

A adrenalite por tuberculose é decorrente da disseminação hematogênica da infecção tuberculosa. A destruição adrenal é gradual, sendo a medula mais frequentemente lesada do que o córtex. Podem ser encontrados, nesses pacientes, anticorpos séricos e calcificações adrenais (50%). O tratamento da tuberculose raramente promove melhora da insuficiência adrenal.

A insuficiência adrenal ocorre em 8% a 14% dos pacientes com síndrome de imunodeficiência adquirida, associada, principalmente, a: infecção por citomegalovírus, *Mycobacterium avium*, criptococos, infiltração adrenal pelo sarcoma de Kaposi, hemorragia adrenal e uso de medicações, como rifampicina, cetoconazol, fenitoína, suramim e metirapona.

A hemorragia intra-adrenal bilateral ou a trombose de veia adrenal podem também ser causa importante de insuficiência adrenal relacionada, especialmente, com os seguintes fatores predisponentes: meningococcemia (síndrome de Waterhouse-Friderichsen), *Pseudomonas aeruginosa*, coagulação intravascular disseminada, síndrome do anticorpo antifosfolípide, agentes anticoagulantes, doença tromboembólica, estado pós-operatório, sepse e qualquer situação em que ocorra estresse grave.

A infiltração das adrenais por câncer metastático é comum em achados de necropsia. As principais neopla-

Tabela 42.1 ■ Causas de insuficiência adrenal

Primária
Infecções: tuberculose, citomegalovirose, criptococose, histoplasmose, síndrome de imunodeficiência adquirida
Autoimune
Síndrome poliglandular
Medicamentos: cetoconazol, suramina, metirapona, mitotano, fenitoína, rifampicina, barbitúricos
Metástases tumorais
Hemorragia, infarto adrenal (meningococcemia, uso de anticoagulantes, síndrome de coagulação intravascular disseminada, síndrome de anticorpo antifosfolipídio)
Desordens infiltrativas: amiloidose, hemocromatose, hiperplasia adrenal congênita
Excisão cirúrgica bilateral da glândula
Outras: adrenoleucodistrofia, deficiência familiar de glicocorticoides, defeito no metabolismo do colesterol

Secundária
Terapia exógena com glicocorticoides
Hipófise: cirurgia, radioterapia, tumores, infecções granulomatosas, síndrome de Sheehan
Hipotálamo: cirurgia, infecções, tumores

sias que atingem as adrenais como metástases provêm da mama, do pulmão, do rim, de melanoma, de linfomas, de sarcomas, do cólon e do estômago; entretanto, é incomum encontrar evidência clínica de insuficiência adrenal.[2,3]

A insuficiência adrenal secundária consiste na liberação inadequada de hormônio adrenocorticotrófico (ACTH). Mais comum do que a insuficiência adrenal primária, está principalmente relacionada com a suspensão abrupta de corticoterapia. Suas causas menos comuns incluem tumores, infecções, remoção cirúrgica da hipófise e hipotálamo, irradiação da hipófise e síndrome de Sheehan[1] (Tabela 42.1).

FISIOPATOLOGIA

O córtex adrenal produz glicocorticoides, mineralocorticoides e androgênios. A medula produz catecolaminas. Os glicocorticoides regulam o metabolismo dos carboidratos, lipídio e aminoácidos, atuando de modo a promover: (a) efeito contrarregulador da insulina e estímulo à gliconeogênese hepática e à glicogenólise; (b) diminuição da utilização periférica de glicose por meio de efeito sobre o receptor da insulina e redução dos transportadores de glicose; (c) aumento da lipólise, quando subitamente administrados; (d) miopatia, mediante estímulo à mobilização de proteínas musculares e inibição da síntese proteica, o que promove a aceleração da proteólise; (e) efeito sobre os ossos, o crescimento esquelético, o sistema nervoso central e o comportamento; (f) efeitos anti-inflamatórios e imunossupressores, o que desencadeia modulação da migração de células imunocompetentes e a liberação de citocinas; (g) efeito de contrarregulação negativa dos glicocorticoides mesmo sobre o eixo hipotálamo-hipófise-adrenal (HHA), em que a redução do glicocorticoide circulante resulta em

aumento compensatório do ACTH hipofisário e plasmático; (h) efeito sobre a resposta adaptativa ao estresse.[4]

A síntese de aldosterona ocorre exclusivamente na zona glomerulosa e suas principais ações estão relacionadas com a manutenção da homeostase hidroeletrolítica, atuando nos túbulos contornados distais e ductos coletores, estimulando a reabsorção de sódio e a secreção de potássio e hidrogênio. Os androgênios adrenais são pouco potentes e não efetivos, até serem convertidos em testosterona e 5α-diidrotestosterona, em tecidos periféricos.[4]

MANIFESTAÇÕES CLÍNICAS

A apresentação clínica da insuficiência adrenal é variável, dependendo do tempo em que se instala. A evolução aguda ou crônica promove crise adrenal ou sintomatologia insidiosa e vaga, respectivamente (Tabelas 42.2 e 42.3).

O diagnóstico costuma ser retardado em razão de sua sintomatologia inespecífica, muitas vezes não sendo reconhecido pelos médicos, de modo que é feito em menos de 30% e 50% das mulheres e homens, respectivamente, nos 6

Tabela 42.2 ■ Características que sugerem insuficiência adrenal

Sintomas
Fraqueza e fadiga
Anorexia, náusea e vômito
Dor abdominal
Mialgia ou artralgia
Tontura postural
Desejo por sal
Cefaleia
Déficit de memória
Depressão

Achados do exame clínico
Hiperpigmentação
Hipotensão postural
Taquicardia
Febre
Redução dos pelos cutâneos
Vitiligo
Características de hipopituitarismo
Amenorreia
Intolerância ao frio

Problemas clínicos
Instabilidade hemodinâmica
Hiperdinâmico (comum)
Hipodinâmico (raro)
Inflamação em curso sem origem definida
Disfunção múltipla de órgãos
Hipoglicemia

Achados laboratoriais
Hiponatremia
Hiperpotassemia
Hipoglicemia
Eosinofilia
Elevação da tireotropina

The American Journal of Medicine 2010; 123:409-13.

Tabela 42.3 ■ Achados clínicos e laboratoriais sugestivos de crise adrenal

Desidratação, hipotensão, choque desproporcional à gravidade da doença de base
Náusea e vômito com história de perda de peso e anorexia
Dor abdominal simulando abdome agudo
Hipoglicemia inexplicada
Febre inexplicada
Hiponatremia, hiperpotassemia, azotemia, hipercalcemia ou eosinofilia
Hiperpigmentação ou vitiligo
Outra doença endócrina autoimune, como hipotireoidismo ou falência gonadal

primeiros meses que antecederam o início de sua sintomatologia, podendo demorar, em 20% dos casos, mais de 5 anos.[5]

A crise adrenal deve ser considerada em qualquer paciente que apresente colapso circulatório, com ou sem o diagnóstico de insuficiência adrenal.

A metade dos pacientes com doença de Addison desenvolve sintomatologia de insuficiência adrenal aguda. A sintomatologia em muitos pacientes é constituída por náuseas, vômitos e dor abdominal, o que pode conduzir ao diagnóstico errôneo de abdome agudo. A crise aguda usualmente é precipitada por infecção ou outras formas graves de estresse fisiológico.

A insuficiência adrenal deve ser considerada em pacientes com hiponatremia inexplicada, antes de ser estabelecido o diagnóstico de síndrome de secreção inapropriada do hormônio antidiurético; diante de hiperpotassemia, antes de iniciada solução polarizante; no agravamento da sintomatologia, logo após a administração de tiroxina para tratamento de hipotireoidismo; e na recorrência de hipoglicemia no DM tipo I.[6]

DIAGNÓSTICO DIFERENCIAL

Os distúrbios psiquiátricos ou gastrointestinais constituem o diagnóstico diferencial mais frequente para a insuficiência adrenal. A presença de fadiga crônica, mal-estar e anorexia pode mimetizar a depressão. A insuficiência adrenal pode apresentar emagrecimento não intencional, náusea, vômito ou dor abdominal inespecífica, o que pode levar a confusão com distúrbios alimentares ou gastroenteropatias.[5,6]

TRATAMENTO

A crise adrenal constitui emergência e exige tratamento imediato. A conduta depende da gravidade da doença em sua apresentação.

O tratamento da crise adrenal deve ser instituído imediatamente, enquanto são realizados os testes diagnósticos. Deve-se coletar amostra de sangue para dosagem de cortisol, renina e ACTH e iniciar o tratamento imediatamente.

A febre pode indicar processo infeccioso e ser exacerbada pela hipocortisolemia. A infecção, nesse caso, deve ser identificada e tratada adequadamente.

Nas primeiras 12 a 24 horas devem ser administrados de 1 a 3L de NaCL 0,9% ou SGI 5% em NaCl 0,9% (para corrigir a hipoglicemia), de modo a corrigir o volume e manter o débito urinário. Não se deve usar solução NaCl hipotônica, pois pode agravar a hiponatremia.

Em paciente sem diagnóstico prévio de insuficiência adrenal, administra-se dexametasona, 4mg, em *bolus*, EV, o que não interfere na dosagem de cortisol sérico, ao contrário da hidrocortisona. Em paciente com insuficiência adrenal, pode-se usar qualquer preparação de gicocorticoide, mas é preferível a hidrocortisona se a potassemia está >6mEq/L, por sua atividade mineralocorticoide. A utilização do glicocorticoide pode diminuir rapidamente a produção inadequada de vasopressina com aumento da depuração de água livre e correção da hiponatremia. A reposição de mineralocorticoide não é necessária na fase aguda porque demora dias para a obtenção dos efeitos de retenção de sódio e sua reposição mediante infusão adequada de NaCl.

A administração de corticosteroide EV deve ser reduzida em 1 a 3 dias e substituída por dose de manutenção VO, a menos que haja um fator complicador maior, como infecção.

O diagnóstico de insuficiência adrenal deve ser confirmado com o teste rápido de estimulação do ACTH, quando o paciente tornar-se estável, seguido de testes para determinar a causa de insuficiência adrenal[7] (Tabela 42.1).

Na insuficiência adrenal primária, os níveis plasmáticos de cortisol estão baixos ou no limite inferior da normalidade e não se elevam após a estimulação com ACTH. O teste do ACTH é realizado mediante a administração de 250µg de ACTH sintético, EV, antecedido e seguido, em 30 e 60 minutos, da dosagem do cortisol plasmático. É considerado resposta normal o aumento do nível do cortisol sérico >500nmol/L (18µg/dL). Os níveis plasmáticos de ACTH deverão ser dosados se for inadequada a resposta à injeção de ACTH sintético. Os níveis elevados confirmam o diagnóstico de insuficiência adrenal primária. Os pacientes com insuficiência adrenal secundária devido a distúrbios hipofisários ou hipotalâmicos apresentam níveis baixos ou inadequadamente normais de ACTH. A dosagem da atividade da renina plasmática pode ser útil para distinguir a doença primária da secundária, uma vez que está elevada na doença primária[6] (Tabela 42.4).

PREVENÇÃO DA CRISE ADRENAL

O risco de crise adrenal é maior em pacientes com insuficiência adrenal primária, em sua maioria decorrente da redução da dose de glicocorticoides ou da falta de ajuste de doses em situações relacionadas com o estresse.

O paciente deve ser orientado a realizar: (1) acompanhamento regular a cada 6 a 12 meses; (2) dosagem de TSH a cada 12 meses em pacientes com insuficiência adrenal primária de origem autoimune; (3) uso de cartões/braceletes de portador de insuficiência adrenal com instruções sobre

450

Seção V ■ Emergências Endocrinometabólicas

Tabela 42.4 ■ Abordagem do paciente com insuficiência adrenal

Insuficiência adrenal aguda
Reposição de glicocorticoide Infundir solução salina 1L/h sob monitoração cardíaca contínua Administrar hidrocortisona 100mg EV, seguidos de 100 a 200mg em SGI 5% em infusão contínua ou 25 a 50mg a cada 6 horas. Se o paciente não tiver diagnóstico de insuficiência adrenal, usar dexametasona 4mg EV até coletar amostra para dosagem de cortisol
Reposição de mineralocorticoide Somente na insuficiência adrenal primária. Não é necessária com infusão de hidrocortisona em dose >50mg em 24 horas
Reposição de androgênios adrenais Não é necessária
Insuficiência adrenal crônica
Reposição de glicocorticoide Primária: iniciar com 20 a 25mg de hidrocortisona em 24 horas Secundária: 15 a 20mg de hidrocortisona em 24 horas, em 2 ou 3 doses diárias
Reposição de mineralocorticoide Somente na insuficiência adrenal primária. Não é necessária com infusão de hidrocortisona em dose >50mg em 24 horas Iniciar fludrocortisona 100mg (doses variam de 50 a 250mg/24h) administrada pela manhã, em dose única 40mg de hidrocortisona = 100mg de fludrocortisona
Reposição de androgênios adrenais Considerar em pacientes com sensação de mal-estar ou alteração do humor, apesar do uso de doses adequadas de glico e mineralocorticoides e em mulheres com sinais e sintomas de deficiência androgênica (pele seca e pruriginosa e diminuição da libido)

J Clin Endocrinol Metab 2009; 94(4):1059-67.

uso de esteroides em situações emergenciais; (4) ajuste da dose de glicocorticoides em situações de estresse – em geral, a dose da hidrocortisona deve ser dobrada em algumas intercorrências, como infecções respiratórias associadas a febre (as infecções gastrointestinais podem tornar necessárias administrações parenterais de hidrocortisona); (5) prescrição de *kit* de autoadministração de hidrocortisona a pacientes que viajam ou moram em áreas de difícil acesso a serviços hospitalares (ou seja, 100mg de Solucortef® IM).

Em caso de grandes cirurgias, traumatismos e doenças que necessitam de cuidados intensivos, os pacientes devem receber hidrocortisona, 100 a 150mg, EV, em 24 horas em SGI (5%), ou 25 a 50mg de hidrocortisona, IM, quatro vezes ao dia.

A dose de corticoide deve ser reduzida gradualmente em 2 a 3 dias até a dose de manutenção, após superado o evento desencadeante do estresse.

Deve ser verificada sempre a presença de medicamentos que induzem ou inibem a inativação do cortisol no fígado pelo CYP3A4. Os principais medicamentos indutores são: rifampicina, mitotano, anticonvulsivantes como fenitoína, carbamazepina, oxcarbazepina, fenobarbital e topiramato. Os principais agentes inibidores são os antirretrovirais[6,7] (Tabela 42.5).

Tabela 42.5 ■ Recomendações para aumento da dose de hidrocortisona em pacientes com insuficiência adrenal crônica em diferentes condições

Condição	**Incremento na dose**
Intercorrência clínica	
Doença febril de menor gravidade (resfriado comum, pneumonia viral)	Dobrar a dose. Reduzir gradualmente em 2 a 3 dias após melhora do quadro, até dose de manutenção
Vômito persistente, diarreia ou ambos (p. ex., gastroenterite)	Internar para uso de hidrocortisona EV
Doença grave (sepse severa, infarto do miocárdio, pancreatite) ou trauma maior	Injeção EV de 50mg a cada 8 horas ou 150mg em 24 horas, em infusão contínua
Cirurgia	
Cirurgia menor ou procedimento diagnóstico invasivo (extração dentária, herniorrafia, endoscopia, colonoscopia)	Dobrar a dose no dia
Cirurgia maior (cirurgia intra-abdominal, cardiotorácica)	Injeção EV de 50mg a cada 8 horas ou 150mg em 24 horas. Após realização do procedimento, se não houver complicações, reduzir a dose em 2 a 3 dias, até a dose de manutenção
Outros	
Gravidez	Usualmente não necessita aumento de dose. Uso parenteral, se incapaz de uso VO devido a náuseas. Durante o trabalho de parto, dobrar a dose. Se incapaz de VO, administrar 50mg parenteral no 2º estágio
Exercício físico	Aumentar a dose em 5mg antes de atividades extenuantes.
Situação psicológica estressante (entrevista, exame)	Não é necessário

The American Journal of Medicine 2010; 123:409-13.

Referências

1. Munver R, Volfson IA. Adrenal insufficiency: diagnosis and management. Curr Urol Rep 2006; 7:80-5.
2. Martins HS et al. Emergências clínicas: abordagem prática. 3. ed. ampl e rev. Barueri (SP): Manole, 2007.
3. Nieman LK. Clinical manifestations of adrenal insufficiency in adults. 2010 UptoDate®:http://www.uptodate.com Software 18.1 2010.
4. Castro M, Elias LLK. Insuficiência adrenal crônica e aguda. Medicina, Ribeirão Preto, abr/dez 2003; 35:375-9.
5. Bleicken B, Hahner S, Ventz M, Quinkler M. Delayed diagnosis of adrenal insufficiency is common: a cross-sectional study in 216 patients. J Med Sciences 2010; 339(6):525-31.
6. Chakera AJ, Vaidya B. Addison disease in adults: diagnosis and management. Am J Med 2010; 123:409-13.
7. Arlt W. The aproach of the adult with newly diagnosed adrenal insufficiency. J Clin Endocrinol Metab 2009; 94(4):1059-67.

CAPÍTULO 43

Urgências no Feocromocitoma

Andréa Silva Fontenelle

Rosana Correia da Silva Azevedo

INTRODUÇÃO

Feocromocitomas (Feo) são tumores produtores de catecolaminas, que se originam das células cromafins derivadas da crista neural, localizados principalmente na medula adrenal. São denominados paragangliomas extra-adrenais quando se localizam em sítios extra-adrenais. Os Feo são tumores raros, com manifestações clínicas variadas, cuja sintomatologia clássica é constituída de paroxismos de hipertensão arterial sistêmica, cefaleia, sudorese e palpitações. A ressecção cirúrgica é o tratamento que oferece possibilidade de cura. Os avanços técnicos e científicos das últimas décadas têm contribuído para melhorar o diagnóstico e o tratamento e para ampliar os conhecimentos sobre sua história natural.

EPIDEMIOLOGIA

O Feo é um tumor raro, diagnosticado anualmente em 2 de cada 1 milhão de pessoas e em 0,3% dos portadores de hipertensão arterial sistêmica. Em 10% dos casos o tumor é maligno, em 20% a 25%, de natureza familiar, sendo em 10% das vezes descoberto incidentalmente durante realização de exames de imagem abdominais com o objetivo de esclarecer sintomatologia não primariamente a ele relacionada.[1] Apresenta risco de evoluir com paroxismos letais hipertensivos; entretanto, constitui-se em causa curável de hipertensão arterial sistêmica.

Sua frequência nos incidentalomas adrenais pode chegar a 4%.[2] Por outro lado, muitos pacientes apresentam sintomatologia inespecífica, como dor abdominal, dispneia e insuficiência cardíaca, e em até 50% dos casos ele é diagnosticado após a morte do paciente.[3]

FEOCROMOCITOMA E SÍNDROMES GENÉTICAS

O Feo pode ser esporádico ou familiar. A forma familiar pode ser causada por mutações na linhagem germinativa em um dos seguintes genes identificados: proto-oncogene RET; gene de Von Hippel-Lindau; gene da neurofibromatose tipo 1, subunidades B, D e C da succinato-desidrogenase (SDH); e de uma enzima mitocondrial (síndrome feocromocitoma e paraganglioma familial).

A incidência do Feo hereditário situa-se entre 20% e 30%, e em um terço desses pacientes não há história familiar positiva.[4] A alta prevalência de mutações não suspeitadas indica a necessidade de maior uso dos testes genéticos para sua suspeição (Tabela 43.1).

Os tumores hereditários são frequentemente multifocais ou bilaterais e se apresentam em idade mais jovem do que ocorre com os tumores esporádicos. A herança é autossômica dominante.

Os pacientes com menos de 40 anos de idade e que apresentam tumores múltiplos, Feo extra-adrenal, história familiar positiva ou prévia de paragangliomas devem ser submetidos à avaliação genética.[4]

MANIFESTAÇÕES CLÍNICAS

Embora o Feo ocorra em todas as faixas etárias, sua prevalência é maior na terceira e quarta décadas de vida. Afeta igualmente homens e mulheres. A duração da sintomatologia é variada, em média 6 anos. Em 85% e 15% das vezes, respectivamente, origina-se na medula adrenal e ao longo da cadeia paraganglionar simpática, mais frequentemente abaixo do diafragma.

As manifestações clínicas associadas ao Feo refletem o efeito da ação catecolamínica, especialmente sobre o aparelho cardiovascular, alguns órgãos e sobre o metabolismo, embora não exista correlação entre seus níveis plasmáticos e a sintomatologia.[1] A característica que sobressai, entre várias, é a promoção de hipertensão arterial sistêmica paroxística ou persistente em 48% e 29% dos pacientes,

Tabela 43.1 ■ Síndromes hereditárias e feocromocitoma[4]

Síndromes hereditárias	Gene	Manifestações
Neoplasia endocrina múltipla 2	RET(10q11.2)	Carcinoma medular (95%), Feo (50%), HPP (10%)
Doença de von Hippel-Lindau	VHL(3p25-26)	Cistos renais (75%), angioma da retina (55%), Feo (30%), câncer de células renais (25%), hemangioblastomas do sistema nervoso central
Neurofibromatose tipo 1	NF1(17q11.2)	Manchas cutâneas café com leite (70% a 100%), neurofibroma (30%), Feo (1% a 3%)
Síndrome paraganglioma tipo 1	SDHD(11q23)	Feo, Paraganglioma de cabeça e pescoço, GIST
Síndrome paraganglioma tipo 3	SDHC(1q21)	Feo, paraganglioma de cabeça e pescoço, GIST
Síndrome paraganglioma tipo 4	SDHB(1p36)	Feo, paraganglioma de cabeça e pescoço, GIST, carcinoma de células renais

Feo: feocromocitoma; HPP: hiperpartireoidismo primário; GIST: tumor do estroma gastrointestinal.

respectivamente; entretanto, evolui com níveis pressóricos normais em 13% dos casos.[1]

Os tumores secretores de norepinefrina ou epinefrina e norepinefrina, e exclusivamente de epinefrina, associam-se ao desenvolvimento de hipertensão arterial sistêmica sustentada, ou episódica, e de hipotensão, respectivamente. Os grandes tumores císticos são frequentemente assintomáticos, devido ao metabolismo intratumoral das catecolaminas.[1] Os Feo podem secretar, além das catecolaminas, grande variedade de peptídios ativos, levando a manifestações atípicas, como síndrome de Cushing, diarreia aquosa, hipertermia e hipercalcemia.

As manifestações clínicas mais comuns consistem em paroxismos de hipertensão arterial sistêmica associada a sudorese, cefaleia e palpitação que podem ser acompanhados de ansiedade, tremor e palidez facial. Esses episódios começam abruptamente e podem durar de minutos a horas, podendo recorrer no intervalo de meses ou várias vezes ao dia. Os episódios podem surgir espontaneamente ou podem ser induzidos por anestesia, cirurgia, parto, cateterização da bexiga, micção, exercício físico e palpação abdominal.

O espectro sintomatológico pode ser dominado pelas manifestações cardiovasculares, como choque, miocardite, arritmia cardíaca, edema pulmonar e insuficiência cardíaca, e alterações neurológicas, como crises convulsivas, acidente vascular encefálico e depressão do sensório, sendo a causa imediata de óbito.[5] As reações cardiovasculares adversas a medicamentos como anestésicos, histamina, glucagon, terapia de reposição hormonal (TRH), ACTH, agentes antidopaminérgicos, fenotiazina, betabloqueadores e antidepressivos tricíclicos também podem constituir a pista para seu diagnóstico. A hiperglicemia está presente em 35% dos pacientes, sendo usualmente de leve intensidade. Podem ainda ocorrer perda de peso, aumento do apetite, dor abdominal, vômitos, constipação e parestesias.

A malignidade no Feo é definida pela presença de metástases, sendo os sítios mais frequentes os ossos, pulmões e fígado. Seu diagnóstico é feito retrospectivamente, quando a metástase se torna evidente. A prevalência de malignidade do Feo adrenal esporádico é de 9%,[1] com taxa de sobrevida de 50% em 5 anos. As metástases são funcionantes e em geral, resistentes à químio e à radioterapia.

Os pacientes que devem ser rastreados para Feo incluem os sintomáticos com suspeita clínica, com incidentaloma adrenal, hipertensão refratária, e aqueles com predisposição hereditária para Feo. O Feo pode apresentar-se de modo assintomático em 21% dos casos, inclusive com normotensão.[6]

DIAGNÓSTICO BIOQUÍMICO

O diagnóstico de Feo, diante da suspeita clínica, baseia-se na demonstração de excesso da produção de catecolaminas e/ou de seus metabólitos, seja por meio de dosagens plasmáticas ou urinárias. Para maior acurácia diagnóstica é necessária a realização de, no mínimo, dois testes. As novas dosagens devem ser repetidas em outra ocasião, especialmente nos casos negativos, devido à possibilidade da secreção intermitente das catecolaminas (Figura 43.1).

As medidas das catecolaminas e de seus metabólitos podem ser alteradas por inúmeros eventos clínicos, como infarto agudo do miocárdio, acidente vascular encefálico, insuficiência cardíaca congestiva grave e hipoglicemia aguda. Deve-se estar atento para a possibilidade de uso de medicamentos, como minoxidil, hidralazina, cocaína, dopamina, agentes dopaminérgicos, clonidina, metildopa, bromocriptina e haloperidol. A coleta deve ser realizada com cateter venoso e repouso de, no mínimo, 20 minutos.

O tipo de manifestação clínica repercute sobre a avaliação bioquímica. A apresentação clínica que inclui hipertensão arterial sistêmica paroxística e cefaleia tem mais chance de demonstração laboratorial, entretanto, formas oligossintomáticas, seja por tumores pequenos ou com atividade bioquímica menor, podem ter avaliações negativas.

O diagnóstico de Feo depende da confirmação laboratorial mediante a realização dos seguintes exames:

- **Metanefrinas livres plasmáticas:** as metanefrinas livres, normetanefrina e metanefrina são produzidas continuamente pelas células tumorais, independentemente da liberação de catecolaminas, e apresentam mais sensibilidade na dosagem e menos incidência de falso-negati-

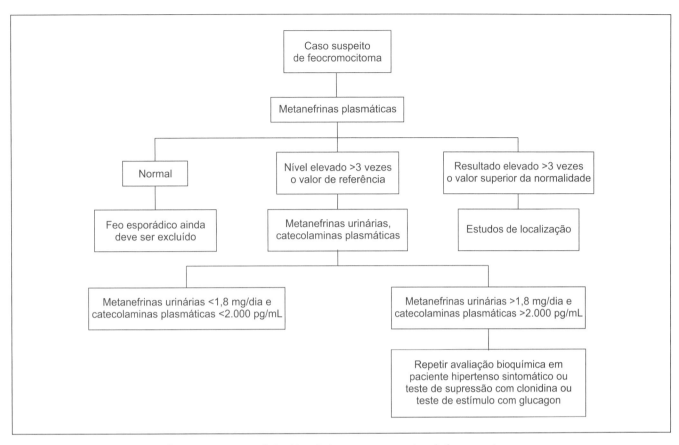

Figura 43.1 ■ Diagnóstico bioquímico em casos suspeitos de feocromocitoma.

vos. As metanefrinas são, portanto, mais sensíveis para a obtenção do diagnóstico do que as catecolaminas.
- **Normetanefrina e metanefrina:** têm sensibilidade de 99% e 97%, respectivamente, para os casos esporádicos e familiares, mas 10% a 15% de falso-positivos para Feo esporádico. A identificação de valor três a quatro vezes acima do valor de referência tem especificidade de 100% para a definição diagnóstica. A propedêutica não deve ser continuada ao ser encontrado valor normal, a não ser quando são descobertos pequenos tumores observados durante a avaliação de doença familiar, diante de história pregressa de Feo, e em caso de paraganglioma produtor de dopamina. Casos de insuficiência renal produzem aumento discreto das metanefrinas séricas.
- **Metanefrinas urinárias:** as catecolaminas (e seus metabólitos, exceto o ácido vanilmandélico), são convertidas em sulfato, conjugadas e excretadas na urina. As metanefrinas livres (não conjugadas) são parcialmente conjugadas e, após esse processo, passam a ter meia-vida plasmática maior do que a forma livre, além de representarem a principal forma eliminada através dos rins. A dosagem de metanefrinas e normetanefrinas em urina de 24 horas apresenta sensibilidade de 97% e especificidade de 98%. O encontro de valor >1,8mg/dia estabelece o diagnóstico de Feo.

- **Catecolaminas plasmáticas:** níveis >2.000pg/mL em conjunto das catecolaminas totais, norepinefrina mais epinefrina, diagnosticam o Feo; enquanto valores intermediários, entre 1.000 e 2.000pg/mL, são altamente sugestivos e <1.000pg/mL, diante de sintomatologia intensa, o excluem.
- **Catecolaminas livres urinárias:** os exames para dosagem de norepinefrina e epinefrina urinárias têm resultados falso-negativos de 14%.
  - **Ácido vanilmandélico (VMA):** produto final do metabolismo das catecolaminas, é pouco utilizado atualmente devido à sua baixa sensibilidade, 65% a 81%, especificidade <90% e frequência elevada de resultados falso-negativos (41%).
  - **Cromatogranina A:** apresenta baixa especificidade (76%), mas sensibilidade de 86%. Pode estar elevada em outros tumores neuroendócrinos. A dosagem de cromogranina A pode ser usada no acompanhamento do Feo maligno como marcador tumoral.
- **Testes dinâmicos:**
  - **Teste de supressão com clonidina:** a clonidina é agonista α_2-adrenérgico que atua no sistema nervoso central, bloqueando o tônus simpático e diminuindo a liberação de catecolaminas e a pressão arterial sistêmica. É usada em pacientes com catecolaminas séricas entre 1.000 e 2.000pg/mL. Administra-se 0,3mg,

VO, e os níveis de catecolamina e metanefrina sérica devem ser medidos antes e 3 horas após. A normalização da metanefrina e a diminuição da catecolamina em 50% e <500pg/mL são consideradas normais, excluindo-se o diagnóstico de feocrocitoma.

- **Teste de estímulo com glucagon:** usado em casos suspeitos, porém com catecolaminas plasmáticas entre 500 e 1.000pg/mL, é considerado positivo quando ocorre aumento de pelo menos três vezes ou valores >2.000pg/mL. Sua especificidade é de 100% e a sensibilidade, 81%.

DIAGNÓSTICO POR IMAGEM

A localização da lesão tumoral, seja adrenal ou extra-adrenal, deve ser estabelecida após a evidência clínica e a confirmação bioquímica da hipersecreção de catecolaminas. Os métodos de imagem são necessários para localizar e estadiar o tumor, especialmente diante da dificuldade de definição histológica de sua malignidade, que é determinada unicamente pela presença de metástases. Não existe, entretanto, consenso a respeito do melhor método de imagem a ser escolhido.

A tomografia computadorizada (TC) apresenta vantagens quanto ao custo e a alta sensibilidade, que varia entre 93% e 100% para tumores adrenais e é de 90% para doença extra-adrenal. A avaliação com TC de abdome e pelve está indicada como abordagem inicial; se negativa, devem ser realizadas imagens do tórax e do pescoço. Tipicamente, a densidade do tumor é maior que 10 unidades Hounsfield, isto é, sem repleção de lípide. Cortes de 2 a 5mm de espessura possibilitam detectar lesões de pelo menos 0,5cm de diâmetro.

A ressonância nuclear magnética (RNM) apresenta sensibilidade semelhante à da TC, mas com a vantagem da não exposição do paciente à radiação ionizante e ao uso do contraste, sendo usada principalmente em crianças, gestantes e diante de história de alergia ao contraste iodado. Pode ser indicada nos casos confirmados laboratorialmente, em que a TC é normal, ou para avaliações de lesões próximas aos grandes vasos, identificando invasões vasculares. À RNM, o tumor é tipicamente caracterizado pela presença de hipersinal em T2 o que, entretanto, pode estar ausente em 30% dos casos. A RNM, assim como a TC, tem especificidade baixa, em torno de 50%. O uso de imagens funcionais, como a cintilografia com metaiodobenzilguanidina (^{123}I-MIBG), oferece especificidade maior, entre 95% e 100% e sensibilidade de 85%. A MIBG é análoga à norepinefrina, apresenta ávida concentração na medula adrenal e baixa atividade, segue as mesmas vias metabólicas da norepinefrina, sem ser significativamente metabolizada, podendo ser ligada ao ^{123}I e ao ^{131}I. Sua captação pode estar diminuída com o uso de reserpina, antidepressivos tricíclicos e labetalol, que inibem a captação das aminas, o que interfere também no resultado do exame. Esse método possibilita uma melhor distinção entre Feo ou paragangliomas e outras lesões, além de determinar a extensão da doença e a presença de múltiplos tumores ou metástases. É empregado nos casos de TC ou RNM negativos ou em seguimento dos pacientes que apresentam doença recorrente ou metastática.

A tomografia por emissão de pósitron (PET) tem sido usada, com sucesso, na avaliação de tumores metastáticos em razão de sua maior sensibilidade. A sensibilidade e a especificidade para PET são, respectivamente, de 93% e 100%. Apresenta como vantagens a menor exposição radioativa e uma resolução espacial superior; no entanto, seu alto custo e disponibilidade limitada diminuem sua aplicabilidade.

A realização de arteriografia ou cateterismo venoso é raramente indicada, exceto diante de forte evidência clínica, confirmação bioquímica, e estudos de localização não invasivos negativos.

O tumor demonstra amplo espectro de apresentações. A presença de degeneração, gordura, cistos, necrose, hemorragia e calcificações pode dificultar e determinar outras possibilidades diagnósticas. O diagnóstico diferencial das massas adrenais inclui: adenomas, carcinoma adrenal, mielolipoma, metástases, cistos adrenais, hemorragia e abscesso.

ABORDAGEM TERAPÊUTICA

O tratamento de escolha, após diagnóstico e localização do tumor, consiste em sua ressecção cirúrgica. Os riscos de crises hipertensivas e arritmias determinam que todos os pacientes com bioquímica positiva para Feo devem se submeter à avaliação pré-operatória adequada, visando ao bloqueio dos efeitos da liberação das catecolaminas, ao controle da pressão arterial e da frequência cardíaca e à restauração da depleção volumétrica.

Vários são os medicamentos, alimentos, bebidas ou hábitos que interferem na liberação ou recaptação das catecolaminas. É fundamental o conhecimento do uso dessas substâncias para orientar e evitar o uso e o desencadeamento de crises, devendo ser evitados alimentos contendo tiramina (banana, queijo, vinho), o tabagismo e várias substâncias (para tratamento da obesidade, anfetaminas, sibutramina, descongestionantes nasais, antidepressivos tricíclicos, cocaína, inibidores da MAO) que aumentam os níveis circulantes de catecolaminas.

Preparo cirúrgico

Não existe recomendação específica para o bloqueio pré-operatório, podendo ser usados os antagonistas α-adrenérgicos, bloqueadores do canal de cálcio ou bloqueadores do receptor da angiotensina. Nas taquiarritmias estão indicados os bloqueadores β-adrenérgicos ou bloqueadores do canal de cálcio, com o β-bloqueio devendo ser iniciado após a realização do bloqueio α, prevenindo-se então a ocorrência de crise hipertensiva por hiperestímulo α-adrenérgico. O

Capítulo 43 ■ Urgências no Feocromocitoma

Tabela 43.2 ■ Medicações utilizadas no preparo cirúrgico

Classe de medicamentos	Medicação	Dose	Uso clínico
Bloqueadores α-adrenérgicos	Prazosina	2 a 5mg, a cada 8 ou 12h	Bloqueadores α_1 de curta ação. Risco de hipotensão postural grave e taquiarritmias; portanto, titular dose
Bloqueadores β-adrenérgicos	Atenolol Metoprolol Propranolol	12,5 a 25mg, a cada 8 ou 12h 25 a 50mg, a cada 6 ou 8h 20 a 80mg, a cada 8 ou 24h	Nunca usar sem α-bloqueio prévio. HAS, cardiomiopatia, ICC, enxaqueca, taquicardias e arritmias
Bloqueadores α e β-adrenérgicos combinados	Labetalol Carverdilol	Relação α/β-bloqueio 1:7	Não usado como primeira escolha: dose fixa do α e β-bloqueio pode resultar em hipertensão paradoxal ou crise hipertensiva
Bloqueadores do canal de cálcio	Amlodipina Nicardipina Nifedipina Verapamil	10 a 20mg/dia 60 a 90mg/dia 30 a 90mg/dia 180 a 540mg/dia	Suplementar bloqueio adrenérgico em HAS não controlada com o α-bloqueio; reajustar dose de bloqueador adrenérgico diante de efeitos colaterais graves; prevenir hipotensão induzida pelo bloqueio adrenérgico na hipertensão intermitente. Prevenção de espasmo coronariano induzido por catecolaminas
Inibição da síntese de catecolaminas	Metirosina	250mg, a cada 8 ou 12h, até 1,5 a 2g/dia, se necessário, iniciada 1 a 3 semanas do pré-operatório.	Depleta estoques de catecolaminas com efeito máximo no 3º dia de tratamento. Uso para controle da HAS, em especial em doença metastática avançada ou no pré-operatório. Atravessa barreira hematoencefálica: sedação, depressão, ansiedade

HAS: hipertensão arterial sistêmica; ICC: insuficiência cardíaca congestiva.

bloqueio adrenérgico é, em geral, iniciado entre 7 e 14 dias antes da cirurgia, tempo suficiente para atingir o controle da pressão arterial e da frequência cardíaca. Os pacientes normotensos também devem ser preparados com o uso de bloqueadores α-adrenérgicos ou bloqueadores do canal de cálcio para prevenir-se, durante o ato cirúrgico, de hipertensão arterial sistêmica e arritmias.

O preparo pré-operatório não é necessário em caso de paragangliomas de cabeça e pescoço não produtores de catecolaminas ou dos raros tumores produtores exclusivamente de dopamina (Tabela 43.2).

A restauração da volemia reduz o risco de hipotensão e choque decorrentes da vasodilatação durante a retirada do tumor. O controle da pressão arterial sistêmica e o consumo de dieta rica em sal, iniciada após o bloqueio adrenérgico, contribuem para esse controle.

O paciente deve ser internado na véspera da cirurgia, seguindo-se a administração de 1 a 2L de NaCl 0,9% e, nos serviços disponíveis, administram-se fenoxibenzamina, 0,25 a 1mg/kg, e metirosina, 500mg, à meia-noite. O paciente deve permanecer em repouso para diminuir o risco de hipotensão.

Cirurgia

A cirurgia depende do tipo, tamanho e localização da lesão, devendo ser realizada por profissionais habilitados.

A cirurgia laparoscópica é indicada para tumores pequenos, primários ou múltiplos. Durante o ato cirúrgico, a monitoração da pressão arterial sistêmica deve ser contínua. As crises hipertensivas agudas podem ser tratadas com nitroprussiato de sódio venoso, nitroglicerina, fentolamina, sulfato de magnésio ou nicardipina.

Os exames bioquímicos devem ser reavaliados após o 14º dia de pós-operatório, para aferir a doença residual. O acompanhamento do paciente deve ser feito a longo prazo, mesmo que os resultados laboratoriais sejam negativos.

Referências

1. Bravo EL, Tagle R. Pheochromocytoma: state-of-the-art and future prospects. Endocrine Reviews 2003; 24.539-53.
2. Franco M, Massimo T, Giorgio A et al. A survey on adrenal incidentaloma in Italy. J Clin Endocrinol Metab 2000; 85:637-44.
3. Pacak K et al. Pheochromocytoma: recommendations for clinical practice from the First International Symposium. Nat Clin Pract Endocrinol Metab 2007; 3(2):92-102.
4. Erlic Z, Neumann HPH. When should genetic testing be obtained in a patient with phaeochromocytoma or paraganglioma? Clin Endocrinol 2009; 70:354-7.
5. Karagiannis A, Mikhailidis DP, Athyros AG, Harsoulis F. Pheochromocytoma: an update on genetics and management. Endocrine Related Cancer 2007; 14:935-56.
6. Adler JT, Meyer-Rochow GY, Chen H et al. Pheochromocytoma: current approaches and future directions. The Oncologist 2008; 13:779-93.

CAPÍTULO 44

Gota Aguda

Maria Raquel da Costa Pinto

Rosa Weiss Telles

INTRODUÇÃO

A gota representa um custo significativo para os indivíduos acometidos e para a sociedade. O diagnóstico correto e seu tratamento devem ser seguidos por redução da hiperuricemia, já que os níveis séricos aumentados do ácido úrico e a gota são considerados fatores de risco independentes para hipertensão arterial sistêmica e doenças renais e cardiovasculares.

A gota, doença da deposição de cristais de monourato de sódio (MUS), caracteriza-se bioquimicamente pela saturação de urato no líquido extracelular. As manifestações clínicas incluem um ou mais dos seguintes sinais ou sintomas: ataques recorrentes de artrite inflamatória aguda, artropatia crônica, acúmulo de cristais de urato na forma de tofos, nefropatia com intersticiopatia, tubulopatia ou formação de cálculos de ácido úrico.

Os estágios clássicos da gota são artrite gotosa aguda, gota intercrítica e gota tofácea crônica.

EPIDEMIOLOGIA

A gota acomete de 1% a 2% dos adultos, constituindo-se na forma mais comum de artrite inflamatória em homens com mais de 40 anos de idade. Afeta preferencialmente o gênero masculino (95% dos casos), entre 30 e 60 anos de idade, embora as mulheres possam desenvolvê-la mais tardiamente, após a menopausa. A prevalência da gota aumenta com a idade, chegando a 7% nos homens com mais de 65 anos e 3% nas mulheres com mais de 85 anos de idade. A história familiar positiva está presente em 40% dos pacientes. A incidência e a prevalência da gota vêm aumentando em todo o mundo, possivelmente em virtude das mudanças nos hábitos alimentares e no estilo de vida e da crescente prevalência da obesidade e da síndrome metabólica.

Os pacientes com gota aguda experimentam dor e edema intensos, que prejudicam gravemente a qualidade de vida e podem evoluir com artrite crônica debilitante e perda da função articular. O diagnóstico associa-se de maneira independente a índice mais alto de comorbidades médicas e articulares, bem como à maior utilização dos serviços de saúde. Além disso, os pacientes com gota apresentam mais abstenção ao trabalho e são menos produtivos.

ETIOLOGIA

O ácido úrico, o produto final do metabolismo das purinas (Figura 44.1), é um ácido fraco encontrado no compartimento extracelular, principalmente na forma ionizada e combinada ao sódio, formando o monourato de sódio (MUS).

A hiperuricemia é condição fundamental, ainda que não suficiente, para o aparecimento da gota aguda, isto é, quanto maior a concentração do ácido úrico sérico, maior será a chance de deposição dos cristais de MUS nas articulações com consequente inflamação. Os primatas, à diferença da maioria dos mamíferos, não possuem a enzima uricase, responsável pela degradação do ácido úrico à alantoína, o que lhes confere níveis basais de ácido úrico em torno de 6 a 7mg/dL. Por outro lado, os mamíferos que têm a uricase apresentam níveis de ácido úrico <2mg/dL. Esses valores basais aproximam-se muito do ponto de saturação do MUS, aproximadamente 6,8mg/dL. Acima dessa concentração, o MUS cristaliza-se e precipita-se nos tecidos, especialmente nas articulações.

A hiperuricemia ocorre em virtude da superprodução ou da diminuição da excreção renal de ácido úrico, presentes em aproximadamente 10% e 90% dos indivíduos com gota, respectivamente. A gota pode ser classificada como primária ou secundária, dependendo da identificação ou

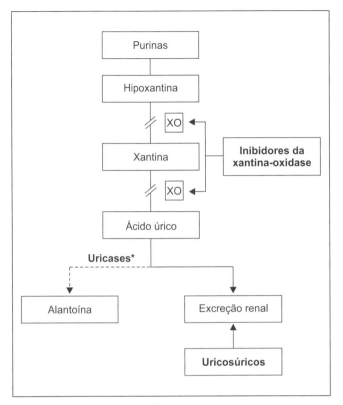

Figura 44.1 ■ Esquema simplificado do metabolismo das purinas e locais de ação dos principais agentes hipouricemiantes. (XO: xantina-oxidase.) (*Uricase não é encontrada no ser humano.)

Tabela 44.1 ■ Classificação da gota

Aumento da produção de ácido úrico (10% dos pacientes com gota)
Primária
Idiopática
Defeitos enzimáticos hereditários (p. ex., deficiência da enzima hipoxantina-guanina fosforribosil transferase, deficiência da enzima fosforribosilpirofosfato sintetase)
Secundária
Ingestão excessiva de purinas
Consumo de bebidas alcoólicas
Medicamentos
Doenças mieloproliferativas
Doenças linfoproliferativas
Policitemia *vera*
Psoríase
Diminuição da excreção renal de ácido úrico (90% dos pacientes com gota)
Primária
Idiopática
Defeitos hereditários da excreção renal de ácido úrico (p. ex., doença renal policística, nefropatia hiperuricêmica familiar juvenil)
Secundária
Doença renal crônica
Distúrbios endócrinos e metabólicos (p. ex., hipotireoidismo, hipertireoidismo, cetoacidose diabética, acidose láctica)
Medicamentos
Sarcoidose
Pré-eclâmpsia

Tabela 44.2 ■ Medicamentos que alteram o nível sérico de ácido úrico

Agentes que aumentam o nível sérico de urato
Pirazinamida
Ácido acetilsalicílico (doses baixas)
Diuréticos
Ciclosporina
Tacrolimus
Etambutol
Betabloqueadores
Agentes que diminuem o nível sérico de urato
Uricosúricos
Probenecida
Benzbromarona
Sulfinpirazona
Losartana
Fenofibrato
Anlodipino
Ácido acetilsalicílico (doses altas >3g/dia)
Inibidores da xantina-oxidase
Alopurinol
Flebuxostat
Uricase

não de causa subjacente (Tabelas 44.1 e 44.2). A dieta rica em carnes vermelhas e frutos do mar, ou em produtos lácteos, contribui para o aumento ou diminuição, respectivamente, da uricemia. Os alimentos ricos em purinas vegetais, como feijão, lentilhas e espinafre, não contribuem de maneira significativa para a hiperuricemia. O consumo de bebidas alcoólicas, especialmente a cerveja, também contribui para a hiperuricemia e o aparecimento da gota em razão da degradação da ATP (adenosina trifosfato) a AMP (adenosina monofosfato), rapidamente convertida a ácido úrico, da diminuição da excreção renal de ácido úrico, da acidose metabólica e da desidratação. O consumo moderado de vinho parece não aumentar o risco de gota aguda. A frutose é o único carboidrato que exerce efeito direto no metabolismo do ácido úrico. A fosforilação da frutose no fígado consome ATP, e a depleção concomitante de fosfato diminui a regeneração de ADP a ATP. O catabolismo subsequente da AMP fornece substrato para a formação de ácido úrico, contribuindo para a hiperuricemia. São fatores de risco para o aparecimento da gota aguda: traumatismos, procedimentos cirúrgicos, doenças clínicas graves, como infarto agudo do miocárdio e insuficiência respiratória, e jejum prolongado. Outras condições associadas à gota são: hipertensão arterial sistêmica; obesidade, resistência periférica à insulina e o *diabetes mellitus*, além de dislipidemia, em especial a hipertrigliceridemia.

FISIOPATOLOGIA
Patogênese da gota aguda

A probabilidade de ocorrência da gota aguda em determinada articulação depende não somente da concentração de urato no tecido, mas também de outros fatores contribuintes, como pH do líquido sinovial, temperatura, microtraumas, concentração de cátions e desidratação intra-articular, e a presença de proteínas da matriz extracelular, como proteoglicanos, colágeno e sulfato de condroitina no líquido sinovial. Esses fatores explicam, pelo menos em parte, a predileção da ocorrência de gota na primeira articulação metatarsofalangiana (articulação periférica com temperatura mais baixa e sítio de estresse mecânico), em articulações acometidas pela osteoartrite (em razão da presença de debris e proteoglicanos no espaço articular) e pelo início noturno do ataque da gota (em função das baixas temperaturas e da desidratação intra-articular).

Os cristais de MUS são estímulos pró-inflamatórios que podem iniciar, amplificar e sustentar resposta inflamatória intensa, depositando-se nas articulações em resposta a aumento ou diminuição abrupta dos níveis séricos de ácido úrico. Os cristais de MUS induzem resposta inflamatória via ativação de complemento e subsequente infiltração neutrofílica. A sinovite neutrofílica é a marca registrada da artrite gotosa aguda. A infiltração articular por neutrófilos depende, inicialmente, da ativação das células endoteliais que é, por sua vez, consequência da liberação de citocinas produzidas por macrófagos sinoviais, como fator de necrose tumoral-α (TNF-α), interleucina-1 (IL-1) e interleucina-6 (IL-6).

Resolução espontânea da crise de gota aguda

A natureza autolimitada da crise de gota aguda parece envolver diferentes mecanismos. O aumento da temperatura articular secundário à inflamação pode aumentar a solubilidade do urato e diminuir a tendência à formação de novos cristais. O aumento da permeabilidade vascular proporciona a entrada de grandes moléculas (p. ex., apolipoproteínas B e E) que diminuem as propriedades inflamatórias dos cristais de MUS. Além disso, o clareamento de células apoptóticas, incluindo neutrófilos, parece ser passo fundamental para a resolução do processo inflamatório.

O aumento da concentração de mediadores anti-inflamatórios, a inativação de citocinas presentes no líquido sinovial, o aumento da concentração de IL-10, a presença de antagonistas de receptores da IL-1 e a maturação de monócitos, diminuindo a resposta inflamatória induzida pelos cristais de MUS, parecem, em conjunto, facilitar a resolução da crise da gota aguda.

Persistência de cristais no período intercrítico

A sintomatologia da artrite desaparece após a resolução da gota aguda, mas os cristais de MUS continuam presentes na articulação. Os pacientes permanecem, portanto, com risco de novos ataques de gota aguda. Além disso, os cristais remanescentes na articulação são responsáveis pela persistência de inflamação leve, que pode levar à lesão articular progressiva.

ABORDAGEM CLÍNICA

Crise de gota aguda

A artrite gotosa aguda normalmente ocorre após vários anos de hiperuricemia assintomática. A *crise típica*, que é intensamente inflamatória, inclui os seguintes aspectos:

- **Dor de início abrupto, mono ou oligoarticular, intensa, com eritema, edema e incapacidade:** a intensidade máxima da dor é normalmente alcançada dentro de 12 a 24 horas após o começo dos sintomas. As alterações clínicas são tão intensas que o paciente não suporta o contato de vestuário e lençol com a região afetada. A resolução completa quase sempre ocorre dentro de poucos dias a algumas semanas, mesmo em indivíduos não tratados. Essas alterações são altamente sugestivas de artrite associada à deposição de cristais, apesar de não serem específicas de gota.
- **Acometimento dos membros inferiores:** pelo menos 80% das crises iniciais acometem uma única articulação, mais frequentemente a base do hálux, na primeira articulação metatarsofalangiana, condição conhecida como podagra, ou o joelho. A podagra é excelente marcador clínico da crise aguda de gota, com alta sensibilidade e, quando associada à presença de tofos, é altamente específica (especificidade de 80% a 90%) da artrite gotosa.
- **Sinais inflamatórios que se estendem além da articulação acometida:** esse aspecto pode dar a impressão de artrite acometendo várias articulações contíguas ou de tenossinovite, dactilite (dedo em salsicha) ou, até mesmo, celulite.
- **Acometimento de tornozelo, punho, quirodáctilo ou bursa olecraniana:** pode ocorrer inicialmente, porém é mais comum nos episódios recorrentes. Outros potenciais locais de envolvimento, porém com frequência bem menor, incluem as demais bursas, ombros, quadris, coluna, articulações esternoclaviculares e sacroilíacas. Nesses casos, pode ser mais difícil estabelecer o diagnóstico correto.

Nas apresentações típicas, como, por exemplo, podagra recorrente em paciente com hiperuricemia, o diagnóstico clínico isolado tem razoável acurácia. O diagnóstico definitivo, no entanto, será realizado mediante a identificação dos cristais de MUS no líquido sinovial. Quando o ataque agudo é acompanhado de manifestações sistêmicas, como febre e calafrios, é necessária a realização do exame do líquido sinovial devido à possibilidade de artrite séptica, mesmo em pacientes com história prévia de gota aguda.

Critérios para diagnóstico clínico de gota

O diagnóstico de gota pode ser feito, na ausência de meios para identificação dos cristais de MUS ou diante de resultado negativo em sua pesquisa, pela valorização dos dados clínicos, anamnese e exame físico. O diagnóstico clínico deve ser considerado provisório por ser menos específico e com acurácia incerta. Os critérios propostos pela EULAR (European League Against Rheumatism) incluem:

- História de um ou mais episódios de artrite monoarticular seguidos por períodos intercríticos livres de sintomas.
- Inflamação máxima alcançada em 24 horas.
- Rápida resolução da sinovite após tratamento com colchicina.
- Acometimento unilateral da primeira metatarsofalangiana (podagra).
- Presença de lesão visível ou palpável que, pela localização ou aparência, seja diagnosticada como tofo.
- Hiperuricemia.
- Erosões ou cistos ósseos subcorticais vistos em radiografias, ultrassonografia mostrando aspectos típicos de depósitos tofáceos sinoviais ou exame de ressonância nuclear magnética identificando erosões gotosas. Essas alterações não costumam ser encontradas na ocasião da primeira crise aguda.

Gota aguda poliarticular

Artrite gotosa poliarticular é a manifestação inicial em menos de 20% dos pacientes.

A apresentação poliarticular pode ser mais frequente quando associada a doença linfoproliferativa ou mieloproliferativa ou nos pacientes que receberam transplantes de órgãos e estão em uso de ciclosporina.

ABORDAGEM LABORATORIAL

Deve-se buscar o diagnóstico definitivo quando há suspeita de gota, tanto para exclusão de explicações alternativas para o evento agudo como para assegurar-se de que não se prescrevam desnecessariamente medicações hipouricemiantes caras e potencialmente tóxicas.

Os cristais de MUS têm birrefringência negativa e são semelhantes a agulhas, com 3 a 10μ de largura. A identificação com microscopia de luz polarizada compensada de cristais intracelulares de MUS no exame do líquido sinovial é considerada o padrão para o diagnóstico definitivo e deve ser realizada sempre que possível. A sensibilidade dessa técnica em demonstrar os cristais dentro de neutrófilos em pacientes com crise aguda é de pelo menos 85%, e a especificidade é de 100%. O líquido sinovial pode ser aspirado em articulações sintomáticas, assintomáticas em período intercrítico ou mesmo naquelas que nunca foram acometidas. A pesquisa pode ser feita também em aspirado de tofos. O rendimento desse exame varia de acordo com a sintomatologia e com a capacidade do observador. Como a gota é causa prevalente de inflamação articular e pode se apresentar de maneira atípica, a pesquisa de rotina dos cristais de MUS é recomendada em todas as amostras de líquido sinovial obtidas de articulações inflamadas ainda sem diagnóstico etiológico.

A hiperuricemia é o fator de risco mais importante para gota e pode ser marcador diagnóstico útil quando definida pelo valor normal da população local. Os homens apresentam, em geral, níveis mais altos de ácido úrico sérico (AUS) em comparação às mulheres. Considera-se o valor de AUS de 6mg/dL – abaixo do ponto de saturação teórico dos cristais de MUS – como ponto de corte conveniente para determinação do risco de gota. Na prática, a maioria dos laboratórios calcula seu próprio ponto de corte como a média mais dois desvios padrões de sua população saudável local, separadamente para mulheres e homens. Entretanto, não se deve basear o diagnóstico unicamente no nível de AUS, pois, apesar de elevar-se pelo menos em algum período em todos os pacientes, pode estar normal durante uma crise aguda. A normalização do AUS deve-se ao aumento de sua excreção renal durante episódios agudos. Além disso, o AUS comporta-se como reagente de fase aguda negativo, estando temporariamente diminuído durante episódios de inflamação aguda e estresse.

O objetivo do estudo da excreção renal do ácido úrico na urina de 24 horas é identificar aqueles pacientes com aumento da excreção renal, por provável aumento da produção endógena de ácido úrico, para escolha de tratamento adequado (Tabelas 44.1 e 44.2). Deve ser realizada em pacientes selecionados, especialmente naqueles com história familiar de gota, no jovem, em pacientes com menos de 25 anos de idade e naqueles com cálculo renal.

Na fase precoce da doença, as radiografias das articulações acometidas não são úteis para o diagnóstico, mas podem ajudar a descartar outras causas de dor e edema articular. Nas fases iniciais, o exame radiológico é normal ou apresenta aumento de partes moles por inflamação articular e justa-articular. Com a repetição das crises, aparecem a osteopenia justa-articular e as erosões ósseas, que são imagens líticas bem delimitadas, em "saca-bocado".

DIAGNÓSTICO DIFERENCIAL

É reconhecido que crises agudas e autolimitadas de início abrupto, com dor articular intensa e eritema, podem ser causadas por outras doenças de deposição de cristais, como os de hidroxiapatita (periartrite calcificada) e os de pirofosfato de cálcio (pseudogota). A diferenciação, muitas vezes, só pode ser feita pela identificação dos cristais específicos no líquido sinovial. Em alguns casos, tanto o urato como os cristais de pirofosfato de cálcio são identificados nos neutrófilos do líquido sinovial de pacientes nos quais essas duas doenças coexistem.

Outras doenças articulares inflamatórias, como osteoartrite e artrite reumatoide, principalmente em suas fases iniciais, podem confundir-se com a gota aguda que se apresenta de maneira atípica ou com quadro poliarticular. Deve ser lembrado que 10% a 20% dos pacientes acometidos de artrite reumatoide têm ácido úrico elevado e 5% a 10% dos pacientes com gota podem ter o fator reumatoide positivo, em títulos baixos. Entre os pacientes com história de crises recorrentes com resolução espontânea ou melhora rápida e completa com o uso de anti-inflamatórios, o diagnóstico diferencial inclui a artrite reativa e o reumatismo palindrômico. Da mesma maneira, a evolução intermitente, em surtos, das enteroartropatias e da artrite psoriásica pode imitar a gota aguda. Deve-se estar atento ao diagnóstico diferencial ou mesmo à associação de artrite psoriásica e gota, pois ambas cursam com hiperuricemia. A história clínica, os achados laboratoriais e os exames de imagem ajudam na diferenciação dessas doenças.

A gota monoarticular aguda pode apresentar quadro clínico indistinguível da artrite séptica aguda, incluindo febre, leucocitose e hemossedimentação elevada. Quando há suspeita de artrite séptica, a pesquisa de bactérias pelo Gram e a cultura do líquido sinovial devem ser realizadas.

Até mesmo com a visualização dos cristais de MUS, outras causas coexistentes de inflamação articular devem ser consideradas, como traumatismo, com ou sem fratura, e infecção (artrite séptica ou celulite).

ABORDAGEM TERAPÊUTICA

Os objetivos principais do tratamento da gota são:

1. Interromper o ataque agudo da gota o mais rapidamente possível e com o menor risco de efeitos adversos.
2. Prevenir a recorrência dos ataques de gota aguda.
3. Prevenir e reverter, quando possível, as complicações da hiperuricemia decorrentes da deposição de cristais de MUS nas articulações, rins e outros tecidos.

Os medicamentos utilizados para o tratamento da gota aguda não apresentam benefícios quando se considera o controle da hiperuricemia, e vice-versa. Além disso, é fundamental considerar o estilo de vida (dieta, ingestão de bebidas alcoólicas, ingestão de grande quantidade de frutose etc.) bem como a presença de comorbidades que possam influenciar a ocorrência da gota e no controle da hiperuricemia.

Tratamento da gota aguda

O tratamento padrão da gota aguda consiste em repouso, aplicação de compressa de gelo na articulação acometida e utilização de agentes anti-inflamatórios. O tratamento da gota aguda deve ser iniciado o mais precocemente possível. Como o episódio agudo pode ser prolongado ou piorado pela flutuação do nível sérico de ácido úrico, o tratamento com agentes hipouricemiantes não deve ser iniciado, interrompido ou modificado enquanto houver sinais de inflamação articular.

Anti-inflamatórios não esteroides

Os inibidores da ciclo-oxigenase são eficazes no tratamento da inflamação e da dor articular e constituem os agentes de primeira linha para tratamento da artrite gotosa aguda. Vários anti-inflamatórios estão disponíveis para o tratamento da gota aguda, e todos parecem ser igualmente eficazes quando utilizados em dose plena por período de 1 a 2 semanas (Tabela 44.3).

Os anti-inflamatórios devem ser utilizados com cautela e os efeitos colaterais monitorados, especialmente em indivíduos de alto risco, como idosos e pacientes com doença renal crônica, insuficiência cardíaca congestiva, insuficiência hepática, história pregressa de úlcera péptica e uso de anticoagulantes. Nesses indivíduos, deve-se pesar o risco-benefício do uso de anti-inflamatórios e de outras opções terapêuticas, como corticoides sistêmicos ou intra-articulares. Para indivíduos com risco aumentado de sangramento do trato gastrointestinal (Tabela 44.4), o uso concomitante de inibidores da bomba de próton (p. ex., omeprazol) parece diminuir o risco de hemorragia. Outra opção para esses pacientes é o uso de anti-inflamatórios inibidores seletivos da ciclo-oxigenase-2 (COX-2). O uso de inibidores seletivos da COX-2 diminui de maneira significativa a frequência de hemorragia digestiva, mas não a de efeitos colaterais renais. Além disso, a segurança cardiovascular desses medicamentos ainda é controversa na literatura.

Colchicina

A colchicina atua via inibição da função de neutrófilos por desorganização dos microtúbulos celulares, diminuição da expressão de L-selectinas nos neutrófilos e diminuição da expressão de E-selectinas no endotélio.

A colchicina oral em doses baixas (0,5mg três a quatro vezes ao dia) é opção terapêutica para o tratamento da gota aguda em pacientes com contraindicações para o uso de antiinflamatórios não esteroides (Tabela 44.3). Apesar de menos estudada, a colchicina isoladamente pode ser eficaz em alguns pacientes, especialmente quando iniciada precocemente no ataque da gota. Doses altas (0,5mg a cada 2 horas até a interrupção da crise ou ocorrência de efeitos colaterais) não são mais indicadas devido à alta frequência de efeitos colaterais, especialmente gastrointestinais, e toxicidade, incluindo supressão da medula óssea, insuficiência renal e neuromiopatias. O uso de colchicina EV apresenta alto potencial de toxicidade imediata (necrose cutânea) e a médio e longo prazos. Por isso, não deve ser utilizada.

Efeitos colaterais gastrointestinais, como diarreia, náusea e vômito, são frequentes e levam à descontinuação da medicação. Devido à possibilidade de indução de neutropenia, exigem-se cautela e monitoração frequente durante o uso da colchicina em pacientes com leucopenia. A neuromiopatia já foi descrita em pacientes com ou sem uso concomitante de inibidores HMG-CoA redutase (estatinas) ou ciclosporina. Os efeitos colaterais da colchicina são mais frequentes nos idosos e em pacientes com insuficiência renal ou hepática e naqueles em uso concomitante de macrolídeos e verapamil.

Capítulo 44 ■ Gota Aguda

Tabela 44.3 ■ Medicamentos utilizados para controle da gota aguda

Classe do medicamento	Exemplos e doses	Considerações
Anti-inflamatórios não esteroides	Indometacina 50mg 3×/dia Naproxeno 500mg 2×/dia (ou outro AINE em dose plena por 2 a 3 dias, diminuição da dose em 5 a 7 dias)	Contraindicação: pacientes com DRC, ICC, asma induzida por AAS Cuidado em pacientes com fatores de risco para hemorragia do TGI (considerar uso de inibidores de bomba de prótons ou inibidores seletivos da COX-2)
Colchicina	0,5mg 3×/dia (0,5mg 3×/semana e 3×/dia para profilaxia de gota aguda durante início de tratamento hipouricemiante)	Contraindicação: pacientes em diálise e com diarreia Cuidado em pacientes com disfunção renal e hepática, infecção ativa e >70 anos de idade
Corticoide sistêmico	Prednisona VO 30 a 60mg/dia Metilprednisolona EV 80 a 120mg/dia	Cuidado em pacientes com DM descompensado e infecção
Corticoide intra-articular	Triancinolona Metilprednisolona Dexametasona (dose varia de acordo com o tamanho da articulação)	Opção terapêutica para gota aguda em 1 ou 2 articulações de fácil acesso e com grandes derrames Não utilizar em caso de suspeita de artrite infecciosa

AINH: anti-inflamatório não esteroide; DRC: doença renal crônica; ICC: insuficiência cardíaca congestiva; AAS: ácido acetilsalicílico; TGI: trato gastrointestinal; DM: *diabetes mellitus*.

Tabela 44.4 ■ Fatores de risco para sangramento do trato gastrointestinal em pacientes usando anti-inflamatórios não esteroides

Idade avançada
História prévia de úlcera péptica (com ou sem infecção pelo *H. pylori*)
Uso concomitante de corticoides
Tabagismo
Doses elevadas de anti-inflamatórios e uso concomitante de diferentes anti-inflamatórios
Uso concomitante de anticoagulantes
Plaquetopenia ou disfunção plaquetária

Além do uso isolado no tratamento da gota aguda, a colchicina cumpre importante papel na profilaxia de ataques de gota recorrentes, especialmente nos primeiros 3 a 6 meses de uso de agentes hipouricemiantes. O início de colchicina em doses baixas (0,5mg três vezes por semana a três vezes ao dia) concomitante ao uso de anti-inflamatórios na gota aguda ou preventivamente, antes de procedimentos cirúrgicos eletivos, diminui a frequência e a intensidade das crises de gota aguda.

Corticosteroides

Os corticosteroides sistêmicos podem ser utilizados em pacientes com gota poliarticular ou com contraindicações ao uso de colchicina e anti-inflamatórios não esteroides. A dose inicial recomendada varia entre 30 e 60mg de prednisona/dia ou equivalente durante 2 a 3 dias, com diminuição progressiva durante 2 a 3 semanas. A metilprednisolona EV, 100mg/dia, e a triancinolona IM, 40mg, podendo a dose ser repetida após 12 horas, são alternativas quando a via oral não pode ser utilizada. O *diabetes mellitus* descompensado e as infecções são contraindicações relativas ao uso de corticoides sistêmicos.

Em pacientes com gota aguda em uma ou duas articulações, o uso de corticosteroide intra-articular é tratamento seguro e eficaz, desde que afastada a possibilidade de artrite séptica.

Outras opções para tratamento da gota aguda são a corticotropina (ACTH) intramuscular e os antagonistas de receptores da IL1 (anakinra). O uso desses medicamentos é limitado em virtude de sua disponibilidade e custo. Além disso, ainda são necessários mais estudos que corroborem a utilização dos antagonistas da IL-1 no tratamento da gota aguda.

Profilaxia de crises de gota recorrentes e tratamento da hiperuricemia

A colchicina e os anti-inflamatórios em doses baixas são alternativas para profilaxia da gota, diminuindo a frequência de crises de gota aguda durante o início do tratamento com agentes hipouricemiantes. A profilaxia deve ser realizada somente em pacientes que irão fazer o tratamento da hiperuricemia, pois esses medicamentos diminuem a frequência da gota, mas não impedem a deposição de cristais de MUS nos tecidos. O tempo de uso de agentes profiláticos é variável, geralmente por 3 a 6 meses após o início dos agentes hipouricemiantes. Nesse período, espera-se que já tenha sido atingido o controle adequado do ácido úrico e não ocorram mais crises de gota aguda.

O tratamento da hiperuricemia deve ser realizado em pacientes com ataques recorrentes de gota (mais de duas crises por ano), gota poliarticular, artropatia crônica e erosiva, tofos, e em casos de cálculos renais de ácido úrico. A necessidade de tratamento da hiperuricemia deve ser citada no momento do diagnóstico da gota aguda, mas este deve ser iniciado somente 1 a 2 semanas após o término da inflamação articular. O objetivo do tratamento é manter o nível sérico do ácido úrico abaixo do ponto de saturação de 6,8mg/dL. A recomendação atual é que sejam atingidos

Tabela 44.5 ■ Medicamentos utilizados para o controle da hiperuricemia

Classe de medicamentos	Considerações
Inibidores da xantina-oxidase	
Alopurinol	Dose recomendada: 100 a 800mg/dia (iniciar 100mg/dia e aumentar gradativamente até atingir o nível sérico desejado de ácido úrico)
	Indicado para pacientes com aumento da produção de ácido úrico ou com diminuição da excreção renal
	Contraindicação relativa: insuficiência renal (reduzir a dose para 50 a 100mg/dia em pacientes com ClCr <50mL/min) e insuficiência hepática
	Efeitos colaterais: cefaleia, dispepsia, diarreia, eritema cutâneo maculopapular e pruriginoso, mialgia, depressão da medula óssea e vertigem
	Síndrome de hipersensibilidade rara e grave (mortalidade: 20% a 30%)
	Interação medicamentosa importante: azatioprina e mercaptopurina
Febuxostat	Ainda não disponível no Brasil, aprovado para tratamento da hiperuricemia na Europa e nos EUA
	Dose recomendada: 40 a 80mg/dia
	Parece não haver reação cruzada de hipersensibilidade com o alopurinol
	Metabolizado no fígado, pode provocar elevação discreta das transaminases
	Pode ser usado em pacientes com DRC leve a moderada. A segurança em pacientes com DRC grave (ClCr <30mL/min) ainda não foi determinada
Agentes uricosúricos	
Benzbromarona	Dose recomendada: 50 a 100mg/dia
	Indicação: <60 anos, ClCr >80mL/min, excreção renal de urato <800mg em 24h, ausência de litíase renal atual ou pregressa
	Recomenda-se manter ingestão hídrica >2L/dia
Probenecida Sulfinpirazona	Não disponíveis no Brasil
Uricase	
Rasburicase PEG-uricase	Ainda não aprovados para tratamento da gota
	Rasburicase: aprovado para uso EV nos EUA para prevenção da síndrome da lise tumoral em crianças com leucemia, linfoma e tumores sólidos que serão submetidas à quimioterapia
	PEG-uricase: em desenvolvimento

níveis séricos de ácido úrico <6mg/dL, lembrando-se que níveis <5mg/dL aceleram a reabsorção de tofos.

Atualmente, a diminuição dos níveis de ácido úrico pode ser conseguida mediante a diminuição da produção de ácido úrico por inibição da enzima xantina-oxidase (alopurinol e febuxostat), a degradação do ácido úrico a alantoína (uricases) ou o uso de agentes uricosúricos que diminuem a reabsorção renal de ácido úrico através da URAT1 (bomba de troca urato-ânion nos túbulos contorcidos proximais dos néfrons) (Tabela 44.5).

Outra indicação para o tratamento com agentes hipouricemiantes é a prevenção da nefropatia aguda por ácido úrico. A nefropatia por ácido úrico é caracterizada pela deposição de ácido úrico nos túbulos renais em decorrência da lise celular e degradação excessiva de nucleoproteínas durante o tratamento quimioterápico de doenças neoplásicas (síndrome da lise tumoral). O fármaco de escolha para a profilaxia da nefropatia é o alopurinol.

Bibliografia

Abeles AM, Park JY, Pillinger MH, Cronstein BN. Update on gout: pathophysiology and potential treatments. Curr Pain Headache Rep 2007; 11:440-6.

Baker JF, Schumacher R. Update on gout and hyperuricemia. Int J Clin Pract 2010; 64(3):371-7.

Becker MA. Clinical manifestations and diagnosis of gout. UpToDate® 2010.

Choi H. Epidemiology of crystal arthropathy. Rheum Dis Clin N Am 2006; 32(2):255-73.

Choi HK, Mount DB, Reginato AM. Pathogenesis of gout. Ann Intern Med 2005; 143:499-516.

Halpern R, Fuldeore MJ, Mody RR, Patel PA, Mikuls TR. The effect of serum urate on gout flares and their associated costs. J Clin Rheumatol 2009; 15(1):3-7.

Malik A, Schumacher R, Dinnella JE, Clayburne GM. Clinical diagnostic criteria for gout. Comparison with the gold standard of synovial fluid crystal analysis. J Clin Rheumatol 2009; 15(1):22-4.

Mikuls TR, Farrar JT, Bilker WB, Fernandes S, Schumacher Jr HR, Saag KG. Gout epidemiology: results from the UK General Practice Research Database, 1990-1999. Ann Rheum Dis 2005; 64(2):267-72.

Richette P, Bardin T. Gout. Lancet 2010; 375:318-28.

Singh JA, Strand V. Gout is associated with more comorbidities, poorer health-related quality of life and higher healthcare utilization in US veterans. Ann Rheum Dis 2008; 67(9):1310-6.

Teng GG, Nair R, Saag K. Pathophisiology, clinical presentation and treatment of gout. Drugs 2006; 66 (12):1547-63.

Xavier Júnior GA. Artrites microcristalinas. In: Carvalho MAP, Lanna CCD, Bértolo MB (eds.) Reumatologia. Rio de Janeiro: Guanabara Koogan, 2008:263-76.

Zhang W, Doherty M, Pascual E et al. EULAR evidence based recommendations for gout. Part I: Diagnosis. Report of a task force of the standing committee for international clinical studies including therapeutics (ESCISIT). Ann Rheum Dis 2006; 65(10):1301-11.

SEÇÃO VI

Emergências Gastroenterológicas

CAPÍTULO 45

Abdome Agudo

Rodrigo Gomes da Silva

Leonardo Maciel da Fonseca

Kelly Cristine de Lacerda Rodrigues Buzatti

INTRODUÇÃO

O abdome agudo não traumático é uma das condições mais prevalentes em pacientes que procuram serviço médico de urgência. A expressão "abdome agudo" define a síndrome clínica caracterizada por dor abdominal, de início súbito ou com progressão rápida, que necessita de tratamento clínico ou cirúrgico rapidamente.[1] Os sintomas clínicos associados podem incluir vômitos, diarreia, distensão abdominal, letargia, inapetência e choque.[2]

A investigação detalhada da dor tem importância fundamental na abordagem do abdome agudo, sobretudo porque pode ser o único sintoma e usualmente é o que induz o paciente a procurar assistência médica. A caracterização da dor, incluindo tempo de início, intensidade, localização, ritmo, tipo de dor, bem como fatores que agravam ou atenuam, auxiliam a definição diagnóstica e orientam a escolha de exames laboratoriais e de imagem na propedêutica complementar.[3] É essencial ao médico o conhecimento da fisiopatologia da dor abdominal e das formas de apresentação clínica das doenças que mais comumente cursam com esse sintoma.

A história clínica e o exame físico cuidadoso são os primeiros passos na abordagem do paciente com abdome agudo e podem ser as únicas ferramentas para a definição imediata da conduta terapêutica, seja em pronto-atendimentos desprovidos de exames de imagem, seja em pacientes com estado crítico que não podem aguardar a realização de exames complementares. Já foi demonstrado, em estudo observacional, que baseando-se apenas na história clínica e no exame físico do paciente, o médico pode ser capaz de distinguir causas orgânicas das não orgânicas de dor abdominal em 80% dos casos.[4]

Em vista da expressiva proporção de pacientes com abdome agudo que necessitam de tratamento cirúrgico de urgência ou emergência, a avaliação do cirurgião deve ser re-alizada logo após o atendimento pelo clínico, e preferencialmente antes da administração de analgésicos, para melhor caracterização da dor abdominal. O atendimento em serviços de urgências, que geralmente funcionam em regime de plantão, representa um obstáculo para a relação médico-paciente e para percepção do quadro clínico pelo médico. O fato de ter um médico como referência, que não fosse identificado apenas como "plantonista" e que pudesse acompanhar toda a evolução clínica mediante exame físico seriado, poderia ser agente facilitador na abordagem desses pacientes.[5] No entanto, isso não é possível na maioria das vezes, e para evitar problemas médico-legais o médico deve ser cuidadoso ao indicar exames e o tratamento a ser seguido. O paciente deve ficar ciente, logo à admissão, que seu quadro clínico exige uma decisão entre o tratamento cirúrgico e o clínico.

ETIOLOGIA

Oito doenças respondem por cerca de 90% dos pacientes que procuram serviço de urgência em enfermaria cirúrgica queixando-se de dor abdominal aguda: apendicite aguda, colecistite aguda, obstrução intestinal, cólica nefrética, úlcera péptica perfurada, pancreatite aguda, doença diverticular complicada e dor abdominal não cirúrgica inespecífica, como, por exemplo, constipação e dispepsia[1] (Tabela 45.1).

A maioria dos diagnósticos cirúrgicos está relacionada com infecção, obstrução, isquemia, hemorragia ou perfuração[6] (Tabela 45.2).

ANATOMIA E FISIOPATOLOGIA

O conhecimento geral sobre anatomia e fisiopatologia é fundamental na formulação do diagnóstico diferencial relacionado com o abdome agudo.[3]

Tabela 45.1 ■ Principais causas não cirúrgicas de abdome agudo

Causas endócrinas e metabólicas
Uremia
Crises diabéticas
Crises addissonianas
Porfiria intermitente aguda
Hiperlipoproteinemia aguda
Febre hereditária do Mediterrâneo

Causas hematológicas
Crise falciforme
Leucemia aguda
Outras discrasias sanguíneas

Toxinas e medicamentos
Intoxicação por chumbo
Intoxicação por outros metais pesados
Abstinência de narcóticos
Envenenamento por aranha viúva-negra

Infecções e distúrbios inflamatórios
Tabes dorsalis
Herpes-zoster
Febre reumática aguda
Púrpura de Henoch-Shönlein
Lúpus eritematoso sistêmico
Poliarterite nodosa

Dor referida
Região torácica
Infarto do miocárdio
Pneumonia
Pericardite aguda
Empiema
Pleurisia
Embolia pulmonar
Quadril e dorso

O peritônio é uma membrana serosa, derivada do mesênquima, que reveste o interior da cavidade abdominal. Sua extensa rede capilar sanguínea e linfática assegura-lhe função protetora por meio da exsudação, absorção e formação de aderências. O peritônio divide o abdome nas cavidades peritoneal e retroperitônio e pode ser dividido topograficamente em peritônio visceral e parietal. A inervação do peritônio visceral provém do sistema nervoso autônomo, simpático e parassimpático. Já a inervação de seu folheto parietal origina-se do sistema somático, dos seis últimos nervos intercostais (T6 a T12), que também inervam os músculos da parede abdominal. Isso justifica o fato de a irritação do peritônio parietal ser acompanhada de contratura muscular da parede abdominal.

O peritônio propicia superfície de troca de cerca de um metro quadrado e contém aproximadamente 100mL de líquido peritoneal, composto por macrófagos e linfócitos. A introdução de bactérias ou irritantes químicos (secreção pancreática, gástrica, urina, bile, sangue etc.) pode provocar extravasamento de líquido da membrana peritoneal.[7,8] A pressão negativa gerada pelo relaxamento do diafragma causa fluxo ascendente do líquido peritoneal para pequenas fenestrações especializadas do diafragma que possibilitam o acesso ao sistema linfático. Em vigência de infecção, micro-organismos e mediadores da defesa do organismo podem atingir rapidamente o sistema venoso através do ducto torácico. O peritônio responde à inflamação com maior fluxo sanguíneo, maior permeabilidade e formação de exsudato fibrinoso em sua superfície.[6]

A lesão tissular leva à degranulação dos mastócitos, liberando histamina, cininas, leucotrienos, prostaciclinas e radicais livres. O processo inflamatório também pode ter repercussões sistêmicas, quando esses mediadores atingem a corrente sanguínea, levando ao aumento da permeabilidade vascular e ao relaxamento

Tabela 45.2 ■ Principais condições cirúrgicas de abdome agudo

Perfuração
Úlcera gastrointestinal
Tumor gastrointestinal perfurado
Síndrome de Boerhaave
Divertículo perfurado

Isquemia
Trombose ou embolia mesentérica
Torção de ovário
Torção testicular
Colite isquêmica
Hérnias estranguladas
Doença de Buerger

Infecção
Apendicite
Colecistite
Diverticulite de Meckel
Diverticulite do cólon
Abscesso do psoas

Obstrução
Hérnias encarceradas
Doença inflamatória intestinal
Intussuscepção
Tumor gastrointestinal
Volvo de sigmoide
Volvo de ceco
Aderências

Hemorragia
Ulceração intestinal
Ruptura espontânea do baço
Pancreatite hemorrágica
Síndrome de Mallory-Weiss
Fístula aortoduodenal após colocação de prótese aórtica
Malformação arteriovenosa do trato gastrointestinal
Aneurisma arterial roto
Gravidez ectópica rota
Divertículo gastrointestinal com sangramento

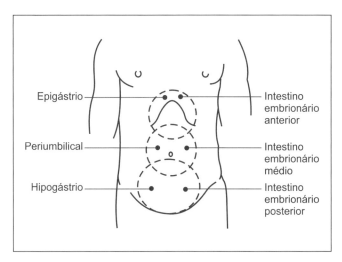

Figura 45.1 ■ Localização da dor abdominal visceral.

da musculatura lisa, podendo resultar em colapso vascular periférico e choque. O estado fisiológico resultante é conhecido como síndrome da resposta inflamatória sistêmica (SRIS) e, quando associado à origem bacteriana, origina a sepse.

A dor abdominal divide-se em componentes visceral e parietal. A dor visceral tende a ser vaga e imprecisamente localizada nas regiões do epigástrio, periumbilical ou hipogástrio, dependendo de sua origem no intestino embrionário anterior, médio e posterior, respectivamente (Figura 45.1). As estruturas abdominais contêm sistemas sensitivos pouco desenvolvidos e os impulsos nervosos aferentes caminham por meio de número restrito de vias nervosas, dificultando a identificação da origem exata da dor. Em geral, a dor visceral é consequência de distensão súbita, estiramento, isquemia, tração ou contração rápida e violenta das vísceras abdominais. A dor visceral típica é aquela que ocorre nos primórdios da evolução da apendicite, isto é, mal localizada ou difusa, imprecisa, inespecífica. Já a dor parietal está relacionada com as raízes nervosas segmentares que inervam o peritônio parietal e tende a ser mais aguda e bem localizada.[3,6] O exemplo típico é a dor localizada no ponto de McBurney, na apendicite aguda mais avançada. O apêndice inflamado atinge o peritônio parietal da fossa ilíaca direita e o paciente relata precisamente a localização da dor.

A dor referida é a dor percebida em um local distante da fonte de estímulo, como ocorre na irritação do diafragma, que pode produzir dor no ombro. Um exemplo comum é a dor no ombro direito em casos de traumatismo esplênico, significando presença de sangue subdiafragmático (sinal de Kehr). Por outro lado, a dor irradiada decorre da estimulação direta da raiz posterior de um nervo espinhal e é percebida no dermátomo correspondente à raiz estimulada. Ocorre, por exemplo, na lombociatalgia provocada pela hérnia de disco lombar.[3]

ABORDAGEM CLÍNICA

A história clínica deve se concentrar não só na investigação da queixa de dor, mas também nos problemas antecedentes e nos sintomas associados. As perguntas devem ser estruturadas para revelar o início, o tipo, a localização, a duração, a presença de dor referida e a periodicidade da dor vivenciada. A localização da dor pelo paciente com um dedo é sugestiva de dor mais localizada e típica da inervação parietal ou inflamação peritoneal. Já na dor visceral, o paciente normalmente indica a região abdominal com a palma da mão.

O início súbito da dor sugere condições como perfuração intestinal ou embolização intestinal com isquemia, embora a cólica biliar também possa se manifestar subitamente. A dor que se desenvolve ao longo de algumas horas é típica de condições de inflamação progressiva ou infecção, como colecistite, apendicite, diverticulite ou obstrução intestinal.[9]

A dor visceral de órgão sólido no abdome é generalizada no quadrante do órgão envolvido, como a dor do fígado no quadrante superior direito. A dor do intestino delgado é percebida como dor periumbilical mal localizada, enquanto a dor do cólon é localizada no hipogástrio. Na apendicite aguda é característica a dor inespecífica visceral na região periumbilical, inicialmente, que evoluiu para dor bem localizada na fossa ilíaca direita (ponto de McBurney), típica da irritação parietal nas fases mais avançadas do processo inflamatório. Em alguns casos de apendicite aguda, porém, a dor inicia-se na região epigástrica. O fígado divide sua inervação com o diafragma (fibras de C3 a C5), podendo originar dor referida no ombro direito. A dor geniturinária manifesta-se primariamente no flanco e pode irradiar-se para a região escrotal ou os grandes lábios, pelo plexo hipogástrico.[3,6]

A alimentação geralmente piora a dor da obstrução intestinal, da cólica biliar, da pancreatite, da peritonite ou da perfuração intestinal, ao passo que a dor da úlcera péptica ou da gastrite pode ser aliviada com a ingestão de alimentos. Usualmente, considera-se que no abdome agudo cirúrgico a dor é o primeiro sintoma e os vômitos ocorrem posteriormente, após estímulo encaminhado pelas fibras aferentes da dor visceral. Por outro lado, no abdome agudo não cirúrgico os vômitos tipicamente precedem a dor abdominal. O hábito intestinal do paciente deve ser investigado. Por exemplo, a presença de diarreia com sangue sugere isquemia intestinal no abdome agudo. Já a parada total de eliminação de fezes e flatos indica abdome agudo obstrutivo.

A história pregressa é importante, uma vez que os pacientes podem relatar que a dor atual é muito semelhante a um episódio de dor vivenciado, por exemplo, na migração de um cálculo renal no passado. Deve-se manter a atenção quanto às cicatrizes cirúrgicas e à história de procedimentos como colecistectomia e apendicectomia.

O uso de medicamentos também deve ser questionado. Anti-inflamatórios não esteroides podem estar associados a inflamação e perfuração do trato gastrointestinal. O uso de anticoagulantes e imunossupressores deve ser pesquisado. O alcoolismo crônico associa-se a hepatopatia e coagulopatia, podendo dificultar o manejo desses pacientes no perioperatório. A cocaína pode estar associada a infarto cardíaco e isquemia intestinal ou, até mesmo, abscesso esplênico. A pesquisa de sintomas ginecológicos e a história menstrual são fundamentais nas mulheres em idade fértil.

Exame físico

Os pacientes com dor parietal, como a que ocorre na irritação peritoneal generalizada da úlcera péptica perfurada, geralmente apresentam-se imóveis. Não reclamam e limitam ao máximo seus movimentos a fim de evitar a exacerbação da dor. Os pacientes com dor visceral, ao contrário, podem se contorcer devido à dor. Alguns pacientes com dor visceral de pequena intensidade podem achar que a dor é tão insignificante que não deveriam estar tomando o tempo do médico. Isso é comum na fase inicial da apendicite aguda, na qual o paciente apresenta dor leve difusa associada apenas à hiporexia, ainda sem febre. O quadro de torpor e baixa responsividade pode preceder o colapso cardiopulmonar. Palidez extrema, hipotermia, taquicardia, taquipneia e sudorese sugerem abdome agudo hemorrágico. A febre é comum nas condições inflamatórias, como diverticulite, colecistite aguda e apendicite, mas pode estar ausente nos pacientes idosos, cronicamente doentes ou imunossuprimidos.[3,6,10] Na apendicite aguda, a febre geralmente ocorre após a dor se localizar na fossa ilíaca direita.

Exame abdominal

O exame abdominal deve ser iniciado pela inspeção. Cicatriz cirúrgica e distensão abdominal podem sugerir aderências como causa da obstrução intestinal. A peristalse pode ser visível em pacientes muito magros com obstrução intestinal. Abaulamentos e sinais flogísticos em locais de possível formação herniária podem sugerir hérnia estrangulada e isquemia do conteúdo herniário (Figura 45.2). Quando o intestino faz parte do conteúdo herniário, o quadro pode manifestar-se com obstrução intestinal. Assimetria na parede abdominal também pode ser percebida nos casos de grandes tumorações abdominais, direcionando o diagnóstico (Figura 45.3). Os pacientes com irritação peritoneal franca permanecem imóveis, com incursões respiratórias curtas para evitar a dor.

A ausculta deve preceder à palpação. Os ruídos peristálticos sincrônicos com a cólica e de sonoridade metálica sugerem obstrução do intestino delgado. Já a ausculta abdominal silenciosa pode estar associada à obstrução in-

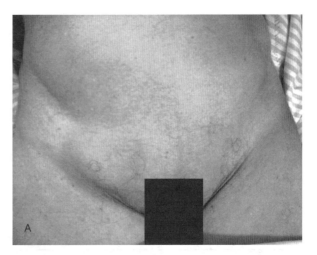
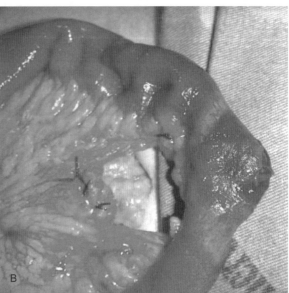

Figura 45.2 ■ Hérnia inguinal estrangulada. Nota-se o abaulamento na região inguinal direita associado à presença de hiperemia (**A**) e, na exploração cirúrgica, a identificação de hérnia tipo Richter com perfuração da borda antimesentérica do intestino delgado (**B**) (ver encarte colorido).

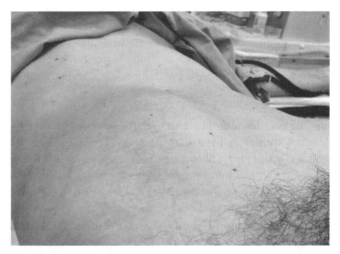

Figura 45.3 ■ Assimetria abdominal (ver encarte colorido).

testinal tardia e à peritonite difusa, manifestando-se como íleo paralítico. Na pancreatite aguda, os sons intestinais também são diminuídos. Sopros podem ser auscultados na presença de aneurisma de vasos abdominais.

Ainda se tocar no paciente, que geralmente está ansioso por se encontrar em ambiente hostil e não conhecer o médico, o examinador deve, antes da palpação, solicitar que ele provoque o ato de tossir. Em casos de apendicite aguda, o paciente vai apontar que há dor no ponto de McBurney, indicando o comprometimento parietal da dor. Os pacientes com úlcera péptica perfurada e peritonite difusa geralmente se recusam a tossir, tamanha a dor que pressentem que sentirão com esse ato. Essa manobra é conhecida como sinal de Murphy.

A hipersensibilidade percebida pela percussão reflete irritação peritoneal e dor parietal. No abdome agudo perfurativo, o ar livre se acumula sob o diafragma e pode ofuscar a macicez hepática (sinal de Jobert), o que é comum na úlcera péptica perfurada com pneumoperitônio. A presença de ar dentro de alças intestinais distendidas, como ocorre na obstrução intestinal, também pode ser percebida à percussão. Do mesmo modo, o líquido peritoneal livre pode ser identificado pelo deslocamento da macicez.

Para a palpação abdominal, o paciente deve estar em repouso e em posição confortável. Com boa e cuidadosa anamnese, o médico examinador pode ganhar a confiança do paciente e fazê-lo entender a importância do exame físico. Nesse momento, distrair a atenção do paciente com perguntas não relacionadas com o quadro clínico pode diminuir sua ansiedade. Isso ajuda a diferenciar a defesa voluntária da involuntária. O exame deve ser iniciado no lado oposto à localização da dor. Por exemplo, na apendicite aguda, inicia-se a palpação pela fossa ilíaca esquerda, seguindo para o hipocôndrio esquerdo, depois no hipocôn-

drio direito, até chegar no ponto de McBurney. Inicia-se pela palpação superficial e repete-se a sequência com a palpação profunda. A defesa é pesquisada por meio de leve palpação dos músculos retos do abdome. Em geral, tenta-se perceber se há diferença entre os dois músculos retos do abdome. Nos casos de defesa involuntária, a musculatura permanece tensa e rígida durante a respiração. Tumores abdominais com perfuração bloqueada podem ser percebidos à palpação profunda. Na colecistite aguda, a vesícula pode ser facilmente percebida como estrutura ovaloide e dolorosa no hipocôndrio direito do abdome. A palpação da região subcostal direita é interrompida abruptamente pela dor durante a inspiração (sinal de Murphy), quando o examinador toca o fundo da vesícula com os dedos. O plastrão apendicular da apendicite aguda e da doença de Crohn com abscesso localizado é extremamente dolorosa e palpável na fossa ilíaca direita. As tumorações abdominais inflamatórias profundas podem ser pesquisadas indiretamente com manobras (Tabela 45.3). Tumor pulsátil sugere formação aneurismática.

As regiões inguinal, femoral, umbilical e epigástrica, além da linha semilunar de Douglas e locais de cicatrizes, devem ser examinados na pesquisa de hérnias. Isso é especialmente importante na vigência de quadro intestinal obstrutivo, visto que todo cirurgião já viu uma história de abdome agudo obstrutivo na qual vários médicos examinaram o abdome do paciente, mas se esqueceram de verificar a região inguinal com uma enorme hérnia inguinal encarcerada.

O toque retal deve ser realizado especialmente nos pacientes com suspeita de obstrução intestinal, queixas proctológicas e sangramento digestivo baixo. A hipersensibilidade à direita no toque retal pode indicar apendicite com abscesso pélvico ou pode ocorrer naqueles pacientes

Tabela 45.3 ■ Sinais clínicos mais comuns no exame abdominal

Sinal	Descrição	Diagnóstico
Sinal de Blumberg	Hipersensibilidade na descompressão brusca do abdome	Peritonite
Sinal de Charcot	Dor no hipocôndrio direito + febre + icterícia	Colangite
Sinal de Courvoisier	Vesícula palpável na presença de icterícia	Tumor periampular
Sinal de Cruveilhier	Veias varicosas na região periumbilical (*caput medusae*)	Hipertensão porta
Sinal de Cullen	Equimose periumbilical	Pancreatite hemorrágica aguda
Sinal de Grey-Turner	Área de equimose nos flancos	Pancreatite hemorrágica aguda
Sinal do iliopsoas	Elevação e extensão da perna, provocando dor	Apendicite retrocecal
Sinal de Kher	Dor no ombro esquerdo quando em posição supina e pressão aplicada no hipocôndrio esquerdo	Hemoperitônio (principalmente de origem esplênica)
Sinal de Murphy	Dor causada pela inspiração enquanto se palpa o hipocôndrio direito	Colecistite aguda
Sinal do obturador	Flexão e rotação externa da coxa direita em posição supina provoca dor hipogástrica	Abscesso pélvico
Sinal de Rovsing	Dor no ponto de McBurney quando se comprime a fossa ilíaca esquerda	Apendicite aguda

nos quais o apêndice vermiforme é longo e se localiza na pelve. O exame pélvico ginecológico é imprescindível nas pacientes com queixa de corrimento vaginal anormal, atraso menstrual ou suspeita de doença inflamatória pélvica.

Propedêutica complementar

Na avaliação laboratorial, uma amostra para tipagem sanguínea e prova cruzada deve ser sempre enviada quando está prevista operação de urgência, especialmente nos casos graves. A dosagem de eletrólitos séricos, ureia e creatinina é importante, principalmente quando a hipovolemia é esperada, como ocorre em pacientes com vômitos e diarreia. A gasometria arterial deve ser solicitada em pacientes com hipotensão, peritonite generalizada, pancreatite, sepse e suspeita de isquemia intestinal. A acidose pode ser o primeiro indício de doença grave.[11]

O nível elevado da amilase sérica sugere a pancreatite aguda, mas deve ser avaliado com cuidado, pois também pode estar presente quando há absorção da enzima para a corrente sanguínea pela cavidade peritoneal, como na isquemia intestinal e no abdome agudo perfurativo. Já a elevação da lipase sérica é mais específica para pancreatite aguda, porém ocorre mais tardiamente na evolução clínica.

As provas de função hepática (aspartato-aminotransferase, alanina-aminotransferase, gamaglutaril-transferase, fosfatase alcalina, albumina, globulina e bilirrubina sérica) são úteis quando há suspeita de acometimento hepatobiliar, podendo auxiliar a diferenciação entre distúrbios clínicos e cirúrgicos. As provas de coagulação devem ser solicitadas quando há suspeita de cirrose ou sinais clínicos, como petéquias e equimoses.

A urinálise pode revelar hematúria e piúria, sugerindo afecções do trato geniturinário. No entanto, o contato do apêndice inflamado pode levar a piúria em um paciente com apendicite aguda.

O exame de fezes não é solicitado de rotina na avaliação do abdome agudo, mas pode ser útil no diagnóstico diferencial das diarreias ou colites.

A dosagem da gonadotrofina coriônica humana β (β-HCG) deve ser solicitada nas mulheres em idade fértil, com possibilidade clínica de gravidez, podendo indicar o diagnóstico de gravidez ectópica como causa do abdome agudo ou diagnosticar uma gravidez não suspeitada anteriormente pela paciente.[12]

ABORDAGEM RADIOLÓGICA

A radiografia simples do tórax em ortostatismo pode demonstrar condições supradiafragmáticas que simulam abdome agudo como, por exemplo, pneumonia do lobo inferior.[13] A presença de elevação de um hemidiafragma ou derrame pleural pode sugerir lesões inflamatórias subfrênicas. O pneumoperitônio pode ser visualizado com a presen-

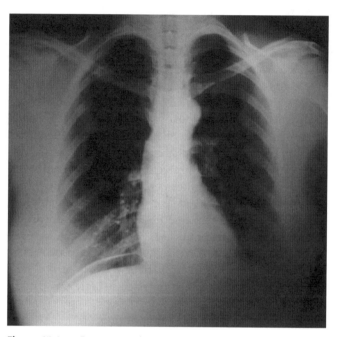

Figura 45.4 ■ Pneumoperitônio em paciente com úlcera duodenal perfurada.

ça de ar junto ao contorno do diafragma (Figura 45.4), e tem sido demonstrado que quantidades mínimas como 1mL de ar injetado na cavidade peritoneal podem ser identificadas com essa técnica. Caso o paciente não consiga assumir a posição de ortostatismo, a radiografia pode ser feita em decúbito lateral esquerdo, facilitando o diagnóstico do pneumoperitônio em pacientes debilitados. É importante ressaltar que a radiografia de abdome não é confiável para o diagnóstico de pneumoperitônio porque muitas vezes a cúpula diafragmática não é vista com precisão. A literatura americana recomenda uma radiografia na qual o diafragma esteja na posição central. Considera-se que até 75% dos casos de úlcera duodenal perfurada resultem em extravasamento de ar suficiente para ser identificado pelo método.[14]

A radiografia simples do abdome continua como valiosa ferramenta na avaliação do abdome agudo em vista de seu menor custo, maior disponibilização e menor dose de radiação empregada no paciente, quando comparada a outros métodos modernos de imagem.[15] Também pode ser utilizada na avaliação do pneumoperitônio e dos níveis hidroaéreos, quando o paciente não pode ser colocado na posição ereta, sendo realizada em decúbito lateral. Pode mostrar calcificações, como nos casos de cálculos biliares (Figura 45.5) ou renais, calcificações pancreáticas e aterosclerose (Figura 45.6), podendo orientar o diagnóstico principal.

A distensão gasosa é observada na obstrução intestinal. A radiografia é realizada em decúbito e ortostatismo para avaliação da formação de níveis hidroaéreos. Possibilita a identificação da distensão gástrica na obstrução pilórica (Figura 45.7) e da imagem em empilhamento de moedas na obstrução do intestino delgado (Figura 45.8). O gás colônico pode ser diferenciado pelas haustrações.

Capítulo 45 ■ Abdome Agudo

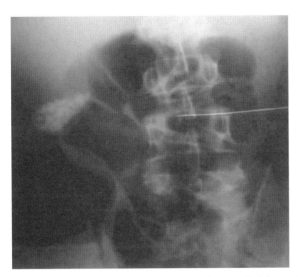

Figura 45.5 ■ Radiografia de abdome mostrando vesícula biliar repleta de cálculos radiopacos.

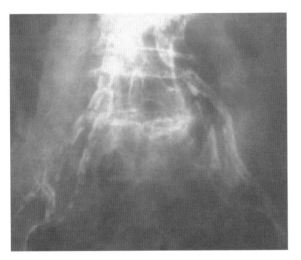

Figura 45.6 ■ Radiografia de abdome mostrando aterosclerose dos vasos ilíacos.

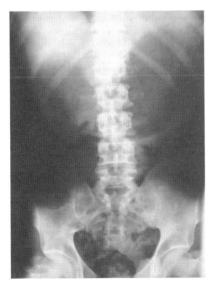

Figura 45.7 ■ Radiografia de abdome mostrando distensão gástrica na estenose péptica do bulbo duodenal.

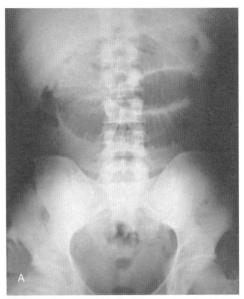

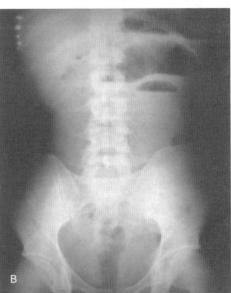

Figura 45.8 ■ Radiografia de abdome em paciente com obstrução de intestino delgado mostrando empilhamento de moedas no decúbito dorsal (**A**) e níveis hidroaéreos no ortostatismo (**B**).

Obstruções no cólon sigmoide mostram distensão proximal e ausência de ar na ampola retal. O volvo, torção do intestino em torno de seu eixo mesentérico, também apresenta sinais específicos na radiografia simples. O volvo de ceco é raro e identificado como uma imagem em vírgula ou riniforme na fossa ilíaca direita. Já o volvo de sigmoide, o mais comum, pode ser identificado como a presença de duas alças paralelas na pelve, unidas em sua parte superior por uma coluna de ar (Figura 45.9). Uma imagem mosqueada na pelve é sugestiva de fecaloma (Figura 45.10), especialmente em pacientes acamados e com história de constipação. A distensão do intestino delgado também poderá estar presente na obstrução colônica quando a válvula ileocecal for incompetente.[6]

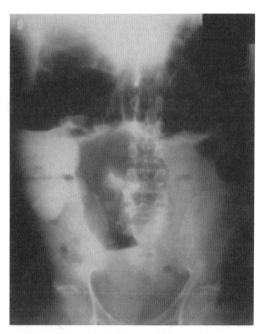

Figura 45.9 ■ Radiografia de abdome evidenciando volvo de sigmoide. Observam-se imagem típica do volvo, a distensão do cólon a montante e a ausência de ar no reto, sugerindo obstrução intestinal.

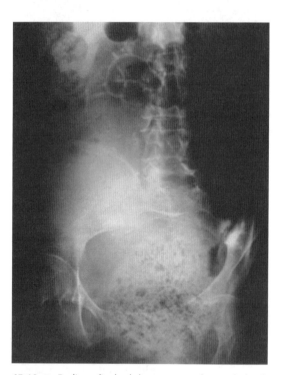

Figura 45.10 ■ Radiografia de abdome mostrando grande fecaloma na pelve.

Um padrão gasoso difuso com presença de ar na ampola retal sugere íleo paralítico, especialmente quando associado à ausência de ruídos hidroaéreos na ausculta abdominal.

A ultrassonografia (US) abdominal é ótima para avaliação das afecções biliares, detectando cálculos, espessamento da parede da vesícula biliar e presença de líquido perivesicular. Também é eficiente na determinação do diâmetro da via biliar intra e extra-hepática, mas nem sempre tem valor na detecção de cálculos na via biliar comum.[16] Sua sensibilidade diagnóstica é de cerca de 80% na apendicite aguda, na qual pode identificar imagem tubular aperistáltica, não compressível e de calibre aumentado (>6mm) na fossa ilíaca direita. Juntamente com o exame transvaginal, pode detectar alterações nos ovários, útero e anexos, além da presença de líquido e coleções na cavidade peritoneal. A presença frequente de distensão gasosa limita a utilização da US no abdome agudo.[17]

A tomografia computadorizada (TC) do abdome é extremamente útil nos pacientes com queixas abdominais que não apresentam indicações ao exame físico para laparotomia ou laparoscopia. É valiosa na identificação de pequena quantidade de gás intraperitoneal e de afecções de indicação cirúrgica imediata (apendicite, abscesso túbulo-ovariano, intussuscepção etc.) ou de tratamento inicialmente clínico (diverticulite, pancreatite, abscesso hepático etc.)[18,19] (Figura 45.11).

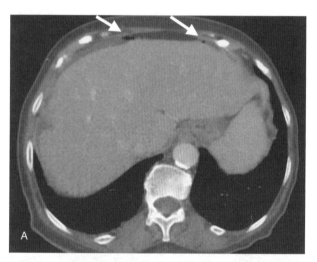

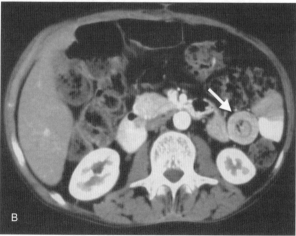

Figura 45.11 ■ Tomografia computadorizada do abdome mostrando pequeno pneumoperitônio (**A**) e imagem em alvo característica da intussuscepção (**B**), indicados pelas setas.

Exames menos utilizados, mas que também podem auxiliar o diagnóstico diferencial do abdome agudo, incluem ressonância nuclear magnética (RNM), especialmente útil nas gestantes,[20] endoscopia, angiografia, paracentese e cintilografia.

DIAGNÓSTICO DIFERENCIAL

A dor abdominal aguda pode estar relacionada com uma grande variedade de afecções. Entretanto, o diagnóstico diferencial deve ser direcionado pelas considerações anatômicas e caracterização da dor. O abdome costuma ser dividido em quadrantes, e as causas mais comuns de dor são consideradas em cada região (Tabela 45.4). Já a dor que não se lateraliza pode ser classificada como epigástrica, periumbilical ou hipogástrica. A dor difusa pode ser leve e sem achados físicos significativos, como na fase inicial da apendicite aguda, ou pode ser forte e associada à rigidez muscular generalizada da parede abdominal, como ocorre na peritonite difusa.[3,6]

A obstrução de uma víscera oca resulta em uma forma de dor forte e nauseante denominada cólica, que pode ser cíclica, como na cólica intestinal, ou contínua, como na biliar.

As afecções que cursam com abdome agudo inflamatório geralmente estão associadas a infecção bacteriana e cursam com dor abdominal de média intensidade, até que o processo se torne transmural e o paciente desenvolva irritação peritoneal com a dor somática.

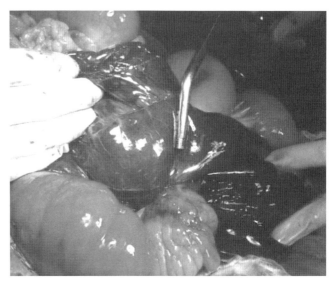

Figura 45.12 ■ Torção de mesentério levando a isquemia e perfuração em paciente que já apresentava irritação peritoneal no exame clínico (ver encarte colorido).

O abdome agudo perfurativo está associado à perfuração de uma víscera oca ou outra estrutura e se caracteriza por dor de início súbito, que atinge sua intensidade máxima em minutos a horas, produzindo rapidamente sinais de irritação peritoneal generalizada.

Torção e isquemia estão associadas à dor de início súbito, mas são inicialmente relacionadas com achados no exame físico desproporcionais à intensidade da dor. Nas fases mais tardias, levam à irritação peritoneal (Figura 45.12).

Abdome agudo na grávida

A avaliação do abdome agudo na grávida é condição desafiadora em vista das modificações fisiológicas e anatômicas da gestação. Apesar de os procedimentos cirúrgico-anestésicos estarem relacionados com aborto espontâneo no primeiro trimestre e trabalho de parto prematuro no segundo e terceiro trimestres, a demora em receber o tratamento cirúrgico tem se mostrado mais mórbida que as próprias operações.

O útero aumentado modifica a posição anatômica de outros órgãos, como o apêndice, que se eleva para fora da pelve, podendo chegar a poucos centímetros do rebordo costal direito no terceiro trimestre de gestação. A leucocitose discreta é fisiológica na gestação. Os efeitos potencialmente deletérios da radiação ao feto levam os médicos a evitar exames como a radiografia e a TC.

A apendicite é a condição cirúrgica não obstétrica mais comum na gestante, seguida pelas afecções do trato biliar e a obstrução intestinal. A US tem sido o exame de imagem de escolha nessas pacientes, enquanto a RNM tem mostrado resultados promissores, apesar de seu alto custo e da baixa disponibilização nos serviços públicos.[12]

Tabela 45.4 ■ Causas mais comuns de dor abdominal divididas por quadrantes

Quadrante superior direito
Cólica biliar/colecistite aguda
Abscesso hepático amebiano ou bacteriano
Ruptura espontânea de adenoma ou hemangioma hepático

Quadrante superior esquerdo
Infarto esplênico
Abscesso esplênico
Gastrite
Úlcera gástrica

Quadrante inferior direito
Apendicite aguda
Ileíte terminal aguda (doença de Crohn)
Tiflite
Cisto ovariano complicado (torção, ruptura ou hemorragia)
Endometriose
Doença inflamatória pélvica
Gravidez ectópica

Quadrante inferior esquerdo
Diverticulite
Apendangite epiploica

Abdome agudo no paciente imunocomprometido

A população de pacientes imunocomprometidos tem crescido devido ao avanço nas terapias imunossupressoras, abrangendo um grupo heterogêneo que inclui pacientes em uso de quimioterapia devido a neoplasias malignas, uso de corticosteroides nas doenças autoimunes pós-transplante de órgãos ou aqueles com AIDS.

Possíveis etiologias para o abdome agudo nesses pacientes incluem as infecções oportunistas, causas iatrogênicas, como a pancreatite medicamentosa, e mesmo complicações específicas da evolução da doença primária.

Os sinais clínicos e laboratoriais clássicos podem estar ausentes devido à baixa imunidade, o que pode levar a retardo no diagnóstico e na abordagem terapêutica. Todos os pacientes necessitam de avaliação imediata para queixas abdominais frequentes. A TC tem sido ferramenta importante, mas em casos inconclusivos a laparotomia exploradora pode ser a abordagem diagnóstica de escolha.[10]

ABORDAGEM TERAPÊUTICA

Os pacientes com abdome agudo estão sujeitos à depleção de volume intravascular por uma série de mecanismos. A náusea, a anorexia e o íleo paralítico levam à diminuição do aporte oral de líquidos, enquanto a diarreia e o vômito levam ao aumento das perdas. O íleo paralítico, com perda para o terceiro espaço no edema da parede da alça e na ascite, resulta em aumento nas perdas insensíveis. Outros fatores importantes são a febre e a perda pela árvore respiratória devido à taquipneia. A monitoração dos sinais vitais e o início imediato da reposição volêmica são fundamentais, principalmente nos pacientes com suspeita de sepse grave ou choque séptico. Recomenda-se a manutenção da pressão arterial média (PAM) >65mmHg e da pressão venosa central (PVC) entre 12 e 15mmHg. Se a PAM não pode ser mantida acima desse nível apenas com a reposição volêmica, deve-se iniciar o uso de vasopressores. O objetivo é a perfusão adequada dos tecidos.[15,21]

Na maioria das vezes não é possível estabelecer um diagnóstico etiológico na primeira avaliação. Em geral, faz-se o diagnóstico sindrômico, como abdome agudo inflamatório, perfurativo, obstrutivo ou hemorrágico. Nessa situação, não se sabe, por exemplo, se a obstrução intestinal é causada por uma aderência ou por um tumor de cólon direito. O importante é definir se o tratamento do paciente é cirúrgico para, na laparotomia exploradora, definir a etiologia específica e a abordagem adequada (Tabela 45.5).

Grande parte dos pacientes necessita do uso de antibióticos. As bactérias mais comuns são micro-organismos entéricos gram-negativos e anaeróbios.[21] Em geral, inicia-se o uso empírico de antibióticos de acordo com o perfil antimicrobiano de cada hospital.

Os pacientes com íleo paralítico podem se beneficiar da passagem de um cateter nasogástrico para reduzir a probabilidade de vômitos e aspiração. Aqueles com obstrução intestinal parcial podem resolver espontaneamente o quadro obstrutivo após a passagem do cateter nasogástrico e evitar o procedimento cirúrgico. A cateterização vesical para mensuração do débito urinário também é necessária nos pacientes mais graves, devendo-se manter um débito urinário >0,5mL/kg/h.[6]

A acidose metabólica responde à reposição volêmica e à infusão endovenosa de bicarbonato, mas nos casos de isquemia intestinal e infarto pode ser refratária à terapia pré-operatória.

Apesar de a estabilização clínica ser fundamental para o encaminhamento do paciente ao bloco cirúrgico em melhores condições, o cirurgião deve ser capaz de identificar quando foi alcançado o máximo benefício com a terapia pré-operatória para não retardar o tratamento operatório e causar aumento da morbimortalidade. O melhor exemplo da importância do preparo pré-operatório no abdome agudo é a obstrução intestinal total. Nesses casos, a reposição volêmica vigorosa por algumas horas e a retomada da diurese constituem conduta essencial para o sucesso do tratamento.

Resumidamente, o tratamento da peritonite baseia-se em três pilares: ressuscitação volêmica, remoção mecânica do foco inflamatório (o tratamento cirúrgico) e antibioticoterapia.

Tabela 45.5 ■ Sinais mais comuns para indicação imediata de laparotomia exploradora

Achados físicos
Defesa ou rigidez involuntária
Distensão abdominal tensa ou progressiva
Massa abdominal ou retal dolorosa com febre ou hipotensão
Sangramento retal com choque ou acidose
Achados abdominais duvidosos na presença de septicemia, sangramento, suspeita de isquemia ou piora sob tratamento conservador

Achados radiológicos
Pneumoperitônio
Distensão abdominal grosseira ou progressiva
Extravasamento livre de contraste
Oclusão mesentérica na angiografia

Achados endoscópicos
Lesão perfurada ou com sangramento incontrolável

Achados na paracentese
Sangue, bile, pus, conteúdo intestinal ou urina

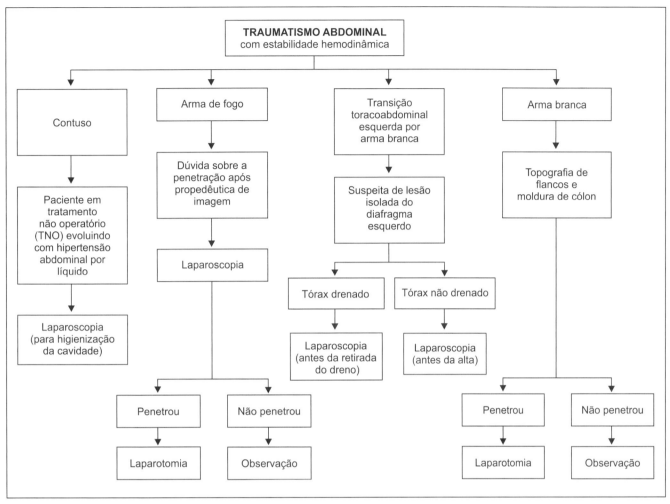

Figura 45.13 ■ Protocolo 1 – Videolaparoscopia no traumatismo abdominal.

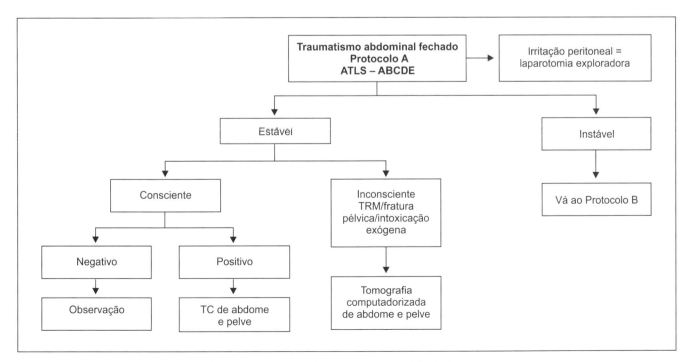

Figura 45.14 ■ Protocolo 2 – Traumatismo abdominal contuso.

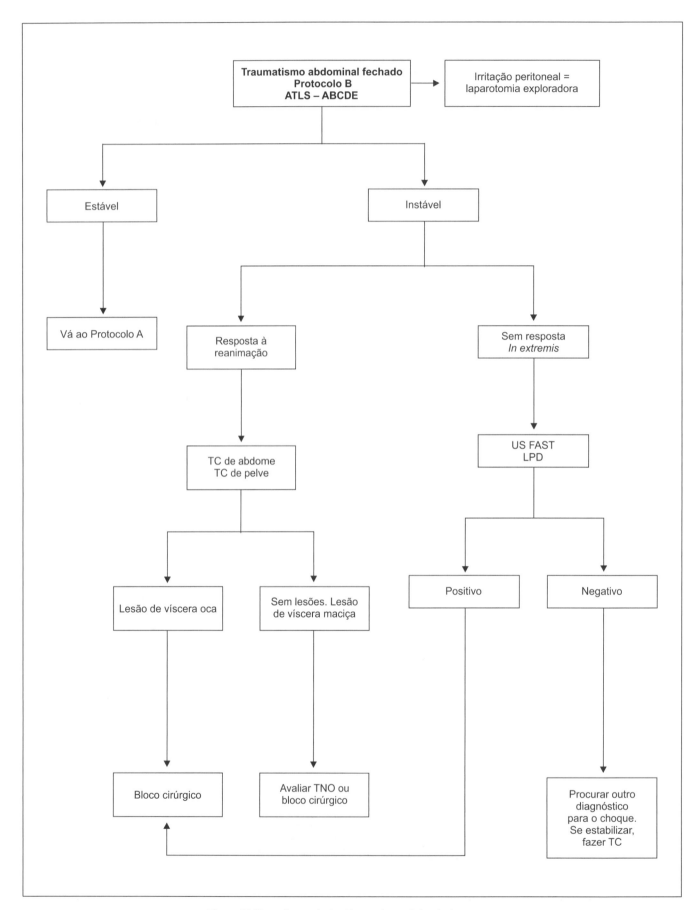

Figura 45.15 ■ Protocolo 3 – Traumatismo abdominal contuso.

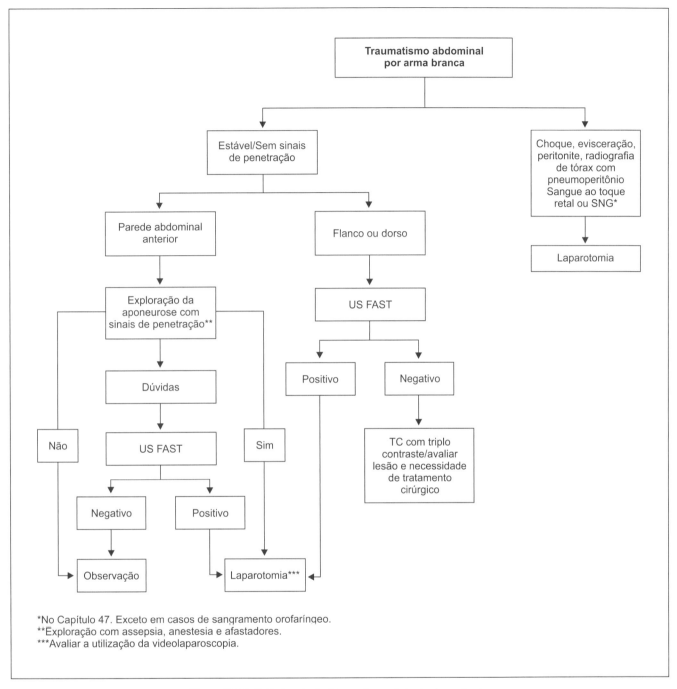

Figura 45.16 ■ Protocolo 4 – Traumatismo abdominal penetrante.

Referências

1. Dye T. The acute diagnosis abdomen: a surgeon's approach to diagnosis and treatment. Clinical Techniques in Small Animal Practice 2003; 18(1):53-65.
2. Elisa M, Mazzaferro MS. Triage and approach to the acute abdomen. Clinical Techniques in Small Animal Practice 2003; 18(1):1-6.
3. Flasar MH, Goldberg E. Acute abdominal pain. Med Clin N Am 2006; 90:481-503.
4. Benedict M, Bucheli B, Battegay E et al. First clinical judgment by primary care physicians distinguishes well between organic and nonorganic causes of abdominal or chest pain. J Gen Intern Med 1997; 12(8):459-65.
5. Cole E, Lynch A, Cugnoni H. Assessment of the patient with acute abdominal pain. Nurs Stand 2006; 20:67-75.
6. Postier RG, Squires RA. Acute abdomen. In: Townsend CM, Beauchamp RD, Evers BM et al. Sabiston – Textbook of surgery. 18. ed. Philadelphia: WB Saunders, 2008:1180-98.
7. Lopez N, Kobayashi L, Coimbra R. A Comprehensive review of abdominal infections. World Journal of Emergency Surgery 2011; 6:7.
8. Heemken R, Gandawidjaja L, Hau T. Peritonitis: pathophysiology and local defense mechanisms. Hepatogastroenterology 1997; 44(16):927-36.
9. Doherty GM. The acute abdomen. In: Way LW, Doherty GM. Current diagnosis and treatment surgery. 13 ed. McGraw-Hill, 2009:451-63.

10. Spencer SP, Power N. The acute abdomen in the immune compromised host. Cancer Imaging 2008; 8:93-101.
11. Abbas SM, Smithers T, Truter E. What clinical and laboratory parameters determine significant intra-abdominal pathology for patients assessed in hospital with acute abdominal pain? World Journal of Emergency Surgery 2007; 2:26.
12. Kilpatrick CC, Orejuela FJ. Management of the acute abdomen in pregnancy: a review. Current Opinion in Obstetrics and Gynecology 2008; 20:534-9.
13. Vriesman ACB, Smithuis RHM, Puylaert JBCM. Thoracic causes of acute abdominal pain. Eur Radiol 2010; 20:1414-23.
14. Miller RE, Nesson SW. The roentgenologic demonstration of tiny amounts of free intraperitoneal gas: experimental and clinical studies. AJR Am J Roentgenol 1971; 112:574-85.
15. Marince C. Nontraumatic abdominal emergencies: acute abdominal pain: diagnostic strategies. Eur Radiol 2002; 12:2136-50.
16. Bortoff GA, Chen MY, Ott DJ, et al. Gallbladder stones: imaging and intervention. Radiographics 2004; 20:751-66.
17. Laméris W, Van Randen A, Van Es HW et al. Imaging strategies for detection of urgent conditions in patients with acute abdominal pain: diagnostic accuracy study. BMJ 2009; 339:b2431.
18. Krajewski S, Brown J, Phang PT et al. Impact of computed tomography of the abdomen on clinical outcomes in patients with acute right lower quadrant pain: a meta-analysis. Can J Surg 2011; 54(1):43-53.
19. Stoker J, Van Randen A, Laméris W et al. Patients with acute abdominal pain. Radiology 2009; 253(1):31-46.
20. Oto A. Abdominal pain during pregnancy. Magn Reson Imaging Clin N Am 2007; 14:489-501.
21. Sartelli M, Viale P, Koike K et al. WSES consensus conference: Guidelines for first-line management of intra-abdominal infections. World Journal of Emergency Surgery 2011; 6:2.

CAPÍTULO 46

Apendicite Aguda, Colecistite Aguda, Diverticulite Aguda e Obstrução Intestinal

Rodrigo Gomes da Silva

Leonardo Maciel da Fonseca

Kelly Cristine de Lacerda Rodrigues Buzatti

INTRODUÇÃO

Muitos quadros de dor abdominal apresentam sinais, sintomas e alterações que se sobrepõem, e nem todos são exclusivamente de tratamento operatório. Oito doenças respondem por cerca de 90% dos casos de pacientes que procuram serviço de urgência em enfermaria cirúrgica queixando-se de dor abdominal aguda: apendicite aguda, colecistite aguda, obstrução intestinal, doença diverticular complicada, úlcera péptica perfurada, cólica nefrética, pancreatite aguda e dor abdominal não cirúrgica inespecífica. O presente capítulo objetiva fazer revisão da epidemiologia, quadro clínico, diagnóstico e conduta das doenças cirúrgicas mais prevalentes no abdome agudo.

EPIDEMIOLOGIA

Apendicite aguda

A chance de uma pessoa apresentar apendicite ao longo da vida é de 8,6% para homens e de 6,7% para mulheres. A incidência é maior no segundo e terceiro decênios de vida, com relação de homens para mulheres de 1,4:1. A mortalidade é baixa, <1%, exceto nas populações idosa e pediátrica.[1]

Colecistite aguda

A colecistite aguda litiásica é a doença de tratamento operatório mais comum das vias biliares e ocorre em torno de 5% a 10% dos pacientes com litíase biliar.[2] Em 80% dos casos, a colecistite aguda resulta da obstrução do ducto cístico por cálculo impactado na bolsa de Hartmann (Figura 46.1A). As mulheres em idade reprodutiva e obesas constituem o principal grupo acometido e, nessa faixa etária, a relação mulheres:homens é de 4:1. Por outro lado, na população geriátrica não há diferença entre os gêneros.[3]

A mortalidade varia entre 2,5% e 8%, podendo chegar a 25% quando há perfuração ou gangrena.[4,5] Cerca de 20% dos casos de colecistite aguda ocorrem na ausência de colelitíase, denominada colecistite acalculosa ou alitiásica. Desses casos, a maioria ocorre em pacientes hospitalizados por alguma outra doença. Em geral, a colecistite aliatiásica ocorre em pacientes graves internados em centros de tratamento intensivo, vítimas de grandes traumas ou recebendo nutrição parenteral (Figura 46.1B).

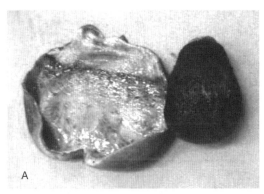

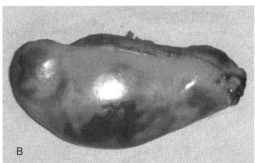

Figura 46.1 ■ Vesícula biliar com colecistite aguda. **A.** Forma litiásica com espessamento da parede e a presença de grande cálculo. **B.** Colecistite alitiásica com necrose da parede da vesícula (ver encarte colorido).

Diverticulite aguda

A prevalência da doença diverticular aumenta com a idade; até os 40 anos é <5%, aos 60 anos fica em torno de 30% e chega a 65% aos 85 anos. Alguns estudos mostram predominância em homens, enquanto outros mostram igual distribuição entre os gêneros. A diverticulite aguda acomete cerca de 25% a 30% dos pacientes com doença diverticular.[6-8] A diverticulite aguda complicada é diagnosticada quando se evidencia perfuração, obstrução, abscesso ou fístula, representando cerca de 25% dos casos de diverticulite aguda. Por outro lado, a diverticulite aguda não complicada refere-se aos casos em que não se evidenciam as complicações citadas.

Obstrução intestinal

A incidência de obstrução intestinal varia conforme a idade do paciente. Do mesmo modo, a causa do quadro obstrutivo varia de acordo com a faixa etária acometida. As principais etiologias do abdome agudo obstrutivo são aderências pós-operatórias, hérnias e neoplasias.[9] Aderências pós-operatórias (Figura 46.2A) podem ocorrer em qualquer idade. O risco de desenvolvimento de quadro obstrutivo intestinal após uma operação abdominal varia entre 15% e 42%.[10,11] A crença de que operações pélvicas e colorretais, com relação a operações abdominais altas, provoquem mais aderências carece de suporte da literatura.[12] Neoplasias são a segunda causa mais comum de obstrução intestinal, acometendo principalmente a população idosa. Destacam-se os tumores ginecológicos e colorretais.[13] As hérnias são a terceira causa mais comum de obstrução intestinal, correspondendo a aproximadamente 10% dos casos.[9] Podem acometer tanto a população pediátrica, principalmente em razão de hérnias congênitas, como a adulta, nesse caso devido a hérnias adquiridas. O primeiro grupo corresponde a cerca de 0,6% a 5,8% dos casos de obstrução em função de hérnia.[14] Outras causas mais raras de obstrução intestinal são estenoses secundárias a diversas causas, como doença de Crohn (Figura 46.2B), enterite actínica, isquemia, anti-inflamatórios não esteroides, além de tumores do intestino delgado, traumatismo com hematoma de parede intestinal, intussuscepção, bezoares e íleo biliar, entre outras.

Os principais dados epidemiológicos da apendicite aguda, colecistite aguda, diverticulite aguda e obstrução intestinal estão resumidos na Tabela 46.1.

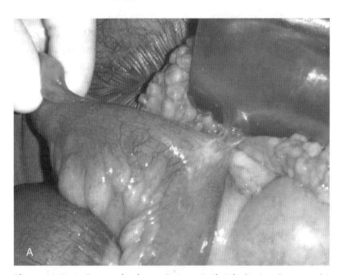
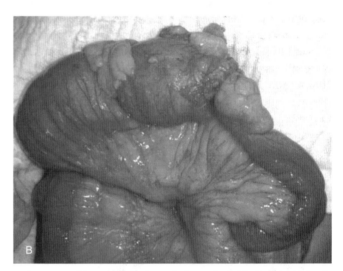

Figura 46.2 ■ Causas de obstrução intestinal. Aderência pós-operatória em paciente apendicectomizado, levando à angulação do intestino delgado (**A**). Estenose do íleo terminal em paciente com doença de Crohn, onde se observa distensão importante da alça proximal (**B**) (ver encarte colorido).

Tabela 46.1 ■ Dados epidemiológicos para apendicite aguda, colecistite aguda, diverticulite aguda e obstrução intestinal

	Idade de acometimento	Relação homem:mulher	Incidência	Mortalidade
Apendicite aguda	Segundo e terceiro decênios de vida	1,4:1	Homens: 8,6% Mulheres: 6,7% ao longo da vida	Inferior a 1%, exceto nas populações idosa e pediátrica
Colecistite aguda	Mulheres em idade reprodutiva, seguidas de idosos	1:4 na faixa de pacientes em idade reprodutiva e 1:1 em idosos	5% dos pacientes com litíase biliar	2,5% a 8%, podendo chegar a 25% em caso de perfuração ou gangrena
Diverticulite aguda	Mais comum >60 anos	1:1	25% a 30% dos pacientes com doença diverticular	1,3% a 5%
Obstrução intestinal	Variável de acordo com a causa da obstrução (ver texto)			

QUADRO CLÍNICO
Apendicite aguda

A dor abdominal é o sintoma mais comum da apendicite aguda, estando presente em praticamente todo caso confirmado. Classicamente, a apendicite aguda é caracterizada por dor abdominal, inicialmente em região periumbilical e de leve intensidade, associada a anorexia, náuseas e vômitos. Cerca de 4 a 6 horas depois do início da dor, esta se localiza na fossa ilíaca direita e piora com a movimentação. Deve-se atentar para o fato de que esse padrão de migração da dor ocorre em apenas 50% a 60% dos casos,[15,16] porém é fidedigno de diagnóstico correto de apendicite aguda. Alguns pacientes podem apresentar ainda sintomas inespecíficos, como diarreia, disúria, astenia e flatulência. Ao exame físico, o paciente pode apresentar-se febril (normalmente com temperatura <38,3ºC), taquicárdico e com dor à palpação abdominal em fossa ilíaca direita. É possível notar, ainda, contração da parede muscular e dor à descompressão súbita durante palpação abdominal. Em casos de apêndices retrocecais, a dor abdominal geralmente é menos intensa, devido à posição do intestino sobre o apêndice. Nos casos em que ocorreu a perfuração do apêndice, observam-se sinais de peritonite localizada ou difusa.

É importante ressaltar que o primeiro sinal é, geralmente, a dor abdominal. Além disso, caso haja qualquer mudança na sequência de dor difusa, anorexia, dor localizada e febre, deve-se aumentar a suspeita de não se tratar de apendicite. Por exemplo, um paciente que inicia com febre e depois apresenta dor abdominal, mesmo que seja em andar inferior do abdome, geralmente não apresenta apendicite aguda.

Colecistite aguda

O paciente com colecistite aguda usualmente apresenta-se com dor abdominal em hipocôndrio direito e epigastrio, associada a febre, náuseas e vômitos. Alguns pacientes podem apresentar icterícia de leve intensidade. Em geral, a dor é de forte intensidade e incapacitante. O paciente apresenta-se taquicárdico, febril e com dor e defesa durante a palpação do hipocôndrio direito. O sinal de Murphy pode auxiliar o diagnóstico clínico. Para pesquisá-lo é preciso realizar a palpação em hipocôndrio direito e, ao mesmo tempo, solicitar ao paciente que realize inspiração profunda. Nos pacientes com colecistite aguda, essas manobras levam a vesícula inflamada em direção à parede abdominal, causando dor e parada do movimento inspiratório.

Diverticulite aguda

O quadro clínico da diverticulite aguda varia de acordo com a presença ou não das complicações. Dor ab-

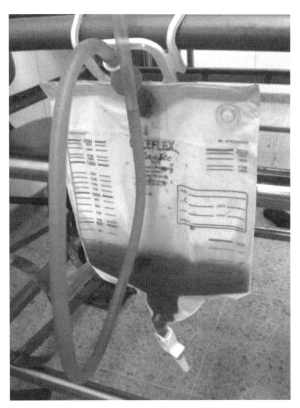

Figura 46.3 ■ Fecalúria em paciente com fístula colovesical secundária a diverticulite complicada (ver encarte colorido).

dominal em quadrante inferior esquerdo ocorre em cerca de 70% dos pacientes, e 50% dos pacientes já apresentaram episódios semelhantes de dor abdominal. A diverticulite aguda em cólon ascendente é mais rara e ocorre apenas em 1,5% dos casos. Outros achados comuns são náuseas, vômitos, febre baixa, alteração do hábito intestinal (diarreia ou constipação) e sintomas urinários (Figura 46.3). Os pacientes com diverticulite complicada e peritonite podem apresentar, além de dor abdominal difusa com irritação peritoneal, taquicardia, instabilidade hemodinâmica e insuficiência respiratória.[17-19] Alguns pacientes apresentam cólon sigmoide redundante e podem queixar-se de dor em fossa ilíaca direita. Nesses casos, a tomografia de abdome revela o sigmoide inflamado e o apêndice vermiforme normal.

Obstrução intestinal

A sintomatologia dos pacientes com obstrução intestinal varia de acordo com o nível da obstrução. A dor abdominal em cólica, no entanto, é comum para todos os níveis. Os pacientes com obstrução intestinal alta apresentam vômitos mais precoces e frequentes, o abdome é discretamente distendido e a parada de eliminação de gases e fezes é mais tardia. Já pacientes com quadros obstrutivos mais baixos apresentam grande distensão abdominal, queixam-se precocemente de alteração do hábito intestinal, e os vômitos ocorrem mais tardiamente, quando podem apresentar aspecto fecaloide. Os pacientes costumam apresentar-se taquicárdicos, desidratados, oligúricos e hipotensos em consequência da perda de líquido para o interior das alças e translocação bacteriana. Com a evolução do quadro e a dilatação das alças intestinais, pode haver comprometimento da irrigação sanguínea, levando a necrose, perfuração e sepse abdominal. Os pacientes com papila ileocecal competente e obstrução colônica podem apresentar perfuração do ceco em casos avançados.

DIAGNÓSTICO

Para pacientes com suspeita de abdome agudo os principais exames laboratoriais a serem solicitados são hemograma completo, glicemia, creatinina, ureia, íons, amilase, urina rotina, fosfatase alcalina, TGO, TGP e bilirrubinas, proteína C reativa e β-HCG, para mulheres em idade fértil. A Tabela 46.2 mostra as alterações esperadas desses exames em casos de apendicite, colecistite, diverticulite aguda e obstrução intestinal.

Apendicite aguda

O diagnóstico da apendicite aguda é baseado, principalmente, na anamnese, no exame físico e nas alterações laboratoriais compatíveis com processo inflamatório. Contudo, o emprego de exames radiológicos, especialmente a tomografia computadorizada (TC) de abdome (Figura 46.4), é capaz de reduzir a taxa de apendicectomias com apêndice normal.[20] A ultrassonografia (US) abdominal é importante para realização de diagnóstico diferencial, principalmente em mulheres e crianças. No entanto, estu-

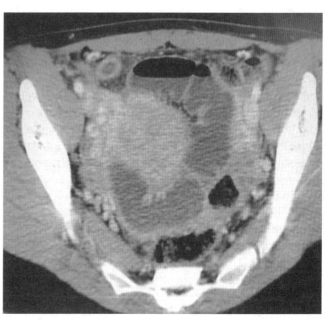

Figura 46.4 ■ TC da pelve em paciente com apendicite aguda evidenciando apêndice cecal com diâmetro aumentado, parede espessada e processo inflamatório adjacente.

dos indicam que a US abdominal não é melhor que a história e o exame físico no diagnóstico da apendicite aguda.[21] A TC de abdome com emprego de contraste iodado oral e venoso apresenta sensibilidade de 91% a 98% e especificidade entre 75% e 93%.[22,23] A realização da TC antes da operação reduziu o índice de laparotomias negativas de 21% para 8%, em uma série de 1.425 pacientes avaliados ao longo de 7 anos, em uma única instituição.[24] Além disso, o exame tomográfico do abdome promove a avaliação de

Tabela 46.2 ■ Principais alterações laboratoriais

	Leucograma	PCR	Urina rotina e Gram de gota de urina não centrifugada	Amilase e lipase
Apendicite aguda	Leucocitose em cerca de 70% dos casos (geralmente de 10.000 a 15.000/mm³)	Elevada	Pode haver hematúria e leucocitúria, principalmente em casos de apêndices pélvicos ou retrocecais. Gram de gota negativo	Normais
Colecistite aguda	Presença de leucocitose com formas imaturas	Elevada	Usualmente sem alterações	Amilase pode encontrar-se ligeiramente elevada. Em caso de complicação com pancreatite ocorre elevação mais significativa de ambas as enzimas
Diverticulite aguda	Leucocitose com desvio à esquerda, podendo ser normal em alguns pacientes	Elevada	Pode haver hematúria e leucocitúria. Gram de gota negativo	Amilase pode encontrar-se ligeiramente elevada. Lipase normal
Obstrução intestinal	Usualmente varia entre 10.000 e 15.000/mm³. Em caso de complicações pode estar mais acentuada, com presença de formas imaturas	Mais elevada nas complicações	Sem alterações	Amilase pode encontrar-se ligeiramente elevada. Lipase normal

toda a cavidade abdominal, sendo possível excluir outras doenças. Nos pacientes com suspeita de apendicite aguda, um diagnóstico alternativo é encontrado em cerca de 15% dos casos.[25]

Colecistite aguda

A presença de cálculo na vesícula biliar visto por exame de imagem, associado à sintomatologia de dor abdominal em hipocôndrio direito, febre e vômitos, aponta para o diagnóstico de colecistite aguda. É ainda fundamental que se note espessamento da parede vesical (>4mm ou 5mm), líquido perivesicular ou, ainda, o sinal de Murphy ultrassonográfico. (Similarmente ao sinal pesquisado durante exame físico, porém mais acurado, pois com auxílio da US confirma-se que a vesícula está realmente sendo pressionada.) A presença de colecistolitíase e dor isoladamente não é indicativa de colecistite. Uma revisão de 17 estudos que estimou os papéis da história clínica, do exame físico e dos testes laboratoriais no diagnóstico da colecistite aguda demonstrou que nenhum dado clínico é capaz, isoladamente, de definir ou excluir o diagnóstico. Dos dados obtidos com exame físico, os mais acurados foram o sinal de Murphy e a defesa abdominal em hipocôndrio direito. Por outro lado, o diagnóstico correto (confirmado durante operação) é obtido com mais precisão quando história, exame físico, testes diagnósticos e a US são avaliados conjuntamente.[26] O exame ultrassonográfico do abdome é o método diagnóstico radiológico com melhor custo-benefício nos quadros suspeitos de colecistite aguda. Uma revisão sistemática de 30 estudos evidenciou sensibilidade e especificidade de 88% e 80%, respectivamente.[27]

Diverticulite aguda

A TC de abdome/pelve com contraste oral e venoso é o exame radiológico de escolha para diagnóstico da diverticulite aguda. Ela é útil no diagnóstico, na avaliação da gravidade do caso, na orientação para tratamento por meio de punções guiadas de abscessos e na avaliação da resolução do quadro. A sensibilidade, a especificidade e os valores preditivos positivo e negativo da TC helicoidal com contraste oral são de 97%, 100%, 100% e 98%, respectivamente, para o diagnóstico de diverticulite aguda.[28] Os principais achados tomográficos são alteração (borramento) da gordura pericólica secundária ao processo inflamatório (presente em 98% dos casos), divertículos colônicos (84%), espessamento da parede do cólon (70%), tumorações pericólicas (flegmões), abscessos ou coleções líquidas (35%).[29-31] A TC também pode evidenciar complicações como peritonite (ar ou líquido livres na cavidade abdominal, alterações inflamatórias difusas), fístulas entre órgãos (bexiga, vagina, parede abdominal) e obstrução (Figura 46.5).

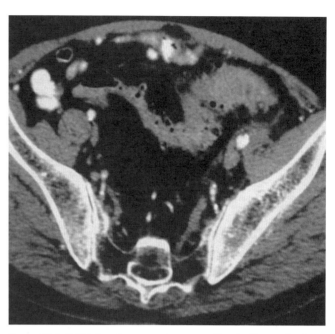

Figura 46.5 ■ TC da pelve em paciente com diverticulite aguda. Nota-se a presença de divertículos no cólon, espessamento de sua parede e densificação da gordura pericólica.

Obstrução intestinal

Muitas vezes, o diagnóstico de obstrução intestinal pode ser feito com a história e o exame físico. Exames radiológicos auxiliam a confirmação do caso e a provável localização e etiologia da obstrução intestinal, destacando-se a TC de abdome (Figura 46.6). As radiografias simples de abdome, realizadas em decúbito e ortostatismo, podem demonstrar dilatação de alças, edema de alças, ausência de ar nas porções a jusante da obstrução e níveis hidroaéreos (Figura 46.7). As radiografias de tórax são importantes para avaliação da presença de pneumoperitônio. Ressalte-se que 20% a 30% dos pacientes com obstrução intestinal podem apresentar exames radiográficos do abdome com resultados duvidosos e 10% a 20% desses exames são normais, não específicos ou falsos-negativos.[32,33] A US de abdome pode ser útil em alguns pacientes, especificamente em gestantes e em pacientes restritos ao leito. Apesar de ser mais sensível e específica que os exames radiológicos simples, não é tão acurada quanto a TC de abdome. A TC de abdome com contraste oral hidrossolúvel pode frequentemente indicar, com precisão, a localização da obstrução, demonstrando um ponto de transição de alças intestinais dilatadas e normais.

Os diagnósticos diferenciais estão descritos na Tabela 46.3.

TERAPÊUTICA

Das doenças citadas neste capítulo, a maioria tem indicação de tratamento operatório, contudo, antes de o paciente ser levado para a mesa operatória, são importantes a reposição volêmica com cristalóides, a correção de distúr-

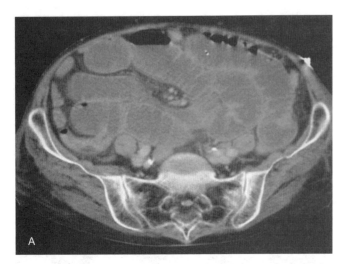 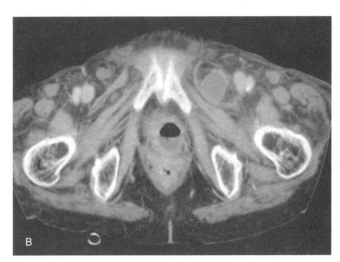

Figura 46.6 ■ TC da pelve em paciente com obstrução do intestino delgado (**A**) secundária a hérnia femoral estrangulada (**B**).

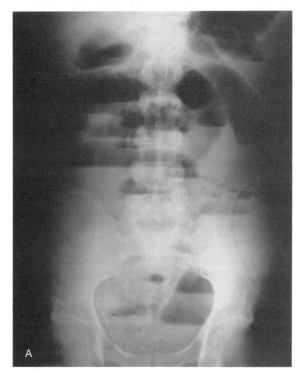 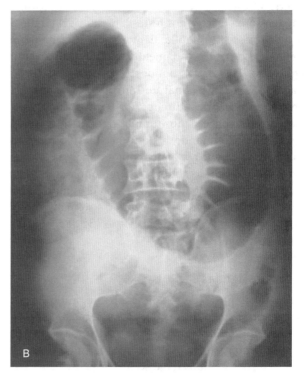

Figura 46.7 ■ Radiografia de abdome mostrando níveis hidroaéreos na obstrução do intestino delgado (**A**) e distensão colônica na obstrução do cólon sigmoide (**B**).

Tabela 46.3 ■ Diagnósticos diferenciais para apendicite aguda, colecistite aguda, diverticulite aguda e obstrução intestinal

Apendicite aguda	Gastroenterite, diverticulite de Meckel, colecistite, úlcera gastroduodenal perfurada, infecções do trato urinário, ureterolitíase, doença inflamatória pélvica, doença de Crohn, gravidez ectópica, rompimento e torção de cistos ovarianos
Colecistite aguda	Apendicite aguda, úlcera gastroduodenal aguda ou perfurada, pancreatite aguda, doenças renais, pneumonia direita, hepatite aguda, síndrome de Fitz-Hugh-Curtis, abscesso hepático
Diverticulite aguda	Câncer colorretal, colite infeciosa
Obstrução intestinal	Isquemia intestinal, íleo paralítico, síndrome de Olgivie

bios hidroeletrolíticos e ácidos-básicos, em caso de vômitos persistentes, a drenagem gástrica com cateter nasogástrico e a prescrição de antibióticos com cobertura para bactérias gram-negativas e anaeróbias. Caso o diagnóstico já esteja definido e a conduta decidida, o paciente pode receber analgesia plena, o que diminui seu desconforto. Em caso de dúvida, analgesia muito potente pode mascarar a dor abdominal e dificultar a realização do diagnóstico.

Apendicite aguda

O principal objetivo na conduta diante de um paciente com possível diagnóstico de apendicite aguda consiste na realização do tratamento precoce, em fases iniciais do quadro, com o mínimo possível de operações negativas (Figura 46.8). O tratamento da apendicite aguda é essencialmente cirúrgico. Apesar de alguns estudos demonstrarem que alguns pacientes respondem ao tratamento clínico com antibióticos, a maioria apresenta resultados ruins, com até 32% de falha e maior risco de complicações sépticas, especialmente em idosos, pacientes com imunodeficiência e crianças.[34,35] A apendicectomia pode ser realizada tanto pela via aberta como por laparoscopia. A via laparoscópica demonstra especial benefício em pacientes obesos, idosos, mulheres, crianças e naqueles com dúvida quanto ao diagnóstico. Uma recente metanálise, que avaliou 40 estudos envolvendo 5.292 pacientes, evidenciou que a apendicectomia por via laparoscópica apresenta maiores benefícios com relação à via aberta, destacando-se menor permanência hospitalar, menor dor pós-operatória, recuperação mais rápida e menores taxas de complicações.[36] Caso seja encontrado apêndice normal, deve-se realizar exploração da região para afastar outros diagnósticos. Mesmo normal, o apêndice deve ser ressecado para evitar futuras confusões em casos de outros quadros de dor abdominal em fossa ilíaca direita. Exceção a essa regra é a suspeita de doença inflamatória intestinal com acometimento do ceco. Nessa situação, a apendicectomia pode levar à formação de fístula fecal de difícil resolução.

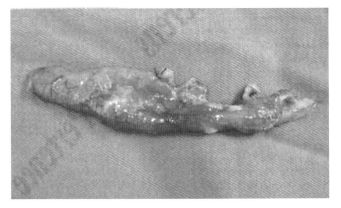

Figura 46.8 ■ Apêndice cecal com apendicite aguda após o tratamento cirúrgico. Notam-se sinais inflamatórios, mas ainda sem necrose ou perfuração (ver encarte colorido).

Colecistite aguda

Inicialmente, o paciente com colecistite aguda deve receber antibioticoterapia com cobertura para bactérias intestinais gram-negativas e anaeróbias. O emprego de antibióticos não diminui a incidência de empiema de vesícula ou abscesso perivesicular, mas diminui as taxas de bacteriemia, sepse e infecção de ferida operatória. A estase biliar impede níveis adequados dos antibióticos na vesícula, mas a manutenção de nível sérico terapêutico impede essas outras complicações.[37,38] Associado à antibioticoterapia, o tratamento de escolha para colecistite aguda é a colecistectomia, preferencialmente por via laparoscópica e de imediato, se as condições clínicas do paciente permitirem.[39] Apesar de cerca de 60% dos casos agudos melhorarem com medidas conservadoras (jejum, antibioticoterapia e analgesia), cerca de 30% apresentaram recidiva antes do tratamento operatório definitivo.[40] Além disso, a mortalidade dos pacientes que apresentaram falha do tratamento conservador e necessitaram ser operados é maior do que a dos pacientes que foram operados precocemente. Um estudo que avaliou 29.818 pacientes com diagnóstico de colecistite aguda, acompanhados durante 2 anos, demonstrou que os pacientes que foram tratados de maneira conservadora e receberam alta hospitalar para posterior tratamento, em relação aos pacientes que foram operados precocemente (na internação inicial), apresentaram maiores taxas de readmissão (38% *versus* 4%) e maior risco relativo de morte.[41]

Diverticulite aguda

A TC de abdome pode auxiliar a identificação de pacientes com diverticulite não complicada, possibilitando maior sucesso com tratamento conservador.[42,43] Nesse caso, a prescrição de jejum ou dieta com líquidos claros e antibioticoterapia com cobertura para gram-negativos e anaeróbios terá sucesso em 70% a 100% dos casos.[44,45] Pacientes com diverticulite não complicada podem ser tratados ambulatorialmente caso tolerem dieta por via oral, não apresentem outras comorbidades graves e consigam retornar facilmente ao hospital, se necessário. Por outro lado, os pacientes com diverticulite complicada precisam de tratamento em regime hospitalar, com dieta oral suspensa, reposição hidroeletrolítica, antibioticoterapia venosa e, se necessário, medidas de suporte ventilatório e hemodinâmico. A maioria desses pacientes precisará de algum tipo de tratamento intervencionista. Abscessos localizados podem ser drenados, guiados por TC, através de parede abdominal, glúteo, reto ou vagina. Com a drenagem, o procedimento definitivo pode ser realizado em um segundo tempo, com o paciente em condições operatórias mais adequadas. Em pacientes com alto risco operatório, a drenagem percutânea guiada pode minimizar de maneira significativa os sintomas. As indicações para tratamento operatório imediato são peritonite difusa, falha do tratamento conservador, observação por 3 a 5 dias, falha da drenagem e pacientes imunocomprometidos. Classicamente, o tratamento operatório eletivo de pacientes com diverticulite aguda está indicado naqueles que apresentaram um episódio de diverticulite complicada ou dois ou mais episódios de diverticulite não complicada.[46-48] No entanto, o tratamento eletivo deve ser avaliado caso a caso e o cirurgião colorretal deve decidir com o paciente quanto à conveniência do tratamento cirúrgico eletivo. Em situação de urgência, na diverticulite aguda, o objetivo primordial do tratamento operatório é a colectomia, com retirada do foco séptico, minimizando a morbidade e a mortalidade. A reconstrução do trânsito intestinal nem sempre é possível em um único tempo operatório. Os pacientes com estado geral comprometido ou com peritonite difusa são preferencialmente deixados com colostomia à Hartmann (sigmoidectomia, fechamento do coto retal e colostomia terminal em flanco esquerdo) ou é realizada anastomose primária, mas com estomia protetora a montante. A mortalidade do tratamento operatório varia entre 1,3% e 5%, dependendo do estado do paciente e da gravidade da diverticulite.[46-49]

O emprego da via laparoscópica para o tratamento da diverticulite aguda parece ser tão benéfico como em outras situações nas quais essa via de acesso é empregada. Contudo, é necessário que o cirurgião tenha familiaridade com a técnica. O único estudo prospectivo randomizado que comparou a técnica aberta com a laparoscópica em 104 pacientes com diveticulite aguda demonstrou menor perda sanguínea, menor morbidade, menores índices de dor e menor permanência hospitalar no grupo laparoscópico.[50] Uma metanálise de 19 estudos não randomizados, com 1.014 pacientes com diverticulite aguda operados pela via laparoscópica e 1.369 operados por laparotomia, também evidenciou menor taxa de infecção de ferida, transfusões, tempo de íleo pós-operatório e hérnias incisionais. Não houve diferença nos índices de fístula anastomótica, estenose de anastomose, lesão inadvertida de alças, obstrução intestinal pós-operatória, sangramento e abscessos abdominais.[51]

Obstrução intestinal

Aproximadamente 50% a 70% dos pacientes admitidos com obstrução intestinal mecânica necessitaram de tratamento operatório.[52] Antes da operação, o paciente deve ter o cateter nasogástrico introduzido. Esse procedimento alivia os vômitos, reduz o risco de aspiração durante indução anestésica e diminui a distensão da parede intestinal. Além disso, o cateter nasogástrico pode ser o tratamento para aqueles pacientes com obstrução intestinal parcial que melhoram espontaneamente ou servir como meio de protelar o tratamento cirúrgico naqueles pacientes com estado geral muito comprometido, até que esses apresentem condições de serem operados. O objetivo da operação é a realização da descompressão intestinal, podendo estar associada ou não ao tratamento definitivo da causa que provocou a obstrução. Em pacientes com estado geral comprometido, ou em caso de cirurgiões sem experiência em tratamento de tumores, especialmente os colorretais, ou ainda com tumores irressecáveis, pode ser realizada apenas uma estomia a montante da área obstruída. Outros procedimentos cirúrgicos incluem lise de aderências, correções de hérnias, distorção de vólvulos, ressecção intestinal, desvios intestinais e estriruroplastia, entre outros, todos podendo estar associados à confecção de estomias de proteção.

Referências

1. Addiss DG, Shaffer N, Fowler BS, Tauxe RV. The epidemiology of appendicitis and appendectomy in the United States. Am J Epidemiol 1990 Nov; 132(5):910-25.
2. Friedman GD. Natural history of asymptomatic and symptomatic gallstones. Am J Surg 1993 Apr; 165(4):399-404.
3. Schirmer BD, Winters KL, Edlich RF. Cholelithiasis and cholecystitis. J Long Term Eff Med Implants 2005; 15(3):329-38.
4. Ahmed A, Cheung RC, Keeffe EB. Management of gallstones and their complications. Am Fam Physician 2000 Mar 15; 61(6):1673-80, 1687-8.
5. Kalloo AN, Kantsevoy SV. Gallstones and biliary disease. Prim Care 2001 Sep; 28(3):591-606, vii.
6. Parks TG. Natural history of diverticular disease of the colon. Clin Gastroenterol 1975 Jan; 4(1):53-69.
7. Painter NS, Burkitt DP. Diverticular disease of the colon, a 20th century problem. Clin Gastroenterol 1975 Jan; 4(1):3-21.
8. Kohler L, Sauerland S, Neugebauer E. Diagnosis and treatment of diverticular disease: results of a consensus development conference. The Scientific Committee of the European Association for Endoscopic Surgery. Surg Endosc. 1999 Apr; 13(4):430-6.
9. Kendrick ML. Partial small bowel obstruction: clinical issues and recent technical advances. Abdom Imaging. 2009 May-Jun; 34(3):329-34.
10. Parker MC, Ellis H, Moran BJ et al. Postoperative adhesions: ten-year follow-up of 12,584 patients undergoing lower abdominal surgery. Dis Colon Rectum 2001 Jun; 44(6):822-29; discussion 9-30.
11. Beck DE, Opelka FG, Bailey HR, Rauh SM, Pashos CL. Incidence of small-bowel obstruction and adhesiolysis after open colorectal and general surgery. Dis Colon Rectum 1999 Feb; 42(2):241-8.
12. Shin JY, Hong KH. Risk factors for early postoperative small-bowel obstruction after colectomy in colorectal cancer. World J Surg 2008 Oct; 32(10):2287-92.
13. Ripamonti C, De Conno F, Ventafridda V, Rossi B, Baines MJ. Management of bowel obstruction in advanced and terminal cancer patients. Ann Oncol 1993 Jan; 4(1):15-21.
14. Newsom BD, Kukora JS. Congenital and acquired internal hernias: unusual causes of small bowel obstruction. Am J Surg 1986 Sep; 152(3):279-85.
15. Birnbaum BA, Wilson SR. Appendicitis at the millennium. Radiology 2000 May; 215(2):337-48.
16. Chung CH, Ng CP, Lai KK. Delays by patients, emergency physicians, and surgeons in the management of acute appendicitis: retrospective study. Hong Kong Med J 2000 Sep; 6(3):254-9.
17. Rodkey GV, Welch CE. Changing patterns in the surgical treatment of diverticular disease. Ann Surg 1984 Oct; 200(4):466-78.
18. Konvolinka CW. Acute diverticulitis under age forty. Am J Surg 1994 Jun; 167(6):562-5.
19. Fischer MG, Farkas AM. Diverticulitis of the cecum and ascending colon. Dis Colon Rectum 1984 Jul; 27(7):454-8.

Capítulo 46 ■ Apendicite Aguda, Colecistite Aguda, Diverticulite Aguda e Obstrução Intestinal

20. Cuschieri J, Florence M, Flum DR et al. Negative appendectomy and imaging accuracy in the Washington State Surgical Care and Outcomes Assessment Program. Ann Surg 2008 Oct; 248(4):557-63.

21. Lee SL, Ho HS. Ultrasonography and computed tomography in suspected acute appendicitis. Semin Ultrasound CT MR 2003 Apr; 24(2):69-73.

22. Ceydeli A, Lavotshkin S, Yu J, Wise L. When should we order a CT scan and when should we rely on the results to diagnose an acute appendicitis? Curr Surg. 2006 Nov-Dec; 63(6):464-8.

23. Terasawa T, Blackmore CC, Bent S, Kohlwes RJ. Systematic review: computed tomography and ultrasonography to detect acute appendicitis in adults and adolescents. Ann Intern Med 2004 Oct 5; 141(7):537-46.

24. Wagner PL, Eachempati SR, Soe K, Pieracci FM, Shou J, Barie PS. Defining the current negative appendectomy rate: for whom is preoperative computed tomography making an impact? Surgery 2008 Aug; 144(2):276-82.

25. Schuler JG, Shortsleeve MJ, Goldenson RS, Perez-Rossello JM, Perlmutter RA, Thorsen A. Is there a role for abdominal computed tomographic scans in appendicitis? Arch Surg. 1998 Apr; 133(4):373-6; discussion 7.

26. Trowbridge RL, Rutkowski NK, Shojania KG. Does this patient have acute cholecystitis? JAMA 2003 Jan 1; 289(1):80-6.

27. Shea JA, Berlin JA, Escarce JJ et al. Revised estimates of diagnostic test sensitivity and specificity in suspected biliary tract disease. Arch Intern Med 1994 Nov 28; 154(22):2573-81.

28. Rao PM, Rhea JT, Novelline RA et al. Helical CT with only colonic contrast material for diagnosing diverticulitis: prospective evaluation of 150 patients. AJR Am J Roentgenol 1998 Jun; 170(6): 1445-9.

29. Goh V, Halligan S, Taylor SA, Burling D, Bassett P, Bartram CI. Differentiation between diverticulitis and colorectal cancer: quantitative CT perfusion measurements versus morphologic criteria-initial experience. Radiology 2007 Feb; 242(2):456-62.

30. Birnbaum BA, Balthazar EJ. CT of appendicitis and diverticulitis. Radiol Clin North Am 1994 Sep; 32(5):885-98.

31. Hulnick DH, Megibow AJ, Balthazar EJ, Naidich DP, Bosniak MA. Computed tomography in the evaluation of diverticulitis. Radiology 1984 Aug; 152(2):491-5.

32. Markogiannakis H, Messaris E, Dardamanis D et al. Acute mechanical bowel obstruction: clinical presentation, etiology, management and outcome. World J Gastroenterol. 2007 Jan 21; 13(3):432-7.

33. Balthazar EJ, George W. Holmes Lecture. CT of small-bowel obstruction. AJR Am J Roentgenol 1994 Feb; 162(2):255-61.

34. Varadhan KK, Humes DJ, Neal KR, Lobo DN. Antibiotic therapy versus appendectomy for acute appendicitis: a meta-analysis. World J Surg 2010 Feb; 34(2):199-209.

35. Stengel JW, Webb EM, Poder L, Yeh BM, Smith-Bindman R, Coakley FV. Acute appendicitis: clinical outcome in patients with an initial false-positive CT diagnosis. Radiology 2010 Jul; 256(1):119-26.

36. Li X, Zhang J, Sang L, Zhang W, Chu Z, Liu Y. Laparoscopic versus conventional appendectomy – a meta-analysis of randomized controlled trials. BMC Gastroenterol 2010; 10:129.

37. Kune GA, Burdon JG. Are antibiotics necessary in acute cholecystitis? Med J Aust 1975 Oct 18; 2(16):627-30.

38. Jarvinen H, Renkonen OV, Palmu A. Antibiotics in acute cholecystitis. Ann Clin Res 1978 Oct; 10(5):247-51.

39. Papi C, Catarci M, D'Ambrosio L et al. Timing of cholecystectomy for acute calculous cholecystitis: a meta-analysis. Am J Gastroenterol 2004 Jan; 99(1):147-55.

40. Thistle JL, Cleary PA, Lachin JM, Tyor MP, Hersh T. The natural history of cholelithiasis: the National Cooperative Gallstone Study. Ann Intern Med 1984 Aug; 101(2):171-5.

41. Riall TS, Zhang D, Townsend CM Jr., Kuo YF, Goodwin JS. Failure to perform cholecystectomy for acute cholecystitis in elderly patients is associated with increased morbidity, mortality, and cost. J Am Coll Surg 2010 May; 210(5):668-77.

42. Detry R, Jamez J, Kartheuser A et al. Acute localized diverticulitis: optimum management requires accurate staging. Int J Colorectal Dis 1992 Feb; 7(1):38-42.

43. Hachigian MP, Honickman S, Eisenstat TE, Rubin RJ, Salvati EP. Computed tomography in the initial management of acute left-sided diverticulitis. Dis Colon Rectum 1992 Dec; 35(12):1123-9.

44. Young-Fadok TM, Roberts PL, Spencer MP, Wolff BG. Colonic diverticular disease. Curr Probl Surg 2000 Jul; 37(7):457-514.

45. Biondo S, Pares D, Marti Rague J, Kreisler E, Fraccalvieri D, Jaurrieta E. Acute colonic diverticulitis in patients under 50 years of age. Br J Surg 2002 Sep; 89(9):1137-41.

46. Constantinides VA, Tekkis PP, Senapati A. Prospective multicentre evaluation of adverse outcomes following treatment for complicated diverticular disease. Br J Surg 2006 Dec; 93(12):1503-13.

47. Janes S, Meagher A, Frizelle FA. Elective surgery after acute diverticulitis. Br J Surg 2005 Feb; 92(2):133-42.

48. Chapman JR, Dozois EJ, Wolff BG, Gullerud RE, Larson DR. Diverticulitis: a progressive disease? Do multiple recurrences predict less favorable outcomes? Ann Surg. 2006 Jun; 243(6):876-30; discussion 80-3.

49. Sarin S, Boulos PB. Long-term outcome of patients presenting with acute complications of diverticular disease. Ann R Coll Surg Engl 1994 Mar; 76(2):117-20.

50. Klarenbeek BR, Veenhof AA, Bergamaschi R et al. Laparoscopic sigmoid resection for diverticulitis decreases major morbidity rates: a randomized control trial: short-term results of the Sigma Trial. Ann Surg 2009 Jan; 249(1):39-44.

51. Siddiqui MR, Sajid MS, Khatri K, Cheek E, Baig MK. Elective open versus laparoscopic sigmoid colectomy for diverticular disease: a meta-analysis with the Sigma trial. World J Surg 2010 Dec; 34(12):2883-901.

52. Foster NM, McGory ML, Zingmond DS, Ko CY. Small bowel obstruction: a population-based appraisal. J Am Coll Surg 2006 Aug; 203(2):170-6.

CAPÍTULO 47

Hemorragias Digestivas Alta e Baixa

Atanagildo Cortes Junior

INTRODUÇÃO

A hemorragia digestiva é condição clínica não rara, potencialmente grave que, quando ocorre subitamente, assusta o paciente, seus familiares e o próprio médico assistente. A perda aguda visível de sangue leva o paciente a um serviço de urgência, onde inicialmente deverá ser atendido pela equipe de clínica médica, objetivando sua estabilização clínica, condição fundamental para a execução de outras medidas complementares, como a realização de endoscopia, por exemplo.

A hemorragia digestiva alta (HDA) resulta em mais de 300 mil internações hospitalares nos EUA e tem uma mortalidade de 7% a 10%, mesmo nos dias atuais. Enquanto isso, a internação hospitalar por hemorragia digestiva baixa (HDB) naquele país é de 21 casos por 100 mil habitantes. Portanto, a hemorragia digestiva consiste em um problema de saúde extremamente importante e relativamente frequente na prática clínica diária, merecendo destaque especial, objeto deste capítulo.

CARACTERIZAÇÃO DA HEMORRAGIA DIGESTIVA

Conceitualmente, a hemorragia digestiva caracteriza-se pela perda de sangue através do tubo digestório (digestivo), podendo variar desde uma perda leve crônica clinicamente oculta até um quadro de franca exsanguinação caracterizada por instabilidade hemodinâmica grave, dependendo da velocidade e da intensidade dessa perda. Tradicionalmente, aceita-se como HDA aquela originada acima do ângulo de Treitz, e HDB aquela originada além dessa região. Contudo, o aparelho de endoscopia digestiva alta (EDA) habitual (gastroscópio) raramente consegue atingir a profundidade da terceira porção duodenal e, muito menos, o referido mar-

co anatômico (transição duodenojejunal), com o que se conclui que essa classificação é falha. Com o advento das novas tecnologias endoscópicas, que possibilitam a visualização de praticamente todo o intestino delgado, como a endoscopia por cápsula e a enteroscopia de duplo balão, tem sido proposta atualmente a seguinte classificação:

- **Hemorragia digestiva alta (HDA):** origem acima da papila duodenal maior (ou de Vater).
- **Hemorragia digestiva média (ou "do intestino médio"):** origem abaixo da papila duodenal maior (ou de Vater) até a válvula ileocecal.
- **Hemorragia digestiva baixa (HDB):** origem abaixo da válvula ileocecal.

ABORDAGEM CLÍNICA INICIAL

A abordagem inicial ao paciente que se apresenta em uma unidade de pronto-atendimento com suspeita de hemorragia digestiva é eminentemente clínica.

A anamnese e o exame físico possibilitam avaliar o estado hemodinâmico do paciente e qual o impacto da suposta hemorragia digestiva em questão, o que norteará a conduta posterior: se é necessário ou não internar o paciente; se este necessita ou não de cuidados intensivos; quais exames complementares básicos deverão ser solicitados; após quanto tempo devem ser realizados exames específicos, como a endoscopia, para que ele realmente se beneficie do potencial terapêutico desse procedimento. A resposta a todas essas perguntas, bem como a conduta terapêutica, depende exclusivamente da referida avaliação clínica inicial, a qual não pode ser substituída por nenhum método de exame complementar.

As condições clínicas que sabidamente cursam com pior prognóstico (sangramento recorrente, necessidade de hemos-

Capítulo 47 ■ Hemorragias Digestivas Alta e Baixa

Tabela 47.1 ■ Fatores de risco clínico de pior prognóstico*

Idade >60 anos
Comorbidades graves
Sangramento ativo (hematêmese, sangue vivo na SNG, hematoquezia)
Hipotensão ou choque
Transfusão de 6 ou mais unidades de concentrado de hemácias
Sangramento iniciado durante internação
Coagulopatia severa

*Sangramento recorrente, necessidade de hemostasia endoscópica ou cirurgia, mortalidade.
SNG: sonda nasogástrica.

tasia endoscópica ou cirurgia, maior mortalidade) estão relacionadas na Tabela 47.1. Nesses pacientes, a internação em Unidade de Tratamento Intensivo (UTI) ou a realização do exame de endoscopia mais precoce pode eventualmente ser necessária.

Em maior ou menor grau, o paciente com hemorragia digestiva demandará durante sua internação uma abordagem multidisciplinar que, além do clínico, envolverá outros profissionais, como intensivista, endoscopista, cirurgião e radiologista intervencionista, por vezes atuando simultaneamente.

O coagulograma e o hemograma são os exames laboratoriais mínimos na avaliação do paciente com hemorragia digestiva. As provas de função hepática são necessárias na condução do tratamento dos hepatopatas.

O tratamento clínico da hemorragia digestiva consiste basicamente em manter o estado de hidratação e as funções hemodinâmicas estáveis, utilizando-se de cristaloides e sangue ou seus derivados. Nos casos de HDA (varicosa ou não), impõe-se o uso imediato de antissecretores (inibidor de bomba de prótons, como omeprazol ou pantoprazol injetável) em altas doses e da somatostatina ou de seus análogos octreotida e terlipressina, que comprovadamente reduzem o fluxo arterial na região esplâncnica e no território da veia porta (especificar doses, vias de aplicações, interações medicamentosas, efeitos desejados e principais efeitos colaterais/complicações das medicações descritas). Pacientes instáveis hemodinamicamente ou que apresentem comorbidades graves podem necessitar de cuidados em UTI; aqueles com baixa do sensório ou com hemorragia maciça podem demandar intubação orotraqueal para prevenção da aspiração pulmonar. O controle de comorbidades existentes, bem como dos distúrbios da coagulação, é fundamental na abordagem a esses pacientes, principalmente aos hepatopatas graves. Segundo o Consenso de Baveno V, sobre a abordagem de pacientes com hipertensão porta, o uso de antibióticos (quinolona VO ou ceftriaxona EV) está indicado como medida profilática da peritonite bacteriana espontânea (PBE) em todo paciente cirrótico que se apresente com HDA, devendo ser instituídos já no momento da admissão do paciente.

O PAPEL DA ENDOSCOPIA

O papel da endoscopia na abordagem do paciente com suspeita de hemorragia digestiva, seja no diagnóstico, seja no tratamento específico de sua causa, está bem estabelecido (nível 1 de evidência e grau A de recomendação). A endoscopia tem por objetivos confirmar a presença de hemorragia digestiva, detectar sua causa ou segmento de origem e avaliar a necessidade de uma abordagem terapêutica endoscópica. Desse modo, a endoscopia é, depois do tratamento clínico, o esteio principal na abordagem desse tipo de paciente e deve ser realizada assim que possível, sendo o tempo decorrente entre a admissão e sua realização particularizado, dependendo das variáveis clínicas mencionadas. A endoscopia realizada nas primeiras 24 horas da admissão tem o potencial de reduzir a necessidade de hemotransfusões e o tempo de permanência hospitalar, quando comparada à realizada além desse período. Idealmente, o paciente deverá estar estável hemodinamicamente, com os resultados do coagulograma e do hemograma disponíveis, admitido em uma UTI ou intubado, se necessário. Deve-se ter em mente o potencial terapêutico da endoscopia, com seu vasto arsenal oferecido atualmente, para que seja possível submeter o paciente ao procedimento em condições de receber o tratamento endoscópico da causa de sua hemorragia. A abordagem terapêutica endoscópica das afecções gastrointestinais que cursam com hemorragia digestiva, exequível na dependência do tipo de alteração endoscópica encontrada, comprovadamente reduz a morbimortalidade associada a essa condição clínica, com impacto no custo final do tratamento do paciente e uma relação risco × benefício favorável, devido a seu caráter minimamente invasivo. Essas vantagens, bem estabelecidas na abordagem da HDA, se reproduzem também na HDB, com tendência à realização bem mais precoce da colonoscopia do que o preconizado há poucos anos, dado seu potencial terapêutico.

Os achados endoscópicos em pacientes com hemorragia digestiva variam desde uma lesão com sangramento ativo até uma outra "inocente", encontrada fortuitamente, sem relação com o evento hemorrágico atual. A classificação de Forrest modificada (Tabela 47.2) baseia-se nos sinais

Tabela 47.2 ■ Achados endoscópicos e risco de ressangramento em úlcera gastroduodenal

Achado endoscópico na úlcera	Risco de ressangramento sem tratamento endoscópico
Base limpa	<3%
Mancha pigmentada	<8%
Sangramento ativo discreto ("babando")	10% a 27%
Coágulo aderido	30% a 35%
Vaso visível ("coágulo sentinela")	>50%
Sangramento ativo (em jato)	Quase 100%

("estigmas") de sangramento encontrados em úlceras pépticas, os quais têm potencial sangrante (risco de ressangramento sem tratamento endoscópico específico) variado. Da mesma maneira, o aspecto endoscópico das varizes esofagogástricas pode predizer o potencial sangrante destas. Em qualquer situação, o encontro de lesões sangrantes, ou com sinais de sangramento recente (vaso visível ou coágulo aderido — na HDA não varicosa); rolha de fibrina ou uma mancha hematocística — na HDA varicosa), denota risco maior para o paciente e indica o tratamento endoscópico, o que é comprovado por vários trabalhos. Várias outras lesões, encontradas nas mais variadas porções do tubo digestivo, podem apresentar sinais de sangramento ativo ou recente (como exemplo, um vaso visível na borda de um divertículo colônico em paciente com HDB) e devem igualmente receber o tratamento endoscópico, quando possível. O vaso visível é uma erosão lateral da parede de uma arteríola de médio calibre, podendo ser facilmente identificado ou estar sob um coágulo recente (coágulo sentinela), albergando um risco de ressangramento em torno de 50%, o qual pode ser precipitado por um simples toque. Desse modo, a passagem de sonda nasogástrica em paciente que será submetido à EDA como medida clínica inicial, assim como é feito há décadas, carece de evidência na literatura médica atual e deve ser evitada em razão do risco de precipitar novo sangramento.

Os achados endoscópicos encontrados nas lesões gastrointestinais envolvidas na hemorragia digestiva, além de nortear o tipo de tratamento mais indicado (se endoscópico ou não), propiciam ao médico assistente uma estimativa do prognóstico desse tipo de paciente. A American Society of Gastrointestinal Endoscopy (ASGE), indica que na HDA não varicosa a endoscopia permite indicar o tipo de tratamento necessário (clínico e/ou endoscópico) e prever a necessidade de cirurgia (sem tratamento endoscópico) e a duração da permanência hospitalar do paciente (Tabela 47.3).

Quando os fatores clínicos de pior prognóstico são associados aos achados endoscópicos observados, verifica-se uma acurácia ainda maior. Paciente com achado de úlcera de fundo limpo que se apresenta em uma unidade de pronto-atendimento com suspeita de HDA, estável hemodinamicamente, sem repercussão importante no hemograma e sem outros fatores de risco clínicos, poderá ser submetido à endoscopia sem a necessidade de internação hospitalar.

Apesar de a nova tecnologia para estudo das afecções do intestino delgado (cápsula endoscópica e enteroscópio de duplo balão) poder ser utilizada na abordagem da hemorragia digestiva de etiologia obscura, a disponibilidade desse método é restrita a poucos centros e seu custo é elevado, o que significa que existe ainda lugar para a enteroscopia intraoperatória no arsenal propedêutico. Naqueles casos em que a EDA e a colonoscopia não definem o sítio de sangramento, mesmo quando repetidas, e o sangramento se mantém, ameaçando a vida do paciente, a cirurgia de urgência se impõe e o endoscopista entra no campo operatório. Após enterotomia a céu aberto, com o auxílio das mãos do cirurgião, percorre-se a alça intestinal nos sentidos proximal e distal na tentativa de se identificar o ponto sangrante e, quando possível, realizar o tratamento endoscópico deste.

O PAPEL DA RADIOLOGIA INTERVENCIONISTA

Recentemente, o tratamento radiológico intervencionista tem assumido papel crescente na abordagem a pacientes com hemorragia digestiva que não param de sangrar com o tratamento clínico e/ou endoscópico, mas que têm risco cirúrgico aumentado. A panviscerografia arterial, possibilitando a embolização ou colocação de molas em pontos de extravasamento de contraste, a colocação de um balão no *shunt* gastrorrenal espontâneo com injeção seletiva de esclerosante em uma variz gástrica (B-RTO) e a colocação de um *stent* (TIPS) em paciente hepatopata sangrante candidato ao transplante hepático são algumas das armas dessa instigante modalidade terapêutica. Contudo, o pequeno número de especialistas, a falta de normatização dos procedimentos e o não pagamento das despesas pelas operadoras de saúde, bem como o alto custo dos materiais, limitam a utilização desse método.

O PAPEL DA CIRURGIA

A abordagem cirúrgica na hemorragia digestiva está reservada para os casos refratários ao tratamento clínico e/ou endoscópico e apresenta alta morbimortalidade, uma

Tabela 47.3 ■ Prognóstico em pacientes com úlcera hemorrágica de acordo com os achados endoscópicos

Achado endoscópico	Tratamento cirúrgico (%)	Conduta	Permanência hospitalar (dias)
Base limpa	0,5	IBP oral	<1
Mancha pigmentada	6	IBP oral	3
Coágulo aderido	10	IBP parenteral ± tratamento endoscópico	3
Vaso visível	34	IBP parenteral + tratamento endoscópico	3
Sangramento ativo	35	IBP parenteral + tratamento endoscópico	3

vez que o cirurgião é chamado geralmente para intervir apenas nos casos mais graves ou em pacientes moribundos, tardiamente. Assim, a avaliação cirúrgica deve ser solicitada precocemente naqueles pacientes submetidos a mais de um tratamento endoscópico sem sucesso e naqueles pacientes graves, que estão evoluindo desfavoravelmente. A descrição das técnicas e resultados do tratamento cirúrgico foge do escopo deste capítulo.

ABORDAGEM ENDOSCÓPICA NA HEMORRAGIA DIGESTIVA

Hemorragia digestiva alta (HDA)

HDA não varicosa

Causas. Dependendo da região anatômica estudada, as afecções que causam HDA podem variar em importância. As úlceras, sejam elas associadas à presença do *Helicobacter pylori* ou ao uso cada vez mais crescente dos anti-inflamatórios não esteroides (AINE), incluindo o ácido acetilsalicílico, são a principal causa de HDA não varicosa, seguida pelas lesões agudas da mucosa (gastropatia hemorrágica em razão do uso de álcool ou AINE), esofagites, lacerações agudas da transição esofagogástrica (de Mallory-Weiss), angiodisplasias, neoplasias, lesão de Dieulafoy e esofagite necrosante aguda ("esôfago negro"), entre outras. Vale lembrar que a gastropatia própria da hipertensão porta e as ectasias vasculares do antro gástrico ("estômago em melancia" ou "*watermelon stomach*") são causas importantes de HDA não varicosa em hepatopatas.

Endoscopia. Na vigência de quadro clínico compatível com HDA, uma vez realizada a EDA e diagnosticada uma lesão com sangramento ativo ou sinais de sangramento recente com alto potencial de ressangramento (Forrest tipos Ia e IIa), o tratamento endoscópico está indicado. As úlceras que apresentam sangramento discreto ou "em babação" (Forrest Ib), o qual não é causado por lesão arteriolar, albergam risco de ressangramento menor (20%) e não demandam tratamento endoscópico. Existem basicamente três métodos endoscópicos para tratamento da hemorragia digestiva:

- Injeção endoscópica (solução de epinefrina e/ou de esclerosante).
- Térmico (cateter mono ou bipolar, *heater probe*, plasma de argônio, *laser*).
- Mecânico (hemoclipes, ligadura elástica, *endoloop*).

O endoscopista deve utilizar o método terapêutico endoscópico que estiver prontamente disponível, com o qual tenha maior familiaridade e que tenha a melhor relação custo × benefício.

O método de injeção, no qual se utiliza um cateter de injeção (ou de esclerose) que atravessa o canal operatório do endoscópio, propicia a aplicação de soluções diversas de medicamentos com fins hemostáticos. Ele pode ser realizado à beira do leito do paciente sem outras tecnologias, está universalmente disponível e é o de menor custo e o mais utilizado no Brasil.

Estudos prospectivos randomizados mostram, contudo, que nenhum dos três métodos endoscópicos terapêuticos é superior ao outro isoladamente e a associação (tratamento combinado) deles apresenta melhores resultados do que quando se usa um método apenas. Nos EUA, a combinação da injeção de solução de epinefrina com o método térmico é amplamente utilizada para hemostasia endoscópica de lesão com sangramento arterial, a despeito de um baixo risco de necrose tecidual e, até mesmo, perfuração. Por outro lado, o método mecânico, apesar de provocar dano tecidual mínimo, nem sempre está disponível, tem custo maior e, por vezes, é mais difícil de ser executado tecnicamente, dependendo da posição da lesão e da intensidade do sangramento. Especificamente, em casos de lesões de Dieulafoy, onde ocorrem erosão da parede de uma arteríola aberrante e sangramento de grande vulto, o método mecânico apresenta melhores resultados quando comparado ao método de injeção.

A terapêutica endoscópica é comprovadamente efetiva no controle do sangramento ativo, previne ressangramento, reduz a necessidade de transfusões, diminui o tempo de internação, limita a necessidade de cirurgia e angiografia, além de reduzir a mortalidade nos portadores de úlceras pépticas com sangramento ativo ou vaso visível ("coágulo sentinela"). Contudo, há décadas, a mortalidade global para esses pacientes permanece estável, entre 7% e 10% uma vez que a população registra expectativa de vida mais elevada e os pacientes, por assim terem mais comorbidades, apresentam-se mais graves.

Mesmo com os avanços significativos conquistados com o tratamento endoscópico, cerca de 20% dos pacientes ressangram após esse tipo de intervenção. Apesar disso, devido ao vasto arsenal terapêutico atualmente disponível, uma nova endoscopia com outra tentativa de tratamento deve ser sempre realizada, sendo a cirurgia reservada para os casos não responsivos após duas tentativas de terapêutica endoscópica incapazes de parar o sangramento do paciente.

A pesquisa do *H. pylori* em pacientes com úlcera deve ser sempre realizada no momento da endoscopia inicial, apesar de sua positividade ser de apenas 50% na presença de sangue. Uma vez confirmada a presença da bactéria, está indicada sua erradicação, o que se mostrou como a única variável clínica independente capaz de prevenir o ressangramento.

HDA varicosa

Sangramento por varizes esofágicas. Em pacientes com HDA, diante do achado endoscópico de varizes esofágicas com sangramento ativo ou dos sinais que predizem alto risco de ressangramento, está indicado o tratamento endoscópico. Os achados endoscópicos considerados de maior risco para o ressangramento são a rolha de fibrina (local de ruptura recente) e a mancha hematocística (sinal de ruptura eminente), habitualmente encontradas em varizes de grosso calibre. O achado de varizes esofágicas isoladas em paciente com sangue no tubo digestivo alto, sem outras causas identificadas, também indica o tratamento endoscópico durante o exame de urgência. Essa medida se justifica uma vez que a taxa de mortalidade após o primeiro episódio de HDA em pacientes cirróticos é de cerca de 50%, com acréscimo de 30% em episódios subsequentes.

É fundamental para o endoscopista conhecer o coagulograma e o estado funcional hepático do paciente, antes de iniciar a endoscopia de urgência, uma vez que essas informações interferem na escolha do tipo de terapêutica endoscópica que será realizada.

Existem basicamente dois métodos endoscópicos para tratamento da hemorragia digestiva por varizes de esôfago: injeção endoscópica de esclerosante (etanolamina e álcool) ou de adesivo tissular ou cola (cianoacrilato) ou mecânico (ligadura elástica, *endoloop*).

A escleroterapia endoscópica das varizes esofágicas depende fundamentalmente da coagulação do paciente e só deve ser realizada com RNI (razão de normalização internacional) ≤ 1,5 e número de plaquetas >50.000, uma vez que a simples punção pode provocar sangramento vultoso após a retirada da agulha de injeção em um paciente que já havia parado seu sangramento, por exemplo. É o método mais barato (cinco a oito vezes inferior ao da ligadura elástica), universalmente disponível, mais fácil de se executar durante o sangramento ativo, não necessita a retirada do aparelho do paciente (como no caso da ligadura elástica) para sua aplicação e apresenta eficácia na parada do sangramento de 70% a 100% (similar à da ligadura elástica), com o inconveniente de maior morbidade, sobretudo dor torácica pós-injeção, a qual ocorre em grande número dos pacientes. Dos vários esclerosantes existentes no mercado, o oleato de etanolamina é o mais utilizado. A técnica de injeção intravasal do esclerosante é eficaz na parada do sangramento em 91% dos pacientes, enquanto a injeção paravasal apresenta apenas 18,7% de sucesso.

Uma grande vantagem da escleroterapia é que o esclerosante injetado alcança, através das veias perfurantes, as veias periesofágicas, extremamente prevalentes nos pacientes com varizes esofagogástricas, o que explica o menor índice de recorrência das varizes, após a erradicação a longo prazo, quando comparado ao daqueles que foram tratados com a ligadura elástica. Diferentemente, a ligadura elástica — muito utilizada na profilaxia primária do sangramento, por ter uma relação custo × benefício bastante favorável na erradicação das varizes, alcançada com menor número de sessões e baixo índice de complicações —

apresenta eficácia na parada do sangramento de 80% a 100%, similar à da escleroterapia. A ligadura elástica das varizes teoricamente pode ser usada em pacientes com a coagulação alterada, porém não é isenta de risco, uma vez que pode haver queda precoce da banda elástica e ressangramento. Ambos os métodos causam ulcerações superficiais no sítio de tratamento, porém, quando elas são profundas, podem provocar sangramento vultuoso e de difícil controle endoscópico.

A combinação de escleroterapia e ligadura elástica das varizes esofágicas não é mais eficaz na parada do sangramento do que o uso de apenas um dos métodos, além de aumentar o custo. Contudo, em caso de falha de um dos métodos na tentativa de parar o sangramento, o outro poderá ser utilizado com esse objetivo.

Bacteriemia transitória ocorre em mais de 35% dos pacientes submetidos à escleroterapia. Assim, se o paciente ainda não estiver em uso de antibiótico profilático para PBE (peritonite bacteriana espontânea), seu uso está indicado para aqueles com ascite ou doença valvular cardíaca.

A injeção do adesivo tissular cianoacrilato (Histoacryl®), habitualmente utilizada no tratamento de varizes gástricas, tem eficácia de 84% a 100% na parada do sangramento por varizes esofágicas e taxa de ressangramento de 28% em 30 dias, época em que ocorre a queda do conglomerado sólido formado. Contudo, deve ser medida de exceção na tentativa de parada do sangramento por esse tipo de varizes em virtude do alto risco de embolização.

A colocação de "laço endoscópico" (*endoloop*), relatada esporadicamente na literatura médica, parece ter eficácia comparável à da ligadura elástica, porém ainda não há evidências que sustentem sua utilização.

A mortalidade associada ao sangramento das varizes em 6 semanas se mantém em 10% a 20%, uma vez que seu principal determinante é a função hepática do paciente. Dados mais recentes sugerem um decréscimo de três vezes na mortalidade intra-hospitalar após HDA varicosa nas últimas duas décadas com o aumento do uso dos agentes vasoativos, endoscopia e antibioticoterapia profilática, reforçando a importância da abordagem multidisciplinar desse tipo de paciente.

Depois que a hemostasia das varizes sangrantes é alcançada, a chance de ressangramento sem outro tratamento complementar é de 47% a 84% nos pacientes cirróticos, no período de 1 a 2 anos. Por esse motivo, está indicada a profilaxia secundária do sangramento. O tratamento endoscópico reduz comprovadamente a taxa de ressangramento, podendo ser iniciado de 2 a 4 semanas depois da endoscopia de urgência. O uso concomitante de betabloqueadores é aconselhável, caso o paciente não apresente contraindicações formais.

Sangramento por varizes gástricas. A prevalência de varizes gástricas em pacientes com hipertensão porta é de 30%, a qual é menor do que a das varizes esofágicas, com índice consequentemente menor de sangramento (3% a 30%), quando comparada às últimas. Contudo, a evolução do paciente após sangramento por varizes gástricas é pior do que a do paciente com HDA por varizes esofágicas, com uma mortalidade de 45% a 55%.

O padrão hemodinâmico dos pacientes com varizes gástricas é diferente daqueles com varizes esofágicas. As varizes gástricas isoladas são mais frequentemente supridas pelo sangue oriundo das veias gástricas curtas e posteriores, drenando para a veia cava inferior através de um *shunt* gastrorrenal espontâneo, que ocorre em até 60% desses pacientes. Assim, o fluxo sanguíneo é grande e a mortalidade mais alta se justifica pela maior perda de sangue durante a ruptura desse tipo de variz.

As varizes esofágicas podem coexistir com as varizes gástricas (GOV), que, quando ocorrem na pequena curvatura, são chamadas GOV1 e, quando na cárdia, GOV2. As varizes gástricas podem ocorrer de modo isolado (IGV), sendo denominadas IGV1 quando localizadas no fundo gástrico e IGV2 quando ocorrem em outras áreas do estômago (nesse último caso denotam a presença de hipertensão porta segmentar). A classificação das varizes gástricas segundo a proposta de Sarin, em 1992 (Figura 47.1), tem implicação clínica, uma vez que os riscos de sangramento dessas varizes são de 75% (GOV1), 15% (GOV2), 8% (IGV1) e 2% (IGV2), além de a resposta de cada uma delas ao tratamento indicado ser completamente diversa. As varizes gástricas do tipo GOV se comportam como "varizes esofágicas" na resposta ao tratamento endoscópico (escleroterapia e ligadura elástica), o qual tem resultado limitado nas do tipo IGV, não sendo indicado devido ao rápido fluxo venoso intravaricoso.

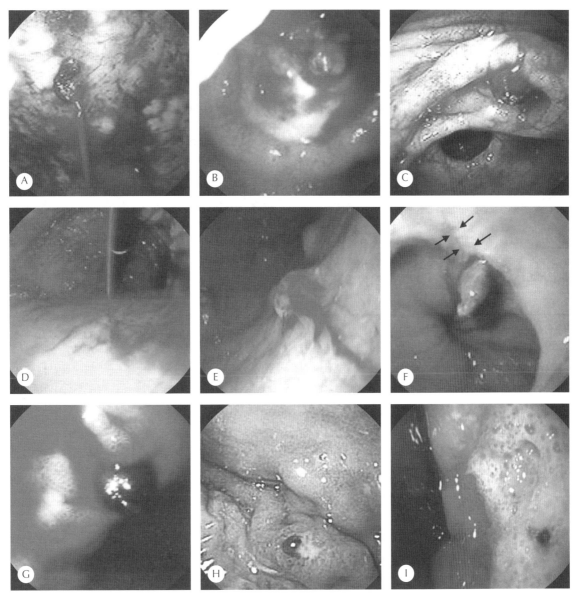

Figura 47.1 ■ Lesões não varicosas. Quando tratar endoscopicamente? (ver encarte colorido.)

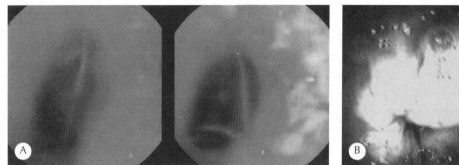

Figura 47.2 ■ Lesões varicosas. Quando tratar endoscopicamente? **A.** Sangramento em jato; **B.** Mancha fibrinosa; **C.** Rolha fibrinosa (ver encarte colorido).

Classificação das varizes gástricas (Figura 47.3). O melhor tratamento para as varizes gástricas sangrantes ainda não está estabelecido. Há a possibilidade endoscópica, cirúrgica e radiológica intervencionista, além do tratamento clínico.

Como descrito previamente, todos os métodos podem ser utilizados nas varizes do tipo GOV, com resultados inferiores aos obtidos com o tratamento das varizes esofágicas. O uso de cianoacrilato para parada do sangramento agudo constitui o método endoscópico mais eficaz (80% a 100%), situação em que o risco × benefício de seu uso se justifica, independentemente de se saber se o paciente possui ou não o *shunt* espontâneo gastrorrenal, dada a gravidade do sangramento, constituindo-se no único método endoscópico para tratamento das varizes gástricas sangrantes do tipo IGV. Contudo, o ressangramento ocorre em cerca de 30% dos casos. Além disso, a drenagem do cianoacrilato para a circulação sistêmica carreia o risco de embolia (p. ex., pulmões) e está associado a outras complicações, como formação de abscesso, perfuração esofágica, extravasamento para a cavidade peritoneal e infarto esplênico, entre outras. Desse modo, o cianoacrilato não deve ser utilizado para profilaxia primária ou secundária de sangramento de varizes gástricas.

Cianoacrilato. O tratamento cirúrgico das varizes gástricas (*shunt*) é invasivo, apresenta mortalidade operatória de 3% a 15% e, em geral, está contraindicado em pacientes com baixa reserva hepática (Figura 47.4).

A radiologia intervencionista tem se mostrado um método promissor para o tratamento das varizes esofagogástricas. A colocação de um *stent* metálico autoexpansível através do fígado (*shunt* portossistêmico intra-hepático transjugular [TIPS]) consiste em uma medida descompressiva comumente usada nos EUA e na Europa, porém é procedimento de exceção em território nacional. O TIPS apresenta melhores resultados para tratamento da hemorragia por varizes esofágicas, situação clínica em que há um gradiente de pressão porta maior do que nos casos de varizes gástricas, nos quais há o *shunt* gastrorrenal espontâneo descomprimindo o território porta em até 60% dos pacientes. Em geral, é colocado nas primeiras 72 horas naqueles pacientes de alto risco para falência do tratamento após

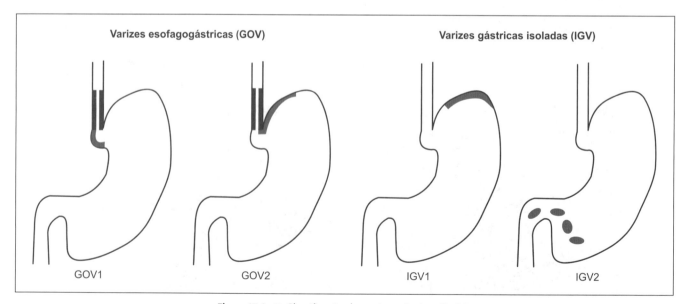

Figura 47.3 ■ Classificação das varizes gástricas (Sarin).

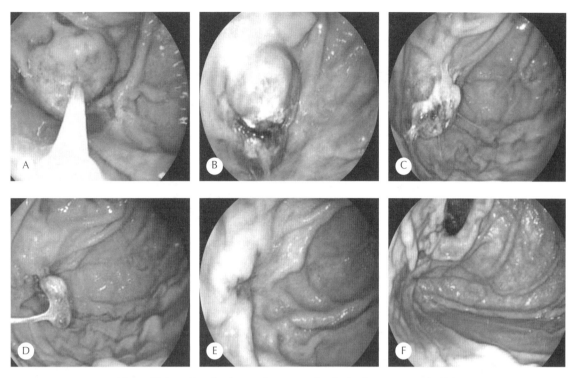

Figura 47.4 ■ Uso do cianoacrilato em variz gástrica (ver encarte colorido).

uso de agentes vasoativos e endoscopia (Child-Pugh C <14 pontos e Child B com sangramento ativo), segundo o Consenso de Baveno V. Sua eficácia nos pacientes com varizes gástricas é de 50% a 63%; complicações graves, como encefalopatia hepática e obstrução do *shunt*, limitam seu uso.

TIPS (Figura 47.5). Mais interessante do que o TIPS é o procedimento radiológico intervencionista denominado *balloon-occluded retrograde transvenous* (B-RTO), que tem eficácia maior que o primeiro para parada de sangramento e pode ser usado para erradicação de varizes gástricas em pacientes com *shunt* gastrorrenal espontâneo. Nesse procedimento, um cateter-balão é introduzido pela veia femoral direita até o território porta, onde é insuflado para estudo contrastado detalhado. Com o balão ocluindo o *shunt* gastrorrenal, o esclerosante (etanolamina + contraste iodado) é injetado diretamente na região desejada e mantido *in situ* por 12 a 24 horas, com o paciente no Centro de Tratamento Intensivo (CTI).

B-RTO (Figura 47.6). Uma variante desse método associa o B-RTO à escleroterapia endoscópica da variz gástrica e pode ser utilizada nos pacientes que não apresentam *shunt* gastrorrenal espontâneo.

Contudo, apesar de comumente utilizados no Japão, esses métodos necessitam mais estudos para seu uso rotineiro, pois, além de seu custo elevado, são operador-dependentes.

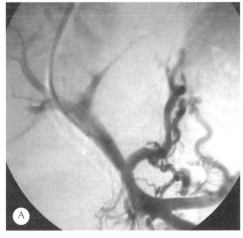
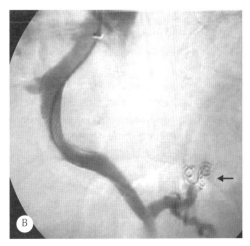

Figura 47.5 ■ TIPS – *Transjugular intrahepatic portosystemic shunt*. **A.** Antes. **B.** Depois.

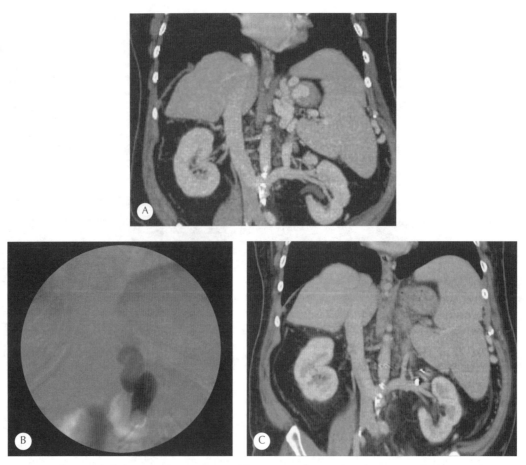

Figura 47.6 ■ B-RTO – *Balloon-occluded retrograde transvenous obliteration*. **A.** Ângio-TC (pré). **B.** Variz gástrica com *shunt* gastrorrenal ocluído por balão. **C.** Ângio-TC (pós).

Uso do balão de Sangstaken-Blakemore. O balão de Sangstaken-Blakemore para tamponamento mecânico do ponto de sangramento em varizes esofagogástricas, conforme o Consenso de Baveno V, só deve ser usado em pacientes com HDA maciça como uma "ponte" temporária (por 24 horas, no máximo), preferencialmente com o paciente dentro de unidade de cuidados intensivos, até que seja instituído o tratamento definitivo das varizes. Trata-se de uma arma antiga no arsenal terapêutico para abordagem de pacientes com HDA varicosa e, por vezes, é a única medida eficaz exequível no paciente que está exsanguinando, salvando-lhe a vida. No entanto, apresenta um índice expressivo de complicações, muitas delas decorrentes de seu mau uso (técnica de colocação inadequada, tempo de permanência prolongado *in situ* etc.). Detalhes técnicos fundamentais para seu bom uso, com maior eficácia e o mínimo de complicações, fogem do escopo deste capítulo.

Hemorragia do intestino médio

A hemorragia do intestino médio geralmente se enquadra nos casos de hemorragia de etiologia obscura, após exames de EDA e colonoscopia negativos, podendo se manifestar de maneira aguda ou como sangramento oculto. Cerca de 5% das causas de sangramento digestivo estão localizadas entre o ângulo de Treitz e a válvula ileocecal, sendo as mais comuns as lesões vasculares (angiectasias, angiodisplasias ou malformações arteriovenosas, entre outras), encontradas em 30% a 40% dos casos, principalmente em pacientes idosos. Por meio da enteroscopia de duplo balão, autores japoneses propuseram uma classificação das lesões vasculares do intestino delgado (Figura 47.7), as quais variam desde lesões venosas (baixo risco de sangramento) até outras com componente arterial isolado ou predominante (alto risco de sangramento), o que orienta a terapêutica endoscópica. A enteropatia por anti-inflamatórios, as doenças inflamatórias intestinais, bem como os tumores, são causas importantes e ocorrem com frequência menor que as lesões vasculares.

A endoscopia por cápsula e a enteroscopia de duplo balão são novas tecnologias disponíveis para estudo do intestino delgado. A endoscopia por cápsula (Figura 47.8) apresentou sensibilidade de 95% e especificidade de 75% para detecção da origem do sangramento, quando comparada à enteroscopia intraoperatória, em um estudo prospectivo. A chance de encontrar lesões significativas na endoscopia por cápsula é de 60%, similar à da enteroscopia de duplo balão (Figura 47.9), a qual tem a grande vantagem de ser um método terapêutico que apresenta índices de sucesso de 43% a 81% na parada do sangramento. Ambos

Capítulo 47 ■ Hemorragias Digestivas Alta e Baixa

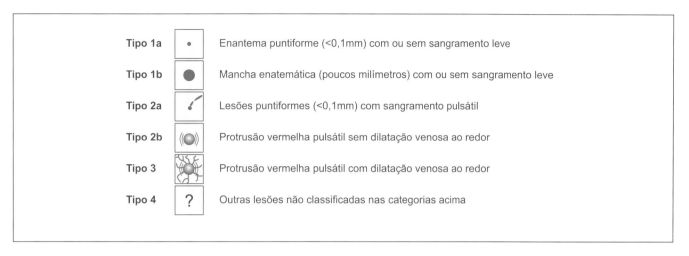

Figura 47.7 ■ Classificação das lesões vasculares do intestino delgado (Yano-Yamamoto).

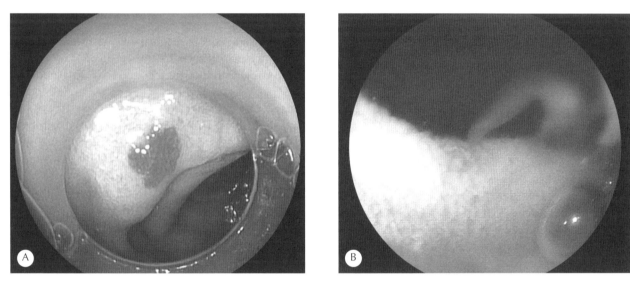

Figura 47.8 ■ Lesões vasculares do intestino delgado (enteroscopia de duplo balão). **A.** Ib. **B.** IIa (ver encarte colorido).

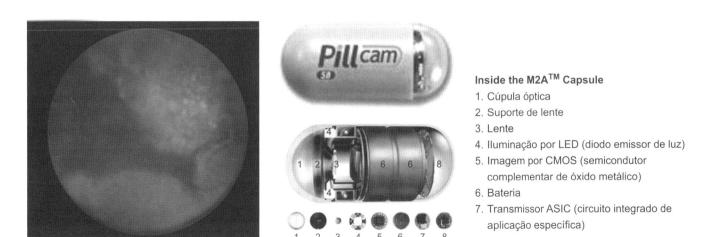

Figura 47.9 ■ Endoscopia por cápsula (ver encarte colorido).

os métodos estão restritos a poucos centros e apresentam custo elevado. Por isso, muitas vezes a única alternativa endoscópica é a enteroscopia intraoperatória, que consiste em um método seguro e efetivo, que possibilita o diagnóstico do ponto de sangramento em 58% a 82% dos casos e, por vezes, a terapêutica endoscópica; ou orienta a cirurgia, evitando ressecções maiores do que as necessárias para a parada do sangramento.

A radiologia intervencionista vem ocupando um papel cada vez maior na abordagem ao paciente com hemorragia de etiologia obscura mediante a realização da arteriografia panvisceral, uma vez que após a identificação do ponto sangrante existe a possibilidade de sua embolização e parada do sangramento. Para ser eficaz, contudo, é necessário que o sangramento tenha um fluxo de pelo menos 0,5 a 1,0mL/min. Trata-se de uma alternativa que pode preceder a cirurgia, após esgotadas as tentativas endoscópicas e, em caso de insucesso terapêutico, pode localizar o sítio provável do sangramento e orientar a abordagem cirúrgica, possibilitando ressecções intestinais "mais econômicas".

Hemorragia digestiva baixa (HDB)

A HDB pode variar desde uma perda leve de sangue a uma perda maciça, com risco de vida para o paciente. Corresponde a 20% de todas as hemorragias digestivas clinicamente significativas. Nos EUA, a incidência de internação por HDB é de 21 casos por 100 mil habitantes. Há um predomínio franco da HDB na população idosa (63 a 77 anos, em média), na qual é 200 vezes mais frequente quando comparada à população normal na segunda década de vida. Apesar de na maioria das vezes a HDB ser uma doença autolimitada e a internação não ser complicada, há uma mortalidade associada de 2% a 4%.

Entre as causas mais comuns de HDB aguda estão: doença diverticular (40%), colite isquêmica (10%), lesões vasculares ou angiodisplasias (11%), doença hemorroidária (8%), tumores (9%), pós-polipectomia (4%) e colopatia por AINE (Tabela 47.4).

Tabela 47.4 ■ Causas de hemorragia digestiva baixa

Colite infecciosa	Fístula aortoentérica
Colite isquêmica	Hemorroidas
Colopatia actínica	Lesão de Dieulafoy
Colopatia induzida por AINE	Lesões do intestino delgado
Divertículo de Meckel	Neoplasia
Diverticulose colônica	Pós-polipectomia
Doenças inflamatórias intestinais	Úlceras colônicas
Ectasia vascular	Varizes retais

Enterorragia

Os pacientes com HDB grave necessitam de avaliação e estabilização clínicas, como na abordagem da HDA. Nos casos de HDB aguda com repercussão hemodinâmica, a passagem de uma sonda nasogástrica (SNG) pode auxiliar a conduta. Um aspirado gástrico claro não exclui o diagnóstico de HDA, enquanto a presença de bile o torna pouco provável e o aspirado positivo (sangue vivo ou líquido borráceo) indica a necessidade de uma EDA de urgência. De qualquer modo, a EDA não emergencial está indicada quando não se encontra a causa do sangramento durante a colonoscopia e naqueles pacientes com história recente de uso de AINE ou sintomas gastrointestinais altos significativos.

A colonoscopia está indicada na abordagem inicial da HDB, porém sempre deve ser realizada após preparo intestinal "expresso" (rápido), no qual a solução laxativa (manitol ou PEG) é administrada em um período de 30 minutos (via oral ou através de SNG). O preparo intestinal facilita a visualização endoscópica e aumenta a possibilidade de diagnóstico da causa do sangramento e a segurança do procedimento, por diminuir o risco de perfuração. A chance de a colonoscopia diagnosticar o local do sangramento na HDB é de 48% a 90%. O momento de se proceder ao exame varia de 12 a 48 horas após a admissão. Em um estudo retrospectivo recente, a colonoscopia precoce estava associada a menor permanência hopitalar.

Uma vez identificada a causa da HDB, vários métodos de hemostasia endoscópica (injeção de substâncias, térmico e mecânico) podem ser utilizados para a parada do sangramento, como nos casos de afecções sangrantes em

Tabela 47.5 ■ Sinal e conceito das hemorragias digestiva alta e baixa

Sinal	Conceito	Significado
Hematêmese	Vômito de sangue vivo ou coágulos recentes	HDA recente (origem acima do ângulo de Treitz)
Vômito borráceo	Vômito de líquido escuro tipo "borra de café"	HDA (de menor monta ou mais "antiga")
Melena	Fezes enegrecidas, de consistência amolecida e odor fétido	HDA, HD do intestino médio ou HDB (exceto metade esquerda do cólon)
Hematoquezia	Evacuação de sangue vivo nas fezes	HDB (origem na metade esquerda do cólon,se paciente estável hemodinamicamente)
Enterorragia	Evacuação de sangue vivo ou coágulos recentes nas fezes em grande quantidade	HDB (habitualmente); HDA, HD do intestino médio ou HDB, se paciente instável hemodinamicamente

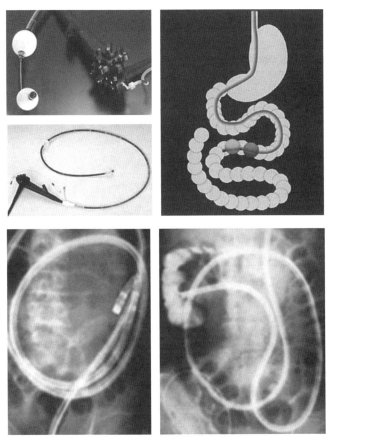

Figura 47.10 ■ Enteroscopia de duplo balão (ver encarte colorido).

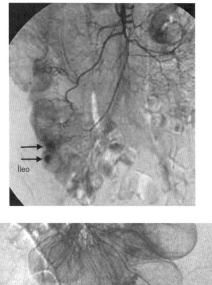
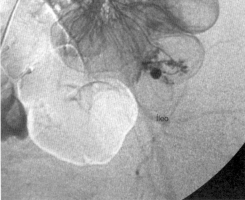

Figura 47.11 ■ Arteriografia panvisceral – contrastação das artérias celíaca e mesentéricas superior e inferior (ver encarte colorido).

outras áreas do trato digestivo. O encontro de lesão com sangramento ativo ou sinais de sangramento recente indica o tratamento endoscópico, o qual apresenta alto índice de sucesso na parada do sangramento e número reduzido de complicações.

Os exames de imagem úteis na localização do local de sangramento digestivo baixo agudo são a cintilografia com "hemácias marcadas" (*radioactive-labeled, red-blood-cell scanning*) e a arteriografia. A cintilografia com "hemácias marcadas" é positiva em 45% dos pacientes e tem acurácia de 78%, detectando sangramento intestinal com fluxo de até 0,1mL/min. A arteriografia necessita de um fluxo até 10 vezes maior (1,0mL/min) para identificar o local do sangramento, por isso a cintilografia muitas vezes é usada pelo radiologista intervencionista como método de *screening* para selecionar os pacientes que se beneficiarão de terapêutica específica (emboloterapia). A sensibilidade e a especificidade da arteriografia mesentérica são de 47% e 100%, respectivamente. A embolização arterial superseletiva (emboloterapia) de vários agentes (esponja, gelatina, micromolas, partículas de álcool e polivinil, balões) é usada atualmente, levando à parada do sangramento 44% a 91% dos casos, e é associada a baixo índice de complicações. A recorrência de hemorragia após a emboloterapia varia de 7% a 33%.

Não há mais lugar para a injeção intra-arterial de vasoconstritores (p. ex., vasopressina) na abordagem da HDB em razão do índice significativo de complicações graves (9% a 21%) e da alta taxa de recorrência (50%).

Nos pacientes que não param de sangrar ou apresentam recorrência clinicamente significativa, após tratamentos endoscópico e/ou emboloterápico infrutíferos, está indicado o tratamento cirúrgico, principalmente naqueles que necessitam transfusão de mais de seis unidades de concentrado de hemácias em um período de 24 horas. A localização pré-operatória do local de sangramento deve ser tentada de todas as formas, se as condições clínicas do paciente permitirem, para que se evitem ressecções cirúrgicas extensas, uma vez que colectomia segmentar pode ser realizada após identificação de uma neoplasia ou de uma doença diverticular restrita ao cólon esquerdo, por exemplo.

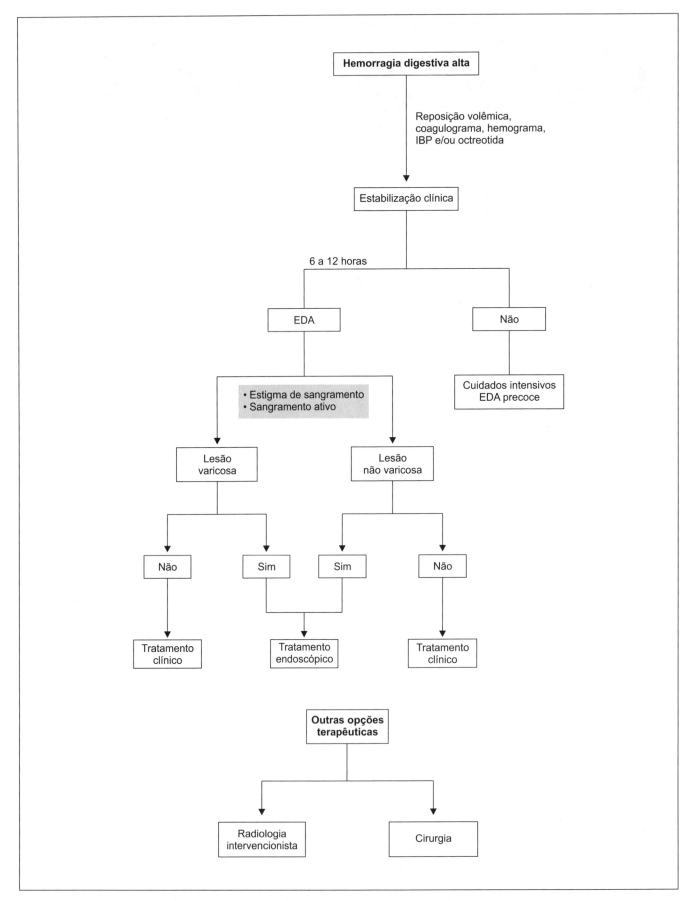

Figura 47.12 ■ Fluxograma da hemorragia digestiva alta (HDA).

Capítulo 47 ■ Hemorragias Digestivas Alta e Baixa

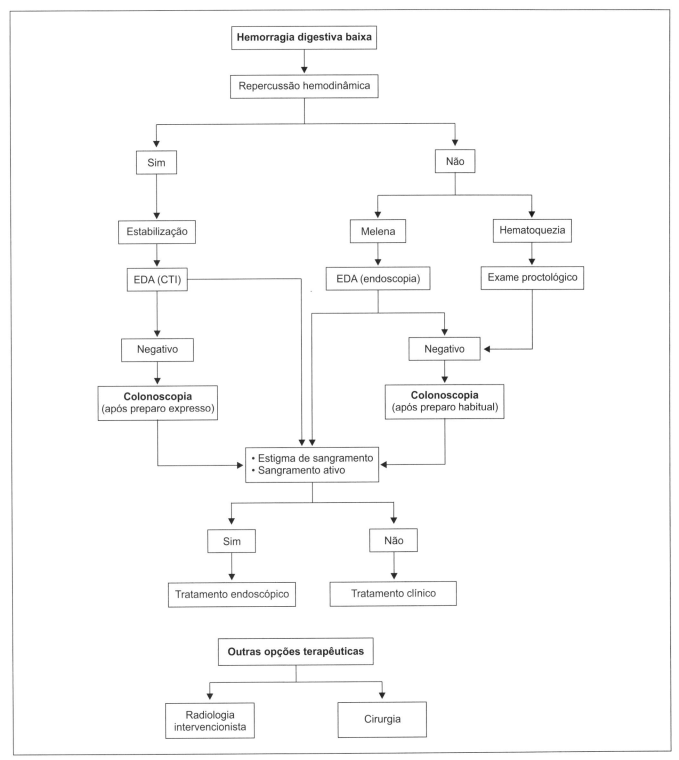

Figura 47.13 ■ Fluxograma da hemorragia digestiva baixa (HDB).

Referências

1. Boyer TD. Primary prophylaxis for varicela bleeding: Are we there yet? Gastroenterology 2005; 128: 1120-1122;
2. Sivak MV. Gastrointestinal endoscopy: Past and future. Gut 2006; 55: 1061-1064;
3. Cook DJ, Guyatt GH, Salena BJ, et al. Endoscopic therapy for acute nonvariceal upper gastrointestinal hemorrhage: A meta-analysis. Gastroenterology 1992; 102: 139-148;
4. Lau JYW, Sung JJY, Lam Y-H, et al. Endoscopic retreatment compared with surgery inpatients with recurrent bleeding after initial endoscopic controlo f bleeding ulcers. N Engl J Med 1999; 340: 751-756;
5. Romagnuolo J, Barkun AN, Enns R, et al. Simple clinical predictors may obviate urgente endoscopy in selected patients with nonvariceal upper gastrointestinal tract bleeding. Arch Intern Med 2007; 167: 265-270.

CAPÍTULO 48

Pancreatite Aguda

Júlio Maria Fonseca Chebli

Liliana Andrade Chebli

Carlos Augusto Gomes

Rodrigo de Oliveira Peixoto

INTRODUÇÃO

Pancreatite aguda (PA) é uma condição inflamatória aguda do pâncreas, que pode envolver os tecidos peripancreáticos e, em sua forma grave, quase todos os sistemas orgânicos. O curso clínico da PA é usualmente leve; todavia, 10% a 20% dos pacientes desenvolvem uma síndrome de resposta inflamatória sistêmica (SRIS) com falência orgânica e/ou necrose pancreática, resultando em hospitalização prolongada e significativa morbimortalidade.[1] A doença é iniciada pela ativação de zimogênios pancreáticos, resultando em autodigestão glandular e resposta inflamatória mediada pelo sistema imune inato. A despeito de extensa pesquisa em modelos animais, os fatores que determinam a gravidade da doença em humanos são ainda elusivos.

Nos últimos anos, nota-se um aumento crescente na incidência da PA, em muito justificado pelo aumento do consumo de álcool e pela melhora dos métodos diagnósticos. Nos EUA, cuja incidência anual de PA é de 18 por 100 mil habitantes, cerca de 300 mil pacientes são hospitalizados anualmente com PA, ocasionando 3.200 óbitos e contribuindo para 4.000 mortes adicionais ao ano.[2]

Os cálculos biliares permanecem como a principal etiologia da PA, sendo responsáveis por 30% a 60% dos casos. Aproximadamente 3% a 7% dos pacientes com litíase biliar podem desenvolver PA biliar (PAB).[3] O álcool é a segunda causa mais comum, responsável por 30% de todos os casos. Admite-se hoje que um único episódio de libação alcoólica seja suficiente para causar um episódio de PA, embora este evento seja raro. Em outros casos, contudo, há certa controvérsia se os episódios de PA são na verdade exacerbações de pancreatite crônica subjacente ou ataques recorrentes de PA. Diversas outras causas são relacionadas com o surgimento de PA e podem ser consultadas em outras publicações.[3,4]

DIAGNÓSTICO CLÍNICO

Existe um consenso[5] segundo o qual, para o diagnóstico de PA, devem estar presentes pelo menos dois dos seguintes achados: (a) dor abdominal característica de PA, (b) níveis séricos de amilase ou lipase iguais ou acima de três vezes o limite superior da normalidade e (c) alterações características de PA na tomografia computadorizada (TC) abdominal. Deve ser lembrado que na maioria dos pacientes com PA a TC não é, a princípio, clinicamente recomendada.

Apresentação clínica

O sintoma cardinal da PA é a dor abdominal. A maioria dos pacientes apresenta-se com dor abdominal aguda no andar superior do abdome. A dor é de moderada a intensa, na maioria dos casos, mas pode ser leve em alguns pacientes. Ela atinge sua intensidade máxima dentro da primeira hora e, caracteristicamente, persiste sem alívio por mais de 24 horas.[6] Ela se irradia para o dorso em cerca de 50% dos casos, mas pode se irradiar também para flancos, tórax, ombros e abdome inferior. O caráter da dor é contínuo e recalcitrante, mas nunca em cólica. Sua intensidade pode ser tão marcante que ela pode não ceder mesmo com o uso de analgésicos narcóticos. Em casos de PA grave (PAG), a dor pode permanecer por vários dias e se tornar difusa quando peritonite se desenvolve. O desenvolvimento, na fase aguda da PA, de grandes quantidades de coleções líquidas ou, mais tarde, de pseudocistos pode ser associado à permanência ou à recorrência da dor. A pancreatite indolor, embora rara, é uma entidade bem definida e reconhecida, sendo observada em pacientes com alterações do nível de consciência, naqueles em diálise peritoneal, no período pós-operatório, especialmente após transplante renal, na doença dos legionários e, em alguns casos, pode

Capítulo 48 ■ Pancreatite Aguda

se apresentar como necrose gordurosa subcutânea (paniculite). É interessante apontar que em alguns casos de PA fatal os pacientes são diagnosticados apenas em exame de necropsia. As principais razões para a omissão do diagnóstico de PA nesse cenário são: a ausência de dor abdominal, a manifestação clínica dominante de insuficiência de múltiplos órgãos, coma ou insuficiência respiratória, e resultados falso-negativos dos testes sanguíneos ou de imagem.[7]

Náusea e vômitos são outros sintomas comuns na PA, sendo, principalmente, reflexos da dor intensa. Alguns pacientes desenvolvem íleo paralítico, segmentar ou generalizado, o que pode levar a distensão abdominal e vômitos. A febre é sinal importante em pacientes com PA, ocorrendo, na maioria dos doentes, no início do quadro, podendo chegar a 39°C e persistir por vários dias. A avaliação da fase em que ela ocorre é de primordial importância para determinação de sua causa e significado. Quando ocorre na primeira semana da PA, a febre se deve à inflamação retroperitoneal aguda, é mediada por citocinas inflamatórias e tende a ceder com a regressão da inflamação pancreática. Quando surge na segunda ou terceira semana em doentes com PA necrosante, é usualmente decorrente de infecção do tecido necrótico, sendo muito mais significativa, pois a necrose infectada ocasiona alta mortalidade e necessita de tratamento intervencionista.[4] Além disso, febre associada à icterícia pode ser decorrente de colangite aguda em pacientes com pancreatite aguda biliar (PAB) e é indicação de imediata descompressão da via biliar principal.

Exame físico

A gravidade da doença interfere nos achados do exame físico, fazendo variar sua apresentação. Em geral, em paciente com PA é possível observar variável grau de sofrimento. Manifestações cardiovasculares, como taquicardia e hipotensão, podem decorrer de hipovolemia, vasodilatação e da SRIS inicial.[8] Os achados pleuropulmonares incluem atelectasias com crepitação nas bases pulmonares e a presença de derrame pleural, especialmente à esquerda. Os pacientes podem tornar-se dispneicos e evoluir para insuficiência respiratória grave. Podem surgir delírio, confusão mental e, raramente, estado comatoso. Manifestações neurológicas são decorrentes de hipoxia, distúrbios hidroeletrolíticos, hipotensão, síndrome de abstinência alcoólica ou toxemia. Alguns pacientes com PA podem desenvolver oligúria e insuficiência renal aguda.

Sinais abdominais costumam ser menos marcantes, se comparados à intensidade da dor, podendo inclusive haver pouca alteração no exame abdominal na presença de PAG. Em pacientes com formas graves, sinais de peritonite podem surgir com sensibilidade dolorosa abdominal difusa e rigidez da parede abdominal. Os ruídos hidroaéreos estão, em geral, ausentes ou reduzidos, em consequência da irritação do peritônio visceral que recobre a musculatura lisa intestinal pelo exsudato inflamatório. O apareci-

mento de ascite se dá em virtude da peritonite química e de exsudação de líquido do pâncreas inflamado, sendo sinal de gravidade. Os sinais de Grey-Turner (coloração azul-acinzentada dos flancos abdominais) e de Cullen (mancha azulada na área periumbilical) são incomuns e podem surgir, em média, 72 horas após o início da PAG.

O exame físico pode, eventualmente, fornecer indícios para a causa da PA. Por exemplo, a presença de icterícia sugere mais frequentemente a possibilidade de coledocolitíase; xantomas sugerem hipertrigliceridemia e intumescimento de parótidas, PA decorrente do vírus da caxumba ou de alcoolismo.[4]

DIAGNÓSTICO LABORATORIAL

A amilase e a lipase são enzimas liberadas pelo parênquima pancreático durante o curso da PA. Os níveis plasmáticos de ambas as enzimas atingem o pico máximo durante as primeiras 24 horas após o início dos sintomas, mas a meia-vida plasmática da amilase é menor do que a da lipase. Em geral, não é necessário solicitar a dosagem de ambas as enzimas. Parece existir discreta superioridade de sensibilidade e especificidade em favor da lipase, superioridade esta que é ainda maior quando há atraso na coleta de amostras sanguíneas, visto que os níveis séricos de amilase, em geral, se normalizam em 3 a 5 dias, enquanto os da lipase podem persistir elevados por até 7 dias.[9] Além disso, a lipase permanece normal em algumas condições extrapancreáticas que aumentam a amilase sérica, incluindo parotidite, macroamilasemia e algumas neoplasias.

É importante lembrar que a dosagem isolada de amilase tem baixa especificidade (<70%) quando o limite superior da normalidade é usado como valor de corte.[10] Níveis séricos de amilase e/ou lipase acima de três vezes o limite superior da normalidade corroboram o diagnóstico de PA em pacientes com dor abdominal intensa e quase excluem outras condições que podem se associar a níveis elevados dessas enzimas.[11] A amilase é encontrada em muitos outros órgãos, incluindo glândulas salivares, intestino delgado, fígado e tuba uterina, bem como em vários tumores. Assim, diversas outras condições podem aumentar modestamente os níveis plasmáticos dessa enzima pancreática (Tabela 48.1).[4] Adicionalmente, os níveis séricos de amilase podem estar normais em pacientes com hipertrigliceridemia[12] e naqueles com pancreatite crônica mais avançada. O grau de elevação enzimática não se correlaciona com a gravidade da PA, e a normalização dos níveis enzimáticos não é necessariamente sinal de resolução da doença.[13] Desse modo, avaliações diárias da amilase ou lipase séricas, após se ter estabelecido o diagnóstico de PA, têm valor muito limitado no seguimento do curso clínico da doença ou na determinação de seu prognóstico. A repetição da dosagem dos níveis séricos de amilase ou lipase pode ser razoável se houver persistência ou piora da dor abdominal durante hospitalização

Seção VI ■ Emergências Gastroenterológicas

Tabela 48.1 ■ Condições associadas à elevação da amilase sérica

Com dor abdominal	Sem dor abdominal
Afecções pancreáticas	*Afecções das glândulas salivares*
Pancreatite aguda	Inflamação, trauma ou cirurgia
Complicações da pancreatite aguda (pseudocisto, necrose, abscesso, fístulas)	Radioterapia da cabeça/pescoço
Carcinoma pancreático	
Cirurgia ou traumatismo pancreático	*Carcinoma*
Pós-colangiopancreatografia endoscópica	Pulmão
	Mama
Outras condições	Cólon
	Ovário
Coledocolitíase	Mieloma múltiplo
Colecistite aguda	Feocromocitoma
Colangite aguda	Timoma
Perfurações esofágicas, gástricas e intestinais	*Diversas*
Isquemia ou infarto intestinal	
Úlcera péptica penetrante ou perfurada	Hiperamilasemia benigna
Obstrução intestinal	Macroamilasemia
Apendicite aguda	Anorexia nervosa
Gravidez ectópica rota	Sangramento intracraniano
Salpingite aguda	Estenose do esfíncter de Oddi
Cistos de ovário	Alcoolismo crônico
Peritonites	Insuficiência hepática
Aneurisma roto ou dissecante da aorta	Insuficiência renal
Cetoacidose diabética	

prolongada, uma vez que isso pode sugerir surto recorrente de PA, inflamação pancreática ou peripancreática persistente, obstrução do ducto pancreático ou o desenvolvimento de pseudocisto.[5] Nessas circunstâncias, o propósito de se repetir a dosagem enzimática é diagnosticar complicações, e não monitorar o grau de lesão pancreática. Obviamente, nesse contexto, a avaliação por imagem geralmente tem maior sensibilidade do que a dosagem dos níveis séricos de amilase ou lipase para diagnosticar complicações da PA.

Métodos de imagem

A radiografia simples de abdome auxilia o diagnóstico diferencial de outras causas de abdome agudo, como, por exemplo, obstrução ou perfuração intestinal. Pode mostrar-se normal em casos leves ou demonstrar a presença de íleo localizado em segmento de intestino delgado próximo ao pâncreas ("alça sentinela"). Um terço dos pacientes mostra alterações na radiografia de tórax, a saber: elevação da hemicúpula diafragmática, derrame pleural, atelectasias de base pulmonar e infiltrado alveolar focal ou difuso. O meteorismo intestinal normalmente intenso torna a ultrassonografia (US) exame de baixa sensibilidade para o diagnóstico de PA. Assim, a US abdominal é usualmente realizada na admissão hospitalar, visando avaliar a possível etiologia biliar da PA, e não na tentativa de diagnosticar a doença. O melhor método de imagem para excluir afecções que podem simular PA, avaliar a gravidade da PA, identificar complicações e, eventualmente, estabelecer a etiologia da doença é a tomografia computadorizada (TC) com contraste endovenoso.[5,9] Embora normal em 15% a 30% dos casos de PA leve, a TC poderá mostrar aumento

focal ou difuso do pâncreas, borramento da gordura peripancreática e pararrenal, coleções líquidas peripancreáticas e áreas não captantes de contraste endovenoso, que são indicativas de necrose glandular. É importante frisar que nem todos os pacientes com PA necessitam de TC abdominal. Talvez, a única indicação para realização da TC na admissão hospitalar seja quando existe dúvida no diagnóstico diferencial entre PA e outras causas de dor abdominal e hiperamilasemia, as quais demandam tratamento distinto da PA.[9] As indicações para TC na PA são demonstradas na Tabela 48.2. Em pacientes com contraindicações para realização da TC (creatinina >2mg/dL ou alergia ao contraste iodado), a ressonância nuclear magnética (RNM) com gadolínio é alternativa razoável para detecção de necrose e outras complicações locais.

Tabela 48.2 ■ Indicações da tomografia computadorizada na pancreatite aguda

Diagnóstico clínico de PA indefinido na admissão
PA grave (aguardar 72h)
Deterioração clínica após 72h, a despeito do tratamento apropriado
PA de resolução muito lenta
Suspeita de complicações tardias da doença (pseudocistos, pseudoaneurisma etc.)
Quando após a avaliação inicial não se define a etiologia da PA

Diagnóstico diferencial e etiológico

PA deve ser diferenciada de diversas outras afecções intra-abdominais e mesmo de doenças que afetam outros sistemas (Tabela 48.3). Na maioria das vezes, a anamnese detalhada, associada a um exame físico minucioso e aos

Capítulo 48 ■ Pancreatite Aguda

Tabela 48.3 ■ Diagnóstico diferencial da pancreatite aguda

Colecistite aguda	Isquemia/infarto mesentérico
Coledocolitíase	Aneurisma dissecante/roto da aorta
Colangite aguda	Infarto agudo do miocárdio
Úlcera péptica perfurada	Pneumonia
Úlcera péptica penetrante	Cólica renal
Hepatite alcoólica	Apendicite aguda
Obstrução intestinal aguda	Cetoacidose diabética

exames laboratoriais e métodos de imagem, promoverá uma distinção diagnóstica com segurança em mais de 90% dos casos.

Durante a hospitalização do paciente, recomenda-se que sejam realizados esforços para determinação da etiologia da PA, particularmente na busca de causas que possam implicar condutas específicas mais imediatas. Adicionalmente, ataques recorrentes de PA, às vezes graves, podem ocorrer se a condição predisponente não for identificada e eliminada. Virtualmente, qualquer fator capaz de causar um episódio inicial de PA tem o potencial para desencadear surtos recorrentes. A causa específica da PA geralmente é identificada em 70% a 90% dos pacientes após uma avaliação inicial que consiste em história clínica, exame físico, exames laboratoriais focalizados e métodos de imagem rotineiros.

Os dados laboratoriais podem auxiliar a determinação da etiologia da PA. Elevações dos níveis séricos das enzimas hepáticas são vistas mais comumente na PA causada por condições que obstruam as vias biliares. Assim, a elevação da TGP ≥3 vezes o limite superior da normalidade, nas primeiras 24 horas do início da dor abdominal, associa-se a 95% de probabilidade de PAB, embora este achado seja pouco sensível (48%).[14] Da mesma maneira, bilirrubina sérica >2mg/dL nas primeiras 48 horas de hospitalização sugere a possibilidade de coledocolitíase como causa da PA. As causas metabólicas de PA devem ser excluídas mediante a verificação dos níveis séricos de cálcio e triglicérides logo após a internação, ou bem após a resolução da inflamação pancreática, porque durante a hospitalização pode ocorrer queda dos níveis séricos de cálcio e triglicérides, decorrente da hidratação endovenosa ou do jejum prolongado, respectivamente. Deve ser ressaltado que níveis séricos de triglicérides em jejum >1.000mg/dL ou persistência de níveis de triglicérides elevados, mesmo após resolução da PA, sugerem que a hipertrigliceridemia seja a causa da pancreatite.[12] Deve-se estar atento ao fato de o nível sérico de cálcio em jejum poder estar normal ou baixo durante um episódio de PAG, sendo necessária, portanto, a repetição da dosagem do cálcio sérico quando o surto de PA tiver resolvido, visando excluir hipercalcemia como causa da inflamação pancreática.

Os estudos ultrassonográfico e tomográfico do abdome são as duas modalidades de imagem mais utilizadas em pacientes com PA. Essas técnicas tendem a ser complementares. Assim, a US é excelente em detectar colelitíase (acurácia 90%), embora sua sensibilidade na detecção de coledocolitíase seja baixa. Esse exame é mais útil quando há suspeita de PAB e no rastreamento de cálculos biliares em pacientes com PA sem causa evidente.[15] Como regra, é necessário obter pelo menos dois exames ultrassonográficos de alta qualidade quando se deseja realizar a pesquisa para cálculos biliares na PA,[16] sendo pelo menos um deles realizado após regressão do processo inflamatório pancreático, quando é facilitada a detecção de cálculos biliares pela US. A TC com reforço de contraste endovenoso mais acuradamente visualiza o pâncreas, mas é menos sensível na detecção de cálculos na vesícula biliar. Esse exame deverá ser considerado para pacientes com PA idiopática, já no episódio índice, se a avaliação inicial falhar em estabelecer o diagnóstico etiológico. Se esse protocolo inicial não definir a causa da PA, o paciente será considerado portador de PA idiopática e deverá se submeter à avaliação diagnóstica avançada, fora do escopo de discusssão deste capítulo.

AVALIAÇÃO DA GRAVIDADE

Após firmados os diagnósticos sindrômico e etiológico da PA, o passo seguinte consiste na avaliação dinâmica da gravidade do episódio. A PA apresenta amplo espectro clínico de gravidade, podendo variar desde um quadro leve (80% dos casos) até uma forma grave da doença. A PAG, observada em aproximadamente 20% dos casos, caracteriza-se por quadro de insuficiência orgânica e, na maioria das vezes, pela ocorrência de necrose pancreática, cuja mortalidade varia de 10% a 30%. É de suma importância tentar precocemente prever a ocorrência de PAG, visando ao rápido direcionamento do paciente em risco para UTI e à adoção de intervenções mais invasivas, como o suporte nutricional, monitoração hemodinâmica e esfincterotomia endoscópica, entre outras.

PREDIÇÃO DA GRAVIDADE

Para predição da gravidade do episódio de PA, utilizam-se, de modo combinado, quatro grupos de parâmetros: critérios clínicos, sistemas de escore clinicofisiológicos, marcadores bioquímicos e métodos de imagem. Entretanto, até o momento, não existe nenhum marcador que, isoladamente, seja indicador fidedigno de gravidade.

Critérios clínicos

Para a identificação de PAG, o exame clínico realizado nas primeiras 24 horas, visando à identificação de sinais de peritonite, bem como dos sinais de SRIS e de insuficiência orgânica, constitui parâmetro pouco acurado, identificando apenas 34% a 44% dos casos.[17] Não obstante, alguns

Tabela 48.4 ■ Indicadores precoces de potencial gravidade da pancreatite aguda

Taquicardia e hipotensão
Taquipneia e hipoxemia
Hemoconcentração
Oligúria
Encefalopatia

dados clínicos, quando presentes precocemente, devem alertar o médico assistente para potencial gravidade da PA (Tabela 48.4). Embora nas 48 horas após a admissão a avaliação clínica se mostre tão acurada quanto os critérios de Ranson ou de Glasgow, esse tempo parece significar um atraso diagnóstico inadmissível para o tratamento da PAG. No exame físico, a identificação dos sinais clássicos de Grey-Turner e Cullen se correlaciona com PA necrosante, pior prognóstico e alta mortalidade, mas é achado de rara incidência e de aparecimento também tardio, em cerca de 48 a 72 horas após o início dos sintomas, sendo de pouca utilidade clínica.[17]

Do ponto de vista clínico, os principais fatores de risco de gravidade na admissão incluem: idade >55 anos, obesidade (IMC >30), insuficiência orgânica e derrame pleural ou infiltrados pulmonares na radiografia do tórax.[5] Com relação à idade, seria possível supor que indivíduos idosos tenham uma pancreatite mais grave em função de prováveis comorbidades associadas. Uma metanálise concluiu que pacientes obesos com IMC >30 apresentam mais complicações locais e sistêmicas da PA.[18] Vários autores têm relatado que pacientes com insuficiência orgânica na admissão têm maior mortalidade que aqueles que não cursam com esse tipo de manifestação. Mais importante ainda parece ser a progressão de insuficiência orgânica única para o quadro de insuficiência orgânica múltipla, sendo essa evolução o principal determinante de alta mortalidade associada à insuficiência orgânica na admissão. Por outro lado, a insuficiência orgânica que se resolve dentro de 48 horas (transitória) não indica PAG, tendo mortalidade muito baixa. Já a insuficiência orgânica persistente (>48 horas) associa-se a alta mortalidade. Também, a presença de derrame pleural ou infiltrados na radiografia de tórax dentro de 24 horas da admissão correlaciona-se com maior gravidade no que diz respeito a necrose pancreática, insuficiência orgânica e mortalidade.[19]

Sistemas de escore clinicofisiológicos

Entre os sistemas de escores clínicos e fisiológicos para avaliação da gravidade da PA destacam-se o de Ranson, Glasgow, Imrie e o APACHE II. Eles apresentam bom desempenho na predição da gravidade e no diagnóstico de necrose, além de valores de acurácia semelhantes após 48 horas de início da doença. No entanto, têm pouco valor na predição da infecção em pacientes com SRIS. São com-

plexos, tornando necessária a compilação de vários dados para a análise. Como regra geral, a PAG é diagnosticada quando o índice APACHE II é ≥8, ou quando os índices de Glasgow e de Ranson são ≥3.

Os referidos índices parecem ser extremamente úteis para a exclusão de mortalidade quando os valores se encontram abaixo dos citados. O sistema APACHE II é considerado o escore clinicofisiológico mais adequado na avaliação prognóstica da PA, pois pode ser calculado nas primeiras 24 horas de admissão e repetido nos dias subsequentes. Assim, um escore APACHE II progressivo durante as primeiras 48 horas de doença é fortemente sugestivo de PAG, enquanto um APACHE II que se reduz dentro desse mesmo período sugere PA leve.

Marcadores bioquímicos de gravidade

É importante destacar que as dosagens bioquímicas da amilase ou da lipase não têm nenhum valor prognóstico no curso da PA. O hematócrito elevado (>44%) na admissão traduz hemoconcentração induzida por perda volêmica precoce, o que pode levar a um prejuízo na perfusão da microcirculação do pâncreas e resultar em necrose pancreática. Por isso, a hemoconcentração tem sido proposta como indicador fidedigno de pancreatite necrosante.[20] Outros autores não confirmaram que a hemoconcentração na admissão ou em 24 horas seja um fator de risco para PAG.[21] Por outro lado, é consensual que a ausência de hemoconcentração (Htc >44% no sexo masculino e >39,6% no feminino) na admissão ou durante as primeiras 24 horas é fortemente sugestiva de curso clínico benigno, com valor preditivo negativo próximo de 90% para o desenvolvimento de PA necrosante.[5,21] Também, o pico de creatinina sérica >1,8mg/dL dentro de 48 horas da admissão, a despeito de adequada reposição volêmica, se associa fortemente com PA necrosante, com valor predidivo positivo de 93%.[22]

Recentemente, um escore clínico para rápida estratificação inicial de PA não grave (*Harmless Acute Pancreatitis Score* [HAPS]) foi validado em um estudo multicêntrico.[23] O curso não grave foi definido pela ausência de necrose pancreática na TC, não requerimento para diálise ou suporte ventilatório artificial e evolução não fatal. Esse escore é composto de três parâmetros: ausência de descompressão brusca ou defesa à palpação abdominal, hematócrito normal (até 43% para homens e 39,6% para mulheres) e creatinina sérica normal (≤2mg/dL). O escore HAPS identificou corretamente, dentro de aproximadamente 30 minutos da admissão, um curso leve da PA em 98% de 204 pacientes. Se o alto nível de acurácia desse escore (98%) se confirmar em estudos prospectivos adicionais, ele poderá fornecer aos médicos uma forma simples, prática e amplamente disponível nos hospitais para a rápida identificação dos pacientes que não necessitarão de cuidados intensivos.

A proteína C reativa, uma proteína de fase aguda, tem sido considerada, nos dias atuais, o marcador bioquímico

Capítulo 48 ■ Pancreatite Aguda

Tabela 48.5 ■ Índice de gravidade da pancreatite aguda à tomografia computatorizada, segundo Balthazar (IGCT)

Grau à TC[#]	Pontos	Necrose pancreática	Pontos	Escore IGCT*
Grau A	0	Ausente	0	0
Grau B	1	Ausente (edema)	0	1
Grau C	2	< 30%	2	4
Grau D	3	30% a 50%	4	7
Grau E	4	> 50%	6	10

[#]Critério de Balthazar de gravidade na TC: (A) pâncreas normal; (B) alargamento pancreático; (C) inflamação do pâncreas ou da gordura pancreática; (D) uma coleção peripancreática; (E) duas ou mais coleções fluidas ou ar no retroperitônio.
*Escore IGCT = Escore da gravidade à TC + Escore de necrose (0 a 10).

padrão para uso rotineiro na predição de gravidade da PA. Entretanto, não é um bom marcador precoce, uma vez que seu pico de elevação no soro ocorre somente 72 horas após o início da dor abdominal, não sendo útil na avaliação da gravidade do quadro no momento da admissão hospitalar. Níveis plasmáticos de proteína C reativa >150mg/dL correlacionam-se com necrose pancreática com sensibilidade e especificidade >80%, desde que dosados pelo menos 48 horas após o início dos sintomas. Adicionalmente, após esse período, níveis séricos ascendentes desse marcador podem sugerir a progressão do processo necroinflamatório glandular. Vários marcadores adicionais vêm sendo estudados como potenciais marcadores preditivos de gravidade na PA, como interleucina-6, procalcitonina, elastase dos polimorfonucleares e proteína amiloide A, entre outros. Entretanto, ainda não se encontram disponíveis na prática clínica diária.

Métodos de imagem

As três mais importantes complicações locais da PAG são a necrose pancreática, o pseudocisto e o abscesso pancreático, e todos necessitam dos métodos de imagem para o diagnóstico imediato. A TC espiral/*multislice* de abdome com reforço de contraste endovenoso é o padrão-ouro no diagnóstico da necrose pancreática, com acurácia >90%, quando há mais de 30% de necrose glandular, e sensibilidade próxima a 100%, quando realizada após 3 dias do início do quadro.[24] Todavia, é importante registrar que a utilização precoce do exame nas primeiras 24 horas pode subestimar a gravidade da doença e a extensão final da necrose pancreática.[25]

Assim, utilizando-se do referido método de imagem, Balthazar *et al.*, em estudo clássico, estabeleceram um escore numérico de gravidade da pancreatite aguda (IGTC) (Tabela 48.5).[26] A gravidade da doença é avaliada de acordo com o grau de alterações morfológicas do pâncreas e o percentual de necrose pancreática. Foi observado que a extensão da necrose relaciona-se bem com a morbidez e a mortalidade. Assim, pacientes sem necrose não apresentam mortalidade e a frequência de complicações é de 6%. Em contrapartida, pacientes com evidência de necrose

apresentam 23% de mortalidade e até 82% de complicações. Amplas áreas de necrose (50% ou mais) estão associadas a 75% a 100% de complicações e a 11% a 25% de mortalidade.[27] Ao mesmo tempo, foi verificado que valores ≥7 são indicadores de PAG e aqueles com classificação morfológica "D" e "E" apresentam mortalidade >15%.[28]

Na Tabela 48.6 destacam-se os principais dados que têm valor na predição de PAG e que devem ser avaliados, à luz dos conhecimentos atuais, dentro das primeiras 48 horas da admissão hospitalar.

TRATAMENTO

O tratamento da PA baseia-se no fornecimento de cuidados de suporte e em esforços para limitar e tratar as complicações. Os cuidados de suporte incluem: monitoração dos sinais vitais, ressuscitação volêmica adequada, controle efetivo da dor, suplementação de oxigênio e correção dos distúrbios eletrolíticos e metabólicos. A falta relativa de avanços científicos na abordagem do paciente com PA reflete o conhecimento ainda limitado dos mecanismos patogenéticos precoces envolvidos na SRIS e a habilidade ainda distante da ideal para predição do curso grave da doença na época da admissão hospitalar.[1]

Tabela 48.6 ■ Fatores para predição de pancreatite aguda grave dentro de 48 horas da admissão hospitalar

Avaliação inicial (na admissão)	APACHE II escore >8
	Hemoconcentração (Htc >44%)
	Creatinina sérica >1,8mg/dL
	Outros fatores de risco:
	    Idade >55 anos
	    IMC >30
	    Insuficiência orgânica
	    Derrame pleural ou infiltrados na radiografia torácica

Após 24h da admissão	APACHE II escore >8 Impressão clínica de gravidade Insuficiência orgânica persistente
Após 48h da admissão	Critérios de Ranson/Glasgow ≥3 Proteína C reativa >150mg/dL Insuficiência orgânica persistente Tomografia computadorizada

Pancreatite aguda leve

Pacientes com PA leve devem ser conduzidos em enfermaria para receberem analgesia, reposição volêmica e repouso intestinal. A monitoração dos sinais vitais, da saturação de oxigênio e do débito urinário deve ser realizada em intervalos de 4 horas durante as primeiras 24 a 48 horas. Decisões de transferência do paciente para UTI nesse período são baseadas na presença de hipotensão, hipoxia ou taquipnéia, todos sinais sugestivos de doença grave.[9]

O uso de sonda nasogástrica mostra-se benéfico apenas para alívio dos sintomas em pacientes com distensão abdominal significativa e vômitos incoercíveis. Analgesia é essencial, sendo a dor tratada de acordo com sua intensidade, utilizando-se desde analgésicos não narcóticos até os derivados opioides, com preferência para a hidromorfina. A quantidade e a frequência de administração de opioides por via parenteral devem ser supervisionadas de perto. Quando o paciente persiste com dor abdominal intensa refratária à frequente administração de narcóticos, a analgesia sob cateter peridural (analgesia controlada pelo paciente) pode ser utilizada. Tendo o paciente melhorado e sendo capaz de tolerar a dieta oral, deve-se rapidamente iniciar o desmame dos opioides. A reposição volêmica é medida de maior importância na terapêutica da PA. Quando a função cardíaca permite, em torno de 250 a 300mL/h de cristaloides devem ser administrados durante as primeiras horas.[29] A adequação da reposição volêmica pode ser guiada pelos sinais vitais, débito urinário ($\geq$0,5mL/kg/h) ou queda do hematócrito dentro das primeiras 24 horas. Suplementação de oxigênio é necessária para a maioria dos pacientes com PA por causa da supressão do estímulo respiratório em razão do uso de narcóticos, do desenvolvimento de atelectasias ou derrame pleural e de *shunts* intrapulmonares.[1] Em geral, na PA leve, a oferta de oxigênio sob cateter ou máscara é suficiente para manter a saturação de oxigênio >95%. O suporte nutricional geralmente é desnecessário na maioria dos casos de PA leve, pois a inflamação pancreática tipicamente se resolve dentro de poucos dias, permitindo ao paciente retornar à dieta oral. Embora não exista nenhuma norma estabelecida, a experiência clínica sugere que na ausência de dor ou desconforto abdominal, ou de complicações, e quando os níveis de amilase e lipase estiverem próximos da normalidade, a alimentação oral deve ser reiniciada.[30] Tradicionalmente, sugere-se que no primeiro dia seja oferecida dieta líquida pobre em gorduras; se tolerada, durante os próximos 3 a 4 dias a dieta é avançada para alimentos sólidos contendo inicialmente carboidratos e proteínas e, finalmente, gorduras. Entretanto, recentemente, nosso grupo demonstrou que no início da realimentação oral a dieta sólida completa, contendo quantidades normais de proteínas e gorduras, é tão bem tolerada quanto a forma tradicional de se realimentar pacientes com PA, com a vantagem de abreviar o tempo de hospitalização.[31]

Ocasionalmente, em alguns pacientes a dor abdominal se resolverá muito lentamente e eles precisarão permanecer em jejum além de 5 a 7 dias. Nesse caso, o suporte nutricional enteral é necessário para evitar desnutrição proteicocalórica.

Pancreatite aguda grave

Para os pacientes com sinais de PAG, a internação em UTI é indispensável, tendo em vista sua mortalidade elevada. O surgimento de disfunção orgânica precoce e persistente é um dos mais importantes determinantes da evolução adversa da PA. Avaliação clínica e monitoração frequentes por meio dos sinais vitais, débito urinário e hipoxemia, usando-se oximetria de pulso e gasometria arterial, bem como parâmetros laboratoriais e radiológicos, auxiliam a identificação dos pacientes sob risco de disfunção orgânica. Quando hipoxemia e desconforto respiratório estão presentes, deve-se atentar para a possível necessidade de intubação endotraqueal e suporte ventilatório.[1] Outros pacientes que têm maior chance de complicações clínicas e que também se beneficiam do acompanhamento em UTI ou unidades intermediárias são os idosos, obesos (IMC >30kg/m^2), aqueles com comorbidades importantes preexistentes ou que apresentem oligúria, taquicardia (frequência cardíaca >120bpm), encefalopatia, dor de difícil controle com narcóticos e necrose pancreática substancial (>50%).[32]

Reposição volêmica

A reposição volêmica agressiva é de fundamental importância para contrabalançar a perda volêmica causada por sequestro no terceiro espaço, vômitos e permeabilidade vascular aumentada decorrente da liberação de diversos mediadores inflamatórios que ocorre precocemente na PA. A contração do volume intravascular é sugerida pelo aumento do hematócrito (Htc >44%), pela presença de oligúria, taquicardia e hipotensão, ou pelo aumento da ureia sérica.[9] Existem evidências de que a reposição volêmica precoce e agressiva pode resultar em atenuação da necrose pancreática e na resolução da insuficiência orgânica e de que esta resolução se associa à redução do risco de mortalidade da PA.[33] Embora não existam recomendações atuais baseadas em evidência para guiar a reposição volêmica, especialistas[10,33] recomendam a administração de 500 a 1.000mL de cristaloides/h, durante várias horas, aos pacientes com depleção de volume grave. Para os pacientes sem depleção importante de volume, mas que apresentam sinais de perda de líquido extracelular, a taxa de infusão de cristaloides deve situar-se entre 300 e 500mL/h. Finalmente, para aqueles sem manifestações de depleção de volume, a reposição deve ser iniciada em 250 a 350mL/h. Os ajustes da taxa de infusão de cristaloides devem se basear em variáveis clínicas e ocorrer em intervalos de 1 a 4 horas, sendo fundamental que sejam feitos durante as primeiras 48 horas da PA.[29] A reposição volêmica deve ser guiada pelo controle dos sinais vitais, manutenção da pressão venosa central entre 8 e 12cmH$_2$O, diurese horária, objetivando débito urinário ≥0,5mL/kg de peso corporal, ou pela redução do hematócrito sérico para 30% a 35%. Assim, o hematócrito deve ser solicitado na admissão hospitalar e nas 12 e 24 horas subsequentes para auxiliar a adequação da reposição volêmica.[5] Deve ser lembrado que em pacientes idosos e naqueles com comorbidades cardíacas ou renais, a reposição volêmica deverá ser feita de maneira mais cuidadosa e monitorada pela pressão venosa central.

Embora os cristaloides (soro fisiológico ou Ringer lactato) sejam preferidos na maioria dos casos, a reposição com coloides pode ser considerada em situações específicas: concentrado de hemácias quando o hematócrito reduzir-se para <25%, e albumina se o nível sérico da albumina for <2g/dL.[9] A utilização de vasopressores pode ser necessária, caso ocorra persistência de hipotensão a despeito da reposição volêmica adequada.

Correção de anormalidades metabólicas e eletrolíticas

Hipocalcemia é relativamente comum, sendo geralmente decorrente da hipoalbuminemia. A correção da hipocalcemia é usualmente desnecessária, exceto se o nível sérico do cálcio ionizável estiver baixo ou o paciente evoluir com sinais de tetania.[1] Hiperglicemia é frequentemente observada em pacientes com PA, sendo associada a aumento do risco de infecções secundárias por causar distúrbios da função neutrofílica. Assim, o controle da glicemia capilar e a suplementação de insulina de ação rápida são importantes medidas para prevenir hiperglicemia nesse cenário clínico. Pacientes que evoluem com insuficiência renal progressiva a despeito de reposição volêmica adequada frequentemente necessitarão de hemodiálise intermitente.

Prevenção da gastrite hemorrágica

O uso de bloqueadores H$_2$ da histamina ou bloqueadores da bomba de prótons por via endovenosa deve ser instituído em todos os pacientes com PAG ou naqueles que se encontram em ventilação mecânica devido à elevada chance de desenvolverem gastrite hemorrágica ou úlcera péptica.

Analgesia

Os pacientes com PAG apresentam dor visceral intensa, sendo a analgesia medida urgente e fundamental. Deve ser considerado o uso de anti-inflamatórios não esteroides combinados com opioides. Os derivados da morfina, na prática clínica, não parecem afetar negativamente a evolução da PA devido a seus efeitos sobre o esfíncter de Oddi.[16] Atualmente, a analgesia epidural tem sido utilizada com bons resultados para o alívio da dor. Ela promove o alívio mais rápido da dor e reduz a necessidade do uso parenteral de opioides, diminuindo assim seus efeitos colaterais. Contraindicações à inserção do cateter peridural, como

alteração do nível de consciência, anormalidades da coagulação e a possibilidade de infecções sistêmicas, podem limitar seu uso.

Terapia medicamentosa específica

A administração de antiproteases (mesilato de gabexate), agentes antissecretores (octreotida) e agentes imunomoduladores (lexipafant) não demonstrou eficácia em grandes estudos randomizados.[16]

Suporte nutricional

O suporte nutricional precoce tem papel importante na PAG, tendo em vista que nessa doença ocorre um estado de estresse catabólico, promovendo SRIS e deterioração nutricional. Desse modo, o suprimento adequado de nutrientes desempenha importante papel na recuperação do paciente. Os estudos mostram que a opção pela dieta enteral nasojejunal é segura e que seu início preferencialmente dentro de 48 a 72 horas da admissão hospitalar, após estabilização cardiopulmonar do paciente, não exacerba a doença, é bem tolerada, tem menor custo, além de apresentar significativa redução no desenvolvimento de necrose pancreática infectada e outras complicações infecciosas, quando comparada à nutrição parenteral total (NPT).[34,35]

A liberação jejunal dos nutrientes causa mínima estimulação da secreção pancreática, além de manter a integridade anatômica e funcional da barreira intestinal, reduzindo a possibilidade de translocação bacteriana do intestino para a corrente sanguínea, pâncreas e linfonodos mesentéricos.[36]

Uma recente revisão da Cochrane,[37] comparando NPT à nutrição enteral em pacientes com PA, avaliou oito estudos clínicos controlados randomizados que incluíram 348 indivíduos. As conclusões dessa revisão reforçam várias observações prévias: em pacientes com PAG, a nutrição enteral reduziu significativamente a mortalidade, a falência múltipla de órgãos, as infecções sistêmicas e a necessidade de intervenção cirúrgica, comparada com a NPT. Adicionalmente, houve tendência para redução da permanência hospitalar dos pacientes recebendo nutrição enteral. Esses dados sugerem que a nutrição enteral deva ser considerada padrão de cuidados para os pacientes com PA que necessitam suporte nutricional.[37]

Quando as necessidades calóricas não forem supridas pela dieta enteral, as calorias necessárias deverão ser suplementadas pela via parenteral. As recomendações para NPT baseiam-se na falha da nutrição enteral, geralmente devido ao quadro de íleo paralítico prolongado ou intolerância à alimentação enteral, definida pela presença de quantidades significativas de resíduo gástrico durante o recebimento da dieta.[38] Fórmulas com baixo conteúdo de gordura, contendo gorduras na forma de triglicérides de cadeia média e proteínas na forma de peptídios, são mais bem toleradas. Adicionalmente, monitoração estreita e rápidas mudanças na estratégia de nutrição podem promover melhora da tolerância naqueles pacientes que experimentam dificuldades no início da nutrição enteral.

Apesar dos dados ainda limitados, parece que a alimentação nasogástrica pode ser tolerada e oferecer benefícios similares à nutrição nasojejunal em um subgrupo de pacientes com PAG,[39] mantendo-se a preocupação de exercer controle adequado do resíduo gástrico e do posicionamento do paciente para que sejam evitados episódios de broncoaspiração. Além disso, existe a possibilidade de estimulação da secreção pancreática quando alimentos são introduzidos no estômago ou duodeno, podendo ocasionar piora da dor abdominal. Deve ser lembrado também que alguns pacientes com PAG apresentam obstrução mecânica gastroduodenal causada por necrose ou massas inflamatórias localizadas na cabeça pancreática, o que inviabiliza a nutrição por via nasogástrica. Estudos adicionais são necessários para determinar o possível papel da alimentação nasogástrica em substituição àquela nasojejunal como forma de suporte nutricional na PAG.

Antibioticoterapia

A complicação mais grave e o fator de risco mais importante para morbidade e mortalidade tardias em pacientes com PAG é a infecção secundária à necrose pancreática. Em termos globais, cerca de um terço dos pacientes com pancreatite necrosante desenvolve necrose infectada. O risco de infecção está diretamente relacionado com a duração e a extensão da necrose: a taxa de infecção na primeira semana da necrose pancreática está em torno de 20%, enquanto entre a segunda e a terceira semana pode alcançar 70%; áreas de tecido necrótico >50% apresentam risco de 40% de infecção.[40] Translocação bacteriana, principalmente a partir do cólon, é o mecanismo mais aceito na patogênese da necrose pancreática infectada. Os principais patógenos envolvidos são os bacilos gram-negativos de origem entérica (principalmente *Escherichia coli*), seguidos pelos cocos gram-positivos. Com a utilização crescente de antibióticos, e por períodos prolongados, em pacientes com PAG, tem sido registrado um crescimento de infecções polimicrobianas da necrose, com aumento no isolamento de bacilos gram-positivos (particularmente *Staphylococcus aureus e Staphylococcus epidermidis*), gram-negativos resistentes (*Pseudomonas, Proteus, Klebsiella*) e fungos.[41] Atualmente, recomenda-se que antibioticoterapia deva ser empregada nos pacientes com necrose pancreática comprovada e que evoluam com sinais sistêmicos sugestivos de infecção.[1,5] Escolhas adequadas de antibióticos incluem imipenem ou ciprofloxacina + metronidazol, os quais atingem concentrações adequadas no pâncreas. Nos pacientes com PA leve e naqueles com PA necrosante clinicamente estáveis e sem sinais de infecção, os dados atuais baseados em evidências não apoiam o uso rotineiro de profilaxia antibiótica. Duas metanálises recentes concluíram que o uso profilático de

antibióticos não foi associado a redução significativa de infecção da necrose, mortalidade hospitalar, infecções não pancreáticas e intervenção cirúrgica.[42,43] Parece razoável, entretanto, também considerar antibioticoterapia de demanda para pacientes com PAG e insuficiência orgânica grave na admissão (necessitando ventilação mecânica, suporte pressórico ou diálise dentro de 48 horas após o início da PA) ou para aqueles com choque hemodinâmico, visto o risco elevado de infecção nesse cenário.[40,44] O tempo de tratamento entre 7 e 10 dias parece ser suficiente para controlar o processo infeccioso sem aumentar os riscos de superinfecção fúngica. O prolongamento do tempo da antibioticoterapia só deverá ser cogitado quando houver evidência de infecção fornecida por culturas. Recentemente, as normas práticas publicadas pelo American College of Gastroenterology[5] recomendam que a antibioticoterapia profilática não seja administrada rotineiramente na PA necrosante. Entretanto, quando os pacientes apresentarem febre, leucocitose e/ou insuficiência orgânica durante os primeiros 7 a 10 dias de evolução da necrose pancreática, deve-se iniciar antibioticoterapia, ao mesmo tempo que se procede à avaliação para foco infeccioso, incluindo a realização de culturas (sanguínea, urinária e do material necrótico pancreático aspirado com agulha fina). Na ausência de detecção de foco infeccioso após essa avaliação, deve-se suspender a antibioticoterapia.[5] Essa mesma abordagem pode ser adotada em caso de uma internação mais prolongada na qual o paciente apresente sintomas ou sinais sugestivos de infecção.

Finalmente, a antibioticoterapia também é bem indicada para pacientes nos seguintes contextos clínicos: PAB e colecistite aguda ou colangite aguda (febre, leucocitose, icterícia e ducto biliar dilatado) concomitantes, PA associada a bacteriemia, lavado broncoalveolar positivo ou infecção urinária (antimicrobianos devem ser direcionados de acordo com os testes de sensibilidade).[40]

DISCRIMINAÇÃO ENTRE NECROSE PANCREÁTICA ESTÉRIL E INFECTADA

Necrose infectada é considerada indicação para desbridamento/necrosectomia, pois é quase sempre letal se não tratada de modo intervencionista. Assim, é de fundamental importância a distinção entre necrose estéril e infectada. Em vista de toxicidade sistêmica (incluindo febre e leucocitose), sinais de SRIS e disfunção orgânica poderem ocorrer tanto na necrose infectada como na necrose estéril, é muito difícil diferenciar essas duas condições clinicamente. Essa distinção é ponto importante durante todo o curso evolutivo da PA necrosante, mas principalmente durante a segunda e terceira semanas, quando é detectada a maior parte dos casos de necrose infectada. Assim, deve-se suspeitar de necrose pancreática infectada quando, após a primeira ou segunda semana do início da PA, estiverem presentes os marcadores usuais de inflamação sistêmica (febre, leucocitose, níveis elevados de proteína C reativa), sinais de SRIS ou disfunção orgânica, ou dor abdominal progressiva.[45] Nesse contexto, TC abdominal deve ser realizada, inicialmente, para confirmar o diagnóstico de necrose pancreática. Embora a evidência tomográfica de gás dentro de uma coleção pancreática/peripancreática em paciente com pancreatite necrosante seja muito sugestiva de necrose infectada, esse achado não é habitual. A TC também é fundamental para guiar a punção aspirativa com agulha fina da necrose visando obter material para a realização de bacterioscopia por Gram e cultura, o que consiste na abordagem padrão para distinguir necrose estéril de infectada. Esse procedimento, em mãos experientes, é seguro e bastante acurado, apresentando sensibilidade e especificidade >90% para o diagnóstico da necrose infectada.[5,40]

No paciente eventual que apresente aspirado negativo e permaneça clinicamente doente e sem melhora, ou cujo quadro se agrava ainda mais, recomenda-se a repetição do procedimento dentro de 5 a 7 dias após a punção inicial, visando identificar casos de necrose infectada que se desenvolvem mais tardiamente na evolução da PA ou que foram omitidos na punção inicial.[5,45] Embora a escolha dos antibióticos seja guiada pelos resultados das culturas e antibiogramas, se na coloração por Gram forem identificados organismos gram-negativos, as escolhas adequadas incluirão um carbapenem (imipenem com cilastatina ou meropenem), uma fluoroquinolona associada ao metronidazol, ou uma das cefalosporinas de terceira geração com metronidazol. Por sua vez, se identificadas bactérias gram-positivas, a escolha empírica mais razoável será a vancomicina.[5,45]

Colangiopancreatografia endoscópica retrógrada (CPER) na pancreatite aguda biliar

A maioria dos cálculos biliares que causam PA é eliminada espontaneamente, através da ampola de Vater, para dentro do duodeno já na época da admissão hospitalar. Em alguns pacientes, esses cálculos podem persistir no colédoco e ocasionar PAG complicada por septicemia biliar. Pode ser difícil definir a presença de cálculo persistente no colédoco como a causa de PAG. Embora considerada o padrão-ouro para colelitíase, a US abdominal na vigência de PA não é sensível para avaliação de coledocolitíase. Testes laboratoriais podem auxiliar a identificação precoce de cálculos no ducto biliar comum. Níveis séricos crescentes das aminotransferases ou das bilirrubinas dentro de 24 a 48 horas da admissão para PA são muito sugestivos da presença de cálculo persistente no colédoco.[29]

Alguns subgrupos de pacientes com PAB podem se beneficiar de descompressão endoscópica da via biliar principal. Uma recente revisão da Cochrane,[46] comparando CPER ± esfincterotomia ao tratamento conservador dentro de 72 horas após a admissão hospitalar para PAB

sem colangite, avaliou três estudos controlados randomizados, os quais incluíram 511 pacientes. A mortalidade hospitalar foi similar nos dois grupos de tratamento, independente da gravidade da PA. Por outro lado, nos pacientes submetidos à CPER ± esfincterotomia, as complicações foram reduzidas nos pacientes com PAB prevista como grave, mas não naqueles com PA leve. Globalmente, os resultados dessa recente revisão, associados aos estudos randomizados controlados disponíveis sobre o tema, permitem recomendar que CPER ± esfincterotomia urgente deva ser realizada por endoscopistas experientes naqueles pacientes com PAB, definida ou suspeita, que apresentem critérios previstos ou já presentes de PAG, ou quando existe forte evidência de obstrução biliar persistente (presença de dilatação do ducto biliar comum, icterícia ascendente ou colangite aguda). Esse procedimento deve ser preferencialmente realizado dentro das primeiras 24 horas (até 72 horas) após o início da dor. Naqueles pacientes com PA e sinais de colangite aguda concomitante, a esfincterotomia ou a drenagem ductal através de *stents* é fundamental para assegurar o alívio da obstrução biliar. Por outro lado, nos pacientes com PAB sem evidências de colangite ou obstrução biliar, e naqueles evoluindo com rápida normalização dos níveis séricos das enzimas hepáticas, a CPER não é indicada.[5] Também na maioria dos pacientes com PAB leve e com melhora clínica progressiva, não é recomendada a CPER de rotina antes da cirurgia. Nesses casos, é mais apropriada a colecistectomia eletiva acompanhada de colangiografia intraoperatória. Nos casos em que existe baixa a moderada suspeita de coledocolitíase ou incerteza de que a PA seja de etiologia biliar, nas grávidas, ou quando a CPER pode ser de alto risco (p. ex., diante de coagulopatias graves) ou tecnicamente difícil (decorrente de alteração anatômica ocasionada por cirurgia pregressa), a US endoscópica ou a colangiopancreatografia por ressonância magnética podem ser de grande valor em identificar aqueles pacientes que realmente necessitarão de CPER terapêutica.

Tratamento cirúrgico

Intervenção cirúrgica nas fases precoces de pacientes com PAG com necrose tem indicações restritas. Historicamente, o entusiasmo inicial com essa abordagem declinou diante da demonstração, por trabalhos recentes, de menor mortalidade com a protelação do tratamento operatório. A proposta era a realização de desbridamento precoce com inibição da cascata inflamatória. No entanto, comprovou-se o agravamento dessa cascata inflamatória, resultando em mortalidade expressiva.[47]

Um importante avanço nos cuidados durante a fase precoce da PA necrosante é representado pela recente elucidação dos efeitos sistêmicos decorrentes da síndrome do compartimento abdominal, definida como uma pressão intra-abdominal >25mmHg.[1] Nessa situação, ocorre redução do retorno venoso e da excursão diafragmática, ocasionando distúrbios hemodinâmicos, insuficiência renal aguda e aumento do requerimento de ventilação mecânica. Apesar de a incidência dessa síndrome não estar definitivamente determinada nas pancreatites necrosantes, tem sido estimado que 40% dos pacientes com PAG evoluirão com compartimento abdominal e em 10% dos pacientes haverá indicação para laparotomia descompressiva.[48]

A taxa de mortalidade hospitalar para os pacientes com PAG e síndrome do compartimento abdominal aproxima-se dos 50%, comparada com 15% nos pacientes com PAG sem essa síndrome.

Pacientes apresentando síndrome do compartimento abdominal devem ser tratados por laparotomia descompressiva, a qual resulta em rápida e notável melhora da condição hemodinâmica, bem como das funções respiratória e renal.[1] Não obstante, o impacto da laparotomia descompressiva precoce sobre a morbimortalidade dos pacientes com PAG que evoluem com a síndrome do compartimento abdominal necessita ser mais bem apreciado.

A fase tardia de evolução da PAG (mais de 2 semanas) é caracterizada por complicações hemorrágicas e infecciosas. Hemorragia intraluminal e intra-abdominal é rara, mas é preditora de gravidade. Intervenções operatórias, nessas condições, podem resultar em falha terapêutica, devido ao intenso processo inflamatório, devendo a abordagem angiográfica ter preferência, permitindo localização (96% de sensibilidade) e embolização do vaso sangrante, controlando o sangramento em 60% dos casos. Exploração cirúrgica só deverá ser feita em caso de falha da intervenção angiográfica. Existe consenso quanto à necessidade de desbridamento ou drenagem pancreática em todos os pacientes com necrose pancreática infectada e/ou abscessos confirmados por meio de exames complementares.[49] A abordagem tradicional consiste em desbridamento ou drenagem cirúrgica aberta, frequentemente em associação a irrigação contínua. Reoperações, sempre guiadas pela evolução clínica do paciente, podem ser necessárias para a remoção completa do material necrótico infectado. Recentemente, alguns centros experientes têm utilizado técnicas minimamente invasivas, endoscópicas ou cirúrgicas (incluindo técnicas laparoscópicas e incisões menores) para o tratamento de necrose infectada, obtendo o mesmo sucesso e menor morbidade que a abordagem cirúrgica clássica.[50]

Existe clara tendência de se evitar a abordagem cirúrgica de necroses não infectadas, mesmo se o paciente se encontrar com disfunção orgânica, e postergar a intervenção nas necroses infectadas. Idealmente, a cirurgia deve ser realizada em 2 a 3 semanas após o início da pancreatite, se a condição clínica do paciente assim permitir.[49] Durante esse período, antibioticoterapia é rotineiramente usada e o tecido necrótico torna-se mais bem demarcado, evitando a ressecção desnecessária de áreas pancreáticas viáveis. A indicação cirúrgica para as necroses não infectadas às vezes se torna necessária devido à dor abdominal persistente e refratária e náuseas e vômitos persistentes, ocasionados pela compressão extrínseca do estômago ou duodeno pela necrose. Nesses casos também se deve aguardar pelo menos 4 semanas antes da intervenção, visando a melhores delimitação e organização da necrose.

Antes da alta hospitalar, é fundamental que os pacientes com PAB sejam submetidos à colecistectomia, geralmente por via laparoscópica, pois se a vesícula biliar não for removida, há o risco de recidiva de cerca de 60% dentro de 6 semanas da alta hospitalar.[3] Naqueles pacientes com formas leves e moderadas da doença, aceita-se a realização da colecistectomia com colangiografia intraoperatória na mesma internação, visando evitar recidivas da PA. A maioria dos cirurgiões aguarda a normalização dos níveis de amilase e lipase, acompanhada da melhora clínica do paciente, para a realização da colecistectomia.[51] Apesar disso, estudo prospectivo avaliou a realização precoce da colecistectomia, dentro de 48 horas da internação, e demonstrou não haver diferença na morbimortalidade naqueles pacientes com PA não grave, com benefício em relação ao tempo de internação.[51] Na PAB grave, a colecistectomia deve ser retardada até que haja resolução suficiente da resposta inflamatória e a recuperação clínica do paciente, geralmente após a terceira ou quarta semana).[49]

PROGNÓSTICO

A PA é uma doença de curso variável. Atualmente, os avanços no diagnóstico e na terapia intensiva muito contribuíram para a redução da morbidade e da mortalidade. A mortalidade global na PA é de cerca de 5%, sendo <3% na PA leve e de 20% a 30% na PAG (30% na necrose infectada e 12% na necrose estéril).[5] Em pacientes que não desenvolvem disfunção de órgãos, a mortalidade é praticamente nula, enquanto nos pacientes com disfunção orgânica única ela alcança 3%, chegando a 47% naqueles com disfunção orgânica múltipla. A faixa etária também influencia a mortalidade, observando-se índices mais elevados na população idosa (15% a 20%). Cerca de 40% a 60% dos óbitos por PA ocorrem dentro das primeiras 2 semanas do início da doença. Essa mortalidade precoce é atribuível à insuficiência orgânica múltipla e à SRIS de origens não sépticas.[2] Os óbitos tardios, após a segunda semana, são geralmente decorrentes das complicações da necrose infectada. Outras sequelas provenientes da PAG são: insuficiência exócrina e/ou endócrina, estenose do ducto pancreático e ruptura ductal com formação de pseudocisto recorrente.

Referências

1. Muddana V, Whitcomb DC, Papachristou GI. Current management and novel insights in acute pancreatitis. Expert Rev Gastroenterol Hepatol 2009; 3(4):435-44.

2. Gravante G, Garcea G, Ong SL et al. Prediction of mortality in acute pancreatitis: a systematic review of the published evidence. Pancreatology 2009; 9:601-14.

3. Toouli J, Brook-Smith M, Bassi C et al. Guidelines for the management of acute pancreatitis. J Gastroenterol Hepatol 2002; 17(Suppl):S15-39.

4. Chebli JMF, Gaburri PD, Pinto ALT. Pancreatite aguda. In: Moraes-Filho JPP ed. Tratado das enfermidades gastrintestinais e pancreáticas. São Paulo: Editora Roca, 2008:1110-44.

5. Banks PA, Freeman ML and the Practice Parameters Committee of the American College of Gastroenterology. Practice guidelines in acute pancreatitis. Am J Gastroenterol 2006; 101:2379-400.

6. Chebli JMF, Gaburri PD. Pancreatite aguda grave: patogenia e tratamento. In: Gonçalves CS; Guarita DR; Almeida JR, Coelho LGV (eds.) Gastroenterologia: da patogenia à prática clínica. São Paulo: Lippincott Williams & Wilkins, 2006:87-106.

7. Lankisch PG, Schirren CA, Kunze E. Undetected fatal acute pancreatitis: why is the disease so frequently overlooked? Am J Gastroenterol 1991; 86:322-6.

8. Swaroop VS, Chari ST, Clain JE. Severe acute pancratitis. JAMA 2004; 291:2865-8.

9. Forsmark CE, Baillie J. AGA Institute technical review on acute pancreatitis. Gastroenterology 2007; 132:2022-44.

10. Pandol SJ, Saluja AK, Imrie CW et al. Acute pancreatitis: bench to the bedside. Gastroenterology 2007; 132: 1127-51.

11. Gusmaste VV, Roditis L, Mehta D et al. Serum lipase levels in nonpancreatic abdominal pain versus acute pancreatitis. Am J Gastroenterol 1993; 88:2051-5.

12. Chebli JMF, Souza AFM, Paulo GA et al. Pancreatite hiperlipêmica: aspectos clínico-evolutivos. Arq Gastroenterol 1999; 36(1):4-9.

13. Stevens T, Parsi MA, Walsh RM. Acute pancreatitis: problems in adherence to guidelines. Cleve Clin J Med 2009; 76:697-704.

14. Tenner S, Dubner H, Steinberg W. Predicting gallstone pancreatitis with laboratory parameters: A meta-analysis. Am J Gastroenterol 1994; 89:1863-9.

15. Draganov P, Forsmark CE. "Idiopathic" pancreatitis. Gastroenterology 2005; 128:756-63.

16. UK working party on acute pancreatitis. UK guidelines for the management of acute pancreatitis. Gut 2005; 54(Suppl III):1-9.

17. Corfield AP, Cooper MJ, Willianson RC et al. Prediction of severity in acute pancreatitis: prospective comparison of three prognostic índices. Lancet 1985; 2:403-8.

18. Martinez J, Sanchez-Paya J, Palazon JM et al. Is obesity a risk factor in acute pancreatitis? A meta-analysis. Pancreatology 2004; 4:42-8.

19. Talamini G, Uomo G, Pezzilli R et al. Serum creatinine and chest radiographs in the early assessment of acute pancreatitis. Am J Surg 1999; 177:7-14.

20. Brown A, Orav J, Banks PA. Hemoconcentration is an early marker for organ failure and necrotizing pancreatitis. Pancreas 2000; 20:367-72.

21. Lankisch PG, Mahike R, Blum T et al. Hemoconcentration: an early marker of severe and/or necrotizing pancreatitis? A critical appraisal. Am J Gastroenterol 2001; 96:2081-5.

22. Muddana V, Whitcomb DC, Khalid A, Slivka A, Papachristou GI. Elevated serum creatinine as a marker of pancreatic necrosis in acute pancreatitis. Am J Gastroenterol 2009; 104(1):164-70.

23. Lankisch PG, Weber-Dany B, Hebe LK et al. The harmless acute pancreatitis score: a clinical algorithm for rapid initial stratification of nonsevere disease. Clin Gastroenterol Hepatol 2009; 7:702-5.

24. Leung TK, Lee CM, Lin SY et al. Balthazar computed tomography severity index is superior to Ranson criteria and APACHE II scoring system in predicting acute pancreatitis outcome. World J Gastroenterol 2005; 11:6049-52.

25. Spitzer AL, Thoeni RF, Barcia AM, Schell MT, Harris HW. Early nonenhanced abdominal computed tomography can predict mortality in severe acute pancreatitis. J Gastrointest Surg 2005; 9:928-33.

26. Balthazar EJ, Ranson JH, Naidich DP et al. Acute pancreatitis: prognostic value of CT. Radiology 1985; 156:767-72.

27. Kemppainen E, Sainio V, Haapiainen R, Kivisaari L, Kivilaakso E, Puolakkainen P. Early localization of necrosis by contrast-enhanced computed tomography can predict outcome in severe acute pancreatitis. Br J Surg 1996; 83:924-9.

28. Balthazar EJ, Freeny PC, vansonnenberg E. Imaging and intervention in acute pancreatitis. Radiology 1994; 193:297-306.

29. Tenner S. Initial management of acute pancreatitis: critical issues during the first 72 hours. Am J Gastroenterol 2004; 99:2489-94.

30. Chebli JMF, Gaburri PD, Souza AFM et al. Oral refeeding in patients with mild acute pancreatitis: prevalence and risk factors of relapsing abdominal pain. J Gastroenterol Hepatol 2005; 20:1385-9.

31. Moraes JM, Felga GE, Chebli LA et al. A full solid diet as the initial meal in mild acute pancreatitis is safe and result in a shorter length of hospitalization: results from a prospective, randomized, controlled, double-blind clinical trial. J Clin Gastroenterol 2010; in press, doi: 10.1097/MCG.0b013e3181c986b3.

32. Renzulli P, Jakob SM, Tauber M. Severe acute pancreatitis: case-oriented discussion of interdisciplinary management. Pancreatology 2005; 5:145-56.

33. Gardner TB, Vege SS, Pearson RK, Chari ST. Fluid resuscitation in acute pancreatitis. Clin Gastroenterol Hepatol 2008; 6:1070-6.

34. Marik PE. What is the best way to feed patients with pancreatitis? Current Opinion in Critical Care 2009; 15:131-8.

35. Petrov MS, Pylypchuk RD, Uchugina AF. A systematic review on the timing of artificial nutrition in acute pancreatitis. Br J Nutr 2009; 101:787-93.

36. O'Keefe SJ, Sharma S. Nutrition support in severe acute pancreatitis. Gastroenterol Clin North Am 2007; 36:297-312.

37. Al-Omran M, Albalawi ZH, Tashkandi MF, Al-Ansary LA. Enteral versus parenteral nutrition for acute pancreatitis. Cochrane Database Syst Rev. 2010 Jan 20;(1):CD002837.

38. Gianotti L, Meier R, Lobo DN et al. ESPEN Guidelines on Parenteral Nutrition: Pancreas Clin Nutr 2009; 28:428-35.

39. Eatock FC, Chong P, Menezes N et al. A randomized study of early nasogastric versus nasojejunal feeding in severe acute pancreatitis. Am J Gastroenterol 2005; 100:432–9.

40. Beger HG, Gansauge F, Poch B, Schwarz M. The use of antibiotics for acute pancreatitis: is there a role? Curr Infect Dis Rep 2009; 11:101-7.

41. Isenmann R, Beger HG. Bacterial infection of pancreatic necrosis: role of bacterial translocation, impact of antibiotic treatment. Pancreatology 2001; 1:79-89.

42. De Vries AC, Besselink MG, Buskens E et al. Randomized controlled trials of antibiotic prophylaxis in severe acute pancreatitis: relationship between methodological quality and outcome. Pancreatology 2007; 7:531-8.

43. Mazaki T, Ishii Y, Takayama T. Meta-analysis of prophylactic antibiotic use in acute necrotizing pancreatitis. Br J Surg 2006; 93:674-84.

44. Rau BM, Bothe A, Kron M, Beger HG. Role of early multisystem organ failure as major risk factor for pancreatic infections and death in severe acute pancreatitis. Clin Gastroenterol Hepatol 2006; 4:1053-61.

45. Sakorafas GH, Lappas C, Mastoraki A, Delis SG, Safioleas M. Current trends in the management of infected necrotizing pancreatitis. Infect Disord Drug Targets 2010; 10:9-14.

46. Ayub K, Slavin J, Imada R. Endoscopic retrograde cholangiopancreatography in gallstone-associated acute pancreatitis. Cochrane Database Syst Rev 2010 Jan 20;(1):CD003630.

47. Hartwig W, Werner J, Muller CA, et al. Surgical management of severe pancreatitis including sterile necrosis. J Hepatobiliary Pancreat Surg 2002; 9(4):429-35.

48. Haney JC, Pappas TN. Necrotizing pancreatitis: diagnosis and management. Surg Clin N Am 2007; 87:1431-46.

49. Uhl W, Warshaw A, Imrie C et al. IAP guidelines for the surgical management of acute pancreatitis. Pancreatology 2002; 2:565-73.

50. van Santvoort HC, Besselink MG, Bakker OJ et al. A step-up approach or open necrosectomy for necrotizing pancreatitis. N Engl J Med 2010; 362(16):1491-502.

51. Rosing DK, deVirgilio C, Yaghoubian A et al. Early cholecystectomy for mild-to-moderate gallstone pancreatitis shortens hospital stay. J Am Coll Surg 2007; 205(6):762-6.

CAPÍTULO 49

Hepatites Virais Agudas

Rodrigo Cambraia

Luciana Froede

Enio Roberto Pietra Pedroso

INTRODUÇÃO

As hepatites virais são causadas, principalmente, pelos vírus da hepatite A (HAV), B (HBV), C (HCV), D ou delta (HDV) e E (HEV) e, com menor frequência, G (HGV), VTT, SEN-V, outros vírus herpes, arbovírus, paramixovírus e togavírus. O agente viral não é identificado em um terço dos casos de hepatites agudas ou crônicas virais, as quais são então consideradas não A-E, criptogênica, desconhecida ou idiopática.

Serão consideradas aqui as hepatites A e E, que têm, predominantemente, evolução aguda e autolimitada e transmissão principalmente fecal-oral, e as hepatites B, C e delta, que apresentam maior prevalência de evolução crônica e transmissão parenteral.

A hepatite aguda acomete o fígado difusamente, com inflamação e necrose com duração inferior a 6 meses. Seus principais agentes são os vírus A, B, C, D e E e, menos frequentemente, as substâncias lícitas (álcool) ou ilícitas, a autoimunidade e os distúrbios metabólicos. A hepatite fulminante e a subfulminante são definidas pela evolução aguda e grave, com necrose maciça ou submaciça dos hepatócitos, insuficiência hepática aguda e encefalopatia hepática (amoniacal), surgindo entre 2 e 12 semanas, respectivamente, após o aparecimento da icterícia. Associam-se à letalidade de até 90% e à sobrevida dependente da regeneração hepatocelular, que é deficiente, especialmente, nos idosos.

MANIFESTAÇÕES CLÍNICAS

As hepatites virais têm grande importância epidemiológica, pois 10% de toda a população mundial, em especial de regiões pobres, está infectada pelos vírus B e C, sendo a cirrose pelo HCV a principal indicação de transplante hepático (Tabela 49.1).

Hepatite pelo vírus A

Sua evolução é muito variável, desde assintomática, especialmente em crianças, sendo identificada apenas por intermédio de exame laboratorial ou pelo surgimento, principalmente, de icterícia cutaneomucosa. Em 0,1% dos casos, pode ser muito grave (fulminante), com mortalidade de 40%, especialmente em idosos e pacientes que apresentem alguma hepatopatia.

A forma sintomática surge entre 20 e 45 dias após a exposição ao vírus (pródromo) a partir do aparecimento, principalmente, de anorexia, dor abdominal, alteração do hábito intestinal, cefaleia, artralgias, erupção cutânea, febrícula, mialgia, náuseas, tosse, vômitos e aversão ao cigarro, que desaparecem em poucas semanas. A manifestação de icterícia ocorre em 30% a 80% dos adultos e define o estado clínico, sendo a colúria o primeiro sinal de sua presença. A seguir, evolui com hipo ou acolia fecal, devido à colestase, que dura de 2 a 3 semanas. A colestase provoca prurido (50%), que pode ser intenso. Os sinais mais frequentes são hepatomegalia (78%), icterícia, esplenomegalia (15%) e adenomegalia (4%). A remissão clínica e laboratorial ocorre em 3 a 4 semanas após o início da sintomatologia. Em seguida, podem advir astenia e depressão ("síndrome pós-hepatite"), com duração de alguns meses. É rara a presença de eritema palmar, aranhas vasculares e ascite. Pode ocorrer recaída em 12% dos casos, com aumento das aminotransferases, em 4 a 7 semanas após a melhora clinicolaboratorial. A colestase prolongada é observada em 7% dos pacientes, em geral até 16 semanas, associada a prurido, astenia e emagrecimento.

A forma fulminante caracteriza-se por icterícia, encefalopatia, distúrbios da coagulação e coma. As manifestações extra-hepáticas da hepatite pelo HAV são raras, constituídas por miocardite (bradicardia, alterações

Tabela 49.1 ■ Principais aspectos virológicos das hepatites virais

Parâmetros	Vírus				
	HAV	HBV	HCV	HDV	HEV
Distribuição	Mundial	Mundial	Mundial	Mundial	Mundial
Transmissão fecal-oral	Sim	Rara	Rara	Não	Sim
Transmissão percutânea	Rara	Comum	Comum	Comum	?
Transmissão sexual	Não	Comum	Comum	Não	Não
Transmissão perinatal	Não	Comum	Rara (7%), com HIV (20%)	Rara	Rara
Ocorrência	Epidêmica	Epidêmica	Epidêmica	Epidêmica	Epidêmica
Prevalência depende	Higiene	Contato sexual, drogas EV, vertical, transplante	Sangue contaminado, leite materno (?), sexual, parto, pessoa confinada	Picada de inseto, acupuntura	Higiene
Acomete	Criança, adulto suscetível, homossexual masculino	Jovem, adulto, deficiente mental, prostituta, dialisado, material biológico, acupuntura, tatuagem	Jovem, adulto, droga EV, transplantado, recém-nascido, pessoa reclusa, dialisado	Criança, adulto jovem, deficiente mental, prostituta; acupuntura, tatuagem, material biológico	Criança, adulto suscetível
Incubação (dias)	15 a 45	45 a 180	14 a 84	21 a 45	14 a 63
Início	Agudo	Insidioso	Insidioso	Insidioso	Agudo
Sintomatologia	80%	15%	10%	10%	80%
Icterícia	30%	20%	15%	25%	?
Máximo ALT	1.000	1.500	800	1.500	1.000
Insuficiência hepática aguda	<1%	<1%	<1%	8%	1%, >gestante
Letalidade	1%	1%	<0,1%	6% coinfecção	1%
Recupera	>97%	90%	50%	90%	99%
Portador	Não	Sim	Sim	Sim	Não
Infecção aguda	IgM anti-HAV	HbsAg, IgM anti-Hbc	RNA-HCV, anti-HCV, tardio	IgM anti-HDV	IgM anti-HEV
Imunidade	IgG anti-HAV	Anti-HBsAg	Não	Não	IgG anti-HEV
Tratamento	Sintomático	Fase crônica: INFα-lamivudina	INFα + ribavirina (aguda, crônica)	INFα (altas doses fase crônica)	Sintomático
Profilaxia	Vacina	Vacina	Nenhuma	Vacina HBV	Nenhuma

eletrocardiográficas com prolongamento do segmento P-R e depressão da onda T), pancreatite aguda, nefrite intersticial, encefalite pós-viral, síndrome de Guillain-Barré, anemia hemolítica, agranulocitose, plaquetopenia ou pancitopenia, vasculite e crioglobulinemia. A gravidez não provoca alteração da evolução da hepatite pelo vírus A. A coinfecção do HAV com o HCV pode agravar a evolução da hepatite, inclusive torná-la fulminante.

Hepatite pelo vírus B

A infecção aguda pelo HBV evolui de maneira semelhante à observada com o HAV, com 95% de cura e o restante evoluindo para a forma crônica. A ictérica surge em

20% dos pacientes, dura 20 dias e, raramente, evolui como hepatite fulminante (aguda, grave, fatal).

A sintomatologia manifesta-se inicialmente de maneira inespecífica (pródromo), após incubação de 45 a 180 dias, caracterizada por mal-estar geral, intolerância alimentar, náuseas, vômitos, astenia, dor abdominal, artralgias, artrite e exantema. A febrícula e a diarreia são menos comuns do que na hepatite A. Podem surgir acolia fecal, colúria e prurido. Observam-se, com frequência, hepatomegalia dolorosa e esplenomegalia (20%). As manifestações extra-hepáticas são mais frequentes do que com o HAV, sendo desencadeadas por vasculite sistêmica por deposição de imunocomplexos, especialmente com

Capítulo 49 ■ Hepatites Virais Agudas

Tabela 49.2 ■ Principais manifestações extra-hepáticas das hepatites virais

Vírus	Manifestações extra-hepáticas
HAV (raras)	Miocardite (bradicardia, P-R alongado, depressão T), pancreatite aguda, nefrite intersticial, encefalite pós-viral, síndrome de Guillain-Barré, anemia hemolítica, agranulocitose, plaqueto e pancitopenia, vasculite, crioglobulinemia
HBV/HDV (mais frequentes)	Vasculite sistêmica, deposição de imunocomplexos (em geral, nefrointestinal), glomerulonefrite, pericardite, pleurite, meningoencefalite, polineuropatia, síndrome de Guillain-Barré, edema angioneurótico, poliarterite nodosa
HCV (mais frequentes)	Púrpura trombocitopênica, crioglobulinemia mista, artrite, líquen plano, tireoidite, glomerulonefrite, porfiria cutânea *tarda*, síndrome de Sjögren, vasculite sistêmica, *diabetes mellitus* tipo II, linfoma de células β (em coinfectados pelo HIV)

lesões nefrointestinais (glomerulonefrite), artrite, edema angioneurótico e poliarterite nodosa. A hepatite B aguda raramente associa-se a pericardite, pleurite, meningoencefalite, polineuropatia e síndrome de Guillain-Barré (Tabela 49.2).

Hepatite pelo vírus C

A infecção pelo HCV pode manifestar-se de maneira aguda ou crônica. Representa 20% dos casos de hepatite aguda, sendo em geral assintomática, pouco identificada, usualmente sem identificação de fatores infectantes. O período de incubação (do contato até as primeiras alterações clínicas) é de 2 a 12 semanas, e as queixas são semelhantes às provocadas pelo HAV. O período de estado inicia com queixas de mal-estar, febrícula, náuseas, vômitos e dor no quadrante superior direito do abdome. A colúria e a icterícia surgem em 20% dos pacientes e duram de 2 a 12 semanas. Pode evoluir para cura (50%) ou para a forma crônica (50%). A hepatite C aguda raramente provoca a forma fulminante ou subfulminante. Os pacientes que não depuram o HCV evoluem em 10, 20 e 30 anos de sua contaminação inicial, respectivamente, para hepatite crônica (50%), cirrose (2%) e hepatocarcinoma.

Hepatite pelo vírus delta

O HDV infecta como coinfecção aguda e simultânea ao HBV, ou como superinfecção, em portador de hepatite crônica pelo HBV. A hepatite delta só é identificada, em geral, pela presença de anticorpos específicos antidelta. Na coinfecção, a evolução inicial pode ser fulminante (em até 20% dos casos) com insuficiência hepática grave, quando o HBV apresenta disseminação intra-hepática intensa e rápida, ou está em fase replicativa (HBeAg e

DNA-HBV); entretanto, pode ser autolimitada ou evoluir para a forma crônica similar à da hepatite aguda pelo HBV (até 7%). Na superinfecção ocorrem, em geral, evolução crônica (90%) ou exacerbação da hepatite crônica preexistente pelo HBV e aceleração de seu curso para a cirrose hepática, à semelhança da hepatite aguda delta, que tende a ser grave (maior número de casos fulminantes), com icterícia e aminotransferases >1.000U/L. Os usuários de substâncias injetáveis apresentam com maior frequência, durante a coinfecção, necrose hepática e elevação enzimática em dois máximos, em intervalo de poucas semanas (evolução bifásica). É descrita uma forma pouco comum de infecção aguda pelo HDV na Região Amazônica do Brasil (febre de Lábrea), Colômbia (hepatite de Santa Marta) e Venezuela, caracterizada por febre, hematêmese, ictérica intensa e insuficiência hepática aguda.

Hepatite pelo vírus E

A hepatite pelo vírus E apresenta características clínicas indistinguíveis da hepatite pelo HAV, sendo a icterícia mais frequente e maior o risco de evoluir com mais intensidade nas grávidas.

MANIFESTAÇÕES LABORATORIAIS

A definição diagnóstica das hepatites virais e do tipo de vírus envolvido, além da vigilância diante de gravidade, depende da análise de vários exames, especialmente de:

1. **Hemograma:** pode revelar linfocitose atípica. A mononucleose infecciosa pode ser sugerida pela presença de mais de 50% de linfócitos, sendo mais de 20% atípicos. Nas formas graves podem ocorrer leucocitose, neutrofilia e desvio à esquerda.
2. **Estudo da função hepática:** os exames são sensíveis para documentar a lesão hepatocelular, mas não são específicos para identificar o tipo de vírus.
3. **Aminotransferases séricas:** aumentam, geralmente, depois da segunda semana de contágio com o vírus, podendo atingir até 10 vezes o normal em mais de 80% dos pacientes. Seus níveis séricos ficam >500UI/L e, em geral, a ALT (alanina-aminotransferase) é mais elevada do que a AST (aspartato-aminotransferase).
4. **Gama-glutaril-transpeptidase:** seu aumento junto com a fosfatase alcalina indica lesão hepática.
5. **Isoenzimas de fosfatase alcalina 5'-nucleotidase:** específica para origem hepática, pode indicar colestase.
6. **Bilirrubinas séricas:** a hiperbilirrubinemia é moderada (5 a 10mg/dL), principalmente devido à fração direta.
7. ***Tempo de protrombina:*** seu prolongamento, em especial com rápida redução das aminotransferases, pode indicar evolução para formas graves, inclusive fulminantes.

8. **Sorológico:** o diagnóstico viral específico é firmado pela sorologia (Tabelas 49.3 e 49.4).

- **Hepatite A:** o anti-IgM-VHA surge desde o início da sintomatologia e persiste, em média, por 6 a 12 meses. O anti-IgG-HAV permanece positivo por toda a vida e indica imunidade. O RNA viral pode ser detectado pela reação em cadeia da polimerase (PCR) desde 2 semanas antes da elevação sérica máxima da ALT até 391 dias após (média de 95 dias). Os antígenos virais podem ser detectados no tecido hepático por imunofluorescência (ELISA), imuno-histoquímica e PCR. A biópsia hepática raramente é indicada no curso da hepatite pelo HAV.

- **Hepatite B:** o HBsAg (antígeno de superfície) aparece no soro 6 semanas após a contaminação pelo HBV, antes do surgimento da sintomatologia ou da elevação das aminotransferases séricas, e pode permanecer por até 180 dias, quando desaparece. O anti-HBsAg (anticorpo para o antígeno de superfície) surge algumas semanas ou meses depois (janela imunológica). O aparecimento do anti-HBsAg indica a resolução da hepatite e a presença de imunidade duradoura em relação à infecção pelo HBV. O HBsAg permanece por mais de 6 meses em 5% dos pacientes, o que os identifica como portadores crônicos do HBV. Poucos dias após o surgimento do HBsAg é dectado, ainda no período de incubação, o anticorpo contra o HBcAg (antígeno *core*), primeiro a fração IgM (anti-IgM-HBc), marcador diagnóstico da fase aguda da hepatite B, e que pode estar presente em alguns pacientes com hepatite crônica, em especial, nos períodos de sua reativação. O anti-IgG-HBc (marcador clinicoepidemiológico mais importante da infecção pelo HBV) também está presente desde a infecção aguda e aumenta progressivamente seus títulos séricos. É mantido em níveis baixos por toda a vida, na maioria dos pacientes, mesmo após a cura da hepatite. O HBeAg (antígeno de replicação) surge na fase inicial da infecção, pouco antes do quadro clínico da doença aguda. Marcador de elevada replicação viral e de infecciosidade, tem duração fugaz, desaparecendo em poucas semanas, quando surge o anti-HBeAg (anticorpo contra o antígeno de replicação). A evolução para cronicidade pode ser indicada por sua persistência sérica por mais de 3 meses. O DNA do HBV e a atividade da DNA polimerase, embora presentes na fase aguda, não são marcadores utilizados nessa fase. A detecção de HBsAg, anti-HBc (IgM e IgG), HBeAg, anti-HBeAg é feita pela técnica imunoenzimática (ELISA) e, raramente, pelo radioimunoensaio. O DNA viral é detectado por PCR e a atividade da DNA polimerase, mediante a incorporação de ATP marcado com H_3. Os níveis de DNA do VHB nos pacientes HBeAg-positivos são geralmente >10^5 cópias/mL, enquanto nos pacientes HBeAg-negativos (mutantes pré-*core*) são >10^4 cópias/mL. Os pacientes que desenvolvem mutação pré-*core* ou do promotor do *core*, apesar de menor replicação viral, evoluem menos frequentemente para o estado de portador inativo do HBV e parecem ter maior risco de progressão para doença avançada. Na hepatite fulminante, o HBsAg desaparece do soro rapidamente, em geral 4 semanas após o surgimento do quadro clínico. O diagnóstico se baseia no encontro de anti-IgM-HBcAg, que indica infecção aguda pelo HBV, e no DNA viral (que deve ser solicitado rotineiramente). O anti-HBsAg pode surgir precocemente nos que sobrevivem ou que são submetidos ao transplante hepático, indicando cura da hepatite (Tabela 49.5).

- **Hepatite C:** é pouco significativa a correlação entre sintomatologia, níveis das aminotransferases e a histopatologia. Os valores elevados de ALT e AST se associam, em 50% das vezes, a graus, de moderados a graves, de lesões necroinflamatórias e de fibrose hepáticas. O RNA-HCV é identificado pela PCR durante o período de incubação (7 a 21 dias após o contágio) e os anticorpos surgem entre 20 e 150 dias (após o contágio). Os títulos virais podem variar muito e atingir até 10 milhões de cópias/mL. A determinação do RNA-HCV pela PCR consiste na melhor técnica para confirmar a doença aguda, já que sua positividade pode ocorrer até 1 semana após a exposição ao vírus. A presença de

Tabela 49.3 ■ Diagnóstico sorológico das hepatites virais

Evolução	Presença de
Aguda	HBsAg, anti-IgM-HBc, anti-HBc total, HBeAg ou anti-HBeAg
Crônica	HBsAg, anti-HBcAg total, HBeAg, anti-HBeAg
Imunidade	Anti-HBsAg, anti-HBcAg total
Após imunização	Anti-HBsAg isolado

Tabela 49.4 ■ Sorologia diagnóstica específica do diagnóstico das hepatites virais

Vírus	Fase aguda	
	Exames específicos	Outros exames
A	Anti-IgM-HEV	–
B	HBsAg, anti-IgM-HBcAg	HBeAg, anti-HBe DNA do HBV
C	Anti-HCV por EIA	RNA-HCV (PCR), anti-HCV (*immunoblot*)
Delta	HBsAg	Anti-HDV
E	–	Anti-HEV

Capítulo 49 ■ Hepatites Virais Agudas

Tabela 49.5 ■ Comparação entre vários padrões sorológicos da infecção pelo HBV

Significado	Marcadores				
	HBsAg	HBeAg	Anti-HBsAg	Anti-HBeAg	Anti-HBcAg
Período de incubação	+	+	–	–	+/–
Fase aguda ou portador crônico com alta infecciosidade	+	+	–	–	+ (IgM)
Recuperação da infecção	–	–	+	+/–	+ (IgG)
Portador crônico ou hepatite crônica	+	+/–	–	+/–	+ (IgG)
Imunização vacinal adequada	–	–	+	–	–

IgM contra o HCV não ajuda a estabelecer o diagnóstico, devido ao fato de estar presente nas fases aguda e crônica. Em poucos pacientes, o diagnóstico é dificultado pela ausência ou produção tardia de anticorpos. Após a cura, as aminotransferases normalizam e o RNA-HCV desaparece do soro (Tabela 49.6).

• **Hepatite Delta:** o diagnóstico pode ser feito por métodos diretos e indiretos. O diagnóstico direto é feito pela detecção no soro ou no tecido hepático (radioimunoensaio ou ELISA) do HDVAg ou do RNA-HDV. O HDVAg é encontrado no soro no estágio precoce da infecção primária, quando os anticorpos ainda não estão presentes e persiste sob a forma de imunocomplexos (não identificados por qualquer exame). O HDVAg pode ser identificado no núcleo dos hepatócitos por técnicas de imuno-histoquímica ou imunofluorescência. O diagnóstico indireto é realizado mediante a presença de anticorpos específicos. Na hepatite aguda delta (coinfecção ou superinfecção), o diagnóstico é indicado pela detecção da IgM (ELISA). Nas infecções agudas autolimitadas, a IgM surge e desaparece rapidamente (Tabela 49.7).

• **Hepatite E:** o diagnóstico é estabelecido pela identificação do anti-MVHEIg.

9. **Virologia:** não é utilizada rotineiramente na prática.

10. **Estudo anatomopatológico de material retirado do fígado:** indicado nos casos agudos não esclarecidos, pode ser feito por meio da biópsia hepática dirigida pela ultrassonografia, que permite identificar a etiologia, avaliar a carga viral e o estado clínico, determinar o índice de replicação dos vírus e monitorar a evolução da infecção e a terapêutica específica. O aspecto histológico das hepatites pelos vírus A, B, C, D ou E é muito semelhante e resulta das alterações hepatocíticas, mais evidentes do que as inflamatórias,

Tabela 49.6 ■ Avaliação da hepatite C por meio de seus marcadores sorológicos

Hepatite C	Anti-HCV		RNA-HCV (PCR)	ALT
	IEE	RIBA		
Aguda ou crônica	+	+	+	Elevada
Crônica	+	+	+	Normal
Regressão	+	–	–	Normal
IEE falso-positivo	–		–	Normal

ALT: alanina-aminotransferase; anti-VHC: anticorpo para o vírus da hepatite C; IEE: imunoenzimático; RNA-VHC: RNA do vírus da hepatite C; PCR: reação em cadeia da polimerase; RIBA: *immunoblot* recombinante.

Tabela 49.7 ■ Principais exames diagnósticos na infecção pelo vírus delta

Sorologia	Hepatite aguda		Hepatite crônica
	Coinfecção	Superinfecção	
HBsAg	+	+	+
HDVAg	Transitório	Prolongado	+
Anti-HDV (total)	Transitório (título baixo)	+ (ascendente)	Positivo (título alto)
Anti-HDV	Transitório IgM	+ (título baixo)	+ (persistente)
RNA-HDV	Transitório	+	+ (persistente)
IgM-anti-HBc	+	–	–

com tumefação, apoptose, necrose focal ou confluente e regeneração hepatocelular. As lesões têm início nas áreas centrais dos lóbulos e podem atingir os hepatócitos perivenulares, com infiltrado inflamatório mononuclear nos espaços portais, periportais e nas áreas de necrose focal dos hepatócitos no interior dos lóbulos. Pode haver hiperplasia e hipertrofia das células de Kupffer e colestase. Em casos graves pode ser observada necrose maciça, quando ocorrem áreas extensas e uniformes de necrose, ou necrose submaciça, quando ocorrem confluência das necroses focais, colapso do arcabouço reticular e pontes que unem as estruturas vasculares portais com as centrolobulares. A necrose submaciça tende a induzir lesões estruturais e vasculares graves, culminando no aparecimento de hepatite crônica e cirrose. Os pacientes que se recuperam de formas fulminantes de hepatite, em geral, curam sem sequelas e sem evolução para as formas crônicas:

- Na hepatite A aguda ocorrem acentuada exsudação de plasmócitos nos espaços portais e necrose em saca-bocados, similar à observada nas hepatites crônicas. Na colestase prolongada observa-se hepatite em resolução ou crônica, com remissão 5 a 12 meses após (não é descrita hepatite crônica não resolvida ou cirrose associada ao HAV).
- Na hepatite B aguda, a imuno-histoquímica pode revelar a presença do HBsAg e do HBcAg.
- Na hepatite C aguda observam-se esteatose, lesões ductais, agregados linfoides e densa inflamação mononuclear portal, intralobular e sinusoidal.
- Na hepatite delta, a superinfecção fulminante (HDV/HBV) é importante a esteatose microgoticular dos hepatócitos (célula em mórula ou em aranha), a necrose eosinofílica dos hepatócitos, e o exame pela imuno-histoquímica pode demonstrar o antígeno delta no núcleo dos hepatócitos.
- Na hepatite E há colestase com bile nos canalículos e no interior dos hepatócitos, infiltrado inflamatório porta e intralobular, inclusive com neutrófilos, e retenção de pigmentos de lipofuscina nas células de Kupffer.

11. **Ultrassonografia** do fígado e vias biliares ajuda a identificar a esteatose nos pacientes com esteato-hepatite não alcoólica.

12. Outros exames ajudam a definir o diagnóstico diferencial para hepatites por outros agentes, como: tóxicos, vírus (herpes simples, citomegalovírus, Epstein-Barr), bactérias (inespecíficos, forma miliar da tuberculose), fungos, protozoários (*Toxoplasma gondii*, amebíase), helmintos (hepatite da forma pré-postural e das formas toxêmica e não toxêmica da esquistossomose *mansoni*), espiroquetas, autoimunidade, autoinflamatória e neoplasias.

DIAGNÓSTICO DIFERENCIAL

As principais entidades nosológicas que apresentam diagnóstico diferencial com as hepatites virais são: colangite, colecistite, febre amarela, dengue, hepatite medicamentosa, leptospirose, linfadenite mesentérica, mononucleose infecciosa, pancreatite, pleurite, pneumonia, reabsorção de grande hematoma e septicemia (Tabela 49.8).

As características hepáticas reveladas por meio de exame físico, tomografia computadorizada do abdome, ultrassonografia hepática e das vias biliares e laparoscopia podem ajudar a estabelecer o diagnóstico mediante a identificação de lesões focais, que são observadas mais frequentemente no abscesso piogênico ou amebiano, nas neoplasias (primárias ou metastáticas), ou difusas (ou normais), que sugerem obstrução extra-hepática (Tabela 49.9).

A elevação persistente da fosfatase alcalina demanda a avaliação da região hepática e das vias biliares por meio de ultrassonografia e tomografia computadorizada para identificação de obstrução do sistema biliar (ductos biliares dilatados), podendo ser seguidas por colangio-pancreatografia endoscópica retrógrada ou colangiografia trans-hepática percutânea, para confirmação e tratamento da obstrução.

TRATAMENTO

A abordagem das hepatites virais agudas depende da intensidade de suas manifestações clínicas. Na maioria das vezes, são suficientes medidas gerais, quando predominam as queixas de astenia, mialgias, anorexia e náuseas; entretanto, diante da gravidade, intervenções são necessárias para que a vida seja preservada e, algumas vezes, adotadas medidas heroicas para evitar o óbito.

Medidas gerais

1. **Repouso relativo:** sua intensidade é determinada pelo próprio paciente com base na sintomatologia prevalente.

Tabela 49.8 ■ Alterações das enzimas hepáticas que surgem em várias entidades nosológicas que constituem diagnóstico diferencial das hepatites virais

Aumento	Entidades nosológicas associadas
Fosfatase alcalina	Osteopatias (fraturas, metástases, doença de Paget, hiperparatireoidismo), distúrbios intestinais, alterações da placenta (gravidez, doença uterina)
Tempo de protrombina	Má absorção de vitamina K, uso de varfarina, obstrução ao fluxo de bile intra e extra-hepático, uso de antibióticos que alteram a flora intestinal
AST	Infarto agudo do miocárdio, traumatismos musculares em que a creatinocinase também se eleva, espru celíaco, doença de Addison, disfunções da tireoide
Bilirrubina isolada	Hemólise, septicemia, reabsorção de grande hematoma, deficiência de enzima: Dubin-Johnson e Rotor (direta); Gilbert e Crigler-Najjar (indireta)

Capítulo 49 ■ Hepatites Virais Agudas

Tabela 49.9 ■ Alterações enzimáticas associadas observadas nas hepatopatias – diagnóstico diferencial das hepatites virais

Lesão hepática	Alterações laboratoriais			
	AST/ALT	Fosfatase alcalina	Bilirrubina	Tempo de protrombina
Hepatocelular	Muito aumentada	Normal/pequeno aumento	Normal/muito aumentada	Normal/aumentado
Colestática	Normal/pouco aumento	Muito aumentada	Normal/aumentada	Normal/aumentada responde à vitamina K
Infiltrativa	Normal/pouco aumento	Muito aumentada	Normal	Normal

2. **Dieta:** adequada à sintomatologia, determinada pelo gosto e as sensações de náuseas e vômitos. Em alguns pacientes é desejável que seja branda, em pequenos volumes, em seis refeições ao dia.

3. **Terapêutica farmacológica:** evitar toda medicação hepatotóxica. Podem ser usados antieméticos, antitérmicos ou hidratação parenteral, quando necessário.

Medidas específicas

Objetivam impedir a evolução das formas agudas para as crônicas e reverter a gravidade das formas fulminantes:

1. **Na hepatite pelo HBV:** a manutenção de níveis elevados das aminotransferases com sinais de replicação viral por volta do quarto mês da hepatite aguda requer a administração de interferon α (INF-α).

2. **Na hepatite pelo HCV:** está indicado o uso de IFN-α, 5 milhões de unidades, por dia, via SC, durante 4 semanas, com rivabavarina, 1.000mg/dia, VO, seguida por IFN-α, 5 milhões, três vezes por semana, por 20 semanas, devido ao risco elevado de evoluir para cirrose com resposta virológica sustentada (RVS) de 98%, ou Peginterferon, 1,5mg/kg/semana, SC, iniciada 8 a 12 semanas após a emergência da viremia e continuada por 12 a 24 semanas e que apresenta RVS de 76% a 95%. A terapêutica deve ser iniciada imediatamente após resultar reconhecidamente de contaminação por transfusão sanguínea (ocorrência rara) ou na forma aguda assintomática e na infecção crônica. A eliminação espontânea do vírus parece ser mais provável em paciente que desenvolve hepatite sintomática. A taxa de RVS é melhor quando os genótipos envolvidos são o 2, o 3 e o 4, em comparação com o 1, e quanto mais precoce é adotada a instituição da terapia associada ao genótipo 1 e presença de carga viral >800.000UI/mL.

3. **Na hepatite pelo vírus delta:** não existe terapêutica específica. Na forma adquirida por coinfecção, a maioria dos pacientes evolui de maneira benigna e autolimitada. Ao fosfonoformato trissódico (foscarnet), usado em três pacientes com hepatite fulminante (HBV/HDV), associou-se a cura em todos eles.

4. **Na hepatite colestática grave:** avaliar o uso de corticoterapia por curto período de tempo – prednisona, 30mg/dia, VO – até que haja redução da sintomatologia devida à colestase e diminuição da bilirrubinemia, que ocorre muito rapidamente.

5. **Na insuficiência hepática fulminante:** o paciente deve ser internado em Centro de Tratamento Intensivo (CTI), onde será feita a abordagem da insuficiência hepática (distúrbios metabólicos, hemodinâmicos, da coagulação, infecciosos). Deve ser avaliada a possibilidade de realização de transplante hepático. A sobrevida de pacientes com hepatite fulminante pelo HBV submetidos a transplante hepático, após 5 anos de acompanhamento, é de 80%. A recorrência da infecção, após o transplante, é improvável; a replicação viral é interrompida, com desaparecimento do HBsAg e surgimento do anti-HBsAg.

6. **Transplante hepático:** é a única terapêutica capaz de restabelecer a qualidade de vida em paciente em etapa terminal da hepatite pelos HBV, HCV e HDV. A recorrência da infecção pelo HCV se dá em praticamente todos os fígados transplantados, mas, evolui de maneira favorável. O resultado do transplante na hepatite C é excelente, com 70% dos transplantados com sobrevida de pelo menos 5 anos. O fígado transplantado em paciente infectado pelo HDV apresenta risco de ser infectado (infecção do enxerto), mas o processo parece ser limitado e o curso da infecção é mais benigno sem a presença do HBV. Após o transplante, o HDV estabelece infecção hepática sem a aparente presença do HBV, com evolução subclínica, a menos que haja recorrência da infecção pelo HBV. Nesse caso, a hepatite é evidente ao estudo anatomopatológico hepático, compatível com a forma aguda da hepatite delta.

PROFILAXIA

Algumas medidas estão disponíveis para profilaxia das hepatites virais:

1. **HAV e HEV:** o HAV resiste ao éter e aos detergentes não iônicos e pode ser inativado em formol a 1:4.000 durante 3 dias a 37°C, em água clorada a 1:1.000.000, durante 30 minutos, pela irradiação ultravioleta, em autoclave a 120°C e 15ppi durante 30 minutos, e pelo calor de 100°C por 1 minuto. O HAV pode permanecer viável por até 30 dias no meio ambiente, mesmo após o ressecamento das fezes ou depois de tratado com formaldeído ou cloro, e por 3 a 10 meses em meio aquoso. A transmissão viral está relacionada com o contato com crianças com infecção assintomática ou subclínica, não ocorrendo em 45% das vezes. A principal medida para controle das infecções por HAV

e HEV consiste em higiene e saneamento básico. A imunoprofilaxia ativa com vacina contendo HAV inativado, aplicada IM, promove proteção de mais de 95% após duas doses, com intervalo entre 6 e 12 meses, por menos de 10 anos, e pode provocar, raramente, cefaleia, febre, mialgia (10%), anafilaxia e síndrome de Guillain-Barré. A imunização contra o HAV pode ser feita por meio de dois preparados disponíveis: Havrix® e Vaqta®. A vacina Havrix® é administrada na dose de 1.440U de ensaio imunoabsorvente ligado à enzima (1mL), IM, em três doses, com intervalos de 0 (primeira dose), 6 e 12 meses. O preparado Vaqta® é adminstrado por via IM, na dose de 50U (1mL), com intervalo de 0 e 6 meses. A imunização contra o HAV é recomendada para crianças com mais de 2 anos de idade, que vivem em áreas endêmicas, viajantes para áreas de alta prevalência da hepatite pelo HAV, trabalhadores de creches, de laboratórios e profissionais da área de saúde ligados à neonatologia, homossexuais ou bissexuais masculinos, usuários de substâncias endovenosas, receptores regulares de hemoderivados, hepatopatas crônicos e manipuladores de alimentos. A imunização passiva com soro humano contendo imunoglobulina G anti-HAV (Ig anti-HAV) confere proteção temporária, por até 6 meses, após sua aplicação. Está indicada como profilaxia: **(1)** pré-exposição: recomendada para contatos de casos de hepatite A, recém-nascidos de mães HBsAg-positivas, crianças ou outras pessoas institucionalizadas, profissionais de creches, de berçários e de unidades de terapia intensiva neonatal onde ocorreram casos de hepatite A e em indivíduos com viagens rápidas para áreas endêmicas. Sua aplicação é muito restrita, uma vez que a imunização ativa é altamente eficaz; **(2)** pós-exposição: nas primeiras 2 semanas após a exposição ao HAV, utilizando a Ig anti-HAV na dose de 0,02 a 0,06mL/kg, IM, o que não impede o desenvolvimento da hepatite, mas ameniza sua intensidade, sendo mais eficaz quanto mais precocemente empregada, além de ser aplicada até 2 semanas após o contato.

2. **HBV:** a vacina contra o HBV deve ser rotina em todos os programas de imunização. As vacinas disponíveis são Recombivax® e Engerix-B®, as quais devem ser aplicadas em três doses de 10µg (1mL) e 20µg (1mL), respectivamente, de antígeno, em intervalos de 0 (primeira dose), 1 e 6 meses, IM, no deltoide. Os pacientes submetidos à diálise ou que apresentam alguma imunossupressão devem receber 40µg (1mL de Recombivax®, preparação especial, ou 2mL de Engerix-B®), IM, em intervalos de 0 (primeira dose), 1, 2 e 6 meses após a primeira dose. A imunidade (anti-HBsAg) é obtida em mais de 95% das pessoas imunocompetentes por mais de 10 anos. Em 40% das pessoas imunizadas, entretanto, o anti-HBsAg desaparece após 10 anos, sendo recomendado um reforço para aqueles com grau elevado de exposição ao vírus. Devem ser vacinados: recém-nascidos, em especial de mães HBsAg-positivas (protege em até 80% das vezes se administrada nas primeiras 12 horas após o parto), crianças e adolescentes, grupos de alto risco (profissionais de saúde expostos ao HBV, equipes de instituições para pacientes com retardo de desenvolvimento, contactantes domiciliares de portadores crônicos), nefropatas submetidos à hemodiálise, receptores de hemoderivados, contactantes domiciliares e sexuais de portadores de HBV, pacientes imunossuprimidos, viajantes para áreas endêmicas, militares, usuários de substâncias injetáveis, homossexuais masculinos sexualmente ativos e pessoas reclusas (prisões, hospitais). A imunização passiva após a exposição ao HBV deve ser feita por meio da administração de gamaglobulina hiperimune anti-HBsAg (GHAHB), na dose de 0,06mL/kg/IM, até 48 horas após a exposição, devendo ser repetida após 30 dias, com eficácia de 70% quando aplicada até 7 dias após o contágio. Está indicada para: recém-nascidos com baixo peso, prematuros ou imunossuprimidos cujas mães são HBsAg-positivas, nos contatos sexuais de indivíduos com infecção aguda ou exposição inadvertida (percutânea, permucosa), pós-exposição parenteral e para indivíduos HBsAg-positivos submetidos a transplante hepático. A associação da vacina com a gamaglobulina hiperimune em diferentes locais de aplicação tem sido usada com sucesso na proteção de recém-nascidos filhos de mães HBsAg-positivas, na exposição sexual, e em contactante domiciliar. Em recém-nascidos filhos de mães HBsAg-positivas a administração de imunoprofilaxia passiva-ativa, isto é, imunoglobulina hiperimune e vacina, protege 95%, entretanto, em mães com cargas virais $> 12 \times 10^9$ cópias virais/mL é reduzida essa proteção para 75% das crianças. A lamivudina, administrada na dose de 100mg/dia, VO, desde a 32ª semana de gestação, reduz o risco de transmissão de HBV na gestante HBsAg-positiva e com evidência de replicação viral (Tabela 49.10).

3. **HCV:** o compartilhamento de lâminas de barbear ou alicates de manicure por várias pessoas pode ser responsável pela transmissão do HCV em até 10% dos casos. O uso de preservativos deve ser recomendado aos parceiros de portadores do HCV, mesmo sendo casais monogâmicos de longa data. O emprego de gamaglobulina após acidente com material contaminado é questionável. Após acidentes, deve ser promovida a pesquisa imediata de marcadores virais (anti-HCV e RNA do HCV) no paciente e no acidentado e a dosagem das aminotransferases no indivíduo potencialmente contaminado. O acidentado deverá ser avaliado a cada mês, clínica e laboratorialmente, medindo-se os níveis das aminotransferases e, após 6 meses, deve-se proceder a nova pesquisa de marcadores virais. O cônjuge de portador de HCV deve ser pesquisado em busca do anti-HCV, sem recomendação de uso de preservativo para as pessoas monogâmicas. Para os solteiros ou pessoas com múltiplos parceiros, recomenda-se

Capítulo 49 ■ Hepatites Virais Agudas

Tabela 49.10 ■ Medida profilática contra hepatite pelo VHB após exposição percutânea

Pessoa exposta	Pessoa fonte		
	HBsAg +	HBsAg –	Desconhecida
Não vacinada, não sabe se vacinou, impossível titular anti-HBsAg	GHAHB: 0,06mL/kg, IM, iniciar vacinação	Iniciar vacinação	Iniciar vacinação
Vacinada e anti-HBsAg ≥10mUI	Nenhuma medida	Nenhuma medida	Nenhuma medida
Vacinada e título anti-HBsAg inadequado	Reforço de vacina	Nenhuma medida	Nenhuma medida
Não sabe se vacinou e anti-HBsAg inadequado	GHAHB: 0,06mL/kg, IM, dose de reforço	Nenhuma medida	Dose de reforço
Não sabe se vacinou e anti-HBsAg adequado	Nenhuma medida	Nenhuma medida	Nenhuma medida

o uso de preservativos para evitar a contaminação pelo HCV e de outras doenças sexualmente transmissíveis. O tratamento com IFN-α parece diminuir sensivelmente o risco de desenvolvimento do hepatocarcinoma em pacientes com hepatite C;

4. **HDV:** a vacinação contra o HBV consiste na profilaxia mais eficaz contra a hepatite delta. Outras medidas relacionam-se com os cuidados nos contatos sexuais ou parenterais com possíveis portadores do HDV (dependentes de drogas, politransfundidos). A imunização passiva contra o HBV com GHAHB, após o transplante hepático, diminui a recorrência da hepatite delta.

PREVENÇÃO

Como o álcool reduz a eficiência do IFN-α, é necessária sua abstinência por longo período, antes do início dessa terapêutica.

Em virtude do elevado risco de hepatocarcinoma nos portadores de hepatite crônica, estes devem ser submetidos a exame médico regular, a cada 3 ou 4 meses, com dosagem da alfafetoproteína sérica e realização de ultrassonografia de alta resolução, para identificação precoce das lesões neoplásicas de pequeno tamanho (<2cm), passíveis de tratamento cirúrgico ou alcoolização. O uso de interferon parece prevenir o surgimento do hepatocarcinoma em pacientes com cirrose pelo HBV.

Não existem medidas para prevenir a hepatite pelo HEV. As grávidas, quando em regiões de risco, devem ser aconselhadas a ter cautela, isto é, devem ter cuidado quanto à ingestão de água (apenas mineral) e devem ser aconselhadas a avaliar a higiene dos alimentos cozidos ou crus.

Bibliografia

Alter MJ. Epidemiology of hepatitis C. Hepatology 1997; 26:62-5.

Boyer N, Marcelin P. Pathogenesis, diagnosis and management of hepatitis C J Hepatol 2000; 32:98.

Colin JF, Cazals-Hatem D, Loriot MA et al. Infuence of human immunodeficiency virus infection on chronic hepatitis B in homossexual men. Hepatology 1999; 29:1306-10.

Chu CM, Yeh CT, Liaw YF. Fulminant hepatic failure in acute hepatitis C: increase risk in chronic carriers of hepatitis B virus. Gut 1999; 45:613.

Di Bisceglie AM. Natural history of hepatitis C: Its impact on clinical management. Hepatology 2000; 31:1014-7.

Hoofnagle JH, Carithers RL Jr, Shapiro C, Ascher N. Fulminant hepatic failure: summary of a worshop. Hepatology 1995; 21:240.

Kamal SM, Fouly AE, Kamel RR et al. Peginterferon alfa-2b in acute hepatitis C: impact of onset of therapy on sustained virologic response. Gastroenterology 2006; 130:632.

Martinez-Bauer E, Forns X, Armelles M et al. Hospital admission is a relevant cource of hepatitis C virus acquisition in Spain. J Hepatol 2008; 48:20.

McGovern BH, Birch CE, Bowen MJ et al. Improving the diagnosis of acute hepatitis C virus infection with expanded viral load criteria. Clin Infect Dis 2009; 49:1051.

Orland JR, Wright TL, Cooper S. Acute hepatitis C. Hepatology 2001; 33:320-7.

Santantonio T, Sinisi E, Guastadisegni A et al. Natural course of acute hepatitis C: a long-term prospective study. Dig Liver Dis 2003; 35:104.

Wawrzynowicz-Syczewska M, Kubicka J, Lewandowski Z et al. Natural history of acute symptomatic hepatitis type C. Infection 2004; 32:138.

CAPÍTULO 50

Encefalopatia Hepática

Rodrigo Macedo Rosa

Emanuella Braga de Carvalho

INTRODUÇÃO

A encefalopatia hepática (EH) constitui-se em distúrbio neurológico funcional, metabolicamente induzido e potencialmente reversível, caracterizada por grave e progressiva desordem com amplo espectro de anormalidades neuropsiquiátricas e motoras, desde leves alterações das funções cognitivas até coma e morte.[1] Representa complicação desafiadora da doença hepática avançada, manifestando-se em 30% a 45% e 10% a 50% dos pacientes com cirrose hepática e *shunts* portossistêmicos intra-hepáticos transjugulares (TIPS), respectivamente.[2] Entre um terço e metade das internações hospitalares em hepatopatas crônicos são motivadas por encefalopatia, com tempo médio de internação variando de 5 a 7 dias.[3] Nos EUA, a EH foi responsável por 40 mil internações hospitalares no ano de 2003.[2]

Deve-se ressaltar a grande importância da EH como transtorno metabólico potencialmente reversível, desde que precocemente diagnosticada e corretamente tratada, o que serve de motivação para a busca constante de melhores métodos diagnósticos e terapêuticos, no intuito de melhora prognóstica desse grupo de pacientes.

Este capítulo dará ênfase à forma grave da encefalopatia hepática, o coma hepático, discorrendo sobre sua fisiopatologia, apresentação clínica, diagnóstico diferencial e conduta terapêutica, que tem como meta principal a redução dos níveis séricos de amônia, além do suporte hemodinâmico e da proteção de vias aéreas. O transplante hepático pode ser a opção de tratamento, quando o manejo clínico não resultar em evolução favorável.

CLASSIFICAÇÃO

Em 1998, durante o 11º Congresso Mundial de Gastroenterologia, em função das definições imprecisas com

relação à EH, foi proposto um sistema unificado de classificação[1] que se baseia em três tipos, de acordo com a causa determinante, descritos a seguir (Tabela 50.1):

- **Tipo A:** encefalopatia associada a falência hepática aguda.
- **Tipo B:** encefalopatia associada a *shunt* portossistêmico, sem doença hepatocelular intrínseca.
- **Tipo C:** encefalopatia associada a cirrose hepática e hipertensão porta, ou *shunt* portossistêmico.

O tipo C, o mais frequente, pode ser subdividido, de acordo com as características das manifestações neurológicas, em encefalopatia episódica, persistente e mínima. Na forma episódica observam-se distúrbio de consciência e al-

Tabela 50.1 ■ Classificação da encefalopatia hepática (Viena, 1998)

Tipo	Nomenclatura	Subcategoria	Subdivisões
A	Encefalopatia associada à falência hepática aguda		
B	Encefalopatia associada a *shunt* portossistêmico, sem doença hepatocelular intrínseca		
C	Encefalopatia associada a cirrose hepática e hipertensão porta ou *shunt* portossistêmico	Episódica	Precipitada Espontânea Recorrente
		Persistente	Leve Grave
		Mínima	Tratamento--dependente

Adaptada de Ferenci P, Lockwood A, Mullen K, Tarter R, Weissenborn K, Blei AT. Hepatic encephalopathy – Definition, nomenclature, diagnosis, and quantification: Final report of the Working Party at the 11th World Congresses of Gastroenterology, Viena, 1998. Hepatology 2002; 35(3):716-21.

Capítulo 50 ■ Encefalopatia Hepática

terações cognitivas que se desenvolvem em curto período de tempo e com gravidade flutuante, podendo ser subdividida ainda em forma precipitada (associação de fatores precipitantes), espontânea (sem definição de fatores precipitantes) e recorrente (pelo menos dois eventos de encefalopatia episódica no intervalo de 1 ano). Recebe a denominação de forma persistente, subdividida em leve (EH grau 1), grave (EH graus 2 a 4) e tratamento-dependente (pronta recidiva do quadro com a suspensão do tratamento), quando os déficits cognitivos, que comprometem as atividades sociais e profissionais, persistem por período superior a 4 semanas. A encefalopatia mínima ocorre nos pacientes nos quais não se observam clinicamente sinais de disfunção cognitiva, os quais são demonstrados somente por meio de estudos neuropsicológicos.

APRESENTAÇÃO CLÍNICA

A característica marcante da EH é sua variabilidade clínica, desde formas quase assintomáticas até alterações mentais, como distúrbios de memória, confusão mental, comportamento inapropriado e mudanças de personalidade, além de torpor e coma. O sistema de graduação dos distúrbios mentais associados à EH (critérios de West-Haven) contempla desde a inversão do padrão do sono e alterações cognitivas leves até o coma profundo (Tabela 50.2).[4]

Em pacientes com redução do nível de consciência utiliza-se outro sistema de avaliação, a escala de coma de Glasgow, que possibilita avaliação mais objetiva das alterações neurológicas com menor variabilidade interobservadores.

O grupo de pacientes que se apresentam com a forma mais grave da EH, ou seja, em estado de coma (grau 4 pelos critérios de West-Haven), compreende o foco principal deste capítulo.

FISIOPATOLOGIA

A fisiopatologia da EH não está integralmente compreendida, entretanto as manifestações neurológicas e da doença hepática associada têm como substrato principal os efeitos de algumas substâncias sobre o cérebro, as quais seriam, em circunstâncias normais, eficientemente metabolizadas pelo fígado. A amônia apresenta papel relevante nesse contexto, sustentado por várias observações, das quais se destacam: (a) a associação entre sua concentração sérica e o nível de consciência; (b) a melhora do grau de encefalopatia relacionada com a redução de sua concentração sérica; (c) a reprodução de alterações eletrofisiológicas, observadas em estudos animais, com a administração de sais de amônio; (d) o sinergismo da amônia com outras toxinas; e (e) a aparente redução do consumo cerebral de glicose na intoxicação amoniacal.[5]

É importante ressaltar, também, o aspecto multifatorial da EH, com ênfase em vários outros fatores, como: (a) ação de falsos neurotransmissores, deslocando e substituindo a norepinefrina e causando verdadeiro bloqueio adrenérgico e inibição da transmissão no SNC; (b) ação de substâncias endógenas benzodiazepínicas-símiles e moléculas-símiles de ácido gama-aminobutírico (GABA) no SNC; (c) neurotransmissão anormal da histamina e serotonina; (d) tensão oxidativa; (e) edema dos astrócitos; (f) efeito de opioides endógenos, citocinas inflamatórias, potencial toxicidade associada ao manganês, provavelmente relacionada com suas manifestações extrapiramidais; e (g) deficiência de zinco.[5,6] As evidências experimentais apontam a amônia e o edema cerebral[7] como os fatores de maior contribuição para o desenvolvimento da EH.[7]

FATORES PRECIPITANTES

Vários são os fatores de importância na precipitação da EH e em sua identificação, o que é fundamental para o estabelecimento de seu diagnóstico e a conduta terapêutica subsequente. Merecem destaque: desidratação, hemorragia gastrointestinal, infecções, principalmente peritonite bacteriana espontânea (PBE) e do trato urinário, respiratório e pele, constipação, aporte proteico excessivo, uso de medicamentos de ação sobre o SNC, hipopotassemia,

Tabela 50.2 ■ Critérios de West-Haven – *Status* mental na encefalopatia hepática

Grau	Consciência	Função intelectual	Sinais neurológicos	Anormalidades EEG
0	Normal	Normal	Nenhum	Nenhuma
Subclínico	Normal	Normal	Anormalidades somente em análises psicométricas	Nenhuma
1	Inversão do padrão do sono, insônia	Esquecimento, leve confusão, agitação, irritabilidade	Tremor, apraxia, incoordenação, impossibilidade de escrita	Ondas trifásicas (5 ciclos/s)
2	Letargia, respostas lentas	Desorientação no tempo, amnésia, desinibição, comportamento inapropriado	Asterixe, disartria, ataxia, hiporreflexia	Ondas trifásicas (5 ciclos/s)
3	Sonolência, confusão	Desorientação no espaço, comportamento agressivo	Asterixe, hiper-reflexia, sinal de Babinski, rigidez muscular	Ondas trifásicas (5 ciclos/s)
4	Coma	Nenhuma	Descerebração	Atividade Delta

Adaptada de Riordan SM, Willians R. Treatment of hepatic encephalopathy. N Engl J Med 1997; 337(7):473-9.

falência renal, hiponatremia, obstrução urinária, procedimentos cirúrgicos variáveis, TIPS, lesão hepática associada (hepatite aguda, drogas), carcinoma hepatocelular e doença hepática terminal.[8] A EH em pacientes com cirrose terminal, sem a presença de qualquer dos fatores precipitantes, é situação pouco comum e deve ser considerada somente após ampla investigação diagnóstica e exclusão desses fatores.

Os mecanismos exatos pelos quais os fatores precipitantes induzem o desenvolvimento da EH não são completamente compreendidos e são, possivelmente, multifatoriais. Nos casos da hemorragia digestiva e aporte nutricional proteico excessivo há aumento direto da produção de amônia mediante a proteólise alimentar ou sangue contido nos intestinos, levando ao aumento das concentrações no sangue e no SNC, com consequente disfunção neurológica. Distúrbios infecciosos também estão associados ao aumento da síntese dos precursores da amônia. Outros fatores, como hipovolemia, hipoxemia, distúrbios hidroeletrolíticos e agentes de ação sobre o SNC, atuam, possivelmente, mediante a inibição neuronal direta. A disfunção renal, incluindo a síndrome hepatorrenal, associa-se a excreção renal reduzida de amônia, e os *shunts* portossistêmicos associam-se a maior disponibilidade da amônia e de outras neurotoxinas ao SNC.[8]

ABORDAGEM CLÍNICA E EXAMES COMPLEMENTARES

O diagnóstico da EH é essencialmente clínico, devendo-se, inicialmente, estabelecer se o acometimento neurológico é ocasionado por alterações metabólicas. O exame neurológico tem grande importância, destacando-se agitação, alterações dos reflexos pupilares, hipertonia muscular, descerebração, mioclonia e crises convulsivas. Os exames de imagem devem também ser realizados, associados ao exame neurológico, com preferência para a tomografia computadorizada (TC) do crânio que, apesar de sua inespecificidade para o diagnóstico da EH, tem grande importância na diferenciação de causas vasculares e traumáticas de lesões encefálicas.

Para o diagnóstico diferencial da EH é necessário excluir outras etiologias e determinar a presença de acometimento hepático ou da circulação porta que justifiquem disfunção do metabolismo da amônia. Vários exames laboratoriais devem ser realizados, como glicemia, ionograma, gasometria arterial, funções renal e hepática e dosagem sérica de medicamentos, assim como investigação clínica de intoxicação exógena, incluindo consumo abusivo de álcool e agentes psicotrópicos. O diagnóstico baseia-se, fundamentalmente, na determinação do acometimento neurológico, associado à exclusão de outras causas de encefalopatia (Tabela 50.3).

Para determinação da doença hepática, o exame primordial é a ultrassonografia (US) abdominal com Doppler

Tabela 50.3 ■ Diagnóstico diferencial da encefalopatia hepática

Encefalopatia metabólica
Hipoxia
Hipercapnia
Hipoglicemia/hiperglicemia
Hiponatremia
Azotemia

Doenças intracranianas
Doença cerebrovascular: hemorragia cerebral e hemorragia
Hemorragia subaracnóidea
Tumor intracraniano
Hematoma subdural
Infecção intracraniana: meningite, encefalite, abscesso cerebral
Epilepsia

Toxicidade
Álcool
Hipnóticos
Tranquilizantes
Analgésicos
Metais pesados: magnésio, chumbo, mercúrio

Adaptada de: Munoz SJ. Hepatic encephalopathy. Med Clin North Am 2008; 92(4):795-812.

hepático. Esse exame torna possível avaliar o parênquima hepático para determinação de hepatopatia crônica fibrosante ou da presença de hepatomegalia, associada a hepatopatias agudas. O Doppler possibilita investigar os sinais de hipertensão porta e determinar a presença de *shunts* venosos e trombose vascular. O exame físico pode identificar sinais de hepatopatia (eritema palmar, aranhas vasculares, circulação colateral abdominal, ginecomastia, ascite, icterícia) e sinais de encefalopatia (asterixe, *flapping*, redução dos reflexos profundos, hálito hepático e hiperventilação). A hiperventilação se deve a acidose metabólica, hipopotassemia e hiperamonemia.

A história clínica, muitas vezes obtida por intermédio de familiares, e o exame físico meticuloso são fundamentais na avaliação inicial dos pacientes com EH, em função da variedade de diagnósticos diferenciais possíveis. A concomitância de níveis séricos elevados de amônia e a exclusão de lesões estruturais no SNC por meio de métodos de imagem sugerem fortemente o diagnóstico da EH. Existe grande limitação técnica quanto à dosagem sérica da amônia no contexto da avaliação clínica de urgência, o que pode levar a resultados equivocados. Em função de grande labilidade, deve-se coletar sangue arterial em recipiente sem heparina, imediatamente resfriado, e processar o material em até 30 minutos. Os valores normais de amônia sérica variam de 75 a 150mg/100mL. Níveis aumentados de amônia no sangue são comumente encontrados no coma hepático, porém não há correlação direta entre o grau de encefalopatia e a amonemia.[9] Essa correlação não é encontrada por ser a amônia facilmente permeável à barreira hematoencefálica e, assim, as concentrações no SNC podem estar mais elevadas do que no

Capítulo 50 ■ Encefalopatia Hepática

527

sangue.[10] Na hepatite fulminante, entretanto, os níveis arteriais de amônia são >200mg/100mL e correlacionam-se com risco de herniação cerebral.[11]

Os métodos de imagem, como TC e ressonância nuclear magnética (RNM) do crânio, são fundamentais para afastar ou confirmar alterações estruturais do SNC. Na TC do crânio, identificam-se perda dos sulcos corticais, perda da discriminação entre substância branca e cinzenta e desaparecimento das cisternas, podendo ainda evidenciar atrofia cerebral no cirrótico alcoolista. É importante ressaltar a inexistência, à TC, de sinais característicos da EH. A RNM evidencia hiperintensidade em T1, no globo pálido e no putâmen, relacionada, possivelmente, com a deposição, nessas estruturas, de manganês, além de anormalidades na substância branca, associadas ao aumento da concentração de amônia no SNC.[12] Essas alterações, que retornam ao normal com a normalização da função hepática, reforçam o importante papel nas imagens por RNM da avaliação dos mecanismos envolvidos na patogênese da EH e dos efeitos das medidas terapêuticas.[13]

O estudo eletroencefalográfico (EEG) é método simples e disponível, podendo ser de grande utilidade na avaliação de pacientes com EH. Não existe, entretanto, alteração patognomônica, sendo possível o paciente apresentar EEG normal, mesmo após o aparecimento da EH. Pode contribuir, ainda assim, mediante o encontro de ondas do tipo theta (6 a 7 ciclos/s, isoladas ou difusas), delta (1 a 3 ciclos/s, de aspecto trapezoidal) e trifásicas, frequentemente observadas na EH. É útil em situações de diagnóstico incerto da EH, principalmente diante de sinais neurológicos focais associados a crises convulsivas, contribuindo para a definição de diagnóstico diferencial em pacientes em coma e na avaliação da resposta terapêutica.[5]

ABORDAGEM TERAPÊUTICA

A abordagem inicial consiste em suporte clínico e, quando necessário, proteção de vias aéreas por meio de intubação orotraqueal, hidratação venosa e estabilização hemodinâmica.[14] Deve haver precaução na reposição volêmica, uma vez que a hipervolemia pode ocasionar aumento de pressão porta e eventual sangramento varicoso nos cirróticos. Outro ponto relevante é a avaliação da função renal com medida rigorosa da diurese, lembrando-se que os cirróticos podem evoluir com síndrome hepatorrenal após descompensação hepática, precipitada, principalmente, por infecções ou hemorragia digestiva.

Ao mesmo tempo que é instituído o suporte clínico, deve-se concentrar esforço para identificação dos potenciais fatores precipitantes.[15] Os fatores relacionados com a descompensação da cirrose hepática são infecções e hemorragia digestiva. A PBE constitui-se no foco infeccioso mais frequente nos pacientes com ascite. Outras possíveis infecções bacterianas incluem as do trato respiratório inferior, principalmente pneumonia aspirativa, do trato urinário e da pele, como erisipela. É compulsório o início imediato da antibioticoterapia. Em todo paciente em coma hepático e com ascite, na ocasião de sua admissão hospitalar, deve ser realizada paracentese propedêutica para pesquisa de PBE, que tem como critério diagnóstico o encontro de >250 polimorfonucleares por milímetro cúbico do líquido ascítico. Nesse caso, o antimicrobiano deve ser iniciado imediatamente, antes da definição microbiológica, com preferência pelas quinolonas e cefalosporinas de terceira geração.[16] Indica-se a realização de esofagogastroduodenoscopia diante de evidências clínicas de hemorragia digestiva alta, para identificação do local de sangramento que, na maioria das vezes, é secundário à hipertensão porta (varizes esofagianas e gástricas e gastropatia da hipertensão porta). A abordagem inicial de pacientes com hemorragia digestiva varicosa necessita a administração de antibioticoprofilaxia na ocasião da admissão hospitalar, preferencialmente de quinolonas ou de cefalosporinas de terceira geração (nível de evidência 1a; grau de recomendação A).[17] As úlceras pépticas e a laceração esofagiana (Mallory-Weiss) compreendem outras causas menos prevalentes de hemorragia digestiva em cirróticos.

O suporte hemodinâmico é fundamental para o prognóstico do paciente, desde que tenha sido diagnosticado sangramento por hipertensão porta. O paciente com sangramento por varizes esofagianas (Consenso de Baveno IV) deve receber agente vasoativo (terlipressina, somatostatina, vapreotida, octreotida) por 2 a 5 dias (nível de evidência 1a; grau de recomendação A). Deve ser também realizado tratamento endoscópico das varizes esofagianas, sendo a ligadura elástica o procedimento de primeira escolha. A opção terapêutica para o sangramento que provém de varizes gástricas é a injeção intravaricosa do cianoacrilato.[17]

Devem ser abordados adequadamente outros fatores precipitantes, com destaque para os distúrbios hidroeletrolíticos, a disfunção renal, o uso de medicação psicotrópica, a constipação, a dieta hiperproteica e a trombose aguda de veia porta.

A hepatite aguda, em que se observa coagulopatia (razão de normatização internacional – RNI >1,5) associada a qualquer grau de encefalopatia, em paciente sem hepatopatia prévia, pode apresentar evolução fulminante.[18] No paciente em coma hepático, a recuperação da função hepática tem índice <20% e, quando o transplante hepático não é realizado, a mortalidade alcança 80%.[19] A hepatite fulminante representa priorização na lista de espera do transplante de fígado e o Ministério da Saúde utiliza os critérios do Kings College ou de Clichy (Tabela 50.4) para este fim.[20]

Tabela 50.4 ■ Critérios clinicolaboratoriais para hepatite fulminante

Critério do Kings College Hospital	Critério de Clichy
a. Indivíduos que ingeriram acetaminofen: pH do sangue arterial <7,3 (independente do grau de encefalopatia); TPT >100s, RNI >6,5 e concentração de creatinina sérica >3,4mg/dL em pacientes com encefalopatia III ou IV b. Sem ingestão de acetaminofen: TPT >100s ou RNI >6,5 (independente do grau de encefalopatia), ou três das seguintes variáveis: • Idade <10 ou >40 anos • Causas: hepatite A ou B, halotano, hepatite de outro tipo, reações farmacológicas idiossincrásicas • Duração da icterícia >7 dias antes do início da encefalopatia • TPT >50s, RNI >3,5 • Concentração sérica de bilirrubina >17,5mg/dL	Se existe encefalopatia, independentemente do grau Ou se fator V: <30% em >30 anos <20% em <30 anos

RNI: razão de normatização internacional.

Tabela 50.5 ■ Classificação funcional de Child-Pugh

Critério	1 ponto	2 pontos	3 postos	Unidades
Bilirrubina (total)	<2	2 a 3	>3	mg/dL
Albumina sérica	>3,5	2,8 a 3,5	<2,8	g/dL
RNI	<1,7	1,71 a 2,2	>2,2	sem unidade
Ascite	nenhuma	leve	acentuada	sem unidade
Encefalopatia hepática	nenhuma	graus I e II	graus III e IV	sem unidade

A presença de encefalopatia, nas hepatopatias crônicas, constitui-se em critério para avaliação da disfunção hepática, em que se utiliza a classificação de Child-Pugh (Tabela 50.5).[21] Essa classificação funcional relaciona-se com a mortalidade da cirrose hepática, com índices nos pacientes Child C de 35% e 45% em 1 e 2 anos, respectivamente. A distribuição de fígado de doadores cadáveres para transplante é feita, desde a Portaria do Ministério da Saúde nº 1.160, de 2006, por meio do critério de gravidade do estado clínico do paciente, conhecido como sistema MELD (*Model for End-stage Liver Disease*).[22] Nesse sistema é realizado cálculo matemático em que se utilizam os valores da creatinina, bilirrubina e RNI. Por conseguinte, mesmo que o paciente desenvolva EH no grau IV (coma hepático), se ele apresentar MELD em valor baixo, não será priorizado na fila de transplante.

As opções terapêuticas para a EH, infelizmente, são limitadas e sua abordagem baseia-se na impregnação cerebral da amônia, devido à sua depuração deficiente pelos hepatócitos. A terapêutica objetiva a redução da produção de amônia pelas bactérias intestinais e o aumento de sua depuração (Tabela 50.6).

Os carboidratos não absorvíveis, os dissacarídeos, são considerados os fármacos de primeira linha no tratamento da EH.[15] Não são absorvidos até alcançar o colón e não são hidrolisáveis pelas enzimas intestinais. No cólon, esses fármacos são fermentados pelas bactérias sacarolíticas, resultando na produção de ácidos acético e fórmico. Essas substâncias acidificam o meio intestinal, com afluxo de líquidos para o lúmen do intestino e consequente aumento da pres-

são osmótica e amolecimento do bolo fecal. Os dissacarídeos reduzem as concentrações sanguíneas da amônia em 25% a 50% dos pacientes. A acidificação do conteúdo fecal promove a migração de amônia do sangue para o cólon, formando o íon amônio (NH_4^+) que, por ser inabsorvido, é eliminado

Tabela 50.6 ■ Abordagem terapêutica da encefalopatia hepática

Diminuição do conteúdo da amônia

Redução do substrato
   Restrição dietética de proteínas
   Dieta com proteínas vegetais
   Aminoácidos de cadeia ramificada
Aumento da excreção intestinal
   Catárticos
Exclusão cirúrgica do cólon

Redução da produção de amônia

Antimicrobiano
Dissacarídeos não absorvíveis
Probióticos

Melhora da perfusão do fígado

Obliteração dos *shunts*
Reversão do TIPS

Conversão da amônia em produtos não tóxicos

Benzoato de sódio
L-ornitina-L-aspartato (LOLA)

Antagonistas benzodiazepínicos

Flumazenil

Restabelecimento da função hepática

Transplante de fígado

Capítulo 50 ■ Encefalopatia Hepática

com as fezes. São usados dois dissacarídeos não absorvíveis; a lactulose (constituída por uma molécula de galactose e uma de frutose, também denominada quimicamente como 4-O-β-D-galactopiramosil-D-frutose) e o lactitol (constituído por uma molécula de galactose e uma de sorbitol).

A outra opção terapêutica é constituída pela antibioticoterapia, que apresenta superioridade em relação à lactulose na redução da amonemia mas sem evidenciar diferença quanto a seu efeito sobre a mortalidade associada à EH.[23,24] O objetivo do tratamento com antimicrobianos é a redução da concentração bacteriana intestinal, responsável pela produção da amônia.[4] Os antimicrobianos mais adequados são a neomicina e o metronidazol; entretanto, seus efeitos adversos significativos limitam seu uso indiscriminado.[15] A segurança da antibioticoterapia associa-se à propriedade de absorção dos antibióticos pela mucosa intestinal e por sua capacidade de ocasionar efeitos sistêmicos. A neomicina pode agredir a mucosa do intestino delgado e resultar em má absorção intestinal, em doses <3g/dia.[25] O uso prolongado de neomicina, apesar de pequena absorção intestinal quando administrada por via oral, pode ocasionar seu acúmulo sistêmico e risco de perda auditiva e disfunção renal.[15] O metronidazol também se associa a efeitos adversos, especialmente a neuropatia periférica.[4]

A rifaximina é antimicrobiano de uso oral, pouco absorvido (menos de 0,4%) e com largo espectro de ação contra bactérias intestinais, com eficácia e segurança na EH.[26,27] Aprovada pelo Food and Drug Administration (FDA) nos EUA em 2004, inicialmente para uso em diarreia por *Escherichia coli*, não é comercializada no Brasil. Sua vantagem consiste em efeitos colaterais desprezíveis, devido à pequena absorção sistêmica, poucas interações medicamentosas e ausência de necessidade de ajuste de sua dose na insuficiência hepática.[28]

Observam-se melhores resultados terapêuticos com o uso dos antimicrobianos, em comparação com os dissacarídeos não absorvíveis, principalmente quando se compara a rifaximina com a lactulose. A lactulose é mais onerosa, apresenta mais efeitos colaterais gastrointestinais, como dispepsia e anorexia, e associa-se à diarreia, tornando seu uso continuado pouco tolerável.[29] A rifaximina relaciona-se ainda com menor tempo de internação hospitalar quando comparada à lactulose, por causa da redução mais efetiva e precoce da amonemia.[30]

Outras propostas terapêuticas para reduzir a amonemia apresentam resultados limitados, como:

- A administração de probióticos pode, por intermédio da fermentação, reduzir o substrato bacteriano do intestino e, consequentemente, a amonemia.[31]
- O benzoato de sódio pode reduzir o nível sanguíneo da amônia mediante o aumento de sua excreção renal.[32]
- O equilíbrio da distribuição dos aminoácidos está alterado nos hepatopatas; como o fígado fornece aminoácidos a tecidos periféricos, a insuficiência hepática associa-se

a aumento dos aminoácidos aromáticos. A restauração do equilíbrio dos aminoácidos sanguíneos poderia beneficiar os cirróticos mediante a administração dietética dos aminoácidos de cadeia ramificada.[33]

- Os agonistas dopaminérgicos poderiam ser benéficos na EH;[34] entretanto, não há evidências científicas desse efeito. O flumazenil melhora as alterações ao eletroencefalograma (EEG) da encefalopatia hepática (EH), quando comparado ao placebo,[35] e os benzodiazepínicos deprimem o SNC mediante o bloqueio dos receptores GABA.
- A L-ornitina-L-aspartato (LOLA) diminui a amonemia ao fornecer substrato para a conversão da amônia em ureia e glutamina; entretanto, as evidências sugerem benefícios apenas em cirróticos com encefalopatia leve a moderada.[36,37]
- A acarbose e a levocarnitina melhoram apenas manifestações leves da EH.[38,39]

Acreditava-se que a restrição rigorosa de proteínas seria benéfica para pacientes com EH. No entanto, essa conduta acarreta consumo proteico muscular e agrava o prognóstico, especialmente em pacientes que com frequência apresentam sinais de desnutrição proteico-calórica em razão da doença de base.[40] O balanço nitrogenado positivo promove a regeneração hepática. Desse modo, recomenda-se restrição proteica com dieta constituída de 1 a 1,5g de proteínas/kg/dia.[41] Deve-se também acrescentar o zinco à dieta do cirrótico com EH. O zinco é cofator das enzimas no ciclo da ureia e sua suplementação melhora a degradação da ureia, com consequente diminuição da amonemia.[42,43]

Pode-se ainda reduzir a amônia sanguínea mediante a redução dos compostos nitrogenados do cólon. Essa estratégia é alcançada por lavagem intestinal com o uso de clister, que pode ser constituído por soluções glicerinadas, fosfatadas ou compostas por lactulose. O clister é a alternativa ao uso de dissacarídeos não absorvidos nos pacientes em coma e com risco de aspiração pulmonar, quando ainda não foram realizadas a proteção de vias aéreas e a implantação de cateter nasoentérico. Caso seja contraindicada a realização de clister, pode-se utilizar a administração oral de solução isotônica de manitol, com a indução de diarreia osmótica.[44]

Apesar das várias opções de tratamento relatadas, ainda não há consenso quanto ao manejo ideal da EH. A Figura 50.1 apresenta uma proposta de tratamento para o coma hepático. Deve-se proceder à proteção das vias aéreas e à estabilização hemodinâmica, quando necessária, após o estabelecimento do diagnóstico de EH grave (coma hepático). A próxima medida consiste na identificação e no tratamento de possíveis fatores precipitantes. O tratamento medicamentoso é iniciado com os dissacarídeos não absorvíveis (lactulose ou lactitol) combinados à aplicação de clister glicerinado ou fosfatado. A dose da lactulose é titulada de acordo com o hábito intestinal, objetivando manter de três a quatro evacuações pastosas ao dia. Associa-se o

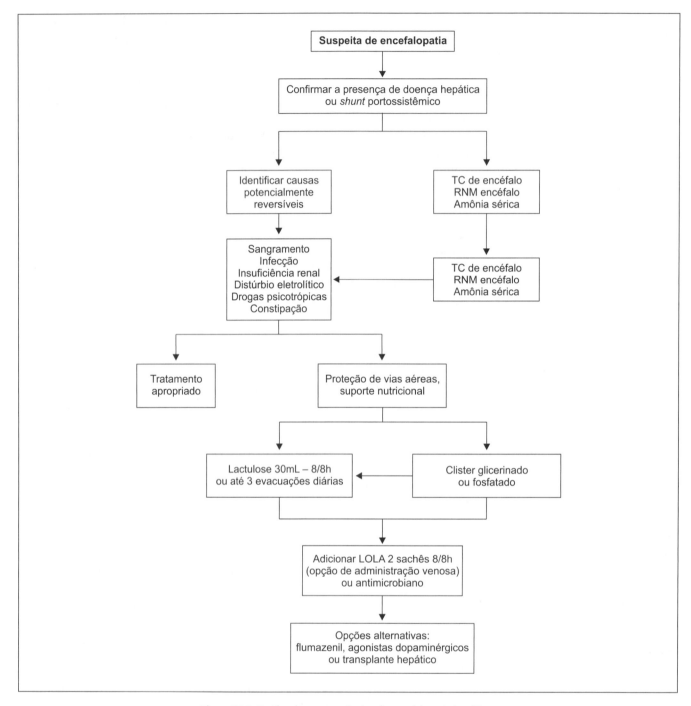

Figura 50.1 ■ Abordagem terapêutica da encefalopatia hepática.

uso de antimicrobianos e LOLA se em 48 horas após não ocorrer melhora clínica. Os antagonistas de benzodiazepínicos e agonistas dopaminérgicos podem ser usados nas formas persistentes. O transplante hepático deve ser considerado (Figura 50.1) quando a evolução é desfavorável, com refratariedade terapêutica.

PROGNÓSTICO

A EH é reversível, na maioria dos pacientes, quando são adotadas as medidas terapêuticas adequadas; entretanto, em casos com evolução para o coma hepático, a mortalidade alcança 80%.

Pacientes com encefalopatia crônica podem desenvolver sequelas neurológicas mesmo após o transplante hepático, e o maior impacto do controle clínico dos pacientes com hepatopatia crônica está na prevenção de crises recorrentes de encefalopatia. As medidas adotadas objetivam a prevenção dos fatores precipitantes, como profilaxia primária e secundária das varizes do esôfago, controle de infecções, principalmente PBE, e manejo adequado da ascite com uso de diuréticos. Pacientes cirróticos com encefalopatia crônica se beneficiam do uso de dissacarídeos não absorvíveis com a mesma titulação da dose utilizada no coma hepático, ou seja, lactulose na dose que promova três a quatro evacuações pastosas ao dia.

A EH, apesar de potencialmente reversível, reflete prognóstico ruim nos cirróticos, com sobrevida <40% em 1 ano.[46] Os cirróticos com encefalopatia, mesmo que nas formas leves, apresentam pior classificação funcional, demonstrada pelo escore de Child-Pugh, e devem ser avaliados clinicamente para indicação de transplante hepático.

O prognóstico, na hepatopatia aguda, também está relacionado com o grau da encefalopatia. A mortalidade é de 30% e 80%, respectivamente, nos graus II e IV (coma hepático). O rápido desenvolvimento da encefalopatia, paradoxalmente, resulta em melhor prognóstico, quando comparado a intervalo prolongado entre a sintomatologia e o acometimento neurológico.[18] Na hepatite fulminante, o transplante hepático é a terapia mais efetiva, sendo responsável, nos EUA, por 5% a 7% dos transplantes de fígado, com sobrevida em 1 ano de 46 a 89%.[47]

CONSIDERAÇÕES FINAIS

O aparecimento da EH na evolução de paciente com hepatopatia progressiva traduz-se, quase que invariavelmente, em falência hepática avançada, fato que individualmente já caracteriza prognóstico clínico ruim. O pronto diagnóstico e a conduta terapêutica precoce são requisitos fundamentais para sua reversibilidade, ainda que temporária, uma vez que a integridade metabólica e funcional do fígado permanece comprometida e são esperados novos episódios de HE, possivelmente com maior complexidade e possibilidade de evolução para intratabilidade. Nesse contexto, o transplante hepático surge como opção atraente, uma vez que se caracteriza como a única proposta terapêutica que possibilita a definitiva normalização da função hepática.

Referências

1. Ferenci P, Lockwood A, Mullen K et al. Hepatic encephalopathy – Definition, nomenclature, diagnosis, and quantification: Final report of the Working Party at the 11th World Congresses of Gastroenterology, Viena, 1998. Hepatology 2002; 35(3):716-21.
2. Poordad FF. Review article: the burden of hepatic encephalopathy. Aliment Pharmacol Ther 2007; 25(11):3-9.
3. Leevy C. Economic impact of treatment options for hepatic encephalopathy. Semin Liver Dis 2007; (2):26-31.
4. Riordan SM, Willians R. Treatment of hepatic encephalopathy. N Engl J Med 1997; 337:473-9.
5. Rosa H. Encefalopatia hepática. In: Castro LP, Coelho LGV (eds.) Gastroenterologia. Rio de Janeiro: Medsi, 2004:267-77.
6. Eroglu Y, Byrne WJ. Hepatic encephalopathy. Emerg Med Clin N Am 2009; 27:401-14.
7. Keiding S, Sorensen M, Bender D et al. Brain metabolism of 13N-ammonia during acute hepatic encephalopathy in cirrhosis measured by positron emission tomography. Hepatology 2006; 43(1):42-50.

8. Munoz SJ. Hepatic encephalopathy. Med Clin North Am 2008; 92(4):795-812.
9. Lockwood AH. Blood ammonia levels and hepatic encephalopathy. Metab Brain Dis 2004; 19:345-9.
10. Kramer L, Tribl B, Gebdo A et al. Partial pressure of ammonia versus ammonia in hepatic encephalopathy. Hepatology 2000; 31:30-4.
11. Clemmesen JO, Larsen FS, Kondrup J et al. Cerebral herniation in patients with acute liver failure is correlated with arterial ammonia concentration. Hepatology 1999; 29:648-53.
12. McPhail MJW, Taylor-Robinson SD. The role of magnetic resonance imaging and spectroscopy in hepatic encephalopathy. Metab Brain Dis 2010; 25:65-72.
13. Rovira A, Alonso J, Córdoba J. MR imaging findings in hepatic encephalopathy. AJNR Am J Neuroradiol 2008; 29(9):1612-21.
14. Stravitz RT, Kramer AH, Davern T et al. Intensive care of patients with acute liver failure: recommendations of the U.S. Acute Liver Failure Study Group. Crit Care Med 2007; 35(11):2498-508.
15. Blei AT, Córdoba J. for the Practice Parameters Committee of the American College of gastroenterology. Hepatic encephalopathy. Am J Gastroenterol 2001; 96:1968-76.
16. Moore KP, Wong F, Gines P et al. The management of ascites in cirrhosis: report on the consensus conference of the International Ascites Club. Hepatology 2003; 38(1):258-66.
17. Franchis R. Evolving consensus in portal hypertension. Report of the Baveno IV consensus workshop on methodology of diagnosis and therapy in portal hypertension. J Hepatol 2005; 43(1):167-76.
18. Larson AM. Diagnosis and management of acute liver failure. Curr Opin Gastroenterol 2010; 26:214-221.
19. Blei AT. Selection for acute liver failure: have we got it right? Liver Transpl 2005; 11:S30-4.
20. Brasil. Ministério da Saúde. Portaria 1.160, de 29 de maio de 2006 – Modifica os critérios de distribuição de fígado de doadores cadáveres para transplante, implantando o critério de gravidade de estado clínico do paciente.
21. Pugh RN, Murray-Lyon IM, Dawson JL, Pietroni MC, Williams R. Transection of the oesophagus for bleeding oesophageal varices. The Brit J Surg 1973; 60(8):646-9.
22. Freeman RB Jr, Gish RG, Harper A et al. Model for end-stage liver disease (MELD) exception guidelines: results and recommendations from the MELD Exception Study Group and Conference (MESSAGE) for the approval of patients who need liver transplantation with diseases not considered by the standard MELD formula. Liver Transpl 2006; 12:S128-36.
23. Bass NM. Review article: the current pharmacological therapies for hepatic encephalopathy. Aliment Pharmacol Ther 2007; 25(1): 23-31.
24. Conn HO, Leevy CM, Vlahcevic ZR et al. Comparison of lactulose and neomycin in the treatment of chronic portal-systemic encephalopathy. Gastroenterology 1977; 72:573-83.
25. Hawkins RA, Jessy J, Mans AM, Chedid A, DeJoseph MR. Neomycin reduces the intestinal production of ammonia from glutamine. Adv Exp Med Biol 1994; 368:125-34.
26. Bass NM, Ahmed A, Johnson L, Gardner JD. Rifaximin treatment is beneficial for mild hepatic encephalopathy. Hepatology 2004; 40:646.
27. Mas A, Rodés J, Sunyer L et al. Comparison of rifaximin and lactitol in the treatment of acute hepatic encephalopathy: results of a randomized, double-blind, double-dummy, controlled clinical trial. J Hepatol 2003; 38:51-8.
28. Huang DB, DuPont HL. Rifaximin – a novel antimicrobial for enteric infections. J Infect 2005; 50:97-106.
29. Giacomo F, Francesco A, Michele N, Oronzo S, Antonella F. Rifaximin in the treatment of hepatic encephalopathy. Eur J Clin Res 1993; 4:57-66.

30. Spiegel BM, Huang E, Esrailian E. Is rifaximin cost-effective in the management of hepatic encephalopathy? Gastroenterology 2006; 130(2):30-35.

31. Sharma P, Sharma BC, Puri V, Sarin SK. An open-label randomized controlled trial of lactulose and probiotics in the treatment of minimal hepatic encephalopathy. Eur J Gastroenterol Hepatol 2008; 20:506-11.

32. Sushma S, Dasarathy S, Tandon RK, Jain S, Gupta S, Bhist MS. Sodium benzoate in the treatment of acute hepatic encephalopathy: a double-blind randomized trial. Hepatology 1992; 16: 138-44.

33. Chalasani N, Gitlin N. Severe recurrent hepatic encephalopathy that responded to oral branched chain amino acids. Am J Gastroenterol 1996; 91:1266-8.

34. Uribe M, Farca A, Marquez MA, Garcia-Ramos G, Guevara L. Treatment of chronic portal systemic encephalopathy with bromocriptine: a double-blind controlled trial. Gastroenterology 1979; 76:1347-51.

35. Barbaro G, Di Lorenzo G, Soldini M et al. Flumazenil for hepatic encephalopathy grade III and IVa in patients with cirrhosis: an Italian multicenter double-blind, placebo-controlled, crossover study. Hepatology 1998; 28:374-8.

36. Kircheis G, Nilius R, Held C et al. Therapeutic efficacy of L-ornithine-L-aspartate infusions in patients with cirrhosis and hepatic encephalopathy: results of a placebo-controlled, double-blind study. Hepatology 1997; 25:1351-60.

37. Stauch S, Kircheis G, Adler G et al. Oral L-ornithine-L-aspartate therapy of chronic hepatic encephalopathy: results of a placebo-controlled double-blind study. J Hepatol 1998; 28:856-64.

38. Malaguarnera M, Pistone G, Elvira R et al. Effects of L-carnitine in patients with hepatic encephalopathy. World J Gastroenterol 2005; 11:7197-202.

39. Gentile S, Guarino G, Romano M et al. A randomized controlled trial of acarbose in hepatic encephalopathy. Clin Gastroenterol Hepatol 2005; 3:184-91.

40. Merli M, Riggio O, Dally L. PINC (Policentrica Italiana Nutrizione Cirrosi). Does malnutrition affect survival in cirrhosis? Hepatology 1996; 23:1041-6.

41. Plauth M, Merli M, Kondrup J et al. ESPEN guidelines for nutrition in liver disease and transplantation. Clin Nutr 1997; 16:43-55.

42. Marchesini G, Fabbri A, Bianchi G et al. Zinc supplementation and amino acid-nitrogen metabolism in patients with advanced cirrhosis. Hepatology 1996; 23:1084-92.

43. Van der Rijt CC, Schalm SW, Schat H et al. Overt hepatic encephalopathy precipitated by zinc deficiency. Gastroenterology 1991; 100:1114-8.

44. Van Thiel DH, Fagiuoli S, Wright HI et al. Gastrointestinal transit in cirrhotic patients: effect of hepatic encephalopathy and its treatment. Hepatology 1994; 19:67-71.

45. Bajaj JS, Sanyal AJ, Bell D et al. Predictors of the recurrence of hepatic encephalopathy in lactulose-treated patients. Aliment Pharmacol Ther 2010; 31:1012-7.

46. Bustamante J, Rimola A, Ventura PJ et al. Prognostic significance of hepatic encephalopathy in patients with cirrhosis. J Hepatol 1999; 30:890-5.

47. McCashland TM, Shaw BW Jr, Tape E. The American experience with transplantation for acute liver failure. Sem Liver Dis 2006; 16(4):427-33.

SEÇÃO VII

Emergências nas Doenças Infecciosas

CAPÍTULO 51

Uso Racional de Antimicrobianos e Controle de Infecções

José Carlos Serufo

Renato Camargos Couto

Simone Gonçalves dos Santos

Nelson Jacintho

INTRODUÇÃO

Neste capítulo serão explicados os princípios científicos e epidemiológicos associados à análise estatística direcionada para prevenção ou redução das taxas de infecções hospitalares. Há especialistas que preferem usar a expressão "epidemiologia hospitalar e prevenção de infecção" para definir essa disciplina. De fato, o controle de infecção é um componente da epidemiologia hospitalar. Independente do nome que se dá, o "controle de infecções" deveria constituir-se em disciplina obrigatória nos currículos dos cursos da área de saúde, em especial de medicina, enfermagem, bioquímica e fisioterapia. Sabe-se que programas efetivos de controle de infecção reduzem as taxas de infecções hospitalares, evitam mortes e sequelas e, certamente, são rentáveis.

Passados quase 200 anos dos apontamentos de Semmelweis, que deram início a uma nova era no controle das infecções nosocomiais, muito há a fazer diante do ainda desmedido, desordenado e por vezes caótico atendimento básico e nos serviços de urgência e emergência, fruto da sobrecarga originada de todas as demandas do serviço de saúde que para eles confluem. Assim, o que não funciona a contento descarrega-se nos serviços de pronto-atendimento. Tornam-se com isso um desgabado serviço, perigoso e potencial foco de disseminação de infecções.

Os hospitais cada vez mais se equipam com recursos de suporte à vida para atender a demanda de pacientes gravemente enfermos e assim, involuntariamente, os tornam suscetíveis às infecções.

A redução dos riscos de infecções hospitalares abarca:

- Fiscalização em todo o universo do hospital e serviços agregados.
- Educação sobre prevenção de infecções (com ênfase na desinfecção das mãos).

- Investigações dos surtos e efetivação de medidas de controle.
- Limpeza, desinfecção e esterilização de equipamentos.
- Controle de resíduos e eliminação de resíduos infectantes.
- Proteção a saúde do empregado, especialmente após a exposição a patógenos.
- Revisão da utilização de antibióticos e sua relação com padrões locais de resistência.
- Prevenção de infecções causadas por dispositivos intravasculares.
- Desenvolvimento de políticas e procedimentos de controle de infecção.
- Uso racional e controle de antimicrobianos.
- Acesso a resultados confiáveis de microbiologia.
- Supervisão sobre a utilização de novos produtos que direta ou indiretamente se relacionam com o risco de infecções nosocomiais.

Os principais processos envolvidos no controle de infecções resumem-se em:

- **Precauções gerais:**
  - Higiene das mãos
  - Controle da qualidade de sabões e da água
  - Uso do álcool
  - Monitoramento dos processos
  - Unhas
  - Luvas
  - Máscaras
  - Treinamento contínuo
- **Isolamento:**
  - Precauções de contato
  - Perdigotos
  - Aerossol ($<5\mu$)

- Imunocomprometidos
- Doenças infecciosas e suscetíveis
- **Limpeza:**
  - Limpeza
  - Desinfecção
  - Esterilização de materiais sensíveis ao calor
  - Esterilização de materiais cirúrgicos
  - Reutilização de descartáveis
- **Vigilância:**
  - Acompanhamento de surtos
  - Monitoramento da resistência microbiana
  - Acompanhamento de doenças infecciosas
  - Uso racional de antimicrobianos

USO RACIONAL DE ANTIMICROBIANOS

Diante da frequente ocorrência de infecções em situações de emergência que escapam do controle eletivo realizado pelas comissões, será enfocado neste capítulo o uso racional de antimicrobianos, com ênfase na auditoria dos medicamentos prescritos por médico.

O uso racional de antimicrobianos, que remete às indicações aceitáveis diante das razões prática e científica, por vezes, e ante a gravidade do paciente, chega ao patamar do razoável, que é o melhor que se pode fazer para evitar a morte e as sequelas, mas sem exageros. Exageros ocorrem com frequência. Prescreve-se mais do que o necessário, sob a justificativa de não errar para menos e em prol do paciente. Este mote carece de racionalidade. O racional seria o necessário.

Os antibióticos, que certamente salvam vidas, podem contribuir para o agravamento das infecções hospitalares, eliminando as bactérias sensíveis, relacionadas ou não com a doença, com aumento da população das bactérias resistentes, alterando o equilíbrio da microbiota anaerobia, em especial do trato gastrointestinal, e facilitando o crescimento e a seleção de bactérias que oportunamente causarão infecções, como enterocos, pseudomonas e *Enterobacteriaceae*; por último, induzem resistência pelos diversos mecanismos genéticos, próprios ou adquiridos de outras bactérias.

Além dos efeitos nocivos sobre a microbiota, ocorrem inúmeros efeitos colaterais e interações medicamentosas, que podem ser minimizados, e preferentemente, evitados, quando se faz uma melhor opção terapêutica para o contexto clínico, o que nem sempre exige o uso de antimicrobianos.

Os sinais de abuso no uso de antibióticos ficaram evidentes em estudo espanhol (http://app.esac.ua.ac.be/public/) que apontou prescrição desses fármacos em 67% das receitas médicas, embora em apenas 22% houvesse diagnóstico de infecção. Além disso, cerca de 30% dos fármacos consumidos não haviam sido prescritos por médicos. Uma campanha sistemática para o uso responsável de antibióticos está em curso naquele país (http://www.msps.es/campannas/campanas06/Antibioticos.htm). São *slogans* dessa campanha: "*Usándolos bien hoy, mañana nos protegerán*" e "*pueden dejar de curar*" ("usando-os bem hoje e amanhã nos protegerão" e "podem deixar de viver").

O conhecimento médico é o alicerce do uso racional de antimicrobianos, tanto quanto a acessibilidade de métodos diagnósticos e o tempo clínico disponibilizado para o atendimento e acompanhamento. A gravidade da doença demanda prescrição imediata na impossibilidade de seguimento clinicolaboratorial que permitiria decisão posterior, mais robusta, segura e racional.

Cria-se a rotina de resolver na hora o que poderia ser mais bem orientado com o seguimento clinicolaboratorial e, com isso, simplifica-se o entendimento do "uso racional de antibióticos" à indicação do esquema preconizado para determinada doença que se julga presente, às vezes com grande grau de incerteza.

Portanto, o uso racional de antibióticos passa ainda pela indicação de não usá-los.

LABORATÓRIO E USO RACIONAL DE ANTIMICROBIANOS

Profilaxia antibiótica

Uma das importantes aplicações dos antimicrobianos situa-se na profilaxia. A profilaxia antibiótica (PA) aplica-se a grande número de situações clínicas (doença valvular cardíaca, proteção após a exposição a doenças de grande infectividade) e cirúrgicas. Quando utilizada criteriosamente, a PA reduz dramaticamente o risco de infecção, principalmente infecção do sítio cirúrgico, mas seus benefícios devem ser balanceados com o risco de reações adversas, tóxicas ou alérgicas, interações medicamentosas, emergência de germes resistentes, superinfecção e custos. É certamente em cirurgia que se situa a melhor relação custo-benefício desses agentes.

A profilaxia antibiótica pode contrapor-se, mas não substitui as falhas de processos que expõem os pacientes a riscos externos, passíveis de correção.

Antibióticos profiláticos para cirurgia

Em termos gerais, a PA em cirurgia (PAC) é recomendada para aqueles procedimentos em que: (1) há elevado risco de infecção – risco de infecção incisional >5% (como observado em feridas potencialmente contaminadas e contaminadas) é considerado ponto de corte adequado entre os procedimentos com baixo e alto risco de infecção; (2) há implantação de material protético; (3) as consequências da infecção potencial possam ser especialmente graves e/ou ameaçadoras da vida (p. ex., cirurgias cardíacas, do sistema nervoso central, oftalmológicas etc.).

Na administração de PAC, recomenda-se apenas a via venosa. O antibiótico deve produzir níveis adequados no sangue e tecidos no momento da incisão cirúrgica. Para isso, é prática recomendada completar a infusão do antibiótico 30 minutos antes de se proceder à incisão da pele (habitualmente durante a indução anestésica), começando dentro dos 60 minutos da incisão inicial de pele. Quando se usa vancomicina ou uma fluoroquinolona, a infusão deve começar 60 a 120 minutos antes da incisão.

Para cirurgias com duração de até 4 horas, uma dose única do antibiótico irá fornecer níveis adequados durante todo o procedimento. Se a duração da cirurgia é prolongada (>4 horas) ou existe perda importante de sangue (>1 litro), a administração de doses repetidas *durante* a cirurgia a cada 1 a 2 meias-vidas plasmáticas do fármaco (p. ex., a cada 2 horas para cefalotina, a cada 3 horas para cefazolina etc.) irá manter níveis adequados durante toda a cirurgia. Na maior parte das cirurgias, não é necessária a administração de doses no pós-operatório. Na presença de insuficiência renal, não é necessário alterar a posologia da PAC quando ela for dose única.

O espectro do antimicrobiano deve estar dirigido para os micro-organismos infectantes mais prováveis do sítio cirúrgico considerado, mas não precisa cobrir a totalidade dos micro-organismos potenciais. Idealmente, deve apresentar baixo potencial de indução de resistência, ser de baixo custo e relativamente isento de efeitos adversos sérios. Cefalosporinas de primeira geração (principalmente cefazolina e cefalotina) são usadas como antibióticos de primeira escolha na maior parte dos procedimentos cirúrgicos. Para procedimentos envolvendo o cólon, a clindamicina, o metronidazol ou as aminopenicilinas com inibidores de β-lactamases são preferíveis, pois apresentam maior atividade contra germes anaeróbios. O uso rotineiro de vancomicina para PAC não é recomendado, mas pode ser justificável em pacientes colonizados por *S. aureus* resistente à meticilina ou em pacientes com internação pré-operatória >48 horas em instituições em que esse germe é prevalente nas infecções. O uso rotineiro de cefalosporinas de terceira ou quarta geração não é recomendado.

A Tabela 51.1 apresenta esquemas sugeridos de PAC por tipo de procedimento, tanto para adultos como para pacientes pediátricos. Procedimentos não mencionados em cada seção não apresentam indicação de PAC.

Profilaxia antibiótica em situações clínicas

O uso de antimicrobianos pode ser útil para prevenir doenças em diversas situações clínicas, tanto nos pacientes como nos trabalhadores da área da saúde. Na Tabela 51.2 são apresentadas algumas das situações clínicas em que a PA é utilizada.

TERAPIA DAS INFECÇÕES (Tabelas 51.3 e 51.4)

Opções de uso de antimicrobianos em situações especiais

Infecções de pele e subcutâneo

Na possibilidade de bactéria gram-positiva, produtora de betalactamases resistentes à meticilina ou em caso de necessidade de terapêutica prolongada, as oxazolidinonas (linezolida) demonstram ser uma opção interessante, por apresentar bom espectro de ação para esse grupo de micro-organismos e excelente biodisponibilidade por via oral, que permite terapêutica sequencial da via parenteral, facilitando a alta hospitalar.

Infecções por enterococos resistentes à vancomicina (EVAR)

As estreptograminas (quinupristina/dalfopristina) constituem-se em opção terapêutica nas sepses por *Enterococcus faecium* resistentes à vancomicina.

Atualmente, as oxazolidinonas (linezolida) podem ser consideradas opção nas infecções pulmonares, além das infecções de pele e subcutâneo causadas por EVAR ou MRSA.

Rotatividade de antimicrobianos para controle de bastonetes gram-negativos produtores de betalactamases plasmidiais (não tipo I)

Nesse contexto, as penicilinas de amplo espectro, associadas a inibidor de betalactamases, especificamente a ticarcilina-clavulanato ou a piperacilina-tazobactam, constituem opções interessantes, poupando o uso de cefalosporinas de terceira e quarta gerações e dos carbapenêmicos.

Além de efetivas contra bactérias gram-negativas (BGN) não produtoras de betalactamases cromossomiais (as do tipo I), agem contra a maioria das gram-positivas sensíveis aos betalactâmicos e contra os anaeróbios.

A piperacilina-tazobactam é a associação que apresenta maior atividade antibacteriana *in vitro*, sendo inclusive superior à ceftazidima contra *P. aeruginosa*.

Endoftalmite (Figura 51.1)

Terapêutica das infecções virais

A cada dia cresce o número de agentes antivirais e de doenças virais passíveis de tratamento. Além de conhecer a sensibilidade de cada vírus aos medicamentos, é fundamental considerar o sítio da infecção, a fase da doença e as condições clínicas do paciente. A dose, o intervalo e a duração do tratamento, assim como a indicação de tratar, variam para uma mesma virose. Podem ser citados como exemplos o herpesvírus genital e o encefálico, em imunocomprometidos ou indivíduos sadios, em fase de doença ativa ou em remissão.

538   Seção VII ■ Emergências nas Doenças Infecciosas

Tabela 51.1 ■ Esquemas de antibioticoprofilaxia cirúrgica em adultos e pacientes pediátricos*

Cirurgia/descrição	Esquema(s) recomendado(s)**
Neurológica	
Craniotomia	Cefalotina *ou* cefazolina 1g EV, dose única
Craniotomia e derivação ventriculoperitoneal	Sulfametoxazol 800mg + trimetoprima 160mg EV a cada 12h por 48h
Traumatismo penetrante no crânio	Sulfametoxazol 800mg + trimetoprima 160mg EV a cada 12h + metronidazol 500mg EV a cada 8h por 72h
Oftalmológica	
Com colocação de lente intraocular	Colírio de tobramicina ou quinolona 24h antes da cirurgia
Reoperação, paciente diabético ou imunossuprimido. Considerar o uso em cirurgias com tempo >25min ou complicada com perda vítrea	Cefalotina *ou* cefazolina 1g EV, dose única
Seios da face	Clindamicina 600mg EV + gentamicina 1,7mg/kg EV, doses únicas, *ou* amoxicilina/clavulanato 500mg EV *ou* ampicilina/sulbactam 1g EV, doses únicas
Amidalectomia com ou sem adenoidectomia	Cefalotina *ou* cefazolina 1g EV, dose única
Cabeça e pescoço	
Com abordagem pela mucosa oral ou faríngea	Clindamicina 600mg EV + gentamicina 1,7mg/kg EV, doses únicas, *ou* amoxicilina/clavulanato 500mg EV *ou* ampicilina/sulbactam 1g EV, doses únicas
Torácica	
Lobectomia, pneumectomia	Cefalotina 1g EV a cada 6h, *ou* cefazolina 1g EV a cada 8h, por 48h
Traumatismo torácico aberto	Cefalotina 1g EV a cada 6h, *ou* cefazolina 1g EV a cada 8h, por 48h
Se >6h de evolução Em caso de contaminação com terra	Cefalotina 1g EV a cada 6h, *ou* cefazolina 1g EV a cada 8h, por 48h Ver *Lesões traumáticas com terra*
Cardíaca	
Implante de prótese valvar, revascularização do miocárdio, abertura do coração, implante de marca-passo	Cefalotina 1g EV a cada 6h, *ou* cefazolina 1g EV a cada 8h, por 24 a 48h
Vascular	
Cirurgia em aorta abdominal, extremidades inferiores com incisão na virilha, amputação por doença isquêmica ou implante de prótese vascular	Cefalotina *ou* cefazolina 1g EV, dose única
Esôfago	Clindamicina 600mg EV a cada 6h + gentamicina 1,7mg/kg EV a cada 8h, *ou* amoxicilina/clavulanato 500mg EV a cada 8h, *ou* ampicilina/sulbactam 1g EV a cada 6h, por 24h
Gastroduodenal	
Em caso de hemorragia gastroduodenal, obstrução por úlcera duodenal, úlcera gástrica, câncer gástrico ou uso de antiácidos ou inibidores de receptores H_2 ou da bomba de hidrogênio	Cefalotina *ou* cefazolina 1g EV, dose única
Trato biliar	
Em caso de idade >60 anos, colecistite aguda, icterícia obstrutiva, cirurgia anterior do trato biliar, coledocolitíase, cirurgia de urgência	Cefalotina *ou* cefazolina 1g EV, dose única
Apendicectomia	
Apendicite gangrenosa ou perfurada	Gentamicina 1,7mg/kg EV a cada 8h + metronidazol 500mg EV a cada 8h ou clindamicina 600mg EV a cada 6h, por 24h, *ou* amoxicilina/clavulanato 500mg EV a cada 8h *ou* ampicilina/sulbactam 1g EV a cada 6h, por 24h
Peritonite difusa	Idem, por 5 a 7 dias (uso terapêutico)
Apendicite simples (não perfurada)	Idem, doses únicas
Colorretal	
Cirurgia eletiva	Eritromicina 1g VO + neomicina 1g VO 20, 18 e 8h antes da cirurgia + limpeza mecânica do intestino com solução isotônica
Cirurgia de urgência	Gentamicina 1,7mg/kg EV a cada 8h + metronidazol 500mg EV a cada 8h ou clindamicina 600mg EV a cada 6h, por 24h, *ou* amoxicilina/clavulanato 500mg EV a cada 8h *ou* ampicilina/sulbactam 1g EV a cada 6h, por 24h

(Continua)

Capítulo 51 ■ Uso Racional de Antimicrobianos e Controle de Infecções **539**

Tabela 51.1 ■ Esquemas de antibioticoprofilaxia cirúrgica em adultos e pacientes pediátricos* (*continuação*)

Cirurgia/descrição	Esquema(s) recomendado(s)**
Traumatismo abdominal	
Com perfuração de víscera oca	Gentamicina 1,7mg/kg EV a cada 8h + metronidazol 500mg EV a cada 8h ou clindamicina 600mg EV a cada 6h, por 72h, *ou* amoxicilina/clavulanato 500mg EV a cada 8h *ou* ampicilina/sulbactam 1g EV a cada 6h, por 72h
Sem perfuração de víscera oca	Idem, doses únicas
Urológica	
Em pacientes de alto risco: urocultura positiva ou não disponível, sonda vesical pré-operatória, biópsia transretal de próstata, implantação de material protético	Cefalotina *ou* cefazolina 1g EV, dose única, *ou* ciprofloxacino 500mg VO ou 400mg EV, dose única, 2h antes da cirurgia
Retirada de sonda da nefrostomia, molde uretral e na derivação com sonda	Cefalotina *ou* cefazolina 1g EV, dose única, 30min antes do procedimento
Transplante renal	Cefalotina 1g EV a cada 6h *ou* cefazolina 1g EV a cada 8h, por 24h
Ginecológica/obstétrica	
Histerectomia, correção de cistocele/retocele, reconstrução de trompas de Falópio e cirurgia de mama	Cefalotina *ou* cefazolina 1g EV, dose única
Neovagina	Gentamicina 1,7mg/kg EV a cada 8h + clindamicina 600mg EV a cada 6h, por 24h
Cesariana (somente em pacientes de risco: emergência, trabalho de parto prolongado [>12h], ruptura prolongada de membranas [>6h], baixo nível socioeconômico)	Cefalotina *ou* cefazolina 1g EV, dose única, após clampagem do cordão umbilical
Gravidez ectópica	Cefalotina *ou* cefazolina 1g EV, dose única
Cerclagem uterina	Cefalotina *ou* cefazolina 1g EV, dose única
Aborto (não infectado) com curetagem	
Primeiro trimestre (somente em pacientes com antecedente de doença inflamatória pélvica, gonorreia ou múltiplos parceiros sexuais)	Doxiciclina 200mg VO 1h antes do procedimento e 100mg VO 12h após a primeira dose, *ou* penicilina G cristalina 2.000.000UI EV no pré-operatório e 3h após o procedimento
Segundo trimestre	Cefalotina *ou* cefazolina 1g EV, dose única
Inserção de dispositivo intrauterino	Doxiciclina 200mg VO 1h antes do procedimento
Histerossalpingografia	Doxiciclina 200mg VO 1h antes do procedimento
Cirurgia ortopédica	
Com colocação de prótese articular ou material de fixação	Cefalotina *ou* cefazolina 1g EV, dose única. Para prótese de joelho com uso de torniquete, a dose de cefalotina ou cefazolina é 2g
Fratura exposta	
<6h de evolução (contaminação com terra: ver *Lesões traumáticas com terra*)	Cefalotina 1g EV a cada 6h, *ou* cefazolina 1g EV a cada 8h, por 1 a 10 dias
>6h de evolução (contaminação com terra: ver *Lesões traumáticas com terra*)	Cefalotina 1g EV a cada 6h, *ou* cefazolina 1g EV a cada 8h, por 10 dias (uso terapêutico)
Traumatismo com penetração em articulação	
<6h de evolução (contaminação com terra: ver *Lesões traumáticas com terra*)	Cefalotina 1g EV a cada 6h, *ou* cefazolina 1g EV a cada 8h, por 24h
>6h de evolução (contaminação com terra: ver *Lesões traumáticas com terra*)	Cefalotina 1g EV a cada 6h, *ou* cefazolina 1g EV a cada 8h, por 72h
Traumatismo com laceração extensa, perda de substância, lesão vascular, lesão de tendão, lesão de músculo	
<6h de evolução (contaminação com terra: ver *Lesões traumáticas com terra*)	Cefalotina 1g EV a cada 6h, *ou* cefazolina 1g EV a cada 8h, por 24h
>6h de evolução (contaminação com terra: ver *Lesões traumáticas com terra*)	Cefalotina 1g EV a cada 6h, *ou* cefazolina 1g EV a cada 8h, por 72h
Lesões traumáticas com terra e/ou matéria orgânica	Associar metronidazol ou clindamicina ao esquema sugerido para cada procedimento

*As doses pediátricas encontram-se descritas na Tabela 51.16.
**A dose única ou a primeira dose deve ter sua infusão terminada no momento da indução anestésica, exceto quando especificado de maneira diferente.
EV: endovenoso; VO: via oral; IM: intramuscular; UI: unidades internacionais.

540 Seção VII ■ Emergências nas Doenças Infecciosas

Tabela 51.2 ■ Esquemas de antibioticoprofilaxia clínica

Hóspede suscetível/situação clínica/agente	Esquema(s) recomendado(s)
Prevenção de celulite em paciente com linfedema, edema de outra etiologia ou safenectomia e celulite recorrente por *S. pyogenes*	Penicilina G benzatina 1.200.000UI IM, a cada 4 semanas
Criança <6 anos,* não vacinada, com contato íntimo (creche, convívio familiar, ou durante >4h diárias, durante 5 a 7 dias) com paciente com infecção invasiva por *H. influenzae*	Rifampicina 20mg/kg/dia (máximo 600mg) VO, dose única diária, por 4 dias
Contato íntimo (creche, convívio familiar, ou durante >4h diárias, durante 5 a 7 dias, ou pessoal de saúde que tenha participado de ressuscitação cardiopulmonar, intubação traqueal ou aspiração de secreções respiratórias) com paciente com infecção por *N. meningitidis*	Rifampicina 10mg/kg (máximo 600mg) a cada 12h, VO, por 2 dias, *ou* ceftriaxona 250mg IM, dose única, *ou* ciprofloxacino (adultos, mulheres não grávidas) 500mg VO, dose única
Erradicação de colonização nasal (ou outra localização) por *S. aureus* em paciente com infecção recidivante (furunculose crônica) ou tratado com diálise peritoneal, ou que terá material protético (prótese articular, valva cardíaca) implantado cirurgicamente	Mupirocina 2% aplicada nas fossas nasais, 2 a 3 ×/dia, por 5 a 7 dias. Pode ser recomendado associar tratamento sistêmico ajustado à sensibilidade do germe (meticilino-suscetível = rifampicina + levofloxacino ou clindamicina, por 5 dias; meticilino-resistente = rifampicina + cotrimoxazol ou minociclina, por 5 dias)
Prevenção de otite média aguda em crianças com história de otite média recidivante (>3 episódios nos últimos 6 a 12 meses)	Amoxicilina 20mg/kg/dia VO, durante os meses de inverno e primavera
Crianças >1 ano e <7 anos, não vacinadas ou com vacinação incompleta, com contato íntimo (creche, convívio familiar) com paciente com infecção por *B. pertussis*	Eritromicina 50mg/kg/dia VO, a cada 6h, por 14 dias
Prevenção de sepse por germes encapsulados em pacientes com esplenectomia anatômica (cirúrgica) ou funcional (p. ex., anemia de células falciformes, drepanocitose, talassemia, etc.)	Amoxicilina 250 a 500mg/dia VO, *ou* penicilina V 125 a 250mg VO a cada 12h, em crianças <5 anos, por 3 anos após a cirurgia. Pode ser recomendável em >5 anos, especialmente se são imunossuprimidos (p. ex., linfoma)
Prevenção da infecção por *T. pallidum*, *N. gonorrhoeae*, *C. trachomatis* e *T. vaginalis* após estupro ou contato sexual suspeito	Ceftriaxona 250mg IM + metronidazol 2g VO + azitromicina 1g VO ou doxiciclina 100mg VO, a cada 12h, por 14 dias. São fundamentais o acompanhamento sorológico e as intervenções adequadas para prevenção da transmissão do HIV e do VHB
Prevenção de febre reumática recidivante em pacientes com história de episódio bem documentado de febre reumática	Penicilina G benzatina 1.200.000UI IM, a cada 3 a 4 semanas, *ou* penicilina V 250mg VO, a cada 12h, *ou* eritromicina 250mg VO, a cada 12h. Em pacientes sem cardite, usar por 5 anos ou até 18 anos de idade. Em pacientes com cardite, usar por 10 anos ou até 25 anos de idade
Prevenção de pneumonia por *P. jiroveci* em pacientes HIV+ com <200 CD4+, usuários de prednisona 20mg/dia por >4 semanas, ou receptores de transplante de medula óssea ou órgão sólido	Sulfametoxazol 400mg + trimetoprima 80mg VO ao dia, *ou* sulfametoxazol 800mg + trimetoprima 160mg VO 3 ×/semana, enquanto durar a imunossupressão
Prevenção de infecção do trato urinário em mulheres com infecção urinária recidivante (>3 episódios por ano) sem anomalia urológica demonstrável	Sulfametoxazol 400mg + trimetoprima 80mg VO, *ou* ciprofloxacino 250mg VO, *ou* norfloxacino 200mg VO, *ou* nitrofurantoína 50mg VO, uma vez ao dia em dias alternados
Prevenção da recidiva de peritonite bacteriana espontânea (PBE) em pacientes com cirrose e ascite e história de um episódio de PBE, ou na presença de hemorragia digestiva alta	Norfloxacino 400mg/dia durante vários meses (com antecedente de PBE) ou durante 10 dias (em presença de hemorragia digestiva alta)
Prevenção da endocardite bacteriana por *Streptococcus* grupo *viridans* ou *Enterococcus* spp. em pacientes com cardiopatia de alto risco (ou seja, prótese valvular, endocardite prévia, cardiopatia congênita cianótica complexa) ou risco moderado (isto é, persistência do ducto arterial, comunicação interauricular tipo *ostium primum*, defeitos do tabique interventricular, aorta bicúspide, coarrtação da aorta, miocardiopatia hipertrófica, valvulopatia adquirida [p. ex., febre reumática etc.]), prolapso mitral com regurgitação ou degeneração mixomatosa) submetidos a procedimentos associados a risco elevado de bacteriemia**	Bacteriemia originada na mucosa orofaríngea, esofágica ou respiratória: amoxicilina 2g (50mg/kg em crianças) VO, 1h antes do procedimento. Alternativas: clindamicina 600mg (20mg/kg em crianças) VO, ou azitromicina ou claritromicina 500mg (15mg/kg em crianças) VO, 1h antes do procedimento. Amoxicilina, ampicilina ou clindamicina podem ser utilizadas nas mesmas doses por via EV, 30min antes do procedimento, ou vancomicina 1g EV, 60min antes do procedimento Bacteriemia originada na mucosa geniturinária ou gastrointestinal: na presença de cardiopatia de alto risco, ampicilina 2g (50mg/kg em crianças) EV + gentamicina 1,5mg/kg EV, 30min antes do procedimento, seguido de 1g de ampicilina EV ou 1g de amoxicilina VO 6h depois. Vancomicina 1g (20mg/kg em crianças) EV, 1h antes do procedimento (apenas uma dose), pode substituir a ampicilina em caso de alergia à penicilina. Na presença de cardiopatia de risco moderado, recomenda-se o mesmo esquema, prescindindo-se da gentamicina e da segunda dose de ampicilina

*Pessoas >6 anos e adultos só devem receber profilaxia se convivem com crianças <6 anos não vacinadas ou se trabalham com crianças dessa idade.
**Risco elevado de bacteriemia (profilaxia recomendada em todos os pacientes): procedimento dentário ou gengival que produz sangramento (extração dentária, cirurgia periodontal, endodontia, colocação de implante), amidalectomia, adenoidectomia, outras cirurgias da mucosa oral, broncoscopia rígida, dilatação de estenose esofágica, esclerose de varizes esofágicas, colangiografia endoscópica retrógrada, cirurgia da via biliar, cirurgia intestinal, cirurgia prostática, cistoscopia, dilatação uretral, sondagem uretral ou litotripsia em paciente com infecção urinária, drenagem de abscesso etc.
Risco moderado de bacteriemia (profilaxia opcional em pacientes com cardiopatia de alto risco): broncoscopia com broncoscópio flexível, endoscopia digestiva, ecocardiografia transesofagiana etc.
IM: intramuscular; VO: via oral; EV: endovenoso.

Capítulo 51 ■ Uso Racional de Antimicrobianos e Controle de Infecções

Tabela 51.3 ■ Terapêutica das infecções em adultos e em pediatria de acordo com o sítio (as doses por faixa etária e os ajustes de acordo com o *clearance* de creatinina encontram-se na Tabela 51.4)

Sítio	Antimicrobianos	Tempo de tratamento	Diagnóstico/Conduta
Aparelho cardiovascular Endocardite em valva nativa	Penicilina G + oxacilina + gentamicina	4 a 6 semanas. Aminoglicosídeo por 5 dias em dose única diária, exceto para enterococo (4 a 6 semanas)	Se isolar o germe, usar terapêutica específica (droga e tempo de uso)
Endocardite em valva protética	Vancomicina + rifampicina + gentamicina	Mínimo: 6 semanas. Aminoglicosídeo por 2 semanas em dose única diária, exceto para enterococo (≥6 semanas)	ECG Ecocardiograma Hemocultura Avaliar intervenção cirúrgica
Tromboflebite supurativa	Oxacilina + gentamicina	7 a 10 dias	Hemocultura Radiografia, TC *Duplex scan*
Infecção marca-passo	Cefalotina/cefazolina	2 semanas, se não houver bacteriemia	Avaliar remoção do gerador e eletrodo
Infecção *bypass*	Cefalotina/cefazolina	4 semanas após remoção da prótese	*Duplex scan* Cultura do material Remover prótese
Infecção sítio cirúrgico Superficial sem repercussão sistêmica	Cuidado local		
Cirurgia com abertura de vísceras	Clindamicina ou metronidazol + Gentamicina *ou* Amoxicilina/clavulanato *ou* Ampicilina/sulbactam	7 a 14 dias	Drenagem
Cirurgia sem abertura de vísceras	Cefalotina/cefazolina	7 a 14 dias	Drenagem
Fasciíte necrosante	Penicilina + metronidazol + aminoglicosídeo	14 dias	Desbridamento
Gastrointestinal e hepatobiliar Colecistite Colangite Diverticulite Abscesso esplênico[1] Abscesso hepático[2] Abscesso perirretal Peritonite secundária à perfuração de alças e primária	Anaerobicida (metronidazol ou clindamicina) + gentamicina + ampicilina (quadros graves e terapêutica longa) *ou* Amoxicilina/clavulanato *ou* Ampicilina/sulbactam	10 a 14 dias *exceto*: abscesso hepático – 4 a 6 semanas peritonites – 14 dias peritonite primária – 5 a 7 dias	US TC é o padrão-ouro para dignóstico de todas as afecções. Se abordagem cirúrgica, enviar material para cultura
Abscesso pancreático e pancreatite necro-hemorrágica	Ciprofloxacino + metronidazol *ou* Imipenem/cilastatina	Necro-hemorrágica – 7 dias	
Diarreia aguda	Indicado antibiótico quando presente: repercussão sistêmica, leucócitos tecais, sangue nas fezes, paciente imunodeprimido Ampicilina *ou* Sulfa-trimetoprima *ou* Fluorquinolona (adulto)	3 a 5 dias Obs.: se há possibilidade de *C. difficile*, metronidazol por 7 a 14 dias	Em caso de *C. difficile*, pesquisar toxina A nas fezes
Úlcera duodenal com *H. pylori*	Claritromicina+ amoxicilina	14 dias (associar omeprazol)	
Genital e doenças sexualmente transmissíveis Cancroide	Azitromicina 1g VO *ou* Ceftriaxona 250mg IM *ou* Ciprofloxacino 500mg VO a cada 12h *ou* Eritromicina 500mg a cada 6h	Dose única Dose única 3 dias 7 dias	

(Continua)

542 Seção VII ■ Emergências nas Doenças Infecciosas

Tabela 51.3 ■ Terapêutica das infecções em adultos e em pediatria de acordo com o sítio (as doses por faixa etária e os ajustes de acordo com o *clearance* de creatinina encontram-se na Tabela 51.4) (*continuação*)

Sítio	Antimicrobianos	Tempo de tratamento	Diagnóstico/Conduta
Cervicite purulenta Não gonocócica	Doxiciclina 100mg VO a cada 12h *ou* Azitromicina 1g VO	14 dias Dose única	Cultura de material da endocérvice Tratar parceiro
Gonocócica	Ciprofloxacino 500mg VO *ou* Ceftriaxona 250mg IM	Dose única + esquema para não gonocócica	
Doença inflamatória pélvica Ambulatorial – Temp. <38ºC, leucócito <11.000, com peristalse, sem peritonite	Ciprofloxacino *ou* Ceftriaxona em dose única + doxiciclina 100mg a cada12h	7 a 14 dias 14 dias (doxiciclina)	Cultura de material da endocérvice ou peritoneal Acompanhar por 72 horas
Hospitalizado	Gentamicina EV + clindamicina durante 48h; após melhora, iniciar doxiciclina (completando 4 dias) ou azitromicina 1g VO dose única	Complementar 14 dias de tratamento com doxiciclina	Teste para sífilis e HIV Drenagem cirúrgica de abscesso tubovariano se não houver melhora em 48 a 72h
Epidídimo-orquite <35 anos	Ciprofloxacino *ou* Ceftriaxona	10 a 14 dias	Ultrassonografia para descartar casos complicados. Abordagem cirúrgica em caso de abscesso
>35 anos	Ciprofloxacino 500mg VO a cada 12h	10 a 14 dias	
Granuloma inguinal	Doxiciclina 100mg VO a cada 12h	10 a 14 dias	Biópsia das lesões
Linfogranuloma venéreo	Doxiciclina 100mg VO a cada 12h	21 dias	
Sífilis Congênita	Penicilina cristalina 150.000U/kg/ EV, a cada 8h *ou* Despacilina 50.000U/kg/dia IM (2ª escolha)	14 a 21 dias	
Primária, Contato <90 dias	Penicilina benzatina 2,4 milhões U IM 1 ×/semana	1 dose	
Secundária e latente recente (<1 ano)	Penicilina benzatina 2,4 milhões U IM 1×/semana	2 semanas	
Terciária e latente tardia (>1 ano)	Penicilina benzatina 2,4 milhões U IM ×/semana	3 semanas	
Grávida	Penicilina benzatina 2,4 milhões U IM, ×/semana, por 3 semanas + 1 dose de 2,4 milhões, U IM 1 semana após o parto		
Neurossífilis	Penicilina G cristalina 18 a 24 milhões U/dia (a cada 4h)	2 semanas	
Uretrite Não gonocócica	Doxiciclina 100mg VO a cada 12h *ou* Azitromicina 1g VO	14 dias Dose única	Suabe introduzido até 2cm da uretra para obter cultura Tratar parceiro
Gonocócica	Ciprofloxacino 500mg VO *ou* Ceftriaxona 250mg IM	Dose única + esquema para não gonocócica	
Vaginite Cândida	Tópico com miconazol creme a 2%	7 dias	Secreção vaginal para exame microscópico direto

(*Continua*)

Capítulo 51 ■ Uso Racional de Antimicrobianos e Controle de Infecções

Tabela 51.3 ■ Terapêutica das infecções em adultos e em pediatria de acordo com o sítio (as doses por faixa etária e os ajustes de acordo com o *clearance* de creatinina encontram-se na Tabela 51.4) (*continuação*)

Sítio	Antimicrobianos	Tempo de tratamento	Diagnóstico/Conduta
Tricomonas	Metronidazol tópico	7 dias	
Inespecífica – vaginose	Metronidazol 500mg a cada 12h VO	7 dias	
Mama Mastite pós-parto (com ou sem abscesso)	Cefalotina *ou* oxacilina *ou* cefazolina	7 a 10 dias	
Mastite não puerperal	Cefalotina + metronidazol *ou* clindamicina	7 a 10 dias	
Obstétrico Bolsa rota por mais de 18h[3]	Ver profilaxia pelo estreptococo		
Endomiometrite pós-parto	Clindamicina ou ampicilina/ sulbactam ou amoxicilina/ clavulanato + gentamicina	a) Endomiometrite não complicada EV: até 24 a 36h afebril e exame clínico com boa evolução (tratamento mínimo de 72h) VO: não há necessidade b) Endomiometrite complicada (tromboflebite séptica pélvica, abscesso ligamentar, flegmão) EV: até 24 a 36h afebril e exame clínico com boa evolução (tratamento mínimo de 72h) VO: amoxicilina/clavulanato ou cefalexina, no total de 10 a 14 dias	Se não há melhora clínica e da febre nas primeiras 48h investigar: abscesso pélvico e partes moles (tecido celular subcutâneo e musculatura) e tromboflebite séptica pélvica Lembrar da possibilidade de *Enterococcus*
Olhos, ouvido, mastoide, nariz e garganta Infecções odontogênicas supurativas	Amoxicilina/clavulanato *ou* Clindamicina *ou* Ampicilina/sulbactam	5 a 7 dias (manter por 48h após melhora dos sintomas)	Drenagem Radiografia dos dentes Sorologia Iniciar dentro de 48h do início da doença
Mastoide Aguda ambulatorial	Amoxicilina *ou* Sulfa-trimetoprima	10 dias	
Aguda hospitalar	Ceftriaxona *ou* Amoxicilina/clavulanato *ou* Ampicilina/sulbactam *ou* Macrolídeo (azitromicina ou claritromicina EV)	10 dias	TC Cultura de material de drenagem do ouvido Mastoidectomia se há abscesso em osso
Crônica	Amoxicilina/clavulanato *ou* Ampicilina/sulbactam *ou* Macrolídeo	5 a 7 dias Obs.: antibiótico somente nas superinfecções agudas ou por *Pseudomonas* spp.	
Olhos Conjuntivite Neonato após 72h de vida	Colírio de fluoroquinolona (ciprofloxacino ou ofloxacino)		
Neonato (se clamídia)	Eritromicina *ou* Claritromicina (oral)	21 dias	
Neonato (se gonococo)	Ceftriaxona 1 dose IM	Dose única	
Adulto	Colírio de gentamicina	7 a 10 dias	
Celulite periorbitária 5 anos e adulto	Cefalotina/cefazolina	7 a 10 dias	
<5 anos	Amoxicilina/clavulanato *ou* Ampicilina/sulbactam	10 a 14 dias	
Blefarite	Colírio ou pomada de fluoroquinolona ou tetraciclina		Colírio 2 a 4 vezes/dia por 2 semanas e então 1 vez à noite por 5 a 7 dias

(*Continua*)

544 Seção VII ■ Emergências nas Doenças Infecciosas

Tabela 51.3 ■ Terapêutica das infecções em adultos e em pediatria de acordo com o sítio (as doses por faixa etária e os ajustes de acordo com o *clearance* de creatinina encontram-se na Tabela 51.4) *(continuação)*

Sítio	Antimicrobianos	Tempo de tratamento	Diagnóstico/Conduta
Blefarite + rosácea	Colírio ou pomada de fluoroquinolona ou tetraciclina		Colírio 2 a 4 ×/dia por 2 semanas e então 1 × à noite por tempo indeterminado
Hordéolo externo	Calor local		
Hordéolo interno (meibominite)	Calor local + Cefalosporina de 1ª geração	5 a 7 dias	
Episclerite infecciosa bacteriana	Colírio de vancomicina (50mg/mL) + gentamicina (14mg/mL). Avaliar associação com corticoide	7 a 10 dias	
Tracoma	Tetraciclina* *ou* Doxiciclina* *ou* Eritromicina *ou* Azitromicina 3 dias * Não usar em crianças	3 semanas 3 semanas 3 semanas 3 dias	
Lesões traumáticas Perfuração conjuntival	Cefalotina/cefazolina EV	24h	
Dacriocistite aguda	Cefalexina *ou* Eritromicina *ou* Azitromicina	7 a 14 dias 7 a 14 dias 3 dias	
Ceratites bacterianas Usuários de lentes de contato (*P. aeruginosa*) de qualquer idade	Ciprofloxacino colírio	10 dias – a cada 15 a 30min nas 1ªs 24 a 48h; >48h, a cada 1h	
Córnea seca, diabético, imunossupressão (*S. aureus, S. pneumoniae, S. piogenes, Listeria* spp., *Enterobacteriaceae*)	Colírio de: Cefazolina (50mg/mL) + Gentamicina (14mg/mL)* ou Ciprofloxacina (0,3%) ou Ofloxacina (0,3%). * Usar colírio lubrificante para reconstituir o sal (Lacrima®20ml)	10 dias – a cada 15 a 30min nas 1ªs 24-48h; >48h, a cada 1h	
Lente de contato gelatinosa	Lembrar a possibilidade rara de *Acantamoeba* ssp.		
Sem fator de risco determinado (*S. aureus, S. pneumoniae, S. epidermidis, Pseudomonas* spp., *Enterobacteriaceae*)	Colírio de: cefazolina (50mg/mL) + gentamicina (14mg/mL)* ou ciprofloxacino (0,3%) ou ofloxacino (0,30%) * Usar colírio lubrificante para reconstituir o sal (Lacrima® 20mL)	10 dias – a cada 15 a 30min nas 1ªs 24 a 48h; >48h, a cada 1h	
Ceratites herpéticas Herpes simples Ceratite epitelial	1. Desbridamento delicado 2. Oclusão 3. Antivírico tópico – trifluridina 1 gota a cada 1h *ou* vidarabina pomada *ou* aciclovir pomada no saco conjuntival 5 ×/dia por pelo menos 10 dias 4. Avaliar antivírico sistêmico em casos graves – Aciclovir	10 dias	
Herpes zoster	Aciclovir VO	10 dias	
Ceratite fúngica (*Aspergillus* spp., *Fusarium* spp., *Candida* spp.)	Antifúngico tópico natamicina (5%) ou anfotericina (0,05% a 0,1%) ou fluconazol formulação venosa	Antifúngico oral: usar nos casos resistentes cetoconazol 200mg VO a cada 12h *ou* fluconazol 200mg VO a cada 12h *ou* itraconazol 200mg VO a cada 12h *ou* anfotericina venosa	De acordo com a evolução clínica
Ouvido Otite externa	Tratamento tópico: neomicina + corticoide	10 dias	

(Continua)

Capítulo 51 ■ Uso Racional de Antimicrobianos e Controle de Infecções

Tabela 51.3 ■ Terapêutica das infecções em adultos e em pediatria de acordo com o sítio (as doses por faixa etária e os ajustes de acordo com o *clearance* de creatinina encontram-se na Tabela 51.4) (*continuação*)

Sítio	Antimicrobianos	Tempo de tratamento	Diagnóstico/Conduta
Otite externa maligna (diabético)	Ceftazidima + gentamicina *ou* Ciprofloxacino	4 a 6 semanas	
Otite média Aguda	Amoxicilina ou Sulfa-trimetoprima	5 a 10 dias	Cultura de secreção do ouvido médio, se toxemia – pedir hemocultura
Resistente (crônica)	Cloranfenicol *ou* Macrolídeo (eritromicina ou novos macrolídeos)	10 a 14 dias	
Em pacientes intubados	Ceftriaxona *ou* Amoxicilina/clavulanato *ou* Ampicilina/sulbactam	10 a 14 dias	
Vias aéreas superiores Faringite exsudativa	Penicilina benzatina *ou* Eritromicina	Penicilina benzatina – 1 dose Eritromicina – 10 dias	
Difteria laríngea	Eritromicina ou claritromicina + soro	7 a 14 dias	Suabe de membrana para cultura
Angina de Vincent	Cloranfenicol *ou* Amoxicilina/clavulanato *ou* Ampicilina/sulbactam	7 a 14 dias	Cultura de exsudato, de tonsilas ou faríngeano
Epiglotite	Amoxicilina/clavulanato *ou* Ceftriaxona *ou* Ampicilina/sulbactam	7 a 10 dias	
Sinusite	Amoxicilina *ou* Sulfa-trimetoprima	14 dias	TC
Sinusite em paciente intubado	Metronidazol + ceftriaxona *ou* Amoxicilina/clavulanato *ou* Ampicilina/sulbactam	14 dias *Pseudomonas* spp. – 21dias	Avaliar a coleta de material para cultura
Laringite	Sintomáticos (maioria virótica)		
Osteomuscular **Músculos** Gangrena gasosa	Clindamicina + penicilina	10 dias	Abordagem cirúrgica
Piomiosite	Oxacilina	2 a 6 semanas	
Osso Osteomielite 1. Hematogênica 2. Vertebral 3. Com doença vascular 4. Sem doença vascular crônica	Cefalotina/cefazolina *ou* Fluoroquinolona (ciprofloxacino) *ou* Clindamicina	(1) 4 a 6 semanas (2) 4 a 6 semanas (3) Se amputar transfixando o osso infectado – 4 semanas Se retirar o osso infectado – 2 semanas Se for próximo ao osso infectado, mas tecido livre de infecção – 1 a 3 dias	Radiografia TC RNM Biópsia óssea Hemocultura
Artrite séptica <5 anos	Ceftriaxona	21 dias	
>5 anos	Oxacilina (com ou sem aminoglicosídeo) se empírico	BGN e *S. aureus:* 21 dias *H. influenzae* e *Streptococcus:* 14 dias Ajustar o fármaco ao tipo de germe isolado	Cultura de sinóvia por artrocentese US e TC
Gonocócica	Ceftriaxona	2 dias e mais 7 dias fluoroquinolona VO Manter por mais 1 semana após drenagem	

(Continua)

546   Seção VII ▪ Emergências nas Doenças Infecciosas

Tabela 51.3 ▪ Terapêutica das infecções em adultos e em pediatria de acordo com o sítio (as doses por faixa etária e os ajustes de acordo com o *clearance* de creatinina encontram-se na Tabela 51.4) (*continuação*)

Sítio	Antimicrobianos	Tempo de tratamento	Diagnóstico/Conduta
Osteomielite em drepanocítico	Oxacilina + cloranfenicol *ou* Ceftriaxona *ou* Ciprofloxacino	Mínimo 21 dias	Hemocultura Radiografias
Osteomielite relacionada com prótese	Vancomicina + aminoglicosídeo (com ou sem rifampicina) *ou* Rifampicina + fluoroquinolona	Mínimo 6 semanas	Hemocultura Radiografias
Pele e subcutâneo Impetigo isolado	Penicilina benzatina *ou* Macrolídeo (eritromicina/claritromicina) *ou* Cefalexina	P. benzatina – dose única Outros – 7 a 10 dias	
Impetigo disseminado	Cefalotina/cefazolina/oxacilina	7 a 10 dias	
Celulite leve	Penicilina benzatina *ou* Macrolídeos (eritromicina, claritromicina)	P. benzantina – dose única Outros – 7 a 10 dias	
Celulite grave <5 anos	Cefalotina *ou* Ampicilina/sulbactam *ou* Amoxicilina/clavulanato	7 a 10 dias	
Pé diabético	Clindamicina + gentamicina ou fluoroquinolona	14 dias	
Úlcera de estase com celulite	Clindamicina + gentamicina ou fluoroquinolona	14 dias	
Úlcera de estase sem celulite	Curativo diário		
Úlcera isquêmica com celulite	Clindamicina + gentamicina ou fluoroquinolona	14 dias	
Úlcera de decúbito	Clindamicina + gentamicina ou fluoroquinolona	14 dias	
Lesão por mordedura (animal e humana)	Cloranfenicol ou doxiciclina	10 dias	
Erisipela	Penicilina procaína ou benzatina *ou* Macrolídeos (eritromicina, claritromicina)	7 dias	
Respiratório			
Vias aéreas inferiores Infecção em doença pulmonar obstrutiva crônica (DPOC) e bronquite	Amoxicilina/clavulanato *ou* Amoxicilina/sulbactam *ou* Ampicilina/sulbactam *ou* Levofloxacino/gatifloxacino/moxifloxacino *ou* Novos macrolídeos *ou* Ceftriaxona	7 a 10 dias	
Pneumonias comunitárias *Ambulatorial* Recém-nascido	Internar e tratar como sepse neonatal		
Lactente até 5 anos	Amoxicilina/clavulanato *ou* Ampicilina/sulbactam		
>5 anos	Eritromicina/azitromicina/caritromicina	7 a 14 dias	
Adultos até 60 anos	Eritromicina/claritromicina/azitromicina *ou* Levofloxacino/gatifloxacino/moxifloxacino	10 a 14 dias	

(*Continua*)

Capítulo 51 ■ Uso Racional de Antimicrobianos e Controle de Infecções **547**

Tabela 51.3 ■ Terapêutica das infecções em adultos e em pediatria de acordo com o sítio (as doses por faixa etária e os ajustes de acordo com o *clearance* de creatinina encontram-se na Tabela 51.4) (*continuação*)

Sítio	Antimicrobianos	Tempo de tratamento	Diagnóstico/Conduta
>60 anos ou com doença associada	Levofloxacino/gatifloxacina/ moxifloxacina *ou* Macrolídeo (eritromicina, claritromicina, azitromicina) + Amoxicilina/clavulanato *ou* ampicilina/sulbactam	10 a 14 dias	Sorologia Radiografia de tórax
Pneumonias comunitárias *Pacientes internados*			
Recém-nascido	Tratar como sepse neonatal	10 a 14 dias	
28 dias a 5 anos	Amoxicilina/clavulanato *ou* Ampicilina/sulbactam *ou* Ceftriaxona	10 a 14 dias	Alta com: cloranfenicol *ou* amoxicilina/ clavulanato
5 a 60 anos	Cefalotina + macrolídeo (eritromicina, claritromicina ou azitromicina) *ou* Quinolona no adulto – Levofloxacino/gatifloxacino/ moxifloxacino	10 a 14 dias	
>60 anos	Levofloxacino/gatifloxacino/ moxifloxacino *ou* Cloranfenicol + gentamicina *ou* Eritromicina/azitromicina/ claritromicina + amoxacilina/ clavulanato *ou* Ampicilina/sulbactam ou ceftriaxona	10 a 14 dias	Hemocultura Radiografia tórax
Abscesso pulmonar por aspiração	Cloranfenicol *ou* Clindamicina *ou* Amoxicilina/clavulanato *ou* Ampicilina/sulbactam	4 a 6 semanas	
Em pacientes esplenectomizados	Ceftriaxona *ou* Ampicilina/sulbactam *ou* Amoxicilina/clavulanato *ou* Levofloxacino/Gatifloxacino/ Moxifloxacino	10 a 14 dias	Hemograma Hemoculturas Leucograma seriado
Neutropênico febril	Ceftazidima + amicacina + oxacilina		
Sepse Recém-nascido <72h de vida	Ampicilina + gentamicina	10 a 14 dias	
Recém-nascido > 72h a 30 dias de vida	Oxacilina + gentamicina se vier do domicílio	10 a 14 dias	
30 dias a 5 anos de vida	Ceftriaxona	10 a 14 dias	
Sistema nervoso Abscesso cerebral Primário ou por contiguidade	1. Foco dentário: penicilina G + metronidazol 2. Otite média, sinusite ou mastoidite: ceftriaxona + metronidazol 3. Abscesso pulmonar ou empiema: penicilina G + metronidazol + ulfametoxazol/trimetoprima 4. Endocardite: o mesmo tratamento escolhido para a endocardite	6 a 8 semanas EV + 2 a 6 meses VO se não é feita cirurgia 4 semanas EV se há drenagem cirúrgica concomitante	TC Abordagem cirúrgica se há progressão de sinais neurológicos

(*Continua*)

548 — Seção VII ■ Emergências nas Doenças Infecciosas

Tabela 51.3 ■ Terapêutica das infecções em adultos e em pediatria de acordo com o sítio (as doses por faixa etária e os ajustes de acordo com o *clearance* de creatinina encontram-se na Tabela 51.4) (*continuação*)

Sítio	Antimicrobianos	Tempo de tratamento	Diagnóstico/Conduta
Pós-cirurgia e pós-trauma	Ceftriaxona + vancomicina	4 semanas	
HIV (*T.gondii*)	Pirimetamina + sulfadiazina + ácido fólico	6 semanas	Ver página 31
Encefalite herpética	Aciclovir (EV)	14 a 21 dias	Ver Tabela 51.5
Meningite[3]			
RN	Ampicilina + gentamicina se infecção comunitária Se IH, ver esquema da unidade	*Streptococcus* B: 14 a 21 dias *Listeria monocytogenes*: ≥21 dias Gram-negativos: 21 dias	Repetir punção lombar se não houver resposta clínica em 48h, na meningite por pneumococo resistente à penicilina e na meningite em neonato por bacilo gram-negativo
1 a 3 meses	Ampicilina + ceftriaxona	*N. meningitidis*: 7 dias *S. pneumoniae*: 10 a 14 dias, até normalização liquórica *H. influenzae*: 7 a 10 dias *Listeria monocytogenes*: ≥21 dias Gram-negativos: 21 dias	Acrescentar vancomicina à terapia empírica se for considerado pneumococo penicilino-resistente
3 meses a <18 anos	Ceftriaxona		
18 a 50 anos	Ceftriaxona		
>50 anos	Ceftriaxona + ampicilina		
Imunodeficiências	Ceftriaxona + ampicilina		
Pós-neurocirurgia e pós-traumatismo craniano	Vancomicina + Ceftazidima *ou* cefepima *ou* meropenem	21 a 28 dias	
HIV	Ceftriaxona + ampicilina		Descartar TBC, sífilis, listéria e criptococo
Empiema subdural	Tratar como abscesso cerebral		Obs.: Coletar liquor de controle. Manter por 5 a 7 dias após tornar-se afebril. Se a evolução não for satisfatória, avaliar nova punção dentro de 24 a 48h
Trato urinário Cistite	Dose única*[5] ou tratamento curto (3 dias): sulfa-trimetoprima ou amoxicilina ou quinolona	–	Urina de rotina + urocultura
Pielonefrite	Aminoglicosídeo *ou* Ciprofloxacino *ou* Ceftriaxona *ou* Amoxicilina/Ampicilina (se Gram com cocos gram-positivos)	14 dias	
Prostatite Aguda	Ciprofloxacino	4 semanas	Urina de rotina e urocultura US
Crônica	Ciprofloxacino ou sulfa-trimetoprima	4 a 12 semanas	Cultura quantitativa de líquido espermático

[1]Na presença de endocardite avaliar possibilidade de *S. aureus*.
[2]Na presença de lesões cutâneas, avaliar possibilidade de *S. aureus* e lembrar a possibilidade de amebíase.
[3]Há evidências de que o uso da dexametasona (0,15mg/kg/dose a cada 6h por 4 dias, iniciado 15min antes da primeira dose do antibiótico) diminui sequela auditiva da meningite por hemófilos.
[4]Nos tratamentos de dose única, usar o dobro da dose habitual.
[5]Aminoglicosídeo em dose única diária: gentamicina, 3mg/kg, ou amicacina, 10 a 15mg/kg. (Obs.: a gentamicina e a amicacina devem ser usadas em dose única diária desde o início do tratamento.)

Tabela 51.4 ■ Doses de ajustes nas insuficiências renal e hepática, passagem pela meninge, leite e placenta

Fármaco	Adultos Oral Dose (g)/intervalo	Adultos Parenteral	Adultos Infecção grave Dose diária (g)	Crianças Oral Dose/intervalo	Crianças Parenteral Dose/intervalo	Neonatos RN a termo Até 1 semana	Neonatos 1-4 semanas	Dose	>80	80 a 50	50 a 10	<10	Dose pós-HD*	Dose diária Durante DP*	SNC/sérico Meninge inflamada (%)	Sérico neonato/Sérico materno (%)	Leite materno/Sérico materno (%)
Ácido nalidíxico VO	1 q6h		4					1	6h	6h	6h	Evitar					
Amicacina IM ou EV		15mg/kg/dia q12h (máx: 1g/dia)	15mg/kg/dia q12h (máx: 1g/dia)		15mg/kg/dia q12h	15 a 20mg/kg/dia q12h	30mg/kg/dia q8h	5 a 7,5 mg/kg	8h	8 a 12h	12 a 48h	≥48h	2,5 a 3,75 mg/kg pós	2,5 mg/kg/dia	15 a 24	20	
Amoxicilina VO	0,25 a 0,50 q8h		1,5	30 a 50mg/kg/dia q8h				0,25 a 0,5	8	8	8 a 12	12-16	0,25 a 0,5		5 a 10	25 a 33	5
Amoxicilina + clavulanato VO ou EV	0,25 a 0,50 q8h	1g q8h	1,5	30 a 50mg/kg/dia q8h	30 a 50mg/kg/dia q8h			0,25 a 0,5	8	8	12	12-24	0,25				Baixo
Ampicilina VO ou EV	0,25 a 0,50 q6h	0,5 a 2 q4-6h	4 VO 12g EV/dia	50 a 100mg/kg/dia q6h	50 a 300mg/kg/dia q6h	50 a 100mg/kg/dia q12h	100 a 200 mg/kg/dia q8h	0,5 a 2	4 a 6	4 a 6	8	12	0,5 a 2	1 a 4		100	11
Ampicilina + sulbactam EV		1,5g q6h	3g EV q6h		300mg/kg/dia q6h			0,5 a 2	4 a 6	4 a 6	8	12	0,5 a 2	1 a 4		100	11
Anfotericina B EV		0,25 a 1mg/kg q24h (máx: 50mg/dia)	1mg/kg		0,25 a 1 mg/kg q24-48h	0,25 a 1 mg/kg q24-48h	0,25 a 1 mg/kg q24-48h	0,25 a 1 mg/kg	24h	24h	24h	24h	Dose usual	Dose usual	3	50	
Azitromicina VO ou EV	0,5 1º dia, então 0,25 2º ao 5º dia	10mg/kg/dia q24h		10mg/kg 1º dia e 5mg/kg 2º ao 5º dia	10mg/kg/dia q24h			0,5/1º dia, então 0,25 2ºao 5º dia	Usual	Usual							
Aztreonam EV		0,5 a 2g q6-8-12h	2g q6-8h		30mg/kg/dia q6-8h			0,5 a 2	6h	8 a 12h	12 a 18h	24h	1/8 dose pós-diálise	Dose inicial usual e então 1/4 dose usual	3 a 52		0,1 a 0,6
Cefadroxil VO	0,5 q12h		2	15 a 30 mg/kg/dia q8-12h				0,5 a 1	12 a 24	12 a 24	0,5 q12-24h	0,5 q36h	0,5 a 1			50	0,9 a 1,9
Cefazolina IM ou EV		0,5-2 q8h	6		25 a 100 mg/kg/dia q6-8h			0,5 a 2	8	8	0,5 a 1 q8-12h	0,5 a 1 q18-24h	0,25 a 0,5		1 a 4	35 a 69	3
Cefalexina VO	0,25 a 1 q6h		4	25 a 50 mg/kg/dia q6h				0,25 a 1	6	6	8 a 12	24 a 48	0,25 a 1		Dose mínima	60	

(Continua)

Tabela 51.4 ■ Doses de ajustes nas insuficiências renal e hepática, passagem pela meninge, leite e placenta (*continuação*)

Fármaco	Dose recomendada							Dose usual para adulto (g) e ajuste por intervalo de dose (h)					Ajuste para diálise		SNC/ sérico (%)	Sérico neonato/ Sérico materno (%)	Leite materno/ Sérico materno (%)
	Adultos			Crianças		Neonatos (parenteral) RN a termo		Para *clearance* de creatinina (mL/min)									
	Oral	Parenteral	Infecção grave	Oral	Parenteral	Até 1 semana	1-4 semanas						Dose pós-HD*	Dose diária Durante DP*	Meninge inflamada		
	Dose (g)/intervalo		Dose diária (g)	Dose/intervalo				Dose	>80	80 a 50	50 a 10	<10					
Cefalotina IM ou EV		0,5 a 2 q4-6h	12		50 a 100 mg/kg/dia q6h			0,5 a 2	4 a 6	4 a 6	1 a 1,5 q6h	0,5 q8h	0,5 a 2	≤6mg/L de líquido de diálise	1,2 a 5,6	16 a 41	2
Cefaclor VO	0,25 a 0,5 q8h		1,5	15 a 30 mg/kg/dia q8h				0,25 a 0,5	8	8	8	8	0,25 a 0,5				
Cefepima IM ou EV		1 a 2 q8h	6		100 a 150 mg/kg/dia q12h	60 mg/kg/dia q12h	60 mg/kg/dia q12h	1 a 2	12	12	12 a 24	50% dose q24h	0,25				2
Cefoxitina EV		1 a 2 q6-8h	8		80 a 160 mg/kg/dia q4-6h			1 a 2	6 a 8	8 a 12	12 a 24	0,5% a 1g q12h-48h	1 a 2		2,8	100	≤3
Cefotaxima EV		0,5 a 2 q8-12h	12		180 mg/kg/dia q6h	50 mg/kg q12h	50 mg/kg q8h	0,5 a 2	8 a 12	8 a 12	12 a 24	24	0,5 a 2		27		>3 a 8
Ceftazidima EV		1 a 2 q8h	6		90 a 150 mg/kg/dia q8h	100 mg/kg/dia q12h	150 mg/kg/dia q8h	1 a 2	8 a 12	8 a 12	12 a 24	0,5g q24-48h	1g de ataque e então 1g pós-diálise	0,5g q24h ou 250 mg/2L de líquido de diálise	20 a 40		7
Ceftriaxona IM ou EV		1 a 2 q12-24h	4 (meningite)		50 a 100 mg/kg/dia q12-24h	50 mg/kg q24h	50 a 75 mg/kg q24h	0,5 a 2	12 a 24	12 a 24	12 a 24	12 a 24	Nenhum		16 a 32	18 a 25	3 a 4
Ciprofloxacino VO ou EV	0,25 a 0,75 q12h	0,2 a 0,4 q8-12h	1,5 VO 1,2 EV	10 a 40 mg/kg/ dia q12h	10 a 40 mg/kg/ dia q12h			0,25 a 0,75 VO 0,2 a 0,4 EV	12h 8 a 12h	12h 8 a 12h	0,25 a 0,5 q12h 12 a 24h	0,25 a 0,5 q18h 0,2 a 0,4 q18-24h	0,25 q12h pós-HD	0,25 q8h	11 a 46		
Claritromicina VO ou EV	0,25 a 0,5 Q12h	0,25 a 0,5 q12h	1	15 mg/kg/dia q12h	15 mg/kg/dia q12h			0,25 a 0,5	12h	12h	12 a 24h	24h		Dose mínima			30
Clindamicina VO ou EV	0,3 a 0,45 q8h	0,6 a 0,9 q8h	1,3 VO 2,7 EV	10 a 30 mg/kg/dia q6h	20 a 40 mg/kg/dia q6-8h	20 a 40 mg/kg/dia q6h	20 a 40 mg/kg/dia q6h	0,3 a 0,45 VO 0,6 a 0,9 EV	6h 6 a 8h	6h 6 a 8h	6h 6 a 8h	6h 6 a 8h	Dose usual	Dose usual	Dose mínima	46	38 a 50
Cloranfenicol VO ou EV	0,25 a 0,75 q6h	0,25 a 1 q6h	4	50 a 100 mg/kg/dia q6h	50 a 100 mg/kg/dia q6h	25 mg/kg/dia q24h	50 mg/kg/dia q12h	0,25 a 0,75 VO 0,25 a 1 EV	6h 6h	6h 6h	6h 6h	6h 6h	Dose padrão pós-HD	Dose usual	45 a 89	30 a 80	100
Eritromicina VO	0,25 a 0,5 q6h		2	30 a 50 mg/kg/dia q6h				0,25 a 0,5	6h	6h	6h	6h	Dose usual	Dose usual	2 a 13	5 a 20	50

Fluconazol VO ou EV	0,05 a 0,4 Q24h	0,05 a 0,4 q24h	0,4					0,05 a 0,4	24h	24h	50% da dose	50% da dose			50 a 94	
Gatifloxacino VO ou EV	0,4 q24h	0,4 q24h	0,4													
Gentamicina IM ou EV		3 a 5 mg/kg/dia q8h (máx: 240mg/ dia)	0,24		5 mg/kg/dia q12h	5 mg/kg/dia q12h	7,5 mg/kg/dia q8h	1 a 1,7 mg/kg	8h	8 a 12h	12 a 48h	≥ 48h	1 a 1,7 mg/kg pós-HD	1mg/2L de líquido de diálise	10 a 30	30 a 40
Imipenem EV		0,5 a 1 q6h	2		60 a 100 mg/kg/dia q6h	50mg/kg/ dia q12h	50mg/kg/ dia q8h	0,5 a 1	6h	0,5g q6 a 8h	0,5g q8 a 12h	0,25 a 0,5g q12h	0,25 a 0,5 pós-HD então q12h		1 a 10	
Levofloxacino Vo ou EV	0,25 a 0,5 q24h	0,5 q24h	0,5					0,25 a 0,5	24h	24h	0,25 q24 a 48h	0,25 q48h	0,25 q48h	0,25 q48h		
Linezolida VO ou EV	0,6 q12h	0,6 q12h	1,2													
Lomefloxacino VO	0,4 q24h		0,4					0,4	24h	24h	0,2 q24h	0,2 q24h	0,4g de ataque; então 0,2g q24h			
Metronidazol VO ou EV	0,25 a 0,5 Q6-12h	0,5 q6-8h	2					0,25 a 0,5 VO 0,5 EV	8h 6 a 8h	8h 6 a 8h	8h 6 a 8h	50% da dose	1 dose supl.	Dose usual	≥ 100	97	100
Meropenem EV		1g q8h	2g q8h		60 a 120mg/ kg/dia q8h	60mg/kg/ dia q8h	60mg/kg/ dia q8h	1 a 2g q8h	usual	usual	0,5g q12h	0,5g q24h	1 dose supl.			
Norfloxacino VO	0,4 Q12h		0,8					0,4	12h	12h	24h	24h				
Ofloxacino VO ou EV	0,2 a 0,4 q12h	0,2 a 0,4 q12h	0,8					0,2 a 0,4 VO/EV	12h	12h	24h	0,1 a 0,2 q24h	0,2g de ataque; então 0,1g q24h		28 a 87		96 a 112
Oxacilina EV		0,5 a 2 q4-6h	12		50 a 200 mg/kg/dia q6h	75 mg/kg/dia q8h	100 mg/kg/dia q6h	0,5 a 2	4 a 6	4 a 6	4 a 6	4 a 6	Dose usual	Dose usual		10 a 15	≤3,5
Pefloxacino VO ou EV	0,4 q12-24h	1 a 4mU q4-6h													52 a 58	
Penicilina G EV		3g q6h	24 milhões		25.000 a 400.000 U/Kg/dia q4-6h	50.000 a 150.000 U/Kg/dia q8-12h	75.000 a 200.000 U/Kg/dia q6-8h	1 a 4mU	4 a 6	4 a 6	4 a 6	0,5 a 2mU q4-6h	500.000U		0 a 10	100	6
Piperacilina/ Tazobactam EV								3	6h	6h	8g q6h	6g q8h				

(Continua)

Tabela 51.4 ■ Doses de ajustes nas insuficiências renal e hepática, passagem pela meninge, leite e placenta (*continuação*)

Fármaco	Dose recomendada							Dose usual para adulto (g) e ajuste por intervalo de dose (h)					Ajuste para diálise		SNC/ sérico (%)	Sérico neonato/ Sérico materno (%)	Leite materno/ Sérico materno (%)
	Adultos			Crianças		Neonatos (parenteral) RN a termo		Para *clearance* de creatinina (mL/min)									
	Oral	Parenteral	Infecção grave	Oral	Parenteral	Até 1 semana	1-4 semanas						Dose pós-HD*	Dose diária Durante DP*	Meninge inflamada		
	Dose (g)/intervalo		Dose diária (g)	Dose/intervalo				Dose	>80	80 a 50	50 a 10	<10					
Quinupristina/ Dalfopristina EV		7,5mg/kg q12h															
Rifampina VO	10mg/ kg (máx. 0,6) q24h		0,9/dia (em endo-cardite ou prótese, q8h)	10 a 20 mg/kg/dia q12-24h				0,6	24h	24h	24h	24h			10 a 20	33	20 a 60
Teicoplanina IM ou EV *12/12h nos 2 primeiros dias		0,2 a 0,8 q24h	18 mg/kg/dia		10 mg/kg q24h	6 mg/kg q24h	6 mg/kg q24h	0,4	24h	48h	48h	72h					
Ticarcilina + Clavulanato EV		12,4 a 18,6 q4-6h	18,6		200 a 300mg/ kg/dia q4-6h			3,1	4 a 6	4 a 6	2 a 3,1g q6-8h	2g q12h	3,1	3,1 q12h			Baixo
Trimetoprima-Sulfametoxazol VO ou EV	0,16/0,8 q12-24h	8 a 10mg/ kg/dia (de TMP) q6-12h	10 mg/ kg/dia (de TMP)	8mg/kg/ dia (de TMP) q12h	8 a 10mg/ kg/dia (de TMP) q6-12h			8 a 10mg/ kg/dia (de TMP) q6-12h	6 a 12h	18h	24h	Evitar	4 a 5 mg/kg pós-HD	0,16/0,8 q48h	50/40	80/50	125/1
Vancomicina EV		1g q12h ou 0,5 q6h	2		40mg/kg/ dia q6h (SNC: 60 mg/kg/ dia)	15mg/kg de ataque; então 20mg/kg/ dia q12h	30 a 45mg/kg/ dia q8h	15mg/kg	12h	24 a 72h	72 a 240h	240h	1g/ semana	0,5 a 1g/ semana	7,21		

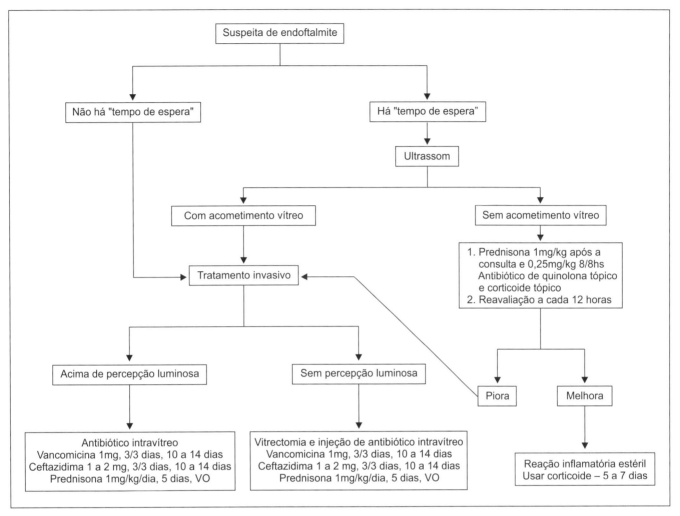

Figura 51.1 ■ Tratamento da endoftalmite.

Tabela 51.5 ■ Terapêutica das infecções virais

Doença	Tratamento de escolha*	2ª escolha*	Profilaxia ou tratamento supressivo*	Comentários
Herpes genital – 1º episódio	Aciclovir: 200mg VO 5 x/dia ou 400mg a cada 8h por 10 dias (não ultrapassar 80mg/kg/dia em crianças)	Aciclovir: 5mg/kg EV a cada 8h por 5 dias (apenas em casos graves)	–	O efeito do tratamento antiviral na transmissão da doença é desconhecido
Herpes genital – episódio recorrente	Aciclovir: 200 mg VO 5 x/dia ou 400mg a cada 8h por 5 dias (não ultrapassar 80mg/kg/dia em crianças)	–	Aciclovir: 200 a 400mg VO 2 a 3 x/dia por 1 ano ou mais, se necessário	É preferível indicar tratamento supressivo do que o episódico; a dose diária deve ser tateada até o menor valor necessário para prevenir recorrências
Herpes labial em paciente sadio	Penciclovir: creme a 1% a cada 2h (exceto durante o sono) por 4 dias	Aciclovir: 200mg VO 5 x/dia por 5 dias	Aciclovir: 200 mg VO 5 x/dia imediatamente antes e durante exposição ao sol	O resultado será melhor se o tratamento for feito na fase inicial; a profilaxia é efetiva nos episódios desencadeados pela exposição ao sol
Herpes mucocutâneo em paciente imunocomprometido	Aciclovir: 5mg/kg EV a cada 8h por 7 dias	Aciclovir: 400mg VO 5 x/dia por 5 dias	Aciclovir: 400mg VO a cada 8h por 2 a 3 meses	Penciclovir EV é equivalente ao Aciclovir EV

(Continua)

554 Seção VII ■ Emergências nas Doenças Infecciosas

Tabela 51.5 ■ Terapêutica das infecções virais (*continuação*)

Doença	Tratamento de escolha*	2ª escolha*	Profilaxia ou tratamento supressivo*	Comentários
Herpes mucocutâneo por vírus resistente ao aciclovir	Foscarnet: 40mg/kg EV 2 a 3 ×/dia, por 7 a 21 dias	–	–	Cidofovir gel está sendo avaliado para uso em herpes resistente ao aciclovir
Encefalite herpética (ver *Herpes neonatal*)	Aciclovir: 10 mg/kg EV a cada 8h, por 14 a 21 dias	–	–	Preferível instituir tratamento antes da ocorrência do estado de coma; morbidade e mortalidade são altas a despeito do tratamento.
Herpes neonatal	Aciclovir: 10 a 15mg/kg EV a cada 8h por 14 dias Prematuros: 10mg/kg EV, a cada 12h, por 21 dias	–	–	Morbidade e mortalidade são altas independentemente do tratamento; supressão após o tratamento ainda está em fase de avaliação
Varicela no paciente sadio	Aciclovir: 20mg/kg (no máximo 800mg) VO, 4 ×/dia por 5 dias	–	–	Adolescentes, adultos e pacientes com episódio secundário são os que mais se beneficiam com o tratamento
Varicela no paciente imunocomprometido	Aciclovir: 10mg/kg EV, a cada 8h, por 7 a 10 dias	–	Varicela zóster imunoglobulina: 1 frasco/10kg, IM (no máximo 5 frascos)	Tratar o mais rápido possível para prevenir disseminação visceral; administrar a imunoglobulina até 96h após a exposição
Herpes zoster no paciente sadio	Valaciclovir: 1g VO 3 ×/dia, por 7 dias, ou famciclovir, 500mg VO a cada 8h, por 7 dias	Aciclovir: 800mg VO, 5 ×/dia por 7 dias	–	Pacientes <50 anos ou aqueles com zoster oftálmico são os que mais se beneficiam do tratamento; uso de corticosteroide não se encontra estabelecido
Herpes zoster no paciente imunocomprometido	Aciclovir: 10mg/kg EV a cada 8h, por 7 dias	Foscarnet (para vírus resistente ao aciclovir): 60mg/kg EV, 2 a 3 ×/dia, por 7 a 14 dias	Aciclovir: 400 a 800mg VO, 4 × /dia, por pelo menos 3 meses, após cirurgia de transplante	Tratamento deve ser iniciado mesmo que tardiamente; uso de corticosteroide não se encontra estabelecido
Citomegalovírus em paciente transplantado	Ganciclovir: 5 mg/kg EV a cada 12h, por 14 a 21 dias	Foscarnet: 60 mg/kg EV a cada 8h, por 7 a 14 dias	Aciclovir: 400 a 800mg VO, 4 ×/dia, por pelo menos 3 meses, após transplante renal Ganciclovir: 1g VO 3 ×/dia às refeições, por 2 a 3 meses após transplante de fígado Aciclovir: 10mg/kg EV a cada 8h por 1 mês, seguido por 800mg VO 4 ×/dia por pelo menos 3 meses após transplante de medula óssea Ganciclovir: 5 a 6mg/kg EV, 5 a 7 dias/semana por 3 meses após transplante de medula óssea, coração ou fígado	Ganciclovir oral provavelmente é o melhor em transplante de coração-pulmão. Valaciclovir é agente profilático efetivo no transplante renal. Ganciclovir EV deve ser iniciado somente após a efetivação do transplante de medula óssea; no transplante de coração, a dose é de 5mg/kg a cada 12h nas primeiras 2 semanas pós-transplante; a dose deve ser reduzida para 5 dias/semana no paciente ambulatorial
Influenza A	Oseltamivir: 75mg VO 2 ×/dia por 5 dias em adultos; 2mg/kg 2 ×/dia (máximo 75mg 2 ×/dia) por 5 dias em crianças 1 a 12 anos	Rimantadina: 200mg VO ao dia por 5 a 7 dias em adultos; 5mg/kg (no máximo 150mg) por 5 a 7 dias em crianças <10 anos Amantadina: 100mg VO 3 ×/dia por 5 dias em adultos; 2,2mg/kg (no máximo 75mg) 2 ×/dia por 5 dias em crianças <9 anos	Oseltamivir: 75mg VO a cada 24h durante epidemia por influenza, a partir dos 13 anos de idade Rimantadina ou amantadina nas mesmas doses para tratamento, por 10 dias a 6 semanas após exposição durante epidemia por influenza	Reduzir dose em paciente > 65 anos; o tratamento pode disseminar vírus resistente à droga entre membros da mesma família

(Continua)

Capítulo 51 ■ Uso Racional de Antimicrobianos e Controle de Infecções

Tabela 51.5 ■ Terapêutica das infecções virais (*continuação*)

Doença	Tratamento de escolha*	2ª escolha*	Profilaxia ou tratamento supressivo*	Comentários
Vírus respiratório sincicial causando pneumonite grave	Ribavirina: 20mg/mL de água (6g de ribavirina em 300mL de água estéril), administrada por micronebulização 18h/dia por 3 a 7 dias	–	Vírus respiratório sincicial imunoglobulina: 750mg/kg EV, ou anticorpo monoclonal (palivizumabe), 15mg/kg IM, mensalmente durante a estação da doença virótica respiratória em crianças prematuras ou com broncodisplasia	O uso de ribavirina é pouco prático, exceto para o paciente internado, e sua eficácia é questionada; pode-se fornecer o aerossol através de respirador, máscara ou tenda

*Doses pediátricas e ajustes na insuficiência renal:
- Aciclovir: Doses pediátricas já se encontram nas tabelas. Depuração de creatinina: >25mL/min = dose habitual; ≤25 e >10 = a cada 8h ; ≤10mL/min = a cada 12h.
- Valaciclovir: Dosagem não estabelecida para pediatria. Depuração de creatinina: 15 a 30mL/min = a cada 12h; <15mL/min = a cada 24h; em hemodiálise = a cada 24h e uma dose após diálise.
- Famciclovir: Dosagem não estabelecida para pediatria. Depuração de creatinina: 30 a 59mL/min = a cada 12h; 10 a 29mL/min = a cada 24h; em hemodiálise = a cada 48h.
- Foscarnet: 120mg/kg/dia em 3 doses; ajuste na insuficiência renal. Esquema de dosagem de foscarnet; tratamento de indução: retinite por citomegalovírus (a cada 8h): depuração plasmática de creatinina 1,6mL/kg/min: 60mg/kg; 1,6 a 1,4mL/kg/min: 55mg/kg; 1,4 a 1,2mL/kg/min: 49mg/kg; 1,2 a 1,0mL/kg/min: 42mg/kg; 1,0 a 0,8mL/kg/min: 35mg/kg; 0,8 a 0,6mL/kg/min: 28mg/kg; 0,6 a 0,4mL/kg/min: 21mg/kg; 0,4mL/kg/min: tratamento não recomendado. Vírus herpes simples (a cada 8h): depuração plasmática de creatinina 1,6mL/kg/min: 40mg/kg; 1,6 a 1,4mL/kg/min: 37mg/kg; 1,4 a 1,2mL/kg/min; 33mg/kg: 1,2 a 1,0mL/kg/min: 28mg/kg; 1,0 a 0,8mL/kg/min: 24mg/kg; 0,8 a 0,6mL/kg/min: 19mg/kg; 0,6 a 0,4mL/kg/min: 14mg/kg; 0,4mL/kg/min: tratamento não recomendado. Tratamento de manutenção de retinite por citomegalovírus: depuração plasmática de creatinina 1,4mL/kg/min; infusão única dose durante 2 horas: 90 a 120mg/kg: 1,4 a 1,2mL/kg/min: 78 a 104mg/kg; 1,2 a 1,0mL/kg/min: 75 a 100mg/kg; 1,0 a 0,8mL/kg/min: 71 a 94mg/kg; 0,8 a 0,6mL/kg/min: 63 a 84mg/kg; 0,6 a 0,4mL/kg/min: 57 a 76mg/kg; 0,4mL/kg/min: tratamento não recomendado. Hidratação: a toxicidade renal pode ser reduzida mediante adequada hidratação do paciente. Recomenda-se estabelecer diurese pela hidratação com 0,5 a 1 litro de solução fisiológica antes da primeira infusão e subsequentemente adicionar 0,5 a 1L de solução fisiológica a cada infusão.
- Lamivudina: 4mg/kg/dose a cada 12 horas, até o máximo de 300mg. Depuração de creatinina: dose inicial habitual -- ≥50mL/min = dose habitual; 30 a 50mL/min = a cada 24h; 15 a 29mL/min = 2/3 da dose a cada 24h; 5 a 14mL/min = 1/3 da dose a cada 24h; dose inicial: 1/3 da dose habitual – <5mL/min = 1/6 da dose a cada 24h.

Infecções no paciente imunocomprometido

Paciente HIV-Positivo

Prevenção da transmissão vertical do HIV materno-fetal.
Iniciar a partir da 14ª semana de gravidez – esquema do PACTG 076 (Protocolo do *Aids Clinical Trial Group*):

- **Zidovudina (AZT):**
  - **Pré-natal:** 200mg VO três vezes ao dia ou 300mg VO duas vezes ao dia.
  - **Intraparto:** a parturiente deve receber AZT desde o início do trabalho de parto, na dose de 2mg/kg EV na primeira hora e seguir com 1mg/kg/h EV até o clampeamento do cordão umbilical.
    Nota: na ausência de AZT injetável, administrar AZT oral, na dose de 300mg, no começo do trabalho de parto e seguir com 300mg a cada 3 horas, até o clampeamento do cordão umbilical.
  - **Pós-parto:** recém-nascido, 2mg/kg/dose VO a cada 6 horas, iniciar preferencialmente até a segunda hora de vida e manter por 6 semanas. Não existe evidência de benefício quando a administração do AZT é iniciada após 48 horas de vida. Se a criança não tiver condições de receber AZT via oral, deve ser utilizado injetável, na mesma dose acima.
    Dose recomendada para crianças prematuras:
  - **>30 semanas de gestação:** 1,5mg/kg EV ou 2mg/kg VO a cada 12 horas por 2 semanas e 2mg/kg a cada 8 horas por mais 4 semanas.
  - **<30 semanas de gestação:** 1,5mg/kg EV ou 2mg/kg VO a cada 12 horas por 4 semanas e 2mg/kg a cada 8 horas por mais 2 semanas.

Tratamento para infecção ativa pelo *Pneumocystis jiroveci*
- Os esquemas recomendados para tratamento da pneumonia pelo *Pneumocystis jiroveci* (PCP) são apresentados na Tabela 51.6.
- Indicações de terapia associada a corticosteroides:
  - Gradiente arterioalveolar de O_2 >35mmHg ou PO_2 <70mmHg com FiO_2 = 21%.
  - Dose (pacientes ≥13 anos de idade): prednisona, 40mg VO duas vezes ao dia, por 5 dias; a seguir, 40mg VO uma vez ao dia, por 5 dias; em seguida, 20mg VO uma vez ao dia até completar o tratamento.
  - Dose para crianças <13 anos de idade: não estabelecida; porém parece também ser efetiva.

Profilaxia para pneumonia por *Pneumocystis jiroveci* em paciente HIV-positivo

Indicações:
- Episódio anterior de PCP.
- $CD4^+$ <200 células/mm^3 – crianças ≥6 anos.
- $CD4^+$ <500 células/mm^3 – crianças de 2 a 5 anos.
- $CD4^+$ <750 células/mm^3 – lactentes de 12 a 23 meses.
- $CD4^+$ <1.500 células/mm^3 – lactentes de 1 a 11 semanas.
- Moniliíase oral associada ao HIV.
- Febre inexplicada (>37,8°C) por mais de 2 semanas.

Tabela 51.6 ■ Esquemas para tratamento da pneumonia pelo *Pneumocystis jirovecii (Pneumocystis carinii)*

Fármaco	Dose	Duração
Esquema de escolha		
Sulfametoxazol-trimetoprima (SMZ-TMP)*	15 a 20mg/kg/dia de TMP, divididos em 3 ou 4 doses, EV ou VO	3 semanas
Esquemas alternativos		
Pentamidina venosa*	3 a 4mg/kg/dia EV	3 semanas
Dapsona + trimetoprima	100mg de dapsona VO + 15mg/kg/dia de TMP VO ou EV	3 semanas
Clindamicina + primaquina	600 a 900mg de clindamicina EV a cada 6 a 8h (40mg/kg/dia) ou 300 a 450mg VO a cada 6h + primaquina 15 a 30mg/dia VO	3 semanas
Trimetrexato + ácido folínico	45mg/m²/dia EV de trimetrexato + 20mg/m²/dose de leucoverina a cada 6h, VO ou EV	?

*Esquemas de escolha para crianças.

Esquemas

- **Primeira escolha:** sulfametoxazol-trimetoprima (SMZ-TMP):
  - Adolescentes e adultos: SMZ-TMP 800/160mg VO, diariamente, uma vez ao dia, ou SMZ-TMP 400/80mg VO, diariamente, uma vez ao dia.
  - Crianças: 150mg de TMP/m²/dia + 750mg de SMZ/m²/dia, VO, divididos em duas doses, durante 3 dias alternados ou consecutivos.

- **Segunda escolha:**
  - Dapsona:
    - Para crianças ≥1 mês de vida: 1mg/kg (no máximo 100mg) VO, uma vez ao dia.
    - Adultos: 50mg VO, duas vezes ao dia, ou 100mg VO, uma vez ao dia.
  - Dapsona, 50mg VO, uma vez ao dia + pirimetamina, 50mg VO, uma vez por semana + ácido folínico, 25mg VO, uma vez por semana.
  - Dapsona, 200mg VO, uma vez por semana + pirimetamina, 75mg VO, uma vez por semana + ácido folínico, 25mg VO, uma vez por semana.
  - Pentamidina aerossolizada – crianças ≥ 5 anos de idade e adultos: 300mg uma vez ao mês, via nebulizador.
  - Atovaquona:
    - Uso pediátrico não estabelecido.
    - Adultos: 1.500mg VO, uma vez ao dia com alimentos.

Tratamento da encefalite por toxoplasmose
Esquemas
a. **Primeira escolha:**
  - Pirimetamina, 100 a 200mg (2mg/kg/dia), dose inicial por 1 a 3 dias, seguida por 50 a 75mg (1mg/kg/dia) VO, diária
    ⊕
  - Sulfadiazina, 4 a 6g (100mg/kg/dia), VO, divididos em quatro doses diárias
    ⊕
  - Ácido folínico, 10 a 20mg VO, uma vez ao dia

b. **Segunda escolha:**
  - Pirimetamina + ácido folínico como acima
    ⊕
  - Clindamicina, 600mg EV ou VO, a cada 6 horas

Tempo de tratamento
Pelo menos 6 semanas ou preferencialmente até 3 semanas após a completa resolução das alterações encontradas à tomografia ou à ressonância magnética cerebral; a partir daí, reduzir as doses para terapêutica supressiva.

Terapêutica supressiva (ou manutenção)
- Pirimetamina 25 a 50mg/dia VO + ácido folínico 10 a 25mg VO uma vez ao dia + sulfadiazina 500 a 1.000mg a cada 6 horas, diariamente
  ou
- Pirimetamina + ácido folínico como acima + clindamicina 300 a 450mg VO a cada 6 ou 8 horas, diariamente
- Interromper o tratamento de manutenção com CD4 >200 células/mm³ por ≥6 meses, com tratamento inicial completo e paciente assintomático.

Corticosteroides na encefalite por *T. gondii*. Podem ser usados no caso de edema cerebral com aumento da pressão intracraniana.

Profilaxia primária da toxoplasmose no paciente HIV-positivo
Indicações:
- IgG positiva para *T. gondii*
  ⊕
- Contagem CD4⁺ <100 células/mm³ (crianças ≥6 anos de idade)

Esquemas
- **Primeira escolha:** sulfametoxazol-trimetoprima (SMZ-TMP)
  - Adolescentes e adultos: SMZ-TMP 800/160mg, VO, diariamente, uma vez ao dia.

Capítulo 51 ■ Uso Racional de Antimicrobianos e Controle de Infecções

– Crianças: 150mg de TMP/m²/dia + 750mg de SMZ/m²/dia, VO, divididos em duas doses, durante 3 dias alternados ou consecutivos.

- **Segunda escolha:**
  – Dapsona 1mg/kg (no máximo 50mg) VO diariamente + pirimetamina 50mg, VO, uma vez por semana + ácido folínico 25mg, VO, uma vez por semana.
  – Dapsona 200mg VO, uma vez por semana + pirimetamina 75mg VO, uma vez por semana + ácido folínico 25mg, VO, uma vez por semana.

Tratamento da meningite criptocócica no paciente HIV-positivo

Indução
- Anfotericina B: 0,7 a 1mg/kg EV, uma vez ao dia, por 14 dias (ou equivalente).
- Considerar 5-fluocitosina (5-FC) 25mg/kg VO a cada 6 horas.

Consolidação
- Fluconazol (agente de escolha): 6mg/kg (crianças) e 400mg (adultos) VO, a cada 12 horas por 2 dias e, a seguir, uma vez ao dia por 8 semanas.

Manutenção
- Fluconazol (agente de escolha): 3 a 6mg/kg (crianças) e 200 a 400mg (adultos) uma vez ao dia, diariamente.
- Não há valor em se medir rotineiramente o antígeno criptocócico.

Controle do aumento da pressão intracaniana (PIC)
- Punção lombar de alívio para melhora dos sintomas de aumento da PIC.
- Persistência da pressão alta: drenagem lombar ou *shunt* ventriculoperitoneal.

Tratamento da retinite por citomegalovírus (CMV) no paciente HIV-positivo
- Ganciclovir: 10mg/kg/dia, em duas doses, EV, por 14 a 21 dias.
- Supressão: 5 a 6mg/kg/dia, em dose única diária, por 5 a 7 dias por semana, com longa duração.

O uso de antirretrovirais reduz a incidência da retinite por CMV.

Tratamento de micobacterioses atípicas no paciente HIV-positivo
- MAC (complexo *Mycobacterium avium*):
  – Linfadenite, infecção pulmonar, doença disseminada, artrite/osteomielite.
  – Diagnóstico definitivo: cultura.
  – PPD >15mm: sugere tuberculose.

– PPD <10mm: sugere MAC ou outra micobactéria não tuberculosa se houver adenite cervical ou outra síndrome sugestiva, radiografia de tórax normal, PPD não reator em outros membros da família e sem história de exposição à tuberculose.
- Sempre procurar coinfecções oportunistas.

O esquema terapêutico deve sempre conter, pelo menos, dois fármacos:

- Azitromicina, 10mg/kg/dia (dose habitual de 600mg a cada 24 horas)
  ou
- Claritromicina, 7,5mg/kg/dia (dose habitual de 500mg a cada 12 horas)
  ⊕
- Etambutol, 15 a 25mg/kg/dia
- Associados ou não a:
  – Rifampicina, 10mg/kg/dia (máximo 600mg)
    ou
  – Ciprofloxacino (paciente ≥18 anos de idade), 750mg a cada 12 horas
    ou
  – Amicacina, 7,5 a 15mg/kg/dia.
- Tratamento só poderá ser suspenso com níveis de CD4 >100 células/mm³ por 6 meses. O paciente deverá ter no mínimo 1 ano de tratamento na ausência de sintomas.
- Controle da eficácia com culturas a cada 4 semanas.

Tratamento da diarreia no paciente HIV-positivo
Campylobacter jejuni
- Norfloxacino, 400mg VO a cada 12 horas por 5 dias ou
- Azitromicina, 500mg VO a cada 24 horas por 3 dias.

Clostridium difficile
- Metronidazol, 250mg VO a cada 8 horas por 7 a 14 dias, ou
- Vancomicina, 125mg VO a cada 6 horas por 7 a 14 dias.

Salmonella spp.
- Ciprofloxacino, 500mg VO a cada 12 horas por 5 a 7 dias. Em caso de recidiva, 500mg VO, duas vezes ao dia, indefinidamente. Se sensível, usar ampicilina ou SMZ-TMP.

Shigella spp.
- Ciprofloxacino, 500mg VO, a cada 12 horas por 5 a 7 dias. Em caso de recidiva, 500 a 750mg VO, duas vezes ao dia, indefinidamente.

Tratamento da histoplasmose no paciente HIV-positivo. O diagnóstico pode ser realizado por meio de cultura do fungo no sangue ou outro espécime biológico, incluindo medula óssea; na histoplasmose, antígeno na urina ou no sangue.

558
Seção VII ■ Emergências nas Doenças Infecciosas

O tratamento é feito inicialmente com anfotericina B, 1mg/kg/dia em dose única diária, EV, até resolução clínica (defervescência e melhora das lesões de pele), por aproximadamente 1 a 2 semanas.

Manutenção: após curso com anfotericina B, iniciar tratamento de duração indefinida com derivado azólico:

• Itraconazol – escolha para histoplasmose e penicilose: 200mg VO a cada 12 horas (dose para crianças não é estabelecida).

• Fluconazol – apenas para coccidioidomicose: 400mg VO uma vez ao dia (crianças: 6mg/kg).

Terapêutica da candidíase oral ou esofagiana no paciente imunossuprimido (Tabela 51.7)

Infecções parasitárias por protozoários intestinais (Tabela 51.8)

Tabela 51.7 ■ Terapêutica da candidíase oral ou esofagiana no paciente imunossuprimido

Fármaco	Apresentação	Posologia	
		Oral	Esofagiana
Nistatina	Suspensão oral	Lactentes: 200.000U a cada 6h Crianças e adultos: 400.000 a 600.000U a cada 6h	Mesma dose oral
Cetoconazol	Comprimido	Crianças: 3,3mg/kg uma vez ao dia Adultos: 200mg uma vez ao dia	Crianças: 6,6mg/kg uma vez ao dia Adultos: 400 a 600mg uma vez ao dia
Fluconazol	Comprimido	Crianças: 3mg/kg uma vez ao dia Adultos: 50 a 100mg uma vez ao dia	Crianças: 6mg/kg uma vez ao dia Adultos: 200 a 400mg uma vez ao dia
Itraconazol	Suspensão oral Cápsula	Crianças: dose não estabelecida (dos 3 aos 16 anos – é sugerida dose de 100mg/dia) Adultos: 200mg uma vez ao dia (ou 100mg a cada 12h)	Mesma dose oral
Anfotericina B	Infusão EV	Crianças e adultos: 0,3 a 0,5mg/kg uma vez ao dia EV	Mesma dose oral

O tempo de tratamento é de 7 a 14 dias, podendo pacientes individuais necessitar de doses maiores e tempo mais prolongado.
O uso de agentes antirretrovirais efetivos melhora bastante a sintomatologia da candidíase no paciente HIV-positivo.

Tabela 51.8 ■ Infecções parasitárias por protozoários intestinais

Agente causador/doença	Circunstâncias modificadas	Esquemas sugeridos	
		Primário	Alternativo
Blastocystis hominis	Patogenicidade discutível. Não existem estudos controlados	Pode ser eliminado com TMP-SMZ ou iodoquinol 650mg a cada 8h por 20 dias. Outra alternativa é o metronidazol, 750mg a cada 8h VO por 10 dias	
Cryptosporidium parvum	Não existe tratamento padrão. Infecção autolimitada em pacientes imunocompetentes. Diarreia crônica em pacientes com AIDS	Pode-se tentar paramomicina 500 a 750mg a cada 6 a 8h ou 1g a cada 12h VO	Azitromicina 1.200mg a cada 12h, VO, dose inicial, seguida de 1.200mg/dia por 27 dias e, posteriormente, 600mg/dia para supressão
Cyclospora cayetanesis		Pacientes imunocompetentes: TMP-SMZ (160/800) 1 cp a cada 12h, VO, por 7 dias	Pacientes com AIDS: TMP/SMZ (160/800) 1 cp a cada 6h por 10 dias, seguido de 1 cp VO 2 ×/semana.
Entamoeba histolytica	Portador assintomático	Paramomicina, 500mg a cada 8h VO, por 7 dias, ou iodoquinol, 650mg a cada 8h VO por 20 dias	Furoato de diloxanida, 500mg a cada 8h VO por 10 dias
	Diarreia/disenteria	Metronidazol 750mg VO a cada 8h por 10 dias, seguido de iodoquinol, 650mg VO a cada 8h por 20 dias ou paramomicina 500mg VO a cada 8h por 7 dias	Tinidazol, 1g VO a cada 12h por 3 dias, ou ornidazol, 500mg VO a cada 12 por 5 dias seguidos de iodoquinol, 650mg VO a cada 8h por 20 dias ou paramomicina, 500mg VO a cada 8h, por 7 dias
	Infecção extraintestinal (p. ex., abscesso hepático)	Metronidazol, 750mg EV/VO a cada 8h por 10 dias, seguido de iodoquinol, 650mg VO a cada 8h por 20 dias. Fora dos EUA, substituir metronidazol por tinidazol (600mg a cada 12h ou 800mg a cada 12h) por 5 dias	
Giardia lamblia		Metronidazol, 250mg VO a cada 8h por 5 dias ou albendazol, 400mg/dia VO por 5 dias	Tinidazol, 2g VO em dose única, ou quinacrina, 100mg VO 3 ×/dia, após as refeições, por 5 dias

(Continua)

Capítulo 51 ■ Uso Racional de Antimicrobianos e Controle de Infecções

Tabela 51.8 ■ Infecções parasitárias por protozoários intestinais (*continuação*)

Agente causador/doença	Circunstâncias modificadas	Esquemas sugeridos	
		Primário	**Alternativo**
Isospora belli		TMP-SMZ (160/800) 1 comprimido VO a cada 6h por 10 dias, passando para cada 12h por 3 semanas	Pirimetamina 75mg/dia VO + ácido folínico 10mg/dia VO por 14 dias
Microsporídia		Não há tratamento padrão, apenas sugestões baseadas em informações sobre atividade *in vitro* e experiência clínica com pequeno número de pacientes	
Enterocytozoon bieneusi/ Encephalitozoon (Septata) intestinalis	Tratamento	Albendazol 400mg VO a cada 12h seguido de supressão crônica	Atovaquona 750mg a cada 8h seguida de supressão crônica
Encephalitozoon hellum	Tratamento	Não estabelecido	

FARMACOLOGIA DOS PRINCIPAIS ANTIMICROBIANOS

Betalactâmicos

O grupo é constituído pelas penicilinas, cefalosporinas, cefamicinas, carbapenem e monobactâmicos, que contam com uma proteína específica de ligação na membrana celular conhecida como *protein biding penicillin* (PBP) e a partir daí interferem com a síntese da parede celular, levando à morte bacteriana.

Os mecanismos de resistência bacteriana a esses fármacos são a produção de enzimas inativadoras (betalactamases) e a modificação da estrutura das PBP, impedindo a ligação do antibiótico.

Os efeitos colaterais são, em geral, comuns a todo o grupo, variando quanto à frequência de ocorrência de acordo com o medicamento. São eles: flebite, *rash* cutâneo, febre, eosinofilia, Coombs-positivo, anemia hemolítica, neutropenia, disfunção plaquetária, nefrite intersticial (exceto imipenem e aztreonam), disfunção renal (somente com cefalosporina), aumento de TGO (exceto penicilina cristalina), diarreia, náusea e convulsões (somente com penicilina cristalina, amino, carboxi e ureidopenicilinas e imipenem).

Penicilinas

Constituem um grupo de fármacos bem estabelecido e conhecido. Por serem rapidamente excretadas pelos rins, a dose deve ser ajustada em caso de insuficiência renal. A hipersensibilidade, o efeito colateral mais comum, manifesta-se com eosinofilia, doença do soro, anafilaxia e febre dos mais diferentes perfis.

As penicilinas têm uma imunogenicidade comum; portanto, a alergia a uma é comum a todas. Anemia hemolítica Coombs positivo, leucopenia, plaquetopenia e nefrite intersticial são raras. As convulsões só ocorrem com altas doses, especialmente na insuficiência renal.

Penicilina G. Sensível às betalactamases bacterianas, é usada na terapêutica de *Streptococcus* dos grupos A, B, C, e G. *S. pneumoniae, L. monocytogenis, N. meningitidis* e anaeró-

bios, exceto os produtores de betalactamases, como os do grupo *Bacteroides fragilis*. A ocorrência de resistência entre os pneumococos é um problema de saúde pública crescente nos EUA e Europa. No Brasil, a importância de sua ocorrência necessita melhor avaliação.

Apresentações
- Aquosa a 1,7mEq de K$^+$ por milhão de unidades para uso EV e IM.
- Associada à procaína com nível sustentado de 12 horas para uso IM.
- Associada à benzatina com níveis baixos sustentados por 2 a 3 semanas; usada IM para profilaxia da febre reumática e tratamento da sífilis.

Penicilinas semissintéticas resistentes às penicilinases. No Brasil encontra-se disponível a oxacilina, usada para tratar *S. aureus* produtor de penicilinases. Menos ativa que a penicilina cristalina para os estreptococos, não age em *Listeria* e nos anaeróbios, exercendo ação errática somente em *Peptoestreptococcus* spp. A resistência de *S. aureus* à oxacilina se estende a todos os outros betalactâmicos. São usadas no antibiograma como marcadores de resistência aos betalactâmicos.

A infecção estafilocócica pode ser determinada por várias cepas simultaneamente, sendo algumas sensíveis e outras resistentes. A detecção no antibiograma das subpopulações resistentes à oxacilina é mais fácil do que a detecção das subpopulações resistentes aos outros betalactâmicos. No entanto, se há uma subpopulação resistente à oxacilina, ela é certamente resistente a todos os representantes do grupo. O mecanismo de resistência conhecido como intrínseco se dá pela mudança do receptor de ligação dos betalactâmicos à membrana celular (PBP).

Há cepas de *S. aureus* conhecidas como tolerantes e que apresentam dissociação entre a concentração inibitória mínima e a bactericida mínima e se associam a má resposta clínica aos betalactâmicos. Um outro subgrupo é conhecido como BORSA (*borderline oxacillin resistant S. aureus*), cujo provável mecanismo é a produção excessiva de betalactamases. Esses dois subtipos se apresentam como resistentes no antibiograma que usa a técnica de difusão em disco.

Os efeitos colaterais mais comuns incluem nefrite intersticial, aumento de transaminases, icterícia colestática e neutropenia.

Penicilinas de espectro ampliado. Menos ativas do que a penicilina cristalina para estreptococos, têm atividade contra *H. influenzae, Neisseria* spp. e *Enterobacteriaceae*. Não cobrem *S. aureus* e, nos EUA, 20% a 30% dos *H. influenzae* são produtores de betalactamases capazes de inativá-las. São inativas para *Enterobacter* spp., *Pseudomonas* spp. e *Klebsiella* spp. As duas apresentações disponíveis em território nacional são a ampicilina e amoxicilina, ambas com o mesmo espectro, embora a ampicilina deva ser usada, preferencialmente, por via venosa, pois tem absorção oral errática.

Elas podem ser associadas a inibidores de betalactamases – o ácido clavulânico à amoxicilina e o sulbactam à amoxicilina e à ampicilina –, o que as torna ativas contra *S. aureus*, cujo mecanismo de resistência é a produção de betalactamases e não a mudança da proteína ligadora de betalactâmicos (como em MRSA). Essas associações são também ativas contra *H. influenzae, N. gonorrhoeae*, todos os anaeróbios, incluindo *B. fragilis* e enterobacteriáceas produtoras de betalactamase de origem plasmidial. Essa associação não acrescenta em nada quando se trata de *Pseudomonas* spp., *Enterobacter* spp., *Serratia* spp., cuja resistência se dá também por betalactamases de origem cromossômica não inibidas pelo ácido clavulânico ou sulbactam. Essa associação é uma ótima opção às cefalosporinas de terceira geração para a terapêutica empírica dos diversos quadros infecciosos graves que ocorrem nas crianças de 2 meses a 5 anos de idade, cujos agentes de maior prevalência são *S. aureus, H. influenzae* e *S. pneumonae*, assim como nas peritonites secundárias às catástrofes abdominais, afecções ginecológicas e pneumonias comunitárias do adulto, quando se apresentam com grande gravidade, em especial nos quadros que exigem hospitalização. Seu uso nessas situações preserva as cefalosporinas de terceira geração e é mais uma razão para se evitar sua aplicação em afecções banais comunitárias nas quais o valor de qualquer medicamento é de alcance limitado, como as sinusites e as otites médias.

A via oral da amoxicilina/clavulanato pode apresentar efeitos colaterais relacionados com o trato gastrointestinal, caracterizados por náuseas e vômitos.

Carboxi e ureidopenicilinas. São penicilinas de espectro alargado, semelhantes à ampicilina, que apresentam como vantagem maior cobertura para *Enterobacter* spp., *Serratia* spp., *Providencia* spp., *Morganella* spp., *Aeromonas* spp., *Acinetobacter* spp. e anaeróbios, incluindo *Bacteroides fragilis*. *Pseudomonas aeruginosa* habitualmente é resistente. Apresentam efeito sinérgico com uso de ami-

noglicosídeo associado. Penetram mal no sistema nervoso central (SNC).

Os efeitos colaterais são semelhantes aos das outras penicilinas, acrescidos de flebite, hipopotassemia e alterações de tempo de coagulação. A ticarcilina e piperacilina são carboxipenicilinas e contêm 4,7 a 5mEq de Na/g. As ureidopenicilinas são a azlocilina e a mezlocilina.

O espaço desse grupo de fármacos na terapêutica foi ocupado pelas cefalosporinas de terceira geração, que apresentam maior eficácia e menores efeitos colaterais. Seu papel tornou-se muito limitado.

A associação de ticarcilina ao ácido clavulânico pouco ou nada muda em termos de aplicabilidade clínica. Torna-a ativa para *S. aureus* e anaeróbios produtores de betalactamases, mas essa cobertura de maneira alguma aumenta sua aplicabilidade. O que se desejava era uma melhor cobertura das bactérias gram-negativas, especialmente *Pseudomonas aeruginosa, Serratia* spp. e *Enterobacter* spp., porém grande parte das betalactamases dessas bactérias é de origem cromossômica, não inibidas, em geral, pelo inibidor de betalactamase associado.

A piperacilina/tazobactam também apresenta boa atuação contra betalactamases plasmidiais, mas não as cromossômicas. Seu espectro de ação inclui *S. aureus* sensível à meticilina, *Streptococcus pyogenes*, anaeróbios e a maioria na das cepas de *Enterococcus faecalis*. Até o momento, revela-se como uma opção interessante no tratamento de *P. aeruginosa* multirresistente, que apresenta cerca de 91% a 95% de sensibilidade a essa associação. Não penetra no SNC.

Cefalosporinas e cefamicinas

As cefamicinas, embora não pertençam a esse grupo, são abordadas em conjunto por suas características farmacológicas, espectro e aplicabilidade clínica. A classificação em gerações agrupa agentes com espectro antibacteriano e farmacocinética semelhantes. À medida que aumentam as gerações, há aumento de atividade para bactérias bastonetes gram-negativos e diminuição da ação para cocos gram-positivos, com exceção das de quarta geração, que mantêm atividade para os cocos gram-positivos semelhante às de primeira geração. Essa diminuição de ação para os cocos gram-positivos se dá em razão da diminuição da afinidade dos fármacos pela proteína de ligação da membrana bacteriana.

Todas são inativas para os enterococos, que vêm se constituindo no mais novo flagelo dos hospitais americanos. A emergência de resistência, tanto no ambiente hospitalar como durante o curso de tratamento de uma bactéria inicialmente sensível, é evento esperado especialmente quando se trata de *Enterobacter* spp., *Pseudomonas aeruginosa, Serratia* spp., *Acinetobacter* spp. e *Proteus* indol-positivo. Nas situações clínicas em que essas bactérias são patógenos potenciais, a associação com aminoglicosídeos, que é sinérgica, é recomendada por um período de 3 a 5 dias.

Capítulo 51 ■ Uso Racional de Antimicrobianos e Controle de Infecções

Existem três mecanismos básicos de resistência:

1. Diminuição da afinidade pelas proteínas ligadoras de betalactâmicos (PBP) situadas na membrana celular, por mudança em sua estrutura. Esse é o mecanismo de resistência do *S. aureus* às penicilinas resistentes a betalactamases e cefalosporinas (MRSA) e de alguns gonococos e pneumococos resistentes às penicilinas.
2. Diminuição da permeabilidade dos poros da membrana ao antibiótico, dificultando o acesso às PBP que se situam mais profundamente na membrana dos bastonetes gram-negativos. Esse mecanismo é acompanhado da produção de betalactamases.
3. Produção de betalactamases, o que determina inativação hidrolítica dos antibióticos. A produção de betalactamases pode ter codificação cromossômica ou extracromossômica, por plasmídios ou transpossomos, o que confere transmissibilidade entre espécies. As cefalosporinas são relativamente estáveis ante as betalactamases de *S. aureus*, *N. gonorrhoeae* e *H. influenzae*. A diminuição da ação das cefalosporinas mais novas (com exceção das de quarta geração) contra o *S. aureus* se deve à menor afinidade desses medicamentos às PBP não modificadas da bactéria. As betalactamases de bastonetes gram-negativos de origem plasmidial conferem resistência às cefalosporinas e as de geração mais recente são mais estáveis diante delas. Existem aquelas de espectro alargado que conferem alta resistência a todas as cefalosporinas e ao aztreonam e são mais comumente encontradas em *Klebsiella pneumoniae*, *Pseudomonas aeruginosa*, *Enterobacter* spp., *Serratia* spp., *Citrobacter freundii*, *Morganella* e *Providencia*, que têm em seu cromossomo os genes para produção de betalactamases capazes de inativar as cefamicinas e cefalosporinas, incluindo as de terceira geração. Esses genes podem se encontrar reprimidos e, portanto, incapazes de se expressar na forma de produção enzimática. As cefalosporinas são capazes de produzir desrepressão gênica, induzindo a produção de enzimas inclusive no curso da terapêutica de uma bactéria inicialmente sensível. A cefoxitina e a tienamicina são os mais potentes indutores de betalactamases. Esta é uma das bases para a restrição de seu uso em ambiente hospitalar.

A hipersensibilidade é o efeito colateral mais comum e pode ocorrer de maneira cruzada com outros betalactâmicos. Outros efeitos adversos são aqueles comuns a todos os betalactâmicos.

Cefalosporinas de primeira geração. Apresentam boa atividade para cocos gram-positivos, incluindo *S. aureus*. Cobrem *M. catarrhalis*, *H. ducreyi* e *N. gonorrhoeae*, e bastonetes gram-negativos como *E. coli*, *Klebsiella* spp. e *Proteus mirabilis*, especialmente os de origem comunitária. São ativas contra anaeróbios suscetíveis à penicilina (exceto *Bacteroides* spp.).

No Brasil, as apresentações parenterais consistem em cefalotina e cefazolina. A cefazolina produz menos flebite, pode ser usada IM e tem meia-vida maior, o que possibilita seu uso a cada 8 horas. A opção entre as duas deve se basear, principalmente, no custo, e, caso este seja semelhante, os outros aspectos nortearão a escolha.

As formas orais disponíveis são a cefalexina e o cefadroxil, o qual tem meia-vida maior, possibilitando seu uso a cada 12 horas. Não atingem nível tecidual elevado. São apropriadas para a terapêutica das infecções urinárias e de outros órgãos, quando já se encontrarem controladas ou forem de pequena gravidade. A opção entre as duas tem como base o custo final e a comodidade posológica.

Cefalosporinas de segunda geração. Do mesmo espectro que as de primeira geração, apresentam melhor cobertura para os bastonetes gram-negativos aeróbios e anaeróbios. *Proteus vulgaris*, *Providencia* spp., *Morganella* spp. e *Aeromonas* spp. passam a ser incluídos na cobertura. Os anaeróbios são bem cobertos, mas somente a cefoxitina cobre *B. fragilis*. Deve-se considerar a existência de cepas de anaeróbios resistentes, sendo preferível o uso de agentes mais ativos, como cloranfenicol, metronidazol ou clindamicina, nas infecções de maior gravidade.

Encontram-se disponíveis a cefuroxima (EV, IM) e a cefuroxima axetil (VO). A cefoxitina (EV) deve ser lembrada em razão da elevada capacidade de induzir a produção de betalactamases. Esse grupo de fármacos é mais estável diante das betalactamases de *H. influenzae* do que as de primeira geração e exercem algum papel na terapêutica das otites que não respondem aos agentes de primeira linha (sulfa, amoxicilina).

São também medicamentos de uso limitado quando se leva em consideração o custo-benefício. Há um sem-número de fármacos que, isolados ou associados, têm o mesmo espectro, com custo e risco (indução de betalactamases) menores para o paciente. Raramente será encontrada uma razão que justifique seu uso.

Cefalosporinas de terceira geração. São menos ativas do que as cefalosporinas de primeira e segunda gerações para *S. aureus* e mais ativas contra os bastonetes gram-negativos, incluindo *P. aeruginosa*. Para os outros germes sua atividade é igual à das cefalosporinas de segunda geração.

A cefotaxima tem ação modesta contra *P. aeruginosa*, sendo metabolizada a desacetil cefotaxima que, embora menos potente do que o medicamento de origem, tem meia-vida mais longa, o que permite seu uso a cada 8 horas para infecções moderadas. Cobre anaeróbios, inclusive 40% a 50% dos *B. fragilis*.

De espectro semelhante ao da cefotaxima, a cefodizima exerce ação imunomoduladora, cujo papel clínico é indefinido.

A ceftriaxona é a mais potente cefalosporina contra *N. gonorrhoeae, N. meningitidis* e *H. influenzae*. Sua farmacocinética, com meia-vida de 8 horas e 90% de ligação proteica, torna possível seu uso a cada 24 horas, mesmo para infecções graves com risco de vida, com exceção da meningite (a cada 12 horas).

A ceftazidima é uma cefalosporina de terceira geração única. Tem capacidade de induzir betalactamases e é pouco sensível às betalactamases cromossômicas. Tem baixa atividade para *S. aureus* e *Bacteroides fragilis* e é a cefalosporina de escolha para a terapêutica de *P. aeruginosa*. Tem boa penetração no SNC e é o fármaco de escolha para a terapêutica das meningites por *P. aeruginosa*.

Esse grupo pode ser dividido em cefotaxima/cefodizima/ceftriaxona e ceftazidima. As três primeiras têm espectro semelhante e a opção entre elas deve se basear no custo final, exceto nas infecções do SNC, quando a ceftriaxona deveria ser o agente de escolha. A cobertura que conseguem dar para o *S. aureus* garante relativa segurança para a cobertura empírica de infecções em que esse agente seja a etiologia. A ceftazidima é única, sendo o agente de escolha quando se pensa em *P. aeruginosa* e bastonetes gram-negativos produtores de betalactamases cromossômicas ou plasmidiais, com exceção das plasmidiais de espectro alargado, que se associam mais frequentemente à *Klebsiella* spp. Sua cobertura para *S. aureus* impede seu uso como monoterapia empírica em situações em que esse agente pode ser a etiologia.

A associação com aminoglicosídeos é sinérgica e diminui a indução de betalactamases. Deve ser usada especialmente na suspeita de *P. aeruginosa, Enterobacter* spp. e *Serratia* spp. por um período de 3 a 5 dias.

As cefalosporinas de terceira geração disponíveis por via oral são a cefixima e a cefpodoxima. A cefixima é ativa para *Streptococcus pneumoniae, H. influenzae, Neisseria* e muitas enterobacteriáceas, mas não é ativa para *S. aureus*, e pode ser usada em dose única diária. A cefpodoxima tem o mesmo espectro anterior, mas com meia-vida mais curta.

Cefalosporinas de quarta geração. Esse novo grupo, constituído pela cefpiroma e cefepima, apresenta características que o tornam peculiar.

A cefpiroma tem atividade superior à do grupo de terceira geração quando se trata de estreptococos, *S. aureus, Neisseria* spp., *H. influenzae* e *Enterobacteriaceae*, mas apresenta menor atividade para *P. aeruginosa* do que a ceftazidima. Parece estável diante das betalactamases de espectro alargado. Penetra no SNC, mas seu uso nesse sítio é pouco estudado.

A cefepima apresenta características semelhantes às da cefpiroma, exceto pela aparente melhor ação sobre *P. aeruginosa*.

Esses medicamentos podem ser de utilidade para a terapêutica de germes sensíveis somente a ela, especialmente os bastonetes gram-negativos produtores de betalactamases de largo espectro.

Aztreonam

Esse monobactâmico atua exclusivamente em bastonetes gram-negativos aeróbicos, incluindo muitas cepas de *Serratia* spp. e *P. aeruginosa*. Ele age sinergicamente com os aminoglicosídeos. Os mecanismos de resistência são os mesmos das cefalosporinas. Não induz betalactamases. Não tem reação de hipersensibilidade cruzada com os outros betalactâmicos, o que o torna uma opção nessa ocorrência.

Sua aplicabilidade clínica fica limitada pelo custo, pois apresenta espectro semelhante ao dos aminoglicosídeos, exceto pela cobertura de neisserias e hemófilos. Apesar da maior toxicidade, os aminoglicosídeos são infinitamente mais baratos.

Tienamicinas

O imipenem encontra-se disponível com uma associação fixa com cilastatina, que diminui sua excreção renal. Possui um amplo espectro de ação, com grande potência, que inclui todos os cocos gram-positivos, exceto para *S. aureus* resistente à meticilina e o *Enterococcus faecium*, bem como todos os bastonetes gram-negativos, com exceção da *Legionella* spp. e *X. maltophilia*, e todos os anaeróbios. Apresenta elevada resistência às betalactamases, tanto as de origem cromossômica como as de origem plasmidial, mas é um potente indutor de betalactamases.

O meropenem apresenta o mesmo espectro do imipenem e tem como vantagens menor ocorrência de convulsões, melhor penetração no SNC e menor capacidade de induzir betalactamases. Tem como efeitos colaterais as reações alérgicas, neutropenia, trombocitopenia, parestesia, aumento de transaminases, fosfatase alcalina e LDH. A apresentação IM não pode ser usada na faixa pediátrica, nem na insuficiência renal com *clearance* <50mL/min.

O ertapenem sódico é o novo componente da classe dos carbapenêmicos, apresentando o mesmo espectro de ação (e de indicação terapêutica) dos demais agentes dessa classe. Há maior comodidade terapêutica devido à sua maior meia-vida, que permite posologia de dose única diária.

Seu uso se restringe a pacientes com bactérias cujo único antimicrobiano eficaz seja uma tienamicina e à terapêutica empírica de pacientes já submetidos a inúmeros cursos de antimicrobianos e, portanto, sujeitos a infecções por germes com múltipla resistência. Um erro relativamente comum consiste no uso de antibióticos de última geração naqueles pacientes em gravidade extrema. É bom lembrar que não há relação entre gravidade do quadro infeccioso e a resistência bacteriana aos antibióticos, ou seja, um pneumococo multissensível determinará quadros tão graves quanto uma *Pseudomonas* multirresistente, na dependência de outros fatores, como mecanismo de defesa do hospedeiro, retardo na intervenção terapêutica, suporte hemo-

Capítulo 51 ■ Uso Racional de Antimicrobianos e Controle de Infecções

dinâmico inadequado e intensidade e qualidade da reação orgânica ao agente agressor (caráter individual).

Macrolídeos

São medicamentos bacteriostáticos que agem ligando-se à subunidade 50S do ribossomo, alterando a síntese proteica. Apresentam ampla interação medicamentosa, como a elevação do nível plasmático de teofilina, digoxina, warfarina, carbamazepina e ciclosporina, e prolongamento do intervalo QT naqueles pacientes em uso dos anti-histamínicos astemizol e terfenadina. Os efeitos colaterais mais comuns se referem ao trato gastrointestinal, com diarreia, náusea e vômitos, sendo mais raros com a azitromicina e a claritromicina.

A forma venosa da eritromicina pode produzir flebite, o que é minimizado se for diluída em pelo menos 250mL de solução salina. Raramente podem ocorrer surdez transitória e *torsades des pointes*. A hepatite colestática é própria do estolato.

A eritromicina é o agente de escolha para as infecções estreptocócicas e estafilocócicas em caso de alergia aos betalactâmicos. É o fármaco de escolha para *Legionella* spp. e *Mycoplasma* spp.

A claritromicina é quatro vezes mais potente do que a eritromicina para estreptococo e *S. aureus* resistente à meticilina. Nenhuma delas é útil para *S. aureus* meticilino-resistente. É mais ativa contra *Moraxella* e *H. influenzae*. Apresenta boa atividade para *Mycobacterium avium*. No restante, é similar à eritromicina. Encontra-se disponível nas formas oral e venosa.

A azitromicina é mais ativa do que as duas anteriores para *H. influenzae* e *Moraxella,* sendo semelhante à claritromicina no que se refere às outras bactérias, também sendo disponíveis as formas oral e venosa.

Glicopeptídeos

Vancomicina

Esse antigo antimicrobiano, que age na síntese da parede celular, mostra-se útil no tratamento de infecções por estreptococos, *S. epidermidis* e *S. aureus* sensível e resistente à meticilina. É o agente de escolha quando se trata de *S. aureus* resistente à meticilina, *Enterococcus faecium, E. faecalis,* quando resistentes à penicilina, e *Clostridium difficile.*

Os enterococos penicilina e resistentes à vancomicina tornaram-se um grave problema nos EUA. A resistência é mediada por plasmídeos. Nas infecções por enterococos, a associação com gentamicina é sinérgica e sabidamente benéfica.

Nas infecções por *S. aureus* de resposta terapêutica lenta, a associação de gentamicina mostra-se de valor.

Nas infecções por *Clostridium difficille* deve ser usada por via oral e é o agente de segunda escolha para evitar a emergência de *Enterococcus* resistente à vancomicina. O fármaco de primeira escolha é o metronidazol. A restrição

a seu uso é essencial para evitar a emergência de resistência. A grande arma é o controle da ocorrência de *S. aureus* resistente à meticilina, que se constitui na principal indicação do medicamento.

A vancomicina tem eliminação renal, o que a torna economicamente interessante na insuficiência renal. Pode ocorrer a síndrome do homem vermelho (hiperemia, calor difuso) e até mesmo choque por liberação de histamina com a infusão venosa rápida (a infusão deve ser realizada em 45 minutos a 1 hora). A neurotoxicidade, especialmente auditiva dose-dependente, muitas vezes irreversível, pode ocorrer. A insuficiência renal é transitória e incomum com as preparações mais puras. Raramente se veem leucopenia, trombocitopenia e eosinofilia.

Teicoplanina

Apresenta o mesmo espectro, indicações e limitações da vancomicina. Tem como vantagens o uso de dose única diária, a possibilidade da via muscular e a menor incidência de efeitos colaterais. Tem baixa penetração no SNC, o que limita seu uso no tratamento de infecções nessa topografia.

A dose terapêutica para infecções profundas, para que se atinja o mesmo índice de cura da vancomicina, é de 400mg/dia. Recente revisão de 200 trabalhos sugere doses de 10 a 12mg/kg/dia para maximizar os resultados.

A opção entre a vancomicina e a teicoplanina deve ter como base, além dos aspectos farmacológicos, o custo e o perfil de sensibilidade ao antibiograma, uma vez que não há correlação de 100% entre os dois medicamentos.

Aminoglicosídeos

São bactericidas que atuam no ribossomo, interferindo com a síntese proteica. Atuam em *S. aureus, Enterococcus* spp., *H. influenzae, E. coli, Klebsiella* spp., *Enterobacter* spp., *Serratia* spp., *Pseudomonas aeruginosa* e *Proteus* spp. Não atuam em anaeróbios. Não devem ser usados isoladamente na terapêutica dos cocos gram-positivos, pois os betalactâmicos são bem mais eficazes.

O mecanismo de resistência mais comum é de origem plasmidial por enzima inativadora, à qual a amicacina se mostra mais resistente. A alteração do sítio de ligação ao ribossomo é rara e peculiar à *E.coli,* assim como a diminuição da permeabilidade é própria de *S. aureus. Enterococcus* spp. pode apresentar qualquer um dos mecanismos.

Os efeitos colaterais mais comuns são a ototoxicidade coclear ou vestibular relacionada com o uso prolongado e a associação com diuréticos de alça. O bloqueio neuromuscular pode ocorrer com a infusão venosa rápida. Deve-se fazer a infusão em no mínimo 1 hora. A nefrotoxicidade se relaciona com a manutenção de um nível de platô elevado.

A posologia habitual é constituída por doses fracionadas, mas o uso de dose única diária é aplicável em algumas situações clínicas e é menos nefrotóxico, de menor custo e de maior comodidade posológica. A base de seu uso é o efeito pós-antibiótico longo desses fármacos. Bactérias expostas ao medicamento continuam a morrer por várias horas mesmo que o nível sérico caia abaixo do ideal. As células tubulares renais são capazes de incorporar o aminoglicosídeo. O fármaco é incorporado por um sistema ativado por "gatilho" que dispara de acordo com o nível sérico, e há um sistema de secreção tubular quando o nível encontra-se abaixo do "gatilho". É por meio desse mecanismo de incorporação que ocorre a lesão tubular. Com o uso da dose única, o nível sérico fica abaixo do "gatilho" por maior tempo, determinando menor incorporação tubular e, consequentemente, menor nefrotoxicidade. A dose total de 1 dia é dada de uma única vez, seja por via venosa ou muscular. Essa posologia encontra-se bem estabelecida em pacientes não neutropênicos nas seguintes situações: sinergismo com betalactâmicos, pielonefrite desde o início do tratamento e nos outros sítios após o controle do quadro clínico.

Os aminoglicosídeos continuam a ser agentes de primeira linha para os germes sensíveis a eles. São eficazes, baratos e com baixo potencial de produzir resistência no ambiente hospitalar, ao contrário das cefalosporinas.

Cloranfenicol

Esse fármaco atua na síntese proteica mediante a ligação ao ribossomo. É bactericida para *S. pneumoniae, Haemophilus* spp., *N. meningitidis,* todos os anaeróbios, altamente ativo para *Salmonella* spp. e *Rickettsia* spp., e atua em *P. mallei, P. pseudomallei,* micoplasma e outros germes intracelulares, como clamídia e bartonela. É bacteriostático para *S. aureus*. A resistência é incomum, com a exceção da *Salmonella* spp. em áreas endêmicas.

O efeito colateral mais frequente é a inibição transitória e reversível da medula óssea, e mais raramente podem ocorrer neurite e hipersensibilidade. O grande estigma do medicamento consiste na aplasia de medula. A incidência desse problema não se encontra bem definida, variando na literatura de 1:30.000 a 1:60.000, semelhante à dos óbitos determinados por anafilaxia à penicilina. Portanto, não há razões para preteri-la quando se tratar de terapêutica para germes suscetíveis a ela.

Sua grande aplicação reside nas infecções que envolvem anaeróbios, *Haemophilus* spp., em especial com o aumento das cepas produtoras de betalactamases, pneumococo, *Rickettsia* spp. e *Salmonella* spp. A terapêutica empírica das pneumonias que envolvem crianças de 2 meses a 5 anos e nos maiores de 60 anos consiste em um vasto campo de sua aplicação.

Clindamicina

Apresenta o mesmo mecanismo de ação do cloranfenicol, sendo um anaerobicida excepcional, além de cobrir *S. aureus* e estreptococos.

Seus efeitos colaterais mais frequentes são alergia, diarreia (20%), hepatotoxicidade e, raramente, neutropenia, trombocitopenia e colite pseudomembranosa. Sua grande aplicação é nas infecções anaeróbicas, e seu custo deve ser comparado com os do cloranfenicol e do metronidazol. Seu uso é limitado nas endocardites por anaeróbios, por ser bacteriostática para *Bacteroides* nessa situação. Não é indicada para terapêutica do SNC, por não penetrar a barreira hematoencefálica. Também penetra pouco os seios paranasais.

Metronidazol

Atua sobre anaeróbios, *Trichomonas, Giardia* e *Entamoeba*. A emergência de resistência é rara. Não atua nos anaeróbios cocos gram-positivos que se encontram envolvidos com frequência nas infecções da cavidade oral, pele, trato genital, perfurações esofágicas e pneumonias aspirativas. Nessas situações clínicas, a opção por cloranfenicol ou clindamicina é mais adequada. Os efeitos colaterais são raros e incluem náusea, vômito, alteração dissulfiram-*like*; tem efeito teratogênico potencial. Apresenta ótima absorção oral e retal, e a troca da via venosa para essas vias é bastante segura.

Quinolonas

São agentes bactericidas que atuam na síntese de DNA. A resistência é, em geral, de origem cromossômica, com mudança do sítio de ligação do medicamento. Ela ocorre de maneira mais frequente com *S. aureus* resistente a meticilina e *P. aeruginosa*. Apresentam boa ação e se prestam para a terapêutica de: *S. aureus* sensível à meticilina, *Legionella* spp., *S. epidermidis, Chlamydia, Micoplasma pneumoniae, N. gonorrhoeae, M. catarrhalis, E. coli, Klebsiella* spp., *Enterobacter* spp., *Serratia* spp., *Salmonella* spp., *Shigella* spp., *Proteus* spp., *Providencia* spp., *Morganella* spp., *Citrobacter* spp., *Aeromonas* spp. e *Acinetobacter* spp. Os anaeróbios são cobertos pelas quinolonas de última geração e a *P. aeruginosa* só é coberta pelo ciprofloxacino.

As quinolonas de primeira geração poderiam ser divididas em ciprofloxacino, que cobre *P. aeruginosa,* e as outras, que não cobrem esse germe de maneira adequada. Portanto, a opção pelo ciprofloxacino só se justifica se seu preço for inferior ao das outras ou se houver suspeita de *P. aeruginosa* como agente etiológico. O norfloxacino tem baixa absorção oral, só atingindo níveis adequados nas vias urinárias, na próstata e na luz intestinal.

A forma venosa é disponível para o pefloxacino, o ciprofloxacino e o ofloxacino, e deve ser imediatamente abandonada quando a via oral está disponível, pois apresenta uma porcentagem de absorção por via oral incomum, chegando a 100% com o pefloxacino, o que torna indiferente a via de administração para a obtenção de nível terapêutico. Isso minimiza sobremaneira o custo terapêutico. É bom lembrar que, com exceção da *P. aeruginosa*, reservada para o ciprofloxacino, todas as quinolonas garantem cobertura idêntica, o que permite iniciar com uma quinolona venosa de menor custo e continuar a terapêutica com outra, desde que seja economicamente interessante (p. ex., inicia-se com pefloxacino venoso e continua-se com ciprofloxacino oral, que no momento é mais barato). Atitude similar é usada com os betalactâmicos, quando passa da oxacilina para a cefalexina oral na terapêutica das infecções estafilocócicas.

A segurança na gravidez não é estabelecida. Produzem lesões nas cartilagens epifisárias de animais jovens e sua segurança na fase de crescimento não é determinada. A experiência pediátrica, embora pequena, não detectou lesões definitivas. Somente na fibrose cística seu uso se encontra liberado para crianças. Acumulam-se cada vez mais evidências de que seu uso em pediatria é seguro. Os efeitos colaterais mais frequentes ocorrem nos tratos gastrointestinal e neurológico (com convulsão e alucinação); raramente são observadas leucopenia, eosinofilia e uma síndrome rara constituída de hemólise, coagulação intravascular disseminada e insuficiência renal de mecanismo desconhecido. É descrita a ruptura espontânea de tendão. Aumentam a meia-vida da teofilina, levando à toxicidade desta.

Sua aplicabilidade é bastante ampla. Nas infecções urinárias, deveriam ficar reservadas para os casos produzidos por bactérias só sensíveis a elas, deixando a grande maioria dos casos para os agentes de primeira linha altamente eficazes, como os aminoglicosídeos e a sulfa-trimetoprima.

Elas devem ser preservadas, não sendo utilizadas nos quadros em que agentes de primeira linha são eficazes (sinusite, doença pulmonar obstrutiva crônica infectada, infecção urinária etc.).

Nas infecções osteoarticulares são possíveis ótimos resultados com a forma oral, tanto nas afecções por bastonetes gram-negativos (ciprofloxacino, 750mg a cada 12 horas) como por *S. aureus*. Apresentam ótimos resultados na terapêutica das diarreias, cobrindo *Salmonella* spp., *Shigella* spp., *E. coli*, *C. jejuni* e *Y. enterocolitica*. Podem ser usadas no tratamento de prostatite, nas doenças sexualmente transmissíveis e nas afecções peritoneais e de partes moles.

As novas quinolonas (levofloxacino, moxifloxacino, gatifloxacino e gemifloxacino), por sua ação contra cocos gram-positivos, principalmente *Streptococcus pneumoniae*, constituem uma alternativa terapêutica, principalmente nas sinusites de repetição. Podem ser utilizadas no tratamento da exacerbação aguda das bronquites crônicas onde predominam os bacilos gram-negativos. Nos casos de pneumonia adquirida na comunidade, devido a seu espectro de ação contra *Streptococcus pneumoniae*, mostram-se mais efetivas, podendo se constituir em opção para aquelas regiões com elevada resistência à penicilina. São muito úteis no tratamento de pneumonias atípicas, como as causadas por *Legionella* spp., *Mycoplasma* spp. e *Chlamydia*

pneumoniae, cuja resposta clínica é semelhante à dos macrolídeos. Bons resultados também têm sido obtidos em infecções pulmonares associadas à assistência à saúde, com o uso das fluoroquinolonas, dependendo, obviamente, do perfil de resistência da microbiota bacteriana. O gatifloxacino e o moxifloxacino apresentam atividade também para anaeróbios, principalmente os cocos gram-positivos, podendo ser de utilidade nas infecções polimicrobianas que envolvam anaeróbios acima do diafragma.

Sulfametoxazol-trimetoprima

É uma associação bacteriostática sinérgica que interfere na cadeia de síntese do ácido fólico. Sua principal aplicação é nas infecções urinárias, nas infecções dos seios da face, nas brônquicas comunitárias e nas por *Pneumocystis jiroveci*. Os efeitos colaterais mais frequentes são hipersensibilidade, anemia megaloblástica, leucopenia, trombocitopenia e, raramente, supressão medular.

Tetraciclinas

Encontram-se disponíveis a tetraciclina, a doxiciclina e a aminociclina. Agem na subunidade 30S do ribossomo, impedindo a síntese proteica e exercendo uma ação bacteriostática. Aminociclina e doxiciclina apresentam meia-vida mais longa, possibilitando maior comodidade posológica, além de terem maior atividade bacteriostática e apresentarem espectro alargado, cobrindo anaeróbios e aeróbios gram-positivos e gram-negativos. São usadas na cobertura de anaeróbios em infecções leves de partes moles e nas infecções por clamídia, micoplasma e rickéttsia. Seu uso está contraindicado em crianças em virtude da ação de escurecer definitivamente os dentes; são ainda hepatotóxicas e nefrotóxicas, além de poderem desencadear sintomas gastrointestinais, alterações neurológicas sensoriais e pseudotumor cerebral.

Estreptograminas

A combinação antimicrobiana quinupristina/dalfopristina consiste no primeiro agente de uma nova classe de antibióticos pertencente à família macrolídeo-lincosamida: as *estreptograminas*. Seu uso foi liberado em 1999, nos EUA, para o tratamento de sepse por *Enterococcus faecium* resistente à vancomicina, assim como para infecções de pele e partes moles causadas por *Staphylococcus aureus* sensível à meticilina (MSSA) ou *Streptococcus pyogenes*; estudos clínicos tiveram continuidade ainda durante o ano 2000.

Os dois antibióticos atuam sinergicamente, interferindo na síntese proteica e ligando-se à subunidade 50S ribossomal: a dalfopristina inibe a fase inicial e a quinupristina, a fase final da formação da proteína bacteriana. A resistência está associada à resistência a ambos os componentes.

As estreptograminas são bactericidas ou bacteriostáticas e apresentam atividade contra uma ampla variedade de bactérias gram-positivas; concentração inibitória mínima (CIM) de 2mg/L ou menos indica sensibilidade. São bacteriostáticas contra *Enterococcus faecium* resistente à vancomicina (CIM_{90} de 1 a 4mg/L) e praticamente inativas contra *E. faecalis* (CIM_{90} de 4 a 32mg/L). São bactericidas contra MSSA e *Streptococcus pyogenes*. Estudos preliminares sugerem atividade contra MRSA, *S. agalactiae, Corynebacterium jeikeium, S. epidermidis* e *S. pneumoniae*.

São ativas *in vitro*, entre outras, contra espécies de *Mycoplasma* (incluindo *M. pneumoniae*), *Chlamydia trachomatis*, *L. monocytogenes, Bacteroides* spp. O *H. influenzae* é moderadamente suscetível.

A dose usual recomendada para infecções graves é de 7,5mg/kg de peso corporal, administrada via venosa em soro glicosado a 5%, durante um período de 60 minutos a cada 8 ou 12 horas. Alguns estudos sugerem doses de 4,5 a 6mg/kg a cada 12 horas para pneumonia pneumocócica e erisipela de membros inferiores. Não é necessário ajuste de dose nos idosos, obesos ou em pacientes com disfunção renal ou em diálise peritoneal. Experiência limitada a pacientes pediátricos também tem demonstrado ser desnecessário o ajuste de doses nessa faixa etária.

As estreptograminas são rapidamente distribuídas para os tecidos; não penetram o SNC e não atravessam a barreira placentária em concentrações significativas. São primariamente eliminadas pela bile.

O efeito adverso mais comum tem sido inflamação no sítio de administração. Outros efeitos observados foram náusea, vômito, diarreia, artralgia, mialgia, fraqueza muscular e *rash* cutâneo.

Há interação medicamentosa relatada com a ciclosporina (aumento de três vezes na concentração sérica do imunossupressor).

Essa nova classe de antimicrobianos deve ser reservada para uso em infecções graves, com risco de vida, para as quais não haja terapêutica alternativa.

Oxazolidinonas

As oxazolidinonas constituem um novo grupo de antibióticos sintéticos, disponível para uso clínico no ano 2000, na terapêutica de infecções por micro-organismos gram-positivos, especialmente patógenos multirresistentes, como enterococo resistente à vancomicina e MRSA.

São inibidores da síntese proteica, ligando-se à subunidade ribossomal 50S, mas o mecanismo de ação ainda não é plenamente estabelecido. Essa ligação é competitivamente inibida pelo cloranfenicol e pela lincomicina.

São bacteriostáticos para uma variedade de bactérias, especialmente as gram-positivas, incluindo MRSA, estafilococo coagulase-negativo, *Enterococcus* spp. resistente à vancomicina e pneumococo resistente à penicilina. Foi relatada sensibilidade para *M. tuberculosis*.

A linezolida é o antibiótico pertencente a essa classe disponível no Brasil. É completamente absorvida pelo trato digestivo, possibilitando a transição da terapêutica venosa para a oral. A dose recomendada para adultos, tanto venosa como oral, é de 600mg a cada 12 horas. Não é necessário ajuste de doses na insuficiência renal, nos idosos e na disfunção hepática leve a moderada. Deve ser administrada dose suplementar após hemodiálise. Tem baixa penetração no SNC e nos ossos (14% a 23% da concentração plasmática em modelos animais). Estudos de metabolismo indicam que 80% a 85% do medicamento são eliminados na urina e 7% a 12% nas fezes.

Os eventos adversos mais comuns estão relacionados com o trato gastrointestinal, relato de descoloração da língua e cefaleia (2,5%), um caso de fibrilação atrial e disfunção hepática e outro de pancreatite.

A linezolida deve ser usada nas infecções por micro-organismos gram-positivos multirresistentes, nas quais não haja alternativa terapêutica.

Glicilciclinas

A tigeciclina, a única representante do grupo das glicilciclinas, é um fármaco com atividade bacteriostática, que atua inibindo a tradução proteica nas bactérias, ligando-se à subunidade ribossômica 30S.

A apresentação disponível é somente para uso endovenoso, devendo ser administrada em 1 hora (tempo de infusão) duas vezes ao dia. Apresenta meia-vida de 36 horas. A dose recomendada para adultos é de 100mg na primeira dose, depois 50mg a cada 12 horas. Não é necessário ajuste de doses na insuficiência renal nem de dose suplementar após hemodiálise. Apresenta excelente distribuição tecidual, sendo as concentrações mais altas encontradas na bexiga, no pulmão, no cólon, no baço e no rim. É eliminada predominantemente pelas vias biliares em sua forma ativa. Cerca de 30% são eliminados pelos rins.

Apresenta potente atividade in vitro contra cocos gram-positivos (incluindo *Staphylococcus* spp. resistentes à oxacilina, *Enterococcus* spp. resistentes à vancomicina e *Streptococcus* spp. resistentes às penicilinas ou cefalosporinas), bacilos gram-negativos (exceto *Pseudomonas aeruginosa* e *Proteus mirabilis*) e a maioria dos anaeróbios de importância clínica. Apresenta excelente atividade contra a grande maioria das enterobactérias, incluindo *Klebsiella pneumoniae* produtora de betalactamase de espectro ampliado e contra alguns bacilos gram-negativos não fermentadores, como *Acinetobacter* spp. e *Stenotrophomonas maltophilia*, além da atividade contra bactérias anaeróbicas, incluindo o grupo *Bacteroides fragilis* e *Clostridium difficile*. Está aprovada para o tratamento de infecções complicadas de partes moles e intra-abdominais.

Os principais efeitos colaterais são náusea e vômito. Outros efeitos colaterais mais raros incluem diarreia, dor abdominal e cefaleia.

Polimixinas

As polimixinas são antimicrobianos polipeptídeos com mecanismo de ação **distinto** dos demais antimicrobianos utilizados atualmente. Desse modo, a possibilidade de resistência cruzada com outros antimicrobianos é muito remota, permitindo que as polimixinas sejam ativas contra muitas espécies de bactérias multirresistentes. Há duas polimixinas disponíveis comercialmente: a polimixina B e a polimixina E ou colistina.

As polimixinas interagem com a molécula de polissacarídeo da membrana externa das bactérias gram-negativas, retirando cálcio e magnésio, necessários para a estabilidade dessa molécula. Esse processo é independente da entrada do antimicrobiano na célula bacteriana e resulta em aumento de permeabilidade da membrana com rápida perda de conteúdo celular e morte da bactéria. Além de potente atividade bactericida, as polimixinas também apresentam atividade antiendotoxina. O lipídio A da molécula de lipossacarídeo, que representa a endotoxina da bactéria gram-negativa, é neutralizado pelas polimixinas.

Além dos cocos gram-positivos, algumas espécies de bacilos gram-negativos também apresentam resistência intrínseca às polimixinas (algumas espécies de *Burkholderia cepacia*, *Proteus* spp., *Serratia* spp., *Stenotrophomonas maltophilia* e *Enterobacter* spp.). A resistência natural de bactérias gram-positivas está relacionada com a incapacidade do fármaco de penetrar na parede celular. Entre os gram-negativos, a resistência pode ocorrer por mecanismo semelhante ou por diminuição na ligação à membrana celular.

Esses medicamentos concentram-se no fígado e nos rins, tendo pequena passagem através da barreira liquórica, mesmo na presença de inflamação. São excretados lentamente por filtração glomerular, devendo ter sua dose corrigida em caso de insuficiência renal. A meia-vida da polimixina B é de 6 a 7 horas e a da colistina, de 2 a 4,5 horas, mas em pacientes anúricos esses antimicrobianos apresentam meia-vida de até 72 horas.

As polimixinas são ativas contra grande variedade de bacilos gram-negativos (incluindo *Pseudomonas aeruginosa* e *Acinetobacter* spp.), incluindo muitas espécies de enterobactérias (como *Escherichia coli* e *Klebsiella* spp.) e bacilos não fermentadores. Dessa maneira, as polimixinas têm sido utilizadas na prática clínica no tratamento de infecções graves por bacilos gram-negativos multirresistentes, como *Pseudomonas aeruginosa* e *Acinetobacter baumannii*, principalmente no tratamento de pneumonias associadas à assistência à saúde, infecções da corrente sanguínea relacionadas com cateteres, nas infecções do sítio cirúrgico e nas infecções do trato urinário. Entretanto, o pouco conhecimento sobre suas propriedades farmacológicas e eficácia clínica limita sua utilização.

Os micro-organismos gram-positivos, os fungos, os anaeróbios, *Proteus* spp., *Neisseria* spp., *Serratia* spp. e *Providencia* spp. são resistentes às polimixinas.

A toxicidade limita a ampla utilização dessa classe de antimicrobianos. O efeito tóxico mais frequente é a lesão renal, que se caracteriza por necrose tubular aguda, diretamente relacionada com o mecanismo de ação desses antimicrobianos. Outro efeito tóxico é o bloqueio neuromuscular, semelhante ao dos aminoglicosídeos, que ocorre com a infusão rápida do medicamento. Pode ocorrer parada respiratória. Os efeitos neuromusculares descritos são parestesia perioral, neuropatia periférica, ataxia, instabilidade vasomotora e confusão. Estes efeitos tóxicos são dose-dependentes.

Anfotericina B

Esse antifúngico poliênico atua alterando a permeabilidade celular a partir da ligação a moléculas de ergosterol da membrana celular.

Apresenta baixa absorção por via oral e baixas concentrações no SNC, e seu metabolismo e excreção são pouco entendidos, mas não exige ajuste na insuficiência renal. Apresenta nefrotoxicidade dose-dependente por produzir isquemia glomerular e venular por vasoconstrição. Produz alterações tubulares com perda de bicarbonato, acompanhada da perda de potássio para manter o *anion gap* (acidose tubular renal). Há anemia por provável inibição da produção de eritropoetina. Produz náusea, vômitos, anorexia, flebite e, raramente, leucopenia e plaquetopenia. Durante a infusão podem ocorrer febre, calafrios e queda de pressão arterial, o que pode ser minimizado com pré-medicação com antitérmico e/ou 25 a 50mg de hidrocortisona e/ou meperidina.

A antiga recomendação de uso da dose-teste de 1mg infundida em 30 minutos antes de iniciar a terapêutica já esta em desuso, uma vez que a reação anafilática é idiossincrásica e não dose-dependente. O fato é que pacientes com doença rapidamente progressiva devem receber dose plena já nas primeiras 24 horas.

A dose diária é de 0,5 a 1mg/kg/dia, e se a opção for por dias alternados, deve-se dobrar a dose diária, não ultrapassando 1,5mg/kg/dia. A manutenção da dose diária em dias alternados é um erro relativamente comum.

A apresentação do medicamento em dispersão coloidal (complexo de anfotericina B e sulfato de colesterol na relação 1:1) é ligeiramente menos tóxica. A relação custo-benefício dessa apresentação encontra-se por ser estabelecida.

Fluconazol

Esse antifúngico tem ótima absorção oral, atingindo bom nível em todos os tecidos, incluindo o SNC. Tem excreção renal, devendo a dose ser ajustada em caso de insuficiência renal. É bem estabelecido seu uso no tratamento da meningite criptocócica e na candidíase cutaneomucosa. Há dados na literatura mostrando que pacientes maiores que 12 anos, não neutropênicos, com candidíase sistêmica apresentam os mesmos índices de cura quando se compara com anfotericina B. Os efeitos colaterais mais comuns se referem ao trato digestório e à hipersensibilidade. Como age inibindo a síntese do ergosterol, atua como antagônico à anfotericina B.

Bibliografia

American Academy of Pediatrics, 1997. Red Book, Committee on Infectious Diseases. American Academy of Pediatrics, 652p.

Centers for Disease Control and Prevention. Prevention of Perinatal Group B Streptococcal Disease. MMWR 2002; 51(No. RR-11):1-24.

Gorbach SL, Barlett SG, Blacklow NR. Infectious diseases. Saunders Company, 1992.

Kunin CM et al. Use of antibiotics. A brief exposition of the problem and some tentative solutions. Ann Intern Med 1973; 79:555-60.

Mandell GL, Douglas RG, Bennett JE, Dolin R. Principles and practice of infectious disease. 6. ed. Philadelphia: Churchill Livingstone, 2004.

Reese RE et al. Handbook of antibiotics. Little Brown and Company, 2000, 633p.

Sanford JP et al. Guide to antimicrobial therapy, 2007.

Tavares W. Antibióticos e quimioterápicos para o clínico. 1. ed. São Paulo: Atheneu, 2006.

Veronesi R, Focaccia R. Tratado de infectologia. 3. ed. São Paulo: Ed Atheneu, 2005.

Woodley M, Whelan A. Manual of medical therapeutics. The Whashington Manual, Little Brown, 1995, 603p.

CAPÍTULO 52

Pneumonias

Enio Roberto Pietra Pedroso

José Carlos Serufo

INTRODUÇÃO

A pneumonia é uma inflamação do parênquima pulmonar provocada por vários agentes, externos ou internos ao hospedeiro, biológicos, químicos ou físicos, inalados do ar ambiente, aspirados de conteúdo gástrico ou das vias aéreas superiores, da boca, raramente pela via hematogênica, ou devido a reações de autoagressão. O termo, entretanto, é consagrado à ação de agentes biológicos, como processo infeccioso do parênquima pulmonar que acomete as vias aéreas terminais (bronquíolos, alvéolos ou interstício), adquirido no domicílio, ou até 2 semanas após residir em asilo, e que se expressa em até 48 a 72 horas, se o paciente foi internado em hospital.

Ocorrem anualmente no Brasil mais de dois milhões de pneumonia adquirida na comunidade (PAC), com cerca de 26 mil óbitos. Na maioria das vezes, o seu tratamento exige internação hospitalar. São precedidas, geralmente, por colonização da faringe posterior, microaspiração da microbio ta para o trato respiratório inferior e inalação do germe em aerossol. A emergência do pneumococo multirresistente e a identificação de novos patógenos são problemas atuais importantes com relação à PAC.

A pneumonia nosocomial (PN), ou pneumonia relacionada com a assistência, tem sido definida nas suas duas apresentações:

Pneumonia adquirida no hospital: ocorre 48 horas após a admissão hospitalar e não está relacionada com intubação orotraqueal ou ventilação mecânica, podendo ser tratada em unidade de tratamento intensivo (UTI) quando se apresenta ou evolui com gravidade. A classificação em precoce (até 4 dias) ou tardia (5 ou mais dias de hospitalização) justifica-se em função das diferentes etiologias, terapêuticas e prognósticos.

Pneumonia associada à ventilação mecânica: detectada de 48 a 72 horas após intubação orotraqueal e início da ventilação mecânica invasiva. Assim como a adquirida no hospital, pode ser classificada em precoce e tardia.

ETIOLOGIA

A PAC é causada, em geral, por bactérias, vírus, *Mycoplasma*, fungos, parasitos ou aspiração. Em dois terços dos casos o agente etiológico é *Streptococcus pneumoniae*. As outras etiologias mais frequentes são por *Haemophilus influenzae, Mycoplasma pneumoniae, Chlamydia pneumoniae, S. aureus, S. pyogenes, Neisseria meningitidis, Moraxella catarrhalis, Klebsiella pneumoniae*, outros bastonetes gram-negativos, *Legionella (pneumophila* spp.), vírus (adenovírus, hantavírus, influenza, parainfluenza, respiratório sincicial), *Chlamydia (Pneumoniae, Psittaci), Coxiella burnetti, Francisella tularensis* e fungos (*H. capsulatum, P. brasiliensis, Pneumocystis jiroveci*).

Em pacientes com a síndrome de imunodeficiência adquirida aumenta muito o risco de pneumonias por *P. jiroveci* (anteriormente *Pneumocystis carinii*), *M. tuberculosis* e fungos.

A necessidade de terapia intensiva associa-se especialmente ao pneumococo, *Legionella* spp., *H. influenzae*, bastonetes entéricos gram-negativos, *S. aureus, Chlamydia pneumoniae* e *P. aeruginosa*.

Os agentes mais comumente responsáveis pela PAC em idosos são: pneumococo, bastonetes gram-negativos, *Legionella* sp., *H. influenzae* e *S. aureus* (7%). Em cerca de 5% dos casos a pneumonia é polimicrobiana.

A etiologia da PN está relacionada com a microbiota do ambiente hospitalar, além da flora indígena do paciente. Os micro-organismos resistentes e as bactérias gram-negativas crescem em importância. A ventilação mecânica é o principal fator predisponente da PN, que pode ocorrer por aspiração da flora microbiana orofaríngea, inalação de aerossóis contaminados, inoculação através das mãos e de equipamentos e por disseminação hematogênica de foco infeccioso distante.

O desenvolvimento de PN representa um desequilíbrio entre as defesas do hospedeiro normal e a capacidade dos micro-organismos de colonizar e depois invadir o trato respiratório inferior. Os bacilos gram-negativos aeróbicos são os patógenos principais associados à PN. Causas comuns de PN incluem *P. aeruginosa*, *Klebsiella* spp., *Escherichia coli*, *Acinetobacter* spp., *Staphylococcus aureus* (em especial o resistente à meticilina – MRSA), *Streptococcus pneumoniae* e *Haemophilus influenzae*. Deve-se ter cuidado na interpretação dos dados da cultura (p. ex., espécies de *Acinetobacter* podem colonizar as secreções do trato respiratório em pacientes na UTI). Infecção por *Streptococcus pneumoniae* deve ser considerada pneumonia hospitalar de início precoce. Essa bactéria é responsável por 9% das pneumonias em idosos em asilos. O *Haemophilus influenzae* deve ser considerado mais frequentes quando o início da pneumonia é precoce.

Os patógenos menos comumente associados à PN são: *Serratia* spp., *Legionella pneumoniae*, vírus influenza A, vírus respiratório sincicial (RSV), vírus parainfluenza e adenovírus. A pneumonia hospitalar por *Legionella* ocorre apenas em surtos epidêmicos. Causas raras de pneumonia nosocomial incluem *Enterobacter* spp., *Stenotrophomonas maltophilia* (anteriormente *Pseudomonas maltophilia*), *Burkholderia cepacia* (anteriormente *Pseudomonas cepacia*), *Candida* spp. (espécies de *Candida* são causa rara de pneumonia adquirida em hospitais e culturas positivas para esses micro-organismos mais frequentemente refletem colonização) e anaeróbios orofaríngeos (não *Bacteroides fragilis*).

A recuperação a partir de secreções respiratórias de micro-organismo que normalmente é patogênico não comprova a causa da PN. Micro-organismos anaeróbicos não são comumente isolados na PN e não se conhece sua real importância, ante as dificuldades técnicas desse isolamento.

MANIFESTAÇÕES CLÍNICAS

As principais manifestações clínicas são: tosse com ou sem expectoração purulenta, hemoptoicos, dispneia, febre, calafrios, dor pleurítica (ventilatório-dependente), cefaleia, náuseas, vômitos, dor abdominal, mialgia, artralgia, diarreia, algumas vezes antecedidas por infecção das vias aéreas superiores (rinite, sinusite, amigdalite) ou presença em ambiente frio.

A pneumonia por micro-organismos típicos tende a ter início agudo com febre, enquanto a pneumonia pelos micro-organismos atípicos é insidiosa, a tosse seca, pode-se associar a broncoespasmo. Os pacientes asmáticos podem desenvolver crises de asma associadas à instalação de pneumonia.

Nos idosos pode predominar a sintomatologia de hiporexia, hipodinamia, confusão mental, dispneia taquipneica e febre. Nesse caso, a suspeita de PAC precisa ser previsível para que a terapêutica seja iniciada logo e o risco de morte reduzido.

Os estertores teleinspiratórios e o atrito pleural estão presentes em 80% e em 10% dos casos, respectivamente. Os sinais de consolidação pulmonar podem estar presentes em até 30% dos casos que apresentam sopro tubário. O acometimento intersticial caracteriza-se pela dissociação clinicoimaginológica, com poucas alterações auscultatórias diante de significativas anormalidades radiológicas e presença potencial de hipoxemia grave.

Constituem fatores preditores de morte: frequência respiratória >30irpm, frequência cardíaca >120bpm, presença de alterações do estado mental e hipotensão arterial sistêmica com a sistólica e a diastólica <90 e 60 mmHg, respectivamente.

Em todo paciente com pneumonia deve ser feita avaliação da presença de comorbidades, como doença pulmonar obstrutiva crônica (DPOC), *diabetes mellitus*, insuficiência cardíaca congestiva, insuficiência renal, hepatopatia, risco de infecção pelo vírus da imunodeficiência humana, alcoolismo, tabagismo e internação hospitalar no último ano com pneumonia (Tabela 52.1).

DIAGNÓSTICO DIFERENCIAL

De maneira geral, o quadro clínico não possibilita a diferenciação etiológica, mas alguns achados clínicos e epidemiológicos e algumas comorbidades aumentam a chance de determinadas etiologias (Tabelas 52.2 a 52.4).

Tabela 52.1 ■ Algumas características clínicas associadas a etiologias da PAC

Associações clínicas	Agentes
Bacteriemia, meningite, endocardite, pericardite e empiema	*S. pneumoniae* e *Legionella*
Endocardite, empiema	*H. influenzae*
Empiema, cavitação	*S. aureus* e *K. pneumoniae*
Empiema	*E. coli*
Cavitação	*P. aeruginosa*
Empiema, pneumonia necrosante, abscesso	Anaeróbios, flora mista
Cefaleia, mialgia, dor torácica, miringite bolhosa, lesões bolhosas na boca e nos olhos (Stevens-Johnson), fenômeno de Raynaud, meningite asséptica, neurite craniana, Guillain-Barré, mielite transversa, pericardite, miocardite, psicose, anemia hemolítica	*Mycoplasma pneumoniae*
Reinfecção em idoso com DPOC ou com insuficiência cardíaca	*Chlamydia trachomatis*

Capítulo 52 ■ Pneumonias

Tabela 52.2 ■ Principais referências epidemiológicas em função dos agentes etiológicos mais prováveis da PAC

Dados epidemiológicos	Etiologia mais provável
Antibioticoterapia recente	*S. pneumoniae* resistente, *P. aeruginosa*
Após transfusão de sangue	Citomegalovírus
Ar condicionado contaminado, viagem recente, hotel	*Legionella pneumophila*
Contato com gatos, vacas, ovelhas e cabras	*Coxiella burnetti*
Contato com aves e pássaros	*Chlamydia psitacci, C. neoformans, H. capsulatum*
Contato com cavernas com morcegos, escavações (área endêmica)	*Histoplasma capsulatum*
Contato com coelho	*Francisella tularensis*
Contato com ratos	*Pasteurella pestis*
Gripe	Influenza, *S. aureus, S. pneumoniae, H. influenzae*
Idosos em asilos	*S. pneumoniae, H. influenzae, S. aureus,* bacilos gram-negativos, anaeróbios, *C. pneumoniae,* anaeróbios, tuberculose
Usuários de substâncias venosas	*S. aureus,* anaeróbios, tuberculose, *P. jiroveci*

Tabela 52.3 ■ Principais referências do exame clínico em função dos agentes etiológicos mais prováveis da PAC

Exame clínico	Etiologia mais provável
Abrupta, febril, tosse seca, dispneia intensa, cianose	*P. jiroveci*
Doença periodontal, escarro fétido, obstrução endobrônquica	Anaeróbios
Eritema gangrenoso	*P. aeruginosa, Serratia marcescens*
Eritema multiforme	*M. pneumoniae*
Eritema nodoso	*C. pneumoniae, M. tuberculosis*
Início agudo, febril, calafrios	Pneumococo
Evolução, febril, sudorese noturna, calafrios, emagrecimento	*M. tuberculosis*
Evolução, febril, tosse, adenopatia cervical, broncoespasmo	*Chlamydia pneumoniae*
Longa evolução, miringite bolhosa, febril, tosse seca e rouquidão	*Mycoplasma pneumoniae*
Toxemia, frequência elevada de derrame pleural	*Streptococcus pyogenes*
Toxemia, prostração, derrame pleural, pneumotórax	*Staphylococcus aureus*
Uretrite, conjuntivite, evolução, afebril, tosse seca, dispneia	*Chlamydia trachomatis*

Tabela 52.4 ■ Principais referências da presença de comorbidades em função dos agentes etiológicos mais prováveis da PAC

Doenças associadas (comorbidade)	Agentes etiológicos sugeridos
Doença pulmonar obstrutiva generalizada crônica	*S. pneumoniae, H. influenzae, M. catarrhalis, Legionella*
Diabetes mellitus	*S. pneumoniae, S. aureus*
Alcoolismo	*S. pneumoniae, K. pneumoniae, S. aureus,* anaeróbios, gram-negativos
Tabagismo	*S. pneumoniae, H. influenzae, M. catarrhalis, Legionella*
AIDS (LTCD4$^+$ <200 células/ mm^3), corticoterapia, transplante de órgãos, quimioterapia antiblástica, linfomas	*P. carinii, Nocardia, Aspergillus, S. pneumoniae, H. influenzae, Cryptococcus neoformans, M. tuberculosis,* complexo *M. avium,* vírus herpes
Obnubilação, convulsão, diminuição do reflexo da tosse, refluxo gastroesofágico	Flora polimicrobiana aeróbica e anaeróbica
Asplenia (drepanocitose, traumatismo, cirurgia)	*S. pneumoniae, H. influenzae, N. meningitidis*
Encefalite	*M. pneumoniae, C. burnetti, L. pneumophila*
Agamaglobulinemia	*S. pneumoniae, H. influenzae, N. meningitidis, P. aeruginosa*
Defeitos do complemento	*S. pneumoniae, H. influenzae, N. meningitidis*
Neutropenia (anemia aplásica, quimioterapia antiblástica, AIDS)	Bacilos gram-negativos, *Aspergillus*
Convulsão, síncope, bloqueador H$_2$	Anaeróbios (pneumonia de aspiração)
Bronquiectasia, fibrose cística, hospitalização	*P. aeruginosa, B. cepacea, S. aureus, Aspergillus,* complexo *M. avium*

DIAGNÓSTICO

A base do diagnóstico depende de dados clínicos aliados aos exames laboratoriais e radiológicos, quando necessários.

A telerradiografia do tórax é exame importante para ajudar a confirmar ou excluir o diagnóstico de pneumonia, avaliar a extensão, identificar derrame pleural e sugerir outras patologias (Tabela 52.5).

Os exames complementares precisam ser agilizados e a espera de resultados secundários não deve retardar o início do tratamento, devido à relação de aumento da mortalidade com o retardo em mais de 8 horas da administração da primeira dose do antibiótico.

Os vários exames bioquímicos e hematológicos ajudam a avaliar as condições clínicas do paciente, a caracterizar a intensidade e a gravidade da doença e as repercussões sobre os vários órgãos e sistemas, a verificar a presença de comorbidades, além de promover o diagnóstico

Tabela 52.5 ■ Alterações radiológicas pulmonares em função dos agentes etiológicos mais prováveis da PAC

Telerradiografia do tórax	Etiologia mais provável
Infiltrados apicais ou posteriores dos lobos superiores	*M. tuberculosis*
Infiltrado focal (lobar, segmentar, broncoalveolar, com broncograma aéreo)	*S. pneumoniae, Staphylococcus, Mycoplasma, Legionella, Chlamydia, Mycobacteria*
Pneumatoceles e derrame pleural	*Staphylococcus aureus,* pneumococo, *Haemophilus, Klebsiella*
Infiltrado lobar com derrame pleural	*Staphylococcus aureus,* pneumococo, *Haemophilus, M. tuberculosis, Mycoplasma*
Infiltrado lobar com abscesso	*Staphylococcus aureus,* anaeróbio, *Klebsiella*
Infiltrado broncopneumônico com derrame pleural	*Staphylococcus aureus,* pneumococo, *Haemophilus,* anaeróbio, vírus
Cavitações em áreas gravitacionais-dependentes	Anaeróbios, *M. tuberculosis*
Infiltrados cavitários ou nodulares	Anaeróbios, *M. tuberculosis, Legionella, Nocardia, Cryptococcus, Actinomyces, Pneumocystis, Aspergillus*
Aumento dos linfonodos hilares	*Staphylococcus, Haemophilus, M. tuberculosis,* histoplasmose, linfoma, sarcoidose, paracoccidioidomicose
Padrão miliar	*M. tuberculosis, Histoplasma, Coccidioides,* varicela
Abaulamento cissural	*Klebsiella, Legionella*
Infiltrado localizado no segmento apical do lobo inferior direito ou segmento inferior do lobo superior direito	Anaeróbios da boca (aspiração em paciente assentado ou em decúbito dorsal)
Múltiplos infiltrados abscedados	*S. aureus* (endocardite de câmaras direitas)
Infiltrados intersticiais, bilaterais, nos terços inferiores com padrões de acometimento alveolar e misto	*Mycoplasma pneumoniae, Pneumocystis,* vírus, *C. psittacci,* paracoccidioidomicose
Infiltrados intersticiais e de pequenos focos alveolares difusos com áreas de hiperinsuflação e atelectasia	*Mycoplasma pneumoniae, Pneumocystis,* vírus, *C. psittacci*
Falso-negativo (cuidado)	Primeiras 24h da pneumonia, desidratação intensa, neutropenia

diferencial com outras infecções e identificar complicações, repercussões e efeitos adversos de medicamentos.

Hemograma, leucograma, hemossedimentação e proteína C reativa podem sugerir, pela análise de provável anemia, hemossedimentação e proteína C reativa aumentadas, alguma comorbidade. A leucocitose e o desvio para a esquerda (reação leucemoide) podem ajudar a consolidar a hipótese de doença infecciosa aguda e avaliar sua gravidade, sistematização e riscos de tratamento ambulatorial e a necessidade de internação hospitalar. A linfocitopenia deve ser valorizada diante da suspeita de AIDS e pneumocistose. A leucopenia pode estar associada às infecções virais.

O exame do escarro mediante coloração pelo Gram pode também ajudar a determinar o agente etiológico e orientar quanto à administração de antibiótico. Embora o exame possa ser finalizado na primeira hora, a informação raramente torna-se disponível em tempo hábil. As amostras adequadas para bacterioscopia são as que apresentam mais de 25 polimorfonucleares e menos de 10 células epiteliais por campo de pequeno aumento. A bacterioscopia é útil quando os agentes suspeitos são: *M. tuberculosis, P. jiroveci, L. pneumophila* e fungos. A cultura é necessária quando estão envolvidos fungos endêmicos, micobacterioses, *Legionella* sp. ou o tratamento não é favorável. A cultura de aspirado pulmonar ou biópsia pulmonar (percutânea ou a céu aberto) pode ser útil em pacientes graves, imunossuprimidos, sendo substituída pelo lavado broncoalveolar ou pela técnica da escova protegida.

Outros exames, como glicemia, ionograma e funções hepática e renal (ureia elevada é preditor de morte), podem definir a situação funcional de órgãos e sistemas funcionais principais e verificar os riscos de instabilidade hemodinâmica. A desidrogenase láctica está elevada na pneumocistose.

A gasometria arterial com PO_2 <60mmHg indica a necessidade de internação hospitalar e significa doença grave.

A coleta de sangue para hemoculturas (duas amostras de sítios diferentes) também ajuda a definir o agente etiológico.

O estudo sorológico deve ser realizado para pesquisa de antígeno urinário para *Legionella* em casos suspeitos, fungos, vírus da imunodeficiência humana, *Mycoplasma pneumoniae* e *Chlamydia pneumoniae.*

O teste tuberculínico deve ser realizado para avaliação da situação de reatividade a antígenos de micobactérias e para inferir quanto à presença de tuberculose.

A toracocentese deve ser realizada diante da presença de derrame pleural com mais de 1cm à telerradiografia do tórax em decúbito lateral ou loculado. O líquido coletado deve ser submetido à avaliação de: proteínas, glicose, desidrogenase láctica, pH, contagem de leucócitos com diferencial, bacilo álcool-ácido-resistente (BAAR), Gram e culturas para bactérias, fungos e micobactérias. Punção torácica percutânea com agulha, toracotomia ou videotoracoscopia pode ser usada para obtenção de material que possibilite a identificação da etiologia.

A broncoscopia (aspirado brônquico, escovado brônquico, curetagens, lavado broncoalveolar e biópsia transbrônquica) pode ser útil diante de suspeita de *M. tuberculosis* ou *P. jiroveci* em paciente sem expectoração, pneumonia grave e em paciente crítico, má resposta ao tratamento inicial, suspeita de patologias endobrônquicas e em paciente imunodeprimido ou com menos de 55 anos de idade, não fumante, com acometimento multilobar persistente à

Capítulo 52 ■ Pneumonias

telerradiografia de tórax. Em pacientes intubados, o minilavado broncoalveolar (*miniBAL*) mostra-se equivalente às técnicas broncoscópicas, apresentando como vantagens a simplicidade na execução e o menor custo.

Outros exames de imagem, como tomografia computadorizada, angiotomografia com técnica helicoidal, cintilografia, arteriografia e ultrassonografia (US), podem, em algumas circunstâncias, ser úteis para a definição precisa do diagnóstico. São indispensáveis em casos de evolução turbulenta e na avaliação de complicações intratorácicas, como abscessos, pneumotórax e derrame pleural. A US pode estabelecer o aspecto do líquido pleural, homogêneo ou heterogêneo, como no pus, e determinar sua quantidade (Tabela 52.6).

A identificação precoce da pneumonia grave e o início da terapêutica representam menos risco de óbito. A escolha inicial do antibiótico é empírica. No entanto, pode ser modificada a partir do conhecimento das características microbiológicas da localidade ou da unidade de internação de onde o paciente procede, o que contribui para a determinação da antibioticoterapia definitiva. Várias características clínicas e laboratoriais podem ser usadas para determinar a gravidade da PAC e ajudam a definir a necessidade de hospitalização e a previsibilidade de maior ou menor intervencionismo (Tabela 52.7).

Tabela 52.6 ■ Propedêutica complementar mais apropriada com relação às alterações radiológicas pulmonares em função dos agentes etiológicos mais prováveis da PAC

Micro-organismos	Exames (sangue, aspirado de vias aéreas, líquido pleural, urina)
Mycoplasma pneumoniae	Crioaglutininas > 1:64; IgM (ELISA): >1 semana. Para detecção, duração até 360 dias; RFC > 1:256 ou aumento de 4×; cultura: escarro, nasorofaringe, LBA (meio A7B)
Legionella	Antígeno urinário sorotipo I: + define diagnóstico; Ac (imunofluorescência indireta) > 1:256 presuntivo; cultura (escarro) e antígeno urinário negativos não excluem doença por outros sorotipos
Chlamydia pneumoniae	Microimunofluorescência: IgM (após 3 semanas); IgG (após 8 semanas); ↑ rápido na reinfecção
Haemophilus (tipo B), pneumo e meningococo, *Streptococcus* do grupo B	Aglutinação pelo látex, contraimunoeletroforese, Dot-ELISA
Klebsiella, *Pseudomonas*	Contraimunoeletroforese
Vírus respiratório sincicial, parainfluenza (1, 2, 3), influenza (A, B), adenovírus	Imunofluorescência
Vírus, *Mycoplasma*, *Legionella*, *Chlamydia*, *Candida*, *Aspergillus*, M. *tuberculosis*	Reação em cadeia de polimerase e pesquisa monoclonal com anticorpos fluorescentes (pesquisa do agente)

LBA: lavado broncoalveolar.

Tabela 52.7 ■ Escala de pontos para definição de risco em paciente com pneumonia

Características clínicas epidemiológicas/laboratoriais	Pontos
Idade em homen	Idade em anos
Idade em mulher	Idade em anos − 10
Residência em asilo	+ 10
Neoplasia (exclui células escamosas da pele) ativa ou diagnosticada há 1 ano	+ 30
Hepatopatia (cirrose ou outra entidade crônica como hepatite crônica ativa)	+ 20
Insuficiência cardíaca congestiva	+ 10
Doença cerebrovascular (AVE ou AIT)	+ 10
Doença renal (doença renal crônica)	+ 10
Alteração do estado mental (desorientação: pessoa, lugar, tempo, estupor, coma)	+ 20
Frequência respiratória >30irpm	+ 20
Pressão arterial sistólica <90mmHg	+ 20
Temperatura <35°C ou ≥40°C	+ 15
Frequência de pulso ≥125/min	+ 10
pH arterial <7,35	+ 30
Uremia >30mg/dL	+ 20
Natremia <130mEq/L	+ 20
Glicemia ≥120mg/dL	+ 10
Hematócrito <30%	+ 10
PO_2 <60mmHg	+ 10
Derrame pleural	+ 10

Taxa de mortalidade para PAC com base nos padrões de risco acima

Classe de risco	Pontos	Mortalidade (%)
I	0	0,1 a 0,4
II	1 a 70	0,6 a 0,7
III	71 a 90	0,9 a 2,8
IV	91 a 130	8,2 a 12,5
V	>130	27 a 31

AVE: acidente vascular enefálico; AIT: ataque isquêmico transitório.

TRATAMENTO AMBULATORIAL

A abordagem terapêutica depende dos parâmetros de risco e está relacionada com a seguinte abordagem:

Paciente em classe I e algum paciente selecionado de classes II e III podem ser tratados em seu domicílio. Não exigem exames de laboratório. A antibioticoterapia baseia-se em:

1. Paciente <60 anos, não alcoolista, sem comorbidade(s), no qual os agentes mais prováveis são: *S. pneumoniae*, *H. influenzae*, *M. pneumoniae*, *Chlamydia pneumoniae* ou *Mycoplasma*:
   - Amoxicilina, 500mg a cada 6 horas VO, ou

- Claritromicina, 500mg a cada 12 horas VO, ou azitromicina, 500mg a cada 24 horas, por 3 dias, seguidos de 250mg a cada 24 horas, por 4 dias, VO, ou eritromicina, 250 a 500mg a cada 6 horas VO, ou
- Diante da suspeita de pneumonia atípica: doxiciclina, 100mg a cada 12 horas VO, ou eritromicina, 250 a 500mg, a cada 6 horas VO, por 14 dias, ou betalactâmico.
- Diante da suspeita de pneumonia de aspiração, amoxicilina-ácido clavulânico, 750 a 125mg a cada 12 horas VO, ou ampicilina-sulbactam ou piperacilina-tozabactam, uma delas associada a cefuroxima, 250 a 500mg, a cada 12 horas VO, ou cefpodoxima, 100 a 200mg, a cada 12 horas, ou cefprozil, 250 a 500mg a cada 12 horas VO.

2. Paciente com >60 anos, ou com comorbidade(s), alcoolista, no qual os agentes mais prováveis são: *S. pneumoniae, H. influenzae, M. pneumoniae, Chlamydia pneumoniae* ou *Mycoplasma*, além dos bacilos entéricos gram-negativos:
- Cefuroxima, 500mg a cada 12 horas VO, ou cefotaxima, ou ceftriaxona, ou
- Amoxicilina-ácido clavulânico, 750 a 125mg a cada 12 horas VO, ou ampicilina-sulbactam ou piperacilina-tazobactam ou
- Levofloxacino, 500mg/dia VO, ou moxifloxacino, 400mg/dia VO.

3. Diante de pneumonia viral (adenovírus, vírus respiratório sincicial, parainfluenza, influenza A e B, rinovírus, coronavírus):
- Gripe e resfriado: amantadina, 100mg a cada 12 horas VO, como profilaxia ou dentro de 48 horas após o início dos sintomas.
- Herpes e varicela: aciclovir, 5mg/kg, a cada 8 horas VO.
- Antibioticoterapia específica em caso de complicações pelo *S. pneumoniae, S. aureus* ou *H. influenzae.*

A duração do tratamento depende da intensidade da infecção, do agente etiológico, da resposta à terapia, da presença de comorbidades e das complicações, devendo ser de até 72 horas após o paciente tornar-se afebril para o *S. pneumoniae* (em geral 7 a 10 dias) e de no mínimo 2 semanas para *S. aureus, P. aeruginosa, Klebsiella*, anaeróbios, *M. pneumoniae, C. pneumoniae* e *Legionella*.

TRATAMENTO HOSPITALAR

Os pacientes das classes IV ou V e alguns pacientes selecionados das classes II e III devem ser hospitalizados. A indicação de internação e tratamento hospitalar (<10% dos casos) depende dos seguintes fatores: frequência respiratória >30irpm, frequência cardíaca >120bpm, pressão arterial sistêmica diastólica <60mmHg, uremia >19,1mg/dL, confusão mental, situação familiar incerta e falta de recurso econômico para aquisição de medicamento(s).

A dieta deve ser normal. Nos primeiros dias do período de estado da pneumonia, a tolerância é maior para alimentos pastosos e líquidos. Em situações em que a via oral não pode ser utilizada, manter a hidratação parenteral até que ela possa ser reintroduzida.

O uso de analgésicos e antipiréticos depende de quanto é tolerado pelo paciente o seu aumento e do valor atingido. Se seu aumento for tolerado, só deve ser rebaixada quando >39ºC, exceto em crianças, nas quais deve ser sempre tratada para atingir o valor normal. Usa-se ácido acetilsalicílico, paracetamol ou pirazolona, até a cada 4 horas, VO.

A fluidificação de secreções das vias aéreas pode ser feita mediante hidratação adequada (oral ou parenteral). Os broncodilatadores devem ser usados em casos de obstrução brônquica.

A fisioterapia respiratória deve ser aplicada para ajudar a desobstrução das vias aéreas e prevenir o desenvolvimento de atelectasias.

A oxigenoterapia por cateter nasal ou máscara facial é reservada para os casos de insuficiência respiratória leves.

A antibioticoterapia representa o ponto fundamental da terapêutica e consiste na administração de antibiótico parenteral até que o paciente fique afebril por pelo menos 24 horas, quando a via oral poderá ser instituída, se possível, e o tratamento deve ser completado por mais 7 a 14 dias (Tabela 52.8).

Antibioticoterapia

Pacientes que necessitam internação em enfermaria geral

Pneumonia bacteriana típica

1. Macrolídeo (azitromicina ou claritromicina, preferida diante da suspeita de *H. influenzae*) EV, associado a cefotaxima, 1 a 2g a cada 6 a 8 horas, EV ou IM, ou ceftriaxona, 1 a 2g a cada 12 a 24 horas EV ou IM, ou
2. Macrolídeo (azitromicina ou claritromicina, preferida diante da suspeita de *H. influenzae*) EV, associado a levofloxacino, 500mg/dia VO, ou moxifloxacino, 400mg/dia VO, ou
3. Macrolídeo (azitromicina ou claritromicina, preferida diante da suspeita de *H. influenzae*) EV, associado a ampicilina-sulbactam EV ou ampicilina-ácido clavulânico EV.
4. Na ausência de resposta, associar ao esquema em uso vancomicina ou penicilina antipseudomonas.

Diante de alergia a macrolídeos, usar doxiciclina associada a betalactâmico; e diante de infecção por *Legionella*, administrar rifampicina.

Paciente que necessita de cuidados em CTI

- Cefotaxima, 1 a 2g a cada 6 a 8 horas EV, ou ceftriaxona, 1 a 2g a cada 12 a 24 horas EV, associada a levoflo-

Capítulo 52 ■ Pneumonias

Tabela 52. 8 ■ Critérios para escolha de antibióticos na PAC tratada em regime hiospitalar

Micro-organismo	Antimicrobiano de primeira linha	Alternativa
S. pneumoniae	Peniclina G, amoxicilina	Cefalosporinas, macrolídeos, fluoroquinolonas[#], clindamicina
H. influenzae	Cefotaxima, ceftriaxona, cefuroxima, azitromicina	fluoroquinolona[#], claritromicina
S. aureus	Oxacilina, dicloxacilina mais rifampicina ou gentamicina	Cefalosporina, vancomicina mais gentamicina ou rifampicina
K. pneumoniae	Cefalosporina de 3ª geração mais gentamicina ou tobramicina	Aztreonam, imipenem-cilastatina, fluoroquinolona[#]
E. coli	Cefalosporina de 3ª geração mais gentamicina ou tobramicina	Aztreonam, imipenem-cilastatina, fluoroquinolona[#]
P. aeruginosa	Ceftazidima ou piperacilina-tazobactam ou imipenam-cilastatina mais getamicina mais ciprofloxacino	Ciprofloxacino mais cefepima ou cefoperazona mais netilmicina
Anaeróbios	Clindamicina ou amoxicilina-ácido clavulânico	Imipenem-cilastatina, piperacilina-tazobactam ou penicilina G mais metronidazol
Mycoplasma pneumoniae	Doxiciclina ou eritromicina	Claritromicina, azitromicina ou fluoroquinolona[#]
Legionella sp.	Claritromicina mais rifampicina	Fluoroquinolona[#] mais rifampicina ou sulfametoxazol-trimetoprima ou ciprofloxacino mais rifampicina
Chlamydia pneumoniae	Doxiciclina	Claritromicina, azitromicina, fluoroquinolona[#]

[#]Ciprofloxacino, levofloxacino, lomefloxacino, moxifloxacino, norfloxacino, ofloxacino, pefloxacino.

xacino, 500mg/dia VO, ou moxifloxacino, 400mg/dia VO ou

- Azitromicina EV (ou claritromicina EV) ou levofloxacino EV (ou moxifloxacino EV) mais ceftriaxona EV ou cefotaxima EV, ou
- Azitromicina EV (ou claritromicina EV) ou levofloxacino EV (ou moxifloxacino EV) mais betalactâmico-inibidor da betalactamase (ampicilina-sulbactam ou piperacilina-tazobactam ou amoxicilina-ácido clavulânico).
- Na ausência de resposta, se não está sendo usado um macrolídeo, usá-lo associado a vancomicina e/ou penicilina antipseudomonas.
- Diante de alergia à penicilina, usar levofloxacino EV (ou moxifloxacino EV) mais ceftriaxona EV, com ou sem clindamicina.
- Risco de *Pseudomonas* (pneumopatia com antibioticoterapia recente ou uso de corticoterapia crônica sistêmica): piperacilina/tazobactam, carbapenem ou cefepima mais ciprofloxacino (doses elevadas).
- Diante de:
  - Aspiração (cirurgia abdominal recente, carcinoma do esôfago, fístula traqueobrônquica, AVE, esclerose lateral amiotrófica, esclerose múltipla, miopatias): cefalosporina de terceira ou quarta geração associada a clindamicina, 600mg a cada 6 horas EV, ou metronidazol, 500mg a cada 8 horas EV, ou betalactâmico/inibidor da betalactamase, ou piperacilina-tazobactam, 4g/500mg a cada 8 horas EV, ou ticarcilina-ácido clavulânico, 3g/100mg a cada 6 horas EV, ou cefotaxima associada à azitromicina. Promover aspiração traqueobrônquica e drenagem intensa

e avaliar cirurgia para correção de refluxo gastroesofágico. Realizar traqueostomia quando necessária.
  - *Stenotrophomonas maltophilia*, nocardiose, *Pneumocystis jiroveci*: sulfametoxazol-trimetoprima.
  - Pneumococo altamente resistente: grepafloxacino, levofloxacino, esparfloxacino, trovafloxacino.
  - Pneumopatia estrutural (bronquiectasia ou fibrose cística): penicilina antipseudomonas associada a carbapenem, ou cefepima associada a fluoroquinolona (altas doses de ciprofloxacino) até que seja possível obter os resultados de cultura e sensibilidade do escarro.
  - Paciente grave em coma, com traumatismo craniano, *diabetes mellitus*, insuficiência renal: cefalosporina (terceira ou quarta geração), ou fluoroquinolona, associada a vancomicina, 1g a cada 12 horas EV ou 15mg/kg/dia.
  - Paciente em internação prolongada: ceftazidima ou piperacilina-tazobactam associada a ciprofloxacino e gentamicina, 7mg/kg/dia (ou amicacina, 20mg/kg/dia), e vancomicina, se houver suspeita de estafilococos.
  - Pneumonia por anaeróbios: penicilina G cristalina, 1 a 2 milhões de unidades a cada 4 horas EV, associada a metronidazol, 500mg a cada 8 horas EV, por 3 semanas ou mais, mantendo a seguir penicilina V oral, 1g a cada 6 horas VO, por 1 mês ou mais, até a normalização da telerradiografia do tórax, ou clindamicina, 600mg a cada 8 horas EV, até a melhora clínica, seguidos de 300mg a cada 6 horas VO, até a normalização da telerradiografia do tórax, ou amoxicilina-ácido clavulânico, ou imipenem-cilastatina,

ou piperacilina-tazobactam, até a normalização da telerradiografia do tórax. Deve ser feita drenagem postural ou aberta (em caso de envolvimento do espaço pleural).
- Paciente imunossuprimido: ceftazidima associada a ciprofloxacino e vancomicina.
- Paciente grave em terapia intensiva com insuficiência respiratória agravada por septicemia, choque e insuficiência renal ou hepática: ceftazidima ou cefepima, associada a ciprofloxacino mais vancomicina, ou imipenem associado a ciprofloxacino e vancomicina.
- Risco de fungos usar: itaconazol, ou fluconazol, variconazol, caspofungina ou anfotericina B.

TRANSIÇÃO DO TRATAMENTO PARENTERAL PARA ORAL

Recomenda-se a mudança da via de administração de antibióticos EV para VO após o paciente tornar-se hemodinamicamente estável o que, em geral, ocorre em até 72 horas após ficar afebril e apto a tolerar a ingestão oral da medicação. Algumas vezes a febre só declina 1 semana após iniciada a antibioticoterapia.

Espera-se a estabilização e melhora clínica do paciente por volta do terceiro dia. A resposta ao tratamento, entretanto, pode ser demorada em idosos, diabéticos e imunossuprimidos. A esterilização da secreção das vias aéreas distais ocorre em 72 horas após o início da terapêutica apropriada.

A deterioração clínica a qualquer momento e a resposta insatisfatória após 24 horas e 7 dias depois do início do tratamento, respectivamente, exigem, se possível, a obtenção de amostra de material para estudo microbiológico para ajudar no diagnóstico.

A resolução radiológica ocorre, geralmente, em 4 semanas. Em idosos com DPOC ou em alcoolistas, pode demorar 12 ou mais semanas. As opacificações persistentes exigem a exclusão da presença de corpo estranho ou de carcinoma broncogênico.

O acompanhamento clínico evolutivo de controle inclui a repetição da telerradiografia do tórax entre 6 e 12 semanas após o tratamento para documentação da resolução da pneumonia e exclusão da associação a neoplasia, especialmente nos pacientes com mais de 40 anos de idade e nos tabagistas.

A presença de derrame pleural pode tornar necessária a realização de toracocentese quando sua extensão é >10mm, evidenciado ao estudo radiológico do tórax em decúbito lateral.

A duração da terapêutica deve ser, em geral, de 14 a 21 dias. Costumam ser adotadas as seguintes referências: (1) pneumonia pneumocócica: 7 a 10 dias; (2) pneumonia por *Chlamydia pneumoniae* e *Mycoplasma pneumoniae*: 10 a 14 dias; (3) *Legionella* sp. em paciente imunocompetente ou imunocomprometido, 14 e 21 dias, respectivamente; (4) pneumonias necrosantes (anaeróbios, *Klebsiella* sp., *S. aureus*): 28 dias; (5) *S. aureus*: 21 a 28 dias; (6) *P. aeruginosa*: 21 a 42 dias.

A alta hospitalar é possível quando o paciente se torna afebril, sem toxemia e sem necessidade de suplementação de oxigênio (exceto nos usuários de oxigenoterapia domiciliar), com normalização dos sinais vitais e do leucograma, tolerando bem a medicação oral, com as imagens radiológicas em regressão ou estáveis e os níveis de atenção e cuidados domiciliares adequados. Os estudos microbiológicos revelam que a esterilização da secreção das vias aéreas distais ocorre em 72 horas após o início da terapêtuica apropriada.

A PAC pode evoluir com as seguintes complicações: insuficiência respiratória aguda, hemoptise, abscesso pulmonar, crises de asma, endocardite bacteriana, embolização séptica sistêmica, choque séptico e fibrose pulmonar.

TRATAMENTO INICIAL DA PNEUMONIA NOSOCOMIAL

Os agentes etiológicos mais frequentes da pneumonia nosocomial são: *Streptococcus pneumoniae*, *Haemophilus influenzae*, *Staphylococcus aureus*, enterobactérias gram-negativas sensíveis, *Escherichia coli*, *Klebsiella pneumoniae*, *Enterobacter* spp., *Proteus* spp. e *Serratia marcescens*.

O tratamento antibiótico empírico da PN ou da pneumonia associada à ventilação mecânica em pacientes sem fatores de risco conhecidos, como micro-organismos multirresistentes e doença grave e debilitante, e naqueles com manifestação precoce, deve considerar um dos seguintes antimicrobianos: amoxicilina/clavulanato, ampicilina/sulbactam, levofloxacino, moxifloxacino, ciprofloxacino ou ceftriaxona.

A terapia antimicrobiana dos pacientes com fatores de risco para micro-organismos multirresistentes, com doença grave e acometimento tardio deve considerar, além dos agentes citados, a possibilidade de *Pseudomonas aeruginosa* (indica-se cefepima ou ceftazidima ou meropenem, 1g a cada 8 horas, ou imipenem, 1g a cada 8 horas), *K. pneumoniae* (ESBL) e *Acinetobacter* spp (utilizar dados epidemiológicos locais e considerar um carbapenêmico ou betalactâmico/inibidor de betalactamase mais fluorquinolona), *S. aureus* meticilino-resistente (MRSA – vancomicina ou linezolida) e *Legionella pneumophila* (associar um macrolídeo como a azitromicina). As doses dos antimicrobianos encontram-se detalhadas no item anterior, sobre tratamento hospitalar e antibioticoterapia.

A chave para a escolha reside em conhecer a epidemiologia local (dados microbiológicos de pacientes prévios), avaliar o risco de cada paciente (após 5 ou mais dias de internação o risco é maior em razão do uso recente de antimicrobianos) e a possibilidade de micro-organismos

Capítulo 52 ■ Pneumonias

resistentes. O principal fator de bom prognóstico é o início precoce do antimicrobiano adequado. Os protocolos gerais de antibioticoterapia devem ser utilizados na ausência de dados locais confiáveis de sensibilidade microbiana. Associação de antimicrobianos de diferentes classes deve ser considerada na presença de *P. aeruginosa* e micro-organismos gram-negativos resistentes. Justifica-se ainda diante da possibilidade de agentes diversos não tratados com um único medicamento.

Na pneumonia associada à ventilação mecânica espera-se melhora significativa dentro dos primeiros 5 dias e recomenda-se tratamento de curta duração (de 7 a 10 dias) para evitar a colonização por germes multirresistentes e, consequentemente, nova pneumonia.

Os fatores de risco para micro-organismos multirresistentes associados à PN são: antibioticoterapia nos últimos 3 meses, hospitalização há 5 ou mais dias, alta frequência de resistência microbiana local, residência em casa coletiva ou asilo, soroterapia domiciliar, diálise nos últimos 30 dias, familiar com patógeno multirresistente, terapia ou estado de imunossupressão e presença de feridas crônicas em tratamento.

PROFILAXIA

A vacinação anual contra influenza deve ser estimulada em razão de a gripe constituir-se em uma das principais causas de pneumonia. Deve ser realizada anualmente, entre março e maio, especialmente em: idosos; pessoas residentes em asilos; portadores de doenças crônicas; crianças e adultos com cardiopneumopatias crônicas (asma brônquica) ou que precisaram de cuidado médico regular ou hospitalização no ano anterior devido a *diabetes mellitus*, insuficiência renal, hemoglobinopatias, imunossupressão primária ou secundária; profissionais da saúde (médicos, enfermeiros, outros) e seus familiares (inclusive crianças); e pessoas que moram com pacientes de alto risco de contrair pneumonia (discriminados acima).

A administração de amantadina ou rimantadina pode ser feita como medida profilática para influenza A, sendo especialmente útil nas epidemias, em idosos sem imunização ou em pacientes cuja resposta à vacinação é precária. Ambas são usadas na dose de 100mg por dose, VO, a cada 12 a 24 horas durante 2 semanas. Podem ser usadas no tratamento da gripe, se administradas até 48 horas após o início da sintomatologia, por 3 a 5 dias, ou até 24 a 48 horas após o desaparecimento dos sintomas. O zanamivir e o oseltamivir são eficazes contra os vírus influenza A e B. O zanamivir é administrado na dose de duas inalações a cada 12 horas por 5 dias. O oseltamivir é usado na dose de 75mg VO, a cada 12 horas, por 5 dias (75mg/dia se a depuração de creatinina está entre 10 e 30mL/min).

A imunização antipneumocócica pode reduzir a incidência, a mortalidade e a frequência de hospitalizações.

Está indicada para: (1) adultos imunocompetentes com risco aumentado de doença pneumocócica: cardiopatia ou pneumopatias crônicas (exceto asma), insuficiência renal crônica, síndrome nefrótica, alcoolismo, cirrose, fístula liquórica, diabetes, idosos; (2) adultos imunocomprometidos e com risco aumentado de doença pneumocócica: asplenia funcional ou anatômica, infecção pelo HIV, leucemia, linfomas, malignidade disseminada, usuário crônico de fármacos imunossupressores, inclusive corticoterapia, transplantados; (3) pessoas que vivem em ambientes ou condições predisponentes à doença pneumocócica; (4) crianças com mais de 2 anos de idade com doença crônica associada a aumento de risco para pneumococcia, incluindo a infecção pelo HIV; (5) terapia imunossupressora (a imunização deve ser realizada, se possível, 2 semanas antes do seu início). A revacinação deve ser feita a cada 5 anos, exceto em idosos. Não existe contraindicação à vacinação anti-influenza concomitante, a qual pode ser aplicada logo após um episódio de pneumonia.

A profilaxia para pneumocistose deve ser realizada diante de linfocitopenia, em geral, <250 células CD4+/mm^3, com sulfametoxazol 800mg/trimetoprima 320mg, diariamente ou três vezes por semana, inclusive a ser realizada nos imunodeprimidos por quimioterapia.

Bibliografia

American Thoracic Society Guidelines for the Management of Adults with Community Acquired Pneumonia. Diagnosis, assessment of severity, antimicrobial therapy and prevention. Am J Repir Crit Care Med 2001; 163:1730-54.

Chandler RE. Pulmonary infectoins. In: Starling R, Lin TL, Goodenberger DM. The Washington Manual. Infectious diseases. Subspeciality consult. Philadelphia: Lippincott Williams & Wilkins. 2005:31-46.

Correa RA. Infecção do trato respiratório. Clínica Médica 2001; 1(4):809-34.

Couto RC, Pedrosa TMG, Nogueira JM. Infecção hospitalar e outras complicações não-infecciosas da doença. 3. ed. Rio de Janeiro: Medsi, 2003:904.

Farr BM. Prevenção e controle de infecções hospitalares. In: Goldman L, Ausiello D. Cecil Tratado de medicina interna. 22. ed., Rio de Janeiro: Guanabara Koogan, 2005:2034-41.

Guglielmo BJ. Princípios das doenças infecciosas. In: Manual de terapêutica clínica. 7 ed., Rio de Janeiro: Guanabara Koogan, 53.1-53.28.

Guimarães M, Leite A, Cavalcanti Z, Hinrichsen SL, Kawassaki AM. Pneumonia em adultos imunocompetentes. In: Hinrichsen SL. Doenças infecciosas e parasitárias. Rio de Janeiro: Medsi-Guanabara Koogan, 2005:4786-501.

Lima DR. Doenças infecciosas. In: Lima DR. Guia do residente médico para o ambulatório. Rio de Janeiro: Guanabara Koogan. 2006:244-65.

Martins MA. Manual de infecção hospitalar: epidemiologia, prevenção, controle. 2. ed. Rio de Janeiro: Medsi, 2001:1116.

Tavares AP. Agentes antimicrobianos. In: Rocha MOC, Pedroso ERP, Fonseca JGM, Silva OA. Terapêutica clínica. Rio de Janeiro: Guanabara Koogan, 1998:209-29; American Thoracic Society Guidelines for the Management of Adults with Hospital-acquired, Ventilator-associated, and Healthcare-associated Pneumonia. Am J Repir Crit Care Med 2005; 171:388-413.

CAPÍTULO 53

Infecções do Trato Urinário

Joana Starling Carvalho

Isabela Nascimento Borges

Hélio Begliomini

José Carlos Serufo

INTRODUÇÃO

A infecção do trato urinário (ITU), uma doença extremamente comum, responde por grande parte tanto das infecções comunitárias como hospitalares. As ITU contraídas na comunidade são responsáveis por 7 milhões de consultas ambulatoriais por ano nos EUA. Caracterizam-se pela presença de micro-organismos patogênicos no trato urinário e podem ocorrer em todas as idades. Predominam no sexo feminino, em todas as faixas etárias, exceto no primeiro ano de vida, quando é mais comum no sexo masculino. As bactérias são os patógenos mais comuns. Por outro lado, as infecções por fungos são incomuns e costumam acometer pacientes imunossuprimidos. O acometimento do trato urinário por vírus raramente ocorre.

A ITU é dividida anatomicamente em infecção do trato urinário inferior, que acomete bexiga, uretra e próstata, e infecção do trato urinário superior, que acomete rins e ureteres. As ITU inferiores costumam ser superficiais, comprometendo apenas a mucosa do trato geniturinário, enquanto as ITU superiores tendem a cursar com invasão tecidual. Do ponto de vista epidemiológico, as ITU são divididas em infecções nosocomiais ou associadas ao cateter e infecções não nosocomiais ou não associadas ao cateter. A ITU associada ao cateter vesical é considerada a principal causa de infecções nosocomiais secundárias.

A ITU é também classificada como complicada e não complicada. A primeira diz respeito à doença em paciente com estrutura e função do trato urinário normais que adquiriu a infecção fora do ambiente hospitalar. As condições que se associam à ITU complicada incluem as de causa obstrutiva (hipertrofia benigna de próstata, tumores, urolitíase, estenose de junção ureteropiélica, corpos estra-

nhos etc.), anatomofuncionais (bexiga neurogênica, refluxo vesicoureteral, rim espongiomedular, nefrocalcinose, cistos renais, divertículos vesicais), metabólicas (insuficiência renal, *diabetes mellitus*, transplante renal) ou uso de cateter de demora ou qualquer tipo de instrumentação.

Clinicamente, pode ser sintomática ou assintomática, quando quantidades significativas de bactérias são isoladas na urina de um paciente sem sintomas ou sinais locais ou sistêmicos de infecção, quadro esse denominado bacteriúria assintomática.

EPIDEMIOLOGIA

A incidência da ITU varia de acordo com a faixa etária. No primeiro ano de vida é mais comum no sexo masculino, em razão da maior incidência de malformações congênitas, como válvula de uretra posterior e malformações da uretra (hipospádia, epispádia). A partir do segundo ano de vida, predomina no sexo feminino. Na idade pré-escolar, tende a ser de 10 a 20 vezes mais frequente nas crianças do sexo feminino. Nas mulheres adultas, apresenta picos de incidência no início da atividade sexual, na gestação e na menopausa. Aproximadamente 50% a 60% das mulheres apresentaram algum episódio de ITU durante a vida adulta e a incidência de ITU em mulheres jovens sexualmente ativas chega a 0,5 a 0,7 episódio por mulher-ano. Já nos jovens do sexo masculino estima-se que a ITU ocorra em aproximadamente 5 a 8/10 mil homens-ano. Na quinta e sexta décadas de vida, a ITU volta a ser comum no sexo masculino, principalmente em função da hiperplasia prostática que ocorre a partir dessa faixa etária. A menor incidência de ITU no sexo masculino deve-se a fatores anatômicos: uretra mais longa, atividade bactericida do fluido prostático e ambiente periuretral mais úmido. Alguns autores defendem também a circuncisão como um fator de proteção. No sexo feminino, além da uretra mais curta, há também maior proximidade do ânus com a uretra e o vestíbulo vaginal, o que possibilita a colonização desses por enterobactérias que habitualmente causam ITU.

A bacteriúria assintomática mantém relação epidemiológica com a infecção sintomática, sendo rara em homens com menos de 50 anos de idade. Apresenta importância na população idosa e nas gestantes, com alguns estudos demonstrando taxas de 40% a 50% de bacteriúria assintomática nos idosos. Na gravidez, a incidência de bacteriúria assintomática é em torno de 4% a 10%.

Algumas situações clínicas estão associadas a maior incidência de ITU, e entre elas destacam-se a imunossupressão, o *diabetes mellitus*, a disfunção vesical neurogênica, o refluxo vesicoureteral, as obstruções no trato urinário e as já citadas gestação e idade avançada.

MICROBIOLOGIA

A frequência dos germes causadores de ITU varia de acordo com o local onde a infecção foi adquirida (se em ambiente intra ou extra-hospitalar) e também de acordo com condições associadas ao hospedeiro. Entretanto, os principais responsáveis são os germes gram-negativos entéricos, sendo a *Escherichia coli* o patógeno causador de aproximadamente 80% a 85% dos episódios de cistite aguda não complicada. Os demais gram-negativos, como *Klebsiella pneumoniae*, *Enterobacter* spp., *Acinetobacter* spp., *Proteus mirabilis* e *Pseudomonas* spp., são responsáveis por 5% a 10% dos casos. *Citrobacter* spp. e enterococos são também, ocasionalmente, causadores de ITU.

Em séries americanas, o *Staphylococcus saprophyticus* gram-positivo tem sido considerado o segundo maior causador de ITU não complicada, especialmente em mulheres jovens (incidência de 4,4%). A identificação laboratorial desse patógeno verdadeiro é muito importante, pois esse agente pode ser confundido com o *Staphylococcus epidermidis*, germe coagulase-negativo e DNase-negativo, saprófita da flora do trato urinário, mucosas e pele. O *S. saprophyticus* é identificado com base em sua resistência à novobiocina, na ausência de coagulase e hemolisina e na intensa produção de pigmento. Entretanto, seu diagnóstico é difícil por apresentar crescimento muito lento em urocultura.

Nos casos de ITU complicada, é maior a incidência de *Pseudomonas* spp. e de gram-positivos, como *Enterococcus faecalis*. Fungos são agentes incomuns, mais frequentes em pacientes transplantados ou portadores de AIDS. Nos casos de ITU causados por cateter, *Candida* spp é o agente responsável em um terço dos casos.

Em mulheres que apresentam sintomas como disúria e piúria com urocultura negativa (a chamada síndrome uretral aguda – ver adiante), *Chlamydia* spp. pode ser o agente etiológico em alguns casos.

PATOGÊNESE

As ITU frequentemente desenvolvem-se quando micro-organismos uropatogênicos da flora fecal passam a colonizar o vestíbulo vaginal e o introito uretral de mulheres. Em condições normais há competição entre esses micro-organismos e a flora vaginal, formada predominantemente por lactobacilos. No entanto, a colonização da vagina pelos uropatógenos é facilitada em casos de uso de antibióticos e pela má higiene da região do períneo. Posteriormente, ocorre ascensão para a bexiga e/ou rins, sendo a aderência do patógeno à superfície epitelial o primeiro passo para a infecção. A migração para uretra e bexiga é desencadeada por outros fatores, principalmente pela atividade sexual, pelo uso de contraceptivos com espermicida e pela alteração do pH vaginal, que pode ocorrer com a alteração da flora em razão do uso de antibióticos e do hipoestrogenismo que, habitualmente, ocorre na menopausa.

Condições associadas

Tomando como base o mecanismo principal da patogênese das ITU, observam-se várias condições que podem afetar a patogenia dessa infecção, as quais podem estar relacionadas tanto com o hospedeiro como com o micro-organismo causador.

Condições do hospedeiro

Com relação ao hospedeiro, as condições mais determinantes são gênero, idade, atividade sexual, ocorrência de gestação e presença de obstrução ou alterações anatômicas, funcionais ou metabólicas no trato urinário. Essas condições, em geral, afetam defesas naturais do organismo que previnem a colonização e a infecção, como a osmolaridade e acidez urinária, a presença de imunoglobulinas na urina, a integridade da mucosa, o fluxo urinário e o esvaziamento da bexiga. Especificamente, algumas condições são:

- **Relação sexual e métodos contraceptivos:** a atividade sexual é um dos mais importantes fatores para o desenvolvimento de ITU não complicada em mulheres jovens, devido à ocorrência de bacteriúria pós-coito. O uso de diafragma associado a geleia espermicida também é muitas vezes relacionado com o desenvolvimento de ITU, devido a alterações do pH e da flora vaginal.
- **Menopausa:** o estrogênio estimula a proliferação da mucosa vaginal, facilitando a remoção de bactérias, e o acúmulo de glicogênio, favorecendo o crescimento de lactobacilos que tornam o ambiente mais ácido e hostil aos gram-negativos. Estudos não demonstraram a associação de atividade sexual com ITU nesse grupo de pacientes.
- **Gravidez:** bacteriúria assintomática na gravidez ocorre em até 10% das gestações, sendo mais frequente em multíparas. Entre essas, 25% a 57% podem evoluir com

infecção sintomática, inclusive pielonefrite. Há risco também da ocorrência de necrose papilar. O relaxamento fisiológico da musculatura lisa e a subsequente dilatação do ureter durante a gravidez facilitam a ascensão da bactéria para os rins. Como resultado, bacteriúria em mulheres grávidas apresenta maior propensão (>40%) de progredir para pielonefrite do que na mulher não grávida. As alterações fisiológicas da gravidez que contribuem para o desenvolvimento de ITU são dilatação pélvica e hidroureter, aumento do tamanho renal, modificação da posição da bexiga, que se torna abdominal, redução do tônus vesical e aumento de sua capacidade, além de relaxamento da musculatura lisa da bexiga e do ureter. Como consequência, a bacteriúria na gravidez leva a maior índice de prematuridade, baixo peso e mortalidade perinatal.

- **Refluxo vesicoureteral:** durante a micção, não ocorre a constrição adequada do óstio ureteral, levando à passagem retrógrada da urina para o trato urinário superior. Com isso ocorre a manutenção de volume residual, que propicia a proliferação bacteriana e reduz a capacidade bactericida da mucosa vesical. É a anormalidade urológica mais frequente em crianças, constituindo o principal fator de risco para ocorrência de pielonefrite nessa faixa etária.

- **Cateterização urinária:** a presença de cateter de demora predispõe a bacteriúria significativa, em geral assintomática, especialmente se em drenagem aberta (neste caso, há ocorrência de ITU após 48 horas em 100% dos casos). É a fonte de bacteriemia mais frequente em pacientes internados em UTI, sendo o risco de bacteriemia proporcional ao tempo de cateterização. O risco de bacteriúria atual é de 3% a 10% para cada dia com o cateter em sistema de coleta fechado e de 100% em 1 mês. A cateterização causa destruição de algumas defesas naturais do organismo, como dano epitelial e drenagem incompleta da urina, favorecendo a colonização através da migração intraluminal (34%) ou na extraluminal (66%). Bactérias formam microcolônias nas superfícies interna e externa do cateter, os denominados biofilmes, favorecendo incrustações, obstruções e resistência bacteriana. O mecanismo de resistência dos biofilmes é explicado pela diminuição da penetração de antimicrobianos, baixa concentração de betalactamase necessária para destruir/inativar a pequena quantidade de antimicrobiano que penetra e a baixa taxa de multiplicação e metabolismo dos biofilmes.

- *Diabetes mellitus* **(DM):** pacientes diabéticos apresentam maior risco de desenvolver algumas infecções sintomáticas do trato urinário e complicações, como cistite aguda, abscesso renal e perirrenal, infecções por cândida e infecções enfisematosas (DM está presente em >80% dos pacientes com pielonefrite, >50% dos pacientes com pielite e em 60% a 70% dos pacientes com cistite enfisematosa). Estudos demonstram maior propensão de mulheres diabéticas desenvolverem bacteriúria assintomática, condição que frequentemente precede infecções sintomáticas no caso de pacientes com diabetes do tipo 2. Não foi demonstrada relação entre a ocorrência de bacteriúria e os níveis de glico-hemoglobina, mas certamente a infecção prejudica o controle glicêmico dos pacientes. A relação demonstrada foi com o tempo de evolução da doença e o uso de insulina. Com relação à glicosúria, não foi comprovada sua maior associação a colonização bacteriana, porém outras alterações presentes no paciente diabético o tornam mais suscetível, como o ambiente hiperosmolar, que diminui o poder quimioterápico e fagocítico dos leucócitos, a doença microvascular, levando a isquemia tecidual local e fraca mobilização leucocitária, e a bexiga neurogênica, que leva a internações e cateterização frequentes.

- **Prostatismo:** ocorre obstrução ao fluxo urinário com esvaziamento vesical incompleto. A presença de urina residual leva a um ambiente propício para proliferação bacteriana e causa maior distensão da bexiga, diminuindo a capacidade bactericida de sua mucosa. Além disso, esses pacientes sofrem cateterizações mais frequentes.

- **Idade avançada:** a frequência de ITU aumenta com a idade em ambos os sexos, sendo a bacteriúria assintomática muito frequente, afetando 30% e 50% de homens e mulheres institucionalizados, respectivamente. No homem, isso ocorre devido ao prostatismo e também ao estreitamento uretral e outras alterações anatômicas. Na mulher, além da menopausa, ocorrem alterações anatômicas devido a multiparidade (como cistocele) e alterações decorrentes da própria ITU repetida, como incontinência por hiper-reflexia do detrussor e diminuição da pressão esfincteriana. Nos idosos, outras patologias coexistentes levam a maior hospitalização e consequente cateterização, como diabetes, demência e doenças cerebrovasculares. Em idosos, *E. coli* é o agente em menos de 50% dos casos, e a infecção polimicrobiana é frequente.

- **Transplante renal:** a prevalência de ITU no pós-transplante é de 35% a 80%, sendo mais comum nos primeiros 3 meses. A maioria das infecções é assintomática, devido ao desnervamento do rim. Em 45% dos casos, a infecção é recorrente. Os principais fatores de risco no transplantado renal incluem cateterização vesical, traumatismo renal e ureteral durante a cirurgia, anormalidades anatômicas dos rins, presença de bexiga neurogênica (especialmente em diabéticos), possibilidade de rejeição e imunossupressão, com germes endógenos latentes podendo se manifestar no paciente suprimido. Infecções que ocorrem com o paciente ainda hospitalizado tendem a ser mais graves, podendo induzir a rejeição do transplante. Os micro-organismos tipicamente causadores são gram-negativos entéricos e enterococos, e o *Corynebacterium urealyticum* pode ser o agente em até 10% dos casos.

Virulência bacteriana

Certos fatores de virulência bacteriana fornecem vantagem seletiva aos micro-organismos no que diz respeito à colonização do trato urinário e à consequente infecção, influenciando diretamente o grau de acometimento da infecção. Em pacientes que não apresentam alterações anatômicas, metabólicas ou funcionais no trato urinário, episódios de pielonefrite são causados quase que exclusivamente por uropatógenos com fatores determinantes de virulência.

A adesão bacteriana à mucosa ou às células uroteliais é importante fenômeno que determina a virulência bacteriana. As ITU estão relacionadas em parte com a habilidade das bactérias de aderirem e colonizarem o períneo, a uretra, a bexiga, o sistema pielocalicial e o interstício renal. A fisiopatologia da adesão bacteriana ao trato urinário é complexa. Enterobactérias uropatogênicas são eletronegativas e muito pequenas para vencerem a repulsão causada pela eletronegatividade das células epiteliais. Portanto, a adesão bacteriana não poderia ocorrer na ausência de fímbrias ou outros sistemas superficiais de adesão. As fímbrias permitem ligação irreversível com as células epiteliais via adesinas. A aderência bacteriana possibilita a evasão contra o sistema de defesa inata do organismo, levando à replicação de *clusters* de bactéria na mucosa. Entretanto, a adesão bacteriana não está relacionada com a resistência a agentes antimicrobianos. A cepa mais aderente de *E. coli* é usualmente sensível à grande maioria dos antibióticos.

As principais estruturas relacionadas com a virulência bacteriana são:

- Flagelo ou antígeno H, responsável pela motilidade.
- Cápsula ou antígeno K, que fornece resistência à fagocitose.
- Polissacarídeo ou antígeno O, presente na membrana externa, funcionando como determinante antigênico.
- Fímbrias ou *pili*, responsável pela adesão ao urotélio e a transmissão de informações genéticas a outras bactérias via DNA dos plasmídeos. Existem dois tipos de fímbrias. A fímbria tipo I tem como receptor a manose ou a proteína de Tamm-Horsfall. Elas promovem persistência da infecção e aumentam a resposta inflamatória, causando quadros mais agudos, com febres mais altas e leucocitose mais intensa. Fagócitos reconhecem a fímbria tipo I e são capazes de fagocitar e matar a bactéria na ausência de anticorpos específicos. A fímbria tipo II, ou fímbria P, liga-se ao grupo sanguíneo P, presente em hemácias e em células epiteliais, e seu receptor faz parte de um glicoesfingolípide (Gal-Gal). A fímbria P associa-se muito frequentemente à ocorrência de pielonefrite.
- Adesinas, presentes nas extremidades das fímbrias ou na própria superfície bacteriana. As adesinas não relacionadas com as fímbrias estão relacionadas com intenso crescimento do biofilme, causando colonização bacteriana mais prolongada. A grande maioria das adesinas

é constituída de lectinas que reconhecem conformações de sítios de ligação formadas por oligossacarídeos na superfície da célula epitelial.
- Hemolisina, uma toxina polipeptídica que provoca lise de hemácias.
- Aerobactina, um quelante de ferro secretado devido à importância do ferro no crescimento e divisão bacteriana.

MANIFESTAÇÕES CLÍNICAS

A expressão infecção do trato urinário engloba diferentes síndromes clínicas. Do ponto de vista anatômico, as síndromes clínicas podem ser divididas em ITU baixa e alta, sendo a primeira relacionada com infecções de bexiga, uretra, próstata e epidídimo que se manifestam clinicamente por cistite, uretrite, prostatite e epididimite, respectivamente. A ITU alta está relacionada com a infecção do parênquima renal, denominada pielonefrite aguda.

A ITU é também classificada como complicada e não complicada, quando se considera o risco de evolução para pielonefrite aguda e sepse. Assim, mulheres jovens, não grávidas, que não apresentam comorbidades ou alterações no trato urinário e que apresentam os sintomas há menos de 7 dias são consideradas portadoras de ITU não complicada. Pacientes com alteração estrutural ou funcional no trato urinário, como obstrução ou anomalias no sistema uroexcretor, bexiga neurogênica, DM, idosos, grávidas, homens, imunossuprimidos, pacientes com cateter vesical ou instrumentação recente do trato urinário, são considerados portadores de ITU complicada. A distinção entre ITU complicada e não complicada é importante não só para avaliação prognóstica, mas também para a abordagem terapêutica, uma vez que as ITU complicadas apresentam maior risco de falha terapêutica.

Outras síndromes ou condições clínicas relacionadas com ITU que merecem destaque são bacteriúria assintomática e ITU recorrente, que também serão abordadas neste capítulo.

Bacteriúria assintomática

Bacteriúria assintomática é definida por crescimento bacteriano na urocultura, em quantidade significativa, de uma única espécie, em pacientes sem sinais ou sintomas de infecção do trato urinário. Em mulheres, é confirmada diante de duas uroculturas de amostras consecutivas de urina, com crescimento bacteriano $>10^5$ unidades formadoras de colônias (UFC)/mL. Nos homens, uma única amostra com contagem $>10^5$UFC/mL é suficiente para o diagnóstico, pois a contaminação da amostra de urina é mais rara nesse gênero. Além da maior probabilidade de contaminação das amostras de urina, é comum a ocorrência, em mulheres jovens, de episódios transitórios de bacteriúria assintomática, portanto a exigência de duas uroculturas positivas aumenta a especificidade do diagnóstico. A presença de bacteriúria de qualquer grau em aspirados suprapúbicos ou >10^2UFC/mL em pacientes cateterizados confirma a infecção. É importante ressaltar que a presença de piúria não prediz bacteriúria, tendo um estudo observado que em 60% das amostras de urina com piúria não havia crescimento bacteriano na urocultura.

Entre os jovens, a bacteriúria assintomática é mais comum no sexo feminino. A prevalência em mulheres jovens é de 2% a 7%, não havendo diferença significativa entre grávidas e não grávidas. Nas diabéticas, a prevalência é de 8% a 14% e parece estar associada ao tempo de doença e à presença de complicações da doença. Já nos homens jovens é <0,1%, e os homens diabéticos não parecem apresentar maior prevalência. Com o avançar da idade, a incidência aumenta em ambos os sexos, em virtude da maior prevalência de instrumentação uretral, incontinência urinária, imunodepressão e comorbidades associadas, mas a diferença de prevalência entre os gêneros diminui, ocorrendo em aproximadamente 10% dos homens >65 anos de idade e em 20% das mulheres, o que pode ser justificado pelo aumento da incidência de prostatismo no sexo masculino.

Ainda não se sabe por que em alguns pacientes a infecção é assintomática. Aparentemente fatores do hospedeiro e virulência bacteriana estão relacionados. Estudo envolvendo pacientes com bacteriúria assintomática por *E. coli* demonstrou que a subespécie envolvida apresentava menor capacidade de hemoaglutinação e hemólise, quando comparada a bactérias envolvidas em infecções sintomáticas. Outro estudo, realizado em crianças, demonstrou que, comparadas aos controles, crianças com bacteriúria assintomática apresentavam menor expressão de um receptor de superfície dos neutrófilos, o TLR4.

Nos pacientes hospitalizados com cateteres de demora, a bacteriúria se manifesta em 10% a 15% dos casos. Sexo feminino, enfermidade grave subjacente, drenagem aberta, técnica incorreta ou não asséptica de inserção do cateter, cuidados inadequados com o cateter e ausência de antibioticoterapia sistêmica são fatores de risco para ITU em pacientes com cateter de demora. O uso de um sistema coletor fechado e estéril, de técnica asséptica durante a inserção, a adoção de cuidados com o cateter para evitar a infecção cruzada e sua retirada o mais precocemente possível diminuem significativamente a incidência de bacteriúria hospitalar.

Síndrome uretral aguda

A síndrome uretral aguda manifesta-se com disúria, aumento da frequência miccional e piúria com cultura de urina de jato médio sem isolamento bacteriano ou com crescimento bacteriano insignificante. Nos homens, cursa com secreção uretral característica. Os patógenos causadores mais comuns são: *Chlamydia trachomatis, Neisseria gonorrhoeae, Mycoplasma hominis* e *Ureaplasma urealyticum*. Deve

ser considerada em pacientes sexualmente ativos que têm novo parceiro nas últimas semanas ou que se relacionam com parceiros múltiplos. Nas mulheres, devem ser investigadas secreção uretral nos parceiros e história prévia de doenças sexualmente transmissíveis (DST). Aproximadamente 30% das mulheres com disúria aguda e aumento da frequência miccional não apresentam isolamento bacteriano na cultura. Clinicamente, pode ser diferenciada da cistite pela presença de corrimento vaginal, início insidioso, mais de 7 dias de sintomas, ausência de dor suprapúbica e hematúria. Exame ginecológico cuidadoso deve ser realizado nessas pacientes com obtenção de material da secreção cervical e uretral para cultura e proteína C reativa (PCR) para *Chlamydia trachomatis* e *Neisseria gonorrhoeae*. Exame urológico também deve ser realizado em todos os homens com disúria e uma amostra de secreção uretral deve ser enviada para cultuta e PCR. A uretrite por *E. coli* pode preceder ou acompanhar a ITU e deve ser suspeitada diante de um Gram de gota de urina centrifugada com leucocitose e bastonetes gram-negativos.

Cistite aguda

A cistite ocorre quando há invasão e aderência de micro-organismos patogênicos na mucosa vesical. Em geral, a infecção é superficial, restrita à mucosa. Ocorre principalmente em mulheres jovens e sexualmente ativas. Apesar de a ITU ser considerada complicada em homens, uma pequena porcentagem, na faixa etária de 15 a 50 anos, pode apresentar infecção não complicada. São fatores de risco para cistite não complicada no sexo masculino: história de relação sexual com mulher com ITU e coito anal. A ausência de circuncisão aumenta a incidência de cistite aguda não complicada em homens, aparentemente por facilitar a adesão bacteriana à uretra distal.

Os sintomas comuns são disúria, polaciúria, aumento da frequência miccional, urgência e desconforto suprapúbico. Uma revisão demonstrou que a associação entre disúria e aumento da frequência urinária em mulheres, na ausência de corrimento vaginal, corresponde a cistite em mais de 90% dos casos. O quadro clínico tende a durar 6,1 dias nas mulheres, sendo 2,4 dias de restrição das atividades. Sintomas por mais de 7 dias sugerem comprometimento renal. Em idosos predominam sintomas inespecíficos, como dor abdominal e alteração do comportamento. A urina é, com frequência, turva e malcheirosa, e cerca de 25% a 50% dos pacientes apresentam hematúria macro ou microscópica. A hematúria tende a ocorrer ao final do jato urinário e desaparece após o tratamento. O exame clínico dos pacientes pode evidenciar hipersensibilidade suprapúbica e uretral. Avaliação urológica e cultura da secreção uretral devem ser realizadas em todos os homens com sintomas de cistite. Nas mulheres, o exame ginecológico deve ser realizado quando os sintomas sugerem uretrite ou vulvovaginite e

Capítulo 53 ■ Infecções do Trato Urinário

quando há relato de corrimento e prurido vaginal e disúria externa, vulvar ou perineal.

A presença de febre alta, náusea, vômito ou hipersensibilidade no ângulo costovertebral sugere infecção do parênquima renal associada. No entanto, a ausência dessas manifestações não exclui pielonefrite, e aproximadamente 30% dos pacientes com cistite apresentam comprometimento alto oculto.

Pielonefrite aguda

A pielonefrite aguda, também chamada ITU alta ou nefrite intersticial bacteriana, ocorre por infecção do parênquima renal. Clinicamente, é caracterizada pela presença de febre (>37,8°C), calafrios e dor lombar, que pode irradiar-se para abdome e pelve. Essa tríade está presente na maioria dos casos e pode ser precedida ou ser concomitante aos sintomas de ITU baixa, como disúria, polaciúria, urgência e dor suprapúbica. O estado geral encontra-se comprometido e sintomas inespecíficos, como mialgia, diarreia, náusea, vômitos e cefaleia, são comuns. Na ausência de febre, um diagnóstico alternativo deve ser investigado, porém pacientes diabéticos, urêmicos, idosos, imunodeprimidos e cateterizados são, geralmente, oligossintomáticos (febre e/ou dor lombar ausentes), sendo o quadro clínico caracterizado pela descompensação da doença de base. Nos pacientes com cateter vesical, a presença de febre ou piora do quadro clínico, mesmo na ausência de sinais e sintomas localizatórios, sugere ITU, que deve ser excluída apenas após propedêutica adequada.

No exame físico dos pacientes com pielonefrite aguda é comum encontrar, além de febre e taquicardia, hipersensibilidade na região lombar. Esta última ocorre por distensão da cápsula renal secundária ao edema causado pela nefrite intersticial e pode ser confirmada pela manobra de percussão do ângulo costovertebral. Os pacientes com pielonefrite apresentam dor intensa e retirada após a percussão, o que é chamado de sinal de Giordano. Raramente os pacientes apresentam-se com quadro clínico de sepse, choque, falência múltipla de órgãos e insuficiência renal aguda.

Diante da suspeita de pielonefrite aguda, todos os pacientes devem realizar exame de urina (EAS e sedimentoscopia) e urocultura. Piúria, bacteriúria e nitrito positivo são comuns; a presença de cilindros leucocitários é patognomônica de ITU alta; e leucocitose com desvio para a esquerda é comum. Hematúria pode ser encontrada na fase aguda, porém sua persistência após a resolução dos sintomas pode sugerir obstrução do trato urinário, tumor ou tuberculose.

A pielonefrite é considerada complicada quando progride para pielonefrite enfisematosa, abscessos perinefréticos ou corticomedulares ou para necrose papilar. Pielonefrite crônica é comum em pacientes com obstrução crônica do trato urinário que evoluem com ITU recorrente.

ITU recorrente

Cistite recorrente não complicada é comum em mulheres e resulta em morbidade considerável e alto custo para o sistema de saúde. Pielonefrite recorrente é incomum. Estudo acompanhou mulheres jovens, sem alteração anatômica ou funcional do trato urinário, por 6 meses após um primeiro episódio de ITU e verificou que 27% dessas mulheres apresentaram, pelo menos, uma urocultura confirmando recorrência. A maior parte dessas recorrências é por reinfecção, definida pela presença de infecção por um patógeno diferente do encontrado na primeira infecção ou pela presença do mesmo patógeno na urocultura quando os sintomas aparecem 2 semanas após a antibioticoterapia. Outro sinal de reinfecção é a documentação de urocultura negativa no intervalo entre a primeira ITU e a recorrência dos sintomas. A recaída também pode ocorrer, caracterizando-se pelo reaparecimento dos sintomas em período inferior a 2 semanas após antibioticoterapia, com crescimento do mesmo micro-organismo na urocultura. A recaída exige avaliação propedêutica mais aprofundada e maior tempo de tratamento.

O patógeno mais relacionado com a recorrência é *E. coli*. Após o tratamento, apesar de erradicado do trato urinário, o micro-organismo pode permanecer na microbiota fecal, possibilitando a recolonização do trato urinário. Uso de espermicidas, atividade sexual frequente, história prévia de ITU recorrente, mãe com história de ITU, primeira ITU antes dos 15 anos de idade e novo parceiro no último ano são fatores de risco para ITU recorrente. Já nas mulheres na pós-menopausa, os fatores de risco para ITU recorrente são: incontinência urinária, cistocele e história prévia de ITU recorrente.

As ITU recorrentes raramente evoluem com alteração da função renal, na ausência de alterações anatômicas e fisiológicas do trato urinário. A avaliação urológica é necessária em pacientes com fatores de risco para ITU complicada, nas pacientes com recaída e nas infecções por *Proteus* spp., em razão de sua associação frequente com nefrolitíase.

ITU na criança e adolescente

A ITU é comum na faixa etária pediátrica, com 3% das meninas e 1,1% dos meninos apresentando pelo menos um episódio de ITU até os 11 anos de idade. Nessa faixa etária, pode evoluir para sepse em recém-nascidos e crianças pequenas e para lesão do parênquima renal com prejuízo funcional. O quadro clínico é heterogêneo, variando conforme a faixa etária. Nos pré-escolares e escolares, o quadro clínico é semelhante ao dos adultos, com febre, disúria, polaciúria e urgência urinária. Enurese é comum. Calafrios e dor abdominal ou no flanco sugerem pielonefrite aguda. Em adolescentes, o desconforto suprapúbico, associado aos sintomas descritos anteriormente, é comum. Já nos lactentes e neonatos, o quadro clínico é mais inespecífico.

Nos primeiros, cursa com febre de origem indeterminada, associada ou não a diarreia ou constipação, anorexia e irritabilidade, e sintomas localizatórios raramente estão presentes. Nos recém-nascidos, apresenta-se como quadro séptico: hipotermia, letargia, dificuldade de sucção, perda de peso e prolongamento da icterícia fisiológica. Nas crianças com menos de 2 anos de idade, a distinção clínica entre ITU alta e baixa é difícil. No primeiro ano de vida predomina a pielonefrite recorrente, devido à presença de refluxo vesicoureteral uni ou bilateral.

DIAGNÓSTICO

Diante de pacientes que apresentem sintomas sugestivos de ITU (especialmente disúria e polaciúria), o diagnóstico pode ser confirmado mediante a coleta de amostra urinária para realização de urinálise e urocultura, sendo o diagnóstico definitivo da ITU baseado na presença de bacteriúria significativa com leucocitúria, associada a clínica sugestiva.

Uma exceção proposta para a confirmação diagnóstica acontece nos casos de mulheres jovens com piúria (detectada por meio da análise do sedimento urinário ou da fita reagente) que aparentemente apresentam cistite não complicada. Nesses casos, os achados são suficientes para a confirmação diagnóstica, sem a necessidade de realização de urocultura, e o tratamento empírico pode ser realizado, usualmente durante 3 dias, de acordo com a suscetibilidade local da *E. coli* e com a história da paciente de alergias a antimicrobianos, em especial às sulfonamidas. Estudos mostram que a presença de sintomas específicos de cistite e a ausência de sintomas de vaginite, como irritação ou descarga vaginal, promovem uma acurácia de 90% ao diagnóstico, sem a necessidade de realização de exames de urina. No entanto, se sintomas vaginais estão presentes, esse valor é significativamente reduzido.

Para a realização dos exames supracitados, a coleta da amostra de urina deve seguir algumas recomendações importantes. A sensibilidade para o diagnóstico de ITU por meio da urocultura é maior quando é coletada a primeira urina do dia, logo pela manhã. Caso isso não seja possível, o ideal é que a amostra seja coletada pelo menos após 2 horas de retenção urinária. Para diminuir a contaminação bacteriana no momento da coleta, a região do meato uretral e a mucosa adjacente devem ser higienizadas com solução antisséptica e posteriormente secadas. O primeiro jato deve ser descartado, pois pode conter contaminantes uretrais, devendo ser coletado o jato médio da urina. A amostra coletada deve ser imediatamente enviada ao laboratório de análise, e caso isso não seja possível, deve ser mantida sob refrigeração a 4°C, por no máximo 3 horas. Caso contrário, resultados falso-positivos podem ser obtidos devido à proliferação bacteriana na amostra. A amostra obtida poderá ser submetida a análise através da fita reagente, análise microscópica do sedimento urinário ou realização do Gram de gota e de urocultura com antibiograma.

Fita reagente

As fitas reagentes podem detectar a presença da esterase leucocitária (refletindo uma piúria) e nitrito (refletindo a presença de enterobactérias que convertem o nitrato em nitrito).

A detecção da esterase leucocitária é um teste prático e útil, especialmente para triagem de pacientes em ambiente ambulatorial, e apresenta sensibilidade de 75% a 96% e especificidade de 94% a 98% para detecção de piúria.

O teste de nitrito é bem sensível e específico para detectar $\geq 10^5$ UFC de enterobactérias/mL de urina. Entretanto, é pouco sensível para detectar infecções causadas por outros agentes. Além disso, a formação do nitrito é tempo-dependente e, portanto, resultados negativos devem ser interpretados com cautela. Resultados falso-positivos podem acontecer no caso de presença de substâncias que tornam a urina avermelhada, como o analgésico fenazopiridina ou beterrabas.

Pacientes sintomáticos com teste da fita reagente negativo devem ser submetidos a avaliação complementar, incluindo análise microscópica da urina e urocultura. A ocorrência de falso-negativo no teste da fita é mais difícil de acontecer do que na microscopia, pois eritrócitos e leucócitos podem ser lisados em ambiente com pH elevado e osmolaridade reduzida. Em revisão de seis estudos que incluíram mulheres de 17 a 70 anos de idade, achados positivos ao teste da fita reagente tiveram sensibilidade e especificidade de 75% e 66%, respectivamente. Outro achado sugestivo de ITU à fita reagente é o pH urinário >7,5.

Análise do sedimento urinário

Em razão da alta associação existente entre ITU e piúria, a análise cuidadosa do sedimento urinário é indicada em todos os pacientes com suspeita de ITU. Entretanto, essa análise pode ser comprometida por algumas variáveis, como a contaminação da urina com secreções vaginais em mulheres. Piúria é definida como pelo menos 8.000 leucócitos/mL de urina não centrifugada, o que corresponde a 2 a 5 leucócitos/campo na microscopia do sedimento urinário, na objetiva de maior aumento. O método mais acurado para detecção de piúria é a hemocitometria, e o resultado é considerado anormal quando são encontrados 10 ou mais leucócitos/µL de urina. Piúria está presente em quase todas as mulheres com cistite aguda, e sua ausência sugere fortemente causa não infecciosa para os sintomas. A presença de bactérias na ausência de piúria é geralmente ocasionada por contaminação durante a coleta da amostra. Entretanto, a presença de piúria não é diagnóstica porque outras condições podem causar piúria estéril, como nefrite crônica intersticial, nefrolitíase, corpo estranho, rejeição de transplante, traumatismo, glomerulonefrite, neoplasias (tumores uroepiteliais) e contaminação da urina com leucócitos vaginais. Quando as causas mais comuns de piúria estéril são eliminadas, pacientes com sintomas urinários devem ser avaliados quanto à presença de micro-organismos atípicos, como micobactérias, fungos, *Chlamydia* spp., *Ureaplasma urealyticum*, anaeróbios e vírus. A presença de cilindros leucocitários indica ITU alta. A presença de piúria na análise do sedimento urinário tem sensibilidade de 95% e especificidade de 71% para o diagnóstico de ITU.

A presença de hematúria pode ajudar no diagnóstico por ser comum em mulheres com ITU, mas pouco frequente em casos de uretrites ou vaginites. Quando presente, a hematúria, geralmente discreta, não é considerada um preditor de complicações e seu achado não exige tratamento adicional. Proteinúria, de ocorrência variável, também é discreta.

A avaliação microscópica da bacteriúria não costuma ser recomendada para cistite aguda não complicada, pois algumas vezes pode ser difícil a visualização do patógeno. Entretanto, se ocorre predominância de bactéria de mesma morfologia na análise, o teste (Gram de gota) é bastante específico para ITU. A bacteriúria, apesar de quase sempre presente, precisa ser confirmada por urocultura. A visualização do micro-organismo pelo Gram de gota alcança sensibilidade de 40% a 70% e especificidade de 85% a 95%.

Tendo em vista a grande contribuição do exame, deve-se sempre realizar avaliação do sedimento urinário para confirmação do diagnóstico de ITU, atentando para diagnósticos diferenciais.

Urocultura

A urocultura quantitativa é considerada o exame padrão-ouro para o diagnóstico de ITU. Caso negativa, praticamente exclui o diagnóstico. O número de colônias necessário para o diagnóstico de bacteriúria significativa é $\geq 10^5$ UFC/mL de urina. No entanto, esse critério tem sido questionado. Como o trato urinário é estéril, qualquer valor pode ser valorizado quando associado à clínica compatível, e no caso de contagens inferiores em pacientes sintomáticos torna-se difícil a exclusão do diagnóstico. Aproximadamente um terço dos pacientes apresentam contagens $<10^5$ UFC/mL, mas $>10^2$ UFC/mL. Por isso, em mulheres com sintomas altamente sugestivos e piúria, aceita-se o valor de 10^2 UFC/mL como corte. Em homens sintomáticos, o valor de corte considerado é de 10^3 UFC/mL e, em caso de coleta de urina por meio de punção suprapúbica, qualquer crescimento bacteriano deve ser valorizado.

Os motivos pelos quais alguns pacientes apresentam baixa contagem de colônias ainda não são bem compreendidos. São duas as possibilidades: que a baixa contagem

reflita um estágio inicial de infecção ou que também possa refletir a eficácia do fluxo urinário em eliminar os agentes infecciosos.

Existem várias outras situações em que contagens $<10^5$ UFC/mL provavelmente representam ITU: pacientes já em uso de antimicrobianos, em homens, nos quais a contaminação não é frequente, e quando outros micro-organismos além de *E. coli* e *Proteus* spp. estão presentes (espécies de *Pseudomonas, Klebsiella, Enterobacter, Serratia* e *Moraxella*).

Como relatado anteriormente, urocultura nem sempre será necessária para o diagnóstico de cistite não complicada em mulheres, tendo em vista que nesses casos os agentes causadores e seu perfil de suscetibilidade a antimicrobianos são facilmente previsíveis. Nos casos de mulheres jovens sintomáticas, a realização da urocultura estaria indicada apenas nas seguintes situações: suspeita de ITU complicada, sintomatologia atípica, falha em responder à terapêutica inicial e recorrência de sintomas menos de 1 mês após tratamento empírico de ITU, antes de se iniciar novo regime de antibióticos.

Para melhorar a sensibilidade do exame, é importante que as recomendações sobre o modo de coleta sejam rigorosamente seguidas e que o paciente não tenha iniciado o uso de antibióticos.

A realização de hemocultura só estará indicada em casos de pielonefrite em pacientes com diagnóstico incerto, imunossuprimidos, ou se há suspeita de fonte hematogênica da infecção, sendo positiva em 20% dos casos de pielonefrite.

Métodos de imagem

Exames de imagem não devem ser solicitados nos serviços de urgência, exceto quando existe a suspeita de abscesso renal ou quando é necessária a avaliação de malformação ou outras complicações. A realização dos exames de imagem tem como principais objetivos a confirmação de pielonefrite em crianças, além da avaliação de anormalidades nas vias urinárias e de presença de condições que necessitem correção imediata. Portanto, o diagnóstico por imagem somente é indicado em casos de ITU complicada ou de recorrência elevada.

A ultrassonografia pode ser útil para identificar cálculos e suas repercussões no trato urinário, e também para o diagnóstico de coleções, abscessos e rins policísticos.

A urografia excretora apresenta baixa sensibilidade, sendo normal em 85% das mulheres com ITU recorrente. Sua validade é questionável, a não ser para avaliação anatômica em casos de ITU recorrente. Não deve ser feita na fase aguda devido à possível nefrotoxicidade e ao resultado pobre.

A uretrocistografia miccional é o exame padrão-ouro para diagnóstico de refluxo vesicoureteral e está indicada em menores de 2 anos que apresentem ITU recorrente.

A tomografia computadorizada pode ser útil em caso de suspeita de abscesso perinefrético e também na investigação de cálculos ou rins policísticos.

A cistoscopia é útil em casos de suspeita de cistite intersticial ou outras etiologias, quando sintomas recorrentes estão associados à urocultura estéril, sendo importante, também, para afastar o diagnóstico de câncer de bexiga em idosos e transplantados renais que apresentam hematúria e ITU recorrente.

DIAGNÓSTICO DIFERENCIAL

Os principais diagnósticos diferenciais de ITU são: vaginite, vulvite e uretrite, cistite não bacteriana (viral, fúngica, por tumor, corpo estranho, radiação, química e imunológica) e cistite intersticial, principalmente em idosos.

TRATAMENTO

Atualmente, vários esquemas terapêuticos são propostos para o tratamento de ITU de acordo com as diferentes síndromes clínicas apresentadas. O uso de diferentes esquemas terapêuticos, de acordo com grupos específicos de pacientes, aumenta os benefícios e reduz os custos e a ocorrência de efeitos colaterais. Além disso, a estratégia terapêutica diferenciada minimiza o desenvolvimento de resistência bacteriana, um problema crescente a ser enfrentado. A taxa de resistência mais significativa está relacionada com a associação sulfametoxazol-trimetoprima, que atualmente se aproxima dos 30%, associada a resistência cruzada a outros antimicrobianos. A resistência às fluoroquinolonas também tem aumentado, principalmente em ambiente hospitalar.

Tratamento da bacteriúria assintomática

Em geral, as bacteriúrias assintomáticas não devem ser tratadas, exceto em algumas situações específicas. A gravidez é considerada indicação absoluta para seu tratamento, o qual também está indicado em pacientes granulocitopênicos, transplantados de órgãos sólidos e naqueles que serão submetidos a cirurgias urológicas ou para a colocação de próteses. A piúria associada a bacteriúria assintomática não constitui indicação para seu tratamento.

Mulheres grávidas devem ser submetidas a rastreamento para bacteriúria assintomática ao longo da gestação mediante a realização de uroculturas. Caso presente, essa condição deve ser tratada por um mínimo de 7 dias, podendo ser usados os seguintes antibióticos: cefalexina, ampicilina, amoxicilina ou nitrofurantoína. Quinolonas, por seu potencial efeito teratogênico, não devem ser usadas na gestação. Caso a paciente desenvolva pielonefrite, o tratamento deverá ser hospitalar, com medicações endovenosas.

Pacientes que serão submetidos a ressecção transuretral da próstata ou outras cirurgias urológicas e que apresentarão sangramento da mucosa também devem ser avaliados quanto à presença de bacteriúria e tratados adequadamente. Quanto aos pacientes que serão submetidos à colocação de próteses ortopédicas, a indicação geral é que pacientes com urocultura positiva ($>10^5$ UFC/mL) recebam antibioticoterapia por 3 dias antes da cirurgia.

Em pacientes submetidos a transplante renal, bacteriúria assintomática no pós-operatório imediato deve ser tratada por 4 ou mais semanas. Alguns serviços recomendam a antibioticoprofilaxia por 3 a 6 meses após o transplante. No período tardio, a monitoração de ITU é importante, e caso seja diagnosticada, seu tratamento varia de 10 a 14 dias. Nesses pacientes, a recorrência é muito frequente.

Em populações de mulheres não grávidas, diabéticos, idosos e pacientes com lesões de medula espinhal ou em uso de cateteres vesicais, não existem recomendações para o tratamento da bacteriúria assintomática. Evitar o tratamento nesses grupos de pacientes é importante para reduzir o desenvolvimento de resistência bacteriana.

Em mulheres na pré-menopausa, o tratamento da bacteriúria não traria benefícios quanto à recorrência de bacteriúria ou à redução de ocorrência de infecção sintomática, havendo estudos que mostram recorrência de bacteriúria após 1 ano em metade das pacientes tratadas. Na pós-menopausa, o tratamento com antimicrobianos também não deve ser feito. Caso a bacteriúria se torne recorrente, pode ser usado creme vaginal contendo estriol, 2 noites por semana.

Em pacientes diabéticos, a indicação de tratamento é relativa, mas sugere-se que ele não deva ser realizado em mulheres. Essa recomendação é fundamentada por múltiplos estudos que demonstraram que a antibioticoterapia não está relacionada com diminuição da ocorrência de infecção sintomática e que a recorrência da bacterúria aumenta após o término do tratamento. Além disso, bacteriúria assintomática persistente não foi correlacionada com prejuízos à função renal. Nesse grupo de pacientes, não é necessário o rastreamento para bacteriúria assintomática.

Pacientes com lesão da medula espinhal, apesar de apresentarem alta prevalência de bacteriúria assintomática, assim como de infecção sintomática, não devem ser tratados, pois a bacteriúria tende a recorrer rapidamente após o término do tratamento, o que aumenta as taxas de resistência bacteriana.

Idosos não institucionalizados não apresentam maior risco de complicações relacionadas com bacteriúria e, portanto, não devem receber tratamento. Além disso, a bacteriúria costuma ser transitória e tende a recorrer rapidamente após o tratamento. O mesmo pode ser dito sobre idosos que vivem em instituições.

O achado de bacteriúria assintomática em homens torna necessária a avaliação de anormalidades anatômicas e de outros fatores predisponentes. Prostatite ou alterações anatômicas estão usualmente presentes, e, portanto, a bacteriúria é tipicamente difícil de ser erradicada com antibióticos. Deve ser tratada apenas naqueles que serão submetidos a ressecção da próstata ou outros procedimentos urológicos. Caso o homem desenvolva sintomas, deve ser tratado por no mínimo 7 dias. Se acompanhado de febre, hematúria ou recorrência do mesmo micro-organismo, deve-se pensar em prostatite, que responde melhor a fluoroquinolonas e deve ser tratada por 4 a 6 semanas.

Bacteriúria assintomática em pacientes com cateter não deve ser tratada em razão do risco de desenvolvimento de germes resistentes, como *Candida* spp. A prevenção por meio de medidas citadas anteriormente é a melhor conduta. Uma vez constatada a bacteriúria, a medida isolada mais eficaz para seu tratamento é a retirada do cateter, quando possível. Algumas alternativas à sonda vesical de demora incluem a autocateterização intermitente e o uso de cateter suprapúbico ou do condom urinário. Nesses pacientes assintomáticos, não é necessária a realização de urocultura de rotina.

Tratamento da síndrome uretral aguda

Disúria na mulher adulta está frequentemente relacionada com quadro infeccioso. No caso da síndrome uretral aguda, os patógenos causadores mais frequentes devem ser pesquisados (*Chlamydia trachomatis, Neisseria gonorrhoeae, Mycoplasma hominis* e *Ureaplasma urealyticum*). A terapia antimicrobiana apropriada para cada patógeno deve ser administrada, reduzindo os sintomas em no máximo 48 horas na grande maioria dos casos.

Analgésicos urinários podem aliviar os sintomas quando a disúria é muito intensa, como fenazopiridina oral, 200mg três vezes ao dia. Seu uso durante 2 dias normalmente é suficiente para promover o início da resposta favorável da antibioticoterapia e minimizar a resposta alérgica. Entretanto, esse fármaco não pode ser usado cronicamente, pois pode mascarar sintomas de quadros mais graves.

Antidepressivos tricíclicos estão sendo usados por alguns serviços para o tratamento de disúria persistente, apesar de a eficácia de tal terapia ainda não ter sido comprovada por estudos controlados.

Tratamento da ITU não complicada

O tratamento da ITU não complicada, que envolve, principalmente, a cistite comunitária não complicada, baseia-se no uso de antibióticos para erradicação do patógeno das vias urinárias e aumento da hidratação, que favorece a eliminação bacteriana por aumentar o fluxo de urina. Para a escolha dos antibióticos devem ser levados em consideração os níveis atingidos por eles no trato urinário, o perfil de sensibilidade local aos antimicrobianos e a sensibilidade individual. A escolha pode ser feita empiricamente em mulheres jovens, não grávidas e sem fatores de risco, enquanto nos demais devem ser realizados exame de urina e urocultura. Atualmente, a grande preocupação quanto ao tratamento da ITU é com o aumento da prevalência de bactérias resistentes. Um estudo nacional norte-americano observou que aproximadamente um terço das *E. coli* adquiridas na comunidade são resistentes aos betalactâmicos e às sulfonamidas; <5% apresentavam resistência à nitrofurantoína e 9% eram resistentes as fluoroquinolonas. Na Europa, a resistência ao sulfametoxazol-trimetoprima varia entre os países de 5% a 21%. Estima-se que a resistência às fluorquinolonas nos EUA tenha aumentado de 1% para 9% no período de 1995 a 2005. O uso crescente das fluoroquinolonas e, consequentemente, o aumento da resistência a elas é preocupante, pois são os fármacos de escolha para a ITU complicada. Recomendações recentes preconizam que seu uso seja evitado nas cistites agudas não complicadas que atingem mulheres jovens sem outros fatores de risco, já que nesses casos a infecção apresenta baixa morbimortalidade. Agentes como sulfametoxazol-trimetoprima, nitrofurantoína e fosfomicina podem ser usados como primeira escolha. Entretanto, diante de infecção complicada, sintomatologia abundante ou contraindicações aos antibióticos citados, as quinolonas são os antimicrobianos de escolha. Em pacientes que fizeram uso de sulfametoxazol-trimetoprima nos últimos 3 a 6 meses e naqueles que relatam viagem recente (últimos 3 a 6 meses) aos EUA e a locais onde a resistência ao sulfametoxazol-trimetoprima é >10% a 20%, este deve ser evitado.

O tempo de uso dos antimicrobianos é questão muito discutida. Diversas publicações sobre o emprego de agentes antimicrobianos ativos em vias urinárias, como sulfonamidas, trimetoprima, fluoroquinolonas, fosfomicina e betalactâmicos, demonstram que o tratamento de curta duração é tão eficaz quanto o de maior duração na mulher imunocompetente (nível de evidência A) e apresenta algumas vantagens, como menos efeitos colaterais, maior adesão, menor custo de tratamento e menor pressão seletiva para emergência de resistência antimicrobiana. Por outro lado, a cura bacteriológica parece ser mais efetiva com o uso prolongado (7 a 10 dias). O tratamento de curta duração pode ser com dose única ou por 3 dias consecutivos. A terapia em dose única apresenta maior taxa de recidiva, apesar de a pressão seletiva e o custo do tratamento serem menores. Segundo a Diretriz Brasileira para Tratamento da ITU, vem se mostrando seguro e eficaz em mulheres jovens com episódio ocasional de infecção urinária baixa. O tratamento por 3 dias tem eficácia maior (aproximadamente 90%) e mantém a baixa incidência de efeitos colaterais do tratamento em dose única, sendo, portanto, o mais recomendado atualmente. Os antimicrobianos usados, com suas respectivas doses e posologia, encontram-se na Tabela 53.1.

Tabela 53.1 ■ Antimicrobianos de primeira escolha para o tratamento da ITU não complicada

Antibioticoterapia por 3 dias	Dose (mg)	Posologia (h)
Sulfametoxazol-trimetropina	400/80	12/12
Norfloxacino	400	12/12
Ofloxacino	200 a 400	12/12
Ciprofloxacino	500	12/12
Pefloxacino	400	12/12
Levofloxacino	500	24/24
Gatifloxacino	500	24/24

Tabela 53.2 ■ Antibióticos que podem ser usados em dose única

Antibiótico	Dose única
Pefloxacino	800mg
Ciprofloxacino	500mg
Ofloxacino	400mg
Gatifloxacino	500mg
Fosfomicina trometamol	3g

Tabela 53.3 ■ Tratamentos alternativos da ITU

Antibiótico	Dose (mg)	Posologia (h)	Tempo de tratamento (dias)
Amoxicilina	500	8/8	3
Cefalexina	500	6/6 ou 8/8	3
Cefadroxil	500	8/8 ou 12/12	3
Cefixima	400	24/24	3
Cefpodoxima	100	12/12	3
Nitrofurantoína	100	6/6	3 a 7
Acido pipemídico	400	12/12	7 a 10

O regime de tratamento por curto período não está indicado em homens. O tratamento no sexo masculino deve durar, pelo menos, 7 dias. O sulfametoxazol-trimetoprima e as quinolonas são a primeira escolha. Betalactâmicos e nitrofurantoína devem ser evitados porque apresentam baixa penetração no tecido prostático e há risco potencial desses pacientes apresentarem prostatite oculta. As Tabelas 53.1 a 53.3 relacionam os fármacos usados e as doses usadas para o tratamento da ITU.

Quando há resolução dos sintomas, não é necessário o acompanhamento com exames laboratoriais, porém, caso os sintomas persistam, urocultura com antibiograma deve ser realizada para orientar o tratamento.

Tratamento da cistite complicada

Nos pacientes com cistite complicada (gestantes, idosos, homens e pacientes com alterações no trato genital), a urocultura deve ser realizada antes do tratamento empírico. Logo depois, o tratamento pode ser iniciado, devendo ser alterado de acordo com o perfil de sensibilidade do patógeno ao antibiograma e a resposta clínica dos pacientes. A duração do tratamento deve ser de, no mínimo, 7 dias. Os antibióticos de escolha são as quinolonas e o sulfametoxazol-trimetoprima, exceto nas gestantes, nas quais a cefalexina, o cefadroxil e a amoxicilina são os antibióticos de escolha.

Pielonefrite aguda

Pacientes com sintomas e sinais de pielonefrite aguda comunitária também devem receber antibioticoterapia empírica apenas após coletada amostra de urina para urocultura e antibiograma. Aqueles com importante queda do estado geral, que não estão conseguindo manter hidratação oral frequente ou com dor intensa, patologia de base grave e gestantes devem ser internados e receber antibioticoterapia parenteral inicial.

A escolha do antibiótico deve considerar o perfil de resistência local e o uso recente de antibióticos pelo paciente. São considerados antibióticos de primeira escolha para a via oral as fluoroquinolonas e o sulfametoxazol-trimetoprima. Quando cocos gram-positivos estão presentes no Gram de gota, sugerindo infecção por enterococos e estafilococos, a amoxicilina deve ser adicionada ao esquema até a obtenção do resultado do antibiograma.

Nos pacientes hospitalizados, as fluoroquinolonas parenterais e a ceftriaxona são os antibióticos de escolha, apresentando eficácia semelhante, mas as fluoroquinolonas são preferíveis em razão de sua melhor penetração pela via urinária. Após melhora clínica, e com o paciente conseguindo manter hidratação por via oral, a via parenteral pode ser substituída pela oral.

Com relação ao tempo de tratamento, nos casos leves a moderados com resposta clínica ao tratamento em menos de 48 horas, a antibioticoterapia pode ser mantida por apenas 7 dias ou por 14 dias, caso o paciente esteja em uso de betalactâmicos. O tratamento deve ser estendido para 14 a 21 dias em caso de complicações ou persistência dos sintomas. A pielonefrite aguda não complicada tende a responder ao tratamento em 48 a 72 horas. A presença de febre por mais de 72 horas após tratamento apropriado (respeitando o perfil de sensibilidade ao antibiograma) exige avaliação do trato urinário por métodos de imagem.

Infecções nosocomiais

Diante de infecções nosocomiais, ou seja, na vigência de cateterização, instrumentação, imunossupressão, ou em pacientes com doença renal ou diabetes, a antibioticoterapia empírica deve proporcionar ampla cobertura para os patógenos mais previsíveis, como *E. coli, Proteus* spp., *Klebsiella* spp., *Serratia* spp., *Pseudomonas* spp., enterococos e estafilococos. Nos pacientes menos graves, com sintomas mínimos, pode ser iniciada uma quinolona por via oral, enquanto se aguarda o resultado do antibiograma. Nos pacientes com sintomas mais intensos, pielonefrite aguda ou patologia de base grave, antibióticos parenterais devem ser usados por 10 a 21 dias. Esquemas possíveis são: penicilina + aminoglicosídeo, cefalosporina de terceira ou quarta geração ou imipenem. De duas a quatro semanas depois da interrupção do tratamento, deve ser realizada uma urocultura de controle.

Em casos de pacientes cateterizados, uma vez constatada a ITU, a medida isolada mais eficaz para seu tratamento consiste na retirada do cateter, quando possível. A terapia antimicrobiana deve ser considerada apenas se houver perspectiva de curta permanência do cateter (entre 3 e 14 dias) e em pacientes que possam apresentar altos índices de complicações relacionadas com o quadro. A escolha empírica do antimicrobiano deve levar em conta resultados do Gram de gota e de culturas anteriores e os agentes mais prevalentes na instituição e sua sensibilidade aos antimicrobianos. O isolamento do agente possibilita uma escolha mais adequada do antimicrobiano. Em geral, 10 a 14 dias de tratamento são adequados. *E. coli* permanece como a responsável por mais de 50% das ITU hospitalares, as quais podem ser tratadas empiricamente com cefalosporinas de terceira geração ou fluoroquinolonas. *P. aeruginosa* é a segunda bactéria mais prevalente, com sensibilidade de 75% aos carbapenens e 60% a fluoroquinolonas e cefalosporinas de terceira e quarta gerações. *Klebsiella* spp. responde melhor ao tratamento com fluorquinolonas e carbapenens. Os fungos correspondem a mais de um terço dos agentes isolados em ITU hospitalares. A candidúria assintomática pode ser espontaneamente resolvida em 35% a 40% dos casos após a remoção do cateter, devendo ser tratada apenas em pacientes sintomáticos, neutropênicos, recém-nascidos de baixo peso, transplantados renais ou submetidos à manipulação do trato urinário. A terapia deve ser instituída por no mínimo 7 dias, com fluconazol, 200mg/dia VO ou EV, ou anfotericina B, 0,3 a 1mg/kg/dia EV. A recorrência após terapia sistêmica é frequente.

Cateterização intermitente está associada a índices menores de ITU e, quando possível, deve substituir a sonda vesical de demora (SVD), se possível. Caso seja necessária a permanência da SVD, deve ser feita sua troca no início da antibioticoterapia.

ITU recorrente

As estratégias para diminuir a frequência de sintomas em pacientes com ITU recorrente incluem medidas preventivas e antibioticoprofilaxia. As medidas preventivas incluem evitar o uso de espermicida, aumentar a hidratação oral e estimular a micção pós-coito. Em mulheres na pós-menopausa, o uso de estrogênio tópico é eficaz, pois normaliza a flora vaginal, diminuindo a colonização por uropatógenos. Estudos recentes têm demonstrado que o uso de doses diárias de suco de oxicoco (uva-do-monte) é eficaz em reduzir a frequência de recorrência de ITU. Sua ação reside na inibição da adesão dos patógenos às células uroepiteliais. A dose ideal, duração do uso e a posologia ainda não foram definidas. Os estudos que demonstraram eficácia usaram doses entre 50 e 300mL por 6 meses.

A antibioticoprofilaxia está indicada em mulheres que apresentaram mais de dois episódios de ITU em 6 meses ou mais de três em 1 ano. Ela só deve ser iniciada após documentação da eficácia do tratamento prévio, por uma urocultura negativa, 2 semanas após o término do esquema terapêutico. Existem três tipos de profilaxia: contínua, pós-coito e autotratamento.

A profilaxia com antibióticos contínuos em dose diária tem eficácia aproximada de 95%, porém apresenta maiores efeitos colaterais, como candidíase oral ou vaginal e intolerância gastrointestinal. Deve ser mantida inicialmente por 6 meses, e caso os sintomas persistam, pode ser ampliada para 2 anos ou mais. O sulfametoxazol-trimetoprima e a nitrofurantoína são bem tolerados quando usados por longos períodos.

A profilaxia pós-coito está indicada para mulheres sexualmente ativas, com recorrência de ITU relacionada com as relações sexuais, sendo realizada com uso de uma dose após o coito. A eficácia depende do antibiótico escolhido. Em alguns estudos, uso de ciprofloxacino pós-coito apresentou eficácia semelhante ao uso profilático contínuo. As vantagens dessa profilaxia são melhor adesão e menores efeitos colaterais relacionados com o uso crônico de antibióticos.

Em mulheres bem orientadas que desejam diminuir a ingestão de antibióticos e que têm fácil acesso ao médico assistente, pode ser instituído o autotratamento, após o reconhecimento dos sintomas. Ele deve ter curta duração, até 3 dias. As pacientes deverão ser orientadas a procurar atendimento se os sintomas não se resolverem em 48 horas. O autotratamento apresenta maior frequência de recorrência, porém os sintomas tendem a resolver-se rapidamente e é menor a incidência de efeitos colaterais.

Raramente há emergência de resistência após uso dos antibióticos em doses profiláticas.

As Tabelas 53.4 e 53.5 exemplificam alguns esquemas profiláticos comumente utilizados e a frequência de recorrência/ano.

Tabela 53.4 ■ Esquemas de profilaxia contínua em mulheres com ITU recorrente

Esquemas de tratamento	Número de ITU esperadas por ano
Sulfa-trimetoprima 40/200mg/dia	0 a 0,2
Sulfa-trimetoprima 40/200mg 3 ×/semana	0,1
Nitrofurantoína 100mg/dia	0 a 0,7
Nitrofurantoína 50mg/dia	0 a 0,6
Cefaclor 250mg/dia	0
Cefalexina 125mg/dia	0,1
Cefalexina 250mg/dia	0,2
Norfloxacino 200mg/dia	0
Ciprofloxacino 125mg/dia	0

Tabela 53.5 ■ Esquemas de profilaxia pós-coito para mulheres com ITU recorrente

Esquemas de tratamento	Número de ITU esperadas por ano
Sulfa-trimetoprima 40/200mg	0,3
Sulfa-trimetoprima 80/400mg	0
Nitrofurantoína 50 a 100mg	0,1
Cefalexina 250mg	0,03
Ciprofloxacino 125mg	0
Norfloxacino 200mg	0
Ofloxacino 100mg	0,6

Bibliografia

Abarbanel J, Engelstein D, Lask D, Livne PM. Urinary tract infection in men younger than 45 years of age: Is there a need for urologic investigation?. Urology 2003; 62:27.

Bent S, Nallamothu BK, Simel DL et al. Does this woman have an acute uncomplicated urinary tract infection? JAMA 2002; 287:2701.

Boyko EJ, Fihn SD, Scholes D et al. Risk of urinary tract infection and asymptomatic bacteriuria among diabetic and nondiabetic postmenopausal women. Am J Epidemiol 2005; 161:557.

Delzell JE Jr, Lefevre ML. Urinary tract infections during pregnancy. Am Fam Physician 2000; 61:713.

Fihn SD. Clinical practice. Acute uncomplicated urinary tract infection in women. N Engl J Med 2003; 349:259.

Foxman B. Epidemiology of urinary tract infections: incidence, morbidity, and economic costs. Am J Med 2002; 113(Suppl 1A):5S.

Foxman B. Recurring urinary tract infection: incidence and risk factors. Am J Public Health 1990; 80:331.

Foxman B, Barlow R, D'arcy H et al. Urinary tract infection: self-reported incidence and associated costs. Ann Epidemiol 2000; 10:509.

Geerlings SE, Stolk RP, Camps MJ et al. Asymptomatic bacteriuria may be considered a complication in women with diabetes. Diabetes Care 2000; 23:744.

Geerlings SE, Stolk RP, Camps MJ et al. Risk factors for symptomatic urinary tract infection in women with diabetes. Diabetes Care 2000; 23:1737.

Gould CV, Umscheid CA, Agarwal RK et al. Guideline for prevention of catheter-associated urinary tract infections 2009. Infect Control Hosp Epidemiol 2010; 31:319.

Gupta K, Hooton TM, Stamm WE. Increasing antimicrobial resistance and the management of uncomplicated community-acquired urinary tract infections. Ann Intern Med 2001; 135:41.

Gupta K, Sahm DF, Mayfield D, Stamm WE. Antimicrobial resistance among uropathogens that cause community-acquired urinary tract infections in women: a nationwide analysis. Clin Infect Dis 2001; 33:89.

Heilberg IP, Schor N. Abordagem diagnóstica e terapêutica na infecção do trato urinário. Rev Ass Med Bras 2003; 49(1):109-16.

Hooton TM, Besser R, Foxman B et al. Acute uncomplicated cystitis in an era of increasing antibiotic resistance: a proposed approach to empirical therapy. Clin Infect Dis 2004; 39:75.

Hooton TM, Bradley SF, Cardenas DD et al. Diagnosis, prevention, and treatment of catheter-associated urinary tract infection in adults: 2009 International Clinical Practice Guidelines from the Infectious Diseases Society of America. Clin Infect Dis 2010; 50:625.

Hooton TM, Scholes D, Hughes JP et al. A prospective study of risk factors for symptomatic urinary tract infection in young women. N Engl J Med 1996; 335:468.

Hooton TM, Scholes D, Stapleton AE et al. A prospective study of asymptomatic bacteriuria in sexually active young women. N Engl J Med 2000; 343:992.

Jackson SL, Boyko EJ, Scholes D et al. Predictors of urinary tract infection after menopause: a prospective study. Am J Med 2004; 117:903.

Johnson JR. Microbial virulence determinants and the pathogenesis of urinary tract infection. Infect Dis Clin North Am 2003; 17:261.

Johnson L, Sabel A, Burman WJ et al. Emergence of fluoroquinolone resistance in outpatient urinary Escherichia coli isolates. Am J Med 2008; 121:876.

Koeijers J, Kessels A, Bartelds A et al. Evaluation of the nitrite and leukocyte esterase activity tests for diagnosis of acute symptomatic urinary tract infection in men. Clin Infect Dis 2007; 45:894.

Kunin CM, McCormack RC. Prevention of catheter-induced urinary-tract infections by sterile closed drainage. N Engl J Med 1966; 274:1155.

Kunin CM, White LV, Hua TH. A reassessment of the importance of "low-count" bacteriuria in young women with acute urinary symptoms. Ann Intern Med 1993; 119:454.

Lindsay EN. Urinary tract infection: traditional pharmacologic therapies. Am J Med 2002; 113(1A):35S-44S.

McIsaac WJ, Low DE, Biringer A et al. The impact of empirical management of acute cystitis on unnecessary antibiotic use. Arch Intern Med 2002; 162:600.

Montgomerie JZ, Chan E, Gilmore DS, Canawati HN. Low mortality among patients with spinal cord injury and bacteremia. Rev Infect Dis 1991; 13:867.

Nickel JC, Costerton JW, McLean RJ et al. Bacterial biofilms: Influence on the pathogenesis, diagnosis and treatment of urinary tract infections. J Antimicrob Chemother 1994; 33(Suppl A):31.

Nicolle LE. Epidemiology of urinary tract infection. Infect Med 2001; 18(3):153-62.

Nicolle LE, Bradley S, Colgan R et al. Infectious Diseases Society of America; American Society of Nephrology; American Geriatric Society. Infectious Diseases Society of America guidelines for the diagnosis and treatment of asymptomatic bacteriuria in adults. Clin Infect Dis 2005; 40:643.

Olson RP et al. Antibiotic resistance. Antimicrob Agents Chemother 2009; 53:1285.

Pappas PG. Laboratory in the diagnosis and management of urinary tract infections. Med Clin North Am 1991; 75:313.

Raz R, Colodner R, Kunin CM. Who are you – Staphylococcus saprophyticus? Clin Infect Dis 2005; 40:896.

Rodriguez-Bano J, Alcala JC, Cisneros JM et al. Community infections caused by extended-spectrum beta-lactamase-producing Escherichia coli. Arch Intern Med 2008; 168:1897.

Capítulo 53 ■ Infecções do Trato Urinário

Saint S, Scholes D, Fihn SD et al. The effectiveness of a clinical practice guideline for the management of presumed uncomplicated urinary tract infection in women. Am J Med 1999; 106:636.

Schor N, Heilberg IP, Perrone HC et al. Infecção do trato urinário inferior: cistite e síndrome uretral. Rev. Bras Med 2003; 52(3):141-63.

Stamm WE, Hooton TM. Management of urinary tract infections in adults. N Engl J Med 1993; 329:1328.

Stamm WE, Wagner KF, Amsel R et al. Causes of the acute urethral syndrome in women. N Engl J Med 1980; 303:409.

Tambyah PA, Maki DG. Catheter-associated urinary tract infection is rarely symptomatic: a prospective study of 1,497 catheterized patients. Arch Intern Med 2000; 160:678.

Warren JW, Abrutyn E, Hebel JR et al. Guidelines for antimicrobial treatment of uncomplicated acute bacterial cystitis and acute pyelonephritis in women. Clin Infec Dis 1999; 29:745-58.

Wilson ML, Gaido L. Laboratory diagnosis of urinary tract infections in adult patients. Clin Infect Dis 2004; 38:1150.

Wilson ML, Gaido L. Laboratory diagnosis of urinary tract infections in adult patients. Clin Infect Dis 2004; 38:1150.

CAPÍTULO 54

Malária

José Francisco Zumpano

Manoel Otávio da Costa Rocha

INTRODUÇÃO

A malária é uma doença infecciosa febril causada por um protozoário do gênero *Plasmodium*. O mosquito transmissor da malária, do gênero Anopheles, suga o sangue de um indivíduo infectado e repassa a doença para outro indivíduo.

Nos países tropicais e subtropicais, essa moléstia representa um dos mais graves problemas de saúde pública, acometendo milhões de pessoas. Nas áreas endêmicas, como, por exemplo, Rondônia, Pará e Amazonas, a taxa de mortalidade é menor que nas regiões não endêmicas, como Minas Gerais, nas quais o paciente demora a receber assistência e os médicos não pensam no diagnóstico como primeira hipótese. No Brasil, a maior parte do território apresenta condições para a transmissão da malária[1] – a área endêmica original chega a alcançar 6,9 milhões de km².

Neste capítulo serão descritos os principais aspectos da doença, incluindo as formas de prevenção e a instituição de referência em Minas Gerais no tratamento da malária.

AGENTES TRANSMISSORES DA MALÁRIA (VETORES)

A maioria dos anofelinos transmissores é endofílica, ou seja, costuma invadir as casas ou abrigos humanos à procura de sangue para alimentar-se. A transmissão da doença é realizada pela fêmea do anofelino que pousa verticalmente no indivíduo, transmitindo a malária de pessoa para pessoa. Por esse comportamento, em algumas regiões, o vetor é mais conhecido como "mosquito prego".

Após picarem as pessoas, os mosquitos tendem a pousar nas paredes das casas. A desova é feita em locais de águas calmas, limpas e sombreadas, chamados criadouros. Nestes, os ovos evoluem para larvas que se transformam em pupas e, em seguida, em insetos adultos, os quais abandonam as águas e procuram abrigos, onde costumam picar as pessoas no período que vai do anoitecer ao amanhecer. Os machos alimentam-se da seiva das plantas e as fêmeas necessitam de sangue, que é imprescindível para o amadurecimento dos ovos. Além da transmissão natural, as pessoas também podem se infectar por transfusão sanguínea, utilizando seringas contaminadas e, eventualmente, por ocasião da gestação.

Existem no Brasil 53 espécies descritas de anofelinos, das quais nove são consideradas capazes de transmitir malária. As de maior importância biológica são: *Anopheles darlingi, A. aquasalis. A. albitarsis, A. cruzi* e *A. bellator*.[2] O *A. darlingi é a* espécie transmissora mais importante no Brasil.

CICLO BIOLÓGICO NO SER HUMANO

O ciclo do parasita no ser humano realiza-se de modo assexuado e inicia-se com a inoculação de esporozoítos pelo anofelino. Essas formas, em menos de 30 minutos, dirigem-se aos hepatócitos, onde se multiplicam. Esse período é chamado de incubação, variável em cada espécie. Durante esse período, os esporozoítos, já diferenciados, multiplicam-se e rompem as células, caindo na circulação sob a forma de merozoítos e vindo a ocupar as hemácias. Inicia-se, então, um ciclo eritrocítico, com novas multiplicações do parasita, gerando formas diversas, como trofozoítos e esquizontes. Com o rompimento das hemácias parasitadas liberam-se novamente os merozoítos na circulação, iniciando-se um novo ciclo. Algumas formas de merozoítos diferenciam-se em gametócitos, responsáveis pela transmissão da malária aos anofelinos que porventura venham sugar esse sangue. Esses gametócitos, quando não tratados, permanecem na circulação por cerca de 30 dias e não são patogênicos.

Capítulo 54 ■ Malária

O ciclo da malária por *P. vivax* diferencia-se dessa descrição por apresentar um ciclo tissular, ou seja, alguns esporozoítos diferenciam-se em hipnozoítos e ficam adormecidos no fígado por períodos que atingem até mais de 2 anos, voltando à circulação sob a forma de merozoítos e iniciando um novo ciclo.

QUADRO CLÍNICO

O intervalo que transcorre desde a penetração do parasita no organismo até o aparecimento dos primeiros sintomas varia de acordo com a espécie. Na infecção pelo *P. falciparum*, o período de incubação é de 7 a 27 dias, com média de 12 dias. Já na infecção pelo *P. vivax*, varia de 8 a 31 dias, com média de 14 dias. Na infecção pelo *P. malariae*, o período de incubação é mais longo, de 28 a 37 dias, com média de 30 dias. As manifestações clínicas da doença não aparecem logo depois da picada do inseto, devido ao período de incubação. Após esse período, vem o acesso malárico, marcado por três eventos clínicos principais: febre, calafrios e suor intenso. Os acessos febris geralmente surgem em picos, havendo, nos intervalos, períodos de melhora aparente.

A doença manifesta-se, frequentemente, com febre irregular, cefaleia, calafrios, sudorese, lombalgia, diarreia e vômitos. Não existe sintoma ou sinal patognomônico da malária. Nos casos mais graves, podem ocorrer hepatoesplenomegalia e icterícia, porém sem muita frequência. A presença de síndrome infecciosa e o temor ante as possibilidades evolutivas da doença podem gerar quadro de ansiedade, o qual é mais comum em pacientes urbanos de nível socioeconômico mais elevado.

A icterícia é sinal de alerta para complicações. Ocorre tardiamente e não se relaciona com a presença de doença hepática prévia. Instala-se, quase sempre, de maneira brusca, com alta dosagem de bilirrubinas, acompanhada de aumento moderado das transaminases séricas, fosfatase alcalina e gamaglutamil-transpeptidase. Essas alterações, provavelmente, refletem colestase intra-hepática, por alterações funcionais do hepatócito e hemólise intravascular.

A esplenomegalia é mais frequente nos indivíduos que estejam apresentando crises de malária pelo menos pela segunda vez e em pessoas nas quais o acesso já persiste por mais de 1 semana. Portanto, o aumento do tamanho do baço é raro nos doentes com ataque primário e, quando presente, pode indicar doença mais agressiva, com alta parasitemia;[2] contudo, é comum a palpação do baço em infantes.

Os principais indicadores clínicos de mau prognóstico em pacientes com malária grave são: idade <3 anos, coma profundo, convulsões, ausência de reflexos corneanos, rigidez de descerebração, sinais clínicos de insuficiência renal ou edema agudo de pulmão e hemorragia retiniana. Entre os critérios laboratoriais de mau prognóstico, destacam-se:

parasitemia >250.000/mm^3, leucocitose >12.000/mm^3, hematócrito <20%, hemoglobina <7,1g/dL, glicemia <40mg/dL e creatinina >3,0mg/dL.

Recomenda-se a hospitalização em situações clínicas nas quais se depara com pelo menos um dos seguintes critérios: parasitemia >79.000/mm^3, gestantes com complicações clínicas, cefaleia intensa, alterações do nível de consciência, dispneia, icterícia importante, redução acentuada do débito urinário, hematúria, vômitos incoercíveis e fenômenos hemorrágicos.

DIAGNÓSTICO

O elemento mais importante no diagnóstico clínico da malária, tanto nas áreas endêmicas como nas não endêmicas, consiste sempre em se pensar na possibilidade da doença. O sucesso no diagnóstico e tratamento da malária está diretamente associado à formação da mentalidade malárica do médico. Quando o profissional desenvolve o raciocínio para o diagnóstico de malária – associação automática de febre com viagens e/ou epidemiologia – tem-se consciência de que se trata de diagnóstico que deve ser confirmado ou descartado rapidamente. Essa forma de pensar a abordagem e o manejo da malária é adquirida com leitura, prática e, às vezes, com o preço da vida de um viajante.

Diante de quaisquer das manifestações clínicas anteriormente referidas, em associação com a história de o paciente ter estado em área endêmica, deve-se suspeitar de malária. Deverá ser então realizada a hemoscopia de gota espessa, método laboratorial padrão-ouro, em amostra coletada por punção digital e preparada segundo técnica de Walker,[3] para diagnóstico parasitológico quantitativo e qualitativo da malária. Na maioria dos casos, a hemoscopia revela a presença de parasita da malária. Os exames de gota espessa são mais úteis do que os de esfregaço na identificação do plasmódio, principalmente quando a parasitemia é baixa.

O diagnóstico diferencial da malária deve ser feito com meningite, febre tifoide, septicemia, influenza, hepatites, leptospirose e todas as febres hemorrágicas, embora, na prática clínica diária, os problemas mais prevalentes sejam pneumonia, sinusite e pericardite. Em geral, em casos de febre de origem obscura realiza-se uma lâmina para descartar malária.

O aparecimento de cepas de *Plasmodium falciparum* resistentes a medicamentos anteriormente seguros e eficazes, a inexistência, até o momento, de um único tratamento igualmente eficiente contra ambas as espécies de *Plasmodium* prevalentes no Brasil (*P. vivax* e *P. falciparum*) e a grande dificuldade em diferenciar, clinicamente, a infecção causada por uma ou outra espécie levam à necessidade da realização do diagnóstico laboratorial para o tratamento adequado dos pacientes. Para um diagnóstico e tratamento mais precoces, a fim de evitar a ocorrência frequente de formas graves da malária, é preciso estender a rede de laboratórios por toda a área endêmica. É importante ressaltar que a preocupação com a doença também deve vigorar fora da área endêmica. Torna-se imprescindível, portanto, que médicos e laboratoristas estejam atentos e aptos para diagnosticar e tratar casos importados de malária, considerando a intensidade do fluxo de pessoas entre as áreas endêmicas e não endêmicas.

Internacionalmente, os programas de erradicação da malária vêm se transformando em programas de controle. Essa transformação, do ponto de vista metodológico e estratégico, determina alterações significativas na filosofia de ação antimalárica. Sendo assim, a redução da mortalidade e da gravidade dos casos de malária passa a ser meta do programa, enquanto não se consegue a redução significativa de sua incidência. Essas metas tendem a valorizar as atividades de diagnóstico e tratamento oportunas e adequadas. Essas atividades necessitam ser acompanhadas e constantemente avaliadas. A estratégia de distribuição de agentes antimaláricos, os tipos de tratamento e a participação dos serviços gerais de saúde em sua administração exigem o estabelecimento de normas e orientações suficientemente claras e abrangentes, para atendimento de diferentes situações epidemiológicas e operacionais.

No Centro de Referência em Malária de Minas Gerais são recebidos, diariamente, telefonemas provenientes de diversos hospitais do estado e de Belo Horizonte para esclarecimentos sobre o tratamento e o atendimento dos casos de urgência. A desinformação sobre a doença é maior nas áreas não endêmicas, dificultando o diagnóstico precoce e aumentando a mortalidade.

TRATAMENTO
Aspectos gerais

Todo indivíduo com febre alta, diária ou não, com ou sem calafrios e/ou sudorese intensa, lombalgia, cefaleia, vômitos e artralgias, procedente de área malarígena, especialmente da Região Amazônica, deve ser considerado suspeito de apresentar infecção malárica. A etiologia é comprovada pela hematoscopia positiva.

Em caso de suspeita de malária por *P. falciparum*, quando a epidemiologia é compatível com o diagnóstico de infecção, e o paciente procede de região endêmica há menos de 20 dias, os médicos do Centro de Referência em Malária de Minas Gerais estão autorizados a iniciar terapêutica para *P. falciparum* mesmo com microscopia negativa.

Profilaxia

Existem vários tipos de profilaxia da malária, entre eles a destruição de larvas de anofelinos por meio de medidas de saneamento. Para tanto utiliza-se de controle com larvicida e controle biológico coletivo. A redução de

criadouros por saneamento peridoméstico e engenharia sanitária apresenta bons resultados, embora não se deva dispensar a participação social e comunitária para o bom êxito do controle da transmissão. Para a profilaxia é importante a caracterização da microestrutura epidemiológica, observando-se os fatores de risco, a dinâmica de transmissão e os criadouros.

Qualquer indivíduo que viaja para uma zona endêmica carreia risco de contrair malária. Nenhum regime profilático fornecerá proteção total; contudo, muitos deles reduzirão substancialmente o risco de um episódio da doença.[4] Na eventualidade do aparecimento de febre, enquanto se estiver viajando ou depois, a malária deve ser considerada um dos diagnósticos. Por isso, é imprescindível dar atenção especial à doença, desenvolvendo uma mentalidade malárica para que sejam evitados diagnósticos tardios.

A prevenção da malária por quimioprofilaxia, particularmente para indivíduos que residem em áreas não malarígenas, mas que visitam áreas endêmicas, é considerada, no momento, procedimento polêmico. Os estudos publicados não são suficientemente consistentes, pois não apresentam, adequadamente, o mapeamento do grau de resistência das diversas cepas de *P. falciparum* aos agentes usados na quimioprofilaxia. As normas publicadas vêm sendo modificadas habitualmente, sendo dirigidas para áreas de alta endemicidade e parcos recursos diagnósticos e terapêuticos.[5,6]

Há várias maneiras adicionais de se reduzir o risco da malária, como a utilização de cortinados e uso de inseticida quando as portas são fechadas, roupas que impedem as picadas dos insetos, *sprays*, sabões repelentes e cautela para evitar as picadas à noite. De maneira geral, não se recomenda, no Brasil, a profilaxia medicamentosa, sendo preferível optar por medidas individuais de proteção contra as picadas dos anofelinos. Vale ressaltar que a quimioprofilaxia não previne a infecção, atuando na corrente sanguínea mediante a inibição do desenvolvimento do parasita e suprimindo os sintomas clínicos.

O conhecimento sobre a gravidade da doença, a preparação para viagens e o planejamento da saúde como um todo são as armas de prevenção mais eficazes. Atualmente, a medicina do viajante torna-se uma especialidade médica, à medida que se desenvolvem e se ampliam o transporte e a comunicação entre os países.

A MALÁRIA EM MINAS GERAIS

O Estado de Minas Gerais apresenta-se com área malárica não endêmica, indicando a presença do anofelino e as possibilidades de surgimento de focos de malária. O anofelino encontra-se presente em mais de 60% do território mineiro, havendo possibilidade de retorno da endemia ao estado. Fato marcante relacionado com a gravidade é que a maioria dos viajantes mineiros para áreas endêmicas

Capítulo 54 ■ Malária

é não imune e o complicador é que a primeira infecção por malária aumenta a gravidade.

Outro diferencial a ser destacado é que Minas Gerais foi o primeiro estado em região não endêmica a reconhecer a malária como doença de grave risco de vida e a necessidade de manter um serviço de referência 24 horas anexado a um hospital com pronto-atendimento e unidade de tratamento intensivo. Vale ressaltar que a partir de 1992 focos de malária foram mais prontamente conhecidos e combatidos, depois da existência do Centro de Referência em Malária.

O CENTRO DE REFERÊNCIA EM MALÁRIA DE MINAS GERAIS

Em novembro de 1991, a Fundação Nacional de Saúde adotou a estrutura do Sistema Único de Saúde para atenção à malária em Belo Horizonte, por meio da integração das instituições. O Centro de Referência em Malária (CeReM) passou para o Hospital Municipal Odilon Behrens e, posteriormente, para a Faculdade de Medicina da UFMG, onde se atua de maneira integrada com o pronto--atendimento e as enfermarias do Hospital das Clínicas. Com essa estrutura, o problema de diagnóstico e tratamento precoce foi minimizado e a morbiletalidade diminuída. Minas Gerais foi pioneira nesse processo de integração com relação à malária.

As maiores gravidade e letalidade por malária em área não endêmica se devem ao despreparo de toda a rede de atendimento para uma nosologia pouco conhecida. O diagnóstico é tardio, trazendo consequências desastrosas e totalmente evitáveis quando se dispõe de uma estrutura assistencial adequadamente preparada, com estratégias de vigilância, tratamento e diagnóstico. Nesse sentido, o CeReM de Minas Gerais contribui para que se faça vigilância epidemiológica e para um efetivo controle da malária no estado. O trabalho educativo junto aos acadêmicos de medicina, profissionais de saúde e à população contribui para a manutenção de uma consciência ativa quanto ao problema da malária, trazendo benefícios para a presteza no diagnóstico e tratamento da malária no estado e validando a manutenção desse modelo assistencial nessa área não endêmica.

O CeReM de Minas Gerais tem como principais objetivos:

- Efetuar o tratamento precoce.
- Apresentar diagnóstico qualitativo e quantitativo, o mais rápido possível.
- Controlar e revisar o diagnóstico laboratorial.
- Controlar a cura com protocolos adequados.
- Acompanhar os pacientes e os suspeitos durante a atenção médica.
- Supervisionar o diagnóstico e o tratamento.
- Diminuir a morbiletalidade.

- Treinar médicos, acadêmicos, técnicos, laboratoristas e enfermeiros diante dos casos suspeitos de malária.
- Manter cursos de educação continuada.
- Vigiar a endemia, detectar casos autóctones (focos) e diminuir o número desses casos, prestando apoio ao combate aos focos detectados.
- Comunicar novas informações aos órgãos oficiais de saúde.
- Notificar e obter dados clínicos e epidemiológicos relacionados com a ocorrência de infecção.

Entre as principais ações realizadas diariamente pelo CeReM citam-se:

- Diagnóstico e tratamento da malária em regime diurno.
- Revisão das lâminas de todo o estado.
- Treinamento em diagnóstico e tratamento em Minas Gerais para médicos laboratoristas e agentes de saúde.
- Notificações dos casos, divulgação e verificação de cura.
- Identificação e apoio no combate aos focos.
- Supervisão e fornecimento de medicamentos nos casos tratados e apoio a outras instituições.
- Orientação aos viajantes para área endêmica de malária.
- Apoio ao ensino dos alunos de graduação e pós-graduação.
- Apoio, fornecimento de medicamentos, treinamento e orientações aos mais de 20 postos de atenção à malária em todo o estado.

O CeReM de Minas Gerais está localizado em região central de Belo Horizonte (Faculdade de Medicina – UFMG: Avenida Professor Alfredo Balena 190, sala 139, CEP: 30130-100 – Belo Horizonte, MG. Telefone: 31–3226-6269), de fácil acesso, contando com infraestrutura adequada e bem-estruturada, assim como métodos diagnósticos eficientes, mantendo sempre arsenal terapêutico atualizado segundo as recomendações e protocolos da Fundação Nacional de Saúde.

APRESENTAÇÃO E DISCUSSÃO DE CASOS CLÍNICOS

Caso 1

Era uma sexta-feira à noite, por volta das 20 horas, quando o plantão médico do CeReM de Minas Gerais foi chamado para atender a uma criança brasileira de 9 anos de idade, proveniente de Angola, para onde viajara com seus pais. A paciente estava febril e o médico que a atendeu primeiramente havia levantado a suspeita de malária. A mãe da criança, ao ser questionada quanto aos sintomas que a filha apresentava, referiu-se à ocorrência de diarreia e febre durante 7 dias e por períodos pequenos, mas que melhoravam durante o dia. A paciente encontrava-se em uso de amoxicilina e já havia se consultado anteriormente com outros três médicos. O primeiro diagnosticou "sinusite" e os outros dois, infecção virótica de vias aéreas superiores. Feitos os exames, incluindo lâmina positiva para *P. falciparum*, já com parasitemia elevada, iniciou-se de imediato tratamento com medicação específica, suspendendo-se a amoxicilina.

Como é muito grande o risco de a doença alastrar-se em áreas endêmicas, caso exista, entre as pessoas provenientes dessas áreas, algum familiar que apresentou diagnóstico de malária, todos os integrantes da família devem submeter-se a exames para diagnóstico. Nesse caso, os pais da criança foram tratados. A mãe foi submetida a coleta de sangue para realização da gota espessa e apresentou parasitemia positiva, tratando-se de *P. falciparum* em baixa parasitemia. O pai estava internado havia 7 dias em um hospital próximo, em tratamento para pneumonia, sem bons resultados. Um médico do CeReM foi até o hospital e encontrou um paciente de 50 anos de idade, instalado em uma enfermaria com mais quatro pacientes, queixando-se de febre alta, apesar do uso de antibióticos, com calafrios sempre ao entardecer, além de hematúria que piorava. Sangue foi prontamente colhido para realização de exame em gota espessa, cujo resultado foi positivo para *P. falciparum*, em alta parasitemia. Iniciou-se tratamento com derivados da artemisinina, por via venosa, ainda antes das 23 horas, e a enfermagem foi orientada a observar o paciente de perto e frequentemente. Isso porque, caso ocorresse confusão mental, piora da plaquetopenia, hipoglicemia, dispneia ou aumento da creatinina, o paciente deveria ser encaminhado com urgência para o CTI com suporte clínico intensivo.

No dia seguinte, passadas 12 horas do início do tratamento antimalárico, o médico assistente entrou em contato para agradecer a interconsulta, informando que o paciente havia sido encaminhado para o CTI devido a complicações clínicas. Comentou ainda que jamais teria pensado em malária naquele caso. Sentia-se constrangido por não ter cogitado um diagnóstico tão comum e discernível pelos dados de febre e epidemiologia já coletados por ele na anamnese. Após 30 dias no CTI, o paciente teve alta totalmente recuperado, sem sequelas renais ou neurológicas, comuns na doença. Vale ressaltar que o bom desempenho na utilização dos medicamentos ocorre habitualmente, desde que o diagnóstico e o tratamento sejam feitos antes do ponto terapêutico, em tempo hábil para o organismo responder. Dezenas de casos como esse, alguns com desfecho desastroso, são ainda comuns quando se trabalha em serviço de referência em malária em área não endêmica. Por isso, a educação continuada, a disponibilidade de supervisão médica e laboratorial e a precocidade das ações de diagnóstico e tratamento são fundamentais.

O caso teve continuidade algum tempo depois.

Em uma manhã de domingo, o plantão médico do Centro de Referência em Malária foi contatado por um telefonema que comunicava a existência de um caso suspeito da doença. O paciente estava internado em um hos-

pital de Belo Horizonte com quadro febril, sem diagnóstico e com história de viagens recentes para áreas endêmicas (sendo posteriormente confirmado *vivax*). Na interconsulta observou-se que o médico assistente era o mesmo que 2 anos antes havia sido atendido em outra interconsulta para malária, cujo paciente permanecera 1 mês em tratamento intensivo. Foi grande a satisfação do plantonista do Centro de Referência em atendê-lo e verificar o quanto significaram para aquele médico as orientações anteriormente recebidas. O médico agradeceu muito a nova interconsulta, dizendo: "Graças à intervenção e às orientações dos malariologistas deste Centro de Referência meu paciente saiu bem do CTI. Desde esse dia, não ando sem o endereço do Centro de Referência. Conscientizei-me da gravidade dessa doença e da necessidade de instituir um tratamento rápido." Comentou, ainda, que: "nós, médicos, não estamos pensando habitualmente na possibilidade diagnóstica de malária, mas, com certeza, essa possibilidade se depara conosco frequentemente. Já fiz dois preciosos diagnósticos depois de estudar por apenas 1 hora e tratar de um caso que jamais iria me perdoar caso ele viesse evoluir para óbito." Esse caso e esses comentários reforçam a recomendação de que se mantenham a educação continuada e a disponibilidade de profissionais especializados para o treinamento de agentes de saúde e a realização precoce e tempestiva do diagnóstico e tratamento de casos de malária em áreas não endêmicas, assim como ressaltam a necessidade de que os profissionais da saúde, e mesmo a população em geral, atentem para o potencial de gravidade evolutiva da malária nesse contexto epidemiológico.

Caso 2

Em 2001, o Laboratório de Referência em Malária de Minas Gerais fazia parte do laboratório de patologia clínica de um grande hospital público de Belo Horizonte. Uma profissional de bioquímica que trabalhava no hospital, curiosa com o movimento diário de verificação de lâminas para pesquisa de hematozoários, solicitou que o médico malariologista lhe mostrasse o parasita. De pronto foi-lhe estendida uma ocular e indicada a presença do parasita com formato irregular, núcleo avermelhado e os elementos celulares. Imediatamente ela observou que em outro hospital no qual trabalhava como plantonista ela havia visto essas formas em lâminas do hemograma de uma criança que se internava frequentemente com quadro de anemia. No dia seguinte, a bioquímica levou para o outro hospital a lâmina de hemograma, na qual se observava a presença de *P. vivax*. O malariologista foi ao hospital em que a criança, de 7 anos de idade estava internada para transfusões de sangue havia 9 meses. Constavam do prontuário, na primeira linha e grifados, o nome da paciente e a queixa principal de febre e anemia em criança proveniente de Rondônia. O médico assistente tinha à mão informações muito sugestivas do diagnóstico de malária, mas não atinou para elas. A paciente esteve internada e recebeu transfusões de sangue três vezes nos últimos 9 meses, ou seja, três oportunidades de diagnóstico foram perdidas. Por sorte, a criança era portadora de malária *vivax* que, na maioria das vezes, não desenvolve quadro clínico grave.

A malária em áreas não endêmicas é pouco conhecida e tem claros indicativos de seu diagnóstico negligenciados por grande parte dos médicos, pelos pacientes, pelos viajantes e pelos laboratoristas, por se investir pouco na divulgação de suas características clínicas e epidemiológicas, assim como no ensino e na prevenção da doença que, embora relativamente pouco prevalente em áreas não endêmicas, aí assume especial caráter de gravidade, em indivíduos não imunes, notadamente em casos cujo agente é o *P. falciparum*.

Referências

1. Marques AC, Gutierrez HC. Combate à malária no Brasil; situação atual e perspectivas. Rev Soc Bras Med Trop 1994; 27 (supl III):91-108.
2. Camargo LFA, Burattini NM. Malária. In: Ramos OL, Rothschild HA (Eds.) Atualização terapêutica. Manual prático de diagnóstico e tratamento. 16. ed. São Paulo: Artes Médicas, 1993.
3. CEMETRON – Centro de Medicina Tropical de Rondônia. Manual de terapêutica de malária. Porto Velho, Rondônia. 1993, 10p.
4. Ministério da Saúde. Fundação Nacional de Saúde. Manual de terapêutica de malária. 1996, 99p.
5. Clark IA, Rockett KA, Cowden WB. Proposed link between cytokines, nitric oxide and human cerebral malaria. Parasitol Today 1991; 7:205-7.
6. Zumpano JF, Rocha MOC. Malária. In: Rocha MOC, Pedroso ERP, Fonseca JGM, Silva OA (eds.) Terapêutica clínica. Rio de Janeiro: Guanabara Koogan. 1998:1090-8.

CAPÍTULO 55

Tétano Clínico

Edgar Nunes de Moraes

Enio Roberto Pietra Pedroso

INTRODUÇÃO

O tétano (do grego *tetanus:* contratura) é uma doença infecciosa, não contagiosa, potencialmente fatal, determinada pela tetanospasmina, uma das mais potentes neurotoxinas existentes, produzida e liberada para os tecidos humanos pelo *Clostridium tetani* (bacilo tetânico). Essa toxina é capaz de provocar, principalmente, rigidez e espasmos musculares, localizados ou generalizados, com risco de insuficiência ventilatória (paralisia do fole); e de instabilidade autonômica (estímulos simpático e parassimpático, exaustão da liberação de catecolamina) e hemodinâmica (hiper e hipotensão arterial sistêmica), além de traumatismos osteomusculares (fraturas).

ETIOLOGIA

O *C. tetani* é uma bactéria gram-positiva anaeróbica estrita, móvel, encontrada na natureza em forma de esporo (semelhante a baqueta de tambor ou alfinete de cabeça) ou em vida vegetativa. Os esporos apresentam grande resistência aos extremos de temperatura, umidade e à ação de várias substâncias químicas (etanol, fenol, formol). Mantêm-se naturalmente vivos por muito tempo, mesmo em aerobiose e sob condições desfavoráveis. São destruídos após 4 horas de fervura ou 12 minutos de autoclave a 121ºC. A forma vegetativa é especialmente sensível ao calor e aos desinfetantes. Os esporos evoluem para a forma vegetativa sob condições de anaerobiose e, a seguir, produzem toxinas (tetanolisina e tetanospasmina). A tetanolisina não tem significância clínica comprovada, enquanto a tetanospasmina é responsável pelas manifestações clínicas observadas no tétano e apresenta estrutura, função e potência semelhantes às da toxina botulínica.

O bacilo tetânico tem distribuição universal, embora seja mais prevalente em regiões densamente povoadas, quentes e úmidas, na superfície de solos ricos em matéria orgânica, que contêm pó, ferrugem, fezes de animais e humanas, contaminando facilmente os ferimentos humanos, e, como saprófita, faça parte da microbiota normal do trato gastrointestinal de cães, galinhas, gatos, herbívaros, ratos e, eventualmente, humano.

O tétano prevalece em climas quentes, em regiões rurais muito cultivadas, em ferimentos que ocorrem e provocam solução de continuidade da pele ou mucosa em locais como pastos e cavalariças, mas o fator de maior risco para seu desenvolvimento é a ausência de imunização.

DIAGNÓSTICO EPIDEMIOLÓGICO

O tétano, apesar de sua distribuição universal, é mais prevalente onde a imunização contra o *C. tetani* é inadequada, fato observado, principalmente, em países subdesenvolvidos.

O maior número de casos de tétano associa-se às atividades profissionais que expõem fisicamente as pessoas ao meio ambiente, o que ocorre, principalmente, entre agricultores, domésticas e pedreiros. A doença, originalmente rural, é cada vez mais urbana, com relação de acometimento masculino:feminino na razão de 2:1, provavelmente devido à maior exposição masculina aos traumatismos, predominando na juventude e entre idosos e em usuários de substâncias ilícitas venosas, especialmente narcóticos.

A diminuição da frequência do tétano no Brasil está relacionada com a realização frequente de programas de imunização e a melhora na profilaxia em traumatizados, em gestantes e nos cuidados pós-parto.

Capítulo 55 ■ Tétano Clínico

O tétano mata entre meio e um milhão de pacientes/ano, mas a letalidade diminui com o progresso da medicina intensiva, situando-se em até 20% de todos os casos e de 50% a 60% nos de tétano neonatal. O tétano neonatal constitui-se, nos países subdesenvolvidos, em uma das principais causas de mortalidade infantil.

A porta de entrada mais comum para o *C. tetani* decorre de lesões superficiais ou profundas dos membros inferiores (agudas ou crônicas), especialmente dos pés (as que apresentam contaminação por tempo superior a 6 horas, com aspecto estrelado, profundidade de pelo menos 1cm e tecido desvitalizado). Associa-se a perfurações (50%), lacerações (33%) e abrasões (9%). Decorrem, principalmente, da lesão desferida pelo arremesso de algum objeto ou associada a esmagamento (fratura exposta), queimadura, aborto séptico, lesão corneana (abrasão), cirurgias sem higiene adequada (suturas com fios de categute mal esterilizados), injeção subcutânea (circuncisão, dentária, parto), *diabetes mellitus* complicado, otite média e lesão com a presença de corpo estranho. As condições de anaerobiose na lesão contaminada pelo *C. tetani* são determinadas pela presença de ácido láctico, corpo estranho, estrepe de madeira, fragmentos metálicos, infecção bacteriana secundária, isquemia, necrose textural, poeira, roupas, sais emulsificadores (cálcio, quinino, saponina), supuração, tecidos desvitalizados (especialmente queimaduras com infecção secundária) e terra. A contaminação pelo *C. tetani* deve ser procurada também em cordão umbilical, no ouvido (otite crônica com perfuração do tímpano) e nas úlceras crônicas infectadas da perna. Em até 30% e 8% dos casos de tétano, respectivamente, não se observa lesão nem o *C. tetani* é identificado.

PATOGENIA

O desenvolvimento do tétano exige a presença no hospedeiro de *C. tetani*, condições texturais adequadas para a produção de tetanospasmina e ausência de memória imunológica contra o bacilo tetânico. A maioria dos casos de tétano decorre da contaminação exógena, embora possa ocorrer infecção endógena associada a cirurgia intestinal.

A presença de condições de anaerobiose na lesão contaminada pelo *C. tetani* diminui o potencial de oxirredução dos tecidos, favorece o crescimento do bacilo tetânico, propicia o desenvolvimento, em cerca de 6 horas, da forma vegetativa a partir do esporo, que logo produz as exotoxinas tetânicas tetanolisina, sem significância clínica comprovada, e tetanospasmina, responsável pelas manifestações clínicas do tétano.

A tetanospasmina é constituída por uma metaloprotease zinco-dependente de 151kDa, cindida sob a ação de proteinases tissulares em uma cadeia leve (50kDa) e outra pesada (100kDa), interligadas por uma ponte dissulfídica. A cadeia pesada medeia a ligação da toxina com os receptores da superfície celular, provavelmente com gan-

gliosídeos. A cadeia leve cinde a sinaptobrevina, proteína necessária para conduzir as vesículas intracelulares e que contém neurotransmissores para a sinapse, exercendo papel essencial sobre a liberação do neurotransmissor. O resultado final dessas ações é a inibição da liberação de dois neurotransmissores inibitórios: o ácido γ-aminobutírico (GABA) e os neurotransmissores da glicina. A tetanospasmina apresenta pouca patogenicidade na porta de entrada, promove, principalmente, lesão sobre os tecidos ao redor da ferida e favorece as condições de crescimento do *C. tetani*. O tétano representa sua ação sobre a medula espinhal, as placas mioneurais, o sistema autônomo e, talvez, o encéfalo. A metaloprotease, ao penetrar nas células pré-sinápticas (neurônios motores α), é transportada via intra-axônica, retrogradamente, para o sistema nervoso central (SNC) pelos nervos periféricos e, provavelmente, pelas vias hematogênica e linfática. Seu transporte pela via nervosa ocorre na velocidade de 75 a 250mm/dia. Na medula espinhal, fixa-se aos receptores gangliosídeos das terminações sinápticas dos neurônios motores inferiores com os neurônios internunciais, provocando o bloqueio da liberação de mediadores neuroquímicos, como a glicina e o GABA. Esse efeito impede a ação inibidora dos neurônios internunciais sobre os neurônios motores inferiores. Inicialmente são atingidos os neurônios motores, que perdem seu controle inibitório, e em seguida, devido ao trajeto mais longo, os neurônios pré-ganglionares simpáticos e parassimpáticos. A rigidez muscular ocorre a partir de estímulo aferente não inibido, que penetra o SNC a partir da periferia. As contraturas musculares paroxísticas (tônico-clônicas) ocorrem à medida que os estímulos se intensificam, constituindo-se na manifestação clínica mais característica do tétano. Os estímulos emocionais podem também causar contraturas musculares.

O efeito da toxina sobre o sistema nervoso autônomo pode determinar hiper-reatividade simpática, evidenciada por hiperglicemia, hipertensão arterial sistêmica, hipertermia, sudorese e taquicardia. Pode determinar também hiperatividade parassimpática, o que provoca crise de broncoespasmo, bradicardia e parada cardíaca súbita. Essas alterações autonômicas (disautonomia) ocorrem em qualquer fase evolutiva do tétano, com incidência maior entre o quinto e o 15º dia da doença. A ação da toxina no hipotálamo e no tronco cerebral também pode contribuir para esses distúrbios. Os efeitos da tetanospasmina sobre as placas motoras produzem bloqueio neuromuscular similar ao da toxina botulínica, o que pode desencadear paralisia flácida, muitas vezes despercebida pelo predomínio de sua ação em nível espinhal, que causa estimulação muscular. Os efeitos da tetanospasmina parecem autolimitados e reversíveis, pois a recuperação dos pacientes com tétano ocorre sem sequelas aparentes. A tetanospasmina parece também instabilizar os mecanismos envolvidos na liberação de catecolaminas pelas suprarrenais, que se tornam 10 vezes seu valor normal, assemelhando-se ao que ocorre no feocromocitoma, embora possam predominar as alterações parassimpáticas. Na placa mioneural, os neurônios motores são também acometidos e a liberação de acetilcolina está diminuída. A toxina tetânica age de maneira semelhante ao que ocorre com a toxina botulínica, o que pode levar à paralisia flácida; entretanto, a ação medular predominante provoca hipertonia. A ação da toxina sobre a placa mioneural promove fraqueza muscular entre os espasmos, o que pode explicar a paralisia de pares cranianos no tétano localizado, inclusive cefálico, com paralisias flácidas.

A quantidade de toxina produzida pelo bacilo tetânico é variável com a cepa, e com a diferença de plasmídio. Existem cepas não toxigênicas, e que não causam tétano.

As descargas eferentes dos neurônios motores sem o controle inibidor da medula e do tronco cerebral promovem intensa hipertonia e espasmos tetânicos que simulam convulsões, pois os músculos agonistas, sem inibição, contraem-se de maneira simultânea. Os músculos da face e da mandíbula são inicialmente os mais atingidos, pois têm vias axonais mais curtas, seguidos pelo tronco, membros e, por último, as extremidades.

A ligação da toxina tetânica é irreversível e para a recuperação é necessário crescimento de novos terminais nervosos nas sinapses, o que explica a duração prolongada do tétano.

As principais complicações do tétano decorrem das contrações ou convulsões generalizadas e incontroláveis (fraturas vertebrais, trauma da língua), distúrbios hidroeletrolíticos (desidratação, insuficiência renal aguda), úlcera de estresse (hemorragia digestiva), infecções, disautonomia, hipoxia e rabdomiólise (insuficiência cardíaca, infarto agudo do miocárdio, insuficiência renal aguda), complicações do tratamento (apneia por necessidade de altas doses de sedativos), acúmulo de secreções traqueobrônquicas, embolia pulmonar e paralisia periférica (insuficiência respiratória).

DIAGNÓSTICO CLÍNICO

O diagnóstico do tétano baseia-se, principalmente, na avaliação clínica, sendo rara a necessidade de sua confirmação microbiológica. É doença grave, com internação hospitalar prolongada, sendo necessária pronta intervenção médica, com risco de muitas complicações em sua evolução. Afeta pessoas não imunizadas e vítimas, em geral, de lesões traumáticas não tratadas adequadamente. Deve ser suspeitado diante de todo espasmo generalizado.

A porta de entrada para o C. tetani não é detectada em 5% a 20% das vezes e pode ocorrer, inclusive, em feridas reconhecidas como insignificantes pelo paciente. A maioria dos focos tetânicos que surgem após traumatismos agudos localiza-se, por ordem decrescente de frequência, nos membros inferiores e superiores, no segmento cefálico e no tronco. Associa-se, em até 10% das vezes, à presença de

aborto infectado, abscesso, celulite, cirurgia, corpo estranho, erisipela, escara de decúbito, foco dentário, infecção (em local de injeção de substâncias venosas, usualmente ilícitas, otológica ou puerperal), mal perfurante plantar, osteomielite, pé diabético e úlceras angiodérmicas, em que não foi realizada a profilaxia para o tétano. O quinino pode facilitar o crescimento do C. tetani.

A gravidade do tétano correlaciona-se com seus períodos de incubação e de progressão, especialmente de progressão, sendo mais grave quanto menor forem esses tempos (Tabela 55.1). A maior gravidade é observada quando os períodos de incubação e de progressão são inferiores a 9 e 2 dias, respectivamente. O período de incubação representa o tempo transcorrido desde a inoculação do esporo no organismo até sua germinação, produção da tetanospasmina, fixação no SNC e o surgimento da primeira manifestação clínica. O período de progressão representa o tempo transcorrido desde a primeira manifestação clínica do tétano até o aparecimento das primeiras contraturas musculares. O período de incubação varia de 24 horas até 3 semanas, em geral entre 7 e 14 dias, sendo maior quanto mais distante do local da ferida até o SNC. A manifestação inicial mais comum, observada em 75% dos pacientes, é a rigidez do masseter (trismo). Por isso, o paciente costuma procurar inicialmente um dentista.

O período de estado do tétano surge de maneira localizada ou generalizada. O tétano cefálico e o neonatal são formas especiais de evolução localizada e generalizada, respectivamente.

A forma generalizada é caracterizada por hipertonia e contraturas musculares difusas e sinais de disautonomia que surgem nas formas de pior prognóstico. Pode ser leve, grave ou gravíssima com base nos períodos de incubação e de progressão, na frequência e intensidade das contraturas

Tabela 55.1 ■ Classificação do tétano quanto à gravidade

Intensidade	Características
Benigno ou moderado	Ventilação mantida apesar de hipertonias; sem disfagia; sem contraturas paroxísticas, ou fracas e espaçadas; incubação >7 dias e se existir progressão >48 horas; letalidade baixa, disautonomia leve ou ausente
Grave	Ventilação afetada, disfagia, contraturas paroxísticas intensas ou frequentes, acúmulo de secreções nas vias aéreas, sudorese, crises de apneia; incubação, em geral, <7 dias e progressão <48 horas; resposta adequada ao tratamento miorrelaxante e à sedação; disautonomia presente; letalidade em torno de 20%
Gravíssimo	Assemelha-se ao tétano grave; ventilação muito comprometida, contraturas mantidas e de grande intensidade, resposta limitada ao uso de sedativo e mantida ao miorrelaxante; temperatura corpórea elevada; disautonomia presente e intensa; complicações comuns; letalidade, em geral, superior a 50%

Capítulo 55 ■ Tétano Clínico

musculares e na resposta à administração de sedativos e miorrelaxantes (Tabela 55.2).

A fase inicial do tétano, em geral, não sucede à síndrome febril ou a queixas gerais significativas, o que o diferencia das meningites agudas. Em sua evolução, principalmente em casos graves e associados às infecções hospitalares, podem surgir aumento intenso da temperatura corpórea, em geral indicando prognóstico ruim, irritabilidade, inquietação, diaforese e disfagia com hidrofobia e sialorreia.

As hipertonias representam o achado clínico mais importante para o estabelecimento do diagnóstico de tétano. O trismo é a contratura mais comum e precoce do tétano generalizado (75%), caracterizado pela dificuldade em abrir a boca e pela voz emitida com os dentes cerrados. É expresso no tétano neonatal pela dificuldade de amamentar. As hipertonias se instalam rapidamente, em geral acometendo tronco, abdome, membros e, finalmente, a musculatura dos pés e das mãos.

A face tetânica pode estar presente, evidenciada pelo riso sardônico, em que se observa um sorriso decorrente da acentuação da mímica facial e o olhar de tristeza. É frequente o encontro de rigidez da nuca, sem outros sinais de irritação meníngea. A disfagia da própria saliva é comum, e quando intensa, agrava o prognóstico.

Os pacientes permanecem sob hidratação parenteral por várias semanas. É comum o surgimento de distúrbios hidroeletrolíticos e de desnutrição, se não for administrada alimentação enteral ou parenteral.

A insuficiência ventilatória e o consumo energético intenso, a hipoxia e o catabolismo das infecções hospitalares podem provocar acidose metabólica.

Os braços e os membros inferiores, aos poucos, tornam-se hipertônicos. A rigidez dos membros inferiores dificulta a flexão das pernas, o que compromete a deambulação. Os membros superiores tornam-se flexionados em adução dolorosa dos braços, com punhos cerrados e pernas estendidas. A posição meníngea provoca, em geral, pernas encolhidas. É comum, a seguir, o aparecimento de acentuação das curvaturas dorsal, lateral e ventral da coluna, isto é, respectivamente, opistótono, pleurostótono e emprostótono. A tensão da parede abdominal torna-se intensa, com enrijecimento do abdome, similar ao observado no abdome agudo. As contraturas são dolorosas e induzidas por estímulos sonoros, luminosos, táteis, dolorosos ou emocionais.

A gravidade e o prognóstico do tétano podem ser classificados pela intensidade e a frequência das contraturas associadas e de outras queixas clínicas (Tabela 55.2). O tetânico, devido a essas contraturas paroxísticas, deve ser vigiado continuamente em virtude do risco de evoluir para apneia, espasmo faríngeo e laríngeo, contratura do diafragma e dos intercostais, e óbito, se inadequadamente medicado. O paciente, entre um espasmo e outro, mantém-se hipertônico. As contraturas paroxísticas, quando intensas, podem provocar fraturas ou esmagamento de vértebras, compressão medular, deformidades torácicas, ruptura de músculos e rabdomiólise.

O tétano pode progredir por 2 semanas apesar da terapia com soro heterólogo em função do tempo necessário para o transporte da toxina pelos axônios, e a recuperação demora, em geral, mais 1 mês. As manifestações da disautonomia ocorrem nessa fase e dependem dos níveis aumentados de catecolaminas, o que pode determinar o desenvolvimento de taquicardia, arritmias cardíacas, sudorese profusa, retenção urinária, ptialismo, hipertensão arterial sistêmica, alterações do trânsito intestinal e, por vezes, acidente vascular encefálico (AVE) (Tabela 55.3).

O trabalho cardíaco excessivo pode provocar disfunção cardíaca, e a associação com estresse e hipoxia pode desencadear infarto agudo do miocárdio. A disautonomia surge mais tardiamente na evolução do tétano do que as alterações motoras, pois o trajeto dos nervos simpáticos é maior. A disautonomia representa a causa principal de complicações e de óbito, além das infecções hospitalares, à medida que o tratamento do tétano conseguiu obter melhor controle das hipertonias e da ventilação. A gravidade da evolução do tétano pode ser alterada pela imunidade parcial. O paciente permanece, durante toda a evolução da doença, com lucidez e com hiper-reflexia profunda e generalizada.

Tabela 55.2 ■ Classificação do tétano generalizado de acordo com sua gravidade em função de alguns parâmetros clinicoterapêuticos

Parâmetros clinicoterapêuticos	Tétano		
	Leve	Grave	Gravíssimo
Incubação (dias)	>14	>10 e <14	<10
Progressão (dias)	>6	>3 e <6	<3
Disfagia	Ausente/discreta	Moderada	Intensa
Hipertonia muscular	Rara, rápida	Moderada	Acentuada
Contratura muscular	Rara, rápida	Frequente/intensa	Frequente/intensa
Ação de sedativo	Ótima	Moderada	Ruim
Ação de miorrelaxante	Ótima	Moderada	Ruim

Tabela 55.3 ■ Principais manifestações de disautonomia e complicações do tétano

Manifestações	Características
Disautonomia	Hipertensão arterial, hipotensão progressiva e refratária, labilidade da pressão arterial, taquicardia mantida ou episódica, bradicardia ou assistolia, retenção fecal, diarreia, síndrome febril (hiperpirexia), sudorese profusa, ptialismo, secreção brônquica aumentada, estase gástrica, íleo paralítico, retenção urinária, insuficiência renal aguda de alto débito
Complicações	Flebites, septicemia, insuficiência renal, infecção urinária, pneumonia, embolia pulmonar, acidente vascular encefálico, lesões na língua, fratura de vértebras, arrancamento de tendões, distúrbios hidroeletrolíticos, desnutrição, escaras, acidose metabólica e respiratória, hemorragia digestiva, deformidades ósseas, infarto do miocárdio, insuficiência respiratória

O período de declínio do tétano começa em 2 a 4 semanas após o início do período de estado. Os espasmos escasseiam e se tornam menos intensos, até desaparecerem. A hipertonia cede, a deglutição torna-se possível, e as secreções brônquicas são eliminadas. A deambulação torna-se possível em razão da diminuição da hipertonia da musculatura abdominal e dos membros inferiores. Nessa fase pode ocorrer labilidade emocional. As sequelas são raras, em especial devido à cifose dorsal consequente às fraturas e ao esmagamento de vértebras em decorrência dos espasmos da musculatura paravertebral.

As principais complicações do tétano são: AVE, arritmias cardíacas, desnutrição, escaras de decúbito, fraturas vertebrais, hemorragias gastrointestinais, infecções hospitalares (associada ao cateter, infecção urinária, pneumonia, septicemia), insuficiências cardíaca, renal e respiratória, instabilidade hemodinâmica, ruptura de tendões e trauma da língua (Tabela 55.3).

O tétano neonatal, chamado doença do sétimo dia em razão de seu período de incubação médio, é a forma generalizada da infecção pelo *C. tetani* em recém-nascidos. Sempre gravíssimo (Tabela 55.4), continua sendo grave problema de saúde em países em desenvolvimento. Ocorre, em geral,

Tabela 55.4 ■ Classificação clínica da intensidade do tétano neonatal

Intensidade	Características
Grau I	Trismo, disfagia, rigidez generalizada, sem espasmos
Grau II	Queixas e espasmos leves, em geral sob estímulo
Grau III	Queixas moderadas, espasmos intensos e repetidos após estímulos mínimos (auditivo, tátil, visual) ou imperceptíveis
Grau IV	Espasmos subentrantes e incontroláveis, hiperatividade nervosa central (arritmias, íleo paralítico, sudorese profusa, variação da pressão arterial sistêmica e da frequência cardíaca)

em crianças cujas mães não fizeram pré-natal nem foram imunizadas contra o tétano. A transmissão passiva de anticorpos maternos é capaz de proteger os recém-nascidos, que tiveram o seu coto umbilical tratado com curativos contendo estrume animal, fumo, teia de aranha ou pó de cinza contaminados com o *C. tetani*, ou submetidos a circuncisão sem higiene adequada. É pouco provável que o *C. tetani* acometa recém-nascidos cujas mães foram imunizadas com três doses contra o tétano. Seu período de incubação é de 3 a 10 dias após o nascimento, sendo em geral mais frequente na segunda semana de vida. O período de estado caracteriza-se por fraqueza generalizada, reflexo de sucção insuficiente ou irritabilidade. À medida que evolui, surgem os espasmos, que promovem opistótono em razão do arqueamento do tronco devido às contrações continuadas dos músculos dorsais, com os braços acolados ao tórax e mãos cerradas em "atitude de boxiador", com disfagia e trismo. A mímica facial permanece em contração com os olhos cerrados, a fronte pregueada e os lábios contraídos, como se pronunciasse a letra u. A criança deixa de chorar, ventila com dificuldade, e apresenta crises frequentes de apneia. A morte ocorre, em geral em virtude da desregulação autonômica, entre o segundo e o quarto dia de evolução, especialmente por asfixia.

O tétano localizado, menos grave, caracteriza-se pela presença de hipertonia e espasmos musculares limitados aos grupos de nervos que transportam a tetanospasmina desde o ferimento. Na maioria das vezes é despercebido, a não ser quando localizado no segmento cefálico, em função do risco de provocar asfixia devido ao espasmo da glote e desencadear a morte. Suas principais características são a rigidez muscular fixa e a dor no local da lesão ou em suas adjacências. Em casos leves, o paciente pode apresentar apenas paresia da extremidade envolvida, em geral limitada por imunidade parcial. A rigidez muscular pode variar de branda a intensa e persistir por meses sem qualquer progressão. Os espasmos, em geral, relacionam-se com a localização da porta de entrada, como cefálico, monoplégico e paraplégico. Em casos graves, há espasmos intensos e dolorosos que, em geral, evoluem para tétano generalizado quando há toxina suficiente no SNC. É autolimitado, durando menos de 2 semanas. O prognóstico, geralmente, é excelente com resolução espontânea.

O tétano cefálico é forma variante, rara e grave do tétano localizado, ocorrendo na cabeça e na face. Apresenta-se, em geral, como trismo, disfunção isolada ou combinada dos nervos motores cranianos, principalmente do nervo facial periférico, expressando-se como paralisia de Bell ou disfagia. Pode evoluir de maneira localizada ou para tétano generalizado. Seu período de incubação é de 1 ou 2 dias, e seu prognóstico depende da gravidade (Tabela 55.5). Apresenta índices de mortalidade mais elevados. Associa-se frequentemente a otite média crônica ou a ferimento na cabeça. A progressão para tétano generalizado representa mau prognóstico.

Capítulo 55 ▪ Tétano Clínico

Tabela 55.5 ▪ Principais fatores que agravam o prognóstico do tétano

No idoso	No recém-nascido
Incubação curta, em geral <7 dias	Progressão <48 h
Febre alta à admissão hospitalar	Taquicardia à admissão hospitalar
Contraturas intensas/muitas à admissão hospitalar	Tétano puerperal ou pós-aborto
Tétano relacionado com o uso de injeções de substâncias endovenosas	Tétano após cirurgias, fraturas expostas ou queimaduras

DIAGNÓSTICO DIFERENCIAL

A diferenciação diagnóstica inicial do tétano deve ser feita, principalmente, com as causas de trismo, momento em que ainda não ocorreu espasmo; e em seu período de estado com a tetania.

A história e o exame físico revelam a origem do trismo, seja decorrente da dor (antálgico) ou do espasmo. O exame orofaringiano com abaixador de língua encostado na faringe pode ajudar a estabelecer o diagnóstico diferencial; a tendência, diante de tétano, é o paciente morder a espátula, enquanto em outras condições há a tendência de tossir e tentar afastá-la. A localização unilateral da inflamação e a contratura do masseter homolateral também ajudam a definir o diagnóstico.

As principais situações clínicas a serem diferenciadas do trismo são: abscesso (amigdaliano, dentário, faríngeo, retrofaríngeo), artrite e luxação temporomandibular (doença do soro), erupção viciosa de dente siso, fratura da mandíbula, infecção dentária, manipulação de canal dentário, osteomielite da mandíbula e periodontite alveolo-dentária. A administração de soro heterólogo associa-se ao desenvolvimento da doença do soro em paciente já sensibilizado e simula o tétano, sendo frequente apresentar adenomegalia, exantema maculopapular, comprometimento renal e artrites.

A contratura do tétano pode ocorrer ou ser simulada em casos de apendicite aguda, epilepsia e outras causas de convulsões, encefalite (raiva), espondiloartrite séptica, hemorragia retroperitoneal ou subaracnóidea, histeria, intoxicação pela estricnina ou por vários neurolépticos, osteoartrite cervical aguda com rigidez de nuca, peritonite, septicemia e meningite no recém-nascido, síndrome de abstinência alcoólica, tetania alcoólica ou hipocalcêmica e úlcera péptica perfurada.

A intoxicação pela estricnina é semelhante à tetânica; entretanto, é possível diferenciá-la diante de história vacinal correta para tétano, de ingestão da estricnina e a seguir evolução rápida em 20 a 30 minutos; da ausência de foco tetânico e, da normalização do tônus muscular entre um espasmo e outro. O diagnóstico é estabelecido pela dosagem sérica e urinária da estricnina.

As reações distônicas associadas ao uso de neurolépticos (clorpromazina, fenotiazínicos, haloperidol), outros antipsicóticos ou antagonistas da dopamina (domperidona ou veraliprida) podem provocar espasmos de torção, dificuldade em andar ou sentar, movimentos e contraturas musculares (extrapiramidais) e torcicolo, podendo confundir-se com tétano. Pode ser sugerido pela história de tratamento psiquiátrico, com uso de doses elevadas e prolongadas de neurolépticos. Nessas circunstâncias, o tônus muscular, em geral, normaliza-se entre os espasmos, ao contrário do tétano. Essas alterações são amenizadas pelo uso de difenidramina ou prometazina (anticolinérgicos).

As meningites, especialmente em recém-nascidos, podem levar à hipertonia generalizada e, raramente, ao trismo. Associam-se a alterações do sensório, temperatura corpórea elevada e sinais meníngeos e de hipertensão intracraniana. O liquor é normal no tétano.

A raiva evolui como encefalite grave e fatal e simula o tétano em sua fase inicial, mas raramente se apresenta com trismo e com contraturas mantidas. As convulsões que provoca não são tônicas, como no tétano. O paciente apresenta história de mordedura de cão, gato ou animais silvestres (morcego); período de incubação geralmente mais longo do que no tétano, evolução com aero e hidrofobia, alterações comportamentais e sensibilidade cutânea aumentada.

O estado epiléptico pode imitar o tétano, mas as contraturas tetânicas não coexistem com a perda da consciência, e são muito dolorosas.

A histeria, principalmente quando há história de ferimentos e o paciente conhece a doença, pode simular o tétano em sua fase inicial. O diagnóstico pode ser diferenciado pelo relacionamento adequado com o paciente e a repetição do exame físico a cada 2 horas sem revelar agravamento das alterações. A sedação e a psicoterapia melhoram o estado do paciente com histeria, ao contrário daquele com tétano.

A tetania caracteriza-se pela hiperexcitabilidade dos nervos periféricos. As contraturas musculares ocorrem especialmente nas extremidades. O tônus, em geral, normaliza-se entre um espasmo e outro. Podem ocorrer dor e lesão muscular quando as contraturas são prolongadas. Podem ser encontrados os sinais de Trousseau e de Chvostek. Associa-se a várias condições clínicas que provocam hipocalcemia (alcalose respiratória grave, diarreia aguda e má absorção, hipoparatireoidismo) e hipomagnesemia. As dosagens séricas de cálcio ou de magnésio estão diminuídas, e a melhora coincide com a administração de cálcio ou de magnésio, respectivamente.

DIAGNÓSTICO LABORATORIAL

O diagnóstico é clínico, sendo desnecessária a confirmação microbiológica do tétano. Alguns exames complementares, entretanto, são fundamentais para a abordagem e o tratamento das complicações associadas ao tétano. O *C. tetani* é isolado diretamente da lesão em 30% dos casos. É frequente a presença de infecção por outras bactérias na porta de entrada do bacilo tetânico.

Alguns exames são necessários para o controle do tratamento, em especial: hemograma, dosagem sérica de ureia, creatinina, ionograma, glicose, pH, excesso de base e gasometria arterial. A creatinofosfoquinase pode estar aumentada diante de rabdomiólise. A radiografia do tórax e da coluna dorsal (paciente acamado) deve ser realizada na admissão e alta hospitalares, ou em caso de suspeita clínica de lesões.

O diagnóstico das infecções secundárias no foco tetânico, a detecção da presença de corpos estranhos e da osteomielite, e a orientação para realização do desbridamento das lesões podem ser facilitados pelo emprego de ultrassonografia, tomografia computadorizada e ressonância nuclear magnética. A coleta de material, principalmente, de áreas fechadas ou obtido durante o desbridamento de lesões profundas pode identificar os micro-organismos envolvidos nas infecções associadas.

O exame do liquor é normal e o eletroencefalograma, em geral, apresenta padrão de sono.

Outros exames complementares podem ser necessários para o estabelecimento do diagnóstico das complicações associadas ao tétano.

TRATAMENTO

Os principais objetivos do tratamento são: (1) neutralizar a toxina tetânica; (2) eliminar a fonte do *C. tetani* com antibióticos e desbridamento cuidadoso das feridas; (3) evitar e interromper os espasmos musculares; (4) controlar a dor; e (5) impedir a instabilidade autonômica.

A terapêutica inclui medidas não farmacológicas e farmacológicas.

Medidas não farmacológicas

Cuidados gerais

O paciente deve ser internado em centro de tratamento intensivo (CTI), inclusive quando suas alterações clínicas são aparentemente benignas, devido à imprevisibilidade de sua evolução, de preferência em ambiente silencioso, escuro e climatizado. A observação e a manipulação do paciente (enfermagem, fisioterapia, médica) devem ser realizadas com o mínimo de estímulo e executadas com o paciente adequadamente sedado e relaxado. A manipulação deve ser mínima, embora seja necessária a mudança de decúbito e da pressão sobre as eminências ósseas para evitar a formação de escaras. Os movimentos tônicos podem traumatizar a língua, o que deve ser evitado, inclusive, com a colocação de cânula orofaríngea. Os olhos devem ser protegidos da dessecação pela oclusão palpebral e pela umidificação com gota de solução de lágrima (ou de NaCl 0,9% estéril) aplicada na porção lateral de cada saco conjuntival inferior, a cada 3 horas. As retenções urinária e fecal podem provocar contraturas musculares, o que exige a sondagem vesical de demora e o uso de laxativos. Deve ser providenciado acesso venoso profundo para infusão de soluções hidroeletrolíticas e, por vezes, para nutrição parenteral e a administração de medicamentos. É necessária a vigilância contínua para impedir a obstrução das vias aéreas e para detecção precoce de infecções hospitalares associadas a manipulação de veias (flebite), traqueostoma e sondas gastrointestinais e urinárias.

Os cuidados de enfermagem e psicológicos devem acolher o paciente durante toda a sua trajetória no hospital. Devem esclarecer sobre as contraturas, aliviar a dor e o sofrimento, amenizar a longa permanência longe de casa em ambiente desconhecido e habitualmente de temor. A maior probabilidade é de retorno às condições prévias de vida. É necessário cuidado quando o paciente começa a deambular, em razão dos riscos de quedas decorrentes da lenta regressão das hipertonias e da fraqueza muscular. Não há sequelas neurológicas causadas diretamente pelo tétano.

O paciente recebe alta do CTI quando está em uso de medicação por via oral e sem apresentar contraturas por mais de 24 horas.

Fisioterapia

As articulações devem ser mobilizadas delicadamente para evitar sua rigidez, sem provocar dor. A aplicação da fisioterapia respiratória promove a drenagem das secreções e impede a formação de atelectasias. Além disso, é um método importante na fase de recuperação das funções muscular e respiratória e na correção de deformidades, depois de excluídas as complicações, principalmente na coluna dorsal. O paciente deve ser orientado para não assumir o ortostatismo ou deambular sem assistência, quando já está na enfermaria, em decorrência da incoordenação motora.

Traqueostomia

A instituição de sedação ou bloqueio neuromuscular provoca insuficiência respiratória, o que pode exigir intubação endotraqueal. O tubo endotraqueal, entretanto, pode provocar espasmo ou determinar, pelo tempo de uso, lesão nas vias aéreas, o que indica a necessidade de traqueostomia, curarização e ventilação artificial prolongada. A traqueostomia é necessária, sobretudo, em paciente com tétano gravíssimo ou cefálico, quando é necessária a aplicação da ventilação mecânica por tempo prolongado, ou diante de atelectasia, disfagia com acúmulo de secreções respiratórias e dificuldade de aspirá-las, laringoespasmo com episódios de cianose ou estridor laríngeo, pneumonia bacteriana secundária, e coma por hipersedação. Deve ser feita de maneira eletiva, sob condições cirurgicamente adequadas, com o paciente bem sedado e curarizado, utilizando-se de cânula que possa ser acoplada, quando necessário, aos ventiladores.

Nutrição

As necessidades nutricionais diante do tétano gravíssimo são intensas, em decorrência das contraturas musculares e dos distúrbios autonômicos. Por isso está indicada, após estabilização inicial do paciente, a introdução de sonda nasoentérica para administração de dieta enteral. Os distúrbios da motilidade intestinal, entretanto, podem provocar estase e impedir a administração da dieta pelo tubo digestivo. Nessas circunstâncias, deve ser iniciada nutrição parenteral total. A perda excessiva de líquidos e eletrólitos também pode ocorrer devido à sudorese intensa e ao aumento da temperatura corpórea. O balanço hídrico diário ajuda a orientar a reposição hidroeletrolítica por via parenteral, independentemente da administração de dieta enteral ou parenteral.

Medidas farmacológicas

O tratamento do tétano é basicamente suportivo, tendo como objetivos: remover a(s) fonte(s) de toxinas, neutralizar a toxina ainda não fixada ao sistema nervoso e controlar as contraturas musculares e os distúrbios do sistema nervoso autônomo.

Neutralização da toxina (imunização passiva) e erradicação do bacilo tetânico

O uso de soro homólogo ou heterólogo, isto é, da imunoglobulina humana antitetânica (IGHAT) ou do soro antitetânico (SAT) obtido de vários animais (equinos, bovinos, suínos), respectivamente, objetiva a neutralização da toxina circulante, presente no foco tetânico, ou a ser produzida. A IGHAT inativa a neurotoxina livre, não atravessa a barreira hematoencefálica, nem é efetiva contra a neurotoxina intra-axônica. A toxina fixada não é neutralizada porque sua ligação é irreversível. A administração da IGHAT ou do SAT deve ser feita antes da manipulação do foco tetânico, para impedir que mais toxina seja liberada. É preferida a aplicação da IGHAT, embora não seja isenta de risco, porque se associa a menos reações alérgicas, não exige a realização de teste de sensibilidade, ou a administração prévia de anti-histamínicos, e mantém níveis sanguíneos protetores por mais tempo, entre 24 e 31 dias.

A IGHAT deve ser administrada a adultos na dose de 5.000 a 8.000U (3.000 a 5.000U), IM (não infundir EV). O SAT é aplicado, em geral, pelas vias EV ou IM, em dose única de 1.500U para recém-nascidos e de 5.000 a 20.000U para crianças e adultos. Deve ser precedido da realização do teste de sensibilidade e da administração de anti-histamínico e prometazina (50mg). A falha do teste intradérmico com o SAT decorre de sua associação com a hipersensibilidade dependente da imunoglobulina E, com resultados falsos-positivos e negativos e a incapacidade de não detectar as reações anafilactoides. É dispensável quando a IGHAT é usada. Pode ser usada nova dose nos casos de tétano que não melhoram após 10 dias de terapêutica, se foi usado o SAT, e quando há dúvidas com relação ao desbridamento realizado. O tempo de circulação do SAT é menor do que o da IGHAT, sendo variável entre pessoas diferentes, em especial se o paciente tem usado previamente qualquer tipo de soro heterólogo. É controverso o benefício da administração intratecal, no momento da admissão do paciente, de IGHAT (1.000U, no espaço subaracnóideo por punção suboccipital ou lombar) ou de SAT.

Desbridamento do foco

Constitui-se em medida essencial, capaz de impedir a produção de mais toxina e reduzir sua influência sobre o agravamento ou a recaída do tétano. Remove os tecidos necrosados e o(s) corpo(s) estranho(s), impede o predomínio das condições de anaerobiose necessárias para o crescimento do *C. tetani* e ajuda a erradicar a infecção secundária no foco infectado. O desbridamento é difícil em alguns focos ligados especialmente a cirurgias, injeção venosa de substância ilícita, pós-aborto e queimaduras. A drenagem nesses casos decorre, principalmente, da infecção piogênica associada aos abscessos (aborto infectado) ou à septicemia.

O agravamento do tétano após melhora exige a revisão das condições do foco, porque é comum a falha no desbridamento, em especial quando existe corpo estranho. O desbridamento deve ser feito com o paciente bem-sedado, se necessário em centro cirúrgico, sob anestesia, com administração prévia de IGHAT ou SAT. A limpeza deve ser realizada com líquidos oxidantes, como água oxigenada, permanganato de potássio (1:5.000) ou solução aquosa de iodo. Não deve ser feita se o foco é o coto umbilical. A presença do paciente no centro cirúrgico pode ser aproveitada, quando indicada, para a introdução de sonda para alimentação enteral ou a realização de traqueostomia.

Antibioticoterapia

Está indicada para impedir a transformação dos esporos do *C. tetani* nas formas vegetativas e impedir a produção de toxina. Pode ser administrada penicilina G cristalina, 12 a 15 milhões de UI/dia (200.000UI/kg/dia), dose total dividida a cada 4 horas, EV, durante 7 a 10 dias. Seus efeitos adversos associam-se a crises convulsivas em idosos e insuficiência renal, devido a seu efeito antagonista do GABA, e possível aumento da ação da toxina tetânica. Por isso, o metronidazol, 1 a 1,5g/dia (15 a 30mg/kg/dia), a cada 6 horas, EV, por 7 a 10 dias, tem alguma vantagem como primeira alternativa. A presença de infecção secundária no foco tetânico pode exigir mudança no esquema antibiótico com o objetivo de atingir a microbiota associada, na maioria dos casos constituída por estafilococo ou estreptococo. As principais alternativas consistem em clindamicina, amoxicilina com ácido clavulânico, cefalosporinas de terceira geração, macrolídeos, tetraciclinas ou imipenem, que atuam sobre o *C. tetani* e a infecção secundária envolvida.

Imunização ativa

O tétano não confere imunidade. O paciente deve ser vacinado ao mesmo tempo que é feita a administração de IGHAT ou SAT, tomando-se o cuidado de aplicar a vacina em local diferente do antitetânico. A segunda dose da vacina deve ser aplicada por ocasião da alta hospitalar e a terceira posteriormente, em sistema ambulatorial.

Sedação e miorrelaxamento

Os benzodiazepínicos são os fármacos de escolha devido às ações sedativa, relaxante muscular e anticonvulsivante. Contrapõem-se à ação da tetanospasmina nos neurônios gabaérgicos e não exercem ação glicinérgica. Os principais fármacos usados são: diazepam, midazolam e lorazepam. O diazepam, o mais usado, tem boa efetividade e menos custo. Pode ser administrado EV ou por sonda para nutrição enteral. A via EV é preferida na fase aguda. O diazepam apresenta vida média longa, e seus metabólitos (oxazepam, desmetildiazepam) são ativos, com vida média >90 horas. Tem efeito cumulativo quando usado em doses altas. Pode determinar, raramente, depressão do centro respiratório, e potencializar a ação ventilatório-depressiva de alguns medicamentos, como os barbitúricos e a morfina. O diazepam é administrado, usualmente, na dose de 10 a 30mg, a cada 6 horas, inclusive gota a gota; se necessário, podem ser administradas doses adicionais EV.

A resposta aos diazepínicos pode ser variável na dependência da gravidade do tétano e da suscetibilidade de cada paciente (tolerância aos efeitos sedativos), podendo ser necessárias doses muito altas, como 10 a 20mg, EV a cada hora (3 a 5mg/kg/dia nas crianças), raramente chegando a 50mg/h. A administração de doses muito elevadas de diazepam e lorazepam exige vigilância contínua em razão da presença em suas formulações do propilenoglicol, que pode provocar acidose láctica, e da possibilidade de depressão respiratória em virtude da hipersedação prolongada.

Os efeitos colaterais mais comuns dos diazepínicos são: ataxia, diplopia, distúrbios do comportamento e tonturas. Em alguns pacientes podem provocar excitação em vez de sedação (reação paradoxal) e coma, reversível na maioria dos casos, principalmente em idosos. Alguns medicamentos, como prometazina, clorpromazina (12,5 a 25mg, EV a cada 4 ou 6 horas; 1 a 2mg/kg/dia em crianças), morfina e barbitúricos, eventualmente podem ser associados aos diazepínicos, especialmente quando o miorrelaxamento não é obtido como esperado e suas doses já estão muito elevadas. Pode ser usada a associação diazepam-clorpromazina em recém-nascidos, por sonda nasogástrica, o que permite o ajuste das necessidades hídricas e a alimentação precoce e evita a super-hidratação.

A sedação inicial usando a sonda nasogástrica só é realizada nas formas moderadas e sem a associação de outra infecção ao tétano. Seus efeitos colaterais são: glicosúria, hipotensão arterial, icterícia, palidez, sudorese e taquicardia.

A sedação excessiva pode ser reduzida por meio da administração intercalada (em horários diferentes) de benzodiazepínico e clorpromazina. A retirada do diazepam, após a melhora do paciente e diante de uso prolongado e em altas doses, deve ser feita de modo gradual a fim de evitar o aparecimento de síndrome de abstinência, podendo o medicamento ser mantido ainda algum tempo em doses menores, em função de seu efeito miorrelaxante. À medida que ocorre melhora clínica, os fármacos devem ser administrados por via oral, assim como a hidratação e a alimentação.

A alternativa ao uso do diazepam é constituída por midazolam, propofol e dantrolene. Os relaxantes musculares por via oral, como baclofeno, tiocolquicosídeo, clorzoxazona e carisoprodol, exercem ação discreta no tétano.

O midazolam (0,03 a 0,1mg/kg/h, após ataque de 0,1 a 0,3mg/kg) tem efeito similar ao do diazepam e, após alguns dias de uso, pode provocar tolerância. Seu preço é 10 vezes maior do que o do diazepam e sua vida média é mais curta. É comumente administrado em associação à fentanila (dose de ataque de 1 a 2mg/kg e manutenção de 1 a 2mg/kg/h). Seu uso em dose elevada exige atenção especial devido ao risco de provocar depressão respiratória. Provoca menos efeito cumulativo e hipersedação prolongada do que o diazepam. O propofol não atua diretamente na disautonomia, tem custo elevado e pode causar paraefeitos importantes após uso prolongado, sendo necessária mais experiência com seu uso rotineiro no tétano.

A ausência de resposta aos relaxantes musculares indica o uso de bloqueadores neuromusculares, intubação traqueal, traqueostomia e ventilação artificial prolongada. O curare mais usado é o pancurônio (0,1mg/kg), cerca de 10mg para adultos e 1 a 2mg/kg para recém-nascidos e crianças. De custo menor, pode ser repetido até a cada hora. Deve ser administrado de modo intermitente, em dose ajustada de acordo com as necessidades de cada paciente, em geral, a cada 2 horas no início do tratamento. Pode agravar a disautonomia, ao aumentar ou inibir a captação das catecolaminas, e induzir taquicardia e hipertensão arterial sistêmica. O vecurônio, 6 a 8mg/h, EV, administrado em infusão contínua, é mais caro, porém propicia mais segurança diante de disautonomia intensa, devido ao menor estímulo cardiovascular. É o agente de escolha para o controle imediato e tardio dos espasmos refratários. A curarização deve ser suspensa pelo menos uma vez por dia para ser observada a evolução da doença ou, preferencialmente, ser instituída após o surgimento de contraturas significativas. A sedação deve ser permanente, de modo a impedir que haja consciência durante a curarização. A curarização prolongada parece propiciar mais disautonomia e complicações respiratórias.

A succinilcolina pode ser usada na fase inicial do tétano, mas seu uso é limitado em razão do risco de associar-se à hiperpotassemia. O rocurônio representa outra alternativa devido à ação mais prolongada.

Capítulo 55 ■ Tétano Clínico

A interrupção do tratamento medicamentoso deve ser gradual e individualizada.

Disautonomia

As manifestações da disautonomia são prevenidas ao manter-se o paciente sem estímulos ambientais luminosos e sonoros, adequadamente nutrido e hidratado, sedado e sem manipulações desnecessárias nem dor ou hiperglicemia. Esse objetivo pode ser obtido com o uso de benzodiazepínicos associados à morfina. A morfina, 5 a 10mg, a cada 8 horas ou até a cada 4 horas, via SC ou EV, pode atingir 0,01 a 0,1mg/kg/min em infusão EV contínua. Age no SNC, reduzindo o tônus simpático cardiovascular, e diminui a frequência cardíaca e a pressão arterial sistêmica. Constitui a melhor alternativa para prevenir as condições que desencadeiam as crises de disautonomia. Provoca rápida tolerância e produz constipação e outros efeitos gastrointestinais. O agente alternativo é a fentanila, 1 a 4µg/kg/h, associado ao midazolam, ou clorpromazina, que promove bloqueio α-adrenérgico e hipotensão arterial sistêmica. Os bloqueadores adrenérgicos são usados quando as medidas anteriores não são adequadas. O propranolol promove a melhora em alguns casos, mas seu uso foi abandonado devido aos efeitos adversos cardíacos, que incluem parada cardíaca. O labetalol, 0,25 a 1mg/min, EV, pode ser usado para controle da pressão arterial sistêmica, também com risco de promover efeitos cardíacos adversos graves. O esmolol pode proporcionar algum benefício, entretanto foi pouco usado, não impede a liberação de catecolaminas e tem custo elevado. A clonidina (simpaticolítico de ação central) é pouco usada. Os bloqueadores α-adrenérgicos e pós-ganglionares foram também abandonados em razão do risco de provocarem hipotensão e rebote de hipertensão arterial sistêmica. O sulfato de magnésio bloqueia a síntese e reduz a sensibilidade dos receptores às catecolaminas; é anticonvulsivante e vasodilatador e tem custo acessível, mas exige estudos adicionais. A bradicardia mantida pode exigir a administração de atropina (intermitente ou contínua), isoproterenol, ou a implantação de marca-passo. A anestesia epidural contínua em doses mais elevadas do que as usuais pode ser necessária em casos mais graves de disautonomia. Os casos de hipotensão arterial sistêmica podem requerer a infusão de noradrenalina.

Equilíbrio hidroeletrolítico, ácido-básico e nutricional

O gasto calórico dispendido na manutenção das hipertonias e das contraturas paroxísticas é muito intenso. A alimentação enteral deve ser logo iniciada, especialmente nos casos graves, para evitar o catabolismo acentuado, diminuir o risco de infecções associadas à desnutrição e evitar estímulos como a hipoglicemia, que agrava

a disautonomia. As sondas mais finas são mais toleradas pelo paciente que está adequadamente sedado. A disautonomia digestiva é rara, mas pode alterar a absorção dos medicamentos e nutrientes. A alimentação parenteral deve ser providenciada nos casos em que a utilização da via digestiva não consegue suprir as necessidades metabólicas. A sonda de alimentação enteral pode ser posicionada no momento em que o paciente está adequadamente sedado, sob anestesia geral, para a realização do desbridamento do foco e da traqueostomia. O equilíbrio hidroeletrolítico é essencial para a manutenção da homeostase, além de evitar estímulos como a hipovolemia. A disautonomia provoca sudorese intensa, inclusive para eliminar a grande quantidade de calor produzida pelas hipertonias, o que aumenta a perda de água e sódio. A evolução para acidose metabólica é uma tendência natural em virtude do catabolismo e da acidose respiratória pelas hipertonias, dos períodos de apneia durante as contraturas paroxísticas e da hipoxemia. As infecções hospitalares podem interferir com as necessidades do paciente. Todas essas variáveis influenciam o equilíbrio hidroeletrolítico e ácido-básico.

Anticoagulação

A heparina terapêutica deve ser administrada SC, especialmente nos idosos com tétano gravíssimo, durante todo o período em que permanecem acamado.

PREVENÇÃO E PROFILAXIA

O tétano pode ser prevenido e os pacientes que sobrevivem a seu período de estado podem apresentar recuperação total.

Várias medidas não farmacológicas e farmacológicas são empregadas para esse fim:

- **Anticoagulação:** a heparina de baixo peso molecular deve ser administrada para profilaxia de trombose venosa profunda e tromboembolismo pulmonar em todo paciente com permanência prolongada no leito.
- **Profilaxia de hemorragia digestiva alta:** pode ser feita mediante a administração de bloqueadores H_2.
- **Antiparasitário:** é necessária a profilaxia da migração extra-intestinal de *Ascaris lumbricoides* em todo paciente que procede de meio rural, em decorrência de jejum prolongado e do bloqueio neuromuscular que o mantém imóvel, o que favorece a migração de parasitas intestinais. Deve ser usado tetramizol, 150mg, após a estabilização inicial do paciente, pela sonda nasoentérica, especialmente em caso de tétano gravíssimo.
- **Imunização ativa:** a imunização adequada protege todas as pessoas imunocompetentes. Está indicada independentemente de condições de risco de tétano no momento da imunização (Tabelas 55.6 e 55.7).

Tabela 55.6 ■ Esquema de imunização antitetânica antes dos 7 anos de idade

Dose	Imunobiológico DPT administrado na seguinte idade
Primeira	Segundo mês de vida
Segunda	Quarto mês de vida (2 meses após a primeira dose)
Terceira	Sexto mês de vida (2 meses após a segunda dose)
Primeiro reforço	15º mês de vida (9 meses após a terceira dose)
Segundo reforço	4 a 6 anos de vida
Reforço	A cada 10 anos de vida, após o segundo reforço

Tabela 55.7 ■ Esquema de imunização antitetânica para pacientes com mais de 7 anos de idade não imunizados anteriormente

Dose	Imunobiológico dT administrado na seguinte idade
Primeira	Após os 7 anos
Segunda	2 meses após a primeira dose
Terceira	2 meses após a segunda dose
Reforço	A cada 10 anos após a terceira dose

A imunização é feita por meio da associação de imunobiológico (Tabelas 55.6 e 55.7) contra tétano, coqueluche e difteria (DPT), na mesma época em que também é feita contra poliomielite e *Haemophilus influenzae*. Novo reforço contra o tétano deve ser feito a cada 10 anos após o segundo reforço do imunobiológico DPT, sem o componente antidifteria (*pertussis*) e com o toxoide antidiftérico tipo adulto (dT). As pessoas com mais de 7 anos de idade, não imunes anteriormente, devem receber somente a vacina contra tétano e difteria (dT). No Brasil, as pessoas com mais de 10 anos de idade apresentam diminuição do risco de difteria e aumento das reações adversas à vacina. As pessoas que interromperam o esquema de imunização não precisam reiniciá-lo, mas precisam complementar as doses que faltam. O toxoide antitetânico e o antidiftérico devem ser administrados durante a gestação, o que promove a profilaxia do tétano neonatal e da grávida. A gestante não imunizada deve ser submetida ao esquema proposto para as pessoas com mais de 7 anos de idade (Tabela 55.7), sendo a primeira dose administrada em torno do quarto mês de gravidez, a segunda 2 meses após, e a terceira 3 semanas antes da data presumível do parto. A grávida imunizada adequadamente há mais de 5 anos deve receber uma dose de reforço, aplicada desde o sexto mês de gestação até 3 semanas antes da data presumível do parto, o que garante a transferência de títulos elevados de anticorpos ao recém-nascido. A grávida imunizada corretamente há menos de 5 anos não necessita da aplicação do toxoide antitetânico.

A tolerância ao toxoide antitetânico é boa, desde que não sejam aplicados reforços desnecessários. Seus principais efeitos adversos são: dor, eritema no local da aplicação

e aumento da temperatura corpórea por até 2 dias. A precipitação de convulsões é rara, principalmente associada ao componente *pertussis* do imunobiológico DPT. É controverso o desenvolvimento de neurites e da síndrome de Guillain-Barré associado à vacina dT. As reações tendem a ser mais intensas nas reimunizações. O componente dT é mais bem tolerado do que o DPT porque não contém o imunobiológico contra coqueluche e contém menor quantidade de toxoide antidiftérico. O idoso pode ter sua imunidade contra o tétano amenizada devido, em geral, aos longos períodos entre as imunizações de reforço, e os pacientes com deficiência da imunidade humoral podem responder inadequadamente ao toxoide, devendo ser considerados não imunizados ou com imunização duvidosa. A imunidade contra o tétano é perdida em 50% dos pacientes submetidos à quimioterapia para combater leucemias ou linfomas. As pessoas transplantadas com células da medula óssea ou com células-tronco devem ser imunizadas 12 e 24 meses após o transplante com duas doses do antitetânico. A imunização antitetânica de pacientes portadores do vírus da imunodeficiência humana é mantida, desde que tenha sido feita antes de sua ocorrência. A resposta às doses de reforço é prejudicada em portadores de síndrome de imunodeficiência adquirida. A avitaminose A parece diminuir a resposta à imunização antitetânica. A dT e a imunoglobulínica antitetânica podem ser administradas a grávidas e pacientes com imunodeficiência adquirida.

Profilaxia nos traumatismos agudos

Pode ocorrer falha em toda prevenção feita após 6 horas do traumatismo. A profilaxia depende do estado imunitário do paciente com relação ao tétano, o que deve ser avaliado pela história da imunização. O cartão de imunização deve estar presente em todas as consultas e em caso de traumatismo, e a profilaxia no atendimento de pacientes traumatizados deve ser feita por escrito, pois o paciente confunde o uso de SAT com vacinação antitetânica. Todas as feridas podem ser porta de entrada para o tétano. As feridas de pequeno risco são as superficiais, causadas por instrumentos cortantes limpos, de fácil limpeza, produzidas por facas ou lâminas. As feridas de grande risco são associadas à presença de corpos estranhos, terra, pedras ou vidros; possuem tecidos desvitalizados, mal vascularizados, com infecção secundária, de difícil limpeza; são puntiformes profundas; associam-se a politraumatizados, grandes queimados e fraturas expostas. O ferimento deve ser sempre considerado de grande risco quando há dúvida na avaliação.

Cuidados locais adequados

São fundamentais para a profilaxia do tétano e das infecções piogênicas. A ferida deve ser lavada intensa e extensivamente com água limpa e sabão, ou com NaCl 0,9% estéril sob pressão. Para antissepsia ao redor da ferida é necessário o uso de degermantes pouco irritantes, como o po-

Capítulo 55 ■ Tétano Clínico

vidine. Para limpeza de ferida extensa, profunda e puntiforme, é necessária a administração de anestesia local antes de sua manipulação, de modo a impedir a dor e possibilitar que a limpeza possa ser adequada, sem causar sofrimento e ansiedade aos pacientes. A ferida deve ser inventariada completamente, com a retirada de todo corpo estranho e de tecidos inviáveis, seguida de hemostasia e antissepsia rigorosa. O fechamento das feridas deve ser evitado quando se passaram mais de 6 horas e quando decorrem de mordeduras humanas e de animais. A evolução do ferimento exige vigilância contínua, sendo mantido limpo com curativos diários até a cicatrização e a retirada dos pontos.

Imunização passiva

Nos ferimentos com grande risco de tétano em paciente não imunizado, com imunização duvidosa ou incompleta está indicado o uso de IGHAT ou SAT. A IGHAT deve ser preferida, embora apresente riscos e tenha custo mais alto, por provocar menos reações alérgicas do que o SAT e manter níveis séricos mais duradouros. Nos ferimentos comuns e nos graves deve ser administrada a dose de 250 e 500U, IM, respectivamente, em local diferente daquele em que será aplicada a vacina.

O SAT é usado quando a IGHAT não está disponível, na dose de 5.000 e 10.000U, IM, para os ferimentos comuns e graves, respectivamente. Seus principais efeitos adversos são alérgicos, especialmente as reações anafiláticas (histamina-dependentes). O teste intradérmico deve ser realizado, apesar de suas limitações, quando é administrado o soro heterólogo. O SAT está contraindicado em caso de história de alergia a outros soros heterólogos (antiofídico, antidiftérico, antiescorpiônico, antirrábico). A tendência é a de usar a IGHAT ou o SAT nos pacientes imunodeprimidos, nos muito idosos e desnutridos, sempre que houver dúvida com relação à boa resposta do paciente ao toxoide, particularmente nos ferimentos de grande risco em indivíduos com mais de 5 anos de imunização prévia. O título de anticorpos sanguíneos pode estar <0,01UI/mL, concentração considerada não protetora contra o tétano em parte dos pacientes com mais de 10 anos de imunização. Nesses casos, a resposta ao reforço vacinal quase sempre vai ocorrer, mas pode ser lenta. Por isso, está indicada a administração de IGHAT ou SAT em caso de ferimentos com grande risco de tétano em pacientes com mais de 10 anos de imunização, associada a outras me-

didas profiláticas. Os pacientes corretamente imunizados, nos quais a última dose tenha sido administrada há menos de 5 anos, estão no período de validade absoluta da imunização, quando os títulos protetores de anticorpos estão >0,01UI/mL. A profilaxia desses pacientes se resume aos cuidados locais apropriados. Os anticorpos contra o tétano, em paciente corretamente vacinado nos últimos 5 a 10 anos, encontram-se, em geral, acima do título mínimo protetor, mas, podem não estar elevados. Desse modo, nos ferimentos de baixo risco, a conduta é semelhante à adotada nos pacientes imunizados há menos de cinco anos. Em ferimentos de alto risco, entretanto, está indicada também uma dose de reforço da vacina dT, que em geral produz resposta rápida, elevando o título de anticorpos protetores (Tabela 55.8).

Antibioticoterapia

Desnecessária para o tétano na maioria dos traumatismos comuns, o objetivo da antibioticoterapia é evitar as infecções piogênicas associadas. A antibioticoprofilaxia nos casos de traumatismo exige a escolha de agentes que atuem adequadamente contra as bactérias piogênicas e também contra o *C. tetani*, como cefalotina, cefazolina e amoxicilina/ácido clavulânico. Deve ser feita em pacientes com imunossupressão e quando ocorrem feridas intra-abdominais e articulares, ferimentos de desbridamento difícil, fraturas expostas, lesões de tendões e traumatismos extensos.

A antibioticoprofilaxia exclusiva no tétano deve ter como preferência a administração de tetraciclinas por via oral, nas doses habituais, em geral por 3 a 5 dias, tendo como alternativa, especialmente em grávidas e nas crianças com menos de 8 anos de idade, a eritromicina e as cefalosporinas de primeira geração.

PROGNÓSTICO

A taxa global de letalidade para o tétano generalizado chega a 25%, sendo maior nas faixas etárias extremas da vida. Para a recuperação dos pacientes com tétano generalizado moderado ou grave são necessárias, em geral, 3 a 6 semanas. A recuperação é completa naqueles que sobrevivem, mas podem permanecer problemas psicológicos associados à gravidade, à permanência hospitalar duradoura do paciente e ao grande sofrimento que provoca.

Tabela 55.8 ■ Profilaxia do tétano em traumatismos agudos

Imunização	Diante de ferida com risco	
	Pequeno	Grande
Ausente, incerta, incompleta	Imunização para a idade, cuidados locais adequados	Imunização para a idade, cuidados locais adequados, IGHAT ou SAT
Correta há <5 anos	Cuidados locais adequados	Cuidados locais adequados
Correta há >5 e <10 anos	Cuidados locais adequados	Cuidados locais adequados, reforço adequado para a idade
Correta há >10 anos	Cuidados locais adequados, reforço de dT	Cuidados locais adequados, reforço de dT

Tabela 55.9 ■ Imunização antitetânica ativa e passiva em ferida

Imunização primária	Ferida		
	Limpa	Contaminada	Desconhecida
Completa	Nenhuma, a menos que último reforço de Td >10 anos	Administrar Td[a], a menos que último reforço de Td <5 anos	Administrar Td se último reforço de Td >5 anos de idade e ferida com tendência ao tétano[c]
Incompleta ou desconhecida	Administrar Td	Administrar Td e IGHAT [b]	Administrar Td e IGHAT se ferida com tendência ao tétano[c]

[a]Substituir Td por DTaP ou DT se o imunobiológico contra *C. pertussis* for contraindicado em pacientes com menos de 7 anos de idade.
[b]A administração simultânea de Td e IGHAT deve ser feita em locais diferentes e com seringas separadas.
[c]As feridas com tendência ao tétano são as que têm mais de 6 horas, tem mais de 1cm de profundidade e apresentam-se contaminadas com terra ou fezes, estreladas, infectadas, desnervadas ou isquêmicas.

A principal causa de morte é a pneumonia, mas ela pode também ocorrer em razão da ação da própria neurotoxina.

Bibliografia

Bartlett JG. Tétano. In: Goldman L, Ausiello D. Cecil tratado de medicina interna. Rio de Janeiro: Elsevier, 2005:2148-50.

Bassin, SL. Tetanus. Curr Treat Options Neurol 2004; 6(1):25-34.

Brasil. Ministério da Saúde. FUNASA – Tétano accidental. In: Guia de vigilância epidemiológica, II, 5. ed., disponível eletronicamente em http://dtr2001.saude.ov.br/svs/pub/pdfs/guia_vig_epi_vol_II.pdf, 2002.

Brent RL. Risks and benefits of immunizing pregnant women: the risk of doing nothing. Reproductive Toxicology 2005; 20(4):1-7.

Chambers HF. Infectious diseases: bacterial & chlamydial. In: McPhee SJ, Papadakis MA, Tierney LM. Current medical diagnosis & treatment. New York: McGraw-Hill Medical, 2007:1431-73.

Ganesh KAV, Kothari VM, Krishnan A, Karnad DR. Benzathine penicillin, metronidazole and benzyl penicillin in the treatment of tetanus: A randomized, controlled trial. Ann Trop Méd Parasitol 2004; 98(1):59-63.

Hernandez R, Henderson S. Tétano. In: Slaven EM, Stone SC, Lopez FA. Doenças infecciosas – diagnóstico e tratamento no setor de emergência. São Paulo: McGraw-Hill Interamericana do Brasil, 2007:330-7.

Magalhães RA. Tétano clínico. In: Rocha MOC, Pedroso ERP, Silva AO, Fonseca JGM. Terapêutica clínica. Rio de Janeiro: Guanabara Koogan, 1998:1234-40.

Miranda Filho DB, Rocha MAW, Ximenes RAA. Tétano. In: Hinrichsen SL. Doenças infecciosas e parasitárias. Rio de Janeiro: Medsi-Guanabara Koogan, 2005:272-80.

Pereira N. Tétano. In: Galvão-Alves J. Emergências clínicas. Rio de Janeiro: Editora Rubio, 2007:779-94.

Saltoglu N, Tasova Y, Midikli D, Burgut R, Dundar IH. Prognostic factors affecting deaths from adult tetanus. Clin Microbiol Infect 2004; 10(3):229-33.

CAPÍTULO 56

Abordagem Propedêutica da Febre de Origem Indeterminada

Wanessa Trindade Clemente

Stella Sala Soares Lima

Roberta Romanelli

José Carlos Serufo

INTRODUÇÃO

A expressão febre de origem indeterminada (FOI), como definida por Petersdorf e Beeson em 1961, considera a presença de temperatura axilar >37,8°C, constatada em várias oportunidades, pelo tempo mínimo de 3 semanas, e que se mantém sem causa aparente após investigação hospitalar de 1 semana. Os autores estabeleceram febre com a duração de 3 semanas no intuito de eliminar as doenças virais autolimitadas e de modo a possibilitar a realização de apropriada investigação inicial.[1]

Entretanto, esse conceito vem sendo revisto, principalmente, em decorrência de inovações médicas. Atualmente, constitui um dos principais desafios da medicina e não uma síndrome clínica rara e bem conhecida. Nas últimas décadas, modificações como a estratificação de risco em subpopulações específicas foram sugeridas e avaliadas, sendo a febre classificada em diferentes síndromes: clássica, nosocomial, do neutropênico e do paciente com AIDS, além daquela que ocorre no transplantado de órgão sólido e no idoso.

Neste capítulo serão abordadas essas síndromes, exceto a FOI no neutropênico, que constitui um tópico à parte.

Considerando-se as várias condições associadas à FOI, as infecções permanecem como a principal causa na maioria dos estudos, seguidas pelas doenças neoplásicas e inflamatórias.[2]

ANAMNESE E EXAME FÍSICO

São fundamentais para a condução do caso, apesar de o diagnóstico de FOI demandar essencialmente propedêutica ampla, em vários níveis de complexidade. Além disso, ao se iniciar a investigação, é necessário excluir a febre factícia ou fictícia (fraudulenta ou autoinduzida, que

pode ser responsável por até 9% dos casos de FOI, segundo alguns estudos), em que o paciente induz a febre, não havendo subsídio orgânico para essa manifestação. Também é importante a caracterização da curva térmica, definida por febre intermitente (a temperatura volta ao normal pelo menos uma vez na maioria dos dias), contínua ou sustentada (mantida por pelo menos 2 dias), remitente e recorrente (temperatura elevada com quedas diárias, sem atingir a normalidade) ou episódica (temperatura elevada, seguida por períodos afebris).

Historicamente, as três principais causas de FOI são infecção, neoplasia e doença do colágeno,[3] mas a porcentagem de cada um desses grupos modifica-se com o tempo (análise histórica), pois reflete a distribuição da prevalência de cada grupo de doença na população e a capacidade discriminatória dos testes.

A Tabela 56.1 apresenta as principais características de cada categoria de FOI com relação aos achados de anamnese, exame físico e epidemiologia.

Além disso, tendo em vista a mudança na disponibilidade e na complexidade da propedêutica, pode-se observar que a frequência de FOI por grupo de doenças tem variado. A Tabela 56.2 apresenta a porcentagem de FOI nos últimos 40 anos, e observa-se uma interessante variação entre as causas de FOI para cada década, com melhoria no diagnóstico das doenças autoimunes nas décadas de 1970 e 1980, por exemplo.

De fato, o manejo da FOI pode ser frustrante para médicos e pacientes, já que frequentemente inclui procedimentos invasivos e não invasivos que, muitas vezes, não explicam a causa da febre. Na verdade, embora tenham sido descritas mais de 200 causas bem reconhecidas de FOI, até recentemente não havia sido publicado um guia de manejo baseado em evidências para a abordagem propedêu-

Tabela 56.1 ■ Características das categorias da febre de origem indeterminada

FOI	Clássica	Nosocomial	Imunodeficiente	HIV
Definição	>37,8°C >3 semanas	>37,8°C ausente à admissão hospitalar	>37,8°C >3 dias com culturas negativas após 48h	>37,8°C >3 semanas se ambulatorial; >3 dias se hospitalar
Tipo de paciente/origem	Comunidade ou hospital	Hospital	Hospital ou clínica	Comunidade ou hospital
Principais causas	Câncer, infecções, hipertermia habitual	Infecções nosocomiais, complicações pós-operatórias, medicamentos	Geralmente infecções não identificadas (documentadas) em 40% a 60%	Micobacterioses, CMV, linfomas, toxoplasmose, criptococose
História	Viagens, contato com doentes ou doenças, animais ou vetores, imunizações, medicações, alterações de valvas cardíacas	Cirurgias, procedimentos invasivos	Quimioterapia, medicamentos	Medicamentos, exposição, viagens, estágio do HIV
Exame físico	Fundoscopia, orofaringe, artéria temporal, gânglios linfáticos, baço, articulações, pele e fâneros, reto, próstata, veias profundas	Feridas cirúrgicas, drenos, cateteres, seios nasais e paranasais, urina	Pele, sítios de inserção de cateteres, pulmões e área perianal	Boca, seios paranasais, pele, gânglios linfáticos, olhos, pulmões e região perianal
Investigação	Imagem, biópsias, VHS e testes cutâneos	Imagem e culturas	Radiografia de tórax e culturas	Hemograma com linfocitometria, testes sorológicos, exame de fezes, biópsias, culturas, imagem
Manejo	Observação e investigação ambulatorial	Depende da situação	Tratamento empírico	Propedêutica, verificação de protocolos, nutrição
Tempo de doença	Meses	Semanas	Dias	Semanas a meses
Tempo de investigação	Semanas	Semanas	Horas	Dias a semanas

Fonte: Tolia J, Smith L. Infect Dis Clin N Am, 2007.
HIV: vírus da imunodeficiência humana; CMV: citomegalovírus; VHS: vírus herpes simples.

Tabela 56.2 ■ Evolução da febre de origem indeterminada, segundo grupo de doenças entre 1950 e 1990*

Década	Infecção	Malignidade	Doença inflamatória	Outras	Sem diagnóstico
1950	36	19	18	18	9
1970	30,8	23,9	15,1	13	17,2
1980	29	15,6	25,4	12,7	17,3
1990	24,5	14,5	23,5	7,5	30

*Em porcentagem.
Fonte: Arch Intern Med, 2003.

tica da FOI.[1] A maioria dos estudos da literatura médica encontrados é constituída de séries de casos ou estudos de coorte e faltam instrumentos diagnósticos de padrão-ouro. Além disso, o diagnóstico final é geralmente resultante da avaliação da história natural, biópsias, cirurgias, exames de imagem e *post-mortem*.

FOI CLÁSSICA

Em 2003, Mourad *et al.*[1] publicaram o primeiro estudo de FOI baseado em evidências, com uma avaliação ex-

tensa da literatura (de 1966 a 2000). A revisão incluiu apenas artigos referentes à FOI do tipo clássico, descrita em adultos residentes no Hemisfério Norte, com uma análise sistemática do evento. No entanto, esse estudo apresenta limitações decorrentes da ampla variação entre os testes utilizados no diagnóstico, da dificuldade de padronização desses testes e da realização de propedêutica em momentos diferentes da investigação.

Todavia, de maneira geral, para uma adequada e prudente sistemática de investigação de FOI, recomenda-se iniciar a propedêutica pelos exames mais simples e menos invasivos, considerando-se os diferentes níveis de complexidade:

- **Primeira fase (avaliação inicial):** o objetivo da avaliação inicial é diagnosticar entidades de mais fácil reconhecimento e limitar o diagnóstico diferencial, orientando abordagem mais específica na segunda fase. Inclui anamnese, exame físico, hemograma completo com diferencial, hematoscopia realizada por profissional experiente, bioquímica (inclui LDH, bilirrubinas (Bb) e enzimas hepáticas), pesquisa de sangue oculto, urinálise, hemoculturas, cultura de urina e de outras secreções, painel de autoimunidade (FAN com fracionamento e fator reumatoide), ASLO, VHS e PCR ou outros marcadores de inflamação (p. ex., procalcitonina), eletroforese de proteínas, ureia e creatinina, hormônios tireoidianos, sorologias (sífilis, HIV, CMV, EBV, brucelose e salmonelose, antitoxoplasma e hepatites virais), além de radiografia de tórax, seios paranasais e dentes. Por último, TC de tórax e de abdome
- **Segunda fase:** implica a análise dos grandes grupos de doenças: infecciosas, reumatológicas e neoplásicas. Também, acredita-se que no Brasil (em caso de epidemiologia positiva) seria interessante a avaliação primária de doenças endêmicas, como Chagas (sorologia), leishmaniose (sorologia e teste cutâneo), tuberculose (imagem, culturas, teste tuberculínico [TT] ou Quantiferon® e testes afins) e malária (gota espessa).
- **Terceira fase:** são recomendados exames mais invasivos (p. ex., biópsias e laparoscopia) ou de custo mais elevado (p. ex., ressonância nuclear magnética [RNM]). Estima-se que pelo menos 50% dos casos de FOI dependam de biópsia para sua elucidação. As biópsias mais comumente solicitadas são de fígado, linfonodos, medula óssea, artéria temporal, além de pericárdica, pleural ou peritoneal.

Sugere-se a adoção de um algoritmo (Figura 56.1) e são referidas como áreas de incerteza a exploração cirúrgica e a terapia empírica para esse grupo de pacientes (FOI clássica).

A Tabela 56.3 apresenta o grau de evidência para cada uma das condutas adotadas pelo algoritmo, mostrado na Figura 56.1 de acordo com o proposto por Mourad et al.[1]

Apesar de pouco enfatizada, a ultrassonografia abdominal e pélvica (provavelmente por se tratar de um exame mais simples), principalmente quando realizada por profissionais experientes, pode direcionar a propedêutica e ser posteriormente complementado pela tomografia computadorizada. Na verdade, apresenta como vantagens a fácil execução e o baixo custo e como limitações a subjetividade e a dependência do observador.

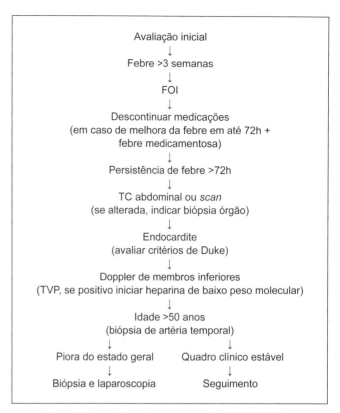

Figura 56.1 ■ Algorritmo para manejo da FOI clássica.

Considerando-se a variável idade, especula-se que as causas de FOI sejam diferentes na infância, em adultos e no idoso. Em crianças, a maioria dos casos diagnosticados ocorre por infecção, seguida de doenças autoimunes e neoplasias. Entre as infecções, a provocada pelo vírus de Epstein-Barr (EBV) e a osteomielite são as mais comuns, sendo a infecção do trato urinário (ITU) também causa importante de FOI. Ressalta-se que em idosos, com idade >65 anos, é relativamente elevada a frequência de doenças do tecido conjuntivo, e as infecções que predominam são abscessos intra-abdominais, ITU, tuberculose e endocardite.

Doenças de viajantes também devem ser pesquisadas naqueles com epidemiologia. Destacam-se malária, hepatites virais, disenterias, ITU complicada, febres hemorrágicas (dengue), riquettsioses, ou até mesmo condições raras e mais exóticas, como a amebíase invasiva por espécies pouco conhecidas, como a *Naegleria*.

FOI NOSOCOMIAL

Ocorre em pacientes internados por mais de 3 dias ou naqueles submetidos a procedimentos invasivos como resultado da assistência à saúde. Em geral, se deve à interação entre a imunidade do hospedeiro e o uso de antibióticos e/ou dispositivos (p. ex., infecções vasculares e cateteres – infecções do trato urinário e uso de sonda vesical de demora, sinusites e pneumonias associadas a ventilação mecânica), podendo também ser secundária a procedi-

Tabela 56.3 ■ Nível de evidência para cada conduta adotada no algorritmo da Figura 56.1

Exame	Eficácia (sensibilidade e especificidade)	Nível de evidência	Recomendação
Aplicação do critério de Duke	E = 99%	Adequado, segundo um estudo de qualidade	Recomendado
TC de abdome	S e E = 71%	Adequado, segundo um estudo de qualidade	Recomendado
Nuclear scan – cintilografia (mais estudada com tecnécio do que com gálio e índio)	S e E variáveis com a técnica	Adequado, segundo pelo menos um estudo de qualidade	Recomendado
VHS, ressonância magnética, PCR e ecocardiografia	–	–	Recomendação de evidência insuficiente
Terapia empírica	–	–	Recomendação de evidência insuficiente
Biópsia hepática	14% a 17% de positividade do número total de testes	Adequado, segundo dois estudos de qualidade	Recomendado
Cultura de medula	0% a 2% de positividade do número total de testes	Adequado, segundo dois estudos de qualidade	Não recomendado
Laparotomia e laparoscopia	–	Pobre, segundo oito estudos de qualidade questionável	Recomendação de evidência insuficiente

mentos cirúrgicos ou propedêuticos. A diarreia associada aos antibióticos, relacionada com o *Clostridium difficile*, é importante causa de morbimortalidade na população internada. Outra recente causa de febre associada a procedimentos endoscópicos é a micobacteriose atípica. Situações não infecciosas, como tromboflebites, tromboembolismo e infecção secundária ao uso de medicamentos e drogas ilícitas também são frequentes.

Como geralmente a FOI nosocomial está relacionada com processos infecciosos, são indicados os seguintes exames: PCR quantitativa seriada, culturas para bactérias e micobactérias no sangue, ponta de cateteres, urina e secreções, pesquisa de toxina A, curva leucocitária e realização de estudos de imagem.

Pacientes internados, em especial, em unidades de tratamento intensivo podem apresentar infecção fúngica oculta e reativação do CMV, que são notadamente subnotificadas.

FOI EM IMUNODEFICIENTE NÃO HIV (INCLUSIVE PÓS-TRANSPLANTE)

Também nesse caso, a causa mais importante de FOI é a infecção. Indivíduos imunodeficientes em razão do uso de agentes imunossupressores utilizados no pós-transplante para controlar a rejeição do enxerto ou no tratamento de doenças autoimunes se comportam de maneira similar e apresentam risco aumentado para o desenvolvimento de infecções.

O risco de infecção depende da influência dos determinantes epidemiológicos e do estado de imunossupressão do paciente (pacientes intensamente imunossuprimidos podem apresentar infecções com risco de vida mesmo após exposições triviais a agentes banais). O estado de imunossupressão é resultado de uma interação complexa de múltiplos fatores. Embora o aspecto mais importante seja a natureza da terapia imunossupressora (dose, duração e sequência temporal dos diversos agentes), é importante considerar outras variáveis, como a quebra da integridade da barreira cutaneomucosa, a presença de leucopenia ou linfopenia e a ocorrência de alterações metabólicas (uremia, *diabetes mellitus*, desnutrição, alcoolismo e cirrose hepática).

Para os transplantados, considerando-se o tempo de ocorrência das infecções, classicamente são reconhecidos três períodos, como mostra a Figura 56.2.

Síndrome febril inespecífica

A ocorrência de febre no pós-transplante de órgãos é um evento importante e comum, demandando avaliação. Entretanto, a urgência na instituição da terapêutica depende do momento da febre com relação ao tempo decorrido do transplante, que pode inclusive sugerir a etiologia mais provável. Nem toda febre está relacionada com infecção, e somente após avaliação completa com propedêutica é possível distinguir processos infecciosos de outras causas de febre, como absorção de debris, medicamentos, rejeição ao enxerto, reações hemolíticas, tromboses/isquemias, entre outras. Deve ser considerado também que a imunossupressão interfere nas manifestações clínicas usuais de infecção, mascarando sintomas e sinais, inclusive febre. Além disso, alguns processos infecciosos podem não ser acompanhados de febre, como as meningites criptocócicas e a pneumocistose.

Especialmente nos primeiros 3 meses pós-transplante, a cada episódio febril devem ser realizados hemocultura,

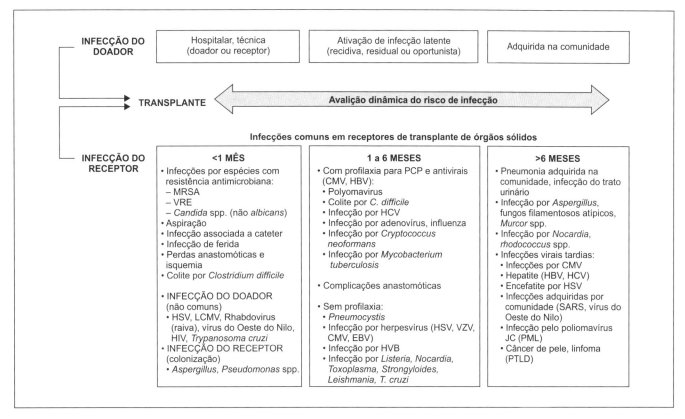

Figura 56.2 ■ Estadiamento das infecções conforme o período pós-transplante. (Adaptada de Fishman JA. Medical progress: infection in solid-organ transplant recipients. NEJM 20 Dec 2007; 357(25):2601-14.)

radiografia de tórax e US inicialmente, avaliação do sítio cirúrgico, inspeção de sondas, drenos e cateteres, além de culturas de sítios específicos (como lavado bronquioalveolar e liquor) e sorologias ou antigenemias, conforme necessário.

Culturas de vigilância podem permitir a identificação precoce de bactérias e fungos, além do perfil de sensibilidade aos antimicrobianos. Todavia, geralmente ocasionam confusão na distinção entre colonização e infecção e não oferecem vantagem entre o custo e o benefício.

Trato gastrointestinal

Avaliar efeitos adversos de medicação e desordens não infecciosas, como doenças linfoproliferativas, doença inflamatória intestinal e doença do enxerto *versus* hospedeiro. Na propedêutica, realizar esfregaço fecal (Gram e coloração especial, a exemplo da lactoferrina e Ziehl-Nielsen, para *Isospora* spp. e *Cryptosporidium* spp., pesquisa de leucócitos fecais), pesquisa de rotavírus e toxinas do *C. difficile*, propedêutica para CMV, coprocultura (inclusive para *Campylobacter* spp. e micobactérias), teste respiratório para o supercrescimento bacteriano, exames parasitológicos das fezes, endoscopia digestiva alta, toque retal e colonoscopia. Sempre que possível, realizar biópsia de lesões ou da mucosa íntegra durante endoscopias.

Sistema nervoso central

As estratégias de profilaxia contra algumas doenças oportunistas têm levado à redução de infecções por CMV, *Toxoplasma gondii*, *Nocardia* spp. e *Listeria monocytogenes*, mas o *Aspergillus* spp. e o *M. tuberculosis* não são incomuns.

Pulmão

Solicitam-se hemoculturas com meios de cultivo especiais para *Nocardia* spp. ou micobactéria, quando necessário. No lavado bronquioalveolar (BAL) pode-se realizar citometria, citologia, coloração de May-Grünewald-Giemsa, pesquisa para *P. jiroveci* (*Pneumocystis carinii*, como descrito originalmente e na maior parte da literatura científica), inclusão viral, fungos e Ziehl, além do cultivo para bactérias incomuns, *Legionella* spp., micobactérias, fungos e detecção viral.

FOI NO PACIENTE HIV-POSITIVO

Definida geralmente como febre no paciente HIV-positivo, medida em diversas ocasiões e mantida por mais de 4 semanas, quando ambulatorial, e por mais de 3 dias, no paciente hospitalizado (inclui, pelo menos, 2 dias de incubação de culturas). Nesse caso, o espectro de doenças varia enormemente com a contagem de CD4. Na fase inicial, pode ser resultante da síndrome retroviral aguda, posteriormente relacionada com a evolução da AIDS. Comumente, as causas são infecciosas ou neoplásicas. Entre as infecções, merecem destaque as micobactérias tuberculosa e atípicas e a pneumocistose.

Considerações

- **Teste do naproxifeno:** utilizado para diferenciar causas de FOI malignas (neoplásicas das não neoplásicas). Carece de validação. O medicamento tem ação inespecífica e seu poder discriminatório é limitado.
- **Uso empírico de antimicrobianos:** reservado para situações especiais, como para o neutropênico e, por vezes, para o transplantado. Em caso de HIV, o uso empírico de tuberculostáticos e Bactrim® constitui uma opção naqueles pacientes de difícil diagnóstico e que apresentam deterioração progressiva.
- **Outras causas:** infarto tecidual, síndrome hemolítico--urêmica, reação transfusional e uma infinidade de outras ocorrências podem ser agrupadas em miscelânea, perfazendo de 3% a 13% das causas diagnosticadas.
- **Hemoculturas:** mesmo na endocardite infecciosa, cerca de 5% das hemoculturas são negativas, pois algumas espécies são fastidiosas e demandam condições especiais de cultivo. Nesse contexto, é possível a realização de sorologias (p. ex., *Legionella* spp., *Bartonella* spp. etc.), e deve-se ressaltar a avaliação de risco para fungos.

Referências

1. Mourad O, Palda V, Detsky A. A comprehensive evidence-based approach to fever of unknow origin. Arch Intern Med 2003; 163:545-51.
2. Lambertucci JR et al. Febre de origem indeterminada em adultos. Revista da Sociedade Brasileira de Medicina Tropical nov-dez 2005; 38(6):507-13.
3. Tolia J, Smith L. Fever of unknown origin: historical and physical clues to making the diagnosis. Infect Dis Clin N Am 2007; 21:917-36.

CAPÍTULO 57

Síndromes Febris Hemorrágicas Agudas

Frederico Figueiredo Amancio

INTRODUÇÃO

As síndromes febris hemorrágicas agudas (SFHA) são definidas como grupo de doenças que se manifestam com febre, geralmente de início agudo, com duração de até 3 semanas, associada a pelo menos uma manifestação hemorrágica espontânea (mucosa, cutânea, intestinal, pulmonar, neurológica e/ou outras) ou induzida (prova do laço positiva).[1]

São causadas por uma variedade de micro-organismos que provocam doenças com repercussões multissistêmicas graves e alta letalidade.[2,3] As manifestações hemorrágicas são consequência, em geral, de dano ao endotélio vascular associado à disfunção do sistema de coagulação. As hemorragias ocorrem com frequência variável, na dependência da doença e de sua gravidade.[2]

As febres hemorrágicas virais são produzidas por quatro famílias de vírus,[3] e as febres hemorrágicas não virais mais comuns no Brasil são associadas a leptospirose, febre maculosa, malária e doença meningocócica.[1]

Todas as SFHA discutidas neste capítulo são de notificação compulsória.[2]

As SFHA são de difícil diagnóstico e apresentam manifestações clínicas iniciais, na maior parte das vezes, inespecíficas. Os sinais e sintomas geralmente se iniciam com febre, cefaleia, fadiga, mialgia e astenia intensa. Em grande parte dos casos, o tratamento e o manejo clínico são realizados de maneira empírica em virtude da dificuldade de diagnóstico precoce.

EPIDEMIOLOGIA

Os seres humanos não são reservatórios naturais dos agentes das principais febres hemorrágicas, sendo infectados ao entrarem em contato com hospedeiros infectados.

A manutenção dessas doenças depende da presença de um mamífero, em geral roedor, ou artrópode hospedeiro que sirva de reservatório. Entretanto, algumas SFHA de etiologia viral, não descritas no Brasil não apresentam reservatório bem estabelecido e podem, inclusive, ter transmissão interpessoal, como ocorre com os vírus Ebola, Marburg, Lassa e Crimea-Congo[2,3] (Tabela 57.1).

A incidência das doenças que se apresentam como SFHA sofre importantes variações regionais e sazonais. No Brasil, a dengue e a leptospirose apresentam maior incidência nos meses quentes e chuvosos, com maior número de casos notificados de janeiro a abril.[4] A febre amarela geralmente surge em forma de surtos ou casos isolados,[5] não raro com epizootias prévias. A febre maculosa também apresenta tendência sazonal, com maior número de casos de junho a outubro, períodos mais secos, na região Sudeste.[6,7] As hantaviroses também apresentam maior concentração de casos no segundo semestre. Essa sazonalidade encontrada em São Paulo e Minas Gerais está relacionada com maior proximidade entre o ser humano e os roedores em épocas do ano mais secas com menor disponibilidade de alimentos para roedores.[8]

Além da sazonalidade esperada para algumas dessas patologias (leptospirose e hantavirose), a infecção pode estar associada à exposição ocupacional e recreacional, o que pode manter número significativo de casos com ocorrência durante todo o ano. Os grupos de maior risco com relação à leptospirose são constituídos por fazendeiros, plantadores de arroz, soldados, estivadores, veterinários, pessoas que trabalham em redes de esgoto e praticantes de natação em rios e lagoas. Nas hantaviroses, profissionais que trabalham na colheita e no armazenamento de grãos e trabalhadores do cultivo de cana de açúcar, por estarem em maior contato com roedores, estão entre os grupos de maior risco para essa infecção.[1]

Tabela 57.1 ■ Formas de transmissão das principais febres hemorrágicas de ocorrência no Brasil

Doença	Formas de transmissão
Dengue	Picada da fêmea do mosquito *Aedes aegypti*
Febre amarela	Silvestre: pela picada do mosquito *Hemagogus janthinomys*, principal vetor e reservatório silvestre
	Urbana: pela picada da fêmea do mosquito *Aedes aegypti*
Hantaviroses	Em geral, pela inalação de aerossóis de excretas de roedores, raramente por água e alimentos contaminados; percutânea, por escoriações cutâneas ou mordeduras de roedores; contato indireto do vírus em mucosas pelas mãos contaminadas e acidentes ocupacionais por exposição ao vírus em laboratórios e biotérios
Leptospirose	Exposição da pele ou mucosa à urina de animais infectados, em geral roedores, veiculada, principalmente, por água e lama de enchentes e inundações. A pele íntegra, em contato prolongado com material contaminado (água e lama), pode ser penetrada pelo agente
Febre maculosa	Picada de carrapato infectado (principalmente o *Amblyomma cajennense*), em geral quando permanece aderido ao homem por pelo menos 4 horas

A febre maculosa é mais comum em áreas rurais e periurbanas, entretanto tem sido relatada em regiões metropolitanas das grandes cidades brasileiras.[6] Os relatos de surtos familiares não são raros,[9] tornando-se de importância o diagnóstico não apenas pelo caráter individual, mas para prevenção de novos casos em determinada região ou comunidade.

O último caso de febre amarela urbana no Brasil foi descrito em 1942, entretanto, com a dispersão nacional do *Aedes aegypti* e os surtos ocasionais de febre amarela silvestre, os profissionais de saúde devem estar atentos para possíveis casos urbanos.[10]

ETIOLOGIA

As febres hemorrágicas virais são todas causadas por vírus RNA. A sobrevivência desses vírus na natureza depende de reservatórios naturais, que podem ser animais (p. ex., roedores) ou artrópodes (carrapatos ou mosquitos). As famílias virais responsáveis pelas principais SFHA são: Flaviviridae (dengue, febre amarela, febre hemorrágica de Omsk e febre da floresta de Kyasanur), Bunyaviridae (hantaviroses, febre hemorrágica do Congo e da Crimeia, febre do Vale Rift), Arenaviridae (febres hemorrágicas dos vírus Junin, Machupo, Guanarito e Sabiá na América do Sul e do vírus Lassa na África) e Filoviridae (febres hemorrágicas dos vírus Marburg e Ebola).[3]

As febres hemorrágicas de origem não viral podem ser causadas por bactérias (leptospirose e febre maculosa) ou protozoários (malária).

A dengue é causada por um arbovírus com quatro sorotipos (DENV1, DENV2, DENV3 e DENV4). O sorotipo 4 é o único que atualmente não circula no Brasil. Seu reservatório natural é o mosquito *Aedes aegypti*, mosquito de hábitos diurnos que se utiliza de coleções de água (pneus, caixas d'água, vasos de planta etc.) para depositar seus ovos e perpetuar seu ciclo reprodutivo, mantendo o ciclo da doença. Acredita-se que parte da patogenia dos casos mais graves esteja associada à maior virulência de algumas cepas virais e por infecções consecutivas por sorotipos diferentes.[11]

O vírus amarílico, causador da febre amarela, é também um arbovírus e seus hospedeiros naturais são primatas não humanos. Na febre amarela silvestre, o principal vetor é o mosquito do gênero *Haemagogus*, e o ser humano entra nesse ciclo acidentalmente, quando é picado pelo vetor em zonas de mata. A febre amarela urbana tem como vetor o mesmo mosquito da dengue (*Aedes aegypti*).[3]

A leptospirose é causada por bactéria espiroqueta do gênero *Leptospira*. O gênero consiste em duas espécies: *L. interrogans* e *L. biflexa*. A *L. interrogans* é responsável pela leptospirose humana e apresenta mais de 200 sorotipos. As leptospiras podem resistir a períodos longos em água doce ou material contaminado, como lama de enchente. São capazes de infectar animais domésticos e selvagens, resultando em estado de portador renal crônico. Os roedores são os principais reservatórios e responsáveis pela doença humana, já que são capazes de eliminar as leptospiras pela urina por toda a vida. Outros animais, apesar de menor importância epidemiológica, como canídeos, bovinos, suínos, ovinos, caprinos e equinos, também podem ser reservatórios e fontes de infecção. A principal via de transmissão se dá pelo contato com água ou solo contaminado com urina de animais portadores das leptospiras, que invadem a circulação humana por meio da pele lesada, de mucosa íntegra ou da pele exposta à água contaminada por longos períodos. O ser humano também pode se infectar pelo contato direto com sangue, tecidos ou órgãos de animais infectados. A transmissão por via placentária pode ocorrer no ser humano e nos animais.[1]

A bactéria gram-negativa *Rickettsia rickettsii* é o agente etiológico da febre maculosa brasileira (FMB), mesmo agente etiológico da febre maculosa das Montanhas Rochosas, riquettisiose presente nos EUA e equivalente à FMB. Seu principal reservatório no Brasil é o carrapato *Amblyomma cajennense* ("carrapato-estrela" ou "carrapato de cavalo"), encontrado frequentemente em bois e cavalos e também em outros animais, como cães que, muitas vezes, são responsáveis por transportá-los até os domicílios humanos.[12]

Existem várias espécies de hantavírus (família Bunyaviridae), entretanto pelo menos 11 causam doença em hu-

Capítulo 57 ■ Síndromes Febris Hemorrágicas Agudas

Tabela 57.2 ■ Agentes etiológicos das principais doenças que causam SFHA

Doença	Agente etiológico
Dengue	Arbovírus, família Flaviviridae, gênero *Flavivirus*. São conhecidos quatro sorotipos (DENV1, DENV2, DENV3 e DENV4)
Febre amarela	Arbovírus amarílico, família Flaviviridae, gênero *Flavivirus*
Hantaviroses	Vírus, família Bunyaviridae, gênero *Hantavirus*. Na América do Sul, o tipo juquitiba, no Brasil, e o tipo andes, na Argentina, são alguns dos encontrados
Leptospirose	Bactéria espiroqueta, gênero *Leptospira*. Mais de 200 sorotipos identificados, a *L. interrogans* é a mais importante
Febre maculosa	Bactéria gram-negativa espiroqueta *Rickettsia rickettsii*

manos, com cada vírus infectando um roedor específico (Tabela 57.2). No Brasil, o principal vírus responsável pela doença é o juquitiba, e o roedor reservatório é o *Bolomys lasiuru* (rato-do-campo ou rato-do-mato).[13]

FISIOPATOLOGIA, MANIFESTAÇÕES CLÍNICAS E MANEJO DAS SFHA

Dengue

A dengue é doença febril aguda com manifestações sistêmicas. Sua variabilidade clínica compreende desde formas oligossintomáticas até graves, com manifestações hemorrágicas intensas e choque.[14,15] Sua fisiopatogenia é complexa, mas sua abordagem clínica é baseada em hidratação e suporte clínico adequado. O diagnóstico precoce e a hidratação adequada constituem o recurso disponível para evitar evoluções desfavoráveis como o óbito. As definições de febre hemorrágica da dengue e síndrome do choque da dengue apresentam maior importância epidemiológica do que clínica. Na prática, o clínico deve saber detectar os casos de dengue grave ou com maior risco para evolução desfavorável baseando-se nos sinais de alarme, nos sinais de choque e em fatores de risco para maior gravidade.

O dengue clássico se manifesta com febre, em geral alta, de início abrupto, associada a cefaleia, dor retro-orbitária, prostração, mialgia e artralgias. Esses sinais e sintomas podem variar em frequência e intensidade. Vários pacientes podem apresentar exantema maculopapular associado a prurido. Alguns pacientes podem apresentar dor de garganta e hiperemia faríngea. As manifestações gastrointestinais, representadas por náuseas, vômitos, anorexia e diarreia, são comuns.[14,15] Dor abdominal ou vômitos frequentes são comuns em casos graves e seu reconhecimento pode auxiliar sua predição e possibilitar intervenções mais precoces.

As manifestações clínicas em crianças e idosos podem ser inespecíficas e menos aparentes. Esses grupos etários podem apresentar apatia, sonolência ou irritabilidade. Os sinais clássicos de dengue, como mialgia, cefaleia e artralgia, nem sempre são evidentes.[16] As crianças menores podem apresentar choro persistente, falta de apetite e diarreia.[15]

A maioria dos pacientes melhora após a fase febril sem manifestar sinais e sintomas de extravasamento capilar e sangramentos importantes. Esses são chamados casos de dengue não grave ou dengue clássica. Os pacientes com extravasamento plasmático e sangramento importante são considerados portadores de dengue grave, incluídos os casos conhecidos por febre hemorrágica da dengue e síndrome do choque da dengue.[14,15]

A dengue pode ser dividida em três fases evolutivas: febril, crítica e de recuperação.[14] A fase febril dura entre 2 e 7 dias e está, em geral, associada a um ou mais dos seguintes sinais e sintomas: mialgia, prostração, cefaleia, dor retro-orbitária e exantema. Manifestações hemorrágicas leves podem ocorrer, como petéquias e sangramentos em mucosas. A leucopenia está entre as primeiras anormalidades laboratoriais que denunciam a dengue nessa fase. Não há como distinguir entre os casos de dengue grave e não graves a partir desses sinais e sintomas clínicos iniciais. A avaliação frequente à procura dos sinais de alarme e de choque é a melhor maneira de detectar os casos graves.[14] A fase crítica ocorre devido ao aumento da permeabilidade capilar. Ocorre, usualmente, entre 3 e 7 dias após o início das manifestações clínicas, sendo comum a diminuição da febre ou hipotermia. A leucopenia progressiva, em geral, precede o extravasamento capilar. O período mais significativo do extravasamento plasmático perfaz de 24 a 48 horas, sendo marcado pela diminuição expressiva do número de plaquetas e o aumento do hematócrito. Nessa fase podem ser clinicamente detectados derrame pleural e ascite. O grau de aumento do hematócrito, em geral, está relacionado com a intensidade do extravasamento plasmático. O choque ocorre quando volume significativo de líquido intravascular é perdido para o meio extravascular. Os sinais de alarme, em geral, precedem o estado de choque. O choque prolongado associa-se a hipoperfusão tecidual, podendo promover acidose metabólica e coagulação intravascular disseminada. As hemorragias graves (melena, hematêmese, acidentes vasculares encefálicos hemorrágicos) podem ocorrer com queda do hematócrito. A leucometria, usualmente demonstrando leucopenia, pode apresentar leucocitose em decorrência dos sangramentos.[14]

Os pacientes que melhoram após 24 a 48 horas da fase crítica evoluem com reabsorção do líquido extravascular nos próximos 2 a 3 dias. Esta é a chamada fase de recuperação. Há melhora do estado geral e do apetite, estabilização hemodinâmica e aumento da diurese. Podem ocorrer bradicardia ou outras alterações do ritmo cardíaco. Em alguns pacientes observa-se exantema entremeado de pele normal. O prurido é manifestação comum. O hematócrito estabiliza ou pode apresentar decréscimo em virtude do efeito do líquido reabsorvido do espaço extravascular. A normalização do leucograma é, em geral, mais precoce do que o aumento do número de plaquetas.[14]

As manifestações atípicas de dengue consistem em encefalites, demência, síndrome de Guillain-Barré, síndrome de Reye, hepatite, psicoses e depressão.[14,15]

Não há tratamento específico. Nenhum agente antiviral é eficaz. A suspeita clínica precoce e a vigilância quanto à hidratação adequada e ao risco de trombocitopenia são as medidas mais importantes e capazes de mudar o desfecho da maioria dos casos graves. Todo paciente suspeito de dengue deve ser classificado segundo a gravidade e os fatores de risco. A avaliação deve ser dinâmica e repetida diariamente até a recuperação do paciente. A realização do hemograma completo é desejável para todos os suspeitos de dengue.[14,15] A aferição do hemograma é obrigatória em alguns grupos de pacientes que apresentam risco especial, como crianças, gestantes, idosos e doentes com algumas doenças com risco de complicação (hipertensão arterial sistêmica, *diabetes mellitus*, pneumopatia obstrutiva generalizada crônica, doenças hematológicas, cardiovasculopatias, nefropatia crônica, autoimunidade e doença acidopéptica). O hemograma é útil para avaliação da gravidade do paciente em dado momento e para comparação com avaliações subsequentes. É sempre desejável a solicitação de exame para o diagnóstico específico de dengue (sorologias e isolamento viral); entretanto, a hidratação, base do tratamento, não deve aguardar esses exames para ser iniciada.[14,15]

A prova do laço constitui parte do exame físico em paciente com suspeita de dengue. Não significa diagnóstico de dengue, já que outras doenças podem apresentar resultado positivo, e a negatividade não exclui dengue. Auxilia a avaliação do paciente com suspeita de dengue, fornecendo informações importantes sobre a gravidade e o risco de complicações. Para sua realização é necessário, inicialmente, a medição da pressão arterial (PA) sistêmica e, a seguir, o cálculo de seu valor médio (PA sistólica + PA diastólica/2). O manguito deve ser insuflado novamente até o valor médio encontrado e mantido por 5 minutos (em crianças, 3 minutos), ou até o aparecimento de petéquias ou equimoses. Deve-se desenhar um quadrado de 2,5cm de lado (ou área ao redor da falange distal do polegar) no local do antebraço com maior número de petéquias. A prova será positiva se forem contadas pelo menos 20 ou 10 petéquias em adultos ou crianças no interior do quadrado desenhado, respectivamente.[15]

A definição da conduta diante de dengue têm sido relacionada com a seguinte classificação:[14,15]

- **Pacientes que podem ser acompanhados ambulatorial-mente:** são aqueles sem manifestações hemorrágicas, sem sinais de alarme ou choque e que apresentam hemograma normal ou pouco alterado. Esses pacientes devem estar aptos a tolerar quantidades adequadas de hidratação oral e devem ser orientados sobre os sinais de alarme. Devem ser reavaliados diariamente até o fim da doença e orientados a retornar, obrigatoriamente, à unidade de saúde diante de qualquer sinal de alarme e no momento da diminuição da febre, momento em que, geralmente, se estabelece a fase crítica nos casos graves.

- **Pacientes que exigem acompanhamento hospitalar:** são os que apresentam sinais de alarme (Tabela 57.3), com manifestações hemorrágicas importantes e com hematócrito revelando aumento >10% do valor basal ou contagem de plaquetas <50.000/mm³. As seguintes faixas indicam acompanhamento hospitalar, quando não há hematócrito basal: hematócrito em crianças, mulheres e homens >42%, 44% e 50%, respectivamente. Os pacientes com problemas sociais importantes também merecem acompanhamento hospitalar, em caso de dificuldade de seguimento ambulatorial. Recomenda-se também que grávidas, idosos com idade avançada, crianças de tenra idade e pacientes com comorbidades importantes (doenças hematológicas, disfunção renal crônica, cardiopatas e hepatopatas) sejam acompanhados em regime hospitalar.[14] Os pacientes com sinais de alarme devem receber hidratação parenteral e devem ser avaliados com frequência, no intuito de atingir hidratação satisfatória e evitar o estado de choque.

- **Pacientes que necessitam tratamento de urgência:** são os definidos pela Organização Mundial de Saúde (OMS) como dengue grave (com sinais de choque e/ou disfunção respiratória, hemorragias graves e disfunções orgânicas importantes – insuficiência renal aguda, cardiomiopatias, encefalopatias, encefalites e hepatites).[14] A presença de sinais de choque (Tabela 57.4) exige imediata hidratação parenteral. É desejável que todo paciente com dengue grave seja transferido para unidade de tratamento de doentes críticos (unidade de terapia intensiva ou unidade de emergência) com capacidade de monitoração clínica rigorosa, disponibilidade de

Tabela 57.3 ■ Sinais de alarme na dengue

Agitação ou irritabilidade
Aumento repentino do hematócrito
Desconforto respiratório
Diminuição abrupta das plaquetas
Diurese diminuída
Dor abdominal intensa e contínua
Hemorragias importantes (hematêmese e/ou melena)
Hepatomegalia dolorosa
Hipotensão arterial, postural e/ou lipotimia
Hipotermia ou diminuição abrupta da temperatura corpórea
Letargia ou sonolência
Vômitos persistentes

Capítulo 57 ■ Síndromes Febris Hemorrágicas Agudas

Tabela 57.4 ■ Sinais de choque[15]

Enchimento capilar >2s
Extremidades frias e cianóticas
Hipotensão arterial
Pressão arterial convergente (diferença entre PA sistólica e diastólica <20mmHg)
Pulso rápido e fino

ventilação mecânica, acesso rápido a hemoderivados e presença de profissionais capacitados no manejo de pacientes graves. A hidratação não deve ser retardada até que um leito em unidade de maior complexidade esteja disponível.

Os casos de dengue de manejo ambulatorial devem ser acompanhados com retornos frequentes, sendo os pacientes orientados sobre os sinais de alarme. O hematócrito deve ser utilizado como instrumento para avaliação da hidratação tanto em casos ambulatoriais como em pacientes internados. A frequência de solicitação do hematócrito é ditada pela gravidade do paciente. As injeções intramusculares devem ser evitadas. O alívio da dor e da febre pode ser obtido com a administração de dipirona ou paracetamol. Estão contraindicados todos os compostos de ácido acetilsalicílico ou anti-inflamatórios não esteroides (diclofenaco, ibuprofeno etc.). Não há indicação de corticoterapia.[14,15]

A hidratação dos pacientes hospitalizados deve ser realizada de maneira dinâmica, com redução ou descontinuidade uma vez atingida a estabilidade hemodinâmica e de hematócrito. Devem ser usadas as soluções isotônicas e evitadas as hipotônicas. Pode ser usado NaCl 0,9% ou Ringer lactato.[17] A hidratação pode ser feita, ambulatorialmente, com soro de reidratação oral e líquidos caseiros (sucos, água de coco, água, chás). O volume de líquido diário a ser ingerido deve ser de 60 a 80mL/kg/dia.[15] Nos pacientes com sinais de alarme inicia-se a hidratação com 5 a 7mL/kg/h por 1 a 2 horas, então 3 a 5mL/kg/h por mais 2 a 4 horas, até reduzir para 2 a 3mL/kg/h ou menos, de acordo com a resposta clínica do paciente.[14] Para pacientes com permanente aumento no hematócrito ou agravamento clínico, a hidratação deve ser aumentada para até 5 a 10mL/kg/h. A presença de choque exige esquema inicial de hidratação com 10 a 20mL/kg/h.[14,15] O paciente deve ser avaliado frequentemente durante o período de hidratação para evitar a permanência do choque e a hiper-hidratação. Os objetivos da reposição volêmica são diminuir a taquicardia, melhorar a pressão arterial e a perfusão capilar e manter perfusão renal satisfatória com débito urinário de pelo menos 0,5mL/kg/h.

O momento mais adequado para alta hospitalar deve ser definido de maneira objetiva. Casos de óbito podem ocorrer devido a altas precoces, quando são negligenciados alguns critérios de alta. Para a alta devem estar presentes as seguintes condições: ausência de febre nas últimas

48 horas (sem uso de antitérmicos); melhora clínica geral, com recuperação do apetite, estabilidade hemodinâmica, diurese normal e ausência de desconforto respiratório; hematócrito normal e estável sem necessidade de reposição volêmica; plaquetas em elevação, e >50.000/mm³; derrames cavitários ausentes ou em reabsorção sem repercussão clínica.[14,15]

Hantaviroses

A sintomatologia pode variar desde ausente ou leve até suas duas formas graves: febre hemorrágica com síndrome renal (FHSR) e síndrome cardiopulmonar por hantavírus (SCHP). A FHSR ocorre na Europa e na Ásia, enquanto a SCPH é descrita apenas nas Américas. A FHSR inicia-se de maneira inespecífica com febre, miagia e cefaleia. Apresenta maior frequência de manifestações hemorrágicas e acometimento renal, enquanto na SCPH o acometimento pulmonar e cardíaco é mais pronunciado e as manifestações hemorrágicas são menos frequentes.[13] A SCPH é relatada no Brasil desde 1993,[18] e a letalidade nas formas graves pode chegar a 50%. A evolução da FHSR é mais benigna, com letalidade de 1% a 15%.[13]

A transmissão da infecção se dá, principalmente, pela inalação de aerossóis formados a partir de secreções e excretas dos reservatórios, principalmente de roedores. As partículas virais inaladas alcançam os pulmões e são fagocitadas pelos leucócitos locais e transportadas até os linfonodos. O período de incubação é de 2 a 3 semanas, mas pode variar entre 4 e 60 dias. As manifestações clínicas parecem depender de exagerada resposta imune do hospedeiro ao micro-organismo, resultando em aumento da permeabilidade vascular com disfunção pulmonar (SCPH) e renal (FHSR).[4]

Na SCPH, a principal forma de hantavirose nas Américas, as primeiras manifestações (fase febril ou prodrômica) são inespecíficas e consistem em febre, calafrios, cefaleia e mialgia. A doença evolui em 2 a 7 dias, levando a náuseas, vômitos, astenia e, por vezes, diarreia. Pode ocorrer dor abdominal significativa, como nos casos graves de dengue, assim como conjuntivite, congestão facial e petéquias em tronco, axilas, pescoço e palato. É raro apresentar-se com sintomatologia das vias aéreas altas, como coriza, faringite e otalgia. A fase seguinte (cardiopulmonar) é caracterizada por hipotensão e edema agudo pulmonar não cardiogênico. O início ou agravamento da tosse seca sinaliza o início dessa fase. O extravasamento de líquidos dos capilares é responsável por edema pulmonar e choque. O paciente pode evoluir com coagulopatias até arritmias cardíacas. A suspeita de hantaviroses indica a necessidade de transferência do paciente para unidade de atendimento com suporte ventilatório e/ou terapia intensiva em virtude da alta frequência de necessidade de ventilação mecânica. O paciente pode melhorar dessa fase cardiorrespiratória em 24 a 48 horas.

A SCPH deve ser suspeitada quando o paciente é procedente de área rural ou apresenta história de exposição a excretas ou secreções de roedores e febre, mialgia e calafrios. A suspeita de hantavirose aumenta diante da presença de manifestações respiratórias como tosse seca e infiltrado difuso bilateral ao estudo radiológico de tórax. É frequente, apesar de não específica, a presença de trombocitopenia, elevação do hematócrito, elevação da LDH e leucocitose, muitas vezes com desvio à esquerda e presença de linfócitos atípicos. É também frequente o encontro de aumento discreto a moderado das transaminases, não tão alto quanto na febre amarela, e de hipoalbuminemia.[13]

O tratamento é baseado em medidas de suporte clínico. O manejo hidroeletrolítico deve ser realizado com cuidado para não agravar o edema pulmonar. Deve-se ter cuidado especial quando a dengue é um dos diagnósticos diferenciais, já que a hidratação vigorosa é parte importante de seu tratamento. A abordagem clínica na fase inicial pode ser ajudada sobremaneira por dados obtidos da monitoração seriada do estudo radiológico de tórax, da pressão venosa central e da oximetria contínua.

A administração de ribavirina apresenta bons resultados na FHSR, mas não os mesmos benefícios na SCPH.[19]

Febre amarela

Constitui-se em doença febril aguda caracterizada por grave comprometimento multissistêmico, lesão hepática, hemorragias e alta letalidade. O vírus é inoculado através da picada do mosquito vetor. A replicação viral inicia no local da inoculação e dissemina-se através dos vasos linfáticos para os linfonodos regionais. Os vírus continuam a replicação em monócitos, macrófagos e células linfoides, atingem a circulação e alcançam os demais órgãos. Os vírus apresentam grande replicação no baço e no fígado, sendo liberados para a circulação, principalmente durante o período virêmico, compreendido entre o terceiro e o sexto dia da doença. O período de estado caracteriza-se por disfunção hepática grave, insuficiência renal, distúrbios da coagulação e choque. A coagulopatia na febre amarela é consequência da diminuição da síntese de fatores de coagulação dependentes da vitamina K, da coagulação intravascular disseminada e da disfunção plaquetária. O espectro clínico da febre amarela é variado, desde infecção subclínica até casos graves com icterícia, insuficiência renal aguda e hemorragias. A mortalidade geral situa-se em torno de 5% a 10%; durante surtos, entretanto, a maior parte dos casos notificados é grave, com letalidade aproximando-se de 60%.[20] Os casos leves e moderados, que podem chegar a 90%, geralmente passam despercebidos e não são diagnosticados.[20]

A doença pode ser dividida em períodos de infecção, remissão e intoxicação.[21] O período de infecção é o virê-

mico, quando surgem sinais e sintomas inespecíficos, sendo difícil estabelecer o diagnóstico diferencial com outras patologias. A sintomatologia decorre de febre, mal-estar, cefaleia, fotofobia, dor lombar, mialgia, náusea e vômitos. Em surto ocorrido próximo de Diamantina (MG), entre 2002 e 2003, a sintomatologia prevalente foi de febre, cefaleia, vômitos e icterícia em 94,4%, 80,6%, 70% e 61,1%, respectivamente. Foi comum a presença de melena, hematêmese e hematúria.[5] Podem ocorrer, também, dor em hipocôndrio e hepatomegalia, bradicardia relativa (sinal de Faget) e hiperemia em conjuntivas e face. A leucopenia pode instalar-se precocemente. A elevação das transaminases precede o aumento das bilirrubinas e relaciona-se com o prognóstico. O término dessa fase pode coincidir com período de remissão, que dura em torno de 48 horas. Há melhora da febre e do estado geral. Nos casos leves, a infecção finda nesse ponto; entretanto, em 15% dos casos ocorre evolução para a terceira fase da doença. No período de intoxicação, que ocorre entre o terceiro e o sexto dia do início da doença, há retorno da febre, da prostração e das náuseas e vômitos. O paciente pode evoluir com dor abdominal importante, icterícia e oligúria. Esse período coincide com a queda da viremia e o aparecimento dos anticorpos.[21] Podem ocorrer várias disfunções orgânicas. As transaminases podem aumentar significativamente, com aumento da AST maior que o da ALT, o que ajuda a distinguir a febre amarela das hepatites virais. A fosfatase alcalina permanece normal ou pouco aumentada. O aumento das bilirrubinas ocorre com predomínio da forma direta. A disfunção renal aguda pode ocorrer, sendo evidenciada por oligoanúria e uremia. Nessa fase, a hemorragia é comum. Observam-se trombocitopenia, redução dos fatores de coagulação e, em alguns pacientes, coagulação intravascular disseminada. Os pacientes podem ainda apresentar acometimento cardíaco e disfunções neurológicas.[4,21]

O tratamento é de suporte, baseado na correção das alterações hidroeletrolíticas e metabólicas. O suporte ventilatório, a terapia substitutiva renal e as medidas de cuidados intensivos constituem a base do tratamento.

Leptospirose

Doença febril de início agudo, a leptospirose caracteriza-se por vasculite sistêmica. As manifestações clínicas podem variar desde formas assintomáticas ou oligossintomáticas com evolução autolimitada até gravidade com icterícia, insuficiência renal e hemorragias (doença de Weil). Nesses casos, a letalidade pode chegar a 40%.[4]

Sua fisiopatogenia associa-se a vasculite intensa e lesão endotelial. As leptospiras, após serem introduzidas no hospedeiro, disseminam-se a partir da corrente sanguínea para múltiplos órgãos. Provocam no fígado lesão hepatocelular com prejuízo da síntese de fatores da coagulação,

Capítulo 57 ■ Síndromes Febris Hemorrágicas Agudas

diminuição da albumina e aumento de leve a moderado das transaminases. Nos rins, por lesão direta ou depósito de imunocomplexos, pode haver nefrite intersticial ou necrose tubulointersticial aguda. O acometimento multissistêmico pode levar a miosite com rabdomiólise, uveíte, miocardite e pneumonite com síndrome de angústia respiratória do adulto e hemorragias alveolares.[21-23]

A evolução da leptospirose apresenta as seguintes fases: aguda ou septicêmica (lepstospirêmica) na primeira semana e tardia ou imune, quando são encontrados anticorpos circulantes.[4] Na fase aguda inicial, em 75% a 100% dos casos, observam-se febre, mialgias (intensa e frequente nas panturrilhas) e cefaleia de início abrupto. Tosse não produtiva e náuseas, vômitos e diarreia ocorrem em aproximadamente 33% e 50% dos casos, respectivamente. Pode ocorrer, também, dor articular, óssea, abdominal, retro-orbitária e de garganta, além de fotofobia. É descrita como doença de curso bifásico, com remissão da febre e da sintomatologia por 2 a 3 dias; entretanto, nos pacientes graves, essa tendência é observada em menos de 50% dos casos.[25] Podem ocorrer sufusões e hemorragias conjuntivais, as quais constituem sinais que aumentam a suspeita de leptospirose, já que poucas doenças febris a apresentam (esplenomegalia, linfadenopatia e hiperemia de orofaringe).[23,24]

Observa-se a ocorrência de meningite em 85% dos pacientes, a partir da segunda semana de evolução da leptospirose, com padrão liquórico semelhante ao das meningites virais. Constitui resposta imune contra o micro--organismo, e apresenta bom prognóstico. Na segunda fase da doença também é comum encontrar exantema, desde macular a petequial.[24]

As formas graves com icterícia, insuficiência renal e hemorragias (síndrome de Weil) ocorrem em 10% dos casos de leptospirose, porém são muito mais frequentes quando referenciadas somente aos casos que exigem hospitalização. A icterícia é comumente descrita como rubínica ou alaranjada. A insuficiência renal pode ser oligúrica ou anúrica e não oligúrica. Os fenômenos hemorrágicos podem surgir na forma de hemorragias alveolares, petéquias, sufusões, epistaxe e hemorragia digestiva.[1]

O hemograma mostra frequentemente leucocitose, trombocitopenia, anemia e aumento do hematócrito secundário à desidratação. As transaminases estão aumentadas, raramente >100 a 200U/L, o que ajuda a diferenciá-la de hepatites virais agudas e da febre amarela. As bilirrubinas podem alcançar valores altos (20 a 30mg/dL), com o máximo ao redor do sétimo dia de doença. O predomínio é da bilirrubina direta. O paciente pode apresentar intensa colúria, sem acolia fecal. A disfunção renal é caracterizada pelo aumento de escórias (ureia e creatinina) e a presença de proteinúria, leucocitúria e hematúria no exame de urina rotina. É comum o achado de normo ou hipopotassemia, à diferença de outras formas de insuficiência renal aguda. Nas formas graves, são comuns alterações eletrocardiográficas secundárias à miocardite e infiltrado difuso bilateral ao exame radiológico de tórax.[24]

Febre maculosa brasileira (FMB)

Constitui-se na principal riquettsiose brasileira, sendo uma doença potencialmente fatal. O diagnóstico e a antibioticoterapia precoces determinam melhora significativa em seu prognóstico. No Estado de São Paulo, entre 1985 e 2002, sua letalidade foi de 47%.[12]

Seu agente etiológico é a *Rickettsia rickettsii*, uma bactéria gram-negativa intracelular obrigatória com tropismo por células endoteliais. O espectro clínico da doença é amplo, desde formas leves até fulminantes. A bactéria é transmitida pela picada de carrapato infectado. Em até 15% dos pacientes com a doença, entretanto, não há relato recente de contato com carrapatos.[6]

A *R. rickettsii*, após ser transmitida ao ser humano, inicia sua multiplicação nas células endoteliais de pequenos e médios vasos, causando intensa vasculite. Seu principal efeito fisiopatológico é aumentar a permeabilidade vascular em razão das lesões que provoca sobre os mecanismos de adesão intracelular das células do endotélio vascular. Concomitantemente, ocorre a ativação dos mecanismos inflamatórios e procoagulantes, resultando em edema, hemorragias e trombose de pequenos vasos.[26] Os pacientes manifestam sintomatologia entre 2 e 14 dias (média de 5 dias) após a picada do carrapato (período de incubação). O início do período de estado, como na maior parte das doenças que se expressam como SFHA, é inespecífico. Os pacientes apresentam cefaleia intensa, mal-estar, artralgias, mialgias, náuseas e vômitos. Pode ocorrer dor abdominal significativa, principalmente em crianças. Observa-se a presença de exantema em 14% dos pacientes na fase inicial da doença,[6,7,9] sendo mais frequente entre o terceiro e o quinto dia. Não estará presente em até 10% dos pacientes. O exantema inicia em punhos e tornozelos, podendo disseminar-se para as palmas e plantas. Sua aparência é, em geral, macular ou maculopapular, podendo evoluir para petequial.

A decisão quanto ao tratamento não se deve basear na presença do exantema, pois a espera pode retardar perigosamente o início da antibioticoterapia e aumentar a mortalidade.[26] A vasculite é processo sistêmico, o que determina o acometimento de vários órgãos. Sinais e sintomas neurológicos podem ocorrer, como déficits neurológicos focais, crises convulsivas, confusão mental ou meningoencefalite. O acometimento cardiopulmonar é raro, mas pacientes podem apresentar disfunção cardíaca por miocardite ou manifestações pulmonares, como tosse e dispneia, resultantes de vasculite e edema pulmonar. A lesão renal que acompanha os casos graves é comum, com aumento de ureia e creatinina séricas, por necrose tubular aguda, trombose intravascular e inflamação intersticial.

As manifestações laboratoriais, como as manifestações clínicas, são inespecíficas; entretanto, algumas características podem orientar o raciocínio clínico. A maioria dos pacientes apresenta trombocitopenia secundária ao aumento da destruição plaquetária na microcirculação; as transaminases comumente estão alteradas. A leucometria pode estar normal, aumentada ou diminuída, o que não ajuda quanto ao diagnóstico diferencial. A principal alteração bioquímica é a hiponatremia, que ocorre em até 50% dos pacientes.[9]

O início da antibioticoterapia deve se basear mais na suspeita clinicoepidemiológica do que em qualquer exame laboratorial. O início da terapia empírica é justificado em todo paciente que apresenta manifestação clínica compatível e epidemiologia para FMB. O tratamento não deve ser retardado, pois está associado ao aumento da mortalidade[6,7,9,26] (Tabela 57.5).

ABORDAGEM LABORATORIAL

A maior parte dos pacientes com SFHA chega às unidades de saúde como casos graves e o tratamento, em geral, não deve aguardar a confirmação diagnóstica.[27]

São realizados rotineiramente os exames específicos para dengue, febre amarela, hantaviroses, febre maculosa, hepatites virais e leptospirose.

O diagnóstico específico da dengue depende do período da doença. O vírus, após o início dos sintomas, pode ser detectado em soro, plasma ou sangue por 4 a 5 dias. Desse modo, durante os primeiros dias da doença, o diagnóstico pode ser realizado por isolamento viral ou detecção de antígenos virais (NS1) ou de ácido nucleico (PCR). Na primeira infecção por vírus da dengue, os anticorpos IgM podem ser detectados em 50% dos pacientes entre o terceiro e o quinto dia da doença. A sensibilidade aumenta para 80% e aproxima-se de 99% a partir do quinto e no décimo dias, respectivamente. Os anticorpos IgM alcançam o pico na segunda semana do início da doença e tornam-se indetectáveis após o terceiro mês. Na infecção secundária por vírus da dengue, os anticorpos IgG predominam e os IgM podem ser indetectáveis.[14]

O diagnóstico laboratorial da FMB usa mais frequentemente a reação de imunofluorescência indireta (RIFI). A coleta de sangue para exame deve ser feita a partir do sétimo dia de sintomatologia. A sensibilidade das reações usadas, entretanto, pode ser baixa até 10 dias após o início da sintomatologia. A sensibilidade dos exames atinge 94% quando a amostra de sangue é coletada entre o 14º e o 21º dia de sintomatologia (fase de covalescença). O diagnóstico é confirmado pelo aumento de quatro vezes no título em segunda amostra coletada, pelo menos 2 semanas após

Tabela 57.5 ■ Características clínicas e laboratoriais das principais febres hemorrágicas de ocorrência no Brasil

Doença	Incubação	Manifestações clínicas	Manifestações laboratoriais
Dengue	3 a 15 dias (média de 4 a 5 dias)	Febre de início agudo com mialgias, cefaleia, dor retro-orbitária, artralgias, exantema e prostração. Prova do laço + em caso de tendência hemorrágica	Comuns a trombocitopenia com hematócrito normal ou aumentado (casos mais graves) e leucopenia. Hipoalbuminemia é frequente como sinal de hemoconcentração
Febre amarela	3 a 6 dias	Febre de início agudo, cefaleia intensa, mialgias, prostração. Pode ocorrer bradicardia relativa (sinal de Faget). Os casos graves apresentam evolução bifásica com remissão e vômitos hemorrágicos ("vômito negro")	Aumento importante das transaminases, chegando a 2.000UI/mm³. Bilirrubinas podem atingir 10mg/mm³ com predomínio da fração direta. São frequentes leucopenia, plaquetopenia e anemia. A VHS geralmente é baixa
Hantaviroses	4 a 60 dias (média de 15 dias)	Na SCPH: febre, cefaleia, mialgias, náuseas, diarreia, dor abdominal, tosse e dispneia. Grave comprometimento cardiovascular e respiratório, semelhante à SARA	Trombocitopenia, hemoconcentração com hematócrito elevado e hipoalbuminemia. É comum leucocitose com desvio para esquerda e linfócitos atípicos. Aumento leve das transaminases com predomínio da AST sobre a ALT
Leptospirose	1 a 30 dias (média de 10 dias)	Febre, cefaleia, mialgias (frequente em panturrilhas) e sufusões conjuntivais. Icterícia, hemorragias e insuficiência renal nos casos graves	Leucocitose, trombocitopenia, anemia e hematócrito aumentado. VHS aumentada. A IRA é geralmente normo ou hipopotassêmica. Hiperbilirrubinemia com predomínio da fração conjugada. Transaminases com aumento moderado
Febre maculosa	2 a 14 dias (média de 7 dias)	Início agudo de febre, cefaleia, mialgia, mal-estar, náuseas e vômitos. Maculopápulas em punho e tornozelos entre o 3º e o 5º dia de doença. Nos casos graves são comuns edema em membros inferiores, IRA, petéquias, hepatoesplenomegalia e hemorragias	Exames complementares são inespecíficos. A trombocitopenia é frequente. Os leucócitos podem estar normais, aumentados ou diminuídos. Poderá ocorrer aumento das transaminases e bilirrubinas. O tempo de protrombina pode estar aumentado e o fibrinogênio diminuído. Hiponatremia pode ocorrer em até 50% dos casos

VHS: velocidade de hemossedimentação; SARA: síndrome de angústia respiratória aguda; IRA: insuficiência renal aguda.

Capítulo 57 ■ Síndromes Febris Hemorrágicas Agudas

a primeira. O título único >1/64 também sugere o diagnóstico. A RIFI apresenta reações positivas também para outras riquettsioses.[9] As hemoculturas para *Rickettsiae* apresentam altas sensibilidade e especificidade, mas estão restritas a centros de pesquisas ou laboratórios especializados.[26] Outros exames utilizados são a imuno-histoquímica e a reação em cadeia de polimerase (PCR).

O diagnóstico laboratorial da hantavirose é basicamente realizado pela sorologia (ELISA). Os anticorpos IgM surgem precocemente durante o início da sintomatologia. O aumento de quatro vezes na titulação das IgG também confirma o diagnóstico. A imuno-histoquímica é usada em casos de óbito. Essa técnica pode ser usada também para estabelecer o diagnóstico etiológico em tecidos e fragmentos de órgão(s) coletado(s), preferivelmente, até 8 horas após o óbito. A PCR pode ser usada para identificar o RNA viral nos primeiros 7 a 10 dias da sintomatologia em soro/sangue ou coágulos dos pacientes, porém é técnica disponível em poucos locais.[4]

O diagnóstico laboratorial da febre amarela é feito usualmente por meio da sorologia, sendo a reação imunoenzimática de captura de IgM (MAC-ELISA) o método mais amplamente usado. A coleta do sangue deve ser feita a partir do sexto dia, quando o organismo já apresenta produção significativa de anticorpos. A presença de IgM positivo para febre amarela sugere a doença, entretanto deve ser analisado com cuidado devido às reações falso-positivas. A confirmação laboratorial é feita pela elevação de pelo menos quatro vezes nos títulos de IgG ou pela confirmação por meio do isolamento viral, RT-PCR ou histologia/histoquímica (após o óbito).[4]

O diagnóstico laboratorial específico da leptospirose pode ser realizado por meio de culturas, sorologia, microaglutinação (MAT) e por diagnóstico molecular.[4] Na primeira semana de sinais e sintomas, a bactéria pode ser isolada em hemoculturas ou cultura de liquor. A partir da segunda ou terceira semana pela cultura de urina. As culturas não são exames práticos, necessitam de meios especiais não disponíveis em todo laboratório, exigem longos períodos de incubação e apresentam baixa sensibilidade. A microaglutinação e o ELISA apresentam resultados positivos a partir do quinto dia de sintomatologia, sendo os exames mais usados na prática clínica. O resultado positivo ELISA IgM confirma o diagnóstico. Na MAT, título ≥1/800, soroconversão em amostras pareadas ou aumento em quatro vezes no título de amostras separadas por 14 a 21 dias também confirmam o diagnóstico[4] (Tabela 57.6).

A evolução para o óbito ocorre, infelizmente, em número significativo de pacientes com SFHA, muitos sem diagnóstico confirmado. É importante reconhecer que o diagnóstico correto de paciente que evoluiu para óbito pode prevenir outros casos. A detecção dos primeiros casos auxilia o diagnóstico e a melhora do manejo clínico dos demais casos que porventura venham a ocorrer. No caso da febre amarela, a detecção de primeiro caso em tempo

Tabela 57.6 ■ Métodos laboratoriais de diagnóstico específico das SFHA

Doença	Método diagnóstico	Material	Fase da coleta
Dengue	Sorologia	Sangue/soro	A partir do 6º dia do início da sintomatologia até 2 meses após seu término
	Isolamento viral, NS1 (detecção de antígenos virais), RT-PCR	Sangue/soro	Do 1º até o 4º dia do início da sintomatologia
	Histopatologia Imuno-histoquímica PCR	Tecidos (baço, fígado, linfonodo)	Apenas em casos de óbito. Logo após o óbito até no máximo 12 horas
Febre amarela	Sorologia	Sangue/soro	A partir do 6º dia do início da sintomatologia até 2 meses após seu término
	Isolamento viral	Sangue/soro	Do 1º até o 4º dia do início da sintomatologia
	Histopatologia Imuno-histoquímica PCR	Tecidos (baço, fígado, linfonodos etc.)	Apenas em casos de óbito. Logo após o óbito até no máximo 12 horas
Febre maculosa	Imunofluorescência indireta (IFI)	Sangue/soro	A partir do 7º dia do início da sintomatologia
	Imuno-histoquímica	Tecidos (fígado, pulmão, baço etc.)	Apenas em casos de óbito. Logo após o óbito até no máximo 12 horas
Leptospirose	Sorologia (ELISA)	Sangue/soro	A partir do 5º dia do início da sintomatologia
	Microaglutinação	Sangue/soro	A partir do 7º dia do início da sintomatologia
	Cultura	Sangue	Até o 7º dia do início da sintomatologia. Cultivado em meio especial
Hantaviroses	Sorologia	Sangue/soro	A partir do 2º dia do início da sintomatologia

Adaptada do Protocolo de Febres Hemorrágicas/SES-MG.

hábil torna possível realizar o bloqueio vacinal na região de ocorrência.

Por isso, em caso de óbito por SFHA não esclarecido, devem ser sempre adotadas as seguintes medidas, no mais breve tempo possível:

1. Realizar a coleta de pelo menos 10mL de sangue em tubo estéril, por punção cardíaca ou outra via, para ser enviado para sorologias, isolamento viral ou PCR. Manter o tubo em geladeira por no máximo 48 horas.
2. Realizar, sempre que possível, a necropsia, com coleta de fragmentos de fígado, baço, gânglios ou outros órgãos, a depender do acometimento clínico e da disponibilidade para realização do procedimento. Parte dos fragmentos deve ser colocada em recipiente estéril e levada imediatamente a um *freezer* para realização de isolamento viral, e outra amostra em recipiente com formalina tamponada, para realização de exame histológico. As amostras devem ser enviadas o mais rápido possível para o laboratório de referência (LACEN). O material deve estar bem identificado e acondicionado, junto com a ficha de notificação da doença suspeita com os dados de identificação do paciente. Os profissionais envolvidos na realização da biópsia ou necropsia devem adotar as medidas de biossegurança como uso de equipamento de proteção individual.

DIAGNÓSTICO DIFERENCIAL

O diagnóstico diferencial da SFHA (Tabela 57.7) exige rapidez e tomada de decisão com juízo clínico para não retardar o tratamento específico.

A maioria das doenças que se comportam como SFHA evolui, em sua fase inicial, inespecificamente e durante seu período de estado não apresenta sinais e sintomas patognomônicos que possibilitem selar seu diagnóstico. A sepse bacteriana deverá ser sempre diagnóstico diferencial, a qual apresenta elevada mortalidade se não tratada precocemente e de maneira adequada.

A abordagem clínica deverá usar todos os dados clinicoepidemiológicos disponíveis na busca das hipóteses prováveis. As informações sobre viagens não devem ser subestimadas, como também relatos de exposição a animais (Tabela 57.7).

TERAPÊUTICA

A principal medida a ser tomada em todas as doenças que se apresentam como SFHA é o suporte (manejo hidroeletrolítico, suporte ventilatório, terapias de substituição renal).

Não há tratamento específico para dengue e febre amarela. Existe antibioticoterapia específica para FMB e leptospirose. Em caso de hantavirose, suporte clínico com reposição volêmica cuidadosa, suporte ventilatório e terapia substitutiva renal, quando necessária, constituem as bases do tratamento.

Deve ser sempre considerada antibioticoterapia empírica com cobertura para doenças que constituem diagnóstico diferencial potencialmente fatal, como meningococcemia e sepse por *Staphylococcus aureus* ou bacilos gram-negativos.

Na leptospirose, o tratamento é baseado em medidas de suporte clínico e antibioticoterapia. A hidratação rigorosa com NaCl 0,9% ou Ringer lactato constitui medida básica. A hidratação objetiva a expansão de volume e a prevenção da necrose tubular aguda. Deve ser realizada, preferivelmente, com monitoração hemodinâmica adequada (medidas de pressão venosa central) e acompanhamento clínico seriado (medidas de diurese, frequência cardíaca, ausculta respiratória) no intuito de prevenir a sobrecarga de volume e a congestão pulmonar. O volume de cristaloides deve ser individualizado e balanceado no intuito de permitir a perfusão dos órgãos sem levar ao edema agudo pulmonar. Em pacientes com piora progressiva da função renal e oligoanúria não responsiva, o início precoce da terapia substitutiva renal (hemodiálise ou diálise peritoneal) tem mostrado resultados promissores e melhora na sobrevida dos pacientes. A ventilação mecânica, quando necessária, baseia-se em baixos volumes correntes (6mL/kg) e valores mais altos de pressão

Tabela 57.7 ■ Diagnósticos diferenciais, por síndrome clínica, diante de caso de doença febril suspeita de SFHA

Síndrome/doenças	Doenças
Febre hemorrágica aguda	Dengue, febre amarela, malária, leptospirose, hantaviroses, meningococcemia, septicemias, febre maculosa, febre tifoide, hantaviroses, hepatites virais fulminantes
Influenza-símile	Influenza, mononucleose, doença aguda pelo vírus da imunodeficiência humana
Exantemáticas	Rubéola, sarampo, doença meningocócica, exantema súbito, escarlatina, eritema infeccioso, farmacodermia
Diarreicas	Infecção por rotavírus, gastroenterites infecciosas
Neurológicas	Meningoencefalites virais e bacterianas, crise convulsiva febril
Dor abdominal aguda	Apendicite aguda, colecistite aguda, peritonites bacterianas, hepatites virais e medicamentosas
Outras	Púrpura de Henoch-Schönlein, doença de Kawasaki, púrpura autoimune, púrpura trombocitopênica trombótica, coagulação intravascular disseminada, síndrome hemolítico-urêmica

expiratória final positiva, como se faz na síndrome de angústia respiratória do adulto e que parece apresentar melhores resultados.[22-24] A antibioticoterapia precoce parece reduzir o tempo de duração da doença e a frequência de complicações, principalmente quando iniciada em seus primeiros 5 dias; entretanto, deve ser empregada em todos os pacientes e sua escolha é baseada na gravidade clínica. A doxiciclina é utilizada nas formas leves sem complicações e/ou icterícia, 100mg, a cada 12 horas, por 7 dias. É contraindicada em pacientes com até 8 anos de idade e em gestantes. A amoxicilina, 500mg a cada 8 horas, por 7 a 10 dias, representa uma alternativa nas formas leves. Nas formas graves, a penicilina G cristalina é o agente de escolha, 2.000.000UI, EV, a cada 6 horas, por 7 a 10 dias. As alternativas à penicilina são a ceftriaxona, 2g/dia, por 7 a 10 dias, e a cefotaxima, 1g, a cada 6 horas, por 7 a 10 dias.[22-24]

Na FMB, os dois fármacos com eficácia comprovada são a doxiciclina e o cloranfenicol. A doxiciclina é o agente de escolha para o tratamento, entretanto apresenta limites por não existir formulação parenteral no Brasil, o que restringe seu uso em pacientes graves que só podem usar a via EV, e por ser contraindicada em crianças e gestantes.[6] Por isso, o cloranfenicol é o fármaco usado nos casos graves, 50 a 75mg/kg/dia, divididos a cada 6 horas.[4,9] Possui formulação para administração VO e EV. Em crianças, não deverá ser ultrapassada a dose de 1g/dia.[4] A doxiciclina, quando indicada, é usada na dose de 100mg a cada 12 horas para adultos. Para crianças com mais de 8 anos de idade pode ser usada na dose de 2 a 4mg/kg/dia, dose dividida para ser dada a cada 12 horas, no máximo 100mg/dia. O tratamento dura de 7 dias ou até 3 dias após o término da febre. A doxiciclina apresenta atividade antibacteriana contra leptospiras e erlíquias, possíveis diagnósticos diferenciais, e é possível usae o clorafenicol para tratamento da doença meningocócica.[6]

PROFILAXIA E PREVENÇÃO

Todo caso de SFHA deve ser notificado. A identificação precoce de casos novos e surtos pode evitar novos casos e óbitos, quando tomadas as medidas adequadas. A notificação em tempo hábil torna possível o alerta sobre sinais e sintomas, o manejo clínico e o tratamento adequado.

No caso da dengue, até o momento não há vacina eficaz. A medida preventiva mais importante é o combate às formas larvárias, evitando-se depósitos de água em vasos de plantas, latas, pneus e garrafas. Devem ser eliminados todos os reservatórios ou qualquer recipiente que possa acumular água. A aplicação de inseticida a ultrabaixo volume (UBV) pode ser utilizada para combate das formas aladas. O uso dos mosquiteiros não é medida de rotina, já que o *Aedes aegypti* apresenta hábitos diurnos.[4]

A vacinação é a medida de controle mais importante com relação à febre amarela. A vacina, administrada em dose única, confere proteção próxima a 100%. Deve ser realizada a partir dos 9 meses de idade, com reforço a cada 10 anos, nas zonas endêmicas, de transição e de risco em potencial, assim como para as pessoas que se deslocam para essas áreas.[4]

Para prevenção da FMB é necessário que a população evite as áreas infestadas por carrapatos e, caso seja necessário entrar nessas áreas, deve-se usar calças e camisas de mangas compridas e claras para facilitar a visualização do artrópode. O corpo deve ser inspecionado para verificar e retirar os carrapatos o mais breve possível, uma vez que a doença parece ocorrer com maior frequência em indivíduos que permanecem com o vetor por mais de 4 horas. Na retirada dos carrapatos, deve-se evitar que eles sejam esmagados, pois pode ocorrer a liberação das bactérias e sua entrada por meio de microlesões na pele. Sugere-se sua retirada por meio de torções cuidadosas, até seu desprendimento completo,[4,12] ou com pinça posicionada bem rente à pele, para evitar deixar sobre a pele o aparelho bucal do artrópode.

A prevenção das hantaviroses baseia-se em evitar o contato humano com roedores ou suas excretas. As medidas para controle de roedores (desratização) devem ser tomadas apenas no intra e no peridomicílio. Caso seja necessário entrar em ambientes potencialmente contaminados (cabanas, abrigos ou casas fechados por muito tempo), o ambiente deve ser bem ventilado por pelo menos 30 minutos, abrindo portas e janelas. Constitui medida útil o umedecimento de pisos e paredes com solução de água sanitária a 10% ou solução de água com detergente, além da limpeza de móveis e utensílios com pano umedecido em detergente, para evitar a formação de aerossóis. Devem ser reduzidas ou eliminadas as fontes de abrigo e de alimentação para roedores intra ou peridomicílio. O acesso dos roedores às casas e dos locais de armazenamento de grãos deve ser bloqueado por meio de medidas mecânicas, como construções planejadas e telas metálicas finas. Apesar da possibilidade de transmissão inter-humana, por via respiratória, descrita na Argentina com o hantavírus Andes, não há outros relatos desse tipo de transmissão no Brasil ou em outros países. As medidas recomendadas para o manejo dos pacientes suspeitos incluem apenas o uso de luvas e aventais para impedir o contato com secreções.[4]

Não existem vacinas contra a leptospirose para uso humano, mas existem para uso veterinário. A prevenção da leptospirose fundamenta-se na proteção individual de indivíduos expostos ao risco (veterinários, agricultores etc.), por meio do uso de equipamento de proteção individual, como luvas e botas. Deve-se evitar a exposição de pele e mucosas à água e à lama, em caso de enchentes e inundações. A água para consumo humano deve ser sempre potável, fervida ou clorada. Devem ser descartados para consumo humano todos os alimentos que entraram em contato com águas contaminadas. A limpeza e a desinfecção das áreas dos domicílios devem ser realizadas com solução de hipoclorito de sódio.[4]

Algumas febres hemorrágicas virais de ocorrência na África (febre hemorrágica do Congo e da Crimeia, Lassa, Marburg e Ebola) podem ter transmissão interpessoal pelo contato direto ou indireto com material contaminado. Desse modo, pacientes febris sem diagnóstico etiológico e que apresentam exantema, púrpuras ou outros fenômenos hemorrágicos mas com história de viagem nos últimos 10 dias antes do início da febre para áreas de circulação do vírus Ebola, Lassa ou Marburg devem ser mantidos em isolamento de contato e de gotículas. O uso de máscaras N95 ou isolamento respiratório deve ser realizado em caso de risco de formação de aerossóis.[28]

Referências

1. Brasil. Ministério da Saúde. Secretária de Vigilância em Saúde. Boletim Eletrônico Epidemiológico: Sistema de Vigilância de Síndrome Febril Ictérica Aguda e/ou Síndrome Febril Hemorrágica Aguda. Brasil, 2004.
2. CDC. Viral Hemorrhagic Fevers. In: http://www.cdc.gov/ncidod/dvrd/spb/ mnpages/dispages/Fact_Sheets/Viral_Hemorrhagic_Fevers_Fact_Sheet.pdf.
3. Figueiredo LTM. Febres hemorrágicas por vírus no Brasil. Revista da Sociedade Brasileira de Medicina Tropical 2006; 39(2):203-10.
4. Brasil. Ministério da Saúde. Secretaria de Vigilância em Saúde. Departamento de Vigilância Epidemiológica. Guia de vigilância epidemiológica/Ministério da Saúde, Secretaria de Vigilância em Saúde, Departamento de Vigilância Epidemiológica. 7. ed. Brasília: Ministério da Saúde, 2009.
5. Ribeiro M, Antunes CMF. Yellow fever: study of an outbreak. Revista da Sociedade Brasileira de Medicina Tropical 2009; 42(5):523-31.
6. Silva LJ, Angerami RN, Nascimento EMM. Doenças causadas por rickettsias. In: Focaccia R (ed.) Veronesi: tratado de infectologia. São Paulo: Editora Atheneu, 2005: 709-26.
7. Lemos ERS, Mello JCP. Riquetsioses. In: Tavares W, Marinho LAC (eds.) Rotinas de diagnóstico e tratamento das doenças infecciosas e parasitárias. São Paulo: Editora Atheneu, 2005: 916-25.
8. Figueiredo LTM, Campos GM, Rodrigues FR. Síndrome pulmonar e cardiovascular por hantavírus: aspectos epidemiológicos, clínicos, do diagnóstico laboratorial e do tratamento. Rev Soc Bras Med Trop 2001; 34:13-23.
9. Dantas-Torres F. Rocky Mountain spotted fever. Lancet Infect Dis 2007; 7:724-32.
10. Albuquerque BC. Febre amarela. In: Tavares W, Marinho LAC (eds.) Rotinas de diagnóstico e tratamento das doenças infecciosas e parasitárias. São Paulo: Editora Atheneu, 2005: 430-5.
11. Ministério da Saúde. Dengue: aspectos epidemiológicos, diagnóstico e tratamento. 2007 In: http://www.saude.gov.br.
12. São Paulo. Secretária de Estado da Saúde. Informe técnico – Febre maculosa brasileira. 2002.
13. Ferreira MS. Hantavirose. Rev Soc Bras Med Trop 2003; 36(1):81-96.
14. WHO. Dengue. Guidelines for diagnosis, treatment, prevention and control. 2009.
15. Brasil. Ministério da Saúde. Secretaria de Vigilância em Saúde. Dengue: diagnóstico e manejo clínico – Adulto e criança/Ministério da Saúde, Secretaria de Vigilância em Saúde, Diretoria Técnica de Gestão. 3. ed. Brasília: Ministério da Saúde, 2007.
16. Rodrigues MBP, Freire HBM, Corrêa PRL, Mendonça ML, Silva MRI, França EB. É possível identificar a dengue em crianças a partir do critério de caso suspeito preconizado pelo Ministério da Saúde? J Pediatr (Rio J.) 2005; 81(3):209-15.
17. Wills BA et al. Comparison of three fluid solutions for resuscitation in dengue shock syndrome. New Eng J Med 2005; 353:877-89.
18. Limongi JE, Costa FC, Paula MBC et al. Síndrome cardiopulmonar por hantavírus no Triângulo Mineiro e Alto Paranaíba, Minas Gerais, 1998-2005: aspectos clínico-epidemiológicos de 23 casos. Rev Soc Bras Med Trop 2007; 40(3):295-9.
19. Mertz GJ, Miedzinski L, Goade D et al. Placebo-controlled, doubled-blind trial of intravenous ribavirin for the treatment of hantavirus cardiopulmonary syndrome in North America. Clin Infect Dis 2004; 39(9):1307-13.
20. Vasconcelos PFC. Febre amarela. Rev Soc Bras Med Trop 2003; 36(2):275-93.
21. Monath TP. Yellow fever. Disponível em: www.uptodate.com. Software 18.1; 2010.
22. Vinetz JM. Leptospirosis. Current Opinion in Infectious Diseases 2001; 14:527-38.
23. Levett PN. Leptospirosis. In: Mandell, Douglas and Benett's principles and practice of infectious diseases. 6. ed.
24. Everett ED. Clinical manifestations and treatment of leptospirosis in adults. Disponível em: www.uptodate.com. Software 18.1; 2010.
25. Katz AR, Ansdell VE, Effler PV et al. Assessment of the clinical presentation and treatment of 353 cases of laboratory-confirmed leptospirosis in Hawaii, 1974-1998. Clin Infect Dis 2001; 33:1834.
26. Chen LF, Sexton DJ. What's New in Rocky Mountain spotted fever? Infect Dis Clin N Am 2008; 22:415-32.
27. Secretária de Estado da Saúde de Minas Gerais. Protocolo de Febres Hemorrágicas. Belo Horizonte: SES/MG, 2002.
28. Siegel JD, Rhinehart E, Jackson M, Chiarelli, and the Healthcare Infection Control Practices Advisory Committee. Guideline for Isolation Precautions; Preventing Transmission of Infectious Agents in Healthcare Settings, 2007. In: http://www.cdc.gov/ncidod/dhqp/pdf/isolation2007.pdf.

CAPÍTULO 58

Síndrome de Imunodeficiência Adquirida

Cecília Gómez Ravetti

Dirceu B. Greco

Enio Roberto Pietra Pedroso

INTRODUÇÃO

Reconhecida em 1983, a pandemia da síndrome de imunodeficiência adquirida (AIDS) associada à ação do vírus da imunodeficiência humana (HIV) 1, 2 e 3 sobre o sistema imunológico humano, tornou-se, nos últimos 15 anos, entidade nosológica crônica de convivência, desde que tratada de maneira adequada. Poucas entidades nosológicas humanas apresentaram, como a AIDS, tão rápida mudança em seu prognóstico e tratamento.

Sua evolução prolongada associou-se ao aparecimento de diversas formas de expressão da relação agente-hospedeiro, incluindo autoinflamação, autoimunidade e neoplasia. A terapia antirretroviral, altamente eficaz, promoveu melhor qualidade de vida e prolongamento da sobrevida, com internação hospitalar decorrendo, principalmente, de infecções oportunistas e não relacionadas diretamente com o HIV, além de complicações relacionadas com a medicação.

ETIOLOGIA

O HIV é um retrovírus antropozoonótico, apresentando importância suas variantes 1 (predominante, com os subtipos B, C, F e G) e 2 (menor patogenicidade, restrita à África). Provoca citopatogenicidade precoce, com evolução prolongada e o desencadeamento progressivo de doença fatal (AIDS), associada a infecções oportunistas, neoplasias e doenças autoimunes e metabólicas.

EPIDEMIOLOGIA

O HIV apresenta distribuição mundial. Estima-se em 3.130.000 e 1.600.000 o número de pessoas portadoras do HIV na América e na América Latina, respectivamente. A AIDS na América Latina apresentava, em 2007, incidência anual de 100 mil casos novos. No Brasil encontra-se um terço das pessoas portadoras do HIV, ou com AIDS, de toda a América Latina, contabilizando mais de 430 mil casos de AIDS.

A transmissão do HIV ocorre por vias sexual (vaginal, anal, oral) e vertical (transplacentária, perinatal), por contaminação sanguínea (acidentes, drogas, transfusão de sangue e derivados) e láctea (lactação), ou pelo transplante de órgãos, tecidos e inseminação artificial (sêmen infectado) ou acidente profissional.

O risco de transmissão do HIV em uma relação sexual sem proteção é de 0,01%. O risco de transmissão viral por hemoderivado contaminado é de 95%, sendo em sangue controlado de 1:1.000.000 de unidades transfundidas. O risco de aquisição do HIV a partir de uma agulha infectada por sangue é de 1:300 (0,3%), aumentando de acordo com a maior profundidade de penetração corpórea da agulha, a presença de orifício (agulha oca) ou sangue visível na agulha (agulha oca), e o estágio avançado do paciente-fonte. A contaminação mucocutânea (borrifo de sangue) é de 0,09%. A incidência do HIV em usuários de substâncias venosas contaminadas é de 1:150 (0,7%). A infecção vertical ou perinatal representa 89,6% dos casos em menores de 13 anos de idade. Na ausência de profilaxia perinatal, o seu risco é de 13% a 40%, sendo maior com o parto vaginal do que com o cesariano e entre mães com carga viral elevada e em nutrizes.

FISIOPATOLOGIA

O HIV, após penetrar o hospedeiro, invade, especialmente, linfócitos T auxiliares (LTCD4$^+$), macrófagos, células dendríticas, enterócitos e células cervicais uterinas e neurogliais (células hospedeiras). Em seguida, encaminha-se para os órgãos linfoides e, após 6 a 8 semanas, dissemina-se (viremia) por 4 semanas, caracterizando clinicamente a síndrome retroviral aguda (SRA). O paciente evolui por meses a anos, sendo capaz de controlar a maioria das infecções oportunistas, sem sintomatologia, o que caracteriza a fase assintomática, passada essa fase inicial (com ou sem SRA).

A imunodeficiência pelo HIV é humoral e celular; o acometimento do linfócito B (LB) promove hipergamaglobulinemia e depressão da resposta humoral a novos antígenos. O macrófago atua como reservatório para o vírus e o dissemina para vários órgãos e sistemas, especialmente, para o sistema nervoso central (SNC), os pulmões e os rins.

O sistema imunológico não erradica o vírus, o que determina sua permanência em latência (mediana de 10 anos), em contínua replicação, à velocidade que pode atingir 10^{10} capsídeos diários, com destruição de LTCD4$^+$ na velocidade de 1 a 2 $\times$ 10^9 células/dia e declínio médio de 80 a 90 células/mm^3 por ano. Aos poucos, ocorre redução da capacidade orgânica de repor os linfócitos destruídos e instala-se a imunodeficiência. A viremia torna-se progressivamente maior à medida que os LTCD4$^+$ atingem níveis <200 células/mm^3, quando se instala a AIDS (infecção sintomática). A imunodeficiência predispõe infecções oportunistas e neoplasias (baixa incidência de listeriose e aspergilose, frequência aumentada de linfomas, sarcoma de Kaposi), alterações da autoimunidade em razão da desorganização da imunidade celular ou humoral (hipergamaglobulinemia, pneumonite intersticial linfocítica, produção de autoanticorpo), disfunção neurológica (complexo de demência, encefalopatia, neuropatias periféricas), devido à liberação de citocinas e outras neurotoxinas pelos macrófagos infectados, e lesão gastrointestinal e das células tubulares renais.

A terapia antirretroviral, altamente eficaz, em geral recupera a contagem de LTCD4$^+$, sem alterar outros defeitos imunológicos.

CLASSIFICAÇÃO

A AIDS (Tabela 58.1) é caracterizada por: (1) presença de infecções oportunistas e de neoplasias raramente observadas na ausência de imunodeficiência grave, como a pneumonia por *Pneumocystis* e o linfoma do SNC; (2) sorologia positiva para o HIV e certas infecções e neoplasias, que podem ocorrer em pessoas imunocompetentes, embora sejam mais comuns em infectados pelo HIV, como tuberculose pulmonar e câncer cervical invasivo; e (3) algumas situações inespecíficas, como sorologia positiva para o HIV e simultaneidade de demência e caquexia ou LTCD4$^+$ <200/mm^3 ou <14%. A AIDS desenvolve-se em 80% das pessoas que apresentam LTCD4$^+$ <200/mm^3 após 3 anos de evolução sem tratamento antirretroviral (Tabela 58.2).

O diagnóstico definitivo de AIDS, com ou sem evidência laboratorial de infecção pelo HIV, é estabelecido pelo achado de: (1) candidíase de esôfago, traqueia, brônquios ou pulmões; (2) criptococose extrapulmonar; (3) criptospo-

ridiose com diarreia persistente por mais de 1 mês; (4) citomegalovirose de órgão, exceto fígado, baço, linfonodos; (5) infecção pelo vírus herpes simples, causando úlcera mucocutânea que persiste por mais de 1 mês, bronquiolite, pneumonite ou esofagite de qualquer duração; (6) sarcoma de Kaposi em paciente com <60 anos de idade; (7) linfoma primário do SNC em paciente com <60 anos de idade; (8) complexo *Mycobacterium avium* ou doença por *Mycobacterium kansasii* disseminada (em outro local diferente do pulmão, pele, linfonodos cervicais ou hilo mediastinal); (9) pneumonia por *Pneumocystis jiroveci*; (10) leucoencefalopatia multifocal progressiva; (11) toxoplasmose cerebral; e (12) doença de Chagas aguda.

O diagnóstico definitivo de AIDS com evidência laboratorial de infecção pelo HIV é determinado pela presença de: (1) coccidioidomicose disseminada em local diferente ou em adição ao pulmão e aos linfonodos cervicais ou mediastinais; (2) encefalopatia pelo HIV; (3) histoplasmose disseminada em local diferente ou em adição ao pulmão ou aos linfonodos cervicais ou mediastinais; (4) isosporidiose que apresenta diarreia com mais de 1 mês de duração; (5) sarcoma de Kaposi em qualquer idade; (6) linfoma primário do SNC em qualquer idade; (7) outro linfoma não Hodgkin de linfócitos B ou de imunofenótipo desconhecido; (8) qualquer doença causada por outra micobactéria além da *M. tuberculosis*, disseminada (em/ou outro local que não pulmão, linfonodos cervicais ou mediastinais, além destes); (9) doença causada por *M. tuberculosis* extrapulmonar; (10) septicemia recorrente por *Salmonella*; (11) síndrome de caquexia; (12) LTCD4$^+$ com contagem ou percentual <200/mm^3 ou <14%, respectivamente; (13) tuberculose pulmonar; (14) pneumonia recorrente; e (15) câncer cervical invasivo.

O diagnóstico presuntivo de AIDS, com evidência laboratorial de infecção pelo HIV, deve ser aventado diante de: (1) candidíase oral ou esofagiana (com dor retroesternal ou disfagia de início recente); (2) retinite por citomegalovírus, com aparência típica em exames oftalmológicos seriados; (3) micobacteriose em amostras de fezes ou líquidos corpóreos normalmente estéreis ou em tecidos de local diverso do pulmão, pele, linfonodos cervicais ou mediastinais, mostrando bacilo álcool-ácido-resistente em amostras não identificadas pela cultura; (4) sarcoma de Kaposi em placa eritematosa ou violácea na pele ou nas mucosas; (5) *Pneumocystis jiroveci* e dispneia ao exercício ou tosse não produtiva nos últimos três meses, com telerradiografia do tórax evidenciando infiltrado difuso bilateral ou imagem pelo gálio de doença pulmonar difusa bilateral, pH e gás arterial com PO$_2$ arterial <70mmHg, ou capacidade de difusão respiratória <80% do valor preditivo ou aumento no gradiente de tensão do oxigênio alveoloarterial e nenhuma evidência de pneumonia bacteriana; (6) toxoplasmose cerebral com início recente de alteração neurológica focal própria de doença intracraniana ou nível reduzido de consciência; (7) imagem de lesão cerebral com efeito de massa ou realça-

Capítulo 58 ▪ Síndrome de Imunodeficiência Adquirida

Tabela 58.1 ▪ Classificação de casos de AIDS segundo o Centro de Controle e Prevenção de Doenças (CDC) dos EUA

LTCD4+ (células/mm³)	Categoria clínica		
	A Assintomático, forma aguda, linfadenopatia generalizada persistente	**B** Sintomático, distúrbios não A, não C	**C** Distúrbios indicadores de AIDS
≥500	A1	B1	C1
200 a 499	A2	B2	C2
<200	A3	B3	C3

Definição de	Características
AIDS	Categoria clínica: A3, B3, e C
A	Presença de uma ou mais das seguintes características clinicolaboratoriais em adulto ou adolescente com infecção pelo HIV e sem distúrbios das categorias B e C: infecção aguda pelo HIV (primária) com doença concomitante ou história de infecção pelo HIV; infecção assintomática pelo HIV; linfadenopatia generalizada persistente.
B	Presença de: angiomatose bacilar; candidíase orofaringiana ou vulvovaginal persistente frequente ou pouco responsiva ao tratamento; carcinoma cervical *in situ*; displasia cervical (moderada ou grave); doença inflamatória pélvica, em especial complicada por abscesso tubo-ovariano; herpes-zóster envolvendo pelo menos dois episódios distintos ou mais de um dermátomo; leucoplasia pilosa oral; listeriose; neuropatia periférica; púrpura trombocitopênica idiopática; síndrome febril (temperatura axilar >38,1°C); diarreia com duração >30 dias.
C	Presença de: câncer invasivo do colo uterino; candidíase (brônquica, traqueal, pulmonar, esofagiana); coccidioidomicose disseminada ou extrapulmonar; complexo *M. avium* ou *M. kansasii* disseminado ou extrapulmonar; criptococose extrapulmonar; criptosporidiose intestinal crônica com duração >30 dias; citomegalovirose em outros órgãos que não fígado, baço ou linfonodos; encefalopatia relacionada com o HIV; herpes simples com úlceras crônicas com duração >30 dias ou bronquite, pneumonite ou esofagite; histoplasmose disseminada ou extrapulmonar; isosporíase intestinal crônica com duração >30 dias; leucoencefalopatia multifocal progressiva; linfoma (Burkitt, imunoblástico, primário do SNC); micobacteriose (espécies não usuais) disseminada ou extrapulmonar; *M. tuberculosis* em qualquer local (pulmonar ou extrapulmonar); pneumonia por *P. jiroveci*; pneumonia recorrente; retinite por vírus citomegálico com perda da visão; sarcoma de Kaposi; septicemia recorrente por *Salmonella*; síndrome de emaciação devida ao HIV; toxoplasmose cerebral.

da pela injeção de meio de contraste, com anticorpo sérico ou resposta terapêutica bem-sucedida à toxoplasmose; (8) pneumonia recorrente com mais de um episódio em 1 ano; (9) pneumonia aguda (novos sintomas, sinais ou evidência radiológica não presente precocemente) diagnosticada em bases clínicas ou radiológicas por médico; (10) tuberculose pulmonar: infiltrado apical ou miliar; e (11) resposta clínica e radiográfica aos tuberculostáticos.

MANIFESTAÇÕES CLÍNICAS

A introdução da terapia antirretroviral altamente eficaz acarretou modificações fundamentais na evolução da AIDS, proporcionando aumento da sobrevida e tornando a imunodeficiência entidade de convivência crônica, o que proporcionou a incidência de infecções oportunistas e maior número de internações por doenças não relacionadas com o HIV ou a AIDS, inclusive aquelas causadas por agressões da propedêutica e da terapêutica farmacológica e pelo aumento natural da sobrevida.

As manifestações clínicas associadas ao HIV ocorrem em três fases: inicial, precoce ou aguda (SRA), intermediária ou crônica, e final, de crise ou de AIDS (Tabela 58.2):

- **SRA (mononucleose infecciosa-símile):** surge em 40% dos pacientes após a penetração viral e caracteriza-se

Tabela 58.2 ▪ LTCD4+ e manifestações clínicas em pacientes infectados pelo HIV

Contagem de LTCD4+	Alterações clínicas mais frequentes
>500/mm³	Síndrome retroviral aguda, candidíase vaginal, linfadenopatia generalizada persistente, síndrome de Guillain-Barré, meningite asséptica
200 a 500/mm³	Pneumonia pneumocítica e outras, tuberculose pulmonar, herpes varicela-zóster, candidíase (oral, esofagiana), criptococose autolimitada, sarcoma de Kaposi, leucoplasia pilosa oral, neoplasia intraepitelial, câncer cervical, linfoma de células B, anemia, mononeuropatias múltiplas, púrpura trombocitopênica idiopática, linfoma de Hodgkin, pneumonite intersticial linfocítica
<200/mm³	Pneumonia por *P. jiroveci*, herpes simples crônico e disseminado, toxoplasmose, criptococose, histoplasmose e coccidioidomicose disseminada, criptosporidiose crônica, microsporidiose, tuberculose miliar e extrapulmonar, leucoencefalopatia multifocal progressiva, candidíase esofagiana, síndrome consuptiva, neuropatia periférica, demência associada ao HIV, linfoma primário do SNC, miocardiopatia, mielopatia vacuolar, polirradiculopatia progressiva, linfoma imunoblástico
<50/mm³	Citomegalovirose disseminada, complexo *Mycobacterium avium* disseminado

por alterações precoces constituídas por: linfadenia cervical ou generalizada, síndrome febril, calafrio, faringite, mal-estar, exantema maculopapular, cefaleia, artralgia, mialgia, diarreia, náusea, vômito, ulceração mucocutânea (boca, esôfago, genitais), candidíase vaginal e distúrbios neurológicos (meningoencefalite asséptica, neuropatia periférica, paralisia facial, síndrome de Guillain-Barré, neurite braquial, radiculopatia, deficiência cognitiva e psicose). A recuperação é espontânea em 7 a 10 dias. Os LTCD4+ diminuem acentuadamente, de maneira transitória e autolimitada, e existe risco transitório de infecções oportunistas. Podem surgir alterações tardias, caracterizadas por infecções ou neoplasias raras, em pessoas imunologicamente normais.

- **Período de latência (fase assintomática):** a SRA, sintomática ou não, é seguida por latência clínica, na maioria das vezes assintomática, com a presença de sorologia anti-HIV e algumas alterações laboratoriais, como anemia, leucopenia, trombocitopenia e hipergamaglobulinemia. O exame físico é normal ou pouco alterado. Pode haver foliculite, dermatite seborreica, prurigo, linfadenopatia generalizada, fraqueza e astenia. Muitas vezes, é identificada pela presença do HIV sem causa específica. A imunossupressão não ocorre em até 15% dos infectados após 20 anos da infecção inicial. À medida que a imunossupressão e a disfunção da imunidade humoral concomitante tornam-se mais intensas, ocorre diminuição progressiva dos LTCD4+, quando surgem, principalmente, infecções oportunistas, neoplasias e doenças autoinflamatórias, que caracterizam a AIDS. A incidência das infecções oportunistas diminuiu desde a introdução da terapia antirretroviral altamente eficaz contra o HIV, a qual recupera parcialmente a função imunológica, e sua profilaxia primária e secundária. Essa estratégia terapêutica levou à redução nas taxas de morbidade e mortalidade associadas à infecção pelo HIV.

- **AIDS:** ocorre após 3 anos em mais de 80% das pessoas portadoras do HIV com LTCD4+ <200/mm³. A imunidade é afetada em 10 anos, em média, após a penetração do HIV, quando podem ocorrer as manifestações clínicas listadas na Tabela 58.3.

As principais queixas são: febrícula, sudorese noturna, fadiga, diarreia crônica (associada a bactérias, protozoários, helmintos, fungos), cefaleia, distúrbios neurológicos, infecções bacterianas (pneumonia, bronquite, sinusite), lesões mucocutâneas (leucoplasia pilosa oral, candidíase orofaríngea, herpes-zóster, angiomatose bacilar cutânea), anorexia, náuseas, vômitos e hepatite viral. O emagrecimento é comum, havendo perda inicial mais intensa de massa muscular do que de tecido subcutâneo.

Vários órgãos e sistemas são acometidos diretamente pelo HIV ou por comorbidades ou doenças oportunistas, levando ao surgimento de diversas entidades clínicas, especialmente as decorrentes de manifestações respiratórias, neurológicas centrais, neurológicas periféricas, oftalmológicas, gastroenterológicas, endocrinológicas, dermatológicas, oncológicas, ginecológicas, hematológicas, inflamatórias, nefrológicas, reumatológicas, otorrinolaringológicas, psiquiátricas.

Manifestações respiratórias

A pneumonia bacteriana comunitária é a causa mais comum de pneumopatia em paciente com HIV, determinada principalmente por: *S. pneumoniae, H. influenzae, S. aureus, P. aeruginosa, Legionella pneumophila, E. coli* e *Nocardia* sp. Outros agentes importantes são os fungos, especialmente *Pneumocystis jiroveci, Cryptococcus neoformans* e *Histoplasma capsulatum*; os vírus citomegálicos e as neoplasias (sarcoma de Kaposi). Suas manifestações clínicas consistem em síndrome febril, dispneia, tosse com expectoração purulenta e dor pleurítica. As alterações radiológicas mais frequentemente incluem consolidação alveolar focal, segmentar ou lobar.

A pneumonia por *P. jiroveci* constitui-se na infecção oportunista mais frequente, acometendo 80% dos pacientes durante a evolução da AIDS sem tratamento. Desenvolve-se, em geral, em pacientes com LTCD4+ <200/mm³. Sua evolução é subaguda, de dias a semanas, com síndrome febril, tosse seca e taquidispneia, podendo provocar insuficiência respiratória. As alterações radiológicas que apresenta decorrem de infiltrado reticular difuso, bilateral

Tabela 58.3 ■ Manifestações clínicas que caracterizam a imunodeficiência

Intensidade	Características clínicas
Moderada	Candidíase oral; candidíase vaginal recorrente; diarreia com duração >30 dias, sem etiologia determinada; emagrecimento além de 10% do peso corpóreo; febre intermitente ou constante, sem etiologia determinada por mais de 30 dias; herpes-zóster; infecções recorrentes do aparelho respiratório (pneumonite, sinusite); leucoplasia pilosa oral; tuberculose pulmonar com evolução atípica; adenopatia; faringite; exantema; mialgia; cefaleia; hepatoesplenomegalia; queixas neurológicas
Grave	Candidíase de esôfago, traqueia, brônquios, pulmões; pneumonia por *P. jiroveci*; toxoplasmose cerebral; criptosporidiose com diarreia de duração >30 dias; isosporidiose com diarreia de duração >30 dias; doença pelo vírus citomegálico de um órgão que não seja fígado, baço ou linfonodo; infecção pelo vírus herpes simples com acometimento mucocutâneo por mais de 30 dias, ou visceral de qualquer duração; leucoencefalopatia multifocal progressiva; histoplasmose extrapulmonar ou disseminada; micobacteriose atípica disseminada; septicemia recorrente por *Salmonella* não tifoide; tuberculose extrapulmonar ou disseminada; linfoma primário cerebral; outros linfomas não Hodgkin de linfócitos B; sarcoma de Kaposi; criptococose extrapulmonar

Capítulo 58 ■ Síndrome de Imunodeficiência Adquirida

e simétrico, podendo ser normal em 10% dos casos. O diagnóstico pode ser realizado pela identificação do agente no escarro, no lavado broncoalveolar ou por biópsia transbrônquica. A hipoxemia está presente na maioria dos doentes, e a desidrogenase láctica pode estar elevada (>500UI/L), como ocorre em várias entidades clínicas, como tuberculose, linfoma, histoplasmose, leucemia, anemia perniciosa, anemia hemolítica, tromboembolismo pulmonar e no uso crônico de zidovudina. O desenvolvimento de pneumotórax constitui risco frequente em pacientes tratados com pentamidina aerossol.

A tuberculose pulmonar ocorre na vigência de qualquer nível de LTCD4$^+$, como primoinfecção ou reativação. É frequente sua incidência, em especial, em usuários de substâncias venosas. Suas manifestações clínicas e radiográficas variam com o nível de LTCD4$^+$, isto é: (a) >350 células/mm^3: tendem a ser semelhantes às de pacientes sem imunossupressão, com tosse, expectoração, emagrecimento, sudorese e febre, atingindo predominantemente os ápices pulmonares, com cavitação e derrame pleural; (b) <350 células/mm^3: as manifestações extrapulmonares têm importância, com sintomatologia variável de acordo com os órgãos envolvidos e podendo apresentar infiltrado difuso bilateral.

A micobacteriose atípica (*M. avium intracellulare*: complexo *M. avium* e *M. kansasii*) e o *Mycobacterium* (*fortuitum, haemophilum, marinum simiae, asiaticum, scrofulaceum*) podem causar pneumopatias (com ou sem doença pulmonar preexistente) disseminadas, com febre, emagrecimento, sudorese noturna, linfadenomegalia, hepatoesplenomegalia, dor abdominal, alterações radiológicas pulmonares variadas, anemia, elevação da fosfatase alcalina e deterioração clínica progressiva em estágio avançado da AIDS (LTCD4$^+$ <100/mm^3).

As infecções por *Cryptococcus neoformans, Histoplasma capsulatum* e *Aspergillus* sp. são menos frequentes. Podem também ocorrer infecções provocadas por vírus herpes simples, varicela, influenza A e B, citomegálico e sincicial respiratório.

A pneumopatia não infecciosa associa-se a sarcoma de Kaposi, linfoma não Hodgkin (que envolve também cérebro, fígado e trato gastrointestinal) e pneumonia intersticial, caracterizada por meses de tosse leve e dispneia, com infiltrado pulmonar à radiologia do tórax. A presença de grandes derrames pleurais e de adenomegalia sugere sarcoma de Kaposi, tuberculose pulmonar ou linfoma.

Manifestações neurológicas centrais

A toxoplasmose constitui-se na lesão mais comum localizada no SNC, caracterizada por cefaleia, lesões cerebrais focais, convulsões, alteração do estado mental, múltiplas lesões ao estudo radiológico cerebral, com importante redução em sua incidência após a introdução da terapia antirretroviral, altamente eficaz, e a profilaxia com sulfametoxazol-trimetoprima (SMZ-TMP) para *P. jiroveci*. Manifesta-se, em geral, quando a contagem de LTCD4$^+$ é <100 células/mm^3. Sua evolução clínica apresenta várias semanas de cefaleia, com sinais de efeito de massa, convulsões, alterações do sensório, meningismo e febre. O diagnóstico é feito por meio de métodos de imagens, sendo a tomografia computadorizada (TC) do crânio o mais fácil acesso. São encontradas múltiplas lesões hipodensas focais com reforço anelar após administração de contraste. A principal localização são os gânglios da base.

O linfoma não Hodgkin primário do SNC constitui-se na segunda manifestação mais frequente da AIDS. Associa-se, na maioria das vezes, à infecção pelo vírus Epstein-Barr. Caracteriza-se clinicamente por convulsões, alterações do comportamento, cefaleia e lesões motoras, que variam segundo a localização. A febre, em geral, está ausente. A TC ou a ressonância nuclear magnética (RNM) de crânio revelam lesão única, embora possa haver lesões múltiplas com diâmetro >2cm semelhantes às da neurotoxoplasmose. A confirmação diagnóstica fundamenta-se no estudo anatomopatológico após biópsia da lesão. Seu prognóstico é ruim, mas deve ser instituída radioterapia e buscada a reconstituição imune por meio da terapia antirretroviral altamente eficaz, que pode prolongar a sobrevida em alguns meses.

A meningite criptocócica representa a principal manifestação do *Cryptococcus neoformans* e manifesta-se, em geral, quando o LTCD4$^+$ situa-se <50 células/mm^3. Evolui como meningite ou meningoencefalite subaguda, com cefaleia, aumento da temperatura corpórea, astenia, mal-estar e fraqueza. O meningismo e os sinais de hipertensão intracraniana ocorrem em menos de um terço dos pacientes. O liquor revela proteinorraquia leve, glicorraquia baixa ou normal, pleocitose ou não, frequentemente com linfocitose ou ausência de células, e sua coloração pela tinta nanquim pode revelar a presença do *C. neoformans*, a reação de aglutinação sérica pelo látex é positiva em 80% dos casos.

A leucoencefalopatia multifocal progressiva constitui-se em doença desmielinizante do SNC, associada à reativação de infecção latente pelo vírus JC. Acomete principalmente a substância branca dos hemisférios cerebrais, mas pode afetar também a substância cinzenta e o cerebelo. Manifesta-se, em geral, quando a contagem de LTCD4$^+$ é <100 células/mm^3, entretanto não indica, necessariamente, estágio final da AIDS. Sua sintomatologia é variável, dependente da região acometida do SNC, sendo mais frequente o encontro de alterações do comportamento (distúrbios leves até demência), afasia, cegueira cortical e hemiparesia. Os sinais focais, como mono ou hemiparesia, são frequentes, assim como paralisias focais e distúrbios da fala. O diagnóstico pode ser realizado por meio da TC ou da RNM do crânio, que revelam, respectivamente, atrofia cerebral sem efeito de massa e lesões características, assimétricas, sem reforço de contraste com gadolínio.

O abscesso cerebral é mais comum em usuários de substâncias venosas. As outras lesões decorrem, principalmente, de histoplasmose, tuberculose (tuberculoma, formas atípicas), nocardia, citomegalovírus, ou do sarcoma de Kaposi.

O complexo de demência caracteriza-se por dificuldade na realização de tarefas cognitivas e redução da velocidade motora. As primeiras alterações consistem em deterioração da escrita, flutuação do nível de cognição, períodos de lucidez e confusão mental. É necessária a exclusão de lesão cerebral pelo estudo radiológico e do liquor e por testes neuropsiquiátricos para distinguir demência de depressão. Pode haver melhora com o uso de antirretrovirais. Associa-se, em geral, a hipoglicemia, hiponatremia, hipoxia e superdosagem de medicamentos ou de substâncias tóxicas.

A mielopatia surge com ataxia neurossensorial, incontinência urinária ou fecal e paresia (paraparesia) dos membros inferiores. Associa-se à encefalopatia e representa, em geral, manifestação tardia da AIDS.

Manifestações neurológicas periféricas

Manifestam-se como polineuropatia inflamatória, neuropatia sensorial e mononeuropatias. A polineuropatia desmielinizante inflamatória é semelhante à de Guillain-Barré e ocorre, usualmente, antes de surgir imunodeficiência. A citomegalovirose pode provocar polirradiculopatia ascendente, em que se observam paresia das extremidades inferiores, liquor com pleocitose neutrofílica e cultura negativa para bactérias. A mielite transversa é decorrente da infecção por vírus herpes-zóster ou citomegálico. A neuropatia periférica é comum e caracteriza-se por disestesia, dor nas extremidades inferiores e insensibilidade. A intensidade das queixas é dissociada dos achados da sensibilidade grosseira e da avaliação motora. A principal causa é o uso dos antirretrovirais estavudina e didanosina. Na doença avançada pode haver neuropatia periférica, independentemente da associação com o uso de antirretrovirais.

Manifestações oftalmológicas

Decorrem, principalmente, da lesão da coroide, retina e vítreo. A principal alteração decorre da doença retiniana microvascular, em que são observados, próximos aos grandes vasos posteriores, infiltrados algodonosos, pequenas hemorragias e isquemia da retina. São devidas ao HIV e, em geral, assintomáticas, mas a lesão perifoveal pode borrar a visão. A retinite por citomegalovírus é indolor, assimétrica, associa-se a LTCD4$^+$ <50/mm^3 e apresenta-se com exsudato retiniano esbranquiçado, hemorragia ao lado dos principais vasos retinanos, escotomas visuais, fotofobia, borramento e diminuição da acuidade visual. Pode provocar descolamento da retina. A coriorretinite por toxoplasmose provoca lesões necrosantes bilaterais e multifocais e pode determinar descolamento da retina e associar-se a vitreíte e uveíte anterior. As lesões encefálicas são comuns. A síndrome de necrose aguda da retina, causada pelos vírus herpes e varicela-zóster, associa-se a dor ocular, ceratose ou irite, com zóster trigeminal ou herpes simples orolabial e meningoencefalite viral. As lesões da retina são periféricas, planas, pálidas ou acinzentadas. O descolamento retiniano é comum. A síndrome de necrose da retina anterior progressiva é variante da retinite por varicela-zóster, e ocorre com LTCD4$^+$ <100/mm^3, apresentando lesões profundas, multifocais e confluentes. Recupera-se com a reconstituição imune. A sífilis secundária pode provocar retinite e vitreíte, com significativas alterações dérmicas, neurológicas e laboratoriais. A infiltração da coroide está associada a pneumocistose, tuberculose e ao complexo *Mycobacterium avium*, em geral, sem provocar alterações visuais significativas. A infecção bacteriana endógena pode provocar retinite de progressão lenta. A vitreíte (endoftalmite) em virtude de candidíase disseminada pode ocorrer em usuários de substâncias venosas. A neuropatia óptica pode determinar alterações visuais ou cegueira, tendo como principais agentes os vírus citomegálico e herpes, o *Treponema pallidum* e o *Criptococcus* (meningite). Rara, a uveíte anterior grave, associa-se a sífilis, infecção pelos vírus varicela-zóster e citomegálico, toxoplasmose, uso de cidofovir ou reconstituição imune e retinite pelo vírus citomegálico. A ceratite associa-se aos vírus varicela-zóster e herpes simples e ao microsporídios. As doenças da conjuntiva e dos anexos relacionam-se com o sarcoma de Kaposi e o edema periorbitário. As conjuntivites não purulentas e não específicas são, em geral, autolimitadas, mas podem associar-se à sífilis e ao molusco contagioso. A ptose palpebral e a diplopia ocorrem com o sarcoma de Kaposi ou o linfoma de Burkitt (Tabela 58.4).

Manifestações gastroenterológicas

O aparelho digestivo é especialmente acometido pelo HIV ou por vários agentes, infecciosos ou não, que determinam alterações inflamatórias, neoplásicas e degenerativas. A boca exige atenção especial em razão da enorme quantidade de alterações que pode expressar. As principais lesões são devidas a: leucoplasia pilosa oral (vírus Epstein-Barr), que regride espontaneamente, sendo constituída por lesão esbranquiçada em sua margem, plana ou levemente elevada, enrugada, com linhas paralelas verticais com projeções finas (como cabelo); candidíase, que provoca gosto ruim e sensação de boca seca, podendo ser pseudomembranosa (removível com placas) ou eritematosa (placas friáveis vermelhas); queilite angular, caracterizada por fissuras no ângulo dos lábios e em geral provocada pela infecção por *Candida*; doença gengival (periodontite, gengivite agressiva), relacionada com o supercrescimento de micro-organismos, sarcoma de Kaposi e condiloma acuminado.

Capítulo 58 ■ Síndrome de Imunodeficiência Adquirida

Tabela 58.4 ■ Principais diferenças que caracterizam a retinite associada à AIDS

Parâmetros	Entidades clínicas			
	Citomegalovirose	**Herpesviroses**	**Toxoplasmose**	**Sífilis**
Queixas	Perda visual, indolor, escotoma	Perda visual, dor, escotoma	Perda visual, escotoma, fotofobia	Perda visual, escotoma, fotofobia
Associação com	AIDS	AIDS, herpes orolabial, zóster trigêmeo	AIDS, encefalite	Exantema, perda da audição
Lesão retiniana	Exsudato branco com hemorragia	Confluência, retina cinza ou pálida	Exsudato branco ou amarelado	Alterações variadas
Localização	Perto de vaso principal	Periférica	Multifocal	Focal ou posterior
Risco de descolamento de retina	Moderado	Grande	Moderado	Pequeno
Sorologia e cultura	Não ajuda	De lesões da pele	IgG para *T. gondii*	VDRL, FTA-ABS

A orofaringite e a esofagite podem ser provocadas por vários agentes. As lesões causadas por *Candida* caracterizam-se por lesões constituídas por placas brancas não aderentes. A esofagite revela imunossupressão avançada e associa-se a disfagia, odinofagia e dor retroesternal, ocorrendo, em um e dois terços das vezes, respectivamente, de maneira isolada e na vigência de orofaringite. O diagnóstico da candidíase oral é geralmente clínico, mediante identificação das lesões típicas, sendo necessária a coleta de material para cultura apenas se houver falha na administração de fluconazol ou itraconazol. O acometimento esofágico deve ser suspeitado a partir das queixas, seguido imediatamente pelo tratamento empírico. A endoscopia digestiva alta deve ser realizada para observação macroscópica e coleta de material das lesões diante da persistência da sintomatologia apesar da terapêutica instituída. A esofagite pode ser provocada também pelo vírus citomegálico, que causa sintomatologia indistinguível da candidíase esofágica, podendo promover concomitantemente lesão retiniana. O diagnóstico é possível pela endoscopia digestiva alta, que revela lesões erosivas ou única úlcera grande, superficial, principalmente no terço inferior do esôfago. O diagnóstico é feito pelo exame anatomopatológico a partir de biópsia da lesão. A esofagite pelo vírus herpes simples apresenta características clínicas semelhantes às anteriores. O diagnóstico é feito por endoscopia digestiva, que evidencia pequenas lesões ulceradas superficiais coalescentes (Tabela 58.5).

A hepatopatia é, na maioria das vezes, assintomática ou provoca náusea, vômito, e dor abdominal no hipocôndrio direito, sendo associada ao uso de claritromicina, didanosina, imidazólicos, pentamidina, sulfonamidas e tuberculostáticos. A AIDS progride mais rapidamente com a presença de hepatite, seja pela simultaneidade da imunodeficiência, seja pela hepatotoxicidade dos antirretrovirais.

Pode haver também anormalidades nos colangíolos e nas vias biliares extra-hepáticas, características da colecistite, em geral, acalculosa, colangite esclerosante e estenose papilar, que evoluem com náusea, vômitos e dor no hipocôndrio direito e estão associadas ao HIV, ao vírus citomegálico e ao *Cryptosporidium* e *Microsporidium*.

A gastropatia e a má absorção podem estar relacionadas com a redução ou a ausência de produção de ácido clorídrico, o que aumenta a suscetibilidade a *Campylobacter*, *Salmonella* e *Shigella*. A má absorção associa-se a enterites repetidas provocadas pelo complexo *Mycobacterium avium*, criptosporidiose e microsporidiose.

A coinfecção por HIV e vírus C da hepatite (mais comum em usuários de substâncias ilícitas e hemofílicos politransfundidos) promove evolução acelerada da AIDS.

A enterocolite pode ser determinada por bactéria (*Salmonella, C. jejuni, C. difficile, Shigella, E. coli*), que determinam, em geral, manifestações clínicas agudas, e protozoários (*Cryptosporidium, E. histolytica, Giardia, Isospora, Mi-*

Tabela 58.5 ■ Alterações esofagianas da infecção pelo HIV

Agente	Características da infecção esofagiana			
	Frequência (%)	**LTCD4$^+$/mm^3**	**Clínica**	**Diagnóstico**
Cândida	70	<200	Odinofagia, candidíase oral, em geral afebril	Endoscopia mostra placas, prova terapêutica
Citomegalovírus	20	<50	Odinofagia, dor focal, em geral febril	Biópsia da úlcera com inclusões citomegálicas
Herpesvírus	5	<200	Odinofagia, lesões orais herpéticas, afebril	Biópsia da úlcera com inclusões herpéticas
Idiopática	15	<300	Odinofagia, dor focal, em geral afebril	Biópsia negativa da úlcera

crosporidium), que determinam diarreia intensa, crônica e febril, e dor abdominal, podendo simular abdome agudo. Pode promover bacteriemia. A enterocolite pode recorrer mesmo após o tratamento adequado de infecções por *Salmonella* e *Shigella*. A suspeita de AIDS deve estar presente em todo paciente que apresente diarreia com mais de 30 dias de evolução sem causa identificada. O diagnóstico consiste na pesquisa do agente em exame parasitológico de fezes, coprocultura, hemocultura e pesquisa de toxina do *C. difficile*. A colonoscopia com biópsia deve ser realizada diante de exame parasitológico de fezes negativo e persistência da diarreia (Tabelas 58.6 e 58.7).

Manifestações endocrinológicas

Todas as glândulas podem ser afetadas por infecções oportunistas, neoplasias, ou pela ação de substâncias usadas durante o tratamento da AIDS. A glândula mais acometida é a suprarrenal, com insuficiência, em geral, associada a HIV, citomegalovírus, micobactérias, sarcoma de Kaposi, fungos, medicamentos (cetoconazol, fenitoína, rifampicina), hemorragia intraglandular e agressão autoimune. As principais alterações decorrem de anorexia, astenia, hipotensão ortostática, náuseas, pele acinzentada, hiponatremia e hipopotassemia. Pode haver diminuição da tri-iodotironina (T_3), da tiroxina (T_4) e da globulina ligadora de tiroxina, com baixos níveis de tri-iodotironina reversa, associada a hipotireoidismo e hipogo-

nadismo (em 50% dos homens com AIDS). A impotência surge progressivamente e ocorre diminuição da libido. O hipotireoidismo evolui com fadiga, mal-estar, alteração da consciência e diminuição do crescimento e do desenvolvimento infantil. O cetoconazol pode provocar hipotireoidismo primário e a rifampicina pode aumentar a depuração de T_4. Podem ocorrer pancreatite, aumento da resistência à insulina, *diabetes mellitus* e hiperamilasemia em razão da ação de citomegalovírus, HIV, criptococos, toxoplasma, cândida e do uso de didanosina, estavudina, inibidores da protease, pentamidina, SMZ-TMP e zalcitabina. A pentamidina pode provocar hipoglicemia. Em até 50% dos pacientes, os inibidores da protease provocam resistência à insulina, além de hiperlipidemia, lipodistrofia e elevação dos triglicerídeos e do colesterol com perda da gordura abdominal (abdome de protease) e da mama. A síndrome consumptiva, a dislipidemia e a lipodistrofia podem decorrer da ação de inibidores da protease e da nevirapina. Provocam redistribuição da gordura corporal, acúmulo no abdome, na região dorsocervical e nas mamas, e perda de tecido adiposo e subcutâneo na região glútea, nos membros superiores e inferiores, no coxim de gordura temporal, com afinamento da face, intolerância primária à glicose e hiperglicemia. O hipogonadismo provoca diminuição da libido e impotência. Podem ser observados baixos níveis de testosterona ou espermatogênese diminuída com o uso de aciclovir, cetoconazol e ganciclovir. A utilização prolongada de acetato de megestrol asso-

Tabela 58.6 ■ Principais agentes associados às diarreias agudas e suas características clínicas

Agente	Características da infecção esofagiana			
	Frequência (%)	LTCD4$^+$/mm^3	Clínica	Diagnóstico
Salmonella	15	Qualquer	Diarreia aquosa, febril	Coprocultura e sangue
C. difficile	15	Qualquer	Diarreia aquosa, febre, cólicas	Toxinas fecais
Vírus entéricos	30	Qualquer	Diarreia aquosa, em geral afebril	Nenhum
Idiopática	40	Qualquer	Variada	Coprocultura negativa, parasitológico de fezes, toxina de *C. difficile*

Tabela 58.7 ■ Principais agentes associados às diarreias crônicas e suas características clínicas

Agente	Características da infecção esofagiana			
	Frequência (%)	LTCD4$^+$/mm^3	Clínica	Diagnóstico
Cryptosporidium	25	<100	Diarreia aquosa intensa, febril	Parasitológico de fezes com bacilo fixador de ácido
Microsporídia	25	<100	Diarreia aquosa, afebril	Tricromo de fezes
Isospora belli	5	<100	Diarreia aquosa	Parasitológico de fezes com bacilo fixador de ácido
M. avium	10	<50	Diarreia aquosa, febril, emagrecimento	Hemocultura
Citomegalovírus	15	<50	Diarreia aquosa ou sanguinolenta, febril	Biópsia do cólon, leucócitos fecais
Idiopática	20	Qualquer	Diarreia aquosa	Coprocultura negativa, parasitológico de fezes, toxina de *C. difficile*, endoscopia

Capítulo 58 ■ Síndrome de Imunodeficiência Adquirida

cia-se à supressão dos níveis de testosterona no homem. A menstruação pode tornar-se alterada. A hipercalcemia pode revelar a presença de leucemia, linfoma ou o uso de anfotericina B e foscarnet.

Manifestações dermatológicas

As principais lesões associadas à AIDS decorrem de herpes simples ou zóster, condiloma acuminado, molusco contagioso, foliculite, abscesso superficial (furúnculo) e impetigo bolhoso.

Os principais fungos envolvidos são os dermatófitos e a cândida, acometendo, principalmente, a região inguinal. A criptococose pode provocar lesão cutânea nodulopapulosa, folicular ou ulcerada na face, no pescoço e no couro cabeludo. As principais lesões neoplásicas são devidas a sarcoma de Kaposi, linfoma (Hodgkin, não Hodgkin, cutâneo de linfócitos T), carcinoma de células basais ou escamosas e ao melanoma.

A dermatite seborreica pode ser a primeira manifestação da imunodeficiência, atingindo, além do couro cabeludo, a face, as axilas e a região genital. A foliculite eosinofílica acomete, na maioria das pessoas, a pele acima da linha dos mamilos. A picada de artrópodes e o uso de medicamentos (ácido clavulânico, amoxicilina, dapsona, nevirapina, sulfas) exacerbam as reações cutâneas com prurido, eritema, pápulas e crostas. A zidovudina provoca estrias longitudinais enegrecidas e escurecimento das unhas. A angiomatose bacilar (bartonelose) disseminada evolui com febre, pápulas vasculares eritematosas friáveis, placas e nódulos subcutâneos, lesões verrucosas ou ulcerativas, em geral dolorosas, que são parecidas com as do sarcoma de Kaposi e podem se associar a bacteriemia, lesões ósseas e hepáticas (hepatite, hepatoesplenomegalia), além de linfadenomegalia. A escabiose tende a apresentar lesões papulocrostosas, com ou sem escoriações, localizadas em dobras (regiões areolar, axilar, glútea, inframamária, inguinal, interdigital e periumbilical) ou disseminadas com prurido, em geral vespertino, e há casos clínicos semelhantes no convívio em casa. A xerose é mais frequente nos membros, acompanhada de prurido, pele opaca, inextensível, com ou sem escamas.

A infecção pelo vírus varicela-zóster é 15 vezes mais frequente nos portadores de HIV, principalmente quando a contagem de LTCD4$^+$ é <200 células/mm^3. Manifesta-se como erupção dolorosa maculopapular em um dermátomo, precedida de dor intensa e seguida pela aparição de vesículas e pústulas. Pode afetar mais de um dermátomo e até mesmo disseminar-se, em 25% a 50% das vezes. O comprometimento ocular é frequente, indicando a necessidade de tratamento endovenoso. As lesões causadas pelo vírus herpes simples 1 podem ser semelhantes às encontradas em pessoas não imunossuprimidas, com vesículas dolorosas sobre a superfície eritematosa, principalmente na região labial, assim como genital, quando o agente é o

herpes simples 2. Essas lesões, em pacientes com imunossupressão intensa, podem ser disseminadas com ulcerações profundas.

A angiomatose bacilar e a bartonelose caracterizam-se pela presença de febre, pápulas eritematosas friáveis e placas e nódulos eritematosos, que podem associar-se a bacteriemia e acometimento visceral.

Manifestações oncológicas

As principais neoplasias são: sarcoma de Kaposi, linfoma (Hodgkin, não Hodgkin, primário do SNC), carcinoma (cervical invasivo, anogenital de células escamosas), leiomiossarcoma (em crianças), seminoma e plasmocitoma. O sarcoma de Kaposi associa-se ao vírus herpes humano 8 (vírus herpes do sarcoma de Kaposi) e pode surgir, principalmente, nas conjuntivas, na língua, no palato, nas pálpebras, no trato gastrointestinal ou respiratório, com lesões nodulopapulares, purpúricas, confundíveis com angiomatose bacilar ou granuloma piogênico. Pode associar-se a anorexia, mal-estar e linfedema dos membros inferiores, sendo mais prevalente em homossexuais ou bissexuais masculinos. O linfoma não Hodgkin é, em geral, de linfócitos B, expresso como tumor difuso de células grandes, envolvendo todo o aparelho digestivo (inclusive o fígado), o SNC, tecidos moles e a medula óssea. O linfoma primário do SNC (em geral imunoblástico) apresenta lesões em massa solitária no parênquima cerebral, sendo encontrado, na maioria das vezes em que é diagnosticado, em estágio III-B ou IV. A doença de Hodgkin (celularidade mista, depleção linfocitária) manifesta-se com anorexia, emagrecimento, febre e sudorese noturna. A displasia anal e o carcinoma de células escamosas são mais comuns em homossexuais masculinos. Relaciona-se com a infecção prévia pelo vírus do papiloma humano. Pode ser silenciosa ou antecedida de condiloma acuminado.

Manifestações ginecológicas

As principais alterações são causadas por candidíase vaginal, displasia e neoplasia cervical e doença inflamatória pélvica. O exame ginecológico deve ser semestral, com colposcopia ou cervicografia e exame do esfregaço de material coletado do colo do útero pelo Papanicolaou. A doença inflamatória pélvica apresenta os mesmos agentes e a terapêutica das pessoas imunocompetentes.

Manifestações hematológicas

As principais alterações são decorrentes de redução do LTCD4$^+$, anemia (60%), neutropenia (50%) e trombocitopenia (40%). Associam-se a imensa variedade de causas, especialmente à ação direta do HIV, às infecções oportunistas, às neoplasias e à toxicidade medicamentosa (antiblásticos, antimicrobianos, antirretrovirais). A trombocitopenia assemelha-se à da púrpura trombocitopênica autoimune.

A anemia normocrômica e normocítica é própria de doença crônica ou de eritropoese ineficaz. Relaciona-se, em geral, com o uso de dapsona e zidovudina (dose-dependente ou idiossincrasia), ou com a infecção por parvovírus B19 ou *M. avium*. A anemia torna-se macrocítica com o uso de antirretrovirais. A neutropenia associa-se a mielossupressão pelo uso de aciclovir, ganciclovir, pirimetamina-sulfadiazina e SMZ-TMP. A frequência de trombose venosa profunda parece ser maior em portadores do HIV e algumas vezes relacionada com anticorpos antifosfolipídios e anticoagulantes lúpicos.

Manifestações inflamatórias

O uso de antirretrovirais provoca, em alguns pacientes, reações inflamatórias em virtude da imunorreconstituição, caracterizando-se pelo desenvolvimento de doenças oportunistas de caráter não usual, como vitreíte por citomegalovírus, linfadenopatia localizada ou generalizada pelo complexo micobacteriose atípico ou agravamento da tuberculose.

Manifestações nefrológicas

O acometimento renal associa-se, principalmente, a lesões virais (inclusive pelo HIV) e bacterianas e à terapia farmacológica. A nefropatia associada ao HIV ocorre em estágios avançados da AIDS, em geral com contagens de LTCD4+ <100 células/mm³. Pode apresentar-se com proteinúria em níveis nefróticos (>3,5g/dia). Sua evolução para estágios avançados de insuficiência renal é rápida, em menos de 1 ano, com mortalidade anual de 50%. As alterações histológicas são caracterizadas por glomeruloesclerose focal e segmentar. As glomerulonefrites podem ser desencadeadas por infecções bacterianas (estafilococo, pneumococo, *Legionella* e *Salmonella*, entre outros) e virais (citomegálico, Epstein-Barr, varicela-zóster, influenza, adeno e parvovírus B19, entre outros).

Vários medicamentos podem provocar manifestações nefrológicas, como: o indinavir, que pode causar cristalúria assintomática, a qual pode evoluir até insuficiência renal aguda; o tenofovir, o cidofovir e o adefovir podem provocar síndrome de Fanconi.

A insuficiência renal aguda pode ser provocada por desidratação e hipotensão arterial sistêmica associada a diarreia, vômitos, baixa ingestão de líquidos, infecções, septicemia, sangramentos e hipoalbuminemia, ou por causas pós-renais, como obstrução ao fluxo urinário por compressões relacionadas com tumores, linfonodos, fibrose retroperitoneal, trombos, bola fúngica ou cristalúria (aciclovir, indinavir, sulfadiazina). Os distúrbios hidroeletrolíticos e ácidos-básicos que acompanham a diarreia podem ser agravados pela secreção inapropriada de hormônio antidiurético e pela insuficiência suprarrenal, que provocam hiponatremia.

A glomeruloesclerose focal ocorre na fase mais tardia da AIDS e relaciona-se com o próprio HIV, a deposição de imunocomplexos, a ação de microangiopatia trombótica (pelo HIV), a púrpura trombótica trombocitopênica e a síndrome hemolítico-urêmica. Evolui com proteinúria, síndrome nefrótica e uremia de rápida progressão.

A nefrite intersticial pode ser provocada por infecções oportunistas, sarcoma de Kaposi, linfoma e amiloidose.

Vários agentes podem desencadear alterações renais, como vírus B da hepatite (glomerulonefrite membranosa), o citomegalovírus (infecção bacteriana, a nefropatia por IgA, a glomerulonefrite aguda) e os fungos ou micobactérias (síndrome hemolítico-urêmica).

Vários medicamentos podem provocar alterações renais, como anfotericina B (hipopotassemia, hipomagnesemia, acidose tubular renal), foscarnet (hipocalcemia), adefovir (hipofosfatemia e aumento da creatinina sérica), aciclovir, ácido acetilsalicílico, adefovir, aminoglicosídeos, anfotericina B, anti-inflamatórios não esteroides cefalosporinas, cidofovir, cimetidina, cisplatina, dapsona, espiramicina, etambutol, fenitoína, foscarnet, ganciclovir, penicilinas, pentamidina, rifabutina, rifampicina, sulfonamidas, tetraciclinas, tiazídicos, TMP (nefrolitíase) e indinavir (insuficiência renal aguda).

Manifestações cardiológicas

Podem ocorrer endocardite, miocardite, pericardite, disfunção ventricular e arritmias. As alterações são geralmente assintomáticas, descritas acidentalmente em necropsia. Podem estar associadas com *M. tuberculosis*, *M. aviumintracellulare*, *Nocardia asteroides*, *Actinomyces*, *C. neoformans*, *C. immitis*, *Candida*, *Aspergillus*, vírus citomegálico, vírus herpes simples, HIV, *T. gondii*, *P. jiroveci*, sarcoma de Kaposi, linfoma metastático, uso de doxorrubicina, hipotireoidismo, deficiência de vitamina e endocardite não bacteriana trombótica (marântica) com embolia cerebral e hepática. As principais queixas são de dispneia ortopneica, precordialgia, fadiga e tosse. Podem ser encontrados: hepatoesplenomeglia, ingurgitamento jugular, febre, roncos pulmonares, sopros cardíacos, galope de terceira bulha e tamponamento cardíaco. A cardiomegalia decorre do aumento do ventrículo direito, geralmente em virtude das pneumonias de repetição. A miocardite, costumeiramente, provoca aumento do ventrículo esquerdo ou de ambos os ventrículos.

Os antirretrovirais, em especial os inibidores da protease, elevam os triglicerídeos e o colesterol, sendo esperada evolução de doença coronariana e risco de aumento de 26% de infarto agudo do miocárdio por ano, além de acidente vascular encefálico. A pericardite associa-se mais comumente a tuberculose e outras micobacterioses, criptococos, estafilococos, sarcoma de Kaposi e linfomas.

Capítulo 58 ▪ Síndrome de Imunodeficiência Adquirida

Tabela 58.8 ▪ Principais alterações reumatológicas em função de suas causas

Alterações	Causas
Autoimunes	Anticorpos: anticardiolipina, anticoagulante lúpico, antigranulócitos, antilinfócitos, antinucleares, antiplaquetas; complexos imunes circulantes; crioaglutininas; fator reumatoide; síndrome de Sjögren
Dermatológicas	Dermatomiosite, psoríase, rubor malar
Articulares	Artralgias, artrites (HIV, psoriásica, séptica: *C. neoformans, H. capsulatum, S. schenckii*, micobactérias, bactérias comuns), artropatia reativa, doença de Reiter, enteropatias, lúpus eritematoso sistêmico, síndrome dolorosa articular
Miopáticas	Mialgia idiopática ou associada à zidovudina, miopatia necrosante não inflamatória, miosite infecciosa (séptica), piomiosite, polimiosite de traves de nemalina, polimiosite
Vasculares	Angiite do SNC, hipersensibilidade (amitriptilina, claritromicina, fluconazol, griseofulvina, penicilina, rifabutina, sulfametoxazol-trimetoprima), poliarterite nodosa, vasculite (eosinofílica, necrosante, inespecífica), púrpura de Henoch-Schönlein

Manifestações reumatológicas

A soroconversão aguda associa-se ao surgimento de artralgia, dor de garganta, febre, cólicas abdominais e linfadenopatia.

Podem ocorrer também miopatias, com paresia dos músculos proximais, fadiga e aumento da sensibilidade. Estas alterações podem também se associar ao uso de zidovudina (Tabela 58.8). Poderão ocorrer também mono ou poliartrites de grandes articulações, com ou sem derrame.

Manifestações otorrinolaringológicas

As infecções das vias aéreas superiores são muito frequentes, salientando-se as otites, sinusites e traqueobronquites associadas a pneumococos, hemófilos e *Moraxella*. A sinusite associa-se a cefaleia, congestão facial, febre e rinorreia. O HIV pode determinar parotidite crônica, com dolorimento e aumento da glândula. A disacusia auditiva neurossensorial pode ser determinada pelo HIV e pelo uso de agentes ototóxicos ou infecções oportunistas. O anel de Waldeyer torna-se, em geral, hipertrófico. A linfadenopatia cervical está frequentemente associada a tuberculose, toxoplasmose, doença da arranhadura do gato e neoplasia.

Manifestações psiquiátricas

Surgem em até 70% dos pacientes e associam-se a ansiedade, depressão, doença do pânico, mania, delírio,

surtos de distorção do pensamento, afeto inadequado, alucinações ou ilusões, diminuição do nível de consciência, da capacidade de manter a atenção a estímulos externos, e de mudar a atenção para novos estímulos; ocorrem discursos incoerentes, perturbações do ciclo sono-vigília, com insônia ou sonolência durante o dia, aumento ou diminuição da atividade psicomotora e desorientação temporoespacial, além de demência. A ansiedade caracteriza-se por inquietação, irritabilidade, opressão precordial, insônia e somatização. A depressão provoca alterações do apetite e do sono, perda de interesse pelas atividades normais, diminuição da libido, astenia, agitação ou retardo psicomotor, sentimento de culpa ou tristeza e ideias recorrentes de morte. A doença do pânico surge com surtos de ansiedade aguda, com somatização cardíaca, respiratória ou neurológica; ansiedade antecipatória, com receio de mal-estar e comportamento fóbico, além do medo de ficar só ou com muitas pessoas. A mania desencadeia agitação psicomotora, aceleração do curso do pensamento e da fala, delírios de grandeza, sentimentos de onipotência, anorexia, insônia, irritabilidade, compulsão a gastos exagerados e exaustão. O delírio relaciona-se com algumas entidades clínicas, além da encefalopatia pelo HIV, como a neurossífilis, os linfomas e uso de substâncias ilícitas. A demência provoca apatia, esquecimento, lentificação mental e reclusão social, devendo ser diferenciada das infecções do SNC, da apatia e fadiga, da espontaneidade diminuída, do retraimento social, da dificuldade de resolver problemas ou de leitura, e do uso abusivo de substâncias psicoativas.

ALTERAÇÕES LABORATORIAIS

A sorologia para o HIV deve ser solicitada quando estão presentes as seguintes situações de alto risco: usuário de substância(s) venosa(s), homossexual ou bissexual masculino, hemofílico; também deve ser solicitada a seu(s) par(es) sexual(is); ou quando se é parceiro de portador do HIV ou de prostituta; portador de doença(s) sexualmente transmissível(is); a receptor de hemoderivado entre 1977 e 1985; a pessoas com múltiplos parceiros sexuais, com relação(ões) sexual(is) sem proteção, que são consideradas de risco e com alteração(ões) clínica(s) sugestiva(s) de infecção por HIV; a gestantes, a pacientes com tuberculose ativa ou hospitalizados com idade entre 15 e 54 anos, procedentes de comunidades com soroprevalência para o HIV ou com número de casos de AIDS >1%, ou 1:1.000 altas, respectivamente; a doador de sangue, sêmen e órgão(s); a profissional de saúde que realiza procedimento(s) invasivo(s) e de acordo com as normas da instituição onde trabalha; a pessoas expostas a risco ocupacional, como picada(s) de agulha(s) por exposição a paciente-fonte.

O diagnóstico específico do HIV depende da identificação de anticorpos para o HIV (anti-HIV), sendo usados os seguintes métodos (Tabela 58.9):

Tabela 58.9 ■ Exames laboratoriais confirmatórios do HIV em função da fase da imunodeficiência

Fase	Exame confirmatório
Aguda	Redução de LTCD4+, viremia elevada
Latência	Redução do LTCD4+ para 200 a 500 células/mm³, viremia estável
AIDS	LTCD4+ <200 células/mm³, viremia elevada

- **Teste imunoenzimático (ELISA):** indica infecção pelo HIV quando é positivo em amostras coletadas em épocas diferentes. É empregado no rastreamento da infecção pelo HIV e torna-se positivo em 50% e 95%, respectivamente, após 3 e 6 semanas da infecção inicial pelo HIV; com sensibilidade >99,5%. Precisa ser confirmado por outros métodos em razão de seu falso-positivo relacionado com a variação biológica, a vacinação recente para o vírus influenza e as doenças auto-imunes. O exame de rastreamento positivo é confirmado pela repetição do ELISA positivo e da positividade pelo *Western blot*. O resultado positivo isolado pelo método ELISA não deve ser comunicado ao paciente até que seja confirmado pelo *Western blot*. O teste indeterminado é o ELISA positivo sem preencher critérios positivos para o *Western blot*.
- ***Western blot* (teste confirmatório padrão):** é positivo quando estão presentes, pelo menos, duas bandas entre as seguintes: gp120, gp160, gp41, p24. Pode ser substituído pela imunofluorescência indireta (especificidade combinada ao ELISA >99,99%, com resultados indeterminados na infecção precoce pelo HIV, infecção pelo HIV-2, autoimunidade, gravidez e uso recente de toxoide tetânico).
- **Testes rápidos anti-HIV:** são exames de triagem que permitem saber seu resultado em 30 minutos. Sua sensibilidade e especificidade assemelham-se às do ELISA de terceira geração, apresentando maior proporção de resultados falso-positivos quando usados em populações com baixa prevalência para o HIV (grávidas: 0,5% a 1%), o que exige a confirmação de seus resultados. São usados em circunstâncias que exijam rápida decisão terapêutica ou profilática (emergências), como ocorre na prevenção da transmissão vertical e de acidentes ocupacionais. Estão indicados para gestantes em trabalho de parto, que não os fizeram em seu pré-natal, e que concordam em fazê-los no pré-parto imediato. O resultado negativo ou positivo nessas grávidas implica a não realização ou a realização de quimioprofilaxia para o HIV, respectivamente. O exame rápido em pessoa sob exposição ocupacional ao HIV deve ser feito no paciente-fonte ou em material biológico, para ajudar a decidir sobre a profilaxia com antirretroviral na pessoa acidentada. Essa quimioprofilaxia reduz o risco de infecção em pelo menos 80% dos casos. O exame do paciente-fonte deve ser feito com seu consentimento verbal, com justificativa baseada no risco desnecessário de a pessoa contaminada submeter-se à quimioprofilaxia. O resultado negativo evita o início ou a manutenção de quimioprofilaxia antirretroviral. O exame negativo, entretanto, deve ser aferido com cuidado em virtude dos seguintes aspectos: porque pode significar que o paciente-fonte está infectado em estágio muito recente ("janela imunológica"), não identificado pelo exame; desenvolveu sororreversão (negativação após positividade), isto é, o paciente está em fase muito avançada ou apresenta longos períodos de reconstituição imunológica devido ao tratamento antirretroviral; apresenta resposta atípica, muitas vezes inexplicada; possui agamaglobulinemia; ou a infecção ocorre pelos subtipos N, O ou HIV-2. Os dados epidemiológicos podem ajudar a resolver a questão. São necessários outros testes confirmatórios quando existe incerteza no resultado da imunofluorescência indireta e/ou do *Western blot* para excluir em definitivo o diagnóstico de infecção pelo paciente-fonte. O resultado é definitivamente negativo quando dois exames são não reagentes, realizados por meio de métodos e/ou antígenos diferentes, e um deles, pelo menos, é capaz de detectar anticorpos anti-HIV-1 e anti-HIV-2. O resultado desses testes pode ser liberado para o paciente. O exame reagente (positivo) para o HIV obtido na imunofluorescência indireta torna obrigatória a coleta de nova amostra de sangue para sua confirmação. A imunofluorescência indeterminada ou negativa significa ELISA positiva sem preencher os critérios de positividade para o *Western blot*. Os resultados falso-positivos podem decorrer de: contaminação das ponteiras; reação com soros adjacentes fortemente positivos; troca de amostras; ciclos repetidos de congelamento e descongelamento das amostras; pipetagens de baixa acurácia; inativação da amostra a 56°C; transporte ou armazenamento inadequado das amostras ou dos *kits* no procedimento do exame; alterações biológicas do indivíduo; semelhança antigênica entre micro-organismos; doenças autoimunes; infecções por outros vírus; uso de agentes endovenosos; aquisição passiva de anticorpos anti-HIV que determinam reatividade, independentemente da condição investigada. Entre as causas de falso-negativo estão: troca de amostra, uso de reagentes fora do prazo de validade, utilização de equipamentos desajustados, pipetagem incorreta e transporte ou armazenamento inadequado das amostras ou dos *kits*.

- **Imunofluorescência indireta:** apresenta sensibilidade e especificidade semelhantes às do *Western blot*. Seu resultado positivo deve ser confirmado pelo *Western blot*.
- **Pesquisa de antígeno viral p24:** presente logo após a infecção aguda, antes da positividade do ELISA anti-HIV, pode desaparecer na fase latente. A sensibilidade e a especificidade do exame limitam sua utilidade.
- **Reação em cadeia da polimerase (PCR):** método mais sensível e definitivo, pode detectar, em 95% das pessoas

Capítulo 58 ■ Síndrome de Imunodeficiência Adquirida

infectadas, após 6 semanas da infecção a presença de anticorpo para o HIV.

- **Cultura de vírus:** a sensibilidade é menor do que a da PCR.

Vários exames podem ajudar na determinação da intensidade, gravidade e repercussões da AIDS, das doenças oportunistas e das comorbidades, além de controlar a terapêutica, principalmente:

- **Hemograma:** a SRA apresenta, em geral, leucopenia transitória, linfocitose atípica e plaquetopenia. À medida que evolui para a AIDS, observam-se anemia, leucopenia, linfocitopenia, trombocitopenia e hemossedimentação elevada.
- **Eletroforese de proteínas séricas:** a AIDS apresenta, em geral, hipergamaglobulinemia policlonal.
- **Contagem dos LTCD4⁺:** o valor normal dos LTCD4⁺ varia entre 600 e 1.500/mm³. Constitui-se em marcador laboratorial dos mais importantes para progressão da infecção pelo HIV. O risco de infecções oportunistas aumenta à medida que seu valor reduz de 200/mm³, momento em que deve ser iniciada a profilaxia para *P. jiroveci*.
- **Porcentagem de LTCD4⁺:** o risco da AIDS aumenta quando a porcentagem de LTCD4⁺ é <20%, situação em que, em geral, surgem as infecções oportunistas. O percentual dessas células pode variar, em geral, com redução durante o dia, com doenças intercorrentes e até com medições feitas pelo mesmo laboratório ou laboratórios diferentes. Sua fidedignidade é maior quando são comparadas várias medidas em vez de uma única. Sua medição deve ser pelo menos semestral, quando seu valor absoluto é >350, e trimestral, quando <350/mm³ (Tabela 58.10).
- **Carga viral:** é feita por intermédio da PCR, método que detecta até o mínimo de 400 cópias virais/mL, e o exame ultrassensível, menos de 40 cópias/mL. É o método de maior sensibilidade. Permite a medição da quantidade de replicação ativa do HIV e correlaciona a progressão da doença com a resposta aos agentes antirretrovirais. É o melhor exame para diagnóstico da infecção aguda pelo HIV, mas são comuns falso-positivos, especialmente quando a carga viral é baixa.
- **Microglobulina β-2:** pode estar aumentada na infecção pelo HIV (>3,5mg/dL), indicando estimulação inespecífica de macrófagos e de monócitos, o que permite aferir a evolução da doença.

Tabela 58.10 ■ Valores de equivalência aproximada entre a contagem absoluta e o percentual de LTCD4⁺

Contagem de LTCD4⁺	Percentual de LTCD4⁺
>500/mm³	>29%
Entre 200 e 500/mm³	Entre 14% e 28%
<200/mm³	<14%

- **Bioquímica:** consiste na medição dos valores sanguíneos de ureia, creatinina, glicose, eletrólitos (sódio, potássio, cloretos, cálcio, magnésio), aminotransferases, fosfatase alcalina, razão de normatização internacional (RNI) e bilirrubinas (direta e indireta). Possibilita a avaliação de lesões de vários órgãos e sistemas acometidos e com risco de lesão, ajudando na evolução e na aferição de repercussões da AIDS e de doenças oportunistas.
- **Exame de urina** (características gerais, elementos anormais, sedimentoscopia): torna possível definir a presença de alterações do aparelho urinário e a necessidade de outras intervenções, incluindo cultura, proteinúria de 24 horas, depuração de creatinina e de eletrólitos e biópsia.
- **Rastreamento para outras infecções:** deve ser realizada com o intuito de avaliar a imunidade atual e a evolução, além da presença de riscos envolvendo doenças oportunistas identificadas por meio da sorologia para os vírus herpes simples, citomegálico, Epstein-Barr, *T. gondii*, *T. pallidum* (VDRL) e o *M. tuberculosis* (teste tuberculínico).
- **Exames de imagem:** a telerradiografia do tórax, a ultrassonografia de abdome, a TC ou a RNM (tórax, abdome, crânio) devem ser realizadas na dependência das queixas e do juízo clínico.

Em algumas situações clínicas, o apoio laboratorial é fundamental e precisa ser acionado com rapidez, dependendo da suspeição clínica, como ocorre diante de:

- **Sintomatologia não localizada, com emagrecimento e náusea:** além dos exames indicados, realizar telerradiografia do tórax, hemocultura, se temperatura corpórea >38,5°C, sorologia para antígeno criptocócico, culturas para micobactérias, radiografia do seio da face.
- **Pneumonia:** pH e gás arterial, telerradiografia do tórax. A hipoxemia é grave quando PO_2 <60mmHg e a imagem torácica está normal ou revela infiltrado difuso, peri-hilar e apical (em especial se o paciente recebe profilaxia com pentamidina sob a forma de aerossol). A presença de derrame pleural sugere pneumonia bacteriana ou sarcoma de Kaposi. O exame do escarro coletado após indução por NaCl 3% com nebulizador ultrassônico, em paciente submetido a jejum prévio de pelo menos 8 horas e sem escovar os dentes com dentifrício ou mesmo lavar a boca, e corado pelo Wright-Giemsa promove o diagnóstico etiológico em 50% a 80% dos casos. O lavado broncoalveolar (95% diagnóstico) é o próximo passo a ser realizado, nos casos em que não seja possível estabelecer o diagnóstico. A pneumocistose associa-se a aumento da desidrogenase láctica (sensibilidade de 75%). É pouco provável a presença de pneumocistose quando a TC não apresenta infiltração intersticial, a capacidade de difusão de monóxido de carbono é normal e o LTCD4⁺ nos últimos 2 meses está >250/mm³. O teste tuberculínico, mesmo diante de tuberculose ativa, pode

ser anérgico quando a contagem de LTCD4$^+$ é baixa. O diagnóstico diferencial entre a infecção pelo *M. tuberculosis* e as micobactérias atípicas pode ser realizado pela cultura de amostras de escarro, o que possibilita a execução de testes de sensibilidade aos antimicrobianos e aos tuberculostáticos. O tempo necessário para identificação do bacilo álcool-ácido-resistente (BAAR) isolado no escarro pode ser de dias, se feito pela técnica de DNA; e semanas, se usadas as técnicas costumeiras. A micobactéria atípica associa-se, em geral, a valores de LTCD4$^+$ <50/mm^3. O lavado broncoalveolar pode também isolar citomegalovírus, exigindo, para sua exatidão diagnóstica, a realização de biópsia e a análise anatomopatológica. A presença de infiltrado pulmonar não esclarecido torna necessária a inclusão do diagnóstico de coccidioidomicose, criptococose e histoplasmose. O lavado broncoalveolar associado à biópsia transbrônquica oferece 100% de sensibilidade diagnóstica. O teste tuberculínico é considerado reator quando há enduração ≥5mm.

- **Pneumopatia não infecciosa:** a telerradiografia do tórax com evidência de lesões parenquimatosas nodulares ou difusas, derrame pleural e adenopatia hilar exige o diagnóstico diferencial com sarcoma de Kaposi, linfoma não Hodgkin (inclui lesões potenciais cerebrais, hepáticas, gastrointestinais) e pneumonia intersticial. A pneumocistose pode ser simulada pela pneumonia intersticial inespecífica, o que torna necessária a análise de biópsia, em geral realizada por via transbronquial.
- **Sinusite:** a evidência radiológica de doença sinusal pode ocorrer mesmo sem queixa significativa.
- **Alterações neurológicas centrais:** o acometimento neurológico demanda avaliação diante do polimorfismo de etiologias que exigem diferenciação e terapêutica adequada e imediata, como nos seguintes casos:
  - **SRA:** em que o liquor apresenta pleocitose mononuclear e proteinorraquia, com glicose normal. Há elevação das enzimas hepáticas.
  - **Toxoplasmose:** a TC mostra múltiplas lesões, com realce pelo contraste, que tendem a ser periféricas e apresentam predileção pelos gânglios da base. As lesões únicas são atípicas e, quando ocorrem, são reveladas como múltiplas à RNM. A pesquisa de anticorpos antitoxoplasma pelos métodos ELISA ou imunofluorescência é negativa em 15% dos pacientes com toxoplasmose.
  - **Linfoma primário do SNC (não Hodgkin):** é a segunda lesão mais comum de ocupação de espaço no SNC. A TC revela, em geral, imagem solitária, semelhante à da toxoplasmose, iso ou hipodensa, realçada pelo contraste. Pode ser intensificada pela RNM, que apresenta aspecto semelhante ao da toxoplasmose, mas uma lesão apenas e localizada, preferencialmente, na região paraventricular. A lesão acessível deve

ser biopsiada (biópsia estereotáxica) e o estudo anatomopatológico feito pela PCR para o vírus Epstein-Barr. O liquor também deve ser submetido a estudo pela PCR para o vírus Epstein-Barr.
- **Outras lesões em massa:** deve ser avaliada a possibilidade de abscesso bacteriano, criptococoma, tuberculoma ou lesão por *Nocardia*.
- **Leucoencefalopatia multifocal progressiva:** o estudo radiológico evidencia atrofia cerebral sem efeito de massa.
- **Complexo de demência:** o diagnóstico depende da exclusão de patologias cerebrais pelo estudo radiológico, pelo exame liquórico (bioquímico, microbiológico, sorológico: vírus citomegálico, vírus herpes, VDRL) ou por testes neuropsiquiátricos, para distinguir demência de depressão. Devem ser também avaliadas: glicemia, natremia, oxigenação sanguínea e presença de substâncias tóxicas, inclusive de medicamentos capazes de alterarem a cognição.
- **Meningite criptocócica:** o liquor pode detectar o antígeno criptocócico pela pesquisa direta em tinta nanquim, pela cultura ou pelo teste do látex.
- **Mielopatia pelo HIV:** caracteriza-se pela vacuolização da substância branca da medula. O liquor deve excluir polirradiculoneurite por citomegalovírus e a TC ou a RNM, o linfoma epidural.
- **Neurossífilis:** o VDRL sérico deve ser feito semestralmente, em razão do risco de reativação e desenvolvimento de formas terciárias. O paciente infectado pelo HIV pode perder a reatividade do FTA-ABS após tratamento para sífilis, em especial se o LTCD4$^+$ é baixo. O exame treponêmico não reativo não exclui passado de sífilis. Pode haver persistência de treponemas no líquor após uma dose de penicilina benzatina em paciente infectado pelo HIV com sífilis primária ou secundária. O paciente infectado pelo HIV, com VDRL reativo, ou cocontaminado por mais de 1 ano, ou apresentando duração desconhecida, deve ser submetido a punção lombar, com contagem de células e VDRL. O paciente com líquor normal deve ser tratado como tendo sífilis latente. O paciente com liquor mostrando pleocitose ou VDRL ≤1:16 deve ser tratado como tendo neurossífilis.
- **Alterações neurológicas periféricas:** referem-se, principalmente, à associação com o alcoolismo, incluindo deficiência de tiamina, riboflavina, piridoxina e vitamina B$_{12}$; presença de infecção pelos vírus citomegálico e herpes simples; febre tifoide e sífilis; e a influência da terapêutica com estavudina ou didanosina.
- **Alterações reumatológicas:** o líquido sinovial deve ser examinado para exclusão de lesões supurativas, fúngicas, micobacteriácias, pela síndrome de Reiter, artrite psoriásica e lúpus eritematoso sistêmico.

Capítulo 58 ■ Síndrome de Imunodeficiência Adquirida

- **Miopatia:** associada a creatina sérica >1.000UI/L. A biópsia de músculo e seu estudo anatomopatológico podem distinguir as várias patologias.
- **Retinite:** o exame oftalmológico define a conduta diante das queixas específicas de acometimento ocular relacionadas, em geral, com citomegalovirose, herpesvirose e toxoplasmose.
- **Alterações gastroenterológicas:** de frequência elevada, relacionam-se com:
  - **Lesões orais:** o exame direto permite estabelecer o diagnóstico etiológico. Em caso de dúvida, podem ser coletadas amostras de secreção ou biópsia para avaliação da presença de candidíase, leucoplasia pilosa oral, sarcoma de Kaposi, condiloma acuminado, sífilis, leishmaniose ou câncer orofaríngeo.
  - **Lesões esofagianas:** a endoscopia digestiva alta pode diagnosticar, por visão direta ou biópsia e ou estudo anatomopatológico, a presença de *Candida*, vírus citomegálico e herpes simples, câncer do esôfago e tuberculose.
  - **Hepatopatia:** a avaliação da função hepática pode ser necessária para inferir o grau de lesão por meio de albuminemia, aminotransferases, fosfatase alcalina, RNI, hemoculturas, ultrassonografia e sorologia para os vírus citomegálico, B e C da hepatite e Epstein-Barr. A biópsia hepática e o estudo anatomopatológico podem revelar linfoma, tuberculose e histoplasmose.
  - **Colangite esclerosante e estenose papilar:** a fosfatase alcalina é mais elevada do que as aminotransferases. A ultrassonografia pode revelar ductos dilatados e a colangiopancreatografia endoscópica retrógrada (CPER) mostra irregularidade intraluminal do ducto intra-hepático proximal e estenose do ducto biliar comum distal na papila. A etiologia associa-se a: HIV, vírus citomegálico, *Cryptosporidium* e *Microsporidium*.
  - **Hepatite:** o paciente com a associação HIV-vírus C da hepatite deve ser avaliado mensalmente por meio dos seguintes exames laboratoriais: hemograma, coagulograma (RNI, tempo de tromboplastina parcial), contagem de plaquetas, aminotransferases, gamaglutamiltransferase, fosfatase alcalina, bilirrubinas, T_3 e T_4 livre, TSH, teste de gravidez e eletrocardiograma. Antes do tratamento, devem ser realizadas ultrassonografia e biópsia hepáticas, carga viral para o HIV e RNA-VHC. A relação $CD4^+/CD8^+$ deve ser mensal ou trimestral se o $LTCD4^+$ é inferior ou superior a 500 células/mm³, respectivamente, ou a critério médico. A dosagem de lactato/amilase também deve ser feita de acordo com os critérios médicos. A biópsia hepática deve ser repetida 6 meses após o final do tratamento, se não houver carga virológica sustentada ou segundo critérios médicos. O RNA-

-VHC deve ser repetido no final do tratamento e 6 meses após o término da terapêutica. A realização da biópsia hepática está indicada para a investigação de outras condições que não a hepatite C, hepatite C crônica com RNA-VHC positivo, doença hepática compensada Child-Pugh A, contagem de plaquetas >60.000/mm³, atividade de protrombina >50% e ausência de contraindicações ao uso de interferon e/ou lamivudina e/ou ribavirina. A hepatite pode estar associada também ao uso de: sulfonamidas, imidazólicos, tuberculostáticos, pentamidina, claritromicina e didanosina.

  - **Enterocolite:** pode estar relacionada com bactéria (*Campylobacter*, *Salmonella*, *Shigella*) e com protozoários (*Cryptosporidium*, *E. histolytica*, *Giardia*, *Isospora*, *Microsporidia*). A etiologia pode ser estabelecida por coprocultura e exame parasitológico de fezes para ovos e parasitas (inclusive *Cryptosporidium*). A colonoscopia com biópsia e estudo anatomopatológico deve ser feita quando a diarreia é constante e o exame parasitológico de fezes é negativo. A enterocolite pode recorrer após o tratamento adequado de infecções por *Salmonella* e *Shigella*.
  - **Gastropatia e má absorção:** pode associar-se a *Campylobacter*, *Salmonella* e *Shigella*. A má absorção associa-se à recorrência, no intestino delgado, de micobacteriose atípica, criptosporidiose e microsporidiose.
- **Alterações endocrinológicas:** a insuficiência suprarrenal associa-se à diurese aumentada e a hiponatremia. O paciente com cortisol plasmático <20μg/dL após 60 minutos de estimulação pelo hormônio adrenocorticotrófico deve ser considerado portador ou com risco de desenvolver insuficiência suprarrenal. O nível do hormônio adrenocorticotrófico plasmático é, em geral, normal ou abaixo do normal quando a cortisolemia está diminuída, sugerindo que a insuficiência suprarrenal possa ter origem hipofisária ou hipotalâmica. A função da tireoide pode ser avaliada por medida da triiodotironina (T3), tiroxina (T4) e da globulina ligadora de tiroxina e da triiodotironina reversa.
- **Alterações dermatológicas:** o exame físico é, na maioria das vezes, suficiente para estabelecer o diagnóstico. A secreção coletada de lesões vesiculares pode ser cultivada quando há dúvida quanto ao diagnóstico etiológico. Associam-se, em geral, à infecção pelo vírus herpes simples. A secreção coletada de secreções foliculares, abscedadas (furúnculo) ou de impetigo bolhoso pode isolar estafilococo e permitir o teste de sensibilidade aos antimicrobianos. A biópsia pode estabelecer o diagnóstico de sarcoma de Kaposi ou psoríase.
- **Alterações cardiovasculares:** a suspeita de miocardite, pericardite e endocardite pode ser confirmada mediante a realização de eletrocardiografia, ecocardiografia, pesquisa de enzimas cardíacas, hemoculturas, punção

pericárdica e biópsias de pericárdio ou de endocárdio. O peptídeo natriurético cerebral sérico pode ajudar na determinação da presença de disfunção ventricular esquerda para estabelecer o diagnóstico de miocardite.

- **Alterações ginecológicas:** o exame ginecológico regular deve ser semestral, com colposcopia ou cervicografia e esfregaço por Papanicolaou. A biópsia em cunha está indicada em casos de displasia cervical grave.
- **Alterações nefrourológicas:** o exame de urina (rotina) ajuda a identificar as alterações presentes. Diante da suspeita de infecção, a urina pode ser analisada por sonda de DNA para clamídia e gonococo, além da realização de Gram de gota (centrifugada ou não) e cultura (qualitativa e quantitativa). Pode ser necessário determinar a proteinúria de 24 horas. A ultrassonografia e a biópsia renal podem estabelecer o diagnóstico.
- **Alterações hematológicas:** devem ser feitos contagem de LTCD4$^+$, hemograma (anemia), leucograma (neutropenia) e contagem de plaquetas (trombocitopenia). A hemocultura deve ser realizada para isolar fungos e micobactérias. O mielograma na púrpura trombocitopênica pode apresentar aumento dos megacariócitos e níveis elevados de imunoglobulinas ligadas à superfície das plaquetas. A anemia pode ser normocítica, normocrômica, reticulopênica, com baixos níveis séricos de eritropoetina e cinética do ferro de doença crônica. Pode estar associada à presença de antígeno de citomegalovírus ou parvovírus (B19) e ao uso de dapsona e zidovudina ou infiltração medular pelo *M. avium*. A leucopenia relaciona-se com infecção pelo HIV ou uso de dapsona, ganciclovir, pirimetamina, SMZ-TMP e sulfadiazina. A trombose venosa profunda está associada à infecção pelo HIV e, algumas vezes, a anticorpos antifosfolipídios e anticoagulantes lúpicos. O nível de vitamina B$_{12}$ está reduzido. O teste de Coombs pode ser positivo, entretanto a hemólise mediada pelo sistema imune é rara.

TRATAMENTO

Abordagem terapêutica adotada no paciente com AIDS:

Cuidados gerais

A gravidade do diagnóstico demanda especial atenção espiritual, familiar, social e previdenciária, além da avaliação quanto aos cuidados paliativos. Há sentimentos de perda, restrições ou frustrações. Os sentimentos de medo e de rejeição levam à tristeza, à ansiedade, a preocupações, insônia e dificuldade de adaptação às novas situações. Há interrupção de sonhos futuros em virtude da sensação de proximidade da morte, teor do desconhecido, possibilidade de dor física ou moral, deformidade corporal e sofrimento. O paciente inicialmente busca apoio, mas tem medo de fazer revelações ou de expor sua privacida-

de. A abordagem psicoterapêutica representa a recriação de projetos de vida e a reconstrução das reações pessoais, familiares e sociais. A grávida deve ser tratada com base nos mesmos parâmetros aplicados às não grávidas; entretanto, alguns efeitos adversos de medicamentos devem ser valorizados, como inibidores da protease (hiperglicemia), estavudina e didanosina (esteatose hepática e acidose láctica), efavirenz (malformações em macacos). A terapêutica consiste na administração, preferencialmente, de zidovudina ou nevirapina, quando o critério padrão ou a carga viral for >1.000 cópias/μL.

Controle alimentar

Devem ser evitados os alimentos crus ou ovos, para impedir infecção por *T. gondii*, *Campylobacter* ou *Salmonella*. Os pacientes com LTCD4$^+$ muito baixo devem tomar água mineral para evitar infecções por *Cryptosporidium*. A redução da caquexia (síndrome de consumpção, anorexia) pode ser evitada mediante a oferta de suplementos alimentares, como bebidas de alto teor calórico, de ingestão agradável e fácil. A insuficiência suprarrenal e a depressão são causas tratáveis de perda de peso e devem ser adequadamente avaliadas e abordadas. Pode ser necessária a alimentação enteral como medida transitória, a qual, isoladamente ou associada à alimentação natural, promove o aumento do aporte de nutrientes. A administração de alimentos e medicamentos pode exigir a implantação de medidas especiais, que incluem até a gastrostomia percutânea endoscópica e a alimentação parenteral prolongada, quando então predominam náuseas, vômitos ou diarreia. A alimentação parenteral prolongada aumenta, principalmente, os estoques de gordura, sendo menos apta a reverter a perda de massa muscular.

Os anabolizantes constituem estratégia transitória, sendo tentados como medida circunstancialmente heroica e salvadora. Pode ser usada a associação de acetato de megestrol com testosterona ou testosterona com nandrolona, ou ainda o hormônio do crescimento. O acetato de megestrol estimula o apetite e é capaz de aumentar o ganho de gordura sem aumentar a massa muscular seca, sendo administrado na dose de 80mg, VO, a cada 6 horas. Pode provocar edema, erupção, euforia, náusea, paranoia, sonolência, tontura, tromboembolismo e vômitos. O dronabinol atua como estimulador do apetite e antiemético, sem aumentar a massa muscular seca, sendo administrado na dose de 2,5 a 5mg, VO, a cada 8 horas. O hormônio do crescimento aumenta a massa muscular seca, na dose de 0,1mg/kg/dia, SC, por 12 semanas. O cipionato de testosterona aumenta a massa muscular seca e só deve ser usado em homens. Pode provocar acne, atrofia testicular, ginecomastia e perda de gordura. A dose a ser administrada é de 100 a 200mg/semana, IM, a cada 2 a 4 semanas. Seu tempo de uso é determinado pela avaliação clínica a cada

Capítulo 58 ■ Síndrome de Imunodeficiência Adquirida

2 a 3 meses. A oxandronolona aumenta a massa muscular seca, podendo ser usada em ambos os sexos. Seu uso associa-se a colestase, hepatotoxicidade e tumores hepáticos. Deve ser administrada na dose de 10mg, VO, a cada 12 horas. Os emplastros de testosterona (adesivo ou gel) aumentam a massa muscular seca. São usados apenas em homens, de 4 a 6mg/dia, sendo a formulação em adesivo aplicada na pele (sem pelos) do escroto, e o gel diretamente sobre a pele com ou sem pelos. Encontram-se ainda na forma de apresentação de liberação transdérmica, sendo administrada na dose de 2,5mg/dia e aplicável em qualquer parte do corpo sem pelos. Os preparados sobre a pele são, em geral, de absorção errática e podem provocar reações dérmicas. A oximetasona aumenta a massa muscular seca e só deve ser usada em homens. Pode provocar hepatocarcinoma. Deve ser administrada na dose de 50mg a cada 12 horas, VO. A nandrolona aumenta a massa muscular seca e exerce intenso efeito anabolizante, com pouco potencial androgênico, sendo capaz de provocar hepatotoxicidade. A dose a ser administrada é de 100 a 200mg, a cada 1 a 2 semanas, IM; em muheres, 25mg/semana ou até 100mg a cada 2 semanas, IM. A talidomida, administrada na dose de 100mg/dia, por 8 semanas, promove ganho médio de 1,7kg de massa muscular.

As náuseas e os vômitos podem ser reduzidos com o uso de antiemético antes das refeições, como proclorperazina (10mg, a cada 8 horas) ou cloridrato de trimetobenzamida (250mg, VO, a cada 6 horas) ou dimenidrato (50mg, VO, a cada 6 horas) ou dronabinol (2,5 a 5mg, a cada 12 horas, VO) ou lorazepam (0,025 a 0,05mg/kg, EV ou IM) ou metoclopramida (10mg, VO ou IM, a cada 8 horas) ou ondansetrona (8mg, a cada 8 horas) ou haloperidol (1 a 5mg, VO ou IM, a cada 12 horas).

A hiperlipidemia associada à elevação de LDL ou de colesterol e triglicerídeos torna possível a avaliação da pertinência de uso, respectivamente, de estatina (fibrato) ou de estatina e/ou fibrato. Deve ser iniciado um desses antilipidêmicos e, se necessário, acrescentado o outro em seguida. A elevação isolada de triglicerídeos exige a avaliação da administração de estatina (fibrato).

Cuidado com animais

É necessária especial atenção com gatos, seja mediante a lavagem das mãos após contato com eles, seja evitando arranhaduras ou mordidas, o que ajuda a impedir infecções por *Bartonella*.

Exercícios de resistência

Exercícios devem ser realizados pelo menos três vezes por semana durante o mínimo de 20 minutos em bicicleta ou esteira, seguidos por 1 hora de práticas de resistência. Essa medida propicia o ganho de massa muscular seca e parece ser tão eficaz quanto o uso de hormônio do cres-

cimento ou de esteroides anabolizantes para contrapor o acúmulo de gordura atribuído aos inibidores de protease.

Pneumonia pneumocística

A gravidade clínica autoriza a terapia empírica, enquanto se busca a certeza etiológica. Os pacientes que desenvolvem pneumonia pneumocística enquanto recebem profilaxia tendem a apresentar evolução mais leve. O tratamento, de acordo com a gravidade do acometimento, deve ser feito com base em:

1. **Forma leve a moderada:** usar SMZ-TMP, 5mg/kg do componente trimetoprima, via EV, divididos a cada 6 horas, trocada pela VO quando o paciente melhora, por um período de 21 dias. A alternativa consiste no uso de trimetoprima, 20mg/kg/dia, VO, e dapsona, 100mg/dia, VO (excluir antes de seu uso a deficiência de glicose 6-fosfato desidrogenase), ou, clindamicina, 600mg, EV ou VO, a cada 8 horas, mais primaquina (excluir antes de seu uso a deficiência de glicose 6-fosfato desidrogenase), 15mg/dia, VO, ou atovaquona, 750mg, VO, a cada 8 horas, administrada com as refeições para aumentar sua absorção.

2. **Forma moderada a grave:** definida por saturação de oxigênio <90%, PO_2 <65mmHg e, quando puder ser realizado, gradiente de oxigênio alveoloarterial $(P[A-a]O_2)$ >35mmHg, exige o uso de SMZ-TMP, 5mg/kg do componente trimetoprima, via EV, divididos a cada 6 horas, trocada pela VO quando o paciente melhora, por um período de 21dias, associada, até 72 horas após o diagnóstico, de prednisona, exceto nos casos em que há contraindicação a seu uso, com o intuito de diminuir a inflamação alveolar, na dose de 40mg, VO, a cada 12 horas, do primeiro ao quinto dia; 20mg, VO, a cada 12 horas, do sexto ao décimo dia; e 20mg/dia, do 11º ao 21º dia. A alternativa a essa terapêutica consiste na associação com a prednisona na dose acima, o uso de pentamidina, 4mg/kg/dia, EV, infundidos durante horas, ou trimetrexato, 45mg/m²/dia, EV, durante 90 minutos, e leucovirina, 20mg/m², EV ou VO, a cada 6 horas. A pentamidina pode provocar hipo ou hiperglicemia, hipotensão arterial, nefro e mielotoxicidade, sendo essencial durante seu uso a monitoração da glicemia e dos eletrólitos, inclusive do cálcio. A profilaxia para pneumocistose deve ser realizada após a terapêutica. O pneumotórax recorrente com esclerose pode ser tratado com bleomicina ou talco e, em casos refratários, pode ser feito o grampeamento por toracoscopia ou toracotomia.

Outras afecções pulmonares

O tratamento segue, em geral, os princípios usados em pacientes imunocompetentes, para as infecções por *S. pneumoniae*, *H. influenzae*, *M. tuberculosis* e bastonetes gram-negativos (*P. aeruginosa*). Em muitas pneumopatias não infecciosas, a corticoterapia pode ser útil quando os casos são refratários aos antirretrovirais.

A tuberculose constitui situação especial por sua importância epidemiológica, potencial gravidade e surgimento de formas de resistência. O Tratamento da infecção pelo *M. tuberculosis* em paciente sem uso de antirretroviral inibidor de protease é o mesmo feito para paciente imunocompetente. Os medicamentos disponíveis e os esquemas consistem em: rifampicina, 10mg/kg/dia (450 a 600mg), VO; isoniazida, 10mg/kg/dia (300 a 400mg/dia, VO); pirazinamida, 25 a 30mg/kg/dia (1.500 a 2.000mg/dia), VO; estreptomicina, 20mg/kg/dia (não exceder 2g/dia); etambutol, 25mg/kg/dia (800 a 1.200mg/dia), VO; etionamida, 12mg/kg/dia (500 a 750mg/dia), VO. O esquema escolhido é feito com rifampicina, isoniazida, pirazinamida e etambutol por 2 meses, seguidos de rifampicina e isoniazida por mais 4 meses. O *M. tuberculosis* multirresistente é problema grave entre portadores do HIV, sendo o principal fator de risco a não aderência do paciente aos medicamentos prescritos. Os pacientes com multirresistência aos tuberculostáticos devem receber pelo menos três fármacos, aos quais o micro-organismo seja sensível. O paciente sob suspeita de tuberculose, clinicamente estável, sem identificação inicial de bacilo álcool-ácido-resistente no escarro, pode esperar a confirmação diagnóstica sem iniciar a administração de tuberculostático, desde que não resida em alguma comunidade fechada. A rifampicina deve ser substituída pela rifabutina em paciente em uso de amprenavir, delavirdina, indinavir, lopinavir e nelfinavir. O paciente que necessite usar de inibidor de protease deve mudar o esquema tuberculostático para estreptomicina, isoniazida e etambutol por 12 meses de tratamento. Os seguintes esquemas antirretrovirais podem ser usados ao mesmo tempo com rifampicina: abacavir, zidovudina ou estavudina e lamivudina; zidovudina ou estavudina, lamivudina e didanosina; zidovudina, lamivudina, saquinavir/ritonavir. O paciente sob tratamento tuberculostático prévio deve receber isoniazida, rifampicina, pirazinamida e etambutol por 2 meses, seguidos de rifampicina, isoniazida e etambutol por 4 meses. O paciente em falência de tratamento para tuberculose deve usar estreptomicina, etionamida, pirazinamida e etambutol por 12 meses, iniciando ou substituindo a terapia antirretroviral mais adequada para o HIV (Tabelas 58.11 e 58.12).

A infecção pelo complexo *M. avium intracellulare* exige a associação de claritromicina, 500mg, VO, a cada 12 horas (ou azitromicina, 1g/dia, dose única, VO), e etambutol, 15mg/kg/dia, dose única, VO, com ou sem rifabutina, 300mg/dia, VO. Os esquemas alternativos são constituídos por rifampicina, 600mg/dia, dose única, VO, e ciprofloxacino, 1 a 1,5g/dia, dose única, VO, ou amicacina, 1g/dia, IM. Esses esquemas devem durar pelo menos 18 meses. Na infecção por *M. kansasii*, usar rifampicina, 600mg/dia, VO;

Tabela 58.11 ■ Terapêutica da tuberculose

Fármacos	Dose (mg/kg)	Dose máxima	
		<45 kg	≥45 kg
Rifampicina (R)	10	450	600
Isoniazida (H)	10	300	400
Pirazinamida (Z)	25 a 35	1.500	2.500
Estreptomicina (S)	20	1.000	1.000
Etambutol (E)	25	800	1.200
Etionamida (Et)	12	500	750

Tabela 58.12 ■ Abordagem clinicoterapêutica de pacientes com tuberculose e AIDS

Clínica	Abordagem
Virgem de tratamento para tuberculose e para o HIV	Tratar tuberculose: 2 meses iniciais com R+H+Z, seguidos de 4 meses com R+H. Após a estabilidade clínica (30 a 60 dias de tratamento), avaliar a contagem de LTCD4+, a carga viral e a necessidade de antirretroviral; se indicado, usar: 2 ITRN + EFZ ou 2 ITRN + SQV/RTV
Em uso de antirretroviral e virgem de tratamento para tuberculose	Tratar tuberculose: 2 meses iniciais com R+H+Z, seguidos de 4 meses com R+H; caso necessário, adequar o antirretroviral, substituindo agentes incompatíveis ao uso de rifampicina: 2 meses com R+H+Z, seguidos de 4 meses com R+H: 2 ITRN + EFZ ou 2 ITRN + SQV/RTV
Meningoencefalite tuberculosa	Tratar tuberculose: 2 meses iniciais com R+H+Z, seguidos por 7 meses de R+H (doses mais elevadas de R e H); caso necessário, iniciar ou substituir o antirretroviral por esquemas compatíveis com uso concomitante de rifampicina: 2 ITRN + EFZ ou 2 ITRN + SQV/RTV
Retratamento para tuberculose	Tratar tuberculose: 2 meses iniciais com R+H+Z, seguidos por 4 meses de R+H+E (tratamento supervisionado, coletar material para teste de sensibilidade aos tuberculostáticos); iniciar ou substituir o antirretroviral por esquemas compatíveis com o uso de rifampicina: 2 ITRN + EFZ ou 2 ITRN + SQV/RTV
Falência do tratamento para tuberculose	Tratar tuberculose: 3 meses iniciais com S+Et+E+Z, seguidos por 9 meses com Et+E; iniciar ou substituir o antirretroviral por esquemas mais adequados do ponto de vista imunológico e virológico
Tuberculose resistente a múltiplos medicamentos	Encaminhar para serviço de referência

Devem ser considerados alguns cuidados quanto à administração de tuberculostáticos com os antirretrovirais, como: o uso de RTV ou NVP com R+H+P aumenta o risco de hepatotoxicidade; se necessário, medir várias vezes as transaminases e suspender esses antirretrovirais se as transaminases aumentarem de três a cinco vezes. O EFV, contraindicado na gravidez, pode ser trocado pela nevirapina. O esquema AZT (ou d4T) com 3TC e ABC pode ser usado quando não é possível o uso de EFV e da associação SQV/RTV, como em caso de toxicidade e hepatopatia grave; entretanto, esse esquema é menos potente do que os que incluem EFV e SQV/RTV, sendo associado à maior falha terapêutica. A necessidade absoluta de manutenção de antirretroviral incompatível com o uso concomitante de R exige o tratamento da tuberculose por 12 meses, com 2 meses de H+Z+S+E, seguidos de 10 meses de H+E. Na meningoencefalite tuberculosa deve ser usada dose mais elevada de R (20mg/kg, máximo de 600mg/dia) e de H (20mg/kg, máximo de 400mg/dia), mesmo com peso <45kg. A pirazinamida pode ser reduzida em paciente com o HIV até o máximo de 25mg/kg/dia, devido ao uso frequente e concomitante de agentes hepatotóxicos como sulfamídicos, imidazólicos e inibidores de protease.

Capítulo 58 ■ Síndrome de Imunodeficiência Adquirida

etambutol, 15mg/kg/dia, VO; e isoniazida, 300mg/dia, VO (e piridoxina).

A infecção pelo *R. equi* exige a administração de vancomicina, 1g, EV a cada 12 horas, seguida de supressão crônica com eritromicina, 500mg, VO, a cada 6 horas, mais rifampicina, 600mg/dia, VO, ou ciprofloxacino, 500mg, VO, a cada 12 horas.

Infecções fúngicas não pneumocistose

Sobressaem as seguintes infecções que exigem terapêutica específica e imediata:

1. **Candidíase:** nas formas esofágica e sistêmica resistente ao fluconazol, usar fluconazol, 100 a 200mg/dia, VO, ou itraconazol, 200mg, VO, a cada 12 horas respectivamente. Em muitos pacientes, a alternativa pode ser a administração de anfotericina B em suspensão oral, com 100mg/mL para bochechar e deglutir, por quatro vezes ao dia; ou a formulação venosa. Em casos refratários, usar caspofungina, com a indução de 70mg EV no primeiro dia e 50mg/dia EV para manutenção. A alternativa pode ser o uso de voriconazol.
2. **Criptococose:** na infecção por *C. neoformans*, usar anfotericina B, 0,7mg/kg/dia, EV, associada a 5-flucitosina, 25mg/kg, VO, a cada 6 horas, por 2 a 3 semanas, seguidas por fluonazol, 400mg/dia, VO, por 8 a 10 semanas, e então 200mg/dia, VO, indefinidamente. Os níveis de 5-flucitosina devem ser monitorados durante a terapia para evitar intoxicação. A anfotericina lipossomal deve ser preferida em pacientes com insuficiência renal. Pode ser necessária a punção lombar com remoção de 30mL de liquor até que a pressão fique <20 a 25cmH$_2$O, para aliviar a pressão intracraniana elevada. A drenagem lombar temporária deve ser feita diante de elevação persistente da pressão intracraniana.
3. **Histoplasmose:** na infecção por *H. capsulatum*, usar anfotericina B, 0,5mg/kg/dia, EV, para a dose total de 0,5 a 1g, seguida por itraconazol, 400mg VO, a cada 8 horas, por 3 dias, e depois 200mg, a cada 12 horas, por 12 semanas, ou 400mg/dia, VO, por 12 semanas, seguidos de supressão, VO, 200mg/dia, indefinidamente. O itraconazol não deve ser usado em casos graves, especialmente na meningite. A anfotericina B pode ser usada indefinidamente na dose de 1mg/kg, EV, uma a duas vezes por semana. A absorção do itraconazol deve ser avaliada mediante a dosagem sérica do medicamento. A anfotericina lipossomal deve ser aplicada na dose de 3 a 5mg/kg/dia, EV, e o fluconazol, 800mg/dia.
4. **Aspergilose pulmonar invasiva** (coração, pulmões, rins, seios paranasais, SNC): usar anfotericina B, 0,7 a 1,4mg/kg/dia, EV, ou a forma lipossomal, 3 a 5mg/kg/dia, EV, ou caspofungina, 70mg, EV, no primeiro dia, seguidos por, 50mg/dia, EV, ou itraconazol, 200mg, VO, a cada 8 horas no primeiro dia, e a seguir 400mg/dia, junto às refeições com ou sem bebida ácida, ou 200 a 400mg/dia em jejum, ou voriconazol. A cirurgia está indicada em caso de doença localizada.
5. **Coccidioidomicose:** usar a anfotericina B, seguida por supressão por toda a vida com fluconazol, 400mg/dia, VO, ou itraconazol, 400mg/dia, VO. A meningite exige terapia intracisternal ou intraventricular com anfotericina B ou fluconazol.

Infecções por *Salmonella*

São também importantes e exigem a administração de ceftriaxona, 1g/dia, EV, ou ampicilina, 1g, EV, a cada 6 horas, ou SMZ-TMP, 800/160mg, VO, a cada 12 horas, ou ciprofloxacino, 500mg, VO, a cada 12 horas, na dependência da suscetibilidade do micro-organismo isolado.

Alterações neurológicas centrais

Devem ser imediatamente tratadas, de acordo com os seguintes esquemas:

1. **Toxoplasmose:** usar sulfadiazina, 25mg/kg, VO, a cada 6 horas, e pirimetamina, 100 a 200mg, VO, no primeiro dia, e a partir do segundo dia, 50 a 75mg/dia, VO, associadas ao ácido folínico, 5 a 10mg/dia, VO, por 4 a 6 semanas. A seguir, manter sulfadiazina, 2g/dia, VO, pirimetamina, 25 a 50mg/dia, VO, e ácido folínico, 5mg/dia, VO. A alternativa é a associação de pirimetamina e ácido folínico (como anteriormente citada) com clindamicina, 600mg, EV ou VO, a cada 6 horas, por 4 a 8 semanas, mantendo a seguir pirimetamina, 25 a 50mg/dia, VO, clindamicina, 300 a 600mg/dia, VO, a cada 6 horas, e ácido folínico, 5mg/dia, VO.
2. **Meningite por *Cryptococcus*:** na fase de indução, usar anfotericina B, 0,7mg/kg/dia, EV, por 14 dias, mais flucitosina, 100mg/kg/dia, VO, em dose dividida a cada 6 horas, por 14 dias; a seguir, na fase de consolidação, fluconazol, 400mg/dia, VO, por 8 semanas ou até o liquor ficar estéril, e em seguida, na fase de supressão, fluconazol, 200mg/dia. Nos casos em que a pressão liquórica inicial (de abertura) é >250mmH$_2$O, drenar o liquor até a pressão ficar <200mmH$_2$O ou 50% da pressão liquórica inicial (de abertura). Pacientes com pressão liquórica >400mmH$_2$O podem necessitar da derivação ventriculoperitoneal. A punção lombar deve ser repetida até que haja estabilização em níveis <200mmH$_2$O. O fluconazol pode ser usado com a mesma eficácia da anfotericina B, na dose de 400mg/dia, VO, em pacientes que evoluem sem perda da consciência. Outros esquemas alternativos são constituídos por anfotericina B, 0,7 a 1mg/kg/dia, EV, por 14 dias, seguida por fluconazol, 400mg/dia, VO, por 8 a 10 semanas, ou fluconazol, 400 a 800mg/dia, VO, por 8 a 10 semanas, com flucitosina, 100mg/kg/dia, VO, por 6 a 10 semanas, ou anfotericina

liposomal, 4mg/kg/dia, EV, por 14 dias, seguida por fluconazol, 400mg/dia, VO, por 8 a 10 semanas.

3. **Meningite tuberculosa:** usar isoniazida, 10mg/kg/dia, VO, rifampicina, 10mg/kg/dia, VO, pirazinamida, 25 a 35mg/kg/dia, VO, etambutol, 25mg/kg/dia (800 a 1.200mg/dia). Devem ser prescritos rifampicina, isoniazida, pirazinamida e etambutol por 7 meses, e mais 2 meses só com rifampicina e isoniazida. Em casos de falência terapêutica, usar estreptomicina, etionamida, pirazinamida e etambutol por 1 ano. Iniciar ou substituir a terapia antirretroviral por esquemas compatíveis com rifampicina, como abacavir, zidovudina ou estavudina e lamivudina; zidovudina ou estavudina, lamivudina e didanosina; zidovudina, lamivudina, saquinavir/ritonavir.

4. **Neurossífilis e neurite óptica:** usar penicilina G cristalina, 18 a 24 milhões UI, EV, divididas a cada 4 horas, por 14 a 21 dias, com probenecida, 2g/dia, VO, por 14 dias. Os alérgicos à penicilina podem fazer dessensibilização ou usar medicamentos alternativos. Em todos os casos é necessária monitoração rigorosa com VDRL em 3, 6 e 12 meses após o tratamento. O paciente com persistência de VDRL positivo deve ser submetido a novo tratamento. Em caso de falha terapêutica, retratar com penicilina G procaína: 2,4 milhões UI/dia, IM, com probenecida, 500mg, a cada 4 horas, por 14 dias, ou ceftriaxona, 1 a 2g/dia, EV, por 14 dias.

5. **Infecção herpética (encefalite, mielite, forma dissseminada, pulmonar, digestiva):** usar aciclovir, 10mg/kg, EV, a cada 8 horas por 7 a 10 dias. Para a doença invasiva, usar ganciclovir EV, ou valganciclovir VO, ou foscarnet EV, ou a associação de dois fármacos nas pessoas já tratadas para citomegalovirose, durante pelo menos 3 a 6 semanas. O foscarnet apresenta a melhor penetração no liquor, sendo preferido para pacientes com mielopatia e encefalite. É necessária terapia de manutenção.

6. **Complexo de demência:** pode haver melhora com o uso de antirretrovirais e o controle de hipoglicemia, hiponatremia, hipoxia, a suspensão de substâncias tóxicas e o tratamento de encefalite causada pelos vírus citomegálico (a ser descontinuado quando há supressão duradoura da carga viral e o LTCD4$^+$ fica >100 a 150/mm^3), herpes e sífilis.

7. **Leucoencefalopatia multifocal progressiva:** pode haver melhora com o uso de antirretrovirais ou de cidofovir.

8. **Mielopatia pelo HIV:** pode haver melhora ou interrupção de sua evolução com o uso de antirretrovirais e o tratamento de algum agente ou doença associada, como vírus citomegálico, herpes simples, linfocitotrópico humano de linfócitos T, varicela-zóster, toxoplasmose, tuberculose e linfoma epidural.

Alterações neurológicas periféricas

As alterações neurológicas periféricas podem ser revertidas com a troca de medicamentos, em especial de antirretrovirais, cloranfenicol, dapsona, isoniazida, metronidazol e sulfonamidas, e com o tratamento da associação potencial com alcoolismo, doença tifoide, deficiência de vitamina B$_{12}$ e sífilis. A abordagem é sintomática, mediante a administração de gabapentina, 300 a 900mg, VO, a cada 8 horas, sendo alternativa a amitriptilina, 10 a 25mg, VO, à noite, ou lamotrigina, 25mg, a cada 12 horas, VO, aumentando para 300mg/dia, por 6 semanas, ou nortriptilina, 10mg ao deitar, aumentando em 10mg a cada 5 dias até o máximo de 75mg ao deitar, ou 10 a 20mg, VO, a cada 8 horas, ou ibuprofeno, 600 a 800mg, VO, a cada 8 horas, ou fenitoína, 200 a 400mg/dia. Em caso de dor grave, usar metadona, até 20mg, a cada 6 horas, ou fentanila adesiva, 25 a 100µg/h, a cada 72 horas, ou morfina. A neuropatia sensorial distal pode melhorar com o uso de antirretroviral. Em caso de neuropatia tóxica por antirretroviral, devem ser suspensos os medicamentos mais provavelmente associados, como d4T, ddI, ddC, com a terapêutica antirretroviral, optando-se por outros fármacos.

Alterações reumatológicas

Cada uma das doenças associadas deve ser tratada especificamente. Os anti-inflamatórios não esteroides podem ser benéficos, a juízo médico, em muitas circunstâncias. A síndrome da fraqueza neuromuscular associada ao HIV pode ser melhorada mediante o tratamento da causa específica ou pode exigir a diminuição ou interrupção de zidovudina, d4T ou outro inibidor nucleosídeo da transcriptase reversa.

Alterações digestivas

Devem ser tratadas com os seguintes esquemas terapêuticos:

1. **Lesões orais:** a leucoplasia pilosa oral, em geral, regride espontaneamente, mas pode ser usada cauterização química com ácido tricloroacético ou aciclovir, 800mg, VO, cinco vezes ao dia, por 14 dias. Na candidíase usar clotrimazol tópico, 10mg, quatro a cinco vezes ao dia, ou nistatina suspensão, 500.000 a 1.000.000 UI (5 a 10mL) a cada 4 horas, VO, para bochechar, gargarejar e deglutir por 14 dias, se não houver resposta, usar fluconazol, 100 a 200mg/dia, VO, por 7 a 14 dias (associa-se a resistência ao fluconazol e deve ser evitado, exceto em casos de recorrência), ou itraconazol, 200mg/dia, VO, por 7 a 14 dias. Para o tratamento da queilite angular usa-se cetoconazol creme local (2%) a cada 12 horas. A doença gengival ou periodontite exige avaliação e limpeza dentária por dentista, com lavagens usando clorexidina por 30 segundos, a cada 12 horas, associada a metronidazol, 500mg, a cada 12 horas, VO, por 5 dias, ou clindamicina, 150 a 300mg, a cada 6 horas, VO, ou amoxicilina-ácido clavulânico, 875mg, a cada 12 horas, VO. Nas úlceras aftosas usa-se creme de fluocinonida (0,05%) misturado

Capítulo 58 ■ Síndrome de Imunodeficiência Adquirida

1:1 como orobase e aplicado a cada 4 horas na lesão. Nas lesões de difícil acesso, usa-se elixir de dexametasona, 0,5mg/5mL a cada 8 horas, para bochechar e cuspir, ou solução de Mile (60mg de hidrocortisona, 20mL de solução de nistatina, 2g de tetraciclina e 120mL de lidocaína viscosa) para bochechar e engolir a cada 6 horas, ou injeção intralesional de triancinolona 0,1/mL. Usar antibióticos em caso de infecção secundária. A dor da úlcera pode ser aliviada com o uso de *spray* anestésico (10% lidocaína) antes das refeições. Nos casos graves pode ser usada prednisona, 40mg/dia, VO, por 1 a 2 semanas, em seguida retirada gradativamente, ou colchicina, 1,5mg/dia, VO, ou dapsona, 100mg/dia, ou pentaxifilina, 400mg, a cada 8 horas, VO, junto a alimentos, ou talidomida, 200mg/dia, VO, por 4 semanas, seguidos de 100mg/dia até cicatrizar, quando deve ser suspensa, ou 50mg/dia como manutenção (cuidado com efeitos teratogênicos). As úlceras refratárias podem melhorar com a administração de talidomida, 50mg/dia, VO, no início, aumentados para 100 a 200mg/dia (a ser administrada com segurança absoluta de que a paciente ou outra pessoa relacionada não apresente nenhum risco de engravidar). O aumento das glândulas salivares exige a punção para descompressão de cistos de parótida com conteúdo líquido. Diante de xerostomia, usar goma de mascar sem açúcar, saliva artificial ou pilocarpina.

2. **Lesões esofagianas:** a esofagite candidiásica deve ser tratada com fluconazol: 100 a 800mg/dia, VO, por 14 a 21 dias, ou, itraconazol, 200 a 400mg/dia, VO, por 14 a 21 dias, ou cetoconazol, 400mg/dia, VO, por 14 a 21 dias, ou, em casos graves, anfotericina B, 0,3 a 0,5mg/kg/dia, EV, por 3 a 7 dias, com antifúngicos VO em casos refratários ou caspofungina, 70mg, EV, no primeiro dia, seguidos de 50mg/dia, EV, por 7 a 14 dias, ou voriconazol, 200 a 300mg, a cada 12 horas, VO ou EV. Nos casos frequentes ou graves, manter fluconazol, 100 a 200mg/dia, VO. A esofagite herpética deve ser tratada com aciclovir, 200 a 800mg, cinco vezes ao dia, VO, ou 5mg/kg/dia, divididos a cada 8 horas, EV, por 14 a 21 dias, ou valaciclovir, 1g, a cada 8 horas, VO, por 7 a 14 dias, caso haja resistência ao aciclovir. O tratamento de manutenção é controverso com aciclovir, 200 a 400mg, VO, cinco vezes ao dia. A esofagite causada pelo vírus citomegálico (diarreia, enterocolite, esofagite) deve ser tratada com ganciclovir, 5mg/kg, em dose dividida a cada 12 horas, EV, por 14 a 21 dias, ou foscarnet, 40 a 60mg/kg, em dose dividida a cada 8 horas, EV, por 14 a 21 dias, ou valganciclovir, 900mg, a cada 12 horas, por 3 semanas; a seguir, 900mg/dia, VO, (quando o paciente for capaz de deglutir). Em caso de doença recidivante, pode ser feita manutenção com valganciclovir. A esofagite inespecífica deve ser tratada com prednisona, 40mg/dia, VO, por 7 a 14 dias, seguida de diminuição da dose para 10mg/kg/semana, ou talidomida, 200mg/dia, VO.

3. **Lesões gastrointestinais:** a diarreia sem detecção de agente etiológico exige a avaliação da suspensão de nelfinavir, lopinavir/ritonavir, saquinavir (cápsula gelatinosa) e didanosina (apresentação tamponada), que são os principais antirretrovirais a ela associados. Administram-se: loperamida, 4mg, seguidos por 2mg a cada episódio diarreico, VO, até 16mg/dia, cálcio, 500mg, a cada 12 horas, VO, psílio, 1 colher de chá ou 2 barras/dia, farelo de aveia, 1.500mg, VO, a cada 12 horas, e enzimas pancreáticas, um a dois comprimidos às refeições. Na infecção por *C. jejuni*, usar eritromicina, 500mg, VO, a cada 6 horas, por 5 dias, ou ciprofloxacino, 500mg, VO, a cada 12 horas, por 5 dias. Na infecção pelo *C. difficile* (diarreia), usar metronidazol, 250mg, a cada 6 horas, ou 500mg a cada 8 horas, VO, por 10 a 14 dias, ou vancomicina, 125mg, a cada 6 horas, VO, por 10 a 14 dias. É contraindicado o uso de antidiarreicos. Em caso de infecção por *Salmonella* (diarreia), usar ciprofloxacino, 500 a 750mg a cada 12 horas, VO, por 14 dias; ou SMZ-TMP, 400 a 800/80 a 160mg, a cada 12 horas, VO, por 14 dias, ou cefotaxima, 4 a 8g/dia, EV, por 14 dias, ou, ceftriaxona, 2g/dia, EV, por 14 dias. O tratamento pode ser estendido algumas vezes para até 4 semanas. Na infecção por *Shigella* (diarreia), usar ciprofloxacino, 500 a 750mg a cada 12 horas, VO, por 3 dias, ou SMZ-TMP, 400 a 800/80 a 160mg, a cada 12 horas, VO, por 3 dias. Na infecção por *E. coli*, de acordo com sua forma clínica, usar os seguintes esquemas terapêuticos: (a) forma enterotoxigênica (diarreia do viajante): ciprofloxacino, 500mg, a cada 12 horas, por 3 dias, ou SMZ-TMP, 800/160mg, a cada 12 horas, VO, por 3 dias; (b) forma êntero-hemorrágica (diarreia sanguinolenta): os antibióticos estão contraindicados; (c) forma enteroinvasiva (disenteria): ciprofloxacino, 500mg, a cada 12 horas, por 5 dias, ou SMZ-TMP, 800/160mg, a cada 12 horas, VO, por 5 dias; (d) forma enteropática (diarreia líquida): a prescrição de antibiótico pode ou não ser feita. A opção pela antibioticoterapia inclui ciprofloxacino, 500mg, a cada 12 horas, por 3 dias. Na diarreia idiopática aguda grave, usar ciprofloxacino, 500mg, a cada 12 horas, ou ofloxacino, 200 a 300mg, VO, a cada 12 horas, por 5 dias (pode ser associada ao metronidazol). O complexo *M. avium* (enterite, diarreia) deve ser tratado com claritromicina, 500mg, a cada 12 horas, VO, e etambutol, 15mg/kg/dia, ou azitromicina, 600mg/dia, VO, etambutol, 15mg/kg/dia, VO, e rifabutina, 300mg/dia. Os vírus entéricos (diarreia) exigem reposição hidroeletrolítica e uso de difenoxilato com sulfato de atropina ou loperamida. Na diarreia idiopática aguda grave, usar ciprofloxacino, 500mg, a cada 12 horas, VO, ou ofloxacino, 200 a 300mg, a cada 12 horas, VO, por 5 dias (pode ser usado com o metronidazol). Na infecção por *E. histolytica* (colite), usar metronidazol, 500 a 750mg, a cada 8 horas, VO ou EV, por 5 a 10 dias, e a seguir iodoquinoleína, 650mg, a

cada 8 horas, VO, por 21 dias, ou paramomicina, 500mg, a cada 6 horas, VO, por 7 dias. Na infecção por *G. lamblia* (diarreia, enterite), usar metronidazol, 250mg, a cada 8 horas, VO, por 10 dias. Na criptosporidiose, usar nitazoxamida, 500mg, VO, a cada 12 horas, e terapia antirretroviral, ou azitromicina, 1.200mg, a cada 12 horas, VO, no primeiro dia, seguidos de 1.200mg/dia, VO, por 27 dias, mantendo-se 600mg/dia, VO, por tempo indeterminado, ou claritromicina, 500mg, a cada 12 horas, VO, ou roxitromicina, 600mg, a cada 12 horas, VO, ou paromomicina, 500 a 700mg, a cada 6 horas, VO, por 2 a 4 semanas, seguindos de 500mg, a cada 12 horas, VO, por tempo indeterminado, ou azitromicina, 600mg/dia, com paramomicina, 1g, a cada 12 horas, VO, por 4 semanas, seguido de 500mg a cada 12 horas, VO, por 4 semanas, ou atovaquona, 750mg, a cada 6 horas, VO, por 2 semanas, ou octreotida, 50 a 500µg a cada 8 horas, SC, ou 1µg/h, EV. O distúrbio hidroeletrolítico deve ser adequadamente tratado. Em caso de microsporidiose, usar albendazol, 400 a 800mg a cada 12 horas, VO, por 3 a 4 semanas (efeito limitado sobre *E. bieneusi* e ausente com *E. intestinalis*), ou metronidazol, 500mg, a cada 8 horas, VO, ou atovaquona, 750mg, a cada 6 horas, VO, por 14 dias, com alimentos, ou talidomida, 100mg/dia, VO, com suporte nutricional e antidiarreico (caolim, pectina, loperamida, difenoxilato). Em casos sem resposta pode ser tentada talidomida, 100mg/dia, por 4 semanas, com resposta em torno de 40%. Na isosporidiose, usar SMZ-TMP, 800/160mg, a cada 6 horas, VO, por 2 a 4 semanas, ou pirimetamina, 50 a 75mg/dia, VO, com ácido folínico, 15mg/dia, VO, por 4 semanas, seguida pela supressão crônica com SMZ-TMP, 800/160mg/dia, VO. Na infecção por *C. cayetanensis* (diarreia, enterite), usar SMZ-TMP, 800/160mg, a cada 12 horas, VO, por 3 dias. Na infecção por *S. stercoralis*, usar ivermectina, 200µg/kg/dia, VO, durante 2 dias (cura: 98%) e por pelo menos 14 dias, em caso de superinfecção, ou tiabendazol, 50mg/kg, VO, divididos a cada 12 horas, durante 3 dias, com dose máxima de 3g (cura: 90%), ou cambendazol, 5 a 8mg/kg (sal base), VO, dose única (cura: 90%), ou albendazol, 400mg, VO, a cada 12 horas, durante 3 a 7 dias, repetidos 1 semana depois (cura: 60%). Na forma disseminada deve ser feita, se possível, a redução da imunossupressão e prolongada ou repetida a terapia tantas vezes sejam determinadas pela resposta do paciente. Nesse caso usar ivermectina (de escolha), 200µg/kg/dia, durante pelo menos 14 dias (ou até a sintomatologia desaparecer ou os exames parasitológicos de fezes tornarem-se negativos), VO, ou tiabendazol, 50mg/kg, divididos a cada 12 horas, durante 3 dias, na dose máxima de 3g (a seguir, manter 500mg/dia, durante 28 dias, VO), ou albendazol, 400mg, a cada 12 horas, durante 3 a 7 dias, VO, e repetir 1 semana depois. A alternativa em caso de impedimento da administração VO da me-

dicação (íleo, coma) consiste em ivermectina, 200µg/kg, SC, retal ou parenteral (formulação veterinária). A administração de doses mensais de ivermectina, pelo menos durante 6 meses, pode ser feita diante de imunossupressão entre pacientes que sobreviveram à síndrome de hiperinfecção. A presença de eosinofilia por vários meses após o tratamento sugere falha na erradicação da estrongiloidíase ou de outras etiologias. A ivermectina não é recomendada para gestantes ou lactantes e não é conhecida sua segurança em crianças com menos de 15kg de peso corporal. Os benzoimidazois devem ser evitados na gravidez e na lactação.

4. **Doenças hepáticas e das vias biliares:** na colangite esclerosante e na estenose papilar associada à criptosporidiose, o tratamento baseia-se na melhora das condições de imunossupressão com os antirretrovirais (associada ou não ao HIV) e no controle da diarreia com difenoxilato com atropina, um a dois comprimidos, VO, a cada 6 ou 8 horas. Aos pacientes sem melhora pode ser dado elixir paregórico com bismuto, 5 a 10mL, VO, a cada 6 ou 8 horas, ou octreotida em doses tateadas, começando com 0,05mg, SC, a cada 8 horas, por 48 horas, o que pode aliviar a sintomatologia em 50% dos casos. A estenose da papila pode ser abordada por meio de CPER com esfincterectomia para alívo da dor. Na colangiopatia sem estenose da papila, administrar ácido ursodesoxicólico, 300mg, VO, a cada 8 horas. Na estenose isolada do ducto biliar, instalar prótese de *stent* por via endoscópica. A colecistite acalculosa (vesícula aumentada com paredes espessadas e ductos intra ou extra-hepáticos dilatados e ducto distal normal ou estenótico) pode necessitar de colecistectomia, esfincterotomia ou drenagem biliar. Na hepatopatia por coinfecção pelo vírus B da hepatite, usar interferon α-2B, 5 milhões, SC, diariamente, por 16 a 24 semanas, se o HbsAg é positivo; ou pelo menos por 48 semanas, se o HbsAg é negativo; ou interferon peguilado, 180µg/semana; ou lamivudina, 150mg, VO, a cada 12 horas, ou 300mg, VO (duração indefinida), ou 100mg/dia, se não for necessária atividade contra o VHB; ou lamivudina, 300mg/dia, com tenofovir, 300mg/dia, ou adefovir, 10mg/dia, com ou sem lamivudina, 300mg/dia, ou tenofovir: 300mg/dia, ou entricitabina, 200mg/dia. Diante da necessidade de tratar o HIV, mas não o VHB, reservar tenofovir e lamivudina para uso posterior. Evitar a lamivudina como único agente ativo contra o VHB. Em caso de necessidade de tratar HIV e VHB, considerar o uso de tenofovir e lamivudina. Em caso de necessidade de tratar o VHB e não o HIV, considerar o uso de adefovir ou interferon. Em caso de coinfecção pelo vírus C da hepatite, o tratamento é proposto quando há controle da replicação do HIV, com níveis de LTCD4$^+$ >200 a 350 células/mm^3 e ausência de complicações da infec-

Capítulo 58 ■ Síndrome de Imunodeficiência Adquirida

ção pelo HIV. O tratamento é igual ao proposto para pacientes apenas com VHC, por 12 meses, independentemente do genótipo do vírus da hepatite, desde que haja presença de RNA-VHC, alteração estrutural (histológica) pelo menos F1 e/ou alteração necroinflamatória periportal pelo menos A2. Os pacientes que não preenchem os critérios histológicos de tratamento devem ser submetidos a nova biópsia, a critério médico, 1 a 2 anos depois. A administração de interferon ao portador de HIV está indicada em caso de idade entre 18 e 65 anos, com ou sem uso de antirretrovirais, níveis de LTCD4$^+$ >350/mm^3, carga viral do HIV no máximo de 10.000/mm^3, hemoglobina, neutrófilos e contagem de plaquetas, respectivamente, ≤11g%, 1.500/mm^3 e 60.000/mm^3, boa aderência naqueles que usam antirretrovirais, com estabilidade clínica há pelo menos 6 meses, ausência de doenças oportunistas ativas ou nos últimos 6 meses, e o compromisso das mulheres de que não estão nem desejam engravidar durante o tratamento. As contraindicações ao tratamento são: valores de plaquetas, neutrófilos e hemoglobina, respectivamente, >60.000/mm^3, 1.500/mm^3 e 11g/dL, deficiência de glicose-6-fosfodesidrogenase, presença de hemoglobinopatias, sangramento esofágico, ascite, classificação como Child-Pugh B e C e doenças metabólicas (*diabetes mellitus*, doenças da tireoide) descompensadas, cardiopatias graves, história prévia ou atual de fatores de risco ou de doença arterial coronariana, nefropatia crônica, dependência de álcool ou de substâncias psicoativas, linfoma, talassemia, leucemia, colagenoses e antecedente de psicopatia (distúrbio bipolar, depressão grave, psicose). A terapêutica deve ser interrompida nos pacientes sem declínio do RNA do VHC após 12 semanas de tratamento.

5. **Doenças pancreáticas:** a pancreatite associa-se ao uso de álcool, ddC, ddI, estavudina, isoniazida, metronidazol, pentamidina e sulfas, e a infecções por HIV, citomegalovírus, micobactérias, fungos e *Cryptosporidium*. Os medicamentos e a dieta oral devem ser suspensos, e a hidratação venosa e o tratamento das infecções devem ser feitos como já assinalados.

6. **Proctite:** pode ser usada a talidomida, 300mg/dia.

Alterações endocrinológicas

Para insuficiência suprarrenal é necessário o uso de fludrocortisona, 0,1 a 0,2mg/dia, reposição volêmica, NaCl 0,9%, e hidrocortisona, 100mg, EV, a cada 6 horas. O hipogonadismo, quando comprovado, deve ser tratado com androgênios. A lipodistrofia exige avaliação de dieta adequada, realização de exercícios físicos, correção farmacológica das dislipemias, uso de hormônio do crescimento e androgênio, para melhorar a distribuição da gordura corporal.

Alterações dermatológicas

Em virtude do risco de disseminação, a infecção pelo vírus herpes simples deve ser tratada com aciclovir, 400mg, VO, a cada 8 horas, ou fanciclovir, 500mg, VO, a cada 12 horas, ou valaciclovir, 500mg, VO, a cada 12 horas, até que as lesões desapareçam, em geral por 7 dias. Nos pacientes com recorrência, a terapêutica supressiva deve ser realizada com aciclovir, 400mg, VO, a cada 12 horas, ou fanciclovir, 250mg, VO, a cada 12 horas, ou valaciclovir, 500mg/dia, VO, por tempo indefinido. A infecção pelo vírus herpes-zóster deve ser tratada com aciclovir, 800mg, VO, de quatro a cinco vezes ao dia, por 7 dias, ou fanciclovir, 500mg, VO, a cada 8 horas, ou valaciclovir, 1.000mg, VO, a cada 8 horas, por 7 dias. A forma disseminada e a lesão ocular exigem a administração de aciclovir, 10mg/kg, a cada 8 horas, EV, por 7 a 10 dias. O molusco contagioso deve ser tratado com curetagem seguida de cauterização química com ácido tricloroacético (90%), em intervalos mensais. A terapêutica pode também ser feita usando podofilina (25%), ácido retinoico tópico e nitrogênio líquido. A estafilococcia (foliculite, abscesso superficial: furúnculo, impetigo bolhoso) tem risco de disseminação e deve ser tratada com clindamicina tópica ou mupirocina e lavagem frequente com sabão antibacteriano, como clorexidina. A mupirocina intranasal pode ser usada para promover a descolonização estafilocócica em outros locais. Em caso de infecção estafilocócica recorrente, a mupirocina intranasal, semanal, deve ser usada com os cuidados tópicos e antibioticoterapia sistêmica usando: dicloxacilina, 250 a 500mg, VO, a cada 6 horas, por 10 dias, ou eritromicina, 250mg, VO, a cada 6 horas, com rifampicina 600mg/dia, VO, por 10 dias, para descolonização estafilocócica intranasal. Os abscessos exigem, com frequência, excisão e drenagem. Na infecção sifilítica primária e secundária ou latente, usar penicilina G benzatina, 2,4 milhões de UI, IM, em dose única; na forma latente (mais de 1 ano) ou indeterminada, usar penicilina G benzatina, 2,4 milhões UI, IM, uma vez por semana, por 3 semanas ou, como alternativa, a doxiciclina, 100mg, VO, a cada 12 horas, ou 200mg/dia, por 14 dias, ou tetraciclina, 2g/dia, por 14 dias. As outras doenças sexualmente transmissíveis são tratadas como nos pacientes não infectados pelo HIV. A angiomatose bacilar exige o uso de doxiciclina, 100mg, VO, a cada 12 horas por 14 dias, ou eritromicina, 500mg, VO, a cada 6 horas, por 14 dias, ou ciprofloxacino, 500mg, VO, a cada 12 horas, por 14 dias, ou azitromicina, 250mg/dia, VO, por 14 dias. A resposta clínica pode ser observada após 4 dias da terapêutica, mas recidivas são comuns. O acometimento visceral pode exigir tratamento por 6 a 8 semanas ou por mais de 3 meses, algumas vezes por tempo indeterminado, e tornar necessária a excisão das lesões. Na maioria das erupções fúngicas, promovidas por dermatófitos e *Candida*, deve-se aplicar uma camada de clotrimazol tópico (1%) a cada 12 horas, ou cetoconazol (2%) a cada 12 horas. Nos casos sem resposta, pode ser administrado cetoconazol, 200 a 400mg/dia, VO, ou fluconazol, 100 a 200mg/dia, VO, até o desaparecimento da(s) lesão(ões). Na dermatite seborreica, usar xampu de cetoconazol, alcatrão e piritionato de zinco, selênio, ácido acetilsalicílico, coaltar, creme de cetoconazol com ou sem corticoide tópico de baixa potência (1%), ou creme de clotrimazol tópico (1%) e creme de hidrocortisona (1%), até haver melhora. O corticoide está contraindicado em caso de associação com molusco contagioso. Na erupção papulopruriginosa, podem ser usados corticoterapia tópica e antipruriginosos, repelentes e anti-histamínicos, em casos de reação a picadas de insetos. Pode ser tentada a administração de itraconazol, 200mg/dia, por 30 dias. Para o tratamento das reações medicamentosas é necessária a retirada do medicamento e o uso de anti-histamínicos orais e internação, nos casos graves, para reposição hidroeletrolítica e proteica. Podem ser usadas soluções antipruriginosas com cânfora e mentol. A psoríase pode ser tratada com tópicos: cremes com ácido acetilsalicílico de 1% a 3%, coaltar de 2 a 7%, alantoína, calcipotriol, vaselina, óleo mineral, óleo de amêndoas doces, óleo de girassol, lanolina e ureia a 10%, junto com medicação sistêmica: dapsona, 100 a 200mg/dia, e/ou etretinato, 0,5 a 1mg/kg/dia. Nos casos graves, usar zidovudina ou ciclosporina e acitetrina, 25 a 50mg/dia, VO, com ou sem fototerapia. Em caso de farmacodermia, a primeira medida é a suspensão do fármaco suspeitado; nas formas pruriginosas sem complicações, usar anti-histamínicos, antipruriginosos tópicos e corticosteroides tópicos; na síndrome de Stevens-Johnson e necrólise tóxica da epiderme, o tratamento é igual ao de uma queimadura com suporte vital, sem indicação de corticoterapia. A vasculite eosinofílica exige o uso do anti-histamínico hidroxizina, 25 a 75mg/dia, ou loratadina, até 20mg/dia, ou cetirizina, 10 a 20mg/dia, ou luz ultravioleta e astemizol, 10mg/dia, e esteroides tópicos. Na xerodermia (xerose) pode ser ensaiada a administração de emolientes (creme hidratante) e loções antipruriginosas com camfor a 9,5% e mentol a 0,5% ou sabonetes, cremes ou loções emolientes e hidratantes com glicerina, ureia (10%), lactato de amônia (12%), óleos de amêndoas e de sementes de uva. Na escabiose, usar permetrina creme a 5% por 12 horas, do pescoço para baixo, depois retirar com água e repetir 3 a 7 dias após, e administrar ivermectina, 200μg/kg, VO, em dose única. O lindano a 1% (não disponível no Brasil), por 8 a 12 horas, deve ser aplicado do pescoço para baixo (evitar a face) e deve ser repetido 1 semana depois. Todos os membros da família devem ser tratados. O tratamento do sarcoma de Kaposi exige o uso de vimblastina 0,01 a 0,02mg em 0,1mL de NaCl a 0,9% nas lesões individuais de radiação ou injeção intralesional. Na criptococose, usar fluconazol, 400mg/dia, VO, por 8 semanas, seguidos de 200mg/dia, VO, por tempo indeterminado, podendo ser usado ainda crioterapia ou eletrocautério, nos nódulos persistentes. O carcinoma de células escamosas e o basocelular devem ser retirados pela cirurgia. As onicomicoses devem ser tratadas com terbinafina, 250mg/dia, VO, por 8 semanas (mãos) ou 12 semanas (pés), ou itraconazol, 400mg/dia,

por 1 semana por mês, durante 2 meses (mãos) ou 3 meses (pés), com lixamento da lâmina ungueal mais remoção da maceração subungueal. Na infecção por tinha, aplicar nas lesões clotrimazol creme ou loção a 1% a cada 12 horas, ou econazol creme a cada 12 horas, ou miconazol creme a 2% a cada 12 horas ou butenafina creme a 1% a cada 12 horas, ou terbinafina creme ou gel a 1% a cada 12 horas, ou tolnaftato creme a 1%, gel, pó, solução ou aerossol a cada 12 horas, até desaparecer a lesão. Nos casos refratários ou crônicos e extensos, usar, por 2 a 4 semanas, terbinafina, 250mg/dia, VO, ou itraconazol, 100 a 200mg/dia, ou, até que se obtenha melhora, griseofulvina microcristalina, 250 a 500mg, VO, a cada 12 horas. No condiloma acuminado, usar crioterapia com nitrogênio líquido, podofilina, ácido tricloroacético, eletrocoagulação ou cirurgia a laser. Na psoríase, usar fototerapia e etretinato, 0,25 a 9,75mg/kg/dia, VO, em casos crônicos. O prurigo nodular pode ser tratado com talidomida, 200 a 400mg/dia ou esteroides tópicos de alta potência com curativo oclusivo. Podem ser benéficos os anti-histamínicos orais ou a fototerapia.

Alterações ginecológicas

Na candidíase vaginal, o tratamento deve ser tópico, e na forma recorrente, sistêmico. A infecção pelo vírus herpes simples (lesões genitais, perirretais, esofagite, proctite, doença pulmonar) deve ser tratada com aciclovir, 400mg, VO, a cada 8 horas, ou fanciclovir, 250mg, VO, a cada 8 horas, ou valaciclovir, 500mg, VO, a cada 8 horas, durante 1 semana. Na forma grave, usar aciclovir, 5mg/kg, EV, a cada 8 horas. As recidivas podem ser evitadas com aciclovir, 400mg, VO, a cada 12 horas. O vírus herpes simples resistente pode exigir o uso de foscarnete, 40mg/kg, EV, a cada 8 horas, por 10 a 14 dias, ou uma dose de cidofovir, 5mg/kg, EV. A doença inflamatória pélvica associa-se aos mesmos agentes e a terapêutica é igual à realizada em pessoas imunocompetentes.

Alterações cardiovasculares

Na miocardite em fase avançada com LTCD4$^+$ <50/mm^3, deve ser avaliado o uso de corticosteroides e de ganciclovir. Na pericardite, usar os antirretrovirais e tratar seu agente etiológico. Diante da possibilidade de tamponamento cardíaco, providenciar a realização de janela pericárdica. A endocardite marântica pode ser tratada com antiagregante plaquetário e anticoagulação sistêmica, além de antibioticoterapia, igual à realizada na endocardite bacteriana. A endocardite infecciosa é comum em usuários de substâncias venosas e acomete as válvulas direitas, devendo ser administrada oxacilina, 3g, EV, a cada 6 horas, com tobramicina, 1mg/kg, EV, a cada 8 horas, por 4 semanas, ou vancomicina, 1g, EV, a cada 12 horas, por 4 semanas, com tobramicina, 1mg/kg, EV, a cada 8 horas, por 3 a 5 dias. Diante de alterações coronarianas, é necessária avaliação da pertinência

Capítulo 58 ■ Síndrome de Imunodeficiência Adquirida

da realização de exercícios físicos rotineiros, bem como de dieta restritiva para colesterol e triglicerídeos, e uso de hipolipemiantes (atorvastatina e genfibrozila nos casos graves). A abordagem da insuficiência cardíaca é a mesma realizada em pacientes sem o HIV. Na hipertensão pulmonar deve ser avaliado o uso de anticoagulantes orais, diuréticos e sildenafila, 25mg/dia, aumentando 25mg a cada 3 a 4 dias, até 25mg, VO, a cada 6 horas.

Alterações hematológicas

A anemia pode estar associada a muitas causas. A infecção pelo parvovírus B19 deve ser tratada com antirretroviral e imunoglobulina, 400mg/kg/dia, EV, por 5 dias. A anemia medicamentosa associa-se especialmente a efeito adverso da zidovudina. Nesse caso, a eritropoetina recombinante pode reduzir a necessidade de transfusão sanguínea e aumentar os níveis de hemoglobina. Se a eritropoetina plasmática é <500µm/mL, deve ser administrada eritropoetina, 40.000UI/semana, SC. A anemia hemolítica exige o uso de oxigenoterapia, transfusão de concentrado de hemácias e suspensão de algum medicamento suspeito. Nos casos graves, sem deficiência de glicose-6-fosfodesidrogenase, administrar azul de metileno, 1mg/kg, EV. O carvão ativado pode ser usado para reduzir os níveis de dapsona, caso ela seja responsável pela hemólise. A deficiência de folato exige o uso de ácido fólico, 1 a 5mg/dia por 1 a 4 meses; a deficiência de vitamina B_{12} exige o uso de cobalamina, 100µg/dia, IM, por 7 dias, seguidos por 100µg/semana por 4 semanas e 100µg/mês, IM, ou 100 a 200µg/dia, VO. A deficiência de ferro deve ser tratada com a administração de sulfato ferroso, 300mg, a cada 8 horas, por 3 a 4 meses (avaliar a causa de sangramento crônico). A púrpura trombocitopênica idiopática exige a suspensão de qualquer medicamento que possa provocá-la, como anfotericina, etambutol, heparina, lítio, quinidina, ouro, rifampicina, SMZ-TMP, sulfisoxazol e vancomicina. O tratamento deve ser feito mediante a administração de zidovudina e prednisona, 30 a 60mg/dia, com redução rápida para 5 a 10mg/dia. A corticoterapia deve ser cuidadosa diante de possível infecção fúngica e ante o sarcoma de Kaposi. A imunoglobulina, 400mg/kg, EV, nos dias 1, 2 e 14 e, a seguir, a cada 2 a 4 semanas, ou imunoglobulina humana *Rho* (D), 25 a 50mg/kg, em 3 a 5 minutos, repetida no terceiro e quarto dias, se necessário, e a seguir em intervalos de 3 a 4 semanas, ou realizar a esplenectomia. As outras alternativas consistem no uso de dapsona, interferon-α e danazol. A púrpura trombocitopênica trombótica exige a realização de plasmaférese até que haja a normalização da contagem de plaquetas e da desidrogenase láctica, sendo necessárias usualmente de 7 a 16 sessões. Se a resposta não for adequada, associar prednisona, 60 mg/dia. A neutropenia (pelo HIV ou por medicamentos: aciclovir, anfotericina B, antiblásticos, didanosina, flucitosina, foscarnet,

ganciclovir, interferon-α, pentamidina, pirimetamina-sulfadiazina, ribavarina, SMZ-TMP, sulfonamidas, valganciclovir, zalcitabina, zidovudina) exige a suspensão da medicação supostamente responsável e a administração de fator estimulador de colônias de granulócitos (FECG) ou fator estimulador de colônias de macrófagos (FECM), 150 a 300mg/dia, ou três vezes por semana, sendo a dose reduzida gradativamente até a menor necessária para manter a contagem absoluta de neutrófilos >1.000/mm³ (controlar os resultados com hemograma duas vezes por semana). A replicação do HIV parece ser estimulada pelo fator de crescimento de colônias de macrófagos, mas não pela de granulócitos, o que limita seu uso.

Neoplasias

O sarcoma de Kaposi pode regredir com a terapia antirretroviral. A lesão localizada pode ser extirpada por meio de injeção intralesional de nitrogênio líquido, alitretinoína, vimblastina, ou pela ação de crioterapia ou radiação. As lesões disseminadas e viscerais são tratadas por via sistêmica com vincristina, 1,5 a 2mg/semana, EV, ou vimblastina, 0,05 a 0,1mg/kg/semana, EV, ou doxorrubicina lipossomal, 20 a 40mg/m², EV, a cada 3 semanas, como agente único, ou paclitaxel, 100mg/m², EV, a cada 2 semanas, daunorrubicina lipossomal, talidomida, retinoides, radiação, e interferon α-2a, 18 a 36µm/dia, SC, por 8 semanas, em seguida três vezes por semana como agente único, ou interferon α-2b, 30mUI, SC, três vezes por semana, como agente único, ou zidovudina, 100mg, EV, a cada 4 horas, combinada com interferon, ou etoposídeo, 100mg, EV, a cada 3 semanas, como agente único, ou vimblastina, 4 a 8mg/semana, EV, como agente único, ou em uso de 4 a 8mg, EV, por semanas alternadas, combinada com vincristina, 2mg, a cada 2 semanas, EV, ou doxorrubicina, 10 a 20mg/m², a cada 3 semanas, mais bleomicina, 15mg/m², EV, a cada 3 semanas, mais vincristina, 2mg, EV, a cada 3 semanas, ou vincristina-vimblastina, alternadas semanalmente, EV, nas doses de 2mg/semana e 0,1mg/kg/semana, respectivamente, ou vincristina-bleomicina, 2mg/m² e 10mg/m², respectivamente, EV, a cada 14 dias, para casos de envolvimento pulmonar, ou doxorrubicina-bleomicina-vincristina, 10 a 20mg/m², 10mg/m² e 2mg, respectivamente, EV, a cada 14 dias (a combinação mais ativa), ou interferon-α, 4 a 18 milhões UI/dia, cinco vezes por semana, SC. O linfoma de linfócitos B é, em geral, não Hodgkin. O linfoma primário do SNC é comum e pode ser multicêntrico. A terapia consiste em químio e radioterapia: CHOP (ciclofosfamida, doxorrubicina, vincristina e prednisona) ou M-BACOD (metotrexato, 200mg/m², EV, nos dias 8 e 15, com ácido folínico, bleomicina, 4mg/m², EV, no primeiro dia, ciclofosfamida, 600mg/m², no primeiro dia, vincristina, 1mg/m², EV, nos dias 1 e 5, e dexametasona, 6mg/m² nos dias 1 e 5). O linfoma primário do SNC exige o uso de rádio e corticoterapia. o linfoma exsudativo primário é abordado com o uso de antirretrovirais com CHOP.

Alterações otorrinolaringológicas

A otite exige a timpanocentese, caracterizada pela aspiração de secreção do ouvido médio, ou punção antral com coleta de material do seio maxilar, cultura e antibiograma. Seu tratamento é semelhante ao do paciente sem imunossupressão. A parotidite crônica associa-se, em geral, ao S. aureus e aos estreptococos do grupo A. A doença periodontal agressiva aguda exige a constituição de hábito de higiene oral e antibioticoterapia sistêmica. A sinusite em paciente não tabagista com drenagem purulenta exige o uso de amoxicilina, 500mg, VO, a cada 8 horas, e em tabagista, amoxicilina-ácido clavulânico, 500mg, VO, a cada 8 horas (para cobrir *H. influenzae*) por 2 a 3 semanas, com guaifenesina, 600mg, VO, a cada 12 horas, para diminuir a congestão do seio. A sinusite sem resposta a essa medicação exige o uso de levofloxacino, 400mg/dia, VO. Pode ser necessária a drenagem dos seios da face.

Alterações oftalmológicas

A ceratoconjuntivite seca deve ser tratada com o uso de lágrima artificial para proteção da conjuntiva escleral e da córnea. Na ceratite infecciosa, usar aciclovir, 200 a 400mg, VO, cinco vezes ao dia, por 10 dias. O molusco contagioso deve ser tratado com crioterapia ou excisão cirúrgica da lesão na mucosa. O sarcoma de Kaposi com lesões assintomáticas e não progressivas não precisa de tratamento, mas os casos graves exigem químio e radioterapia local. A retinite citomegálica exige a administração de: (1) ganciclovir, 2,5 a 5mg/kg, a cada 12 horas, por 2 a 3 semanas, seguido de dose de manutenção com 5mg/kg/dia, durante os 7 dias da semana, por tempo indeterminado; ou (2) cidofovir 5mg/kg, EV, uma vez por semana, por 2 semanas e, a seguir, por tempo indeterminado com probenecida sejam 2g VO, 3 horas antes, ou 1g, VO, 2 a 8 horas após a ingestão do cidofovir, respectivamente; ou (3) foscarnet, com indução de 60 a 90mg/kg, EV, a cada 8 horas, durante 14 a 21 dias, seguida de manutenção com 90 a 120mg/kg, EV, a cada 24 horas, por tempo indefinido, a menos que haja reconstituição imunológica. Os principais efeitos adversos do ganciclovir são a mielotoxicidade e a neutropenia, que podem ser revertidas pela ação do fator estimulador do crescimento de colônias de granulócitos, enquanto o cidofovir exige hidratação com NaCl a 0,9% e monitoração do exame de urina e dos eletrólitos. Pode ser usado implante intraocular de ganciclovir, a cada 6 meses, o que impede seus efeitos sistêmicos, com ou sem valganciclovir, 900mg, VO, a cada 12 horas, por 21 dias, seguida de manutenção com 900mg/dia, VO, por tempo indeterminado, a menos que haja reconstituição imunológica, ou aplicação intravítrea de foscarnet, 2.400mg, duas a três vezes por semana, com ganciclovir, 2mg, duas a três vezes por semana, por 2 a 3 semanas, e em seguida a cada semana, ou fomivirsen, 330µg, intraocular, nos dias 1 e 15, e a seguir mensalmente, com ou sem valganciclovir, 900mg, VO, a cada 12 horas. O tratamento tópico deve ser associado ao tratamento sistêmico. A retinite por vírus herpes simples e zóster exige o uso de aciclovir, 10mg/kg, EV, a cada 8 horas, no mínimo por 7 dias, seguida de manutenção com 600 a 800mg, VO, três a cinco vezes por dia, ou valaciclovir, 1g, VO, a cada 8 horas, por 7 dias. Na toxoplasmose ocular devem ser usados sulfadiazina, 500mg, a cada 6 horas, VO, pirimetamina, 25mg, a cada 12 horas, VO, e ácido folínico, 10 a 15mg/dia, VO, por 30 dias. Na sífilis ocular, usar penicilina G cristalina, 4 milhões UI, EV, a cada 4 horas, por 7 a 10 dias.

Alterações nefrológicas

A nefropatia causada pela heroína ou associada ao HIV é tratada com antirretrovirais, inibidores da enzima conversora de angiotensina I e prednisona (60mg/dia, de 2 a 11 semanas, seguida da retirada em 2 a 26 semanas), diálise e transplante renal. A glomerulonefrite imunomediada associada ao HIV exige a administração de antirretrovirais, prednisona ou inibidores da enzima conversora de angiotensina I. A terapêutica da nefropatia por cristais de indinavir baseia-se na suspensão temporária deste medicamento e na remoção do(s) cálculo(s) por ureterostoscopia, se não for naturalmente eliminada. Para a reintrodução de indinavir é necessária ingestão líquida abundante.

Alterações psiquiátricas

A ansiedade exige apoio psicológico e o uso de diazepam, 5 a 25mg/dia, VO, ou alprazolam, 0,5 a 1,5mg/dia, VO, ou bromazepam, 3 a 6mg/dia, VO, ou clordiazepóxido, buspliana, 5mg, a cada 8 horas, VO, ou nortriptilina, ou desipramina.

A depressão exige apoio psicoterapêutico; em caso de ansiedade intensa, usa-se amitriptilina, 25 a 100mg/dia, VO; em caso de pensamento suicida, fluoxetina, 20 a 40mg/dia, VO. A alternativa consiste na administração de nefazodona, 100mg, a cada 12 horas, VO, aumentando até 300 a 600mg/dia, e cloridrato de venlafaxina, 37,5 a 75mg/dia, VO, aumentando até 75 a 150mg/dia.

A insônia, agravada pelo alcoolismo e pelo uso de substâncias como cafeína e tranquilizantes, deve ser abordada com reeducação e higiene do sono, sendo administrado antes de deitar, para dormir, midazolam, 15mg, VO, ou flunitrazepam, 1 a 2mg, ou haloperidol, 0,5 a 1mg, ou difenidramina, 25 a 50mg, ou trazolona, 25 a 50mg.

A doença do pânico, caracterizada por surtos de ansiedade aguda, com somatização cardíaca, respiratória ou neurológica, ansiedade antecipatória com receio de mal-estar e comportamento fóbico, além do medo de ficar só ou

Capítulo 58 ■ Síndrome de Imunodeficiência Adquirida

com muitas pessoas, exige o uso de apoio psicoterapêutico associado a ansiolíticos e/ou antidepressivos.

A mania, caracterizada pelo aumento da energia, agitação psicomotora e aceleração do curso de pensamento e da fala, delírios de grandeza, sentimentos de onipotência, anorexia, insônia, irritabilidade, compulsão para fazer gastos exagerados e exaustão, para evitar desgaste pessoal e familiar, deve ser logo tratada com haloperidol, 0,5 a 5mg/dia, VO, ou flufenazina, 0,5 a 5mg, a cada 12 horas, VO, ou risperidona, 0,5 a 3mg, a cada 12 horas, VO, ou olanzapina, 5 a 20mg ao deitar, hipnóticos e estabilizadores do humor, carbonato de lítio, 900mg/dia, VO, com dosagem periódica de lítio no sangue. Os medicamentos de apoio são carbamazepina, gabapentina e lamotrigina.

O delírio, associado ao HIV, à sífilis e aos linfomas, ao uso de substâncias, a surtos de distorção do pensamento, afeto inadequado, alucinações e/ou ilusões, rebaixamento da consciência, redução da capacidade de manter atenção a estímulos externos e mudar a atenção para novos estímulos, com pensamentos desorganizados, discursos incoerentes, distúrbios perceptivos com alucinações, perturbações do sono-vigília, insônia ou sonolência durante o dia, aumento ou diminuição da atividade psicomotora e desorientação temporoespacial, deve ser tratado com a administração de haloperidol, 1 a 10mg/dia, VO ou IM, e prometazina, 25 a 50mg/dia, VO ou IM nos mais sintomáticos, ou risperidona. Em caso de agitação com risco para terceiros devem ser usados os neurolépticos com baixas doses de lorazepam para sedação.

A demência, caracterizada por esquecimento, lentificação mental, apatia e reclusão social, apatia, espontaneidade diminuída, retraimento social, dificuldade de resolver problemas e/ou leitura, deve ser diferenciada de infecção do SNC. Diante de agitação, devem ser usados haloperidol, 1 a 2mg/dia, VO. A zidovudina e outros antirretrovirias, podem retardar sua evolução.

A apatia e a fadiga podem ser aliviadas pela administração de ritalina, 7,5mg, duas vezes por semana, com aumentos semanais até o limite de tolerabilidade-hiperatividade, ou até máximo de 60mg/dia, VO, e pemolina, no máximo 150mg/dia, VO. O uso abusivo de substâncias psicoativas para o tratamento de doença mental ou da síndrome de dor crônica exige, quando for necessário, desintoxicação com benzodiazepínicos de ação prolongada e manutenção e prevenção das recidivas.

Doença terminal

Exige a administração de morfina e outros opiáceos, metadona e adesivos de fentanila.

TRATAMENTO ANTIRRETROVIRAL

Os antirretrovirais são medicamentos que apresentam grande benefício na terapêutica da AIDS. Vários fármacos estão disponíveis com ação em fases diversas da biologia viral (Tabelas 58.13 e 58.14).

O objetivo da terapêutica antirretroviral é impedir a evolução da AIDS e diminuir ou impedir a replicação viral para níveis indetectáveis (<50 cópias/mL) pelo maior tempo possível. A manutenção desses níveis ajuda a impedir o desenvolvimento de resistência viral, uma vez que, quanto maiores a população de vírus e sua taxa de replicação, maior a probabilidade de ele se tornar resistente aos antirretrovirais. Devem ser usados esquemas que preservem futuras opções e que sejam relativamente livres de efeitos colaterais e adaptados à necessidade de cada paciente. A imunidade, sempre que possível, deve ser restaurada, o que favorece o aumento do tempo e da qualidade de vida da pessoa. A estratégia para esse fim consiste na combinação de pelo menos três medicamentos, sendo adequado o uso de quatro fármacos com a associação de duas drogas inibidoras da protease (IP), em doses menores e sinérgicas, o que pode diminuir seus efeitos colaterais, como ocorre com indinavir/ritonavir, saquinavir/ritonavir e lopinavir/ritonavir. A melhor maneira de predizer a durabilidade da replicação viral consiste em medir a carga viral

Tabela 58.13 ■ Classes de agentes antirretrovirais disponíveis para uso na AIDS

Inibidores					Bloqueadores
Análogos nucleosídeos da transcriptase reversa (ITRN)	Não análogos nucleosídeos da transcriptase reversa (ITRNN)	Da protease (IP)	Da fusão (IF)	Da integrase (II)	Quimiocinas (BQ)

Tabela 58.14 ■ Principais antirretrovirais usados em função de seu mecanismo de ação

Mecanismo de ação	Fármacos
ITRN	Abacavir (ABC), didanosina (ddI), entricitabina (FTC), estavudina (d4T), lamivudina (3TC), tenofovir (TDF), triovir (abacavir + zidovudina + lamivudina), zalcitabina (ddC), zidovudina + lamivudina (Biovir)
ITRNN	Delavirdina (DLV), efavirenz (EFZ), nevirapina (NVP)
IP	Amprenavir (APV), atazanavir (ATV), fosamprenavir (FPV+), indinavir (IDV), lopinavir/ritonavir (LPV/r), ritonavir (RTV), saquinavir (SQV)
IF	Enfuvirtida (bloqueia a entrada do HIV na célula)

pós-tratamento. As doenças definidoras da AIDS ocorrem em menos de 5% das vezes quando a carga viral é <5.000 cópias/mL.

Os agentes antirretrovirais devem ser iniciados no infectado pelo HIV e que esteja: (1) assintomático se o LTCD4$^+$ estiver <350 células/mm^3; (2) assintomático com LTCD4$^+$ >350 células/mm^3 e carga viral pelo teste RNA ramificado >30.000 ou com a RT-PCR >55.000; (3) com SRA ou até 6 meses após a soroconversão do HIV; (4) sintomático; (5) com rápida redução da contagem de LTCD4$^+$.

A terapia antirretroviral exige os seguintes cuidados: não precisa ser instituída como medida de emergência em paciente com infecção nem deve ser iniciada antes de avaliações clínica e laboratorial para determinar o grau da imunodeficiência existente e o risco de sua progressão. Devem ser considerados ainda o desejo do paciente em se tratar, sua compreensão sobre as mudanças potenciais que o tratamento poderá trazer sobre a qualidade de sua vida e o empenho necessário para a manutenção de adesão adequada, o risco de efeitos colaterais e de resistência, e a limitação de futuras opções terapêuticas. Deve-se certificar de que o paciente está bem orientado e entende a necessidade de usar a medicação, sem falha, com aderência. A monitoração de efeitos colaterais depende de cada medicamento e deve ser feito, em geral, um sistema trimestral. A contagem de LTCD4$^+$ e a carga viral devem ser feitas em 1 a 2 meses após o início da terapêutica e a cada 3 a 4 meses em paciente estável.

A troca de medicamentos deve ser feita diante de intolerância às reações adversas, aumento ou permanência elevada da carga viral, progressão clínica da doença e deterioração imunológica medida pela diminuição da contagem de LTCD4$^+$ (Tabelas 58.15 e 58.16).

A terapêutica mais eficiente é constituída pela associação de três medicamentos: efavirenz com zidovudina-lamivudina (de grande eficácia), zidovudina-didanosina, d4T-3TC, d4T-ddI, ddI-3TC, ou, em qualquer um desses esquemas, pela substituição do efavirenz por um dos se-

Tabela 58.15 ■ Recomendações para o início da terapêutica antirretroviral

Sintomatologia	Contagem de LTCD4$^+$	Recomendação
Ausente	Não realizada	Não tratar
	>350 células/mm³	Não tratar
	>200 e <350 células/mm³	Considerar tratamento
	< 200 células/mm³	Tratamento e quimioprofilaxia para infecções oportunistas
Presente	Independente do valor	Tratamento e quimioprofilaxia para infecções oportunistas

Tabela 58.16 ■ Recomendação para os esquemas de antirretrovarais

Recomendação	Associação de medicamentos
Preferencial	Efavirenz, zidovudina, lamivudina; efavirenz, didanosina, lamivudina; indinavir, estavudina, didanosina; nelfinavir, estavudina, lamivudina; ritonavir, indinavir, zidovudina, didanosina; ritonavir, lopinavir, zidovudina, didanosina; ritonavir, saquinavir, zidovudina, lamivudina
Alternativa	Um dos fármacos: abacavir, amprenavir, delavirdina, nelfinavir com saquinavir, nevirapina, ritonavir, saquinavir com zidovudina e zalcitabina
Dados insuficientes	Hidroxiureia com antirretrovirais; ritonavir com amprenavir; ritonavir com nelfinavir; tenofovir
Não usar	Monoterapias; estavudina com zidovudina; zalcitabina com didanosina; lamivudina ou estavudina

guintes fármacos: indinavir, nelfinavir, ritonavir-saquinavir, ritonavir-lopinavir, ritonavir-saquinavir. Constituem alternativas as associações de AZT-ddC com um dos seguintes fármacos: abacavir, amprenavir, delavirdina, nevirapina, ritonavir, saquinavir ou nelfinavir-saquinavir. O esquema inicial deve ser trocado pela associação tenofovir-lamivudina-efavirenz, ou tenofovir-efavirenz-atazanavir-ritonavir, ou zidovudina-estavudina-nevirapina, ou trizivir, ou zidovudina-lopinavir-ritonavir quando há intolerância ao(s) medicamento(s), progressão da doença, ausência de diminuição em pelo menos 0,5 log ou aumento em pelo menos 0,5 log da carga viral.

Não está recomendada a terapêutica constituída por: (1) monoterapia, saquinavir com ddC-ddI, ddC-d4T, ddC-3TC, AZT-d4T, ritonavir-nelfinavir, estavudina e didanosina ou efavirenz na gravidez, devido ao risco de acidose láctica; (2) lamivudina-didanosina; (3) indinavir-saquinavir; (4) amprenavir sem ritonavir, exceto na insuficiência hepática ou em caso de resgate e intolerância ao ritonavir; (5) saquinavir sem ritonavir; (6) pelo menos mais de dois ITRNN; (7) pelo menos mais de três ITRN, exceto zidovudina ou d4T com 3TC e abacavir, devido à menor potência e ao maior risco de falha e de desenvolvimento de ampla resistência cruzada a curto prazo. Seu uso somente pode ser considerado para paciente em tratamento para tuberculose com rifampicina e com impossibilidade de usar efavirenz, ou saquinavir-ritonavir, por intolerância ou em hepatopatia grave em que haja contraindicação a esquema com IP, ou ITRNN e tenofovir com 3TC e abacavir.

O melhor resultado depende da adesão ao tratamento, que deve ser de pelo menos 95%, e da tolerância, toxicidade, excessiva quantidade de comprimidos administrados, frequência das doses, restrição alimentar, contagem de LTCD4$^+$, carga viral e administração preferencial de medicamentos de meia-vida prolongada, que não interferem com os alimentos.

Capítulo 58 ■ Síndrome de Imunodeficiência Adquirida

A aderência medicamentosa adequada depende do alerta para os efeitos adversos e da antecipação de seu tratamento, do estabelecimento de facilitações para a marcação de consultas adicionais com o médico e o farmacêutico para estabelecer informações sobre os esquemas terapêuticos e seus efeitos adversos, da organização de planilhas para lembrar da hora e da necessidade ou não de refeição para a ingestão de cada medicamento, da restrição do risco de interações entre os fármacos, da redução da dose e da frequência dos comprimidos administrados, da explicação exaustiva sobre os benefícios da terapêutica correta, da solicitação de ajuda de familiares e de amigos para o apoio ao paciente, do incentivo para que ele participe de grupos de apoio, sejam estes organizações não governamentais ou centros de referência no país, da atenção para a possibilidade de caquexia, dependência química, depressão e hepatopatia como corresponsáveis pela ausência de aderência e da intervenção adequada para amenizar e reverter as possíveis dificuldades.

É impossível a erradicação do HIV com os esquemas disponíveis. A falha virológica primária ocorre em até 20% dos pacientes após meses de terapia, sendo caracterizada pela ausência de supressão adequada da viremia. A falha virológica secundária surge após 1 ano de tratamento em 20% a 50% dos pacientes com boa resposta terapêutica inicial. A resposta virológica ao tratamento de resgate posterior é progressivamente menor.

O controle de tratamento deve ser realizado mediante a aferição da carga viral 4 semanas após o início da terapia e de 3 a 4 semanas após a resolução de qualquer infecção intercorrente ou imunização, situações que podem promover alterações transitórias. O que se espera em relação à boa resposta terapêutica é o declínio de 1,5 a 2,0 logs e o objetivo final de ser indetectável. A impossibilidade de atingir níveis indetectáveis (<50 cópias/mL) aumenta o risco de surto inesperado. O aumento dos LTCD4$^+$ em 100 a 150/mm^3 necessita mais tempo do que o necessário para a redução da carga viral. A avaliação do colesterol total e frações, dos triglicerídeos e da glicemia deve ser feita antes do início do tratamento e, em seguida, a cada 4 meses.

A continuidade ou a substituição de um esquema terapêutico depende da tolerância medicamentosa ou de seus efeitos adversos, do surgimento de falha terapêutica virológica, imunológica ou clínica, da redução persistente do LTCD4$^+$ ou da piora clínica. O paciente com mais de uma falha terapêutica raramente reduz sua carga viral abaixo do limite de detecção pelo exame. A falha terapêutica associa-se a pequena redução da carga viral, menos de 1 log, ou seja, menos de 10 vezes, entre exames feitos entre 4 e 6 semanas após o início do antirretroviral. Essa falha é também evidenciada pela detecção de carga viral entre 4 e 6 meses após o início do tratamento. O esquema terapêutico não deve ser modificado com base apenas em um exame. Em paciente assintomático é necessário considerar pelo menos duas contagens de LTCD4$^+$ e de carga viral, de modo a confirmar a tendência dos resultados obtidos e reduzir a variabilidade entre os exames. A contagem de LTCD4$^+$ pode ser confirmada após intervalo mínimo de 1 semana em paciente sem intercorrências infecciosas importantes ou imunizado recentemente. A detecção do vírus após a supressão inicial completa da carga viral sugere desenvolvimento de resistência.

A associação de antirretrovirais deve ser alterada por meio da administração do maior número de fármacos novos, pelo menos um de classe previamente não usada. Ao menos dois medicamentos devem ser substituídos por outros sem resistência cruzada esperada. O exame de resistência ao HIV pode ajudar a determinar o melhor esquema de troca (esquema resgate) no paciente sob antirretroviral prévio. A realização de exames de farmacorresistência ajuda a avaliar as mutações que tornaram o HIV-1 resistente aos medicamentos em uso pelo paciente. Os subtipos B, F, C e G são os mais prevalentes na população brasileira.

A avaliação da resistência medicamentosa é feita por meio da genotipagem, que avalia a prevalência da resistência primária em uma população, o que ajuda a definir esquemas adequados mais efetivos e detecta as mutações associadas à resistência do HIV responsável pela falha terapêutica em razão do sequenciamento completo dos genes da protease e da transcriptase reversa viral. O exame não informa quais antirretrovirais devem ser usados, mas os que não devem ser usados. A sensibilidade do exame é de 100% quando a carga viral está >500 cópias/mL, sendo necessários pelo menos 20% a 30% do vírus mutante na população total de vírus para promover sua detecção. A detecção de resistência é sinal quase correto de que o antirretroviral não será útil (valor preditivo elevado e valor negativo baixo). O exame deve ser realizado na vigência de tratamento, pois o vírus começa a ficar invisível quando o medicamento é suspenso, o que o torna pouco sensível e comparado à última carga viral feita, no máximo, 2 meses antes. O exame deve ser prioritariamente comparado com a evolução clínica, sendo de utilidade em cerca de 30% dos pacientes. Está indicado quando há: falha terapêutica aos antirretrovirais (adultos com redução viral <1 log ou inferior a 10 vezes o valor inicial, após 6 meses de tratamento adequado), elevação da carga viral >0,5 log ou de três vezes o valor a partir do menor valor da carga viral detectada com a terapêutica atual, variações entre dois exames de carga viral >0,5 log ou de três vezes em relação ao valor inicial de pessoas com menos de 2 anos de idade e de 0,5 log em pessoas com mais de 2 anos de idade, insucesso do primeiro ou de múltiplos esquemas terapêuticos, gravidez de mulheres infectadas, profilaxia após acidente ocupacional (exame a ser feito no paciente-fonte, sem esperar seu resultado para iniciar a profilaxia na pessoa contaminada) e em paciente que inicia o tratamento e que procede de regiões onde é elevada a prevalência de resistência aos antirretrovirais. A fenotipagem avalia o comportamento *in vitro* do HIV diante de concentrações definidas de agentes antirretrovirais. Semelhante ao antibiograma para as bactérias, ajuda a avaliar a troca de medicamentos, ao iniciar a medicação em paciente ou contactante de paciente-fonte com resistência a algum medicamento. Não deve ser feita quando a carga viral está <1.000 cópias/mL (Tabela 58.17).

Os antirretrovirais podem provocar uma série de efeitos adversos (Tabela 58.18), entretanto, na maioria das vezes, são bem tolerados, com sintomatologia inexpressiva. A síndrome de lipodistrofia, uma das alterações mais importantes, caracteriza-se pela distribuição de gordura corporal, a qual pode ser estigmatizante. As alterações consistem em acúmulo de gordura visceral no abdome, no pescoço (giba de búfalo) e em áreas pélvicas e/ou depleção de gordura subcutânea com desgaste facial ou periférico. A lipodistrofia associa-se aos IP e ITRN. Os pacientes devem ser avaliados quanto aos níveis séricos de colesterol, LDL e triglicérideos a cada 3 ou 6 meses. O tratamento inclui dieta e modificações no esquema de antirretrovirais e no estilo de vida, com a realização de exercícios físicos diários. A cirurgia plástica pode ser benéfica. Podem ser administradas pravastatina, 20mg/dia, VO, ou atorvastatina, 10mg/dia, VO. A lovastatina e a sinvastatina devem ser evitadas devido à sua interação com os IP, em especial com o ritonavir. Os pacientes com trigliceridemia de jejum >1.000mg/dL, que não respondem à dieta, devem ser tratados com genfibrozila, 600mg, a cada 12 horas, pela manhã e à noite. Os IP, especialmente o indinavir, associam-se a aumento da resistência periférica à insulina, com comprometimento da tolerância à glicose e hiperglicemia. Nessa eventualidade, deve-se avaliar a possibilidade de modificação do estilo de vida ou dos medicamentos usados. A acidose láctica com es-

Tabela 58.18 ■ Principais complicações do tratamento antirretroviral

Fármacos	Efeitos adversos principais
Zidovudina	Anemia, leucopenia
ddI, d4T, ddC	Neuropatia periférica, pancreatite
Abacavir	Hipersensibilidade
ITRN	Acidose láctica, esteatose hepática, perda da gordura periférica, elevação lipídica
Efavirenz	Alterações do SNC
Nevirapina	Alterações precoces do fígado
ITRNN	Exantema, elevação dos lipídios
Indinavir	Nefrolitíase
IP	Acúmulo centrípeto de gordura, intolerância à glicose
ITRN e IP	Lipodistrofia, resistência periférica à insulina, *diabetes mellitus*, acidose láctica, osteopenia e osteoporose (com mecanismo não conhecido), osteonecrose, em especial no quadril, aumento da prevalência de insuficiência coronariana

teatose hepática é rara, às vezes fatal, com o uso dos ITRN. Os fármacos suspeitos de provocar acidose láctica devem ser suspensos imediatamente e instituído tratamento de suporte. Os antirretrovirais podem provocar também osteopenia, osteoporose e osteonecrose (especialmente no quadril) a partir de mecanismo desconhecido (Tabela 58.18).

Outras medidas terapêuticas

Várias intervenções medicamentosas podem ser usadas em pacientes com AIDS, visando amenizar ou corrigir distúrbios associados ao HIV ou à presença de comorbidades, inclusive decorrentes da terapêutica.

Tabela 58.17 ■ Esquemas terapêuticos antirretrovirais usados em caso de falha terapêutica

Tratamento anterior	Tratamento recomendado	
	Sem genotipagem (optar por ITRN que ainda seja eficaz)	Com genotipagem (2 ITRN com baixo risco de resistência)
2 ITRN ou ABC + 3TC + AZT	2 ITRN + 1 ITRNN + 1 IP (ATV/r ou LPV/r)	2 ITRN + 1 IP (ATV/r ou LPV/r) ou 2 ITRN + 1 ITRNN
2 ITRN + 1 ITRNN	2 ITRN + 1 IP (ATV/r ou LPV/r ou APV/r ou SQV/r) ou 2 ITRN + 2 IP (LPV/r + SQV)	2 ITRN + 1 IP (ATV/r ou LPV/r ou APV/r ou SQV/r)
2 ITRN + IDV ou IDV/r ou NFV ou r	2 ITRN + 1 ITRNN + 1IP (LPV/r ou APV/r ou SQV/r) ou 2 ITRN + 1 ITRNN + 2 IP (LPV/r + SQV)	2 ITRN + 1 IP/r ou 2 ITRNN + 1 ITRNN ou 2 ITRN + 1 ITRNN + IP/ r
2 ITRN + SQV ou SQV/r, ou ATV ou ATV/r	2 ITRN + 1 ITRNN + 1IP (LPV/r ou APV/r ou 2 ITRN + 1 ITRNN + 2 IP (LPV/r + SQV)	2 ITRN + IP/r ou 2 ITRN + 1 ITRNN ou 2 ITRN + 1 ITRNN + IP/r
2 ITRN + APV	2 ITRN + 1 ITRNN + IP (LPV/r) ou 2 ITRN + 1 ITRNN + 2 IP (LPV/r + SQV)	2 ITRN + IP/r ou 2 ITRN + 1 ITRNN ou 2 ITRN + 1 ITRNN + IP/r
2 ITRN + LPV/r	2 ITRN + 1 ITRNN + IP (APV/r ou SQV/r) ou 2 ITRN + 1 ITRNN + 2 IP (LPV/r + SQV)	Não foi observada resistência ao LPV em falha de terapia inicial

Efavirenz é o ITRNN preferencial, exceto em gestantes. O ITRNN só pode ser incluído em esquemas de resgate na ausência de falha prévia com fármaco desse grupo. Em alguns casos com risco alto de resistência a todos os ITRN, o uso de somente um IP no esquema de resgate, embora facilite a adesão, pode resultar em baixa potência, menor barreira ao desenvolvimento de resistência e menor durabilidade do esquema. Nesses casos, pode ser indicada a associação de dois IP potencializados com ritonavir. ABC: abacavir; APV: amprenavir; ATV: atazanavir; LPV/r: lopinavir/ritonavir; NFV: nelfinavir; SQV: saquinavir; IDV: indinavir.

Capítulo 58 ■ Síndrome de Imunodeficiência Adquirida

O fator estimulador hematopoético deve ser administrado diante de anemia, inclusive secundária à zidovudina, quando a eritropoetina endógena situa-se <500µm/mL. A medicação a ser usada é a epoetina alfa: começar com 8.000UI, SC, três vezes por semana, com o objetivo de atingir hematócrito entre 35% e 40%. A dose pode ser aumentada para 12.000UI, de 4 a 6 semanas, se necessário, até o máximo de 48.000UI/semana. Seu principal efeito colateral é a hipertensão arterial sistêmica.

O fator estimulador de colônias de granulócitos (FECG) e o FECG e macrófagos aumentam os valores de neutrófilos. O FECG é preferido por não apresentar risco de estimular a replicação de monócitos infectados pelo HIV. O FECG deve ser administrado a pacientes sob quimioterapia citotóxica para linfoma ou sarcoma de Kaposi, SC, diariamente, 5µg/kg (300 a 480µg, na dependência do peso), iniciando 5 a 7 dias após a quimioterapia, até os neutrófilos se elevarem >1.000/mm^3. Pode também ser usado em caso de neutropenia causada por outros medicamentos, como zidovudina ou ganciclovir, quando indisponíveis outras terapêuticas alternativas. Diante de outra indicação diversa daquela provocada por agentes citotóxicos, usar 5µg/kg, uma a duas doses por semana.

COMPLICAÇÕES

A recuperação da imunidade após o início dos antirretrovirais, com a elevação dos valores do LTCD4$^+$, pode provocar a síndrome de reconstituição imune e exacerbar a resposta inflamatória. Suas principais manifestações decorrem de reações inflamatórias locais, com reações paradoxais, como reativação de tuberculose, adenite localizada pelo complexo M. avium e vitreíte por citomegalovírus. Por isso, a monitoração da terapia antirretroviral deve ser rigorosa. A terapia deve ser mantida e a adição de baixas doses de corticosteroides pode reduzir a intensidade da inflamação.

PROFILAXIA

A profilaxia da AIDS pode ser primária ou secundária, isto é, para evitar que se manifeste pela primeira vez, ou que ocorra recidiva ou recrudescência, respectivamente.

As precauções universais são constituídas por:

- Proteção de barreira por meio da paramentação dependente do procedimento, da intensidade e do contato com secreções contaminadas com sangue, sêmen ou vaginais. Dispensável no exame de paciente sem sangramento ou com lesões cutaneomucosas secretantes, é rigorosa nos procedimentos de alto risco, o que significa uso de máscaras, capotes, gorros e botas impermeáveis, proteção dos olhos e do pescoço, uso de luvas de algodão entre duas luvas de látex e conduta equilibrada de toda a equipe de saúde, sem pânico, agonia, medo ou intempestividade.

- Isolamento entérico: diante das gastroenterites contagiosas (vômitos e diarreias).
- Isolamento respiratório: nas doenças de transmissão aérea.
- Lavagem das mãos: antes e após contato com paciente e após contato acidental com secreções sanguíneas.
- Manejo e expurgo de agulhas e outros objetos perfurocortantes: as agulhas jamais devem ser reencapadas, sendo acondicionadas em recipientes fechados, de paredes rígidas e abertura estreita.
- Isolamento total: não há razão para utilização de medidas de isolamento total. As precauções exageradas dificultam, para os pacientes, o enfrentamento físico e emocional de sua doença.
- Administração de imunoglobulina contra o vírus varicela-zóster: após exposição, na dose de 5 frascos de 1,25mL nas primeiras 96 horas pós-exposição.

A profilaxia primária e secundária para o P. jiroveci (carinii) deve ser instituída quando há pelo menos um dos seguintes critérios: LTCD4$^+$ <200 células/mm^3, presença de candidíase oral e febre por 2 semanas ou mais, sem causa definida. Deve ser interrompida quando o LTCD4$^+$ for de pelo menos 200 células/mm^3 por 3 a 6 meses consecutivos, mediante o uso de SMZ-TMP, ou dapsona, ou atovaquona ou pentamidina. A associação SMZ-TMP deve ser administrada na dose de 800 a 160mg, três vezes por semana a uma vez por dia. Seus principais efeitos adversos são: anemia, erupção, hepatite e síndrome de Stevens-Johnson. A hipersensibilidade deve ser abordada com a administração de difenidramina, 25 a 50mg a cada 6 horas. A dapsona deve ser administrada na dose de 50 a 100mg/dia ou 100mg duas a três vezes por semana. Pode provocar anemia (hemolítica), náusea e metemoglobinemia. Sua administração deve guardar intervalo de 2 horas quando ocorrer a ingestão de didanosina. Menos efetiva do que a associação SMZ-TMP, seu uso exige a exclusão de deficiência de glicose 6-fosfodesidrogenase e de metemoglobina 1 mês após seu início. A atovaquona deve ser administrada na dose de 1.500mg/dia, com alimento. Pode provocar diarreia, erupção e náusea. Sua eficácia é igual à da dapsona. A pentamidina aerossol deve ser administrada na dose de 300mg/mês. Pode provocar broncoespasmo, pancreatite e não impede a pneumocistose extrapulmonar e o pneumotórax.

A profilaxia para M. tuberculosis consiste na administração de isoniazida, 300mg/dia, VO (6 meses), ou rifampicina, 600mg/dia, VO, com pirazinamida, 20mg/kg/dia (2 meses), ou rifabutina, 300mg/dia, com pirazinamida, 20mg/kg/dia, VO (2 meses), quando a telerradiografia do tórax é normal e diante de teste tuberculínico com pelo menos 5mm, quando há contato domiciliar ou institucional de tuberculose independentemente do teste tuberculínico, quando existe teste tuberculínico positivo prévio sem profilaxia adequada e o teste tuberculínico é <5mm com reatividade anterior, sem tratamento ou quimioterapia, e quando a telerradiografia de tórax está alterada com cicatriz radiológica suspeita de tuberculose, sem tratamento anterior. A profilaxia deve ser interrompida 6 meses após o esquema E1 ou 2 meses após o esquema E2 da tuberculose. A profilaxia secundária não está indicada.

A vacinação com BCG está recomendada para crianças soropositivas para o HIV ou filhas de mães com AIDS sem sinais ou sintomas que sugiram a AIDS. A BCG está contraindicada em adultos soropositivos.

Em caso de micobacteriose atípica, a profilaxia primária deverá ser iniciada quando o LTCD4+ for <50 a 100/mm³ e suspensa quando o LTCD4+ tornar-se >100/mm³ pelo menos por 3 meses. Deve ser administrada azitromicina, 1.200mg/semana, VO, ou azitromicina, 1.200mg/semana, VO, com rifabutina, 300mg/dia, VO, ou claritromicina, 500mg, VO, a cada 12 horas, ou rifabutina, 300mg/dia, VO. A profilaxia secundária deverá ser iniciada ou suspensa quando o LTCD4+ for <50 a 100/mm³ ou >100/mm³ por pelo menos 6 meses após o final do tratamento de 1 ano e sem sintomas da doença, respectivamente. Para isso administram-se claritromicina, 500mg, VO, a cada 12 horas, com etambutol, 15mg/kg/dia, VO, e rifabutina, 300mg/dia, VO, ou azitromicina, 500mg/dia, VO, com etambutol, 15mg/kg/dia, VO, mais rifabutina, 300mg/dia, VO. É necessário avaliar se não há infecção disseminada.

A profilaxia primária para toxoplasmose deverá ser feita ou suspensa, respectivamente, quando o LTCD4+ for <200 células/mm³ com IgG positiva para *T. gondii* ou permanecer >200 células/mm³ por pelo menos 3 meses. É feita mediante a administração de sulfadiazina, 500 a 1.000mg, VO, dividida a cada 6 horas, mais pirimetamina, 25 a 50mg/dia, VO, mais ácido folínico, 10 a 25mg/dia, VO, ou SMZ-TMP, 800 a 160mg/dia, VO, ou pirimetamina, 25mg, VO, uma vez por semana, com dapsona, 100mg/dia, VO, e ácido folínico, 10 a 25mg/dia, VO, ou clindamicina, 300 a 450mg, VO, a cada 6 horas, mais pirimetamina, 25 a 50mg/dia, VO, mais ácido folínico, 10 a 25mg/dia, VO, ou atovaquona, 750mg, a cada 6 ou 12 horas, VO, com ou sem pirimetamina, 25mg,/dia, VO, mais ácido folínico, 10mg/dia, VO, ou clindamicina, 300mg, VO, a cada 6 horas. A profilaxia secundária é feita mediante a administração de sulfadiazina, 1g, a cada 12 horas, VO, mais pirimetamina, 25mg/dia, VO, mais ácido folínico, 10 a 25mg/dia, VO, ou clindamicina, 300mg, VO, a cada 6 horas, após o final do tratamento, até que o LTCD4+ ultrapasse a 200 células/mm³ por pelo menos 6 meses e na ausência de sintomas.

A profilaxia primária para o vírus citomegálico não está recomendada. A profilaxia secundária está indicada quando o LTCD4+ é <100 células/mm³ e a sorologia é positiva para o vírus citomegálico, em especial após lesão oftalmológica (retinite). Não está indicada após o tratamento de colite ou esofagite citomegálica. Deve ser interrompi-

da quando o LTCD4+ situa-se >150 a 200 células/mm³, por pelo menos 3 a 6 meses, e na ausência de atividade da doença e com avaliações oftalmológicas a cada 3 a 6 meses nos casos de retinite. Deve ser administrado ganciclovir, 5 a 6mg/kg/dia, EV, durante 5 a 7 dias/semana, ou 1.000mg, VO, a cada 8 horas, ou foscarnet, 90 a 120mg/kg/dia, EV, ou para retinite, implante de ganciclovir de liberação mantida a cada 6 a 9 meses mais ganciclovir, 1 a 1,5g/dia, VO, ou cidofovir, 5mg/kg, EV, a cada semana, com probenecida, 2g, VO, 3 horas antes do cidofovir, e 1g, VO, 2 horas, e 1g, VO, 8 horas após o cidofovir, ou fomivirsen, 1 frasco pequeno (33µg) injetado no vítreo e repetido a cada 2 a 4 semanas, ou valganciclovir, 900mg/dia, VO. O sangue transfundido, quando necessário, em paciente com sorologia negativa para o vírus citomegálico deve proceder de doador também negativo para esse vírus.

A profilaxia primária para o vírus varicela-zóster deve ser feita quando a pessoa soronegativa é exposta ou não apresenta história de infecção primária ou secundária a esse vírus. Deve ser administrada imunoglobulina antivaricela-zóster: 5 frascos (6,25mL), IM, até 96 horas após a exposição, idealmente nas primeiras 48 horas da contaminação.

A profilaxia secundária para criptococose é controversa. Pode ser iniciada ou interrompida quando, respectivamente, os níveis de LTCD4+ são <100 a 200 células/mm³ ou >100 a 200 células/mm³ por pelo menos 3 a 6 meses após o final do tratamento, na ausência de sintomas. Deve ser administrado fluconazol, 200mg/dia, VO, ou anfotericina B, 0,6 a 1,0mg/kg, EV, uma a três vezes por semana, ou itraconazol, 200mg/dia, VO.

A profilaxia secundária em mulheres com candidíase oral e vaginal de repetição e LTCD4+ <300 células/mm³ pode ser feita com fluconazol, 200mg, uma vez por semana.

A profilaxia primária para histoplasmose deve ser considerada em paciente que reside em região endêmica ou apresenta risco ocupacional para histoplasmose e que possui LTCD4+ <100 células/mm³. Deve ser interrompida se o LTCD4+ ultrapassar 100 células/mm³. Não é recomendada a interrupção da profilaxia secundária, promovida pela administração de itraconazol, 200mg, VO, a cada 12 horas, ou anfotericina B, 1mg/kg/semana, EV.

A profilaxia primária para coccidioidomicose não está recomendada. A profilaxia secundária está indicada ou deve ser interrompida quando o valor do LTCD4+ é, respectivamente, <250 células/mm³ em paciente com risco de exposição em áreas endêmicas ou >250 células/mm³. Deve ser feita pela administração de fluconazol, 400mg/dia, VO, ou anfotericina B, 1mg/kg/semana, EV, por 9 semanas, ou itraconazol, 200mg, VO, a cada 12 horas.

A profilaxia para *Salmonella* (não *typhi*) deve ser feita diante de bacteriemia, por meio da administração de ciprofloxacino, 500mg, VO, a cada 12 horas, por vários meses.

A prevenção da transmissão perinatal do HIV é feita mediante a administração de zidovudina durante a gravi-

Capítulo 58 ■ Síndrome de Imunodeficiência Adquirida

Tabela 58.19 ■ Profilaxia após exposição percutânea e em mucosas ao HIV

| Exposição | Paciente-fonte portador de HIV | | | |
| | Conhecido | | Desconhecido | Negativo |
	Assintomático, com <1.500 cópias	Sintomático, com >1.500 cópias		
Percutânea leve	Recomendada*	Recomendada**	Se houver fator de risco	Não
Pecutânea grave	Recomendada**	Recomendada*	Se houver fator de risco	Não
Mucosa: pouco volume	Recomendada*	Recomendada*	Se houver fator de risco	Não
Mucosa: grande volume	Recomendada**	Recomendada*	Se houver fator de risco	Não

*Terapia dupla com nucleosídeos (zidovudina + lamivudina).
**Dois análogos nucleosídeos combinados com IP ou ITRNN. Interromper se a fonte for identificada como negativa (zidovudina + lamivudina + IP: nelfinavir ou indinavir ou indinavir associado a ritonavir). O uso de ITRN, em especial de nevirapina, não é recomendado em esquemas de profilaxia pós-exposição ocupacional devido aos relatos de associação com reações adversas graves. Usar esquemas alternativos em caso de exposição com risco elevado de resistência a um ou mais dos medicamentos prescritos, o que só é possível saber a partir da disponibilidade de dados do paciente-fonte. É fundamental acompanhar a evolução do paciente que recebe o antirretroviral em profilaxia para avaliar o risco de toxicidade e a adesão à terapia, independentemente do esquema usado, em vista da alta taxa de abandono do tratamento.

dez, no trabalho de parto e no recém-nascido. A profilaxia para gestante sem indicação de tratamento antirretroviral deve ser iniciada a partir da 14ª semana de gestação com antirretrovirais. O HIV-1 subtipo C é transmitido intraútero em maior proporção do que os subtipos A e D. Essa profilaxia reduz em dois terços a transmissão do HIV. O exame para identificação do HIV constitui medida rotineira em pré-natal. A amamentação deve ser impedida.

A profilaxia primária não está recomendada diante de pneumonia bacteriana recorrente, candidíase em mucosa, retinite por vírus citomegálico, criptococose e micoses sistêmicas com histoplasmose e coccidioidomicose.

A suspensão da profilaxia primária e secundária deve ser feita se ocorrer reconstituição imune e o LTCD4$^+$ estiver mantido >150 a 200/mm^3.

A profilaxia para o HIV após exposição sexual e uso de substâncias venosas tem o objetivo de reduzir ou prevenir a replicação viral local antes da disseminação do HIV. São usadas as mesmas doses de antirretrovirais e pelo mesmo tempo da exposição profissional. Não é recomendado o uso dessa terapêutica quando o tempo de contato ultrapassa 72 horas. A melhor proposta profilática consiste no conhecimento dos riscos e no aconselhamento para evitá-los. A quimioprofilaxia deve ser instituída em razão de exposição sexual que envolva violência (estupro e outras formas de agressão sexual), ou em caso de ocorrência acidental com pessoa sabidamente infectada pelo HIV. Deve-se iniciá-la dentro de 72 horas, preferencialmente nas primeiras horas após o contato sexual de risco. É necessário que o paciente saiba que esta não é a medida mais apropriada. A melhor segurança é possível com o uso de preservativos e a garantia de relações sexuais seguras e da adesão ao tratamento. Deve ser usado esquema com três medicamentos, preferencialmente constituído por zidovudina, lamivudina e nelfinavir (ou indinavir associado ao ritonavir como coadjuvante farmacológico) nas posologias convencionais. Os cuidados e a referência

para esses pacientes devem ser os de maior amplitude em relação a seus aspectos psicossociais.

O risco de transmissão do HIV devido a acidente com agulha com sangue de paciente infectado é de 1:300. É maior com punturas profundas, inóculo grande e procedente de paciente com carga viral elevada. O risco sobre as mucosas é pequeno. Os acidentes com instrumentos perfurocortantes ainda são frequentes entre profissionais de saúde, principalmente cirurgiões, equipe médica inexperiente e estudantes de medicina. A infecção pelo HIV após acidente com agulha contaminada é estimada em 0,3% (Tabelas 58.19 e 58.20).

Os acidentes perfurocortantes ou de contato com sangue, hemoderivados ou outros fluidos ou tecidos orgânicos (exposição ocupacional) devem ser tratados como emergência médica com a seguinte rotina: (1) lavar os olhos com NaCl 0,9%, de modo abundante, durante 5 minutos; (2) lavar a boca com água corrente, fazendo bochechos e cuspindo, sem deglutir, repetidamente durante 5 minutos – a seguir, secar a boca com toalha descartável e aplicar álcool

Tabela 58.20 ■ Principais contaminantes que exigem medidas de precaução universal

Exigem precaução	Não exigem precaução (a não ser que haja sangue visível)
Líquido amniótico	Escarro
Líquido pericárdico	Fezes
Líquido peritoneal	Lágrima
Líquido pleural	Leite materno
Líquido sanguinolento	Saliva
Líquido sinovial	Secreção nasal
Sangue e seus derivados	Suor
Secreção vaginal, menstruação	Urina
Tecido, exsudatos inflamatórios, liquor	Vômito

a 70%, deixando secar espontaneamente; (3) a pele lesada por dermatite ou ferimento prévio deve ser lavada com água corrente e sabão durante 5 minutos, sem aplicação de álcool ou outros antissépticos. A pele com lesão perfurante por agulha e com sangramento deve sangrar em pouco tempo e, a seguir, ser lavada com água e sabão durante 5 minutos, não aplicando antissépticos. A pele lesada por instrumento cortante (bisturi, vidro) deve ser limpa com antissepsia e suturada, se assim for o indicado.

É considerado risco de contaminação por HIV e vírus das hepatites B e C qualquer exposição percutânea ou de contato com pele lesada ou mucosa, por sangue ou outro líquido corpóreo contendo sangue e tecidos. A infectividade do HIV é 100 vezes menor do que a do VHB.

Os acidentes ocupacionais são decorrentes da falta de seguimento de práticas seguras e automatizadas, responsáveis por ferimentos causados com agulha de medicação de grosso calibre, ou quando do descarte ou reencapamento de agulhas. Em um terço dos casos, ocorrem em enfermeiros e técnicos de laboratório. É desconhecido o tempo de viabilidade infectante do HIV no cadáver (necropsia), entretanto ele pode ser infectante em tecidos sob refrigeração ou com alguma vitalidade. A contaminação é significativa nas 24 horas que se seguem ao óbito. As soluções de hipoclorito de sódio são eficientes para descontaminação das superfícies ambientais e de instrumentos. Deve ser conhecido o estado sorológico do paciente fonte de contaminação, após o tratamento do local atingido, mediante análise de seus dados de prontuário e, se ausentes, deve ser solicitado por escrito o seu consentimento ou o de seu responsável, para coleta de amostra de seu sangue a fim de realizar de teste rápido de modo a identificar o HIV. O resultado do exame rápido fica pronto em menos de 1 hora, o que permite estabelecer a conduta diante de indicação do uso de antirretrovirais, reservados para os casos de positividade, ou na impossibilidade de identificar o estado sorológico do paciente-fonte.

A exposição ocupacional representa emergência médica. A quimioprofilaxia deve ser iniciada, idealmente, até 2 e no máximo até 72 horas após o acidente. A quimioprofilaxia, quando indicada, deve perdurar por 4 semanas, o que reduz a soroconversão em 79% dos casos. A pessoa exposta deve ser submetida rapidamente à sorologia anti--HIV e, se negativa, o exame deve ser repetido após 6 a 12 semanas e 6 meses depois. Sempre que possível, o exame anti-HIV deve ser feito no paciente-fonte com sorologia ignorada, mesmo que tenha sido iniciada a quimioprofilaxia na pessoa contaminada, com o objetivo de suspender a medicação antirretroviral se a sorologia for negativa.

PREVENÇÃO

As principais medidas básicas são constituídas por ações em vários níveis, em especial:

- **Na atenção primária à saúde (médico de família, consultório médico):** devem ser avaliados com o paciente os riscos em relação às suas práticas sexuais e, se pertinente, avaliada infecção pelo HIV com aconselhamento pré e pós-teste. Discutir o significado de sexo seguro (uso de preservativos, abstinência sexual, quantidade ou desconhecimento do estado de saúde de parceiros), dependência de substâncias ilícitas venosas e de álcool, de exames positivos para a própria pessoa e pela perspectiva social. O aconselhamento pós-teste consiste em discutir a importância do sexo seguro e do uso de agulhas estéreis (no caso de usuários de substâncias venosas). A pessoa soropositiva deve ser informada sobre serviços médicos de referência, e inclusive se requer assistência psicológica ou psiquiátrica, além de providenciar a identificação de seu(s) parceiro(s) sexual(is) e de contato(s) que compartilharam com ela agulha(s) para uso de substância(s) venosa(s). O paciente HIV-negativo deve ser informado acerca dos riscos de trocar líquidos corpóreos com outras pessoas, a menos que sejam ambos monogâmicos há muito tempo, pratiquem sexo seguro, apresentem anticorpo negativo para o HIV, não sejam usuários de substâncias venosas e nem apresentem comportamentos de risco para o HIV pelo menos nos últimos 6 meses ou desde quando o teste era negativo. O paciente bem orientado será mais cooperativo com relação às medicações prescritas, sendo capaz de reconhecer melhor as manifestações precoces das complicações clínicas relacionadas ao HIV e as potenciais intoxicações medicamentosas. A ansiedade e a depressão são condições que contribuem para a negligência com o cuidado pessoal e com a terapêutica. A avaliação psicossocial e a identificação de organizações e grupos de apoio podem ajudar na busca de esperança e de fôlego novo para enfrentar os desafios orgânicos ou psicossociais da doença, além de apoiar a educação, convivência, abrigo e transporte dos pacientes.
- **Interromper a transmissão sexual:** só devem ser usados os preservativos de látex com lubrificante solúvel em água. O nonoxinol-9 (espermaticida) está contraindicado; apesar de destruir o HIV, pode provocar, em alguns pacientes, úlcera genital que potencialmente facilita a transmissão do HIV. O preservativo não é 100% seguro. O paciente (homem e mulher e seus parceiros) deve ser familiarizado com o uso correto de preservativo, deixando um espaço em sua extremidade como receptáculo para o sêmen. A relação sexual com o preservativo não deve ser feita se o pênis está parcialmente ereto. O homem deve segurar na base do preservativo quando retirá-lo do pênis, para evitar vazamento, e não deve reutilizá-lo. A relação sexual anal constitui prática de grande risco de transmissão do HIV. Os preservativos devem ser usados também nas relações orais.
- **Abordagem à dependência ou ao uso abusivo de substâncias:** representa preocupação de fundamental impor-

tância para o controle da epidemia da AIDS. Os usuários de substâncias endovenosas não devem trocar agulhas contaminadas com outras pessoas. Deve ser discutida e avaliada a pertinência de incluir políticas públicas relacionadas com a troca de seringas e agulhas descartáveis estéreis para usuários de substâncias venosas.

- **Controle de sangue em bancos de sangue:** todo sangue a ser transfundido deve ser testado antes de ser administrado. O esforço com relação à triagem em bancos de sangue e derivados reduziu o risco de transmissão para 1:1.000.000 transfusões. A transfusão de sangue e derivados deve ser sempre cuidadosa e judiciosa.
- **Controle da infecção hospitalar e do risco ocupacional:** é constituído pelas recomendações universais sobre o cuidado com os líquidos corpóreos, o uso rigoroso de luvas, avental, máscara, óculos de proteção (para procedimentos que podem resultar em borrifo ou gotas espalhadas), utilização de agulhas especiais com revestimento para diminuir o risco de penetração, esterilização de todo material contaminado e uso apenas de material descartável. Todos os pacientes com tosse em tratamento ambulatorial devem ser estimulados a usar máscara em razão do risco de transmissão de tuberculose, inclusive multirresistente. Os pacientes infectados pelo HIV e com tosse devem ser internados em isolamento respiratório até que seja excluída a presença de bacilo álcool-ácido-resistente pelo estudo do escarro.
- **Interromper a transmissão materno-fetal:** a transmissão vertical e a perinatal ocorrem na proporção de até 45% e 20% a 28%, se não for usada na gravidez e durante o parto, respectivamente, medicamento antirretroviral. A administração de três fármacos antirretrovirais desde a 14ª semana de vida intrauterina até a sexta semana de vida neonatal reduz esse risco para 1% a 2%. A terapêutica antirretroviral deve ser realizada em mães portadoras do HIV desde a 14ª semana de gravidez, continuada durante o parto e seguida no recém-nascido até completar 6 semanas de vida. Os fármacos a serem usados na gravidez são: AZT, 3TC, ddI, d4T, FTC, TDF, SQV, IDV, FTV, NVP, LPV/r e ATV. Durante o parto, a mãe deve receber AZT, 2mg/kg na primeira hora e a seguir 1mg/kg/h até o nascimento da criança. O recém-nascido deve receber AZT xarope, 2mg/kg, a cada 6 horas, VO, ou 1,5mg/kg a cada 6 horas, EV, por 6 semanas, a começar logo após seu nascimento.
- **Tratamento da adição às substâncias lícitas e ilícitas, retirada de corpo estranho:** a abordagem à infecção pelo HIV inclui toda a possibilidade de impedir riscos relacionados com o uso de substâncias ilícitas, álcool e tabaco. A abstinência de álcool e do tabagismo constitui medida de grande valor, inclusive para evitar comorbidades futuras, como complicações cardiopulmonares. Deve ser avaliada a possibilidade de retirada de quais-

quer corpos estranhos, como *piercing*, e os riscos de infecção secundária a eles associados.

- **Controle ginecológico:** é necessário um controle rigoroso, com prática semestral do exame ginecológico (colo uterino) e Papanicolaou.
- **Realização de *swab* anal:** deve ser realizado anualmente para avaliação citológica em paciente com história de relação sexual anal que apresente risco aumentado para o câncer do ânus.
- **Imunoglobulina contra o vírus varicela-zóster:** devem ser administrados cinco frascos de 1,25mL nas primeiras 96 horas após a exposição ao vírus varicela-zóster, para evitar a ocorrência do herpes-zóster.

A imunização constitui-se em outro cuidado especial a ser disponibilizado ao portador do HIV. Pode ser realizada como prevenção primária ou secundária. A prevenção primária para o HIV ainda não está disponível, mas seus objetivos são: prevenir a infecção pelo HIV em não infectados (vacinas preventivas), prevenir ou retardar a progressão da doença em infectados (mediante redução da viremia e da transmissibilidade) – imunoterapia ativa ou vacina terapêutica – e prevenir a progressão da doença em grávidas infectadas pelo HIV e a transmissão do vírus para crianças (vacinas perinatais). A prevenção secundária tem como objetivo prevenir doenças oportunistas e melhorar a sobrevida, como doenças infecciosas, incluindo tuberculose e sífilis (Tabela 58.21).

Deve ser evitado o uso de imunobiológicos vivos ou atenuados, especialmente em pacientes com imunodeficiência clínica ou laboratorial grave. Nesses pacientes, deve ser avaliado a disponibilidade de imunobiológicos inativados, de imunização passiva ou de outras medidas profiláticas.

A administração do imunobiológico em paciente sintomático ou com imunodeficiência laboratorial grave, com contagem de LTCD4+ baixa, deve ser retardada, sempre que possível, diante de alguma indicação, como risco de contágio ou viagem para área de risco, até que seja obtida a reconstituição imunológica adequada com a administração de antirretrovirais, para que haja melhor resposta e redução do risco de complicações pós-imunização (Tabela 58.22). A imunização com agentes biológicos não vivos, independentemente da intensidade da imunodeficiência, não representa risco aumentado em relação às pessoas saudáveis e não infectadas pelo HIV (Tabela 58.23), nem representa contrain-

Tabela 58.21 ■ Recomendações gerais para imunização com agentes biológicos vivos e atenuados para adultos portadores do HIV

LTCD4+ (valor absoluto e relativo)	Recomendação
≥350/mm³, ≥20%	Indicar o uso
Entre 200 e 349/mm³, ou 15% a 19%	Avaliação clínica e risco epidemiológico para tomada de decisão
<200/mm³, <15%	Não vacinar

Tabela 58.22 ■ Recomendações específicas para imunização com agentes biológicos vivos e atenuados

Imunobiológicos	Conduta
BCG	Recém-nascido: imunizar logo após o nascimento. Criança com HIV e indicação de BCG fora do calendário de imunização ou devido a contato com hanseniano e adulto com HIV, os dois grupos etários sintomáticos ou não, com LTCD4$^+$ <15% ou <200/mm^3, não devem ser imunizados. A revacinação de crianças aos 7 anos não está indicada
Febre amarela	Não estão estabelecidas sua eficácia e segurança em portadores de HIV. Recomendada diante da situação epidemiológica em que o paciente se encontra e com LTCD4$^+$ >200/mm^3
Poliomielite (oral, Sabin)	Preferir o imunógeno inativado (Salk): 2 doses com intervalo de 2 meses, iniciando aos 2 meses de idade, com reforço aos 15 meses e entre 4 e 6 anos. Na ausência da Salk, é aceitável usar o imunógeno atenuado (Sabin) em crianças assintomáticas com imunodeficiência leve a moderada. Usar a vacina inativada quando houver indicação de imunizar adultos
Sarampo/sarampo--caxumba-rubéola	Não imunizar crianças com HIV com categoria imunológica 3 ou clínica C (*ver acima*). Não imunizar adultos sintomáticos ou com imunodeficiência grave
Varicela	Pode ser aplicada em crianças com HIV nas categorias clinicoimunológicas N1 e A1. Não existem dados disponíveis sobre o seu uso em adulto com HIV

Tabela 58.23 ■ Recomendações específicas para imunização com agentes biológicos não vivos

Imunobiológicos	Conduta
DPT/DT	Vacinar (DPT: difteria, coqueluche, tétano; DT: difteria, tétano)
Anti-hemófilo b	Vacinar
Contra vírus hepatite A	Vacinar: paciente sem anticorpo contra o vírus A da hepatite
Contra vírus hepatite B	Vacinar: paciente HbsAg-negativo
Anti-influenza	Vacinar: 40 dias antes de iniciar o inverno, em torno de 11 de abril
Antipneumocócica	Vacinar as crianças com o imunobiológico conjugado 7-valente a partir de 2 meses até os 5 anos de idade, segundo o esquema habitual. As crianças com >2 anos devem receber o imunobiológico 23-valente. Os adultos devem receber uma dose da vacina 23-valente; considerar a reimunização a intervalos de 5 anos. Revacinar: uma dose de reforço do imunobiológico 23-valente após os 3 a 5 anos (se idade <10 anos) ou após os 5 anos (se idade >10 anos). O resultado é melhor com contagem de LTCD4$^+$ >350/mm^3
Antirraiva	Imunizar conforme esquema habitual. Usar, de preferência, imunobiológicos produzidos em cultura celular para paciente imunossuprimido
Salk (pólio inativada)	Vacinar: paciente sintomático ou com imunodeficiência grave e seus contatos

dicação em pacientes com imunodeficiência celular, embora a maioria não seja avaliada quanto à sua eficácia e segurança em pacientes com HIV. A resposta imune celular e humoral a essas vacinas, em geral, é inferior àquela observada em pessoas imunocompetentes e está relacionada com a intensidade da imunodeficiência. Em paciente com HIV assintomático, com LTCD4$^+$ próximo do normal, a imunização deve ser feita o mais precocemente possível, em virtude do risco/benefício, considerando a epidemiologia e a resposta imunológica. A imunização deve ser retardada, quando possível, em adultos assintomáticos ou com imunodeficiência laboratorial grave e LTCD4$^+$ <200 células/mm^3, até que a intensidade da reconstrução imunológica seja obtida com o tratamento antirretroviral, com o objetivo de melhorar o nível da resposta e reduzir o risco de complicações após a imunização.

A vacina anti-influenza pode provocar aumento transitório da carga viral até 3 meses após ter sido administrada. A vacina anti-hepatite A pode causar hepatite fulminante nos pacientes coinfectados pelo HIV.

A decisão sobre o uso de imunobiológico contra a febre amarela deve considerar: a contagem de LTCD4$^+$ dos dois últimos exames feitos no último ano (o último há pelo menos 3 meses), considerando que o paciente não tenha, atualmente, clínica de imunodeficiência, com ou sem uso de antirretrovirais; a valorização do percentual de LTCD4$^+$, pois o número absoluto é passível de maior variabilidade; para que seja feito aconselhamento ao paciente com LTCD4$^+$ <15% para não viajar a regiões de risco elevado, mesmo que seja preciso (Tabela 58.24). A negativa do paciente em não seguir o conselho de não viajar exige sua orientação quanto a riscos e métodos alternativos para diminuir a exposição ao vetor (mosquito); o reconhecimento de que a resposta à imunização, em paciente imunossuprimido, pode ser insatisfatória, mesmo que não ocorra reação adversa grave; a definição de área endêmica de risco de febre amarela como a que apresenta grande disseminação do vetor infectado, e baixa cobertura vacinal. São de alto risco as regiões em que já foram confirmados casos autóc-

Capítulo 58 ■ Síndrome de Imunodeficiência Adquirida

Tabela 58.24 ■ Recomendações para imunização contra febre amarela em adultos e crianças infectados pelo HIV após os 13 anos de idade, de acordo com o número dos LTCD4+ e as regiões de risco epidemiológico

LTCD4+ (absoluto e relativo)	Risco epidemiológico		
	Alto	Médio	Baixo
≥350/mm³ ou ≥20%	Imunizar	Propor imunização	Não imunizar
Entre 200 e 349/mm³ ou 15% a 19%	Oferecer imunização	Não imunizar	Não imunizar
<200/mm³ ou <15%	Não imunizar	Não imunizar	Não imunizar

tones de febre amarela (silvestre). Devem ser consideradas contraindicação à vacinação para a febre amarela: crianças com menos de 6 meses de idade; pessoa com doença febril aguda grave, que pode ser imunizada após a resolução da doença; pessoa com doenças imunossupressoras congênitas ou adquiridas; paciente em uso de corticoterapia (prednisona em dose >20mg/dia, para adultos, ou >2mg/kg/dia, para criança, ou com outros corticosteroides em dose equivalente por mais de 30 dias); gestantes; pessoa com hipersensibilidade grave (reação anafilática ou tipo I de Gell e Coombs) às proteínas do ovo de galinha; paciente sob tratamento ou que já tratou de hanseníase, em razão do risco de surto reacional tipo I (Tabela 58.24).

PROGNÓSTICO

A redução da mortalidade e a melhora da qualidade de vida entre os pacientes que a aceitam e apresentam aderência correta são evidentes desde a introdução da terapêutica antirretroviral, transformando a AIDS em entidade clínica de convivência, como a hipertensão arterial ou a asma brônquica.

O principal pressuposto para a obtenção de vida próxima da saudabilidade é o compromisso do paciente consigo e com as pessoas com quem convive, evitando todos os riscos potenciais de contaminação que possa favorecer, em especial nas suas relações sexuais e no contato com seu sangue e derivados.

Bibliografia

Aronoff DM, Williams S, Crozler I. HIV infection. In: Talreja DR, Talreja RR, Talreja RS. The internal medicine. Peripheral brain. Philadelphia: Lippincott, Williams & Wilkins, 2005:408-15.

Guia profissional para doenças: imunodeficiência adquirida. 7. ed. Rio de Janeiro: Guanabara Koogan, 2005:423-8.

Greco DB, Pinto JA, Tupinambás U, Ribeiro FA. Síndrome da imunodeficiência adquirida. In: Rocha MOC, Pedroso ERP. Fundamentos em infectologia. Rio de Janeiro: Editora Rubio, 2009:593-620.

Hinrichsen SL. Doenças infecciosas e parasitárias. Rio de Janeiro: Medsi-Guanabara Koogan, 2005.

HIV e síndrome da imunodeficiência adquirida. In: Goldman L, Ausiello D. Cecil – Tratado de medicina interna. Rio de Janeiro: Elsevier, 2005:2496-565.

Luber AD. Farmacoterapia da infeção pelo vírus da imunodeficiência humana. In: Koda-Kimble MA, Young LY, Kradjan WA, Guglielmo BJ. Manual de terapêutica aplicada. 7. ed. Rio de Janeiro: Guanabara Koogan, pág. 65.1-65.65.28.

Ristig M, Tebas P. Infecção pelo vírus da imunodeficiência humana e síndrome de imunodeficiência adquirida. In: Green GB, Harris IS, Lin GA, Moylan KC. Manual de terapêutica clínica da Universidade de Washington. 31. ed. Rio de Janeiro: Guanabara Koogan, 2005:330-45.

Robinson MD. Infecções oportunísticas (IO) em pacientes infectados por HIV. In: Koda-Kimble MA, Young LY, Kradjan WA, Guglielmo BJ. Manual de terapêutica aplicada. 7. ed. Rio de Janeiro: Guanabara Koogan, pág. 66.1-66.16.

Wagner DK. Infecção pelo vírus da imunodeficiência humana e a síndrome da imunodeficiência adquirida. In: Kutty K, Schapira RM, Ruiswyk JV, Kochar M. Kochar – Tratado de medicina interna. 4. ed. Rio de Janeiro: Guanabara Koogan, 2005:587-95.

www.aids.gov.br

CAPÍTULO 59

Síndrome de Imunodeficiência Primária

Luciana Cristina dos Santos Silva

Luciana Araújo Oliveira Cunha

INTRODUÇÃO

A síndrome de imunodeficiência primária (SIP) inclui mais de 130 desordens diferentes que afetam o desenvolvimento, a função do sistema imune ou ambos.[1] Compreende desordens genéticas da imunidade linfocitária, das células fagocíticas ou das proteínas do complemento, com consequente aumento da suscetibilidade a infecções. A maioria dessas desordens é rara, sendo a quase totalidade dos casos de caráter congênito e hereditário. A SIP é vista primariamente em crianças, embora alguns pacientes sejam diagnosticados em idade adulta. A maioria dos pacientes encaminhados para propedêutica, mesmo em centros de atendimento especializados, não tem defeito demonstrável no sistema imune.[2] Os portadores de SIP podem apresentar infecções oportunistas, por patógenos comunitários, com resposta inadequada ao tratamento, ou outras complicações, como angioedema ou manifestações de autoimunidade. Por isso, sua identificação é importante no serviço de urgência.

As doenças associadas às imunodeficiências primárias, em virtude de sua raridade e potencial gravidade, devem ser reconhecidas precocemente e abordadas adequadamente, incluindo o tratamento de doenças intercorrentes. A identificação da infecção no portador de SIP e a presença de síndrome febril sem foco infeccioso aparente devem ser rapidamente tratadas com terapia antimicrobiana adequada.[3]

EPIDEMIOLOGIA

A prevalência global de SIP, inicialmente estimada em 1:10.000 nascidos vivos, parece ser maior. Em 2007, uma enquete telefônica encontrou nos EUA, em 10 mil residências aleatoriamente selecionadas, a prevalência de 1:1.200 diagnósticos bem estabelecidos de SIP.[4] A incidência específica para algumas das imunodeficiências mais comuns,

como deficiência seletiva de IgA, agamaglobulinemia congênita, imunodeficiência comum variável e doença granulomatosa crônica, é de, respectivamente, 1:1.000, 1:100.000, 1:66.000 e 1:83.000.

Entre as imunodeficiências primárias, predominam as deficiências de anticorpos (50%), seguidas por deficiências combinadas celular e humoral (20%), deficiências celulares (10%), deficiências do sistema fagocitário (18%) e deficiências do sistema complemento (2%).[5-7] As afecções mais comumente identificadas no adulto são a deficiência seletiva de IgA, a imunodeficiência comum variável, a agamaglobulinemia ligada ao X e a imunodeficiência com globulinas séricas normais ou hiperimunoglobulinemia.

ETIOLOGIA

As imunodeficiências são, na maioria das vezes, desordens monogênicas que seguem a herança mendeliana simples. Algumas imunodeficiências primárias apresentam, entretanto, origem poligênica mais complexa. A penetrância da doença, a variabilidade da expressão e as interações entre fatores genéticos e ambientais podem contribuir para a diversidade fenotípica da SIP.[1] As formas de herança conhecidas são: recessiva ligada ao X, autossômica recessiva e autossômica dominante. As deficiências do HLA classes I e II, os erros genéticos ligados ao cromossomo X e as disfunções biológicas fundamentais ainda desconhecidas associam-se a deficiências funcionais, anormalidades celulares e alterações em mecanismos enzimáticos nessas desordens imunológicas.

FISIOPATOLOGIA

As imunodeficiências primárias são classificadas de acordo com o componente do sistema imune primariamente envolvido (Tabela 59.1).

Capítulo 59 ■ Síndrome de Imunodeficiência Primária

Tabela 59.1 ■ Classificação e frequência relativa das imunodeficiências primárias

1. **Defeitos na função linfocitária (80%)**
    Defeitos de anticorpos (imunodeficiência humoral ou de
    linfócitos B) (50%)
    Defeitos na imunidade celular (ou de linfócitos T) (10%)
    Deficiência combinada (20%)

2. **Defeitos dos fagócitos (mononucleares e polimorfonucleares)**   **(18%)**
3. **Deficiências do sistema complemento (2%)**

A SIP predispõe o surgimento de infecções de repetição. O tipo do agente infeccioso e a localização da infecção podem fornecer indícios valiosos sobre a natureza do defeito imunológico. As deficiências de linfócitos B; de linfócitos T; do sistema fagocitário; e do complemento predispõem maior suscetibilidade às infecções relacionadas, respectivamente, às bactérias encapsuladas (como pneumococos, *H. influenzae*) e enteroviroses; à variedade de microrganismos, especialmente fungos (*Pneumocystis jiroveci*) e vírus; ao acometimento da pele e do sistema reticuloendotelial; e às septicemias e meningites.[8]

Os pacientes com imunodeficiência primária, além das manifestações infecciosas, apresentam atraso ponderoestatural, distúrbios gastrointestinais, como diarreia, má absorção e vômitos, doenças hepáticas e colangites, além de doenças autoimunes, como lúpus eritematoso sistêmico, artrite reumatoide juvenil, vitiligo e anemia hemolítica autoimune. São mais frequentes a presença de neoplasias, principalmente os linfomas, os tumores sólidos, em sua maioria gastrointestinais, e as manifestações alérgicas graves.[8]

DIAGNÓSTICO CLÍNICO DAS IMUNODEFICIÊNCIAS PRIMÁRIAS

As manifestações clínicas mais frequentemente observadas na SIP são infecções de repetição por micro-organismos específicos ou de baixa virulência, acometendo especialmente as vias aéreas superiores. Os processos infecciosos são, na maioria das vezes, de leve a moderada intensidade, com casos esporádicos de maior gravidade ou óbito em idade precoce. Algumas infecções têm evolução prolongada, resposta inadequada à antibioticoterapia usual e risco elevado de complicações e hospitalizações. Pacientes com imunodeficiência podem apresentar, também, reações adversas após administração de vacinas constituídas de patógenos vivos, como, por exemplo, reações ao BCG em paciente com imunodeficiência combinada grave ou desenvolvimento de poliomielite vacinal em portador de agamaglobulinemia. História familiar de mortes prematuras, consanguinidade ou heredograma sugestivo de herança ligada ao X recessiva são comuns na SIP.

As imunodeficiências humorais mais frequentes são caracterizadas por defeitos intrínsecos dos linfócitos B e

da produção de imunoglobulinas. A manifestação clínica predominante nas deficiências de anticorpos é a recorrência de infecções, as quais se iniciam, geralmente, após o declínio da IgG materna, em torno do quinto ao sétimo mês de vida, sendo que o início é mais tardio, na imunodeficiência comum variável: em torno da segunda década de vida. As infecções mais frequentes são as dos tratos respiratórios superior e inferior e gastrointestinal. As infecções respiratórias são causadas, em geral, por bactérias gram-positivas, como *Streptococcus pneumoniae* e *Staphylococcus aureus*, por gram-negativos encapsulados, como *Haemophilus influenzae* e *Neisseria meningitidis*, enquanto as do trato gastrointestinal são causadas por enterovírus, protozoários e helmintos.[5,6] Essas infecções podem ser mais duradouras que as comumente observadas e acompanhadas por complicações mais graves, como mastoidites, otorreias crônicas, abscessos cerebrais e empiemas.[7] Podem ocorrer, também, má absorção, anemia ferropriva, atraso de crescimento, hepatoesplenomegalia e artralgias sem causa aparente. Na agamaglobulinemia ligada ao X pode ser encontrada ausência de tonsilas e de outros tecidos linfoides. Os pacientes com imunodeficiência comum variável têm risco aumentado de desenvolver hiperplasia nodular linfoide, doença granulomatosa, doenças autoimunes e neoplasias.

As imunodeficiências celulares atingem, principalmente, o compartimento dos linfócitos T, mas podem se apresentar como deficiências combinadas, pois a produção da maioria das imunoglobulinas depende de estímulo das células T.[9] O defeito no compartimento dos linfócitos T não é necessariamente o principal fenômeno, apresentando-se como síndromes complexas, com o acometimento de vários órgãos. São doenças raras, que se manifestam, geralmente, no lactente ou em crianças jovens, com o tempo de evolução da sintomatologia na dependência do defeito genético. As deficiências da imunidade celular ocasionam infecções graves por vírus (citomegalovírus, herpes simples, sarampo, varicela zóster, Epstein-Barr), bactérias (*Brucella* spp., *Legionella* spp., *L. monocytogenes*, *Mycobacterium* spp., *Nocardia* spp., *Salmonella* spp.), fungos (*Candida* spp., *C. neoformans*, *H. capsulatum*), protozoários (*Cryptosporidium parvum*, *Isospora belli*, *Leishmania*, *T. gondii*, *P. jiroveci*) e helmintos (*S. stercoralis*). Algumas dessas infecções podem contribuir para o agravamento da imunodeficiência, como citomegalovirose, toxoplasmose e sarampo. Alguns desses microrganismos habitualmente constituem a flora humana normal e, quando existe depressão da imunidade celular, passam a ser oportunistas virulentos, capazes de produzir infecções agressivas. A sintomatologia é geralmente insidiosa e pouco expressiva, o que deve aumentar, nesse grupo de pacientes, a vigilância e a suspeição de infecções. A imunodeficiência celular deve ser investigada em pacientes que apresentam: infecções recorrentes ou oportunísticas (por vírus, e fungos como *Pneumocytis jiroveci*);

anergia cutânea; distúrbios do crescimento ou diarreia crônica; reações enxerto *versus* hospedeiro; ou relacionadas com transfusões, com BCG ou com vacinas com vírus vivos; e com neoplasias.

As síndromes da imunodeficiência combinada grave se caracterizam pela ausência congênita de funções imunes adaptativas e grande diversidade de alterações genéticas, enzimáticas, hematológicas e imunológicas. Apesar da grande diversidade genética, os pacientes com imunodeficiência combinada grave são geralmente acometidos por infecções oportunistas dentro dos primeiros 6 meses de vida, como infecções por bactérias gram-negativas ou disseminação do bacilo de Calmette-Guérin após imunização, e infecções por fungos, protozoários e vírus (varicela disseminada, vírus sinciciais respiratórios e poliomielite por vírus vacinal).[9]

O termo complemento surgiu no final do século 19, ao ser descoberta uma substância sérica com função "complementar" aos anticorpos na lise eritrocitária e bacteriana. Posteriormente, foram identificadas cerca de 30 proteínas plasmáticas ou de membrana que, juntas, formam o sistema complemento, funcionando como importante mecanismo efetor da imunidade humoral e mediador da inflamação contra qualquer lesão ao hospedeiro.[10,11] O complemento, apesar da origem de seu nome, ocupa papel-chave não só na imunidade adquirida (dependente de anticorpos), mas também na inata. O angioedema hereditário foi a primeira patologia descrita decorrente de defeito genético no sistema de complemento, causando deficiência do inibidor sérico de C1 esterase. A partir de então, muitas outras patologias foram descritas, desde a suscetibilidade aumentada a infecções bacterianas a doenças autoimunes, evidenciando o importante papel desempenhado por esse sistema.[10,12] As deficiências do complemento são as menos comuns entre as imunodeficiências primárias, tendo prevalência estimada de 0,03% na população geral e de 0,3% entre as pessoas portadoras de doença autoimune.[10] Portadores de deficiências de componentes do sistema complemento geralmente apresentam infecções por bactérias piogênicas, de disseminação hematogênica, sendo frequentes as do tipo *Neisseria*, além de doenças autoimunes. Os portadores de defeitos nos componentes C1, C2 ou C4 desenvolvem mais infecções pelo *S. pneumoniae*. A deficiência de C3 determina maior risco de infecções por *S. pneumoniae*, *H. influenzae* e *N. meningitidis*. As infecções associadas a defeitos nessas quatro proteínas do complemento acometem mais frequentemente seios da face, sistema nervoso central e, eventualmente, observa-se bacteriemia. As alterações dos últimos componentes do sistema do complemento associam-se habitualmente às infecções por *N. meningitidis* e *N. gonorrhoeae*. A deficiência do complemento pode ser identificada em 5% a 10% dos pacientes com episódio único de doença meningocócica e em até 31% dos maiores de 5 anos com episódios múltiplos de meningococcemia.[11]

Os distúrbios primários de fagócitos são raros e geralmente se manifestam na infância. Essa imunodeficiência deve ser considerada sempre que ocorrem infecções recorrentes de pele e tecidos moles que necessitam desbridamento cirúrgico, infecções dentárias graves que levam à perda de dentes durante a infância e a adolescência, além de infecções anorretais recorrentes.[13] As deficiências fagocíticas cursam também com infecções respiratórias, neurológicas e do sistema reticuloendotelial por estafilococos, bactérias gram-negativas e fungos.

Podem estar associadas, também, às imunodeficiências primárias, outros distúrbios que se manifestam com alergias graves, asma, neoplasias do sistema linfo-hematopoético, autoimunidade, doença inflamatória crônica intestinal e endocrinopatias.

Devem ser procuradas no exame físico, a evolução ponderoestatural e a presença de caracteres fenotípicos anormais (fácies, tipo de cabelo, presença de alterações cutâneas). A ausência de tonsilas palatinas (na ausência de cirurgia) ou de gânglios linfáticos é forte indício de deficiência de anticorpos. Com relação à história familiar, é importante questionar a consanguinidade entre os pais, antecedentes de infecções recorrentes, morte por infecções graves, neoplasias ou autoimunidade em outros membros da família, e abortamento espontâneo na mãe sem causa conhecida.

É importante selecionar os pacientes que serão submetidos à propedêutica para o diagnóstico de alguma entidade que se comporta como SIP, por se tratar de entidades raras, assim como escolher exames diagnósticos informativos e confiáveis (Tabelas 59.2 e 59.3).[14]

Os casos suspeitos devem ser encaminhados para serviços de referência em imunologia, possibilitando a adequada investigação diagnóstica e a adoção de medidas terapêuticas específicas, de modo a melhorar o prognóstico e a qualidade de vida desses pacientes.

Tabela 59.2 ■ Dez sinais de alerta para imunodeficiência primária na criança*

1. Duas ou mais pneumonias no último ano
2. Oito ou mais novas otites no último ano
3. Estomatites de repetição ou moníliase por mais de 2 meses
4. Abscessos de repetição ou ectima
5. Um episódio de infecção sistêmica grave (meningite, osteoartrite, septicemia)
6. Infecções intestinais de repetição/diarreia crônica
7. Asma grave, doença do colágeno ou doença autoimune
8. Efeito adverso ao BCG e/ou infecção por micobactéria
9. Fenótipo clínico sugestivo de síndrome associada à imunodeficiência
10. História familiar de imunodeficiência primária

*Adaptada de: The 10 warning signs of primary immunodeficiency – children. Jeffrey Modell Foundation.

Capítulo 59 ■ Síndrome de Imunodeficiência Primária

Tabela 59.3 ■ Dez sinais de alerta para imunodeficiência primária no adulto*

1. Duas ou mais otites em 1 ano
2. Duas ou mais sinusites em 1 ano, na ausência de alergia
3. Uma pneumonia por ano por mais de 1 ano
4. Diarreia crônica com perda de peso
5. Infecções virais recorrentes (resfriados, herpes, verrugas, condiloma)
6. Necessidade de antibióticos endovenosos para tratamento de infecções
7. Abscessos recorrentes e profundos na pele ou em órgãos internos
8. Candidíase persistente na boca ou infecção fúngica na pele ou em outros sítios
9. Infecções por bactérias normalmente não patogênicas intracelulares (similares à infecção tuberculosa)
10. História familiar de imunodeficiência primária

*Adaptada de: The 10 warning signs of primary immunodeficiency – adults. Jeffrey Modell Foundation.

DIAGNÓSTICO LABORATORIAL DAS IMUNODEFICIÊNCIAS PRIMÁRIAS

O diagnóstico definitivo da SIP, embora seja feito com base em dados clínicos, depende da realização de exames complementares. A maioria dos defeitos imunológicos pode ser afastada a baixo custo, utilizando-se de hemograma com diferencial de leucócitos e velocidade de hemossedimentação (VHS) espontânea, se as condições clínicas descritas anteriormente forem consideradas. A investigação das imunodeficiências secundárias, incluindo sorologia para o vírus da imunodeficiência humana e pesquisa de neoplasias, faz parte do arsenal propedêutico.[15] De maneira geral, a avaliação deve iniciar nos laboratórios de Centros de Saúde Primários. O paciente deverá ser encaminhado ao centro de referência para investigação mais detalhada e tratamento, se os testes iniciais indicarem elevada suspeição diagnóstica de SIP.

Os primeiros exames a serem solicitados diante da suspeita clínica de SIP com predominância de defeitos de anticorpos são o hemograma (geralmente normal) e a dosagem das imunoglobulinas (geralmente diminuídas). A avaliação da imunidade humoral não se restringe à dosagem dos níveis das imunoglobulinas, sendo importante verificar, também, se essas proteínas são funcionalmente adequadas. Isso se faz mediante pesquisa de anticorpos naturais ou ativamente produzidos (avaliação da síntese ativa dos anticorpos). Deve ser determinada a capacidade de síntese de anticorpos,[16] mesmo que haja diminuição significativa das imunoglobulinas (Tabela 59.4).

Com relação ao diagnóstico da SIP com predominância de defeitos de anticorpos, é importante salientar que:

- A concentração sérica das imunoglobulinas não deve ser usada como critério único para diagnóstico da imunodeficiência primária. A história de infecções de repetição é condição indispensável para a formulação diagnóstica. Níveis diminuídos de imunoglobulinas podem também

669

Tabela 59.4 ■ Testes para avaliação da imunidade humoral em indivíduos com suspeita clínica de imunodeficiência primária

Dosagem de imunoglobulinas no soro: IgG total, IgA, IgM
Avaliação da síntese ativa de anticorpos (uma das três):
1. Dosagem das iso-hemaglutininas anti-A e anti-B
2. Dosagem dos anticorpos pós-vacinais (antitétano, antidifteria), antirrubéola, anti-hepatite B, antissarampo
3. Dosagem de anticorpos antipolissacarídeos do pneumococo (pré e pós-vacinais)

ser secundários ao aumento de sua perda (como, por exemplo, em decorrência de síndrome nefrótica). A indicação de que está havendo perda é a diminuição concomitante dos níveis séricos de albumina.

- As concentrações séricas das imunoglobulinas devem ser comparadas com os valores normais para a idade do paciente e, idealmente, com curvas que também levem em consideração seu sexo e procedência.
- A concentração normal de IgG não exclui imunodeficiência com defeitos de anticorpos. Nesse caso, a confirmação do diagnóstico de imunodeficiência humoral depende dos testes funcionais.
- Apesar da disponibilidade da dosagem das subclasses de IgG, existem controvérsias a respeito da significância clínica de níveis baixos desses anticorpos, havendo questionamento se a deficiência de subclasse de IgG representa imunodeficiência propriamente dita ou se está associada à existência de outras doenças, como outras imunodeficiências primárias, ataxia-telangiectasia, epilepsia intratável, *diabetes mellitus* ou doenças autoimunes.

A determinação de baixos títulos de anticorpos contra antígenos proteicos (como toxoide tetânico ou diftérico) e polissacarídicos (como pneumococo e *Haemophilus influenzae*) após a imunização consiste no teste mais útil para identificação de disfunção dos linfócitos B. A presença desses anticorpos em níveis normais, entretanto, não exclui deficiência de IgA, que pode não ser detectada pela eletroforese do soro. Dessa maneira, a dosagem da IgA sérica é particularmente informativa. Exclui-se não só a deficiência seletiva de IgA, mas todos os tipos de agamaglobulinemia permanentes, se a concentração de IgA é normal, uma vez que essa imunoglobulina encontra-se reduzida ou ausente nessas condições.

TRATAMENTO NA DEFICIÊNCIA DA IMUNIDADE HUMORAL

Nos distúrbios com defeitos de anticorpos que cursam com deficiência de IgG, a agamaglobulinemia ligada ao X e a imunodeficiência comum variável, o tratamento e a profilaxia de infecções intercorrentes com imunoglobulina humana (IGH).[17] Nos outros casos de imunodeficiências primárias com predominância de defeitos de anticorpos, a eficácia da IGH não está adequadamente estabelecida, sendo sua indicação baseada na opinião e na experiência de especialistas. É consenso, entretanto, de que a IGH deva ser benéfica mesmo nesses casos. A decisão sobre o início da reposição de IGH não deve basear-se somente na concentração sérica de IgG, mas na evidência de infecções típicas de SIP com predominância de defeitos de anticorpos e incapacidade de produção de anticorpos antígeno-específicos.

Não existem ensaios clínicos contraplacebo avaliando a eficácia da IGH na SIP com predomínio de defeitos na produção de anticorpos. Em séries de casos, sem especificação dos tipos de imunodeficiências primárias avaliados, ficou evidenciada menor taxa de infecções após a administração da IGH, todos favoráveis ao uso da forma endovenosa em comparação com a intramuscular. Existem evidências de que a IGH em altas doses pode ser eficaz na melhora da função pulmonar aferida por meio de avaliações espirométricas regulares.

O manejo dos pacientes com deficiência de anticorpos inclui tratamento de suporte com antibióticos e medidas de higiene pulmonar para melhora da mobilização de secreções. As infecções individuais devem ser tratadas precocemente com antibioticoterapia. A antibioticoprofilaxia não está recomendada em todos os pacientes, em razão do risco de infecções fúngicas ou por germes resistentes, podendo ser indicada concomitantemente com a IGH em casos específicos.

A IGH é uma preparação terapêutica de IgG poliespecífica. As subclasses de IgG estão presentes em proporções fisiológicas. A IgA e a IgM estão presentes somente em pequenas quantidades. A dose EV recomendada para início de tratamento é de 300 a 400mg/kg a cada 3 semanas ou 400 a 500mg/kg a cada 4 semanas. A dose máxima recomendada é de 600mg/kg a cada 3 semanas ou 800mg/kg a cada 4 semanas. O ajuste de doses ou do intervalo de infusões deve ser guiado pelos níveis séricos de IgG e pela condição clínica do paciente, incluindo piora ou melhora da função pulmonar, número de dias perdidos na escola, no trabalho ou em hospitalização, e necessidade de antibioticoterapia nos 3 meses anteriores. Os benefícios do tratamento com IGH podem levar 4 a 6 semanas até se tornarem aparentes, devendo também ser monitorados mediante avaliação clínica e dosagem sérica de IgG. O tratamento deve ser contínuo, na ausência de efeitos adversos ou surgimento de situações que contraindiquem o uso da IGH. Deve-se dosar a IgG sérica antes de administração de IGH. O objetivo do tratamento com IGH é, principalmente, melhorar o controle da infecção e manter a IgG sérica >500mg/dL.

PREVENÇÃO E ABORDAGEM DAS INFECÇÕES INTERCORRENTES

A imunização com imunobiológicos obtidos com vírus vivos é contraindicada em pacientes com imunodeficiência humoral. A vacina contra tuberculose (BCG) é contraindicada em portadores de SIP. As vacinas com partículas virais ou de bactérias não são contraindicadas, embora sua eficácia seja controversa, em pacientes com defeitos predominantemente humorais. São indicadas as vacinas meningocócica tetravalente, antipneumocócica e a de conjugado proteico para H. influenzae tipo B nos portadores de deficiência de complemento. Raramente está indicada a antibioticoprofilaxia em pacientes com infecções bacterianas frequentes e graves, não preveníveis pelas vacinas disponíveis.

O diagnóstico precoce das infecções no paciente imunossuprimido é fundamental para o sucesso terapêutico, mas representa um desafio, uma vez que a resposta à agressão pelo patógeno encontra-se mascarada pela imunossupressão. Somam-se a isso as limitações habituais das técnicas diagnósticas disponíveis e o possível despreparo de profissionais de saúde na abordagem desses pacientes.

A presença de síndrome febril inexplicável justifica o início empírico e rápido de antibioticoterapia efetiva contra bactérias encapsuladas, sem dispensar a busca do foco infeccioso e do agente etiológico. Durante enfermidades graves e internações prolongadas ocorre colonização por bactérias gram-negativas e S. aureus, além de outros patógenos hospitalares.

O diagnóstico precoce da infecção deve ser perseguido com o uso de todos os meios disponíveis, invasivos ou não. Em caso de suspeita de pneumonia, ou diante de síndromes febris sem foco infeccioso definido, o estudo radiológico do tórax é indispensável, seja por telerradiografia ou tomografia computadorizada, bem como pelo isolamento do agente etiológico. Podem ser avaliados individualmente a aspiração transtraqueal, o lavado broncoalveolar e a biópsia transbrônquica ou a céu aberto.[16]

ANGIOEDEMA HEREDITÁRIO

O angioedema hereditário, apesar de raro (incidência de cerca de 1:10.000), merece atenção especial em razão da alta frequência de complicações fatais, apesar da disponibilidade de terapia adequada. De herança autossômica dominante, associa-se a baixos níveis ou função anormal de uma proteína plasmática regulatória, o inibidor de C1.[11,18,19] Essa proteína participa do controle do sistema do complemento, da síntese de cininas, da fibrinólise e da coagulação. A má regulação desses sistemas culmina com o extravasamento capilar, manifesto por episódios abruptos de edema, especialmente nas extremidades. As superfícies mucosas podem também ser afetadas, incluindo o trato gastrointestinal e as vias aéreas, o que pode levar à asfixia. O angioedema hereditário tende a ser leve na infância e mais grave a partir da puberdade.

O diagnóstico é confirmado pela identificação de baixos níveis de inibidor de C1 ou de sua função e das proteínas do complemento C4 e/ou C2. Isso ocorre porque C1

Capítulo 59 ■ Síndrome de Imunodeficiência Primária

ativada quebra as duas próximas proteínas da cascata, C4 e C2. No angioedema hereditário, a clivagem de C4 e C2 é mais proeminente, porque é menos inibida a ativação de C1. A suspeita é de que, pela ativação constante do sistema do complemento, haja alteração da regulação imune e maior predisposição para endocrinopatias, doenças granulomatosas intestinais, artrites e lúpus.

Os surtos de angioedema respondem mal à administração de epinefrina, anti-histamínicos e corticosteroides. A epinefrina, mesmo assim, é indicada durante as crises (0,2 a 0,3mL, 1:1.000 SC, a cada 20 a 30 minutos, até três doses), com melhora parcial quando administrada no início dos surtos de edema. A administração de duas unidades de plasma fresco (que habitualmente contém o inibidor de C1) tem se mostrado efetiva no controle das crises. Entretanto, foi descrito em casos raros agravamento do edema com a infusão do plasma, o que foi atribuído à maior disponibilidade de substratos mediadores. Desse modo, nos casos em que há risco de morte, como no edema laríngeo, recomenda-se garantia imediata de perviedade da via aérea com intubação endotraqueal ou traqueostomia de urgência.

Os androgênios artificiais (danazol, 200 a 400mg/dia para mulheres; metiletiltestosterona, 10 a 30mg/dia para homens) aumentam os níveis do inibidor de C1 e normalizam a longo prazo C4 e C2, promovendo melhora da sintomatologia. Nos pacientes nos quais os androgênios são ineficazes ou contraindicados, o ácido aminocaproico pode ser efetivo, a despeito de não se observarem mudanças nos níveis de complemento. A infusão de inibidor de C1 purificado é eficaz, mas não está disponível no Brasil, além de ter custo elevado devido ao alto valor da produção e à quantidade pequena de pacientes que necessitam usar o produto.[20,21] Os antagonistas da bradicinina foram liberados recentemente para uso no Brasil e parecem ser eficazes.[22]

Referências

1. Notarangelo LD. Primary immunodeficiencies. J Allergy Clin Immunol 2010; 125(2S2):S182-94.
2. Pasternack MS. Approach to the adult with recurrent infections. Disponível em: <www.uptodate.com>. Acesso em 29/04/2010.
3. Bonilla FA, Geha RS. Update on primary immunodeficiency diseases. J Allergy Clin Immunol 2006; 117 (Suppl Mini-Primer):S435-41.
4. Boyle JM, Bucley RH. Population prevalence of diagnosed primary immunodeficiency diseases in the United States. J Allergy Clin Immunol 2007; 27:497.
5. Ten RM. Primary immunodeficiencies. Mayo Clin Proc 1998; 73(9):865-72.
6. Ballow M. Primary immunodeficiencies disorders: antibody deficiency. J Allergy Clin Immunol 2002; 109(4):581-91.
7. Sorensen RU, Moore C. Antibody deficiencies syndromes. Pediatr Clin North Am 2000; 47(6):1225-52.
8. Pinto JA, Cunha LAO. Infecções recorrentes e suspeita de imunodeficiência. In: Leão E, Corrêa EJ, Mota JAC, Viana MB (eds.) Pediatria Ambulatorial. Belo Horizonte: Coopmed Editora Médica, 2004:591-9.
9. Elder ME. T-cell immunodeficiencies. Pediatr Clin North Am 2000; 47(6):1253-74.
10. Kirschfink M, Grumach AS. Deficiências de complemento. In: Grumach AS (ed). Alergia e imunologia na infância e adolescência. São Paulo: Atheneu, 2001:497-514.
11. Frank MM. Complement disorders and hereditary angioedema. J Allergy Clin Immunol 2010; 125(2Suppl2):S262-71.
12. Guenther LC. Inherited disorders of complement. J Am Acad Dermatol 1983; 9(6):815-39.
13. Segal BH, Holland SM. Primary phagocytic disorders of childhood. Pediatr Clin North Am 2000; 47(6):1311-38.
14. Brazilian Group for Immunodeficiency – BRAGID. Imunodeficiência primária: os 10 sinais de alerta. Disponível em: <http://www.bragid.org.br/download/10sinais.pdf>.
15. Vasconcelos DM, Spalter SH, Duarte AJS. Imunodeficiências primárias celulares e combinadas. In: Grumach AS (ed.) Alergia e imunologia na infância e adolescência. São Paulo: Atheneu, 2001:141-78.
16. Chapel HM. Consensus on diagnosis and management of primary antibody deficiencies. Consensus Panel for the Diagnosis and Management of Primary Antibody Deficiencies. BMJ 1994; 308(6928):581-5.
17. Berger M. Principles of and advances in immunoglobulin replacement therapy for primary immunodeficiency. Immunol Allergy Clin N Am 2008; 28:413-37.
18. Levy JH, Freiberger DJ, Roback J. Hereditary angioedema: current and emerging treatment options. Anesth Analg 2010; 110(5):1271-80.
19. Frank MM, Jiang H. New therapies for hereditary angioedema: disease outlook changes dramatically. J Allergy Clin Immunol 2008; 12:272-80.
20. Frank MM. Hereditary angioedema: the clinical syndrome and its management in the United States. Immunol Allergy Clin North Am 2006; 26:653-68.
21. Agostoni A, Cicardi M. Hereditary and acquired C1-inhibitor deficiency: biological and clinical characteristics in 235 patients. Medicine (Baltimore) 1992; 71:206-15.
22. Bork K, Frank J, Grundt B, Schlattmann P, Nussberger J. Treatment of acute edema attacks in hereditary angioedema with a bradykinin receptor-2 antagonist. J Allergy Clin Immunol 2007; 119:1497-503.

SEÇÃO VIII

Emergências nos Estados Alérgicos e Dermatológicos

CAPÍTULO 60

Choque Anafilático

Isabela Nascimento Borges

Joana Starling Carvalho

José Carlos Serufo

INTRODUÇÃO

O termo anafilaxia, derivado do grego *a*, 'contra', e *filaxis*, 'imunidade', foi descrito pela primeira vez na literatura médica moderna em 1902, por Portier e Richet. Os pesquisadores, procurando induzir imunidade em cães contra o veneno de anêmonas-do-mar, verificaram a ocorrência experimental de reações de hipersensibilidade. Inesperadamente, os cães foram sensibilizados ao veneno e desenvolveram reações graves e fatais a doses previamente não letais.

Anafilaxia é uma reação de hipersensibilidade potencialmente grave, mediada por imunoglobulinas IgE e IgG, que ocorre após exposição a um antígeno em indivíduos previamente sensibilizados. Refere-se a manifestações clínicas multissistêmicas características, de instalação aguda, que podem envolver pele, mucosas, vias aéreas e os sistemas cardiovascular e gastrointestinal. Alguns casos evoluem para colapso cardiovascular e insuficiência respiratória, caracterizando o quadro clínico de choque anafilático. Seu diagnóstico, eminentemente clínico, é dificultado pela variabilidade de apresentações e pela sintomatologia inespecífica, comum a outros tipos de choque. De elevada mortalidade, deve ser diferenciada de outras causas de colapso circulatório por ter tratamento específico.

Informações sobre a real incidência de anafilaxia e choque anafilático, assim como as taxas de mortalidade relacionadas ao evento, são escassas e geralmente imprecisas. Seu estudo epidemiológico é prejudicado pela falta de padronização dos critérios diagnósticos, pela não obrigatoriedade de notificação e pelo não reconhecimento de casos mais leves. No Brasil, não se encontram disponíveis estatísticas sobre a incidência do choque anafilático. Os dados disponíveis são de outros países e apontam para um aumento da incidência do evento, sendo as crianças e os adolescentes os grupos mais atingidos. Dados americanos

demonstram a ocorrência de anafilaxia em aproximadamente 2% da população, sendo fatal em 0,7% a 2% dos casos. Estudo realizado na Suíça demonstrou incidência de choque anafilático de 7,9 a 9,6 por 100.000 habitantes/ano. No Reino Unido ocorre um caso fatal de anafilaxia a cada 3 milhões de indivíduos ao ano. Dados referentes à população mundial demonstraram a ocorrência de 154 reações anafiláticas fatais a cada 1 milhão de pacientes internados.

Tendo em vista o aumento do número de casos e a gravidade do acidente, o assunto merece consideração, principalmente com relação à prevenção e ao tratamento específico.

FISIOPATOLOGIA

A terminologia "anafilaxia" é tradicionalmente usada para se referir às reações de hipersensibilidade IgE-dependentes. Essas reações são clinicamente indistinguíveis das "reações anafilactoides", apesar de a última não ser imunologicamente mediada. A World Allergy Organization (WAO) propôs, recentemente, uma mudança nessa nomenclatura e passou a dividir as reações em anafilaxia imunológica e não imunológica.

Anafilaxia imunológica

O primeiro contato com um antígeno estimula os linfócitos B a produzirem imunoglobulinas IgE, com fração FC específica contra esse antígeno. Essas imunoglobulinas se ligam posteriormente a receptores nos basófilos circulantes e nos mastócitos teciduais. Quando há um segundo contato, os antígenos circulantes se ligam à porção FC de sua IgE específica. Os antígenos que contam com mais de um sítio de ligação ao anticorpo e que são capazes de se ligar a duas IgE adjacentes ocasionam uma mudança na

675

configuração dos receptores, culminando com a agregação destes. Essa agregação inicia o processo de sinalização intracelular que estimula a liberação de mediadores pré-formados, estocados nos grânulos de mastócitos e basófilos. Entre esses mediadores, destacam-se a histamina, a bradicinina, os leucotrienos, as prostaglandinas e o tromboxano.

A degranulação celular é responsável pela hipersensibilidade aguda por produzir manifestações clínicas em segundos a minutos.

Os mediadores agem diretamente nos tecidos, causando os sintomas agudos, e indiretamente, recrutando ou ativando células inflamatórias, especialmente os eosinófilos. Há, portanto, uma propagação do estímulo – cascata de ativação – responsável pela hipersensibilidade tardia. Esta aparece algumas horas após a exposição ao antígeno, geralmente depois da diminuição ou do desaparecimento das manifestações agudas, e é decorrente de um processo inflamatório alérgico.

A função específica de cada mediador na anafilaxia ainda é discutida. Sabe-se que os níveis séricos da histamina se correlacionam com a gravidade e a persistência das manifestações cardiopulmonares. Alguns estudos demonstraram que os efeitos sistêmicos da histamina são dose-dependentes. Níveis baixos estão associados a aumento na frequência cardíaca, níveis moderados, ao rubor, e altos níveis correlacionam-se com aumento da pressão de pulso. A histamina age por ativação dos receptores H1 e H2. Apesar de o H1 isoladamente causar vasoespasmo coronariano, taquicardia, aumento da permeabilidade capilar, rinorreia e broncoespasmo, o tratamento do quadro anafilático com bloqueadores de ambos os receptores está relacionado com melhor resposta terapêutica, quando comparado ao tratamento com bloqueadores seletivos H1. Estudos sugerem que o receptor H2 tem função inotrópica e cronotrópica e que a ativação de ambos os receptores está associada a diminuição da pressão diastólica e aumento da pressão de pulso.

Outros mediadores, como o óxido nítrico, estão associados a vasodilatação e aumento da permeabilidade capilar. Os metabólitos do ácido araquidônico provocam broncoespasmo, hipotensão e eritema. A triptase é capaz de ativar o sistema complemento e a cascata de coagulação, levando a angioedema, hipotensão e coagulação intravascular disseminada (CIVD). A função do fator de ativação plaquetário não é bem descrita, mas ele parece estar relacionado com a diminuição do fluxo coronariano e a diminuição da condução atrioventricular, além de exercer efeitos inotrópicos negativos.

O choque anafilático é considerado um choque distributivo por ser secundário à modificação do tônus vascular, com predomínio da vasodilatação. No entanto, contém um componente hipovolêmico importante, caracterizado pelo aumento da permeabilidade vascular com extravasamento de líquido para o terceiro espaço, levando a ativação do

sistema renina-angiotensina e liberação de catecolaminas, com efeitos clínicos variáveis. Alguns pacientes experimentam elevações anormais da resistência vascular periférica, porém o choque persiste devido à redução do volume intravascular. Outros apresentam queda na resistência vascular periférica, apesar dos elevados níveis de catecolaminas circulantes. Essas diferenças têm implicações significativas com relação à terapêutica empregada. O último grupo de pacientes responde bem ao tratamento com agentes vasoconstritores, enquanto o primeiro não apresenta resposta adequada a esse tipo de abordagem, sendo necessária reposição volêmica mais agressiva. A anafilaxia também está associada clinicamente à isquemia miocárdica e a defeitos na condução cardíaca. Os mastócitos acumulam-se em placas coronárias e contribuem para a trombose. A reação alérgica pode, potencialmente, facilitar a liberação de placas. A histamina também aumenta o estresse hemodinâmico arterial da placa, induzindo vasoespasmo.

Há um grupo de reações anafiláticas imunes que não são dependentes de IgE. Elas ocorrem por ativação direta do sistema complemento, de outros complexos imunes ou de outras classes de imunoglobulinas, como IgG. Exemplos de agentes relacionados com essas reações são: reação a derivados do sangue com IgA em pacientes com IgG anti-IgA, e reação a contraste iodado.

Anafilaxia não imunológica

A anafilaxia não imunológica é secundária à degranulação de basófilos e mastócitos que ocorre sem participação de imunoglobulinas e outros complexos imunes. É clinicamente indistinguível da anafilaxia imune. Os principais agentes causadores desse tipo de reação são: contraste radiológico, fatores físicos, ácido acetilsalicílico (AAS), anti-inflamatórios não esteróides (AINE), dextrano e albumina.

Os seguintes mecanismos são propostos:

- **Ativação do sistema complemento, sem pré-ativação de complexos imunes:** os mastócitos e basófilos humanos contêm receptores para C3a e C5a, fragmentos do sistema complemento considerados anafilotoxinas que, quando estimulados, liberam histamina.
- **Ativação direta de mastócitos e basófilos:** opioides causam urticária, por liberação de histamina secundária à ativação celular direta. Reações anafiláticas não são comumente descritas.
- **Exposição ao frio:** pode estimular a liberação maciça de histamina e de outros mediadores, causando hipotensão. Reações moderadas, como eritema, prurido e edema, também são descritas.

ETIOLOGIA E FATORES ASSOCIADOS

As causas de choque anafilático são múltiplas, sendo a incidência de cada uma delas variável de acordo com

Capítulo 60 ■ Choque Anafilático

o local de estudo. De modo geral, qualquer agente capaz de causar a degranulação de mastócitos ou basófilos pode causar anafilaxia e choque anafilático. Os agentes etiológicos mais frequentes são:

- Veneno de insetos da ordem *Hymenoptera* (abelhas e vespas): 14%.
- Medicamentos (relaxantes musculares, AINE, antibióticos betalactâmicos e outros, hipnóticos, opioides, coloides): 13% a 20%.
- Alimentos (amendoim, nozes, leite, peixe, crustáceos, clara de ovo): 33% a 34%.
- Induzida por exercício (isoladamente ou associada a alimentos): 7%.
- Imunoterapia (aplicação terapêutica de alérgenos): 3%.
- Látex e transfusão de plasma: <1% dos casos.
- Nenhuma causa identificada (diagnóstico de exclusão): 19% a 37%.

Fatores como localização geográfica, ocupação, estação do ano, gênero, idade e comorbidades associadas podem indicar um possível agente desencadeante envolvido.

O sexo masculino está mais frequentemente relacionado com reações por picada de insetos, provavelmente devido à maior taxa de ocupações em ambientes externos. Já reações decorrentes do uso de relaxantes musculares, látex e AAS são mais frequentes em mulheres. Uma das prováveis causas para essa distribuição é o fato de que cosméticos contêm compostos de amônio quaternário de estrutura semelhante aos relaxantes musculares.

Com relação à idade, reações fatais são mais frequentes naqueles com menos de 5 meses de idade ou com mais de 90 anos. Adolescentes e adultos jovens constituem o grupo que apresenta as maiores taxas de reações a alimentos, por motivos ainda incertos. Já adultos com mais de 50 anos apresentam como principal causa de anafilaxia o uso de medicamentos e contrastes endovenosos.

Com relação à localização, sabe-se que a maioria das reações ocorre no ambiente doméstico. Reações anafiláticas fatais decorrentes do uso de medicamentos acontecem, frequentemente, em ambiente hospitalar, sendo a anestesia geral um dos procedimentos mais relacionados com desfecho fatal.

A atopia nem sempre é um fator de risco para anafilaxia, sendo a frequência de anafilaxia em asmáticos semelhante à da população em geral. Exceções a esta afirmativa são os casos de anafilaxia a alimentos, látex, por exercícios e idiopática. Apesar disso, em pacientes atópicos as reações podem assumir caráter mais grave. Doenças cardiovasculares e respiratórias (doença pulmonar obstrutiva crônica [DPOC] e pneumonia) também são importantes fatores de pior prognóstico.

O uso regular de certos medicamentos, como betabloqueadores, alfabloqueadores e inibidores da enzima conversora da angiotensina (IECA), pode também aumentar a probabilidade de um evento fatal, além de interferir na resposta do paciente ao tratamento.

MANIFESTAÇÕES CLÍNICAS

Os sintomas relacionados com a anafilaxia são múltiplos e podem ocorrer isoladamente ou em diversas combinações, envolvendo os sistemas respiratório, cardiovascular, neurológico, cutâneo e gastrointestinal.

No choque anafilático, sintomas respiratórios e cardiovasculares predominam, sendo o coração, os pulmões e os vasos considerados os órgãos de choque da anafilaxia em humanos. O desfecho fatal estará relacionado com colapso circulatório e/ou insuficiência respiratória.

As manifestações clínicas surgem comumente em 5 a 30 minutos após a exposição ao agente, porém podem aparecer apenas após algumas horas, dependendo da via de administração. Os sintomas iniciais são, em geral, prurido e sensação de morte iminente, descritos por quase todos os pacientes. Em poucos segundos ou em até 1 hora ocorre a progressão do quadro clínico, existindo uma correlação direta entre a rapidez de aparecimento dos sintomas e a gravidade do quadro.

O quadro respiratório está relacionado com o acometimento de vias aéreas superiores e inferiores. Os principais sinais e sintomas são congestão e prurido nasal, estridor, edema de laringe e orofaringe, disfonia, rouquidão, tosse, dispneia, taquipneia, sibilância, sensação de aperto no peito, utilização de musculatura acessória e cianose. Edema e obstrução de vias aéreas superiores, assim como a ocorrência de broncoespasmo, são os responsáveis pela rica sintomatologia. Com a evolução e a piora do choque, instalam-se o edema pulmonar, devido ao aumento da permeabilidade capilar, e a insuficiência cardíaca, com piora da dispneia e da cianose.

As manifestações cardíacas da anafilaxia ocorrem em função dos efeitos diretos dos mediadores sobre o miocardio ou em virtude da exacerbação de uma insuficiência preexistente provocada pelo estresse hemodinâmico. Sintomas iniciais incluem sensação de fraqueza, lipotimia e palpitações. Manifestações como taquicardia, arritmias e distúrbios da condução, anormalidades da onda T, hipotensão e isquemia miocárdica são frequentes no choque anafilático, culminando no quadro de insuficiência cardíaca.

No choque anafilático são comuns, também, as manifestações neurológicas, como tontura, síncope e convulsões. Como manifestações cutâneas podem ser citados eritema maculopapular, prurido, urticária, angioedema e diaforese. Manifestações gastrointestinais incluem dor abdominal, cólicas, náuseas, vômitos, diarreia e, ocasionalmente, hematêmese e hematoquezia. Outros sinais e sintomas são edema de conjuntiva, lacrimejamento e rinorreia.

O curso clínico do choque anafilático pode ser unifásico, com a resolução dos sintomas em horas de tratamento; bifásico, quando ocorre recrudescimento dos sintomas em 8 a 12 horas após ataque inicial; ou persistente, com duração de 5 a 32 horas. Quadros unifásicos e de evolução mais rápida (surgimento dos sintomas em menos de 1 hora) estão mais frequentemente relacionados com desfechos fatais.

DIAGNÓSTICO

O diagnóstico do choque anafilático é essencialmente clínico. Devido às suas múltiplas manifestações, uma reação anafilática nem sempre é reconhecida como sendo a causa do choque. Em muitos pacientes, os sinais e sintomas não são percebidos em razão da impossibilidade ou dificuldade de comunicação, ou devido a exames físicos mal realizados; manifestações cutâneas podem não ocorrer em 10% a 20% dos casos, e o prurido pode ser mascarado pelo uso de anti-histamínicos; quadros de hipotensão podem passar despercebidos em crianças jovens e naqueles que fizeram uso de adrenalina. Portanto, a obtenção de uma história detalhada tem papel primordial na orientação diagnóstica.

Uma anamnese objetiva, porém cuidadosa, deve ser feita no sentido de investigar:

- Ocorrência de evento semelhante no passado e alergias prévias.
- Exposição aos agentes mais comuns (como picadas de abelhas, vespas e formigas; alimentos; medicamentos; látex e contrastes iodados) e a relação temporal entre o contato e o início dos sintomas. A instalação súbita de lesões cutâneas difusas e de outras manifestações após exposição a um potencial agente deve alertar para o diagnóstico.
- Todos os medicamentos usados pelo paciente, com ênfase nos de uso mais recente, naqueles reintroduzidos há pouco tempo e naqueles administrados logo antes do início do quadro. Nesse momento, deve ser dada especial atenção ao uso de betabloqueadores, medicação que pode interferir no curso clínico do choque e na escolha do tratamento.
- Investigar fatores de risco e comorbidades associados.

Exames complementares pouco contribuem para a determinação diagnóstica; são mais importantes no controle clínico das complicações. O aumento do hematócrito é comum, resultado da hemoconcentração secundária ao aumento da permeabilidade capilar, sendo este um achado bastante inespecífico.

Em virtude das dificuldades no diagnóstico, a procura por marcadores da anafilaxia é bem-fundamentada. Infelizmente, os testes já desenvolvidos têm utilidade limitada. As dosagens de histamina e triptase total e frações, desde que disponíveis, podem ser úteis nos casos duvidosos. A coleta de sangue para dosagem deve ser realizada o mais

rapidamente possível, já que as elevações são transitórias (alterações da histamina duram cerca de 60 minutos e as da triptase total, cerca de 3 horas), e a manipulação do material exige cuidados especiais. Alterações nos níveis plasmáticos de histamina são mais frequentes em reações anafiláticas do que alterações da triptase total, sendo estas últimas de ocorrência mais provável em quadros que cursam com hipotensão. Elevações da betatriptase são mais específicas e sensíveis para o envolvimento de mastócitos, porém seu uso ainda está sob investigação e é pouco disponível. Outras medidas podem ser realizadas, como a pesquisa *in vitro* de anticorpos IgE-específicos e testes cutâneos diretos ou de provocação. No entanto, esses exames têm pouca aplicabilidade no ambiente de emergência e cumprem um papel mais importante no controle ambulatorial do paciente após a alta.

Diagnóstico diferencial

Inúmeras condições clínicas devem ser consideradas no diagnóstico diferencial do choque anafilático (Tabela 60.1). Entre elas se destacam as outras causas de choque, como hipovolêmico, distributivo, obstrutivo e cardiogênico. A anamnese e o exame clínico são fundamentais para a identificação do tipo de choque. No choque séptico, por exemplo, pode haver história de foco infeccioso prévio e febre, e seu início é mais insidioso. Além disso, não está associado à urticária e ao angioedema. O hemograma apresenta-se com desvio à esquerda. Exames como radiografia de tórax, urina rotina, urocultura e hemocultura são necessários para localizar o foco infeccioso e isolar o agente. No choque hipovolêmico há predomínio de vasoconstrição periférica, com extremidades frias e palidez cutaneomucosa. A historia clínica pode ser desconhecida e o foco hemorrágico oculto, o que dificulta o diagnóstico. No entanto, seu início também é mais insidioso que o do choque anafilático e não está associado a angioedema e urticária. Exames complementares que diagnosticam o foco da hemorragia (ultrassom, ecocardiograma, tomografia computadorizada e ressonância nuclear magnética) podem ser usados no diagnóstico diferencial.

Outras desordens, como isquemia miocárdica e infarto, arritmia cardíaca, embolia pulmonar, broncoaspiração, exacerbação de DPOC, crises convulsivas, hipoglicemia, acidente vascular encefálico (AVE) e síncope vasovagal, também fazem parte do espectro de diagnósticos diferenciais do choque anafilático. A relação com administração de medicações, sangue e outras soluções endovenosas sugere a possibilidade de anafilaxia.

A possibilidade de mastocitose deve ser considerada nos pacientes que apresentam anafilaxia ou rubor inexplicados e recorrentes, especialmente quando há história prévia de reação a agentes degranuladores inespecíficos, como opiáceos e contrastes radiográficos.

Capítulo 60 ■ Choque Anafilático

Tabela 60.1 ■ Diagnósticos diferenciais do choque anafilático

Patologias mais frequentes
Reação vasovagal
Urticária aguda
Angioedema agudo
Exacerbação da asma
Disfunções na corda vocal
Choque cardiovascular
Outras formas de choque

Outras causas
Medicações que causam *flushing* (cefalosporinas, vancomicina, levodopa, griseofulvina, bromoprida)
Tumores que causam *flushing* (síndrome carcinoide, tumores intestinais secretores de VIP ou substância P, feocromocitoma, carcinoma medular da tireoide)
Álcool
Menopausa

Patologias raras
Mastocitose
Outras desordens clonais dos mastócitos
Certas leucemias

VIP: Peptídeo Intestinal Vasoativo.

As desordens que cursam com *flushing*, como síndrome carcinoide e feocromocitoma, podem ser mais facilmente diferenciadas do choque anafilático. A primeira síndrome não se apresenta com urticária e hipotensão profunda, e a segunda tende a cursar com picos hipertensivos. Exames laboratoriais, como dosagens de marcadores tumorais e catecolaminas, respectivamente, confirmam os diagnósticos.

Crises agudas de angioedema hereditário, causadas por deficiência de C1 esterase, manifestam-se com angioedema e, quando não tratadas prontamente, podem evoluir para obstrução respiratória aguda. A história de episódios de angioedema prévios, sem fator etiológico identificado, e a ausência de prurido e urticária colaboram para diferenciar esse quadro clínico do choque anafilático.

ABORDAGEM

O tratamento do choque anafilático permanece controverso em vários aspectos, em virtude da falta de estudos prospectivos e controlados sobre o assunto. Atualmente, orientações sobre a abordagem ao paciente são baseadas em estudos em animais, conhecimentos acerca da fisiopatologia e consensos sobre prática clínica.

O diagnóstico rápido para abordagem e tratamento eficaz do paciente em choque anafilático é imperativo. Um estudo retrospectivo analisou uma série de 200 mortes por anafilaxia e observou um intervalo médio de 30 minutos entre o início dos sintomas e o aparecimento de arritmias súbitas.

A conduta diante desse quadro clínico encontra-se resumida na Figura 60.1 e pode ser dividida em abordagem primária e adjuvante.

Abordagem primária

A abordagem inicial inclui uma série de condutas que devem ser tomadas de maneira concomitante:

1. Remoção imediata do agente, incluindo suspensão da infusão de medicações suspeitas.
2. Avaliar o comprometimento respiratório, tratar o broncoespasmo e avaliar oxigenoterapia.
3. Obter dois acessos venosos periféricos calibrosos e iniciar infusão de cristaloides.
4. Abordagem da hipovolemia e do choque de acordo com o capítulo correspondente.
5. Adrenalina IM ou EV, nos casos mais graves, o mais precoce possível.
6. Elevação dos membros inferiores para aumentar o retorno venoso.
7. Monitoração cardiorrespiratória contínua.

O controle das vias aéreas é prioritário. Suplementação com oxigênio a 100% por máscara facial (6 a 8L/min) é inicialmente necessária em todos os pacientes. Nos casos com sinais de insuficiência respiratória, estridor laríngeo ou edema de face e pescoço, está indicada intubação endotraqueal. Cricotireoideostomia ou traqueostomia devem ser realizadas quando o edema de laringe não responde à epinefrina ou quando as alterações anatômicas dificultam a intubação endotraqueal.

Todos os pacientes com reação anafilática exigem reposição volêmica com fluidos isotônicos para compensar a perda de líquido para o terceiro espaço, secundária ao aumento da permeabilidade capilar. Nos pacientes com hipotensão e refratariedade à epinefrina, dois acessos venosos periféricos, calibrosos, devem ser puncionados para administração livre de fluidos – 1 a 2 litros, inicialmente – mas maiores quantidades podem ser necessárias. O soro fisiológico é preferível ao Ringer lactato, o qual pode contribuir para o aumento do metabolismo anaeróbico. Nos casos que exigem grandes volumes de reposição, a associação entre cristaloides e coloides é eficaz.

Especial monitoração deve ser instituída nos pacientes cardiopatas e nefropatas, para evitar sobrecarga volêmica e descompensação.

A epinefrina é o agente de escolha, devendo ser administrada de imediato. Ela reverte prontamente os sinais da anafilaxia por sua ação agonista nos receptores adrenérgicos. Ao estimular os receptores α-1, induz a vasoconstrição com consequente aumento da resistência vascular periférica e diminuição do angioedema. Sua ação nos receptores β-1 inclui aumento do inotropismo e cronotropismo. Já a ligação aos receptores β-2 desencadeia broncodilatação e diminuição da liberação de mediadores inflamatórios por mastócitos e basófilos.

A epinefrina deve ser preferencialmente administrada por via intramuscular (IM). Estudos comprovam que, comparada com a administração subcutânea de epinefrina, a via IM determina picos mais rápidos e maior concentração da medicação, sendo a via subcutânea reservada para caso de anafilaxia leve. A dose IM preconizada é de 0,3 a 0,5mg (0,3 a 0,5mL de uma solução de 1:1.000), podendo ser repetida de 5 a 15 minutos, quando necessário. A infusão endovenosa é indicada nos pacientes com hipotensão profunda, sinais de choque, ou naqueles que não respondam à administração IM de epinefrina e à reposição volêmica. Nesses pacientes, a perfusão muscular inadequada prejudica a absorção adequada do medicamento. A dose endovenosa recomendada é de 2 a 10mg por minuto, infundida lentamente, sob constante monitoração cardiopulmonar. A administração em *bolus* está associada a maiores efeitos colaterais e erros de administração. As vias sublingual e endotraqueal também são descritas, sendo indicadas quando há dificuldade em puncionar acessos periféricos. Pode ser administrado 0,5mL de solução 1:1.000 de adrenalina por via sublingual e 3 a 5mL da mesma solução devem ser diluídos em 10mL de soro fisiológico para administração por tubo endotraqueal. Especial atenção deve ser dada à concentração de adrenalina disponibilizada nas ampolas.

Não há contraindicações absolutas à administração de adrenalina. Entretanto, por apresentar efeitos colaterais potenciais em determinados pacientes, como arritmias, isquemia miocárdica, edema pulmonar, hemorragia intracraniana e aumento dos níveis pressóricos, deve haver mais cautela em administrá-la, sendo imperativa a necessidade de avaliação de riscos e benefícios. São exemplos de pacientes com alto risco para desenvolvimento de efeitos colaterais: cardiopatas, pacientes em uso de inibidores da monoaminoxidase ou de antidepressivos tricíclicos (esses medicamentos bloqueiam ou lentificam o metabolismo da adrenalina, potencializando sua ação), hemorragia intracraniana recente, aneurisma de aorta, hipertensão arterial grave, hipertireoidismo descontrolado e usuários de medicação ou agentes simpaticomiméticos.

Na maioria dos casos, a dose terapêutica de adrenalina apresenta efeitos colaterais leves, como ansiedade, medo, cefaleia, palpitações e tremor.

AGENTES ADJUVANTES

No tratamento do choque anafilático, outros fármacos além da adrenalina são apenas elementos adjuvantes. Iatrogenias são cometidas quando ocorre uma supervalorização de outros agentes, como anti-histamínicos e broncodilatadores, em detrimento da adrenalina. Os agentes adjuvantes mais utilizados são:

Anti-histamínicos

Revisões sistemáticas da literatura ainda não encontraram nenhum estudo controlado randomizado que apoiasse o uso de bloqueadores H1 no tratamento do choque anafilático. Anti-histamínicos H1 agem, principalmente, no alívio de sinais e sintomas cutâneos, como prurido e urticária, porém não atuam em manifestações das vias aéreas e gastrointestinais e na evolução do choque. Nas doses usadas habitualmente, não chegam a inibir a liberação de mediadores por basófilos e mastócitos, sendo provável que a melhora de sintomas não cutâneos atribuída aos bloqueadores H1 seja decorrente da liberação endógena de adrenalina e outros mediadores compensatórios, como catecolaminas, angiotensina II e endotelina. Apesar disso, os medicamentos bloqueadores H1 são amplamente utilizados e seu uso é oficialmente recomendado, tendo como base os conhecimentos sobre a fisiopatologia do choque anafilático. A difenidramina é o bloqueador H1 mais mencionado, nas doses de 25 a 50mg (ou 1 a 2mg/kg/dose para crianças) a cada 4 ou 6 horas. No contexto de emergência, a via parenteral é a mais indicada para administração (EV ou IM).

As evidências que embasam o uso de anti-histamínicos H2 no contexto de emergência são mínimas. Em adultos, sua administração em associação com os anti-histamínicos H1 determina bloqueio H1 mais eficaz e resolução mais rápida da urticária. Não existem, entretanto, diferenças quanto ao controle da pressão arterial e de outros sintomas em relação ao uso isolado de bloqueadores H1. Quando se opta por seu uso, a ranitidina é o medicamento de escolha, na dose de 50mg EV (ou 1,25mg/kg para crianças) em 5 minutos, a cada 8 horas. Já a cimetidina deve ser usada com extremo cuidado, pois sua administração rápida pode causar hipotensão e assistolia.

Corticoides

Os corticoides são usados empiricamente com o intuito principal de evitar reações tardias, objetivo nem sempre atingido. Podem atuar também no manejo do broncoespasmo. Provavelmente não desempenham nenhum papel no tratamento da fase aguda, e seus efeitos só são observados horas após a administração. Metilprednisolona é o fármaco de escolha, na dose de 125mg (1 a 2mg/kg para crianças) EV, a cada 6 horas. Se o tratamento é instituído, pode ser interrompido em 3 a 4 dias, uma vez que a maioria das reações bifásicas registradas ocorreu em até 72 horas.

Broncodilatadores

Para o tratamento do broncoespasmo não responsivo à adrenalina, broncodilatadores como albuterol devem ser administrados por meio de nebulização. É importante lembrar que esses medicamentos são apenas adjuvantes à adrenalina e não previnem ou minimizam o edema de mucosa das vias aéreas superiores ou o choque, ação dependente das características α-1 adrenérgicas da adrenalina.

Glucagon

O glucagon é a opção de tratamento para quadros pouco responsivos à adrenalina, com hipotensão e bradicardia refratárias, como no caso de pacientes que fazem uso de betabloqueadores. Apresenta propriedades inotrópicas e cronotrópicas positivas e efeitos vasculares independentes dos receptores β-adrenérgicos. Além disso, induz aumento dos níveis de catecolaminas endógenas. Seus efeitos colaterais mais comuns são náuseas, vômitos e hiperglicemia, devendo haver cuidado para não ocorrer aspiração durante sua administração. É usado nas doses de 1 a 2mg (20 a 30μg/kg, máximo de 1mg, em crianças), EV, em 5 minutos, seguidos de infusão contínua de 5 a 15μg/minuto. Outra opção é o uso IM, 1 a 2mg a cada 5 minutos.

Vasopressores

Para manutenção da pressão arterial em pacientes não responsivos a volume, são recomendados agentes vasoativos, como dopamina e noradrenalina. Dopamina pode ser iniciada na dose de 5μg/kg/min e aumentada até 20μg/kg/min. Acima dessas doses não há um platô de resposta, necessitando um segundo vasopressor. A noradrenalina deve ser iniciada nas doses de 3 a 4μg/min e titulada até uma pressão arterial média de 60 a 80mmHg.

O suporte intensivo, assim como a monitoração contínua, deve ocorrer de acordo com as necessidades do paciente, seguindo as orientações existentes para o manejo daqueles com instabilidade hemodinâmica.

Parada cardiorrespiratória

Nos casos de parada cardiorrespiratória (PCR) devem ser seguidas as recomendações específicas para esta situação, de acordo com o suporte avançado de vida – ACLS. Especial atenção deve ser dada à perviabilidade das vias aéreas altas. Outras particularidades da PCR no contexto da anafilaxia são: garantia de dois acessos periféricos de grosso calibre com infusão rápida de soro fisiológico (4 a 8 litros), administração de adrenalina em altas doses (1 a 3mg inicialmente e 3 a 5mg a cada 3 minutos), uso de anti-histamínicos (difenidramina, 25 a 50mg, EV, e ranitidina, 50mg, EV) e administrar de metilprednisolona, 125mg, EV. É prudente não encerrar os esforços precocemente devido à idade jovem da maioria dos pacientes.

PREVENÇÃO

A alta do paciente fica sujeita ao controle clínico satisfatório e só deve ser realizada após as devidas orientações quanto a sinais e sintomas de alerta e prevenção de novos episódios. O paciente deve ser adequadamente orientado a retornar rapidamente ao serviço de emergência caso os sintomas retornem nos próximos dias (reações tardias), ou caso perceba manifestações semelhantes no futuro.

Deve-se deixar claro ao paciente que ele passou por uma situação de ameaça à vida, e quais são os riscos de recorrência. As reações subsequentes são comumente mais graves, porém podem ser semelhantes ou mais suaves. Se o intervalo de tempo sem contato com o agente é longo, diminuição ou perda da sensibilidade ocorre em número significativo de pacientes.

Caso seja conhecido o agente causador da reação, a principal medida de prevenção consiste em evitar novos contatos. Infelizmente, muitas vezes os agentes causadores não são conhecidos. Por este e vários outros motivos, deve ser cogitada a participação de um alergista no manejo do paciente. Esse profissional pode atuar na descoberta do agente causal, indicar tratamentos específicos ambulatoriais e realizar técnicas de dessensibilização e tolerância, principalmente nos casos de reações a medicamentos que não podem ser suspensos.

Pacientes que apresentam risco elevado de desenvolver reações anafiláticas graves devem ser instruídos sobre o uso de adrenalina autoinjetável, sendo papel do médico reforçar alguns aspectos importantes: ensinar a técnica de

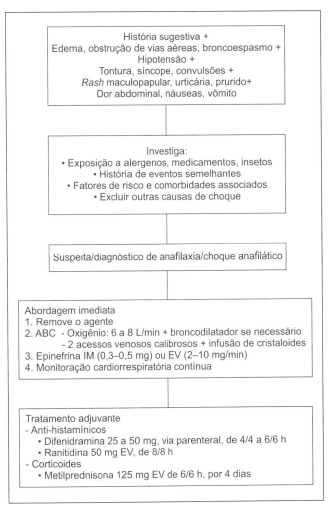

Figura 60.1 ■ Fluxograma da abordagem em caso de choque anafilático.

administração adequada e incentivar seu treinamento; reforçar a importância de levar o medicamento consigo para todos os lugares, todo o tempo; informar parentes e cuidadores sobre a importância do uso e técnica adequada de administração. O paciente deve deixar o hospital com uma prescrição do medicamento em mãos, devendo adquiri-lo imediatamente. Todo paciente com história de anafilaxia a alimentos e venenos de himenópteros deve obrigatoriamente receber uma prescrição do medicamento. A adrenalina autoinjetável, administrada na região anterolateral da coxa, está disponível nas doses de 0,3 e 0,15mg (dose para crianças com peso <25 a 30kg). Os produtos disponíveis no mercado são: EpiPen® ou Twinject® 0,3mg.

É muito importante, também, que o paciente seja orientado a portar braceletes, cartões ou relatórios médicos informando acerca de sua sensibilidade.

Com relação à medicação de manutenção, pode ser sugerido o uso combinado de corticoide e anti-histamínicos durante 3 a 4 dias após a alta.

Bibliografia

American Heart Association Guidelines for Cardiopulmonary Resuscitation and Emergency Cardiovascular Care. Circulation 2005; 112 IV-143-IV145; DOI: 10.1161; 105.166568. Acesso on line=circ.ahajournal's. org/content/112/24_suppl/IV-143.full.

Bock SA. Fatal anaphylaxis. [Internet]. [Atualizado em fevereiro de 2010; acesso em maio de 2010] Uptodate: Waltham, Massachusetts. Disponível em http: //www.uptodate.com/.

Brown SGA, Blackman KE, Heddle RJ. Can serum mast cell tryptase help diagnose anaphylaxis? Emerg Med Australas 2004; 16:120.

Brown SGA, Blackman KE, Stenlake V, Heddle RJ. Insect sting anaphylaxis; prospective evaluation of treatment with intravenous adrenaline and volume resuscitation. Emerg Med J 2004; 21:149.

Brown SGA. Cardiovascular aspects of anaphylaxis: implications for treatment and diagnosis. Curr Opin Allergy Clin Immunol 2005; 5:359.

Brown SGA. Clinical features and severity grading of anaphylaxis. J Allergy Clin Immunol 2004; 114:371.

Brown SGA. The pathophysiology of shock in anaphylaxis. Immunol Allergy Clin North Am 2007; 27:165.

Choo KJL, Simons FER, Sheikh A. Glucocorticoids for the treatment of anaphylaxis. Cochrane Database Syst Rev 2009; 1:CD007596.

Decker WW, Campbell RL, Manivannan V et al. The etiology and incidence of anaphylaxis in Rochester, Minnesota: a report from the Rochester Epidemiology Project. J Allergy Clin Immunol 2008; 122:1161.

Greenberger PA, Rotskoff BD, Lifschultz B. Fatal anaphylaxis: postmortem findings and associated comorbid diseases. Ann Allergy Asthma Immunol 2007; 98:252.

Hoffman DR. Fatal reactions to hymenoptera stings. Allergy Asthma Proc 2003; 24:123.

Izikson L, English JC 3rd, Zirwas MJ. The flushing patient: differential diagnosis, workup, and treatment. J Am Acad Dermatol 2006; 55:193.

Joint Task Force as Pratice Parameters: American Academy of Allergy, Asthma and Immunology. The diagnosis and management of anaphylaxis: An updated practice parameter. J Allergy Clin Immunol 2005; 115:S483-523.

Kemp SF, Lockey RF. Anaphylaxis: a review of causes and mechanisms. J Allergy Clin Immunol 2002; 110:341.

Kemp SF. Pathophysiology of anaphylaxis. [Internet]. [Atualizado em setembro de 2009; acesso em maio de 2010]. Uptodate: Waltham, Massachusetts. Disponível em http://www.uptodate.com/.

Lieberman P, Camargo CA Jr, Bohlke K et al. Epidemiology of anaphylaxis: findings of the American College of Allergy, Asthma and Immunology Epidemiology of Anaphylaxis Working Group. Ann Allergy Asthma Immunol 2006; 97:596.

Moneret-Vautrin DA, Morisset M, Flabbee J, Beaudouin E, Kanny G. Epidemiology of life-threatening and lethal anaphylaxis: a review. Allergy 2005; 60:443.

Oswalt ML, Kemp SF. Anaphylaxis: office management and prevention. Immunol Allergy Clin North Am 2007; 27:177.

Pumphrey RS. Fatal posture in anaphylactic shock. J Allergy Clin Immunol 2003; 112:451.

Sampson HA, Munoz-Furlong A, Bock SA et al. Symposium on the definition and management of anaphylaxis: summary report. J Allergy Clin Immunol 2005; 115:584.

Sampson HA, Munoz-Furlong A, Campbell RL et al. Second symposium on the definition and management of anaphylaxis: summary report – Second National Institute of Allergy and Infectious Disease/Food Allergy and Anaphylaxis Network symposium. J Allergy Clin Immunol 2006; 117:391.

Schwartz LB. Diagnostic value of tryptase in anaphylaxis and mastocytosis. Immunol Allergy Clin North Am 2006; 26:451.

Sheikh A, Shehata YA, Brown SGA, Simons FER. Adrenaline for the treatment of anaphylaxis: Cochrane systematic review. Allergy 2009; 64:204.

Sheikh A, Ten Broek V, Brown SG, Simons FE. H1-antihistamines for the treatment of anaphylaxis: Cochrane systematic review. Allergy 2007; 62:830.

Sichereer SH, Leung DYM. Advances in allergic skin disease, anaphylaxis, and hypersensitivity reactions to foods, drugs, and insects in 2008. J Allergy Clin Immunol 2009; 123:319-27.

Sichereer SH, Leung DYM. Advances in allergic skin disease, anaphylaxis, and hypersensitivity reactions to foods, drugs, and insects in 2009. J Allergy Clin Immunol 2010; 125:85-97.

Simons FER. Anaphylaxis in infants: can recognition and management be improved? J Allergy Clin Immunol 2007; 120:537.

Simons FER, Camargo CA. Anaphylaxis: rapid recognition and treatment. [Internet]. [Atualizado em fevereiro de 2010; acesso em maio de 2010] Uptodate: Waltham, Massachusetts. Disponível em: http://www.uptodate.com/.

Simons FER, Frew AJ, Ansotegui IJ et al. Risk assessment in anaphylaxis: current and future approaches. J Allergy Clin Immunol 2007; 120:S2.

Simons FER. Anaphilaxys. J Allergy Clin Immunol 2010; 125:S161-81.

Simons FER. Anaphylaxis, killer allergy: long-term management in the community. J Allergy Clin Immunol 2006; 117:367.

Simons FER. Anaphylaxis: recent advances in assessment and treatment. J Allergy Clin Immunol 2009; 124:625-36.

Simons FER. First-aid treatment of anaphylaxis to food: focus on epinephrine. J Allergy Clin Immunol 2004; 113:837.

Soar J, Pumphrey R, Cant A et al. Emergency treatment of anaphylactic reactions – Guidelines for healthcare providers. Resuscitation 2008; 77:157.

Stecher D, Bulloch B, Sales J et al. Epinephrine auto-injectors: is needle length adequate for delivery of epinephrine intramuscularly? Pediatrics 2009; 124:65.

Tang MLK, Osborne N, Allen K. Epidemiology of anaphylaxis. Current Opinion in Allergy and Clinical Immunology 2009; 9:351-6.

Triggiani M, Patella V, Staiano RI et al. Allergy and the cardiovascular system. Clin Exp Immunol 2008; 153 (Suppl 1):7.

Webb LM, Lieberman P. Anaphylaxis: a review of 601 cases. Ann Allergy Asthma Immunol 2006; 97:39.

CAPÍTULO 61

Prurido, Urticária e Angioedema

Luiz Fabiano Soriano

PRURIDO

Prurido é o sintoma predominante da doença de pele e pode ser mais bem definido como um sintoma que leva ao desejo de coçar.

O prurido agudo tem um período limitado de tempo, que vai de segundos a 1 semana, como aquele relacionado com reação aguda à picada de inseto.

O prurido crônico é aquele que perdura por meses. O entendimento limitado do prurido resulta de sua natureza subjetiva, da ausência de métodos propedêuticos sensíveis e específicos, para se estudar sua neurofisiopatologia e suas bases moleculares em humanos, e resulta também da ausência de modelos animais, além do conhecimento incompleto das bases farmacológicas que o prurido apresenta.

Epidemiologia

Prurido é muito mais um sintoma do que uma doença específica. Portanto, os dados epidemiológicos são limitados. Entretanto, ele foi a queixa dominante, em relação à da pele, em todos os grupos etários. É o sintoma primário presente em diversas doenças de pele, e em doenças sistêmicas.

Etiopatogenia

O prurido pode ter origem na pele ou no sistema nervoso central (SNC), não havendo uma classificação simples para essa patologia. A remoção da epiderme anula a percepção do prurido, sugerindo que unidades receptoras do prurido localizam-se nessa camada.

Sistema imune e sistema nervoso

Os queratinócitos expressam uma variedade de mediadores neurais e receptores, todos os quais parecem en-

volvidos na sensação do prurido. Estes incluem opioides, norepinefrina, proteases, substância P, fator de crescimento neural, neurotrofina 4 e seus respectivos receptores, incluindo receptores opioides μ e κ, receptor-2 de proteinase ativada (RAP-2), receptores amiloides, cinase A relacionada com a tropomiosina (KART), receptores potenciais transitórios vaniloides (RPTV), canais iônicos e receptores canabinoides 1 e 2.

Histamina

A histamina é o mediador arquetípico dos sinais e sintomas da inflamação, incluindo o prurido. Sintetizada nos mastócitos da pele e armazenada nos grânulos dessas células, é liberada por estas em resposta a uma variedade de estímulos lesivos. A histamina age para produzir angioedema por meio dos receptores H1 e não via receptores H2. Também causa rápida taquifilaxia na pele humana; portanto, é improvável que seja responsável pelo prurido constante. Contudo, é um importante mediador na urticária de curta duração e reações de exacerbação, e causa prurido após uma simples injeção intradérmica. A reação pruriginosa da histamina pode ser potencializada pela prostaglandina E1 (PGE1). Forte evidência da histamina como principal mediador do prurido é limitada a doenças de pele, incluindo as urticárias aguda e crônica, mastocitose (urticária pigmentosa), reações à picada de insetos e reações alérgicas a medicamentos. O papel da histamina na maior parte dos tipos de angioedema crônico é mínimo, e anti-histamínicos não aliviam o angioedema. Na dermatite atópica, a histamina não exerce papel importante e anti-histamínicos H1 de baixa sedação são ineficazes. Outros receptores, como os receptores H4, também podem desempenhar papel no angioedema, como demonstrado em modelos animais (ratos).

683

Prurido da doença renal crônica

Um dos sintomas mais desconfortáveis da insuficência renal crônica (IRC), afeta 50% dos pacientes, especialmente aqueles em hemodiálise, embora esteja se tornando menos prevalente, talvez em função da disponibilidade de técnicas de diálise mais eficientes. As costas são invariavelmente afetadas e, a área da fístula AV também é um sítio comum de prurido. Pacientes com prurido urêmico frequentemente têm pele seca, mas sua correção com emolientes geralmente proporciona alívio mínimo. Fatores etiológicos podem incluir hipercalcemia, liberação de citocinas pruritogênicas durante hemodiálise, dano às fibras nervosas C, proliferação de nervos sensoriais terminais na pele, aumento no número de mastócitos dérmicos, níveis plasmáticos de histamina elevados, hiperparatireoidismo secundário e níveis anormais de íons cátions. O penúltimo item é causa rara de prurido renal. A proliferação nervosa com terminações na pele é, mais provavelmente, uma resposta à coçadura incessante, em vez de causa primária do prurido. Elevação dos níveis circulantes de histamina, com ou sem aumento da densidade populacional de mastócitos dérmicos, provavelmente tem pouca importância porque anti-histamínicos são raramente eficazes. Evidências baseadas na resposta do paciente a agonistas seletivos a opioides κ levantam a possibilidade de que peptídeos opioides possam estar envolvidos, embora esse achado necessite mais investigação.

Prurido da colestase

Altamente desconfortável, o prurido em caso de obstrução biliar geralmente começa com distribuição acral, mas torna-se generalizado. Os mecanismos, tanto centrais como periféricos, são importantes. O prurido colestático está associado a altos níveis plasmáticos de sais biliares. Entretanto, há pouca ou nenhuma correlação entre concentração na pele ou sérica de sais biliares e angioedema, embora a administração de colestiramina, que diminui os níveis dos sais biliares, proporcione algum alívio. Os pacientes também apresentam níveis plasmáticos de opioides elevados, sendo demonstrada melhora quando se realiza o tratamento com antagonistas de opioides, incluindo naloxona, naltrexona e butorfanol. Ademais, colestase em modelos animais está associada a níveis elevados de opioides peptídeos e coçadura, aliviada por naloxona. Assim, a combinação de redutores de sais biliares com antagonistas de opioides parece razoável no controle do prurido colestático.

Prurido nas doenças hematológicas e maligno-linfoproliferativas

O angioedema é comum nas desordens hematológicas. No linfoma de células T cutâneas (LCTC) e em suas formas eritrodérmicas, incluindo síndrome de Sézary (leu-cemia de LT), o angioedema intratável é difícil de controlar. Na policitemia *vera*, isso ocorre em aproximadamente 50% dos pacientes, sendo precipitado pelo contato com a àgua (angioedema do banho) e associado a níveis sanguíneos elevados de histamina. Em outras doenças linfoproliferativas, o angioedema também pode ser precipitado pelo contato com a água. Na doença de Hodgkin, ele pode ser um sintoma inicial. Na mastocitose cutânea, o angioedema ocorre localmente, acompanhando a coçadura da pele, embora possa ser generalizado nos pacientes com quadros mais graves, quando geralmente está associado a sintomatologia sistêmica. Angioedema pode ocorrer em pacientes com leucemias mieloide e linfática, e mielodisplasia.

Prurido como manifestação de tumores sólidos malignos

Tradicionalmente, o início de prurido em paciente de meia-idade ou idoso com exame de pele normal implica a necessidade de investigação completa das causas sistêmicas subjacentes, incluindo neoplasia intestinal, embora esta seja uma causa incomum. Conquanto o prurido possa, ocasionalmente, estar presente anos antes de o tumor se tornar clinicamente detectável, mesmo com recursos disponíveis, uma investigação minuciosa para um tumor sólido causador será provavelmente inútil.

Prurido da doença endócrina

Angioedema generalizado intratável é uma característica reconhecida na tireotoxicose e pode ser um sintoma inicial. Isso pode ocorrer em virtude do fluxo sanguíneo aumentado, o que eleva a temperatura da pele que, por sua vez, reduz o limiar ao angioedema. O hipotireoidismo é menos frequentemente associado ao angioedema. Este sim, em sua forma generalizada, é uma característica inicial comum do *diabetes mellitus*. Contudo, o angioedema anogenital é um traço inicial comum, e se deve à candidíase mucocutânea. Angioedema localizado do couro cabeludo e extremidades inferiores na forma de líquen simples crônico (LSC) também pode ser uma manifestação de neuropatia diabética, a qual pode responder ao tratamento tópico com capsaicina.

Prurido do vírus da imunodeficiência humana (HIV)

O angioedema é um sintoma precoce da doença por HIV e pode estar associado a doença de pele ou como resultado de doença sistêmica (p. ex., hepatorrenal, reação adversa a medicamentos, linfoma e infecções de pele e sistêmicas, incluindo *Staphylococcus aureus* e *Pityrosporum*). Entretanto, angioedema pode ocorrer como sintoma primário do HIV. O exemplo mais comum é a foliculite eosinofílica. Outros tipos comuns de angioedema no paciente com HIV são a reação de hipersensibilidade à picada de insetos, pápulas pruriginosas não foliculite eosinofílica e dermatite angioedematosa, bem como dermatite seborreica e psoríase exacerbadas.

Tratamento do prurido

A sensação ao angioedema é geralmente elevada se a pele está tépida. Portanto, medidas para resfriá-la atenuam o angioedema, e incluem o uso de roupas leves no corpo e no leito, permanência em ambientes com ar-condicionado e frequentes aplicações de loções e cremes que propiciem sensação de frescor, como calamina (mentol a 1% pode ajudar). Banho morno antes de dormir pode abrandar o angioedema. Sempre que o angioedema ocorre na presença de alterações inflamatórias crônicas, está indicado o uso de corticosteroides tópicos.

Emolientes e cremes reparadores da barreira da pele frequentemente reduzem o prurido. Pacientes com dermatite atópica tratados com ceramida – emoliente dominante – demonstram melhora da perda de água transdérmica e da gravidade global da doença de pele.

Soluções tópicas de ácido salicílico aliviam o angioedema. O ácido salicílico é um ceratolítico comum e pode favorecer a hidratação e a maciez do estrato córneo mediante diminuição de seu pH, o que reduz significativamente o prurido em pacientes portadores de LSC.

URTICÁRIA E ANGIOEDEMA

A urticária é definida como lesão de pele constituída de reação de eclosão de edema intracutâneo localizado, circundado por vermelhidão (eritema). É tipicamente puriginosa. As lesões de pele individuais podem durar de 30 minutos a 36 horas e podem medir de alguns milímetros a 20cm de diâmetro (urticária gigante). Elas empalidecem quando pressionadas, porquanto os vasos sanguíneos também são comprimidos, o que contribui para o clareamento central do edema. Os vasos sanguíneos dilatados e a permeabilidade aumentada, que caracterizam a urticária, estão presentes na derme superficial e envolvem os plexos venosos naquele local.

O angioedema pode ser causado pelo mesmo mecanismo patogenético da urticária, mas ocorre na derme profunda e no tecido subcutâneo, sendo o edema a entidade mais importante. A camada superior da pele pode mostrar-se eritematosa ou normal. Há menos prurido (menos nervos tipo C terminam nos níveis cutâneos mais profundos), mas dor e calor podem estar presentes.

Epidemiologia

Urticária e angioedema são comuns. O seu desenvolvimento depende da idade, raça, sexo, profissão, residência e a estação do ano. Nos EUA, segundo o National Ambulatory Medical Care Survey, de 1990 a 1997, 69% dos casos atendidos eram em mulheres. Houve dois picos etários: do nascimento aos 9 anos e entre 30 e 40 anos.

Urticária e angioedema são considerados agudos ou duram menos de 6 semanas, com a maioria dos episódios agudos decorrente de reações a medicamentos ou alimentos ou, em crianças, de viroses.

Episódios com mais de 6 semanas de duração são considerados crônicos e divididos em dois grandes subgrupos: urticária crônica autoimune (45%) e crônica idiopática (55%). A sua incidência é de 0,5% na população geral. A urticária e o angioedema fisicamente induzidos não são incluídos na definição. Quarenta por cento dos pacientes adultos com urticária também são acometidos de angioedema.

Aproximadamente 50% dos pacientes com urticária crônica, com ou sem angioedema, estão livres das lesões dentro de 12 meses, 65% em 3 anos e 85% em até cinco 5 anos; menos de 5% têm lesões que perduram por mais de 10 anos. O angioedema altera a história natural, e apenas 25% dos pacientes com angioedema apresentam resolução das lesões em 1 ano. Não há dados considerando a taxa de remissão em pacientes apenas com angioedema. O grupo com desordem hereditária é considerado arrastado tão logo o diagnóstico se torne clinicamente manifestado.

Patogênese

O mastócito é a célula mais efetiva na maioria das formas de urticária e angioedema, embora outros tipos celulares indubitavelmente contribuam.

Mastócitos cutâneos, que não os de outros locais, liberam histamina se forem estimulados por C5a, morfina e codeína. O neuropeptídeo substância P (SP), o peptídeo interno vasoativo (VIP) e a somatostatina (mas não neurotensina, neurocinina, bradicininas A e B ou calcitonina peptídica relacionada com o gene) ativam os mastócitos para secreção de histamina. Nem todos os produtos biologicamente potenciais são produzidos quando mastócitos cutâneos são estimulados. Por exemplo, a SP libera histamina de mastócitos cutâneos, mas não induz a prostaglandina D2 (PGD2). A permeabilidade vascular cutânea é produzida predominantemente pelos receptores de histamina H1 (85%) e os receptores de histamina H2 contribuem com o restante.

A hipótese atual, considerando a infiltração celular seguida da degranulação mastocitária, sugere que a liberação de produtos dos mastócitos (histamina, citocinas, leucotrienos, quimiocinas) leve a alterações na permeabilidade nasal, maior adesividade de moléculas nas células endoteliais e aumento na atração de leucócitos sanguíneos, seguidos de quimiotaxia e migração celular transendotelial.

A IgE interage com o mastócito em muitos indivíduos com resposta cutânea bifásica, caracterizada por reação súbita, pruriginosa e eritematosa transitória, seguida de uma área de edema delicado, profundo, eritematoso e pobremente demarcado que persiste por até 24 horas. Essa é a resposta retardada com recrutamento de números variáveis de neutrófilos, com predomínio de eosinófilos e monócitos e pequeno número de basófilos e linfócitos CD4+ da subclasse T *helper* 2 (Th2).

Autoimunidade e urticária

O primeiro indício de que pacientes com urticária e angioedema poderiam apresentar diátese autoimune surgiu da observação de uma incidência aumentada de anticorpos antitireoidianos naqueles pacientes, em relação à população geral. Esses anticorpos incluem anticorpos microssomais (peroxidase) e antitireoglobulinas, como visto nos pacientes com tireoidite de Hashimoto. Os pacientes pode ter hipotireoidismo clínico, mas um pequeno número poderia ser hipertireóideo, caso uma tireoidite esteja em estágio inicial quando o hormônio tireoidiano é liberado em maior quantidade na circulação. Essa apresentação típica deveria ser diferenciada de um caso ocasional da doença de Graves. No entanto, a maioria dos pacientes é eutireóidea. A incidência de anticorpos antitireoidianos em pacientes com urticária, segundo relatos na literatura, varia de 15% a 24%. No entanto, dados mais recentes aproximam-se dos 24% e demonstram mais segregação de anticorpos antitireoidianos com urticária autoimune do que urticária idiopática crônica. A associação, entretanto, não é absoluta. Em 1988, Gruber *et al.* consideraram a possibilidade de que pacientes poderiam ter anticorpos anti-IgE circulantes que são funcionais, e de fato os encontraram em 5% a 10% de seus pacientes.

O teste cutâneo autólogo associa-se a anticorpos reativos a mastócitos, fenômeno que incide em 30% dos pacientes com urticária crônica. Esses anticorpos são decorrentes da subclasse de IgG reativa à subunidade α do receptor de IgE. Na urticária crônica observa-se também, em 5% a 10% dos casos, a presença de anticorpos anti-IgE.

Manifestações clínicas

Áreas de edema evanescente, circunscritas, elevadas e eritematosas, geralmente pruriginosas, que envolvem a porção superficial da derme são conhecidas como urticária; quando o processo de edema se estende à derme profunda e/ou às camadas subcutânea ou submucosa, é conhecido como angioedema. Urticária e angioedema podem ocorrer em qualquer lugar, juntos ou individualmente. O angioedema comumente afeta a face ou uma porção de uma extremidade, pode ser doloroso, mas não pruriginoso, e pode durar dias. O envolvimento de lábios, bochechas e áreas periorbitais é comum, mas o angioedema também pode afetar a língua, a faringe ou a laringe. As lesões individuais da urticária surgem subitamente, raramente persistem por mais de 24 a 48 horas, e podem continuar por períodos indefinidos, sendo extremamente pruriginosas.

Sensibilidade a agentes específicos

Exemplos comuns são alimentos, como mariscos, nozes, leite, ovos, chocolate, substâncias e agentes terapêuticos, notavelmente a penicilina, aeroalérgenos e peçonha de artrópodes do ordem *Hymenoptera*.

Urticária física – angioedema

1. **Urticária de pressão:** a urticária tardia de pressão surge como edemas eritematosos, profundos, frequentemente dolorosos, que aparecem de 3 a 6 horas após pressão contínua sobre a pele. Episódios espontâneos são evidenciados em áreas de contato com assentos duros, sob suspensórios e cintos, nos pés, após corridas, e nas mãos, após certos tipos de trabalhos manuais. A sua maior prevalência ocorre na terceira década de vida. Essa forma de urticária pode ocasionalmente estar associada a febre, calafrios, artralgia, bem como apresenta leucocitose e VHS elevado.
2. **Urticária de vibração:** pode ocorrer como uma desordem idiopática adquirida associada à urticária colinérgica após vários anos de exposição ocupacional à vibração. Descrita em famílias com modelo de herança autossômica dominante, é frequentemente acompanhada de rubor facial. Um sinal típico consiste em lesões no dorso após o uso de toalhas de banho.
3. **Urticária ao frio:** há tanto a forma adquirida como a herdada de urticária e angioedema, sendo rara a forma familiar. A urticária ao frio idiopática ou adquirida pode estar associada a cefaleia, hipotensão, síncope, broncoespasmo, falta de ar, palpitações, náusea, vômitos e diarreia. Os ataques ocorrem minutos após a exposição, que inclui mudanças na temperatura ambiente e contato direto com objetos frios. A urticária tardia ao frio ocorre como edemas eritematosos profundos que surgem de 9 a 18 horas após estímulo pelo frio.
4. **Urticária colinérgica:** ocorre após aumento da temperatura corporal p. ex., após um banho quente, exercícios prolongados ou episódios febris). A prevalência é mais alta em indivíduos de 23 a 28 anos de idade. A erupção surge como pápula distinta, pruriginosa, pequena (1 a 2mm) e circundada por área de eritema. Ocasionalmente pode confluir, ou pode surgir angioedema. Manifestações sistêmicas incluem tonteira, cefaleia, síncope, eritema, broncoespasmo, falta de ar, náusea, vômitos e diarreia. Foi relatada prevalência aumentada de atopia.

Após esforço físico, histamina e fatores quimiotáticos para eosinófilos e neutrófilos são liberados na circulação. As urticárias ao frio e colinérgica não são ra-

Capítulo 61 ■ Prurido, Urticária e Angioedema

ramente vistas em conjunto e a urticária colinérgica induzida pelo frio representa uma variante incomum, na qual lesões "colinérgicas" típicas ocorrem no exercício, mas somente se a pessoa é resfriada (p. ex., em caso de exercício ao ar livre em um dia de inverno).

5. **Urticária ao calor:** forma rara na qual pápulas podem surgir em minutos após aplicação de calor local.

6. **Urticária solar:** ocorre como pápulas pruriginosas, eritematosas e, ocasionalmente, angioedema que surge em minutos após exposição ao sol ou a fontes artificiais de luz. Cefaleia, síncope, tonteira, broncoespasmo e náusea são manifestações sistêmicas. Surge, mais comumente, na terceira década de vida. Embora a urticária solar possa estar associada ao lúpus eritematoso sistêmico (LES) e à erupção polimórfica à luz, é geralmente idiopática.

   Histamina e fatores quimiotáticos para eosinófilos e neutrófilos foram identificados no sangue de indivíduos acometidos, após exposição a ultravioleta A (UVA), ultravioleta B (UVB) à luz visível.

7. **Anafilaxia induzida pelo exercício:** consiste em prurido, urticária e angioedema associados a angústia respiratória e síncope, que se distingue daquela presente na urticária colinérgica. Na maioria dos pacientes, as pápulas não são puntatas e se assemelham às lesões vistas na urticária aguda ou crônica. O complexo sintomático não é claramente reproduzido pelo esforço físico como na urticária colinérgica. Há alta prevalência de uma diátese atópica.

8. **Urticária adrenérgica:** ocorre com pápulas circundadas por halo branco que se desenvolvem durante estresse emocional.

9. **Urticária aquagênica e prurido aquagênico:** o contato da pele com a água em qualquer temperatura pode resultar em prurido isolado ou, mais raramente, urticária. A erupção consiste em pequenas pápulas que são remanescentes da urticária colinérgica. O prurido aquagênico sem urticária é geralmente idiopático, mas também ocorre em idosos com pele xerótica e pacientes com linfoma de Hodgkin, síndrome mielodisplásica, policitemia *vera* e síndromes hipereosinofílicas. Pacientes com esse prurido deveriam ser avaliados para doenças hematológicas emergentes. Após o teste de provocação, o nível de histamina sérica estava elevado nos indivíduos com essas duas formas. Degranulação mastocitária estava presente nos tecidos das lesões.

Urticária de contato

A urticária de contato pode ocorrer após contato direto com uma grande quantidade de substâncias. Pode ser mediada por IgE ou não imunológica. As lesões transitórias surgem em minutos, na forma de erupções, e quando associadas a IgE podem estar associadas a manifestações sistêmicas. Proteínas do látex são uma causa importante de urticária de contato mediada por IgE, as quais também podem tornar-se alérgenos inaláveis. Os pacientes podem manifestar reações cruzadas depois da ingestão de frutas como banana, abacate e kiwi. Rinite, conjuntivite, dispneia e choque estão associados. O grupo de risco é dominado por trabalhadores da saúde e indivíduos em contato frequente com látex, como crianças com espinha bífida. Agentes como espinho da urtiga, parasitas capilares e produtos químicos podem induzir diretamente a degranulação dos mastócitos.

Urticária papulosa

Ocorre como pápulas urticariformes de 3 a 10mm, simetricamente distribuídas, pruriginosas, episódicas, que resultam da reação de hipersensibilidade a picadas de insetos como moscas e pulgas, além de outros, como os que habitam os leitos.

Urticária e angioedema mediados por bradicininas, sistema de complemento e outros mecanismos efetores

1. **Inibidores da enzima conversora de angiotensina (IECA):** angioedema foi associado aos IECA, e a frequência com que ocorre após o tratamento varia de 0,1% a 0,7%. Angioedema se desenvolve durante a primeira semana de tratamento em até 72% dos indivíduos acometidos, geralmente envolvendo a cabeça e o pescoço, incluindo boca, língua, faringe e laringe. A urticária raramente ocorre. Tosse e angioedema no trato gastrointestinal são manifestações associadas, sugerindo que o tratamento com IECA esteja contraindicado em pacientes com história prévia de angioedemas idiopático e hereditário ou deficiência adquirida de C1 INH. Parece que o edema é consequência de níveis elevados de bradicinina, mais por um defeito em seu metabolismo do que por excesso de produção.

2. **Vasculite urticariforme:** urticária crônica e angioedema podem ser encontrados na venulite necrosante cutânea, conhecida como venulite urticariforme. Manifestações associadas incluem febre, mal-estar, artralgia, dor abdominal e, menos comumente, uveíte, conjuntivite, glomerulonefrite difusa, hipertensão intracraniana "benigna" ou doença pulmonar obstrutiva crônica (DPOC).

3. **Doença do soro:** mais de 70% dos pacientes podem apresentar urticária, que pode ser pruriginosa ou dolorosa. A doença do soro também pode ocorrer após uso de medicamentos, surgindo de 7 a 21 dias após a administração do fármaco e apresentando-se como febre, urticária, linfoadenopatia, mialgia, artralgia e artrite. A manifestação inicial da urticária pode surgir no local da injeção. Os sintomas são geralmente autolimitados, durando de 4 a 5 dias.

4. **Reação à administração de componentes sanguíneos:** urticária e angioedema podem ser desencadeados após

infusão de substratos sanguíneos. Resultam da formação de imunocomplexos e da ativação do complemento, que leva diretamente a alterações vasculares e no músculo liso e imediatamente, via anafilotoxinas, à liberação de mediadores de mastócitos.

Um mecanismo de desenvolvimento de urticária é a transfusão de um antígeno solúvel, presente no produto do doador, a um receptor previamente sensibilizado.

5. **Infecções:** episódios de urticária podem estar associados a infecções das vias aéreas superiores, mais comumente em crianças. A urticária aguda melhora em 3 semanas. Infecção pelo vírus da hepatite B foi associada a episódios de urticária que duram até 1 semana, acompanhados de febre e artralgia como parte dos pródromos. O mecanismo é análogo ao observado na doença do soro, com imunocomplexos anticorpos virais.

6. **Urticária crônica idiopática e angioedema idiopático:** são frequentemente encontrados e representam a forma mais comum de urticária crônica. Possuem curso caprichoso e facilmente reconhecidos, sendo frequentemente associados a doenças concomitantes.

Abordagem ao paciente

A avaliação do paciente com urticária e angioedema começa pela obtenção de uma história clara, com ênfase nas causas identificadas e no exame físico de toda a pele. Algumas variedades de urticária podem ser reconhecidas pelas formas de surgimento, como pequenas pápulas com eclosão de grande eritema (urticária colinérgica), pápulas lineares (dermografismo) e lesões localizadas em áreas expostas (urticárias provocadas por frio e luz).

Materiais inalantes são causas incomuns de urticária e angioedema, e testes cutâneos para alimentos podem ser difíceis de interpretar. Testes para medicamentos se limitam à penicilina, mas não podem ser realizados em indivíduos com dermografismo. O teste com radioalergoabsorventes deve ser reservado àqueles pacientes nos quais a prova de exame cutâneo é contraindicada, inútil ou não elucidativa, apesar de a história levantar forte suspeição da desordem.

O achado da liberação de histamina de basófilos periféricos apoia o diagnóstico de anafilaxia para uma variedade de antígenos que incluem pólens e peçonha de insetos.

Tratamento

Muitos pacientes com urticária aguda e angioedema provavelmente não são tratados por médicos porque a causa é identificada pelo indivíduo e o curso é limitado. Em um estudo, pacientes com urticária crônica idiopática consideraram o prurido e a natureza imprevisível dos ataques os piores aspectos. O tratamento para urticária aguda consiste no uso de anti-histamínicos; entretanto, o *rash* pode ser severo e generalizado e o angioedema também pode estar presente; por isso, se o alívio com anti-histamínicos não sedantes parece ser insuficiente, pode-se usar hidroxizina ou difenidramina, 25 a 50mg (quatro vezes ao dia). Um curso com corticoide pode ser usado (p. ex., 60 a 80mg/dia, durante 3 dias, seguidos de redução escalonada de 5 a 10mg/dia).

Epinefrina pode diminuir os sintomas severos de urticária/angioedema (urticária generalizada, prurido intenso, angioedema acelerado) e está indicada se o edema de glote está presente. Edema do terço distal da língua e edema faríngeo podem ser confundidos com o edema da glote. Os indivíduos são incomodados por problemas de sono, astenia, isolamento social, reações emocionais alteradas, depressão, no caso da urticária crônica idiopática, e dificuldades em relação ao trabalho, às atividades domésticas e à vida sexual. Em um estudo, indivíduos com urticárias de pressão retardada e colinérgica apresentaram o pior comprometimento da qualidade de vida. Aqueles com urticária colinérgica sofriam com relação às suas atividades esportivas e ao relacionamento sexual.

O tratamento visa ao alívio dos sintomas. Não basta o médico administrar medicamentos; ele deve oferecer apoio e segurança. A presença de angioedema facial pode ser constrangedora, e o edema de língua e/ou faríngeo é frequentemente entendido como ameaça à vida (o que não é o caso), além de poder ser confundido com edema de glote, visto com anafilaxia ou reações anafilactoides, ou reação aos IECA e deficiência de C1INH1.

Embora urticária e angioedema possam ser fonte de frustração tanto para o médico como para o paciente, a maioria dos indivíduos pode conseguir um controle sintomático aceitável de sua doença, sem a identificação da causa. Em alguns, é importante evitar o uso de ácido acetilsalicílico e anti-inflamatórios não esteroides (AINE).

Loções antiprurido, compressas frescas e pacotes com gelo podem oferecer certo alívio temporário. Anti-histamínicos tipo H1 são os agentes básicos para o manejo de urticária e angioedema. Anti-histamínicos não sedantes ou de segunda e terceira gerações, com efeitos colaterais anticolinérgicos e de baixa sedação, tornaram-se medicamentos de eleição no início do tratamento. O fármaco deve ser tomado regularmente, e não quando necessário. Se for ineficaz, deve-se usar um agente de classe farmacológica diferente, e anti-histamínicos não sedantes podem ser combinados. Quando isso não funcionar, hidroxizina ou difenidramina podem ser necessárias nas doses mencionadas. Isso também vale para o tratamento do dermografismo. A eficácia terapêutica só é alcançada no momento em que a concentração molar do anti-histamínico é maior do que a da histamina. A difenidramina é uma alternativa à hidroxizina e à cetirizina para o dermografismo, em detrimento da urticária colinérgica.

Urticária ao frio pode ser tratada com a maioria dos anti-histamínicos, sendo a ciproeptadina, 4 a 8mg três ou quatro vezes ao dia, VO, particularmente eficaz.

Capítulo 61 ■ Prurido, Urticária e Angioedema

Urticária ao calor é tratada com anti-histamínico sem esquema específico. Embora relatos curiosos sugiram que casos de urticária de pressão retardada respondam a AINE, cetirizina, sulfassalazina ou dapsona, a maioria necessita corticoterapia (usada como na urticária crônica) para controle dos sintomas, e a ciclosporina pode ser uma alternativa eficaz.

No tratamento da urticária crônica, se os anti-histamínicos de segunda e terceira gerações não tiverem sido úteis, é importante o uso dos agentes de primeira geração em doses máximas, antes de se recorrer aos corticoides ou à ciclosporina. A contribuição dos bloqueadores H2 da histamina é modesta. Caso os corticoides sejam usados, há dados na literatura recomendando que não se exceda as doses de 10 a 25mg/dia, com o cuidado de reduzir a dose a cada 2 a 3 semanas.

A urticária vasculítica é tratada com anti-histamínicos e, quando intensa, com baixas doses de corticoides. A corticoterapia pode ser substituída por hidroxicloroquina ou a dapsona. Se essa forma de urticária fizer parte de uma doença sistêmica, o tratamento é direcionado para a desordem subjacente.

O angioedema causado por IECA pode ser uma emergência, com edemas de glote, língua ou faringe tão extensos que são necessárias intubação orotraqueal, epinefrina e terapia de suporte. Não há resposta a anti-histamínicos e corticoides. Para substituição dos IECA podem ser utilizados, bloqueadores dos receptores de angiotensina II.

Os ataques agudos de anafilaxia são tratados por meio de intubação orotraqueal, epinefrina ou traqueostomia, em caso de edema de glote grave; e plasma fresco congelado ou concentrado de inibidor de C1 para abortar o episódio.

Bibliografia

Crwson AN, Mihm MC Jr, Magro CM. Cutaneous vasculitis: A review. J Cutan Pathol 2003; 30:161-173.

Dibbern DA Jr, Dreskin SC. Urticaria and angioedema: An overview. Immunol Allergy Clin North Am 2004; 24:141-162.

Dibbern DA Jr. Urticaria: Selected highlightsnand recent advances. Med Clin North Am 2006; 90:187-209.

Gibbs S, Harvey I. Topical treatments for cutaneous warts. Cochrane Database Syst Rev 2006; 3:CD0001781.

Kaplan AP. Chronic urticaria, pathogenesis and treatment. J Allergy Clin Immunolol 2004; 114:465.

Kozel MM, Sabroe RA. Chronic urticaria: Aetiology, management and current and future treatment options. Drugs 2004; 64:2515-2536.

Morison WL. Photosensivity. N Engl J Med 2004; 350:1111-1117.

O'donoghue M, Tharp MD. Antihistamines and their role as antipruritics. Dermatol Ther 2005; 18:333-340.

Pereira FA, Mudgil AV, Rosmain DM. Toxic epidermal necrolysis. J Am Acad Dermatol 2007; 56:181-200.

Werth VP, Duvic M. Medical dermatolgy. Dermatol Clin 2002; 19:603-772.

Williams HC. Atopic dermatitis. N Engl J Med 2005; 352:2314-2324.

Yosipovitch G, Greaves MW, Schmeiz M. Itch. Lancet 2003; 361:690-94.

CAPÍTULO 62

Síndrome de Stevens-Johnson/Necrólise Epidérmica Tóxica (Doença de Lyell)

Carolina Mundim Couto Magalhães

André Costa Cruz Piancastelli

INTRODUÇÃO

A síndrome de Stevens-Johnson e a necrólise epidérmica tóxica (doença de Lyell) apresentam similaridades clínicas e histopatológicas, etiologia relacionada com medicamentos e o mesmo mecanismo de doença, sendo consideradas variantes de um mesmo processo que diferem quanto à área corporal acometida.

A síndrome de Stevens-Johnson (SSJ) e a necrólise epidérmica tóxica (NET) são agrupadas sob a denominação de necrólise epidérmica ou espectro síndrome de Stevens--Johnson/necrólise epidérmica tóxica (espectro SSJ/NET), consideradas reações mucocutâneas agudas e graves, polos de mesmo espectro de desordens reativas e caracterizadas por extensa necrose e destacamento da epiderme. A SSJ/NET, quase sempre, decorre de reação idiossincrásica à medicação, mas pode seguir-se a infecções e imunizações. A extensão da necrose epidérmica está entre os principais fatores de prognóstico. É classificada em três grupos, de acordo com a área total de destacamento epidérmico, que pode ser definido como perda da epiderme, a qual se faz, muitas vezes, por intermédio de retalhos, como: (1) síndrome de Stevens-Johnson, em que o destacamento da epiderme situa-se <10% da superfície corporal, associado a erosões mucosas, máculas purpúricas ou alvos atípicos planos ou eritema difuso; (2) sobreposição SSJ/NET, em que o destacamento epidérmico situa-se entre 10% e 30% da superfície corporal, associado a erosões mucosas, máculas purpúricas disseminadas ou alvos atípicos planos; e (3) NET, em que o destacamento epidérmico situa-se >30%, associado a máculas purpúricas disseminadas e erosões mucosas. A NET pode se apresentar, raramente, como NET sem máculas, definida como área de destacamento epidérmico extenso, >10% da superfície corporal, sem as máculas purpúricas ou lesões em alvo.

EPIDEMIOLOGIA

A SSJ/NET constitui-se em uma reação rara, com incidência geral estimada em um a seis casos por 1 milhão de pessoas por ano. Pode ocorrer em qualquer idade, com maior risco após a quarta década de vida. O risco é maior em portadores do vírus da imunodeficiência humana (HIV), doenças do colágeno e malignidades.

A mortalidade geral é de 20% a 25%, variando de 5% a 12% na SSJ até >30% nos casos de NET. O pior prognóstico associa-se a idade aumentada, presença de comorbidades e maior extensão de acometimento cutâneo.

ETIOLOGIA

Os medicamentos constituem o fator etiológico mais importante, entretanto existem relatos de NET associada a infecção por *Mycoplasma pneumoniae*, vírus, imunizações e transplante de medula óssea. A identificação do agente desencadeador pode ser obtida em aproximadamente 70% dos casos. Mais de 220 medicamentos estão relacionados com SSJ/NET, principalmente sulfonamídicos, particularmente sulfametoxazol-trimetoprima (SMZ-TMP), anticonvulsivantes aromáticos, como fenitoína, fenobarbital e carbamazepina, alopurinol, antibióticos betalactâmicos, antirretrovirais (nevirapina, abacavir), anti-inflamatórios não esteroides do grupo oxicam (piroxicam, tenoxicam), lamotrigina, quinolonas (ciprofloxacino), e tetraciclinas. Há relatos de NET associada ao uso de mupirocina (intranasal tópico), pseudoefedrina e ácido valproico e fenobarbital. O risco parece ser maior nas primeiras 8 semanas do início do tratamento.

A reação a uma classe de medicamentos não aumenta o risco de NET por agente de outra classe, mas pode ocorrer reação cruzada entre diferentes medicamentos de um

Capítulo 62 ■ Síndrome de Stevens-Johnson/Necrólise Epidérmica Tóxica (Doença de Lyell)

mesmo grupo químico, como entre os betalactâmicos, isto é, penicilinas e as cefalosporinas. A reação a um sulfonamídico não significa sensibilidade a outros sulfonamídicos, como diuréticos tiazídicos, sulfonilureias, furosemida ou inibidores da cicloxigenase 2. Há reação cruzada entre os anticonvulsivantes aromáticos carbamazepina, fenitoína e fenobarbital; por isso, a ocorrência de SSJ/NET com um deles contraindica o uso dos outros dois.

FISIOPATOLOGIA E PATOGÊNESE

A sequência de eventos moleculares e celulares que resultam no desenvolvimento de SSJ/NET não está completamente compreendida.

Os linfócitos T citotóxicos (LTc) parecem ser as principais, mas não as únicas, células efetoras, principalmente nos estágios mais precoces, estando também envolvidos os macrófagos. Na pele lesada pela NET observam-se concentrações aumentadas de importantes citocinas, como a interleucina (IL) 6, o fator de necrose tumoral (TNF) α e o Fas ligante (FasL). Os LTc destroem outras células, induzindo apoptose, a qual se inicia após contato desses linfócitos com as células-alvo e posterior ativação da cascata de enzimas intracelulares. A apoptose iniciada progride rapidamente e não pode ser revertida. Existem evidências de envolvimento de duas vias imunopatológicas (Fas-Fas ligante e perforina/granzima) na indução dessa cascata de reações bioquímicas.

O Fas constitui-se em um dos vários receptores de morte celular, expresso na superfície dos queratinócitos, após ligação com seu Fas ligante (FasL). Ele sofre alterações de conformação capazes de desencadear a cascata de reações bioquímicas que culmina na apoptose celular. A apoptose (morte celular) pode ser bloqueada *in vitro* por anticorpos anti-FasL e também presentes na imunoglobulina humana administrada pela via endovenosa. Os soros de pacientes com NET apresentam elevadas concentrações do ligante Fas solúvel (sFasL). A apoptose na pele lesada também pode estar associada ao aumento da expressão de Fas pelos queratinócitos.

Além disso, a apoptose pode ocorrer por outro mecanismo mediado por perforinas e granzimas, que são proteínas armazenadas em grânulos líticos de LTc. Esses linfócitos, após reconhecimento das células-alvo, liberam perforinas, que criam canais na membrana das células-alvo, por onde a granzima B, uma protease, ativa a cascata bioquímica que culmina na apoptose celular. Essa liberação de proteínas destrutivas é gerada após interação com o complexo maior de histocompatibilidade de tipo I expresso em algumas células.

ATIVAÇÃO DOS LINFÓCITOS T

Os fármacos podem ativar os linfócitos T, agindo como haptenos, como pró-haptenos ou por interação far-macológica direta entre o medicamento, a molécula do complexo maior de histocompatibilidade e o receptor de célula T.

Em condições anormais, por alterações genéticas em suas vias metabólicas (como nas disfunções enzimáticas), os pacientes e seus parentes de primeiro grau podem apresentar acúmulo de metabólitos tóxicos e reativos de medicações. Esse fenômeno é observado em alguns pacientes acetiladores lentos e que podem ter alteração no metabolismo de medicamentos como sulfonamidas, isoniazida, hidralazina e dapsona. Esse genótipo é encontrado em alguns pacientes com NET induzida por sulfonamidas, resultando em produção aumentada de hidroxilamina sulfonamida.

Os metabólitos de medicamentos podem ter efeitos tóxicos diretos ou agir por meio de mecanismo mediado por hapteno, quebrando a autotolerância às proteínas endógenas.

A suscetibilidade genética tem importante papel no desencadeamento da NET, como observado nas relações entre: (1) HLA-B*1502, com carbamazepina, fenitoína e lamotrigina; (2) HLA-B*5801, com alopurinol; (3) HLA-B*5701, combinação de HLA-B*5701, HLA-DR7 e HLA-DQ3, com abacavir.

MANIFESTAÇÕES CLÍNICAS

A sintomatologia começa dentro de oito semanas (em geral, entre 4 e 30 dias) após o início da exposição ao medicamento. Caracteriza-se por início abrupto de febre e manifestações clínicas gerais em que sobressaem queixas semelhantes à gripe, como dor de garganta, tosse, ardência ocular, mal-estar, náusea, cefaleia, artralgias, mialgia e dolorimento cutâneo. Essa sintomatologia pode preceder em 1 a 3 dias o acometimento cutaneomucoso, que se caracteriza por erupção eritematosa (exantema localizado ou difuso), simétrico, com início na face e nas porções superiores do tronco, com ou sem máculas purpúricas de contornos maldefinidos que coalescem e evoluem com vesículas e bolhas. A necrose epidérmica surge em sequência, com o desprendimento de grandes bolhas flácidas que confluem e se rompem, deixando a derme subjacente desnuda e hemorrágica, à semelhança de queimadura (Figura 62.1). A necrose da epiderme pode acometer toda a superfície cutânea (100%). As porções distais dos membros tendem a ser menos acometidas e o couro cabeludo poupado. São comuns as queixas de queimação (ardência) e dolorimento da pele. O sinal de Nikolsky (destacamento epidérmico da pele aparentemente sã à fricção leve) está frequentemente presente. O acometimento cutâneo extenso caracteriza a falência cutânea aguda, com contínua eliminação de serosidade, contribuindo para desequilíbrio hidroeletrolítico e acentuada perda proteica.

A erupção apresenta progressão craniocaudal ao longo de 2 a 15 dias na maioria das vezes, mas pode ser tão rápida quanto 24 horas. Algumas vezes, acontece necrólise da pele já reepitelizada.

O acometimento mucoso ocorre em 85% a 95% dos pacientes e, em geral, precede as lesões cutâneas em 1 a 2 dias, mas pode sucedê-las. Qualquer superfície mucosa pode ser acometida, mais comumente, por ordem decrescente de frequência, a orofaringe, a conjuntiva palpebral ou escleral, a genitália e o ânus. O acometimento da mucosa gastrointestinal e das vias aéreas é comum, causando disfagia, odinofagia, hemorragias, dispneia, taquipneia e hipoxemia.

O acometimento cutâneo pode estar associado a alterações metabólicas, hemorragias mucosas, edema intersticial pulmonar, embolia pulmonar, pancreatite, colite pseudomembranosa, glomerulonefrite, necrose tubulointersticial renal, hepatite e necrose hepatocelular, sepse e falência orgânica múltipla.

Bastuji-Garin *et al.* (2000) desenvolveram um escore prognóstico (Scorten) para a SSJ/NET a partir de variáveis como fatores preditores de gravidade e mortalidade (Tabela 62.1). Esse escore, que deve ser utilizado nas primeiras 24 horas após a admissão e no terceiro dia de internação, tem-se mostrado útil e com boa acurácia na predição da mortalidade. O escore consiste na soma de diversas variáveis clínicas de fácil aferição. O paciente recebe 1 ponto para cada uma das seguintes variáveis: (1) idade >40 anos; (2) frequência cardíaca >120bpm; (3) presença de câncer ou malignidades hematológicas; (4) área de destacamento epidérmico >10% no primeiro dia; (5) uremia >28mg/dL; (6) glicemia >252mg/dL; (7) bicarbonato sérico <20mEq/L. A mortalidade é inferida por meio da seguinte escala de pontos: 0 a 1: 3,2%; 2: 12,1%; 3: 35,8%; 4: 58,3%; >5: 90%.

Outros parâmetros clínicos que podem predizer maior mortalidade incluem trombocitopenia, leucopenia, atraso na admissão hospitalar e tratamento com antibióticos e corticoides previamente à admissão.

A cicatrização ocorre em alguns dias, na ausência de infecção ou doença ativa, sendo lenta em áreas de pressão, intertriginosas maceradas e superfícies mucosas. A cicatrização da glande peniana pode demorar mais de 2 meses, sendo retardada por vários fatores: redução do metabolismo, infecções, hipotermia e administração de altas doses de catecolaminas e analgésicos/sedativos, que exercem efeitos deletérios na microcirculação cutânea e esplâncnica.

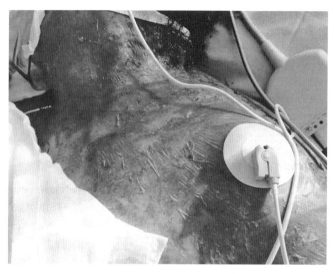

Figura 62.1 ■ Necrólise epidérmica tóxica (ver encarte colorido).

Podem ocorrer várias sequelas, como: (1) cutâneas: que incluem sinéquias vaginal, uretral e anal, fimose, perda das unhas, cicatrizes e alterações de pigmentação; (2) oculares: sendo as mais graves as sinéquias, úlceras de córnea, xeroftalmia, simbléfaro, disfunção das glândulas de Meibomius, panoftalmite e cegueira e as mais comuns a fotofobia, o ressecamento e a sensação de corpo estranho.

MANIFESTAÇÕES LABORATORIAIS

O diagnóstico clínico é confirmado pelo estudo histopatológico da pele acometida, que deve ser realizado em todos os casos.

As lesões precoces mostram queratinócitos necróticos esparsos nas camadas suprabasais da epiderme, enquanto as mais tardias revelam necrose epidérmica maciça, confluente, muitas vezes atingindo toda a espessura epidérmica, eventualmente com formação de bolhas subepidérmicas. O infiltrado dérmico linfo-histiocitário é variável, com sua densidade podendo ter correlação com a gravidade do distúrbio. A quantificação do infiltrado dérmico pode ser quase tão acurada em predizer o prognóstico quanto a escala Scorten. A imunofluorescência direta não revela dados significativos e raramente é necessária, sendo indicada em alguns casos iniciais, nas quais pode ser difícil a diferenciação com outras doenças bolhosas.

Tabela 62.1 ■ Critérios de risco para a SSJ/NET

Parâmetros	Critérios				
Fatores de risco	Idade >40 anos, presença de neoplasia, frequência cardíaca >120bpm, acometimento da epiderme >10%, uremia >28mg/dL, glicemia >253mg/dL, bicarbonato sérico <20mg/Eq/L				
Taxa	Scorten (pontos)				
	0 a 1	2	3	4	>5
Mortalidade (%)	3,2	12,1	35,8	58,3	>90

Capítulo 62 ■ Síndrome de Stevens-Johnson/Necrólise Epidérmica Tóxica (Doença de Lyell)

É comum o encontro de anemia, leucocitose e trombocitopenia leves. A neutropenia constitui fator de mau prognóstico. São frequentes alterações discretas de enzimas hepáticas e da amilase (mais provavelmente de origem salivar).

A perda maciça de líquidos por via transdérmica resulta em desequilíbrios hidroeletrolíticos, hipoalbuminemia, hipoprotrombinemia e insuficiência pré-renal, sendo o aumento da uremia marcador de gravidade. O estado hipercatabólico promove inibição da secreção insulínica ou da resistência insulínica, desencadeando hiperglicemia e, eventualmente, *diabetes mellitus*. Podem também ocorrer outras alterações laboratoriais na dependência do acometimento de múltiplos órgãos e da presença de sepse.

DIAGNÓSTICO DIFERENCIAL

O diagnóstico de necrólise epidérmica é, em geral, de fácil realização clínica, mas outras condições devem ser consideradas quanto ao diagnóstico diferencial, particularmente em seu estágio mais precoce. É importante realizar sempre a biópsia de pele, visto que tratamentos específicos e eficazes podem ser iniciados para outras doenças que podem levar a dúvidas diagnósticas, como a síndrome estafilocócica da pele escaldada (SSSS).

Embora acometa predominantemente as crianças, a SSSS pode também ocorrer em adultos, particularmente nos imunossuprimidos e naqueles submetidos à hemodiálise, constituindo-se em um dos principais diagnósticos diferenciais da necrólise epidérmica. É causada por toxinas epidermolíticas produzidas por cepas produtoras de toxinas do *Staphylococcus aureus*. O paciente apresenta-se com febre, eritema e dolorimento cutâneo, seguidos por bolhas tipicamente predominantes em áreas de pressão e em regiões periorificiais. A SSSS não costuma apresentar envolvimento mucoso, enquanto a mucosite na necrólise epidérmica é proeminente. A SSSS caracteriza-se por bolhas em plano mais superficial (camada granulosa), sem necrose ou inflamação; consequentemente, a cicatrização é mais rápida.

Outras doenças que podem simular necrólise epidérmica são dermatose por IgA linear, pênfigo paraneoplásico, doença enxerto *versus* hospedeiro aguda, penfigoide e pênfigo induzido por medicamentos, queimadura térmica, varicela, eritema multiforme, pustulose exantemática generalizada aguda, eritema pigmentar fixo bolhoso generalizado, púrpura fulminante e reações fototóxicas.

ABORDAGEM TERAPÊUTICA

As intervenções cruciais nos casos de necrólise epidérmica consistem na descontinuação do medicamento causador e na admissão do paciente em Unidade de Terapia Intensiva ou Unidade de Tratamento de Grandes Queimados, além da prevenção de complicações. Não existem protocolos amplamente aceitos para o tratamento desses pacientes, principalmente no que se refere às medidas específicas (corticoides, imunoglobulina etc.).

Suspeição precoce e suspensão imediata do medicamento

A primeira e mais importante medida terapêutica consiste na descontinuação do agente causador. Quanto mais rápido for suspenso o medicamento, especialmente aqueles de meia-vida curta, melhor será o prognóstico. O uso de qualquer medicamento que não for essencial à vida deverá ser interrompido.

Admissão em unidades apropriadas

A segunda medida que apresenta impacto na sobrevida consiste na admissão do paciente em unidade de queimados ou de terapia intensiva, sendo o atraso dessa medida associado a aumento da mortalidade. O paciente com envolvimento cutâneo limitado e com pontuação Scorten 0 ou 1 é o único que pode ser acompanhado em unidade não especializada. A hospitalização deve ser precoce em todos os casos, uma vez que o estado dos pacientes com SSJ/NET pode deteriorar-se rapidamente após o surgimento dos primeiros sinais clínicos.

Tratamento de suporte

Várias medidas devem ser instituídas imediatamente, como:

- **Cuidados gerais:** deve-se atentar para os cuidados com os olhos, as vias aéreas, o balanço hidroeletrolítico, a prevenção de desnutrição, a vigilância das infecções e o alívio da dor. O acompanhamento oftalmológico frequente é imprescindível para prevenção de sequelas. Pode ser necessário o uso de colírios lubrificantes, esteroides e antibióticos tópicos, além da remoção de debris. A fisioterapia respiratória deve ser instituída precocemente nos casos de acometimento das mucosas traqueal e pulmonar. A nutrição enteral, para administração de dieta hipercalórica, deve ser iniciada precocemente. A albumina sérica deve ser monitorada; as bolhas na necrólise epidérmica têm três vezes mais albumina do que as bolhas de queimadura. A peristalse pode estar reduzida, devendo, em alguns casos, ser estimulada. O funcionamento intestinal deve ser normalizado; se necessário, com medidas preferencialmente farmacológicas, visto que medidas mecânicas podem aumentar o risco de sangramento na fase aguda. A administração de antiácidos auxilia a profilaxia de úlceras gástricas e hemorragia digestiva. A temperatura ambiental deve ser mantida >30°C, para evitar hipotermia e calafrios. Podem ser usadas fontes externas de calor, como lâmpadas. A manipulação do paciente deve ser cuidadosa, a fim de previnir traumatismos cutâneos e mucosos. Os acessos vasculares devem ser suturados à pele, evitando-se assim danos adicionais. Os pacientes devem ser mantidos isolados em ambiente estéril. O exame físico e os cuidados de enfermagem devem ser realizados, sempre que possível, com materiais estéreis.

- **Suporte cardiovascular:** o principal objetivo do tratamento de suporte consiste na ressuscitação e na estabilização cardiovascular para manutenção de pressão arterial sistêmica média (>65mmHg), pressão venosa central (8 a 12mmHg) e oxigenação venosa central (SvcO$_2$ >70%), para adequadas oxigenação tecidual e perfusão renal. O aporte exagerado de volume, entretanto, pode acarretar edema intestinal grave e levar a aumento da pressão intra-abdominal e síndrome compartimental. A pressão intra-abdominal deve ser monitorada mediante medidas frequentes da pressão intravesical. O portador de doença cardiovascular está sob risco maior de adquirir essas complicações. A reposição de líquidos e o uso de aminas vasoativas devem ser orientados, nos casos graves, por monitoração hemodinâmica invasiva. A sobrecarga confirmada de volume pode necessitar de paracentese ou hemodiálise, caso não responda às medidas medicamentosas. A reposição de líquidos deve consistir preferencialmente, em cristaloides. Os coloides devem ser evitados na fase aguda, embora não haja evidências de que possam induzir SSJ/NET; no entanto, podem causar prurido e erupção cutânea maculopapular.
- **Hemorragia e anticoagulação:** a anticoagulação profilática deve ser instituída devido ao risco aumentado de tromboembolismo em razão da imobilidade; entretanto, pode aumentar o risco de sangramento por causa da vulnerabilidade mucosa dos pacientes e, ocasionalmente, terá de ser revertida. Pode haver sangramento grave, e até mesmo fatal, de qualquer superfície mucosa. Procedimentos como inserção de sonda nasoentérica ou laringoscopia para intubação orotraqueal podem resultar em hemorragia incontrolável. A hemorragia traqueal deve ser considerada diante de aumento na pressão de vias aéreas e dificuldade de oxigenação, o que pode exigir broncoscopia terapêutica. Podem ser necessárias, em alguns casos, a aplicação endoscópica de epinefrina, a remoção de debris e a clipagem de vasos. As hemorragias orais ou nasais podem exigir tamponamentos especiais, aplicação local de epinefrina e uso de agentes coagulantes ou eletrocoagulação, realizados por otorrinolaringologista.
- **Profilaxia, vigilância e diagnóstico precoce de infecções:** o paciente deve ser mantido e manipulado em ambiente estéril. Devem ser realizadas culturas periódicas de sangue, urina e *swab* de pele, assim como de todos os cateteres retirados. A vigilância cuidadosa deve ser instituída à procura de sinais locais (cutâneos) e sistêmicos de infecção. A antibioticoprofilaxia empírica deve

ser evitada devido ao risco aumentado de infecções bacterianas resistentes e fúngicas, com subsequentes sepse, falência orgânica múltipla e aumento da mortalidade. A terapia antibiótica é indicada em caso de sinais de infecção, que podem incluir alterações do estado mental, calafrios, hipotermia, redução do débito urinário e deterioração do estado clínico. A principal etiologia da sepse associada à necrólise epidérmica associa-se ao *Staphylococcus aureus* e à *Pseudomonas aeruginosa*. As espécies isoladas em hemoculturas costumam ser as mesmas obtidas em culturas de pele. A exsudação maciça pode tornar necessárias doses de antibióticos maiores do que as habituais, devido à perda através da pele desnuda.

- **Cuidados com as feridas:** as bolhas grandes e tensas devem ser aspiradas e a epiderme necrótica removida. As bolhas menores e com pele fixa circundante devem permanecer após incisão descompressiva. A epiderme destacada remanescente, quando permanece como curativo biológico, acelera a cicatrização, mas favorece a colonização bacteriana e fúngica com maior risco de infecção sistêmica, devendo, portanto, ser removida. O desbridamento cirúrgico profundo deve ser evitado, pois pode causar danos adicionais e prejudicar a cicatrização. As feridas devem ser banhadas com soluções líquidas assépticas (clorexidina a 0,05% e nitrato de prata a 0,5%) e cobertas com curativos assépticos e não adesivos (gaze vaselinada estéril). O uso de curativos com sulfonamídicos é controverso, por causa da possibilidade de desencadear reações cutâneas adversas graves. As coberturas artificiais podem ser utilizadas, em alguns casos, em feridas pouco extensas e sem evidências de infecção.

Tratamentos específicos

Não existem evidências suficientes de que qualquer tratamento específico seja benéfico para a necrólise epidérmica. Os benefícios encontrados com os diversos medicamentos provêm de relatos de casos e de estudos não controlados. O uso de terapias específicas permanece, portanto, controverso, e deve ser analisado caso a caso.

A apoptose dos queratinócitos, uma vez desencadeada, é rápida e irreversível, e os tratamentos específicos, quando prescritos, devem ser iniciados precocemente, de preferência nos primeiros 4 dias do início da doença. Assim:

- **Corticoides:** existe controvérsia quanto ao benefício da corticoterapia sobre a SSJ/NET. A administração 48 horas ou mais antes da admissão hospitalar associa-se a aumento do risco de infecção, da permanência hospitalar e da mortalidade. É observada, também, sua relação com a lentificação da reepitelização e o aumento do catabolismo proteico. A descrição de benefícios associa-se à sua administração por curtos períodos, em altas doses, sob a forma de pulsoterapias: dexametasona, 1,5mg/kg/dia, EV, por 3 dias consecutivos. Nesse caso há des

Capítulo 62 ▪ Síndrome de Stevens-Johnson/Necrólise Epidérmica Tóxica (Doença de Lyell)

crição de interrupção da progressão SSJ/NET em 3 dias, cicatrização em três semanas e redução da mortalidade prevista. A necrólise epidérmica tem sido relatada nos pacientes em uso de corticoides por outros motivos, e pode ser causada por seu uso sistêmico em altas doses. A corticoterapia permanece por isso controversa, e o consenso é de que deve ser evitada, principalmente 48 a 72 horas após o início da SSJ/NET, quando seu efeito é nitidamente deletério.

- **Imunoglobulina endovenosa (IgEV):** o mecanismo de ação da Ig oferece base racional para seu uso na necrólise epidérmica; entretanto, seu uso é controverso. A administração IgEV, 1 a 2g/kg/dia por 2 dias, pode ser realizada, se for esta a decisão clínica, particularmente como intervenção precoce nos casos de NET em rápida progressão, na ausência de alternativas terapêuticas efetivas. Os benefícios desta terapêutica variam de 0 a 88% de sobrevida, se administrada por até 7 dias após o início da NET. É seguro o seu uso precoce.

- **Outras medidas:** alguns relatos evidenciam benefício da administração de plasmaférese, ciclofosfamida e ciclosporina. Em paciente com NET e neutropenia, a ciclosporina foi associada a fator estimulador de colônia de granulócitos, com sucesso. Já a talidomida o foi ao agravamento da lesão. A administração de infliximabe associou-se a intensa melhora em um paciente com NET. Alguns poucos pacientes com NET tiveram melhora após uso da pentoxifilina.

PROFILAXIA E PREVENÇÃO

Os pacientes que apresentam reações a medicamentos em geral e SSJ/NET em particular apresentam suscetibilidade genética a essas reações, como demonstram as associações entre fenótipos HLA e incidência aumentada de SSJ/NET. A pesquisa do HLA, entretanto, ainda é impraticável como exame de triagem, em decorrência do alto custo. No momento, não há testes confiáveis e facilmente disponíveis para predizer reações graves a medicamentos.

A história familiar ainda é a melhor maneira de avaliação do risco de um paciente em particular. Os parentes de primeiro grau de pacientes com reações cutâneas graves devido a medicação específica têm risco semelhante aumentado. Os pacientes que apresentaram reações

adversas graves a medicamentos devem portar um cartão identificando o(s) medicamento(s) suspeito(s) e outros medicamentos do mesmo grupo químico que possam estar contraindicados.

Bibliografia

Assier H, Bastujigarin S, Revuz J, Roujeau JC. Erythema multiforme with mucous-membrane involvement and Stevens-Johnson syndrome are clinically different disorders with distinct causes. Arch Dermatol 1995; 131:539-43.

Bachot N, Revuz J, Roujeau JC. Intravenous immunoglobulin treatment for Stevens-Johnson syndrome and toxic epidermal necrolysis. Arch Dermatol 2003; 139:33-6.

Bastuji-Garin S, Fouchard N, Bertochi M et al. SCORTEN: a Severity-of-illness Score for Toxic Epidermal Necrolysis. J Invest Dermatol 2000; 115:149-53.

Bastuji-Garin S, Rzany B, Stern RS, Shear NH, Naldi L, Roujeau JC. Clinical classification of cases of toxic epidermal necrolysis, Stevens-Jonhson syndrome and erythema multiforme. Arch Dermatol 1993; 129:92-6.

Criado PR, Criado RFJ, Vasconcellos C, Ramos RO, Gonçalves AC. Reações cutâneas graves adversas a drogas – aspectos relevantes ao diagnóstico e ao tratamento – Parte I – anafilaxia e reações anafilactoides, eritrodermias e o espectro clínico da síndrome de Stevens--Johnson & necrólise epidérmica tóxica (Doença de Lyell). An Bras Dermatol 2004; 79(4):471-88.

Kardaun SH. Toxic epidermal necrolysis/Stevens-Johnson syndrome: Positive outcome after treatment with dexamethasone pulse therapy (abstract). J Invest Dermatol 2004; 123(2).

Pereira FA, Mudgil AV, Rosmarin DM. Toxic epidermal necrolysis. J Am Acad Dermatol 2007; 56:181-200.

Prins C, Kerdel FA, Padilla RS et al. Treatment of toxic epidermal necrolysis with high dose intravenous immunoglobulins: multicenter retrospective analysis of 48 consecutive cases. Arch Dermatol 2003; 139:26-32.

Roujeau JC, Kelly JP, Naldi L, Rzany B, Stern RS et al. Medication use and the risk of Stevens-Johnson syndrome and toxic epidermal necrolysis. N Engl J Med 1995; 333:1600-7.

Schlingman J, Mockenhaupt M, Fagot JP, Flahault A, Roujeau JC. Evaluation of treatment efficacy in a cohort of 281 patients with Stevens-Johnson syndrome (SJS) or toxic epidermal necrolysis (TEN). J Invest Dermatol 2004; 123(2).

Schneck J, Fagot JP, Sekula P et al. Effects of treatments on the mortality of Stevens-Johnson syndrome and toxic epidermal necrolyis. A retrospective study on patients included in the prospective EuroSCAR Study. J Am Acad Dermatol 2008; 58:33-40.

Struck MF, Hilbert P, Mockenhaupt M, Reichelt B, Sten M. Severe cutaneous adverse reactions: emergency approach to non-burn epidermolytic syndromes. Intensive Care Med 2010; 36:22-32.

SEÇÃO IX

Emergências Hematológicas

CAPÍTULO 63

Avaliação do Paciente Portador de Neutropenia Febril

Stella Sala Soares Lima

Volney Soares Lima

Wanesa Trindade Clemente

INTRODUÇÃO

Neutropenia é achado cada vez mais comum na prática clínica, e a neutropenia febril (NF) deve ser abordada como uma emergência médica em virtude do potencial risco de óbito precoce. O reconhecimento dessa condição e a adoção de medidas de prevenção, diagnóstico e tratamento das infecções relacionadas são fundamentais para o manejo adequado do paciente e a evolução favorável.

DEFINIÇÃO DE NEUTROPENIA E NEUTROPENIA FEBRIL

Neutropenia é definida pela presença de contagem de polimorfonucleados e bastonetes <1.500 células/mm³, não devendo ser considerados nessa contagem os metamielócitos ou as formas jovens. Entretanto, é a partir da contagem de neutrófilos <1.000 células/mm³ que se observa risco significativo de infecção, sendo esse risco inversamente proporcional ao número de neutrófilos. Quanto menor a contagem de neutrófilos, menores são as manifestações clínicas de infecção, dificultando significativamente seu diagnóstico, e aqueles que apresentam contagem de neutrófilos <100 células/mm³ expressam risco ainda mais elevado de infecção.

Essa definição aplica-se a pacientes de todas as idades e grupos étnicos, exceto recém-nascidos nos primeiros dias de vida, que apresentam contagens elevadas de leucócitos, e certas populações (afro-americanos, etíopes, judeus do Iêmen e certos árabes) nas quais se observam, habitualmente em indivíduos saudáveis, leucócitos e neutrófilos em menor número.

Didaticamente, classifica-se a neutropenia como leve, moderada ou grave, de acordo com o valor absoluto de neutrófilos (Tabela 63.1).

Tabela 63.1 ■ Neutropenia – classificação clínica e riscos

Classificação da neutropenia	Contagem de neutrófilos	Risco de infecção
Leve	1.000 a 1.500 neutrófilos	Baixo
Moderada	500 a 1.000 neutrófilos	Moderado
Grave	100 a 500 neutrófilos	Alto
Muito grave	0 a 100 neutrófilos	Muito alto

Considera-se NF a contagem de neutrófilos <500 células/mm³ ou 500 a 1.000 células/mm³ com tendência a queda, associada à medição da temperatura oral >38,3ºC ou >38,0ºC, por pelo menos 1 hora ou em duas medidas consecutivas. No Brasil, onde não se tem o hábito de realizar a medição da temperatura oral, utiliza-se o critério de temperatura axilar >38ºC ou >37,8ºC por pelo menos 1 hora ou em duas medidas consecutivas. Em certas ocasiões, o paciente neutropênico pode não apresentar febre, a despeito da presença de infecção, habitualmente nos idosos e/ou em uso de corticoides, nos quais a presença de hipotermia, hipotensão ou piora clínica devem ser consideradas sinais iniciais de processo infeccioso oculto.

A duração da neutropenia também relaciona-se com o risco de infecção, o qual é maior naqueles com neutropenia por mais de 10 dias. Também são considerados fatores de risco adicionais para infecção: rápido declínio de neutrófilos, neoplasia em atividade, comorbidades que necessitem internação, uso de cateteres venosos e uso de anticorpos monoclonais contra vários receptores celulares.

Além das alterações quantitativas e da duração da neutropenia, alterações qualitativas também podem aumentar o risco de infecção. Quimiotaxia e fagocitose deficientes são observadas em pacientes utilizando corticoides ou outros imunossupressores, assim como naqueles com

699

contagem elevada de neutrófilos, mas com predomínio de blastos.

CAUSAS DE NEUTROPENIA

A etiologia da neutropenia pode ser classificada em quatro grupos: (1) redução da produção de neutrófilos; (2) granulocitopoese ineficaz; (3) migração de neutrófilos da circulação para *pool* em tecidos ou endotélio vascular; e (4) aumento da destruição periférica. Entretanto, a detecção do mecanismo de ocorrência nem sempre é realizada na prática clínica por envolver testes laboratoriais pouco disponíveis, fora do contexto de pesquisas.

A neutropenia pode ainda ser classificada como congênita ou adquirida. A neutropenia congênita é menos frequente do que a adquirida, cujas principais causas são o uso de medicamentos (p. ex., clozapina, tionamidas e sulfassalazina), infecções (p. ex., bactérias, vírus, parasitas), desordens imunológicas, hiperesplenismo e desordens da medula óssea (p. ex., anemia aplásica, leucemia, mielodisplasia e toxicidade medular após quimioterapia).

APRESENTAÇÃO CLÍNICA

Infecção é a principal manifestação de neutropenia, embora os sinais típicos da infecção possam não ser evidentes. Febre é, em geral, o primeiro, e em muitos casos o único. Os sítios de infecção comumente observados se apresentam na corrente sanguínea, no trato gastrointestinal (cavidade oral, esôfago, cólon e reto), na pele, seios da face e pulmão.

A microbiota normal é a principal fonte de patógenos relacionados com as infecções, os quais atingem a corrente sanguínea através de mucosas inflamadas (mucosite), por translocação intestinal ou por quebra da barreira natural da pele com o uso de dispositivos vasculares de longa permanência (cateteres do tipo Hichmann-Broviac ou PorthaCath®).

Nos pacientes com NF, cerca de 50% dos episódios são classificados como febre de origem indeterminada. Em aproximadamente a metade dos pacientes com NF pode ser feito o diagnóstico de infecção, seja com isolamento do agente infeccioso (dois terços) ou com identificação clínica do sítio de infecção (um terço). Nos casos com isolamento do agente infeccioso, observa-se predominância de bactérias (85%), seguidas de vírus (10%) e fungos (5%). Até a metade do século passado observava-se predominância de isolamento de *S. aureus*, mas nas duas décadas seguintes bactérias gram-negativas passaram a predominar, com destaque para *P. aeruginosa*, associada a elevada mortalidade. No final dos anos 1980 e durante toda a década de 1990 voltou-se a observar maior isolamento de gram-positivos, especialmente estafilococos coagulase-negativos, seguidos de enterococos e *S. aureus*, provavelmente secundário ao uso de esquemas de radioterapia e quimioterapia mais intensos, com ocorrência de mucosite grave e neutrope-

nia intensa e prolongada, aumento do uso de cateteres vasculares e pressão seletiva do uso de antimicrobianos profiláticos naqueles com neutropenia não febril. Entretanto, quando o foco de infecção não é a corrente sanguínea – ou nos pacientes recebendo antimicrobianos de amplo espectro por 2 ou mais semanas durante a neutropenia – nota-se maior propensão para infecção por bactérias gram-negativas entéricas e/ou fungos. Destaca-se que, entre as infecções bacterianas, as causadas por *Streptococcus* do grupo *viridans*, *S. aureus* e *P. aeruginosa* podem levar a choque séptico precoce e mortalidade em menos de 24 horas, e todo esquema antimicrobiano empírico deve contemplar a cobertura desses agentes.

Infecções fúngicas estão relacionadas com contagem de neutrófilos <100 células/mm³ e/ou duração prolongada (>10 a 14 dias). A infecção mais prevalente é a candidíase, que na maioria das vezes manifesta-se como infecção de cavidade oral ou esôfago, entretanto candidemia, candidíase hepatoesplênica ou infecções por fungos filamentosos (*Aspergillus*, *Fusarium* e zigomicose) vêm apresentando aumento de incidência nos últimos anos e estão relacionadas com taxas elevadas de mortalidade no paciente neutropênico.

As infecções virais mais comuns são as causadas pelos vírus herpes simples (HSV 1 e 2). A soroconversão primária ou reativação de outros vírus herpes humanos, como citomegalovírus, Epstein-Barr ou HHV-6, pode ser secundária à imunossupressão ou a transfusões sanguíneas. Embora menos frequentes, outros vírus, como o sincicial respiratório e o influenza, também causam infecção no paciente neutropênico.

DEFINIÇÃO DE GRUPO DE RISCO NA NEUTROPENIA FEBRIL

Na tentativa de identificação dos pacientes com NF que apresentam risco mais elevado de complicações e óbito, diferentes categorias de risco foram descritas. Os critérios diferem de acordo com o sistema proposto, sendo o mais utilizado o descrito pela Associação Multinacional de Cuidados Suportivos em Câncer (MASCC) (Tabela 63.2), que apresenta valor preditivo positivo de 91%, especificidade de 68% e sensibilidade de 71,2%, já validado por outros estudos prospectivos e amplamente aceito na atualidade.

PROPEDÊUTICA RECOMENDADA

A abordagem inicial ao paciente com neutropenia consiste na confirmação dessa condição por meio do hemograma com contagem diferencial manual dos leucócitos, uma vez que sangue estocado por longo tempo, presença de paraproteinemia e uso de anticoagulantes podem causar pseudoneutropenia. Depois de confirmada a neutropenia, deve-se investigar sua causa.

Capítulo 63 ■ Avaliação do Paciente Portador de Neutropenia Febril

Tabela 63.2 ■ Classificação de risco segundo a Associação Multinacional de Cuidados Suportivos em Câncer (MASCC)

Critérios para avaliação	Pontos
Sintomas leves ou ausentes	5
Sem hipotensão	5
Sem doença pulmonar obstrutiva crônica (DPOC)	4
Neoplasia sólida ou sem infecção fúngica prévia	4
Sem desidratação	3
Sintomas moderados	3
Paciente ambulatorial	3
Idade <60 anos	2
Baixo risco: >21 pontos	
Alto risco: <21 pontos	

*Modificada de Klatersky et al. The Multinational Association for Supportive Care in Cancer Risk Index: a multinational scoring system for identifying low-risk febrile neutropenic cancer patients. J Clin Onc 2000; 18:3038-51.

Se houver anemia e/ou trombocitopenia associadas à neutropenia, está indicado exame de aspirado de medula óssea, exceto após quimioterapia. Nos outros casos, a propedêutica recomendada depende da intensidade da neutropenia e da apresentação clínica do paciente.

Neutropenia leve (1.000 a 1.500 células/mm^3) é habitualmente benigna, e se o paciente apresentar-se assintomático, incluindo cavidade oral normal, sem gengivite ou abscessos, principalmente após infecção viral ou uso de medicação relacionada com neutropenia, pode-se optar por período de observação. Durante esse período, recomenda-se a realização de hemograma três vezes por semana, por 6 a 8 semanas e, se disponível, pesquisa de anticorpos antineutrófilos. Caso a neutropenia persista após o período de observação, está indicado exame de medula óssea.

Pacientes com neutropenia de moderada a grave (<1.000 célULAS/mm^3) ou aqueles com sinais de infecção sem causa conhecida devem ser submetidos a exame de medula óssea. Se o diagnóstico, após exame de medula óssea, não for esclarecido, devem ser solicitados os seguintes exames:

- Pesquisa de anticorpos antinucleares e complemento, para descobrir doenças do colágeno.
- Pesquisa de anticorpos antineutrófilos, para diagnóstico de neutropenia imune.
- Imunoglobulinas e avaliação imunológica, para pesquisa de defeitos da imunidade celular ou humoral.
- Pesquisa de vírus da imunodeficiência humana adquirida (HIV).
- Dosagem sérica de vitamina B$_{12}$ e folato, para pesquisar deficiência de ambos.
- Cultura de medula óssea, para avaliação da produção de fator estimulante de colônias de granulócitos (FECGM) na aplasia pura de células brancas.

A investigação do episódio de infecção no paciente com NF é fundamentada em anamnese e exame físico cuidadosos, incluindo avaliação da cavidade oral, regiões perianal e anal, pele, regiões periungueal e locais de inserção de procedimentos invasivos (sobretudo cateteres vasculares periféricos ou centrais). Orienta-se a coleta de sangue para hemoculturas (coletado em veia periférica e por refluído de cada via do cateter vascular, em uso). Urocultura e cultura de secreções também devem ser realizadas, quando necessário. Radiografia do tórax em duas incidências está indicada em pacientes com neutropenia grave e/ou sintomas respiratórios. Caso a febre persista após 48 a 72 horas de uso de antimicrobianos de amplo espectro, ou se inicie algum sintoma ou sinal relacionado com esses sítios, sugere-se a realização de tomografia computadorizada (TC) do tórax, ultrassonografia ou TC do abdome, e radiografia e/ou TC de seios da face. Considera-se opcional a realização de coprocultura, punção liquórica, cultura de material de biópsia, biópsia de pele etc., orientados pela suspeita clínica de acometimento desses sítios.

O diagnóstico de infecção fúngica invasiva segue, atualmente, os critérios propostos pela European Organization for Research and Treatment of Cancer – Mycoses Study Group (EORTC-MSG) em 2008 (Tabelas 63.3 e 63.4). Nesses casos, podem ser necessárias pesquisas de galactomanana e β-D-glucan, quando indicadas e disponíveis.

TRATAMENTO

Mesmo na ausência de identificação do foco de infecção, pacientes com NF ou aqueles com sintomas/sinais de infecção, mesmo que afebris, devem ser tratados imediatamente, com solicitação da propedêutica recomendada, reposição de líquidos e antibioticoterapia de amplo espectro parenteral, devido ao elevado risco de ocorrência de sepse. Se houver boa evolução clínica nas primeiras 24 a 48 horas e os pacientes forem classificados como de baixo risco pelos critérios de MASCC, eles poderão ser tratados ambulatorialmente com antimicrobianos por via oral, com quinolona (ciprofloxacino, levofloxacino ou ofloxacino) + penicilina associada a inibidor de betalactamase (amoxicilina ou ampicilina + clavulanato ou sulbactam).

A escolha do antimicrobiano empírico inicial deve promover amplo espectro de cobertura, incluindo micro-organismos gram-positivos e gram-negativos mais prevalentes, como enterobactérias, *Staphylococcus*, *Streptococcus* e *Pseudomonas*, sempre utilizado em doses elevadas (ajustadas em caso de alteração da função renal ou hepática). O conhecimento do grupo de risco ao qual pertence o paciente e dos microrganismos mais prevalentes na instituição em que se encontra internado, com seus respectivos padrões de sensibilidade, é fundamental para a escolha terapêutica empírica mais adequada. Outro fator decisivo na escolha

Tabela 63.3 ■ Critérios diagnósticos de doença fúngica invasiva (exceto micoses endêmicas), segundo a EORTC-MSG, 2008

Fatores de hospedeiro	História recente de neutropenia (<500 células/mm³) por >10 dias
	Transplante de medula óssea alogênico
	Uso prolongado de corticoides (exceto se aspergilose broncopulmonar alérgica), com dose mínima de 0,3mg/kg/dia de prednisona (ou equivalente) por >3 semanas
	Uso de imunossupressores de células T (ciclosporina, TNF-α, anticorpos monoclonais específicos como alemtuzumabe, análogos de nucleosídeos) nos últimos 90 dias
	Imunodeficiência grave (p. ex., doença granulomatosa crônica, imunodeficiência grave combinada)
Critérios clínicos	Doença fúngica do trato respiratório inferior, com pelo menos 1 dos seguintes achados na TC: • lesão bem-circunscrita, densa, com ou sem sinal do halo • sinal da crescente • cavitação
	Traqueobronquite, definida por ulceração traqueobrônquica, nódulo, pseudomembrana, placas, escara em exame broncoscópico
	Infecção sinonasal, definida por imagem sugerindo sinusite mais um dos seguintes sinais: • dor aguda localizada • úlcera nasal com escara escura • extensão além de seios paranasais, através de barreiras ósseas, incluindo interior de órbitas
	Infecção de SNC, com um dos seguintes sinais: • lesão focal em exame de imagem • reforço meníngeo em TC ou ressonância nuclear magnética
	Candidíase disseminada com pelo menos uma das seguintes entidades após episódio prévio de candidemia nas 2 semanas anteriores: • abscessos pequenos circunscritos em fígado ou baço • exsudato progressivo em retina ao exame oftalmológico
Critérios micológicos	Testes diretos (citologia, microscopia direta ou cultura) com fungo filamentoso em escarro, lavado broncoalveolar, escovado brônquico, aspirado de seios nasais, indicado por pelo menos um dos seguintes critérios: • presença de elementos fúngicos indicativos de fungo filamentoso • recuperação das seguintes espécies em cultura: *Aspergillus, Fusarium, Zygomycetes, Scedosporium*
	Testes indiretos (detecção de antígeno ou constituintes da parede celular) • Aspergilose: detecção de galactomanana em plasma, soro, lavado broncoalveolar ou liquor • Doença fúngica invasiva (exceto criptococose e zigomicose): detecção de β-D-glucan em soro

Modificada de De Pauw B et al. Clin Infect Dis 2008 Jun 15; 46(12):1813-21.

do esquema antimicrobiano é o conhecimento de uso recente de antibióticos e dos resultados prévios de culturas.

Os esquemas habitualmente indicados incluem monoterapia com cefalosporinas (terceira geração com atividade antpseudomonas ou quarta geração), penicilinas com atividade antipseudomonas, carbapenens ou duoterapia com a associação de aminoglicosídeos. A vantagem da associação de duas classes diferentes de antimicrobianos é a possibilidade de redução de emergência de cepas resistentes, ponderando-se, entretanto, que os aminoglicosídeos elevam o potencial nefrotóxico do tratamento. Nenhum estudo demonstrou vantagem de um esquema em relação ao outro, embora duas metanálises tenham descrito aumento da mortalidade na NF com o uso de cefepima.

Estudos sugerem que a cobertura inicial de estafilococos coagulase-negativos resistentes à meticilina não está indicada, uma vez que o atraso no início da terapia em até 2 a 3 dias não altera o prognóstico dos pacientes infectados. O uso empírico inicial de vancomicina estaria indicado no caso de suspeita de infecções relacionadas com cateteres vasculares, mucosite grave, instabilidade hemodinâmica no paciente previamente colonizado por *S. aureus* resistente à oxacilina e naqueles cuja cultura inicial demonstre crescimento de bactéria gram-positiva ainda sem identificação e sem perfil de sensibilidade. Sugere-se a suspensão da vancomicina nos casos em que não houver crescimento em cultura em até 72 horas de micro-organismo que justifique sua manutenção.

O isolamento de anaeróbios não é frequente, estando na maioria dos casos associados a outros agentes (infecção polimicrobiana). Embora não seja necessária sua cobertura inicial empírica, nos casos de mucosite necrosante, sinusite, abscesso periodontal, celulite ou abscesso perirretal, infecção intra-abdominal ou pélvica (incluindo suspeita de tiflite) ou bacteriemia por micro-organismo anaeróbico, deve ser considerada a associação de um anaerobicida.

Se o paciente persistir com febre depois de 48 a 72 horas, orienta-se a manutenção do esquema inicial, nas condições de estabilidade clínica, ou ampliação do esquema antimicrobiano e/ou associação de antifúngicos, ou mesmo antes desse prazo, nos casos de piora clínica. A adição de vancomicina (caso não esteja em uso) para ampliação da cobertura de gram-positivos ou a ampliação da cobertura para gram-negativos com carbapenens ou mesmo polimixina visa ao tratamento de gram-negativos multirresistentes.

O uso de fator estimulador de crescimento de colônias (FECC) foi avaliado em metanálise que incluiu 13 estudos, demonstrando redução na duração da neutropenia e da hospitalização, sem redução da mortalidade, não estando, portanto, indicado de rotina no manejo da NF, exceto se o paciente estiver criticamente doente (com hipotensão, pneumonia ou disfunção de órgãos) e naqueles cuja recuperação medular possa ser demorada.

PROFILAXIA DE INFECÇÕES NO PACIENTE COM NEUTROPENIA

A antibioticoprofilaxia em pacientes com neutropenia sem febre foi objeto de investigação em diferentes estudos, e metanálise que incluiu 95 estudos randomizados, controlados, demonstrou redução significativa no risco de morte

Tabela 63.4 ■ Critérios diagnósticos de doença fúngica invasiva comprovada, provável e possível, segundo a EORTC-MSG 2008

Doença fúngica invasiva comprovada	**Aspergilose:** • histopatologia, citopatologia ou exame microscópico direto de espécime obtido por aspiração ou biópsia, na qual se observam hifas e evidências de invasão tecidual associada • recuperação de fungo filamentoso em cultura de espécime obtida por procedimento estéril de sítio habitualmente estéril + alterações clínicas ou radiológicas consistentes com processo infeccioso (excluindo lavado broncoalveolar, espécime de seios paranasais ou urina). **Fusariose:** • histopatologia, citopatologia ou exame microscópico direto de espécime obtido por aspiração ou biópsia no qual se observam hifas e evidências de invasão tecidual associada • recuperação de fungo filamentoso em cultura de espécime obtida por procedimento estéril de sítio habitualmente estéril + alterações clínicas ou radiológicas consistentes com processo infeccioso (excluindo lavado broncoalveolar, espécime de seios paranasais ou urina) • hemocultura com fungo filamentoso em contexto clínico compatível com processo infeccioso. **Candidíase ou criptococose ou *Trichosporon*:** • histopatologia, citopatologia ou exame microscópico direto de espécime obtido por aspiração ou biópsia de tecido normalmente estéril, no qual se observam células leveduriformes (e pseudo-hifas ou hifas verdadeiras, em caso de *Candida*) • recuperação de célula leveduriforme em cultura de espécime obtida por procedimento estéril de sítio habitualmente estéril + alterações clínicas ou radiológicas consistentes com processo infeccioso • hemocultura com células leveduriformes em contexto clínico compatível com processo infeccioso • Antígeno criptocócico em liquor cefalorraquidiano
Doença fúngica invasiva provável	Presença de 1 fator do hospedeiro + 1 critério clínico + 1 critério micológico (*ver Tabela 63.2*)
Doença fúngica invasiva possível	Presença de 1 fator do hospedeiro + 1 critério clínico

Modificada de De Pauw B et al. Clin Infect Dis 2008 Jun 15; 46(12):1813-21.

(risco relativo de 0,67), redução na mortalidade por todas as causas (risco relativo de 0,52), na mortalidade relacionada com a infecção e na incidência de febre, infecção clinicamente documentada e infecção microbiologicamente documentada, à custa de maior risco de colonização por micro-organismos resistentes e eventos adversos. No entanto, outros dois estudos prospectivos randomizados, duplo-cegos, controlados por placebo, que incluíram pacientes submetidos à quimioterapia para tumores sólidos ou com doença hematológica com alto risco de neutrope-nia, também demonstraram redução nos episódios de febre, mas sem benefício em termos de sobrevida, com taxas significativas de resistência bacteriana. Com base nesses dois estudos, a antibioticoprofilaxia na neutropenia não é recomendada de rotina.

A profilaxia antifúngica em pacientes com leucemia aguda em quimioterapia mielossupressiva ou em transplante de medula óssea foi avaliada em metanálise publicada em 2007, sendo demonstrada redução significativa de infecções fúngicas invasivas e da mortalidade relacionada com a infecção fúngica. Entretanto, ressalta-se que os pacientes mais beneficiados são aqueles com maior risco de infecção fúngica invasiva, uma vez que a profilaxia antifúngica universal relaciona-se também com aumento de resistência, interação medicamentosa e elevação dos custos da assistência, injustificados em grupo de pacientes de baixo risco. O uso de anfotericina lipossomal inalatória demonstrou reduzir a incidência de aspergilose pulmonar invasiva em estudo randomizado, duplo-cego e controlado.

Bibliografia

Bucaneve G, Micozzi A, Menichetti F, Martino P, Dionisi MS, Martinelli G et al. Levofloxacin to prevent bacterial infection in patients with cancer and neutropenia. New Engl J Med 2005 Sep 8; 353(10):977-87.

Buchheidt D, Bohme A, Cornely OA et al. Diagnosis and treatment of documented infections in neutropenic patients–recommendations of the Infectious Diseases Working Party (AGIHO) of the German Society of Hematology and Oncology (DGHO). Ann Hematol 2003 Oct; 82 (Suppl 2):S127-32.

Cullen M, Steven N, Billingham L et al. Antibacterial prophylaxis after chemotherapy for solid tumors and lymphomas. New Engl J Med 2005 Sep 8; 353(10):988-98.

De Pauw B, Walsh TJ, Donnelly JP et al. European Organization for Research and Treatment of Cancer/Invasive Fungal Infections Cooperative Group; National Institute of Allergy and Infectious Diseases Mycoses Study Group (EORTC/MSG) Consensus Group. Revised definitions of invasive fungal disease from the European Organization for Research and Treatment of Cancer/Invasive Fungal Infections Cooperative Group and the National Institute of Allergy and Infectious Diseases Mycoses Study Group (EORTC/MSG) Consensus Group. Clin Infect Dis. 2008 Jun 15; 46(12):1813-21.

Donowitz GR, Maki DG, Crnich CJ, Pappas PG, Rolston KV. Infections in the neutropenic patient–new views of an old problem. Hematology. 2001:113-39.

Gafter-Gvili A, Fraser A, Paul M, Leibovici L. Meta-analysis: antibiotic prophylaxis reduces mortality in neutropenic patients. Ann Intern Med 2005 Jun 21; 142(12 Pt 1):979-95.

Hughes WT, Armstrong D, Bodey GP et al. 2002 guidelines for the use of antimicrobial agents in neutropenic patients with cancer. Clin Infect Dis. 2002 Mar 15; 34(6):730-51.

Klastersky J, Paesmans M, Rubenstein EB et al. The Multinational Association for Supportive Care in Cancer risk index: A multinational scoring system for identifying low-risk febrile neutropenic cancer patients. J Clin Onc 2000; 18:3038-51.

Lamoth F, Buclin T, Csajka C, Pascual A, Calandra T, Marchetti O. Reassessment of recommended imipenem doses in febrile neutropenic patients with hematological malignancies. Antimicrobial Agents and Chemotherapy 2009 Feb; 53(2):785-7.

Link H, Bohme A, Cornely OA et al. Antimicrobial therapy of unexplained fever in neutropenic patients – guidelines of the Infectious Diseases Working Party (AGIHO) of the German Society of Hematology and Oncology (DGHO), Study Group Interventional Therapy of Unexplained Fever, Arbeitsgemeinschaft Supportivmassnahmen in der Onkologie (ASO) of the Deutsche Krebsgesellschaft (DKG-German Cancer Society). Ann Hematol 2003 Oct; 82 (Suppl 2):S105-17.

Masaoka T. Evidence-based recommendations for antimicrobial use in febrile neutropenia in Japan: executive summary. Clin Infect Dis 2004 Jul 15; 39 (Suppl 1):S49-52.

Maschmeyer G, Beinert T, Buchheidt D et al. Diagnosis and antimicrobial therapy of lung infiltrates in febrile neutropenic patients: Guidelines of the infectious diseases working party of the German Society of Haematology and Oncology. Eur J Cancer 2009 Sep; 45(14):2462-72.

Nucci M, Landau M, Silveira F, Spector N, Pulcheri W. Application of the IDSA guidelines for the use of antimicrobial agents in neutropenic patients: impact on reducing the use of glycopeptides. Infect Control Hosp Epidemiol 2001 Oct; 22(10):651-3.

Picazo JJ. Management of the febrile neutropenic patient: a consensus conference. Clin Infect Dis 2004 Jul 15; 39 Suppl 1:S1-6.

Raad II, Escalante C, Hachem RY et al. Treatment of febrile neutropenic patients with cancer who require hospitalization: a prospective randomized study comparing imipenem and cefepime. Cancer 2003 Sep 1; 98(5):1039-47.

Rijnders BJ, Cornelissen JJ, Slobbe L et al. Aerosolized liposomal amphotericin B for the prevention of invasive pulmonary aspergillosis during prolonged neutropenia: a randomized, placebo-controlled trial. Clin Infect Dis. 2008 May 1; 46(9):1401-8.

Robenshtok E, Gafter-Gvili A, Goldberg E et al. Antifungal prophylaxis in cancer patients after chemotherapy or hematopoietic stem-cell transplantation: systematic review and meta-analysis. J Clin Oncol 2007 Dec 1; 25(34):5471-89.

Rolston KV. The Infectious Diseases Society of America 2002 guidelines for the use of antimicrobial agents in patients with cancer and neutropenia: salient features and comments. Clin Infect Dis. 2004 Jul 15; 39 (Suppl 1):S44-8.

Schiel X, Hebart H, Kern WV et al. Sepsis in neutropenia – guidelines of the Infectious Diseases Working Party (AGIHO) of the German Society of Hematology and Oncology (DGHO). Ann Hematol 2003 Oct; 82 (Suppl 2):S158-66.

Segal BH, Almyroudis NG, Battiwalla M et al. Prevention and early treatment of invasive fungal infection in patients with cancer and neutropenia and in stem cell transplant recipients in the era of newer broad-spectrum antifungal agents and diagnostic adjuncts. Clin Infect Dis 2007 Feb 1; 44(3):402-9.

Smith TJ, Khatcheressian J, Lyman GH et al. 2006 update of recommendations for the use of white blood cell growth factors: an evidence-based clinical practice guideline. J Clin Oncol 2006 Jul 1; 24(19):3187-205.

Zuckermann J, Moreira LB, Stoll P, Moreira LM, Kuchenbecker RS, Polanczyk CA. Compliance with a critical pathway for the management of febrile neutropenia and impact on clinical outcomes. Ann Hematol 2008 Feb; 87(2):139-45.

CAPÍTULO 64

Distúrbios da Hemostasia

Enio Roberto Pietra Pedroso

INTRODUÇÃO

A hemostasia consiste em mecanismos usados pelo organismo para manter o sangue sob a consistência líquida e no compartimento intravascular. Desse processo participam vasos, tecidos de sustentação, plaquetas, coagulação e fibrinólise.

As alterações fisiopatológicas da hemostasia podem provocar hemorragias (Tabela 64.1) ou distúrbios tromboembólicos.

DEFICIÊNCIA DE VITAMINA K

A deficiência de vitamina K pode provocar hemorragia intensa, localizada, principalmente, em mucosas e articulações.

O diagnóstico é estabelecido a partir da presença de aumento da razão normalizada internacional (RNI) e do tempo de tromboplastina parcial ativado (TTPa), que são normalizados após a administração de vitamina K (fitonadiona, 10mg, IM, a cada 12 horas, por 3 dias).

O tratamento da hemorragia intensa consiste na infusão de plasma fresco (PF), 10 a 20mL/kg, EV, para normalizar a RNI e o TTPa, simultaneamente à administração de vitamina K, 10mg, IM, a cada 8 horas, por 3 dias. Essas medidas corrigem o defeito de produção dos fatores II, VII, IX e X subjacentes à deficiência de vitamina K.

INSUFICIÊNCIA HEPÁTICA

A insuficiência hepática promove deficiência dos fatores da coagulação sintetizados pelo hepatócito, além de associar-se a disfunção plaquetária e hiperesplenismo. Sua apresentação clínica assemelha-se à da deficiência da vitamina K, mas não melhora com a reposição dessa vitamina.

O diagnóstico é estabelecido pelo encontro de elevações da RNI e do TTPa. A RNI é afetada precoce e mais intensamente do que o TTPa na evolução da insuficiência hepática. As alterações laboratoriais da insuficiência hepática são indistinguíveis da deficiência da vitamina K. A RNI e o TTPa, entretanto, não normalizam após a administração de vitamina K. As plaquetas podem estar diminuídas em decorrência do hiperesplenismo que pode acompanhar a hepatopatia.

O tratamento imediato exige o uso de PF para correção das hemorragias graves, como o realizado na deficiên-

---

Tabela 64.1 ■ Características das síndromes hemorrágicas

Características	Alterações imediatas (minutos)	Alterações tardias (horas/dias)
Etiologia	Lesões plaquetárias	Coagulopatias, fibrinólise
Locais	Pele, mucosas	Pele, mucosas, músculo, articulação
Tipo de púrpura	Petéquias, equimoses múltiplas	Equimoses extensas
Doenças comuns	Von Willebrand, disfunção plaquetária por medicamentos, uremia, paraproteinemias	Hemofilias A e B, outras coagulopatias, síndromes fibrinolíticas
Clínica	Púrpura fácil, hipermenorreia, hemorragia excessiva após extração dentária ou em cirurgia	Hemorragia após circuncisão, hematoma desproporcional ao trauma, hemartroses

cia de vitamina K. O tratamento a longo prazo depende da doença de base.

DOENÇA DE VON WILLEBRAND (DVW)

Resulta da disfunção qualitativa e quantitativa do fator de von Willebrand. A hemorragia decorrente é semelhante à observada na púrpura trombocitopênica idiopática (PTI), sendo caracterizada por hemorragia em mucosas (epistaxe, petéquias, hemorragias menstrual e digestiva).

O diagnóstico é suspeitado pela hemorragia que se assemelha à observada na PTI associada a TTPa e função plaquetária alterados.

HEMOFILIA

Caracteriza-se por várias entidades clínicas em que se observa deficiência dos fatores VIII (hemofilia A), IX (hemofilia B) e XI (hemofilia C).

Seu diagnóstico pode ser feito mediante a aferição dos seguintes exames: TTPa prolongado com RNI normal. O TTPa se normaliza, após a mistura, na proporção de 1:1, do sangue do paciente com suspeita de hemofilia, a sangue normal. A ausência de correção do TTPa com essa mistura indica, como mais provável, a presença de um fator inibidor do fator VIII. O diagnóstico preciso é determinado pela identificação da deficiência específica dos fatores VIII e IX (Tabela 64.2).

Tabela 64.2 ■ Diagnóstico laboratorial da deficiência dos fatores da coagulação

Deficiência fator	Exames				
	RNI	TTPa	TT	Fi	TS
XII	N	A	N	N	N
Precalicreína	N	A	N	N	N
Cininogênio de alto peso molecular	N	A	N	N	N
XI (hemofilia C)	N	A	N	N	N
VIII (hemofilia A)	N	A	N	N	N
V	A	A	N	N	N/A
IX (hemofilia B)	N	A	N	N	N
X	A	A	N	N	N
VII	A	N	N	N	N
Protrombina	A	A	N	N	N
Von Willebrand	N	A	N	N	A
Fibrinogênio	N/A	N/A	N/A	A	N/A
XII	N	N	N	N	N
α2-antiplasmina	N	N	N	N	N

RNI: razão normalizada internacional; TTPa: tempo de tromboplastina parcial ativado; TT: tempo de trombina; Fi: fibrinogênio; TS: tempo de sangria; N: normal; A: alterado.

DOENÇAS DA COAGULAÇÃO E ESTADOS DE HIPERCOAGULABILIDADE

Caracterizam-se pela formação anormal do coágulo arterial ou venoso e decorrem de várias doenças de origem genética ou adquirida:

- **Resistência à proteína C ativada:** forma mais comum das coagulopatias, associa-se, principalmente, ao fator V de Leiden, que previne a inativação do fator V pela proteína C ativada. Esse fator está presente em 6% da população e promove de 20% a 40% dos distúrbios tromboembólicos.

- **Deficiência de proteína C:** pode ser genética ou decorrente de hepatopatia, deficiência de vitamina K, neoplasias, uso de anticoagulantes orais ou paraproteinemia por imunoglobulina (Ig) G. A proteína C inativadora dos fatores Va e VIIIa promove a deficiência de proteína C, precipitando trombose venosa recorrente, púrpura neonatal fulminante e necrose da pele induzida pela varfarina. É observada, principalmente, em adultos jovens, heterozigotos, com menos de 60% dos níveis da proteína C normal, e associada ao desenvolvimento de trombose recorrente.

- **Deficiência de proteína S:** pode ser de origem genética ou adquirida após a produção de IgG contra o antígeno S, associada, em geral, a convalescença de infecção viral ou de endotelite idiopática, a terapia com varfarina ou estrogênica oral, a gravidez, a hepatopatia e à síndrome nefrótica. A proteína S atua como cofator com a proteína C para fatores inativadores dos fatores Va e VIIIa cerca de 100 vezes mais rápido do que a proteína C sozinha. Associa-se ao desenvolvimento, especialmente em adultos jovens, de trombose recorrente, tromboflebite e tromboembolismo.

- **Deficiência de antitrombina III:** transmitida geneticamente em 3% a 8% dos pacientes com intensa trombose venosa ou embolia pulmonar. Pode ser desencadeada pelo uso de contraceptivos orais, por trombose aguda, síndrome da coagulação intravascular disseminada (SCIVD), síndrome nefrótica, pelo tratamento com L-asparaginase ou por hepatopatia. A antitrombina, sintetizada no fígado e nas células endoteliais, atua como inativadora da trombina, dos fatores IXa, Xa, XIa e XIIa e da calicreína plasmática, além de estimular a heparina para inativar os fatores Xa e IIa.

- **Hiper-homocisteinemia adquirida:** a homocisteína é um aminoácido derivado da metionina que pode ser convertido em cisteína e é requerida como cofator para as vitaminas B_6, B_{12} e o folato. A hiper-homocisteinemia adquirida associa-se às deficiências das vitaminas B_6, B_9 ou B_{12}, ao carcinoma, à insuficiência renal e tireóidea, e à terapia com metotrexato, teofilina ou fenitoína. Associa-se à promoção de aterosclerose e hipercoagulabilidade por lesão endotelial e aumento da expressão do fator

Capítulo 64 ■ Distúrbios da Hemostasia

tecidual endotelial, aumentando a adesividade plaquetária e a ativação da coagulação. Em 50% dos homozigotos ocorre trombose arterial e venosa em torno dos 30 anos de idade.

- **Mutação do gene da protrombina (G20210A):** esse distúrbio está 2,8 vezes mais relacionado com o nível elevado de protrombina plasmática com a recorrência de tromboembolismo venoso e de infarto agudo do miocárdio, especialmente, em mulheres jovens com outros fatores de risco, do que ocorre na população normal.
- **Síndrome do anticorpo antifosfolipídio (SAA):** sua prevalência é de 5% e 60% na população normal e no lúpus eritematoso sistêmico (LES), respectivamente. Decorre da ação de anticorpos anticardiolipina (IgG, IgM) e antifosfolipídios (IgG, IgM, IgA), chamado anticoagulante lúpico, que se ligam, provavelmente, em epítopos diferentes do anticoagulante natural β2-glicoproteína I. Os anticorpos antifosfolipídios são mais heterogêneos e reconhecem a protrombina, a proteína C e o fosfolipídio A2 e apresentam prevalência de 3,6% e de 10% a 50% na população normal e no LES, respectivamente. Os anticorpos anticardiolipina e antifosfolipídios estão presentes em aproximadamente 60% dos casos de LES. A presença transitória desses anticorpos parece estar associada a infecções virais e bacterianas, neoplasias e à administração de procainamida, quinidina e clorpromazina. O paciente que recebe esses medicamentos deve ser monitorado a cada trimestre para que seja detectado o desenvolvimento desses anticorpos. A SAA constitui distúrbio autoimune cujas principais manifestações clínicas decorrem de trombose venosa e arterial (acidente vascular encefálico, ataque isquêmico transitório, coronariopatia, trombose intracardíaca, trombose venosa profunda, embolia pulmonar), aborto ou parto prematuro, trombocitopenia, hipertensão arterial (sistêmica acelerada e pulmonar), coreia, fraqueza, demência, livedo reticular, artralgias, púrpuras, úlceras nas pernas, isquemia e infarto cutâneos (necrose avascular), anemia hemolítica, insuficiência suprarrenal, dor abdominal e necrose avascular. O diagnóstico depende da identificação de anticorpo anticardiolipina (ELISA ou radioimunoensaio), em geral falso-positivo para VDRL, e antifosfolipídio. Observa-se também que o TTPa prolongado não é corrigido após a adição de plasma normal, efeito secundário, provavelmente, à inibição da ligação da protrombina e de fatores da coagulação, a qual é dependente da ação do íon cálcio com fosfolipídios. Observa-se também na SAA ausência de atividade inibitória contra cofatores da coagulação específica. O exame do veneno diluído da serpente de Russell (dRVVT) é positivo e ativa o fator X na ausência de fator VII, o que é reconhecido como causa mais comum de TTPa alterado. Estão alterados também os exames de inibição da tromboplastina tecidual e o tempo de coagulação (caolim). O tratamento só é necessário diante de manifestações clínicas. A principal estratégia consiste na administração de medicamentos antiplaquetários, anticoagulação, trombolíticos e desfibrinantes. A deficiência de antitrombina deve ser tratada com crioprecipitado, 50UI/kg, que pode ser repetido 24 horas após, na dose de 60% da infusão anterior, para aumentar a atividade antitrombina para mais de 80%. Deve ser administrada, ainda, heparina de baixo peso molecular, SC. Sua ação não é confiável quando a depuração de creatinina é <30mL/min e o peso do paciente é >100kg, entretanto é segura, mesmo nesses casos, quando seus níveis plasmáticos, 4 horas após uma dose SC a cada 12 ou 24 horas, atingem, respectivamente, 0,6 a 1,0UI/mL e 1 a 2UI/mL. Constitui a primeira escolha em gestantes com trombose e é uma alternativa em caso de embolia pulmonar e trombose venosa profunda de repetição mesmo com RNI na faixa da normalidade. Associa-se a menor incidência de osteoporose do que a heparina não fracionada. Não deve ser administrada em caso de suspeita de trombocitopenia induzida pela heparina. A enoxaparina pode ser administrada ao paciente em regime ambulatorial, 1mg/kg, SC, a cada 12 horas, ou hospitalar, 1mg/kg, SC, a cada 12 horas, ou 1,5mg/kg, SC, a cada 24 horas (1mg = 100UI anti-Xa). Podem também ser administradas a tinzaparina, 175UI/kg/dia, SC, e a dalteparina, 200UI/kg/dia. A heparina de baixo peso molecular não é recomendada em caso de embolia pulmonar maciça e está contraindicada na trombocitopenia induzida pela heparina (Tabela 64.1). A monitoração da ação da heparina pelo TTPa não é acurada em portador de anticorpos antifosfolipídios (Tabela 64.3).

A heparina de baixo peso molecular deve ser mantida até que a RNI, após a administração de dicumarínico, atinja mais de 3. Ácido acetilsalicílico (AAS) em baixas doses pode ser associado ao dicumarínico. A corticoterapia é, em geral, efetiva em aliviar a trombocitopenia imunomediada. A pulsoterapia com ciclofosfamida pode reduzir os níveis elevados de anticorpos, entretanto associa-se, potencialmente, a rebote rápido após a descontinuação. Deve-se manter a anticoagulação diante da persistência de anticorpos, de modo a impedir a recorrência de trombose.

Tabela 64.3 ■ Uso da heparina de baixo peso molecular

Fármaco	Heparina de baixo peso molecular	
	Meia-vida (horas)	Dose
Dalteparina	2,7	120UI/kg, SC, a cada 12 horas
Enoxaparina	4,5	1mg/kg, a cada 12 horas
Nadroparina	2,7	15.000UI, SC, a cada 12 horas

SC: subcutânea.

- **Deficiência do cofator II da heparina:** o cofator II da heparina inibe a atividade da trombina sobre o fibrinogênio, assim como a agregação plaquetária induzida pela trombina, o que promove trombose venosa.
- **Disfibrinogenemia:** a hipoatividade do sistema fibrinolítico aumenta o risco de formação de coágulo. A disfibrinogenemia ocorre com diminuição dos níveis de plasminogênio ou da atividade do ativador do plasminogênio ou com aumento da atividade inibitória fibrinolítica. Associa-se a: (1) neoplasias (síndrome de Trousseau), em que a ativação de plaquetas induzida por tumores promove a secreção de coagulantes, extravasamento celular de vesículas de membrana procoagulantes e a estimulação de monócitos e macrófagos, além da liberação de procoagulantes e do inibidor da ativação do plasminogênio; (2) gravidez e terapia estrogênica, em que se observa redução da antitrombina III e da proteína S (o estrogênio pode causar aumento no nível do fator VIII, o que pode levar à resistência da proteína C ativada); (3) nefrose, que se associa à redução da antitrombina III de maneira secundária à perda urinária; (4) obesidade; (5) traumatismo ou cirurgia maior, que se associa à disfibrinólise; (6) infarto agudo do miocárdio e insuficiência cardíaca congestiva, que promovem redução da antitrombina III secundária ao consumo.
- **Trombocitopenia induzida pela heparina (TIH):** pode ser de dois tipos. A TIH do tipo I caracteriza-se pela ocorrência de trombocitopenia leve e transitória, que surge entre 24 e 48 horas após o início da administração de altas doses de heparina, e apresenta-se com hemorragia e tendência trombótica. A heparina induz agregação plaquetária, sequestro reticuloendotelial e destruição de plaquetas. A trombocitopenia regride após a descontinuação da heparina. A TIH do tipo II pode ocorrer com baixas ou altas doses da heparina administrada pela via SC e *flushes*, sendo imunomediada e caracterizada por trombocitopenia grave, que se desenvolve entre 5 e 7 dias após o início da terapêutica com heparina. Há o desenvolvimento de Ig (G, M e A) contra o complexo fator plaquetário 4 anti-heparina, resultando em ativação plaquetária, a qual provoca lesão endotelial vascular. O fenômeno tromboembólico associado é resolvido após a descontinuação da heparina.

O seu diagnóstico depende da identificação de trombocitopenia. Os exames funcionais consistem em: (1) serotonina [C14] e ativação plaquetária induzida pela heparina, com mais de 90% de sensibilidade e especificidade; (2) teste de agregação plaquetária, que diagnostica a TIH quando ocorre agregação plaquetária na presença de heparina, mas não com tampão, com 50% de sensibilidade; (3) ELISA de IgG, IgA, IgM, que liga a heparina ao complexo fator plaquetário 4 e tem até 90% de sensibilidade.

O tratamento exige a descontinuação da heparina (de baixo peso molecular, *flushes* e cateteres heparinizados).

A contagem de plaquetas se estabiliza e aumenta em 2 a 3 dias após a descontinuação da infusão de plaquetas.

TROMBOCITOPENIA

Consiste na redução da contagem de plaquetas para <150.000/mm^3 em virtude de sua destruição aumentada ou formação diminuída, ou por seu sequestro esplênico. Pode haver pseudotrombocitopenia, em que a contagem de plaquetas está aparentemente diminuída, causada, usualmente, pela aglutinação plaquetária.

AUMENTO DA DESTRUIÇÃO PLAQUETÁRIA

Pode decorrer de causas imunológicas ou não, destacando-se, entre as primeiras, a púrpura trombocitopênica idiopática (PTI) e a trombocitopenia neonatal; e entre as segundas, o traumatismo mecânico (próteses de válvulas cardíacas, balão de contrapulsação intra-aórtico, síndrome de coagulação intravascular disseminada, púrpura trombocitopênica trombolítica, síndrome hemolítico-urêmica, hemólise, síndrome HELLP, hemangioma cavernoso gigante), septicemia e hipotermia.

PTI

Sua evolução pode ser aguda ou crônica.

A prevalência da forma aguda é maior na faixa etária dos 2 aos 9 anos, acometendo igualmente ambos os sexos. Resulta da adsorção de antígenos virais à superfície das plaquetas, seguida por sua ligação com IgG, o que resulta em destruição plaquetária. Em metade dos casos, surge entre uma a três semanas após alguma doença viral ou imunização com vacina viva. Sua duração média é de 1 a 2 meses, com recuperação total, em 80% dos pacientes, após 6 meses de evolução.

Mais prevalente entre a terceira e a quarta década de vida, a forma crônica é três vezes mais frequente em mulheres do que em homens e evolui com recaídas, coincidindo a trombocitopenia, em geral, com a presença de alguma infecção viral. Em 85% dos pacientes, associa-se à ação de IgG antiplaquetária, de produção esplênica, contra o antígeno plaquetário GPIIb-IIIa. Na infecção pelo vírus da imunodeficiência humana (HIV) parece haver reação cruzada da IgG para a partícula gp120 e a glicoproteína IIIa plaquetária.

As principais manifestações clínicas da PTI são: fácil hemorragia em mucosas (conjuntival, gengivorragia, epistaxe, digestiva, menstrual), na pele (petéquias) e de linfadenopatia. A esplenomegalia é rara e sugere a associação com LES subclínico ou linfoma. Associa-se a LES, artrite reumatoide, doenças linfoproliferativas, doença de Crohn, doença de Graves, tireoidite de Hashimoto e infecção pelo HIV. Os anticorpos antiplaquetários são transferidos pela placenta e podem provocar trombocitopenia neonatal, púrpura e hemorragia, mesmo se a mãe não está tromboci-topênica ou foi esplenectomizada.

O diagnóstico laboratorial é revelado, ao exame do esfregaço sanguíneo, pela presença de anemia, tromboci-topenia (tamanho das plaquetas normal ou aumentado), contagem de leucócitos normal ou pouco aumentada, com linfocitose relativa e eosinofilia, tempo de sangra-mento normal ou prolongado, dependendo do número e da função das plaquetas, mielograma com número de megacariócitos normal a aumentado, presença de anti-corpos anti-IgG contra as plaquetas, sem correlacionar seu título com a gravidade da doença, e teste de Coombs positivo para anemia hemolítica associada à síndrome de Evans.

Na PTI aguda, o tratamento consiste em descontinuar a administração de qualquer medicamento associado à trombocitopenia e se o número de plaquetas for de:

- >30.000/mm^3 sem evidência de hemorragia: não é ne-cessária hospitalização ou terapia específica;
- entre 10.000 e 20.000/mm^3 e hemorragia mucosa signi-ficativa: administrar prednisona, 4 a 8mg/kg/dia, ou metilprednisolona, 30mg/kg/dia;
- <10.000/mm^3 com púrpura menor ou hemorragia: ini-ciar com prednisona ou metilprednisolona na mesma dosagem anterior e associar imunoglobulina endoveno-sa (IgEV), 1g/kg no primeiro dia;
- <10.000/mm^3 em paciente de 3 a 12 anos de idade e com doença persistente por mais de 12 meses com hemorra-gia: realizar a esplenectomia.

As transfusões de plaquetas são raramente necessá-rias, exceto diante de hemorragia com risco de morte sem resposta à corticoterapia nem à infusão de IgEV.

Na PTI crônica, o tratamento consiste em desconti-nuar os medicamentos associados à trombocitopenia e, diante de trombocitopenia e hemorragia com risco de morte, usar prednisona, 1 a 2mg/kg/dia, e IgEV, 1g/ kg no primeiro dia apenas. Em paciente com plaquetas <30.000 a 50.000/mm^3 e hemorragia mucosa significa-tiva, usar prednisona, 1 a 2mg/kg/dia. Para plaquetas persistentemente <10.000/mm^3 por mais de 6 semanas sem hemorragia, realizar esplenectomia. Para plaquetas <30.000/mm^3 e mais de 3 meses de hemorragia, além de resposta incompleta à terapia, realizar esplenectomia. A infusão de anti-Rho (D) é inefetiva em paciente Rh$^-$ ou submetido à esplenectomia. A alternativa para PTI refra-tária crônica inclui:

1. Azatioprina, 2mg/kg, VO, a cada 6 horas, com remissão em 1 a 6 meses em 50% dos casos refratários. Os efeitos colaterais dessa terapia incluem neutropenia reversível, náusea e vômito.
2. Ciclofosfamida diária ou em pulsos: apresenta remis-são, em 60% dos casos, em 2 a 8 semanas, com efeitos colaterais que incluem alopecia, cistite hemorrágica, su-pressão da medula óssea e risco de leucemia.
3. Danazol, 200 a 600mg, VO, a cada 6 horas, com remis-são em 50% dos pacientes em 2 a 6 semanas, com efei-tos colaterais que incluem: ganho de peso, amenorreia, contrações musculares, mialgias, cefaleias, hirsutismo, acne, seborreia e, raramente, lesão hepática.
4. Vincristina, 1 a 2mg/semana, EV, por 2 a 3 semanas. O aumento de 20.000 a 40.000/mm^3 na contagem das pla-quetas é obtido em alguns dias, com recuperação total após alguns dias. Seus efeitos colaterais incluem neuro-patia periférica, constipação intestinal e dor óssea.

Trombocitopenia: pode decorrer da trombocito-penia neonatal devido aos anticorpos maternos contra aloantígeno plaquetário 1 (PLA 1); ou em decorrência da púrpura pós-transfusão com a ausência de PLA 1, que ocorre entre 5 e 12 dias após a transfusão de pelo menos uma unidade de sangue total, observada em 43% dos pa-cientes após 10 anos de infecção pelo HIV.

DIMINUIÇÃO DA PRODUÇÃO PLAQUETÁRIA

Várias são as causas da diminuição da produção de plaquetas, especialmente as de origem:

1. **Hereditária:** anomalia de May-Hegglin (autossômica dominante, caracterizada pela presença de grandes corpos de Döhle dentro de granulócitos e monócitos, plaquetas esféricas gigantes e trombocitopenia); sín-drome de Wiskott-Aldrich (ligada ao cromossomo X e caracterizada por trombocitopenia, eczema e infecções repetidas); síndrome de trombocitopenia (autossômica recessiva, caracterizada por diminuição significativa de megacariócitos com alterações do esqueleto, rins e coração).
2. **Trombopoese diminuída por:** infiltração medular (leucemia, linfoma, neoplasia metastática e fibrose) ou supressão da medula (radiação, quimioterapia, álcool, clorotiazida e estrogênios).
3. **Sequestro esplênico:** associado a congestão, inflama-ção, infiltração e infecção esplênicas, hiperplasia esplê-nica (leucemias, linfomas, doenças mieloproliferativas e anemia hemolítica) e infecção viral (produção suprimi-da), riquetsiose (consumida na vasculite) ou bacteriana.

As manifestações clínicas principais são constituídas por: febre, mal-estar, hemorragia mucosa (hematêmese, melena, enterorragia, epistaxe, metrorragia) ou na pele (petéquia, equimose), icterícia, hematoma, cefaleia, con-fusão mental, fraqueza muscular simétrica ou assimétrica, convulsões e perda da consciência. Podem estar presentes hepato e esplenomegalias.

As manifestações laboratoriais observadas no hemo-grama e no exame do esfregaço de sangue periférico consistem em contagens de plaquetas diminuída, com evidências de sua aglutinação. O volume médio plaquetário pode estar elevado. A presença de esquizócitos sugere hemólise microangiopática. O achado de hemácias macrocíticas com reticulocitose sugere hemólise com compensação da medula óssea. A função plaquetária está normal. Pode haver antiglobulina direta (teste de Coombs) positiva diante da presença de hemólise. O mielograma pode ser necessário para excluir processo infiltrativo e detectar mielodisplasia e destruição plaquetária mediante a observação de elevação dos megacariócitos.

O diagnóstico diferencial consiste em entidades clínicas que apresentam alteração da agregação plaquetária e predisposição para hemorragia, como a síndrome de Bernard-Soulier (doença genética da glicoproteína plaquetária, receptor do FvW) e a tromboastenia de Glanzmann (doença genética da glicoproteína plaquetária IIb/IIIa, receptor de fibrinogênio).

O tratamento consiste em evitar a elevação da pressão arterial sistêmica e no uso de agentes anti-inflamatórios não esteroides (AINE) e ácido acetilsalicílico (AAS) (Tabela 64.4). É necessário avaliar a possibilidade de abordagem da causa subjacente, promover a descontinuidade de medicamentos associados à trombocitopenia e, se necessário, transfusão plaquetária. Paciente sem evidência de hemorragia, com contagem de plaquetas >10.000/mm³, não ne-

cessita de transfusão. Para a execução de um procedimento pouco ou mais invasivo são necessárias pelo menos 50.000 ou 100.000 plaquetas/mm³, respectivamente. A infusão de 6UI de plaquetas eleva as plaquetas entre 30.000 e 50.000/mm³ no sangue periférico. O uso experimental de trombopoetina associa-se a aumento de 10 vezes no número de plaquetas periféricas.

TROMBOCITOSE

Ocorre quando a contagem de plaquetas situa-se >450.000/mm³ e pode ser de origem primária (essencial) ou secundária.

A trombocitose essencial caracteriza-se pela contagem de plaquetas em duas aferições, com intervalo de 30 dias, em geral >600.000/mm³ e contagem de hemácias normal, sem fibrose significativa da medula óssea nem presença de cromossomo Philadelphia, rearranjo de genes BCR/ABL, policitemia *vera*, mielofibrose e leucemia mielocítica crônica. Não existe etiologia identificável.

A trombocitose secundária pode decorrer de estresse, exercício, distúrbios inflamatórios crônicos (artrite reumatoide, colite ulcerativa, sarcoidose, fibrose hepática, granulomatose de Wegener, poliarterite nodosa), hemorragia aguda ou crônica, uso de medicamentos (alcaloides da vinca, epinefrina, agentes mielossupressivos, vitamina B_{12}), neoplasias (carcinoma, linfomas, especialmente o de Hodgkin), infecção crônica (bacteriana, tuberculosa, fúngica) e estados mielodisplásicos (síndrome 5-q e anemia sideroblástica).

As manifestações clínicas da trombocitose incluem: epistaxe, hemorragia gastrointestinal e de outras mucosas, hematoma, púrpuras, trombose de extremidades, livedo *reticularis*, cefaleia, hemiparesia recorrente, neuropatia periférica, acroparestesias, esplenomegalia, visão borrada e fundo de olho com papiledema.

O diagnóstico laboratorial pode ser realizado mediante a identificação da morfologia plaquetária e da massa de eritrócitos (policitemia *vera*). Biópsia da medula é realizada para a detecção do cromossomo Philadelphia, fibrose de medula e metaplasia mieloide. A cultura de medula mostra colônias de megacariócitos em formações distintas, o que diferencia a trombocitose das causas secundárias.

O tratamento é feito por meio da plaquetoférese, que pode diminuir as plaquetas em 50% em horas e está indicada em casos de hemorragia e trombose com risco de morte. Para pacientes com >1.000.000 de plaquetas/mm³ com complicações crônicas ou recorrentes, administram-se hidroxiureia, 500mg, a cada 8 a 24 horas, VO, para manter as plaquetas <400.000/mm³, e AAS, 300 a 600mg/dia, VO, indicado para pacientes com complicações isquêmicas sem história de hemorragia. A esplenectomia é, em geral, contraindicada porque o baço é frequentemente o local em que se deposita o excesso de plaquetas e sua

Tabela 64.4 ■ Medicamentos que inibem a função plaquetária e que podem prolongar o tempo de sangria

Alcaloides da vinca	Vimblastina, vincristina
Androgênios	–
Anestésicos locais	Cocaína, dibucaína, lidocaína, procaína
Anticoagulante	Heparina
Antidepressivos tricíclicos	Amitriptilina, desipramina, imipramina, nortriptilina
Anti-histamínicos	Difenidramina
Anti-inflamatórios	AAS, fenilbutazona, indometacina, sulfimpirazona
Antimicrobianos	Carbenicilina, nitrofurantoína
Bloqueadores simpáticos	Di-hidroergotamina, dibenzilcloretamina, fentolamina, fenoxibenzamina, propranolol
Clofibrato	–
Dextrano	–
Dipiridamol	–
Diuréticos	Ácido etacrínico
Fenformina	–
Fenotiazinas	Clorpromazina, prometazina
Guaiacolato	–
Metilxantinas	Aminofilina, cafeína, trombona
Psicotrópicos	Clordiazepóxido, diazepam, flunazepam

Capítulo 64 ■ Distúrbios da Hemostasia

remoção poderá favorecer o desenvolvimento de hemorragia ou infarto agudo do miocárdio. A administração de anagrelide, 0,5 a 1mg, VO, a cada 6 horas, pode reduzir a contagem de plaquetas em 50% mediante a inibição da maturação dos megacariócitos na medula óssea.

PÚRPURA TROMBOCITOPÊNICA TROMBÓTICA (PTT)

Caracteriza-se pela formação de plaquetas e trombos de fibrina nas arteríolas de vários órgãos. Essas alterações decorrem do metabolismo inadequado dos fatores de von Willebrand, o que promove a ativação das plaquetas via glicoproteína Ib/IX/V e glicoproteína IIb/IIIa. O resultado dessa ativação é a aglutinação plaquetária, provocando lesões microangiopáticas e reduzindo a contagem de plaquetas na circulação sanguínea. A obstrução mecânica na microvasculatura promove destruição das hemácias nos vasos, o que provoca hemólise.

A PTT recorrente crônica tem início na infância e recorre a intervalos de 3 a 4 semanas, resultando de inibição de metaloproteinases por autoanticorpos IgG. A PTT idiopática, a forma mais grave, é mais comum em adolescentes e em adultos na meia-idade. É resultante de ausência ou metaloproteinases defeituosas.

História e exame físico

A PTT caracteriza-se por febre, anemia (microangiopática, hemolítica autoimune), trombocitopenia, lesão renal (proteinúria, hematúria, sedimentos, uremia) e alterações neurológicas (cefaleia, confusão, convulsões, disfagia, alterações visuais, nível de consciência flutuante). Podem ser observadas púrpuras, hemorragia gastrointestinal, epistaxe, menorragia e hemorragia retiniana, com perda da visão. Podem estar presentes fraqueza e mal-estar. Associa-se ao uso de ticlopidina.

Diagnóstico

A contagem de células sanguíneas e o exame do esfregaço periférico revelam anemia (microangiopática) e trombocitopenia com esquizócitos e agregados de plaquetas no esfregaço, além de aumento da contagem de reticulócitos. O nível da desidrogenase láctica é elevado (o que se associa à hemólise). A creatinina e a ureia sanguínea podem estar aumentadas. O tempo de coagulação está normal, o que ajuda a diferenciar PTT, síndrome hemolítico-urêmica e SCIVD. O nível da protease que cliva a FvW está diminuído. A hemoglobina livre está elevada e a haptoglobina sérica está reduzida.

Diagnóstico diferencial

Inclui infecções (citomegalovírus, aspergilose, estreptococos β-hemolíticos), carcinoma disseminado, TIH, LES, síndrome de anticorpo antifosfolipídico e pré-eclâmpsia.

Tratamento

O tratamento da PTT consiste na remoção de 80mL/kg de plasma e sua substituição por quantidade equivalente de plasma fresco congelado, repetindo-se diariamente o procedimento até desaparecerem as alterações neurológicas e se normalizarem a contagem das plaquetas e o nível de LDH. Administram-se prednisona 1 a 2mg/kg/dia, e AAS, 325mg/dia, VO. Na PTT crônica recidivante, o tratamento consiste no uso de detergente solvente de plasma e, a seguir, esplectomia, imunoglobulina EV e azatioprina. Não se deve realizar a transfusão de plaquetas, o que pode acrescentar mais plaquetas para o consumo e, consequentemente, mais trombo na microvasculatura.

SÍNDROME HEMOLÍTICO-URÊMICA (SHU)

Caracteriza-se pela formação de plaquetas e trombos de fibrina nas arteríolas de vários órgãos, podendo apresentar-se com ou sem diarreia.

Fisiopatologia

1. **SHU sem diarreia:** idiopática, associa-se a neoplasia, gravidez, LES, hipertensão maligna, doença sistêmica, infecção pelo HIV e quimioterapia (mitomicina C, ciclosporina). Raramente ocorre nas crianças.
2. **SHU com diarreia:** entre 38% e 61% das pessoas expostas à *Escherichia coli* 0157:H7 (comumente secundária à ingestão de hambúrguer mal passado) desenvolvem colite hemolítica e 2% a 7% desses desenvolvem SHU. Aproximadamente 90% das crianças com diarreia e SHU têm evidência de *E. coli* produtora de verotoxina, sendo a 0157:H7 identificada em 70% desses pacientes. A toxina liga-se à mucosa colônica, promovendo morte celular e diarreia. Ao atingir a circulação sistêmica, a toxina causa a SHU, que geralmente se inicia entre 2 e 14 dias após o começo da diarreia.

História e exame físico

Observa-se síndrome febril com náusea, vômito, cólica abdominal, diarreia aquosa ou sanguínea e dispneia. Surgem também oligúria e hematúria, além de púrpura (petéquias, equimoses e sufusões). Pode haver ainda confusão mental, fraqueza simétrica ou assimétrica, fraqueza, convulsões e alterações da consciência.

Diagnóstico

Contagem completa das células sanguíneas revela trombocitopenia e anemia hemolítica microangiopática. Há hiponatremia, uremia, cretininemia elevada, aumento da desidrogenase láctica e diminuição da haptoglobina. O TP e TTP são normais. Podem ser detectados anticorpos neutralizantes para *E. coli* 0157:H7.

Tratamento

Manter restrição de líquido (com restrição de sódio e potássio) se o paciente experimenta sobrecarga de volume. Estabelecer a diurese, se possível, usando furosemida ou NaCl a 0,9%, dependendo do estado volumétrico. A diálise é iniciada quando o fluxo urinário é <0,5mg/kg/h por 72 horas. Tratar a diarreia associada: a antibioticoterapia possibilita o aumento do risco de SHU no paciente com *E. coli* 0157:H7. O uso de esteroides e anticoagulantes antiplaquetários não é efetivo. A infusão de plasma e a troca de plasma são efetivas em melhorar a sequela renal (exceto em caso de SHU que seja secundária à pneumonia estreptocócica).

Prognóstico

A mortalidade é da ordem de 5% a 10%. Mais de 70% dos pacientes se recuperam sem sequelas, mas 20% deles se tornam dependentes de diálise. O prognóstico é pior quando a SHU começa na infância, por doença recorrente e familiar, quando então há tendência maior de desenvolver-se SHU. Outras complicações graves consistem em síndrome da angústia respiratória do adulto, disfunção miocárdica, rabdomiólise, parotites, úlceras na pele necrótica e insuficiência cardíaca congestiva (ICC).

SÍNDROME DA COAGULAÇÃO INTRAVASCULAR DISSEMINADA

Caracteriza-se pela ativação inadequada do sistema de coagulação.

Etiologia

Pode ser causada por:

1. **Ativação da via intrínseca da coagulação:** a lesão de células endoteliais expõe o subendotélio à circulação o que promove ativação do fator XII. Essa ativação da via intrínseca da coagulação pode ser secundária a hipoxia, septicemia, hipotensão, acidose, hipertermia ou hipotermia, queimadura, infecção por riquétsia, e formação de imunocomplexos;
2. **Ativação da via extrínseca da coagulação:** ocorre pela liberação da tromboplastina tecidual. Pode ser decorrente de síndrome de lise tumoral, lise de hemácias, leucemia promielocítica ou curto-circuito cardiopulmonar e patologia obstétrica (descolamento prematuro da placenta, placenta prévia, hipertensão induzida pela gravidez, embolia por líquido amniótico e feto morto retido).
3. **Ativação direta do fator X ou II:** é causada por neoplasia, pancreatite aguda, veneno de certas serpentes (veneno de serpente de Russell e/ou leucemias promielocítica aguda, mielocítica ou monocítica).

História e exame físico

A hemorragia ocorre, usualmente, em três ou mais locais (epistaxe, hemoptise, melena, hematêmese, hemorragia em feridas, hemorragia em venopuntura), e se acompanha de febre, hipotensão e hipoxia, púrpuras, gangrena periférica e hematomas.

Diagnóstico

A contagem de células sanguíneas em esfregaço periférico mostra fragmentos de hemácias (esquistócitos) e diminuição das plaquetas. Há elevação da uremia e da desidrogenase láctica com prolongamento do TP, TTPa e tempo de trombina, que revelam aumento de produtos de degradação da fibrina, fibrinopeptídeo A e complexo trombina-antitrombina III (AT-III), diminuição do fibrinogênio (a variável mais útil para o diagnóstico), AT-III e α_2-antiplasmina. A urinálise revela proteinúria e hematúria (Quadros 64.5 e 64.6).

Tabela 64.5 ■ Diagnóstico da deficiência dos fatores da coagulação

Fator	RNI	TTP	CP	TS
Fibrinogênio (I)	A	A	N	N
Protrombina (II)	A	A	N	N ou A
Tromboplastina tecidual (III)	–	–	–	–
Cálcio (IV)	–	–	–	–
Fator lábil (V)	A	A	N	N ou A
Fator estável (VII)	A	N	N	N
Globulina anti-hemofílica (VIII)	N	A	N	N
Fator Christmas (IX)	N	A	N	N
Fator Stuart-Power (X)	A	A	N	N ou A
Antecedente tromboplastínico do plasma (XI)	N	A	N	N
Fator Hageman (XII)	N	A	N	N
Fator estabilizador da fibrina (XIII)	N	N	N	N
Fator Fletcher	N	A	N	N
Fator Fitzgerald	N	A	N	N
Doença de von Willebrand	N	N ou A	N	N ou A
Trombocitopenia	N	N	A	N ou A
Defeito funcional das plaquetas	N	N	N ou A	A
Defeito vascular	N	N	N	N ou A

RNI: razão normalizada internacional (vias extrínseca e comum); TTP: tempo de tromboplastina parcial (vias intrínseca e comum); CP: contagem de plaquetas; TS: tempo de sangria.

Capítulo 64 ■ Distúrbios da Hemostasia

Tabela 64.6 ■ Diagnóstico diferencial da SCIVD

Diagnóstico	SCIVD	FP	HPT	IH	FL
Clínica	Doença obstétrica, choque, septicemia; acrocianose, púrpuras, tromboembolismo	Paraneoplasia, pós-operatório, redução intensa da PA, sem acrocianose e tromboembolismo	Transfusão mais de 40% da volemia com sangue estocado por mais de 5 dias	Alcoolismo, hepatites virais crônicas, sinais de IH	Sangramento restrito ao local da ferida operatória
CP	D	N	D ou N	N	N
TP/TTP	D	D	D	DD	N
F	D	DD	N	D	N ou D
PDF	+	++	–	–	–
TE	+	–	–	–	–
LE	N ou D	Rápido	N	N	N
Teste Fi	+	– ou +	–	–	–
EM	+	–	–	–	–

EM: esfregaço microangiopático; F: fibrinogênio; FL: fibrinólise local; FP: fibrinólise primária; HPT: hemodiluição pós-transfusional; IH: insuficiência hepática; LE: lise da euglobulina; PA: pressão arterial; PDF: produto de degradação da fibrina; SCIVD: síndrome de coagulação intravascular disseminada; TE: teste do etanol; TP/TTP: tempo de protrombina/tempo de tromboplastina parcial.

Tratamento

O objetivo do tratamento é remover ou tratar a patologia subjacente, ao mesmo tempo em que se controla o choque. A redução do sangue e derivados deve ser corrigida por intermédio da transfusão de papa de hemácias, plaquetas, crioprecipitado (fibrinogênio <1g/L), plasma fresco congelado e complexo anti-hemofílico. A anticoagulação é de benefício questionável. Em caso de ser usada considerar a administração de heparina, embora raramente seja benéfica quando a AT-III é extremamente baixa. Levar em conta os agentes antiplaquetários. Considerar concentrado de AT-III se o nível de AT-III <70%. A terapia antifibrinolítica com ácido epsilon-aminocaproico é raramente benéfica. Seu uso sem concomitância de heparina pode aumentar o risco de disfunção orgânica em virtude da isquemia secundária à trombose (Quadros 64.7 e 64.8).

FIBRINÓLISE PRIMÁRIA

Surge com o aparecimento de plasmina livre na circulação, superando o efeito neutralizador da antiplasmina. Deve ser considerada em caso de presença de doença hepática grave, neoplasias metastáticas do útero, próstata, pulmão ou pâncreas, cirurgias extensas sobre pulmão, próstata ou pâncreas, acidente ofídico ou doenças neoplásicas do sistema hemolinfático. Há nessas enfermidades excessiva ativação do plasminogênio por ativadores teciduais. A plasmina livre no plasma produz fibrinogenólise, destruição dos fatores V e VIII e ativação das cininas. O paciente torna-se hipotenso e desenvolve hipocoagulabilidade devi-

Tabela 64.7 ■ Distúrbios da hemostasia e alterações laboratoriais associadas

Distúrbio		Exames				
		TS	CP	RNI	TTP	F
Vascular		A	N	N	N	N
Trombocitopenia		A	D	N	N	N
Via intrínseca	Hemorragia presente (VIII, IX, XI)	N	N	N	A	N
	Hemorragia ausente (XII)	N	N	N	A	N
Via extrínseca (VII, deficiência vit. K, uso de ACO)		N	N	A	N	N
Via comum (II, V, X, deficiência de vit. K, ACO)		N	N	A	A	N
SCIVD		A	D	A	A	D
Fibrinólise primária		N	N	N	N	D
Inibidores específicos (anti-VIII, anti-IX, anti-V)		N	N	A	A	D
Inibidores inespecíficos (lúpus-símile, antifosfolipídio)		N	N	A	A	D

ACO: anticoagulante oral; vit.: vitamina; SCIVD: síndrome da coagulação intravascular disseminada.

Tabela 64.8 ■ Terapia de substituição nas alterações da coagulação

Deficiência	Reposição	Dose inicial (kg/peso)	Manutenção (kg/dia)	Meia-vida (hora)
Fator II	Plasma	20U, a cada 12h	15 a 20U	50 a 80
	[protrombina]	40U	15 a 20U	–
Fator V	Plasma fresco	15 a 25U	15 a 20U	24
Fator VII	Plasma	5 a 10U	5U, a cada 6h	5
	[protrombina]	5 a 10U	5U, a cada 6h	–
Fator VIII	Crioprecipitado	1 bolsa/2 a 4kg	1 bolsa/4 a 8kg, a cada 12h	12
Hemofilia A	P. em glicina	40U	20U, a cada 12h	–
von Willebrand	Plasma	10U	10U	24
	Crioprecipitado	1 bolsa/10kg	1 bolsa/10kg	–
Fator IX	Plasma	30 a 60U	5 a 10U, a cada 12h	20 a 30
	[protrombina]	30 a 60U	5 a 10U, a cada 12h	–
Fator X	Plasma	10 a 15U	10U	20 a 60
	[protrombina]	10 a 15U	10U	–
Fator XI	Plasma	10 a 20U	5U	40 a 80
	[protrombina]	20U	10U	–

P: precipitado.

do ao excesso de produtos de degradação da fibrina (PDF). O quadro clínico da fibrinólise primária assemelha-se ao da SCIVD, diferenciando-se por manter plaquetas e PDF elevados.

Fibrinólise local

Grandes coágulos que se formam em cicatrizes cirúrgicas podem levar ao aumento da fibrinólise local e manter o sangramento na ferida. A presença de plasmina não contraposta por antiplasmina evita que a hemostasia ocorra de maneira adequada.

SÍNDROME DE HEMODILUIÇÃO PÓS-TRANSFUSIONAL

O sangue estocado por mais de 5 dias em ACDP perde os fatores V e VIII e suas plaquetas tornam-se inviáveis. Em consequência, pode desencadear-se síndrome hemorrágica grave ao se transfundirem mais de 10 unidades de plasma ou sangue total estocado. A hemorragia provocada por essas transfusões maciças pode ser confundida com SCIVD, pois encontram-se com frequência trombocitopenia e prolongamento do TP e do TTP.

Avaliação pré-operatória

A história clínica é o principal meio diagnóstico para idetificação dos riscos de hemorragia. Deve-se identificar o comportamento do paciente quanto a hemorragias prévias e quanto ao local, extensão, duração e resposta

terapêutica. É fundamental identificar a presença de doenças subjacentes, como hepatopatias ou uremia, e o uso de medicamentos que interfiram com a coagulação ou com as plaquetas. O uso de circulação extracorpórea e da hipotermia na cirurgia cardiovascular pode causar inativação de fatores de coagulação e das plaquetas. A cirurgia da próstata associa-se, com frequência, a aumento da fibrinólise. O uso de água destilada em vez de solução salina na cirurgia da bexiga pode provocar hemólise. Em algumas situações cirúrgicas em que há hemorragia maciça, a transfusão pode levar à síndrome hemorrágica pós-transfusional, mas muitos sangramentos pré e pós-operatórios se devem à hemostasia inadequada do próprio ato cirúrgico.

A síndrome de hemodiluição pós-transfusional pode ser evitada quando se usa uma unidade de sangue fresco (com menos de 48 horas de estocagem) para quatro unidades de sangue transfundido. O tratamento consiste na administração de sangue fresco ou plasma. É rara a necessidade de uso de concentrado de plaquetas.

Na fibrinólise primária, é fundamental o tratamento da doença de base. O uso de inibidores da fibrinólise só deve ser tentado quando o diagnóstico é preciso. Seu uso em casos de SCIVD é quase sempre fatal. O agente de escolha é o ácido epsilon-aminocaproico, administrado EV, 5 a 8g, nos primeiros 30 minutos, seguidos de 1 a 2g/h, não sendo recomendável o uso de doses >30g/dia. O tratamento deve ser mantido enquanto persistir a doença de base. Na fibrinólise local, a remoção do coágulo, em geral, interrompe a hemorragia

Capítulo 64 ■ Distúrbios da Hemostasia

Tabela 64.9 ■ Critérios de resposta à terapêutica da SCIVD

Critérios	Resposta	
Clínico	Melhora	Parada de sangramento
		Desaparecimento da acrocianose
		Estabilização hemodinâmica
		Reversão da tendência à trombose
	Melhora parcial	Interrupção de grande sangramento
		Melhora hemodinâmica
		Desaparecimento da acrocianose
	Piora	↑ do sangramento
		↑ da acrocianose
Laboratorial	Melhora	Normalização da atividade fibrinolítica (12 a 72h)
		Normalização do RNI e do TTP (24 a 72h)
		↑ nível plasmático de F (24 a 72h), ↑ 40mg% é significativo
		↑ número de plaquetas circulantes pode demorar semanas

F: fibrinogênio.

Bibliografia

Andritsos L, Yusen RD, Eby C. Transtornos da hemostasia. In: Green GB, Harris IS, Lin GA, Moylan KC. Manual de terapêutica clínica da Universidade de Washington. 31. ed. Rio de Janeiro: Guanabara Koogan, 2005:404-29.

Chitambar CR, Anderson T, Hosenpud JR. Avaliação do Paciente com um distúrbio hemorrágico. In: Kutty K, Schapira RM, Ruiswyk JV, Kochar M. Kochar. Tratado de medicina interna. 4. ed. Rio de Janeiro: Guanabara Koogan, 2005:503-7.

Chitambar CR, Anderson T, Hosenpud JR. Distúrbio da coagulação devido à deficiência de fatores. In: Kutty K, Schapira RM, Ruiswyk JV, Kochar M. Kochar. Tratado de medicina interna. 4. ed. Rio de Janeiro: Guanabara Koogan, 2005:507-9.

Chitambar CR, Anderson T, Hosenpud JR. Sangramento associado aos distúrbios plaquetários. In: Kutty K, Schapira RM, Ruiswyk JV, Kochar M. Kochar. Tratado de medicina interna. 4. ed. Rio de Janeiro: Guanabara Koogan, 2005:509-11.

Chitambar CR, Anderson T, Hosenpud JR. Distúrbios da coagulação adquiridos. In: Kutty K, Schapira RM, Ruiswyk JV, Kochar M. Kochar. Tratado de medicina interna. 4. ed. Rio de Janeiro: Guanabara Koogan, 2005:511-14.

Chitambar CR, Anderson T, Hosenpud JR. Distúrbios trombóticos. In: Kutty K, Schapira RM, Ruiswyk JV, Kochar M. Kochar. Tratado de medicina interna. 4. ed. Rio de Janeiro: Guanabara-Koogan, 2005:514-6.

Kessler CM. Distúrbios hemorrágicos: deficiências dos fatores de coagulação. In: Goldman L, Ausiello D. Cecil. Tratado de medicina interna. Rio de Janeiro: Elsevier, 2005:1237-49.

Quartarolo JM, Kwoh CH. Trombocitopenia. In: Kwoh C, Buch E, Quartarolo JM, Lin TL. Medicina interna. Rio de Janeiro: Guanabara Koogan, 2005:178-81.

Quartarolo JM, Kwoh CH. Abordagem ao tempo de protrombina/tempo de tromboplastina prolongados. In: Kwoh C, Buch E, Quartarolo J, Lin TL. Medicina interna. Rio de Janeiro: Guanabara Koogan, 2005:182-4.

Schafer AI. Abordagem ao paciente com hemorragia e trombose. In: Goldman L, Ausiello D. Cecil. Tratado de medicina interna. Rio de Janeiro: Elsevier, 2005:1129-33.

Schafer AI. Distúrbios hemorrágicos: coagulação intravascular disseminada, insuficiência hepática e deficiência de vitamina K. In: Goldman L, Ausiello D. Cecil. Tratado de medicina interna. Rio de Janeiro: Elsevier, 2005:1249-53.

Schuman M. Distúrbios hemorrágicos: anormalidades das funções plaquetárias e vasculares. In: Goldman L, Ausiello D. Cecil. Tratado de medicina interna. Rio de Janeiro: Elsevier, 2005:1227-37.

CAPÍTULO 65

Drepanocitose e Outras Anemias Hemolíticas Agudas

Augusto Dominguetti Neto

Isabella Belo Brandão

DREPANOCITOSE

Introdução

A drepanocitose, ou anemia de células falciformes, é um distúrbio genético autossômico recessivo com repercussões em múltiplos sistemas, causado por anormalidades eritrocitárias decorrentes da presença da hemoglobina S (HbS). Caracteriza-se, principalmente, por anemia hemolítica crônica, crises álgicas e disfunções orgânicas agudas ou crônicas.

Os indivíduos homozigotos para o gene βs (hemoglobinopatia SS) são chamados portadores de anemia falciforme. Aqueles que apresentam heterozigotia mista combinada ao traço falcêmico (hemoglobinopatias SC, SD, S-α-talassemia, S-β-talassemia, S-HPFH etc.) são os portadores da doença falciforme e são, em grande parte dos casos, assintomáticos. A concentração eritrocitária de HbS é variável entre os genótipos.

A combinação da hemoglobina S com a hemoglobina A (HbAS) constitui o traço falciforme e não se enquadra no grupo das doenças falciformes, pois apresenta fenótipo semelhante ao dos indivíduos normais. As poucas anomalias relacionadas incluem hematúria, hipostenúria, aumento da frequência de infecções urinárias durante a gravidez e um raro carcinoma medular do rim.

Apesar de ocorrer diminuição da sobrevida, o prognóstico tem melhorado muito nos últimos anos em decorrência do maior conhecimento da doença e da abordagem precoce das complicações.

Epidemiologia

A doença falciforme é doença hereditária de alta prevalência em todo o mundo e estimada por programas de triagem neonatal. Ocorre predominantemente na população negra. A mutação genética determinante provavelmente ocorreu na África, em diferentes locais que têm um ponto em comum: são endêmicos para malária. Os portadores do gene da HbS seriam mais resistentes à infecção pela malária, o que pode ter se tornado uma vantagem evolutiva, contribuindo para a seleção natural da mutação. A migração das populações africanas espalhou a doença por vários locais do mundo.

No Brasil, a prevalência é heterogênea em razão das variações regionais do percentual de miscigenação com afrodescendentes. A frequência na população brasileira varia entre 2% e 6% e, entre a população negra, 6% a 10%. O traço falciforme apresenta prevalência de 1,9% na população brasileira.

Em alguns países africanos, cerca de 45% da população têm o gene βs.

Os pais portadores de um gene mutante (AS), assintomáticos, em uma herança mendeliana clássica, apresentam 25% de chance de terem um filho homozigoto SS.

Fisiopatologia

A simples mutação em um gene modifica o aminoácido da sexta posição da cadeia da globina β e gera a substituição do ácido glutâmico pela valina. A cadeia β anormal é chamada de βs, e o tetrâmero resultante é a hemoglobina S (HbS: α2 β2 glu→val), com propriedades eletroforéticas anormais. É uma hemoglobina instável e com solubilidade alterada. Quando desoxigenada, sofre polimerização reversível, formando uma rede gelatinosa de polímeros fibrosos que enrijecem a membrana eritrocitária, levando ao afoiçamento. A deformabilidade e a flexibilidade para atravessar pequenos capilares são diminuídas e, em associação a outros eventos, culminam com a vasoclusão.

Capítulo 65 ■ Drepanocitose e Outras Anemias Hemolíticas Agudas

O afoiçamento é um processo constante e inexorável. Embora a desoxigenação seja o principal fator determinante na polimerização da HbS, outros fatores coexistem. Alterações do pH (acidose), CHCM e a presença de outras hemoglobinopatias são alguns exemplos. Além disso, as hemácias falcêmicas apresentam adesividade aumentada ao endotélio, aos monócitos e macrófagos e às próprias hemácias; fatores como desidratação celular, estresse oxidativo da membrana e fatores inflamatórios e hemostático são determinantes desse mecanismo.

Algumas hemácias não se normalizam com a reoxigenação (células irreversivelmente falciformes – CIF); caracterizam-se por serem menos deformáveis e de menor sobrevida. Esses eritrócitos são encontrados no esfregaço do sangue periférico; seu número é geralmente constante e varia conforme o paciente falcêmico.

Modificadores genéticos

Variáveis hematológicas advindas da heterozigose influenciam a polimerização. A hemoglobina fetal (HbF) exerce um efeito inibitório sobre a polimerização da HbS, o que retarda a expressão da drepanocitose até aproximadamente 6 meses de idade. A interação com a α-talassemia afeta o fenótipo da doença, reduzindo a concentração da hemoglobina corpuscular média e aumentando sua solubilidade, porém a elevação do hematócrito eleva a viscosidade sanguínea, não havendo melhora global no curso da doença.

A desidratação das hemácias, em virtude das anormalidades iônicas, reduz a negatividade da membrana, facilitando a interação entre as hemácias.

Por ser uma hemoglobina instável, ao se desnaturar após um estímulo, a HbS libera pigmentos férricos, que se ligam à membrana eritrocitária, e catalisa a formação de radicais livres, o que aumenta sua capacidade oxidativa.

O processo inflamatório estimula a liberação de mediadores que ativam leucócitos, plaquetas e o sistema de coagulação. Os leucócitos polimorfonucleares apresentam menor deformabilidade e fluxo lento pelos microvasos, além de contribuírem para a adesão endotelial. Portanto, a leucocitose muitas vezes se correlaciona com eventos vasoclusivos graves, estando associada à maior morbimortalidade, assim como à síndrome torácica aguda e ao infarto hemorrágico.

O estado de hipercoagulabilidade observado nesses pacientes associa-se a ativação plaquetária e do sistema de coagulação em decorrência de disfunção endotelial, liberação de citocinas e de radicais oxidativos, liberação do heme, com depleção de óxido nítrico secundária à hemólise intravascular.

Ocorre hemólise extravascular (lesão oxidativa da membrana eritrocitária, indução da aderência de IgG e complemento, aumento de sua captação macrofágica) e intravascular (lise mediada por complemento, fragilidade mecânica; com a hemólise sendo acelerada pelo exercício).

A deficiência imunológica caracteriza-se por comprometimento da função esplênica e redução da atividade de opsonização do soro.

Manifestações clínicas

A doença demonstra notável variabilidade em sua apresentação clínica. Embora qualquer manifestação possa ocorrer em qualquer idade, nas primeiras décadas de vida há prevalência de fenômenos agudos: crises álgicas, síndrome torácica aguda, acidentes vasculares encefálicos, sequestro esplênico e infecções graves. O crescimento e o desenvolvimento sexual são lentos, com intensas repercussões psicológicas em virtude das dores crônicas, tratamentos e internações. Os danos orgânicos crônicos consistem, principalmente, em insuficiência renal, hipertensão pulmonar e efeitos tardios de doenças cerebrovasculares.

Por se tratar de uma doença hemolítica crônica, o paciente com anemia falciforme apresenta-se com hematócrito entre 25% e 30%, às vezes menos, dependendo da intensidade da hemólise. Os mecanismos adaptativos tornam a anemia raramente sintomática. Nutrição inadequada pode associar a doença a carência de ácido fólico e anemia megaloblástica. Infecção pelo parvovírus B19 pode interromper temporariamente a eritropoese, levando à anemia aplásica, agudizando-a. A hiperbilirrubinemia associa-se à presença de cálculos biliares, ocorrendo em mais da metade dos adultos. Mesmo na ausência de episódios agudos, a oclusão microvascular pode, a longo prazo, comprometer a função de órgãos vitais, diminuindo drasticamente a expectativa de vida.

As crises álgicas caracterizam-se por episódios de dor óssea, torácica ou abdominal, causados pelo evento vasoclusivo. A crise álgica é o primeiro sintoma da doença em mais de 25% dos pacientes e é o sintoma mais frequente após os 2 anos de idade. Em crianças, frequentemente se manifesta como a síndrome mão-pé, caracterizada pelo acometimento dos pequenos ossos das mãos e dos pés, que se tornam edemaciados e muito dolorosos. Os episódios álgicos ocorrem inesperadamente, durando de horas a dias, e, em geral, são muito intensos, e podem ser migratórios. A frequência é muito variável; atinge o pico entre 19 e 39 anos de idade, e maior mortalidade está associada às maiores frequência e intensidade das crises após os 19 anos de idade. Outros preditores desfavoráveis incluem dor atipicamente grave, contagem leucocitária alta e hematócrito baixo. Uma parcela dos pacientes não apresenta crises de dor.

As crises podem ocorrer espontaneamente ou ser desencadeadas por processos infecciosos, desidratação, resfriamento súbito da pele ou após estresses físicos ou emocionais. Algumas vezes, sensações de queimação e dormência, febre geralmente baixa, edema e calor na área acometida podem acompanhar o episódio de dor. Os ossos mais frequentemente acometidos são o úmero, a tíbia e o fêmur, porém o infarto ósseo pode ocorrer em qualquer local, eventualmente confundindo-se com artrite séptica ou osteomielite. Em ossos da face, pode acompanhar-se de oftalmoplegia e ptose palpebral. Episódios vasoclusivos não estão associados à hemólise aumentada.

Dor abdominal

Crises álgicas são ocasionadas por infarto de pequenas veias mesentéricas de vísceras abdominais. A dor caracteriza-se por ser intensa e acompanhada de sinais de irritação peritoneal. Cerca de um terço das pacientes apresenta crises de dor no período menstrual.

Pode ocorrer morte súbita durante episódio álgico, possivelmente em consequência de arritmia secundária ao dano miocárdico ou hipertensão pulmonar.

Osteonecrose

O quadro pode iniciar-se na infância. Aos 35 anos, cerca de metade dos pacientes com doença SS terá osteonecrose de cabeça de fêmur ou do ombro. De início insidioso, pode progredir para osteoartrose grave do quadril; o osso neoformado apresenta menor rigidez e o peso do corpo contribui para a deformidade da epífise. A lesão do ombro é geralmente assintomática, mas a lesão coxofemoral é muito dolorosa e limitante. O diagnóstico é feito precocemente por ressonância nuclear magnética, pois radiografias convencionais só detectam lesões avançadas.

Há aumento da incidência de osteomielite resultante da infecção do osso infartado. Os germes mais comuns são espécies de *Salmonella*. *Staphylococcus aureus* é o agente mais comum nos pacientes sem anemia falciforme e contribui com menos de 25% dos casos nos falcêmicos. Infecção articular é menos comum, e geralmente o agente etiológico é o *S. pneumoniae*. A osteoporose difusa e a osteomalacia podem estar presentes.

Síndrome torácica aguda

Essa é a forma mais comum de doença pulmonar na anemia falciforme, ocorrendo em algum momento em 30% a 50% dos pacientes, dependendo da casuística. Consiste na principal causa de morte na doença falciforme e fator de risco para morte precoce. É mais comum em crianças, apresentando curso mais brando. A fisiopatologia é incerta, possivelmente refletindo o afoiçamento *in situ* nos pulmões, causando dor e disfunção. A etiologia não é definida em 30% dos casos. O infarto pulmonar e a pneumonia são afecções concomitantes frequentemente associadas. É difícil o diagnóstico diferencial com outros distúrbios. Caracteriza-se por instalação abrupta de dor torácica, febre (TAx >38,5°C), taquipneia, tosse, respiração ruidosa, hipoxemia e infiltrado pulmonar novo em radiografia envolvendo pelo menos um segmento pulmonar completo (descartando atelectasia). A hipoxemia pode ser particularmente grave por promover o afoiça-

mento em escala maciça. Alguns pacientes evoluem para síndrome do desconforto respiratório agudo (SDRA) e falência múltipla de órgãos. As crises repetidas levam a hipertensão pulmonar e *cor pulmonale* secundário, causa cada vez mais comum de mortalidade à medida que a idade avança.

A frequência de tromboembolismo pulmonar (TEP) nos pacientes com doença falciforme não é maior do que a encontrada em indivíduos de mesma idade, sexo e raça. Portanto, o infarto pulmonar ocorre, provavelmente, por trombose *in situ*. Comparados aos pacientes falcêmicos, os pacientes com HbSC possuem maior risco de trombose, consequente à elevação do hematócrito e da viscosidade sanguínea. A anticoagulação só deve ser inicidada se o TEP for bem-documentado, devido ao risco de sangramento intracraniano e renal nos pacientes com HbSS.

Acidente vascular encefálico (AVE)

É a segunda causa de mortalidade associada à drepanocitose. A sua incidência varia de 0,61 a 0,76 paciente/ano nos primeiros 20 anos de vida – um risco 300 vezes maior do que nos pacientes sem drepanocitose. O tipo de AVE varia com a idade: o infarto isquêmico é mais comum nas crianças entre os 2 e os 9 anos de idade e incomum na faixa etária entre os 20 e os 29 anos, apresentando um segundo pico após os 29 anos. AVE hemorrágico pode ocorrer em crianças, porém é mais comum nos indivíduos entre os 20 e os 29 anos de idade; sendo responsável por alta mortalidade.

As alterações histológicas decorrentes do dano vascular crônico causam estenose ou oclusão dos grandes vasos no AVE isquêmico. As artérias preferencialmente acometidas são as do polígono de Willis e as carótidas internas. Eventos isquêmicos subclínicos, que só são documentados por exames de ressonância magnética, eventualmente são mais comuns do que os clinicamente manifestados, podendo levar a disfunções cognitivas que ficam sem diagnóstico. Os fatores de risco associados à doença isquêmica incluem anemia grave, síndrome torácica aguda, hipertensão arterial, ataque isquêmico transitório (AIT) prévio. Nos casos hemorrágicos, associam-se a contagem elevada de leucócitos e anemia intensa.

A possibilidade da ocorrência de um AVE isquêmico em crianças pode ser prevista mediante a utilização de Doppler transcraniano (DTC), selecionando crianças de alto risco por meio da medida da velocidade de fluxo nas artérias cerebrais: fluxo >200cm/s tem 40% de chance de desenvolver AVE isquêmico dentro de 3 anos. Todos os pacientes portadores de anemia falciforme, entre os 5 e os 20 anos de idade, devem ser submetidos anualmente ao DTC. Caso a velocidade de fluxo seja >200cm/s, devem ser tratados com esquemas de transfusão crônica. Não se sabe, porém, quando ou se essas transfusões podem ser interrompidas.

Priapismo

A prevalência pode alcançar de 6% a 45%. Embora ocorra em qualquer idade, o priapismo é mais significativo após a puberdade. A média de idade de início está entre os 12 e os 15 anos, com 75% a 90% dos indivíduos apresentando o primeiro episódio nos primeiros 20 anos de vida. Afeta os corpos cavernosos, devido à vasoclusão dos sinusoides e aos infartos de saída venosos; hemólise pode desencadear o evento. A maioria dos episódios tem curta duração e cede espontaneamente, com desconforto tolerável, porém recorrente. Crises com duração superior a 24 horas estão associadas à fibrose do corpo cavernoso e à disfunção erétil.

Úlceras de membros inferiores

Raras em crianças, afetam aproximadamente 20% dos pacientes adultos com doença falciforme. Podem ocorrer espontaneamente ou em decorrência de pequenos traumatismos. São quase sempre muito dolorosas, grandes, recorrentes e de cicatrização difícil, e com frequência apresentam infecção secundária.

Baço e infecção secundária

Os microinfartos repetidos da doença falciforme levam à hipoesplenia funcional nos primeiros meses de vida. A principal causa de morbidade e mortalidade em crianças durante o primeiro ano de vida é infecção, e o principal patógeno é o *S. pneumoniae*. Os pacientes com doença falciforme sofrem com a perda precoce da função reticuloendotelial do baço, o que causa um defeito na opsonização de bactérias específicas: germes encapsulados como *S. pneumoniae* e *H. influenzae*. Pneumonias, otites, meningite e sepse são comuns na infância. Com a idade, os pacientes ficam menos suscetíveis a infecções por esses agentes e passam a predominar infecções por germes gram-negativos, como *E. coli, Klebsiella* sp. e *Salmonella* sp. Além da hipoesplenia, existem anormalidades nas funções leucocitárias. Portanto, os pacientes devem ser sempre encarados como imunodeprimidos.

Anemia aguda

Pode ser explicada pelos seguintes mecanismos:

- **Crise de sequestro esplênico:** é a mais grave das crises anêmicas, estando associada a 10% a 15% de mortalidade. Em geral, atinge crianças pequenas, sendo o sintoma inicial em um terço das crianças menores de 2 anos. Explica-se por fenômenos vasoclusivos nos sinusoides esplênicos, dificultando a drenagem venosa do baço. Ocorrem aumento abrupto do baço, hipovolemia e anemia grave com reticulocitose. Recorrência é documentada em torno de 50% dos casos; portanto, recomenda-se esplenectomia após o primeiro episódio.
- **Anemia aplásica:** crise anêmica mais comum, é rara em adultos. A maioria das vezes está associada à infecção pelo parvovírus B19. O vírus invade especificamente os progenitores eritroides em proliferação, causando queda do hematócrito e dos reticulócitos. O tratamento consiste em hemotransfusão, visando ao alívio sintomático da anemia. Em geral, tem curso autolimitado.
- **Crise hiper-hemolítica:** tipo controverso de crise anêmica, é definida pela exacerbação da anemia e da reticulocitose em virtude do aumento da taxa de hemólise geralmente secundária à infecção.
- **Crise megaloblástica:** a hemólise crônica leva ao consumo de ácido fólico. Haverá exacerbação da anemia nos pacientes com baixa ingesta dessa vitamina.

Menos comumente ocorre o sequestro hepático, manifestando-se com dor aguda no quadrante superior direito, hepatomegalia súbita e queda do hematócrito. Não há alterações significativas das enzimas hepáticas. O tratamento é semelhante ao da crise de sequestro esplênico.

Gravidez

Não há contraindicação à gravidez para as pacientes com anemia falciforme. A gravidez, porém, é de alto risco e necessita acompanhamento diferenciado. A morbidade materna e fetal é duas vezes maior. As complicações maternas ocorrem com mais intensidade no terceiro trimestre e incluem pielonefrite, hematúria e infarto ósseo. Complicações fetais são causadas pela insuficiência placentária e incluem: restrição do crescimento intrauterino, baixo peso, prematuridade e aumento dos casos de morte fetal.

Insuficiência de órgãos

- **Doença cardíaca:** a anemia crônica resulta no aumento compensatório do débito cardíaco com consequente cardiomegalia e aparecimento de sopros. Infarto do miocárdio (raro, relacionado com lesão de microcirculação, anemia crônica e hemossiderose cardíaca) e morte súbita cardíaca podem ocorrer.
- **Doença pulmonar:** caracteriza-se clinicamente pelo desenvolvimento de hipertensão arterial pulmonar e *cor pulmonale* em associação a doença pulmonar restritiva e/ou obstrutiva crônica. A hipoxia resultante pode agravar a doença.
- **Hipertensão pulmonar:** ocorre em 20% a 40% dos adultos com anemia falciforme e é frequentemente assintomática. Insultos vasculares recorrentes e parenquimatosos são importantes fatores de risco para o desenvolvimento da doença pulmonar crônica. A hemoglobinemia resultante da hemólise depleta os níveis plasmáticos do óxido nítrico, um potente vasodilatador pulmonar.
- **Doença hepatobiliar:** as principais complicações incluem: colelitíase/coledocolitíase, crise hepática vasoclusiva, hepatite viral e hepatopatia falcêmica crônica.
- **Colelitíase:** a hemólise crônica está diretamente relacionada com a formação de cálculos de bilirrubinato de cálcio. A maioria dos pacientes é assintomática. Predomina

em adolescentes (40%) e adultos (60%). A coledocolitíase pode levar a um quadro de dor aguda em hipocôndrio direito, febre e icterícia.

A lesão hepática aguda pode ser decorrente de crise vasoclusiva ou hepatite viral. A crise hepática aguda ocorre em aproximadamente 10% dos pacientes e explica-se pela obstrução sinusoidal. Usualmente, o paciente apresenta-se com dor no quadrante direito, náusea, febre, hepatomegalia, icterícia e anormalidades nas provas de função hepática. Devido aos múltiplos infartos, o fígado evolui com fibrose periportal e, eventualmente, cirrose nodular, hipertensão portal e ascite.

- **Doença renal:** proteinúria ocorre em 20% a 25% dos casos e queda da função renal em 5% a 30%. A incidência de hemodiálise não é aumentada, porém indivíduos falcêmicos iniciam essa terapia em idade mais precoce. Histologicamente, a biópsia renal mostra glomerulosclerose segmentar e focal. Menos comumente, observa-se glomerulonefrite membranoproliferativa.

  Podem ocorrer: hematúria, infarto renal e necrose de papila (prevalência de 30% a 40%), acidose tubular renal e dificuldade de excreção de potássio. A isostenúria (diminuição da capacidade de concentração da urina) está presente em praticamente todos os casos e ocorre devido à isquemia da medula renal com consequente perda da hiperosmolaridade do interstício medular. A urina ficará diluída independentemente da hidratação do paciente; estes são dependentes de maior ingesta de água.

- **Doenças oculares:** retinopatia proliferativa é rara na hemoglobinopatia SS, porém ocorre em metade dos pacientes com SC. Ocasionalmente, os pacientes apresentam hemorragia vítrea e descolamento da retina, levando à perda da visão. Exames preventivos regulares são recomendados para orientação terapêutica. Edema de órbita pode ocorrer em casos de crise vasoclusiva de face, cursando com cefaleia, febre e compressão orbitária.

  Ocorre atraso no crescimento e no desenvolvimento. A idade óssea encontra-se defasada, bem como o estirão puberal e o desenvolvimento sexual. No entanto, o alvo genético é atingido.

Diagnóstico
Hemograma e reticulócitos
Pacientes com mais de 3 meses de idade, fora das crises, apresentam anemia normocítica, normocrômica (ou macrocítica, dependendo do número de reticulócitos, ou ainda microcítica, em condições associadas). O hematócrito situa-se entre 20% e 30%.

A hemólise crônica leva à hiperplasia da medula óssea, com produção aumentada de reticulócitos. Seu percentual é, em geral, de 3% a 15%. Ocasionalmente, eritroblastos são observados. A contagem de leucócitos é aumentada: entre 12.000 e 15.000/dL (podendo ocorrer leucocitose de até 20.000/dL), com desvio para a esquerda. A neutrofilia aumenta nas crises vasoclusivas e nos episódios de infecção. Trombocitose (até 1.000.000/dL) pode ocorrer.

Hematoscopia do sangue periférico
São observados achados variáveis de acordo com o genótipo: pecilocitose (alterações na forma) – foice, alvo, formas bizarras; anisocitose (tamanhos variáveis); e policromatofilia (indicativo de número elevado de células jovens).

Drepanócitos: hemácias em foice. Pacientes com hemoglobina SS as apresentam em grande número. Também presentes na Hb S-ß-talassemia, porém menos comuns nas outras formas. Na doença de HbSC, as células em alvo são comuns. As células falciformes são relativamente constantes, geralmente 5% a 50% das células vermelhas, embora seu número possa aumentar no início de uma crise dolorosa.

Corpúsculos de Howell-Jolly no interior da hemácia, comum a todas as formas de doença falciforme, são decorrentes do hipoesplenismo.

Sinais laboratoriais de hemólise
Incluem aumento de bilirrubina, com predomínio da indireta, diminuição da haptoglobina, aumento da excreção do urobilinogênio urinário, aumento da LDH e AST. A VHS é baixa, mesmo na vigência de processos inflamatórios agudos.

Estudo da hemoglobina
A realização da eletroforese em pH alcalino confirma a HbS, compondo 80% a 98% da hemoglobina na eletroforese, com ausência da HbA e aumento variável da HbF. No entanto, só pode ser utilizada após o primeiro semestre de vida, em razão da baixa especificidade na presença de hemoglobina fetal.

Cromatografia líquida de alta *performance* (HPLC) é útil para o diagnóstico neonatal, apresentando resultados quantitativos e excelente resolução das frações de hemoglobina.

Outras técnicas incluem a reação em cadeia da polimerase (PCR), testes de solubilidade e afoiçamento, diagnóstico pré-natal com DNA do líquido amniótico ou biópsia de vilosidade coriônica.

Tratamento
Crise álgica
Tratamento domiciliar

1. **Analgesia:** a maioria dos episódios pode ser tratada em domicílio. Devem ser usadas escalas analógicas de dor. Numera-se a intensidade da dor de 0 a 10, dividindo a abordagem terapêutica em três níveis:
   - **Nível 1 – dor quantificada na escala de 1 a 3:** iniciar dipirona ou paracetamol a cada 6 horas.
   - **Nível 2 – dor quantificada de 3 a 6:** acrescentar AINE ao esquema, alternando os dois fármacos.

Capítulo 65 ■ Drepanocitose e Outras Anemias Hemolíticas Agudas

- **Nível 3 – dor quantificada de 6 a 10:** acrescentar opioide – codeína a cada 4 horas. Outros opioides orais: oxicodona, morfina, hidromorfona e metadona. Monitorar com a escala durante todo o tratamento e manter até o desaparecimento da dor. A maioria das crises desaparece entre 1 e 7 dias. Retirar os fármacos, um de cada vez, a cada 24 horas. Após 24 horas sem controle ou piora da dor, o paciente deve procurar assistência médica.

2. **Hidratação:** ingestão de líquidos de 60mL/kg/24 horas para adultos.

3. **Outros:** repouso, calor local nas áreas dolorosas, exercícios respiratórios e uso de laxantes para constipação causada por opioides.

Tratamento hospitalar. À admissão, avaliar escala analógica da dor e medicamentos já utilizados, causas subjacentes, como infecções, diagnóstico diferencial com outras causas de dor e identificar sinais potenciais de risco, como hipotensão, desconforto respiratório ou febre alta.

Exames laboratoriais: hemograma completo, íons, função renal. Avaliar a necessidade de outros exames, direcionados pelas características específicas do episódio. Pacientes com febre (>38,3°C, visto que crises álgicas podem se acompanhar de febre baixa) e crise álgica prolongada ou de localização no tórax necessitam hemoculturas, gasometria arterial, radiografias de tórax seriadas e monitoração de oximetria de pulso, em virtude da possibilidade de instalação rápida de complicações pulmonares.

Fornecer oxigênio suplementar: em pacientes com oximetria <95%, cateter nasal ou máscara facial.

Obter acesso venoso, iniciar hidratação (3 a 5 litros em adultos e 100 a 150mL/kg em crianças). Monitorar o balanço hídrico e o controle do sódio: pacientes são hipostenúricos, suscetíveis à desidratação.

Além da febre, hipoxemia e alterações em radiografias de tórax, pacientes com dores intensas e prolongadas, taquicardia, hipotensão arterial, leucocitose e queda no hematócrito e plaquetas devem ser internados.

Analgesia: controle inicial da dor. Morfina EV, IM ou SC. Dose inicial: 0,1 a 0,2mg/kg. Após 15 minutos, se não houver melhora, metade da dose inicial deve ser repetida. A manutenção é feita com doses regulares, a intervalos de 2 a 4 horas, com doses suplementares que podem ser controladas pelo paciente. A redução deve ser gradual. Administração concomitante de analgésicos comuns e anti-inflamatórios. Utilizar com cautela em pacientes com disfunção renal ou hepática. Outros opioides para uso parenteral: hidromorfona e fentanila. A meperidina deve ser evitada: administração prolongada pode causar mioclonias, tremores e agitação. Há risco real de dependência aos narcóticos. A dor neuropática pode ser tratada com administração concomitante de anticonvulsivantes.

Hemotransfusão: somente indicada em casos extremos. Em caso de queda no hematócrito basal >20%, concentrado de hemácias, 300mL para adultos e 10mL/kg para crianças.

Acidente vascular encefálico

Os pacientes admitidos com suspeita clínica de AVE devem ser submetidos de imediato a exames de imagem (TC ou RNM) para que se estabeleça o diagnóstico diferencial de lesão hemorrágica. O tratamento inicial consiste em estabilização clínica, oxigenação adequada e hidratação venosa. Em seguida, os pacientes devem ser submetidos à hemotransfusão, para aumentar a oxigenação e reduzir a vasoclusão, com atenção para não se elevar o hematócrito e aumentar a viscosidade. A transfusão de troca, quando possível, deve ser preferida, visando a reduzir a HbS para <30%. A hemorragia subaracnóidea representa a maioria dos casos de AVE hemorrágico. O tratamento consiste em hidratação e no uso de nimodipina para minimizar o vasoespasmo. Consideram-se a drenagem e a ligadura dos aneurismas. A longo prazo, as transfusões crônicas reduzem a possibilidade de eventos isquêmicos recorrentes; observa-se diminuição dos eventos em 10% quando a HbS é <30% do total de hemoglobina. Não se sabe, porém, se reduzem a ocorrência dos AVE hemorrágicos.

Síndrome torácica aguda

A avaliação criteriosa pode determinar a necessidade de admissão em terapia intensiva. Intubação e suporte ventilatório mecânico podem ser necessários em casos graves. A administração de oxigênio e a monitoração da oximetria, dos dados vitais e das condições hemodinâmicas, respiratórias e do estado mental no setor de emergência devem ser rigorosas. Caso a saturação de oxigênio caia para <95%, administrar-se oxigênio por máscara facial. Queda >3% em uma intercorrência é preditiva de síndrome torácica aguda. A hidratação também deve ser vigorosa e monitorada para se evitar a ocorrência de congestão pulmonar. Broncodilatadores são necessários, principalmente nos pacientes com sibilos, comprometimento respiratório severo, hiperinsuflação e história prévia de asma ou doença pulmonar obstrutiva crônica (DPOC). Analgésicos opioides devem ser usados com cautela para não levar à depressão respiratória.

Antibioticoterapia empírica deve ser usada em caso de infecções adquiridas na comunidade: p. ex., cefalosporina de terceira geração, podendo associar um macrolídeo ou quinolona respiratória.

Hemotransfusão é indicada para pacientes hipoxêmicos, com PO_2 <75mmHg, quando desenvolvem desconforto respiratório, queda significativa do hematócrito ou da contagem de plaquetas e sinais de falência orgânica múltipla. Não está clara a superioridade da exsanguineotransfusão sobre a transfusão simples. Anticoagulação é usada em caso de eventos embólicos.

Priapismo

A abordagem inicial é conservadora. Em casa, o paciente deve documentar o momento exato de início e ser orientado a iniciar hidratação e analgesia e esvaziar a bexiga frequentemente, tão logo se inicie o priapismo. Caso não perceba melhora nas primeiras 3 a 4 horas, deve procurar assistência médica.

O atendimento inicial inclui hidratação, analgésicos narcóticos e, se necessário, sonda de Foley para esvaziamento vesical. Fatores precipitantes, como infecção urinária e prostática, desidratação e uso de álcool, *canabis*, cocaína ou sildenafila, devem ser procurados. Caso não haja melhora em 12 horas, transfusão de troca ou mesmo transfusão simples, para reduzir a HbS a <30%, na maioria das vezes promove regressão do quadro. Quando não há melhora, a aspiração e a irrigação dos corpos cavernosos com salina, a cada 12 horas, podem resolver o quadro. Decorridos 24 a 48 horas sem resolução, considera-se a possibilidade de realização de procedimento cirúrgico de derivação.

A administração oral ou intracavernosa de agonistas α-adrenérgicos está em estudo. Pacientes com episódios recorrentes podem ser submetidos a programas de transfusões de troca. A circuncisão deve ser considerada no período neonatal, pois a compressão mecânica da uretra pode complicar um episódio de priapismo.

Osteonecrose e doença óssea

O tratamento clínico consiste na redução da carga e no uso de anti-inflamatórios não esteroides, fisioterapia, hidroterapia, e suplementação de vitamina D e cálcio, quando for necessário.

O tratamento cirúrgico consiste na realização de artroplastia.

Úlceras de membros inferiores

O tratamento deve ser feito com analgesia, controle das inflamações e infecções (limpeza, desbridamentos, antibióticos), enxertos de pele, bota de Unna, câmara hiperbárica e transfusões de troca.

Hipertensão pulmonar

A L-arginina, precursora do óxido nítrico, pode reverter agudamente a hipertensão pulmonar na anemia falciforme. Pacientes sintomáticos são tratados com hemotransfusões. Estudo randomizado que avaliou a eficácia da sildenafila e outros inibidores seletivos de fosfodiesterase nos pacientes com anemia falciforme verificou que essa medicação aumenta o número de crises falcêmicas e a necessidade de hospitalizações. A abordagem ainda não foi definida em pacientes assintomáticos.

Retinopatia

Procede-se à fotocoagulação a *laser*. São realizados exames preventivos regulares com lâmpada de fenda, fundo de olho e retinografia.

Nefropatia

Apesar de não estar bem estabelecido, os IECA e BRA podem reduzir microalbuminúria em mais de 50% dos pacientes. Devem ser utilizados mesmo na ausência de hipertensão. Deve-se ter cuidado com o uso de diuréticos na abordagem da hipertensão, visto que causam depleção volumétrica e precipitam crises. AINE devem ser usados com cautela e evitados em pacientes com creatinina ≥1,2mg/dL. A hemoglobina deve ser mantida em não mais do que 10g/dL com transfusões e/ou eritropoetina. Diálise e transplante são realizados em casos terminais.

Prevenção e tratamento a longo prazo

- Os pacientes portadores de síndromes falciformes necessitam acompanhamento contínuo. Devem dispor de um serviço médico de referência, bem como acesso a serviços de urgência.
- Profilaxia com antibióticos: em neonatos com anemia falciforme, a prevenção de infecções pneumocócicas deve ser feita com a administração precoce de penicilina oral, 125mg, duas vezes ao dia, dos 3 meses aos 3 anos; após essa idade, 250mg duas vezes ao dia até os 5 anos de idade. Em certos casos, pode-se prolongar esse tempo.
- Atenção deve ser dada às crianças que apresentem temperatura >38,5°C, mesmo em uso de profilaxia.
- A profilaxia também está indicada em procedimentos dentários e invasivos.
- Imunizações periódicas: vacina antipneumocócica, anti-hemófilo, hepatite B, meningococo e influenza (anualmente).
- Boa nutrição. Suplementação de ácido fólico (1mg/dia) se a ingesta oral for deficiente ou nos casos de hemólise intensa.
- Avaliação oftalmológica anual para prevenir a retinopatia proliferativa por meio da fotocoagulação a *laser*.
- Hidratação vigorosa prévia a situações que podem desencadear crises, como exposições ao frio e exercícios.
- Exercícios respiratórios: para pacientes internados em virtude de quadros torácicos, abdominais ou em pós-operatório diminuem a hipoxia e podem prevenir a síndrome torácica aguda.
- Hemotransfusões crônicas: fora das complicações agudas, como síndrome torácica aguda, crise aplásica ou anemia sintomática aguda, existem indicações específicas. A melhora nas propriedades reológicas do sangue pode reduzir a incidência e a gravidade da maioria das complicações a longo prazo, como o AVE recorrente.

Capítulo 65 ■ Drepanocitose e Outras Anemias Hemolíticas Agudas

Em pré-operatórios, indica-se a redução dos níveis de HbS para <60% e elevação da hemoglobina para próximo de 10g/dL, reduzindo a ocorrência de síndrome torácica no pós-operatório.

Principais complicações da transfusão crônica

- Aloimunização ocorre em 30% dos pacientes. Os anticorpos anti-Rh, Kell (k), Duffy e Kidd são os principais. Sempre que possível, o sangue leucorreduzido deve ser priorizado, já que diminui os casos de reações não transfusionais não hemolíticas.
- Acúmulo de ferro nos tecidos pode levar a hepatoesplenomegalia, cirrose hepática, *diabetes mellitus*, hiperpigmentação cutânea e cardiomegalia. Sugere-se o uso de agentes quelantes de ferro em pacientes que estão em hemotransfusão crônica por no mínimo 1 ano e apresentam: ferritina >1.000µg/L e/ou concentração de ferro hepático no mínimo de 3.000µg/g de peso seco. O deferasirox foi aprovado pela Food and Drug Administration (FDA) e parece apresentar eficácia similar à da deferoxamina.
  - Deferasirox quelante via oral: dose inicial de 20mg/kg/dia, até o máximo de 30mg/kg/dia.
  - Deferoxamina: via subcutânea, infundida em 12 horas com dispositvo próprio, 1,5 a 2,5g/dia, cinco vezes por semana.

Indicações de hemotransfusão na anemia falciforme

- **Hemotransfusão aguda:** crise anêmica, crise álgica refratária, hematúria prolongada e pré-operatório.
- **Exsanguineotransfusão aguda:** fase aguda de AVE, crise torácica grave com hipoxemia refratária e priapismo refratário.
- **Hemotransfusão crônica:** história de AVE, alteração do Doppler transcraniano, úlcera maleolar refratária, retinopatia grave e doença renal progressiva.

Hidroxiureia

Único medicamento aprovado pela FDA para tratamento da anemia falciforme, é capaz de aumentar a hemoglobina fetal dos pacientes com anemia falciforme, reduzir a contagem de células falciformes e elevar os níveis de hemoglobina, o hematócrito e o volume corpuscular médio (VCM). Suprime a hematopoese, diminuindo a contagem de leucócitos e reticulócitos. Clinicamente, diminui a frequência dos episódios dolorosos e da síndrome torácica aguda, e também a requisição de hemotransfusões. Reduz a mortalidade. Está indicado em caso de histórico de complicações graves, como síndrome torácica aguda, episódios álgicos frequentes, eventos vasoclusivos severos e anemia sintomática grave.

Os pacientes devem ser monitorados com hemograma, leucograma, contagem de plaquetas, reticulócitos e funções renal e hepática. Há risco potencial de efeitos adversos na reprodutividade, alterações fetais e na espermatogênese. Portanto, o teste de gravidez deve ser realizado previamente. Estudos sugerem risco de câncer, principalmente leucemia aguda.

O tratamento é iniciado com 500mg/dia em adultos, ou 10 a 15mg/kg/dia em crianças. Em pacientes com *clearance* de creatina <60 mL/min/1,73m², a dose inicial é de 7,5mg/kg/dia. O hemograma deve ser monitorado a cada 2 semanas; o medicamento deve ser suspenso caso o leucograma esteja <2.000/mm³ e as plaquetas <80.000/mm³, Hb <4,5 e contagem absoluta de reticulócitos <80.000/mm³. A dose é aumentada em 200 a 500mg a cada 6 a 12 semanas até 1.500mg/dia (1.000 a 2.000mg/dia são a dose necessária na maioria das boas respostas; a dose máxima são 30mg/kg). Hemograma completo deverá ser feito a cada 4 a 8 semanas, quando for obtida a dose estável.

Transplante de medula óssea alogênico

Nos pacientes com anemia falciforme, um dos principais dilemas dessa terapia baseia-se na seleção do paciente e nos critérios para transplante. O curso da doença é variável, e os fatores prognósticos que predizem quais pacientes irão apresentar doença mais grave são mal definidos. Dos 25% de pacientes HLA-compatíveis, um quarto terá doença falciforme, sendo portanto de não doadores. O transplante está justificado na presença de crises graves e repetidas no início da vida, síndromes torácicas recorrentes, crises vasoclusivas dolorosas recorrentes, contagem elevada de leucócitos ou desenvolvimento da síndrome mão-pé. Em adultos, exibe menor probabilidade de enxertia e maior morbimortalidade.

Novas terapias

Os derivados imidazólicos e os compostos à base de magnésio podem apresentar possível benefício na doença falciforme, ao inibirem os canais de potássio dependentes de cálcio, o que evita a desidratação das hemácias falcêmicas.

O micosan é um extrato de planta cujo mecanismo de ação não é bem definido. Em ratos testados, inibe a falcização *in vitro* e *in vivo*. Encontra-se disponível para comercialização apenas na Nigéria.

Prognóstico

Com acompanhamento, medidas preventivas e tratamento adequado das complicações, a sobrevida média está em torno de 42 anos para homens e 48 anos para mulheres. A morte ocorre, principalmente, em decorrência de falência de órgãos, infecções e também subitamente, durante eventos agudos. Na infância, a morte é mais comum em locais onde o cuidado médico não é o adequado. O uso de hidroxiureia contribui para a redução das taxas de mortalidade.

A sobrevida é reduzida em crianças e adultos com hipertensão pulmonar. A sobrevida é de 26 meses para pa-

724
Seção IX ■ Emergências Hematológicas

cientes com diagnóstico de hipertensão pulmonar. Cerca de 70% dos falcêmicos sem hipertensão pulmonar sobrevivem mais de 10 anos.

A desidratação confere risco de morte súbita aos pacientes com traço falciforme devido à maior prevalência de isostenúria nesses pacientes.

OUTRAS ANEMIAS HEMOLÍTICAS

Esse grupo de desordens hematológicas caracteriza-se por perda de eritrócitos em consequência da maior destruição dessas células. A medula óssea tem a capacidade de aumentar a produção eritroide em mais de oito vezes, em resposta à redução da sobrevida do eritrócito. Sua destruição é um forte estímulo para a eritropoese mediada pela eritropoetina produzida nos rins. Assim, o distúrbio hemolítico somente irá expor a anemia quando a taxa de destruição dos eritrócitos superar a capacidade de reposição medular.

Sendo a sobrevida média do eritrócito de aproximadamente 120 dias, a queda do hematócrito, na ausência de produção medular, é de aproximadamente 1/100 por dia, ou seja, 3% por semana. Quando ocorrem diminuições maiores do que o esperado em determinado período, é considerada perda sanguínea ou hemólise. A reticulocitose, tanto a relativa como a absoluta, associada a aumento do VCM, a menos que coexista uma desordem secundária, apresenta-se, em caso de hemólise, como infecções ou deficiência de folato. Assim, hematócrito em queda ou estável na presença de reticulocitose, excluindo-se sangramento, é indicativo de hemólise.

Classificação

As anemias hemolíticas, podem ser classificadas em relação a seus mecanismos fisiopatológicos, como: causadas por defeitos intracorpusculares (intrínsecos) ou fatores externos (extrínsecos). Ainda assim, é possível classificá-las como adquiridas ou hereditárias, agudas ou crônicas, quanto ao local da hemólise (intra ou extravascular) ou gravidade.

Anemias hemolíticas causadas por defeitos intracorpusculares

Podem ser divididas naquelas causadas por defeitos enzimáticos e hemoglobinopatias (hereditários) ou por anormalidades no complexo citoesqueleto-membrana (hereditárias ou adquiridas).

Defeitos nas enzimas

- **Anormalidades na via glicolítica:** são devidas à deficiência de piruvatoquinase (PK), e raramente pela deficiência de glicose 6-fosfato isomerase e hipofosfatemia grave.
- **Defeitos no desvio da monofosfato hexose:** deficiência de G6PD (hemólise ocorre como resultado do estresse oxidativo dos eritrócitos, causado por infecções ou medicamentos).
- **Deficiência de pirimidina-5'-nucleotidase.**

Hemoglobinopatias

- **Estruturais:** hemoglobinas com sequências de aminoácidos alteradas que resultam em problemas funcionais ou alterações das propriedades físicas ou químicas:
    - Polimerização anormal da hemoglobina: HbS. Pode estar associada a HbC, HbD, HbE, α-talassemia e β-talassemia.
    - Hemoglobinopatia C.
    - Hemoglobinas que oxidam rapidamente: hemoglobinas instáveis (anemia hemolítica, icterícia), hemoglobinas M (metemoglobinemia, cianose).
    - Alterações da afinidade pelo O_2: alta afinidade (policitemia) ou baixa afinidade (cianose, pseudoanemia).
- **Talassemias:** biossíntese defeituosa das cadeias de globina, α ou β. A redução da síntese leva a várias síndromes, que podem variar desde o estado de portador silencioso, na α-talassemia, até a ausência completa da produção de betaglobina, na β-talassemia *major*.
- **Variantes de hemoglobinas talassêmicas:** hemoglobina estruturalmente anormal, associada ao fenótipo talassêmico co-herdado como HbE, Hb lepore.
- **Persistência hereditária de hemoglobina fetal na idade adulta.**
- **Hemoglobinopatias adquiridas:** metemoglobina, sulfemoglobina, carboxiemoglobina, HbH na eritroleucemia, HbF elevada em estados de estresse eritroide ou mielodisplasia.

Anormalidades no complexo citoesqueleto-membrana

- Hereditárias:
    - Esferocitose hereditária.
    - Eliptocitose hereditária.
    - Estomatocitose hereditária.
- Adquiridas:
    - Hemoglobinúria paroxística noturna.
- Anemias hemolíticas causadas por defeitos extracorpusculares (adquiridos):
    - Defeitos do complexo citoesqueleto-membrana: anemia de acantócitos.
    - Fatores extrínsecos:
        - o Anemia hemolítica microangiopática.
        - o Coagulação intravascular disseminada (CIVD): oclusão vascular por deposição de fibrina com retenção dos eritrócitos nos filamentos, levando à hemólise. Também há consumo de plaquetas e fatores de coagulação.
        - o Púrpura trombocitopênica trombótica (PTT): deve-se à deficiência de uma enzima proteolítica, a ADAMTS-13, que cliva multímeros de alto peso

Capítulo 65 ■ Drepanocitose e Outras Anemias Hemolíticas Agudas

molecular do fator de von Willebrand. Manifesta-se por hemólise, trombocitopenia, febre e disfunção renal e neurológica.

o Síndrome hemolítico-urêmica: assemelha-se à PTT, com predomínio de hemólise e disfunção renal. Uma apresentação comum consiste em diarreia sanguinolenta causada por *E. coli* 0157:H7.

o Outras anormalidades vasculares: hemangiomas, carcinomatose, hipertensão maligna, vasculites (raras) e síndrome HELLP.

o Lesão mecânica da membrana: válvulas cardíacas artificiais ou lesadas, hemoglobinúria de marcha.

o Lesões infecciosas, tóxicas e químicas: sepse por *Clostridium welchii*, infecções por *Plasmodium, E. coli, Babesia*; envenenamento por animais peçonhentos (aranha *Loxosceles*), intoxicação por arsênico, cobre e oxigênio hiperbárico.

o Outras: queimaduras, hiperesplenismo, associação com hemodiálise e uremia.

Anemia hemolítica autoimune

Destruição acelerada de hemácias em função da ligação de imunoglobulinas ou complemento em sua superfície. Quando a temperatura ótima de reatividade do anticorpo é de 37°C, devemos chamá-la de anemia hemolítica autoimune (AHAI) por anticorpos a quente. Quando próxima de 4°C, e diminuída em temperatura fisiológica, deve ser chamada de AHAI por anticorpos a frio. Essa diferenciação é útil para o entendimento da fisiopatologia e a escolha do tratamento. Anticorpos também podem ser induzidos por medicamentos.

A AHAI por anticorpos a quente quase sempre é mediada por IgG. Pode ser primária (ou idiopática) ou secundária a outras doenças (doença linfoproliferativa, como LLC ou linfoma não Hodgkin, colagenoses, principalmente LES e, menos comumente, carcinomas, mielodisplasias, RCU e hepatites). As hemácias sensibilizadas por IgG são eliminadas pelo SRE, predominantemente pelos macrófagos esplênicos. Os anticorpos não têm a capacidade de ativar a via clássica do complemento, o que resulta em um quadro predominante de hemólise extravascular. A interação das hemácias com macrófagos leva à hemólise parcial com formação de esferócitos.

A AHAI por anticorpos a frio origina duas entidades distintas: doença da aglutinina a frio e hemoglobinúria paroxística a frio, ou doença de Donath-Landsteiner. A doença da aglutinina a frio ocorre nas formas primária (ou idiopáticas), que é rara, ou secundária. A forma secundária pode ser aguda e transitória em adultos jovens após quadro infeccioso (*Mycoplasma pneumoniae,* mononucleose, adenovírus, influenza, citomegalovírus, HIV etc.); ou crônica, em especialmente idosos, após a ocorrência de doença linfoproliferativa (linfomas, LLC e macroglobulinemia de Waldenström). Os anticorpos são quase sempre da classe IgM, chamados crioaglutininas, que se ligam a antígenos

de superfície do eritrócito em regiões de superfície corpórea mais fria e fixam o complemento. Frações do complemento na superfície da hemácia aumentam sua fagocitose pelos macrófagos predominantemente do fígado, levando à hemólise extravascular, e raramente intravascular. As hemácias sensibilizadas por IgM sofrem aglutinação, reduzindo o fluxo sanguíneo e levando à acrocianose.

A hemoglobinúria paroxística ao frio é incomum. Também apresenta formas primária e secundária. Esta última, observada quase que exclusivamente em crianças menores de 5 anos, é aguda e limitada, associada à infecção viral, sendo causada por um autoanticorpo bifásico do tipo IgG que fixa complemento em baixas temperaturas, ativando a via clássica do complemento e resultando em hemólise intravascular.

Alguns medicamentos têm a capacidade de induzir a formação de autoanticorpos, como a alfametildopa, que reage contra antígenos eritrocitários. A penicilina forma haptenos; o paciente produz anticorpos contra o complexo ligado à hemácia, o que leva à sua remoção pelo baço. Outros fármacos, como as cefalosporinas, formam imunocomplexos que são adsorvidos por receptores das hemácias, levando à hemólise por ativação do complemento.

Laboratório

Certas alterações laboratoriais são comuns às várias formas de anemia hemolítica. Há aumento de eritrócitos e reticulócitos. A reticulocitose pode ser tanto absoluta como relativa e estar associada ao aumento no VCM; ocorrem acentuada reticulocitose e liberação de *shift cells* no sangue periférico. Ocasionalmente, reticulopenia ocorre em pacientes com comprometimento medular ou em fases iniciais de AHAI por anticorpos quentes, cujo mecanismo é incerto. O exame da medula óssea (geralmente desnecessário) mostra hiperplasia eritroide. Alterações morfológicas eritrocitárias podem fornecer evidências de hemólise e sua causa:

1. **Esferócitos:** esferocitose hereditária, hemólise autoimune.
2. **Células em alvo:** talassemias, HbS e HbC, entre outras, e hepatopatias.
3. **Esquistócitos:** microangiopatias, prótese intravascular.
4. **Células falciformes:** síndromes falciformes.
5. **Acantócitos:** hepatopatia grave (anemia de acantócitos).
6. **Células aglutinadas:** doença por crioaglutininas.
7. **Corpúsculo de Heinz:** hemoglobina instável, estresse oxidativo.

A haptoglobina, uma proteína normal do plasma, liga-se à fração globina da hemoglobina. Durante a hemólise, as cadeias de globinas liberadas unem-se à haptoglobina; o complexo sofre rápida depuração do plasma pelo sistema de fagócitos mononucleares. Pacientes com hemólise significativa, tanto intra como extravascular, apresentam níveis baixos ou mesmo indetectáveis de haptoglobina.

Hemoglobinemia e metalbuminemia

A hemólise intravascular leva à liberação de hemoglobina no plasma. A hemoglobina liberada no plasma, que não se pode ligar à haptoglobina, sofre oxidação e transforma-se em metemoglobina. O heme desligado do composto liga-se à albumina.

Hemoglobinúria

Ocorre destruição intravascular intensa de hemácias, com saturação de hemossiderina presente nos túbulos, e a hemoglobina filtrada não é reabsorvida.

Hiperbilirrubinemia

O aumento do catabolismo do heme eleva a bilirrubina não conjugada a níveis que não ultrapassam 4 a 5mg/dL, a menos que haja hepatopatia associada. O urobilinogênio aumenta nas fezes e na urina. Toda hemólise crônica predispõe a formação de cálculos de bilirrubinato de cálcio.

LDH

Apresenta níveis elevados, indicando destruição aumentada dos eritrócitos. Nível sérico de AST mostra-se ligeiramente elevado, o que não ocorre com ALT.

Teste de Coombs

A positividade do Coombs direto confirma a presença de grande quantidade de autoanticorpos ligados à superfície das hemácias dos pacientes.

Teste de antiglobulina direta (TAD)

Ajuda a estabelecer o diagnóstico de hemólise autoimune.

Exames específicos (teste de fragilidade osmótica, eletroforese de hemoglobina, teste de Ham e sacarose) são requisitados de acordo com a suspeita clínica.

Manifestações clínicas

O espectro de manifestações em um paciente vítima de doença hemolítica varia de acordo com a velocidade do evento. Os pacientes podem apresentar palidez, fadiga, dispneia ao esforço, palpitações e taquicardia, sintomas comumente encontrados nos casos de anemia. Outros achados costumam estar presentes, como leve icterícia, esplenomegalia, história familiar de anemia, uso de medicamentos e urina castanho-avermelhada (hemoglobinúria). Quando a hemoglobinúria é acentuada, pode levar à insuficiência renal.

Se a hemólise for intravascular crônica, haverá hemoglobinúria persistente e perda de ferro, que deverá ser reposto. Em caso de hemólise extravascular crônica, o problema é o oposto, e haverá sobrecarga de ferro com as hemotransfusões repetidas, podendo levar à hemocromatose, que danifica órgãos como o fígado e o coração, casuando cirrose e insuficiência cardíaca.

A esplenomegalia está presente em várias condições. Se ocorrer hemólise considerável no baço, poderá haver hiperesplenismo com neutropenia e trombocitopenia subsequentes. O fígado pode também estar aumentado. Em pacientes com AHAI por anticorpos quentes, o achado de esplenomegalia maciça, hepatomegalia isolada ou linfadenomegalia sugere a presença de doença linfoproliferativa.

Em formas congênitas graves de anemia hemolítica podem ser observadas alterações esqueléticas decorrentes da hiperatividade da medula óssea.

A acrocianose após exposição ao frio acompanha o quadro de AHAI por anticorpos a frio.

As anemias hemolíticas hereditárias, como esferocitose hereditária e anemia falciforme, podem cursar com exacerbações da anemia hemolítica crônica: crises anêmicas, crise aplásica e sequestro esplênico, que estão mais bem detalhados em Drepanocitose.

Tratamento

Em virtude da grande variedade das etiologias, manifestações, curso clínico e mecanismos fisiopatológicos das doenças hemolíticas, a abordagem terapêutica difere consideravelmente. A seguir, são descritos alguns tratamentos específicos:

- **Esferocitose hereditária:** esplenectomia, exceto em pacientes com anemia leve. Evitar realizá-la até pelo menos os 4 anos de idade, devido ao risco de sepse por germes encapsulados. Suplementação ininterrupta com ácido fólico, 1mg/dia.
- **Deficiência de G6PD:** não há tratamento específico. Nos casos graves, realizar hemotransfusão e suporte clínico. Evitar substâncias potencialmente oxidativas.
- **Talassemia beta *major*:** hipertransfusão crônica, esplenectomia caso a necessidade de hemotransfusão aumente mais de 50%. Quelantes de ferro, em razão do risco de hemocromatose. Transplante alogênico de medula é associado à melhora da sobrevida.
- **Hemoglobinúria paroxística noturna:** a deficiência de ferro deve ser reposta. Prednisona é efetiva em caso de diminuição da hemólise, por motivos incertos. Em casos graves ou transformação para mielodisplasia, é considerada a possibilidade de transplante alogênico de medula.
- **Coagulação intravascular disseminada:** transfusões de hemácias, plasma, plaquetas, crioprecipitado e tratamento da causa subjacente.
- **Púrpura trombocitopênica trombótica:** plasmaférese de urgência.
- **AHAI por anticorpos a quente:** hemotransfusão limitada a situações de risco de morte ou eventos cardíacos ou cerebrais decorrentes da anemia. Aloanticorpos podem causar reações hemolíticas agudas ou tardias. Corticoterapia é o tratamento de escolha: prednisona, 1 a 2mg/kg/dia. Há boa resposta em 60% a 80% dos pacientes. Pulsotera-

Capítulo 65 ■ Drepanocitose e Outras Anemias Hemolíticas Agudas

pia com metilprednisolona é usada em casos de hemólise fulminante e esplenectomia nos casos não responsivos, intolerantes ou dependentes do corticoide. Tratamentos alternativos: imunossupressores, danazol, imunoglobulinas, plasmaférese ou anticorpos monoclonais.

- **AHAI por anticorpos a frio:** evitar exposição ao frio, realizar hidratação adequada e hemotransfusão com limitações semelhantes às dos anticorpos quentes. Terapia imunossupressora quase nunca é necessária em casos relacionados com infecção. Em paciente com doença linfoproliferativa, o tratamento é direcionado para a doença de base. Forma idiopática responde aos imunossupressores em 50% a 69% dos casos. Clorambucil é o mais utilizado. Hemoglobinúria paroxística ao frio não necessita tratamento específico.

- **Hemólise causada por medicamentos:** a descontinuação do fármaco é quase sempre o único tratamento necessário.

Bibliografia

Amrolia PJ, Almeida A, Halsey C et al. Therapeutic challenges in childhood sickle cell disease. Part 1: Current and future treatment options. Br J Haematol 2003; 120:725.

Barros MMO, Bordin JO. Anemias hemolíticas autoimunes. In: Lopes AC. Tratado de clínica médica. Vol. 2. São Paulo: Roca, 2009:1997-2003.

Becker PS. As anemias hemolíticas. In: Irwin RS, Rippe JM. Terapia intensiva. 6 ed. Vol. 2. Rio de Janeiro: Guanabara Koogan, 2010: 1170-75.

Bjornson AB, Falletta JM, Verter JI et al. Serotype-specific immunoglobulin G antibody responses to pneumococcal polysaccharide vaccine in children with sickle cell anemia: effects of continued penicillin prophylaxis. J Pediatr 1996; 129:828.

Brugnara C, de Franceschi L, Alper SL. Inhibition of Ca(2+)-dependent potassium transport and cell dehydration in sickle erythrocytes by clotrimazole and other imidazole derivatives. J Clin Invest 1993; 92:520.

Brugnara C, Gee B, Armsby CC et al. Therapy with oral clotrimazole induces inhibition of the Gardos channel and reduction of erythrocyte dehydration in patients with sickle cell disease. J Clin Invest 1996; 97:1227.

Brugnara C, Tosteson DC. Inhibition of K transport by divalent cations in sickle erythrocytes. Blood 1987; 70:1810.

Bunn HF. Pathogenesis and treatment of sickle cell disease. N Engl J Med 1997; 337:762.

Cokic VP, Beleslin-Cokic BB, Tomic M et al. Hydroxyurea induces the eNOS-cGMP pathway in endothelial cells. Blood 2006; 108:184.

Cokic VP, Smith RD, Beleslin-Cokic BB, Njoroge JM. Hydroxyurea induces fetal hemoglobin by the nitric oxide-dependent activation of soluble guanylyl cyclase. J Clin Invest 2003; 111:231.

da Rocha HHG. Anemia falciforme. 1. ed. Rio de Janeiro: Rubio, 2004.

de Franceschi L, Saadane N, Trudel M et al. Treatment with oral clotrimazole blocks Ca(2+)-activated potassium transport and reverses erythrocyte dehydration in transgenic SAD mice. A model for therapy of sickle cell disease. J Clin Invest 1994; 93:1670.

Emond AM, Collis R, Darvill D et al. Acute splenic sequestration in homozygous sickle cell disease: Natural history and management. J Pediatr 1985; 107:201.

Falletta JM, Woods GM, Verter JI et al. Discontinuing penicillin prophylaxis in children with sickle cell anemia. Prophylactic penicillin study II. J Pediatr 1995; 127:685.

Fung EB, Harmatz PR, Lee PD et al. Increased prevalence of iron-overload associated endocrinopathy in thalassaemia versus sickle-cell disease. Br J Haematol 2006; 135:574.

Gladwin MT, Shelhamer JH, Ognibene FP et al. Nitric oxide donor properties of hydroxyurea in patients with sickle cell disease. Br J Haematol 2002; 116:436.

Hassell KL, Eckman JR, Lane PA. Acute multiorgan failure syndrome: a potentially catastrophic complication of severe sickle cell pain episodes. Am J Med 1994; 96:155.

Iyamu EW, Cecil R, Parkin L et al. Modulation of erythrocyte arginase activity in sickle cell disease patients during hydroxyurea therapy. Br J Haematol 2005; 131:389.

Lobo C. Defeitos hereditários da hemoglobina – Doenças falciformes. In: Lopes AC. Tratado de clínica médica. Vol. 2. São Paulo: Roca, 2009:1951-62.

Locatelli F, Stefano PD. New insights into haematopoietic stem cell transplantation for patients with haemoglobinopathies. Br J Haematol 2004; 125:3.

Luzzato L. Anemias hemolíticas e perda sanguínea aguda. In: Fauci A, Braunwlad E, Kasper D, Hauser S, Longo D, Jameson J, Loscalzo J. Harrison – Medicina interna. 17 ed. Rio de Janeiro: McGraw-Hill, 2008.

Minter KR, Gladwin MT. Pulmonary complications of sickle cell anemia. A need for increased recognition, treatment, and research. Am J Respir Crit Care Med 2001; 164:2016.

Nahavandi M, Tavakkoli F, Wyche MQ et al. Nitric oxide and cyclic GMP levels in sickle cell patients receiving hydroxyurea. Br J Haematol 2002; 119:855.

Olujohngbe A, Hambleton I, Stephens L et al. Red cell antibodies in patients with homozygous sickle cell disease: a comparison of patients in Jamaica and the United Kingdom. Br J Haematol 2001; 113:661.

Platt OS, Brambilla DJ, Rosse WF et al. Mortality in sickle cell disease. Life expectancy and risk factors for early death. N Engl J Med 1994; 330:1639.

Powars D, Wilson B, Imbus C et al. The natural history of stroke in sickle cell disease. Am J Med 1978; 65:461.

Rosse WF, Gallagher D, Kinney TR et al. Transfusion and alloimmunization in sickle cell disease. The Cooperative Study of Sickle Cell Disease. Blood 1990; 76:1431.

Sarnaik SA, Lusher JM. Neurological complications of sickle cell anemia. Am J Pediatr Hematol Oncol 1982; 4:386.

Schwartz RS. Anemias hemolíticas intravascular e autoimunes. In: Goldman L, Ausiello D. Cecil Medicina. 23. ed. Rio de Janeiro: Elsevier, 2009:1374-84.

Steinberg MH. Doença falciforme e hemoglobinopatias associadas. In: Goldman L, Ausiello D. Cecil Medicina. 23. ed. Rio de Janeiro: Elsevier, 2009:1401-11.

Stockman JA, Nigro MA, Mishkin MM, Oski FA. Occlusion of large cerebral vessels in sickle-cell anemia. N Engl J Med 1972; 287:846.

Topley JM, Rogers DW, Stevens MC, Serjeant GR. Acute splenic sequestration and hypersplenism in the first five years in homozygous sickle cell disease. Arch Dis Child 1981; 56:765.

Vichinsky E, Kleman K, Embury S, Lubin B. The diagnosis of iron deficiency anemia in sickle cell disease. Blood 1981; 58:963.

Vichinsky EP, Earles A, Johnson RA et al. Alloimmunization in sickle cell anemia and transfusion of racially unmatched blood. N Engl J Med 1990; 322:1617.

Villers MS, Jamison MG, De Castro LM, James AH. Morbidity associated with sickle cell disease in pregnancy. Am J Obstet Gynecol 2008; 199:125.

Walters MC, Patience M, Leisenring W et al. Bone marrow transplantation for sickle cell disease. N Engl J Med 1996; 335:369.

Westerman M, Pizzey A, Hirschman J et al. Microvesicles in haemoglobinopathies offer insights into mechanisms of hypercoagulability, haemolysis and the effects of therapy. Br J Haematol 2008; 142:126.

Zilberman MV, Du W, Das S, Sarnaik SA. Evaluation of left ventricular diastolic function in pediatric sickle cell disease patients. Am J Hematol 2007; 82:433.

SEÇÃO X

Emergências nos Politraumatizados

CAPÍTULO 66

Sistematização da Assistência Médica aos Pacientes Politraumatizados

Sizenando Vieira Starling

Bruno de Lima Rodrigues

Rômulo Andrade Souki

INTRODUÇÃO

O trauma torna-se cada vez mais presente na sociedade moderna. O crescente número de veículos, principalmente motocicletas, aliado ao desrespeito às leis de trânsito, produz um fluxo contínuo de pacientes nas salas de emergência. Observa-se, também, aumento nas agressões interpessoais associado à utilização de armas mais letais. Atualmente, o trauma é considerado problema de saúde pública e a segunda causa de morte no Brasil. Deve ser encarado como uma doença e como tal necessita uma abordagem adequada e específica, com estratégias próprias. Para atender o paciente traumatizado é importante saber que essa é uma doença de gravidade variável, com elevada incidência de óbito. É necessário que a equipe que presta atendimento tenha flexibilidade para agir e reagir de acordo com a gravidade e a complexidade de cada caso.

Em razão disso é necessário sistematizar o atendimento aos pacientes traumatizados. Eles apresentam, na maioria das vezes, lesões múltiplas, com risco iminente de morte. O treinamento e a capacitação do médico que trabalha em serviços de urgência constituem uma prioridade.

A sobrevivência de pacientes politraumatizados deve-se a formação de equipes multidisciplinares, organizadas e experientes, que abordam as vítimas nas várias fases: resgate, reanimação, avaliação, tratamento definitivo e reabilitação. Os Sistemas Integrados de Trauma que pressupõem regionalização e hierarquização do atendimento médico fornecem um protocolo no qual pacientes com traumas de maior complexidade devem ser encaminhados para centros que contam com mais recursos médicos. Sistemas dessa natureza têm demonstrado redução da morbidade e da mortalidade e melhor custo-eficácia. O número de mortes decorrentes do trauma em cidades onde não há sistema integrado de trauma de atendimento, excede 80%

em comparação com o que ocorre nas áreas organizadas com esquemas de resgate e centros de traumas regionalizados.

CINEMÁTICA NO TRAUMA

Para entender e tratar as lesões decorrentes de traumatismos deve-se antes compreender a cinemática do trauma. O entendimento do mecanismo de trauma e padrão da lesão é essencial para atender corretamente o politraumatizado.

A obtenção de um relato completo e preciso do mecanismo de trauma permite antecipar o diagnóstico de lesões e inferir quais serão os recursos para o tratamento do paciente. As lesões traumáticas são causadas basicamente pela absorção e dissipação da energia cinética pelo corpo. Quando se analisa a cinemática do trauma deve-se tentar compreender: a transferência de energia relacionada com o evento, a incidência dos vetores de força no momento do trauma, a implicação do uso correto e/ou inadequado dos equipamentos de proteção e a fisiopatologia das lesões decorrentes dessas forças nos diversos sistemas orgânicos.

Pode-se dividir o mecanismo de trauma em dois grandes grupos – penetrante ou contuso – cada qual com suas particularidades no atendimento, na apresentação das lesões e no tratamento.

TRAUMATISMO PENETRANTE

O traumatismo penetrante é aquele que provoca uma solução de continuidade da pele. As agressões interpessoais são a principal causa de trauma. Os ferimentos são provocados por basicamente dois tipos de armas: brancas (facas, canivetes, cacos de vidro, tesoura etc.) e de fogo (revólver, pistola, espingarda, rifle etc.).

Armas de fogo

As armas de fogo podem ser classificadas de acordo com o tamanho do cano (longo ou curto), a velocidade do projétil (baixa, média e alta velocidade) e o tipo de carga (única ou múltipla). Elas causam ferimentos diretos e indiretos. A gravidade dos ferimentos por arma de fogo depende de diversos fatores como velocidade e capacidade de fragmentação do projétil, distância do agressor em relação à vítima, calibre da arma e número de disparos. Quanto maior a velocidade, maior a energia cinética dissipada no disparo e maior o poder de ocasionar ferimentos, entretanto o poder de fragmentação do projétil é, também, alocado como um dos principais causadores de lesões graves. Os ferimentos causados por cartucheiras (múltiplos fragmentos de chumbo), apesar de causar pouco dano tecidual pelo projétil propriamente dito, acabam provocando grande lesão, em virtude de sua característica de dissipação de energia. Existe grande polêmica quanto à capacidade de a arma de fogo causar ou não lesões teciduais extensas por queimadura. Entretanto, pelo que se sabe atualmente, a temperatura atingida pelo projétil não é suficiente para causar danos importantes. Além do fenômeno de tombamento (poder do projétil de girar sobre seu próprio eixo) e de fragmentação, a passagem do projétil pelos tecidos corporais causa lesões de duas formas: cavitação permanente (causada pelo impacto direto aos tecidos) e cavitação temporária (causada pela dissipação de energia cinética). Por esse motivo, ao tratar de lesões causadas por armas de fogo, deve-se suspeitar que o trauma tecidual seja superior ao da área lesada inicialmente.

Armas brancas

As lesões provocadas por arma branca, em razão de sua pequena velocidade, limitam-se ao trajeto do objeto agressor. Hemorragia e sepse (perfuração de vísceras ocas) são as principais causas de morte.

TRAUMATISMO CONTUSO

No traumatismo contuso, as lesões são provenientes da dissipação de energia, sendo a causa mais comum os acidentes automobilísticos. Nos idosos e nas crianças, as quedas são importantes causas de trauma, sendo o traumatismo cranioencefálico a lesão mais comum.

Nos acidentes automobilísticos, o conhecimento do vetor de impacto dos veículos envolvidos na colisão ajuda a determinar o padrão das lesões. Os principais tipos são:

- **Impacto frontal:** esse tipo de colisão envolve grande dissipação de energia e apresenta alto índice de múltiplas lesões. O uso, correto ou não, de dispositivos de segurança vai influenciar na apresentação e na gravidade dos ferimentos. Mesmo com o uso adequado do cinto de segurança e dependendo da velocidade no momento da colisão, os motoristas podem apresentar fraturas de esterno, clavículas, costelas e lesões intratorácicas (pneumotórax, hemotórax, contusão pulmonar). As fraturas de membros inferiores em virtude do impacto com o painel são frequentes. O uso do *air-bag* diminuiu significativamente as lesões de face importantes. Motoristas que não utilizam os equipamentos de segurança adequadamente estão sujeitos às lesões mais graves e complexas. A falta de cinto de segurança pode favorecer o impacto da cabeça contra o para-brisa dianteiro e causar traumatismos cranioencefálico e raquimedular. Aumenta também o número de lesões graves da face e a gravidade dos traumatismos torácicos. Seu uso em local inadequado, principalmente o subabdominal, favorece a ocorrência de lesões de víscera oca e fratura de vértebras lombares.

- **Impactos laterais:** o padrão de lesão vai depender do lado do veículo acometido e somente carros equipados com *side-bags* e *windows-bags* vão atuar na amenização das lesões. O impacto mais frequente é em cima da caixa torácica (fraturas de arcos costais e clavícula e consequente contusão pulmonar) e sobre a cavidade abdominopélvica (lesões de vísceras maciças – fígado, baço e rins – e fraturas pélvicas). A lesão do diafragma, principalmente da cúpula esquerda, devido ao aumento súbito da pressão intra-abdominal, deve ser pesquisada.

- **Impactos traseiros:** em geral, consistem em colisões em baixa velocidade e dentro de áreas urbanas. Representam maior risco as lesões raquimedulares cervicais, devido ao movimento de chicote da coluna. O uso correto do encosto de cabeça atenua na prevenção dessa lesão. Nos motoristas sem cinto de segurança os ferimentos na face e o traumatismo cranioencefálico são importantes causas de complicações.

- **Capotamentos:** são acidentes sem padrão de lesões, pois o veículo sofre impacto em todos os sentidos. O divisor de águas para a sobrevivência dos ocupantes é o uso adequado do cinto de segurança. A ejeção dos ocupantes do veículo pode acontecer e é comum em passageiros sem o uso adequado dos equipamentos de proteção, o que aumenta exponencialmente a frequência das lesões e o risco de morte.

Os acidentes com motociclistas e ciclistas apresentam risco maior de múltiplas lesões. O uso de capacetes é um fator importante e altera a sobrevida das vítimas à medida que diminuiu o índice de traumatismos cranioencefálicos graves (75% das mortes em acidentes motociclísticos são decorrentes desse tipo de traumatismo). O padrão clássico de lesão consiste em fraturas dos membros superiores (principalmente dos componentes da articulação escapuloumeral) e dos membros inferiores, sendo bastante frequente a fratura da diáfise do fêmur. As fraturas expostas, os ferimentos complexos de partes moles e, até mesmo, as

Capítulo 66 ■ Sistematização da Assistência Médica aos Pacientes Politraumatizados

amputações ocorrem em grande número desses acidentados. Cumpre salientar que o número de acidentes envolvendo as motocicletas está aumentando de maneira logarítmica nos grandes centros urbanos brasileiros. Entre os fatores que explicam esse fato podem ser citados: o trânsito caótico das metrópoles brasileiras, a má educação dos motoristas, o baixo preço desse veículo de fácil, locomoção e o despreparo de seus condutores, que muitas vezes, para entregar uma encomenda em tempo hábil, conduzem de maneira perigosa e irresponsável a motocicleta entre os veículos. Os acidentes ciclísticos são importante causa de óbito em crianças, sobretudo entre 10 e 14 anos de idade. As lesões podem ser decorrentes de queda em alta velocidade ou colisões com veículos. Os capacetes para ciclistas reduzem em 85% o número de traumatismos cranianos.

Os atropelamentos são acidentes que acontecem, em sua maioria, em zona urbana e com velocidades inferiores a 60km/h. Em grande número de casos o principal culpado é o pedestre e vários fatores influenciam o padrão das lesões: velocidade e tipo de veículo (carro, caminhonetes, caminhão, ônibus, motos), idade e altura do pedestre. A cinemática do atropelamento apresenta três fases distintas: (a) colisão contra o para-choque (fratura de membros inferiores e bacia em adultos; traumatismo torácico em crianças); (b) colisão contra o capô e o para-brisa (traumatismo cranioencefálico, traumatismo toracoabdominal e fratura de membros); (c) colisão contra o solo (múltiplas lesões). Em geral são traumatismos graves e multissistêmicos. Idosos e crianças, devido à falta de atenção e à menor agilidade, são os mais suscetíveis a esse tipo de acidente.

As quedas são comuns em idosos, crianças e trabalhadores sem proteção adequada. Os principais fatores que ocasionam as lesões são a altura, a posição do primeiro impacto no solo e o tipo de superfície. A combinação desses fatores é responsável pelo padrão das lesões. Quanto maior a altura, maior a energia adquirida pela vítima e será transmitida ao organismo no momento do impacto. O ponto do primeiro contato é muito importante, pois será o segmento do corpo responsável pela maior absorção de energia, sendo mais suscetível a lesões. Entretanto, o tipo de superfície que antepara o corpo da vítima, se apresentar alguma elasticidade, pode absorver parte da energia cinética, reduzindo assim a gravidade das lesões. As quedas são consideradas graves quando ocorrem de uma altura maior do que três vezes a altura da vítima. Pacientes que caem sobre os membros inferiores (queda vertical) vão apresentar fraturas de membros, pelve, coluna e lesões intra-abdominais (vísceras maciças e diafragma). Nas quedas em escadas devido à posição peculiar (assentada), as fraturas lombossacras e do cóccix devem ser pesquisadas. A imobilização correta e a investigação minuciosa são cruciais para a identificação das lesões.

As explosões decorrem de uma transformação química muito rápida causando expansão volumétrica súbita com elevação da pressão atmosférica no local e liberação de calor. As lesões por explosão são classificadas em primárias – resultantes dos efeitos diretos da onda de pressão (ruptura timpânica, pneumotórax etc.); secundárias – decorrentes de contusão por objetos arremessados; e terciárias – causadas pelo impacto da vítima arremessada contra estruturas fixas. As lesões secundárias ou terciárias podem se comportar como traumatismos penetrantes e/ou contusos.

ATENDIMENTO PRÉ-HOSPITALAR

Considera-se como atendimento pré-hospitalar (APH) aquele que objetiva chegar precocemente à vítima após ter ocorrido um agravo à sua saúde que possa levar a sofrimento, sequelas ou à morte, sendo necessário prestar atendimento e/ou transporte a uma unidade de saúde adequada para o tratamento. Esses agravos podem ser de natureza traumática ou não traumática. Sabe-se que em todo sistema de APH as urgências e emergências não traumáticas superam os atendimentos a trauma. No Brasil cerca de 60% a 65% dos APH são eventos não traumáticos.

O APH tem seu início nos relatos da guerra napoleônica, quando os soldados eram retirados dos campos de batalha e transportados para locais onde algum tratamento poderia ser instituído. O atendimento na cena e durante o transporte representou uma importante evolução desse tipo de abordagem. As características do veículo que deve ser utilizado para transporte da vítima dependem do local onde aconteceu o acidente, das condições climáticas, da gravidade da vítima e da distância ao centro de referência para o qual ela deve ser encaminhada. No Brasil, o resgate terrestre, realizado por meio de ambulâncias medicalizadas, e o resgate aéreo, principalmente com helicóptero, são os mais comuns.

Atualmente o APH segue duas vertentes: *stay and play* (atuação na cena) e *scoop and run* (pegue e leve rapidamente). Várias vantagens e desvantagens estão relacionadas com essas duas formas; no entanto, alguns princípios são fundamentais e básicos. A soma desses métodos parece ser a melhor opção, principalmente em deslocamentos demorados da cena ao hospital final.

O APH é dividido nas seguintes fases: preparação das equipes, avaliação da cena, atendimento propriamente dito e chegada ao destino final. Se essas fases não forem corretamente cumpridas por meio de protocolos rígidos, o atendimento pode ser insatisfatório e prejudicial, tanto para a vítima como para a equipe que realiza o atendimento. A equipe deve ser capacitada e preparada para atendimentos diversos. Para tal deve ser treinada, e todo o conhecimento do profissional deve ser periodicamente atualizado. A capacitação da equipe envolve treinamento constante, simulações e vigilância. O socorrista deve ter em mente a real possibilidade de atendimento a uma vítima grave e durante o deslocamento até a cena deve se preparar adequadamente.

O deslocamento até a cena do acidente é importante no APH. Qualquer desvio de conduta que dificulte a chegada à cena causa prejuízos incalculáveis. A segurança da equipe é o fator principal.

A avaliação do doente e da cena inicia-se já no envio da ambulância. As informações passadas pelo solicitante devem ser transmitidas à equipe em deslocamento. Isso minimiza a ocorrência de situações desagradáveis e perigosas. Na cena, a avaliação começa com a observação do local, das pessoas e da situação em que se encontra as vítimas. A estratégia de atendimento pode mudar nesse momento, quando uma apresentação do local difere daquela passada pela central de regulação. Cabe aos profissionais que trabalham nas ambulâncias o conhecimento de regras básicas que devem ser colocadas em prática no momento da chegada ao local (p. ex., estacionar a ambulância em uma via de alta velocidade). A comunicação com a central deve ser constante, principalmente para solicitar serviços extraordinários necessários para que a equipe trabalhe com segurança (p. ex., cortar a energia elétrica de um poste onde ocorreu colisão de um veículo). A presença dos familiares ou populares deve ser evitada, porque pode causar situações desagradáveis e perigosas. O importante é manter preservado o princípio fundamental do APH: a segurança da equipe. Uma equipe fragilizada e vulnerável pode tornar-se mais uma vítima e comprometer todo o sistema.

O conhecimento da biomecânica do trauma é importante no APH. Pode auxiliar no entendimento e diagnótico das lesões.

No APH devem ser seguidos protocolos definidos para manutenção da vida. O socorrista não salva ninguém, mas o mantém vivo até o destino final para tratamento definitivo. Para isso é importante conhecer e aplicar corretamente a triagem, a qual pode ser realizada antes da chegada do paciente ao hospital. Os critérios de triagem baseiam-se na gravidade da situação, no número de vítimas e nos recursos disponíveis. Também deve ser realizada em campo. Quando apenas um socorrista chega à cena com múltiplas vítimas, ele deve ter conhecimento prévio da rede de APH da região e então estabelecer prioridades. Se existe recurso o socorrista deve prestar atendimento ao doente mais grave. Se não houver recurso ou este não estará disponível em tempo hábil ele deve atender o doente com maior probabilidade de sobrevida. A abordagem ao paciente deve ser a mais rápida possível. Protocolos bem-fundamentados devem ser estabelecidos e utilizados visando minimizar os erros. Não perder tempo para conduzir o paciente ao destino final a fim de instituir a terapêutica é a regra. Outra premissa fundamental é a condução de cada paciente ao hospital adequado, não necessariamente para o mais próximo.

Ao chegar à cena e avaliá-la, definido o número de vítimas e seus recursos, o socorrista deve voltar sua atenção para a avaliação de cada paciente traumatizado. Ele deve ser capaz, em segundos, de perceber as lesões graves com risco de morte evidente e determinar se o paciente está ou não responsivo e com sinais vitais. Ele deve rapidamente abordar o paciente em uma sequência determinada. É bem conhecido o conceito da "hora de ouro" no atendimento ao paciente traumatizado. Esta se inicia no momento do trauma e durante esse período todo o tratamento inicial deve ser realizado com o objetivo de manter a oxigenação e perfusão teciduais. Cumprido esse preceito, o índice de sobrevida será maior do que naqueles casos em que ocorreu atraso no atendimento. A manutenção da estabilidade respiratória e hemodinâmica de cada paciente deve ser o objetivo fundamental. A intervenção medicalizada desses pacientes inicia-se na cena e mantém-se durante todo o deslocamento até o destino final. A perda de tempo no local é inadmissível. Durante o deslocamento para o hospital pequenas e rápidas paradas podem ser necessárias para a execução de procedimentos de urgência que não podem ser realizados em movimento.

O APH do paciente traumatizado segue o programa do PHTLS (*prehospital trauma life support*) e a sequência previamente estabelecida pelo ATLS® (*advanced trauma life support*). As prioridades na abordagem seguem os princípios do exame primário (A, B, C, D, E), exame secundário, monitoração e reavaliação contínua na busca da manutenção da fisiologia agredida pelo trauma. A primeira etapa consiste na avaliação minuciosa da via aérea. Deve ser realizada pesquisa de corpos estranhos, secreções, obstruções ou sinais evidentes de complicações. O objetivo é garantir que o oxigênio possa alcançar os alvéolos. Existem diversas formas de manter a via aérea pérvia desde manobras simples como elevação do mento passando pela colocação de cânulas naso ou orofaríngeas até a decisão por uma via aérea definitiva, seja ela cirúrgica ou não. Deve ser sempre lembrado que a proteção da coluna cervical é prioritária, visto que qualquer abordagem executada na via aérea necessita manipulação cervical. Devem ser evitadas as possíveis ciladas como obstrução progressiva de vias aéreas, material inadequado para acessar a via aérea e incapacidade técnica do profissional. Técnicas mais simples como o uso de máscaras laríngeas têm sido amplamente difundidas no APH e as mais complexas como a cricotireoidostomia cirúrgica têm sido evitadas.

Na avaliação da respiração o propósito fundamental ao final dessa etapa é a manutenção da oxigenação tecidual. Para isso é fundamental a expansão pulmonar para que ocorra a troca gasosa na intimidade dos alvéolos. A ventilação permite que ocorra a respiração adequada. Deve-se entender que não se pode respirar por um paciente e sim ventilá-lo. A oferta de oxigênio deve ser maximizada nessa etapa. O uso de uma máscara com reservatório e fluxo de oxigênio maior que 11L/min é mandatório. Deve-se sempre monitorar o paciente com oxímetro de pulso e tentar alcançar uma saturação de oxigênio superior a 95%. O tratamento de lesões que representam risco iminente de morte deve ser iniciado no ambiente do APH. Essas lesões devem ser imediatamente reconhecidas e o tratamento adequado prontamente realizado. O pneumotórax hipertensivo e o pneumotórax aberto devem ser rapidamente abordados. No caso do pneumotórax hipertensivo a descompressão com agulha consiste no tratamento adequado no APH. Em caso de pneumotórax aberto recomenda-se a oclusão com curativo de três pontas. Alguns detalhes são importantes e diferentes do atendimento no ambiente hospitalar. As complicações relacionadas com a drenagem torácica em ambiente pré-hospitalar são elevadas e deve-se avaliar essa condição antes de indicá-la. O risco de infecção varia de 2,8% a 21%. Com relação ao tamponamento cardíaco a pericardiocentese deve ser considerada, porém sua realização não é fácil e deve ser a última decisão no APH. A reposição volêmica e o transporte rápido para o hospital adequado são o desejável. A monitoração contínua desses pacientes, visando à oxigenação e à perfusão adequadas, deve ser o ponto principal para evitar ciladas ou a piora do paciente.

Com relação à circulação as prioridades são parar o sangramento e manter a perfusão tecidual. O diagnóstico do choque deve ser feito o mais rápido possível para que o tratamento específico seja instituído na chegada à cena. O socorrista deve estar atento a possíveis evidências de perdas sanguíneas. As hemorragias devem ser identificadas no atendimento primário. Essas perdas ocorrem no tórax, no abdome, na pelve, em fraturas de ossos longos e sangramentos externos. Desses, o mais difícil de ser evidenciado no APH é o sangramento abdominal. O conhecimento do mecanismo de trauma pode, entretanto, fornecer indícios importantes. Basicamente, no APH, sangramentos externos devem ser estancados e as fraturas alinhadas e imobilizadas. A fixação temporária da pelve também é considerada uma forma de parar sangramentos. Manobras simples como a imobilização com dispositivos adequados ou mesmo com o uso de lençóis podem ser eficazes nessa abordagem (Figura 66.1). O sangramento torácico deve ser reconhecido e rapidamente tratado em ambiente hospitalar. A reposição volêmica deve ser instituída o mais rápido possível, de preferência no ambiente pré-hospitalar; porém perder tempo para canulação de veias em detrimento do transporte rápido para um ambiente hospitalar pode ser prejudicial e fatal. Deve-se ter sempre em mente que o socorrista deve transportar um paciente instável hemodinamicamente o mais rápido possível para um hospital adequado. Aqui o conceito do *scoop and run* (pegue e leve rapidamente) deve ser explícito visto que a parada do sangramento é primordial. Outros aspectos discutidos incluem o tipo e a quantidade de soluções a serem administradas para a reposição de volume. No APH utiliza-se a solução eletrolítica uma, vez que a utilização de

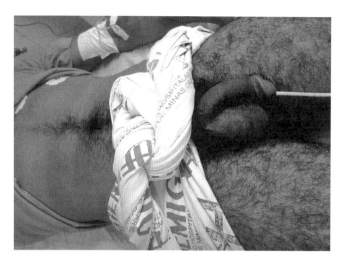

Figura 66.1 ▪ Imobilização da pelve usando lençol (ver encarte colorido).

hemoderivados não se encontra disponível. Sabe-se que a reposição eletrolítica exagerada é prejudicial para o paciente. Entretanto, no paciente gravemente chocado deve-se buscar perfusão tecidual satisfatória. Pequenos *bolus* de cristaloides (250 a 500mL) a intervalos de tempo regulares podem constituir-se em uma terapia aceitável. O conceito de hipotensão permissiva é discutível e ainda não apresenta evidências na literatura para que possa ser considerado uma regra. Entretanto, nota-se que a manutenção do paciente em situação de hipotensão, com os sinais de perfusão mantidos em níveis aceitáveis até que chegue ao ambiente propício para tratamento definitivo da hemorragia tem-se mostrado benéfica. À exceção do paciente com traumatismo craniano, no qual a perfusão cerebral é de fundamental importância, a hipotensão permissiva pode ser uma opção.

A avaliação neurológica no APH consiste na determinação do nível de consciência e na avaliação da pupila. A determinação, na cena do acidente, da pontuação do paciente segundo a Escala de Coma de Glasgow (ECG) é fundamental e tem valor prognóstico (Tabela 66.1). Na vítima com traumatismo craniano o objetivo é manter oxigenação e perfusão tecidual adequadas de modo a evitar danos secundários ao neurônio. Pacientes com ECG menor ou igual a 8 devem ser intubados. O uso de manitol, 1 a 2g/kg de peso em *bolus*, pode ser feito empiricamente em pacientes com indícios de traumatismo craniano grave e sinais de herniação evidenciados por alterações pupilares, desde que seja feito contato prévio com neurocirurgião.

Após terminado o exame neurológico, o socorrista deve rapidamente avaliar a vítima de maneira geral em busca de lesões que possam passar despercebidas e poderão ser determinantes para a sobrevida. Contudo nem sempre o ambiente pré-hospitalar possibilita uma avaliação fidedigna. Deve-se então detalhar o ambiente, as condições do trauma, o mecanismo do trauma e os fatos que envolvem o acidente, para que essas informações sejam

Tabela 66.1 ■ Escala de Coma de Glasgow

Área de avaliação	Escore
Abertura ocular (O) – valor máximo: 4 pontos	
Espontânea	4
A estímulo verbal	3
A estímulo doloroso	2
Sem resposta	1
Melhor resposta motora (M) – valor máximo: 6 pontos	
Obedece a comandos	6
Localiza a dor	5
Flexão normal (retirada)	4
Flexão anormal (decorticação)	3
Extensão (descerebração)	2
Sem resposta (flacidez)	1
Resposta verbal (V) – valor máximo: 5 pontos	
Orientado	5
Confuso	4
Palavras inapropriadas	3
Sons incompreensíveis	2
Sem resposta	1

Melhor resposta: 15 pontos.
Pior resposta: 3 pontos.

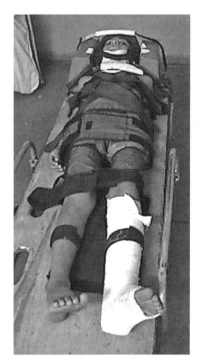

Figura 66.2 ■ Paciente devidamente imobilizado e pronto para transporte (ver encarte colorido).

úteis no atendimento hospitalar. Esses fatores são também importantes. Ele deve ter em mente que nessa etapa do atendimento a vítima deve estar oxigenada e perfundida e não podem ser permitidas situações que piorem a condição clínica do paciente. É fator determinante a prevenção da hipotermia em todos os casos principalmente nos doentes hipotensos. A tríade letal acidose-coagulopatia-hipotermia deve ser evitada durante todo o atendimento ao paciente traumatizado. Lembre-se: o paciente tem dorso. Às vezes, o exame é impossibilitado, em outras é negligenciado.

O exame secundário nem sempre pode ser realizado no APH, muitas vezes por não haver tempo suficiente para sua execução. Deve-se ter em mente que o exame secundário busca identificar potenciais lesões graves e incapacitantes. É nesse momento que se deve alinhar e imobilizar possíveis fraturas. Em seguida, o paciente é devidamente imobilizado na prancha longa e encaminhado ao veículo para remoção segura e rápida ao hospital mais apropriado (Figura 66.2).

ATENDIMENTO HOSPITALAR
Preparação do ambiente e da equipe

Quando se trabalha com atendimento ao trauma, deve-se estar sempre preparado para atender desde acidentes simples a catástrofes com múltiplas vítimas. Para isso é importante contar com um ambiente de atendimento completo e organizado, com infraestrutura e materiais adequados para lidar com pacientes traumatizados de complexidade variada. Podem ser listados:

- Presença de monitores (oxímetro de pulso e cardioscópio), material para intubação orotraqueal ou cricotireoidostomia, para drenagem de tórax, suporte para ventilação assistida, equipamento para reanimação cardiorrespiratória e desfibrilador, *kit* para estabilização de fraturas pélvicas e de membros e equipamento para reposição volêmica aquecida (forno de micro-ondas).
- Coleta de material para exames laboratoriais.
- Aparelhos de radiografia e ultrassom, preferencialmente, na sala de reanimação (Figura 66.3).
- Contato direto com banco de sangue.
- Acesso fácil a tomografia computadorizada, endoscopia digestiva e serviço de hemodinâmica.
- Acesso rápido ao bloco cirúrgico.

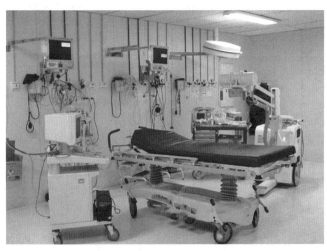

Figura 66.3 ■ Sala de reanimação devidamente aparelhada (ver encarte colorido).

Capítulo 66 ■ Sistematização da Assistência Médica aos Pacientes Politraumatizados **737**

Tabela 66.2 ■ Principais materiais e medicamentos nasais necessários de urgência

Cânulas orofaríngeas (Guedel) de vários tamanhos
Máscaras laríngeas de vários tamanhos
Laringoscópio (pilhas novas) com vários tamanhos de lâminas
Tubos orotraqueais de todos os tamanhos (pediátricos e adultos)
Guia flexível para intubação
Aspirador com cânula rígida
Colar cervical (pediátrico, pequeno, médio e grande)
Dreno de tórax (diversos tamanhos)
Bandeja com *kit* de pequenas cirurgias
Fios cirúrgicos
Material de assepsia (sabão degermante, povidine tópico, povidine tintura e álcool)
Carrinho de parada com medicamentos (para intubação e reanimação cardiovascular)
Sondas gástricas e vesicais
Material para coleta de sangue (laboratório e tipagem)
Cateteres para punção periférica e central (todos os tamanhos)
Equipos de infusão venosa
Soluções cristaloides (soro fisiológico a 0,9% e Ringer lactato)
Solução de manitol
Gazes e compressas de diversos tamanhos
Ataduras e talas para imobilização de tamanhos diversos
Cobertores

Além disso, a presença de equipe completa, treinada e habilitada para essa função 24 horas por dia é essencial para um atendimento seguro e confiável. É importante contar com: cirurgiões do trauma, neurocirurgiões, ortopedistas, clínicos, pediatras, anestesiologistas, cirurgiões plásticos, endoscopista, otorrinolaringologistas e radiologista. A presença de equipes de enfermagem e fisioterapia competentes é fundamental. O trabalho em equipe é essencial e deve ser coordenado por profissional capacitado e com experiência em atendimento ao politraumatizado.

Treinamento e reciclagem constantes são a chave para o sucesso. O estudo detalhado e crítico dos atendimentos direciona e determina as melhorias no setor. É importante ressaltar que, antes de iniciar o turno de serviço, é prudente testar se todos os aparelhos estão funcionando adequadamente. A preparação e manutenção adequada da sala de emergência são fatores decisivos no atendimento ao paciente traumatizado e podem significar a diferença entre o sucesso e o fracasso (Tabela 66.2).

Atendimento inicial – o ABC da vida

A abordagem do paciente vítima de qualquer tipo de trauma deve ser diferente do atendimento a um paciente portador de uma emergência não traumática. As lesões provocadas pelo trauma – se não forem diagnosticadas e tratadas prontamente – podem propiciar situações que colocam em risco iminente a vida do paciente. Portanto, um atendimento rápido, seguro e sequencial é fundamental. São vitais o desenvolvimento e a divulgação de programas que padronizem esse atendimento, objetivando suprir uma lacuna existente na formação do médico. O Progra-

ma ATLS® foi criado para facilitar e organizar a avaliação inicial do paciente politraumatizado. O conceito básico é priorizar o diagnóstico e tratamento das lesões mais graves e que apresentam evolução mais rápida para o óbito. Com esse objetivo foi proposta uma sequência de abordagem a ser seguida pelo médico que faz o primeiro atendimento ao traumatizado: exame primário, reanimação, reavaliação; exame secundário, reavaliação, tratamento definitivo e exame terciário. Outro objetivo fundamental e que deve ser seguido de rotina consiste em não causar dano adicional.

Diferente do atendimento a emergência não traumática, o médico que atende a casos de trauma não procura hipóteses diagnósticas, mas tenta provar durante seu exame a presença ou não de lesões com risco de morte. À medida que são identificadas essas lesões é instituído de imediato seu tratamento. O exame primário apresenta uma sequência que se baseia na cronologia das lesões que comprometem a sobrevivência. Durante essa etapa o médico deve estar preparado para iniciar o tratamento conforme identifica as lesões.

No exame secundário realizado após estabilização do quadro inicial inicia-se uma busca por lesões "menores" que poderão colocar em risco a vida tardiamente ou acarretar sequelas tardias.

Exame primário

O exame inicia-se na cena do acidente e a preparação deve anteceder a chegada do paciente à sala de emergência. O contato prévio torna possível a organização do setor de emergência e a disponibilização de recursos humanos e materiais.

O exame primário é a fase mais crítica do atendimento inicial. É nesse momento que deve ser identificada e sanada qualquer lesão que cause risco imediato, ou em potencial, à vida do paciente. São metas principais, nessa fase, a constatação de instabilidade cardiorrespiratória e a reanimação adequada. Esse tipo de abordagem implica realizar o exame físico e o tratamento das lesões graves antes de ser conhecida a história do paciente. As fases do exame primário estão representadas na Tabela 66.3.

A – Via aérea e proteção da coluna cervical. Assegurar a patência das vias aéreas e manter a oxigenação ocupam lugar de destaque na abordagem inicial ao paciente traumatizado. Devem ser utilizados todos os esforços para evitar a hipoxia (Sat O_2<90%), pois sua presença eleva em até duas vezes a mortalidade global das vítimas de trauma.

Tabela 66.3 ■ Etapas do exame primário

A – *Airway*	Via aérea e controle da coluna cervical
B – *Breathing*	Respiração
C – *Circulation*	Circulação com controle da hemorragia
D – *Disability*	Exame neurológico
E – *Exposure*	Exposição e controle térmico

O profissional que atende ao traumatizado é responsável por reconhecer obstrução da via aérea ou seu risco potencial, antecipar-se à sua ocorrência e executar ações para resolver as dificuldades. Os seguintes fatores estão relacionados com maior risco de problemas nas vias aéreas: inconsciência, relaxamento da língua, corpos estranhos, traumatismo de face, ferimentos penetrantes no pescoço, fratura de laringe/traqueia e queimaduras de vias aéreas.

As medidas iniciais mais importantes consistem em garantir a permeabilidade das vias aéreas e proteger a coluna cervical. Ao cuidar das vias aéreas, o profissional deve se lembrar de manter a cabeça e o pescoço alinhados em posição neutra. Manobras simples e rápidas podem significar a diferença entre a vida e a morte. O fornecimento de oxigênio suplementar deve ser mantido e priorizado.

O modo mais simples de iniciar o exame das vias aéreas consiste em perguntar o nome do paciente. A partir desse procedimento podem ser verificadas várias funções vitais. Ao responder, o paciente fornece as seguintes informações: permeabilidade das vias aéreas, função pulmonar preservada e perfusão cerebral adequada. Pacientes que não respondem inicialmente vão necessitar de intervenções precoces sobre as vias aéreas.

Após essa abordagem deve-se proceder ao exame da cavidade oral e à retirada de secreções e objetos (próteses dentárias e/ou corpos estranhos). Para aspiração utilizam-se sondas rígidas, e na suspeita de traumatismos cranianos evita-se a via nasal. Rouquidão, roncos e sibilos são sinais de obstrução de vias aéreas. Cianose apresenta-se tardiamente e demonstra má oxigenação generalizada. Queda de língua secundária em nível de consciência rebaixado e/ou fraturas de face podem ser conduzidas com manobras simples: abdução da mandíbula (Figura 66.4), elevação do mento (Figura 66.5) e cânula de Guedel (Figuras 66.6 e 66.7). Em crianças com menos de 9 anos de idade deve-se ter cuidado com o uso da cânula de Guedel em virtude da constituição cartilaginosa do palato. Nelas a técnica indicada consiste na passagem com auxílio do abaixador de língua (Figura 66.6).

Após essas medidas avalia-se a necessidade de instaurar uma via aérea definitiva (VAD) (Figura 66.8) que consiste em uma cânula orotraqueal com o balonete insuflado,

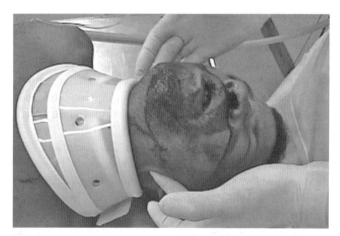

Figura 66.4 ▪ Técnica de abdução da mandíbula (ver encarte colorido).

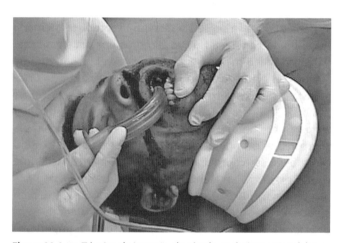

Figura 66.6 ▪ Técnica de inserção da cânula orofaríngea (Guedel) (ver encarte colorido).

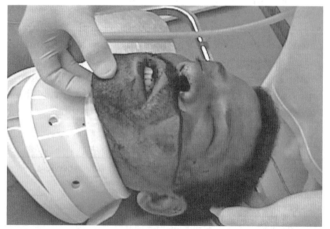

Figura 66.5 ▪ Técnica de elevação do mento (ver encarte colorido).

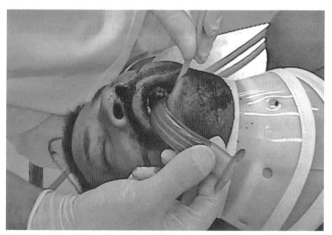

Figura 66.7 ▪ Técnica de inserção da cânula orofaríngea (Guedel) (ver encarte colorido).

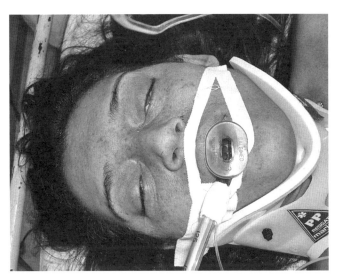

Figura 66.8 ■ Via aérea definitiva (ver encarte colorido).

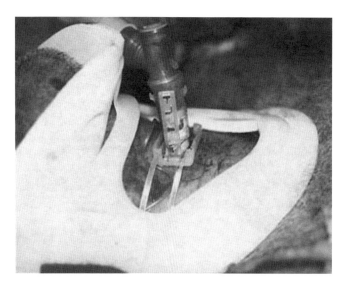

Figura 66.9 ■ Cricotireoidostomia (ver encarte colorido).

devidamente fixada e conectada a um sistema de ventilação assistida com mistura enriquecida com oxigênio. A decisão de realizar uma VAD deve se basear na assertiva de garantir oxigenação e ventilação adequadas ao paciente traumatizado e se há necessidade de proteger a via aérea (Tabela 66.4). As vias indicadas em casos de traumatismo são: intubação orotaqueal (Figura 66.8), intubação nasotraqueal, cricotireoidostomia por punção ou cirúrgica (Figura 66.9) e traqueostomia (somente em traumatismos de laringe). O método de escolha para obtenção de VAD vai depender das condições do paciente e da experiência do médico assistente.

A intubação orotraqueal é o padrão-ouro e deve ser sempre a primeira escolha. Antes de ser iniciada a intubação, deve-se preparar adequadamente o paciente e testar o material. Para isso, recomenda-se: selecionar o tubo adequado, testar o laringoscópio (e verificar o tamanho correto da lâmina), preparar o aspirador e conectá-lo a uma sonda rígida de aspiração, monitorar o paciente (oximetria de pulso e cardioscópio), definir e preparar a medicação a ser utilizada (Tabela 66.5) e pré-oxigenar o paciente. Antes de ser iniciado qualquer procedimento sobre a via aérea

Tabela 66.4 ■ Indicações de via aérea definitiva para proteção do paciente politraumatizado

Inconsciência
ECG ≤8
Fraturas maxilofaciais graves
Risco de aspiração Sangramento Vômito
Risco de obstrução Hematoma cervical Queimadura de via aérea Lesão de traqueia ou laringe

Tabela 66.5 ■ Medicamentos utilizados para intubação orotraqueal

Medicamento	Dosagem
Succinilcolina	1mg/kg
Fentanila	2 a 5μg/kg
Midazolam (estabilidade hemodinâmica)	0,3 a 0,5mg/kg
Etomidato (instabilidade hemodinâmica)	0,2 a 0,3mg/kg

deve-se fornecer oxigênio em altas concentrações. A melhor forma consiste em conectar uma máscara com ambu e reservatório à face do paciente.

É importante lembrar que nenhum paciente deve ser submetido a procedimento de intubação sem que sejam realizados sedação, analgesia e bloqueio neuromuscular adequados. A tentativa de se realizar o procedimento sem esses cuidados aumenta o risco de complicações (vômitos, aspiração e sangramento de face) e piora a hipertensão intracraniana nos pacientes com traumatismos cranioencefálicos.

Após ser testado todo o equipamento e o paciente ser sedado e relaxado realizam-se as manobras necessárias para a intubação propriamente dita. Deve-se ter a precaução de, sempre que possível, evitar movimentar a coluna cervical do paciente. Para isso solicita-se auxílio de colegas para imobilizar e estabilizar o pescoço do paciente durante o procedimento. Utiliza-se o ambu com reservatório para ventilar o paciente antes da tentativa de intubar o mínimo de vezes possível, a menos que o paciente se encontre em parada respiratória. Esse cuidado evita que o estômago fique repleto de ar e, assim, aumente o risco de vômitos e aspiração. Inicialmente acessa-se a cavidade oral do paciente com o laringoscópio, com o intuito de retirar corpos estranhos e próteses dentárias e aspirar secreções. Nesse momento é importante tentar visualizar a base da língua, a úvula e a epiglote. Esses pontos de referência são funda-

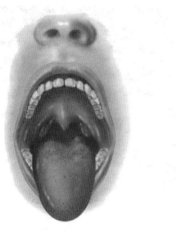 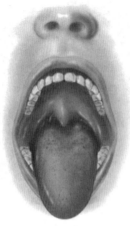 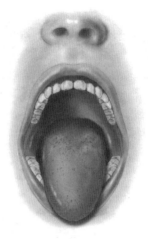 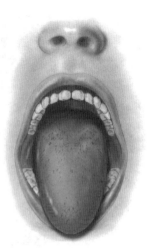

Figura 66.10 ■ Escala de Mallampati (ver encarte colorido).

mentais para definição do grau de dificuldade da via aérea (escala de Mallampati – Figura 66.10). Antes de ser realizada a laringoscopia, é fundamental, no politraumatizado, contar com o auxílio de um colega para proceder à manobra de Sellick, a qual consiste na compressão anteroposterior da cartilagem cricóidea contra a coluna, visando a diminuir a possibilidade de ocorrer refluxo gastroesofágico durante a intubação. A técnica tem por prática posicionar o dedo médio e o polegar lateralmente à cartilagem cricóidea e o dedo indicador acima desta. Realiza-se pressão anteroposterior e cranial contra a coluna. Esse procedimento só deve ser interrompido após a passagem do tubo e a insuflação do balonete. O próximo e mais importante passo consiste em realizar a laringoscopia. Para tal, utiliza-se a mão esquerda para afastar a língua para o mesmo lado com o laringoscópio e, concomitantemente, introduzi-lo até a epiglote (deve ser lembrado que a lâmina deve ser posicionada imediatamente atrás da epiglote e não sobre ela). Movimenta-se, gentilmente, o laringoscópio no sentido anterior e caudal e observam-se as cordas vocais. Somente sob visão direta das cordas vocais se deve introduzir o tubo até a marca do balonete. Após a passagem do tubo, insufla-se o balonete.

Tão importante quanto intubar é verificar a posição do tubo. Para isso deve-se em primeiro lugar auscultar a região epigástrica para descartar intubação esofágica e, a seguir, auscultar os ápices e as bases pulmonares para confirmar aeração pulmonar adequada (expansão simétrica e murmúrio vesicular presente) e excluir intubação seletiva (mais frequentemente a direita). Como métodos complementares podem ser usadas a oximetria de pulso e a capnografia. Após confirmada a localização correta do tubo, deve-se fixá-lo de modo seguro e adequado à face do paciente e conectá-lo ao ventilador mecânico, que já deve estar devidamente ajustado. Os passos descritos são imprescindíveis para o sucesso do procedimento. O médico que não se sentir capaz ou tiver dificuldades na realização do procedimento deve buscar o auxílio de colegas mais experientes. Entretanto existem outras opções para acessar a via aérea: máscara laríngea e Combitube®. Somente este último é considerado VAD. A máscara laríngea é um meio rápido e eficaz de garantir ventilação adequada em pacientes críticos enquanto se providencia uma via aérea definitiva. Trata-se de um anel de silicone inflável conectado a um tubo de silicone de maneira análoga a uma sonda endotraqueal (Figura 66.11). Uma vez inserida, a máscara laríngea acomoda-se na hipofaringe com sua face convexa posterior em contato com a parede da faringe enquanto a anterior se sobrepõe à laringe permitindo a entrada do ar. Esse dispositivo não evita completamente a aspiração e pode induzir laringoespasmo, devendo ser substituído, assim que possível, por uma cânula endotraqueal.

A cricotireoidostomia por punção é realizada com cateter especial ou cateter venoso. Trata-se de um procedimento simples, relativamente seguro e eficaz para uma situação de emergência em que o paciente não pode ser intubado nem ventilado com máscara facial. Tem caráter provisório até o estabelecimento de uma via aérea defini-

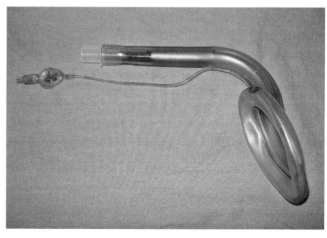

Figura 66.11 ■ Máscara laríngea (ver encarte colorido).

tiva, pois há aumento progressivo da pCO_2 durante a ventilação por essa via. Apesar da grande facilidade técnica não é um método isento de complicações como enfisema subcutâneo, barotrauma, reflexo de tosse, dobra do cateter, obstrução por secreção ou sangue, punção esofágica e lesão da mucosa em razão do uso de gás não umidificado.

A cricotireoidostomia cirúrgica consiste na abertura cirúrgica da membrana cricotireóidea não, devendo ser método inicial de controle das vias aéreas. Está indicada nas situações em que há incapacidade de controle das vias aéreas com manobras menos invasivas, em pacientes com traumatismo facial grave e hemorragia traqueobrônquica persistente. Está contraindicada em crianças menores de 10 anos, pacientes com lesões laringotraqueais e em caso de treinamento insuficiente.

B – Respiração. Nesse momento o objetivo é garantir ventilação pulmonar e troca gasosa adequadas, ou seja, verificar se o paciente está bem-oxigenado. Deve ser lembrado que uma via aérea pérvia não significa uma ventilação adequada. O exame inicia-se com inspeção, palpação, ausculta e percussão do tórax. O exame clínico completo do aparelho respiratório constitui-se no método mais seguro, simples e fidedigno para o diagnóstico das possíveis lesões que comprometem a respiração do paciente. Não há necessidade de nenhum exame complementar para o diagnóstico de lesões potencialmente fatais. Nessa fase o oxímetro de pulso deve ser conectado ao paciente. A presença dos seguintes sinais e sintomas é indicativa de lesões torácicas: ausculta diminuída ou abolida, timpanismo ou macicez à percussão, presença de enfisema subcutâneo, crepitação à palpação (fraturas de arcos costais), assimetria da parede torácica, hematomas ou equimoses (tatuagens traumáticas) (Figura 66.12). Na maioria das vezes, as lesões torácicas que ameaçam a vida são tratadas por meio de métodos simples: toracocentese e drenagem torácica. Durante a avaliação inicial da função respiratória pode ser de vital importância a realização de radiografia de tórax (na sala de emergência), a qual pode ajudar a diagnosticar lesões que passaram despercebidas ao exame físico. No decorrer da avaliação inicial as lesões torácicas que devem ser diagnosticadas e tratadas são: pneumotórax hipertensivo, pneumotórax aberto, tórax instável, hemotórax maciço e tamponamento cardíaco (*essas lesões são abordadas no Capítulo 67*). (Tabela 66.6).

Tabela 66.6 ■ Lesões torácicas que devem ser diagnosticadas e tratadas no exame primário

Pneumotórax hipertensivo
Pneumotórax aberto
Hemotórax maciço
Tórax instável
Tamponamento cardíaco

C – Circulação. Nessa fase da avaliação inicial deve-se garantir a perfusão adequada tecidual e consequentemente a distribuição de oxigênio e nutrientes aos órgãos. O paciente traumatizado pode apresentar diversos tipos de choque (Tabela 66.7) que podem comprometer o estado hemodinâmico, porém o mais comum é o causado pela perda aguda de sangue.

A preocupação inicial consiste em estabelecer o diagnóstico clínico do paciente com perda volêmica. No exame físico observam-se sinais e sintomas que demonstram má perfusão tecidual. Os mais precoces são aqueles que demonstram a tentativa do organismo de restabelecer o débito cardíaco – taquicardia e aumento da resistência vascular periférica (vasoconstrição periférica). Portanto, de maneira geral, todo paciente traumatizado que se apresenta no exame clínico com taquicardia e pele fria e pegajosa deve ser considerado portador de hemorragia significativa. A piora progressiva do choque leva à perfusão inadequada dos órgãos e com isso ao aparecimento de outros sinais e sintomas: hipotensão arterial, taquipneia, oligúria ou anúria e confusão mental ou coma. Durante a avaliação do paciente, determina-se a extensão da perda volêmica. A classificação do grau da hemorragia é necessária para orientar uma melhor abordagem do paciente (Tabela 66.8).

A identificação da presença de choque significa iniciar precocemente seu tratamento. No choque hemorrágico, a principal conduta a ser tomada é estancar o sangramento. No paciente politraumatizado há cinco possíveis fontes de sangramento: externos, fraturas de ossos longos (p. ex., fê-

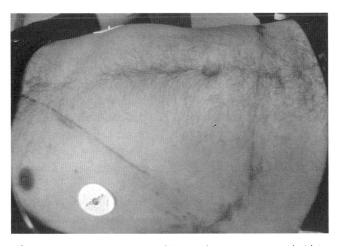

Figura 66.12 ■ Tatuagem traumática no tórax (ver encarte colorido).

Tabela 66.7 ■ Principais causas de choque

Choque hipovolêmico
Choque cardiogênico
Choque neurogênico
Choque séptico

Tabela 66.8 ■ Classificação da perda volêmica

	Classe I	Classe II	Classe III	Classe IV
Perda sanguínea (mL)	Até 750	750 a 1.500	1.500 a 2.000	>2.000
Perda sanguínea (% volume)	Até 15%	15% a 30%	30% a 40%	>40%
FC	Até 100	100 a 120	120 a 140	>140
PA	Normal	Normal	Diminuída	Diminuída
Pressão de pulso (mmHg)	Normal ou aumentada	Diminuída	Diminuída	Diminuída
FR	14 a 20	20 a 30	30 a 40	Mais de 40
Diurese (mL/h)	Mais de 30	20 a 30	5 a 15	Desprezível
SNC	Levemente ansioso	Moderadamente ansioso	Confuso	Letárgico

Resposta ao volume de sangramento no paciente adulto previamente hígido.

mur), fraturas de pelve, torácico e abdominais. No exame físico deve-se permanecer atento a sinais que indiquem a existência de sangramentos nesses locais. Todos esses sítios devem ser investigados em todo paciente politraumatizado mesmo que uma fonte de sangramento já tenha sido identificada.

Na maioria dos casos basta a adoção de manobras simples para a interrupção da hemorragia. Sangramentos externos são facilmente evidenciados à inspeção e devem ser submetidos à compressão direta do local; para isso é essencial a visualização de todo o corpo do paciente, incluindo o dorso. A compressão da área lesada, muitas vezes, é suficiente para conter o sangramento externo. No caso de sangramentos em extremidades que não sejam controlados por compressão podem ser utilizados torniquetes. Experiências militares comprovam que os torniquetes adequadamente utilizados mesmo com risco maior de perda da extremidade, constituem um recurso que salva vidas.

Os pacientes cujas fontes de sangramento são fraturas de ossos longos devem ser submetidos a alinhamento e imobilização do membro fraturado. Essa manobra simples diminui o sangramento e a dor, além de possibilitar melhor avaliação do membro lesado quanto a sua função e irrigação.

A radiografia de pelve (realizada na sala de emergência) é um importante aliado para detecção de fraturas pélvicas (Figura 66.13). Hemorragia é a causa mais frequente de morte. Sangramentos pélvicos devem ser tratados com compressão externa provisória da pelve nos casos de instabilidade (lençol, cinta pélvica), seguida da fixação externa. Embora seja um procedimento mais complexo, a fixação externa, visando diminuir o volume da pelve, consegue conter o sangramento. Quando há persistência do sangramento após a fixação, está indicada angiografia para embolização (em 7% a 11% dos casos). O tamponamento extraperitoneal da pelve com compressas deve ser considerado em caso de indisponibilidade da angiografia ou nos pacientes que permaneçam instáveis hemodinamicamente após a fixação. Deve ser sempre considerada a possibilidade de outra fonte de sangramento extrapélvica associada, principalmente de origem abdominal.

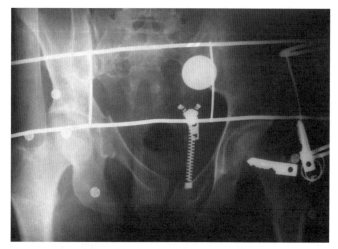

Figura 66.13 ■ Radiografia de bacia na sala de emergência mostrando fratura e fixação com tala aramada.

Nos sangramentos torácicos (hemotórax maciço) a conduta inicial consiste em promover a expansão pulmonar por meio da drenagem torácica. Na maioria das vezes o sangramento cessa devido à baixa pressão do sangramento oriundo da circulação pulmonar. A toracotomia só está indicada em casos excepcionais como drenagem contínua de sangue pelo dreno com repercussão hemodinâmica (ver Capítulo 67).

O abdome é fonte frequente de sangramento oculto e deve ser sempre pesquisado. O exame do abdome é habitualmente pouco confiável nos pacientes traumatizados. Grandes volumes de sangue podem ser coletados no abdome sem alteração na inspeção ou palpação e, em circunstâncias de dúvida diagnóstica, a ultrassonografia abdominal (*Foccused Assessement Sonography for Trauma* [FAST]) e o lavado peritoneal diagnóstico têm alta sensibilidade para determinação do hemoperitônio e podem ser realizados na sala de emergência, mesmo em pacientes instáveis hemodinamicamente. O diagnóstico de hemoperitônio como

Capítulo 66 ■ Sistematização da Assistência Médica aos Pacientes Politraumatizados

causa de choque hipovolêmico obriga à necessidade de acesso imediato a uma equipe cirúrgica e a uma unidade hospitalar adequada. Nesses pacientes não se pode perder tempo tentando atingir a estabilidade hemodinâmica mediante a reposição volêmica, pois a única maneira de conter a hemorragia consiste no ato cirúrgico direto.

Concomitantemente ao controle da hemorragia inicia-se a reposição volêmica. O acesso venoso ideal é o periférico utilizando cateter siliconizado de grosso calibre (Gelco® 14 ou 16). Os acessos centrais são utilizados quando não é possível a punção periférica ou se impõe a necessidade de agentes vasoativos e/ou monitoração invasiva (pressão venosa central). É recomendável ao realizar o acesso venoso que se colete sangue para tipagem sanguínea e prova cruzada visando à necessidade de transfusão. O acesso intraósseo constitui opção salvadora em crianças e pode ser mantido por 24 horas ou até a punção de outra via. No paciente traumatizado a solução recomendada para iniciar a reposição volêmica consiste no uso de Ringer lactato ou soro fisiológico a 0,9% aquecidos a 39°C. Entretanto, não existe nenhuma solução (coloide, cristaloide ou hemoderivados) que tenha a mesma importância que o sangue do paciente. Cada vez é mais preconizado o uso precoce de hemoderivados nos pacientes politraumatizados graves. Estudos atuais indicam benefícios do início da reposição com o esquema 1:1:1 (1 unidade de concentrado de hemácias: 1 unidade de plasma fresco congelado: 1 unidade de plaquetas). Essa abordagem visa melhorar o transporte de gases e favorecer a coagulação.

Embora não exista um protocolo consensual de reposição volêmica inicial, na grande maioria dos centros de trauma costuma-se utilizar, no adulto, um *bolus* de 2.000mL de solução cristaloide aquecida e nas crianças, de 20mL/kg. Após essa medida inicial deve-se reavaliar o paciente e definir os próximos passos: continuar repondo volume e/ou decidir por uma intervenção cirúrgica. Pacientes que apresentem melhora hemodinâmica após esse *bolus* inicial são classificados como de resposta rápida e podem ser submetidos à propedêutica e conduzidos de maneira conservadora. Pacientes que apresentam melhora inicial e depois voltam a instabilizar são classificados como de resposta transitória. Esses, geralmente, ainda mantêm focos de sangramentos persistentes e devem ser reavaliados em busca de sangramentos. Cirurgia é sempre uma opção que deve ser considerada. Por outro lado, os pacientes que não apresentam melhora hemodinâmica são rotulados como sem resposta, devendo ser adotadas opções mais agressivas de controle do sangramento (cirurgia).

Pacientes com hemorragias importantes em ambiente pré-hospitalar ou mesmo dentro de hospitais sem recursos cirúrgicos podem se beneficiar da hipotensão permissiva. Este conceito baseia-se em manter o paciente traumatizado consciente com pulso periférico palpável e níveis pressóricos mais baixos (pressão arterial em torno de 90/60mmHg) até o momento da abordagem definitiva do sangramento. Essa conduta visa a diminuir o sangramento mediante a facilitação da aderência dos coágulos nas áreas lesadas devido ao fluxo sanguíneo diminuído. O importante é não desalojar o coágulo recém-formado porque, se isso ocorrer, o sangramento continuará. Vale a pena ressaltar que deve ser garantida pressão arterial mínima que permita perfusão e oxigenação tecidual adequadas em especial ao sistema nervoso central (SNC).

A monitoração do paciente em choque hemorrágico é de vital importância, pois não só demonstra o estado atual do paciente como também orienta as decisões terapêuticas a serem seguidas. Os dados vitais, como frequência cardíaca, pressão arterial e oximetria, devem ser monitorados continuamente. O melhor parâmetro para avaliação da resposta dos pacientes aos cuidados instituídos é a diurese. Por meio da sondagem vesical de demora é possível avaliar a perfusão renal e o débito urinário. Um volume adequado de urina demonstra reanimação volêmica e perfusão tissular adequadas. Nos adultos deve-se esperar um débito de 0,5mL/kg/h, e nas crianças, de 1 a 2mL/kg/h. A qualquer sinal de alterações negativas deve-se reiniciar o exame primário e instituir novas decisões terapêuticas.

Além da hemorragia o paciente politraumatizado pode apresentar outras formas de choque, como cardiogênico, neurogênico ou séptico.

O choque cardiogênico ocorre quando existe dano direto ao músculo cardíaco. Esse dano pode ser anatômico (lesões traumáticas do músculo cardíaco) ou funcional (arritmias causadas por contusão miocárdica). O paciente pode apresentar má perfusão tecidual mesmo sem ter tido perda volêmica. O tratamento inicial baseia-se na expansão do volume circulante e no uso de medicamentos que melhorem a função cardíaca (noradrenalina e dobutamina).

O choque neurogênico é caracterizado por lesão medular alta, geralmente acima da quinta vértebra torácica, e apresenta-se com hipotensão associada a vasodilatação periférica e bradicardia. O paciente, em virtude da lesão do sistema simpático, torna-se incapaz de responder à perda volêmica. O tratamento consiste em expansão volêmica e uso de agentes vasoativos para ativar a constrição vascular periférica e aumentar a frequência cardíaca.

O choque séptico, embora incomum nas primeiras horas de trauma, está associado ao tratamento tardio de lesões intestinais ou decorrentes da contaminação grosseira de feridas traumáticas extensas que não foram adequadamente desbridadas ou higienizadas. Mais frequente em vítimas de trauma transferidas de outros hospitais ou com remoção prolongada da cena do acidente, caracteriza-se pela resposta metabólica ao processo infeccioso e leva à hipotensão associada a uma grande perda de volume para o terceiro espaço e vasoplegia. O tratamento é constituído de medidas suportivas (reposição volêmica, agentes vasopressores) e uso de antibióticos de largo espectro.

D – Exame neurológico. O cérebro é o órgão mais sensível à hipoxia. As lesões neuronais são irreversíveis dependendo do tempo em que a célula fica exposta à falta de oxigênio. Por isso, durante o exame primário, deve ser realizada avaliação neurológica rápida e concisa.

O exame neurológico do paciente traumatizado é simples e procura identificar as lesões intracranianas graves. Baseia-se na avaliação do nível de consciência e do aspecto e reação pupilares. O objetivo do médico assistente é garantir oxigenação e perfusão adequadas ao SNC e assim diminuir a ocorrência de lesões secundárias. A utilização da Escala de Coma de Glasgow (ver Tabela 66.1), que avalia a abertura ocular e a melhor resposta motora e verbal, promove uma avaliação rápida e fidedigna do nível de consciência do traumatizado e pode auxiliar no prognóstico. Sua pontuação máxima é 15, que corresponde ao paciente normal, ao passo que 3 corresponde ao paciente em coma profundo. A medida da ECG no pré-hospitalar, associada à medida na sala de emergência, tem demonstrado bom valor preditivo positivo de gravidade e mortalidade para esses pacientes. Mediante a associação dos dados da ECG é possível classificar a gravidade do traumatismo cranioencefálico (TCE) (Tabela 66.9). Todo paciente com traumatismo moderado e grave deve realizar tomografia de crânio e ser avaliado por neurocirurgião. Aqueles com traumatismos leves podem ser observados pelo período de 12 a 24 horas. Pacientes com ECG menor ou igual a 8 devem ter via aérea definitiva, pois não conseguem proteger sua via aérea devido à perda do reflexo de tosse.

Durante a avaliação das pupilas devem ser observados os seguintes critérios: tamanho, simetria e reflexo fotomotor. Alterações do tamanho e na simetria das pupilas podem indicar lesões intracranianas com efeito de massa. Lesões expansivas, como hematoma extradural, podem comprimir o nervo oculomotor (terceiro par craniano) e levar à midríase pupilar. Esse sinal indica a necessidade de descompressão do SNC devido ao aumento da pressão intracraniana.

E – Exposição e controle térmico. Depois de realizada a avaliação neurológica é preciso despir completamente o paciente para se diagnosticar a extensão das lesões traumáticas. Quando há um número suficiente de pessoas para mobilizá-lo com segurança, examina-se também a região dorsal com o mesmo objetivo.

Completada a avaliação é muito importante tomar todas as providências para aquecer o paciente e protegê-lo da hipotermia. Entre as medidas mais simples estão: aquecimento do local onde é feito o atendimento inicial, não deixar o paciente em contato com macas frias e sem proteção, cobri-lo com cobertores ou mantas térmicas e certificar-se de

Tabela 66.9 ■ Classificação do TCE com base na Escala de Coma de Glasgow

Escala de Coma de Glasgow	Gravidade do TCE
13 a 15	Leve
9 a 12	Moderado
3 a 8	Grave

TCE: traumatismo cranioencefálico.

que a reposição volêmica está sendo realizada com solução eletrolítica aquecida. O aquecimento das soluções a serem infundidas pode ser realizado em forno de micro-ondas.

Os pacientes traumatizados são mais suscetíveis a hipotermia. Nesses pacientes temperatura central (medida por termômetro esofágico) <36ºC é considerada hipotermia. Ela agrava a acidose e propicia a coagulopatia. A ocorrência dessa tríade promove um círculo vicioso que geralmente culmina com o óbito do paciente. Os idosos (em razão de sua incapacidade em produzir calor e diminuir sua perda por vasoconstrição) e as crianças (maior superfície corpórea relativa e fontes limitadas de energia) são mais predispostos à hipotermia.

Exames complementares ao exame primário

Os pacientes politraumatizados graves não devem deixar a sala de emergência durante o exame primário até que haja estabilização hemodinâmica, salvo em caso de se deslocar para o bloco cirúrgico ou setor de hemodinâmica para procedimentos emergenciais com intenção de parar o sangramento. Os exames complementares utilizados nessa fase do atendimento são aqueles que podem ser realizados sem a mobilização do paciente durante as manobras de reanimação.

De maneira rotineira, em todos os pacientes politraumatizados, as radiografias de tórax e pelve devem ser realizadas em incidência anteroposterior. O lavado peritoneal diagnóstico e a ultrassonografia abdominal (FAST) são ferramentas úteis para detecção de sangramento intraperitoneal (Tabela 66.10).

Reavaliação

Após o término do exame primário do paciente politraumatizado e com sua estabilização hemodinâmica, devem ser revistos todos os dados vitais do paciente e os pa-

Tabela 66.10 ■ Procedimentos que podem ser realizados no exame primário

Classificação e tipagem sanguínea
Radiografia de tórax
Radiografia de bacia
Ultrassonografia (FAST)
Lavado peritoneal diagnóstico

Capítulo 66 ■ Sistematização da Assistência Médica aos Pacientes Politraumatizados

râmetros de monitoração. Muita atenção deve ser voltada aos procedimentos realizados (intubação, cricotireoidostomia, drenagem torácica, acessos venosos etc.) no intuito de verificar sua eficácia e a presença de complicações. Diante do sucesso da reanimação deve ser iniciado o exame secundário. Em qualquer momento do tratamento do paciente politraumatizado, se houver instabilidade hemodinâmica ou alguma alteração negativa dos parâmetros monitorados, o exame deve ser interrompido e reiniciado o exame primário a partir da avaliação das vias aéreas.

Transferência

Quando o politraumatizado não é atendido em um centro de trauma, após o término do exame primário e de sua estabilização hemodinâmica, a transferência para o tratamento definitivo deve ser considerada (Tabela 66.11). Em condições ideais, ele deve ser transferido para um centro de trauma, porém na maioria dos casos, o evento ocorre distante desse centro e o paciente deve ser levado ao hospital mais próximo que disponha dos recursos necessários para o atendimento inicial.

O prognóstico do paciente está relacionado com o tempo dispendido até o tratamento definitivo; assim sendo, uma vez determinada a necessidade de transferência, ela deve ser iniciada o mais rápido possível. Não existe sentido em postergar a transferência para a realização de outros exames complementares, senão os essenciais. Alguns pacientes vítimas de sangramento (intra-abdominal ou intratorácico) importante atendidos em unidades de saúde sem possibilidade de intervenção cirúrgica têm indicação de transferência mesmo antes de ser finalizado o exame primário, pois sua estabilização depende de cirurgia.

O processo de transferência é iniciado com o contato telefônico entre o médico que está atendendo o politraumatizado e aquele que vai recebê-lo para o tratamento definitivo. Cabe ao médico que assiste o paciente definir a indicação da transferência, estabilizar o paciente, comunicar-se com o médico receptor, definir a modalidade de transporte e os cuidados necessários durante o mesmo, redigir o relatório de transferência e acompanhar o paciente durante todo o transporte. Todos os resultados de exames realizados devem ser enviados e o relatório deve ser amplo, informando as condições clínicas do paciente à admissão, toda a terapia instituída (incluindo volume de fluidos infundidos e agentes administrados) e a resposta à reanimação. Detalhes do mecanismo de trauma também são importantes. A responsabilidade do médico que assiste inicialmente o paciente se extingue apenas quando ocorre o atendimento médico no hospital de destino.

O médico do centro de referência é responsável por certificar-se da possibilidade de receber o paciente, coletar informações sobre ele, auxiliar em condutas referentes ao exame inicial e preparar o ambiente para recebê-lo.

Tabela 66.11 ■ Critérios de transferência para centro de trauma

Traumatismo cranioencefálico (TCE)	TCE penetrante ou com afundamento Fratura exposta da calota craniana Fratura de base do crânio Escore de Glasgow <15 Sinais de lateralização Alterações neurológicas
Traumatismo raquimedular	Fraturas de coluna
Traumatismo torácico	Alargamento de mediastino ou sinais de lesão de grandes vasos Contusão pulmonar Lesões graves de parede torácica Traumatismo cardíaco Doentes que podem demandar ventilação prolongada
Traumatismos abdominal e pélvico	Fratura pélvica instável ou associada a hipotensão Fratura pélvica exposta Traumatismo abdominal com indicação de laparotomia Traumatismo abdominal com lesão de vísceras maciças Traumatismo abdominal associado a choque
Traumatismo de extremidades	Fraturas expostas graves Amputação traumática (encaminhar segmento amputado) Lesões articulares complexas Esmagamentos Isquemia ou suspeita de lesão vascular Fraturas múltiplas Possibilidade de síndrome de compartimento
Lesões multissistêmicas	Traumatismo em mais de dois segmentos corpóreos Queimaduras graves (dependendo da extensão, grau e localização) Queimaduras associadas a outros traumatismos Lesão facial
Fatores associados	Idade >55 anos ou <5 anos Doenças cardíacas ou respiratórias Diabetes insulino-dependente Obesidade mórbida Gravidez Imunossupressão Pacientes psiquiátricos
Sequelas tardias	Necessidade de ventilação mecânica Sepse Insuficiência de um ou múltiplos órgãos Necrose tecidual extensa

A transferência do paciente politraumatizado representa sempre uma situação de risco, e todas as medidas de reanimação devem ser tomadas antes do transporte. O acompanhamento por um médico é essencial, o qual deve antever e tentar prevenir as possíveis complicações no trajeto. Deslocamento de tubos, drenos, sondas e acessos venosos, impossibilidade de reposição volêmica sem bombas de infusão, ocorrência de pneumotórax hipertensivo, instabilização do paciente, piora do padrão ventilatório e mobilização da coluna do paciente são alguns eventos adversos frequentes no processo de transferência.

Exame secundário

Nesse momento o médico assistente já identificou e tratou todas as lesões graves e o paciente apresenta estabilidade hemodinâmica. O objetivo agora é diagnosticar e tratar, quando possível, as lesões que possam colocar em risco a vida ou a função de órgãos do paciente nas próximas horas ou dias.

História. A história deve ser direcionada para a identificação de situações que possam modificar a evolução e a abordagem dos pacientes. Utiliza-se o processo mnemônico AMPLA (Alergias, Medicamentos, Passado médico/prenhez, Líquidos e alimentos ingeridos recentemente, Ambiente onde ocorreu o evento traumático).

Todos esses aspectos devem ser avaliados, os quais podem modificar tanto a interpretação do exame clínico como alterar as indicações de propedêutica e, até mesmo, as indicações cirúrgicas. Devem ser pesquisadas todas as possíveis causas de reação anafilática, como iodo, tipos de alimentos (frutos do mar) e medicamentos, em especial os antibióticos.

Um bom exemplo na avaliação do uso de medicamentos consiste na utilização de betabloqueador, que pode contribuir para bradicardia, mascarando sinais precoces de choque e possibilitando que o paciente descompense rapidamente. Os agentes anticoagulantes podem aumentar o risco de sangramento em casos de traumatismo craniano de menor impacto, assim como tornar difícil a condução de tratamento conservador em algumas lesões de vísceras maciças intra-abdominais. Especial atenção deve ser dada aos pacientes que usam corticoide, principalmente se houver a necessidade de intervenção cirúrgica (Tabela 66.12).

Os pacientes diabéticos, além de fazerem uso de medicamentos que podem induzir a hipoglicemia, dificultando a avaliação de quadros de confusão mental e mesmo coma, também merecem atenção especial em razão da maior incidência de complicações infecciosas.

A importância do conhecimento do estado de prenhez na mulher vítima de trauma traduz-se inicialmente pelo fato de duas pessoas serem vítimas de trauma. Aspectos anatômicos e fisiológicos deverão ser considerados quando da avaliação, propedêutica e terapêutica.

Conhecer os líquidos e alimentos ingeridos (tipo, quantidade, tempo) é necessário devido ao risco de vômitos, aspiração e presença de intoxicações. É sempre real a possibilidade de o paciente traumatizado se submeter a um procedimento anestésico, o que torna esta uma informação vital.

Conhecer as circunstâncias em que aconteceu o acidente (ambiente), isto é, interar-se do mecanismo de trauma é fundamental para orientação quanto à presença das prováveis lesões.

Exame físico. Minucioso e compartimentalizado o exame físico inicia pela cabeça e termina nos pés. Não deve ser esquecido o exame do dorso e do períneo. É preciso atentar para pequenos sinais que possam indicar lesões simples, mas que podem evoluir para complicações importantes.

O exame da cabeça e da face deve ser meticuloso e completo. É importante a procura por ferimentos, lacerações, contusões e evidências de fraturas com afundamento ou não (Figura 66.14). É importante lembrar que as fraturas de face propiciam a obstrução progressiva e silenciosa das vias aéreas. A presença de hematoma bipalpebral ou retroauricular é sinal importante de fratura de base de crânio (Figura 66.15). A pesquisa de saída de líquidos (líquor ou sangue) pelas narinas ou pelas orelhas deve ser averiguada rotineiramente.

No exame do pescoço é fundamental a pesquisa de enfisema subcutâneo, desvio da traqueia, hematomas pulsáteis ou não, tatuagem traumática e ferimentos. O exame da coluna cervical pode ser realizado nessa fase se o nível de consciência do paciente permitir um exame com segu-

Tabela 66.12 ■ Principais medicamentos a serem pesquisados no exame secundário

Medicamento	Ação
Bloqueadores β-adrenérgicos	Limitam a atividade cronotrópica
Bloqueadores dos canais de cálcio	Impedem a vasoconstrição periférica
Corticoide	Diminuem a resposta inflamatória
Anticoagulantes	Aumentam a perda volêmica
Anti-inflamatórios não esteroides (AAS)	Diminuem a função plaquetária
Diuréticos	Desidratação, diminuição sérica de Na e K
Hipoglicemiantes	Dificultam o controle glicêmico
Agentes psicoativos	Interferem na avaliação neurológica

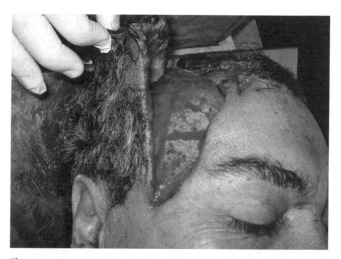

Figura 66.14 ■ Ferimento extenso de couro cabeludo com exposição da calota craniana (ver encarte colorido).

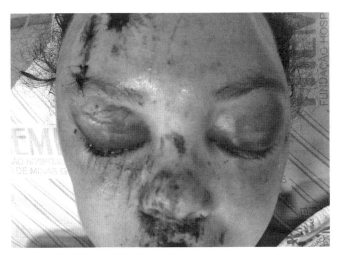

Figura 66.15 ■ Hematoma bipalpebral (ver encarte colorido).

rança e confiável. Abre-se o colar e palpa-se toda a coluna cervical do paciente. Se a palpação for indolor pede-se ao paciente para flexionar a coluna cervical (encostar o queixo no esterno) e a seguir realizar a rotação lateral do pescoço para a direita e para a esquerda. Se esses movimentos não causarem nenhuma dor pode-se retirar o colar cervical e não é necessário nenhum estudo radiológico da coluna cervical.

O tórax e o abdome são avaliados mediante inspeção, palpação, percussão e ausculta. Qualquer alteração do exame físico torácico deve ser comprovada por estudo radiológico. Pequenos pneumotórax ou hemotórax podem passar despercebidos ao exame físico. A presença de dor torácica torna obrigatória a pesquisa de fraturas de arcos costais. A dor abdominal à palpação é o principal indício de lesão de víscera intra-abdominal. Entretanto um exame clínico normal *inicial* não exclui lesão abdominal significativa. Com o passar do tempo o exame pode sofrer alteração; portanto, um período de observação hospitalar é importante para exclusão de lesão abdominal traumática. O exame do períneo, a palpação da bacia e os toques retal e vaginal fazem parte e complementam o exame do abdome. Ferimentos localizados abaixo do quarto espaço intercostal anterior, sexto lateral e sétimo posterior são considerados toracoabdominais e deve-se pensar em lesões em ambas as cavidades. O exame da bacia é importante para afastar fratura (uma das causas de sangramento oculto) e consiste na palpação bimanual das cristas ilíacas e da sínfise púbica. Dor, crepitação ou instabilidade sugerem fratura dos ossos pélvicos.

A pesquisa de lesões musculoesqueléticas dos membros superiores e inferiores é a próxima etapa do exame secundário. Não pode ser esquecido o exame da região dorsal. A pesquisa de lesões de partes moles e ósseas, por meio de palpação, inspeção e ausculta, deve ser complementada pelo exame funcional do membro, assim como de sua irrigação. A comparação da simetria dos pulsos deve ser sempre verificada. Palpar e identificar a tensão nos grupos musculares ou constatar um membro edemaciado em paciente inconsciente é importante para afastar a hipótese de síndrome de compartimento.

O exame neurológico inclui não só uma avaliação sensorial e motora das extremidades, mas também uma reavaliação do nível de consciência e do exame pupilar. A área de sensibilidade do paciente, iniciando-se na região cervical, é examinada no sentido craniocaudal mediante avaliação da sensibilidade térmica, dolorosa e tátil. A avaliação da função motora tem como objetivo a determinação do grau de movimento apresentado pelo paciente. Essa avaliação deve constatar não apenas a presença ou ausência de movimento nas extremidades, mas deve quantificar o grau de força muscular. É importante a comparação do exame dos dois membros. A avaliação clínica dos pacientes com lesão medular determina o nível de lesão neurológica, sendo considerada o segmento mais caudal da medula espinhal que apresenta as funções sensitivas e motoras normais de ambos os lados. O nível esquelético da lesão é determinado por meio de radiografias e corresponde à vértebra fraturada. A lesão medular é denominada completa quando existe ausência de sensibilidade e função motora nos segmentos abaixo do nível neurológico e incompleta nas situações em que é observada preservação parcial das funções motoras abaixo desse nível. O conhecimento e o registro desses níveis são fundamentais, pois essa avaliação torna possível predizer o nível de lesões e prever possíveis complicações. O termo tetraplegia refere-se à perda da função motora e/ou sensitiva nos segmentos cervicais da medula espinhal, resultando em alterações das funções dos membros superiores, tronco, membros inferiores e órgãos pélvicos. A paraplegia refere-se à perda da função motora e/ou sensitiva nos segmentos torácicos, lombares e sacrais da medula espinhal. Em caso de qualquer alteração que pressuponha uma possível lesão, é fundamental o parecer precoce do neurocirurgião.

Exames complementares. No exame secundário, vários métodos diagnósticos podem ser usados para confirmação das lesões suspeitadas durante o exame secundário e identificação de possíveis lesões ocultas. Estabilidade hemodinâmica e ventilatória é essencial para a realização dessa propedêutica (TNO).

Entre os exames laboratoriais destaca-se o hemograma, principalmente nos candidatos a tratamento não operatório de traumatismo abdominal contuso. O TNO deve ser realizado segundo o protocolo de cada serviço. A dosagem da amilase tem valor na suspeita de lesão pancreática especialmente quando se mantém elevada em dosagens consecutivas. Níveis elevados de creatinofosfoquinase são característicos de pacientes com lesões musculares graves com consequente rabdomiólise. O tratamento inicial consiste em hidratação para manter débito urinário adequado.

Nos pacientes admitidos com instabilidade hemodinâmica a gasometria arterial, a dosagem de lactato e o coagulograma devem ser realizados de preferência antes e durante o ato cirúrgico, para diagnóstico precoce da coagulopatia e da acidose. A dosagem de β-HCG deve ser avaliada em toda mulher em idade fértil.

As radiografias simples são essenciais em caso de lesões do sistema musculoesquelético, devendo ser realizadas em duas incidências todas as vezes que houver suspeita de fraturas de membros. Radiografias contrastadas do trato digestório são importantes para confirmar a presença de hérnia diafragmática esquerda e lesões duodenais. A cistografia e a uretrografia retrógrada têm indicações específicas em caso de suspeita de lesões de bexiga e uretra, respectivamente. Essa possibilidade deve ser considerada em todo paciente com fratura de pelve. Os principais exames estão relacionados na Tabela 66.13.

Entre os recursos complementares utilizados durante o exame secundário do paciente politraumatizado, vale ressaltar a tomografia computadorizada *multislice*, que fornece imagens claras e detalhadas em muito menos tempo que os tomógrafos helicoidais. Esse equipamento permite cortes finos e detalhados, reconstruções anatômicas precisas e a possibilidade da angiotomografia, recursos de grande valor na avaliação do traumatizado. Sua utilização representa uma das maiores conquistas no atendimento ao politraumatizado possibilitando diagnósticos precoces e a adoção de medidas terapêuticas mais conservadoras.

As indicações de tomografia computadorizada de crânio (TCC) deverão ser guiadas pela ECG e pela história. Todos os pacientes com ECG <14 deverão ser submetidos à TCC. Pacientes com ECG de 15 mas que se apresentem com história de alto ou médio risco para lesão encefálica também devem ser submetidos à tomografia. São fatores de alto risco: ECG <15 após 2 horas do trauma, suspeita de fratura de crânio, sinais de fratura de base de crânio, vômitos (dois episódios ou mais), convulsões pós-traumáticas, cefaleia progressiva que não melhora e idade (≥65 anos). São sinais de médio risco: amnésia anterior ao impacto >30 minutos, relato de perda de consciência, história de coagulopatias, mecanismo de trauma importante, hematomas significativos de couro cabeludo e traumatismos de face graves.

A utilização da tomografia para esclarecimento das lesões da coluna cervical nos pacientes cujo exame físico e radiológico é questionável, inconclusivo ou impossível é rotina na maioria dos serviços de atendimento ao trauma. Trata-se de um bom método para avaliação de estruturas ósseas, morfologia da fratura, estabilidade do segmento lesado e da compressão do canal medular por fragmentos ósseos da vértebra fraturada. Entretanto a ressonância nuclear magnética, muitas vezes indisponível nos ambientes de emergência, é considerada o padrão-ouro para essa avaliação.

Tabela 66.13 ■ Principais exames realizados no exame secundário

Exame complementar	Indicação clínica no politraumatizado
Laboratoriais	
Hemograma Lactato Gasometria arterial Ionograma	Avaliação geral do paciente (principalmente em casos de hipovolemia)
Provas de função hepática	Tratamento não operatório de lesão hepática
Coagulograma	Avaliar coagulopatia
Amilase	Possibilidade de lesão pancreática
Creatinofosfoquinase β-HCG	Suspeita de rabdomiólise Mulher em idade fértil
Ecocardiograma	Suspeita de contusão miocárdica (fratura de esterno)
Ecocardiograma transesofágico	Avaliação de trauma de aorta
Radiografias simples	Suspeita de fraturas/luxações/definição de penetração de projéteis
Estudo contrastado do tubo gastrointestinal	Possibilidade de ruptura esofagiana, gástrica ou duodenal Avaliação de herniação diafragmática
Urografia excretora	Avaliação da integridade dos rins e ureteres Função renal
Tomografia computadorizada e angiotomografia	Liberal em caso de TCE Padrão-ouro no traumatismo torácico Maior especificidade e alta sensibilidade nas lesões intra-abdominais Avaliação de lesão de aorta Traumatismo pélvico Traumatismo de coluna em qualquer nível
Ressonância nuclear magnética	Maior sensibilidade para definição de lesões raquimedulares
Duplex scan	Suspeita de lesões vasculares periféricas e cervicais
Endoscopia digestiva	Avaliação esofagiana, gástrica e duodenal
Angiografia	Suspeita de lesão vascular. Permite tratamento por embolização ou posicionamento de *stents*
Cistografia	Possibilidade de ruptura de bexiga
Uretrografia retrógrada	Avaliação da uretra (uretrorragia, traumatismo pélvico complexo, equimose perineal)
Broncoscopia	Suspeita de lesão traqueobrônquica
Laparoscopia/ Toracoscopia	Definição de lesões torácicas, abdominais e diafragmáticas. Em alguns casos permitem a terapêutica

A tomografia do abdome é considerada, atualmente, o padrão-ouro para diagnóstico das lesões das vísceras maciças em caso de traumatismo fechado do abdome. A opção pelo tratamento não operatório em caso de traumatismos abdominais contusos e penetrantes só é viável após a realização da tomografia do abdome para classificação da lesão, determinação do volume do hemoperitônio, pesquisa de lesões associadas, avaliação de sangramento ativo (*blush* de contraste) e definição do trajeto do agente vulnerante, principalmente em traumatismos provocados por arma de fogo. Para o estudo do tórax, a tomografia é o exame mais apurado, sobretudo após exame radiológico convencional alterado. Ela possibilita um diagnóstico de pequenos pneumotórax não detectados na radiografia convencional e é ideal para avaliação da extensão da contusão pulmonar.

A tomografia computadorizada *multislice* aumentou a rapidez, a eficiência e a acurácia do estudo do traumatismo musculoesquelético. Vantagens como a reconstrução multiplanar (simula a radiografia convencional) e o estudo tridimensional favoreceram a avaliação de regiões anatômicas complexas, como coluna, pelve e pés, com grande facilidade de compreensão do exame pelas equipes cirúrgicas.

A angiotomografia tem substituído a arteriografia na avaliação do traumatismo contuso de aorta devido à maior rapidez, à menor morbidade e à possibilidade de ser realizada pelo radiologista. Estima-se que a angiotomografia para avaliação de lesões aórticas traumáticas tenha sensibilidade de 95%, especificidade de 40% e um valor preditivo negativo de 99%.

Atualmente alguns serviços de trauma propõem um estudo tomográfico *multislice* de corpo inteiro dos pacientes gravemente traumatizados, assegurando que os protocolos de estudo de corpo inteiro por uma única passagem pelo tomógrafo, quando comparado aos estudos segmentares, resultam em menor dose de radiação, sem prejuízo aos resultados obtidos.

Depois de estabelecido o diagnóstico o paciente é encaminhado para o tratamento específico de cada lesão.

Exame terciário

O atendimento ao traumatizado baseia-se no diagnóstico preciso e no tratamento imediato de lesões que ameaçam a vida, norteados pelos achados clínicos e pelo mecanismo de trauma, em pacientes desconhecidos, sem história médica, frequentemente pouco cooperativos ou inconscientes. Esse cenário propicia a ocorrência de lesões que passam despercebidas mesmo quando são seguidos os preceitos dos exames primário e secundário e das reavaliações do ATLS®. Estima-se que a incidência de lesões despercebidas varie de 9% a 65% quando se avaliam em conjunto lesões que ameaçam a vida e lesões de menor gravidade, principalmente nas vítimas de traumatismo contuso de maior gravidade (ISS >15). O exame terciário do paciente politraumatizado consiste em um estudo clínico minucioso do paciente realizado em até 24 horas após a admissão e repetido quando ele se encontra consciente e responsivo ou no momento da alta. Inclui, também, a revisão de todo o prontuário dele, com ênfase no mecanismo de trauma e nas comorbidades, a reavaliação dos exames laboratoriais e a discussão dos exames de imagem com o radiologista. Novos exames complementares podem ser realizados para o diagnóstico de lesões despercebidas de acordo com essa investigação clínica.

As lesões despercebidas mais frequentemente diagnosticadas ao exame terciário são fraturas de extremidades e pelve, lesões medulares e do encéfalo, além de lesões abdominais. Atualmente é forte a evidência de redução na morbidade e mortalidade dos politraumatizados, vítimas de traumatismo contuso, quando se realiza sistematicamente uma reavaliação do paciente, revisão dos exames de imagem e estudos diagnósticos adicionais baseados no exame terciário.

Bibliografia

Alam HB, Rhee P. New developments in fluid resuscitation. Surg Clin North Am 2007; 87:55-72.

American College of Surgeons. Committee of Trauma. Advanced Trauma Life Support. ATLS. Student Manual. 8. ed. Chicago: American College of Surgeons, 2008.

Atendimento pré-hospitalar ao traumatizado/NAEMT (National Association of Emergency Medical Technicians). Rio de Janeiro: Elsevier, 2007.

Baker CC, Oppenheimer L, Stephens B et al. Epidemiology of trauma deaths. Am J Surg 1980; 140:144-50.

Biffl WL, Harrington DT, Cioffi WG. Implementation of a tertiary trauma survey decreases missed injuries. J Trauma 2003; 54:38-44.

Born CT, Ross SE, Iannacone WM, Schwab CW, Dong WG. Delayed identification of skeletal injury in multisystem trauma: the missed fracture. J Trauma 1989; 29:1643-6.

Bruckner BA, DiBardino DJ, Cumbie TC et al. Critical evaluation of chest computed tomography scans for blunt descending thoracic aortic injury. Ann Thorac Surg 2006; 81:1339-46.

Buduhan G, McRitchie DI. Missed injuries in patients with multiple trauma. J Trauma 2000; 49:600-5.

Cayten CG, Longmore W, Kuehl A et al. Basic life support vs advanced life support for urban trauma. J Trauma 1984; 24:651-3.

Chesnut RM, Marshall LF, Klauber MR et al. The role of secondary brain injury indetermining outcome from severe head injury. J Trauma 1993; 34:216-22.

Copass MK, Oreskovich MR, Bladergroen MR et al. Prehospital cardiopulmonary resuscitation of the critically injured patients. Am J Surg 1984; 148:20-6.

Deunk J, Dekker HM, Brink M, vanVugt R et al. The value of indicated computed tomography scan of the chest and abdomen in addition to the conventional radiologic work-up for blunt trauma patients. J Trauma 2007; 63:757-63.

Durham R, Pratch E, Orban B et al. Evalution of a maturer Trauma System. Ann Surg 2006; 243:775-85.

Fanucci E, Fiaschetti V, Rotili A. Whole body 16-row multislice CT in emergency room: effects of different protocols on scanning time, image quality and radiation exposure. Emerg Radiol 2007; 13:251-7.

Freedland M, Wilson RF, Bender JS et al. The management of flail chest injury: factors affecting outcome. J Trauma 1990; 30:1460-8.

Grossman MD, Born C. Tertiary survey of the trauma patient in the intensive care unit. Surg Clin North Am 2000; 80:805-24.

Houshian S, Larsen MS, Holm C. Missed injuries in a level one trauma center. J Trauma 2002; 52(4):715-9.

Janjua KJ, Sugrue M, Deane SA. Prospective evaluation of early missed injuries and the role of tertiary trauma survey. J Trauma 1998; 44:1000-6.

Lowe DK, Oh GR, Neely KW et al. Evaluation of injury mechanism as a criterion in trauma triage. Am J Surg 1986; 152:6-10.

Mackersie RC, Dicker RA. Pitfalls in the evaluation and management of the trauma patient. Curr Probl Surg 2007; 44:778-833.

Mayberg JC, Trunkey DD. The fractured rib in chest wall trauma. Chest Surg Clin North Am 1997; 77:239-61.

Miller JD. Assessing patients with head injury. Br J Surg 1990; 77:241-2.

Miller MT, Pasquale MD, Bromberg WJ, Wasser TE, Cox J. Not so FAST. J Trauma 2003; 54:52-9.

Moro ET, Goulart A. Compressão da cartilagem cricoide. Aspectos atuais. Rev Bras Anestesiol 2008; 58:643-50.

Rotondo MF, Zonies DH. Sequência da emergência controlada e lógica subjacente. Clin Cir Am Norte 1977; 77:755-71.

Stiell IG, Wells GA, Vandemheen K et al. The Canadian CT head rule for patients with minor head injury. Lancet 2001; 357:1391-6.

Stocchetti N, Furlan A, Volta F. Hypoxemia and arterial hypotension at the accident scene in head injury. J Trauma 1996; 40: 764-7.

Triage, assessment, investigation and early management of head injury in infants, children and adults. NICE Clinical Guideline. September 2007.

Watura R, Cobby M, Taylor J. Multislice CT in imaging of trauma of the spine, pelvis and complex foot injuries. Br J Radiol 2004; 77 Spec No 1:S46-63.

CAPÍTULO 67

Avaliação Inicial e Assistência Ventilatória ao Paciente Politraumatizado

Domingos André Fernandes Drumond

José Carlos Serufo

INTRODUÇÃO

O Comitê de Trauma do Colégio Americano de Cirurgiões elaborou, a partir de 1976, um programa que oferece uma sistematização eficiente para o atendimento inicial ao traumatizado.

Intitulado ATLS® (*Advanced Trauma Life Support* – Suporte Avançado de Vida no Trauma), o programa objetiva avaliar o traumatizado de maneira rápida e precisa, com a intenção de reanimá-lo e estabilizá-lo de acordo com suas prioridades.

Nos últimos anos, mais de 30 países, entre eles o Brasil, estão trabalhando com esse programa que, de 4 em 4 anos, é aprimorado por força das inovações e avanços da ciência médica.

O trauma é a principal causa de morte nas primeiras quatro décadas de vida. Para cada pessoa que morre, três ficam com invalidez permanente. Estatisticamente, 350 brasileiros morrem a cada dia devido à doença trauma e outros 1.000 tornam-se sequelados definitivos.

Estamos em "guerra civil". Além dos altos custos financeiros, o custo social é altíssimo e a sociedade não vai tolerar essa situação por muito tempo. O mal é avassalador. Urge um trabalho preventivo, orientado para a sociedade, a fim de que ela possa participar do controle dessa enfermidade. Além da responsabilidade de tratar, o médico também tem a responsabilidade de educar para prevenir.

O objetivo deste capítulo é tão-somente rever conceitos para o atendimento inicial, o que será feito à luz do ATLS®. Torna-se oportuno assinalar que, embora a maioria dos traumas seja decorrente de acidentes de causa dolosa ou culposa e incidentes inesperados, eles também podem ocorrer como consequência de situação clínica inicial, como na crise epiléptica durante a condução de veículos.

AVALIAÇÃO INICIAL

Em se tratando de atendimento intra-hospitalar, três conceitos são importantes:

- Tratar primeiro a maior ameaça à vida.
- Não prescindir de um tratamento indicado na falta de um diagnóstico definitivo.
- Para a identificação das situações que ameaçam a vida, não é necessária uma história clínica detalhada.

Por outro lado, é preciso entender o conceito defendido pelo Programa ATLS® no que diz respeito à "hora de ouro" no atendimento ao politraumatizado. A expressão denuncia a urgência e não necessariamente um período de tempo fixo para restaurar a desordem anatômica e fisiológica do paciente. Além dessas considerações, é preciso que o médico socorrista tenha seu QRS bem definido, ou seja, um trabalho pautado pela Qualidade, Rapidez e Segurança.

As prioridades no atendimento ao politraumatizado são ditadas pelos sinais e sintomas. Naturalmente, as evidências constituem uma pista valiosa na tomada de decisões. Do ponto de vista didático, e de acordo com os conceitos do Programa ATLS®, o atendimento hospitalar divide-se nas seguintes fases:

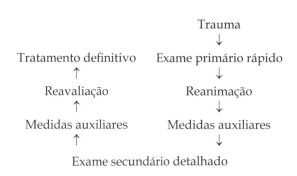

Durante o *exame primário*, as situações de risco de vida iminente são identificadas e tratadas imediatamente. As prioridades são as mesmas, tanto para adultos como para crianças ou gestantes. Uma sequência para o reconhecimento dessas prioridades e de fácil memorização é representada pelas cinco letras iniciais do alfabeto:

A - *Airway* ⇒ Via aérea com proteção da coluna cervical. **A** de assegurar

B - *Breathing* ⇒ Respiração. Prever e tratar a insuficiência respiratória

C - *Circulation* ⇒ Circulação. Diagnosticar e tratar o choque

D - *Disability* ⇒ Incapacidade/estado neurológico

E - *Exposure* ⇒ Exposição/controle do ambiente

Essa sequência não foi adotada aleatoriamente. Pelo contrário, ela é a tônica do Programa ATLS®, porque o trauma mata de acordo com uma cronologia previsível. Assim, uma via aérea (A) obstruída mata mais rapidamente do que qualquer outra situação que comprometa a respiração (B).

Por outro lado, o comprometimento respiratório (B) mata mais rapidamente do que os distúrbios circulatórios (C), e assim por diante.

Uma consideração muito especial diz respeito ao trauma no idoso. A baixa reserva fisiológica é a regra, como também as comorbidades e o uso de medicamentos. O trauma é a quinta causa de morte nessa faixa etária, e o resultado final do tratamento depende do pronto e agressivo atendimento inicial.

É necessário, portanto, reconhecer e tratar imediatamente as situações de risco de vida iminente durante a avaliação do ABCDE. Por isso, o exame primário e a reanimação das funções vitais são feitos simultaneamente, em um trabalho de equipe.

O ABCDE é um processo circular em que o socorrista deve permanecer checando continuamente. Assim, as letras remetem a outras medidas importantes para o sucesso do atendimento e a minimização das sequelas.

Portanto, o ABCDE deve ser iniciado pela atenção ao trauma (razão inicial do atendimento) e somado aos demais protocolos de atendimento das emergências, como o de reanimação cardiopulmonar.

A – Via aérea

O médico socorrista deve, em primeiro lugar, avaliar a via aérea (A) do paciente com a intenção de confirmar ou estabelecer sua permeabilidade. O paciente que verbaliza denuncia, sem nenhum interrogatório, que sua via aérea está pérvia. Quando há indicação de uma via aérea definitiva (tubo orotraqueal, nasotraqueal ou via aérea cirúrgica), é preciso ofertar oxigênio primeiro e escolher o momento para a intubação com o auxílio da oximetria de pulso. Esse

momento é crítico e não pode ser subestimado. O socorrista experiente sabe que a tentativa desesperada de intubação é desastrosa. Também nessa fase, deve-se dedicar atenção à coluna cervical, sendo o colar indispensável na prevenção de dano adicional. A radiografia da coluna cervical deve ser feita, no momento oportuno, nos pacientes com suspeita de lesão. Eventualmente, lesão oculta e obstrução progressiva de vias aéreas constituem armadilhas perigosas que precisam ser diagnosticadas com precisão.

A cada vez que se aplica a sequência mnemônica, o (A) também sinaliza a necessidade de *assegurar* que todos os procedimentos e condutas foram adequadamente executados, além de verificar se, uma vez adotados, necessitam ou não de ajustes.

B – Respiração

No que tange à *respiração (B)*, a regra é avaliar, oxigenar sempre e ventilar quando necessário. Todo traumatizado é ávido por oxigênio, e é importante ofertá-lo em altas concentrações, preferencialmente sob máscara com reservatório.

Uma ventilação adequada não é garantida apenas pela permeabilidade da via aérea. A ventilação é um fenômeno passivo que depende, também, dos pulmões, da parede torácica e do diafragma. Cada componente deve ser avaliado, entendendo que é possível ventilar alguém, mas não é possível respirar por este.

Portanto, sendo a respiração um fenômeno ativo, torna-se indispensável a monitoração. Oxímetro de pulso, gasometria arterial, mensuração dos dados vitais e um bom tirocínio clínico são essenciais na avaliação da resposta à reanimação instituída. Nada mais fiel do que um estetoscópio de campânula sensível, capaz de denunciar distúrbios da ventilação pulmonar. Quatro lesões podem comprometer drasticamente a ventilação e devem ser identificadas no exame primário: pneumotórax hipertensivo, hemotórax maciço, tórax instável e pneumotórax aberto. A inspeção, palpação e ausculta têm um peso extraordinário no diagnóstico dessas lesões. Tais condições devem ser tratadas imediatamente, mesmo sem a ajuda de exame complementar. Por outro lado, o hemotórax ou pneumotórax simples, assim como as contusões pulmonares e fraturas de costelas, são identificados no exame secundário, frequentemente com o auxílio da radiografia de tórax. O importante é procurar identificar primeiro as situações de risco iminente de morte. Vale lembrar que o dreno de tórax é insubstituível para o tratamento inicial do pneumotórax hipertensivo, hemotórax maciço e pneumotórax aberto após a oclusão da lesão (curativo quadrangular, utilizando-se de esparadrapo para fixação de três de seus lados). A drenagem costuma ser um procedimento que salva vidas, devendo ser instituída mesmo em caso de dúvida diagnóstica nessa fase do exame primário.

Capítulo 67 ■ Avaliação Inicial e Assistência Ventilatória ao Paciente Politraumatizado

Um paciente dispneico e taquipneico dá a impressão de que seu problema decorre de uma via aérea inadequada. Quando o paciente é intubado nessas condições, é preciso estar atento à má resposta ou, eventualmente, à piora clínica de sua condição respiratória. Assim, deve-se suspeitar de pneumotórax que foi agravado pela intubação e ventilação com pressão positiva. Portanto, como regra, a radiografia de tórax deve ser imediatamente solicitada quando se estabelece uma via aérea definitiva.

C – Circulação

O tratamento da *circulação (C)* é importante se destacar pela obediência cega a um princípio fundamental, ou seja, "estancar o sangramento e restaurar a volemia". De certo modo, entende-se a frustração do cirurgião do trauma quando perde um paciente por sangramento já em atendimento intra-hospitalar. Por ser a hemorragia a principal causa de morte potencialmente evitável pós-trauma, os esforços devem ser concentrados para o reconhecimento rápido e preciso da perda volêmica. Em casos de trauma, a hipotensão tem como causa a hipovolemia, até prova contrária. O exame primário do C é importante porque, ao lado da infusão de fluidos endovenosos aquecidos (39°C), o socorrista deve identificar a fonte de sangramento tão rapidamente quanto possível. Assim, há pacientes que se apresentam muito graves para não serem imediatamente operados. Não é possível pensar apenas em repor volume até a estabilização hemodinâmica sem interromper o sangramento. Essa situação não é incomum, particularmente nas lesões graves abdominais, tanto as vasculares como as de vísceras maciças.

Para avaliação do C, três elementos clínicos são fundamentais: nível de consciência, cor da pele e pulso. Um paciente que perdeu 30% a 40% de sua volemia (1.500 a 2.000mL de sangue) apresenta-se frequentemente ansioso ou mesmo confuso. A letargia aparece em sangramentos críticos (>2.000mL de perda) e deve ser tratada em sua plenitude com extrema rapidez. Assim, o nível de consciência é um elemento clínico fiel da perfusão tecidual.

A coloração da pele deve ser avaliada e constitui outra pista confiável na avaliação hemodinâmica inicial. Dificilmente um paciente com pele rósea na região palmar e na face perdeu volume significativo de sangue. Por outro lado, pele acinzentada e fria caracteriza os sangramentos graves.

Por fim, a frequência de pulso também deve ser avaliada precocemente. Aliás, a taquicardia é um dos sinais mais precoces de hipovolemia. Habitualmente, pacientes com frequência de pulso >120bpm perderam >1.500mL de sangue, até que se prove o contrário.

Quando há sangramento externo, seu controle se faz, evidentemente, também no exame primário do (C). Não se deve usar torniquetes, a não ser nos casos de amputação traumática de membro. O torniquete causa isquemia distal e esmaga os tecidos. O certo é fazer apenas uma eficiente compressão manual do local que está sangrando.

A abordagem da circulação, como todos os tópicos do exame primário, exige a utilização de duas poderosas armas: monitoração e reavaliação. Sem esses elementos, a reanimação é difícil e conduz a frequentes erros de interpretação. Como exemplo, basta recordar a limitada correlação entre frequência cardíaca e perda volêmica nos idosos. Eles não costumam apresentar taquicardia em caso de sangramentos graves, como acontece entre os jovens. Essa falta de correlação pode ser agravada pelo uso de medicamentos, principalmente inotrópicos negativos, tão comum entre os idosos. Por outro lado, a grande reserva fisiológica das crianças pode ocultar um sangramento crítico por determinado tempo, como também acontece com os atletas.

No trauma, um estado hemodinâmico aparentemente normal exige a atenção do socorrista. Para determinado volume de sangue perdido, a resposta hemodinâmica pode não ser a mesma nos diferentes grupos populacionais.

O (C) remete ainda ao diagnóstico de condições adjacentes que levam ao choque das mais variadas etiologias.

D – Estado neurológico

No exame primário do *estado neurológico (D)*, o socorrista deve fazer uma rápida investigação de incapacidade. Verifica-se o estado de consciência, como também a reação e o tamanho das pupilas. Com relação à consciência, o paciente pode apresentar-se: (1) alerta, (2) mantendo resposta ao estímulo verbal, (3) só respondendo ao estímulo doloroso ou (4) não respondendo aos estímulos. O escore na escala de coma de Glasgow pode também ser calculado nessa fase do exame. Se isso não ocorrer, deve ser realizado no exame secundário. O importante é permanecer atento à possível piora neurológica, e toda avaliação deve ser objetivamente registrada. Como ocorre nos casos de hematoma epidural, o paciente pode estar falando e rapidamente evoluir para um estado neurológico crítico. Somente por meio de reavaliações repetidas e do registro das observações clínicas é que se pode conduzir, com segurança, esses pacientes. Naturalmente, quanto mais precoce for a avaliação do traumatizado de crânio pelo neurocirurgião, melhor. Os doentes portadores de traumatismo cranioencefálico grave não toleram instabilidade cardiopulmonar. Cabe ao socorrista envidar esforços para alcançá-la rapidamente. É preciso mencionar que agitação é denúncia de hipoxia e obnubilação uma manifestação de hipercarbia, até que se prove o contrário. Assim, álcool e/ou drogas não devem, a princípio, ser considerados responsáveis pelas alterações neurológicas apresentadas pelos traumatizados nessa fase da avaliação.

O (D) impele ao "diagnóstico diferencial" de situações que mimetizam outras e demandam identificação e tratamento imediatos.

E – Exposição com controle do ambiente

Exposição com controle do ambiente (E) significa despir completamente o paciente e prevenir a hipotermia. A hipotermia é potencialmente letal, sendo a prevenção o melhor tratamento. Assim, é prudente aquecer as soluções endovenosas a uma temperatura de 39°C. Pode-se utilizar um forno de micro-ondas ou uma estufa para essa finalidade, com a ressalva de que o forno de micro-ondas não se presta ao aquecimento de hemoderivados.

Assim, o exame primário e a reanimação das funções vitais são feitos simultaneamente. Os princípios que regem a reanimação do ABCDE podem ser resumidos da seguinte maneira:

A. **Proteger e assegurar a permeabilidade das vias aéreas:** a dúvida quanto à indicação de uma via aérea definitiva (tubo na traqueia) é suficiente para estabelecê-la.

B. **Ventilar e oxigenar:** o estetoscópio é um aliado indispensável, além de um oxímetro de pulso para avaliar a saturação da hemoglobina. Nessa fase da reanimação, as afecções que comprometem a expansão pulmonar (pneumotórax hipertensivo, pneumotórax aberto, tórax instável, hemotórax maciço) devem ser reconhecidas e tratadas prontamente.

C. **Parar o sangramento e tratar agressivamente o choque:** não se pode dissociar esta assertiva. Por outro lado, este princípio denuncia que há sangramentos que só serão controlados com cirurgia. Não indicá-la em momento apropriado é um equívoco, particularmente quando se insiste em estabilizar o paciente que não responde favoravelmente à infusão de líquidos. Vale também salientar que a infusão de cristaloides é imperativa em todo paciente traumatizado. Deseja-se que essa infusão seja rápida, em *bolus*. A solução de escolha é o Ringer lactato (1 a 2 litros) aquecido, através de cateteres venosos de grosso calibre. Vale lembrar que a velocidade de infusão não depende do calibre da veia, mas é diretamente proporcional ao diâmetro do cateter e inversamente proporcional a seu comprimento. Se o paciente não responde à infusão rápida de fluidos, pode ser necessária a infusão de sangue tipo específico.

D. **Avaliar objetivamente o estado neurológico e documentar:** hipoxia, hipotensão e anemia agravam as lesões cerebrais. Essas condições devem ser reconhecidas e prontamente revertidas. Assim, a estabilização cardiopulmonar deve ser encarada como prioritária diante de qualquer lesão cranioencefálica.

E. **Ao despir completamente o paciente**, um cuidado adicional que não pode ser negligenciado é protegê-lo da hipotermia.

Para cada tópico do exame primário, o socorrista deve contar com medidas auxiliares diagnósticas. Além disso, é necessário proceder à monitoração de cada passo da avaliação. Essas medidas auxiliares diagnósticas não devem retardar o andamento da reanimação. Assim, em caso de disponibilidade de um aparelho portátil de raio X, a obtenção de uma radiografia de tórax, coluna cervical e pelve no mesmo ambiente onde se procede à reanimação influencia sobremaneira a tomada de decisões e o reconhecimento de lesões capazes de ameaçar a vida do paciente. É importante enfatizar que todos os esforços devem ser concentrados para o reconhecimento precoce do local de sangramento. A morte nas primeiras horas após o trauma costuma ser devida à perda sanguínea intracavitária. O lavado peritoneal e a ultrassonografia abdominal são úteis para o rápido diagnóstico de hemorragia oculta. É imperativo identificá-la nessa fase do atendimento, visto que a interrupção imediata do sangramento é um princípio que não pode ser contrariado, particularmente naqueles pacientes que não respondem apropriadamente às medidas clínicas de reanimação.

Em todos os momentos da reanimação, é preciso reconhecer a eficácia das condutas instituídas. A palavra-chave é "monitoração". A mensuração periódica dos parâmetros fisiológicos constitui tarefa obrigatória (frequência respiratória, frequência do pulso, pressão arterial, temperatura, débito urinário, gasometria arterial). Na avaliação da via aérea, deve-se posicionar o oxímetro de pulso, valioso instrumento que mede a saturação da hemoglobina pelo oxigênio, além de contribuir para a tomada de decisões diante de problemas inerentes a essa fase do atendimento, como, por exemplo, o momento da intubação. Por fornecer informações importantes acerca de eventuais arritmias e de atividade elétrica sem pulso (tamponamento cardíaco, pneumotórax hipertensivo, hipovolemia grave), o monitor cardíaco é necessário em todo traumatizado.

Quando se procura otimizar as condições hemodinâmicas do traumatizado, mais do que normalizar a pressão arterial, deseja-se estabelecer uma boa perfusão dos órgãos e tecidos. O débito urinário é um bom indicador para isso e, portanto, é necessária a realização de um cateterismo vesical de demora. Portanto, o cateterismo vesical deve ser posicionado no (C) do ABCDE. No entanto, é preciso examinar o períneo e proceder ao toque retal antes da inserção da sonda. Se houver sangue no meato uretral, equimose perineal, próstata flutuante e, particularmente, sinais de disjunção da sínfise púbica, o socorrista deve suspeitar de lesão de uretra. A uretrografia retrógrada está indicada nesses casos, antes do posicionamento da sonda.

Outra medida auxiliar é constituída pela sonda gástrica, que alivia a distensão e descomprime o estômago. Assim, diminui o risco de aspiração, uma ocorrência potencialmente fatal, principalmente nos traumatizados de crânio. A sonda gástrica deve ser posicionada na avaliação do (C) do ABCDE e não pode ser esquecida, principalmente antes do lavado peritoneal diagnóstico. Em caso de suspeita de fratura da base do crânio e/ou da face, o socorrista deve posicionar a sonda por via oral para evitar que ela seja introduzida acidentalmente dentro do crânio.

Ao término do exame primário e da tomada de decisões para a reanimação, há dados suficientes para considerar a necessidade de transferência do paciente, visto que nem todos os hospitais podem cuidar de todos os doentes traumatizados. Se as necessidades do paciente excedem os recursos locais, ele deve ser transferido, idealmente, para um centro de trauma reconhecido e mais próximo. Nunca é demais lembrar que a transferência só deve ser feita depois de tratadas as lesões com risco de morte. Ela não deve ser retardada a partir daí, uma vez que o tempo é essencial no atendimento ao politraumatizado. Deseja-se, entretanto, que essa transferência seja responsável (comunicação prévia), e até que isso seja possível, deve-se utilizar o tempo para a continuidade da reanimação.

EXAME SECUNDÁRIO

Antes de iniciar o exame secundário, o socorrista deve ter completado o exame primário, ter reavaliado o ABCDE e otimizado as funções vitais.

É desejável que o paciente demonstre tendência à normalização de suas funções vitais, não só por meio dos dados clínicos, mas também pelos fornecidos pela monitoração. O exame secundário caracteriza-se pela avaliação detalhada da cabeça aos pés, não deixando, naturalmente, de examinar o dorso. É o momento certo para o exame físico completo e a obtenção da história do traumatismo. Esta, por sua vez, constitui a pista maior para avaliação da magnitude do trauma, importante e indispensável recurso na investigação de lesões despercebidas e para o entendimento da biomecânica do trauma.

Afastadas as lesões com risco de morte iminente (exame primário), é durante o exame secundário que se devem utilizar aditivos aos dados da avaliação clínica, ou seja, exames radiológicos específicos e estudos laboratoriais. A chamada "observação desarmada" (aquela em que se utiliza apenas a avaliação clínica) é perigosa e deve ser evitada na abordagem aos pacientes vítimas de trauma.

Assim, os componentes principais do exame secundário são:

1. História.
2. Exame físico: da cabeça aos pés.
3. "Tubos e dedos em todos os orifícios".
4. Exame neurológico completo.
5. Procedimentos diagnósticos especiais.
6. Reavaliação.

A história do traumatismo é essencial para que se possa configurar a magnitude do trauma, importante e indispensável recurso na investigação de lesões despercebidas e na compreensão da biomecânica das lesões. Além disso, é o momento de se conhecer melhor o paciente que está

sendo tratado. O ATLS® recomenda a fórmula mnemônica "AMPLA", com esta finalidade:

A – Alergias.
M– Medicamentos.
P – Passado médico/prenhez.
L – Líquidos e alimentos ingeridos recentemente.
A – Ambiente/eventos relacionados com o trauma.

Entendendo que os traumatismos geralmente pertencem a dois grandes grupos (traumatismos fechado e penetrante), o socorrista necessita de informações sobre, por exemplo, as colisões automobilísticas (uso de cinto de segurança, velocidade de impacto, danos ao veículo, posição em que se encontrava o paciente etc.). Muitas lesões podem ser previstas de acordo com o mecanismo de trauma. Nas agressões interpessoais, a distância entre a vítima e seu agressor deve ser presumida. Isso é particularmente importante nos ferimentos por cartucheira. Naturalmente, o tipo de agente vulnerante e a posição dos envolvidos são também informações úteis. Enfim, vale ressaltar que o socorrista habilitado a atender o traumatizado precisa manter aguçada sua "curiosidade" sobre as circunstâncias em que esteve o paciente envolvido. Pequenos detalhes da história podem causar grandes diferenças na qualidade do atendimento.

ASSISTÊNCIA VENTILATÓRIA NO TRAUMA
Ventilação mecânica no paciente com traumatismo torácico

O traumatismo de tórax associa-se a cerca de um quarto dos óbitos de pacientes politraumatizados. Em muitos casos, os traumatismos torácicos, em especial os não diagnosticados, associam-se a pior prognóstico e, em muitas ocasiões, levam à insuficiência respiratória, com necessidade de ventilação mecânica.

Os principais fatores que levam à insuficiência respiratória precoce após o traumatismo torácico são: a própria contusão pulmonar, a presença de tórax instável, dor e atelectasias, obstrução de vias aéreas superiores, aspiração, pneumotórax ou hemotórax. Além disso, o próprio trauma cursa com resposta inflamatória sistêmica que, somada às lesões pulmonares diretas, produz condições favoráveis à instalação da síndrome de desconforto respiratório agudo (SDRA).

O tórax instável decorre de fraturas de múltiplos arcos costais e em mais de um ponto ao longo de sua extensão, tornando a parede torácica instável, flácida e com movimento paradoxal em relação ao restante do tórax. Assim, na inspiração a parte comprometida "balança para dentro" do tórax e o inverso ocorre na expiração. A presença de tórax instável não implica necessariamente a indicação de assistência ventilatória. Esta deverá ser instituída somente se houver hipoventilação alveolar associada ou hipercapnia com $PaCO_2$ >50mmHg e acidose respiratória (pH <7,34), indicativos de insuficiência respiratória aguda (IRA).

Nessa situação, em que a IRA é iminente, a ventilação mecânica estabiliza a caixa torácica, compensando o movimento paradoxal e uniformizando sua expansão de "dentro para fora" na inspiração.

A ventilação mecânica visa a garantir a troca gasosa e a prevenir as atelectasias resultantes de má expansão da caixa torácica, estabilizando-a em casos de tórax instável.

É fundamental certificar-se da ausência ou assegurar a drenagem adequada de possíveis hemotórax e/ou pneumotórax.

No decorrer do tratamento, orienta-se a desobstrução das vias aéreas, aspirando secreções e eventuais coágulos, inclusive usando broncoscopia, se necessário.

O controle adequado da dor é fundamental para promover a ventilação ativa do paciente, sendo úteis a passagem de um cateter peridural e a administração de opioides, quando indicados.

A radiografia de tórax é fundamental, enquanto a tomografia computadorizada de tórax deve ser realizada quando disponível e desde que o transporte não imponha riscos adicionais de complicações maiores do que os possíveis benefícios do exame.

Uma vez que no traumatismo de tórax há risco de desenvolvimento da SDRA, recomenda-se a utilização de volume corrente ao redor de 6 a 8mL/kg, pressão de platô <35cmH$_2$O, preferentemente <25cmH$_2$O, e PEEP entre 5 e 8cmH$_2$O.

No traumatismo torácico pode ocorrer lesão pulmonar assimétrica, com contusão unilateral. Nessa situação, a pressão positiva com PEEP pode agravar em vez de melhorar as trocas gasosas, em função da hiperdistensão do pulmão normal. Suspeita-se desse quadro quando, à elevação da PEEP, observa-se diminuição da SaO$_2$ e da PaO$_2$ na gasometria arterial. Em casos raros, pode-se indicar a ventilação pulmonar independente, utilizando-se uma cânula traqueal de duplo lúmen para ventilação mecânica independente dos pulmões com dois ventiladores. Esse procedimento exige profissionais treinados e o auxílio de broncoscopista para posicionamento adequado da cânula.

No desmame de pacientes com traumatismo torácico é importante testar sua mobilização sem sedação, e é fundamental garantir boa analgesia, de modo a promover ventilação espontânea com expansão do tórax após a retirada da pressão positiva.

Ventilação mecânica no paciente com traumatismo cranioencefálico (TCE)

Na vigência de trauma com hipertensão intracraniana, a ventilação mecânica tem importância fundamental na manutenção da perfusão cerebral. Nesses casos, há indicação de monitoração da pressão intracraniana (PIC) e da PaCO$_2$, que deve ser mantida em níveis normais, evitando-se a hipercapnia; em casos de elevação da PIC >20mmHg,

recomenda-se a hiperventilação com a PaCO$_2$ ao redor de 30 a 35mmHg. A hipocapnia não deve ser utilizada de modo generalizado porque, se reduz a hipertensão intracraniana, diminui também o fluxo sanguíneo cerebral, podendo causar isquemia.

Por outro lado, é fundamental evitar a hiperoxemia, uma vez que valores de PaO$_2$ >150mmHg associam-se à vasoconstrição cerebral e podem resultar em isquemia. Níveis de PaO$_2$ próximos à normalidade, entre 80 e 100mmHg, são satisfatórios.

A PEEP deve ser empregada com critérios, se possível com monitoração da PIC, levando-se em consideração que pode reduzir o retorno venoso e aumentar a pressão intracraniana.

A sedação, e eventualmente o bloqueio neuromuscular, contribui para garantir boa interação entre o paciente e o ventilador e evitar elevações desnecessárias das pressões intratorácicas, as quais podem aumentar a PIC.

Ventilação mecânica na presença de fístula broncopleural

Fístula broncopleural pode acontecer como resultado de trauma e/ou como complicação da assistência ventilatória mecânica, expressando-se pela permanência de escape aéreo após a drenagem do pneumotórax; e também pode ocorrer nas cirurgias torácicas com ressecções de parênquima pulmonar.

Nessa situação, deve-se utilizar volume corrente reduzido (4-6mL/kg), a fim de promover o fechamento da fístula pulmonar sem comprometer a troca gasosa, objetivo principal da assistência ventilatória, embora possa ocorrer redução controlada da expansão pulmonar.

Na avaliação do escape aéreo é possível estimar o débito da fístula subtraindo-se o volume expirado do volume corrente inspirado. A inspeção do dreno de tórax em selo d'água fornece informações valiosas sobre o débito da fístula. Quando o borbulhamento de ar é contínuo, ocorrendo tanto na inspiração como na expiração, o escape aéreo é bem mais significativo em comparação à situação em que o borbulhamento ocorre somente em parte da inspiração.

Na contusão pulmonar com comprometimento significativo da troca gasosa, torna-se imperativo expandir o pulmão, escoando todo o pneumotórax pelo dreno de tórax. Nas fístulas de alto débito, se um dreno não é suficiente para tal fim, pode-se indicar a colocação de um segundo dreno e, mais raramente, de um terceiro. Havendo doença pulmonar de base, como doença pulmonar obstrutiva crônica (DPOC) e fibrose pulmonar, e nas situações em que o pulmão resiste à expansão, pode-se avaliar a aspiração contínua do espaço pleural, que tem o inconveniente indesejado de perpetuar o escape através da fístula.

A fim de facilitar o fechamento da fístula broncopleural, deve-se tentar minimizar ao máximo as pressões positi-

Capítulo 67 ■ Avaliação Inicial e Assistência Ventilatória ao Paciente Politraumatizado

vas nas vias respiratórias. Assim, ajustam-se a menor PEEP e o menor volume corrente necessários à manutenção da troca gasosa e à expansão pulmonar. Pode ser útil o uso de ventilação com pressão controlada e ciclada a tempo. Nessa modalidade, o fluxo é livre e dependente do gradiente pressórico ventilador-alvéolo. Em caso de escape de ar suficiente para resultar em queda da pressão alveolar, o respirador fornecerá fluxo extra de ar, compensando a perda da fístula e mantendo a ventilação alveolar. Nos casos de lesão pulmonar assimétrica grave, a ventilação pulmonar independente pode ser tentada nas fístulas de alto débito em que as medidas convencionais falharam. Por fim, não havendo outros recursos, utiliza-se a ventilação convencional, otimizada para a menor pressão possível nas vias aéreas e que assegure a troca gasosa nos limites inferiores da normalidade.

TRATAMENTO DEFINITIVO

O tratamento definitivo se inicia após o reconhecimento de lesões específicas. Obviamente, as lesões que põem a vida do paciente em risco são tratadas com prioridade. É preciso observar que a maioria das situações de risco de morte iminente pode e deve ser resolvida em instituições do primeiro atendimento durante o exame primário, mesmo naqueles hospitais não necessariamente voltados para o atendimento ao trauma. Por outro lado, inúmeras lesões específicas devem ser tratadas em hospitais apropriados mais próximos, caso as lesões do paciente excedam os recursos da instituição (recursos humanos e/ou materiais) que prestou o atendimento inicial. Reconhecer precocemente essa necessidade de transferência é uma tarefa tão desejável quanto identificar e tratar as situações de risco de morte iminente. Atrasar a transferência pode aumentar o risco de morte, visto que o tempo é fator imperativo na atenção ao politraumatizado. É preciso mencionar que a maioria dos traumatizados pode ser tratada em hospital não necessariamente voltado para o trauma. No entanto,

quando a transferência estiver indicada, ela só deverá ser realizada depois que tenham sido tratadas as lesões com risco de morte.

O socorrista não pode esquecer que a transferência é um ato de responsabilidade médica e que o nome dele caminha com seu destino. Finalmente, cabe ao socorrista absorver o conceito de que o prognóstico do doente está diretamente relacionado com o intervalo de tempo decorrido entre o trauma e o momento em que se inicia, de maneira apropriada, o tratamento definitivo.

Bibliografia

Ahmed N, Vernick JJ. Management of liver trauma in adults. J Emerg Trauma Shock 2011 Jan-Mar; 4(1):114-9.

Ahn H, Singh J, Nathens A et al. Pré-hospital care management of a potential spinal cord injured patient: A systematic review of the literature and evidence based guidelines. J Neurotrauma 2011 August; 28(8):1341-61.

Butt MU, Zacharias N, Velmahos GC. Penetrating abdominal injuries: management controversies. Sacnd J Trauma Resusc Emerg Med 2009; 17:19.

Deakin CD, Low JL. Accuracy of the advanced trauma life support guidelines for predicting systolic blood pressure using carotid, femoral, and radial pulses: observational study. BMJ 2000 September 16; 321(7262):673-4.

Georgiou A, Lockey DJ. The performance and assessment of hospital trauma teams. Scand J Trauma Resusc Emerg Med 2010; 18:66.

Kheirbek T. Ashey R, Kochanek AR, Alam HB. Hypothermia in bleeding trauma: a friend or a foe? Scand J Trauma Resusc Emerg Med 2009; 17:65.

Kool DR, Blickman JG. Advanced Trauma Life Support®. ABCDE from a radiological point of view. Emerg Radiol 2007 July; 14(3):135-41.

Mock C, Cherian MN. The global burden of musculoskeletal injuries: Challenges and solutions. Clin Orthop Relat Res. 2008 October; 466(10): 2306-16.

Shoobridge JJ. Corcoran NM. Martin KA et al. Contemporary management of renal trauma. Rev Urol 2011; 13(2):65-72.

Spahn DR, Cerny V, Coats TJ et al. Management of bleeding following major trauma: a European guideline. Crit Care 2007; 11(1):R17.

Søreide K. Three dacades (1978-2008) of advanced trauma life support (ATLS™) practice revised and evidence revisited. Scand J Trauma Resusc Emerg Med 2000, 16.19.

CAPÍTULO 68

Traumatismos Torácicos e Toracoabdominais

Sizenando Vieira Starling

Evilázio Teubner Ferreira

Julio Sérgio Lara Resende

INTRODUÇÃO

Em todo paciente com traumatismo torácico ou toracoabdominal de qualquer etiologia podem, em tese, ocorrer lesões graves e potencialmente fatais. Por isso, o atendimento inicial desses pacientes, como o de qualquer outro paciente traumatizado, deve ser normatizado e sequenciado. O ATLS® (*Advanced Trauma Life Support*), um dos métodos preconizados, baseia-se em uma ordem cronológica de atendimento, priorizando o diagnóstico e tratamento das lesões que põem em risco iminente a vida do paciente, isto é, lesões que matam mais rápido. O método mnemônico do ABCDE, sem dúvida, possibilita um atendimento rápido, eficaz e seguro (ver Capítulo 66).

TRAUMATISMO TORÁCICO

A caixa torácica exerce ação protetora nos órgãos que contém e desempenha importante papel na fisiologia dos sistemas circulatório e respiratório. Além disso, em função de sua posição, o segmento torácico é atingido, com grande frequência, por contusões e traumatismos penetrantes.

É fácil compreender, portanto, o grande envolvimento do tórax nos traumatismos, evidenciado pelas estatísticas que mostram as lesões torácicas como responsáveis diretas por cerca de 25% das mortes por trauma e como fator agravante em torno de 25% das mortes por lesões de outros segmentos corpóreos. A melhoria do atendimento do traumatizado, nas últimas décadas, tem proporcionado a que muitos pacientes com lesões graves cheguem com vida aos centros de atendimento. Os avanços no atendimento pré-hospitalar, a utilização de programas de atendimento (ATLS®), os métodos de ventilação e de reposição

volêmica, os meios diagnósticos, especialmente os de imagem, a existência de centros de terapia intensiva e a maior precisão na indicação e nas técnicas cirúrgicas (controle do dano) têm possibilitado a recuperação de vidas que anteriormente se perderiam.

O atendimento inicial ao paciente e o diagnóstico e tratamento da maioria das lesões torácicas são realizados por meio do exame físico bem-feito e de exames pouco sofisticados. A inspeção, palpação, ausculta e percussão dos aparelhos respiratório e circulatório são suficientes para o diagnóstico das lesões torácicas mais graves. A radiografia simples de tórax, que, excluindo o trauma raquimedular e o choque hipovolêmico, deve ser sempre realizada em ortostatismo, encontra-se disponível na maioria dos hospitais e possibilita a avaliação e o diagnóstico da maior parte das lesões torácicas.

Mais de 80% dos traumatismos torácicos são tratados adequadamente por medidas de menor complexidade. Cerca de 10% a 15% dos traumatismos torácicos necessitam toracotomia, incluindo as de emergência, urgência e tardias. Com base na experiência mundial, pode-se afirmar que os procedimentos cirúrgicos mais executados em casos de traumatismo torácico são a toracocentese e a drenagem torácica.

Procedimentos utilizados no tratamento do traumatismo torácico

Drenagem torácica

A drenagem torácica é o procedimento cirúrgico mais utilizado nos pacientes com traumatismo torácico. Sua realização, tecnicamente correta, deve ser conhecida por todos os médicos que atendem pacientes traumatizados, sendo utilizada nos com hemotórax, quilotórax ou pneumotórax, para drenar sangue ou linfa colecionados no espaço pleural e para monitoração de seu débito, assim como evacuação do ar aí existente. Preferencialmente, deve ser realizada na sala de cirurgia com todo o rigor de antissepsia e o médico devidamente paramentado, exceto nos casos de pacientes com pneumotórax hipertensivo e hemotórax maciço, quando pode ser realizada na sala de emergência.

O local mais apropriado e seguro para sua realização é o sexto espaço intercostal, no nível da linha axilar média, na borda superior da costela. O tubo utilizado para drenagem deve ser claro, flexível e resistente. Recomenda-se o uso de tubo siliconizado, multifenestrado, com linha radiopaca interrompida até o último orifício e de grosso calibre (32 a 40), para evitar a formação de coágulos e o seu entupimento. Terminado o procedimento, realiza-se curativo no local e o paciente é encaminhado ao setor de radiologia para submeter-se à radiografia de controle. Especial atenção deve ser dada ao posicionamento do dreno com múltiplos orifícios, devido ao risco de um deles ficar situado fora da cavidade pleural. Devem ser tomados cuidados básicos e essenciais para que a drenagem ocorra de maneira eficaz. O frasco coletor do sistema de drenagem deve ficar sempre abaixo do nível da inserção do dreno. Quando o paciente for mobilizado, transportado, ou quando o líquido de drenagem for esvaziado e substituído, deve-se fechar o dreno, para que o líquido drenado ou o ar atmosférico não entre na cavidade pleural (devido à pressão negativa), contaminando-a.

Pericardiotomia subxifóidea

A pericardiotomia subxifóidea (janela pericárdica) está indicada em pacientes com suspeita de lesão cardíaca em razão do mecanismo de trauma e estáveis hemodinamicamente. Alcança seu maior valor quando constata a inexistência de lesão cardíaca, pois preserva o paciente da realização de uma toracotomia.

Toracotomia

A toracotomia de urgência não é uma cirurgia realizada com muita frequência para correção das lesões torácicas, visto que os procedimentos cirúrgicos mais simples solucionam definitivamente a maioria das situações. Suas indicações são bem definidas: (a) hemotórax maciço com drenagem inicial >1.500mL de sangue; (b) hemotórax persistente: drenagem de 200mL/h ou mais por um período de 2 a 4 horas; (c) lesões traqueobrônquicas; (d) lesão cardíaca; (e) lesões de aorta torácica; (f) lesão de esôfago torácico; (g) lesões frênicas, principalmente as direitas; (j) tiro de cartucheira no tórax; (i) lesão extensa da parede torácica; (g) corpo estranho encravado no tórax (Figura 68.1). A lesão cardíaca consiste em sua indicação mais frequente.

Existem vários tipos de incisões torácicas, cada uma delas representando a melhor abordagem para um tipo específico de lesão. Por isso, sempre que as condições clí-

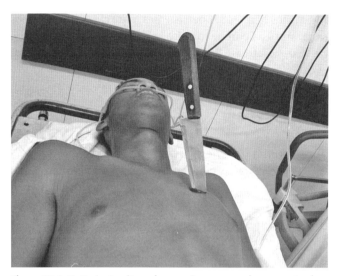

Figura 68.1 ■ Paciente vítima de agressão por arma branca, estando a faca encravada no tórax dele, na região precordial (ver encarte colorido).

nicas do paciente permitirem, é muito importante que o diagnóstico da lesão seja estabelecido o mais preciso possível (qual órgão lesado e qual o local) para que se possa escolher, entre as incisões existentes, aquela que proporcione melhor acesso para seu tratamento. Outros fatores importantes, que influenciam a escolha do tipo de incisão, são a estabilidade hemodinâmica, os equipamentos cirúrgicos disponíveis e a experiência do cirurgião. As principais incisões são: esternotomia, toracotomia anterolateral e toracotomia posterolateral.

Em algumas situações, a instabilidade do paciente não possibilita a realização de exames complementares necessários para o diagnóstico preciso da lesão. Nessas situações, o cirurgião deve orientar a escolha da incisão que proporcione uma abordagem ao maior número de estruturas possivelmente lesadas e que possa ser facilmente estendida. A toracotomia anterolateral (principalmente a esquerda) e a esternotomia são os procedimentos mais utilizados. Nos pacientes com ferimentos transfixantes do mediastino, instabilidade hemodinâmica e hemotórax bilateral, a via de acesso inicial recomendada pode ser baseada no volume da drenagem torácica. Opta-se por incisão anterolateral no lado em que o volume da drenagem for maior. Consequentemente, a possibilidade de incisão inadequada, embora existente, é menor.

Métodos endoscópicos

Quando o cirurgião tem experiência com o método, a toracoscopia videoendoscópica e a pleuroscopia podem e devem ser utilizadas em pacientes com traumatismo torácico. No traumatismo penetrante, encontra boa indicação nos ferimentos por arma branca na transição toracoabdominal esquerda, para excluir lesão da cúpula frênica ipsilateral. Tem sido utilizada com frequência nos casos de hemotórax retido, para retirada dos coágulos e higiene torácica; nos hemotórax persistentes, para clipagem de vasos sangrantes da parede torácica; no diagnóstico e tratamento de lesões diafragmáticas; em casos selecionados de lacerações pulmonares com escape aéreo persistente, para grampeamento da lesão; e na retirada de corpo estranho encravado no tórax (Figura 68.1). Sua principal contraindicação é a instabilidade hemodinâmica.

Toracotomia de emergência

A toracotomia na sala de emergência tem indicação quando o comprometimento respiratório e circulatório exige terapêutica cirúrgica imediata, não havendo tempo para que o paciente chegue com vida ao centro cirúrgico. Há certa polêmica a respeito das indicações que justificariam sua realização. A experiência mostra que, nos pacientes vítimas de traumatismo penetrante, admitidos agônicos, sem pulso e sem pressão arterial perceptíveis mas que apresentam algum esforço respiratório, pupilas reativas e atividade elétrica do miocárdio, o índice de recuperação, embora pequeno, é compensador.

Seu objetivo é duplo: reanimação e terapêutico. Os procedimentos de reanimação são a massagem cardíaca interna e a clampagem da aorta descendente. Eles possibilitam a preservação do fluxo sanguíneo e a perfusão encefálica, cardíaca e pulmonar. Os procedimentos terapêuticos variam de acordo com a situação. Constam de descompressão cardíaca, controle de hemorragia, clampagem do hilo pulmonar e aspiração de ar do ápice cardíaco e da aorta.

As principais indicações de toracotomia de emergência são pacientes com traumatismo penetrante no tronco que se apresentam agônicos ou *in extremis*, isto é, não apresentam sinais vitais mensuráveis, mas exibem movimentos respiratórios, contratilidade pupilar e têm atividade elétrica no monitor cardíaco. Os pacientes que apresentam parada cardiorrespiratória durante o transporte ou ao chegar ao hospital também podem ser candidatos. Os pacientes que se enquadram nessas indicações são aqueles com grave hemorragia torácica ou abdominal, com tamponamento cardíaco e embolia gasosa. Habitualmente não se emprega esse método em pacientes com traumatismo contuso porque os resultados são muito ruins.

A via de acesso utilizada, na quase totalidade dos casos, é a anterolateral esquerda no quarto ou quinto espaço intercostal, que promove acesso ao coração, ao hilo pulmonar esquerdo e à aorta descendente. Pode ser ampliada com secção transversal do esterno, proporcionando acesso ao pulmão direito e ao mediastino. Quando a lesão está localizada à direita e é exclusivamente torácica, pode ser realizada incisão à direita.

Os melhores resultados são obtidos em casos de tamponamento cardíaco por traumatismo penetrante provocado por arma branca.

Lesões que devem ser diagnosticadas no exame primário

Consistem em lesões graves que devem ser diagnosticadas e tratadas rapidamente na avaliação inicial do paciente, caso contrário ele evoluirá para o óbito em pequeno espaço de tempo. O diagnóstico é clínico, e o tratamento nunca deve ser postergado à espera de confirmação por meio de exames complementares.

Pneumotórax hipertensivo

O pneumotórax hipertensivo ocorre, principalmente, em consequência de: (a) lesões de vias aéreas importantes (traqueia e brônquios principais); (b) grandes lacerações pulmonares que produzem, além do acometimento do parênquima, lesões de brônquios periféricos; (c) lesão traumática da parede torácica que causa mecanismo valvular unidirecional; e (d) ventilação mecânica com lesão pleuropulmonar.

Nos casos de pneumotórax hipertensivo, devido à elasticidade da parede da lesão, forma-se um mecanismo valvular. O ar entra na cavidade pleural durante a inspiração e não sai durante a expiração. Em virtude desse mecanismo, o ar vai se acumulando e tornando hipertensiva a cavidade pleural, com colapso do pulmão, desvio e compressão do mediastino e, através deste, do pulmão contralateral. Instala-se uma insuficiência respiratória grave e, em decorrência da compressão do mediastino, se estabelece um bloqueio ao retorno venoso que pode levar à hipotensão arterial e ao choque. Essa é uma situação muito grave, que deve ser diagnosticada e tratada com urgência, pois pode levar à morte por asfixia e choque.

Os pacientes com pneumotórax hipertensivos apresentam um quadro característico que possibilita o diagnóstico clínico: dispneia intensa, desvio da traqueia, constatado na região cervical, e do ictus cordis, murmúrio vesicular praticamente abolido, hipersonoridade à percussão, veias jugulares ingurgitadas, hipotensão arterial e, às vezes, enfisema subcutâneo. A cianose é sinal tardio.

As medidas terapêuticas devem ser tomadas imediatamente, não havendo tempo para exame radiológico. Deve-se realizar descompressão imediata por meio de toracocentese com agulha de grosso calibre (Gelco® 14G) no segundo espaço intercostal, na linha hemiclavicular do lado acometido. Após a toracocentese, procede-se à drenagem torácica.

Pneumotórax aberto

O pneumotórax aberto, ou ferida torácica aspirativa, ocorre nas aberturas traumáticas da parede torácica, comunicando a cavidade pleural com o exterior. A pressão intrapleural se iguala à atmosférica, com consequente formação de grande pneumotórax e colapso pulmonar.

Em virtude da abertura da parede torácica, se estabelece um mecanismo de competição com a ventilação normal. Assim, na inspiração, com a pressão negativa intratorácica, entra ar pela traqueia e pela abertura da parede torácica, e na expiração elimina-se o ar pelas vias aéreas e pela abertura na parede, o que leva, evidentemente, a uma diminuição do ar corrente. Além disso, ocorre um balanço do mediastino, com torção e compressão das veias cavas, e diminuição da eficiência da tosse, em virtude do impedimento de formação de pressão positiva em função da presença de abertura da parede torácica. Todos esses fatores levam a hipoxia, hipercapnia, insuficiência respiratória – proporcional ao calibre da lesão da parede torácica – e morte, se não corrigidos a tempo. Quando a abertura na parede torácica é maior do que dois terços do diâmetro da traqueia, o ar passa preferencialmente por ela, porque é o local de menor resistência, prejudicando substancialmente a dinâmica respiratória. No pneumotórax aberto, o diagnóstico é evidente em razão da presença de ferida soprante na parede torácica.

Deve ser tratado com oclusão imediata da lesão e, em seguida, com drenagem torácica, objetivando o tratamento do pneumotórax residual, bem como a prevenção e o tratamento de um possível pneumotórax hipertensivo. Em seguida, realizam-se o desbridamento e a sutura da ferida. Os pneumotórax abertos atendidos fora do ambiente hospitalar devem ser ocluídos com os recursos disponíveis no local. Considerando a possibilidade de existência de lesões associadas que possam levar a um pneumotórax hipertensivo, recomenda-se que a oclusão seja sempre valvular, permitindo a saída de ar na expiração e impedindo a entrada de ar na inspiração. Uma das maneiras para se atingir esse objetivo consiste na confecção de um curativo oclusivo quadriculado com esparadrapo, deixando livre uma de suas bordas. O curativo assim realizado funcionaria como uma válvula. Não se deve drenar o tórax pelo local da ferida.

Hemotórax maciço

Os hemotórax maciços resultam do acúmulo de grande quantidade de sangue (>1.500mL) rapidamente no tórax. Mais frequentemente, são secundários a lesões vasculares do hilo pulmonar ou do mediastino, a lesões cardíacas e a extensas lacerações pulmonares.

O acúmulo rápido de sangue prejudica a dinâmica respiratória devido à compressão do pulmão, o que dificulta as trocas gasosas em nível alveolar e leva a quadros de hipotensão e choque em função da perda de grande volume de sangue.

O hemotórax maciço é diagnosticado mediante a associação de alterações respiratórias e circulatórias. São achados importantes no exame físico: murmúrio vesicular diminuído ou abolido, macicez à percussão do hemitórax acometido e sinais de perda volêmica (taquicardia, palidez cutânea, veias colapsadas e extremidades frias e sudoréticas). A presença de hipotensão arterial e oligúria denota uma perfusão tecidual inadequada.

O tratamento consiste em descompressão torácica (drenagem torácica) e rápida reposição volêmica. O sangue deve ser coletado, inicialmente em recipiente adequado, e reintroduzido no paciente (autotransfusão). A reposição volêmica deve ser iniciada com cristaloide e sangue tipo específico através de acesso venoso periférico com cateter de grosso calibre. Se o volume drenado inicialmente for >1.500mL, ou se houver um débito horário ≥200mL por um período de 2 a 4 horas, a toracotomia de urgência poderá ser necessária, dependendo da evolução clínica do paciente. Deve-se ter em mente que a avaliação clínica e hemodinâmica é mais importante do que o débito da drenagem.

Tórax instável

Essa condição, decorrente da fratura de vários arcos costais consecutivos, em mais de um local, ocasiona descontinuidade da área acometida com o restante da parede torácica, de modo que esta passa a se movimentar paradoxalmente durante a respiração. Pode ser consequência, também, de disjunções esternocostais subsequentes ou de fratura cominutiva do esterno. Os segmentos instáveis localizam-se, principalmente, nas porções anteriores e laterais do tórax. A parede posterior é poupada por ser mais protegida e estabilizada pela musculatura paravertebral e a escápula. Quando o segmento da parede torácica incompetente é grande, a insuficiência respiratória geralmente está presente.

O movimento paradoxal do segmento instável ocasiona redução do gradiente pressórico gerado pelo fole torácico, diminuindo a mobilização do ar pelos pulmões e podendo produzir hipoventilação alveolar. A dor reduz a eficiência dos movimentos respiratórios e a eficiência da tosse, ocasionando retenção de secreções e atelectasias. A presença de outros fatores restritivos, como hemotórax e pneumotórax, pode produzir hipoventilação e também contribuir para a instalação da insuficiência respiratória aguda. A contusão pulmonar geralmente está associada ao tórax instável, sendo o principal fator contribuinte da patogênese da insuficiência respiratória, devido às alterações que ocasiona na relação ventilação-perfusão.

Desse modo, a insuficiência respiratória aguda no tórax instável tem origem multifatorial, com componentes ventilatórios (movimento paradoxal, dor e outros fatores restritivos) e alveolares (contusão pulmonar).

O diagnóstico é confirmado pela observação de movimentos paradoxais durante a respiração, isto é, durante a inspiração o segmento acometido move-se para dentro, e na expiração, para fora. Entretanto, logo após o traumatismo, devido ao espasmo muscular, o movimento paradoxal pode passar despercebido à inspeção. Nessa eventualidade, bem como nos pacientes obesos, nas mulheres com mamas volumosas e nos pacientes com extenso enfisema subcutâneo ou grande hematoma de parede torácica, ele pode ser detectado por meio de palpação.

A visualização de fraturas múltiplas de costelas na radiografia do tórax sugere, mas não confirma, o diagnóstico de tórax instável. Entretanto, o estudo radiológico do tórax deve ser realizado com vistas à detecção de lesões associadas. Atualmente, a realização da tomografia computadorizada (TC) do tórax encontra boa indicação, porque mostra a presença evidente de contusão pulmonar ou de outras lesões não diagnosticadas por meio de radiografia de tórax (Figura 68.2).

O tratamento é dirigido para manutenção de uma boa ventilação, redução do dano pulmonar subjacente e prevenção de complicações. É indispensável a realização de gasometria na admissão desses pacientes, a qual deve ser repetida sempre que necessário. A terapia é dividida em três níveis: (1) imobilização esquelética, (2) controle da dor e da infecção e (3) imobilização interna com ventilação a pressão positiva através de tubo endotraqueal.

A estabilização imediata do segmento instável pode ser alcançada mediante compressão da região torácica comprometida, até que o paciente seja transportado para um hospital. Para isso usa-se um apoio externo, como uma pressão manual firme ou a colocação de objetos pesados (sacos de areia) na área acometida. Uma abordagem útil, no local do acidente, consiste em posicionar o paciente com o lado lesado para baixo. Lesões associadas, como pneumotórax, hemotórax e contusão pulmonar, devem ser sempre pesquisadas e adequadamente tratadas.

Pacientes sem evidência clínica e laboratorial de insuficiência respiratória com graus menores de instabilidade torácica e contusão pulmonar são tratados com o controle da dor por meio de analgésicos (bloqueios intercostais e analgesia peridural) e a remoção de secreções, empregando-se fisioterapia respiratória e broncoaspiração com broncoscópio flexível. Esses pacientes devem ser mantidos em observação rigorosa em virtude da possibilidade de evoluírem para insuficiência respiratória aguda em decorrência da exaustão muscular ou da instalação de edema pulmonar secundário à contusão pulmonar, o que pode surgir em até 72 horas após o trauma. Quando são conseguidos o controle adequado da dor e a remoção de secreções, a necessidade de ventilação mecânica diminui.

Em casos específicos (deformidade torácica extensa, mais de 6 costelas fraturadas, fraturas cominutivas do esterno e desinserção esternocondral), têm sido sugeridos o uso da fixação cirúrgica precoce (a partir do quinto dia de trauma), com o objetivo de diminuir a morbidade, principalmente a pneumonia, e a realização de traqueostomia, o que, além de reduzir os custos do tratamento, propicia o retorno precoce do paciente às atividades habituais. Na vigência da necessidade de toracotomia, o defeito da parede torácica pode ser corrigido no mesmo ato cirúrgico.

A ventilação artificial mecânica, empregando ventiladores ciclados por volume, constitui o método mais adequado de tratamento do tórax instável. A indicação desse método depende da análise de vários fatores, como o grau de instabilidade da parede torácica e a presença de contusão pulmonar e de lesões neurológicas associadas, ocasionando depressão respiratória. Pacientes com saturação de O_2 <90% devem ser intubados. Em geral, a ventilação mecânica está indicada de imediato nos pacientes mais graves, com evidências clínicas e laboratoriais de insuficiência respiratória. Para ser eficaz, o paciente deve receber ventilação controlada, o que muitas vezes exige a administração de depressores de respiração ou, até mesmo, a curarização. Se o uso da ventilação mecânica se prolonga por mais de 14 dias, a ocorrência de pneumonia é habitual. A opção por ventilação mecânica deve ser mais precoce na vigência de traumatismo cranioencefálico (TCE) com escala de coma de Glasgow (ECG) <9, choque hipovolêmico, quando houver mais de sete arcos costais fraturados e em pacientes idosos ou com doença pulmonar preexistente.

A ventilação artificial promove controle adequado do volume corrente, diminui a dor e possibilita uma consolidação anatômica mais fisiológica, devendo ser mantida por 7 a 14 dias. A traqueostomia é geralmente realizada devido ao período prolongado de respiração artificial. A presença de pneumotórax, mesmo laminar, justifica a drenagem torácica se o paciente passa a ser ventilado artificialmente em função do risco de evolução para pneumotórax hipertensivo. Essa é uma complicação potencial da ventilação artificial nos pacientes com tórax instável, em virtude da possibilidade de laceração pleural causada por um fragmento costal.

A ventilação artificial não é um método isento de riscos, e os pacientes que dela necessitam devem ser mantidos em observação contínua de enfermagem e ser examinados frequentemente pelo médico, mesmo quando o ventilador é dotado de alarmes sonoros que indiquem anormalidades em seu funcionamento.

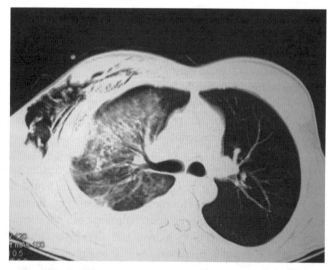

Figura 68.2 ■ Tomografia de tórax mostrando extenso enfisema subcutâneo da parede torácica associado a grave contusão pulmonar direita.

Capítulo 68 ■ Traumatismos Torácicos e Toracoabdominais

O balanço hídrico deve ser rigoroso, e a reposição de líquidos realizada com cautela, objetivando prevenir o agravamento do edema pulmonar decorrente da contusão.

Apesar dos progressos verificados no tratamento do tórax instável, a mortalidade associada a essa condição permanece elevada, oscilando entre 30% e 50%. Entretanto, a morte de muitos pacientes pode não ocorrer diretamente por causa da lesão torácica, mas por lesões associadas graves com menor possibilidade de êxito no tratamento.

Tamponamento cardíaco

As lesões traumáticas do coração, embora possam ser decorrentes de traumatismo fechado, em sua imensa maioria são devidas a traumatismos penetrantes. Todo paciente com orifício de penetração no quadrilátero de Ziedler tem possibilidade de apresentar lesão cardíaca. O quadrilátero de Ziedler é delimitado à direita pela linha paraesternal direita, à esquerda pela linha axilar anterior esquerda, superiormente por uma linha ao nível do segundo espaço intercostal e inferiormente por uma linha que passa abaixo do rebordo costal. É conveniente lembrar que a lesão de qualquer estrutura intrapericárdica (aorta ascendente, tronco das artérias pulmonares, veias pulmonares, porção intrapericárdica das veias cavas superior e inferior) pode, também, levar a quadro de tamponamento pericárdico.

Quando o orifício no pericárdio é pequeno, o sangue acumula-se dentro da cavidade pericárdica, impedindo o coração de bombeá-lo de maneira eficiente e dificultando o enchimento passivo do coração na diástole, o que diminui o retorno venoso. Com a evolução do quadro ocorre a diminuição da fração de ejeção ventricular. Ao exame clínico, nesta oportunidade, revela-se o choque cardiogênico. O paciente encontra-se ansioso, taquicárdico e com uma sensação iminente de morte. Completam o quadro clínico a presença de hipotensão, bulhas cardíacas abafadas (hipofonéticas) e o aumento da pressão venosa central, traduzido pelo ingurgitamento jugular bilateral (tríade de Beck).

Em pacientes que apresentam quaisquer desses quadros clínicos, a necessidade de toracotomia para tratamento definitivo da lesão é evidente, e não é necessário nenhum exame complementar para comprovar o diagnóstico. A pericardiocentese, em casos excepcionais, pode ser realizada nos casos de tamponamento cardíaco e proporciona alívio dos sintomas, descomprimindo o saco pericárdico. A retirada de 20 a 30mL de sangue é suficiente para a melhora clínica temporária do paciente, embora seja apenas um procedimento contemporizador.

Lesões que devem ser diagnosticadas no exame secundário

Parede torácica

Partes moles. Apesar de as lesões de partes moles não serem causa de grande morbimortalidade, são bastante frequentes e responsáveis por desconforto respiratório prolongado. Podem ser indícios de importantes lesões subjacentes e a única evidência de um traumatismo torácico mais grave. Quando isoladas, seu tratamento consiste no uso de analgésicos e anti-inflamatórios.

Fratura de clavícula. As fraturas de clavícula são relativamente comuns e costumam ser de fácil tratamento. Deve-se estar alerta à possibilidade de lesão de vasos subclávios ocasionada por fragmentos ósseos. As luxações que envolvem a clavícula ocorrem, na maioria das vezes, em sua junção com o acrômio. Entretanto, quando a luxação envolve a articulação esternoclavicular com desvio posterior da cabeça da clavícula, esta pode lesar os vasos inominados e/ou comprimir a traqueia a ponto de causar insuficiência respiratória aguda. A redução imediata da luxação pode ser conseguida tracionando-se ambos os ombros do paciente para trás, uma manobra capaz de salvar a vida.

Fratura de esterno. As fraturas de esterno são pouco frequentes e resultam de traumatismos de grande intensidade, envolvendo forças direcionadas para a porção anterior do tórax (ocorrem, principalmente nos acidentes automobilísticos). As fraturas são geralmente transversais no corpo do esterno e podem estar associadas a contusão cardíaca e ruptura brônquica. As radiografias de tórax em perfil ou oblíquas são necessárias para evidenciar essas fraturas. É importante realizar eletrocardiograma, eco-Doppler do coração e dosagem das enzimas cardíacas para afastar contusão miocárdica associada. O tratamento das fraturas esternais é sintomático, consistindo na supressão da dor mediante a administração de analgésicos. A fixação cirúrgica está indicada quando existe superposição dos fragmentos fraturados, quando não se obtém alinhamento satisfatório com a hiperextensão do tórax ou quando não se consegue obter ventilação adequada. A consolidação se realiza em 6 a 8 semanas.

Fratura de costelas. As fraturas traumáticas dos arcos costais são mais frequentes na terceira e quarta décadas de vida. Acontecem em qualquer dos segmentos do arco costal, sendo mais comuns em sua porção lateral e interferindo com intensidade variável na dinâmica ventilatória devido à dor. A ventilação inadequada e a dificuldade de tossir podem levar à retenção de secreção e à atelectasia do pulmão subjacente.

A presença de fratura de costela representa maior impacto na mecânica ventilatória e maior gravidade do trauma nos dois extremos da idade. Na criança, é menos comum que a contusão pulmonar, mas quando presente é um sinal inequívoco de trauma com grande transferência de energia. No idoso com fratura de costela, a pneumonia e as complicações respiratórias são mais frequentes. Em pacientes >65 anos de idade, para cada arco costal adicional fraturado, o risco de pneumonia aumenta em 16% e a mortalidade, em 19%.

Os primeiros arcos costais estão protegidos anteriormente pelas clavículas, posteriormente pelas escápulas e lateralmente pelos braços. Por isso, quando fraturados, indicam traumatismos de grande intensidade. A fratura do primeiro arco costal é geralmente associada a lesões graves intratorácicas, abdominais e cranianas. Pode ocasionar lesão da artéria subclávia e do plexo braquial e complicações tardias, como síndrome de compressão do desfiladeiro torácico. Lesões da aorta torácica e dos brônquios principais podem ocorrer e devem ser pesquisadas.

As fraturas costais ocorrem com maior frequência da quarta à oitava costela e raramente estão associadas a lesões graves (Figura 68.3). Em pacientes com fratura da décima, décima primeira e décima segunda costelas, devem ser pesquisadas lesões das vísceras maciças abdominais, utilizando o ultrassom abdominal e a TC.

A presença de fraturas costais é suspeitada em todo paciente que apresenta dor torácica localizada, principalmente se agravada por tosse, inspiração profunda ou mudança de posição. A compressão do tórax, tanto no sentido anteroposterior como laterolateral, mesmo em local afastado da fratura, produz dor. A radiografia de tórax (Figura 68.3) deve ser feita em todo paciente com traumatismo de tórax, principalmente se tem clínica sugestiva de fratura, não só para confirmá-la, como também para avaliar a presença de outras lesões intratorácicas. Em razão da dificuldade para obtenção de boas incidências de todas as costelas, 30% a 50% das fraturas podem passar despercebidas à radiografia de tórax. Com a utilização dos tomógrafos com multidetectores que permitem reconstrução tridimensional, o diagnóstico das fraturas de costela torna-se mais preciso.

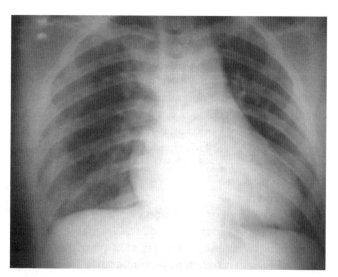

Figura 68.3 ■ Radiografia de tórax com fratura do sexto, sétimo e oitavo arcos costais direitos.

O tratamento das fraturas costais é dirigido para prevenir e aliviar as complicações pulmonares. Recomenda-se a internação do paciente nas primeiras 48 horas para observação cirúrgica e radiológica. O uso de analgésicos deve ser liberal e iniciado após descartadas outras lesões, principalmente as abdominais. O controle da dor é fundamental para que sejam evitadas complicações respiratórias. Quando a dor é intensa, a ponto de exigir doses excessivas de analgésicos capazes de deprimir a respiração, seu controle pode ser obtido pelo bloqueio intercostal com anestésicos locais de ação prolongada ou com o uso de analgesia epidural, que tem sido relacionada com melhora da função pulmonar, diminuição da insuficiência respiratória e recuperação mais rápida do paciente; por isso, seu uso tem sido proposto com frequência maior. Em nenhuma hipótese se deve fazer o enfaixamento circunferencial do tórax. A fisioterapia respiratória, principalmente no idoso, é coadjuvante essencial e deve ser iniciada precocemente. A maioria das fraturas de costelas cicatriza bem após 3 a 6 semanas. Mesmo com o tratamento adequado, a recuperação é lenta, podendo os sintomas dolorosos, principalmente à inspiração profunda e à tosse, persistir por até 6 meses.

Cavidade pleural

Hemotórax. Os hemotórax traumáticos ocorrem por lesão do parênquima pulmonar, por lesão cardíaca ou dos vasos da parede torácica, do mediastino ou do pedículo pulmonar, em virtude de traumatismos penetrantes ou contusos.

As alterações fisiopatológicas principais são provocadas por perda sanguínea (hipovolemia) e compressão pulmonar (hipoxia) e dependem diretamente do volume de sangue na cavidade pleural. O movimento do diafragma e das estruturas torácicas, que causa desfibrinação parcial do sangue coletado na cavidade pleural, associado à ação das enzimas pleurais (que produzem a lise dos coágulos poucas horas após o sangramento ter cessado), resulta na coagulação incompleta do hemotórax, permitindo que a remoção do sangue aí coletado seja realizada por meio de procedimentos cirúrgicos simples.

Os hemotórax secundários à lesão do parênquima pulmonar, que constituem a grande maioria, apresentam sangramento moderado, geralmente em torno de 700mL. Na quase totalidade dos casos, o sangramento cessa espontaneamente, em virtude da baixa pressão hidrostática dos vasos pulmonares e da grande atividade local dos fatores de coagulação (tromboplastina). Somente nas grandes lacerações pulmonares e nas lesões próximas ao pedículo é que podem ocorrer sangramentos significativos.

Os sangramentos oriundos dos vasos do mediastino e do pedículo pulmonar são volumosos, levando o paciente rapidamente ao choque hipovolêmico e à dispneia por colapso pulmonar (hemotórax maciço). Devem ser diagnosticados e tratados durante a avaliação inicial do paciente.

Os hemotórax secundários a lesões dos vasos da parede torácica (intercostais e mamária interna) são progressivos e, após drenagem torácica, mantêm débito ≥200mL/h. Às vezes, esses vasos, devido ao sangramento e à hipotensão, trombosam e param de sangrar. Entretanto, dias após o trauma ocorre a lise dos coágulos, levando a um novo sangramento e à recidiva do hemotórax.

O diagnóstico de hemotórax, na maioria das vezes, não é difícil. O paciente, vítima de um traumatismo torácico aberto ou fechado, geralmente queixa-se de dor torácica de intensidade variável e dispneia. O exame físico pode ser normal ou apresentar sinais clássicos de derrame pleural: murmúrio vesicular diminuído e macicez à percussão do hemitórax acometido, além de sinais sistêmicos de perda sanguínea, se o hemotórax for volumoso.

Nos casos de hemotórax, o estudo radiológico mostra velamento homogêneo de proporções variáveis no hemitórax atingido; além disso, orienta sua classificação e evolução (Figura 68.4). De preferência, esse exame deve ser feito com o paciente em ortostatismo, a não ser em casos de traumatismo raquimedular associado ou choque grave. A radiografia realizada em decúbito dorsal não traduz uma situação real e é de difícil interpretação, pois a presença de sangue no espaço pleural produz aumento uniforme na opacidade do hemitórax afetado (Figura 68.5). Nessas situações, quando é necessário um diagnóstico rápido, a ultrassonografia do tórax pode ser útil em diagnosticar pequenos derrames.

A TC do tórax tem sido utilizada para esclarecer o diagnóstico quando a imagem radiológica é duvidosa, além de ajudar a quantificar a extensão e o volume do hemotórax. A TC fornece informações adicionais capazes de estabelecer diagnóstico diferencial entre contusão pulmonar, derrame pleural, pneumonia, hemotórax organizado, coagulados e/ou infectados (empiema). Seu uso tem ajudado a alcançar uma atuação terapêutica mais precoce e específica.

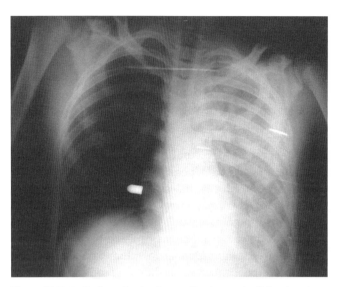

Figura 68.5 ■ Radiografia de tórax realizada em decúbito dorsal em paciente vítima de ferimento por arma de fogo com projétil no hemitórax direito e hemotórax grande no hemitórax esquerdo.

O tratamento do hemotórax vai depender, basicamente, de sua etiologia, de seu volume e do quadro clínico do paciente. Nos hemotórax decorrentes de traumatismos penetrantes, recomenda-se que sejam drenados de rotina, não importando seu volume. A drenagem torácica deve ser precedida de antibioticoterapia profilática. Inicialmente, sempre que possível nas perdas maiores, o volume drenado deve ser coletado diretamente em recipientes adequados (bolsa de transfusão sanguínea) e ser administrado ao paciente (autotransfusão). A radiografia de tórax de controle pós-drenagem deve ser sempre realizada para verificar o posicionamento do dreno, a expansão pulmonar e o volume do hemotórax residual. Controles radiológicos são necessários a cada 24 horas, dependendo da evolução do paciente. Nos hemotórax por traumatismos contusos, quando o paciente apresenta quadro clínico de insuficiência respiratória ou quando o volume é grande (velamento maior do que metade do hemitórax), a melhor conduta é, também, a drenagem torácica. Nos pacientes com hemotórax pequenos e oligossintomáticos, pode-se optar pela conduta conservadora; isto é, internar o paciente e realizar controle clínico e radiológico seriado para monitorar se o volume do hemotórax está aumentando. Se o paciente permanece estável, opta-se por evacuar o sangue contido no tórax através de toracocentese. Esta deverá ser realizada 48 horas após o trauma, quando o hemotórax já estiver liquefeito.

A toracotomia só deve ser indicada nas seguintes situações: (a) drenagem inicial >1.500mL; (b) drenagem persistente de 200mL/h por um período de 2 a 4 horas; (c) drenagem horária com volumes progressivos ou com repercussão hemodinâmica; e (d) quando for impossível

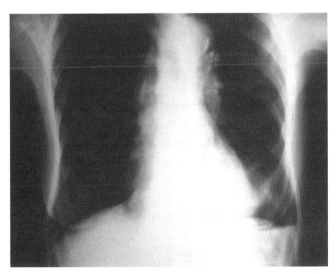

Figura 68.4 ■ Radiografia de tórax realizada em ortostatismo com hemotórax pequeno à esquerda.

uma boa evacuação do sangue retido no espaço pleural (hemotórax retido). Nesta última situação, muitas vezes, a minitoracotomia, a pleuroscopia ou a videotoracoscopia conseguem evacuar o sangue residual de maneira eficaz. Esses procedimentos devem ser realizados, preferencialmente, na primeira semana de trauma.

Pneumotórax. O pneumotórax é caracterizado pela presença de ar no espaço pleural que colapsa o pulmão, alterando a relação ventilação/perfusão. O ar pode ser originário do meio externo, dos pulmões, da árvore traqueobrônquica e do esôfago. Às vezes, está associado a um hemotórax.

Os pneumotórax levam a alterações respiratórias que dependem de sua extensão, mecanismo e da reserva respiratória do paciente. Quanto ao volume, podem ser classificados como pequenos, médios e grandes. Quanto ao agente agressor, podem ser classificados como pneumotórax aberto ou fechado, e quanto ao regime de pressão, em hipertensivo ou não. Os pneumotórax aberto e hipertensivo causam instabilidade cardiorrespiratória importante, e por isso devem ser diagnosticados e tratados no exame primário do paciente.

Os pneumotórax levam a diminuição da ventilação, proporcional ao grau de colapso pulmonar. Doença pulmonar preexistente agrava muito as repercussões respiratórias. Em virtude da irritação das terminações nervosas pleurais, a dor e a tosse estão presentes.

No pneumotórax pequeno, o exame clínico pode ser normal. Este é mais um dos motivos que tornam necessária a radiografia de tórax de rotina em todo paciente traumatizado. Nesse caso específico deve-se realizar, também, uma radiografia de tórax no final da expiração uma vez que, devido à redução do volume pulmonar, o pneumotórax é evidenciado com maior nitidez. O uso mais frequente da TC do tórax aumentou em 5% a 55% o diagnóstico de pneumotórax, principalmente os laminares e anteriores (pneumotórax oculto). Nos pneumotórax grandes, encontram-se dispneia moderada, murmúrio vesicular diminuído e timpanismo à percussão do hemitórax acometido. A radiografia do tórax evidencia colapso pulmonar, aumento entre os espaços intercostais e hipertransparência do hemitórax acometido (Figura 68.6). Os pneumotórax médios revelam alterações intermediárias.

O tratamento do pneumotórax tem por objetivo corrigir a insuficiência respiratória e promover a expansão pulmonar e o fechamento da lesão. Esse objetivo é atingido por meio de medidas conservadoras e drenagem torácica. Os pacientes com pneumotórax pequeno devem ser observados em regime de internação hospitalar, no mínimo, nas primeiras 24 horas. Deve-se sedar a tosse, empregar analgésicos e iniciar fisioterapia respiratória precocemente. Pneumotórax pequenos em pacientes que serão intubados e colocados em ventilação mecânica com pressão positiva devem ser drenados.

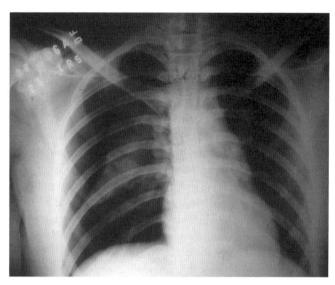

Figura 68.6 ■ Radiografia de tórax em ortostatismo mostrando pneumotórax médio no hemitórax esquerdo.

Os pacientes com pneumotórax médios e grandes devem ser internados, submetidos à drenagem torácica e observados cuidadosamente. Após a drenagem, deve-se realizar radiografia de tórax para verificar o grau de expansão pulmonar e a posição do dreno. Em pacientes com pouca ou nenhuma expansão pulmonar e escape aéreo persistente pelo dreno (a partir do quinto dia), a broncoscopia flexível está indicada para excluir lesão de via aérea. Antes disso, devem ser descartadas outras causas de pneumotórax persistente apesar do dreno torácico bem-posicionado (Tabela 68.1). Os parâmetros para retirada do dreno são parada de escape aéreo, expansão pulmonar e ausência de pneumotórax residual na radiografia de tórax.

Quilotórax. O quilotórax é causado pela lesão do ducto torácico, geralmente provocada por arma de fogo, em qualquer ponto de sua trajetória no tórax. É uma lesão rara. No traumatismo fechado, está associado à fratura de costelas posteriores e da coluna torácica.

Os quadros clínico e radiológico revelam um derrame pleural clássico. Habitualmente, manifesta-se a partir

Tabela 68.1 ■ Causas de pneumotórax persistente após drenagem torácica

Escape aéreo	Causas possíveis
Sem escape aéreo	Tubo torácico malposicionado ou extratorácico Tubo fechado ou clampado Obstrução de via área Pulmão colapsado Contusão pulmonar Lesão completa de via área com obstrução
Com escape aéreo persistente	Lesão traqueobrônquica Tubo desconectado Lesão extensa de parênquima pulmonar Respirador regulado com alta pressão positiva

Capítulo 68 ■ Traumatismos Torácicos e Toracoabdominais

do segundo dia pós-trauma, porque o volume diário de linfa drenado para a cavidade pleural é pequeno. Quase sempre o diagnóstico é realizado no momento da toracocentese ou da drenagem torácica. Nessa ocasião, obtém-se um líquido leitoso, que pode ser confundido com secreção purulenta. A análise bioquímica do líquido sela o diagnóstico em razão da alta concentração de lípides (triglicerídeos >110mg/dL), relação colesterol/triglicerídeo <1, proteínas totais >3%, densidade específica >1012, pH alcalino e glóbulos de gordura tingidos pelo Sudan III.

O tratamento tem por objetivo diminuir a produção de linfa e evacuar a cavidade pleural. A tentativa de diminuir a produção de linfa baseia-se na ingestão de dieta com pouca gordura e alto teor de proteínas ou de triglicerídeos de cadeia média. Se essa medida não for suficiente, opta-se por jejum absoluto e início de nutrição parenteral total. Associada a essas medidas, pode-se realizar toracocentese de repetição ou drenagem torácica em selo d'água, sendo esta a melhor opção. A cirurgia deve ser realizada em casos de derrames loculados com encarceramento pulmonar, de drenagem persistente (>2 semanas) e de queda progressiva de linfócitos no sangue periférico.

Lesões pulmonares

Laceração pulmonar. As lacerações pulmonares são causadas, principalmente, por traumatismo penetrante ocasionado por arma branca ou arma de fogo. Podem ocorrer, também, nos traumatismos fechados em razão da lesão provocada por arcos costais fraturados.

Sua manifestação clínica traduz-se por meio de quadros de hemopneumotórax, na grande maioria das vezes de médio volume, devendo ser assim tratados. A drenagem torácica por um período de 48 a 72 horas é geralmente suficiente para que ocorram expansão pulmonar e cicatrização da lesão.

Contusão pulmonar. Contusão pulmonar designa um espectro de lesões caracterizado por infiltrados no parênquima pulmonar e vários graus de insuficiência respiratória. Consiste na lesão torácica mais comum que pode, potencialmente, ameaçar a vida do paciente. A transmissão de energia proporcionada por um traumatismo contuso resulta em lesão pulmonar caracterizada por edema alveolar e intersticial, hemorragia e subsequente colapso alveolar. Na área lesada, ocorrem diminuição da oxigenação e do fluxo sanguíneo e aumento da resistência vascular pulmonar, que promovem alterações significativas da dinâmica respiratória. A presença de lesões torácicas e extratorácicas associadas é frequente.

O quadro clínico caracteriza-se por hipoxia e dificuldade respiratória progressivas nas primeiras 24 a 48 horas (devido à diminuição do nível de surfactante pulmonar), embora possa evoluir mais precocemente, dependendo da extensão da lesão e do volume e velocidade da reposição

volêmica (que ajuda o processo). A possibilidade de síndrome de desconforto respiratório agudo (SARA) é proporcional à extensão da contusão; se o volume é >20% da área pulmonar na TC de tórax, o risco é muito grande (cerca de 82%). À radiografia de tórax, que inicialmente pode não mostrar alterações, nota-se hipotransparência difusa e homogênea, podendo apresentar broncograma aéreo. Se essas alterações são precoces, a gravidade da lesão é maior. A TC do tórax é exame importante porque gradua bem a lesão, revela sua extensão, prevê a evolução clínica e diagnostica lesões torácicas despercebidas, como pequenos pneumotórax (Figura 68.2). Esses dados podem alterar a estratégia do tratamento do paciente. Por isso, a TC é considerada, atualmente, exame primordial na avaliação de um paciente com contusão pulmonar.

O tratamento costuma ser de suporte. A oferta de O_2 por máscara facial e o uso de oxímetro de pulso devem ser precoces. A gasometria arterial deve ser realizada na admissão e repetida de acordo com a evolução do quadro clínico. A reposição volêmica deve ser criteriosa e, quando possível, restrita, para não piorar o edema pulmonar. A maioria dos relatos sugere que a administração rápida de grandes volumes de cristaloides agrava o edema pulmonar. As indicações de intubação orotraqueal e ventilação mecânica devem seguir os padrões habituais. O uso de corticoides é controverso.

Lesões traqueobrônquicas

Inicialmente consideradas raras, as lesões traqueobrônquicas têm sido relatadas com frequência cada vez maior nas últimas décadas. Podem causar distúrbios ventilatórios importantes, que devem ser diagnosticados e tratados durante a avaliação inicial do paciente. Em necropsias realizadas em vítimas de acidente automobilístico com traumatismo torácico grave, a árvore traqueobrônquica estava frequentemente envolvida. Por isso, é difícil estabelecer sua real incidência. Essas lesões são mais comuns em pacientes do sexo masculino na faixa etária dos 20 aos 30 anos.

Em traumatismos contusos de grande intensidade, denotando grande transferência de energia, a traqueia e os brônquios principais podem ser comprimidos entre o esterno e a coluna vertebral. Se a glote estiver fechada no momento do acidente, a ruptura na árvore traqueobrônquica poderá ser consequente à elevação brusca da pressão em seu interior. Entretanto, supõe-se que a maioria das lesões seja indireta, produzida por aceleração e/ou desaceleração. Os pulmões, que são órgãos elásticos e com boa mobilidade, não são acompanhados nesses movimentos pela traqueia e pelos brônquios principais, que são estruturas relativamente rígidas e bem-fixadas. Esse mecanismo explica por que as rupturas transversais, totais ou parciais, ocorrem preferencialmente nas proximidades da carina (na emergência do brônquio principal ou do lobo superior), especialmente à direita. As lesões associadas são comuns, entre as quais a fratura de costela (traumatismo fechado) e as de esôfago (traumatismo penetrante) são as mais frequentes.

O quadro clínico é muito variável, dependendo do mecanismo de trauma, do tamanho, do nível da lesão e se existe ou não ruptura da pleura mediastinal, comunicando o mediastino com o espaço pleural. Portanto, varia desde pacientes com quadro muito grave e exuberante (com franca insuficiência respiratória) até pacientes relativamente assintomáticos. Em geral, estão presentes: enfisema subcutâneo, dispneia, taquipneia, tosse, hemoptise e cianose.

Quando existe comunicação da lesão traqueobrônquica com o espaço pleural, o quadro clínico dominante é de um pneumotórax, na maioria das vezes hipertensivo. Após a realização da drenagem torácica, persiste escape aéreo importante e constante pelo selo d'água e a expansão pulmonar na radiografia de tórax de controle inexiste ou é pequena. A dispneia e a taquipneia persistem após a drenagem, podendo agravar-se. Se não existe comunicação com o espaço pleural, o ar se difunde para as partes moles com pneumomediastino e/ou enfisema subcutâneo extenso, que pode atingir as fossas supraclaviculares, a parede torácica, a região cervical, a face e o couro cabeludo.

Lesões traqueais pequenas e parciais podem passar despercebidas e evoluir para cura sem nenhuma manifestação clínica exuberante. Por outro lado, as lesões brônquicas parciais e/ou tamponadas evoluem com atelectasia lobar ou total (dependendo do brônquio acometido) devido à diminuição e/ou obstrução de sua luz por secreção ou tecido fibroso.

A radiologia pode fornecer subsídios para o diagnóstico. Sinais particularmente sugestivos são o enfisema de mediastino, a atelectasia e, quando há ruptura completa do brônquio-fonte, pneumotórax com o pulmão desabado no fundo da cavidade pleural, em vez de situar-se no mediastino, devido à perda do brônquio de suporte (pulmão caído).

Em todos os casos suspeitados ou duvidosos, isto é, pacientes com hemoptise ou escarro hemoptoico, com escape aéreo persistente pelo dreno de tórax e atelectasia lobar, deve-se realizar broncoscopia flexível para confirmação do diagnóstico. A broncoscopia é o método diagnóstico mais fidedigno, além de estabelecer o local, a natureza e a extensão da lesão, tornando mais adequado e seguro o planejamento do tratamento. A TC do tórax pode ser realizada em pacientes estáveis hemodinamicamente e com dúvidas quanto ao diagnóstico. Além de achados clássicos (pneumotórax, pneumomediastino etc.), a TC pode revelar detalhes importantes, inclusive o local da lesão da via aérea, quando esta é pequena e parcial (Figura 68.7).

O controle da via aérea é a principal prioridade e depende da gravidade do paciente e da lesão. Se houver sangue na via aérea, é necessária sua aspiração, que deve ser cuidadosa e frequente. Na maioria das vezes é necessário obter uma via aérea definitiva mediante intubação orotra-

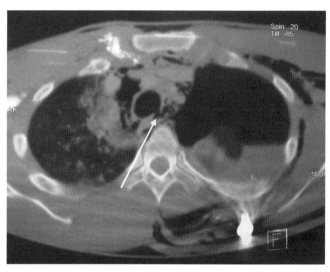

Figura 68.7 ■ Tomografia de tórax em vítima de agressão por arma de fogo com o projétil alojado na parede posterior do hemitórax esquerdo e o paciente apresentando pneumotórax esquerdo, enfisema do mediastino e lesão de traqueia (seta).

queal, devendo o tubo estar posicionado, preferencialmente, distal à lesão. Esse procedimento pode ser difícil e não é isento de complicações, podendo inclusive realizar falso trajeto e/ou aumentar a lesão. O mais seguro é realizá-lo guiado por fibronasobroncoscopia, se esta estiver disponível e for de fácil acesso.

Em caso de suspeita de lesão brônquica, o uso de ventilador mecânico pode ser fatal (principalmente os de pressão expiratória final positiva ou pressão positiva contínua). Deve-se certificar que o tórax esteja drenado e que o dreno esteja pérvio antes de ser instalado o ventilador. O tratamento antes da cirurgia consiste em ventilação adequada, mas não excessiva. Sempre que possível, deve-se realizar intubação seletiva do brônquio íntegro.

Na maioria dos casos, o reparo da lesão evolui bem. O risco maior é de estenose, causada pelo tecido de granulação, o que costuma ocorrer nas primeiras semanas após a cirurgia. Recomenda-se controle trimestral do paciente no primeiro ano e pelo menos uma broncoscopia para verificar a luz da via aérea suturada.

A mortalidade varia de 6% a 15%.

TRAUMATISMOS TORACOABDOMINAIS

O traumatismo toracoabdominal, por definição, é aquele que provoca lesões estruturais em duas cavidades, a torácica e a abdominal. O diafragma é o músculo que separa essas duas cavidades, estando portanto, obrigatoriamente, lesionado nesse tipo de trauma. Essa lesão estabelece uma união patológica entre as duas cavidades. Ambroise Paré, no século XVI, fez o primeiro registro conhecido de traumatismo toracoabdominal na literatura médica do Ocidente, apenas para fazer posteriormente o primeiro registro de óbito devido a essa causa. Historicamente, o traumatismo toracoabdominal tem sido considerado pouco frequente, porém sua real incidência permanece desconhecida. Isso pode ser atribuído ao fato de o diagnóstico das lesões do diafragma, mesmo com o progresso dos métodos de imagem, ainda permanecer um desafio, resultando, em algumas ocasiões, em tratamento tardio e complicações graves. O conhecimento adequado do mecanismo de trauma, associado ao raciocínio clínico, promove alto índice de suspeita dessa lesão. Com base nessa suspeita, a busca do diagnóstico, utilizando os métodos propedêuticos disponíveis, deve ser efetuada até ser afastada, com segurança, essa possibilidade.

O diafragma é uma estrutura bem protegida, sendo sua lesão relacionada com traumatismos ocasionados por alta transferência de energia. A continuidade desse músculo é interrompida por três aberturas: a mais cranial, por onde passa a veia cava inferior, localiza-se no nível da oitava vértebra torácica; o hiato, por onde passam o esôfago e os nervos vagos direito e esquerdo, localiza-se no nível da décima vértebra torácica; a mais distal, por onde passam a aorta, o ducto torácico e a veia ázigos, situada no nível da 12ª vértebra torácica. Seu suprimento sanguíneo é abundante, fornecido pelas artérias pericardiofrênicas, múltiplos ramos das artérias intercostais e pelas artérias frênicas, estas últimas ramos diretos da aorta. O diafragma é inervado pelo nervo frênico, que se origina das raízes nervosas de C3 a C5, e por isso a dor originada no diafragma é referida ao ombro.

Etiologia

O traumatismo toracoabdominal ocorre em 0,8% a 8,0% dos pacientes traumatizados, sendo ainda mais raro nas crianças. Pode ser causado por traumatismo aberto (penetrante) ou fechado. Nos países mais desenvolvidos, devido ao aumento significativo dos acidentes com veículos automotivos, a maioria dos casos é causada por traumatismo fechado. Entretanto, as lesões penetrantes persistem como causas importantes nos países em desenvolvimento. As lesões são mais frequentes em homens na terceira década de vida.

No traumatismo penetrante, a lesão frênica pode ser causada por arma de fogo e/ou por arma branca e está diretamente relacionada com o local de penetração e a direção do agente agressor, sendo, em geral, lesões pequenas, de aproximadamente 1cm. Em função da amplitude da movimentação do diafragma, todo ferimento localizado abaixo do quarto espaço intercostal anterior, do sexto espaço intercostal lateral e do sétimo espaço intercostal posterior deve ser considerado ferimento toracoabdominal e, portanto, suspeito de lesão frênica, independente do quadro clínico apresentado pelo paciente. Os ferimentos que penetram o abdome pelo epigástrio e próximo aos rebordos costais devem, também, ser considerados toracoabdominais, devendo ser considerada a possibilidade de lesar o

diafragma e, até mesmo, o pericárdio, propiciando a ocorrência de lesão cardíaca. Ferimentos nessas localizações merecem atenção especial do cirurgião.

No traumatismo fechado, que ocorre particularmente nos acidentes automobilísticos e nas quedas de grandes alturas, o aumento súbito na pressão intra-abdominal, que pode ser desencadeado por trauma no sentido anteroposterior ou laterolateral, é o fator mais importante na gênese da lesão. Nesses pacientes, a lesão do lado esquerdo é mais frequente devido à existência de uma zona congênita mais fraca, que suporta menos pressão, e também porque o fígado exerce certa proteção local ao diafragma direito. A menor frequência de lesão frênica direita, nesses casos, parece estar relacionada com a maior gravidade do trauma e a maior incidência de lesões associadas, o que ocasiona maior mortalidade no local do trauma. Atualmente, entretanto, a incidência de lesão frênica direita atendida nos hospitais está aumentando (20% a 50% das lesões diafragmáticas). Esse fato pode ser explicado pela ocorrência cada vez maior de traumas mais violentos, associados à eficiência no transporte rápido e ao atendimento inicial mais adequado (ATLS®). As lesões bilaterais são mais raras, ocorrendo em 1% a 1,5% dos casos de lesões frênicas.

Fisiopatologia

O diafragma limita duas regiões de pressões diferentes: positiva no abdome e negativa no tórax, existindo, assim, um gradiente de pressão a favor do abdome, que varia de 7 a 20cmH$_2$O em repouso respiratório e aumenta para até 100cm de água na inspiração. Portanto, qualquer solução de continuidade no diafragma favorece a migração das vísceras abdominais para o tórax. Essa migração pode ocorrer de maneira aguda, de modo intermitente ou lentamente. Qualquer aumento da pressão intra-abdominal, como ocorre na gravidez, em caso de tosse, durante a evacuação, no íleo paralítico ou com o ato de levantar objetos pesados, predispõe essa migração.

As lesões frênicas traumáticas podem ocorrer de maneira isolada, com hérnia diafragmática, ou sem migração de vísceras para o tórax, ou associadas às lesões de outras vísceras intra-abdominais e/ou lesões extra-abdominais. Quando isolada e sem apresentar hérnia, a lesão é silenciosa e o diagnóstico é mais trabalhoso. O comportamento da lesão frênica vai depender de seu tamanho e em que lado ocorreu a lesão. Nas lesões situadas à esquerda, independentemente de seu tamanho, a herniação de vísceras abdominais para o tórax é a regra. Quanto menor a lesão, maior a possibilidade de acontecer o estrangulamento da víscera herniada e maior a dificuldade diagnóstica. Por sua vez, as lesões extensas, direitas ou esquerdas, favorecem a migração aguda das vísceras abdominais para o interior do tórax. Nas lesões localizadas do lado direito, a migração de vísceras abdominais só acontece nas lesões extensas. As lesões pequenas são tamponadas pelo fígado, impedindo a passagem das outras vísceras. Se isso propicia ou não a cicatrização da lesão frênica, ainda é controverso, e não existe consenso na literatura médica mundial. Teoricamente, a ferida no diafragma não cicatriza espontaneamente. O constante movimento do diafragma, sua espessura e o gradiente de pressão entre a cavidade torácica e a abdominal são fatores que dificultam a cicatrização espontânea da lesão. As vísceras ocas que sofrem herniações com maior frequência são o estômago, o cólon e o intestino delgado (Figura 68.8). O baço predomina entre as vísceras maciças, quando a lesão é do lado esquerdo. Do lado direito, predominam o fígado e o cólon (Figura 68.9).

As grandes hérnias diafragmáticas costumam causar importante repercussão respiratória. A perda unilateral da função diafragmática acarreta déficit de 25% da função respiratória. Além disso, as vísceras herniadas ocupam espaço na cavidade torácica e comprimem o pulmão, diminuindo o volume respiratório útil e ocasionando atelectasias segmentares, com formação de shunts e consequente queda da pO_2. Elas podem deslocar o mediastino e provocar decréscimo no débito cardíaco por dificuldade do enchimento diastólico do coração. A contusão miocárdica associada contribui para a piora da função cardíaca e costuma estar por trás de uma morte inesperada. A herniação do coração para a cavidade abdominal tem sido descrita nas lesões à esquerda que se estendem ao pericárdio.

As lesões frênicas, no traumatismo fechado, localizam-se mais na porção posterolateral, propagam-se em direção radiada e são grandes, geralmente >10cm.

A presença de lesões extra-abdominais associadas, nos pacientes vítimas de traumatismo fechado, é muito alta, sendo mais comuns as fraturas de arcos costais, de bacia e de vértebras lombares. Uma lesão grave, que vem se tornando mais frequente e que deve ser afastada, é a lesão da aorta torácica. Lesão das veias hepáticas ou da veia cava retro-hepática podem estar presentes quando o trauma ocorre à direita. No traumatismo penetrante, as lesões associadas de estruturas torácicas e abdominais constituem a regra.

Diagnóstico

O diagnóstico da lesão diafragmática é trabalhoso, exigindo do médico elevado índice de suspeição, pois o quadro clínico é muito variável. Algumas vezes, deve-se esgotar a propedêutica existente para provar que não existe lesão. A regra básica mais importante para o diagnóstico da lesão diafragmática é pensar na possibilidade de sua existência, devendo-se, em seguida, comprová-la ou não. Sua importância advém do fato de o diagnóstico não realizado, na fase aguda, poder causar complicações futuras, trazendo graves repercussões cardiorrespiratórias e gastrointestinais, podendo levar, inclusive, ao óbito.

Em virtude da grande frequência de lesões associadas intra-abdominais que necessitam de tratamento cirúrgico, principalmente no traumatismo penetrante, a lesão diafragmática, nesses casos, é diagnosticada no peroperatório. Isso acontece em 31% a 52% dos casos. Entretanto, existem relatos que, mesmo durante o ato cirúrgico, lesões frênicas podem passar despercebidas. É bom lembrar que a inspeção das cúpulas frênicas faz parte do inventário da cavidade abdominal em toda laparotomia exploradora.

Exame clínico

No traumatismo toracoabdominal penetrante, quando não existe indicação para laparotomia, a possibilidade de lesão isolada do diafragma é real. Nessas circunstâncias, na grande maioria das vezes, o exame clínico do abdome e do tórax não apresenta alterações e o diagnóstico da possível lesão deve ser pesquisado por meio de exames complementares. Essa situação é mais frequente nas lesões por arma branca.

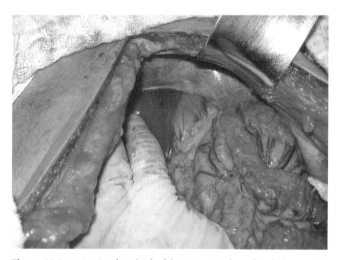

Figura 68.8 ■ Lesão da cúpula frênica esquerda exibindo herniação do lobo esquerdo do fígado, estômago, cólon transverso e alças de intestino delgado (ver encarte colorido).

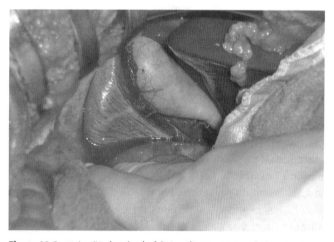

Figura 68.9 ■ Lesão da cúpula frênica direita mostrando herniação do fígado e da vesícula biliar para o tórax (ver encarte colorido).

Nos pacientes vítimas de traumatismo fechado, a lesão diafragmática é, em geral, extensa, favorecendo a migração de vísceras abdominais para o interior torácico. A história do trauma é importante. Muitas vezes, esses pacientes estão inconscientes e intubados devido a TCE grave, o que dificulta ainda mais o diagnóstico. Nos pacientes com traumatismo torácico grave, com fraturas de costelas, ou naqueles com fratura de bacia e/ou de vértebras lombares, deve-se estar atento para a presença de lesão diafragmática. Alguns autores chegam a afirmar que deve-se pensar em lesão frênica em todo politraumatizado. No interior do tórax, as vísceras abdominais ocupam espaço, podendo determinar compressão pulmonar, atelectasias, desvio do mediastino e quadro de insuficiência respiratória grave. Em alguns casos, se estabelece um equilíbrio e a dispneia só ocorre aos esforços. Quando as vísceras ocupam muito espaço e/ou o estômago está dilatado, o paciente, em geral com dor torácica, fica também inquieto e agitado devido à hipoxia, o que torna o exame físico menos eficiente e o diagnóstico mais difícil. Os achados mais frequentes no exame do tórax são a redução da expansibilidade torácica, o timpanismo à percussão e o murmúrio vesicular diminuído. A ausculta de peristaltismo no tórax é sinal muito importante, mas raro. Nos casos mais graves, o ictus pode estar desviado para a direita e as jugulares ingurgitadas, o que lembra um tamponamento cardíaco ou pneumotórax hipertensivo. Dor abdominal, hipotensão e choque podem estar presentes.

Carter classificou as lesões traumáticas do diafragma, quanto à sintomatologia, em três fases: (a) fase aguda ou inicial, em que não existem sintomas específicos e a dor e o choque predominam; (b) fase intermediária ou latente, que pode variar de dias a anos, em que os sintomas cardiorrespiratórios e digestivos são inespecíficos; (c) fase tardia, quando existem os sintomas de obstrução e estrangulamento.

Exames radiológicos convencionais

A radiografia de tórax, em posteroanterior e perfil, com o paciente em ortostatismo, quando possível, é o exame mais simples e que deve ser sempre realizado, sendo obrigatório em todo paciente politraumatizado, pois pode confirmar a suspeita de lesão frênica em grande número de casos. A presença de sombra de ar na base do hemitórax esquerdo que sugere víscera oca e a imagem de hipotransparência sugerindo atelectasia, além da deformidade, da falta de nitidez do contorno ou de elevação do diafragma, são achados bastante sugestivos de lesão (Figura 68.10 e 68.11). Como achados inespecíficos e indiretos, podem ser citados a fratura de arcos costais, o hemo ou o pneumotórax, o velamento do seio costofrênico e o desvio do mediastino (Tabela 68.2). Entretanto, apenas 25% a 30% das radiografias de tórax realizadas inicialmente revelam sinais sugestivos de lesão frênica. Com base nessa observação e aliado ao processo dinâmico de migração das vísceras para

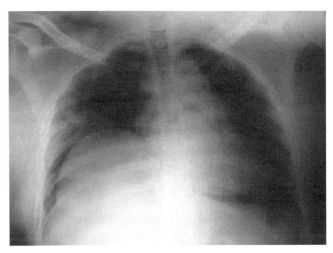

Figura 68.10 ■ Radiografia de tórax com imagem de elevação importante da cúpula frênica direita, sugestiva de hérnia diafragmática.

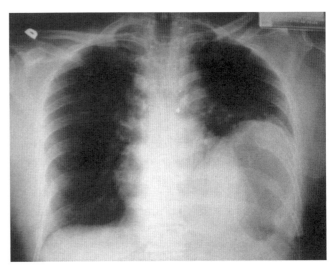

Figura 68.11 ■ Radiografia de tórax com imagem sugestiva do estômago localizado no hemitórax esquerdo, sugerindo hérnia diafragmática.

Tabela 60.2 ■ Achados radiológicos sugestivos de lesão diafragmática

Deformidade ou falta de nitidez do contorno do diafragma
Pneumotórax de base
Derrame subpulmonar
Elevação da cúpula frênica
Elevação do fundo gástrico
Hipo ou hipertransparência associadas
Derrame pleural atípico
Imagem em dromedário
Nível hidroaéreo intratorácico
Atelectasia de base

o tórax, faz-se necessário repetir esse exame quantas vezes forem necessárias durante a evolução do paciente. Entretanto, alguns autores chamam a atenção para o fato de que, retrospectivamente, 90% das radiografias de tórax iniciais mostravam alguma alteração que sugeriria lesão frênica, principalmente nos traumatismos fechados.

Em certas ocasiões, são necessários outros métodos diagnósticos, muitas vezes simples, para confirmação da lesão frênica. A passagem de sonda nasogástrica, seguida por radiografia de tórax, pode confirmar a lesão quando se nota a presença da extremidade da sonda nasogástrica no tórax, ou quando ocorre desaparecimento de pneumotórax da base pulmonar. A simples passagem da sonda nasogástrica pode aliviar a dispneia causada por uma herniação gástrica aguda. Se ainda existirem dúvidas, injeta-se bário através da sonda nasogástrica e repete-se a radiografia de tórax com o paciente em posição de Trendelemburg.

Em pacientes estáveis hemodinamicamente, mas com diagnóstico ainda duvidoso, podem ser realizados exames radiológicos com contraste: REED (estudo radiográfico do estômago e duodeno), trânsito intestinal e enema opaco. São exames importantes porque, além de serem métodos não invasivos, o estômago e o ângulo esplênico do cólon são os órgãos mais frequentemente herniados.

Pneumoperitônio e lavado peritoneal diagnóstico

O pneumoperitônio diagnóstico foi o primeiro método invasivo a ser utilizado para diagnosticar lesões frênicas, especialmente em pacientes com suspeita de lesão do lado direito. Consiste na insuflação de 500 a 1.000mL de ar em uma paracentese, realizada, de preferência, na fossa ilíaca esquerda. O surgimento de pneumotórax, à radiografia de tórax, confirma o diagnóstico. Entretanto, esse exame só deve ser realizado em pacientes com estabilidade hemodinâmica, pois o pneumotórax que irá se formar pode agravar seu estado cardiorrespiratório. Resultado falso-negativo pode ocorrer quando a lesão está tamponada pelo omento ou por uma víscera. Atualmente, é pouco utilizado.

O lavado peritoneal diagnóstico é um método inexato e com resultados falso-negativos elevados para identificar lesões frênicas isoladas. Entretanto, sua positividade é grande quando existem lesões associadas de outras vísceras abdominais. Em pacientes nos quais foi drenado o tórax quando submetidos ao lavado peritoneal, a saída do líquido pelo dreno confirma o diagnóstico. Por ser um método invasivo e que inviabiliza o exame clínico seriado, tem sido cada vez menos utilizado.

Esses dois métodos só devem ser realizados pelo cirurgião responsável pela condução do caso.

Ultrassonografia abdominal

A ultrassonografia abdominal pode ser realizada em pacientes com suspeita de lesão diafragmática, embora exiba apenas sinais indiretos. Apresenta as seguintes vantagens: é método não invasivo, de rápida execução, baixo custo, e pode ser realizado em pacientes com instabilidade hemodinâmica. A demonstração de líquido livre, acima e abaixo do diafragma; de descontinuidade da borda livre do diafragma; e a visualização da borda hepática herniando através do defeito diafragmático são os achados mais importantes. Presença de gás nas vísceras ocas, enfisema subcutâneo e condições patológicas supradiafragmáticas são limitações para o método.

Tomografia computadorizada

A utilização da TC no trauma revolucionou o diagnóstico e a abordagem da maioria das lesões. O advento dos tomógrafos com multidetectores, possibilitando a realização rápida do exame e a reconstrução nos planos axial, sagital e coronal, tornou a tomografia uma excelente ferramenta para o diagnóstico das lesões frênicas, não importando em que lado se encontra a lesão (Figura 68.12). Além das imagens multiplanares, também permite a formatação da imagem em três dimensões (3D) com alta definição, melhorando a qualidade da imagem e propiciando seu estudo em diferentes direções e ângulos. Entretanto, é muito importante que o cirurgião acompanhe o exame e analise as imagens em conjunto com o radiologista. Essa interação é vital para o diagnóstico ou o afastamento de lesões. A TC evidencia sinais consistentes de lesão frênica, como descontinuidade do diafragma, herniação torácica de vísceras abdominais, constrição das vísceras abdominais (sinal do colar – Figuras 68.13 e 68.14) e o sinal da víscera pendente (quando a víscera abdominal fica em contato direto com a parede abdominal sem o pulmão interposto – Figura 68.15). Até mesmo quando existe omento herniado para o tórax é possível o diagnóstico pela TC. Estudos recentes mostram sensibilidade de 82,1% e especificidade de 99,7% da TC para o diagnóstico de lesão diafragmática.

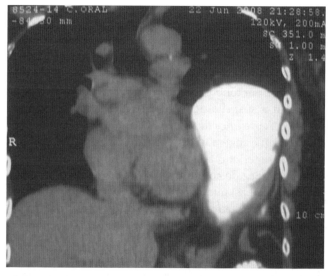

Figura 68.12 ■ Tomografia computadorizada do tórax com contraste oral mostrando lesão da cúpula frênica esquerda com o estômago herniado para o tórax.

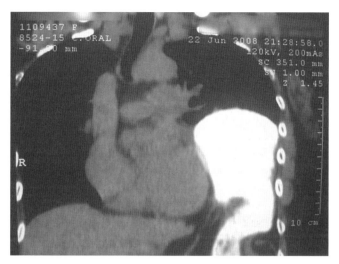

Figura 68.13 ■ Tomografia computadorizada do tórax: "sinal do colar" em estômago herniado.

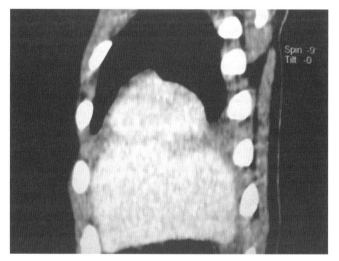

Figura 68.14 ■ Tomografia computadorizada do tórax: "sinal do colar" em fígado herniado.

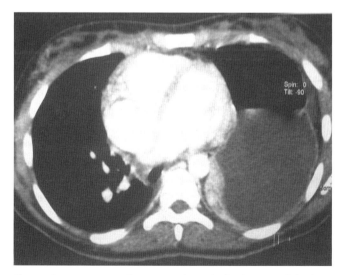

Figura 68.15 ■ Tomografia computadorizada do tórax: "sinal da víscera pendente" em estômago herniado.

Ressonância magnética

Assim como a TC, a ressonância nuclear magnética (RNM) consiste em ótimo método para o diagnóstico das lesões frênicas. Entretanto, devido à superioridade da definição das imagens das partes moles, assim como à reconstrução multiplanar, a RNM promove uma visualização mais apurada e precisa dessas lesões. Os sinais são semelhantes aos obtidos por TC. Sua principal desvantagem é o fato de ser um método demorado e caro, o que inviabiliza sua utilização na maioria dos centros de trauma.

Métodos videoendoscópicos

Os exames realizados com auxílio do vídeo, tanto a laparoscopia como a toracoscopia, têm se revelado excelentes métodos diagnósticos para pacientes com suspeita de lesão frênica (com ou sem a presença de herniação de vísceras), inclusive nas primeiras 24 horas de trauma. Além de tratar-se de método propedêutico, apresentam a grande vantagem de serem também método terapêutico. Sua indicação e uso têm se ampliado muito atualmente, tanto nas lesões provocadas por traumatismo penetrante toracoabdominal esquerdo por arma branca como nas provocadas por traumatismo contuso. Consistem em exames rápidos e seguros, desde que realizados por pessoa experiente e com material adequado. Por serem métodos invasivos, são indicados apenas quando a propedêutica por método de imagem não conseguiu confirmar o diagnóstico e o índice de suspeita é grande. A via pela qual o exame deve ser realizado, se torácica ou abdominal, vai depender da experiência do cirurgião com o método e da localização da lesão. Nos ferimentos posteriores por arma branca, a via toracoscópica é a mais indicada, enquanto nos anterolaterais e no traumatismo contuso a melhor opção é a via laparoscópica.

Tratamento

O traumatismo toracoabdominal está associado a grande percentual de lesões concomitantes, tanto abdominais como torácicas. O atendimento adequado ao paciente, priorizando a assistência respiratória, a reposição volêmica e a manutenção de sua estabilidade hemodinâmica, como recomendado pelo ATLS®, é primordial. Entre os fatores que influenciam a abordagem a ser adotada estão: a etiologia do trauma, o lado em que houve a lesão frênica, o tempo decorrido entre o trauma e o diagnóstico da lesão e a presença e localização das lesões associadas.

Em virtude do progresso dos métodos de imagem, promovendo diagnósticos cada vez mais precisos e precoces, o tratamento do traumatismo toracoabdominal vem sofrendo modificações. Por isso, existem controvérsias quanto às melhores condutas. No traumatismo contuso, as lesões das vísceras abdominais são menos frequentes. Habitualmente, a lesão diafragmática ocorre de maneira isolada. Quando o diagnóstico é feito na fase aguda, a lesão deve ser abordada por laparotomia, realizando-se, concomitantemente, o inventário de toda a cavidade abdominal para que sejam descartadas outras possíveis lesões. O tratamento da lesão frênica é realizado mediante sutura da lesão com pontos separados e com fio inabsorvível. Recomenda-se drenagem torácica antes do término da cirurgia. Nas lesões agudas do lado direito, a associação com lesão hepática é frequente e a correção de ambas por via abdominal é, às vezes, difícil. Nessas circunstâncias, a opção por toracotomia é válida, desde que se tenha certeza de que não existe outra lesão abdominal cirúrgica.

No traumatismo penetrante, a conduta depende, principalmente, do lado da lesão. Nas lesões situadas à esquerda, a laparotomia representa a melhor via de acesso, visto que no traumatismo penetrante, principalmente por arma de fogo, as lesões abdominais concomitantes são muito comuns. A prioridade é tratar as lesões que provocam perda volêmica e contaminação das cavidades envolvidas e só depois examinar o diafragma. Nesses casos, pode ocorrer contaminação da cavidade torácica com risco de formação de empiema. Para diminuir sua incidência, realiza-se a ampliação da ferida frênica, de modo a higienizar a cavidade torácica. A minitoracotomia e a toracoscopia constituem outras opções que podem ser usadas para esse fim. Por outro lado, nas lesões penetrantes localizadas exclusivamente à direita, a conduta é diferente. Do lado direito, as lesões abdominais mais frequentemente associadas são as lesões hepática e renal, nesta ordem. Desde que a instituição conte com a infraestrutura necessária, existe a possibilidade de tratamento não operatório. Para optar-se por essa abordagem, é preciso ter as condições essenciais necessárias (Tabela 68.3) e protocolo com critérios de inclusão bem-definidos (Tabela 68.4). Essa opção vem sendo descrita desde o final da década de 1980. A adesão a esse tipo de tratamento baseou-se no sucesso da conduta terapêutica não operatória para não operatória para lesão hepática e renal em casos de traumatismo contuso. É imprescindível a realização de TC para estudo da trajetória do objeto agressor, diagnosticando as possíveis lesões das vísceras maciças e descartando as lesões das vísceras ocas. Caso não se

consiga preencher esses critérios, a opção continua sendo o tratamento cirúrgico.

Os procedimentos minimamente invasivos realizados por meio de vídeo, como a laparoscopia e a toracoscopia, são também utilizados para o tratamento da lesão frênica. A via laparoscópica é a mais indicada porque, além de diagnosticar e tratar a lesão frênica isolada, também permite o diagnóstico de lesões abdominais associadas porventura presentes. Quando o cirurgião conta com o material necessário e tem a experiência adequada pode, inclusive, proceder ao tratamento dessas lesões.

Quando o paciente é operado na fase crônica (dias ou meses depois do trauma), a conduta também é cirúrgica. A via de acesso de escolha, nesses casos, é a torácica, porque a liberação das aderências entre as vísceras herniadas e o pulmão e o pericárdio é mais fácil e segura. Essa liberação das aderências é fundamental para a redução das vísceras herniadas para o abdome, promovendo, assim, a exposição de toda lesão frênica.

Se a lesão frênica for muito extensa, não permitindo a realização da sutura, enxerto pode ser utilizado para cobrir o defeito no diafragma; nesses casos, pode ser usado pericárdio ou material sintético (Marlex®, Dacron® ou Prolene®). Apesar de raramente necessário, esse tipo de procedimento deve ser evitado sempre que possível, principalmente se houver lesão de víscera oca concomitante, devido ao grande risco de infecção.

Complicações

As complicações mais comuns são as torácicas, como atelectasia, pneumonia e empiema, as quais estão, em geral, relacionadas com a presença de lesões associadas e o uso prolongado de ventilação mecânica. A ocorrência de complicações infecciosas, como abscessos de parede e subfrênico, está associada à presença concomitante de lesões de víscera oca.

As complicações relativas à lesão frênica propriamente dita, como a deiscência de sutura com falha do reparo diafragmático e a paralisia diafragmática por lesão do nervo frênico, são raras. As complicações, de modo geral, são mais frequentes após traumatismo fechado (60%) do que quando ocorre traumatismo penetrante (40%).

A mortalidade é muito variável (3,6% a 41%), e a maioria dos autores não faz distinção entre o traumatismo aberto e o fechado. Ela se eleva proporcionalmente ao número de órgãos lesados.

Quando a lesão diafragmática não é diagnosticada na fase aguda, as complicações estão associadas a alto índice de mortalidade. Pela lesão frênica as vísceras vão migrando para o tórax e, com o passar do tempo, forma-se a hérnia diafragmática, que pode complicar-se a qualquer momento, aumentando muito a morbidade desses pacientes. Essas complicações podem se manifestar como um quadro de hérnia encarcerada ou estrangulada ou como um pneumotórax hipertensivo. Em algumas situações em que tam-

Tabela 68.3 ■ Condições essenciais para tratamento não operatório

Protocolo bem-fundamentado
Local adequado para observar e monitorar o paciente
Coordenação de cirurgião do trauma experiente
Equipe de trauma de plantão físico
Bloco cirúrgico, exames laboratoriais e de imagem disponíveis 24 horas
Serviço de hemodinâmica e endoscopia digestiva de fácil acesso

Tabela 68.4 ■ Critérios de inclusão para tratamento não operatório

Estabilidade hemodinâmica
Ausência de sinais de irritação peritoneal
Realização de tomografia computadorizada

Capítulo 68 ■ Traumatismos Torácicos e Toracoabdominais

bém existe lesão do pericárdio, as manifestações clínicas se traduzem na forma de tamponamento cardíaco.

Bibliografia

Abrantes WL, Drumond DAF. Trauma toracoabdominal (trauma do diafragma). In: Lázaro da Silva A. Cirurgia de urgência. Rio de Janeiro: Medsi, 1994:629-34.

Boulanger BR, Mirvis SE, Rodriguez A. Magnetic resonance imaging in traumatic diaphragmatic rupture: case reports. J Trauma 1992; 32:89-93.

Bulger EM, Arneson MA, Mock CN et al. Rib fractures in the elderly. J Trauma 2000; 48:1040-6.

Cassada DC, Munykwa MP, Moniz MP et al. Acute injuries of the trachea and major bronchi: importance of early diagnosis. Ann Thorac Surg 2000; 69:1583-7.

Daum-Kowlaski R, Shanley DJ, Murphy T. MRI diagnosis of delayed presentation of traumatic diaphragmatic hernia. Gastrointest Radiol 1991; 16:298-300.

Degiannis E, Levy RD, Sofianos C, Potokar T, Florizoone C, Saadia R. Diaphragmatic herniation after penetrating trauma. Brit J Surg 1996; 83:88-91.

Demetriades D, Rabinowitz B, Sofianos C. Non-operative management of penetrating liver injuries: a prospective study. Br J Surg 1986; 73:736-7.

Dosios T, Papachristos IC, Chrysicopoulos H. Magnetic resonance imaging of blunt traumatic rupture of the right hemidiaphragm. Eur J Cardiothorac Surg 1993; 7:553-4.

DuBose J, Inaba K, Teixeira PGR et al. Selective non-operative management of solid organ injury following abdominal gunshot wounds. Injury 2007; 38:1084-90.

Dulchavsky AS, Ledgerwood AM, Lucas CE. Management of chylothorax after blunt chest trauma. J Trauma 1988; 28:1400-1.

Eren S, Kantarci M, Okur A. Imaging of diaphragmatic rupture after trauma. Clin Radiol 2006; 61:467-77.

Fabian TC, Croce MA, Minardi GE et al. Currents issues in trauma. Ultrasonography in trauma. Curr Probl Surg 2002; 39:1160-6.

Feliciano DV, Mattox KL, Moore EE. Trauma. 6. ed. McGraw-Hill, 2008.

Ferreira ET, Starling SV. Hemotórax e pneumotórax. In: Pires MTB, Starling SV. Erazo – Manual de urgências em pronto-socorro. 7. ed. Rio de Janeiro: Editora Medsi, 2002:163-71.

Freeman T, Fischer RP. The inadequacy of peritoneal lavage in diagnosing acute diaphragmatic rupture. J Trauma 1976; 16:538-42.

Ginzburg E, Carrillo EH, Kopelman T et al. The role of computed tomography in selective management of gunshot wounds of the abdomen and flank. J Trauma 1998; 45:1005-9.

Grossman MD, May AK, Schwab CW et al. Determining anatomic injury with computed tomography in selected torso gunshot wounds. J Trauma 1998; 45:446-56.

Holland DG, Quint LE. Traumatic rupture of the diaphragm without visceral herniation: CT diagnosis. Am J Roentgenol 1991; 157:17-8.

Ivatury RR, Simon RJ, Weksler B, Bayard V, Stahl WM. Laparoscopy in the evaluation of the intrathoracic abdomen after penetrating injuries. J Trauma 1992; 33:101-8.

Jones KW. Traumatismo torácico. Clin Cir Am Norte 1980; 60:957-82.

Karmy-Jones R, Valliers E, Kralovich K et al. A comparison of rigid videothoracoscopy in the management of chest trauma. Injury 1998; 29:655-9.

Karmy-Jones R, Jurkowich GJ. Blunt chest trauma. Curr Probl Surg 2004; 41:211-380.

Karmy-Jones R, Nathens A, Jurkovich GJ et al. Urgent and emergent thoracotomy for penetrating chest trauma. J Trauma 2004; 56:664-9.

Kerr-Valentic MA, Arthur M, Mullins RJ et al. Rib fracture pain and disability: can we do better? J Trauma 2003; 54:1058-64.

Kiser AC, O'Brien SM, Detterbeck FC. Blunt tracheobronquial injuries: treatment and outcomes. Ann Thorac Surg 2001; 71:2059-65.

Lee WC, Chen RJ, Fang JF et al. Rupture of the diaphragm after blunt trauma. Eur J Surg 1994; 160:479-83.

Liman ST, Kusuku A, Taspede AI et al. Chest injury due to blunt trauma. Eur J Cardiothorac Surg 2003; 23:374-8.

LoCurtto JJ Jr, Tischler CD, Swan KG et al. Tube thoracostomy and trauma antibiotics or not? J Trauma 1986; 26:1067-72.

Maddox PR, Mansel RE, Butchart EG. Traumatic rupture of the diaphragm: a difficult diagnosis. Injury 1991; 22:299-302.

Mansour KA. Trauma to the diaphragm. Chest Surg Clin North Am 1997; 7:373-83.

Mattox KL. Indicações para a toracotomia. Decisão de operar. Clin Cir Am Norte 1989; 69:51-64.

Mayberg JC, Trunkey DD. The fractured rib in chest wall trauma. Chest Surg Clin North Am 1997; 7:239-61.

Meyers BF, McCabe CJ. Traumatic diaphragmatic hernia. Occult marker of serious injury. Ann Surg 1993; 218:783-90.

Miller KS, Sahn AS. Chest tubes. Indications, technique, management and complications. Chest 1987; 91:258-64.

Miller PR, Croce MA, Bee TK et al. ARDS after pulmonary contusion: accurate measurement of contusion volume identifies high-risk patients. J Trauma 2001; 51:223-30.

Munera F, Morales C, Soto JA et al. Gunshot wounds of abdomen: evaluation of stable patients with triple-contrast helical CT. Radiology 2004; 231:399-405.

Nishiumi N, Maitani F, Yamada S et al. Radiography assessment of tracheobronquial disruption associated with blunt chest trauma. J Trauma 2002; 53:372-7.

Ochsner GM, Rozycki GS, Lucente F et al. Prospective evaluation of thoracoscopy for diagnosing diaphragmatic injury in thoracoabdominal trauma: a preliminary report. J Trauma 1993; 34:704-10.

Pate JW. Lesões traqueobrônquicas e esofagianas. Clin Cir Am Norte 1989; 69:121-34.

Rainer TH, Griffith JF, Lam E et al. Comparison of thoracic ultrasound, clinical acumen, and radiography in patients with minor chest injury. J Trauma 2004; 56:1211-3.

Renz BM, Feliciano DV. Gunshot wounds to the right thoracoabdomen: a prospective study of nonoperative management. J Trauma 1994; 37:737-44.

Richardson JD, Miller FB, Carillo EH et al. Lesões torácicas complexas. Clin Cir Am Norte 1996; 76:729-53.

Richardson JD. Outcome of tracheobronchial injuries: a long term perspective. J Trauma 2004; 56:30-6.

Rizoli SB, Mantovani M, Elias Neto S et al. Lesões traumáticas do diafragma. Rev Col Bras de Cirurgiões 1991; 18:219-22.

Rossbach MM, Johnson SB, Gomez MA et al. Management of major tracheobronquial injuries: a 28-year experience. Ann Thorac Surg 1998; 65:182-6.

Shackleton KL, Stewart ET, Taylor AJ. Traumatic diaphragmatic injuries: spectrum of radiographic findings. Radiographics 1998; 18:49-59.

Shah R, Sabanathan S, Mearns AJ et al. Traumatic rupture of diaphragm. Ann Thorac Surg 1995; 60:1444-9.

Sirmali M, Türüt H, Tupçu S et al. A comprehensive anlysis of traumatic rib fractures: morbidity, mortality and management. Eur J Card Thor Surg 2003; 24:133-8.

Sisley AM, Rozycki GS, Ballard RB et al. Rapid detection of traumatic effusion using surgeon-performed ultrasonography. J Trauma 1998; 44:291-7.

Soldá SC, Rodrigues FCM, Martins L et al. Lesão diafragmática isolada por ferimento penetrante tratada por videolaparoscopia. Rev Col Bras Cirurg 1994; 21:213-5.

Stein DM, York GB, Boswell S et al. Accuracy of computed tomography (CT) scan in the detection of penetrating diaphragmatic injury. J Trauma 2007; 63:538-43.

Velmahos GC, Constantinou C, Tillou A et al. Abdominal computed tomographic scan for patients with gunshot wounds to the abdomen selected for nonoperative management. J Trauma 2005; 59:1155-66.

Ziegler DW, Agarwal NN. The morbidity and mortality of rib fractures. J Trauma 1994; 37:975-9.

CAPÍTULO 69

Traumatismo Cranioencefálico, Traumatismo Raquimedular no Adulto e Traumatismo Raquimedular na Criança

PARTE A ■ Traumatismo Cranioencefálico

Rodrigo Moreira Faleiro
Luiz Carlos Mendes Faleiro

INTRODUÇÃO

O traumatismo cranioencefálico (TCE) é uma entidade grave e frequente. A cada 15 segundos ocorre um caso de TCE e, em consequência deste, um paciente morre a cada 12 minutos. Aproximadamente 50% das mortes em decorrência do trauma são devidas ao traumatismo encefálico, e quando se consideram as mortes decorrentes de acidentes automobilísticos, mais de 60% delas são devidas ao TCE.[1] O TCE tem um impacto devastador nas famílias e na sociedade, por acometer principalmente indivíduos jovens que se encontram em fase ativa de produção econômica e com responsabilidades de família. Há, também, a prevalência em indivíduos do sexo masculino, que se expõem com maior frequência a situações de risco (p. ex., dirigir em alta velocidade) e esportes de contato.

Várias são as causas do TCE: quedas, acidentes de trabalho, agressão física, acidentes domiciliares, queda de bicicleta, trauma no esporte, porém, a mais frequente de todas, atualmente, é o acidente de tráfego. Destacam-se como acidentes relacionados com trânsito o acidente automobilístico e os atropelamentos. O acidente automobilístico é a causa principal de TCE em qualquer lugar do mundo, mas essa incidência varia drasticamente quando se avaliam os países separadamente. O Brasil encontra-se entre os primeiros do mundo, quando se avalia o número de mortos por 100 milhões de quilômetros rodados nas estradas:[2] Iugoslávia (19), Brasil (18,2), Japão (10), França (8,5), Alemanha (7), Suécia (4), Inglaterra (3,8), EUA (3,5).

Atribui-se o alto índice de acidentes automobilísticos no Brasil, principalmente, às condições precárias de manutenção e sinalização de estradas e à escassez de programas de educação preventiva. Recentemente notou-se um esforço no sentido de reverter essa situação, com o oferecimento de um número crescente de unidades de resgate e cursos preparatórios no atendimento do paciente politraumatizado, tanto no pré-hospitalar como no atendimento imediato à sua chegada ao hospital de referência (PHTLS, ATLS). Outras medidas têm contribuído para a redução de acidentes relacionados com o trânsito, como a aplicação mais rigorosa de multas por infração de velocidade e a melhoria das rodovias por empresas privadas. A tecnologia automobilística também tem investido na segurança do condutor (p. ex., *airbags*).

O princípio de abordagem do ATLS (*Advanced Trauma Life Support*) consiste em corrigir, em primeiro lugar, as condições que mais ameaçam a vida do paciente:

A – Vias aéreas pérvias com controle da coluna cervical.
B – Respiração e ventilação.
C – Circulação com controle da hemorragia.
D – Incapacidade, estado neurológico.
E – Exposição do paciente/controle do ambiente (evitar hipotermia).

Durante a avaliação inicial, após detectados e corrigidos os itens A, B e C, o neurologista irá avaliar o estado neurológico do paciente (nível de alerta, escala de coma de Glasgow, avaliação das pupilas e determinação de déficits motores) e determinar a propedêutica a ser realizada (radiografias, tomografia computadorizada [TC] do crânio ou observação apenas).

O objetivo deste capítulo é sistematizar a abordagem do paciente vítima de TCE e abordar a fisiopatologia e o tratamento das lesões traumáticas mais comumente encontradas na prática diária.

QUADRO CLÍNICO

Neuroanatomia

Em neurologia, como nas demais clínicas, é necessário um conhecimento da anatomia e fisiologia do sistema em questão para que se possam traduzir corretamente os sinais e sintomas encontrados no exame médico. Em neurologia pode-se, por meio do exame clínico, identificar com precisão o local de uma eventual lesão no sistema nervoso. Os métodos de imagem irão ajudar a determinar a natureza da lesão, bem como quantificar o nível de acometimento das estruturas neurais (p. ex., desvio da linha média).

O estado de alerta de um paciente depende da integridade do sistema reticular ativador ascendente (SRAA). Esse sistema de fibras localiza-se de maneira compacta no tronco encefálico (formação reticular) e abre-se como se fosse um "leque" para estimular todo o córtex bilateralmente. O paciente entra em coma quando todo esse sistema é acometido. Por essa base anatômica, entendemos que o paciente poderá entrar em coma em razão de uma pequena lesão situada no tronco encefálico (p. ex., hemorragia mesencefálica) ou por uma grande lesão que afete ambos os hemisférios cerebrais (p. ex., hematoma extradural bilateral). Um hematoma unilateral também levará ao coma quando provocar desvio de linha média importante com comprometimento dessas fibras em seu trajeto diencefálico. A intoxicação alcoólica ou por drogas também leva ao coma, por depressão cortical difusa.

O conteúdo craniano (encéfalo, sangue e liquor) é limitado por estrutura óssea que impede sua expansão. Em caso de aumento de volume de qualquer um de seus constituintes, é necessária a diminuição do outro de modo que a pressão intracraniana (PIC) mantenha-se inalterada. Este princípio pode ser expresso pela equação da hipótese de Monroe-Kellie modificada:[1]

$$PIC = V_{lcr} + V_{sc} + V_c$$

Onde:
V_{lcr}: volume liquórico
V_{sc}: volume sanguíneo cerebral
V_c: volume cerebral

O volume do liquor é alterado por graus variados de absorção na dependência da pressão intracraniana, já que sua produção é constante. O liquor seria o primeiro a ser deslocado para o compartimento extracraniano como medida de compensação à hipertensão intracraniana (HIC) (p. ex., um hematoma em crescimento). O volume sanguíneo venoso intracraniano depende de sua drenagem passiva influenciada pela diferença da PIC e da pressão intratorácica. O volume sanguíneo arterial é afetado pela autorregulação das artérias cerebrais, que podem contrair-se ou vasodilatar-se, a depender da PCO_2 e do pH arterial. Este é um conhecimento aplicado na prática clínica quando se faz uma hiperventilação assistida no paciente, de modo a provocar uma vasoconstrição arterial cerebral com o objetivo de diminuir o compartimento sanguíneo arterial e impedir a HIC. O volume cerebral é relativamente estático, estando aumentado em situações de edema cerebral (onde o manitol atua como medida anti-hipertensiva intracraniana).

Essa capacidade de manutenção da PIC constante por meio de medidas compensatórias possibilita que o compartimento intracraniano acomode uma massa (p. ex., hematoma) em rápida expansão, de até 50 a 100mL, sem alterar sua pressão (a depender da localização e da velocidade de expansão dessa massa). No entanto, quando esses mecanismos de compensação chegam ao limite, pequenos incrementos no volume da massa em expansão provocam aumentos vertiginosos na PIC, comprometendo a pressão de perfusão cerebral (PPC):

$$PPC = PAM - PIC$$

Onde:
PPC: pressão de perfusão cerebral
PAM: pressão arterial média
PIC: pressão intracraniana

A PPC reflete a perfusão do tecido cerebral, devendo ser mantida entre 60-70mmHg em pacientes vítimas de TCE.[3]

A avaliação neurológica de um paciente politraumatizado deve ser sempre precedida pela análise e correção de qualquer problema cardiorrespiratório, uma vez que essas alterações acarretam risco iminente à vida do paciente e também alteram o exame neurológico. Não é possível, por exemplo, atribuir que uma confusão mental seja decorrente de um TCE se o paciente está chocado ou com hipoxia sistêmica. Intoxicações também são frequentes e alteram o exame neurológico (p. ex., álcool, drogas).

O exame neurológico na sala de emergência deve ser objetivo o suficiente para detectar as principais alterações neurológicas, mas sem retardar o andamento da propedêutica e o tratamento de patologias concomitantes. Esse exame neurológico inicial deve ser detalhadamente anotado na folha de admissão porque servirá de base para exames subsequentes, possibilitando uma análise quantitativa de melhora ou piora do paciente.

Se o paciente está alerta e cooperativo e não se queixa de cervicalgia ou limitação à movimentação, pode-se retirar o colar cervical. Se há confusão mental, coma ou qualquer queixa cervical, o colar deve ser mantido até que a propedêutica radiológica exclua fraturas ou luxações cervicais.

O exame objetivo consiste na avaliação de três itens:

a. Nível de consciência.
b. Função pupilar.
c. Detecção de déficit neurológico motor.

Nível de consciência

Desenvolvida para uniformizar e quantificar o exame neurológico, eliminando assim a subjetividade interpessoal, a escala de coma de Glasgow (ECG) compreende o somatório da avaliação da abertura ocular, melhor resposta motora e resposta verbal, variando de 3 a 15 pontos, como se segue:

Abertura ocular (1 a 4):
4 – Espontânea
3 – Ao chamado
2 – À dor
1 – Não abre

Melhor resposta motora (1 a 6):
6 – Obedece a comandos
5 – Localiza estímulo doloroso
4 – Flexão inespecífica
3 – Decorticação
2 – Descerebração
1 – Sem resposta

Resposta verbal (1 a 5):
5 – Orientado
4 – Confuso
3 – Palavras desconexas
2 – Sons incompreensíveis (geme)
1 – Sem resposta verbal

Ainda com relação a essa pontuação, é possível classificar o TCE como leve (13 a 15), moderado (9 a 12) ou grave (<8). Os trabalhos atuais desenvolvem protocolos de propedêutica e tratamento ou necessidade de internação hospitalar ou em CTI com base nessa classificação, como veremos adiante.[4-6] Também como critério, todo paciente com ECG <8 (TCE grave) deve ser intubado para proteção de vias aéreas.

Avaliação pupilar

A importância da avaliação pupilar reside no fato de se detectar uma possível síndrome de herniação transtentorial. Sabe-se que a tenda do cerebelo divide o compartimento intracraniano em supra e infratentorial. Ela apresenta uma abertura central que contém o tronco encefálico, mais precisamente o mesencéfalo. Nesse ponto,

também se localiza a emergência do III par craniano (nervo oculomotor). Sempre que houver diferença de pressão entre esses dois compartimentos (p. ex., em virtude de um hematoma extradural supratentorial), haverá a tendência de herniação das estruturas de um compartimento para o outro, comprimindo o mesencéfalo e o nervo oculomotor. Como consequência da compressão do nervo oculomotor, teremos a midríase ipsilateral à lesão. A base do mesencéfalo (por onde passam fibras corticoespinhais que vão decussar para o lado contralateral no nível do bulbo) comprimida causará hemiparesia contralateral à lesão. Essa é a síndrome de herniação transtentorial. Algumas vezes ocorre midríase do mesmo lado da hemiparesia, o que se deve à compressão da base do mesencéfalo contralateral pela incisura da tenda do cerebelo (sinal de Kernoham).

As pupilas são avaliadas pela simetria e por sua resposta à luz. Uma diferença no diâmetro pupilar de mais de 1mm é considerada anormal. Deve-se excluir traumatismo ocular direto, próteses, uso de colírios oftalmológicos e amaurose prévia, que podem confundir o exame.

Detecção de déficit neurológico motor

Deve-se observar a movimentação espontânea do paciente, se há alguma assimetria ou limitação. A detecção de assimetria pode ser realizada já ao exame pela ECG com relação à melhor resposta motora. O fato de o paciente localizar o estímulo doloroso de um lado e descerebrar contralateralmente é de extrema importância para o exame e deve ser anotado. Se o paciente está alerta, orientado, é possível quantificar ainda o déficit: não se move (0); apresenta contrações musculares (1); move-se no horizontal, mas não vence a gravidade (2); vence a gravidade (3); vence a gravidade e oferece alguma resistência (4); normal (5).

Esse exame neurológico sumário e objetivo possibilita classificar o paciente como portador de TCE leve, moderado ou grave, anotando possíveis assimetrias pupilares e motoras, e determinar a propedêutica adequada.

PROPEDÊUTICA

A propedêutica no TCE é simples, baseada na radiografia do crânio e na TC do encéfalo. A ressonância nuclear magnética, embora apresente melhor resolução do que a TC, ainda não tem aplicação definida em casos de TCE, principalmente em função da demora para a obtenção das imagens. Nesse tempo, alterações importantes poderiam acontecer no paciente politraumatizado, com diagnóstico e tratamento retardados.

A TC representou um grande avanço na propedêutica dos pacientes com TCE, com impacto inclusive em seu prognóstico, já que as patologias traumáticas são detectadas de maneira precoce e tratadas prontamente. Nesse ponto, a radiografia do crânio foi suplantada em vários aspectos, podendo ser utilizada em alguns casos.

A radiografia de crânio é um eficiente método de triagem. Em pacientes com traumatismo leve e sem perda da consciência e que exibem exame neurológico normal mas com sinais de traumatismo craniano, a radiografia deve ser realizada. Se o exame for normal, o paciente poderá ser observado no hospital ou liberado com orientações. Entretanto, se houver fratura craniana, a TC do encéfalo deverá ser realizada. Dessa maneira, reserva-se a TC do encéfalo apenas para os pacientes que perderam a consciência no momento do trauma, que se encontram com ECG <14 ou que apresentem alterações na radiografia.

A radiografia do crânio deve ser solicitada nas incidências anteroposterior (AP), perfil e Towne. A TC pode ser pedida com janela óssea (para melhor detecção de fraturas) e eventualmente com contraste venoso. Basicamente, hematomas apresentam-se hiperdensos à TC do encéfalo, e infarto e edema, hipodensos.

CLASSIFICAÇÃO

As lesões que ocorrem no momento do impacto são classificadas como lesões primárias. Fazem parte desse grupo lacerações do couro cabeludo, fraturas do crânio, contusões e lacerações cerebrais e a lesão axonal difusa (LAD). Outras lesões ocorrem após o trauma, complicando as lesões primárias e comprometendo o prognóstico do paciente. Nesse grupo encontram-se os hematomas intracranianos, o edema cerebral, a hiperemia cerebral (*brain swelling*) e a hipoxia cerebral.

Lesões primárias

Laceração de couro cabeludo

As lacerações do couro cabeludo ocorrem no local de impacto sobre o crânio, podendo ser lineares ou contusas. São importantes não só por indicarem o local do trauma, mas porque também podem causar hipotensão importante, principalmente em crianças. Em geral, faz-se um curativo compressivo enquanto o paciente se submete à propedêutica inicial, para depois se proceder à sutura, respeitando-se técnicas adequadas de antissepsia.

Fratura do crânio

As fraturas do crânio podem ser classificadas como lineares ou afundamentos, a depender da depressão que causam na calota craniana. Em geral, refletem a gravidade do trauma, já que são encontradas em até 80% dos casos fatais de TCE.[4] A presença de fratura no crânio deve levantar a suspeita da presença de hematoma intracraniano (Figura 69.1).

A fratura linear pode estar situada na calota craniana, mas estende-se para a base do crânio em até 17% dos casos.[4] Sinais clínicos de fratura na base do crânio são a

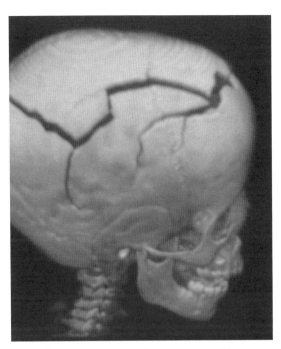

Figura 69.1 ■ Fratura (ver encarte colorido).

rino ou otoliquorreia, equimose periorbitária ("sinal do panda") ou retroauricular ("sinal de *battle*"). A complicação mais temível da fratura da base do crânio é a meningite, que ocorre em razão da contaminação liquórica pela flora normal dos seios da face e da mastoide (pneumococos, hemófilos etc.). Antibioticoterapia deve ser iniciada precocemente e geralmente apresenta bom resultado. Em geral, a otoliquorreia cessa espontaneamente, não necessitando conduta específica. A rinoliquorreia também cessa espontaneamente na maioria dos casos, mas, se persistir por mais de 7 dias, são necessárias punções lombares de repetição até o término da fístula. Caso essa manobra não surta efeito, indica-se uma craniotomia frontal para reparo da fratura craniana ("atapetamento" da fossa anterior). Em nenhum caso está indicada antibioticoterapia profilática.

As fraturas lineares da abóbada craniana raramente exigem tratamento cirúrgico, exceto em crianças, quando resulta a chamada "fratura em crescimento". Nesses casos ocorrem laceração dural subjacente à fratura e protrusão cerebral contínua a cada pulsação liquórica, com afastamento das bordas da fratura e formação de abaulamento pulsátil no couro cabeludo.

A fratura é dita em afundamento quando há depressão óssea maior que a espessura óssea. Classifica-se em simples ou composta (aberta), a depender da presença de laceração de pele adjacente. Os afundamentos abertos devem ser operados precocemente, para se evitar infecção meníngea. Além do risco de infecção, sabe-se que as fraturas em afundamento estão relacionadas com incidência maior de epilepsia pós-traumática e existem estudos que indicam o tratamento profilático com anticonvulsivantes.[7-9]

As fraturas são detectadas à radiografia do crânio e à TC do encéfalo. A TC com janela óssea facilita a detecção de fraturas na base do crânio. Um sinal indireto de lesão dural é a presença de ar dentro do crânio (pneumoencéfalo), o qual se apresenta hipodenso à tomografia.

Contusão cerebral (Figura 69.2)

A contusão cerebral é uma lesão focal que ocorre no momento do impacto sobre o crânio. Quando a calota craniana se choca contra uma superfície fixa, ocorre a movimentação do cérebro internamente, que desliza sobre a superfície irregular da base do crânio, com consequente lesão (contusão). Se a pia-aracnoide está intacta, a contusão é classificada como cerebral; quando ela é lesada, ocorre a laceração cerebral ("explosão") com extravasamento de sangue para o espaço subdural. Tendo em vista essa base anatômica, entende-se por que as contusões são mais frequentes na base do lobo frontal e no polo temporal (superfícies irregulares do teto da órbita e da asa do osso esfenoide, respectivamente).

As contusões podem ocorrer no local do impacto ("golpe") ou diametralmente opostas a este ("contragolpe"). À TC do encéfalo, encontra-se área heterogênea com lesões hiperdensas (sangue) e hipodensas (edema e necrose). Embora seja classificada como primária, a contusão cerebral não é estática, devendo o paciente ser acompanhado de maneira rigorosa com exames neurológicos repetidos, TC do encéfalo a cada 6 horas e, se possível, internação em Unidade de Terapia Intensiva, para monitoração da PIC. Ao final da primeira semana, o componente hemorrágico da contusão começa a ser reabsorvido, mas o efeito de massa pode aumentar em função do edema que surge nesta fase.[5]

O tratamento da contusão hemorrágica vai depender, basicamente, de seu tamanho e localização, podendo ser clínico, nas contusões pequenas ou múltiplas, ou cirúrgico, naquelas que exerçam efeito de massa importante, principalmente as temporais, por sua proximidade ao tronco encefálico.

Lesão axonal difusa

Consiste em lesão cerebral difusa causada, basicamente, por mecanismo de aceleração rotatória do tecido cerebral, levando a uma lesão axonal (funcional ou estrutural) e perda imediata da consciência. Pode apresentar-se como uma breve perda da consciência (concussão cerebral) ou como estado vegetativo persistente, em sua forma mais grave.[4-6] O mecanismo fisiopatológico ocorrerá na estrutura do axônio, podendo haver ruptura imediata deste (lesão estrutural) com extravasamento de axoplasma para o tecido circunjacente ou parada no fluxo do axoplasma (lesão funcional). Essa parada do fluxo do axoplasma causa uma varicosidade que pode regredir com o retorno do fluxo axonal ou crescer e lesar o axônio, causando a chamada lesão em "bola de retração". Posteriormente, há o acúmulo de micróglia onde houve a lesão axonal e sinais de desmielinização surgem tardiamente.

Em geral, o quadro clínico é de uma TC do encéfalo normal em um paciente comatoso. Nos casos mais graves, encontram-se pequenas hemorragias periventriculares, no corpo caloso ou no dorso mesencefálico. A apresentação clínica e o prognóstico são bastante variado, como mostra a Tabela 69.1.[10]

Lesões secundárias

Hematomas intracranianos

De acordo com sua localização dentro do crânio, os hematomas pós-traumáticos podem ser classificados como hematoma extradural (HED), hematoma subdural agudo (HSDA), hematoma subdural crônico (HSDC), hematoma intracerebral (HIc) e hemorragia subaracnóidea traumática (HSAT).

A fisiopatologia e a fonte da hemorragia são diferentes em cada uma das entidades listadas, bem como o prognóstico. No entanto, o principal fator prognóstico em um hematoma pós-traumático que necessite de tratamento cirúrgico é o tempo. Todos os esforços atuais para conduzir o paciente rapidamente ao hospital e oferecer métodos de imagem confiáveis e rápidos (TC do encéfalo) convergem para um diagnóstico e tratamento precoce dessas lesões cirúrgicas. Quanto melhor a escala de Glasgow pré-operatória do paciente, melhor também o seu prognóstico cirúrgico. Além disso, verifica-se que o quadro clínico de um paciente com TCE é pouco específico para informar o tipo de hematoma que será encontrado. Pode-se apenas dizer que um paciente está comatoso, com sinais de herniação cerebral ou com lesão comprimindo o córtex com hemiparesia contralateral, mas é a TC do encéfalo que informará a localização precisa desse hematoma intracraniano.

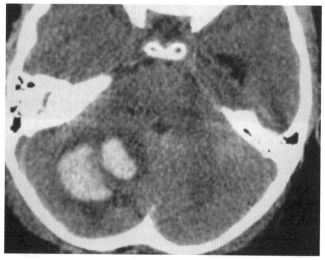

Figura 69.2 ■ Contusão.

Tabela 69.1 ■ Lesão axonal difusa

	Concussão leve	Concussão	Leve	Moderada	Grave
Perda da consciência	Não	Imediata	Imediata	Imediata	Imediata
Duração do coma	0	<6h	6 a 24h	>24h	Semana(s)
Descerebração	Não	Não	Rara	Ocasional	Frequente
Amnésia lacunar	Minutos	Minutos/horas	Horas	Dias	Semanas
Deficiência de memória	Não	Mínima	Moderada	Moderada	Grave
Deficiência motora	Não	Não	Não	Moderada	Grave
Prognóstico	%	%	%	%	%
Bom	100	100	63	38	15
Deficiência moderada	0	0	15	21	13
Deficiência grave	0	0	2	12	14
Vegetativo	0	0	1	5	7
Morte	0	0	15	24	57

Hematoma extradural (Figura 69.3). Esse tipo de hematoma, bastante conhecido e temido no meio médico, situa-se entre a dura-máter e a tábua óssea interna do crânio. Apresenta bom resultado cirúrgico, se tratado precocemente, mas pode levar ao óbito rapidamente, se detectado e tratado tardiamente. Não é tão comum como se espera, sendo relatadas incidências de 1,5% a 9% por centros especializados.[5]

Dois eventos são necessários para a formação desse hematoma: (1) um impacto com energia suficiente para causar descolamento da dura-máter sobre a tábua óssea interna do crânio, de modo a formar uma cavidade; (2) uma lesão vascular, seja ela arterial (p. ex., artéria meníngea média) ou venosa (seio venoso, díploe) com preenchimento e eventual expansão dessa cavidade pré-formada. A lesão vascular geralmente decorre de uma fratura craniana, embora não seja necessária para a formação do hematoma. A avaliação desses dois fatores possibilita entender por que esse tipo de hematoma é menos frequente em idosos e crianças muito pequenas (dura-máter mais aderida ao osso) e mais comum na região temporal (osso mais fino, dura-máter menos aderida e presença da artéria meníngea média).

A evolução clínica pode ser a mais variada possível, desde um paciente alerta até a clássica apresentação de intervalo lúcido evoluindo para coma.

À radiografia do crânio, uma linha de fratura que atravessa um sulco vascular ou a região de um seio venoso deve levantar a suspeita de um hematoma extradural agudo (HEDA). À TC do encéfalo, observa-se uma imagem em forma de lente biconvexa, que pode ser hiperdensa (agudo) ou hipodensa (crônico), a depender do tempo de formação do hematoma.

Na maioria dos casos, o tratamento é cirúrgico, exceto nos hematomas laminares. É preferível tratar o hematoma precocemente, com mínima morbidade ao paciente, a esperar pelo aparecimento de sinais neurológicos para indicar a cirurgia. Indica-se uma craniotomia com drenagem de todo o hematoma e busca-se a correção do ponto sangrante (geralmente uma artéria meníngea hemorrágica que necessita coagulação com pinça bipolar). A hemostasia deve ser cuidadosa, assim como o ancoramento dural; antes de se recolocar o flape ósseo, para se evitar a recoleção do hematoma. Na ausência de lesões associadas, a evolução costuma ser boa.

Hematoma subdural (Figura 69.4). Situado entre o folheto externo da aracnoide e a dura-máter (espaço subdural), o hematoma subdural pode ser classificado como agudo, subagudo ou crônico, a depender da "idade" da coleção. Os hematomas agudos e subagudos serão descri-

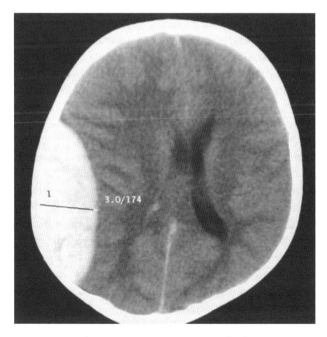

Figura 69.3 ■ Hematoma extradural.

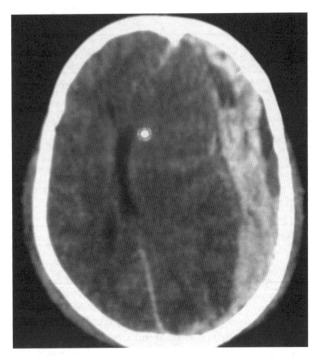

Figura 69.4 ■ Hematoma subdural agudo.

tos separadamente do hematoma crônico, tendo em vista a fisiopatologia, a epidemiologia e o tratamento distintos.

Os hematomas subdurais agudos e subagudos (HSDA, HSDSA), encontrados após traumatismo craniano grave, são mais frequentes do que o HEDA, com incidência variando de 5% a 22% dos traumatismos cranianos.[5]

Existem dois mecanismos fisiopatológicos: quando o crânio se choca contra um obstáculo fixo, ocorre deslizamento do encéfalo no interior do crânio, causando tensão e ruptura de veias pontes (veias corticais que drenam para o seio sagital superior). Dessa maneira, o hematoma localiza-se sobre a convexidade dos hemisférios ou no espaço entre eles (fissura inter-hemisférica). A outra fonte de sangramento geralmente associa-se a contusões cerebrais em que veias ou artérias corticais podem ser lesadas na superfície do parênquima contuso (laceração cerebral).

Esses pacientes costumam apresentar um estado mais grave do que aqueles com hematoma extradural, principalmente em função de condições associadas, como contusão cerebral ou hiperemia cerebral (*brain swelling*). O aspecto à TC é de uma imagem hiperdensa (aspecto agudo) ou heterogênea (aspecto subagudo) com formato de lente côncavo-convexa (aspecto em crescente).

Na maioria das vezes, o tratamento também é cirúrgico, com craniotomia ampla e incisão dural para drenagem completa do hematoma e coagulação do vaso sangrante. Com frequência, esses hematomas associam-se a uma hiperemia hemisférica, do mesmo lado da lesão, que se soma ao efeito de massa do hematoma. Após a retirada do hematoma, se houver hiperemia cerebral subjacente, é comum observar inchaço cerebral e dificuldade em fechar a dura-máter e recolocar o osso. Nesses casos, no Hospital João XXIII, realiza-se plástica dural com gálea para acomodar o cérebro congesto e ampliar a área da craniotomia. O osso é colocado no tecido subcutâneo abdominal para que seja possível recolocá-lo no crânio posteriormente, quando o inchaço cerebral houver diminuído. Outra opção seria a cranioplastia com acrílico, no caso de infecção do osso armazenado. Esses pacientes são encaminhados para o CTI no pós-operatório, onde recebem medidas para tratamento da hipertensão intracraniana. Se o hematoma é laminar e o paciente está em coma, ele é encaminhado ao CTI com monitoração da PIC e da PPC (pressão de perfusão cerebral) além de receber medidas anti-hipertensivas cranianas (ver *Considerações terapêuticas*).

O HSDC é encontrado 20 dias após o trauma. A fisiopatologia é a mesma descrita anteriormente, em que o impacto causa a ruptura de veias pontes. No entanto, a evolução é mais sutil do que nos hematomas agudos, em função de uma atrofia cortical preexistente que suportaria a presença desse hematoma, ou porque lesou-se um número menor de veias, com acúmulo lento de sangue no espaço subaracnóideo. Por isso, esse tipo de hematoma incide mais sobre uma população mais idosa ou nos alcoolistas, em função da atrofia cortical ou por distúrbios de coagulação. Indivíduos que usam anticoagulantes também têm risco aumentado de apresentar esse tipo de hematoma. Costuma-se notar o crescimento progressivo desses hematomas, o que explicaria o surgimento tardio dos sintomas. Várias são as teorias que tentam explicar esse crescimento. A primeira teoria se baseava na crença de que, com a hemólise do hematoma e o consequente aumento da osmolaridade, ocorreria um fluxo passivo de líquidos para dentro do hematoma com expansão subsequente. Trabalhos posteriores atribuíram o efeito de expansão à capsula do hematoma.[5] A formação da cápsula do hematoma crônico é acompanhada de uma crescente neovascularização. Esses vasos contêm um endotélio frouxamente aderido, o que possibilita a passagem de líquidos e macromoléculas para dentro do hematoma e a consequente expansão deste. A outra causa seria decorrente de sangramentos repetidos para dentro do hematoma, em função dessa fragilidade capilar.

A clínica é muito variada. Muitas vezes, nem o paciente nem seus familiares se recordam do evento traumático, que costumeiramente é leve. Queixas frequentes incluem prostração, cefaleia, vômitos, depressão, sinais neurológicos focais (p. ex., hemiparesia) e sonolência. À TC do encéfalo, esses hematomas apresentam-se como uma lente côncavo-convexa hipodensa sobre a superfície cortical.

O tratamento cirúrgico é mais simples do que o do HSDA, já que o hematoma é líquido e passível de retirada por uma exposição menor no crânio. Várias são as técnicas descritas para drenagem do HSDC,[4-6] mas no serviço dos autores prefere-se a drenagem do hematoma por orifício de trépano. Realizam-se dois orifícios de trépano no crânio (um frontal e outro parietal) e abertura dural. Nesse momento ocorre a saída hipertensiva de sangue em avançado estado de hemólise, escurecido (em "óleo de motor"). Realiza-se a lavagem da cavidade, injetando-se soro fisiológico em cada orifício (um de cada vez), até que cesse a saída de sangue. No pós-operatório, os pacientes devem ficar com a cabeceira baixa para evitar a recoleção do hematoma. O prognóstico é bom.

Hematoma intracerebral. Esse tipo de hematoma forma-se dentro do parênquima em função da ruptura de veias ou artérias cerebrais que ocorre no momento do trauma. Assemelha-se às contusões cerebrais no que se refere à clínica e ao tratamento. À TC, apresenta-se como massa hiperdensa no parênquima, não demonstrando a heterogeneidade característica das contusões cerebrais.

Hemorragia subaracnóidea traumática. Hemorragia que preenche o espaço subaracnóideo, semelhante àquelas espontâneas (p. ex., aneurisma cerebral), decorre da ruptura de pequenos vasos subaracnóideos no momento do trauma e é muito frequente à TC, sendo associada a diversas lesões pós-traumáticas (lesão axonal difusa [LAD], hematomas, contusões etc.). Não apresenta efeito de massa nem precisa de tratamento específico. Como se apresenta com volume menor do que nos casos espontâneos, raramente cursa com vasoespasmo. O quadro clínico e o prognóstico vão depender, principalmente, das lesões associadas.

Hiperemia encefálica (brain swelling) (Figura 69.5)

Os vasos intracranianos têm a capacidade fisiológica de adequar-se à demanda metabólica, isto é, se uma área apresenta metabolismo aumentado ou sofre hipoxia, ocorre uma vasodilatação localizada com o objetivo de transportar mais sangue e oxigênio, o que se denomina autorregulação. Os vasos cerebrais têm a capacidade de se vasodilatar na presença de aumento de CO_2, lactato e radicais livres (que são os produtos de uma área em isquemia).[3] Resolvido o processo isquêmico e com a diminuição dessas substâncias, e o consequente aumento do pH local, os vasos retornam a seu calibre normal. A partir desse conhecimento, também é possível alterar o calibre dos vasos com uma intervenção terapêutica muito utilizada no paciente traumatizado, a hiperventilação. Com a hiperventilação o CO_2 cerebral é diminuído, causando então uma vasoconstrição cerebral difusa e consequente diminuição do conteúdo total de sangue intracraniano, o que diminui a PIC.

No TCE grave observa-se, com frequência, o chamado inchaço cerebral ou hiperemia encefálica (HE) (*brain swelling*). Existem várias teorias para explicar o processo, mas o que ocorre na verdade é um estado de perda da autorregulação cerebral (vasoplegia encefálica). Os vasos ficam dilatados, perdendo a capacidade de autorregulação e, com isso, ocorre um estado de hiperemia encefálica, que não deve ser confundido com edema cerebral. Na HE ocorre aumento do volume total de sangue intracraniano (intravascular), o que causa aumento da PIC, diferente do edema, em que ocorre acúmulo de líquidos no espaço intersticial, extravascular.

A hiperemia pode ocorrer após a retirada de um hematoma extra-axial (p. ex., HSDA) ou, de modo isolado, acometendo um hemisfério ou todo o encéfalo. No primeiro caso, a presença do hematoma, geralmente o subdural agudo, parece causar uma isquemia hemisférica e perda dessa autorregulação apenas subjacente ao hematoma. Já na hiperemia que acomete todo o encéfalo, que geralmente ocorre em crianças, parece haver uma fisiopatologia diferente envolvendo neurotransmissores do tronco encefálico.[3] Em geral, o tratamento é realizado dentro de uma unidade de cuidados intensivos, com monitoração da PIC, PPC e bulbo jugular, para detecção e tratamento da HIC. Tomando-se como exemplo uma hiperemia hemisférica com desvio de linha média e HIC, pode-se tentar primeiro o emprego de medidas não cirúrgicas para baixar a PIC. Em caso de falha dessas medidas, o paciente deve ser submetido à craniectomia descompressiva e retirada do flape ósseo, como medida de urgência para reduzir a PIC.

Edema cerebral

Edema cerebral refere-se ao acúmulo de líquido no espaço intersticial. Em geral, localiza-se próximo a hematomas ou contusões cerebrais, refletindo dano celular (edema citotóxico). Muito comum em torno de contusões, aparecendo principalmente ao final da primeira semana, pode aumentar o efeito de massa.

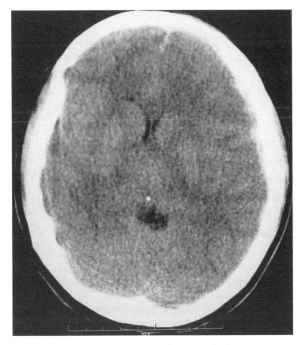

Figura 69.5 ■ Tumefação cerebral.

CONSIDERAÇÕES TERAPÊUTICAS

Os pacientes vítimas de TCE devem ser observados de maneira rigorosa por uma equipe de médicos e enfermeiros treinada. De preferência, essa observação deve ser feita inicialmente na sala de politraumatizados e, após propedêutica e estabilização do quadro, em Unidade de Terapia Intensiva:

- **Posição:** preferencialmente, os pacientes devem ser posicionados com cabeceira elevada (30 graus) para melhorar o retorno venoso e, com isso, evitar HIC. Em caso de vômitos, devem ser posicionados lateralmente para evitar a aspiração de secreções.
- **Observação:** a avaliação de sinais vitais e neurológicos deve ser realizada a cada 1 ou 2 horas. Qualquer anormalidade deve ser prontamente relatada. Sonda vesical de demora e sonda nasogástrica são usadas nos pacientes comatosos. A dieta deve ser suspensa.
- **Analgesia/antitérmicos/antieméticos:** administram-se dipirona e Plasil® de rotina, pois sabe-se que dor, hipertermia e um episódio de vômito podem aumentar a PIC ou, até mesmo, tornar-se um evento precipitante de piora neurológica.
- **Proteção da mucosa gástrica:** como o paciente vítima de TCE está sob risco de desenvolver úlcera de estresse, administram-se ranitidina oral ou venosa a cada 12 horas.
- **Anticonvulsivante:** é administrado de rotina para prevenção de crises convulsivas naquelas lesões sabidamente convulsivantes, como as contusões cerebrais, HSDA, fratura por afundamento, traumatismo penetrante, hemorragia subaricnoidea traumática (HSAT), entre outras. É administrado para tratamento de qualquer paciente, independentemente da lesão, que tenha apresentado episódio de crise convulsiva após o trauma. Utiliza-se de rotina a difenil-hidantoína (5mL/250mg). Administra-se uma dose de ataque de 15 a 20mg/kg e manutenção de 5mg/kg/dia, a cada 8 horas. Para cessar a crise inicial usa-se diazepam, 10mg EV, devendo-se tomar cuidado com depressões respiratórias.
- **Manitol:** trata-se de um agente hiperosmolar que retira água do tecido cerebral e reduz de maneira transitória a PIC. Não deve ser administrado a pacientes com hipotensão arterial. Atualmente, reserva-se seu uso como medida de urgência para um paciente que chega à sala de emergência com sinais iminentes de herniação cerebral e que ainda vai submeter-se à propedêutica. Nesse caso, administra-se um frasco EV livre (250mL a 20%). Pode ter indicação como medida anti-hipertensiva intracraniana naqueles casos de edema perilesional, como ocorre em torno de contusões cerebrais. Corticoide não é indicado no paciente com TCE.
- **Hiperventilação:** pode-se hiperventilar o paciente para diminuir a PCO_2 cerebral, com consequentes vasoconstrição e diminuição da PIC. Não deve ser realizada empiricamente, pois essa vasoconstrição pode ser maléfica

a ponto de causar isquemia cerebral. Esses pacientes devem estar no CTI, com monitor de PIC e PIA para o cálculo da PPC. Deve-se passar um cateter de bulbo de jugular para mensuração da diferença de O_2 que entra no compartimento craniano (gasometria arterial) e que sai pela jugular (saturação de O_2 jugular – SJO_2). Isso possibilita otimizar a hiperventilação de modo a evitar a isquemia cerebral.[3]

PROTOCOLOS

No Hospital João XXIII são utilizados alguns protocolos que norteiam a conduta do paciente vítima de TCE.

Indicação de TC

- Glasgow <15.
- Presença de déficit neurológico.
- Sinais de fratura na radiografia de crânio.
- Cefaleia/vômitos persistentes.
- Glasgow = 15 mas com perda da consciência por mais de 5 minutos no momento do trauma.
- Indicação para CTI.
- Pós-operatório de cirurgia craniana (exceto afundamento craniano e HEDA).
- Deterioração neurológica progressiva.
- Trauma sistêmico grave.
- Necessidade de monitoração da PIC.

Indicação para monitoração da PIC

- Glasgow ≤8, independentemente do achado tomográfico.
- Pós-operatório de contusão cerebral, HSDA ou hematoma cerebral.
- Pós-operatório de HEDA se o paciente não acordar após 6 horas.
- Glasgow de 9 a 13 se TC com sinais de HIC, lesão intraparenquimatosa ou desvio de linha média >5mm.
- Glasgow de 8 a 13 se precisa de sedação em razão de trauma sistêmico grave ou traumatismo torácico que necessite de ventilação mecânica prolongada.

Tipos de monitoração de PIC

- Subdural – Richmond.
- Parenquimatoso – Fibra óptica.
- Cateter intraventricular.

Referências

1. Manual de suporte avançado de vida no trauma – ATLS. 5. ed. Colégio Americano de Cirurgiões. 1993.
2. Merrit HH. A textbook of neurology. Philadelphia: Lea and Febiger, 1973:841.
3. Stávale MA. Bases da terapia intensiva neurológica. 1. ed. São Paulo: Santos, 1996.
4. Narayan RK, Wilberger JE, Povlishock JT. Neurotrauma. McGraw-Hill, 1995.

5. Cooper PR. Head injury. 3. ed. Baltimore: Williams & Wilkins, 1993.
6. Greenberg MS. Handbook of neurosurgery. 3. ed. Lakeland: Greenberg Graphics, 1994.
7. Braakman R. Survey and follow-up of 225 consecutive patients with a depressed skull fracture. J Neurol Neurosurg Psychiatr 1972; 35:395-402.
8. Jennett B. Epilepsy after non-missile head injuries. London: A William Heinemann Medical Books, 1975.
9. Jennett B, Miller JD, Braakman R. Epilepsy after nonmissile depressed skull fracture. J Neurosurg 1974; 41:208-16.
10. López M. Emergências médicas. 5. ed. Rio de Janeiro: Guanabara Koogan, 1989:714-26.

PARTE B ■ Traumatismo Raquimedular no Adulto

Newton José Godoy Pimenta
Rodrigo Moreira Faleiro

DEFINIÇÃO

O traumatismo raquimedular (TRM) pode ser definido como uma lesão de qualquer causa externa na coluna vertebral, incluindo ou não medula ou raízes nervosas. Em algumas situações, o traumatismo osteoligamentar pode ocorrer sem déficit neurológico associado e, portanto, o termo traumatismo raquiano (TR) seria o mais correto.

EPIDEMIOLOGIA

O TRM apresenta incidência mundial de nove a 50 casos por 1 milhão de pessoas, ocorrendo com maior frequência nas áreas urbanas. No Brasil, 130 mil pessoas são portadoras de lesão medular, com aumento evidente da incidência em decorrência da maior frequência de acidentes automobilísticos e da violência urbana.

Nos EUA, 50% das lesões medulares são causadas por acidente automobilístico, seguidas por quedas (22%) e violência (15%). As principais causas de TRM podem, portanto, ser evitadas ou minimizadas mediante a adoção de medidas preventivas e educativas.

ANATOMIA MACROSCÓPICA DA COLUNA E MEDULA

A coluna vertebral é constituída de 31 a 34 vértebras (sete segmentos cervicais, 12 torácicos, cinco lombares, cinco sacrais e três a cinco segmentos coccígeos). A medula não ocupa a totalidade do canal raquiano, terminando no nível de L1-L2 e afilando-se para formar o cone medular. Abaixo desse nível, portanto, existem apenas as raízes lombossacras, que se dispõem de modo a formar a cauda equi-

na. As lesões cervicotorácicas são mais graves, pois lesam a medula (tetra ou paraplegia), enquanto as lesões lombossacras acometem apenas as raízes nervosas, cuja recuperação é mais provável.

A medula apresenta oito segmentos cervicais, 12 torácicos, cinco lombares, cinco sacrais e de três a cinco segmentos coccígeos. Dessa maneira, não há correspondência dos segmentos medulares com os segmentos vertebrais. Na região cervical alta, a correspondência difere em apenas uma unidade entre os segmentos medulares e vertebrais mas, à medida que se desce em direção à coluna torácica, essa diferença passa a ser de duas unidades. Uma lesão da quarta vértebra torácica causará um déficit do sexto segmento medular torácico. A vértebra T12 corresponde aos cinco segmentos lombares e a vértebra L1, aos cinco segmentos medulares sacrais.

ANATOMIA ESTRUTURAL DA MEDULA ESPINHAL

O conhecimento dos principais tratos aferentes e eferentes da medula é necessário para que se possam entender as principais síndromes causadas pela lesão medular decorrente do TRM. Neste tópico serão abordados os principais tratos que devem ser testados quando se realiza o exame neurológico de um paciente com TRM.

Ao se deparar com um paciente com TRM, é fundamental a determinação do nível sensitivo da lesão, bem como do nível motor. Assim sendo, serão descritas as principais vias sensitivas e motoras que trafegam pela medula.

Os fascículos do grácil e cuneiforme promovem a sensação de tato fino, sensibilidade vibratória, propriocepção consciente e estereognosia. Entra pela raiz dorsal e ascende no funículo posterior da medula do mesmo lado. No bulbo, após conexão com os tubérculos do grácil e cuneiforme, cruzam para o lado oposto, para chegar à área cerebral somestésica contralateral. Esse trato pode ser testado passando-se uma gaze de leve sobre a pele do paciente (tato fino) ou movimentando-se o hálux do paciente para cima e para baixo e solicitando ao paciente que o localize (propriocepção consciente).

O trato corticoespinhal é o responsável pela motricidade. Inicia no córtex motor primário e desce pela cápsula interna, base do mesencéfalo e ponte do mesmo lado. No nível do bulbo, forma duas protuberâncias anteriores, as pirâmides. Na região caudal do bulbo há a decussação das pirâmides e esse trato cruza para o lado oposto, descendo no funículo lateral da medula. A lesão desse trato na medula causará perda da força do mesmo lado da lesão (hemiparesia/plegia). No caso de lesões bilaterais, ocorrerá tetraplegia ou paraplegia, a depender do nível longitudinal da lesão.

O trato espinotalâmico entra pela raiz dorsal na medula e faz sinapse com um neurônio sensitivo do corno posterior da medula. O trato cruza para o lado oposto e ascende na região anterolateral da medula em direção ao tálamo e ao córtex somestésico contralateral. Pode-se testar esse trato mediante a aplicação de estímulo doloroso ou diferentes temperaturas na pele.

A coluna cervical é a mais frequentemente acometida (55% dos casos de TRM). Essa maior suscetibilidade se deve ao fato de ser um segmento de maior mobilidade, interposto entre um segmento fixo, que é a coluna torácica, e outro bem particular, que é o crânio. Isso faz com que as transições craniocervical e cervicotorácica estejam sob maior estresse diante de forças de flexão/extensão e compressão/distração.

O nível longitudinal da lesão medular pode ser determinado por meio do exame clínico do paciente. Pode-se usar o nível sensitivo (geralmente mais fidedigno) ou o nível motor. Para o nível sensitivo utilizam-se os dermátomos, em que a região dos mamilos corresponde a T4, o apêndice xifoide a T7, a cicatriz umbilical a T10 e a região inguinal a T12. Com relação ao nível motor, encontram-se os músculos trapézio (nervo acessório), deltoide (C5), bíceps (C6) e tríceps (C7) e a mão (C8-T1).

O nível de lesão neurológica refere-se ao segmento mais caudal da medula espinhal que apresenta as funções sensitiva e motora normais em ambos os lados.

SÍNDROMES MEDULARES

- **Lesão medular completa:** quando existe ausência de sensibilidade e função motora nos segmentos sacrais baixos.
- **Lesão medular incompleta:** quando é observada a preservação parcial das funções motoras abaixo do nível da lesão.
- **Hemissecção medular (Brown-Séquard):** há perda da força e anestesia tátil e vibratória do mesmo lado da lesão, e anestesia térmica e dolorosa contralateral.
- **Síndrome central da medula:** comum em pacientes idosos com canal medular estreito anteriormente, por processos degenerativos da coluna. Há infarto hemorrágico no centro da medula, causando fraqueza de membros superiores, mas preservando a movimentação nas pernas (diparesia).
- **Choque medular:** período de flacidez e arreflexia que ocorre após lesão completa da medula. Esse quadro dura de 3 a 4 semanas.
- **Choque neurogênico:** hipotensão arterial sem taquicardia, decorrente da perda do tônus simpático (comum em traumatismos cervicais).

AVALIAÇÃO INICIAL

O TRM deve ser diagnosticado precocemente, e o manejo inicial reduz a incidência de complicações e previne a piora neurológica. Cerca de 30% das fraturas de coluna

cervical não são diagnosticadas durante o atendimento inicial do paciente. De maneira geral, quando se admite um politraumatismo, são três os principais grupos de pacientes que devem, até que se prove o contrário, ter sua coluna cervical protegida e mobilizada em bloco, visando minimizar o risco de complicações causadas durante a manipulação:

- **Primeiro grupo:** pacientes com cervicalgia ou incapazes de ser examinados corretamente, como crianças e pacientes agitados ou confusos.
- **Segundo grupo:** paciente com cervicalgia; deve ser sempre lembrado que a dor cervical é um dos principais sintomas de instabilidade e deve ser valorizada como tal.
- **Terceiro grupo:** pacientes com déficits neurológicos; nesse grupo fica mais claro o provável diagnóstico de TRM, mas deve ser lembrado que a pequena chance de melhora desses pacientes pode depender da manipulação cuidadosa à admissão. Sabe-se que aproximadamente 5% dos pacientes com TRM apresentam piora do déficit em ambiente hospitalar.

A avaliação inicial de qualquer paciente traumatizado segue os preceitos do ATLS.

A – Vias aéreas com controle da coluna cervical.
B – Respiração.
C – Circulação.
D – Déficit neurológico.
E – Exposição.

Nota-se que já na letra A toma-se o cuidado de prevenir a lesão medular, mediante a colocação do colar cervical em todos os pacientes durante o transporte. Pacientes com alteração do nível da consciência, seja pelo traumatismo, seja pelo uso de medicamentos/drogas/álcool, e aqueles com dor à palpação também necessitam do colar cervical. Apenas nos pacientes alertas e orientados, e sem dor à palpação ou movimentação cervical, é possível a retirada desse dispositivo.

O paciente vítima de TRM apresenta particularidades na letra B. Como muitas vezes a respiração é do tipo abdominal, há propensão para a ocorrência de atelectasias e pneumonias.

Na letra C deve-se diferenciar o choque hipovolêmico do neurogênico. Neste último não há taquicardia e a pele está quente e vermelha. O tratamento inicial é semelhante ao hemorrágico, mas depois deve-se avaliar a necessidade de agentes vasoativos.

Na letra D deve-se fazer o exame neurológico sumário, que consiste em ECG, avaliação do tamanho das pupilas e determinação do déficit neurológico (nível longitudinal e transversal da lesão medular). Devem ser determinados os níveis motor e sensitivo, se a lesão é completa ou incompleta e as diferentes síndromes medulares supracitadas. Para a avaliação dos déficits neurológicos decorrentes do TRM, utiliza-se a escala de ASIA.

Na letra E, devem ser tomados os devidos cuidados à manipulação do paciente para observação do dorso. O paciente com TRM alto que apresenta choque neurogênico demonstra maior suscetibilidade à hipotermia, já que seus vasos da pele estão dilatados, promovendo a perda de calor. Caso a sonda vesical de demora não tenha sido passada na letra C, isso deverá ser feito agora, lembrando-se do risco de bexigoma e da consequente lesão do músculo detrusor da bexiga.

AVALIAÇÃO RADIOLÓGICA

Após o término do exame primário e da reavaliação, métodos de imagem devem ser utilizados para excluir ou identificar o nível e as características anatômicas da lesão.

A radiografia de coluna cervical, nas incidências lateral, AP e transoral, identificará a maioria das lesões ósseas. A incidência lateral deverá mostrar as sete vértebras cervicais e sua transição com o crânio e a primeira vértebra torácica. Caso não seja possível evidenciar a transição inferior, pode-se tracionar os membros superiores ou acrescentar a incidência de 'nadador', em que o paciente levanta um dos braços, como se estivesse nadando.

Nos casos em que a radiografia evidencia lesão óssea, o estudo deve ser completado com TC, com a qual é possível identificar melhor as fraturas transversais e os fragmentos intracanaliculares. A TC é útil, também, para identificar melhor as regiões de transições cervicotorácicas ou craniocervicais. Nos pacientes pertencentes aos três grupos anteriormente citados, nos quais não se consegue identificar bem a coluna cervical de C1 a T1 por meio da radiografia nas três incidências, deve-se sempre realizar TC, para melhor estudo da coluna, visando à retirada do colar cervical. No grupo de pacientes intubados e instáveis hemodinamicamente que serão submetidos a TC de crânio e/ou de outras partes do corpo, é mais prudente a realização da TC de coluna, evitando retardo no diagnóstico e tratamento.

Radiografia dinâmica (flexão e extensão) deve ser reservada àqueles pacientes com suspeita de lesão ligamentar ou com cervicalgia persistente, mesmo após o uso de analgésicos. Essa radiografia deverá ser realizada após a confirmação de ausência de lesão óssea na TC de coluna e em pacientes conscientes, lembrando que jamais se deve realizar uma prova funcional em um paciente inconsciente.

Lesão medular sem lesão óssea evidente costuma ocorrer, principalmente nas crianças (SCIWORA – *Spinal Cord Injury Without Radiological Abnormalities*). Nos adultos, como há sempre alteração degenerativa associada, o correto seria SCIWORET (*Spinal Cord Injury Without Radiological Evidence of Trauma*). Em ambos os casos, deve-se manter a proteção cervical até que uma RNM da coluna

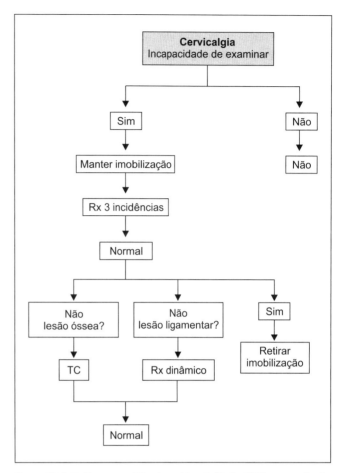

Figura 69.6 ■ Esquema utilizado no Hospital João XXIII para avaliação inicial de pacientes com suspeita de TRM cervical.

seja realizada, o que propiciará a identificação de lesões intramedulares (contusão, edema, isquemia), hérnias discais ou lesões ligamentares.

De maneira geral, o colar cervical poderá então ser retirado naquele grupo de pacientes nos quais não se observe cervicalgia espontânea ou à palpação, naqueles cuja movimentação ativa não provoque dor ou no grupo de pacientes que apresentem radiografia nas três incidências normais, TC normal e radiografia dinâmica, quando necessário e bem indicado (Figura 69.6).

TRATAMENTO

O tratamento das lesões medulares causadas pelo TRM pode ser medicamentoso, associado à fixação da coluna, que por sua vez pode ser realizada por meio de órtese externa ou cirurgia (fixação interna). A definição do melhor tratamento para esses pacientes vai depender do tipo de lesão, da região acometida e da classificação dessa lesão como instável ou estável. Esses achados vão permitir definir a necessidade de tratamento cirúrgico ou conservador. De maneira geral, existem condutas terapêuticas que devem ser instituídas em todos os pacientes com TRM, as quais serão descritas neste capítulo como *condutas gerais*, e outras que serão abordadas em outro tópico e denominadas *condutas específicas*.

Condutas gerais

A primeira atitude terapêutica a se ter em mente consiste na colocação do colar cervical e na mobilização cuidadosa e em bloco de todo paciente com lesão medular, o que deverá ser mantido nas primeiras horas que se seguem ao trauma, até a definição do tratamento específico de cada lesão.

A fisiopatologia da lesão medular decorrente do TRM abrange duas fases:

- **Primeira fase – aguda:** até 8 horas depois do trauma, provocada pela transferência de energia cinética, o que provocará rompimento axonal e lesão de células nervosas com ruptura de vasos sanguíneos, fase esta intimamente ligada à intensidade do trauma, sendo que pouco ou nada se pode fazer para interferir nessa primeira fase, a não ser a implementação de medidas preventivas do trauma.
- **Segunda fase – secundária:** instala-se logo após a lesão primária e tem por característica a extensão do dano neurológico, causado por reações inflamatórias e imunes, agravadas pela hipotensão arterial sistêmica e alterações da homeostase.

Nessa segunda fase, algumas medidas terapêuticas são importantes para impedir o aumento da lesão neurológica medular nesse grupo de pacientes. Desse modo, todo paciente com lesão medular deverá ser monitorado com pressão arterial não invasiva, devendo a pressão arterial média ser mantida entre 85 e 90mmHg.

No intuito de reduzir o processo inflamatório que ocorre nessa segunda fase, várias medicações foram tentadas, uma das quais é a mais frequentemente utilizada, o Solumedrol®. De maneira geral, encontram-se alguns trabalhos na literatura que indicam o uso desse corticoide em traumatismo fechado e nas primeiras 8 horas do trauma.

O fato é que não há evidências suficientes na literatura que possam sustentar o uso rotineiro de metilpredinisolona/Solumedrol®, e no serviço dos autores este fármaco não é mais utilizado (ATLS).

Outra abordagem inicial a ser considerada em todo paciente com déficit neurológico por lesão medular e luxações cervicais evidentes nos exames de imagem consiste no uso rotineiro das trações. O princípio lógico para utilização da tração baseia-se na promoção de redução imediata da fratura, visando à diminuição do efeito compressivo causado pela luxação, que estreita o canal cervical e comprime continuamente a medula, já em sofrimento. Alguns cuidados devem ser levados em conta, quando se utiliza a tração. De maneira geral, deve-se aplicar um peso não superior a 2,5kg por segmento, realizando radiografias seriadas até ser observada a redução da luxação. Atenção especial deve ser dada à redução de luxações em pacientes sem lesão medular, pois existe o risco de aproximadamente 1% de piora neurológica no momento da redução em decorrência de hérnias discais traumáticas. Nesse grupo de pacientes, é necessária a realização de RNM antes da redução, embora essa conduta não seja rotineiramente utilizada em todos os serviços.

Condutas específicas

Neste tópico serão abordadas as principais condutas terapêuticas que deverão ser adotadas em grupos específicos de fraturas da coluna vertebral. Obviamente, não interessa o detalhamento do tratamento de todos os tipos de fraturas que podem ser observadas nos segmentos cervicais, torácicos e lombares. Neste capítulo será abordado apenas o tratamento específico das principais fraturas da região cervical. A opção pela abordagem da coluna cervical se deve à maior frequência com que ela é acometida.

Região cervical

Os traumatismos ocorridos na região cervical podem ser divididos em dois grupos, tendo em vista a diferença de tratamento específico entre ambos: (Figura 69.7):

- **Primeiro grupo:** junção occipitocervical, na qual se incluem a base do crânio, o forame magno e a primeira e segunda vértebras cervicais (C0-C1-C2).
- **Segundo grupo:** região subaxial, ou seja, da terceira à sétima vértebras cervicais (C3-C7).

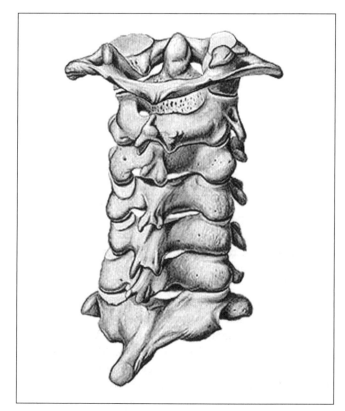

Figura 69.7 ■ Anatomia da face posterior da coluna cervical.

Junção occipitocervical. As fraturas ocorridas na junção occipitocervical apresentam alto índice de morbimortalidade, podendo ser classificadas, de maneira geral, em lesões puramente ligamentares, fraturas isoladas ou lesões mistas. Os principais tipos de fraturas podem ser assim classificados:

- Fraturas do côndilo occipital.
- Deslocamento occipitocervical.
- Lesões do ligamento transverso.
- Fraturas de C1.
- Fraturas de C2.

Para a abordagem de lesões localizadas nessa região, deve-se ter em mente que várias são as estruturas ligamentares das junções atlantoaxial e atlanto-occipital, as quais são complexas e essenciais para a estabilidade cervical alta. Entre esses ligamentos, dois devem ser mais minuciosamente estudados – o ligamento transverso e o ligamento alar – pois contribuem diretamente na decisão terapêutica.

O ligamento transverso é responsável por limitar a flexão e o deslocamento anterior de C1 sobre C2, sendo um dos ligamentos mais fortes do corpo humano, não permitindo, em condições normais, que o atlas se desloque sobre o áxis mais do que 2 a 3mm nos adultos e 4 a 5mm nas crianças. O ligamento alar é responsável por restringir a rotação do complexo C0-C1-C2.

As fraturas do côndilo occipital, o deslocamento atlantoaxial e as lesões puras do ligamento transverso são entidades raras e não serão abordadas neste capítulo.

Fraturas de C1. As fraturas de C1 correspondem a 5% das fraturas cervicais e podem incluir os arcos de C1, assim como as massas laterais. Sendo assim, encontram-se distribuídas entre as fraturas isoladas do arco anterior, posterior, a explosão de C1, fraturas de massa lateral, fraturas do processo transverso e cominutivas. A fratura conhecida como fratura de Jefferson caracteriza-se pela fratura ventral e dorsal do arco de C1. Com exceção das fraturas causadas por projéteis de arma de fogo, as fraturas de C1 são causadas por forças de compressão axial.

Várias são as classificações das fraturas de C1, as quais variam segundo a localização, como: fraturas somente do arco posterior, fraturas do arco anterior, fraturas dos arcos anteriores e posteriores (Jefferson), fraturas dos arcos anterior e posterior de apenas um lado, e fraturas do processo transverso.

Em todos os tipos de fratura, o uso de colar cervical é preconizado por 6 a 12 semanas, exceto naquelas fraturas do tipo Jefferson, nas quais há risco de lesão do ligamento transverso. Quando se constata essa lesão, ou por RNM ou por aumento da distância entre as massas laterais >8mm (regra de Spencer), opta-se pelo tratamento cirúrgico. Várias são as técnicas descritas para se proceder à artrodese cirúrgica dessas fraturas, devendo ser levada em consideração a integridade das massas laterais e do arco posterior para que se possa escolher a melhor técnica cirúrgica a ser empregada.

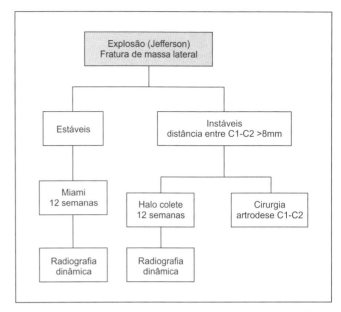

Figura 69.8 ■ Protocolo de tratamento da fratura de C1 tipo Jefferson no Hospital João XXIII.

No serviço dos autores é seguida a rotina apresentada na Figura 69.8.

Fraturas de C2. Relativamente comuns, as fraturas de C2 ocorrem em aproximadamente 15% a 30% das lesões na região cervical. Nesse grupo são encontradas as fraturas que envolvem o processo odontoide e as fraturas que envolvem o corpo e elementos posteriores da segunda vértebra cervical.

As fraturas do processo odontoide correspondem a aproximadamente 80% das fraturas de C2. Essas fraturas são divididas em três tipos segundo a sua localização (Figura 69.9): fraturas do tipo I ocorrem no ápice do odontoide e são raras e tipicamente estáveis, as do tipo II, as mais comumente observadas, envolvem o pescoço do odontoide, são instáveis e seu tratamento é o de definição mais difícil (Figura 69.10); as fraturas do tipo III estendem-se até o corpo de C2, sendo lesões instáveis, mas tipicamente tratadas com próteses externas, ou seja, por 12 semanas.

As fraturas traumáticas do áxis (Figura 69.11), envolvendo bilateralmente os pedículos da vértebra de C2, se revestiam de grande importância até o século passado, pois deveriam ser alcançadas nos casos de enforcamentos judiciais: o mecanismo aplicado nos enforcamentos provocaria uma hiperextensão, associada a uma fratura bipedicular e distração, causando parada respiratória e morte. Por isso, essa fratura passou a ser conhecida como fratura de *hangman*, ou fratura do enforcado. Atualmente, as condenações judiciais por enforcamento não ocorrem rotineiramente,

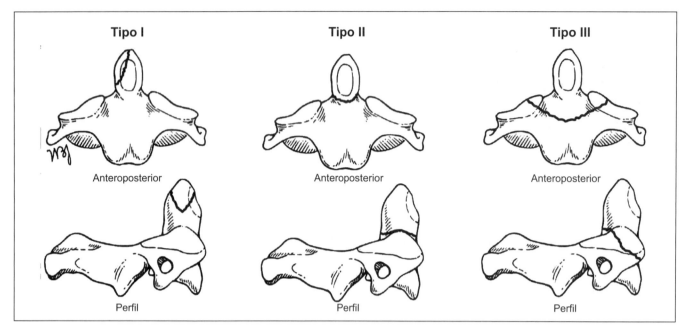

Figura 69.9 ■ Classificação das fraturas do odontoide.

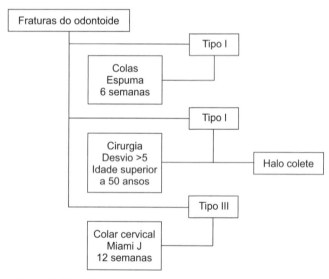

Figura 69.10 ■ Rotina para o tratamento das fraturas de odontoide.

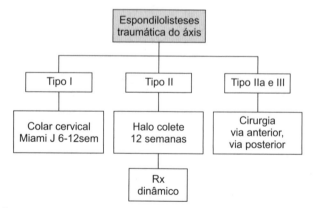

Figura 69.11 ■ Protocolo de tratamento da espondilolistese traumática do áxis no Hospital João XXIII.

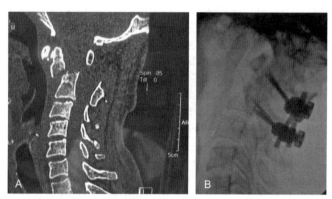

Figura 69.12 ■ **A.** Fratura do odontoide tipo II. **B.** Artrodese por via posterior (ver encarte colorido).

mas essas fraturas ainda respondem por aproximadamente 5% dos casos de fraturas na região cervical. Essas fraturas estão frequentemente associadas a acidentes de trânsitos, e os pacientes normalmente se apresentam sem déficits neurológicos à admissão.

Assim como as fraturas do odontoide, essas fraturas podem ser classificadas em três grupos, com base na distância e na angulação apresentadas entre o corpo de C2 que se desloca anteriormente em relação ao corpo de C3, após a fratura bipedicular (Figura 69.13).

As fraturas do tipo I apresentam angulação (e) <11 graus e uma listese (d) <3mm. Essas fraturas são tratadas conservadoramente com colar cervical Miami J por 12 semanas.

As fraturas do tipo II são classificadas em II e IIa. No primeiro grupo encontram-se aquelas fraturas com listese >3mm e angulação <11 graus, e no segundo grupo, listeses <3mm mas com angulações >11 graus. Alguns pacientes

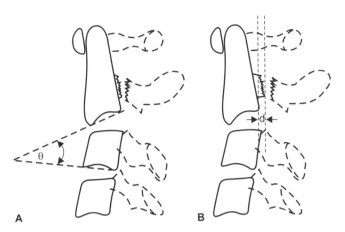

Figura 69.13A Fratura tipo II do odontoide com anterolistese. B Artrodese posterior tipo Harms – C1-C2.

nesse grupo são selecionados para usar colar cervical e outros para tratamento cirúrgico.

As fraturas do tipo III são mais graves e, felizmente, mais raras. Todos os pacientes devem ser tratados por meio de cirurgia. Esse tipo de fratura caracteriza-se por grande deslocamento de C2 sobre C3.

Traumatismos da coluna cervical subaxial

As lesões da coluna cervical subaxial correspondem a 65% das fraturas ocorridas na região cervical e, a despeito dos avanços tecnológicos, a classificação e o tratamento dessas fraturas permanecem muito controversos.

Para que se possa definir se uma fratura da região cervical é instável ou não, alguns fatores devem ser levados em consideração, como os mostrados na Tabela 69.2.

Embora esses achados radiológicos possam auxiliar a definição se a lesão é instável ou não, ainda não há a possibilidade de definir o melhor tratamento, se o uso do colar cervical ou uma abordagem cirúrgica.

COMPLICAÇÕES

As principais complicações do TRM podem ser assim separadas:

- **Complicações respiratórias:** deficiência dos músculos intercostais e acessórios, bem como incompetência do diafragma, o que provoca fadiga respiratória e aumento do volume residual. Em boa parte dos pacientes faz-se necessário o uso de assistência ventilatória, havendo, em decorrência disso, aumento na incidência de doenças infecciosas do trato respiratório.
- **Complicações cardiovasculares:** com frequência observa-se, nesses pacientes, a presença de bradicardia, associada a hipotensão e baixo débito por diminuição da pré-carga. Em alguns pacientes faz-se necessário o uso de aminas vasoativas.
- **Complicações abdominais:** refluxo, constipação e úlceras pépticas são mais frequentemente encontrados nesse grupo de pacientes. Deve-se usar rotineiramente protetores gástricos durante todo o processo de internação.

Outras complicações podem ser observadas, como bexiga neurogênica, infecções urinárias de repetição no sistema urinário e trombose venosa profunda e tromboembolismo pulmonar decorrentes de distúrbios na coagulação.

Não se deve esquecer que esses pacientes apresentam-se frequentemente ansiosos e deprimidos em face da situação a qual se encontram expostos.

CONSIDERAÇÕES FINAIS

Após alguns anos tratando diversos pacientes com TRM, embora se observe grande melhora nas técnicas cirúrgicas, bem como uma classificação mais precisa dos tipos de fratura, poucos são os pacientes que podem ser ajudados do ponto de vista da recuperação funcional. Em grande parte dos casos, o déficit neurológico é estabelecido no momento do trauma, na primeira fase, e está intimamente associado à intensidade do trauma.

A maioria desses traumas é evitável, devendo-se investir na prevenção de modo a reduzir o número de pacientes que precisarão ser tratados em virtude de seus TRM.

Bibliografia

Bracken MB, Shepard MJ, Collins WF et al. A randomized trial of methylprednisolone or naloxone in the treatment of acute spinal cord injury: results of the second National Acute Spinal Cord Injury Study (NASCIS II). N Engl J Med 1990; 322:1405-11.
Guidelines for management of acute cervical spinal injuries. Neurosurgery (Supplement) March 2002; 75.
Machado ABM. Neuroanatomia funcional. 2. ed. São Paulo: Atheneu, 2000.
Manual de suporte avançado de vida no trauma – ATLS. 8. ed. Colégio Americano de Cirurgiões, 2008.
news.medill.northwestern.edu
Pang D, Pollack IF. Spinal cord injury without radiographic abnormality in children – The SCIWORA syndrome. J Trauma 1989; 29:654-64.

Tabela 69.2 ■ Classificação das fraturas cervicais subaxiais (critérios de instabilidade)

Angulação >11 graus	Translação >3,5mm em C4 e >2mm distal a C4	Alongamento das articulações
Aumento da distância entre os processos espinhosos	Desalinhamento dos processos espinhosos	Rotação das facetas articulares

PARTE C ■ Traumatismo Raquimedular na Criança

Rodrigo Moreira Faleiro

INTRODUÇÃO

O TRM pediátrico é um capítulo à parte na traumatologia. A criança apresenta particularidades comportamentais e físicas próprias, que determinam as características da lesão, com apresentação clínica e tratamento bem diferentes dos adultos. A criança está exposta a diferentes mecanismos de trauma para cada faixa etária, e quando este ocorre, ela precisa não apenas recuperar-se desse evento, mas continuar em seu processo de crescimento e amadurecimento. Suas particularidades anatômicas, como o crânio desproporcionalmente maior em relação ao corpo e uma coluna mais flexível, determinam tipos de lesões característicos, como, por exemplo, a lesão medular sem alteração radiológica (*spinal cord injury without radiological abnormality* – SCIWORA). Felizmente, trata-se de lesão de ocorrência rara nessa faixa etária, constituindo de 2% a 5% de todos os casos de TRM.

EPIDEMIOLOGIA

Os mecanismos de trauma a que a criança está exposta variam de acordo com a faixa etária. Dados do *Advanced Trauma Life Support* (ATLS) indicam as quedas como o mecanismo de trauma mais frequente até os 10 anos de idade, seguidas por acidente com automóveis (como passageiro ou por atropelamento). À medida que a criança se aproxima da adolescência, surgem os traumas relacionados com o uso de bicicleta ou esportes de contato. Na adolescência, os mecanismos já se aproximam aos dos adultos, com os acidentes automobilísticos (ou por moto) e a violência assumindo frequência maior.

A diferença entre os sexos é sutil nos primeiros 9 anos de vida, já que ambos os gêneros estão expostos a atropelamentos e quedas, mas na faixa etária de 10 a 14 anos, e principalmente dos 15 aos 17 anos, os homens assumem a liderança, já que a participação em esportes e lutas de contato e a direção não responsável são as características mais marcantes do adolescente do sexo masculino.[1]

A faixa etária está diretamente relacionada com os diferentes padrões de lesão encontrados. Lesões neurológicas são mais frequentes e graves nas crianças mais novas (0 a 9 anos > 10 a 17 anos). Esses achados refletem a proteção ineficaz da medula, conferida pela coluna imatura e muito flexível. Por isso, a lesão SCIWORA é mais frequente na primeira década da vida, e as fraturas-luxações ocorrem, principalmente, no grupo de 10 a 17 anos. As lesões cer-

vicais altas (occipúcio – C1-C2) são mais comuns até os 3 anos de idade, sendo seguidas pelas lesões abaixo de C3, principalmente após a primeira década de vida.[2] O TRM na região cervical é o mais comum na população pediátrica, e por isso apenas ele será abordado neste tópico. Osenbach *et al.* e Kewalrami *et al.* concordam que a coluna cervical é acometida em mais de 70% de todos os casos de TRM.[3,4] Lesões encefálicas podem estar presentes em até 25% a 50% dos casos.[5]

ANATOMIA E DESENVOLVIMENTO EMBRIOLÓGICO

As variantes epifisárias, a arquitetura vertebral, a ossificação incompleta das sincondroses e a hipermobilidade da coluna cervical na criança dificultam a avaliação radiológica no trauma. A familiaridade com a anatomia de desenvolvimento auxilia a diferenciação de epífises normais e variedades anatômicas com fraturas.

Em geral, as placas epifisárias são suaves e regulares, vistas em locais previsíveis com linhas escleróticas. Em contraste, fraturas ocorrem em locais não anatômicos, são irregulares e não apresentam bordas escleróticas.

As primeiras duas vértebras cervicais (atlas e áxis) apresentam desenvolvimento característico e diferente das outras vértebras. O atlas (C1) é formado por três pontos de ossificação primária: o arco anterior e dois arcos neurais que o circundam e se fundem mais tarde durante o desenvolvimento para formar o arco posterior. O arco anterior é ossificado em apenas 20% dos casos ao nascimento e fica visível como centro de ossificação até 1 ano de idade.

Os arcos neurais aparecem na sétima semana de vida intrauterina. O arco anterior se funde com os arcos neurais posteriores por volta dos 7 anos de idade. Antes disso, a não fusão pode ser confundida com fratura.[6-8]

Os arcos neurais se fundem posteriormente, aos 3 anos de idade. Ocasionalmente, o centro de ossificação anterior de C1 não se desenvolve e os arcos neurais tendem a se fundir anteriormente. Essa anormalidade de fusão pode ser diferenciada de uma fratura pelas margens escleróticas.[9]

O áxis (C2) tem o desenvolvimento mais complexo de todas as vértebras. São quatro centros de ossificação ao nascimento: um para cada arco neural, um para o corpo e um para o processo odontoide. O processo odontoide forma-se no útero a partir de dois centros de ossificação separados, que se fundem na linha média por volta do sétimo mês de vida intrauterina. Um centro de ossificação secundário aparece no ápice do odontoide entre o terceiro e o sexto ano de vida e se funde aos 12 anos. O corpo de C2 se funde com o processo odontoide entre os 3 e os 6 anos de idade. Essa linha de fusão (sincondrose subdental), ou o remanescente da cartilagem da sincondrose, pode ser vista até a idade de 11 anos e ser confundida com fratura. Os arcos neurais se fundem posteriormente aos 2 ou 3 anos

Capítulo 69 ■ Traumatismo Cranioencefálico, Traumatismo Raquimedular no Adulto e Traumatismo Raquimedular na Criança

de idade e com o corpo do odontoide entre os 3 e os 6 anos de idade.[10]

C3 até C7 podem ser considerados como uma unidade, pois exibem o mesmo padrão de desenvolvimento. Três pontos de ossificação estão presentes: o corpo, que surge de um único centro de ossificação, e dois arcos neurais. Os arcos neurais se fundem posteriormente na idade de 2 a 3 anos e o corpo se funde com os arcos entre os 3 e os 6 anos de idade. Adicionalmente, uma ossificação secundária pode ser vista nas extremidades dos processos transversos e processos espinhosos, podendo permanecer até o início da terceira década de vida e simular fraturas. Centros de ossificações secundários podem também aparecer nas bordas superior e inferior do corpo da vértebra cervical e permanecer sem fusão até o início da vida adulta.[11]

APRESENTAÇÃO CLÍNICA

Os sintomas decorrentes do traumatismo cervical na infância são altamente variáveis. Traumatismo raquimedular (TRM) deve ser suspeitado em crianças inconscientes, na presença de torcicolo, rigidez ou dor cervical, dor radicular, parestesias, ou na presença de déficit neurológico transitório ou permanente.

A cervicalgia é o sintoma mais comum, frequentemente acompanhado de rigidez cervical, podendo comprometer a prova funcional. Portanto, pacientes que persistem com sintomas após 1 a 2 semanas de trauma, mesmo com propedêutica radiológica normal, devem ser reavaliados clínica e radiologicamente.[12]

O nível longitudinal da lesão medular pode ser determinado por meio do exame clínico do paciente. Pode-se usar o nível sensitivo (geralmente mais fidedigno) ou o nível motor. Para o nível sensitivo utilizam-se os dermátomos, onde a região dos mamilos corresponde a T4, o apêndice xifoide a T7, a cicatriz umbilical a T10 e a região inguinal a T12. Com relação ao nível motor, é possível testar os músculos trapézio (nervo acessório), deltoide (C5), bíceps (C6) e tríceps (C7) e a mão (C8-T1).

Deve-se também utilizar os conhecimentos dos principais tratos aferentes da medula para determinação, em um corte tranversal, se a lesão foi completa ou incompleta (região medular anterior, lateral ou posterior). Para isso, deve-se testar pelo menos um trato que passa no funículo posterior da medula (grácil e cuneiforme), um do funículo lateral (corticoespinhal lateral) e um do funículo anterior (trato espinotalâmico) (ver Parte B).

PROPEDÊUTICA
Avaliação radiológica

A avaliação radiológica de emergência no paciente pediátrico com traumatismo cervical é desafiadora devido à anatomia do desenvolvimento normal, já abordada anteriormente.

As variações anatômicas mais comuns incluem pseudossubluxação, ausência da lordose cervical, acunhamento de C3, alargamento do espaço pré-dental, alargamento de partes moles pré-vertebrais, alargamento intervertebral e fratura pseudo-Jefferson.

O espaço atlantodental é definido como a distância entre a margem anterior do odontoide e a face posterior do arco anterior de C1. Essa distância deverá ser de 5mm ou menos. Na população adulta, a distância pode alcançar até 3mm. A normalidade dessa medida sugere que o ligamento transverso está intacto. Se a distância for >5mm na flexão e 4mm na extensão, sugere instabilidade e suspeita de lesão ligamentar.[13]

A pseudoluxação do atlas sobre o áxis pode ser identificada na radiografia em AP transoral. Mais de 6mm de deslocamento das massas laterais em relação ao odontoide é comum em pacientes de até 4 anos de idade e pode ser visto em pacientes com até 7 anos de idade. Nas crianças, os espaços C2-C3 e C3-C4 apresentam deslocamento fisiológico. Algumas vezes, o deslocamento é tão profundo que pode simular uma lesão verdadeira. Quarenta e seis por cento das crianças sem história de trauma com menos de 8 anos de idade apresentarão, na radiografia de perfil em flexão e extensão, pseudossubluxação de C2-C3.

A linha cervical posterior é uma linha desenhada da margem anterior do processo espinhoso de C1 até a margem anterior do processo espinhoso de C3. As margens anteriores dos processos espinhosos de C1, C2 e C3 devem se alinhar em até 1mm, tanto em flexão como em extensão. Uma medida anormal dessa linha cervical posterior indica a possibilidade de fratura de *hangman*.

A ausência de lordose, potencialmente patológica no adulto, pode ser comum em crianças de até 16 anos de idade. A distância interespinhosa posterior é um bom indicativo de integridade ligamentar e não deverá ser >1,5 vez a distância interespinhosa de um nível acima.

Em crianças, a manobra de flexão pode aumentar a distância dos processos espinhosos de C1 e C2. Isso é normal, e não deve ser interpretado como lesão ligamentar. O arco posterior de C1 pode manter-se cartilaginoso. A epífise apical do odontoide é visualizada nas radiografias de 26% das crianças entre 6 e 8 anos e não deve ser confundida com fraturas.[14]

No recém-nascido, os corpos vertebrais têm aparência oval. Com o passar dos anos essas vértebras vão ficando mais retangulares. O acunhamento anterior >3mm não deve ser confundido com fratura por compressão. Esse acunhamento pode ser profundo em C3.

O aumento de tecidos moles paravertebrais em adultos geralmente resulta de edema ou hemorragia causada por traumatismo cervical subjacente. Em pacientes pediátricos, esse alargamento de partes moles pode ser um achado normal relacionado com a expiração. Quando a radiografia cervical em perfil de uma criança demonstrar possível lesão cervical com alargamento de partes moles paravertebrais, deve ser repetida em perfil em inspiração com extensão cervical moderada para determinar se o alargamento aparente de partes moles paravertebrais é real.[15]

A pseudossubluxação de C2 sobre C3 é problemática na avaliação inicial de crianças com traumatismo cervical. Se a linha laminar posterior estiver alinhada, a pseudossubluxação vista será uma variante normal. Se a linha estiver interrompida, será patológica.[16]

Radiografias simples de coluna cervical

Muitos estudos têm sido realizados com o objetivo de estratificar os pacientes em grupos de baixo e alto risco e identificar aqueles que devem ser submetidos a exames complementares. Os pacientes conscientes e sem evidência de intoxicação exógena, com exame neurológico normal, sem rigidez cervical e que não apresentem outras lesões que possam alterar o foco de atenção da criança, são considerados de baixo risco e o exame radiológico terá pouco valor (critério Nexus).

Os pacientes que não preencherem o critério Nexus e que apresentam exame radiológico (AP e perfil) normal devem ser submetidos à prova funcional (padrão-ouro para avaliação de instabilidade cervical), a qual só poderá ser realizada em pacientes neurologicamente normais.

Tomografia computadorizada

A TC é melhor do que a radiografia para definição da anatomia óssea. Seu benefício é limitado na população pediátrica, principalmente em crianças com menos de 10 anos de idade, nas quais predomina lesão ligamentar sem comprometimento ósseo. No entanto, alguns autores recomendam a realização de TC occipúcio-C3, especialmente em crianças com idade inferior a 8 anos, o que promove melhor acurácia diagnóstica (sensibilidade aumenta de 75% para 94%) e limita a dose de radiação à criança.[17]

Ressonância nuclear magnética

Reservada a crianças persistentemente sintomáticas ou com sintomas tardios em que avaliação inicial (radiografia e TC) foi normal, a RNM pode revelar lesões de tecidos moles, ligamentares ou hérnia de disco não identificadas pelos métodos anteriores.[12]

Por meio de estudo retrospectivo, Laham et al. concluíram que em crianças com TCE isolado que podem se comunicar através da fala, sem cervicalgia e sem déficit neurológico, a radiografia da coluna cervical não é necessária. No entanto, em crianças com história de trauma que não falam, que apresentam déficit neurológico ou que não estão alertas, deve-se realizar radiografia cervical em AP e perfil (em crianças com menos de 10 anos de idade, a incidência transoral pode ser dispensada).[18]

A maioria das crianças com mais de 10 anos de idade com lesão medular terá lesão ligamentar, com ausência de fraturas.[16] Nesses pacientes, deve-se solicitar estudo tomográfico para exclusão de fraturas não identificadas na radiografia. Entretanto, Schleehauf et al.[19] concluíram que a TC não exclui lesão ligamentar. Nesses casos, pode-se utilizar a prova funcional cervical com radiografia ou fluoroscopia, para lesões ligamentares grosseiras, ou a RNM que, além de identificar as lesões ligamentares, fornece dados para o prognóstico neurológico do paciente.[18,19]

TRATAMENTO

A classificação dos diversos tipos de lesões da coluna cervical pediátrica baseia-se nos achados radiológicos e tomográficos. A RNM seria mais importante para identificação da instabilidade ligamentar e lesões medulares e para auxiliar a avaliação do prognóstico neurológico.

Com base na avaliação esquelética, portanto, as lesões cervicais podem ser classificadas da seguinte maneira: (1) fratura do corpo vertebral ou elementos posteriores, com luxação; (2) fratura sem luxação; (3) luxação sem fratura (lesão ligamentar); (4) SCIWORA.[20]

O primeiro passo na abordagem de um paciente com potencial risco de lesão medular consiste na imobilização com colar cervical rígido para prevenir déficits adicionais, como no adulto.

Para o transporte da criança, principalmente das menores de 6 anos, a cabeça deve ficar em extensão, já que é desproporcionalmente grande em comparação com o dorso, e a posição horizontal na prancha pode causar flexão da coluna.[21]

Na literatura existem poucas citações sobre o uso da metilprednisolona na infância, e os resultados são inconclusivos.[6] A tração cervical em crianças com menos de 12 anos de idade associa-se a risco aumentado e a tração primária com halo-colete deve ser preferida a fixadores de Crutchfield ou Gardner-Wells.[14]

As indicações de descompressão em casos de déficits neurológicos incompletos equivalem às realizadas nos adultos. Quando os ligamentos posteriores estão lesados (geralmente quando há mais de 25 graus de cifose), a cirurgia é geralmente recomendada.

O tipo de estabilização deve ser cuidadosamente estudado. Embora os novos sistemas multissegmentares de instrumentação cirúrgica sejam atraentes (como os parafusos reabsorvíveis), por minimizarem a necessidade da imobilização pós-operatória, mais níveis devem ser instrumentados e artrodesados, e isso pode ter efeito adverso no crescimento global da coluna da criança. Os fios metálicos podem ser uma alternativa interessante, pois se rompem com o passar do tempo, sem comprometer a estabilidade ou o crescimento normal da coluna vertebral.

SCIWORA

Em 1982, Pang e Wilberger definiram SCIWORA (lesão da medula espinhal com ausência de anormalidades radiográficas) como uma mielopatia resultante de trauma, sem evidência de fraturas ou instabilidade ligamentar na radiografia ou TC. Esse diagnóstico é aplicado a crianças com sintomas transitórios, mas com exame neurológico normal. A região mais afetada é a cervical, seguida da torácica alta.[22]

Recomendam-se TC no nível da lesão, para exclusão de fraturas, e prova funcional ou fluoroscopia, para afastar subluxações ou instabilidade. Se a criança não tolerar a realização dos exames funcionais por espasmo da musculatura paraespinhal, recomenda-se a imobilização com colar cervical.

Os benefícios da RNM no SCIWORA são: (1) excluir lesão compressiva radicular, medular ou lesão ligamentar que necessite tratamento cirúrgico; (2) definir o tipo de tratamento: cirúrgico ou conservador; (3) determinar quando o paciente retornará às atividades normais.

O tratamento fundamenta-se em imobilização externa e repouso. Medicamentos ou elevação da pressão arterial foram estudados, mas ainda sem evidências na literatura.[21]

Recomendam-se 12 semanas de imobilização externa, que é o tempo adequado para resolução das possíveis lesões ligamentares, e 6 meses de afastamento das atividades de impacto.[23]

Observa-se alta incidência de déficit neurológico completo, principalmente nas crianças com menos de 9 anos de idade. Hadley et al.[2] encontraram quatro casos de lesão completa em seis crianças. A RNM é exame útil para avaliação prognóstica, e achados como hemorragia ou infarto intramedular podem correlacionar-se com déficit neurológico permanente.[24]

Referências

1. Hamilton MG, Myles ST. Pediatric spinal injury: review of 174 hospital admissions. J Neurosurgery 1992; 77:700-4.
2. Hadley MN, Zabramski JM, Browner CM et al. Pediatric spinal trauma: review of 122 cases of spinal cord and vertebral column injuries. J Neurosurg 1988; 68:18-24.
3. Osenbach RK, Menezes AH. Spinal cord injury without radiographic abnormality in children. Pediatric Neurosci 1989; 15:168-75.
4. Kewalramani LS, Tori JA. Spinal cord trauma in children: neurologic patterns, radiologic features, and pathomechanics of injury. Spine 1980; 5:11-8.
5. McGrory BJ, Klassen RA, Chao EY, Staeheli JW, Weaver AL. Acute fractures and dislocations of the cervical spine in children and adolescents. J Bone Joint Surg Am 1993; 75:988-95.
6. Gray's anatomy. 37. ed. Philadelphia, Pa: Lea & Febiger, 1989.
7. Herman MJ, Pizzutillo PD. Cervical spine disorders in children. Orthop Clin North Am 1999; 30:457-66, ix.
8. Ogden JA. Radiology of postnatal skeletal development. The first cervical vertebra. Skeletal Radiol 1984; 12:12-20.
9. Ogden JA. Skeletal injury in the child. In: Spine. 2. ed. Philadelphia, Pa: Saunders, 1990:571-62.
10. Ogden JA. Radiology of postnatal skeletal development. The second cervical vertebra. Skeletal Radiol 1984; 12:169-77.
11. Harris JH Jr, Mirvis SE. The radiology of acute cervical spine trauma. In: Mitchell CW (ed.) The normal cervical spine. 3. ed. Baltimore, Md: Williams & Wilkins, 1996:1-73.
12. Todd M, Dan F, Douglas B. Cervical spine trauma in children: a review. Neurosurgery Focus 2006; 20(2):E5.
13. Locke GR, Gardner JI, Van Epps EF. Atlas-dens interval (ADI) in children: a survey based on 200 normal cervical spines. Am J Roentgenol Radium Ther Nucl Med 1966; 97:135-40.
14. Bonadio WA. Cervical spine trauma in children. I. General concepts, normal anatomy, radiographic evaluation. Am J Emerg Med 1993; 11:158-65.
15. Warner WC. Rockwood and Wilkins' fractures in children. In: Beaty JH, Kasser JR (eds.) Cervical spine injuries in children. Lippincott Williams & Wilkins 2001:809-46.
16. Dickman CA, Rekate HL, Sonntag VKH, Zabramski JM. Pediatric spinal trauma vertebral column and spinal cord injuries in children. Pediatric 1989; 15:237-56.
17. Hugh JLG, Malthew RH. Detection of pediatric cervical spine injury. Neurosurgery 2008; 62:700-8.
18. Laham JL, Cotcamp DH, Gibbons PA, Kahana MD, Crone KR. Isolated head injuries versus multiple trauma in pediatric patients: do the same indications for cervical spine evaluation apply? Pediatric Neurosurg 1994; 21:221-6.
19. Schleehauf K, Ross SE, Civil ID, Schwab CW. Computed tomography in initial evaluation of cervical spine. Ann Emerg Med 1989; 18:815-7.
20. Pang D. Spinal cord injuries. In: David G Mclone. Pediatric neurosurgery. 4. ed. WB Saunders, 2001:660-94.
21. Bracken MB, Shepard MJ, Collins WF et al. A randomized trial of methylprednisolone or naloxone in the treatment of acute spinal cord injury: results of the second National Acute Spinal Cord Injury Study (NASCIS II). N Engl J Med 1990; 322:1405-11.
22. Pang D, Pollack IF. Spinal cord injury without radiographic abnormality in children – The SCIWORA syndrome. J Trauma 1989; 29:654-64.
23. Pang D, Wilberger JE. Spinal cord injury without radiographic abnormalities in children. J Neurosurg 1982; 57:114-29.
24. Davis PC, Reisner A, Hudgins PA, Davis WE, O'Brien MS. Spinal injuries in children: role of MR. AJNR 1993; 14:607-17.

Agradecimento:
Aos Drs. Rafael Cardoso e Geraldo Ávila, que contribuíram com o conteúdo deste capítulo.

CAPÍTULO 70

Traumatismos do Coração e Grandes Vasos

Marco Túlio Baccarini Pires

TRAUMATISMOS DO CORAÇÃO

As lesões do coração são importante causa de morbidade e mortalidade. A real incidência das lesões cardíacas traumáticas é desconhecida, inclusive devido à existência de diferentes causas e classificações. Os traumatismos cardíacos contusos têm sido relatados menos frequentemente do que as lesões penetrantes. Entretanto, sua letalidade é grande: de 10% a 70% das mortes ocorridas em acidentes automobilísticos podem ser causadas por rupturas do coração, provocadas por traumatismos contusos.

Classicamente, as lesões cardíacas podem ser organizadas de acordo com o mecanismo da lesão em:

a. **Penetrantes:** ferimentos por arma branca e por arma de fogo.
b. **Não penetrantes (contusos, fechados):** acidentes automobilísticos (cinto de segurança, *airbag*), atropelamentos, quedas de altura, esmagamento (acidentes industriais), explosões, agressões, fraturas de costelas ou de esterno, recreativas (beisebol, rodeios, outros eventos esportivos).
c. **Iatrogênicas:** causadas por cateteres ou por pericardiocentese.

Entre outras causas menos frequentes podem ser citadas: causas metabólicas (resposta traumática à lesão, coração "atordoado", síndrome da resposta inflamatória sistêmica), queimaduras, lesões por eletricidade, agulhas e outros corpos estranhos e êmbolo balístico.

Desde tempos remotos o coração tem inspirado muitos poetas, escritores e músicos em todo o mundo. O órgão era visto como a fonte da vida. Além disso, ao ser ferido, provoca um sangramento imenso, muitas vezes incontrolável. Isso fez com que muitos cirurgiões do passado preferissem não abordá-lo. No século XIX, Billroth, um dos pioneiros da cirurgia, escreveu: "O cirurgião que tentar suturar uma ferida no coração perderá o respeito de seus colegas." No entanto, pouco tempo depois, no ano de 1896, Rehn, na Alemanha, realizou com sucesso a primeira sutura de uma lesão miocárdica produzida por arma branca. No século XX, a partir dos anos 1940 e 1950, foram dados os primeiros passos da moderna cirurgia do coração e grandes vasos, e perdeu-se a mística que envolvia o órgão. Assim, a partir dessa época, e principalmente nas guerras da Coreia e do Vietnã, foram desenvolvidas as técnicas modernas de abordagem emergencial do coração e dos grandes vasos.

A verdadeira incidência da lesão cardíaca é desconhecida, por ter ela causas múltiplas e diferentes classificações. O traumatismo cardíaco penetrante é lesão de alta letalidade, com relativamente poucas vítimas sobrevivendo tempo suficiente para chegar ao hospital. A mortalidade por traumatismos cardíacos penetrantes causados por arma de fogo é maior do que por arma branca. As lesões cardíacas decorrentes dos traumatismos contusos são relatadas com menor frequência do que os ferimentos penetrantes. No entanto, diferentes estatísticas indicam que das mortes por acidentes automobilísticos, de 10% a 70% têm como causa o traumatismo cardíaco não penetrante.

Observa-se, atualmente, uma tendência mundial de aumento da sobrevida geral em casos de traumatismo cardíaco, seja em virtude da existência de serviços de urgência com maior grau de especialização e treinamento (tanto na fase pré-hospitalar como no período hospitalar), seja em razão dos altos índices de suspeição clínica e indicação de toracotomia de emergência.

796

Traumatismo cardíaco penetrante

Entre as lesões do coração, os ferimentos penetrantes representam os traumatismos mais frequentemente observados nos pacientes que sobrevivem até chegar a um hospital para atendimento. As causas mais frequentes desse tipo de lesão são as agressões, tanto por arma de fogo como por arma branca.

A localização do ferimento no coração geralmente está relacionada com a ferida externa encontrada na parede torácica. Os ferimentos relacionados com lesão penetrante no coração estão presentes em ampla área, que compreende todo o precórdio, a região cervical, a região axilar e o abdome superior. Em estatísticas brasileiras, e devido à sua posição mais anterior, a câmara cardíaca mais atingida nos traumatismos penetrantes do coração é o ventrículo direito, seguindo-se as lesões do ventrículo esquerdo. Um terço das lesões cardíacas penetrantes envolve mais de uma localização do coração. Podem ser encontradas lesões intracardíacas (aparelho valvar, fístulas intracardíacas, lesões septais com formação de comunicação interventricular) e lesões das artérias coronárias.

Traumatismo cardíaco fechado (contuso)

A ruptura cardíaca decorrente de traumatismo contuso foi observada e descrita por Senac em 1778. Hoje, acidentes automobilísticos causam a maioria das lesões cardíacas fechadas, existindo, porém, outras causas, como lesões originárias de quedas, esmagamentos, agressões ou explosões.

Forças de compressão e desaceleração são causadoras das lesões cardíacas fechadas, levando ao aumento súbito das pressões no interior das câmaras cardíacas e nos tecidos ao redor do coração. Esse aumento agudo das pressões pode levar à ruptura tecidual, surgindo lesões na parede livre dos ventrículos, artérias coronárias e cúspides valvares e/ou aparelho subvalvar das valvas atrioventriculares. O traumatismo cardíaco contuso pode levar à ruptura do septo interventricular e ao surgimento de comunicação interventricular; essa ruptura ocorre mais frequentemente no fim da diástole ou no início da sístole e mais próxima do ápex cardíaco. Ademais, já foram relatadas rupturas cardíacas múltiplas e também a ruptura do sistema de condução.

A ruptura traumática da aorta torácica é associada à ruptura cardíaca letal em quase 25% dos casos.

Podem ocorrer situações mais brandas, manifestadas por contusão miocárdica, que mais frequentemente acomete a parede anterior do ventrículo direito, em razão de sua posição mais à frente.

A laceração do pericárdio pode surgir de modo isolado no traumatismo torácico fechado e/ou acompanhar a lesão cardíaca traumática. O coração pode herniar-se através das lacerações pericárdicas, muitas vezes determinando quadros de insuficiência cardíaca aguda; e também ser torcido e deslocado para qualquer cavidade pleural ou, até mesmo, para o peritônio. O enchimento venoso cardíaco torna-se comprometido e, a menos que a hérnia cardíaca seja reduzida, podem surgir hipotensão grave e parada cardíaca.

Um impacto direto potente sobre a parede torácica anterior pode, mais raramente, causar morte súbita de origem cardíaca: é o quadro conhecido como *commotio cordis* – morte súbita por arritmia cardíaca provocada pelo impacto de um objeto contra o lado esquerdo do tórax. Um golpe no precórdio durante o período vulnerável de repolarização (pouco antes do pico da onda T) resulta em fibrilação ventricular ou assistolia. Existem relatos de vários casos de morte nessa situação em função do impacto de uma bola de beisebol diretamente sobre a parede anterior do tórax.

Quadro clínico e fisiopatologia

A apresentação clínica de um paciente portador de lesão cardíaca (penetrante ou não penetrante) pode ser caracterizada, fundamentalmente, por hipovolemia (sangramento), tamponamento cardíaco, ou ambos. O sangramento pode se dar para o meio externo, para as cavidades pleurais ou para o espaço mediastinal (e, neste caso, levar ao tamponamento cardíaco). Quando o sangramento se dá para o meio externo ou para as cavidades pleurais, ocorre rápida perda sanguínea, seguindo-se choque hemorrágico e, comumente, morte. Com frequência, nesse tipo de situação coexistem grandes lacerações pericárdicas, possibilitando a passagem do sangue e evitando que ocorra o tamponamento cardíaco.

Quando o sangramento não se faz para o meio externo ou para a cavidade pleural, ocorre o tamponamento cardíaco. O pericárdio, uma membrana serofibrosa, é pouco distensível, de modo que um pequeno aumento agudo de líquido em seu interior leva a uma situação de baixo débito cardíaco, devido à restrição na diástole ventricular. O aumento da pressão intrapericárdica leva à diminuição do retorno venoso ao coração e à consequente restrição diastólica. Em caso dessa restrição, elevam-se a pressão venosa central (PVC) e a pressão diastólica final do ventrículo direito. Clinicamente, surgem ingurgitamento venoso cervical, abafamento das bulhas cardíacas, queda da pressão arterial (que se torna convergente), taquicardia, pulso paradoxal, hipoxia e choque. O volume necessário para a produção de tamponamento pode ser tão pequeno quanto 60 a 100mL.

Os achados clássicos da tríade de Beck (abafamento das bulhas cardíacas, hipotensão arterial e distensão das veias cervicais) são encontrados em apenas 10% dos portadores de trauma. O pulso paradoxal (queda marcante da pressão arterial sistólica durante a inspiração) e o sinal de Kussmaul (aumento da distensão venosa jugular na inspiração) podem estar presentes, mas não são sinais confiáveis. Um sinal importante de tamponamento cardíaco é um estreitamento da pressão de pulso (pressão convergente).

A velocidade do acúmulo de sangue no espaço pericárdico depende do local da ferida. Por exemplo, por ter uma parede mais espessa, as feridas no ventrículo direito param de sangrar mais rapidamente do que as feridas do átrio direito. Pacientes com lesões nas artérias coronárias apresentam tamponamento de início rápido combinado com isquemia miocárdica. Nas lesões do ventrículo esquerdo, o paciente pode apresentar descompensação cardíaca, piorando seu quadro. Nos casos de deterioração rápida do quadro clínico, os pacientes podem se beneficiar de um diagnóstico precoce e intervenção cirúrgica imediata.

Diferentemente do derrame pericárdico agudo, um aumento lento na quantidade de líquido pericárdico faz com que a membrana pericárdica se distenda de modo lento e progressivo, permitindo a acomodação do líquido de derrame e a não ocorrência do quadro de tamponamento. Este é o caso, por exemplo, do derrame pericárdico urêmico encontrado na insuficiência renal crônica.

Em contraste com as lesões por arma branca, em que se observa a maioria dos casos de tamponamento cardíaco, os ferimentos cardíacos causados por arma de fogo estão mais costumeiramente associados à hemorragia. Isso acontece porque as feridas do coração e do pericárdio são habitualmente maiores nas lesões por arma de fogo. Assim, esses pacientes se apresentam mais frequentemente em parada cardíaca e com sangramento vultuoso para uma cavidade pleural.

O traumatismo cardíaco contuso pode ser dividido em casos com lesões clinicamente significativas e clinicamente não significativas. As lesões significativas incluem ruptura cardíaca (ventricular ou atrial), ruptura septal, disfunção valvar, trombose coronária e avulsão das veias cavas. Essas lesões se manifestam como tamponamento, hemorragia ou insuficiência cardíaca grave. Algumas dessas lesões, como a ruptura septal e a disfunção valvar (ruptura dos folhetos, dos músculos papilares ou das cordoalhas tendíneas), podem inicialmente apresentar-se sem sintomas mas, em um segundo momento, o paciente pode evoluir com insuficiência cardíaca.

Nos casos de lesões contusas, o mecanismo mais frequente da lesão é a compressão entre o esterno e a coluna vertebral. Caso se forme hematoma na parede ventricular, este poderá ser subepicárdico, subendocárdico ou transmural. Hematomas transmurais são os mais graves, podendo causar ruptura ventricular ou levar à formação crônica de falso aneurisma, o qual poderá romper-se tardiamente, levando a uma forma retardada de tamponamento.

Arritmias cardíacas podem ocorrer como consequência do traumatismo contuso, não havendo, muitas vezes, correlação entre o tamanho da lesão e a gravidade da ar-

ritmia. Outras causas são isquemia e alterações metabólicas e hidroeletrolíticas. A arritmia mais frequente é a extrassistolia ventricular. A taquicardia ventricular também pode surgir e vir a degenerar-se em fibrilação ventricular. Taquiarritmias supraventriculares também podem ocorrer. Esses sintomas se apresentam, geralmente, dentro das primeiras 24 a 48 horas após a lesão.

Outras causas de arritmias são os projéteis retidos na massa miocárdica e os hematomas ventriculares, secundários a contusões. Projéteis de arma de fogo no interior das câmaras atriais ou ventriculares poderão ainda funcionar como áreas de formação de trombos ou infectar-se, causando endocardite. A ocorrência de necrose cardíaca naqueles pacientes que apresentam projéteis retidos no miocárdio ou no saco pericárdico é considerada uma complicação importante, chegando a haver indicação para a retirada do projétil. A migração de um projétil intracavitário (êmbolo balístico) é descrita tanto no setor arterial como no setor venoso do coração e da circulação, porém é uma ocorrência rara.

A lesão cardíaca de causa metabólica refere-se à disfunção cardíaca encontrada em resposta à lesão traumática. Pode estar associada a lesões causadas por queimaduras, ferimentos elétricos, sepse, síndrome da resposta inflamatória sistêmica e traumatismos múltiplos. O mecanismo exato responsável por essa disfunção não é claro, mas as respostas ao trauma podem induzir a liberação de citocinas, as quais podem ter efeito direto sobre o miocárdio. A lesão cardíaca metabólica pode se manifestar clinicamente como distúrbios de condução ou diminuição da contratilidade, levando à diminuição do débito.

A Tabela 70.1 mostra as principais arritmias observadas nos traumatismos cardíacos.

Tabela 70.1 ■ Principais arritmias associadas ao traumatismo cardíaco

Lesões cardíacas penetrantes
Taquicardia sinusal
Alterações de segmento ST sugestivas de isquemia
Taquicardia supraventricular
Taquicardia ventricular/fibrilação ventricular
Lesões cardíacas contusas
Taquicardia sinusal
Alterações de segmento ST e da onda T
Bloqueios atrioventriculares/bradicardia
Taquicardia ventricular/fibrilação ventricular
Lesões por eletricidade
Taquicardia sinusal
Alterações de segmento ST e da onda T
Bloqueio dos ramos cardíacos
Desvio do eixo no ECG*
QT prolongado
Taquicardia supraventricular paroxística
Fibrilação atrial
Taquicardia ventricular/fibrilação ventricular
Assistolia

*ECG: eletrocardiograma.

Capítulo 70 ■ Traumatismos do Coração e Grandes Vasos

Lacerações das principais artérias coronárias, quando existentes, podem levar à morte rapidamente, tanto pelo mecanismo de sangramento e tamponamento como pela isquemia miocárdica aguda que podem ocasionar. Em um primeiro momento, as lesões com ruptura das coronárias são tratadas com ligadura do vaso, para conter a hemorragia. Entretanto, procedimentos de revascularização cirúrgica do miocárdio podem por vezes ser necessários, inclusive com o uso de circulação extracorpórea, para revascularização de uma área importante do coração que se apresente isquêmica, como consequência do trauma.

Avaliação e diagnóstico

O diagnóstico de lesão cardíaca exige um elevado índice de suspeição. Os pacientes portadores de traumatismo cardíaco podem se apresentar com quadros clínicos diversos, sendo encontrado desde um totalmente estável, do ponto de vista clínico, até algum *in extremis*. Em presença de um paciente instável, é fundamental o papel do socorrista no momento inicial, uma vez que será ele quem realizará o diagnóstico e o primeiro atendimento.

Um quadro de choque em um paciente após traumatismo cardíaco pode ser devido ao enchimento inadequado do coração ou à insuficiência ventricular aguda. Uma causa cardíaca de choque deve ser suspeitada em qualquer paciente com traumatismo torácico, com hipotensão que seja desproporcional à perda estimada de sangue, ou com uma resposta inadequada à administração de líquidos.

No atendimento inicial, usa-se o protocolo do ATLS® (*Advanced Trauma Life Support*), buscando-se a manutenção de uma via aérea e cuidados com a respiração e a circulação. Segue-se a ordem de exame do ABCDE do trauma. São canuladas duas veias periféricas calibrosas e realiza-se a coleta de sangue para tipagem. No caso de um traumatismo penetrante, deverá sempre ser considerada a possibilidade de o orifício de uma lesão externa estar localizado em área suspeita toracoabdominal. Caso seja colocado um cateter venoso central, verifica-se se a PVC está elevada. Pacientes *in extremis* apresentam-se com respiração pré-agônica e cianose, sugerindo morte iminente.

Em caso de suspeita de lesão cardíaca, é realizado um exame para averiguar a presença da tríade de Beck, bem como do pulso paradoxal e do sinal de Kussmaul. Estes são achados que sugerem lesão cardíaca, mas estão presentes em apenas 10% dos pacientes com tamponamento cardíaco. Um exame rápido, e que pode ser fundamental, é a ultrassonografia FAST (ultrassonografia abdominal focada para trauma – *focused abdominal sonogram for trauma*). Se o exame FAST demonstra líquido pericárdico em pacientes instáveis (pressão arterial sistêmica <90mmHg), a transferência para a sala de cirurgia, a fim de reparo definitivo ou controle de danos, é recomendada de imediato.

Caso haja tempo ou dúvida diagnóstica, o paciente poderá ser submetido a outros exames: as radiografias de tórax em posteroanterior (PA) revelam o coração globoso. Outros achados radiológicos podem ser hemotórax, pneumotórax, fraturas de arcos costais ou o achado de corpos estranhos, como projéteis.

O ECG, em casos de tamponamento, mostra como alterações principais a baixa voltagem do complexo QRS, a ocorrência de arritmias cardíacas (que se apresentam como extrassístoles ventriculares) e alterações da repolarização ventricular consequentes ao trauma.

Caso o paciente esteja estável, um ecocardiograma poderá ser obtido, mostrando derrame pericárdico em casos de tamponamento e a existência de outras lesões intracavitárias (lesões valvulares, comunicação intraventricular [CIV] etc.). Esse é um exame simples e de extrema utilidade, podendo detectar pequenas quantidades de líquido no saco pericárdico. Entretanto, o ecocardiograma pode estar prejudicado em situações em que haja comprometimento concomitante de partes moles da parede torácica.

Um estudo hemodinâmico será valioso em casos mais crônicos, como, por exemplo, se estão presentes projéteis intramurais ou se houve lesão coronariana.

Nos traumatismos cardíacos fechados do coração, o diagnóstico pode ser mais difícil. Essa é uma ocorrência nas contusões ventriculares em que uma arritmia cardíaca (geralmente extrassístoles ventriculares) pode ser a única manifestação encontrada. Outra situação possível é a dor de caráter anginoso que não cede com a administração de vasodilatadores coronarianos. Insuficiência cardíaca congestiva (ICC) aguda pode ser resultante da contusão, de lesão valvular ou do septo interventricular. Exsudação para o saco pericárdico e tamponamento secundário poderão surgir (raramente), assim como pericardite.

Pacientes *in extremis* necessitam intervenção cirúrgica imediata, muitas vezes exigindo a realização de toracotomia na sala de emergência para reanimação. As indicações claras para toracotomia na sala de emergência incluem as seguintes:

- Parada cardíaca pós-trauma do coração em que haja possibilidade de recuperação do paciente (p. ex., paciente vítima de traumatismo penetrante).
- Hipotensão grave pós-trauma (pressão arterial [PA] sistólica <60mmHg), causada por tamponamento cardíaco, embolia aérea e hemorragia intratorácica.

Se, após a toracotomia na sala de emergência, os sinais vitais são recuperados, o paciente é transferido para a sala de cirurgia para o reparo definitivo.

O paciente com diagnóstico confirmado de líquido pericárdico por FAST, com sinais vitais normais (PA sistêmica >90mmHg), deve ser submetido a uma avaliação minuciosa para identificação de lesões associadas.

Tratamento

Em pacientes portadores de traumatismo cardíaco grave é fundamental a rapidez no transporte até um centro médico onde o tratamento definitivo possa ser realizado. Para que haja sucesso no tratamento, a intubação endotraqueal deve ser realizada de imediato, sendo o tempo ideal de transporte até o local de atendimento inferior a 5 minutos. O tratamento deve ser instituído antes mesmo que o diagnóstico seja definido e visa, principalmente, à manutenção da vida do paciente.

A detecção de um hemopericárdio que prejudique o enchimento cardíaco exige drenagem imediata, idealmente por meio de uma abordagem cirúrgica subxifoide. A drenagem cirúrgica pode ser profusa ou persistente, caso em que a toracotomia imediata é necessária para controle da hemorragia.

O quadro de choque por acinesia ventricular pode responder à adequada reposição de volume, ao suporte inotrópico ou a uma redução da pós-carga. Se essas medidas forem insuficientes, o uso de balão intra-aórtico deverá ser considerado para aumentar o débito cardíaco (mas somente após uma lesão na região do istmo da aorta ter sido descartada).

O tratamento definitivo envolve a exposição cirúrgica do coração através de uma toracotomia anterolateral no quarto ou quinto espaço intercostal ou de uma esternotomia mediana e consiste no alívio do tamponamento e no controle da hemorragia. Ocasionalmente, e se necessário para uma melhor exposição, tendo sido feita incisão de uma toracotomia anterolateral, esta pode ser ampliada transversalmente em direção ao outro hemitórax.

Uma vez aberto o hemitórax esquerdo, uma alternativa para diminuir o grau de choque em que o paciente se encontra consiste em realizar o clampeamento da aorta descendente. A quantidade de sangue presente no hemitórax esquerdo pode indicar se o quadro do paciente é predominantemente hemorrágico ou apenas se trata de um quadro fundamentalmente de tamponamento cardíaco.

O saco pericárdico é aberto anteriormente, sendo identificadas rapidamente as estruturas lesadas, e o reparo é executado. No momento da pericardiotomia, quando se desfaz a pressão intrapericárdica, pode ocorrer hemorragia volumosa, a qual pode ser incontrolável em alguns casos.

Alguns detalhes da técnica operatória devem ser observados: todo material de cirurgia vascular e de ressuscitação, incluindo o desfibrilador, deve estar à mão; grandes quantidades de sangue e de plasma devem estar disponíveis; o paciente deve estar monitorado; sondas vesical e nasogástrica devem ser inseridas, se houver tempo; vias para infusão venosa rápida devem estar disponíveis. Concomitantemente, a correção da acidose e da hipotermia e o restabelecimento da perfusão coronária eficaz devem ser objetivos a serem alcançados.

A cardiorrafia é realizada com fios inabsorvíveis, com agulhas cardiovasculares atraumáticas. Cuidado especial deve ser tomado durante a sutura, pois o músculo cardíaco é muito friável, podendo lacerar-se ao ser suturado. Os pontos devem abranger todas as camadas do músculo cardíaco. Muitas vezes, para auxiliar o controle do sangramento, o médico auxiliar comprime o local lesado, enquanto a sutura é feita sob seu dedo.

Lesões adjacentes às artérias coronárias podem ser abordadas mediante a colocação da sutura profundamente à artéria coronária, evitando-se lesá-la. Na imensa maioria das vezes não é necessário o emprego de circulação extracorpórea.

A sobrevida global de pacientes atendidos em nível hospitalar, portadores de lesões cardíacas penetrantes, varia de 30% a 90%. A sobrevida de pacientes vítimas de lesão por arma branca é de 70% a 80%, enquanto a sobrevida após ferimentos a bala varia de 30% a 40%. Pacientes com ruptura cardíaca têm prognóstico pior do que aqueles com ferimentos cardíacos penetrantes, com taxa de sobrevida de aproximadamente 20%.

Após a recuperação inicial do paciente, exames adicionais devem ser realizados, como ecocardiograma transtorácico e/ou transesofágico, em busca de lesões que porventura tenham passado despercebidas no momento do atendimento.

TRAUMATISMOS DA AORTA E DOS VASOS DA BASE

Um traumatismo penetrante no tórax geralmente afeta estruturas profundas que se encontrem na trajetória de um projétil, lesionando-as por perfuração e/ou outras forças criadas por projéteis de alta velocidade. Os ferimentos penetrantes de baixa velocidade no tórax, que ocorrem a partir de feridas por arma branca ou empalamento, podem ser igualmente letais, devido à proximidade do grande número de estruturas vitais existentes no interior da cavidade torácica. A extensão total da lesão torácica não pode ser apreciada inicialmente pelo simples reconhecimento das lesões de entrada e saída. Estudos epidemiológicos demonstram que mais de 90% das lesões dos grandes vasos torácicos são causadas por traumatismo penetrante. A maioria dessas lesões é letal.

Nos traumatismos torácicos fechados, a desaceleração e a tração são os mecanismos clássicos de lesão da aorta e dos vasos da base. O traumatismo contuso da aorta é a lesão cardiovascular mais comumente encontrada na prática civil. Em 1557, Vesalius descreveu, pela primeira vez, uma morte por traumatismo fechado da aorta em um paciente que foi lançado de um cavalo. As lesões contusas da aorta e dos grandes vasos muitas vezes ocorrem como resultado do impacto repentino em um trauma, determinando forças que podem também lesar o coração, as veias cavas e

Capítulo 70 ■ Traumatismos do Coração e Grandes Vasos

os vasos pulmonares. As lesões podem ser rapidamente letais ou causar morbidade tardia; podem ser encontradas lesões concomitantes na parede torácica, no diafragma, nos pulmões, nas vias aéreas e no esôfago. As lesões traumáticas torácicas podem manifestar-se até mesmo anos após o acidente. A desaceleração horizontal cria forças de cisalhamento na altura do istmo aórtico, ou seja, na junção entre o arco aórtico (relativamente móvel) e a aorta descendente (fixa). A desaceleração vertical desloca o coração caudalmente e para a esquerda na cavidade pleural, impondo uma pressão aguda à aorta ascendente ou à artéria inominada. A extensão súbita do pescoço ou a tração no ombro pode esticar o arco aórtico, causando lacerações na camada íntima, ruptura da camada média ou a ruptura completa da parede arterial. Todas essas lesões podem evoluir com trombose, dissecção, formação de pseudoaneurisma ou hemorragia.

Quadro clínico e fisiopatologia

Na imensa maioria dos casos de traumatismos penetrantes, a morte ocorre de imediato, no local do trauma, sendo sua causa a exsanguinação. Os pacientes que chegam vivos ao hospital apresentam-se invariavelmente em quadro de choque hemorrágico e pré-agônicos. Exames complementares, como a radiografia de tórax e a tomografia computadorizada (TC), quando possível são realizados, pois geralmente não há tempo hábil para sua obtenção.

A morte nos casos de traumatismo aórtico fechado ocorre no local do acidente em 75% a 90% dos casos. Cerca de 8% dos pacientes sobrevivem por mais de 4 horas. Assim, existe um curto período de latência para intervir na maioria dos casos. Dos que chegam vivos ao hospital, 75% se encontram estáveis hemodinamicamente. No entanto, até 50% dos pacientes morrem antes do reparo. Estima-se que de 2% a 5% deles sobrevivam sem intervenção ou até a detecção da formação de um falso aneurisma crônico. Algumas lesões certamente podem passar despercebidas, o que torna difícil a determinação da verdadeira incidência dessas lesões, do número e da natureza dos ferimentos que cicatrizem espontaneamente e do número de pseudoaneurismas crônicos não diagnosticados. Quase todos os pacientes têm outras lesões graves associadas, incluindo lesões cranianas, abdominais, de tórax e da coluna vertebral. Os sobreviventes têm tipicamente duas outras lesões graves, enquanto os não sobreviventes têm quatro ou mais lesões.

Nos traumatismos fechados, a maioria das lesões se localiza no istmo aórtico, logo abaixo da origem da artéria subclávia esquerda. De maneira típica, a aorta é completamente seccionada de modo transversal, sendo suas três camadas interrompidas e as bordas separadas por alguns centímetros. Interrupções parciais e lesões espiraladas ocorrem com menos frequência e estão associadas a hematomas murais e dissecções localizadas. Os pacientes

que sobrevivem geralmente apresentam lesão incompleta (camadas íntima e média). A integridade da camada adventícia e dos tecidos periadventiciais impede a ruptura completa da aorta, conseguindo manter a perfusão distal.

Menos de 50% dos pacientes com traumatismo aórtico fechado apresentam sinais ou sintomas específicos desta lesão. Embora os pacientes possam queixar-se de dispneia, dor torácica ou no dorso, estes não são sintomas específicos. Assim, é fundamental a obtenção da história do trauma em busca de informações acerca de desaceleração súbita, quedas ou esmagamento.

No exame físico, sinais que aumentam a suspeita de lesão da aorta incluem choque, deformidade do tórax anterior por volante de automóvel, sopros cardíacos, rouquidão, paraplegia ou pressões desiguais entre as extremidades superiores e inferiores. Fraturas de esterno, clavícula, primeira costela, escápula ou de múltiplos arcos costais também são comumente observadas.

Os dados que possibilitam aumentar o índice de suspeição diagnóstica de um traumatismo fechado da aorta torácica se encontram na Tabela 70.2.

Tabela 70.2 ■ Dados que podem sugerir ruptura aórtica

História
Velocidade do veículo envolvido no acidente >50km/h
Acidente automobilístico frontal com obstáculo imóvel
Não estar usando cinto de segurança
Vítima ter sido ejetada do veículo
Volante quebrado
Acidente com motocicleta
Acidente aéreo
Pedestre atropelado por veículo motorizado
Quedas de >3 metros
Lesões de tipo esmagamento
Perda da consciência

Exame físico
Choque hemorrágico
Fratura de esterno, primeira costela, clavícula, escápula ou de múltiplos arcos costais
Marca do volante na parede do tórax
Sopro cardíaco
Rouquidão
Dispneia
Dor na região dorsal
Hemotórax
Pressão arterial desigual nas extremidades
Paraplegia

Diagnóstico

A ruptura aórtica deve ser comprovada por métodos de imagem para a garantia de um diagnóstico correto. Um alto índice de suspeição pode ser levantado a partir da história do trauma e do quadro clínico, e uma simples radiografia de tórax pode aumentar ainda mais essas suspeitas. Na radiografia, podem ser encontrados alargamento do mediastino superior (>8cm), proeminência com borramento do botão aórtico, índice mediastino/tórax >0,25, desvio da traqueia para a esquerda, abaixamento do brônquio principal esquerdo, derrame pleural à esquerda, opacificação da janela aortopulmonar, desvio para a direita de sonda nasogástrica, fratura da primeira costela ou de múltiplos arcos costais, fratura de clavícula, contusão pulmonar e fratura da coluna torácica.

No passado, a aortografia foi considerada o padrão-ouro para diagnóstico de lesões da aorta torácica, sendo sua sensibilidade e especificidade de 100%, quando bem executada. Entretanto, suas desvantagens incluem a necessidade de uma equipe especializada para realizar o estudo, sendo negativa a maioria de seus resultados (85% a 95%). Atualmente, a TC helicoidal suplanta a aortografia como modalidade diagnóstica de escolha, com sensibilidade e valor preditivo negativo próximo dos 100%.

Aproximadamente 1% dos pacientes portadores de traumatismos fechados tem uma lesão da aorta torácica identificada por TC. Além da excelente possibilidade de diagnóstico, outras vantagens da TC são: sua precisão, ampla disponibilidade, rapidez e custo razoável. Ao contrário de outras modalidades de diagnóstico, a TC tem a capacidade única de identificar prontamente lesões associadas, mesmo as de outros órgãos e sistemas. As lesões diretamente observadas na TC nos casos de ruptura aórtica são: extravasamento de contraste, hematoma mediastinal, retalhos da camada íntima, formação de pseudoaneurisma e defeitos de enchimento, como trombo mural.

A ressonância magnética tem pouca aplicabilidade na avaliação do traumatismo agudo da aorta em razão da longa duração do exame e do acesso limitado. Ela pode ser usada, no entanto, no acompanhamento de lesões da aorta tratadas conservadoramente.

Tratamento

Como em qualquer outro paciente traumatizado, a avaliação e o tratamento devem seguir as normas do ATLS®, incluindo estabelecimento de via aérea, manutenção da respiração e reposição volêmica.

Pacientes vítimas de traumatismo torácico penetrante e com grande hemotórax, com suspeita de lesão da aorta e vasos da base, devem ser submetidos à drenagem torácica e avaliados para realização de toracotomia de emergência em caso de instabilidade. Caso seja possível, o que na maioria das vezes não ocorre, exames complementares, como radiografia do tórax e TC, podem ser de utilidade no manuseio do paciente. O tratamento da lesão da aorta envolve sua rafia, após a colocação de clampes vasculares que promovam o controle parcial ou completo do sangramento. Em casos de lesão por arma de fogo, a parede arterial deve ser desbridada antes da realização da sutura, pois as bordas do ferimento se encontram queimadas pela alta temperatura do projétil. Caso a reconstituição não seja possível apenas com a sutura, o cirurgião poderá optar pelo uso de uma prótese vascular na reconstituição do trajeto do vaso lesado.

Com relação aos traumatismos fechados da aorta, existem três grandes categorias de pacientes: (1) aqueles que morrem no local do trauma (70% a 80% do total); (2) os que se apresentam ou que venham a se tornar instáveis (2% a 5% do todo, com uma mortalidade de 90% a 98%); e (3) aqueles que estão hemodinamicamente estáveis e são diagnosticados de 4 a 18 horas após a lesão (15% a 25% do total, com mortalidade de 25%, em grande parte causada por lesões associadas).

O reparo cirúrgico tradicional é feito por meio de toracotomia e interposição de um enxerto vascular no local da lesão. Esse tratamento provou ser eficaz e duradouro, mas traz consigo algumas complicações. Uma delas se refere a situações nas quais a aorta se encontra tão lacerada que o clampeamento proximal e distal seria feito com dificuldade, podendo contribuir para exsanguinação e morte do paciente. Outro problema é a ocorrência de paraplegia, decorrente do tempo de pinçamento da aorta torácica. Técnicas que utilizaram circulação extracorpórea (CEC) mostraram-se eficazes na reposição da volemia, porém na maioria das vezes não há tempo para sua utilização em uma situação emergencial. Além disso, em razão da heparinização do circuito da CEC, um sangramento em outros locais e sistemas de um paciente politraumatizado pode causar consequências catastróficas. O uso de uma bomba centrífuga com heparinização dos tubos e *bypass* parcial ativo parcial é uma opção que não exige o uso de heparinização sistêmica, mas ainda assim trata-se de um equipamento de uso restrito.

Têm sido publicados muitos estudos relatando os bons resultados no tratamento das lesões traumáticas fechadas da aorta com abordagem endovascular. Idealmente, o procedimento deveria ser realizado em sala cirúrgica com equipamento de hemodinâmica associado instalado (híbrido).

Quando o procedimento endovascular é realizado, os procedimentos e prioridades na abordagem ao paciente politraumatizado são os mesmos adotados para abordagem aberta. Esse procedimento vem adquirindo força à medida que se tem obtido maior experiência com essa mesma técnica quando usada em pacientes eletivos. Não se tem ideia, entretanto, da evolução a longo prazo do enxerto endovascular quando usado nesse tipo de paciente (geralmente jovens) e nesse tipo de situação.

Bibliografia

American College of Surgeons, Committee on Trauma. Advanced Trauma Life Support. Chicago: American College of Surgeons, 1997.

Amerongen RV, Rosen M, Winnik G, Horwitz J. Ventricular fibrillation following blunt chest trauma from a baseball. Pediatr Emerg Care 1997; 13:107.

Asensio JA, Soto SN, Forno W et al. Penetrating cardiac injuries: a complex challenge. Injury 2001; 32:533.

Capítulo 70 ■ Traumatismos do Coração e Grandes Vasos

Biffl WD, Moore EE, Johnson JL. Emergency department thoracotomy. In: Moore EE, Feliciano DV, Mattox KL (eds.) Trauma. 5. ed. New York: McGraw-Hill, 2004.

Brown J, Grover FL. Trauma to the heart. Chest Surg Clin North Am 1997; 7:325.

Bruckner B, DiBardino D, Cumbie T et al. Critical evaluation of chest computed tomography scans for blunt descending thoracic aortic injury. Ann Thorac Surg 2006; 81: 1339-46.

Campbell NC, Thomsen SR, Murkart DJ et al. Review of 1198 cases of penetrating cardiac trauma. Br J Surg 1997; 84:1737.

Cook CC, Gleason TG. Great vessel and cardiac trauma. Surg Clin N Am 2009; 89:797-820.

Cook J, Salerno C, Krishnadasan B et al. The effect of changing presentation and management on the outcome of blunt rupture of the thoracic aorta. J Thorac Cardiovasc Surg 2006; 131:594-600.

Durham LA, Richardson R, Wall MJ et al. Emergency center thoracotomy: impact of prehospital resuscitation. J Trauma 1992; 32:779.

Eddy AC, Rusch VW, Marchioro T, Ashbaugh D, Verrier ED, Dillard D. Treatment of traumatic rupture of the thoracic aorta: a 15-year experience. Arch Surg 1990; 125:1351

Fraga GP, Heinzl LR, Longhi BS, Silva DC, Fernandes Neto FA, Mantovani M. Trauma cardíaco: estudo de necropsias. Rev Col Bras Cir 2004; 31(6):386-90.

Fulda G, Brathwaite CEM, Rodriguez A, Turney SZ, Dunham CM, Cowley RA. Blunt traumatic rupture of the heart and pericardium: a tenyear experience (1979-1989). J Trauma 1991; 31:167-73.

Galindo Gallego M, Lopez-Cambra MJ, Fernandez-Acenero MJ et AL. Traumatic rupture of the pericardium. Case report and literature review. J Cardiovasc Surg (Torino) 1996; 37:187.

Kato K, Kushimoto S, Mashiko K, Hemmi H, Yamamoto Y, Otsuka T. Blunt traumatic rupture of the heart: an experience in Tokyo. J Trauma 1994; 36:859-64.

Maron BJ, Link MS, Wang PJ et al. Clinical profile of commotio cordis: An under appreciated cause of sudden death in young during sports and other activities. J Cardiovasc Electrophysiol 1999; 10:114.

Mattox K, Feliciano D, Beal A. Five thousand seven hundred and sixty cardiovascular injuries in 4459 patients: epidemiologic evolution 1958-1988. Ann Surg 1989; 209:698-705.

Morishita K, Kurimoto Y, Kawaharada N et al. Descending thoracic aortic rupture: role of endovascular stent grafting. Ann Thorac Surg 2004; 78:1630-4.

Pires MTB, Abrantes W et al. Ferimentos cardíacos penetrantes. Rev Col Bras Cir 1984; 11:190.

Rene P, Chilcott M. Current concepts: blunt trauma to the heart and great vessels. N Engl J Med 1997 Feb 27; 336(9):626-32.

Rodríguez-González F, Martínez-Quintana E. Cardiogenic shock following blunt chest trauma. J Emerg Trauma Shock 2010 Oct; 3(4):398-400.

Rousseau H, Dambrin C, Marcheix B et al. Acute traumatic aortic rupture: a comparison of surgical and stent graft repair. J Thorac Cardiovasc Surg 2005; 129:1050-5.

Rozycki GS, Feliciano DV, Schmidt JA et al. The role of surgeon performed ultrasound in patients with possible cardiac wounds. Ann Surg 1996; 223:737.

Schaffer RB, Berdat PA, Seiler C, Carrel TP. Isolated rupture of the ventricular septum after blunt chest trauma. Ann Thorac Surg 1999; 67:853.

Tehrani H, Peterson B, Katariya K et al. Endovascular repair of thoracic aortic tears. Ann Thorac Surg 2006; 82:873-7.

Wall Jr MJ, Mattox KL, Chen CD, Baldwin JC. Acute management of complex cardiac injuries. J Trauma 1997; 42:905.

Wall Jr MJ, Mattox KL, Wolf DA. The cardiac pendulum – blunt rupture of the pericardium with strangulation of the heart. J Trauma 2005; 59:136.

Working Group: Ad Hoc Subcommittee on Outcomes, American College of Surgeons-Committee on Trauma Practice Management Guidelines for Emergency Department Thoracotomy. J Am Coll Surg 2001; 193:303.

CAPÍTULO 71

Traumatismos Abdominais

Domingos André Fernandes Drumond

Sizenando Vieira Starling

Rodrigo Marques de Oliveira

INTRODUÇÃO

Trauma é uma doença universal que acomete pessoas de todas as idades, nos quatro cantos do mundo. Influencia e provoca mudanças na sociedade. Atinge países desenvolvidos e, principalmente, aqueles em desenvolvimento. Sua epidemiologia reflete aspectos culturais, sociais e econômicos de uma nação. A vida cotidiana acarreta a exposição natural e constante a diferentes mecanismos de trauma. As informações sobre este tema estão em incessante evolução. O traumatismo abdominal é desafiador porque sua complexidade reflete o envolvimento de múltiplos órgãos essenciais à fisiologia humana. Neste capítulo são mostrados os conceitos atuais importantes do trauma, convergindo para perspectivas futuras e avanços na abordagem do traumatismo abdominal.

Um grave problema de saúde pública, a doença trauma tornou-se uma epidemia mundial.[1] Representa 10% do total de mortes no mundo.[1] Estima-se que o número de mortes por trauma no ano 2000 tenha sido superior a 5 milhões.[1,2] Atinge, especialmente, os mais jovens, e é a principal causa de morte entre indivíduos dos 5 aos 44 anos de idade.[1-3] Considerando todas as faixas etárias, ocupa o terceiro lugar, atrás apenas das doenças cardiovasculares e neoplásicas.[1,2] A morbidade também é elevada. Estatisticamente, para cada óbito, três pessoas ficam incapacitadas.[1,2] A população economicamente ativa é a mais acometida, e os custos do tratamento são exorbitantes.

No Brasil, os números também são alarmantes. A partir de 1980 os óbitos por causas externas ocupam o segundo lugar nas estatísticas de mortalidade do país.[4,5] As duas principais causas são os homicídios e os acidentes de trânsito.[4,5] Anualmente, cerca de 130 mil brasileiros morrem vítimas de trauma no Brasil.[4,5] O resultado dessa catástrofe é contabilizado em perdas. Estima-se que, em 2001, o custo

por perda de produção tenha sido de 20,1 bilhões de reais.[5] Além disso, nesse mesmo ano, cerca de 5 milhões de anos de vida foram perdidos.[5]

O atendimento de urgência e emergência faz parte das atribuições do Sistema Unico de Saúde (SUS) e se caracteriza pela alta complexidade e custo elevado. No ano 2000, as causas externas representaram 5,2% do total de internações no país.[4] O custo anual com assistência à saúde resultante da violência consome 1,9% do Produto Interno Bruto (PIB) no Brasil, ou seja, cerca de 25 bilhões de reais.[1] Em 2005, apenas as ocorrências de trânsito nas rodovias brasileiras custaram 22 bilhões de reais à nação (1,2% do PIB).[6]

O futuro é assustador quando se verifica que as estatísticas apontam para o aumento do número de traumatismos e das taxas de morbimortalidade associadas. Considerando o trauma em todo o mundo, acredita-se que em 2020 as mortes decorrentes dessa doença sejam da ordem de 8,5 milhões ao ano.[1,7] Atender todas essas pessoas consumirá um terço dos investimentos em saúde.[1,7] É uma tragédia anunciada.

Nesse contexto, o traumatismo abdominal exerce papel importante porque em 25% a 30% dos casos de politraumatismo há envolvimento do abdome.[2,3] As taxas de mortalidade atingem 13% a 15%.[2,3] As lesões incluem comprometimento de órgãos sólidos, vísceras ocas, vasos sanguíneos e músculos. As complicações podem ser evidenciadas como sangramento, choque hipovolêmico, dor e sepse. O estudo do traumatismo abdominal é essencial para que sejam alcançados bons resultados na desafiadora tarefa de tratar politraumatizados.

MECANISMOS DE TRAUMA

O conhecimento dos mecanismos de trauma é fundamental para a avaliação dos pacientes politraumatizados. A atenção às lesões evidentes e às potenciais conduz

Capítulo 71 ■ Traumatismos Abdominais

ao diagnóstico precoce. Tempo é vital para o tratamento e prognóstico desses pacientes. A biomecânica do trauma oferece pistas para o diagnóstico em até 90% dos casos.[2,3] Os agentes vulnerantes e os mecanismos de trauma determinam dois tipos de pacientes com traumatismo abdominal: o portador de traumatismo abdominal contuso (fechado) e a vítima de traumatismo abdominal penetrante (aberto).

O evento traumático envolve dois ou mais elementos. A ação e a reação entre eles geram energia de movimento. Há permuta de energia, que é absorvida e percorre o corpo como ondas de choque, podendo causar lesões distantes da zona de impacto. As lesões dependem da quantidade de energia transmitida, da velocidade dessa transferência e da área e superfície em que atua a energia. A lesão ocorre quando é ultrapassada a capacidade de absorção de energia pelos tecidos.[8] Essas forças testam a elasticidade e resistência dos tecidos, agindo por compressão, esmagamento, cisalhamento, cavitação, aceleração e desaceleração das estruturas abdominais.

No traumatismo abdominal contuso, os mecanismos de trauma mais comuns incluem os acidentes de carro, motocicleta e bicicleta, atropelamentos, quedas e agressões físicas. No traumatismo abdominal penetrante, os ferimentos são causados por arma de fogo, arma branca e outros objetos perfurantes.

Cavitação é um fenômeno físico e significa formação de cavidades ou cavernas.[8] Resulta da ação de forças de natureza mecânica (ondas de choque) que trafegam na intimidade dos tecidos, sem deixar vestígio aparente. Pode não haver sinais evidentes de penetração na pele. No traumatismo contuso, a energia do impacto deforma os tecidos, impondo mudanças transitórias ou definitivas em sua estrutura. Quando a deformidade não é visível, porque os tecidos retornam à sua posição natural, ocorre cavitação temporária.[8] Na cavitação permanente, os tecidos sofrem deformações tão graves que impedem seu retorno ao estado natural.[8] Os projéteis de arma de fogo causam destruição permanente dos tecidos, por laceração direta ou dissipação de energia cinética. Seu poder de lesão depende de sua massa e, principalmente, de sua velocidade.[8,9] Os mais violentos podem comprometer estruturas em um raio de 25cm de seu trajeto.[8,9] Têm trajetória imprevisível à medida que atravessam os diferentes tecidos. Pode ocorrer fragmentação resultante do contato com estruturas rígidas do corpo (ossos), aumentando ainda mais o espectro de destruição.[2,8,9]

Nos ferimentos por arma branca, pode haver algum grau de cavitação temporária, gerado pelo impacto do objeto contra os tecidos. No entanto, seu mecanismo de lesão, por corte e laceração direta, não favorece a dissipação de energia cinética. A extensão da cavitação é proporcional à quantidade de energia cinética envolvida no trauma.[2,8]

As vísceras maciças do abdome têm densidade e elasticidade tão especiais que o fenômeno da cavitação, de-

corrente do trauma por projétil de arma de fogo, torna-se muito evidente.

ANATOMIA DO ABDOME

A expressão clínica das lesões depende de sua localização na cavidade abdominal, que é dividida em três compartimentos distintos: cavidade peritoneal, espaço retroperitoneal e cavidade pélvica.

O limite superior do abdome pode variar de acordo com os movimentos respiratórios do diafragma, atingindo até o quarto espaço intercostal durante a expiração. Sendo assim, parte do abdome está contido no segmento inferior da caixa torácica. O abdome anterior está compreendido entre a linha transmamilar, superiormente, os ligamentos inguinais e a sínfese púbica, inferiormente, e as linhas axilares anteriores, lateralmente.[2] O flanco é a área compreendida entre as linhas axilares anteriores e posteriores, desde o sexto espaço intercostal até a crista ilíaca.[2] O dorso é a área posterior do tronco, localizada entre as linhas axilares posteriores, das pontas das escápulas até as cristas ilíacas.[2,3]

A parede abdominal anterior é menos efetiva na proteção dos órgãos intra-abdominais.[2] Os flancos e o dorso possuem uma grossa camada muscular que oferece maior proteção às vísceras abdominais.

Traumatismo abdominal contuso

O traumatismo abdominal contuso é desafiador porque as lesões não são evidentes.[10] O esclarecimento do mecanismo de trauma desperta a suspeita e conduz ao diagnóstico das lesões ocultas. A incidência de traumatismo contuso está aumentando, sendo mais frequente do que os traumatismos penetrantes em muitos centros.[11] A associação com lesões em outros sistemas é comum. Aparece como terceira causa de morte entre os politraumatizados, atrás apenas do traumatismo cranioencefálico (TCE) e do traumatismo torácico.[2,3] Hemorragias ocultas e lesões abdominais despercebidas aumentam a morbidade e a mortalidade.[11,12]

No traumatismo contuso do abdome, achados de dor abdominal, prostração e sinais de irritação peritoneal são observados em mais de 90% de lesões intraperitoneais.[11] Os órgãos mais afetados são o baço (40% a 55%), o fígado (35% a 45%) e o intestino delgado (5% a 10%).[2] O retroperitônio também pode estar alterado. Nos pacientes submetidos à laparotomia, observa-se 15% de hematomas nessa região.[2] Lesão de víscera oca associada à lesão de órgão maciço é pouco comum no traumatismo contuso, não ultrapassando 1% a 3% dos casos.[12,13] Quanto mais precoces forem o diagnóstico e o tratamento dessas lesões, melhor será o prognóstico.

Aproximadamente 20% dos pacientes politraumatizados necessitam de tratamento cirúrgico no abdome.[11] No entanto, depois do advento da tomografia, cada vez opera-

-se menos traumatismo abdominal contuso desde que o paciente permaneça estável, sem sinais de sangramento e sem lesão de víscera oca associada.

Traumatismo abdominal penetrante

Historicamente, o traumatismo abdominal penetrante recebia indicação formal de laparotomia exploradora. O manejo seletivo desses casos foi introduzido na década de 1960 por Shaftan, inicialmente para ferimentos por arma branca.[14,15] Hoje, alguns traumatismos penetrantes podem ser conduzidos sem laparotomia, associando avaliação clínica criteriosa a métodos propedêuticos que assegurem a inexistência de lesões. A abordagem seletiva, para tratamento não operatório nos ferimentos penetrantes, pode ser empregada em instituições voltadas para o atendimento de traumatizados, especialmente nos "centros de trauma". Têm diminuído a incidência de laparotomias negativas e não terapêuticas, reduzindo os custos do tratamento e o tempo de internação dos pacientes.[14,16] Os índices de complicações de laparotomia desnecessária em trauma variam de 14% a 41,3%.[16-18]

Os ferimentos abdominais por arma de fogo causam lesão intraperitoneal em cerca de 96% dos casos.[19,20] Os ferimentos penetrantes da região glútea estão associados a incidência >50% de lesão abdominal cirúrgica.[11] Nos ferimentos por arma branca, há violação da cavidade em mais de 70% dos casos, entretanto apenas 25% a 30% apresentam lesão visceral de tratamento cirúrgico.[11,21]

No traumatismo abdominal penetrante por arma branca, as lesões mais frequentes são as do fígado (40%), intestino delgado (30%), diafragma (20%) e cólon (15%).[2] As lesões por arma de fogo mais frequentes são as do intestino delgado (50%), cólon (40%), fígado (30%) e estruturas vasculares abdominais (25%).[2]

Nos ferimentos por arma branca na parede anterior do abdome, a exploração cirúrgica da ferida pode ajudar a definir penetração na cavidade peritoneal com o objetivo de avaliar a integridade da fáscia abdominal, mas não está indicada nos ferimentos do flanco ou dorso. Por ser um procedimento cirúrgico, deve ser realizado por um cirurgião. Exige antissepsia, anestesia local e instrumental adequado. Por ser muitas vezes inconclusiva, é pouco usada na atualidade.[10]

Até algum tempo atrás, a penetração da fáscia abdominal era indicação absoluta de laparotomia. Atualmente, com os recursos disponíveis, tem sido cada vez menos utilizada como critério para determinação da conduta.[22,23] A literatura evidencia muitos casos de penetração na cavidade (arma de fogo ou branca) passíveis de tratamento não operatório,[20-22] desde que se tenha toda a propedêutica necessária para definir a inexistência de lesão cirúrgica. Caso contrário, a laparotomia se impõe como método propedêutico e não deve ser esquecida.

AVALIAÇÃO CLÍNICA

O atendimento em trauma é multidisciplinar e o tempo fez perceber a necessidade de sistematizar a avaliação e a conduta. Em 1980, o American College of Surgeons criou o *Advanced Trauma Life Suport* (ATLS®). O objetivo do ATLS® é uniformizar condutas por meio de protocolos sistematizados, possibilitando avaliação rápida, diagnóstico seguro e suporte inicial à vida. Seus conceitos e orientações devem ser entendidos e seguidos por todos que trabalham com trauma.

A prioridade e o melhor método de avaliação abdominal devem ser determinados de acordo com o mecanismo do trauma, as forças de lesão, sua localização e o estado hemodinâmico do doente.[2] A avaliação inicial determinará a sequência de atendimento do paciente, propedêutica, observação ou tratamento cirúrgico.

No paciente estável, a avaliação deve ser precisa e detalhada, promovendo a melhor conduta. No paciente instável, a equipe precisa definir com rapidez e segurança a causa da instabilidade. No trauma, evidências de hipotensão e choque devem ser interpretadas como sinal de sangramento, até que se prove o contrário. O exame clínico pode ser falho em detectar sangramentos ocultos precocemente. A propedêutica do paciente instável inclui ultrassonografia de abdome e radiografias do tórax e da pelve na sala de emergência. Os exames devem ser realizados simultaneamente à reanimação da vítima.

A história clínica, o exame físico e a análise dos mecanismos de trauma são essenciais na avaliação do paciente. As informações podem ser prestadas pelo próprio atendido, caso esteja consciente e orientado, ou pela equipe de atendimento pré-hospitalar, policiais ou, até mesmo, acompanhantes.

No traumatismo contuso, decorrente de acidente automobilístico e/ou motociclístico, é importante saber sobre o tipo de colisão (frontal, lateral, traseira), deformidade interna e externa do veículo, velocidade, localização da vítima no veículo (banco dianteiro ou traseiro, condutor ou passageiro) e uso de dispositivos de segurança (cinto de segurança, capacete). Nos atropelamentos, a vítima pode ser pedestre ou ciclista e ser arremessada a distância. Nas quedas, importa saber a altura da queda e a posição em que caiu, além de outras informações.

No traumatismo penetrante, devem ser conhecidos o tipo de arma (faca, foice, revólver, cartucheira), a distância do agressor em relação à vítima e a posição da vítima no momento do impacto, entre outras informações que podem determinar ou mesmo definir a conduta.

O exame físico deve ser meticuloso e sistemático, seguindo a sequência padrão: inspeção, ausculta, percussão e palpação.[2,3] O paciente deve ser totalmente exposto para o exame, sem desconsiderar a necessidade de proteção contra hipotermia. Há situações inerentes ao paciente traumatizado que dificultam ou mesmo impedem a avaliação clínica segura do abdome: alteração do nível de consciência por TCE, intoxicação etílica ou por outras drogas, traumatismo raquimedular e traumatismos associados, como fraturas da pelve, fêmur e arcos costais baixos.[2,3,10]

No traumatismo abdominal contuso, o exame físico isolado tem sensibilidade baixa, apenas 55% a 65%, para o diagnóstico de lesões intraperitoneais.[10,11] Os sinais de alerta devem ser valorizados. A evidência de tatuagem traumática no abdome (cinto de segurança [Figura 71.1], guidão de bicicleta) está associada a lesões intra-abdominais em cerca de 35% dos casos.[11] No traumatismo penetrante, o número e a localização dos ferimentos ajudam a entender as possíveis lesões abdominais. Examinar o dorso do paciente é sempre uma conduta segura e jamais deve ser esquecida. O poder de lesão das armas de fogo é grande, as quais pode causar lesões graves em vários órgãos. Atualmente, com o armamento militar ganhando as ruas das cidades, é necessário suspeitar de lesão abdominal quando há penetração entre a região cervical e o terço médio das coxas.

Os sinais de traumatismo abdominal podem não ser evidentes na admissão do paciente. Cerca de 40% dos casos de hemoperitônio podem não apresentar manifestações clínicas exuberantes na avaliação inicial.[11,24] O abdome é uma cavidade complacente e acomoda grandes volumes de sangue antes de alterar suas dimensões. As secreções intestinais diluídas em sangue e outros líquidos podem demorar a evidenciar sinais de irritação peritoneal.

Todos os pacientes politraumatizados devem ser avaliados na perspectiva de possível lesão abdominal, que está presente em mais de 10% dos portadores de TCE e em 7% dos traumatismos de extremidades.[2,3,24] Traumatismo toracoabdominal com dor ou fratura em arcos costais baixos à esquerda está associado a lesão esplênica em 20% dos casos.[24] Quando ocorre à direita, a lesão hepática aparece em 10% dos casos.[24]

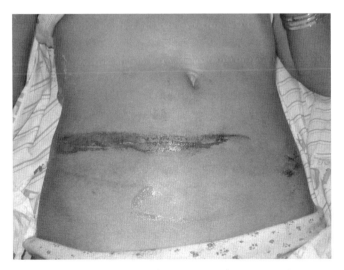

Figura 71.1 ■ Tatuagem traumática por cinto de segurança. Importante sinal indicativo de provável lesão de víscera abdominal (ver encarte colorido).

O risco de morte, em caso de traumatismo abdominal isolado, aumenta com o tempo dispensado na emergência e tem relação direta com a severidade da hipotensão.[11] É fundamental determinar rapidamente a necessidade de tratamento cirúrgico.

DIAGNÓSTICO

O paciente portador de traumatismo abdominal exige o uso racional de propedêutica laboratorial e de imagem. Os avanços da tecnologia, aliados à avaliação clinicocirúrgica criteriosa, promovem maior segurança e diagnósticos mais precisos. Os resultados são promissores na condução de casos cada vez mais complexos.

A propedêutica do traumatismo abdominal inclui exames laboratoriais, radiografias, ultrassonografia (FAST), tomografia e lavado peritoneal diagnóstico (LPD). A laparoscopia também exerce papel importante em casos selecionados.

Os exames laboratoriais mais utilizados na avaliação inicial são: gasometria arterial, hemograma, coagulograma, ionograma, amilasemia, glicemia, creatinina, ureia, creatinofosfoquinase total (CK total) e teste de gravidez (mulheres em idade fértil). Provas de função hepática, dosagem de bilirrubinas e exames de urina-rotina também podem auxiliar. Tipagem sanguínea e prova cruzada são realizadas em todos os casos graves, quando há supeita ou indicação para transfusão de hemoderivados. Em situações críticas, a dosagem de lactato sérico é importante indicador da magnitude da má perfusão tecidual.

As radiografias de tórax e pelve auxiliam a avaliação de traumatismos associados, torácico e/ou pélvico. As radiografias do abdome (anteroposterior e perfil) podem ser usadas para localizar corpo estranho radiopaco (projéteis de arma de fogo).

Nos pacientes estáveis, o exame clínico seriado do abdome é importante na identificação dos casos cirúrgicos, apresentando acurácia de 94% quando realizado pelo mesmo cirurgião.[10,11]

Ultrassonografia abdominal

Na avaliação inicial do traumatizado, a ultrassonografia de abdome é denominada FAST (*Focused Assessment for Sonography in Trauma*). Seu objetivo é definir a presença e o volume de líquido na cavidade abdominal. Pode ser realizada na sala de emergência simultaneamente a outros procedimentos. É rápida, não invasiva, pode ser repetida e não envolve os riscos da radiação.[23,25] Têm sensibilidade entre 80% e 99% e valor preditivo negativo de 93% a 99% para o diagnóstico de hemoperitônio.[23,25] São examinadas quatro regiões: espaço hepatorrenal, espaço esplenorrenal, pelve e saco pericárdico.[23,25] Examinador-dependente, pode ser limitado em pacientes obesos ou com cirurgias abdominais prévias. A presença de enfisema de partes moles e muitos gases em alças intestinais pode comprometer o exame. O treinamento em FAST é simples, e muitos cirurgiões estão habilitados a realizar esse exame. Tornou-se fundamental na avaliação de pacientes instáveis, possibilitando o diagnóstico de hemoperitônio com rapidez e segurança.

Tomografia computadorizada de abdome (TCA)

A TCA revolucionou conceitos e promoveu mudanças importantes no entendimento do traumatismo abdominal. Os tomógrafos modernos (helicoidal, *multislice*) são rápidos e realizam exames com cortes finos, possibilitando reconstruções tridimensionais e maior precisão diagnóstica. Tem indicação no paciente estável.[11,23] Deve ser realizada nos doentes com FAST positivo e naqueles com dor abdominal persistente.[26] Tem sensibilidade de 92% a 98% e especificidade de quase 99% no diagnóstico de lesões em órgãos sólidos.[23,24] A TCA pode ser realizada com contraste venoso, com duplo contraste (oral e venoso – Figura 71.2) ou triplo contraste (oral, retal e venoso). Nessa última opção, melhora a acurácia diagnóstica de lesões de vísceras ocas e do retroperitônio.[23,24] Entretanto, pode ser inconclusiva nas lesões gastrointestinais, diafragmáticas e pancreáticas.[23,24]

No traumatismo contuso, a TCA favorece o diagnóstico precoce de lesão abdominal.[26] Classifica as lesões de órgãos sólidos quanto à extensão e à profundidade. Localiza e quantifica o líquido livre. Pode evidenciar sangramento ativo (*blush* de contraste – Figura 71.3). No traumatismo penetrante, possibilita o estudo da trajetória do agente vulnerante (Figura 71.4). Caracteriza penetração na cavidade abdominal, evidenciando líquido livre, pneumoperitônio ou lesão de víscera intraperitoneal. O achado tomográfico pode não corresponder ao inventário cirúrgico das lesões traumáticas, podendo reduzir ou aumentar a verdadeira extensão das lesões.[27,28]

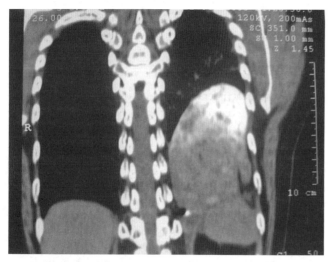

Figura 71.2 ■ Tomografia computadorizada com contraste oral mostrando lesão do diafragma esquerdo com herniação do estômago para a cavidade torácica.

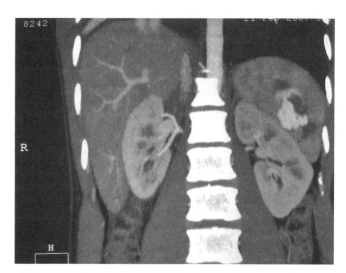

Figura 71.3 ■ Reconstrução coronal de tomografia computadorizada mostrando lesão esplênica grau III acompanhada de *blush* (escape) de contraste. A área hiperdensa dentro do parênquima esplênico corresponde ao *blush*. A presença desse sinal aumenta a possibilidade de falha do tratamento não operatório.

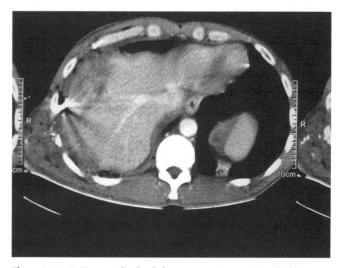

Figura 71.4 ■ Tomografia do abdome em paciente vítima de ferimento por arma de fogo na transição toracoabdominal direita mostrando projétil alojado na parede torácica e lesão hepática grau II.

Lavado peritoneal diagnóstico (LPD)

O LPD é um procedimento rápido e pode ser realizado na sala de emergência, sob anestesia local. Deve ser feito pelo cirurgião, porque é um ato cirúrgico. Tem sensibilidade de 83% a 96%, para detecção de sangramento.[11,23] É invasivo e pouco específico, motivos pelos quais tem sido substituído pelo FAST. O papel do LPD tem sido redefinido nos centros de trauma. Pode ser útil no politraumatizado instável com FAST negativo, assim como no paciente com nível de consciência alterado e tomografia de abdome inconclusiva. Nesses casos, possibilita a visualização do líquido livre e a coleta de material para análises. No traumatismo penetrante, sua indicação é questionável, com taxas de 56% de falso-positivo.[11,23] A única contraindicação absoluta ao LPD é a indicação de laparotomia exploradora. As outras contraindicações são relativas: obesidade mórbida, gravidez, coagulopatia preexistente, cirrose avançada e cirurgia abdominal prévia.[11,23]

Videolaparoscopia no traumatismo abdominal

Há 20 anos a laparoscopia prometia tratamento pouco invasivo e com baixa morbidade no trauma. Os resultados iniciais foram desapontadores em virtude das altas taxas de lesões despercebidas.[29-31] O tempo e a experiência estão determinando seu real valor no ambiente do trauma. O maior benefício é visualizar a cavidade abdominal com mínima agressão cirúrgica ao paciente. Pode exercer papel diagnóstico e terapêutico em mãos habilidosas. Avalia bem o teto e o assoalho da cavidade peritoneal (diafragma e bexiga). Possibilita a rafia dessas e de outras estruturas, além da higienização, aspiração e identificação dos fluidos intracavitários. As informações obtidas podem ser determinantes na seleção de pacientes para tratamento não operatório ou indicação de laparotomia.[29,30]

A videolaparoscopia exige pessoal treinado e experiente, além de material adequado. Os pacientes instáveis ou com indicação clara de laparotomia devem ser excluídos. O segredo do sucesso parece estar na seleção dos pacientes por meio de protocolos bem definidos e rigídos. No Hospital João XXIII, a videolaparoscopia contempla o tratamento do traumatismo contuso e penetrante, mediante a utilização de protocolo adequado (Figura 71.5).

As vantagens mais evidentes são diminuição de laparotomias negativas e não terapêuticas, identificação e tratamento precoce de lesões intra-bdominais, redução da morbidade pós-operatória e diminuição do tempo de internação e seus custos.[29,30] Entre as desvantagens está a dificuldade na avaliação do retroperitônio e de áreas cegas do fígado e baço, além da limitação visual causada por grandes hematomas.[30,31] A avaliação das alças intestinais é limitada e pode ser um procedimento demorado e não isento de riscos.[30,31]

A laparoscopia beneficia um grupo de pacientes com ferimentos tangenciais do abdome, no qual há dúvida sobre penetração na cavidade abdominal. Os benefícios mais evidentes são observados nos ferimentos toracoabdominais esquerdos.[29-31] Em até 42% desses casos pode ocorrer lesão diafragmática.[14] Nenhum outro método é seguro em excluir lesão do diafragma. Mesmo na ausência de achados clínicos ou radiológicos, há relato de 20% de lesões.[14,29,30] O principal atributo da videolaparoscopia é seu valor preditivo negativo, expresso em sua capacidade de diagnosticar ausência de lesões.[31]

A complicação mais temida é a ocorrência de pneumotórax hipertensivo na vigência de lesão diafragmática, o que não está sendo comprovado na prática. No entanto,

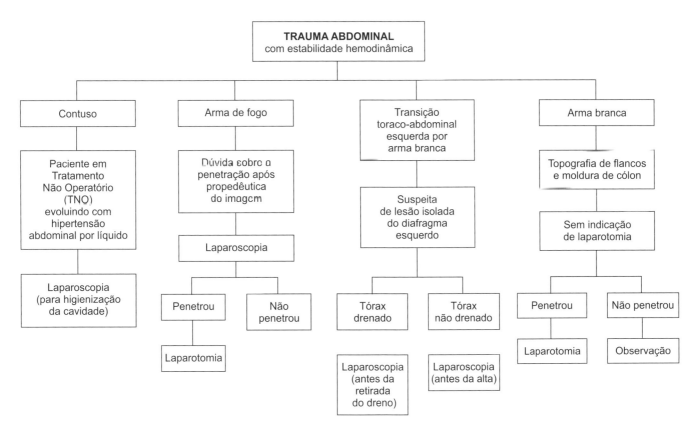

Figura 71.5 ■ Protocolo de videolaparoscopia no trauma.

exige atenção quanto à possível instabilidade cardiovascular com a insuflação do CO_2. Hipercapnia e hipoxia podem aparecer devido à elevação da pressão abdominal.[31] Nos pacientes com TCE, a elevação da pressão intracraniana, secundária ao pneumoperitônio, pode comprometer sua indicação.[30,31]

TRATAMENTO

O tratamento do traumatismo abdominal evoluiu muito nos últimos anos, reflexo direto da organização crescente dos serviços de trauma e da propedêutica complementar disponível. O diagnóstico é mais preciso, promovendo abordagens mais objetivas e específicas. Muitos casos operados no passado são hoje passíveis de tratamento não operatório. Alguns conceitos cirúrgicos foram aperfeiçoados, sempre em busca do melhor resultado.

Os grandes centros de trauma do mundo trabalham com abordagem sistematizada dos pacientes e protocolos de condutas adaptados a sua realidade. No Hospital João XXIII, os protocolos fazem parte da rotina dos cirurgiões do trauma (Figuras 71.6 a 71.8).

O trauma é uma doença aguda, frequentemente associada a risco de morte iminente. Apesar da evidente evolução na abordagem do traumatismo abdominal, alguns conceitos permanecem inabaláveis na indicação de tratamento cirúrgico: (1) lesão do trato gastrointestinal com contaminação da cavidade e irritação peritoneal ao exame clínico; (2) lesão de víscera maciça, mesentério ou vascular com sangramento ativo e instabilidade hemodinâmica do paciente são, também, indicações formais de cirurgia. Ao cirurgião cabe fazer o diagnóstico rápido e controlar o sangramento e a contaminação no menor tempo possível. Nos pacientes instáveis que não respondem à reanimação volêmica e com evidências de lesão abdominal, o único caminho a percorrer é o do bloco cirúrgico.

No traumatismo abdominal contuso, sinais de choque hipovolêmico e FAST positivo impõem a necessidade de laparotomia de emergência. Nos pacientes estáveis com lesão de víscera oca, diafragma e trato urinário com extravasamento de urina para a cavidade, também se faz necessário o tratamento cirúrgico. Nas lesões de víscera maciça com instabilidade hemodinâmica, a laparotomia é a melhor escolha do cirurgião, a não ser que a reanimação estabeleça condições clínicas que possibilitem a embolização do vaso sangrante por meio de recursos hemodinâmicos.

No traumatismo abdominal penetrante, a evidência de lesão intraperitoneal pode ser mais clara devido a evisceração ou irritação peritoneal franca. A instabilidade hemodinâmica desses pacientes é indicação de tratamento cirúrgico de emergência. Em caso de dúvida de lesão torácica associada, a radiografia de tórax na sala de reanimação pode ser de grande valia, mas não deve atrasar a laparotomia. Quando o agente vulnerante abdominal for arma de fogo, o cirurgião encontrará lesões que exigirão reparo cirúrgico em mais de 95% dos casos.[10]

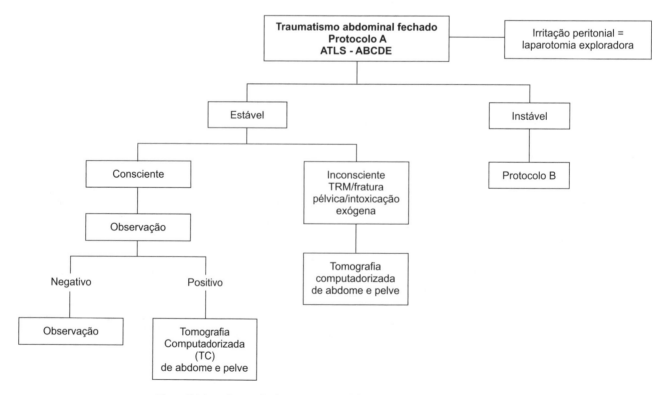

Figura 71.6 ■ Protocolo de traumatismo abdominal contuso. Paciente estável.

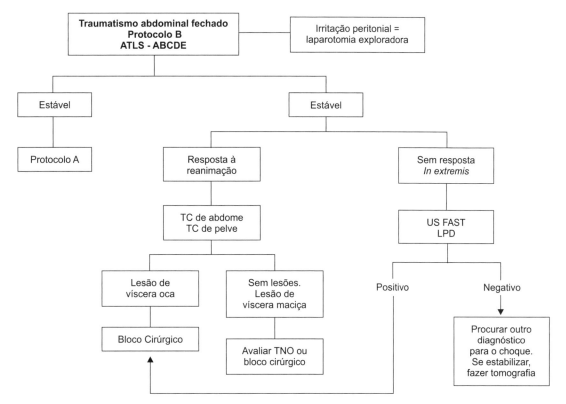

Figura 71.7 ■ Protocolo de traumatismo abdominal contuso. Paciente instável.

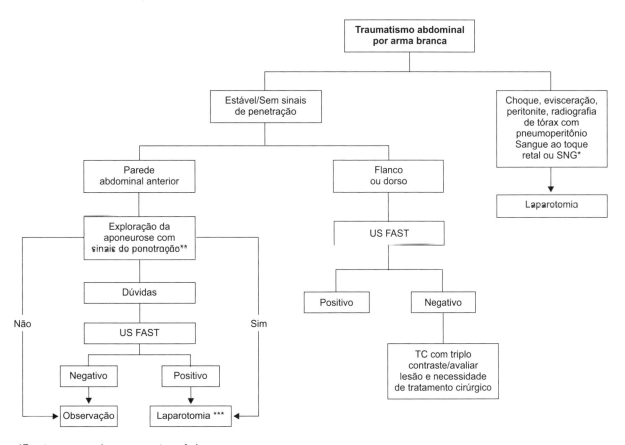

*Exceto em casos de sangramento orofaríngeo.
**Exploração com assepsia, anestesia e afastadores.
***Avaliar a utilização da videolaparoscopia.

Figura 71.8 ■ Protocolo de traumatismo abdominal penetrante.

Tratamento não operatório (TNO)

A realização de TNO é uma tarefa difícil, exigente, trabalhosa e de grande responsabilidade. A instituição determinada a realizá-lo deve ter estrutura adequada e um corpo clínico envolvido e capaz (Tabela 71.1).

O tratamento não operatório no trauma surgiu como alternativa para diminuição da morbimortalidade e dos custos do tratamento. O objetivo da conduta não operatória é reduzir a incidência de laparotomias não terapêuticas sem aumentar a morbidade de uma lesão despercebida (Tabela 71.2).

O paciente selecionado para tratamento não operatório do traumatismo abdominal deve preencher critérios bem-estabelecidos. A TCA é fundamental para o diagnóstico, assim como para o acompanhamento das lesões. Os protocolos devem ser seguidos e os critérios de inclusão respeitados (Tabela 71.3).

Inicialmente, o local utilizado para monitoração desses pacientes era o Centro de Terapia Intensiva (CTI). Hoje, a admissão no CTI é recomendada apenas aos pacientes com maior potencial de complicação (idosos, TCE associado ou comorbidades importantes). No Hospital João XXIII existe a SAT (Sala de Apoio ao Traumatizado), onde os pacientes ficam monitorados e são acompanhados pelos médicos residentes e um cirurgião do trauma experiente.

Tabela 71.1 ■ Condições essenciais para realizar tratamento não operatório

Protocolo bem fundamentado
Local adequado para observar e monitorizar o paciente
Coordenação de cirurgião do trauma experiente
Equipe de trauma de plantão físico
Bloco cirúrgico, exames laboratoriais e de imagem disponíveis 24 horas
Serviço de hemodinâmica e endoscopia digestiva de fácil acesso

Tabela 71.2 ■ Razões para realizar tratamento não operatório

Laparotomias não terapêuticas não são isentas de complicações
Lesões de vísceras ocas tratadas até 8 a 12 horas após o trauma não aumentam a morbi-mortalidade
A maioria das lesões de víscera maciça para de sangrar espontaneamente
A segunda injúria agrava o prognóstico do politraumatizado grave
A tomografia computadorizada permite o diagnóstico e estudo pormenorizado das lesões das vísceras maciças abdominais
As lesões de vísceras maciças cicatrizam, maioria das vezes, em 6 a 12 semanas

Tabela 71.3 ■ Critérios de inclusão para realizar tratamento não operatório

Estabilidade hemodinâmica
Ausência de sinais de irritação peritonial
Realização de tomografia computadorizada

Atualmente, o tratamento não operatório pode ser realizado em pacientes com mais de 55 anos de idade,[32] naqueles com TCE associado ou com outras lesões intra ou extra-abdominais.[33] Nesses casos, o cuidado deve ser ainda maior e a monitoração, mais rigorosa.

Os grandes centros de trauma no mundo perceberam, com anos de experiência, que em muitos casos operados a lesão não mais necessitava de reparo. O próprio organismo havia realizado o trabalho. O sangramento havia parado e a víscera estava tamponada, sem necessidade de nenhuma intervenção. O fato de o ato cirúrgico não ser isento de complicações locais (abscesso de parede, hérnia incisional, obstrução intestinal etc.) ou sistêmicas (atelectasias, tromboembolismo pulmonar, infecção urinária, entre outras) favorece a opção por não operar pacientes que preenchem os critérios para TNO.

No TNO também há riscos e complicações. As falhas estão relacionadas, principalmente, a persistência ou recorrência de sangramento. A presença de taquicardia persistente e/ou queda progressiva dos níveis de hemoglobina é sinal de alerta e deve ser investigada. Piora súbita do quadro hemodinâmico, com sinais de má perfusão periférica e hipotensão arterial, impõe a necessidade de laparotomia de urgência. A presença de irritação peritoneal é suficiente para interromper o TNO e indicar tratamento cirúrgico. Na evolução dos pacientes, quando os sinais e sintomas clínicos forem duvidosos ou inconclusivos, a propedêutica será importante para confirmação do diagnóstico.

Terapia endovascular

O serviço de hemodinâmica propõe novas perspectivas para o tratamento de lesões traumáticas. O tratamento endovascular deve ser indicado ao paciente com estabilidade hemodinâmica. O objetivo é controlar sangramento arterial de algumas lesões hepáticas, esplênicas e renais.[11,16,34] Nas fraturas de pelve com sangramento arterial ativo, a embolização encontra excelente campo de atuação. O uso de próteses vasculares em lesões de vasos intra-abdominais demonstra resultados promissores, evitando cirurgias complexas e de alto risco.[34]

O procedimento é minimamente invasivo e pode ser realizado sob anestesia local. Necessita de material adequado e pessoal treinado.[11,34] Em mãos habilidosas, o cateter percorre caminhos tortuosos dentro das artérias até encontrar o ponto exato da embolização ou implante da prótese. Seu maior benefício é agregar precisão diagnóstica e terapêutica à mínima lesão ao paciente.

Cirurgia para controle de danos (*Damage Control*)

As agressões ao organismo começam no momento do trauma. Muitos casos graves de traumatismo abdominal necessitam tratamento cirúrgico de emergência. A laparotomia, apesar de necessária, representa novo dano ao organismo.[2,35] Esses pacientes, normalmente, recebem grande volume de cristaloides e hemoderivados antes e durante o ato cirúrgico. A regra é o desenvolvimento de acidose metabólica, coagulopatia e hipotermia, também conhecidas como tríade letal.[3,35] A tentativa de restaurar a anatomia do doente antes da reanimá-lo do ponto de vista fisiológico pode resultar em danos metabólicos irreversíveis, determinando a inutilidade dos esforços empreendidos pela equipe. Na cirurgia do trauma, em primeiro lugar está a recomposição fisiológica e depois, a reconstrução da anatomia.

A cirurgia de controle de danos surgiu para reduzir as agressões sofridas pelo paciente e diminuir o tempo operatório. Os procedimentos são abreviados e têm o objetivo de parar o sangramento e controlar contaminação. O tamponamento da cavidade com compressas e o fechamento temporário da parede abdominal finalizam o ato operatório. É uma tentativa, muitas vezes eficaz, de interromper o ciclo de morte decorrente da tríade letal.

A terapia intensiva exerce papel fundamental na condução desses casos. O pós-operatório deve ser realizado no CTI para controle dos distúrbios metabólicos e monitoração invasiva. No período de 24 a 72 horas, a melhora das condições fisiológicas do paciente indica o momento da reoperação. O paciente deve estar aquecido, sem coagulopatia evidente ou acidose metabólica grave.

Alguns parâmetros devem ser considerados na indicação da cirurgia para controle de danos: impossibilidade de hemostasia devido a coagulopatia, lesão vascular de difícil controle, cirurgia demorada em paciente instável, edema visceral impossibilitando o fechamento da fáscia abdominal, choque hipovolêmico prolongado (>70 minutos), hipotermia (temperatura <35°C), acidose metabólica (pH <7,20), lactato sérico >5mmol/L e déficit de bases ≤15mmol/L em pacientes com <55 anos ou ≤6mmol/L em pacientes com idade >55 anos.[3,35]

CONSIDERAÇÕES FINAIS

As perspectivas com relação ao número de mortes por trauma são sombrias. Estima-se aumento de 80% nos óbitos por acidentes automobilísticos até o ano de 2020, principalmente nos países pobres e em vias de desenvolvimento.[1,7] Espera-se que uma em cada dez mortes seja provocada por traumatismos até esse mesmo ano.[7]

Os avanços da medicina com relação ao trauma são consistentes e animadores, proporcionando mudanças no diagnóstico, tratamento e prognóstico dos pacientes. No entanto, a discussão sobre este tema não deve deixar de lado a prevenção. Medidas preventivas são a forma mais econômica e eficaz de controle dessa epidemia. Necessariamente, precisam melhorar as leis de trânsito e controlar a violência (tráfico de drogas e armas etc.). A educação também é primordial. Uma sociedade consciente, esclarecida e inteligente exige condições de vida saudáveis, além de comprometimento político, investimento financeiro e sabedoria de seus governantes.

No momento, os fatos exigem empenho e dedicação daqueles que se aventuram a trabalhar com essa doença denominada trauma. Nesse cenário, o estudo do traumatismo abdominal é fonte inesgotável de aprendizado, objetivando o aprimoramento em benefício das vítimas desse mal.

Referências

1. Krug EG et al. World report on violence and health. Geneva, World Health Organization, 2002.
2. Colégio Americano de Cirurgiões – Comitê de Trauma. Suporte Avançado de Vida no Trauma para Médicos – Manual do Curso de Alunos (ATLS). 8. ed., Chicago, 2008. 366 p.
3. Feliciano DV, Mattox KL, Moore EE. Trauma. 6. ed., EUA: McGraw-Hill Companies, 2008. 1456 p.
4. Gawryszewski VP, Koizumi MS, Jorge MHPM. As causas externas no Brasil no ano 2000: comparando a mortalidade e morbidade. Cad Saúde Pública, Rio de Janeiro, 2004; 20(4):995-1003.
5. Carvalho AXY, Cerqueira DRC, Rodrigues RI, Lobão, WJA. Custos das mortes por causas externas no Brasil. Rev Bras Biom 2008; 26(3):7-21.
6. Impactos sociais e econômicos dos acidentes de trânsito nas rodovias brasileiras – Relatório Executiv o – Brasília: IPEA/DENATRAN/ANTP, 2006.
7. Murray JLC, Lopez AD. Alternative projections of mortality and disability by cause 1990 – 2020: Global Burden of Disease Study. Lancet 1997; 349:1498-504.
8. National Association of Emergency Medical Technicians (NAEMT). Atendimento pré-hospitalar ao traumatizado – básico e avançado (PHTLS). 6. ed., Rio de Janeiro: Elsevier, 2007. 596 p.
9. Alexandropoulou CA, Panagiotopoulos E. Wound ballistics: analysis of blunt and penetrating trauma mechanisms. Health Science Journal 2010; 4 (4):225-36.
10. Drumond DAF, Vieira HMJ. Protocolos em trauma – Hospital de Pronto Socorro João XXIII. 1. ed., Rio de Janeiro: MeedBook, 2009. 197 p.
11. Isenhour JL, Marx J. Advances in abdominal trauma. Emergency Medicine Clinics of North America 2007; 25:713-33.
12. Martin RR, Burch JM, Richardson R, Mattox KL. Outcome for delayed operations of penetrating colon injuries. J Trauma 1991; 31:1591-5.
13. Starling SV. Lesão exclusiva do intestino delgado no trauma fechado do abdome. Monografia, Colégio Brasileiro de Cirurgiões (CBC), 2000.
14. Velmahos GC, Sapaniolas K. Evaluations of penetrating abdominal trauma. Emerg Med Rev 2005:1-4.
15. Plackett TP, Fleurat J, Putty B, Demetriades D, Plurad D. Selective nonoperative management of anterior abdominal stab wounds: 1992-2008. J Trauma 2011; 70(2):408-14.
16. Renz BM, Feliciano D. Unnecessary laparotomies for trauma: a prospective study of morbidity. J Trauma 1995; 38:350-6.
17. Ross SE, Dragon GM, O´Malley KF et al. Morbidity of negative celiotomy in trauma. Injury 1995; 26:393-4.
18. Weigelt JA, Kingman RG. Complications of negative laparotomy for trauma. Am J Surg 1988; 156:544-7.
19. Velmahos GC, Demetriades D, Toutouzas KG et al. Selective nonoperative management in 1,856 patients with abdominal gunshot wounds: should routine laparotomy still be the standard of care? Ann Surg 2001; 234:395-403.
20. Pryor JP, Reilly PM, Dabrowski GP, Grossman MD, Schwab CW. Nonoperative management of abdominal gunshot wounds. Ann Emerg Med 2004; 43(3):344-53.

21. Ertekin C, Yanar H, Taviloglu K, Guloglu R, Amiloglu O. Unnecessary laparotomy by using physical examination an different diagnostic modalities for penetrating abdominal stab wounds. Emerg Med J 2005; 22:790-4.

22. Inaba K, Demetriades D. The nonoperative management of penetrating abdominal trauma. Adv Surg 2007; 41:51-62.

23. Leenen LPH. Abdominal trauma: from operative to nonoperative management. Injury 2009; 40(4):62-8.

24. Bonatti D, Calland JF. Trauma. Emerg Med Clin N Am 2008; 26: 625-48.

25. Patel NY, Riherd JM. Focused assessment with sonography for trauma: methods, accuracy, and indications. Surg Clin N Am 2011; 91:195-207.

26. Spahn DR, Cerny V, Coats TJ et al. Management of bleeding following major trauma: a European Guideline. Crit Care 2007; 11:1-22.

27. Kohn JS, Clark DE, Isler RJ et al. Is computed tomographic grading of splenic injury useful in the nonsurgical management of blunt trauma. J Trauma 1994; 36:385-8.

28. Croce MA, Fabian TC, Kudsk KA et al. AAST organ injury scale: correlation of CT-graded liver injuries and operative findings. J Trauma 1991; 31:806-12.

29. Ahmed N, Whelan J, Brownlee J, Charin V, Chung R. The contribution of laparoscopy in evaluation of penetrating abdominal wounds. J Am Coll Surg 2005; 201(2):213-6.

30. Poole G, Thomae K, Hauser C. Laparoscopy in trauma. Surgical Clinics of North America 2009; 76 (3):547-56.

31. Nacul MP, Velho AV, Nimer NY et al. Videolaparoscopia no trauma abdominal contuso. Rev Bras Videocirurgia 2005; 3(4):196-207.

32. Falimirski ME, Provost D. Nonsurgical management of solid abdominal organ injury in patients over 55 years of age. Am Surg 2000; 66:631-5.

33. Gaunt WT, McCarthy MC, Lambert CS et al. Traditional criteria for observation of splenic trauma should be challenged. Am Surg 1999; 65:689-92.

34. Arthurs ZM, Sohn VY, Starnes BW. Vascular trauma: endovascular management and techinques. Surg Clin N Am 2007; 87:1179-92.

35. Shapiro MB, Jenkins DH, Schwab CW, Rotondo MF. Damage control: collective review. J Trauma 2000; 49:969-78.

CAPÍTULO 72

Traumatismos do Sistema Urinário

Daniel Xavier Lima

INTRODUÇÃO

O traumatismo sobre o sistema urinário pode resultar de uma ampla variedade de eventos e comumente é visto em associação com lesões em outros sistemas orgânicos. Assim como em todos os pacientes vítimas de trauma, prioriza-se o atendimento às lesões cardiopulmonares e neurológicas. Este capítulo aborda a avaliação clínica, os exames laboratoriais e radiológicos e as condutas preconizadas para o atendimento do paciente com traumatismo urológico. Serão discutidos separadamente os traumatismos renal, ureteral, vesical e uretral.

TRAUMATISMO RENAL

Os rins são os órgãos do sistema urinário mais comumente acometidos no trauma, correspondendo a cerca de 1% a 5% de todas as lesões traumáticas.[1] Embora as formas de apresentação tenham se mantido constantes ao longo dos anos, a conduta atual tem sido cada vez mais conservadora.

O traumatismo abdominal fechado é o mais comum (95% das lesões renais), enquanto as agressões por arma branca e por arma de fogo representam as formas mais comuns de lesões penetrantes. Em geral, as lesões penetrantes são mais graves, associam-se a número maior de ferimentos associados e resultam em índice elevado de nefrectomias (25% a 33%).[2]

As situações mais comumente associadas ao traumatismo fechado são as quedas de altura, os acidentes automobilísticos e impactos diretos no flanco. Nessas circunstâncias, a parede abdominal, a caixa torácica e a coluna vertebral, que são estruturas fixas ao redor dos rins, podem contribuir para sua lesão. Em casos de desaceleração rápida, também pode haver rupturas vasculares, trombose de artéria renal ou mesmo avulsão do pedículo renal.[3]

Abordagem clínica

A suspeita de traumatismo renal deve partir da anamnese, com a análise do mecanismo do trauma, e também durante o exame físico completo, como habitualmente é feito no atendimento ao paciente politraumatizado. Fraturas de arcos costais inferiores e hematomas na área lombar superior são elementos indicativos do diagnóstico. A presença de hematúria sugere lesão do sistema urinário, mas sua ausência não exclui essa possibilidade. A associação de choque com hematúria, porém, é altamente sugestiva de lesão renal.[4]

Exames complementares

O exame de urina pode confirmar a presença de hematúria, além de detectar a hematúria microscópica, mas não há correlação entre a intensidade do sangramento na urina e a gravidade da lesão renal: em até 36% das lesões vasculares traumáticas renais não há hematúria.[4] As medidas seriadas de hematócrito e a necessidade de hemotransfusão são indicativas da intensidade da perda sanguínea, sendo, portanto, muito relevantes para a tomada de decisões.

Pacientes com traumatismo fechado e hematúria microscópica, porém sem choque, não são candidatos à realização de exames de imagem, devido à baixa incidência de lesões renais significativas nessas situações. Já no traumatismo penetrante, quando há suspeita de lesão renal ou quando existe hematúria associada, há indicação de avaliação por imagem.[5]

O exame de escolha é a tomografia computadorizada (TC) com uso de meio de contraste endovenoso, especialmente a tomografia helicoidal.[6] A TC pode fornecer as informações necessárias para o estadiamento da lesão renal com elevadas especificidade e sensibilidade. O extravasa-

Tabela 72.1 ■ Classificação do traumatismo renal

Grau da lesão renal	Descrição da lesão
I	Hematoma subcapsular não expansivo
II	Hematoma perirrenal não expansivo, laceração do parênquima <1cm, sem extravasamento urinário
III	Laceração do parênquima >1cm, sem extravasamento urinário
IV	Laceração atinge sistema coletor urinário ou sistema vascular; lesão de artéria renal segmentar ou de veia renal
V	Rim completamente lacerado; lesão grave ou avulsão do pedículo renal

mento do meio de contraste pode indicar lesão do sistema coletor ou dos vasos do hilo renal. Lesões sobre a artéria renal também podem ser representadas por falta de contrastação do parênquima. Além da extensão da lesão renal, a TC ainda pode diagnosticar lesões associadas em outros órgãos abdominais.

Embora a TC possa ser feita rapidamente, a detecção do extravasamento do meio de contraste a partir do sistema coletor renal exige um tempo mínimo de 10 a 20 minutos.[3] Se o paciente necessita intervenção cirúrgica imediata, a melhor opção consiste na utilização da urografia excretora a partir de injeção de contraste endovenoso e radiografia feita na mesa de cirurgia, com o intuito de verificar a extensão do dano renal e a função excretora contralateral.

A classificação do traumatismo renal é feita por cinco graus, seguindo uma ordem crescente de gravidade, de acordo com a American Association for the Surgery of Trauma (AAST)[6] (Tabela 72.1).

A ultrassonografia (US) tem utilidade limitada na avaliação do traumatismo renal, podendo ser utilizada no acompanhamento seriado de pacientes estáveis hemodinamicamente e também como método de rastreamento antes de se indicar a TC.[7] A ressonância nuclear magnética pode ser útil em casos de alergia ao contraste iodado. A angiografia pode diagnosticar lacerações vasculares e promover o tratamento endovascular em casos selecionados. A embolização intra-arterial, todavia, é mais utilizada para os sangramentos tardios e para o tratamento de fístulas arteriovenosas pós-traumáticas.[3]

Abordagem terapêutica

A decisão terapêutica deve levar em consideração, principalmente, o grau da lesão e o estado hemodinâmico do paciente. Ainda existe controvérsia a respeito das indicações precisas para nefrectomia, e a literatura médica atual tem demonstrado as vantagens do tratamento conservador em elevada proporção dos casos.

Lesões renais fechadas de graus I a III na presença de estabilidade hemodinâmica devem ser tratadas conserva-

doramente. Até mesmo lesões fechadas grau IV e, excepcionalmente, as lesões grau V podem ser acompanhadas sem exploração renal cirúrgica, em situações favoráveis.

Já os pacientes com estabilidade hemodinâmica e lesões renais penetrantes devem ser operados se houver envolvimento do hilo, da pelve renal ou do ureter. As lesões por arma branca ou por armas de fogo de baixo calibre podem ser tratadas conservadoramente se o dano renal não for muito extenso e o paciente permanecer estável clinicamente. Quando o orifício de entrada da lesão por arma branca localiza-se posteriormente à linha axilar anterior, em 88% dos casos pode ser feito o tratamento não operatório.[7]

O acompanhamento inclui a observação rigorosa dos dados vitais e do hematócrito, a realização de exames de imagem e o repouso no leito. Essa conduta tem promovido uma redução nos índices de nefrectomias, além de limitar as complicações e os custos hospitalares.[3]

As únicas indicações absolutas para exploração renal imediata em caso de traumatismo renal são a instabilidade hemodinâmica e a presença de hematoma perirrenal em expansão à laparotomia exploradora, que representam evidências de sangramento importante. Outras indicações menos frequentes de exploração cirúrgica são a trombose da artéria renal e lacerações extensas da pelve renal ou do ureter. As lesões renovasculares graus IV e V geralmente exigem nefrectomia, uma vez que as operações reparadoras nessas circunstâncias têm risco elevado de complicações, como o desenvolvimento de hipertensão arterial sistêmica, a necessidade de nefrectomia tardia e até o óbito.[8]

A via de acesso preferencial é a laparotomia mediana, com oclusão vascular temporária antes da abertura da cápsula de Gerota. O tratamento cirúrgico reparador pode ser efetuado em vários casos, com realização de renorrafia ou de nefrectomia parcial para as lesões polares. Recomenda-se a sutura cuidadosa do sistema coletor e do parênquima renal, podendo ser interposto um segmento pediculado de grande omento.[7] No período pós-operatório, os pacientes devem ser monitorados para a ocorrência de sangramento por até 1 mês após a cirurgia e para hipertensão renovascular por até 1 ano. Na ausência de sintomas, a realização de tomografias de controle é controversa.

Traumatismo renal pediátrico

Ao contrário do que ocorre com os adultos, a hipotensão é um sinal raro no traumatismo renal em crianças, uma vez que as catecolaminas são capazes de manter níveis pressóricos normais a despeito de uma perda sanguínea significativa. Alguns autores recomendam a realização mais liberal dos exames de imagem no traumatismo renal pediátrico com qualquer nível de hematúria, sendo a US um bom exame para triagem e a TC o método de escolha.[7]

Por outro lado, a abordagem terapêutica do traumatismo renal na infância não difere muito daquela preconi-

Capítulo 72 ■ Traumatismos do Sistema Urinário

zada para o adulto. As lesões graus I e II podem ser tratadas conservadoramente, e o tratamento das lesões de grau mais elevado depende das condições clínicas do paciente.

TRAUMATISMO URETERAL

Em razão de sua mobilidade, sua posição retroperitoneal junto ao músculo psoas e seu pequeno calibre, o ureter é bem protegido, sendo lesado em apenas 1% dos traumatismos urinários. As lesões iatrogênicas representam 75% dos casos, enquanto os traumatismos fechado e penetrante constituem 18% e 7% das lesões, respectivamente. A maioria das iatrogenias sobre o ureter ocorre em operações ginecológicas, principalmente em seu terço inferior.[9]

Em acidentes automobilísticos, a junção ureteropélvica pode ser lesada em casos de desaceleração com hiperextensão da coluna, o que é mais comum em crianças e em adultos com fixação do ureter por doenças locais ou cirurgias prévias.[7]

Abordagem clínica

Como é frequente a associação com outros traumatismos mais significativos, as lesões ureterais podem passar despercebidas nas avaliações iniciais. Apenas a metade dos pacientes apresenta hematúria. Uma vez que não há sinais ou sintomas característicos de lesão ureteral, o diagnóstico depende da realização de estudos de imagem e em muitos casos é feito de maneira incidental.

No período pós-operatório de cirurgias ginecológicas ou sobre o retroperitônio, o relato de dor lombar, o aumento da creatinina sérica (por reabsorção) ou a drenagem fistulosa de líquido semelhante à urina deve levantar a suspeita de iatrogenia sobre o ureter.

Exames complementares

A urografia excretora peroperatória e a TC são os métodos diagnósticos mais utilizados na avaliação do traumatismo ureteral. O achado radiológico típico de lesão de ureter é o extravasamento do meio de contraste. Cerca de 80% dessas lesões não são identificadas nas avaliações iniciais, sendo detectadas apenas nos exames subsequentes.[10] Preconiza-se a obtenção de imagens tardias após a injeção endovenosa do meio de contraste, pois apenas a identificação das porções distais dos ureteres torna possível afastar a possibilidade de lesão. Nos casos de dúvida, a pielografia retrógrada é o exame de maior acurácia, mas sua realização não é factível no paciente com instabilidade hemodinâmica.

Na avaliação de lesões iatrogênicas, a US pode revelar a coleção de urina periureteral ou ainda a dilatação ureteropélvica, no caso de obstruções por ligaduras. Na presença de fístulas, a dosagem de creatinina do líquido drenado confirma o diagnóstico se os níveis forem muito superiores aos do sangue periférico.

Tabela 72.2 ■ Classificação do traumatismo ureteral

Grau da lesão ureteral	Descrição da lesão
I	Hematoma
II	Laceração <50% da circunferência
III	Laceração >50% da circunferência
IV	Ruptura com <2cm de desvascularização
V	Ruptura com >2cm de desvascularização

A classificação do traumatismo ureteral é feita por cinco graus, seguindo uma ordem crescente de gravidade, de acordo com a American Association for the Surgery of Trauma (AAST)[6] (Tabela 72.2).

Abordagem terapêutica

As lacerações parciais podem ser tratadas por meio de implante endoscópico de um cateter ureteral (cateter de duplo jota) ou ainda por nefrostomia percutânea para derivação urinária, durante aproximadamente 3 semanas. Nas rupturas ureterais, o tipo de reconstrução a ser feita depende da localização da lesão, uma vez que a porção mais distal tem vascularização mais tênue e é mais sujeita a complicações.

Para o terço superior do ureter pode ser realizada a ureteroureterostomia ou a interposição ileal, nos casos de perda de toda a sua extensão. No terço distal, as lesões devem ser tratadas por meio do reimplante ureteral (ureteroneocistostomia) pela técnica de bexiga psoica ou pela cirurgia de Boari.[3]

No primeiro caso, disseca-se a bexiga para que ela possa ser liberada cranialmente e fixada por suturas no músculo psoas, em posição mais alta. O ureter é então implantado na porção vesical fixada ao músculo. Na técnica de Boari, a bexiga é aberta e é feito um retalho que é rodado cranialmente na forma de um tubo e fixado no psoas, onde é feito o implante ureteral.

As lesões no ureter médio podem ser tratadas por ureteroureterostomia ou transureteroureterostomia (sutura da porção cranial do ureter lesado lateralmente ao ureter contralateral) com alto índice de sucesso. A interposição de segmento ileal também pode ser utilizada.[3]

Um tipo especial de traumatismo ureteral é aquele que ocorre durante o reparo de um aneurisma de aorta abdominal ou outro procedimento vascular com uso de prótese. Nesses casos, embora seja controverso, recomenda-se a nefrectomia para evitar a ocorrência de fístulas urinárias que poderiam erodir a anastomose entre o vaso e a prótese e causar hemorragia grave.[7]

As complicações pós-operatórias mais frequentes no tratamento do traumatismo ureteral são o abscesso periureteral, as fístulas e as estenoses. Sua prevenção depende de uma abordagem cirúrgica mais precoce, do cateterismo do ureter e de técnica cirúrgica adequada. Em função do risco de deterioração de função renal secundária a um possível estreitamento ureteral assintomático, recomenda-se o acompanhamento periódico por US.

TRAUMATISMO VESICAL

As lesões vesicais ocorrem em 1,6% dos pacientes com traumatismo abdominal fechado. A maioria dos casos está associada a fratura pélvica, principalmente em vítimas de acidentes automobilísticos. Aproximadamente 10% das fraturas pélvicas associam-se a traumatismos vesicais. As rupturas vesicais extraperitoneais são as mais frequentes (55% dos casos), seguidas pelas intraperitoneais (38%) e as intra e extraperitoneais (5% a 8%).[3]

Abordagem clínica

As manifestações clínicas mais frequentes no traumatismo vesical são a hematúria macroscópica e a dor abdominal suprapúbica. Outros possíveis achados são a incapacidade para urinar, a distensão abdominal e o acúmulo de líquido no períneo, no escroto, nas coxas ou na região abdominal anterior, ocasionado pelo extravasamento de urina. A associação de fratura pélvica e hematúria macroscópica é altamente sugestiva de lesão vesical, sendo uma indicação absoluta de investigação radiológica.

Exames complementares

A uretrocistografia retrógrada é o exame de escolha em caso de suspeita de traumatismo vesical, com acurácia próxima a 100% quando realizada corretamente. É necessária a instilação de no mínimo 300mL de meio de contraste, e as imagens podem ser obtidas por radiografia convencional ou por TC, de acordo com a disponibilidade dos recursos. É importante ressaltar que a TC convencional, sem a instilação intravesical do líquido de contraste, não é indicada para avaliação do traumatismo de bexiga.[7]

Na ruptura extraperitoneal, a imagem típica na uretrocistografia retrógrada consiste na infiltração do meio de contraste entre as estruturas perivesicais. Na intraperitoneal, o meio de contraste pode ser visto de permeio às alças intestinais.

A presença de ascite urinária e de elevação sérica de ureia e creatinina indica a ocorrência de ruptura intraperitoneal. A American Association for the Surgery of Trauma (AAST)[6] classifica o traumatismo vesical em cinco graus, seguindo uma ordem crescente de gravidade (Tabela 72.3).

Abordagem terapêutica

O traumatismo vesical intraperitoneal exige abordagem cirúrgica, com sutura direta da laceração com fio cirúrgico absorvível. Essas lesões são usualmente largas e predispõem à

Tabela 72.3 ■ Classificação do traumatismo vesical

Grau da lesão vesical	Descrição da lesão
I	Hematoma intramural ou laceração incompleta
II	Laceração extraperitoneal <2cm
III	Laceração extraperitoneal >2cm ou intraperitoneal <2cm
IV	Laceração intraperitoneal >2cm
V	Laceração intra ou extraperitoneal com extensão ao colo vesical ou aos meatos ureterais

peritonite, se não tratadas. A ruptura vesical por traumatismo penetrante também é sempre indicação de cirurgia imediata. Por outro lado, as rupturas extraperitoneais normalmente cicatrizam após 10 dias de uso de cateter vesical de demora, mesmo nos casos em que há infiltração urinária do escroto e do retroperitônio.[7] O cateterismo vesical deve ser feito apenas após a avaliação de um possível traumatismo de uretra associado, sob o risco de agravar essa lesão.

Todavia, a presença de acometimento do colo vesical (lesão grau V) ou de fragmentos ósseos na parede da bexiga exige tratamento cirúrgico. Além disso, quando o paciente necessita de cirurgia em função de lesões associadas, especialmente a fixação interna de fraturas pélvicas, a sutura vesical deve ser feita, pois o extravasamento de urina poderia propiciar infecções na região da fixação.[3]

A demora para diagnóstico e tratamento das lesões vesicais pode acarretar complicações, como ascite urinária, peritonite e abscessos abdominais e pélvicos. Quando as lesões associadas ao reto, à vagina ou ao colo vesical não são prontamente corrigidas, também existe o risco de incontinências urinária e fecal, que são de difícil resolução.

TRAUMATISMO URETRAL

As lesões de uretra podem ser causadas por traumatismo fechado (90%) ou por objetos penetrantes em acidentes, ou podem ser iatrogênicas, como resultado de cateterismos vesicais ou de procedimentos cirúrgicos locais. O traumatismo de uretra posterior normalmente está associado a fraturas pélvicas. As mulheres são menos acometidas, pois a uretra feminina é mais curta e não é significativamente aderida ao púbis, mas sua lesão frequentemente causa incontinência urinária.[3]

Abordagem clínica

Todo paciente com sangue no meato uretral deve ser considerado portador de um possível traumatismo de uretra. Outras manifestações clínicas incluem a incapacidade para urinar e a presença da próstata em posição alta e flutuante ao toque retal. Em caso de suspeita de lesão uretral, o cateterismo vesical deve ser evitado. Se o paciente estiver instável hemodinamicamente, uma única tentativa de cateterismo vesical pode ser feita cuidadosamente. Na vigência de dificuldade, indica-se a cistostomia suprapúbica por punção percutânea, e a uretrografia deve ser realizada quando for apropriado.[7]

Exames complementares

A uretrografia retrógrada é o exame de escolha para o traumatismo de uretra. A cistoscopia rígida, ou preferencialmente a flexível, pode ser também diagnóstica e terapêutica, quando possibilita a introdução de um cateter vesical nas lesões incompletas. A Tabela 72.4 mostra a classificação do traumatismo de uretra de acordo com a American Association for the Surgery of Trauma (AAST).[6]

Abordagem terapêutica

O sucesso na introdução de um cateter vesical não exclui a possibilidade de lesão parcial da uretra. Se houver a suspeita, deve ser feito exame radiológico contrastado pelo cateter antes de sua retirada.

As lesões abertas devem ser suturadas primariamente. Em alguns casos pode ser necessária a dissecção cirúrgica das porções proximal e distal para uma aproximação sem tensão. Se a extensão da lesão for >1cm, recomenda-se a marsupialização da uretra para reconstrução a ser feita após 3 meses.[11]

As lesões parciais de uretra anterior e posterior podem ser tratadas pelo cateterismo vesical, idealmente por meio de cistostomia suprapúbica, que tem a vantagem de evitar a manipulação uretral. A maioria dos casos evolui satisfatoriamente. O acompanhamento deve ser feito com uretrografias retrógradas a cada 2 semanas, até que a cicatrização aconteça.[7]

Na fase tardia do acompanhamento, possíveis estenoses de curta extensão podem ser tratadas por uretrotomia endoscópica. Estreitamentos mais significativos exigem uretroplastia.

Nas lesões que acometem também o reto, recomenda-se a exploração cirúrgica, com sutura da laceração retal e o realinhamento da ruptura uretral. Nos demais casos, o realinhamento endoscópico da uretra na fase aguda da lesão deve ser encorajado sempre que seja possível, idealmente por uma equipe urológica. As opções são o simples cateterismo uretral sobre o defeito, a passagem do cateter com auxílio de um cistoscópio rígido ou flexível ou ainda com a monitoração por fluoroscopia.

O realinhamento uretral primário por via aberta, com dissecção do ápice prostático e evacuação do hematoma pélvico, não é recomendável. Além de ser difícil tecnicamente, essa conduta associa-se a riscos inaceitáveis de incontinência urinária e de disfunção erétil.[12]

A maioria das lesões sobre a uretra feminina pode ser suturada primariamente. Para melhor visão, a porção proximal deve ser abordada pela via transvesical e a porção distal pela via transvaginal.[13]

Referências

1. Baverstock R, Simons R, McLoughlin M. Severe blunt renal trauma: a 7-year retrospective review from a provincial trauma centre. Can J Urol 2001; 8(5):1372-6.
2. Ersay A, Akgun Y. Experience with renal gunshot injuries in a rural setting. Urology 1999; 54(6):972-5.
3. Tezval H, Tezval M, von Klot C et al. Urinary tract injuries in patients with multiple trauma. World J Urol 2007; 25(2):177-84.
4. Cass AS. Renovascular injuries from external trauma. Diagnosis, treatment and outcome. Urol Clin North Am 1989; 16(2):213-20.
5. Mee SL, McAninch JW, Robinson AL, Auerbach PS, Carrol PR. Radiographic assessment of renal trauma: a 10-year prospective study of patient selection. J Urol 1989; 141(5):1095-8.
6. Ramchandani P, Buckler PM. Imaging of genitourinary trauma. AJR 2009; 192(6):1514-23.
7. Lynch T H, Martínez-Piñeiro L, Plas E et al. EAU Guidelines on urological trauma. Eur Urol 2005; 47(1):1-15.
8. Knudson MM, Harrison PB, Hoyt DB et al. Outcome after major renovascular injuries: a Western trauma association multicenter report. J Trauma 2000; 49(6):1116-22.
9. Palmer LS, Rosenbaum RR, Gershbaum MD, Kreutzer ER. Penetrating ureteral trauma at an urban trauma center: 10-year experience. Urology 1999; 54(1):34-6.
10. Mulligan JM, Cagiannos I, Collins JP, Millward SF. Ureteropelvic junction disruption secondary to blunt trauma: excretory phase imaging (delayed films) should help prevent a missed diagnosis. J Urol 1998; 159(1):67-70.
11. Martínez-Piñeiro L, Djakovic N, Plas E et al. EAU Guidelines on urethral trauma. Eur Urol 2010; 57(5):791-803.
12. Webster GD, Mathes GL, Selli C. Prostatomembranous urethral injuries: a review of the literature and a rational approach to their management. J Urol 1983; 130(5):898-902.
13. Pontes JE, Pierce Jr JM. Anterior urethral injuries: four years of experience at the Detroit General Hospital. J Urol 1978; 120(5):563-4.

Tabela 72.4 ■ Classificação do traumatismo uretral

Grau da lesão uretral	Descrição da lesão
I	Sangue no meato uretral e uretrografia normal (contusão)
II	Estiramento da uretra, sem extravasamento de contraste à uretrografia (lesão por estiramento)
III	Extravasamento do contraste no local da lesão, com contrastação da bexiga (ruptura parcial)
IV	Extravasamento do contraste no local da lesão, sem contrastação da bexiga; segmento entre os cotos uretrais <2cm (ruptura completa)
V	Ruptura completa >2cm ou extensão para a próstata ou para a vagina

SEÇÃO XI

Emergências em Ortopedia e Reumatologia

CAPÍTULO 73

Lombalgias e Cervicobraquialgias Agudas

Rogério Lúcio Chaves de Resende

Jefferson Soares Leal

Otávio de Luca Druda

INTRODUÇÃO

As queixas de lombalgia e cervicobraquialgia são comuns em atendimentos de urgência. Por trás dessas queixas encontra-se um leque de patologias e situações clínicas.

O objetivo deste capítulo é fornecer subsídio para a correta abordagem dessas queixas em um atendimento de urgência.

LOMBALGIA AGUDA

Lombalgia é definida como a dor, sensação desagradável, desconforto ou sensação de rigidez que se estende da margem costal até a prega inferior da região glútea, acompanhados ou não de irradiação para um ou para os dois membros inferiores.[1]

Em países industrializados, a lombalgia é um dos principais motivos de atendimento médico em serviços primários de saúde. Os custos diretos e indiretos para a sociedade são elevados.[2] Entre 70% e 85% da população mundial sofrerão de lombalgia pelo menos uma vez no decorrer de suas vidas. A incidência anual em adultos é de 15%, e a prevalência pontual é de aproximadamente 30%.[3] Nos EUA, a lombalgia é a principal causa de limitação para o trabalho em pessoas com menos de 45 anos de idade, o segundo motivo mais comum de consultas médicas, a quinta causa de internação e a terceira causa mais frequente de procedimentos cirúrgicos.[4]

Após um episódio agudo de dor lombar:

- 57% melhoram em 1 semana;
- 90% em 6 semanas;
- 95% em 12 semanas;
- 1% a 2% permanecem com dor limitante por mais de 1 ano;
- 44% a 78% dos pacientes vão apresentar recorrência do quadro.

A classificação mais atual para lombalgia leva em consideração a duração do sintoma:

- **Aguda:** duração <4 semanas.
- **Subaguda:** duração entre 4 e 12 semanas.
- **Crônica:** duração >3 a 6 meses.

Em geral, nos atendimentos de urgência depara-se com os quadros agudos ou também subagudos. A lombalgia crônica, que deve ser abordada eletivamente em ambulatório, apresenta características próprias e não é escopo deste capítulo.

Avaliação inicial

Anamnese

"Nada é mais importante no diagnóstico da dor lombar que a história do paciente."

O diagnóstico da lombalgia é feito principalmente com base na história clínica e no exame físico.

A caracterização da dor é de suma importância, sendo necessário saber a duração dos sintomas, se eles estão piorando ou melhorando e se trata de um quadro recidivante. Deve-se perguntar sobre o fator que desencadeou o quadro (trauma, sobrecarga física, estresse, início espontâneo etc.), como foi o início (insidioso ou abrupto com limitação da amplitude de movimentos da coluna), os fatores do dia a dia que levam à exacerbação e/ou à melhora da dor (movimentações, posturas, espirrar e tossir, repouso e em que posição etc.), a intensidade da dor e a limitação que vem trazendo ao paciente (apesar de a intensidade não estar relacionada com causas graves), além das variações de intensidade no decorrer do dia (piora matinal, no meio da noite, em repouso, no final do dia etc.). Solicita-se a descrição da dor (queimação, pontada, peso, dor profunda, cólica etc.), sua localização (se há dor referida na região glútea, coxas, ou seja, nos esclerótomos), se há ou não irradiação para um ou os dois membros inferiores (se houver, caracteriza-se o trajeto em busca de qual raiz está acometida – qual dermátomo). Investiga-se a presença de sintomas associados, em especial sintomas neurológicos (perda motora e/ou sensitiva nos membros inferiores ou alteração do controle esfincteriano) e sintomas sistêmicos (febre, prostração, perda de peso inexplicável, dor abdominal, sintomas gastrointestinais, sintomas geniturinários, sintomas vasculares dos membros inferiores, alterações ginecológicas etc.). Questiona-se sobre o uso de medicações para o quadro, sobre tentativas prévias de tratamento e acerca das respostas alcançadas.

A anamnese completa é essencial. Informações como a presença de comorbidades (doenças reumatológicas, gastrointestinais, nefrolitíase, doenças vasculares, imunossupressões, neoplasias etc.), uso de medicamentos, tabagismo, alcoolismo e ocupação são importantes. O estado psicossocial e distúrbios de ordem emocional podem influenciar. Na história pregressa, deve-se saber sobre tratamentos prévios para neoplasias, infecções prévias, traumas, cirurgias etc. A história familiar geral é importante, especialmente se há parentes com doenças reumatológicas ou doenças da coluna, como hérnias de disco, escolioses etc.

Em muitos casos, o diagnóstico pode ser feito apenas pela história clínica, apesar de em aproximadamente 85% dos quadros o diagnóstico etiológico exato não ser alcançado nem mesmo após propedêutica extensa.

Nos 15% dos pacientes nos quais foi possível estabelecer o diagnóstico específico da causa da lombalgia, 40% dos casos são secundários ao quadro de discopatia degenerativa, 15% a 20% são decorrentes de artrite facetária, 10% a 15% se devem ao acometimento da articulação sacroilíaca, 0,7% dos casos se refere a manifestações de tumores e 0,01% a infecções.[5]

Os diagnósticos diferenciais que podem manifestar-se como dor lombar devem ser sempre lembrados.

Entre as causas de dor lombar estão:

- **Fatores mecânicos e posturais:** espondilose, osteoartrose, hérnia de disco, discopatia, lesão discal interna, espondilólise, espondilolistese, hipotonia muscular, instabilidade vertebral, sobrecarga postural crônica etc.
- **Afecções inflamatórias/reumáticas:** artrite reumatoide, espondilite anquilosante, fibromialgia etc.
- **Afecções traumáticas:** fraturas, luxações, contusões, distensões/estiramentos, sobrecarga aguda.
- **Deformidades/afecções congênitas:** escolioses graves, cifose de Scheuermann, agenesia dos processos articulares etc.
- **Afecções infecciosas:** espondilodiscite, tuberculose, infecções atípicas, psoíte, sacroileíte etc.

- **Afecções vasculares:** aneurisma de aorta abdominal, dissecção do aneurisma.
- **Doenças neoplásicas:** metástases, mieloma múltiplo, osteoma osteoide, osteoblastoma, neurinoma etc.
- **Afecções metabólicas:** osteoporose, diabetes, osteomalacia etc.
- **Fatores psicossociais/neurológicos:** ansiedade crônica, estados depressivos, histeria, simulação, litígios trabalhistas etc.
- **Fatores extrínsecos:** doenças gastrointestinais, doenças urogenitais, tumores uterinos, infecções pélvicas, doenças do quadril, doenças da próstata, disfunção da articulação sacroilíaca etc.
- **Outras:** intoxicação por metais pesados, dor miofascial, fibrose retroperitoneal, doença de Paget, sarcoidose etc.

Negligenciar a presença de um tumor, infecção ou síndrome compressiva é a mais grave falha na avaliação clínica. Alguns indícios desses diagnósticos podem ser observados na anamnese, sendo denominados em conjunto "bandeiras vermelhas" (Tabela 73.1). A presença de algum desses sinais exige a realização de propedêutica complementar direcionada.

Exame físico

O exame físico do paciente com lombalgia aguda começa no momento em que ele entra no consultório, mediante a observação de seu comportamento, marcha e fácies.

O exame geral da coluna lombar inclui inspeção estática e dinâmica, análise da marcha, palpação, avaliação da amplitude de movimentação da coluna, avaliação neurológica dos membros inferiores, avaliação das articulações adjacentes e aplicação de testes especiais. Na inspeção observam-se a postura geral, a atitude antálgica, as fácies,

Tabela 73.1 ■ Bandeiras vermelhas

- Idade de início antes dos 20 anos ou após os 55 anos
- História recente de trauma violento
- Dor constante, progressiva, não mecânica (não alivia com repouso), noturna
- Dor torácica
- Restrição importante e persistente da amplitude dos movimentos da coluna lombossacral
- História pregressa de tumor maligno
- Uso prolongado de corticoides
- Abuso de drogas
- Imunossupressão, HIV
- Sintomas sistêmicos – "mal-estar sistêmico"
- Perda de peso inexplicada
- Febre
- Deformidade estrutural
- Sintomas neurológicos (inclusive alterações esfincterianas caracterizando a "síndrome da cauda equina")
- História de infecção urinária recente
- Doenças inflamatórias (espondilite anquilosante, artrite reumatoide etc.)

a relação do tronco com os membros e a presença de assimetrias, deformidades e alterações cutâneas. Algumas alterações cutâneas observadas na inspeção relacionam-se com malformações ou doenças da coluna vertebral (tufos pilosos, manchas "café-com-leite", nódulos subcutâneos, vesículas sugestivas de zóster, sinais de psoríase etc.).

A marcha pode ser claudicante ou pode revelar déficit motor, manifestado pela incapacidade de deambular na ponta dos pés ou com os calcanhares.

Devem ser pesquisados pontos sensíveis à palpação. Dor e alargamento interespinhoso vertebral sugerem fratura ou instabilidade com lesão ligamentar. Um degrau entre os processos espinhosos sugere espondilolistese. Devem ainda ser palpadas a musculatura paravertebral, para pesquisa de espasmo e dor localizada, a área sobre o nervo ciático, a articulação sacroilíaca e o músculo piriforme. A dor desencadeada pela palpação do nervo ciático é um achado compatível com radiculopatias compressivas, mas também com tumores intraneurais. A inflamação e o espasmo do músculo piriforme podem também produzir uma dor tipo ciática.

O exame abdominal é essencial, sendo a palpação realizada para identificação da presença de dor, de "defesas", massas, visceromegalias, dilatação da aorta abdominal etc. Dor à percussão da loja renal pode sugerir um problema urinário ("sinal de Giordano").

A avaliação da mobilidade da coluna vertebral deve identificar quais movimentos desencadeiam dor. A amplitude dos movimentos (ADM) da coluna lombar tem importância no diagnóstico e no acompanhamento de algumas lesões. Durante a realização do movimento de flexão do tronco há, simultaneamente, flexão da coluna lombar e das articulações coxofemorais. A limitação da flexão anterior do tronco pode ocorrer na hérnia discal lombar (em função do estiramento do nervo ciático), no encurtamento dos músculos isquiotibiais (p. ex., espondilólise, espondilolistese), na osteoartrose lombar e na espondilite anquilosante.

O teste de Schober (Figura 73.1) auxilia a identificação dos pacientes que apresentam limitação verdadeira de movimentação da coluna lombar. A manobra consiste em observar a variação da distância entre dois pontos marcados na coluna lombar entre a posição neutra e a flexão anterior máxima do tronco. Marca-se um ponto sobre a linha mediana da coluna vertebral no nível das espinhas ilíacas posterossuperiores. Mais dois pontos são marcados 10cm acima e 5cm abaixo do primeiro ponto. Se a variação da distância entre o ponto proximal e o distal for <6cm, o teste é considerado positivo, o que indica limitação da amplitude da flexão anterior da coluna lombossacra.

Durante a realização da flexão anterior do tronco, deve-se observar se ocorre inversão da lordose lombar. Quando há restrição na amplitude lombossacra, não há inversão da lordose. Nessa circunstância, o movimento ocorre, principalmente, na articulação coxofemoral.

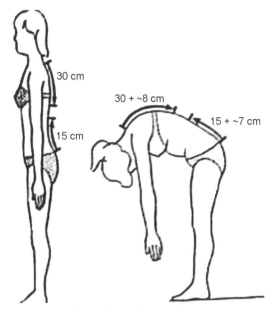

Figura 73.1 ■ Teste de Schober.

É importante também observar como o paciente retorna da posição flexionada. Às vezes, o paciente estende a coluna lombar, fixando-a em lordose, para, em seguida, realizar a extensão dos quadris até alcançar a posição ereta. Esse modo de realizar o movimento pode ser observado em pacientes que apresentam artrose das facetas articulares. A limitação dolorosa da extensão da coluna lombossacra pode estar presente na espondilólise, na espondilolistese, na artrose facetária e na estenose do canal lombar.

A avaliação neurológica deve incluir testes de avaliação de irritação radicular e de avaliação de força, sensibilidade e reflexos dos membros inferiores. As atividades sensitiva e motora e os reflexos devem ser avaliados para cada nível neurológico da coluna lombar (Tabela 73.2). A força é graduada de 0 a 5 (Tabela 73.3).

O teste da elevação do membro inferior estendido (Figura 73.2) objetiva avaliar tensão radicular lombar, mas pode fornecer também informações com relação às articulações coxofemoral, sacroilíaca e lombossacra. A manobra consiste na elevação passiva da perna estendida. O paciente pode referir dor no membro inferior, no quadril ou na coluna lombossacra. A dor irradiada para o membro inferior que aparece com o teste é conhecida como sinal de Lasègue, podendo significar irritação radicular lombar. Na radiculopatia de L5 ou S1, esse teste reproduz a dor no membro inferior com graus variados de elevação do membro.

O teste do estiramento do nervo femoral, conhecido como "Nachlas" (Figura 73.3), avalia a existência de irritação do nervo femoral ou de suas raízes L2, L3 e L4.

A avaliação da sensibilidade deve ser feita pela pesquisa das sensações térmica, tátil e dolorosa nos dermátomos correspondentes a cada nível neurológico. Pontos-chave específicos são usados como referência para auxiliar a delimitação dos dermátomos. A pesquisa da sensibili-

Tabela 73.2 ■ Dermátomos, miótomos e reflexos profundos dos membros inferiores

Raiz	Dermátomo	Miótomo	Reflexo
L1	Região inguinal	Iliopsoas	Não há
L2	Face anterior da coxa superiormente	Iliopsoas	Adutor (inconsistente)
L3	Face anterior da coxa inferiormente	Quadríceps	Patelar
L4	Face anterior do joelho e região medial da perna	Tibial Anterior	Patelar
L5	Região lateral da perna e dorso do pé	Extensor longo do hálux	Tibial posterior (inconsistente)
S1	Borda lateral do retropé	Tríceps sural, fibulares	Aquileu

Tabela 73.3 ■ Graduação de força ao exame físico

Graduação	Descrição
M0	Paralisia completa
M1	Contração visível ou palpável
M2	Força não vence gravidade
M3	Força vence gravidade
M4	Força vence alguma resistência
M5	Força vence resistência normal

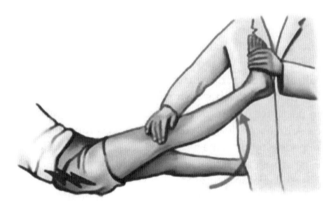

Figura 73.2 ■ Teste de elevação do membro inferior estendido.

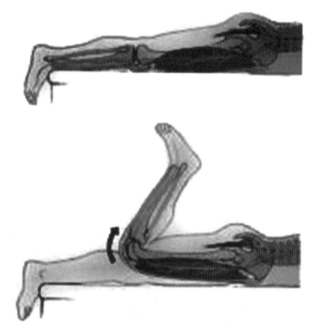

Figura 73.3 ■ Teste de estiramento do nervo femoral.

dade vibratória e cinético-postural testa a integridade do cordão posterior da medula e é útil na eliminação de patologias localizadas nos segmentos torácico e cervical que produzem manifestações nos membros inferiores. A sensibilidade vibratória é testada com auxílio de um diapasão. A sensibilidade cinético-postural pode ser explorada pela pesquisa da percepção do posicionamento de um membro, ou de parte dele, pelo paciente. Por exemplo, o examinador posiciona o hálux ora em flexão plantar ora em flexão dorsal e avalia a precisão das respostas dadas pelo paciente com os olhos fechados. A sensibilidade profunda (vibratória e cinético-postural) pode estar comprometida no *tabes dorsalis* da sífilis, na mielopatia cervical ou torácica e na síndrome compressiva medular posterior. A atividade motora é avaliada testando-se a força muscular de cada grupo específico que corresponde a um nível neurológico.

São pesquisados os reflexos profundos e superficiais. Os reflexos profundos testados nos membros inferiores são o patelar e o aquileu. O reflexo patelar é pesquisado por meio da percussão do tendão patelar. É mediado, principalmente, pela quarta raiz lombar (L4). O reflexo aquileu é pesquisado pela percussão do tendão de Aquiles (tricipital) e é mediado pela raiz S1. Esses reflexos podem estar aumentados, diminuídos ou ausentes. Os reflexos superficiais pesquisados são o cutâneo abdominal e o cremastérico. O reflexo cutaneoabdominal é pesquisado pelo estímulo dos quadrantes do abdome com um objeto pontiagudo (Figura 73.4). A resposta normal é a contração abdominal com desvio da cicatriz umbilical para o lado estimulado. A ausência bilateral do reflexo indica lesão do neurônio motor superior, e a ausência unilateral, lesão do neurônio motor inferior de T7 a L2. O reflexo cremastérico (T12 e L1) é pesquisado pelo estímulo da pele da região superior e medial da coxa em homens. A resposta normal é a elevação unilateral do testículo. Está ausente nas lesões do neurônio motor superior ou do cone medular (Figura 73.5).

Vários testes podem ser aplicados no exame da coluna lombossacra com objetivos específicos. Os principais são:

- **Teste de Brudzinski-Kernig:** o teste promove tensão da medula e das raízes. A manobra baseia-se na realização ativa da flexão da coluna cervical, seguida por flexão do quadril e extensão do joelho. A dor caracteriza o sinal positivo e pode indicar irritação meníngea, dural ou radicular.

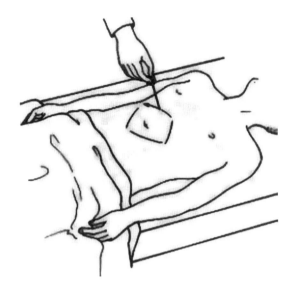

Figura 73.4 ■ Reflexo cutaneoabdominal.

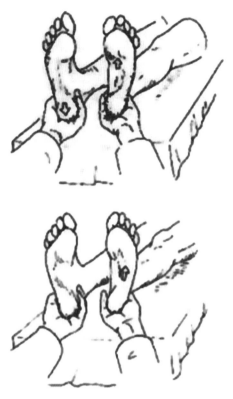

Figura 73.6 ■ Teste de Hoover.

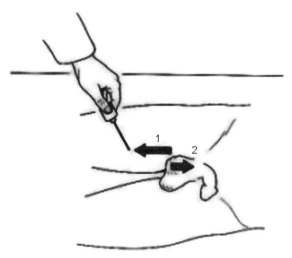

Figura 73.5 ■ Reflexo cremastérico.

- **Teste de Hoover:** esse teste auxilia a percepção de simulação dos sintomas por parte do paciente. A manobra consiste na realização ativa da elevação de um membro inferior enquanto as mãos do examinador apoiam os calcanhares. A resposta normal produz no membro que não está sendo elevado uma força contrária, que pode ser sentida pela mão do examinador. A ausência dessa força para baixo sugere simulação (Figura 73.6).
- **Pesquisa do sinal de Bonnet:** o sinal de Bonnet é constituído por dor irradiada para o membro inferior devido à irritação do nervo ciático causada pelo músculo piriforme. Quando inflamado ou tenso, esse músculo pode produzir ciatalgia. Todo paciente com dor ciática deve ser submetido a esse teste para diagnóstico diferencial. A manobra consiste na realização da rotação medial do quadril com o joelho fletido a 90 graus estando o paciente em decúbito dorsal. A resposta é positiva quando se observa aparecimento de dor irradiada para o membro inferior. Essa manobra não distende o nervo ciático, mas torna ativa a compressão ou a irritação pelo músculo piriforme.

O exame das articulações da pelve e do quadril pode indicar possíveis alterações, as quais podem ser a causa ou estar relacionadas com o sintoma e, por isso, também, devem ser examinadas.

Exames complementares

A solicitação de exames complementares pode ser necessária, a depender da avaliação inicial.

Pacientes com lombalgia aguda, sem sinais relevantes na história e ao exame físico e sem os sinais de alerta ("bandeiras vermelhas") podem ser conduzidos sem exames complementares.

No atendimento de urgência, diante de um quadro de lombalgia aguda que necessita de propedêutica, esta deve ser dirigida com base na suspeita clínica com o objetivo principal de excluir doenças graves que merecem conduta imediata. Propedêuticas extensas devem ser deixadas para a avaliação ambulatorial eletiva.

Os exames laboratoriais podem ser úteis em algumas situações. Em casos suspeitos de infecções ou tumores devem ser solicitados hemograma, hemossedimentação (VHS) e proteína C reativa (PCR) como triagem. Outras rotinas laboratoriais, como, por exemplo, marcadores tumorais, ionograma, rotina metabólica etc., podem também ser solicitadas, a depender do quadro.

A propedêutica de imagem deve sempre começar com as radiografias da coluna lombossacra. Devem ser solicitadas, no mínimo, duas incidências, em perfil e anteroposterior (AP). As radiografias possibilitam avaliar, de maneira geral, a presença de alterações degenerativas (discoartrose, zigoartrose, espondilolistese degenerativa etc.), o alinhamento geral da coluna, sinais sugestivos de processos infecciosos ou tumorais e lesões traumáticas.

Diante de uma lombalgia aguda e história de trauma recente, é mandatória a realização do estudo radiológico.

A tomografia computadorizada (TC) tem grande utilidade nos casos de trauma, tanto para diagnóstico de lesões traumáticas como para avaliação das características destas e definição de conduta definitiva. De maneira geral, a TC é importante para o estudo de lesões ósseas: lesões tumorais, deformidades, fraturas etc. Apresenta menor valor, para avaliação de processos inflamatórios e/ou compressivos, apesar de poder ser utilizada.

A ressonância nuclear magnética (RNM) promove uma avaliação detalhada das estruturas neurais, das partes moles (musculatura etc.) e também das estruturas ósseas. Em caso de compressão neural, é o exame de escolha. Diante de fraturas da coluna, a RNM pode ser importante para avaliação de possíveis lesões ligamentares, em caso de suspeita.

Isoladamente, a RNM é o melhor exame complementar de imagem para avaliação da coluna lombar, mas tem como limitações o custo e a baixa disponibilidade.

Exames eletrodiagnósticos e cintilografia óssea raramente são usados no atendimento de urgência.

No intuito de excluir alguns diagnósticos diferenciais, às vezes podem ser necessários outros exames, como ultrassonografia abdominal, duplex etc.

Tratamento

A lombalgia aguda é um problema comum e, em geral, de evolução autolimitada. Independentemente do tratamento realizado, a maioria dos pacientes vai apresentar melhora.

Os objetivos do tratamento no atendimento de urgência são:

- A orientação adequada sobre o quadro, a história natural favorável e os tratamentos.
- O controle eficiente da dor.
- O retorno e/ou manutenção das atividades usuais toleradas.

O repouso absoluto não apresenta benefícios, existindo evidências na literatura para sua não prescrição, uma vez que ele aumenta o nível de disfunção do paciente e o absenteísmo. O repouso relativo prolongado também deve ser evitado. O paciente deve ser estimulado a retornar às suas atividades diárias o mais precocemente possível.

Em casos de trauma com suspeita ou diagnóstico de fraturas e/ou luxações, o paciente deve ser colocado em repouso absoluto em decúbito, com movimentação em bloco, aguardando avaliação especializada de um ortopedista para conduta definitiva.

Na presença de déficit neurológico, o paciente deve passar por avaliação especializada de urgência para definição de conduta.

A analgesia deve, preferencialmente, ser prescrita em horários fixos e por períodos curtos, idealmente por menos de 1 semana. Analgésicos comuns, como paracetamol, são as primeiras opções, quando forem suficientes. A utilização de anti-inflamatórios não esteroides (AINE) é a segunda opção, também por período curto. A terceira opção de analgesia consiste nas seguintes associações:

- AINE + opioides leves.
- Paracetamol + opioides leves.
- AINE + relaxantes musculares (tizanidina, ciclobenzaprina, dantrolene, carisoprodol, baclofeno, orfenadrina, diazepam).

A maioria das modalidades de tratamento para lombalgia aguda, como fisioterapia, tração, termoterapia, injeções epidurais de esteroides, transeletroestimulação etc., carece de provas conclusivas sobre sua eficácia. Alguns estudos sugerem pequeno benefício com a quiropraxia para dores agudas, mas também não há consenso quanto a essa medida.

CERVICOBRAQUIALGIAS AGUDAS

Dor cervical com ou sem irradiação para os membros superiores é uma queixa comum na prática médica. A cervicalgia pode ser causada virtualmente por qualquer alteração ou doença que ocorra acima dos ombros,[6] apesar de apenas raramente ser oriunda de tumores, infecções ou outras lesões expansivas localizadas no pescoço ou no crânio.

A cervicalgia também pode ser componente da cefaleia, alterações da articulação temporomandibular, distúrbios da visão, alguns tipos de infarto, afecções dos membros superiores, artropatias inflamatórias e fibromialgia.[7] As fontes mais comuns de dor cervical são os músculos e ligamentos que compõem a região do pescoço, e estão relacionadas a postura imprópria, pobre ergonomia ou fadiga muscular.[8]

As causas mais comuns de dor cervical na urgência, entretanto, são as de origem traumática ou degenerativa, além do torcicolo muscular. Por questões didáticas, os pacientes podem ser divididos em dois grupos: aqueles com e sem história de trauma.

Paciente com história de trauma

O paciente com queixa de cervicalgia ou cervicobraquialgia com história de trauma deve ser rigorosamente avaliado, pois até 30% das lesões da coluna vertebral não são diagnosticadas no atendimento inicial. As fraturas cervicais compreendem um terço das lesões traumáticas da coluna vertebral.[9] Importante salientar que até 14% dos pacientes podem se apresentar com lesão discoligamentar sem fratura,[10] o que torna o diagnóstico mais difícil e pode fazer com que uma lesão cervical não seja diagnosticada.

A história, quando disponível, é de grande importância na avaliação de um paciente com suspeita de lesão cervical. Traumatismo cranioencefálico, intoxicação alcoólica, perda de consciência, lesões múltiplas, traumas de face, lesões traumáticas acima da clavícula ou outras lesões que possam produzir dor (queimaduras, lesões viscerais etc.) podem dificultar o diagnóstico.

Pacientes em coma devem ser submetidos a ampla avaliação radiológica antes da retirada do colar cervical, pois sabe-se que 3% a 5% desses pacientes podem apresentar lesão traumática da coluna cervical.

O exame físico geral segue os princípios do ATLS® (*Advanced Trauma Life Support*). O exame específico começa pela inspeção do pescoço, quando devem ser buscados hematomas, deformidades e ferimentos. A verificação da amplitude de movimento é o próximo passo do exame físico. Posteriormente, procede-se à palpação óssea e de partes moles. Palpam-se o esternocleidomastóideo, o trapézio, o processo mastoide e os processos espinhosos. Estes, em caso de dor à palpação, podem sugerir lesão ligamentar posterior.

Pacientes com lesão medular que apresentam queda da pressão arterial associada a bradicardia têm choque neurogênico, o qual deve ser diferenciado do choque hipovolêmico, em que há aumento da frequência cardíaca em resposta à hipotensão arterial.

De fundamental importância é o exame neurológico. Como já demonstrado anteriormente, gradua-se a força muscular de 0 a 5 (Tabela 73.3). O exame sensitivo deve seguir a sequência dos dermátomos (Tabela 73.4). Dor na localização de um dermátomo específico pode ter sido causada por uma hérnia traumática. Os reflexos bicipital (C5), braquiorradial (C6) e tricipital (C7) devem ser sempre pesquisados. Arreflexia sugere lesão do neurônio motor inferior, enquanto hiper-reflexia remete a lesão do neurônio motor superior. Outros sinais de lesão superior são clônus, sinal de Babinski (Figura 73.7) e sinal de Hoffmann (Figura 73.8).

O reflexo bulbocavernoso (Figura 73.9) avalia o arco reflexo de S2-S4, sendo pesquisado mediante a compressão da glande ou do clitóris, o que deve provocar contração do esfíncter anal em pacientes sadios. Esse reflexo torna possível diferenciar uma lesão medular completa do choque medular, que é um estado de disfunção temporária da medula que ocorre após traumatismo grave. Em geral, sua duração é de 24 a 48 horas.

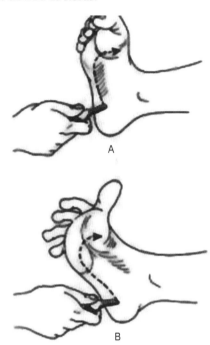

Figura 73.7 ■ Sinal de Babinski.

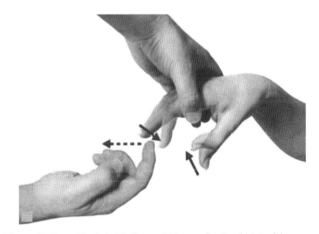

Figura 73.8 ■ Sinal de Hoffman. (Há uma flexão da interfalangeana distal do 2º quirodáctilo e da interfalangeana do polegar após estímulo da face volar da falange distal do 3º quirodáctilo.)

Tabela 73.4 ■ Dermátomos, miótomos e reflexos profundos dos membros superiores

Raiz	Dermátomo	Miótomo	Reflexo
C5	Face lateral do braço	Flexores do cotovelo ou abdução do ombro	Bíceps
C6	1º quirodáctilo	Extensores do punho	Braquiorradial
C7	3º quirodáctilo	Extensor do cotovelo	Tríceps
C8	5º quirodáctilo	Flexor profundo do 3º quirodáctilo	Não há
T1	Face medial do cotovelo	Adutor do 5º quirodáctilo	Não há

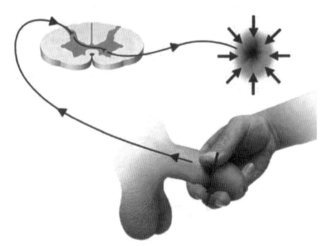

Figura 73.9 ▪ Reflexo bulbocavernoso – O estímulo da glande produz contração reflexa do ânus.

A propedêutica inicia-se com radiografias em AP, AP transoral e perfil da coluna cervical. Esses exames, quando bem-feitos, irão identificar 84% das fraturas da coluna cervical.[11] Em casos selecionados podem ser solicitadas radiografias oblíquas ou mesmo dinâmicas, para melhor elucidação diagnóstica. É fundamental a visualização da transição C7-T1 na radiografia em perfil. As duas causas mais comuns de fraturas cervicais não diagnosticadas são a não solicitação de radiografias e a utilização de radiografias de má qualidade.

Clark et al.[12] sugeriram 12 sinais radiográficos que devem ser observados nas radiografias visando a identificar instabilidade da coluna (Tabela 73.5). White et al.[13] consideram cifose >11 graus e translação anterior >3,5mm como critérios de instabilidade para a fratura cervical baixa.

A TC está indicada nos casos em que há dúvida diagnóstica, na definição do tratamento e na programação cirúrgica. Pacientes sintomáticos com radiografia e TC normais podem ser submetidos à RNM.

Tabela 73.5 ▪ Sinais sugestivos de instabilidade da coluna traumatizada

---

Partes moles
  Espaço retrofaríngeo >7mm em adultos ou crianças
  Espaço retrotraqueal >14mm em adultos ou 22mm em crianças
  Desvio do coxim gorduroso pré-vertebral
  Desvio da traqueia ou laringe
Alinhamento vertebral
  Perda da lordose
  Aparecimento de cifose
  Torcicolo
  Aumento do espaço interespinhoso
  Rotação axial da vértebra
Articulações anormais
  Intervalo atlantoaxial >4mm em adultos ou 5mm em crianças
  Diminuição do espaço discal
  Aumento do espaço das articulações apofisárias

Tratamento

O paciente com diagnóstico ou suspeita de lesão cervical deve ser imobilizado com colar cervical. A imobilização é imprescindível para proteção do tecido neural contra nova agressão. Os objetivos finais do tratamento são a restauração do alinhamento da coluna, da estabilidade e da função, a prevenção de aparecimento ou piora do déficit neurológico, e a melhora da dor.

Analgesia fixa e repouso devem ser prescritos.

Uma vez o paciente estabilizado e imobilizado, deve ser solicitada a avaliação ortopédica especializada para definição da conduta.

Lesões estáveis podem ser manejadas de maneira conservadora, enquanto lesões instáveis são mais bem tratadas cirurgicamente.[14] Piora progressiva do déficit neurológico é indicação absoluta de tratamento cirúrgico de urgência.

A abordagem terapêutica do paciente portador de traumatismo raquimedular não é escopo deste capítulo, mas é importante salientar que o tratamento desse paciente é prioritário e sua avaliação especializada deve ser realizada com urgência.

Lesão do chicote

A lesão do chicote é secundária a acidente automobilístico ou mecanismo de trauma semelhante. Costuma ser causada por acidente no qual o paciente é atingido em decorrência de uma colisão traseira com outro automóvel. A origem mais comum da dor são as facetas articulares, seguidas pelo disco.[15]

O quadro clínico é, principalmente, o de uma cervicalgia posterior após o trauma.

Os exames de imagem e físico são geralmente inespecíficos, sendo o diagnóstico eminentemente clínico.

Quinze a 40% dos pacientes com cervicalgia aguda após acidentes automobilísticos vão apresentar cronificação do quadro.[15] Radanov et al.[15] estudaram prospectivamente 117 pacientes com diagnóstico de lesão do chicote e verificaram que 56% apresentaram recuperação completa em 3 meses, 70% em 6 meses e 76% em 12 meses.

O tratamento deve ser iniciado após exclusão de lesões graves. O paciente deve ser orientado a manter-se ativo, a despeito da dor, e quanto à história natural favorável da lesão. Kongsted et al.[16] avaliaram prospectivamente pacientes com quadro de lesão do chicote agudo randomizados em três tratamentos diferentes: órtese cervical, exercícios fisioterapêuticos visando ao ganho de ADM, e no terceiro grupo os pacientes foram orientados a "agir normalmente". Os resultados em 1 ano foram similares, exceto por ter sido encontrado maior grau de incapacidade nos pacientes que utilizaram órtese.

Casos crônicos podem ser tratados com anti-inflamatórios associados a exercícios de fortalecimento muscular, uso de órteses, infiltrações facetárias ou, até mesmo, por meio

Capítulo 73 ■ Lombalgias e Cervicobraquialgias Agudas

de cirurgia, em casos refratários. Esses pacientes devem ser encaminhados para acompanhamento ambulatorial.

Pacientes sem história de trauma

Torcicolo muscular

O torcicolo muscular caracteriza-se por dor na região cervical posterior e em área do músculo trapézio, com restrições à movimentação ativa e passiva, além de áreas dolorosas à palpação. Sua real incidência é de difícil determinação. Sua etiologia também é incerta, podendo ser causada por um evento agudo ou sobrecarga mecânica repetitiva.

Dor localizada na região média ou inferior da região cervical posterior é o sintoma mais comum, podendo ou não ser acompanhada de cefaleia tensional. A dor não se irradia para os braços, mas pode ser referida nos ombros.

O torcicolo decorre de contratura severa da musculatura do pescoço. A cabeça assume uma atitude em flexão lateral e o queixo roda para o lado oposto da dor. O exame físico mostra limitação da ADM cervical, além de dor à palpação da musculatura cervical. A avaliação radiológica pode ser completamente normal ou revelar apenas retificação da curvatura fisiológica da coluna cervical.

O tratamento envolve repouso por curtos períodos associado a medicações analgésicas, AINE ou relaxantes musculares.

Síndrome de Grisel

Deve-se pensar em síndrome de Grisel em crianças com quadro de torcicolo e história recente de infecção das vias aéreas superiores. Essa patologia corresponde a uma subluxação atlantoaxial espontânea associada à inflamação de tecidos moles cervicais, possível graças a uma conexão direta entre os vasos faringovertebrais e o plexo venoso periodontal, além dos seios epidurais suboccipitais.[17] A criança pode se apresentar com febre no momento da consulta.

A subluxação atlantoaxial é mais bem visualizada na TC, e o tratamento deve ser individualizado. Crianças com menos de 1 semana de evolução podem ser tratadas com colar de espuma, AINE, repouso e reavaliações periódicas.

Crianças com quadro entre 1 semana e 1 mês devem ser internadas para tratamento com tração craniana, analgésicos, AINE e relaxantes musculares.

No caso de sintomatologia por mais de 1 mês, deve-se tentar também, a redução com tração craniana; entretanto, muitas vezes esta se mostra ineficiente, necessitando tratamento cirúrgico.

Essas crianças, após o atendimento inicial, devem ser encaminhadas para avaliação especializada.

Alterações degenerativas da coluna cervical

A degeneração da coluna cervical é conhecida como espondilose cervical. Esse tipo de alteração envolve os discos, vértebras e/ou suas facetas articulares e representa um amplo espectro de patologias.

O sintoma mais comum é a cervicalgia, associada a dor referida na cintura escapular e também nos ombros. As alterações degenerativas podem levar a compressão de raízes nervosas ou, até, mesmo medular. Essas compressões são secundárias a herniações discais ou estenoses foraminais ou centrais.

Em estudo com mais de 400 pacientes, foi encontrada prevalência de 17% de cervicalgia. Cinquenta e um por cento desses pacientes também apresentavam dor lombar.[18]

Radiculopatia cervical é muito menos frequente do que cervicalgia, ocorrendo com prevalência de 3,3 casos por 1.000 pacientes. A incidência anual é de 2,1 casos por 1.000, e ocorre mais comumente na quarta ou quinta década de vida.[19]

A epidemiologia da mielopatia cervical espondilolítica é menos conhecida. É a causa mais comum de acometimento da medula vertebral em idosos.[20] Sua causa é multifatorial, apresentando complexos componentes genéticos e ambientais.

Apresentação clínica. Pacientes com doença degenerativa cervical podem se apresentar com diversos sinais e sintomas, que variam de dor cervical leve autolimitada a cervicobraquialgia intensa associada ou não a déficits neurológicos. É importante tentar correlacionar os sintomas com os achados imaginológicos, visando a diferenciar os pacientes em dois grupos: com sintomas específicos e não específicos.

O sintoma cardinal da degeneração cervical é a dor. Deve-se avaliar se a principal queixa é dor cervical ou dor nos membros superiores, pois neste último caso a dor deve ser originada de lesão radicular ou mielopática.

A Tabela 73.6 mostra a diferença entre os principais sinais e sintomas da radiculopatia e da mielopatia cervical.

Radiculopatia cervical. O achado clássico da radiculopatia é uma dor que acompanha um dermátomo. Alterações motoras, sensitivas ou de reflexos vão depender da raiz acometida. É importante ressaltar, entretanto, que a ausência

Tabela 73.6 ■ Caracterização dos quadros de braquialgia e mielopatia cervical

Síndrome radicular
Dor radicular
Alterações sensitivas
Fraqueza muscular
Alterações dos reflexos
Síndrome mielopática
Mãos dolorosas, dormentes, sem destreza
Dificuldade para escrever
Funções motoras finas alteradas
Dificuldade para andar
Aparecimento de tetraparesia (tardio)
Disfunção intestinal e vesical (tardio)

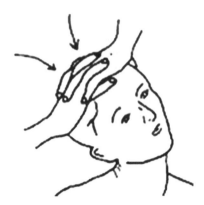

Figura 73.10 ■ Teste de Spurling. (Realiza-se a compressão axial com o pescoço em extensão, inclinação lateral e rotação lateral para o lado a ser pesquisado e o encontro da dor irradiada para o membro superior sugere radiculopatia cervical.)

de alterações neurológicas específicas não exclui a presença de compressão radicular sintomática.

O exame físico é semelhante à avaliação do paciente com história de trauma. Exames sensitivo e motor devem ser realizados, além de pesquisa de reflexos alterados, clônus, marcha atáxica, reflexo braquiorradial invertido, Hoffmann e Babinski.

Testes provocativos, como a compressão axial e o teste de Spurling (Figura 73.10), devem ser realizados. O último é realizado mediante a extensão cervical máxima associada à rotação para o lado acometido. Esse exame reduz os neuroforames e é considerado positivo caso o paciente se queixe de dor irradiada.

Os diagnósticos diferenciais da radiculopatia incluem síndromes neurológicas periféricas (síndrome do túnel do carpo, síndrome do túnel cubital etc.), lesão do plexo braquial, síndrome de Parsonage-Turner e tendinopatias do ombro, cotovelo e punho.[19] Doenças viscerais, como coronariopatia ou colecistite, também estão entre os diagnósticos diferenciais.

Mielopatia cervical

Ao contrário da radiculopatia, a mielopatia pode ter apresentação inicial bastante sutil e se apresentar como desafio diagnóstico. Os sintomas mais comuns são dor, dormência e perda de destreza das mãos.[21] O grau de dor cervical é variável.

Sinais iniciais incluem perda de destreza (dificuldade para manusear agulhas ou botões) e alterações da marcha. Sintomas radiculares podem estar presentes.

Pacientes com queixa de cervicalgia predominante podem ser caracterizados como apresentando a síndrome espondilolítica. A dor é causada por degeneração segmentar da coluna e é originária de degeneração discal, osteoartrose facetária e instabilidade segmentar.

No exame físico, os pacientes vão apresentar sinais de compressão do neurônio motor inferior no nível da lesão e compressão do neurônio motor superior abaixo da lesão.

O diagnóstico diferencial inclui esclerose múltipla, doenças cerebrovasculares, hidrocefalia, tumores intracranianos, siringomielia, esclerose lateral amiotrófica e neuropatia, entre outros.[21]

Exames de imagem. A propedêutica é baseada em radiografias e na RNM. A radiografia provavelmente irá mostrar sinais de alterações degenerativas, como diminuição do espaço discal, artrose facetária, retificação da lordose cervical, osteófitos etc.

A RNM, o exame padrão-ouro para a coluna cervical, mostra compressão de raízes ou compressão medular, inclusive com sinais de mielopatia cervical. Deve-se ressaltar, entretanto, que compressão de raiz cervical à RNM pode ocorrer em 19% dos pacientes assintomáticos.[20]

A TC encontra indicação clara quando é necessário o estudo detalhado da arquitetura óssea.

Exames neurofisiológicos podem ser úteis no diagnóstico diferencial com síndromes compressivas periféricas e na documentação da progressão da compressão cervical, mas geralmente não são usados no atendimento de urgência.

Tratamento. No atendimento de urgência, o tratamento consiste na adoção de medidas para alívio do quadro doloroso. A história natural da radiculopatia cervical é geralmente favorável.[22] Por isso, o tratamento conservador é indicado na maioria dos pacientes. Não há, entretanto, evidência clínica acerca do melhor método de tratamento conservador.[7] Os tratamentos mais comumente utilizados consistem em medicamentos (AINE, corticoide, gabapentina, amitriptilina, narcóticos etc.), fisioterapia, imobilização e tração. Os bloqueios com corticoide são amplamente utilizados como método conservador no tratamento das radiculopatias cervicais, apresentando 51% de bons ou excelentes resultados, apesar de estes não alterarem a história natural da doença.

O tratamento cirúrgico está indicado nos pacientes que não respondem ao tratamento conservador ou naqueles que apresentam déficit neurológico progressivo, e não será discutido neste capítulo.

O paciente com sinais e sintomas de mielopatia cervical que é atendido na urgência devido a quadro álgico cervicobraquial deve ser tratado inicialmente com objetivo de alívio da dor, mas deve ser encaminhado para acompanhamento especializado em ambulatório.

O tratamento desses pacientes na urgência é conservador. Baseia-se em imobilização cervical, repouso no leito por curtos períodos e uso de medicações analgésicas, AINE ou corticoides. Visa diminuir a dor, limitar as alterações funcionais e prevenir déficits neurológicos.

A presença de déficit neurológico importante e/ou progressivo pode caracterizar uma urgência cirúrgica, e esses pacientes devem ser avaliados por equipe especializada.

Referências

1. Cherkin DC, Deyo RA, Volinn E, Loeser JD. Use of the International Classification of Diseases (ICD-9-CM) to identify hospitalizations for mechanical low back problems in administrative databases. Spine 1992; 17:817-25.
2. Malmivaara A, Häkkinen U, Aro T et al. The treatment of acute low back pain – Bed rest, exercises, or ordinary activity? N Engl J Med 1995; 332:351-5.
3. Andersson GBJ. Epidemiological features of chronic low back pain. Lancet 1999; 354:581-5.
4. Devereaux M. Low back pain. Med Clin North Am 2009; 93:477-501.
5. Van Tulder MW, Becker A, Bekkering et al. European guidelines for the management of acute nonspecific low back pain in primary care. European Co-operation in the field of Scientific and Technical Research (COST) 2005. Available at:http://www.backpaineurope.org/web/files/WG1_Guidelines.pdf. Accessed March 13, 2010.
6. Bliss SJ, Flanders SA, Saint S. Clinical problem-solving. A pain in the neck. N Engl J Med 2004; 350:1037-42.
7. Harris ED, Budd R, Firestein GS et al. Neck pain. In: Kelley's textbook of rheumatology. 7. ed. Elsevier, 2006.
8. Rao RD, Currier BL, Albert TJ et al. Degenerative cervical spondylosis: clinical syndromes, pathogenesis, and management. J Bone Joint Surg Am 2007; 89:1360-78.
9. Goldberg W, Mueller C, Panacek E, Tigges S, Hoffman JR, Mower WR. Distribution and patterns of blunt traumatic cervical spine injury. Ann Emerg Med 2001; 38:17-21.
10. Demetriades D, Charalambides K, Chahwan S et al. Nonskeletal cervical spine injuries: epidemiology and diagnostic pitfalls. J Trauma 2000; 48:724-7.
11. Streitwieser DR, Knopp R, Wales LR, Williams JL, Tonnemacher K. Accuracy of standard radiographic views in detecting cervical spine fractures. Ann Emerg Med 1983; 12:538-42.
12. Clark WM, Gehweiler JA, Laib R. Twelve significant signs of cervical spine trauma. Skeletal Radiol 1979; 3:201-5.
13. White AA III, Johnson RM, Panjabi MM, Southwick WO. Biomechanical analysis of clinical stability in the cervical spine. Clin Orthop 1975; 109:85-96.
14. Schofferman J, Bogduk N, Slosar P. Chronic whiplash and whiplash--associated disorders: an evidence-based approach. J Am Acad Orthop Surg 2007; 15:596-606.
15. Radanov BP, Sturzenegger M, Di Stefano G. Long-term outcome after whiplash injury: a 2-year follow-up considering features of injury mechanism and somatic, radiologic, and psychosocial findings. Medicine 1995; 74:281-97.
16. Helliwell PS, Evans PF, Wright V. The straight cervical spine: does it indicate muscle spasm? J Bone Joint Surg 1994; 76B:103-8.
17. Wainner RS, Gill H. Diagnosis and nonoperative management of cervical radiculopathy. J Orthop Sports Phys Ther 2000; 30: 728-44.
18. Rhee JM, Yoon T, Riew D. Cervical radiculopathy. J Am Acad Orthop Surg 2007; 15:486-94.
19. Boden SD, McCowin PR, Davis DO, Dina TS, Mark AS, Wiesel S. Abnormal magnetic-resonance scans of the cervical spine in asymptomatic subjects: A prospective investigation. J Bone Joint Surg Am 1990; 72:1178-84.
20. Lees F, Turner JW. Natural history and prognosis of cervical spondylosis. Br Med J 1963; 2:1607-10.
21. Bernhardt M, Hynes RA, Blume HW, White AA III. Current Concept Review. Cervical spondylotic myelopathy. Volume 75-A(1), January 1993:119-28.
22. Bohlman HH, Emery SE, Goodfellow DB, Jones PK. Robinson anterior cervical discectomy and arthrodesis for cervical radiculopathy: long-term follow-up of one hundred and twenty-two patients. J Bone Joint Surg Am 1993; 75:1298-307.

CAPÍTULO 74

Traumatismos do Membro Superior

José Carlos Souza Vilela

Luiz Eduardo Moreira Teixeira

Marcelo Fernandes Denaro

INTRODUÇÃO

A traumatologia é uma divisão da ortopedia, cujo objetivo é o tratamento das lesões óssea decorrentes de traumas. Epidemiologicamente, o aumento na incidência dessas lesões se deve a duas causas distintas: em primeiro lugar está o aumento no número de lesões decorrentes de trauma de alta energia e, em segundo, o aumento da longevidade da população global, tornando mais frequentes as fraturas de baixa energia decorrentes da diminuição da densidade óssea nessa faixa da população (osteoporose).

O desenvolvimento da ortopedia recebeu auxílio de outras áreas da medicina, como a descoberta do raio-X em 1895, por Röntgen; a compreensão do tratamento das fraturas expostas por ocasião das grandes guerras; a descoberta dos antimicrobianos; e avanços na metalurgia.

Paralelamente, houve um desenvolvimento tecnológico importante, englobando materiais cirúrgicos e técnicas de implantação desses materiais, de modo a equilibrar a batalha entre as lesões musculoesqueléticas e o tratamento. Além disso, ocorreram também uma melhor compreensão da biologia óssea e um maior empenho em sua preservação. O passo primordial para esse desenvolvimento foi a fundação por Muller *et al.*, em 1958, de um grupo para o estudo da osteossíntese – Arbeitsgemeinschaft fur Osteosynthesefragen (AO) – mais tarde conhecido nos países de língua inglesa como Association for the Study of Internal Fixation (ASIF). Esse grupo avaliou o comportamento mecânico dos materiais de osteossíntese e tem procurado incessantemente, inovações para reduzir a fadiga desse material e o entendimento da biologia para favorecer a consolidação.

O tecido ósseo apresenta como particularidade o fato de ser o único tecido que cicatriza com qualidade histológica igual à do tecido previamente lesado, sendo necessário respeitar esse processo de cicatrização óssea. É importante entender a "personalidade" da fratura e o perfil do paciente que apresenta a fratura, de maneira a otimizar esse tratamento.

As urgências ortopédicas são muito frequentes na prática médica, independentemente do nível de complexidade do local de atendimento. As urgências ortopédicas também apresentam uma área de atuação em conjunto com outras clínicas, como por exemplo a cirurgia geral e a neurologia no paciente politraumatizado, e a pediatria nos casos de tocotraumatismos etc.

Durante a avaliação, a rotina propedêutica segue os mesmos modelos de outras áreas médicas, sendo iniciada com a identificação do paciente, mediante informações gerais como idade, profissão e procedência. Durante a obtenção da história da moléstia atual, as características dos sintomas, como dor, tempo de início e fator desencadeante, e a descrição do mecanismo de trauma são de extrema valia para formulação diagnóstica. Deve-se obter a história patológica pregressa, bem como pesquisar de sintomas em outros órgãos e sistemas, devendo ser seguido de exame físico detalhado de todos os segmentos.

De maneira objetiva, a história ortopédica gira em torno do esclarecimento de três questões principais: dor, deformidade e incapacidade funcional, e o exame físico deve envolver três passos: inspeção, palpação e testes especiais, como os utilizados para avaliar a ruptura de ligamentos do joelho.

A propedêutica complementar geralmente se inicia por radiografias simples do segmento acometido, sendo na maioria das vezes suficiente para complementação diagnóstica:

- **Radiografia:** sempre realizar no mínimo duas incidências em planos ortogonais: uma incidência no plano

Capítulo 74 ■ Traumatismos do Membro Superior

anteroposterior e outra no plano lateromedial. Quando necessário, incidências especiais, bem como radiografias oblíquas, devem ser solicitadas, como incidência transoral, para avaliação da coluna cervical alta (C1 e C2), oblíqua ilíaca e obturatória, para avaliação acetabular, *inlet* e *outlet*, para avaliação do anel pélvico, axial da patela, para estudo da articulação femoropatelar, como demonstrado na Tabela 74.1.

Tabela 74.1 ■ Radiografias específicas de cada articulação: usuais e complementares

Segmento	Radiografias usuais	Radiografias complementares
Coluna cervical	AP/perfil	Transoral, incidência do nadador (transição cervicotorácica)
Coluna torácica	AP/perfil	Oblíquas
Coluna lombossacra	AP/perfil	Oblíquas
Articulação esternoclavicular	AP	"Heinig", "Hobbs" e Serendipty"
Clavícula e articulação acromioclavicular	AP e axilar	"Zanca" (AP com 20° de inclinação cefálica)
Ombro	Série trauma: AP verdadeiro, perfil escapular e axilar	"Tunnel view", "Stryker", "Velpeau", axilar de "West Point", entre outras
Braço	AP/perfil	Oblíquas
Cotovelo	AP/perfil	"Greenspan" e "Thomas e Proubata" (cabeça do rádio)
Antebraço	AP/perfil	
Punho	AP/perfil	AP com desvio ulnar dos dedos e perfil com dedos cerrados
Mão	AP/oblíquas	
Dedos	AP/perfil	Oblíquas
Anel pélvico	AP/*inlet*/*outlet*	Tomografia computadorizada
Coxofemoral (quadril)	AP/perfil	Oblíqua ilíaca e obturatória
Coxa	AP/perfil	Oblíquas
Joelho	AP/perfil/axial patela	"Tunnel view"
Perna	AP/perfil	Oblíquas
Tornozelo	AP com 20° de rotação interna (*mortise view*) perfil	Oblíquas, AP verdadeiro
Pé	AP/perfil/oblíqua interna	Oblíqua externa, axial calcâneo, "Canale", "Broden"

- **Tomografia computadorizada (TC):** sua riqueza e maior precisão anatômica em relação à radiografia auxilia a pesquisa de patologias ósseas como tumores primários e secundários, necrose avascular e de fraturas ocultas, entre outras. Sua indicação vem perdendo espaço para a ressonância nuclear magnética, a qual demonstra com mais detalhes acometimento de partes moles, sem perder a riqueza de detalhes ósseos.
- **Ressonância nuclear magnética (RNM):** depois da radiografia, nenhum outro exame apresenta o mesmo impacto da RM na prática diária do ortopedista. Embora todos tipos de RNM envolvam magnetização e sinais de radiofrequência, o método e o tempo de excitação e aquisição dos sinais variam de acordo com os tipos de técnica. A maioria dos exames para avaliação musculoesquelética utiliza técnica *spin-echo*, em três sequências básicas (T1, densidade de prótons e T2). Está indicada para estudo de patologias musculares, tendinosas e meniscais, lesões osteocondrais, tumores de partes moles, entre outros. Apresenta precocidade na detecção de fenômenos isquêmicos intraósseos em relação aos outros exames (p. ex., cintilografia).
- **Cintilografia:** indicada para estudo metabólico ósseo, bem como para o diagnóstico de doenças multicêntricas (doença óssea metastática, doença de Paget poliostótica, entre outras), sua indicação vem perdendo espaço para a RNM em razão da maior precocidade e riqueza anatômica desta em relação à cintilografia.
- **Artrografia:** exame radiológico invasivo, com uso de contraste, apresenta indicação restrita na prática ortopédica. É utilizada para estudo de patologia no quadril em crianças (síndrome de Legg-Perthes, displasia evolutiva do quadril) e para estudo de lesões ligamentares no punho.
- Outros exames, como planigrafia, venografia e mielografia, são considerados obsoletos, sem indicação na prática clínica atual.

TRAUMATOLOGIA MUSCULOESQUELÉTICA: PRINCÍPIOS BÁSICOS

Todo paciente vítima de traumatismo musculoesquelético deve ser avaliado sempre como portador em potencial de lesões de outros órgãos, principalmente pacientes inconscientes. Portanto, na avaliação do paciente com esse tipo de lesão, deve ser sempre lembrada a sequência de atendimento de suporte de vida no trauma (ATLS®). Descartada lesão em órgãos vitais, seguem-se a investigação e o tratamento inicial. Fraturas de ossos longos e do anel pélvico podem causar repercussão hemodinâmica em virtude do sangramento pelo foco da fratura, embora outras fontes hemorrágicas devam ser sempre pesquisadas.

Em todo paciente vítima de fraturas, o estado vascular e neurológico do membro acometido deve ser avaliado.

Alinhamento inicial da fratura deve ser obtido com tração suave, a fim de aliviar a dor e impedir o aumento dos danos locais. Não é incomum que uma fratura fechada se transforme em exposta, se houver movimentos sobre espículas ósseas desalinhadas. Outro tratamento inicial consiste na imobilização provisória do segmento acometido, por meio de talas gessadas, metálicas ou de material sintético. Deve-se sempre imobilizar uma articulação acima e outra abaixo do segmento fraturado. Como exemplo, no paciente vítima de fratura dos ossos do antebraço, o punho e o cotovelo devem ser incluídos na imobilização.

Pacientes idosos, com muita frequência, são vítimas de fraturas associadas à osteoporose. As fraturas mais frequentemente associadas são as do terço distal do rádio, do terço proximal do fêmur e fraturas toracolombares. As diretrizes para o atendimento inicial são seguidas e, logo que haja condições, o paciente deve ser encaminhado para o serviço secundário de referência para que tenha continuidade a terapêutica.

ABORDAGEM ORTOPÉDICA AO PACIENTE POLITRAUMATIZADO: CONCEITO DO CONTROLE AO DANO

Trauma é considerado um problema de saúde pública, responsável por mortes precoces e sequelas permanentes, com grande impacto econômico para a sociedade. Estima-se que 12.400 pessoas morrem mensalmente nos EUA em decorrência de eventos traumáticos. A maioria (60% a 80%) pertence ao sexo masculino e está na faixa etária economicamente ativa (29 e 34 anos). Acidentes de trânsito e com armas de fogo lideram as causas de atendimento nos prontos-socorros, sendo motivos de lesões de gravidade distinta e ameaça à vida variada. De acordo com dados do Ministério da Saúde brasileiro, no ano de 2005, mais de 30 mil mortes foram registradas no país devido a acidentes de trânsito, a grande maioria das vítimas com menos de 50 anos de idade.

O atendimento ortopédico ao paciente politraumatizado se insere em um contexto complexo, o qual foi sendo modificado nos últimos anos com o objetivo de evitar lesões secundárias e recuperar o paciente com a menor taxa de sequelas possível. A padronização do atendimento inicial, como proposto pelo ATLS® (*Advanced Trauma Life Support*), a melhora das medidas de ressuscitação, o tratamento intensivo e o maior conhecimento dos processos biológicos relacionados com o trauma promoveram a diminuição dos eventos fatais com o rápido conhecimento das lesões e o pronto tratamento de complicações. Diagnosticar e estratificar cada tipo de paciente é fator fundamental para guiar o tratamento de maneira definitiva ou temporária.

O controle dos danos musculoesqueléticos constitui um conjunto de medidas que visam conter e estabilizar lesões ortopédicas em pacientes sem condições momentâneas de submeter-se ao tratamento definitivo, com intuito de melhorar a fisiologia do organismo, evitando o agravamento das lesões existentes. Na prática, isso é alcançado com fixação externa temporária, controle da hemorragia, principalmente a relacionada com fratura do anel pélvico e fratura femoral, com mínimo dano adicional.

Classificação dos pacientes conforme a gravidade da lesão

O tipo de tratamento das lesões musculoesqueléticas dependerá, portanto, das condições gerais do paciente. Desse modo, foi criado um mecanismo de classificação dos pacientes conforme a gravidade das lesões:

1. **Pacientes estáveis:** são pacientes que não apresentam lesões que ameaçam a vida, com boa resposta à terapia inicial e estabilidade hemodinâmica mantida. Não há nenhuma evidência de distúrbios de coagulação, angústia respiratória ou hipoperfusão, bem como hipotermia. As lesões ortopédicas nesse contexto devem ser tratadas de maneira definitiva e o mais precoce possível.

2. **Pacientes "*borderline*":** são pacientes que foram estabilizados inicialmente por medidas de ressuscitação, mas há características clínicas ou combinações de lesões que implicam risco aumentado de instabilidade a qualquer momento. Estes foram definidos como: *Injury Severity Score* (ISS) >40; hipotermia <35; pressão pulmonar inicial média >24mmHg ou aumento >6mmHg durante fresagem de canal ósseo ou qualquer outro procedimento; lesões múltiplas (ISS >20) em associação com traumatismo torácico (*Abbreviated Injured Scale* [AIS] >2); lesões múltiplas associadas a traumatismo abdominal grave ou lesão pélvica com choque hemorrágico inicial (pressão arterial <90mmHg); evidência radiográfica de contusão pulmonar; paciente com fratura femoral bilateral; paciente com traumatismo craniano de moderado a grave (AIS >3).

   A grande maioria dos autores defende o tratamento com controle ao dano, como nos dois próximos grupos, quando há labilidade hemodinâmica provável, seguido de estabilidade definitiva das fraturas após retorno da estabilidade clínica.

3. **Pacientes instáveis:** são pacientes que se mantêm hemodinamicamente instáveis a despeito das medidas iniciais de ressuscitação, com grande chance de deterioração do quadro, falência progressiva dos órgãos e consequente óbito. São pacientes que, mesmo a despeito das medidas iniciais de ressuscitação, continuam hipotensos, hipotérmicos, com sinais clínicos e laboratoriais de hipoxemia e hipoperfusão tissular. Há acidose metabólica ou mista, níveis séricos elevados de lactato e aumento de interleucinas. A mortalidade nesse grupo é alta. Esses pacientes devem ser tratados de acordo com os princípios de controle ao dano. As medidas são executadas no bloco cirúrgico.

4. **Pacientes "no extremo"**: são pacientes com grave instabilidade hemodinâmica, geralmente com hemorragia incontrolável, hipoxemia e hipoperfusão tissular. Em geral, esses pacientes apresentam uma tríade de alteração de coagulação, hipotermia e acidose (tríade letal). Devem ser tratados também para controle ao dano, sem que esses procedimentos atrasem outros procedimentos primordiais para a manutenção da vida. A grande diferença desse grupo em relação ao anterior é que as medidas de controle ao dano devem ser executadas no Centro de Terapia Intensiva, pois não há tempo suficiente de levar o paciente ao Bloco Cirúrgico devido ao grave quadro clínico.

Nas seções subsequentes serão expostas as lesões musculoesqueléticas mais comuns e respectivas modalidades de tratamento. As técnicas operatórias não serão descritas.

FRATURAS DA ESCÁPULA

As fraturas da escápula têm recebido pouca atenção na literatura devido a sua pequena frequência, respondendo por 1% de todas as fraturas. No entanto, são causa frequente de importante morbidade, devendo por isso ser entendidas e tratadas com empenho, para evitar resultados insatisfatórios.

A escápula é um osso atípico dos pontos de vista anatômico e funcional. Osso chato, triangular, com saliências ósseas proeminentes (apófises) (Figura 74.1), fica submerso na musculatura escapular e torácica e ao mesmo tempo é o único ponto de articulação entre o esqueleto axial (o tronco) por meio da articulação acromioclavicular, e o apendicular (os braços) intermédio da articulação glenoumeral. A escápula, o ombro e o braço estão inter-relacionados, de modo que a interface estabilidade/movimento funcione harmonicamente e promova a função primordial do ombro, que consiste em posicionar a mão no espaço para as atividades mais diversas. A escápula articula-se com o tórax pela articulação escapulocostal e com o braço por meio da articulação glenoumeral; qualquer alteração em seu funcionamento, seja estática ou dinâmica, pode provocar prejuízo da função.

Epidemiologia

As fraturas de escápula são pouco frequentes, totalizando 1% de todas as farturas, 3% das lesões da cintura escapular e 5% das fraturas do ombro. Uma diversidade de causas é responsável por essa baixa frequência: (1) a escápula é protegida pelo tórax e o gradil torácico anteriormente e é coberta por uma espessa camada muscular posteriormente; (2) a mobilidade escapular dissipa grande quantidade de energia.

Com relação ao tipo de fratura, as fraturas do corpo e da espinha respondem por 50% das fraturas, as do colo da glenoide, 25%, as da cavidade glenóidea, 10%, e as fraturas do acrômio e do processo coracoide, 7% cada.

As fraturas de escápula são causadas, na maioria das vezes, por trauma de alta energia. Traumatismo direto é a causa mais frequente, porém, eventualmente, ocorre queda da própria altura com impacção da cabeça umeral contra a glenoide. Por esse motivo, 80% a 95% dessas fraturas se associam a outras lesões múltiplas, graves, e com risco de morte. Consequentemente, a fratura de escápula tem seu diagnóstico atrasado com frequência, o que pode comprometer o resultado e as funções finais. Forças indiretas exercidas sobre as apófises podem causar fratura por avulsão através das estruturas musculotendinosas (p. ex., ângulo superior da escápula [músculo levantador da escápula], coracoide [tendão conjunto], margem do acrômio [músculo deltoide], ângulo inferior da escápula [músculo serrátil anterior]). Finalmente, a fratura por estresse e fadiga é eventualmente relatada na literatura.

Diagnóstico

Quando o paciente está consciente, geralmente relata dor e algum grau de incapacidade funcional na região escapular, porém frequentemente é necessário alto grau de suspeição do médico assistente quando o paciente não está consciente. Sinais que devem chamar atenção para o diagnóstico de fratura de escápula são equimose e abrasões na região escapular e fraturas das costelas mais superiores e/ou clavícula presentes na radiografia de tórax. Quando há suspeita de fratura de escápula, radiografias em anteroposterior (AP) e perfil de escápula devem ser realizadas e frequentemente, devido à sua complexidade anatômica, a tomografia computadorizada (TC) é utilizada para melhor definição da lesão e planejamento cirúrgico, quando necessário.

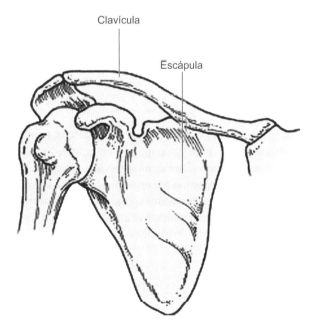

Figura 74.1 ■ Desenho esquemático da cintura escapular lado a lado.

Classificação

Classificação anatômica

A primeira classificação para as fraturas de escápula foi a anatômica, que descrevia apenas o local da fratura (p. ex., corpo, espinha etc.) (Figura 74.2).

Classificação de fratura da glenoide

A classificação de Ideberg surgiu para melhor descrever e planejar o tratamento para as fraturas que acometiam a superfície articular da glenoide (Figura 74.3).

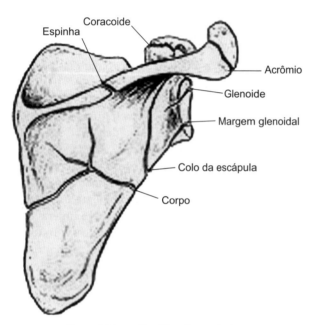

Figura 74.2 ■ Classificação anatômica.

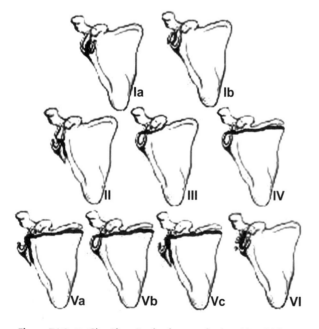

Figura 74.3 ■ Classificação das fraturas da glenoide – Ideberg.

Tratamento

Tratamento não cirúrgico

Mais de 90% das fraturas de escápula são tratadas de modo não operatório porque não apresentam desvio algum ou apresentem apenas pequeno desvio. Isso se deve ao forte e espesso envelope de partes moles circunjacente. O tratamento deve ser sintomático, consistindo no uso de medicação analgésica, imobilização com tipoia por 3 a 6 semanas, uso de compressas de gelo e ganho de movimento passivo e autopassivo tão precocemente quanto a dor permita. O controle clinicorradiológico deve ser semanal, quando existe risco eventual de desvio secundário e necessidade de tratamento cirúrgico. Após o ganho completo da amplitude de movimento, as atividades de reforço muscular devem ser realizadas, e é excelente o prognóstico para retorno normal à função após vários meses de tratamento.

Tratamento cirúrgico

A indicação de tratamento cirúrgico de fratura da escápula deve ser considerada nos casos de fraturas muito desviadas. Como essas fraturas são raras, é incomum observar na literatura estudos com grandes séries demonstrando opções distintas de tratamento. Há uma variedade enorme de tipos de fraturas da escápula, mas neste capítulo serão abordadas apenas as fraturas mais frequentemente operadas:

a. Fraturas da cavidade glenóidea.
b. Fraturas do colo da glenoide.
c. Fraturas do acrômio.
d. Ombro flutuante.

Fraturas da cavidade glenóidea desviadas. As fraturas da glenoide respondem por 10% de todas as fraturas da escápula e apenas 10% delas são desviadas, ou seja, correspondem a 1% do total de fraturas da escápula. As fraturas da margem da escápula acontecem quando um trauma de alta energia provoca impacção da cabeça do úmero contra a borda da glenoide. O tratamento cirúrgico está indicado quando há incongruência articular e/ou instabilidade persistente.

A literatura apresenta grande divergência quanto à maneira de medir o desvio e quanto ao resultado da medida da incongruência. De Palma considera inaceitável um desvio >10mm, um degrau >5mm e/ou um acometimento >25% da glenoide e indica redução aberta ou artroscópica e fixação dessas glenoides. Gerber et al. consideram mais importante a estabilidade residual do que a medida isolada do fragmento solto da glenoide. Ambas as correntes apresentam resultados favoráveis em pequenas séries de casos.

No tratamento cirúrgico, pode-se optar pelo tratamento aberto ou artroscópico, com base na experiência do médico assistente, e a fixação pode ser realizada por meio de diferentes métodos de osteossíntese, como parafusos,

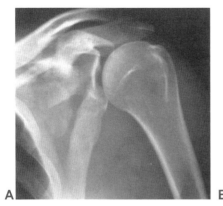 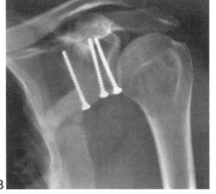 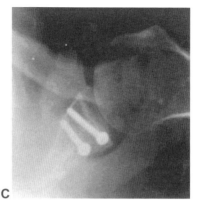

Figura 74.4 ■ Imagem de fratura da glenoide operada.

placas, âncoras, banda de tensão ou amarrilhos, dependendo do padrão da fratura e/ou da experiência do cirurgião. Para fraturas do rebordo anterior da glenoide preconiza-se a via de acesso anterior, e para todas as outras fraturas recomenda-se a via de acesso posterior. As complicações mais frequentes são rigidez articular pós-traumática, instabilidade residual com luxação ou subluxação persistente, artrose pós-traumática (Figura 74.4).

Fraturas do colo da glenoide. As fraturas do colo da glenoide são causadas por um trauma direto no ombro ou queda com o membro superior estendido, mecanismo indireto. Quando houver translação >1 cm ou angulação >40 graus, há indicação de tratamento cirúrgico para evitar diminuição da amplitude de movimento, diminuição de força, ressaltos e dor.

Para as fraturas do colo da glenoide deve-se utilizar a via de acesso posterior.

Fraturas do acrômio. O mecanismo de fratura do acrômio é o traumatismo direto na ponta do ombro (acrômio). Na face superior do acrômio origina-se o músculo deltoide e, na face inferior, encontra-se o espaço subacromial (Figura 74.5), o túnel ósseo com altura aproximada de 11mm, por onde desliza o tendão do músculo supraespinhal. Para a função normal do ombro é essencial que essa altura umeroacromial seja preservada, ou seja, quando a altura umeroacromial é >7mm, está indicado tratamento conservador, e quando a altura umeroacromial está diminuída indica-se o tratamento cirúrgico. A redução anatômica e fixação com banda de tensão constitui em boa opção de estabilização.

Ombro flutuante. O conceito de ombro flutuante é complexo, traduz uma lesão grave que causa instabilidade ao ombro em decorrência de lesões ósseas e/ou ligamentares associadas. Classicamente foi descrito como a fratura do colo da glenoide associada à fratura diafisária da clavícula. Entretanto a associação de duas lesões no

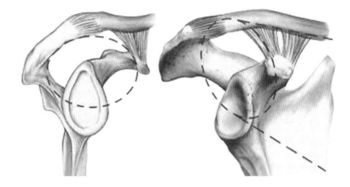

Figura 74.5 ■ Desenho esquemático do complexo suspensório do ombro e espaço subacromial.

complexo suspensório superior do ombro – que é formado por dois pilares ósseos: o superior que é o terço médio da clavícula e o inferior que é a espinha da escápula associada a parte lateral da escápula e ao anel osseoligamentar, composto pela glenoide, o processo coracoide, os ligamentos coracoclaviculares, a clavícula distal, a articulação acromioclavicular e o acrômio – é considerada ombro flutuante.

A ruptura de apenas uma parte do complexo suspensório superior é considerada uma lesão menor e não compromete a função da cintura escapular. Para o diagnóstico de ombro flutuante é necessário que haja lesão em duas partes do complexo, que podem se combinar de qualquer maneira: duas lesões do anel, lesão de um dos pilares e uma lesão do anel etc. (Figura 74.6). O tratamento do ombro flutuante é a estabilização cirúrgica.

FRATURAS DA CLAVÍCULA

O termo clavícula deriva de sua semelhança com uma chave (*clave* em latim). Ela é o primeiro núcleo de ossificação a aparecer, em torno da quinta semana embrionária, e seu núcleo de ossificação medial é o último núcleo de ossificação a se fechar no indivíduo adulto, sendo responsável por 80%

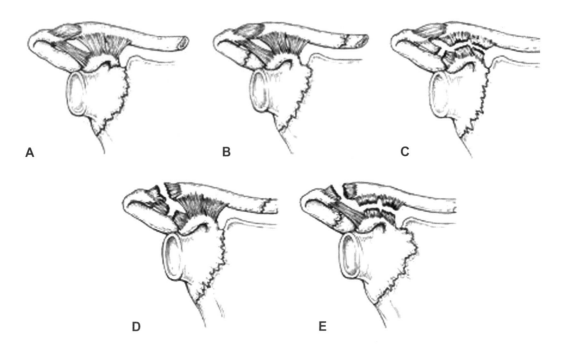

Figura 74.6 ■ Combinações de lesões que causam o ombro flutuante. **A.** Colo da glenoide + base do coracoide; **B.** Colo da glenoide + fratura diafisária da clavícula + fratura da espinha da escápula; **C.** Colo da glenóide + lesão dos ligamentos coracoclaviculares e coracoacromial (parte ligamentar do anel); **D.** Colo da glenóide + fratura diafisária da clavícula + luxação acromioclavicular. **E.** Colo da glenoide + luxação acromioclavicular + fratura da espinha da escápula.

de seu crescimento longitudinal. Além disso, ela é o único osso longo a se ossificar por ossificação intramembranosa.

Anatomicamente, a clavícula é um osso plano, quando vista de frente, e tem formato de S, quando vista por cima. Apresenta o terço medial prismático, o terço médio cilíndrico e o terço lateral achatado.

Do ponto de vista funcional, juntamente com a escápula, proporciona uma base forte para sustentação e mobilidade do membro superior, oferece proteção às estruturas neurovasculares subjacentes (a artéria subclávia e o plexo braquial), colabora com a mecânica respiratória e, por último, apresenta função estética.

Epidemiologia

As fraturas de clavícula estão entre as mais comuns, respondendo por 2,6% a 4% das fraturas nos adultos e 35% das lesões na cintura escapular. A incidência anual de fraturas de clavícula nos EUA é estimada em 26 a 64 por 100 mil habitantes/ano. Fraturas diafisárias correspondem a 80% dos casos, fraturas do terço lateral, a 15%, e as fraturas do terço medial correspondem a 5% dos casos. As fraturas diafisárias da clavícula são as mais comuns, porque é no terço médio que ocorre a transição de osso da parte côncava medial para a convexa lateral, da prismática medial para a achatada lateral. Essa parte é a menos protegida pela musculatura e concentra os esforços de torção e flexão de todo o osso.

O primeiro pico na incidência das fraturas de clavículas se dá em crianças e adultos jovens, principalmente homens com menos de 30 anos de idade. Essas fraturas geralmente são diafisárias, resultado da aplicação da força na extremidade do ombro durante atividades esportivas. O secundo pico de incidência se dá em pessoas mais velhas, com mais de 80 anos de idade, com diminuição da densidade óssea, em função de trauma de baixa energia, geralmente queda da própria altura. As fraturas da diáfise geralmente apresentam desvios, enquanto as fraturas das extremidades frequentemente não apresentam desvio. Aparentemente, tem aumentado a incidência de fratura de clavícula cominuída e/ou grande desvio decorrentes de traumas de alta energia.

Classificação

A primeira classificação sistemática das fraturas de clavícula, descrita por Allman, é uma classificação anatômica que divide as fraturas de clavícula em três grupos: de terço médio, diafisária e de terço lateral. Posteriormente, Neer subdividiu as fraturas do terço lateral em fraturas sem desvio (tipo I) e as desviadas (tipo II). De maneira complementar, Craig subdividiu as fraturas dos terços lateral e medial em seis subtipos, levando em consideração a estabilidade, a relação com os ligamentos coracoclaviculares e a presença de acometimento articular.

A classificação de Edinburgh, baseada na análise de 1.000 casos, foi a primeira a descrever o local de fratura, desvio e cominuição, além de ter sido a primeira a apresentar valor prognóstico e orientar o tratamento. Ela correlaciona o local de fratura com o grau de desvio e o grau de cominuição, e apresenta níveis aceitáveis de correlação intra e interobservador (Figura 74.7).

Avaliação clínica

As fraturas diafisárias da clavícula têm uma apresentação característica: o paciente apresenta-se com o braço aduzido ao lado do corpo, com aumento de volume, crepitação e dor no terço médio da clavícula. Apresenta uma deformidade típica com elevação do fragmento medial devido à tração do músculo esternocleidomastóideo e desvio anteroinferior do ombro devido à força do peitoral e ao peso do ombro. Nas fraturas dos terços medial e lateral, o quadro clínico é mais discreto: mesmo quando as fraturas exibem desvios, a observação deles à ectoscopia é mais difícil. Além disso, apresentam dor à palpação e o diagnóstico diferencial com as respectivas luxações adjacentes necessita exame de imagem complementar.

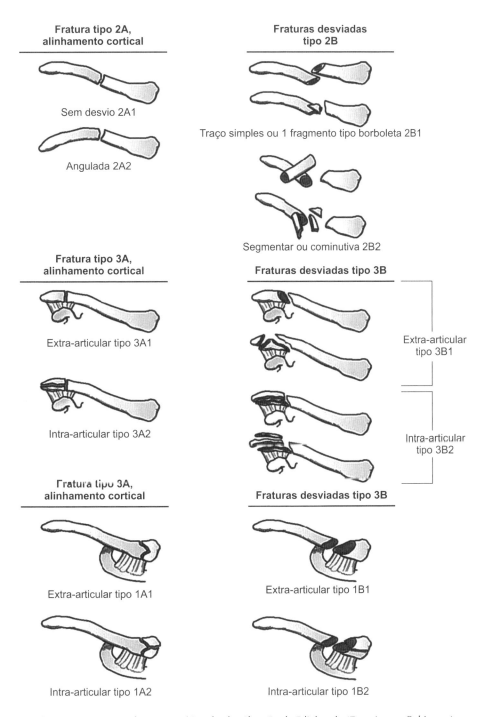

Figura 74.7 ■ Desenho esquemático da classificação de Edinburgh. (Descrita por Robinson.)

Avaliação radiológica

As fraturas diafisárias de clavícula são avaliadas com radiografias em AP e AP com 40 graus de inclinação cefálica. As fraturas do terço lateral são mais bem definidas com as incidências de Zanka e perfil axilar do ombro. As fraturas do terço medial geralmente necessitam TC para sua compreensão, pois as incidências clássicas para essa região – Hobbs e Serendipity – são insuficientes para sua definição. Outra situação em que a TC pode ser útil ao exame de fraturas de clavícula é na avaliação de uma eventual pseudoartrose.

Tratamento

Com finalidade didática, o tratamento será dividido de acordo com o local anatômico da fratura: diafisária, terço lateral e terço médio.

Tratamento das fraturas diafisárias

O tratamento não cirúrgico é aplicável à maioria das fraturas de clavícula, as quais apresentam nenhum ou pouco desvio. Para as fraturas que apresentam desvios não é possível realizar redução e manutenção dessa redução por meios fechados. Há na literatura um grande número de modalidades de tratamento não cirúrgico, entre elas as mais conhecidas são o uso de tipoia simples e a imobilização em 8, a qual apresenta como desvantagens desconforto e maceração cutânea. O estudo clássico de Andersen revelou que os resultados estéticos e funcionais das duas modalidades de tratamento são iguais.

A imobilização deve ser mantida até a remissão da dor, entre 2 e 4 semanas, quando as atividades de ganho de ADM passiva e autopassiva devem ser realizadas. A recuperação de movimento e força faz parte do processo normal de consolidação óssea, e a reabilitação fisioterapêutica formal é desnecessária na maioria dos casos. A taxa de não consolidação varia de 0,5% a 10%, e o tratamento não operatório de fraturas com grande desvio contribui de maneira importante para o aumento dessa taxa. Mesmo na eventualidade de não consolidação, muitos pacientes permanecem assintomáticos.

O tratamento cirúrgico deve ser reservado para os casos de fratura diafisária com desvio. Atualmente, os conceitos acerca do tratamento cirúrgico de fraturas diafisárias de clavícula passam por um período de transição. Antes havia consenso na literatura de que a grande maioria das fraturas de clavícula evoluía de modo satisfatório com o tratamento não operatório, porém recentemente surgiram evidências que demonstram maior taxa de consolidação e melhores índices funcionais com o tratamento operatório para as fraturas desviadas. A grande polêmica reside em quais são os parâmetros que definem uma fratura desviada. Estudos bem conduzidos sugerem que encurtamento >2cm, fraturas com um terceiro fragmento interposto ou distância entre os fragmentos maior do que a espesssura da largura da clavícula apresentam maior probabilidade de evoluir para não consolidação.

Categoricamente, não é possível afirmar quais fraturas diafisárias desviadas devem ser operadas. Muitos pacientes jovens e ativos procuram tratamento cirúrgico no intuito de reabilitação funcional precoce. Esses pacientes devem ser orientados quanto à história natural da fratura de clavícula e a respeito da diferença, dos benefícios e riscos dos tratamentos não operatório e operatório e, então, se for necessário e houver indicação, realiza-se o tratamento cirúrgico. O receio de evolução para não consolidação não deve ser indicação absoluta da fratura diafisária de clavícula, visto que o tratamento cirúrgico da não união leva aos mesmos resultados funcionais que a osteossíntese primária.

Entre as opções de fixação com placa e parafuso, fixação intramedular e fixador externo, as placas têm mais aceitação em território nacional. Elas podem ser colocadas no aspecto dorsal ou anterior da clavícula, apresentando como vantagens a facilidade técnica e a estabilização imediata, e como desvantagens o risco de lesão neurovascular e aspecto estético insatisfatório.

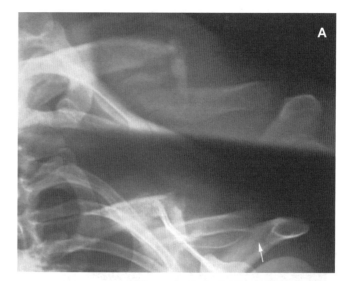

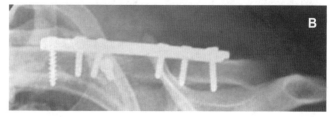

Figura 74.8 ■ Fratura de clavícula. **A.** Radiografia de fratura tipo 2B2 em AP e AP com 40 graus de inclinação encefálica. B. Radiografia da fratura consolidada – tratamento com placa e parafusos.

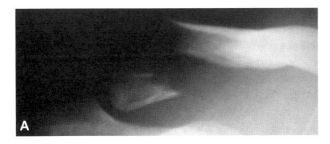
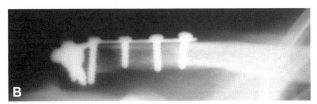

Figura 74.9 ■ **A.** Radiografia de fratura do terço lateral tipo 3B1. **B.** Radiografia da fratura consolidada após tratamento com placa e parafuso.

Tratamento das fraturas do terço lateral

A maioria das fraturas do terço lateral não apresenta desvio e deve ser conduzida de maneira não operatória, com imobilização sintomática e reabilitação precoce.

As fraturas com desvio são inerentemente instáveis e, em termos relativos, são as que mais evoluem para não consolidação. Por esse motivo, devem ser submetidas a tratamento cirúrgico. Sua posição subcutânea é um ponto positivo para o tratamento cirúrgico devido à facilidade de acesso. Por outro lado, os diminutos fragmentos laterais, com dificuldade inerente de inclusão pelos materiais de osteossíntese, respondem pela dificuldade do tratamento operatório. Há na literatura várias formas de estabilização, sendo a opção dos autores a utilização de placa em T de pequenos fragmentos, apresentando como facilidade a colocação de vários parafusos no fragmento distal.

Tratamento das fraturas do terço medial

Muito raras, as fraturas do terço medial se comportam como as fraturas do terço lateral. Maior atenção deve ser dada às estruturas nobres vizinhas na eventualidade de tratamento cirúrgico.

FRATURAS DO ÚMERO

As fraturas do úmero têm se tornado mais frequentes em decorrência do envelhecimento da população e do aumento da incidência de traumas de alta energia. A maioria das fraturas do úmero proximal e diafisárias apresenta pouco ou nenhum desvio e não dificulta nem o diagnóstico nem o tratamento. Por outro lado, o envelhecimento da população carreia a deterioração da qualidade óssea e o trauma de alta energia aumenta o número de fraturas complexas. Na última década, o desenvolvimento das técnicas de osteossíntese, associado ao de materiais mais elaborados, tem facilitado o tratamento cirúrgico e a mobilização imediata, principalmente nos casos de politraumatismos. Por questões didáticas, neste capítulo o úmero será dividido em três partes: o úmero proximal, a diáfise e o úmero distal.

Úmero proximal

O úmero proximal é formado pela superfície articular, que é recoberta por cartilagem, as tuberosidades maior e menor, onde são inseridos os tendões do manguito rotador, e a transição entre as tuberosidades e a diáfise, a metáfise proximal, que também é conhecida como colo cirúrgico, devido à alta incidência de fraturas nessa região. O colo anatômico é a região de transição entre a superfície articular e as tuberosidades. Esses fragmentos são os remanescentes dos núcleos de ossificação da cabeça umeral. A irrigação da cabeça umeral provém de seis artérias, porém a mais importante é a artéria circunflexa anterior, seguida da artéria circunflexa posterior.

Em função de sua conformação anatômica e sua enorme mobilidade, o úmero proximal tolera graus importantes de deformidades sem repercussão clínica.

Epidemiologia

A incidência de fraturas do úmero proximal representa de 4% a 5% de todas as fraturas. As mulheres são acometidas duas vezes mais do que os homens, sendo o pico de incidência encontrado em mulheres entre os 80 e os 89 anos de idade. Em 87% das fraturas, a causa é a queda da própria altura.

Apresentação clínica

À ectoscopia, o paciente apresenta-se com membro superior aduzido em posição antálgica. Podem ser observados aumento de volume e equimose na face anteromedial do braço. Essa equimose pode ser responsável por aumento de volume exagerado que não raramente chega ao antebraço e, até mesmo, à parede medial do tórax. À palpação, principalmente nos pacientes magros, podem ser palpados os fragmentos ósseos deslocados e a crepitação no foco de fratura. É mandatória a avaliação do estado neurovascular do membro acometido, com ênfase no nervo axilar, em razão de seu íntimo contato com a região da fratura.

Avaliação radiológica

Em toda suspeita de fratura do úmero proximal deve ser solicitada a série trauma de Rockwood, AP verdadeiro, perfil escapular e axilar. A tomografia simples ou com reconstrução 3D deve ficar reservada para as fraturas-luxações complexas, para avaliação do acometimento da superfície articular.

A classificação mais comumente utilizada é a de Neer, que arbitrariamente considerou os fragmentos dos núcleos de ossificação e considerou desvio inaceitável um distanciamento >1cm e/ou 45 graus entre eles. Apesar da baixa reprodutibilidade intra e interobservador, essa classificação ficou sedimentada entre os ortopedistas e é a mais utilizada quando há fratura sem apresentar os desvios supracitados. A fratura é considerada em uma parte ou minimamente desviada (Figura 74.10).

Tratamento

O planejamento correto do tratamento das fraturas do úmero proximal além de considerar o tipo de fratura deve também levar em conta o perfil do paciente, sua idade óssea (qualidade do osso), sua demanda funcional (atualmente, pacientes idosos realizam atividades físicas intensas), sua expectativa funcional, seu perfil cognitivo, sua dominância e sua capacidade de aderência ao programa de tratamento. Uma incapacidade funcional no ombro pode ter impacto negativo importante nas atividades do dia a dia, como alimentação, vestimenta, higiene e locomoção, em caso de uso de cadeira de rodas e/ou muletas.

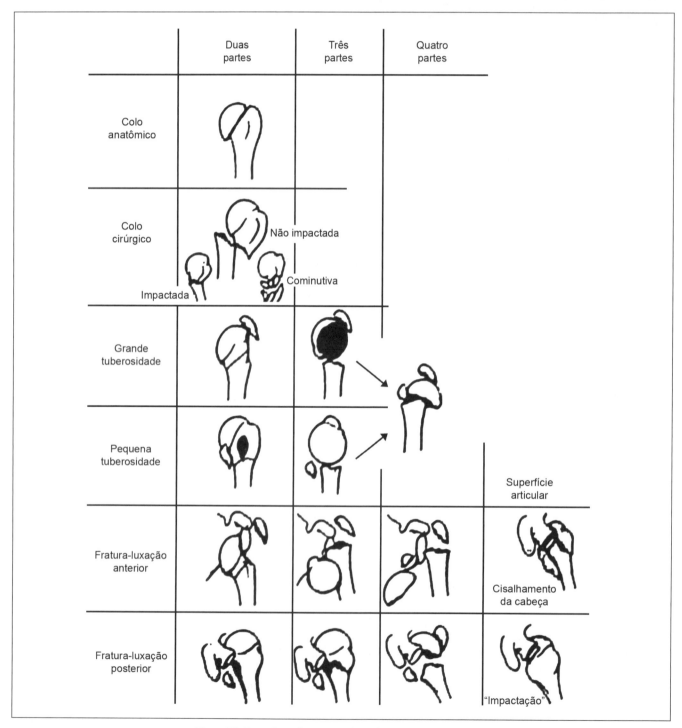

Figura 74.10 ■ Desenho esquemático da classificação de Neer.

Felizmente, 80% das fraturas do úmero proximal apresentam desvios insignificantes. Para essas fraturas recomendam-se imobilização em tipoia tipo Velpeau, medicação sintomática e reabilitação fisioterapêutica tão logo a dor permita, entre 4 e 6 semanas. Para as fraturas desviadas pode-se tentar redução incruenta e imobilização com tipoia, porém a taxa de sucesso dessa medida é baixa. Outra contraindicação óbvia para o tratamento não operatório é a contraindicação clínica para cirurgia.

Para fraturas >1cm e/ou >45 graus de desvio, se esse desvio não for corrigido, além do risco aumentado de não consolidação pode acarretar um prejuízo funcional. Como há mais de 15 combinações de fraturas do úmero proximal, é impossível a padronização de um método universal de tratamento. Além da controversa acerca da escolha do material de osteossíntese, que varia desde fios de Kischner percutâneos até as modernas e caras placas bloqueadas, que têm melhor indicação para ossos osteoporóticos, há também a opção do método de tratamento estabilidade relativa × absoluta e, finalmente, a controvérsia da via de acesso anterolateral × o clássico deltopeitoral. Para a escolha do melhor método de tratamento deve-se pesar a "personalidade da fratura", o perfil do paciente e a experiência do cirurgião.

Uma questão polêmica acerca das fraturas do úmero proximal consiste na fratura em quatro partes, uma fratura grave, de mau prognóstico, devido à destruição da arquitetura e estoque ósseos habituais e ao prejuízo vascular que frequentemente acompanha esse tipo de fratura. Como, geralmente, o resultado de qualquer método de estabilização é insatisfatório, a taxa de necrose avascular da cabeça varia de 10% a 50% e o resultado funcional esperado não é bom. O tratamento de escolha para esse tipo de fratura consiste na hemiartroplastia, ou seja, substituição protética da cabeça umeral, exceto em caso de paciente jovem e ativo e de fratura em quatro partes impactada em valgo, em que se deve optar pela osteossíntese (Figura 74.11).

Diáfise do úmero

Historicamente, a fratura diafisária de úmero tem atraído pouca atenção por ser considerada simples e em virtude de o tratamento não operatório, na maioria dos casos, produzir bons resultados.

A diáfise umeral estende-se da borda superior do tendão peitoral maior até as cristas supracondilares, distalmente. Apresenta três faces: anterolateral, anteromedial e posterior, as quais são separadas por três bordas – anterior, medial e lateral. O nervo radial apresenta íntimo contato com o terço médio da face posterior do úmero, em um sulco com seu nome, e apresenta importante correlação com as fraturas desse osso.

Epidemiologia

As fraturas diafisárias do úmero respondem por 3% de todas as fraturas e 20% das fraturas do úmero. Apresen-

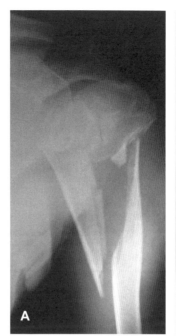 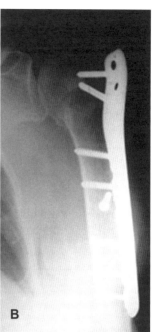

Figura 74.11 ■ Fratura do úmero proximal (**A**) e tratamento cirúrgico (**B**).

tam incidência de 50 a 60/100 mil habitantes. Elas ocorrem em dois picos, o primeiro é o paciente homem, abaixo de 50 anos de idade, vítimas de trauma de alta energia, e a segundo, em paciente do sexo feminino, com mais de 50 anos de idade e vítima de queda da própria altura.

Mecanismo da lesão

A maioria das fraturas do úmero é causada por traumatismos diretos, mas pode também ser causada pelos indiretos com traumatismos em flexão, causando traços diretos ou torcionais com traços helicoidais. O desvios dos fragmentos dependem da intensidade da força e, consequentemente, das lesões de partes moles.

Avaliação clínica

O paciente apresenta-se com o braço ao lado do corpo, dor, aumento de volume e/ou deformidade perceptível e limitação antálgica da movimentação. À exceção do paciente politraumatizado, o diagnóstico é claro, mas deve-se avaliar o estado neurovascular do membro acometido com ênfase na eventual lesão do nervo radial.

Avaliação radiológica

O estudo radiológico da fratura do úmero deve incluir toda a extensão do osso em AP e perfil. O eventual desvio da fratura é compreensível em função do nível de fratura, levando-se em conta as principais formas deformantes, a saber: manguito rotador, músculo peitoral maior e músculo deltoide. Quando a fratura se encontra entre o manguito e o peitoral, a cabeça umeral fica abduzida; quando entre o peitoral e o deltoide, o fragmento proximal fica aduzido; e quando abaixo do deltoide, o fragmento proximal fica abduzido.

Para avaliação usa-se a classificação da AO-Müller, que é reprodutível e fácil de entender e memorizar (Figura 74.12).

Tratamento

O tratamento não operatório está indicado em aproximadamente 80% dos casos de fraturas diafisárias do úmero, as quais apresentam desvio pequeno ou insignificante. Em virtude de sua grande mobilidade, o úmero tolera 10 graus de deformidade no plano sagital, até 30 graus de varo, contato de 50% e encurtamento de até 3cm.

Sugere-se a imobilização inicial em "pinça de confeiteiro" para controle da dor e do edema, a qual, na segunda semana, deve ser substituída por um tutor externo, que colabora com a redução e a consolidação mediante a força de contração muscular, com alto grau de consolidação e retorno funcional.

Entre os fatores que favorecem a não consolidação estão: fraturas oblíquas longas, obesidade, etilismo e doenças crônicas do pulmão.

Nos casos em que o desvio dos fragmentos é maior do que o aceitável em pacientes politraumatizados e naqueles com cotovelo flutuante (fraturas do úmero e de ossos do antebraço), e nos casos de fraturas expostas e fraturas dos dois úmeros, está indicado o tratamento cirúrgico.

As principais modalidades de tratamento cirúrgico são placa e parafuso por redução aberta (estabilidade abso-

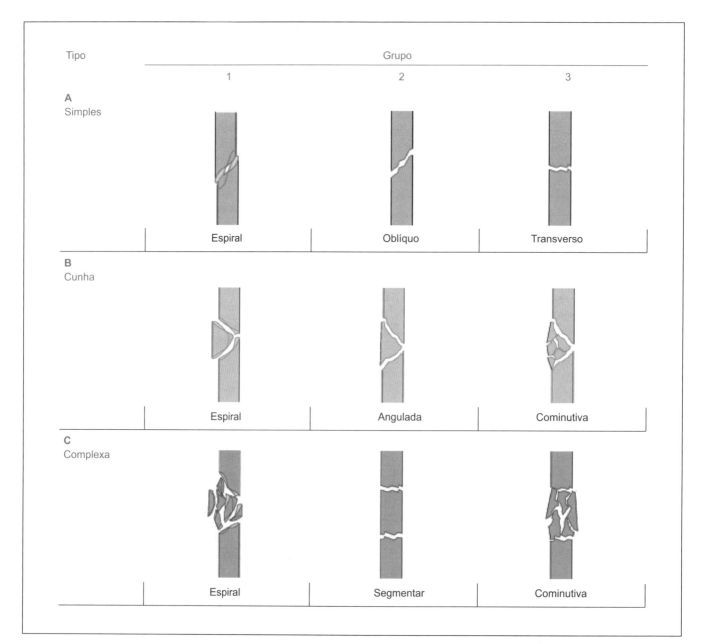

Figura 74.12 ■ Classificação da AO para ossos longos.

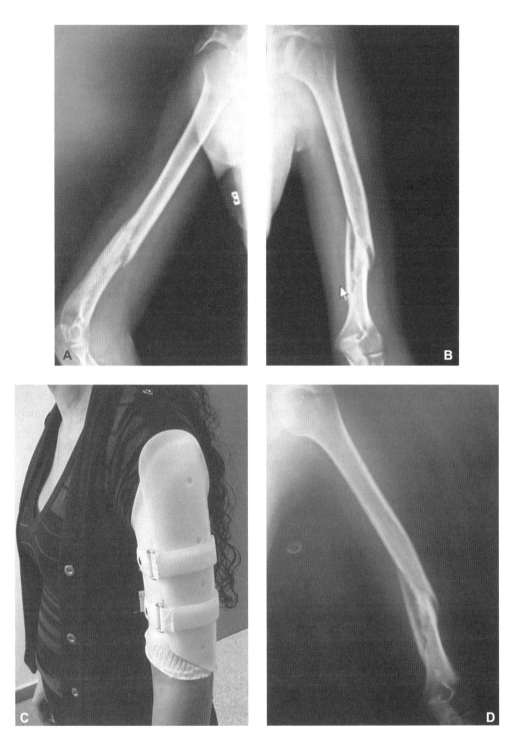

Figura 74.13 ■ Fratura diafisária do úmero – aspecto radiológico (**A** e **B**), tratamento não operatório com órtese (**C**) e fratura consolidada (**D**).

luta) ou fechada (estabilidade relativa) e hastes intramedulares. A estabilidade absoluta permanece como o padrão-ouro para estabilização de fraturas diafisárias, porém a estabilidade relativa (placa ponte) tem ganhado terreno de maneira progressiva, apresentando como contraindicação relativa a proximaidade das extremidades. De maneira geral, todas as técnicas têm índices de resultados e complicações muito próximos, dependendo da habilidade do cirurgião e de sua familiaridade com a técnica. As hastes apresentam irreversibilidade maior das lesões neurológicas, incômodo maior no ombro, dor e limitação da ADM, além da necessidade de reintervenção cirúrgica quase três vezes maior.

Um tema controverso no tratamento das fraturas do úmero refere-se à lesão do nervo radial associada, frequentemente chamada Holtein Lewis. A fratura original de Holtein Lewis consiste em uma fratura oblíqua longa, da junção do terço médio com o distal, e se estende da região superolateral para a inferomedial. Por se tratar da região onde o nervo radial passa do compartimento posterior para o anterior, é maior o índice de disfunção do nervo radial nesse nível. Não há na literatura suporte para o tratamento cirúrgico do paciente que se apresenta com fratura do úmero e déficit do nervo radial associado, nem para o paciente que, após manipulação do osso fraturado, apresenta déficit do nervo radial. Entretanto, há grande evidência de que suporte o mau prognóstico das fraturas expostas com déficit do nervo radial associado.

Úmero distal

Também conhecido como região supracondiliana do úmero, constitui uma parte muita especializada desse osso. Em forma de Y invertido, contém duas colunas – côndilos e epicôndilos mediais e laterais, respectivamente – e uma estrutura cilíndrica entre as duas pernas do Y, responsável pela articulação do cotovelo. Essa disposição do úmero distal permite o ângulo de carregamento (94 graus nos homens e 98 graus nas mulheres) e a perfeita sobreposição do antebraço sobre o braço quando o cotovelo está completamente flexionado. As colunas constituem a parte mais importante do ponto de vista estrutural, pois são o sustentáculo do "carretel" articular formado pela tróclea, que consiste no côndilo medial, e do capítulo, que é o côndilo lateral. Isso torna fácil entender a importância da consolidação em posição anatômica das fraturas da região supracondiliana.

Epidemiologia

As fraturas supracondilianas do úmero são mais frequentes nas crianças. Nos adultos, correspondem a 2% do total de fraturas. Apresentam dois picos de incidência: o primeiro no paciente jovem do sexo masculino com trauma de alta energia e o segundo na paciente do sexo feminino, idosa, com trauma de baixa energia.

Apresentação clínica

O paciente apresenta-se com relato de traumatismo indireto no cotovelo, dor, distorção da anatomia e limitação antálgica da ADM. O exame físico é muito sugestivo de alteração do cotovelo: o paciente apresenta aumento de volume, equimose, dor e crepitação provocados e limitação da movimentação.

Avaliação radiológica

Para as fraturas extra-articulares, radiografias em AP e perfil são suficientes, porém para a maioria das fraturas intra-articulares, ou parcialmente articulares (p. ex., tróclea), a TC é muito útil no diagnóstico e planejamento do tratamento cirúrgico. Nos casos de dúvida de acometimento articular e indisponibilidade de TC, pode-se realizar a radiografia sob tração para melhor compreensão da fratura.

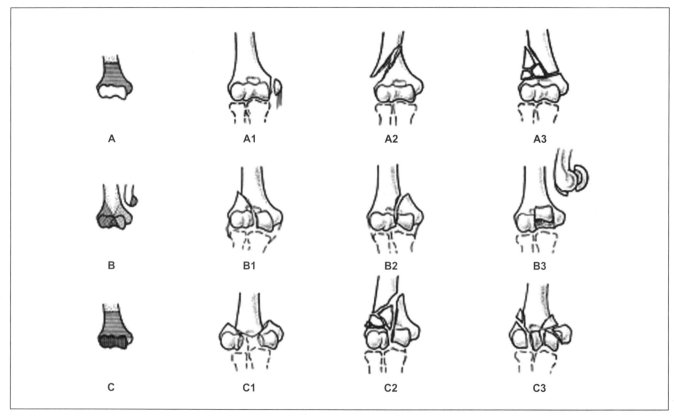

Figura 74.14 ■ Desenho esquemático da classificação da AO para as fraturas supracondilianas do úmero.

Tratamento

Neste capítulo serão descritas apenas as fraturas supracondilianas do úmero, em virtude de sua maior importância epidemiológica.

O tratamento não operatório tem lugar somente para as fraturas sem desvio, sendo realizada a imobilização com tala gessada por 4 a 6 semanas e iniciada reabilitação fisioterapêutica tão breve seja possível. Caracteristicamente, os últimos graus da extensão são os mais difíceis de serem recuperados.

O tratamento cirúrgico está indicado para todas as fraturas que apresentem algum grau de desvio. Os principais objetivos do tratamento cirúrgico são redução anatômica da fratura, fixação estável e movimentação precoce. Essas medidas, em conjunto, visam à recuperação mais fisiológica possível. A evolução dos materiais e a compreensão da mecânica do cotovelo têm contribuído para a obtenção de melhores resultados com o tratamento cirúrgico.

A via de acesso mais utilizada é a posterior, com dissecção e proteção do nervo ulnar, com osteotomia do olecrânio para ampla exposição da articulação. A via de acesso posterior, que mantém intacto o olecrânio, com dissecção paralela as margens do tríceps, descrita por Alonso, fica reservada para às fraturas que preservam a superfície articular.

Idealmente, devem ser utilizadas duas placas para estabilização das fraturas supracondilianas do úmero, devido ao grande torque a que está sujeita essa região anatômica. Um ponto polêmico na literatura refere-se à posição das placas, que podem ser colocadas em planos paralelos ou ortogonais entre si. Estudos biomecânicos em cadáveres e modelos de resina demonstram discreta superioridade das placas paralelas, porém essa superioridade não tem sido corroborada por estudos clínicos, nos quais os resultados anatômicos e funcionais são semelhantes.

Nos pacientes idosos, nos quais há crescimento importante da incidência dessas fraturas e a qualidade óssea é ruim, o padrão de fratura encontrado é de uma fratura justa-articular com impacção do osso esponjoso e cominuição importante da porção terminal das colunas, tornando a redução anatômica extremamente difícil. Nesses pacientes, a substituição protética tem sido realizada com resultados promissores, porém são necessários estudos com seguimentos maiores para a ratificação desses resultados.

Caracteristicamente, as fraturas do úmero apresentam alto grau de rigidez articular pós-cirurgia, e a reabilitação fisioterapêutica deve ser iniciada tão imediatamente quanto possível para melhorar a ADM. A manipulação sob anestesia e a liberação cirúrgica somente devem ser realizadas após o sexto mês, e para os casos de rigidez importante que não apresentaram melhora com a fisioterapia.

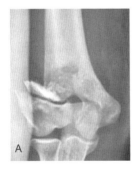
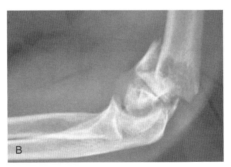
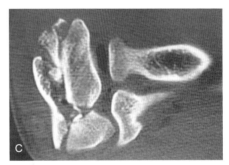
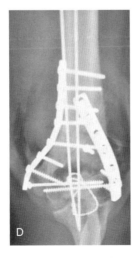
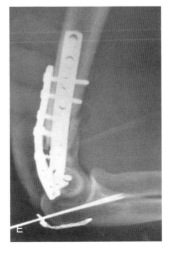

Figura 74.15 ■ **A** e **B.** Radiografias da fratura supracondiliana do úmero em AP e perfil. **C.** TC da fratura. **D** e **E.** Radiografias do pós-operatório imediato em AP e perfil com placas ortogonais e osteossíntese da osteotomia do olecrânio.

Além da rigidez articular, outras complicações específicas estão associadas ao tratamento cirúrgico das fratura supracondilianas do úmero: ossificação heterotópica, neuropatia do nervo ulnar pelo material de osteossíntese e/ou alteração da anatomia regional, como consolidação em valgo.

Luxação do cotovelo

O cotovelo é uma articulação que apresenta grande estabilidade intrínseca, a qual, em condições normais, depende 50% da parte óssea e 50% da parte ligamentar. Quando uma das partes está lesada, a estabilidade do cotovelo depende muito da outra para ser capaz de manter a estabilidade sob cargas fisiológicas.

As luxações do cotovelo constituem 10% a 25% de todas as lesões do cotovelo. Entre todas as luxações do corpo, é a segunda em frequência, ficando atrás apenas das luxações do ombro. O mecanismo de ocorrência é a queda da própria altura sobre o membro superior com o cotovelo semiflexionado; ocorre uma carga em valgo no cotovelo e supinação no antebraço. A idade média de ocorrência situa-se entre os 5 e os 30 anos de idade. A maior parte das luxações apresenta desvio posterior ou posterolateral. Em aproximadamente 30% dos casos há fratura associada, sendo as de coronoide e da cabeça do rádio as mais frequentemente presentes. Quando há fratura associada, a luxação deixa de ser considerada simples para constituir-se em uma luxação complexa, de prognóstico e tratamento muito mais complicados.

A luxação recorrente ou instabilidade residual após luxação simples é um evento raro, estimado entre 1% e 4% dos casos.

Avaliação e tratamento

O diagnóstico é muito direto: o paciente relata traumatismo indireto no cotovelo acometido e apresenta dor, deformidade típica e incapacidade funcional.

A avaliação inicial deve incluir o estado neurovascular. Apesar de ser rara a lesão das estruturas neurovasculares, o resultado de uma lesão não percebida é desastroso. O ombro e o punho também devem ser pesquisados, em razão da possibilidade de lesões associadas, que ocorrem em 15% dos casos.

Depois da avaliação clínica, o estudo radiológico deve ser executado para identificação da direção do desvio da luxação e eventuais fraturas associadas. Após a compreensão do desvio, deve-se proceder à redução, preferencialmente sob anestesia, da maneira mais atraumática possível. Há uma variedade de maneiras diferentes para efetuar a redução. Em síntese, todas realizam a correção do desvio lateral ou medial associada à tração longitudinal no antebraço para obtenção da redução da articulação ulnotroclear. Um estalido alto geralmente acompanha a redução, e o retorno da anatomia normal do cotovelo, a diminuição da dor e a normalização da ADM são sinais clínicos de redução da luxação, que deve ser sempre confirmada por meio de exame radiológico (Figura 74.16).

Depois de confirmada a redução, deve-se avaliar a estabilidade residual do cotovelo. O teste é realizado estendendo-se o cotovelo e observando eventual instabilidade (se o cotovelo luxa) e qual a amplitude de movimento em que ela é observada; se a instabilidade é pequena, ou seja, o cotovelo permanece estável até aproximadamente 30 graus de extensão deve-se manter o braço imobilizado por 2 semanas, em uma tala de gesso, em aproximadamente

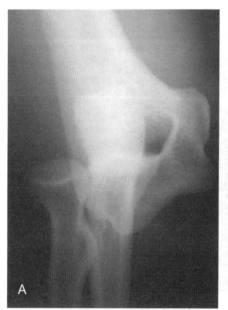
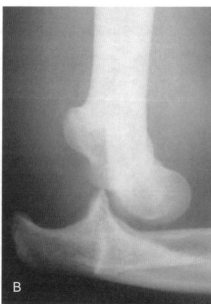
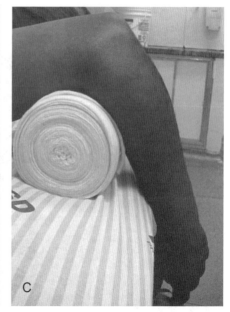

Figura 74.16 ■ **A e B.** Radiografias do cotovelo luxado (luxação posterolateral). **C.** Posição para redução em decúbito ventral.

Capítulo 74 ■ Traumatismos do Membro Superior

80 graus de flexão e o antebraço em pronação para tensionar as partes moles laterais e implementar a estabilidade do cotovelo, após esse tempo iniciar a fisioterapia. Por outro lado, se a instabilidade é grosseira, necessita de muitos graus de flexão para ser mantida ou o cotovelo permanece instável mesmo com tala, deve-se realizar a estabilização cirúrgica. As duas causas mais frequentes de instabilidade residual são corpo livre interposto na articulação, impedindo a redução, e lesão ligamentar grave. Em geral, a reinserção do complexo ligamentar lateral por meio de pontos transósseos ou âncoras é suficiente para a estabilização do cotovelo.

Complicações

* Lesões neurovasculares: são muito raras.
* Rigidez articular: muito frequente, e a maioria dos pacientes perde os últimos 10 a 15 graus da extensão.
* Ossificação heterotópica: frequência elevada, com relatos de até 50% pós-luxação simples, porém com pouca repercussão clínica.
* Instabilidade da articulação radioulnar distal: lesão rara, frequentemente associada a fratura da cabeça do rádio, deve ser sempre aventada na presença de fratura da cabeça do rádio.

FRATURAS DO COTOVELO

O cotovelo representa a junção entre o braço e o antebraço e a mão. A articulação do cotovelo é formada por três articulações separadas que trabalham em conjunto para a função harmônica do cotovelo, são elas: radiocapitelar, ulnotroclear e radioulnar proximal.

Os principais movimentos realizados pelo cotovelo são a flexão e extensão e a pronossupinação, sendo necessária a manutenção da anatomia para preservação desse funcionamento harmônico.

As fraturas do úmero distal foram abordadas na seção precedente, e nesta seção serão abordadas as fraturas da cabeça do rádio e do olécrano.

Fraturas da cabeça do rádio

Além de participar da pronossupinação, a cabeça do rádio é importante para a transferência da carga através do antebraço. Estima-se que 60% da força suportada pelo cotovelo atravesse a articulação radiocapitelar. A cabeça do rádio também exerce a função de estabilizadora secundária do estresse em valgo do cotovelo. A instabilidade em valgo patológica do cotovelo ocorre quando a cabeça do rádio é excisada em concomitância com a existência de lesão do ligamento colateral medial do cotovelo, assim como nos casos de lesão da membrana interóssea, conhecida como lesão de Essex Lopresti.

Mecanismos de lesão

O mecanismo mais frequente é a queda da própria altura com a mão estendida e o antebraço em pronação.

Diretamente proporcional à quantidade de energia da queda, em 30% dos casos pode haver outras lesões associadas, principalmente fraturas e lesões ligamentares no punho e no cotovelo. É muito importante a pesquisa dessas lesões para aumentar a taxa de sucesso do tratamento.

Classificação

A classificação mais utilizada para fraturas da cabeça do rádio é a de Mason, modificada por Broberg, na qual a fratura tipo I é a fratura sem desvio, a fratura tipo II é uma fratura marginal, geralmente envolvendo até 25% da cabeça do rádio e com pequeno desvio, a fratura tipo III é a fratura cominutiva e a fratura tipo IV é qualquer fratura associada a luxação do cotovelo (Figura 74.17).

Diagnóstico

O relato de queda da própria altura sobre a mão espalmada associada a dor e incapacidade funcional do cotovelo, notadamente à pronossupinação, é muito sugestivo de fratura da cabeça do rádio. O exame físico frequentemente denota uma efusão articular perceptível à ectoscopia. Dor provocada na cabeça do rádio e à pronossupinação complementam a clínica da fratura da cabeça do rádio.

O estudo radiológico deve incluir as incidências em AP, perfil e, nos casos dúbios, a incidência radiocapitelar. Descrita por Greenspan e Norman, essa incidência é obtida com o membro superior na mesma posição do perfil de cotovelo, porém angula-se o tubo a 45 graus no sentido do ombro. Mesmo dessa maneira, o diagnóstico de algumas fraturas sem desvio é difícil, e a definição é mais clínica. É mandatória a realização do exame físico da estabilidade do punho em todos os pacientes que apresentem fratura da cabeça do rádio.

Tratamento

Apesar de historicamente consideradas fraturas benignas, a má condução pode levar a resultados desastrosos em virtude da dor, da limitação da ADM e da instabilidade residual do cotovelo.

O primeiro passo para a correta condução do tratamento consiste em determinar a presença ou ausência de lesões associadas.

Para as fraturas sem lesões associadas, geralmente o prognóstico é bom e a maioria delas pode ser tratada de modo não operatório:

* **Fraturas tipo I:** apesar de a literatura preconizar tratamento sintomático e mobilidade imediata, é muito difícil diferenciar as fraturas estáveis das instáveis, e o impulso para evitar rigidez articular pós-traumática mediante a mobilização imediata pode causar desvio tardio e suas consequentes complicações. Indicam-se imobilização com tala gessada por 2 semanas e medicação sintomática, seguidas de fisioterapia para ganho de ADM, a despeito da realização de fisioterapia. Mason

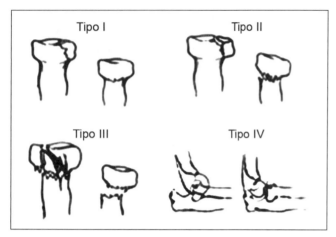

Figura 74.17 ■ Desenho esquemático da classificação da fratura da cabeça do rádio.

observou uma média de 7 graus de perda dos últimos graus da extensão.
- **Fraturas tipo II:** apesar de existir mais de um tipo de fratura com desvio parcial (p. ex., tamanho do fragmento acometido, tamanho da superfície articular acometida, presença ou ausência de impacção do colo etc.), o critério mais importante na decisão quanto ao tratamento dessas fraturas consiste na avaliação da presença ou ausência de bloqueio mecânico à movimentação do cotovelo, principalmente a pronossupinação. Esse exame deve ser realizado, preferencialmente, após injeção intra-articular de anestésico.

  As fraturas intra-articulares em duas partes, com desvio e sem bloqueio ósseo, são tratadas por meio de redução aberta e fixação interna (RAFI). A fixação pode ser obtida por meio de fios de Kirschner, parafusos de 2 ou 2,7mm, ou parafusos autocompressivos de Herbert. A reabilitação precoce é parte fundamental dessa modalidade de tratamento.
- **Fraturas tipo III:** as fraturas cominuídas da cabeça do rádio são decorrentes de trauma com maior quantidade de energia. Frequentemente há maior acometimento das partes moles, e é imperativa a exclusão de lesões ligamentares no punho e cotovelo para o planejamento do tratamento.

  No caso de fratura cominuída da cabeça do rádio sem lesão ligamentar associada, deve-se realizar a ressecção da cabeça do rádio, pois mesmo com o avanço do material de osteossíntese e em mãos de cirurgiões habilidosos que alcançam a redução anatômica, é inaceitável a incidência de não consolidação, necrose dos fragmentos e migração do material de síntese, que invariavelmente provoca algum grau de distúrbio articular no seguimento desses pacientes.
- **Fraturas tipo IV:** na eventualidade de lesão ligamentar e instabilidade do cotovelo, independentemente do padrão de fratura, há necessidade, em primeiro lugar, de reconstrução da cabeça do rádio, seja osteossíntese ou protetica, para que ocorra a perfeita tensão das partes moles com o intuito de cicatrização ligamentar com a tensão fisiológica. Eventualmente, mesmo com a manutenção do pilar da cabeça do rádio, há uma instabilidade residual que deve ser avaliada no peroperatório. Nesses casos, deve-se proceder ao reparo ligamentar e estimular a movimentação no pós-operatório.

Complicações

As complicações da fratura da cabeça do rádio são perda de movimento, notadamente os últimos graus da extensão, dor, ossificação heterotópica e, nos casos da ressecção da cabeça do rádio, instabilidade residual no cotovelo e/ou punho.

FRATURAS DO OLÉCRANO

O olécrano que é a porção mais proximal da ulna, palpável na face posterior do cotovelo, forma a incisura sigmóidea maior juntamente com o processo coronoide, que articula com o úmero e é a articulação responsável pela flexão e extensão do cotovelo. O tendão do tríceps se insere na ponta da face dorsal do olecrânio e é a principal estrutura responsável pela extensão ativa do cotovelo. O nervo ulnar tem íntima relação com a face medial do olecrânio, atravessando o túnel cubital, estrutura em risco durante o tratamento cirúrgico.

A posição subcutânea do olecrânio torna esse osso muito suscetível a traumatismo direto, que consiste no principal mecanismo de fratura desse osso, e em segundo lugar a contração excêntrica contra resistência, uma avulsão do tríceps.

As fraturas do olécrano são fraturas intra-articulares muito sintomáticas, frequentemente apresentando dor, aumento de volume e incapacidade funcional, e muitas vezes podem ser palpadas.

Para confirmação do diagnóstico são necessárias radiografias em AP e perfil do cotovelo acometido.

Entre as várias classificações de fratura do olécrano, uma das mais utilizadas, e que tem reprodutibilidade satisfatória e orienta o tratamento, é a classificação da Clínica Mayo, que subdivide as fraturas em três grupos com dois subgrupos cada: no tipo I estão as fraturas sem desvio simples e multifragmentares; no tipo II, as fraturas com desvio, porém estáveis, também de traço simples e cominutivas; no tipo III estão as desviadas e instáveis (frequentemente são encontradas com subluxação ou luxação), com os subgrupos com traço simples ou cominutivas (Figura 74.18).

Tratamento

Como em outras fraturas articulares, os objetivos do tratamento da fratura de olécrano devem incluir redução

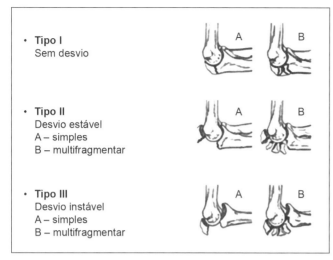

Figura 74.18 ■ Desenho esquemático da classificação da Clínica Mayo para as fraturas do olécrano.

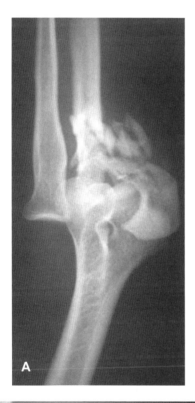

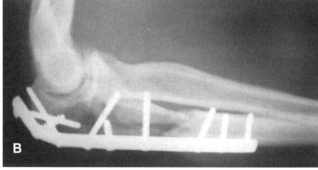

Figura 74.19 ■ **A.** Radiografia em AP tipo III. **B.** Radiografia pós-operatória

anatômica da fratura, fixação estável e manutenção da força de extensão do cotovelo.

As fraturas sem desvio, apesar de menos frequentes, devem ser imobilizadas com tala gessada por 4 a 6 semanas e receber acompanhamento radiológico na primeira e segunda semanas, para avaliação de eventual desvio, devendo o início da reabilitação iniciar após o período de imobilização.

As fraturas com desvio devem ser submetidas ao tratamento cirúrgico devido à insuficiência do mecanismo extensor. Existem duas modalidades de tratamento para as fraturas com desvio: ressecção do fragmento proximal e redução aberta e fixação interna (RAFI).

A ressecção do fragmento proximal deve ficar reservada para as fraturas de até 40% da superfície articular em pacientes com baixa demanda funcional, sendo, evidentemente um tratamento de exceção.

A RAFI deve levar em conta a personalidade da fratura. De maneira geral, fraturas de traço simples são boas candidatas à estabilização com banda de tensão, e as cominuídas são mais bem estabilizadas por meio de placa e parafusos. Importante lembrar que se deve buscar a redução anatômica da superfície articular. Como frequentemente há impacção e perda do osso esponjoso metafisário, deve-se recorrer à enxertia para preenchimento e sustentação das falhas ósseas porventura existentes.

Complicações

As complicações específicas de fraturas do olécrano incluem perda de força de extensão, limitação dos últimos graus de ADM, não consolidação e artrose degenerativa pós-traumática.

FRATURAS DO ANTEBRAÇO

O perfeito funcionamento de todas as articulações dos membros superiores é essencial para sua função primordial, que é posicionar a mão no espaço. O antebraço é peça fundamental para esse posicionamento da mão, pois realiza um movimento rotatório para as mais diversas atividades do dia a dia, a pronação e a supinação. A intricada anatomia do antebraço com a ulna, um osso praticamente reto e estático, e sua íntima relação com o rádio, arqueado em torno da ulna e móvel, promovem a pronossupinação. Por esse motivo as fraturas dos ossos do antebraço são consideradas como uma fratura articular (articulação do antebraço), pois é essencial uma redução anatômica e estável com manutenção de todos os parâmetros anatômicos para manutenção de função satisfatória.

Epidemiologia e mecanismos
Classificação

Para a classificação das fraturas dos ossos do antebraço será usada a classificação AO de Miller *et al*.

Tratamento

Tratamento não cirúrgico

O tratamento não operatório tem indicação muito rara nas fraturas dos osso do antebraço. A primeira indicação é a fratura isolada da ulna, geralmente causada por traumatismo direto, que produz uma fratura transversa e é também conhecida como fratura do cacetete. Quando essa fratura apresenta contato >50% entre os fragmentos e angulação <10 graus, está indicado o tratamento não operatório por meio de aparelho gessado axilopalmar por 4 semanas, seguido por luva gessada por mais 2 semanas.

Fraturas isoladas e sem desvio do rádio podem ser tratadas com sucesso por meio de imobilização, semelhante à da ulna, porém o tempo de evolução pode tornar-se substancialmente maior devido à integridade da ulna, o que impede a coaptação do rádio.

Tratamento cirúrgico

A maioria das fraturas dos ossos do antebraço é mais bem conduzida mediante a redução anatômica e fixação interna com placa e parafusos, pela técnica de estabilidade absoluta. Idealmente, com a fixação com oito corticais para o rádio e seis para a ulna, a taxa de sucesso alcança, aproximadamente, 97%. Há uma variedade de vias de acesso para o tratamento dessas fraturas, dependendo da topografia da fratura e da experiência do cirurgião.

Em geral, para fraturas da metade distal do rádio utiliza-se a via de acesso anterior, ou de Henry, e para a metade proximal a via dorsolateral, ou de Thompson. Já para a ulna, devido à sua posição subcutânea, é realizada uma incisão longitudinal paralela à sua crista, que é palpável. Há várias maneiras de constatar a perfeição da redução e fixação dos ossos do antebraço: visão direta, radiografias ou radioscopia peroperatórias, porém a mais efetiva consiste em observar, no peroperatório, a ADM da pronossupinação, pois o perfeito posicionamento dos ossos promove o retorno da movimentação completa. Em casos duvidosos, pode-se comparar o lado operado com o contralateral.

Fraturas específicas dos ossos do antebraço são a fratura de Galeazzi, em que ocorre fratura do terço distal do rádio associada à lesão da articulação radioulnar distal, e a fratura de Monteggia, em que ocorrem fratura do terço proximal da ulna e luxação associada da cabeça do rádio. Felizmente, as duas lesões são raras, correspondendo, em conjunto, a aproximadamente 4% do total de fraturas do antebraço. Em ambas as fraturas, além do tratamento cirúrgico específico da lesão óssea, o principal determinante do sucesso do tratamento é a compreensão da lesão ligamentar e seu tratamento específico.

Complicações do tratamento cirúrgico

- **Refratura após a retirada do material de osteossíntese:** apesar de não haver na literatura suporte para a obrigatoriedade da remoção do material de osteossíntese, muitos cirurgiões retiram o material de osteossíntese preventivamente ou por considerá-lo responsável por algum desconforto. Está bem estabelecido que o eventual alívio desse desconforto ocorre somente em 50% dos casos após a retirada do material.
- **Sinostose:** união óssea entre os ossos do antebraço: complicação rara, muito incapacitante e de difícil tratamento, pois causa imobilidade completa dos ossos do antebraço em determinada posição. Localiza-se mais frequentemente nos terços médio e proximal. A única forma de tratamento é a ressecção cirúrgica, que apresenta resultados desapontadores.
- **Lesões nervosas:** são raras as lesões nervosas por ocasião do trauma que ocasionou a fratura, mesmo em casos de fraturas expostas. A causa mais frequente é a iatrogênica, e o nervo mais frequentemente acometido é o nervo radial, devido à sua íntima relação com o rádio e sua complexidade anatômica. Grande esforço deve ser dirigido para sua proteção, sobretudo nas fraturas do terço proximal.
- **Não união e consolidação viciosa:** atualmente, com o aprimoramento do material e das técnicas cirúrgicas, essas complicações têm baixa frequência.

FRATURAS DO RÁDIO DISTAL

As fraturas do rádio distal são muito comuns, correspondendo a um sexto de todas as fraturas observadas na sala de urgência. O rádio distal, a unidade funcional mais importante da articulação do punho, contém duas articulações – a radiocárpica e a radioulnar distal – e essa arquitetura deve ser preservada para prevenir a osteoartrose e/ou instabilidade pós-traumática com consequentes incapacidade funcional e dor.

A superfície articular distal do rádio normal apresenta inclinação ulnar de 22 graus no plano frontal, e volar e de 12 graus no plano transverso. Apresenta comprimento radial – altura do estiloide radial até a superfície articular ulnar distal – de 11mm. Esses parâmetros radiológicos são fáceis de observar no estudo radiológico e devem ser mantidos por meio do tratamento não operatório ou, quando necessário, do tratamento cirúrgico.

Avaliação radiográfica

As radiografias em AP e perfil são suficientes para diagnóstico e planejamento na maioria dos casos de fraturas do rádio distal. Nos casos duvidosos e naqueles de melhor entendimento da fratura podem ser solicitadas incidências oblíquas, que são úteis para apreciação de traços com extensões intra-articulares.

As TC são importantes para melhor delineamento das fraturas cominutivas intra-articulares e dos fragmentos impactados centralmente, os quais são de difícil individu-

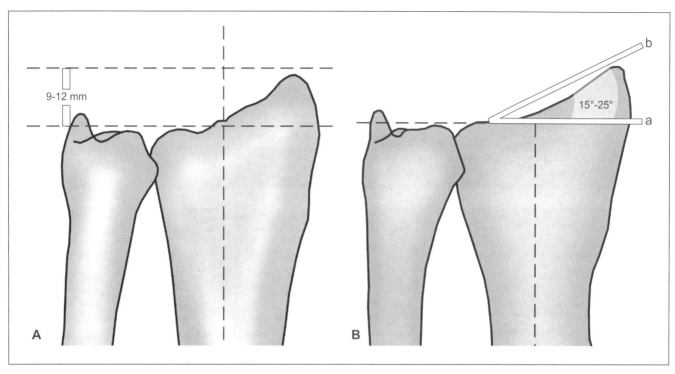

Figura 74.20 ■ Desenho esquemático dos parâmetros do rádio distal.

alização por meio das radiografias usuais. No entanto, não são essenciais para o diagnóstico nem para a determinação do tratamento cirúrgico.

Classificação

A classificação mais utilizada é a Classificação Universal, que combina as fraturas extra-articulares e intra-articulares, sem desvio e com desvio. O tipo I é extra-articular, sem desvio (estável), o tipo II extra-articular com desvio (instável), Tipo III intra-articular sem desvio (estável) e Tipo IV extra-articular com desvio, que é subdividida em 3 subtipos: (A) redutível estável, (B) redutível instável e (C) complexa e irredutível. Para esclarecimento, quando se refere a extra ou intra-articular a articulação em questão é a radiocárpica e quando se refere a redutível ou irredutível, é a capacidade de promover a redução por meios fechados. Critérios radiológicos de instabilidade são: angulação dorsal maior que 20 graus, cominuição dorsal, encurtamento radial >10mm e fratura com impacção central da superfície articular (fratura de Die Punch).

Tratamento

As fraturas sem desvio e aquelas com desvio que são redutíveis e estáveis devem ser imobilizadas com aparelho gessado axilopalmar (acima do cotovelo) por 4 semanas e luva gessada (abaixo do cotovelo) por 2 semanas. O acompanhamento radiológico deve ser realizado semanalmente na primeira, segunda e quarta semanas, devido ao risco de desvio tardio dos fragmentos.

As fraturas desviadas instáveis e as irredutíveis devem ser manejadas por meio de uma das várias modalidades de tratamento cirúrgico: redução fechada e fixação percutânea com utilização de radioscopia ou redução aberta e fixação. Vários estudos demonstraram que pequenos desvios de 2mm provocam degeneração articular com dor e limitação da ADM.

Lesões associadas e complicações

- Compressão do nervo mediano – 10% a 23%.
- Síndrome de compartimento pós-redução.
- Lesão de tendão.
- Síndrome dolorosa complexa regional.
- Lesão carpal óssea ou ligamentar associada.
- Consolidação viciosa.
- Não consolidação.

FRATURAS DOS OSSOS DO CARPO

Em razão de sua importância epidemiológica, apenas as fraturas do escafoide serão abordadas, as quais representam 70% das fraturas do carpo. Estima-se que nos EUA ocorram 345 mil fraturas do escafoide anualmente.

O perfil do paciente que apresenta fratura do escafoide é de um homem jovem que sofreu queda da própria altura com a mão hiperestendida. Ele apresenta dor no pu-

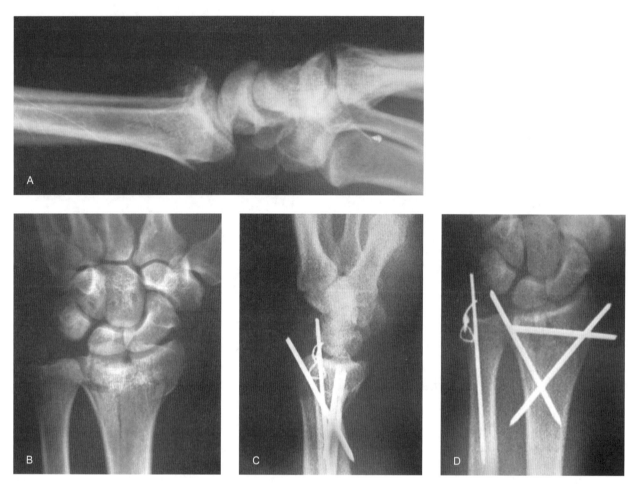

Figura 74.21 ■ Fratura do rádio distal Tipo IV C. Radiografia em AP (**A**) e perfil (**B**). Radiografias do tratamento cirúrgico em perfil (**C**) e AP (**D**) com retorno dos parâmetros anatômicos e congruência da superfície articular. (Fotos das fraturas do rádio distal – tratamento cirúrgico – gentilmente cedidas pelo Dr Gustavo Pacheco.)

nho, do lado radial, limitação álgica da ADM e dor na fossa da tabaqueira anatômica.

Em virtude do perfil do paciente, em idade produtiva, e da gravidade da lesão, caso não haja intervenção médica, a fratura de escafoide assume grande importância médica e econômica.

Mecanismo de lesão

Queda sobre o punho estendido, carga axial, com dorsiflexão do punho em torno de 100 graus.

Diagnóstico

É necessário alto grau de suspeição para o diagnóstico de fratura do escafoide porque em muitos casos a fratura não é perceptível na radiografia inicial. O paciente que sofreu queda da própria altura sobre a mão espalmada, o qual apresenta limitação álgica da ADM, dor à palpação da fossa da tabaqueira anatômica e/ou dor no tubérculo do escafóide, apresenta fratura do escafóide até que se prove o contrário.

O estudo radiológico deve ser iniciado com AP e perfil do punho; nos casos dúbios, deve-se solicitar uma radiografia AP com 45 graus de desvio ulnar e uma em PA em pronação a 45 graus.

Até um passado bem próximo, nos casos em que ainda permaneciam dúvidas, recomendavam-se a colocação de aparelho gessado axilopalmar envolvendo o polegar e a reavaliação clinicorradiológica em 2 semanas. Atualmente, com a popularização dos exames radiológicos mais refinados, apesar de muita controvérsia, a ressonância é o exame de escolha para fraturas ocultas do escafoide, apresentando como vantagens o fato de não ser invasiva, não apresentar radiação ionizante e ter sensibilidade em torno de 99% (Figura 74.22).

Classificação

As fraturas do escafoide podem ser classificadas, de acordo com o tempo de evolução, em: (1) recente (<3 semanas de evolução); (2) com retardo de consolidação (entre 4 semanas e 6 meses de evolução) – a probalidade de sucesso

Capítulo 74 ■ Traumatismos do Membro Superior

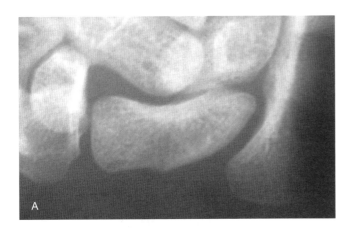

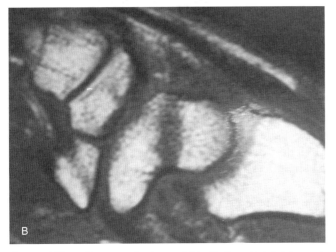

Figura 74.22 ■ Fratura oculta do escafoide. Radiografia inicial sem alterações (**A**) e ressonância magnética mostrando a fratura (**B**).

com tratamento não operatório é menor; e (3) falta de união (>6 meses de evolução).

As fraturas também podem ser divididas, quanto à topografia do osso, em fraturas do terço distal, do terço médio (a mais frequente) e do terço proximal, a qual apresenta pior prognóstico, pois a irrigação do escafoide ocorre de distal para proximal através de ramos da artéria radial.

Hebert e Fischer postularam que o plano de fratura é importante fator de prognóstico e tratamento. Nas fraturas de escafoide, é o plano de clivagem da fratura (transversa ou oblíqua), e por último o desvio (fraturas com mais de 1mm de desvio, em qualquer plano, são consideradas desviadas).

Em resumo, os fatores de prognóstico desfavorável são diagnóstico tardio, localização proximal da fratura, qualquer desvio ou angulação e, possivelmente, plano de fratura oblíqua.

Tratamento

O tratamento não operatório é reservado para as fraturas sem desvio. Deve-se imobilizar o membro acometido com um aparelho gessado acima do cotovelo até a mão, incluindo o polegar. Desse modo, evita-se a pronossupina-

ção. O tempo de utilização dessa imobilização é de 6 semanas; após esse período, substitui-se o aparelho gessado por uma luva gessada por mais 4 a 6 semanas. Essa modalidade de tratamento apresenta alta taxa de sucesso, porém a morbidade é grande. Atualmente, uma corrente de autores preconiza, em pacientes jovens e ativos, o tratamento cirúrgico em virtude do retorno precoce às atividades habituais.

Tratamento operatório

Fica reservado para os casos de fraturas instáveis e desviadas. Em razão de sua conformação anatômica irregular e pelo fato de ser um osso quase completamente coberto por cartilagem, a osteossíntese do escafoide é uma cirurgia tecnicamente delicada. É possível a realização de redução incruenta e fixação percutânea, porém é difícil a redução dessa maneira. Um dos melhores métodos de fixação consiste na uso do parafuso autocompressivo de Herbert, pois o parafuso fica sepultado abaixo da cartilagem.

Também devem ser submetidos ao tratamento cirúrgico os casos de não consolidação, os quais, na maioria das vezes, levam a quadro de osteoartrose secundária avançada, com dor e incapacidade funcional importantes.

FRATURAS DOS OSSOS DA MÃO

A mão provavelmente é o órgão mecânico mais especializado do corpo. Combinando harmonicamente as estruturas nervosas, musculares, ósseas e tendinosas, ela é utilizada em quase todas as atividades do ser humano, como alimentação, trabalho, relacionamento, diversão etc. Ela substitui outros órgãos muito especializados (p. ex., o cego "lê" utilizando os dedos das mãos, o surdo-mudo "fala" velendo-se das mãos).

Do ponto de vista epidemiológico, as lesões das mãos são as mais frequentes do aparelho musculoesquelético. Nos EUA, a mão sofre aproximadamente 1,5 milhão de fraturas por ano, o que representa 16 milhões de dias de ausência ao trabalho.

De maneira muito simplista, a mão é formada por um arcabouço de ossos tubulares, mais móveis na periferia do que na parte central, revestidos dorsal e ventralmente por estruturas tendinosas e estabilizados por ligamentos variáveis. Quando fletidos, as pontas de todos os quatro dedos laterais devem apontar para a tuberosidade do escafoide. Com exceção do polegar, o plano de movimentação dos dedos é único, sendo feito no plano sagital, realizando flexão e extensão. O polegar, o dedo mais especializado de todos, tem papel importante no movimento de pinça, o mais requintado de todos. Por tudo isso, alteração em comprimento, rotação, alinhamento e no deslizamento fisiológico das estruturas musculotendinosas pode causar um transtorno nesse equilíbrio delicado e provocar incapacidade funcional.

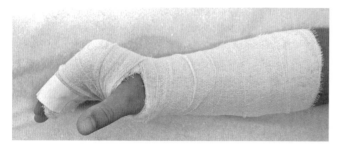

Figura 74.23 ■ Fratura da mão em tratamento conservador e imobilização típica.

Tratamento das fraturas dos metacarpianos e falanges

Felizmente, a maioria das fraturas dos metacarpianos e falanges não necessita de tratamento cirúrgico. Serão bem conduzidas com imobilização por tempo apropriado na posição de função (Figura 74.23), ou seja, punho com 20 graus de extensão, articulações em 80 graus de flexão e interfalangianas em extensão. Essa posição evitará o encurtamento dos ligamentos metacarpofalangianos e interfalangianos. A imobilização imprópria da mão causará contraturas e incapacidade funcional. O polegar deve ser mantido em abdução palmar pelo mesmo motivo.

Tratamento não operatório

Reservado para fraturas estáveis em posição aceitável. Os critérios de Pun *et al.*. para o alinhamento de consenso das fraturas de falange e metacarpianos incluem:

- Dez graus de angulação em ambos os planos, sagital e coronal, exceto na metáfise, na qual são aceitos 20 graus de angulação no plano sagital.
- Até 45 graus de angulação no plano sagital no colo do quinto metacarpiano, devido à sua mobilidade.
- Contato ≥50% da espessura da cortical.
- Nenhuma deformidade rotacional. Sabe-se que a deformidade rotacional de 15 graus provoca uma sobreposição de 15mm nas falanges adjacentes, o que é incompatível com a boa função.

As articulações devem ser imobilizadas na posição de função, como descrito anteriormente.

Tratamento operatório

O tratamento operatório é reservado para aquelas fraturas que estão desviadas e cuja manutenção em posição fisiológica é impossível por meios fechados.

Deve-se ter em mente que as fraturas articulares comportam-se de modo diferente das fraturas diafisárias e metafisárias. Para as fraturas diafisárias e metafisárias nas situações em que os critérios de Pun não forem estabelecidos está indicado o tratamento cirúrgico. Essas apresentam desvios característicos, dependendo do osso

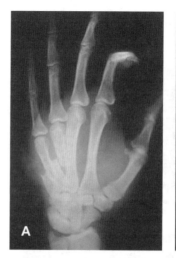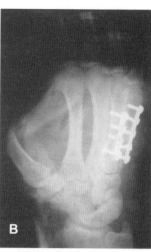

Figura 74.24 ■ Radiografias pré-operatória (**A**) e pós-operatória (**B**) de fraturas de metacarpianos – tratamento cirúrgico. (Radiografias gentilmente cedidas pelo Dr. Rodrigo Vilas Boas.)

e do local da fratura. Para as fraturas articulares, não deve ser tolerada nenhuma incongruência articular nem instabilidade articular. As fraturas que acometem 25% ou mais da superfície articular e apresentam desvios inaceitáveis ou instabilidade articular devem ser consideradas de tratamento operatório.

Uma variedade enorme de materiais de fixação pode ser usada na mão, entre os quais: fios de Kirschner, miniparafusos e miniplacas, fixadores externos etc. (Figura 74.24).

Bibliografia

Ada JR, Miller ME. Scapular fractures: analysis of 113 cases. Clin Orthop 1991; 269:174-80.

Andersen K, Jensen PO, Lauritzen J. Treament of clavicular fractures. Figure of eight bandage versus a simple sling. Acta Orthop Scand 1987; 58:71-4.

Boileau P, Walch G. The three dimensional geometry of the proximal humerus: implications for surgical technique and prosthetic design. J Bone Joint Surg [Br] 1997; 79-B:857-65.

Bretlau T, Christensen OM, Edstrom P, Thomsem HS, Lausten GS. Diagnosis of scaphoid fracture and dedicated extremity MRI. Acta Orthop Scand 1999; 70:504-8.

Broberg MA, Morrey BF. Results of delayed excision of the radial head after fracture. J Bone Joint Surg Am 1986; 68:669-74.

Colles A. On the fracture of the carpal extremity of the radius. Edinburgh Med Surg J 1814. Clin Orthop. Relat Res 2006, 445:5-7.

Craig EV. Fractures of the clavicle. In: Rockwood CA Jr, Matsen FA 3rd, (eds.) The shoulder. Philadelphia: WB Saunders, 1990:367-412.

Fernandez DL, Palmer AK. Fractures of the distal radius. In: Green DP, Hotchkiss RN, Pederson WC (eds.) Green's operative hand surgery. 4. ed. New York: Churchill Livingston, 1999:929-85.

Goss TP. Double disruptions of the superior shoulder suspensory complex. J Orthop Trauma 1993; 7:99-106.

Goss TP. Fractures of the glenoid cavity. J Bone Joint Surg Am 1992; 74:299-305.

Goss TP. Fractures of the glenoid neck. J Shoulder Elbow Surg 1994; 3:42-52.

Capítulo 74 ■ Traumatismos do Membro Superior

Goss TP. Scapular fractures and dislocations: diagnosis and treatment. J Am Acad Orthop Surg 1995; 3:22-33.

Júpiter JB, Axelrod TS, Belsky MR. Fractures and dislocations of the hand. Skeletal trauma: fractures, dislocations, ligamentous injuries. 4. ed. Vol II. Philadelphia, Elsevier, 2009:1221.

Knirk JL, Jupiter JB. Intra-articular fractures of the distal end of the radius in young adults. J Bone Joint Surg Am 1986; 68:647-59.

Kristiansen B, Barfod G, Bredesen J, Erin-Madsen J, Grum B, Horsnaes MW, Aalberg JR. Epidemiology of proximal humeral fractures. Acta Orthop Scand 1987; 58:75-7.

Miller ME, Ada JR. Injuries to the shoulder girdle. In: Browner BD, Jupiter JB, Levine AM, Trafton PG (eds.) Skeletal trauma: fractures, dislocations, ligamentous injuries. Vol. 2. Philadelphia: WB Saunders, 1992:1291-310.

Morrey BF, Chao EY, Hui FC. Biomechanical study of the elbow following excision of the radial head. J Bone Joint Surg Am 1979; 61:63-8.

Mortazavi SMJ, Asadollahi S, Tahririan MA. Functional outcome following treatment of transolecranon fracture-dislocation of the elbow. Injury 2006; 37:284-8.

O'Driscoll SW. Optimizing stability in distal humeral fracture fixation. J Shoulder Elbow Surg 2005; 14(1 Suppl S):186S-94S.

Osterman AL, Mikulics M. Scaphoide non union. Hand Clin North Am 1988; 4:437-55.

Pun WK, Chow SP, Luk KDK et al. A prospective study on 284 digital fractures of the hand. J Hand Surg 1989; 14(3):474-81.

Ring D, Quintero J, Jupiter JB. Open reduction and internal fixation of fractures of the radial head. J Bone Joint Surg Am 2002; 84:1811-5.

Robinson CM. Fractures of the clavicle in the adult. Epidemiology and classification. J Bone Joint Surg Br 1998; 80:476-84.

Taleisnik J. Fractures of the carpal bones. In: Green DP (ed.) Operative hand surgery. 2. ed. Vol. 2. New York: Chirchill Livingstone, 1988:813-73.

CAPÍTULO 75

Fraturas da Cintura Pélvica e dos Membros Inferiores

José Carlos Souza Vilela

Guilherme Moreira de Abreu e Silva

Marco Antônio Percope de Andrade

INTRODUÇÃO

Vários fatores são importantes no tratamento correto das fraturas. Controle adequado do comprimento do membro, alinhamento e controle rotacional são pontos primordiais para o sucesso e o retorno à função do segmento acometido, o que pode ser conseguido mediante a adoção de medidas conservadoras (uso de tala gessada, gessos circulares, órteses funcionais, trações cutâneas e transesqueléticas, entre outros). No entanto, o tempo de imobilização necessário para obtenção de consolidação em alguns tipos de fratura impede seu uso, tornando necessário o tratamento cirúrgico. Rápida mobilização e retorno precoce às atividades são vantagens teóricas dessa modalidade de tratamento. Fraturas em localizações específicas apresentam resultados distintos quando se comparam modalidades diferentes de tratamento, seja conservadora, seja cirúrgica; portanto, torna-se importante, nesse momento, uma discussão separada das fraturas mais comuns na prática ortopédica.

FRATURAS DO ANEL PÉLVICO

São fraturas potencialmente graves com implicações diretas na morbimortalidade. O anel pélvico é formado pelo sacro, ílio, ísquio e púbis. A estabilidade do anel é também dependente da estrutura ligamentar que os une. Quatro estruturas são mais importantes: (a) a articulação da sínfise púbica; (b) ligamentos sacrotuberoso e sacroespinhoso, (c) ligamentos sacroilíacos anteriores; e (d) ligamentos sacroilíacos posteriores. Estes últimos são os mais resistentes e sua lesão causa grande instabilidade do anel pélvico.

O mecanismo de trauma é de alta energia, como acidentes automobilísticos e quedas de altura. Fraturas por avulsão óssea da espinha ilíaca anterossuperior (sartório) e da espinha anteroinferior (reto femoral) podem ocorrer associada a mecanismo de baixa energia. Lesões associadas são muito frequentes nos traumatismos de alta energia. Até 75% dos pacientes apresentam sangramento pélvico importante, 12% exibem traumatismo urogenital associado, 8% têm lesão do plexo lombossacro e 80% apresentam outras lesões musculoesqueléticas, sendo a mortalidade de 30%.

A classificação de Young e Burgess descreve o mecanismo exato de lesão, bem como sua sequência, além de guiar o tratamento (Figura 75.1).

Medidas gerais

O sangramento pélvico deve ser sempre investigado. Diminuição do volume pélvico pode ser conseguida provisoriamente mediante a adoção de medidas simples, instituídas no atendimento inicial (cena do acidente), durante o transporte e na sala de urgência. Adução dos membros inferiores com rotação interna diminui a capacidade volumétrica da pelve. Enfaixamento da pelve com lençol ou cintas próprias diminui o volume pélvico. Dispositivos de contenção específicos (C-clampe) podem ser utilizados, embora sejam de custo elevado e nem sempre disponíveis (Figura 75.2). O método mais utilizado para restrição do conteúdo pélvico na urgência consiste no fixador pélvico implantado na asa do ilíaco.

Tratamento definitivo

O tratamento depende da estabilidade da fratura e da estabilidade hemodinâmica do paciente. Pacientes com instabilidade hemodinâmica e fraturas instáveis devem ter suas fraturas fixadas na urgência para contenção da hemorragia pélvica mediante a diminuição do volume desta. Pacientes com instabilidade hemodinâmica e fraturas estáveis devem ser investigados exaustivamente em busca de outros focos de sangramento que não o pélvico, não ha-

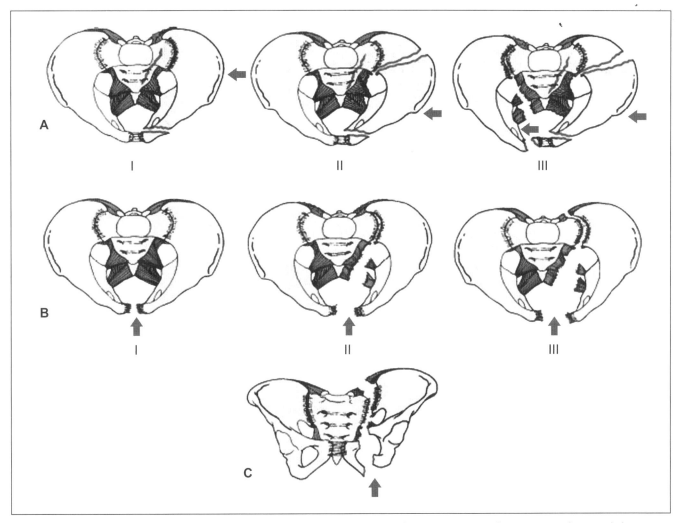

Figura 75.1 ■ **A.** Compressão lateral – fases I, II e III. **B.** Compressão anteroposterior – fases I, II e III. **C.** Cisalhamento vertical. A gravidade aumenta com a progressão da classificação.

vendo indicação de fixação dessas fraturas. Fraturas instáveis com paciente estável hemodinamicamente devem ser fixadas cirurgicamente de maneira eletiva, sendo possível aguardar alguns dias para melhor planejamento pré-operatório, melhora das condições clínicas e estudo das vias de acesso necessárias. Acessos anteriores, posteriores, duplos e estendidos podem ser utilizados (Figura 75.3). Pacientes com fraturas estáveis e estabilidade hemodinâmica devem ser tratados conservadoramente.

FRATURAS DO COLO FEMORAL

As fraturas da região proximal do fêmur representam grande impacto social e econômico. Com grande incidência em pacientes acima da sexta década de vida, tem implicações diretas na morbimortalidade desses pacientes. Estima-se que, anualmente, mais de 250 mil fraturas do colo femoral ocorram nos EUA, duplicando sua incidência para o ano de 2050 devido ao envelhecimento da população mundial. Concomitantemente, sua incidência aumenta na população mais jovem, em decorrência dos acidentes de alta energia.

A anatomia vascular do fêmur proximal aumenta as complicações dessas fraturas. A cabeça femoral apresenta circulação terminal com pouca rede anastomótica. As artérias circunflexa medial, circunflexa lateral e do ligamento redondo são responsáveis pela nutrição da cabeça femoral. A artéria circunflexa medial emite ramos intracapsulares, entre eles a artéria epifisária lateral, a mais importante nutridora e a mais sujeita a riscos em caso de fratura do colo femoral. As fraturas do colo femoral são fraturas intracapsulares por conceito.

O mecanismo de trauma pode ser dividido em de alta ou baixa energia. Esta ocorre nos pacientes idosos (sexta e sétima década de vida) devido a queda ao solo. Em virtude da presença da fragilidade óssea, uma simples queda pode causar a fratura. As fraturas ocorrem mais em mulheres devido à maior prevalência de osteoporose. Curiosamente, as fraturas do colo femoral acontecem em indivíduos mais jovens do que as fraturas trocanterianas (média de 3 anos antes). Nos mecanismos associados a alta energia, acidentes automobilísticos, queda de alturas e lesões por arma de

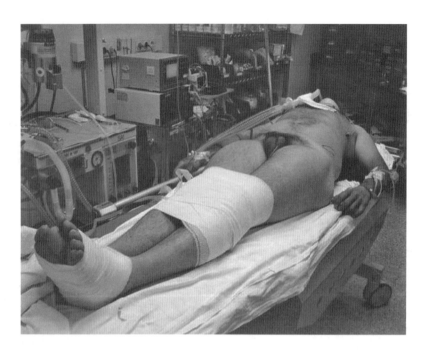
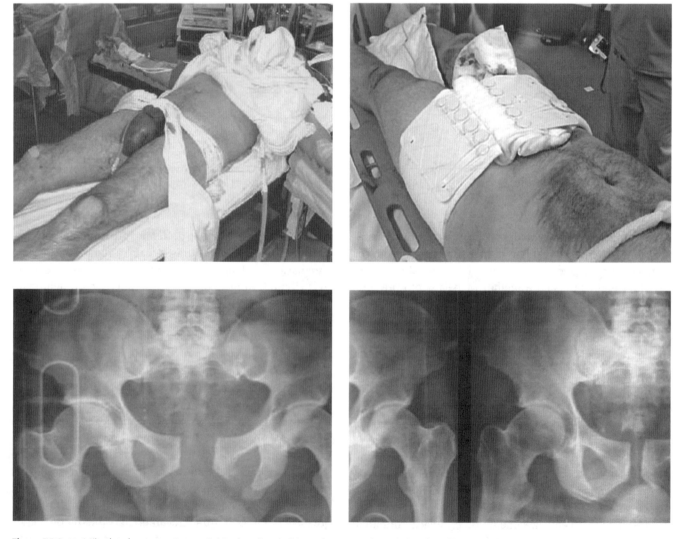

Figura 75.2 ■ Métodos de contenção provisória da pelve: enfaixamento e uso de cintas podem diminuir o volume da pelve e, consequentemente, diminuir a hemorragia. Nota-se, nas radiografias mostradas na Figura 75.3, o fechamento da sínfise púbica após as manobras.

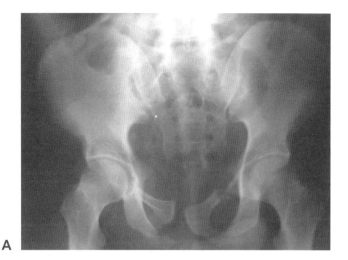
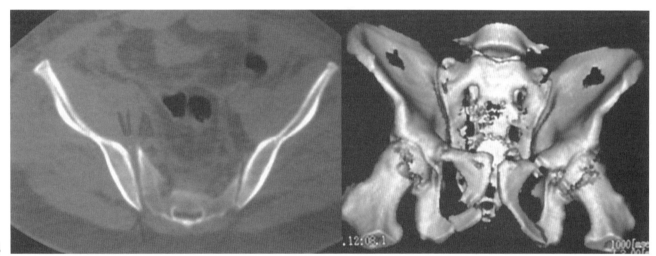
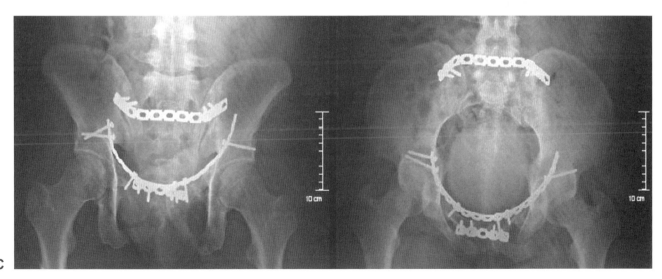

Figura 75.3 ■ Lesão do anel pélvico por acidente automobilístico em paciente ejetado do veículo (sem cinto de segurança). **A.** Radiografia simples monstrando fratura bilateral do ísquio e púbis. **B.** Tomografia computadorizada com reconstrução em 3D: nota-se lesão sacroilíaca à direita com abertura da articulação – sinal indireto de lesão do ligamento sacroilíaco posterior. **C** Aspecto radiográfico após tratamento cirúrgico por duas vias (sacroilíacas posterior e anterior). (Imagens gentilmente cedidas pelo Dr. Robinson Esteves Santos Pires.)

fogo são causas comuns, acometendo indivíduos entre a segunda e a quarta décadas de vida. Fraturas associadas de acetábulo, cabeça femoral e diáfise femoral ocorrem frequentemente nesse grupo.

A classificação de Garden é a mais utilizada (Tabela 75.1).

O tratamento é cirúrgico, sendo a terapia conservadora reservada apenas aos pacientes moribundos, com condições clínicas precárias. Soluções biológicas (osteossíntese) são indicadas aos pacientes jovens (<60 anos) e para aqueles portadores de fratura sem desvio (Garden I e II) – independente da idade. Aos pacientes com mais de 60 anos de idade com fraturas desviadas do colo femoral, o tratamento mais aceito consiste na artroplastia do quadril (total ou parcial) (Figura 75.4).

Tabela 75.1 ■ Classificação de Garden para fraturas do colo femoral

I	Fratura incompleta ou impactada em valgo
II	Fratura completa, porém sem desvio
III	Fratura desviada em varo
IV	Fratura com grande desvio, com orientação do trabeculado do colo com o do acetabular

As complicações mais comuns associadas a fratura de colo femoral são:

- **Osteonecrose da cabeça femoral:** sua incidência varia entre 16% e 28%, de acordo com a literatura. Aumenta nas fraturas desviadas e no sexo feminino.
- **Pseudoartrose:** com incidência média de 6%, é mais comum nas fraturas desviadas.
- **Mortalidade:** a mortalidade hospitalar é de 15%, sendo de 30% no primeiro ano após a fratura, de acordo com dados norte-americanos. Presença de déficit cognitivo aumenta para 50% a mortalidade no primeiro ano após a fratura.

FRATURAS TROCANTÉRICAS

São fraturas de altas morbidade e mortalidade em pacientes idosos, apresentando grande incidência nesse grupo etário. Dados norte-americanos estimam 63 casos por 100 mil habitantes do sexo feminino e 34 casos em 100 mil no sexo masculino. Queda ao solo é a causa mais comum. São considerados fatores predisponentes: perda de propriocepção, perda de massa muscular, labilidade pressórica, uso de medicações sedativas e doenças neurológicas. Achado típico seria a incapacidade de marcha, com encurtamento do membro acometido, além de rotação externa em virtude da ação muscular dos rotadores laterais do quadril.

Medidas gerais nas fraturas proximais do fêmur

O tratamento consiste no posicionamento adequado do paciente no leito, não havendo necessidade de tração do membro acometido. Pode ser utilizado um coxim do lado do quadril acometido para alívio da dor. Cuidados clínicos, como reposição volêmica, correção da anemia causada pelo sangramento, prevenção de úlceras de decúbito e analgesia generosa, devem ser sempre instituídos. Essas medidas estão indicadas tanto para fraturas do colo como para fraturas trocanterianas.

Medidas específicas

O tratamento definitivo é cirúrgico, assim que as condições clínicas permitirem. A mortalidade no primeiro ano após a fratura é aumentada em comparação com a da população geral de mesma faixa etária, bem como a incidência de fraturas contralaterais (Figura 75.5).

FRATURAS DIAFISÁRIAS DO FÊMUR

Apresentam incidência de 9,9 casos em 100 mil habitantes. Na grande maioria dos casos, são causadas por acidentes de trânsito com mecanismo de alta energia. Sangramento de até 1.000mL pode ocorrer para os compartimentos da coxa. Dor, deformidade evidente e incapacida-

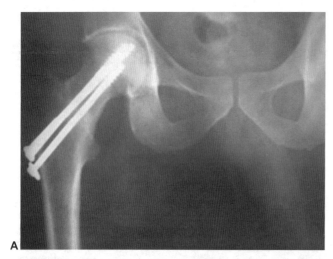
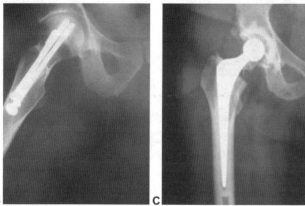

Figura 75.4 ■ Tratamento cirúrgico de fraturas do colo femoral. **A** e **B.** osteossíntese de fratura do colo femoral tipo I de Garden. **C.** Artroplastia total do quadril direito por causa de fratura do colo femoral tipo IV em paciente com 72 anos de idade.

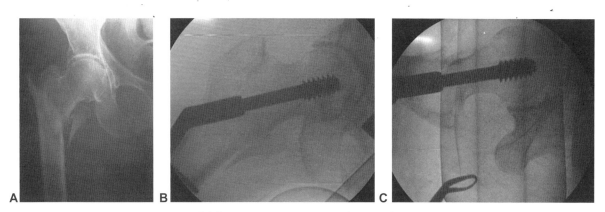

Figura 75.5 ■ **A.** Fratura transtrocanteriana – quadril direito. **B** e **C.** Notam-se a redução e a fixação da fratura com placa e parafuso deslizante tipo DHS (*dynamic hip screw*).

de funcional estão presentes em todas as ocorrências. Avaliação neurovascular deve ser realizada em todos os casos. Com frequência, esses pacientes são politraumatizados. A presença de fratura de colo femoral pode ocorrer em até 10% dos casos.

Medidas iniciais

Consistem em alinhamento do membro com tração cutânea suave para alívio da dor e melhora da perfusão distal. Imobilização provisória em talas metálicas pode ser utilizada para o transporte do paciente.

Tratamento definitivo

Há mais de 3 décadas é realizado por meio de osteossíntese (fixação cirúrgica da fratura) em virtude de seus resultados clínicos e funcionais superiores aos do tratamento conservador. Hastes intramedulares fresadas e bloqueadas são consideradas o padrão-ouro no tratamento dessas fraturas (Figura 75.6). Placas e parafusos podem ser utilizados

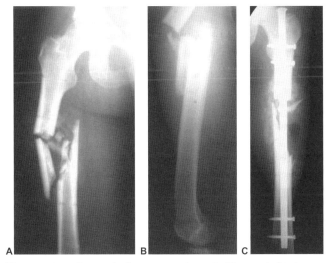

Figura 75.6 ■ Fratura do fêmur em paciente de 22 anos de idade portador de traumatismo craniano: tratamento com haste intramedular fresada e travada. Nota-se a exuberância do calo ósseo típico de pacientes portadores de traumatismo craniano concomitante.

em situações especiais. Tração esquelética não é mais utilizada como tratamento definitivo, haja vista a necessidade de internação prolongada, resultados funcionais piores e reabilitação lenta, em comparação com o tratamento cirúrgico com hastes.

FRATURAS DO PLANALTO TIBIAL

Também conhecidas como fraturas do para-choque, em razão de sua associação com lesão por atropelamento de pedestre, seus mecanismos de lesão são diversos, assim como suas complicações. Interpretação correta do grau de energia envolvida no trauma é essencial para o tratamento dessas fraturas.

Lesões associadas são frequentes: lesão dos ligamentos colaterais do joelho em 7% a 40% dos casos; lesões meniscais em mais de 50%; e lesão do ligamento cruzado anterior em 24%, entre outras. Sua ocorrência é maior entre a terceira e a quinta décadas de vida, acometendo mais o sexo masculino.

A classificação mais utilizada é a de Schatzker, com seis subtipos (Figura 75.7).

Na avaliação clínica do paciente portador de fratura do planalto tibial, atenção deve ser dada às partes moles, a seu grau de comprometimento, à presença de lesões neurológicas e vasculares e à associação de síndrome compartimental. Cerca de 10% dos pacientes com trauma de alta energia evoluirão com síndrome compartimental. Após avaliação clínica, classifica-se o paciente como portador de trauma de alta energia (grande comprometimento de partes moles) ou portador de lesão por baixa energia (pouco comprometimento de partes moles).

Na avaliação complementar são realizadas radiografias em anteroposterior, perfil e oblíquas interna e externa. A tomografia computadorizada, bem como sua análise em 3D, acrescentou muito ao entendimento dessa fratura e ao planejamento operatório. O papel da ressonância magnética no diagnóstico de lesões articulares associadas é incerto em virtude de seu alto custo, pouca acessibilidade e pouca mudança na conduta terapêutica.

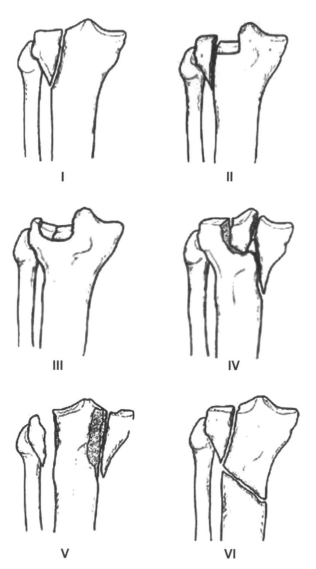

Figura 75.7 ■ Classificação de Schatzker do planalto tibial: I – cisalhamento lateral; II – cisalhamento e afundamento lateral; III – afundamento lateral central; IV – fratura do planalto tibial medial; V – fratura bicondilar; VI – fratura com dissociação metáfise-diafisária.

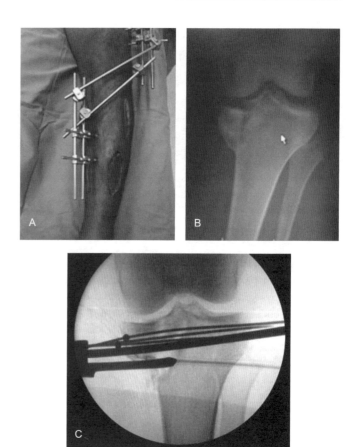

Figura 75.8 ■ Paciente com fratura do planalto tibial complicada com síndrome compartimental. **A.** Fixador externo transarticular como tratamento para controle do dano associado a fasciotomia dos compartimentos anterior, lateral e posterior superficial e profundo. **C.** Tratamento definitivo com fixador externo híbrido após melhora das condições das partes moles.

Medidas iniciais

Pacientes com trauma de alta energia devem ser submetidos a fixação externa transarticular até a melhora das condições das partes moles (Figura 75.8). Osteossíntese definitiva geralmente é possível após a segunda semana de trauma. Nos casos de baixa energia, cirurgia precoce deve ser realizada. Tala gessada longa, incluindo o joelho e o tornozelo, deve ser usada pelo paciente até o momento da cirurgia.

Tratamento definitivo

O tratamento das fraturas do planalto tibial é essencialmente cirúrgico, por se tratar de fratura articular. Casos de fratura lateral sem desvio, pacientes com estabilidade articular com desvio pequeno (<10 graus de instabilidade no plano coronal e <3mm de degrau articular) e pacientes com contraindicações clínicas ao procedimento podem ser tratados conservadoramente por meio de imobilização gessada.

FRATURA DIAFISÁRIA DA TÍBIA

Consiste na fratura de ossos longos mais comum. Sua anatomia, com a disposição subcutânea na face anteromedial, predispõe o traumatismo desse osso, bem como aumenta a incidência de fraturas expostas. Dois tipos principais são descritos: (1) alta energia secundário a acidentes automobilísticos e (2) baixa energia secundário a traumatismo torcional em atividades esportivas. Nesse grupo, 80% das fraturas estão associadas à prática de futebol. Um terceiro grupo é constituído por lesões causadas por arma de fogo.

Clinicamente, o paciente apresenta dor e deformidade evidente. A avaliação do comprometimento de partes moles é essencial, bem como a presença de lesão vascular e nervosa. Radiografias simples, em pelo menos dois planos ortogonais (anteroposterior e perfil), são suficientes para o diagnóstico.

Medidas iniciais

Deve ser realizado alinhamento com tração suave, seguido de imobilização com tala gessada ou metálica, englobando tornozelo, pé e joelho. A avaliação dos pulsos e da perfusão distal é obrigatória antes e depois do alinhamento. O alinhamento reduz o edema e a dor, facilita o fluxo vascular distalmente à fratura e melhora o transporte do paciente até o hospital.

Tratamento definitivo

Fraturas sem desvio ou com desvio aceitável podem ser tratadas mediante imobilização gessada, seguida por órtese funcional tipo Sarmiento. O tratamento cirúrgico vem ganhando mais espaço nos últimos anos, principalmente devido ao desenvolvimento de materiais de melhores qualidade e precisão, bem como de técnica atraumática para sua inserção. Hastes intramedulares são os dispositivos mais utilizados para o tratamento dessas fraturas (Figura 75.9 e Tabela 75.2).

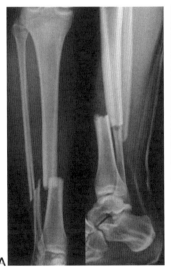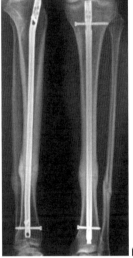

Figura 75.9 ■ **A.** Fratura desviada diafisária transversa da tíbia e da fíbula direita. **B.** Tratamento cirúrgico com implante intramedular – nota-se o calo ósseo após a consolidação.

Tabela 75.2 ■ Critérios para tratamento conservador das fraturas diafisárias da tíbia

	Critérios para tratamento conservador
	Fraturas não desviadas
Encurtamento	<10mm
Deformidade varo-valgo	<5 graus
Deformidade em antecurvato ou recurvato	<10 graus
Deformidade em rotação externa	<5 a 10 graus
Deformidade em rotação interna	Nenhuma

FRATURA DO TORNOZELO

A fratura do tornozelo é, certamente, uma das lesões mais tratadas por ortopedistas em todo o mundo. Consiste, por conceito, em uma fratura intra-articular, necessitando redução anatômica dos fragmentos e manutenção da congruência articular para o sucesso terapêutico.

Em geral, o mecanismo de lesão mais frequente é torcional, sendo o mecanismo em inversão o mais comum. O mecanismo é o mesmo das lesões ligamentares do tornozelo, sendo sempre um diagnóstico diferencial.

A classificação mais utilizada é a de Lauge-Hansen (Tabela 75.3).

Medidas iniciais

Deve-se proceder à avaliação das condições de partes moles e vasculonervosas. Radiografias em anteroposterior, perfil e incidência da mortalha (*mortise view*) são realizadas de rotina. Esta última é importante para estudo da congruência articular.

A redução temporária do tornozelo ajuda a controlar o edema e o dano às partes moles. Tala metálica ou gessada deve ser utilizada para melhora da dor e controle dos fragmentos ósseos.

Tratamento definitivo

Fraturas sem desvio podem ser tratadas conservadoramente mediante a utilização de gesso circular. Fraturas desviadas ou que causem incongruência articular por lesão ligamentar associada devem ser tratadas por cirurgia, com redução anatômica dos fragmentos e estabilidade absoluta mediante o uso de parafusos de tração e placas de neutrali-

Tabela 75.3 ■ Tipos de fratura pela classificação de Lauge-Hansen (40% a 70% dos pacientes apresentam fratura tipo supinação-rotação externa)

Classificação de Lauge-Hansen	Fases (posição do pé – mecanismo de lesão)
Supinação--adução	1ª fase: fratura transversa baixa do maléolo lateral 2ª fase: fratura vertical do maléolo medial
Supinação--rotação externa	1ª fase: lesão do ligamento tibiofibular anterior 2ª fase: fratura oblíqua curta do maléolo lateral 3ª fase: lesão do ligamento tibiofibular posterior 4ª fase: fratura transversa do maléolo medial ou lesão do ligamento deltoide
Pronação--abdução	1ª fase: fratura transversa do maléolo medial 2ª fase: lesão do ligamento tibiofibular anterior 3ª fase: fratura transversa cominutiva alta do maléolo lateral
Pronação--rotação externa	1ª fase: fratura do maléolo medial transversa 2ª fase: lesão do ligamento tibiofibular anterior 3ª fase: fratura alta do maléolo lateral oblíqua 4ª fase: lesão do ligamento tibiofibular posterior ou fratura do maléolo posterior

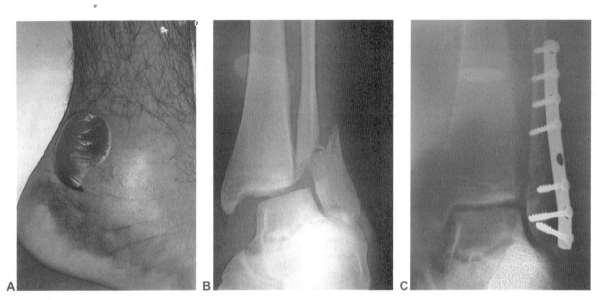

Figura 75.10 ■ Paciente com fratura do tornozelo esquerdo tipo supinação-rotação externa. **A.** Presença de flictena hemorrágico no pré-operatório – sinal de comprometimento das partes moles. **B.** Notam-se desvio importante entre os fragmentos e aumento do espaço articular medial. **C.** Redução anatômica e fixação rígida do maléolo lateral associadas ao reparo do ligamento deltoide (ver encarte colorido).

zação ou de suporte, para promover a mobilização precoce da articulação acometida. (Figura 75.10).

FRATURAS DO CALCÂNEO

Representam 2% de todas as fraturas, podendo ser divididas em fraturas com comprometimento articular e sem comprometimento articular. As fraturas que se comunicam com as articulações do calcâneo apresentam pior prognóstico em razão do risco de artrose pós-traumática, possível persistência de incongruência articular e maior grau de energia geralmente envolvida. Cerca de 60% de todas as fraturas do calcâneo apresentam comprometimento articular. A articulação do calcâneo com o tálus ocorre por meio de três facetas: média, anterior e posterior (maior). Há ainda a articulação do calcâneo com o cuboide, que geralmente está envolvida por algum traço de fratura secundário. O calcâneo é um osso essencialmente esponjoso, o que o torna suscetível a lesões por traumatismo axial.

Noventa por cento das lesões ocorrem em homens, geralmente associadas a acidentes de trabalho. Queda de altura é o mecanismo mais comum. Cerca de 7% a 17% das fraturas são abertas. Comprometimento de partes moles, com formação de flictenas, edema importante e possível evolução com síndrome compartimental são complicações frequentes.

A avaliação inicia-se com radiografias simples do pé nas incidências: anteroposterior e perfil. Radiografias específicas para calcâneo (axial de calcâneo e Broden) podem ser realizadas (Figura 75.11). A tomografia computadorizada acrescentou muitas informações e detalhes sobre a localização e o número dos fragmentos, auxiliando muito o planejamento pré-operatório. A classificação mais utilizada é a de Sanders (tomográfica) (Figuras 75.12 e 75.13).

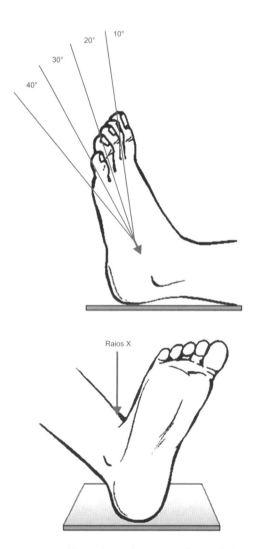

Figura 75.11 ■ Incidência de Broden para avaliação da faceta posterior nas fraturas articulares de calcâneo.

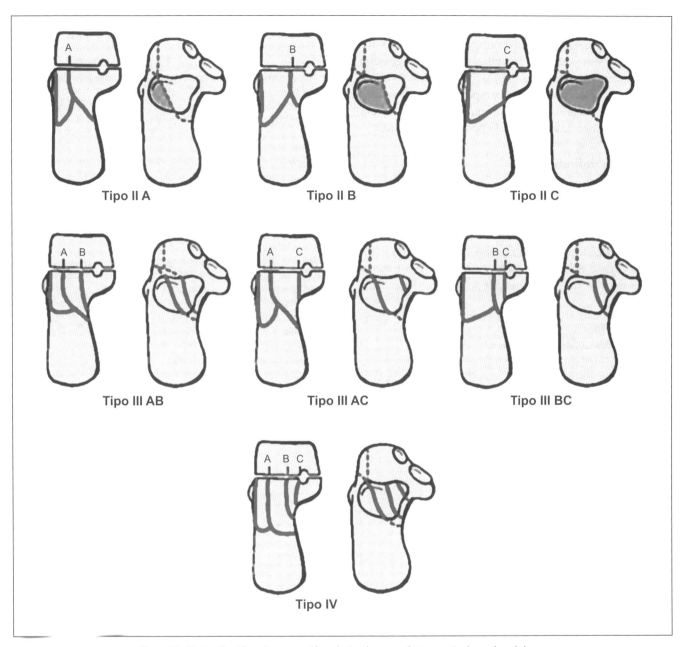

Figura 75.12 ■ Classificação tomográfica de Sanders para fraturas articulares do calcâneo.

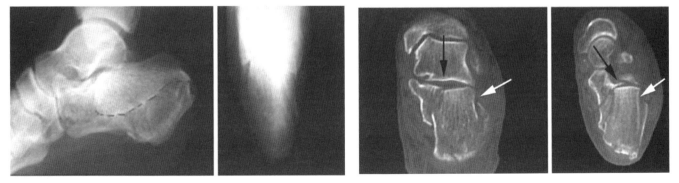

Figura 75.13 ■ Fratura intra-articular do calcâneo com traço comprometendo a faceta posterior, próximo ao sustentáculo do tálus e calcâneo--cubóidea (*seta preta*). Observa-se destacamento de grande fragmento com a faceta posterior (*seta branca*). É necessária redução anatômica da superfície articular.

Medidas iniciais

Após a avaliação completa das condições das partes moles, o paciente deve ser imobilizado com tala gessada, ter o membro elevado para regressão do edema e submeter-se à avaliação criteriosa do comportamento das partes moles. Na vigência de síndrome compartimental, o tratamento em caráter de urgência não pode ser protelado.

Tratamento definitivo

Como salientado anteriormente, a maioria das fraturas apresenta desvio articular e exige tratamento cirúrgico. O melhor momento é após melhora das condições das partes moles, o que geralmente ocorre na segunda semana após o trauma. Em geral, as fraturas sem desvio ou extra-articulares são tratadas conservadoramente, por meio de gesso curto e retirada do apoio por pelo menos 8 semanas.

Bibliografia

Benetos IS, Babis GC, Zoubos AB, Benetou V, Soucacos PN. Factors affecting the risk of hip fractures. Injury July 2007; 38(7):735-44.

Bucholz RW et al. Rockwood and green fractures in adults. 5. ed. Philadelphia: Lippincot Williams & Wilkins, 2006.

Lawrence TM, Wenn R, Boulton CT, Moran CG. Age-specific incidence of first and second fractures of the hip. J Bone Joint Surg Br, Feb 2010; 92-B:258-61.

Lubovsky O, Liebergall M, Mattan Y, Weil Y, Mosheiff R. Early diagnosis of occult hip fractures: MRI versus CT scan. Injury June 2005; 36(6):788-92.

Lundy DW, Johnson KD. "Floating Knee". Injuries: ipsilateral fractures of the femur and tibia. J Am Acad Orthop Surg. July/August 2001; 9:238-45.

Miyamoto RG, Kaplan KM, Levine BR, Egol KA, Zuckerman JD. Surgical management of hip fractures: an evidence-based review of the literature. I: Femoral neck fractures. J Am Acad Orthop Surg October 2008; 16:596-607.

Nikolaou VS, Papathanasopoulos A, Giannoudis PV. What's new in the management of proximal femoral fractures? Injury December 2008; 39(12):1309-18.

Rüedi T, Buckley R, Moran C. AO principles of fracture management. Hardcover. 2007.

Shariff SS, Nathwani DK. Lauge-Hansen classification – A literature review. Injury September 2006; 37(9):888-90.

Silva GMA, Rodrigues AS. Atendimento ao paciente politraumatizado: controle do dano em ortopedia e traumatologia em: Fundamentos de Ortopedia e Traumatologia. 1. ed. Belo Horizonte: Coopmed, 2009:545-55.

Solan MC, Molloy S, Packham I, Ward DA, Bircher MD. Pelvic and acetabular fractures in the United Kingdom: a continued public health emergency. Injury January 2004; 35(1):16-22.

Weinstein SL, Buckwalter JA. Turek's orthopaedics: principles and their application. 6. ed. Philadelphia: Lippincot, Williams & Wilkins, 2005.

Weiss RJ, Montgomery SM, Al Dabbagh Z, Jansson K-A. National data of 6409 Swedish inpatients with femoral shaft fractures: Stable incidence between 1998 and 2004. Injury March 2009; 40(3):304-8.

CAPÍTULO 76

Infecções Ósseas e Articulares

Luiz Eduardo Moreira Teixeira

Cláudia Lopes Santoro Neiva

José Carlos Souza Vilela

INTRODUÇÃO

As infecções que acometem o aparelho locomotor são as doenças que exigem maiores rapidez e precisão no diagnóstico. Quando não tratadas precocemente, resultam em sequelas definitivas ou, até mesmo, em óbito. Apesar de sua etiologia diversa, as infecções piogênicas são as que estão mais relacionadas com quadros agudos e graves de osteomielites e artrites. Somente uma abordagem precoce é capaz de evitar a progressão de uma infecção aguda para sepse ou para cronificação, reduzindo a morbimortalidade.

OSTEOMIELITE

A osteomielite é definida como um processo inflamatório do tecido ósseo de origem infecciosa.[1,2] No começo do século passado, a mortalidade chegava a 20%, e os sobreviventes apresentavam limitação importante em decorrência da evolução para uma infecçao crônica.[3] Atualmente, a abordagem multidisciplinar, os procedimentos cirúrgicos agressivos e o uso de antimicrobianos têm reduzido as complicações e a mortalidade.

As osteomielites podem ser classificadas por vários critérios. Quanto à evolução, podem ser agudas, subagudas ou crônicas. De acordo com a resposta do hospedeiro, podem ser piogênicas ou não piogênicas. Podem também ser classificadas pelo mecanismo da infecção, em exógenas ou hematógenas.[4]

Fisiopatologia

As osteomielites agudas, em geral, iniciam-se a partir de disseminação hematogênica de um foco infeccioso já estabelecido ou subclínico (ferimentos contaminados, otites, focos dentários). As bactérias atingem a região metafisária do osso, onde a vascularização é abundante e o fluxo san-

guíneo é de baixa pressão, o que facilita a instalação dessas bactérias no tecido ósseo. Inicia-se, então, uma reação inflamatória com migração leucocitária, acúmulo de exsudato e aumento da pressão local. É o início do abscesso intrametafisário. Nessa fase, que dura cerca de 48 horas, ainda não há necrose tecidual e observa-se fluxo sanguíneo local, o que possibilita o controle da infecção por antimicrobianos.

Quando o abscesso ósseo se estabelece, o aumento crescente da pressão intraóssea resulta em isquemia e necrose do tecido, reabsorção da matriz, expansão do material purulento através dos canais de Havers e de Volkmann e disseminação através da cortical e da medula óssea. Há descolamento do periósteo, disseminação para tecidos moles e fistulização. Nessa fase são encontradas as alterações radiográficas características, que surgem a partir do sétimo dia da doença. Se a doença progride, a isquemia aumenta e fragmentos da cortical óssea tornam-se necróticos e formam o chamado "sequestro ósseo". Consiste na transição entre osteomielite aguda e a crônica. Em crianças com menos de 2 anos de idade, a presença de vasos sanguíneos que atravessam a placa fisária também possibilita a disseminação para a epífise dos ossos e para a articulação adjacente.

Acredita-se que uma osteomielite aguda não possa se desenvolver sem fatores do hospedeiro (locais ou sistêmicos) que facilitem a infecção.[5] No Brasil, a desnutrição representa importante papel na gênese da osteomielite, mas várias outras doenças também estão envolvidas (Tabela 76.1).

Etiologia

Qualquer bactéria pode infectar o tecido ósseo; entretanto, o *S. aureus* continua sendo o germe mais observado nas infecções hematogênicas, correspondendo a cerca de 85% das infecções. Outros micro-organismos também estão envolvidos em grupos específicos de pacientes como a *Pseu-*

Tabela 76.1 ■ Condições associadas às infecções ósseas

Congênitas	Adquiridas
Anemia falciforme	Desnutrição
Hipogamaglobulinemia	Diabetes
Hemofilia	Uremia
Doença granulomatosa crônica	Imunodeficiência
Deficiência de complemento	Leucemias
	Doenças do colágeno
	Radiação local

domonas, que acomete pacientes usuários de substâncias injetáveis; fungos que ocorrem nos pacientes com doenças crônicas, que permaneceram hospitalizados por longos períodos; e *Salmonella* em portadores de anemia falciforme.

Apesar de o *S. aureus* ainda ser muito frequente nas infecções ósseas em crianças recém-nascidas, outras bactérias assumem papel importante na etiologia. Nesses pacientes, especialmente nos prematuros e naqueles que necessitam cuidados em Centros de Tratamento Intensivo (CTI), o estreptococo beta-hemolítico e os bastonetes gram-negativos apresentam incidência crescente, sendo 40% dos casos de osteomielites multifocais.[5]

Diagnóstico

O diagnóstico das infecções ósseas agudas é eminentemente clínico. A espera por alterações radiográficas pode resultar em óbito ou até mesmo, em um quadro incurável.

A dor é o principal e o mais precoce sintoma, estando presente em todos os casos. É intensa, com piora progressiva, não é aliviada com analgésicos e piora com as atividades. Com a progressão, surgem edema local, rubor e calor na região metafisária. Observa-se impotência funcional, com limitação da mobilidade e incapacidade de apoiar-se sobre o membro acometido (Figura 76.1A). Surgem sinais sistêmicos, como febre, inapetência e queda do estado geral. O paciente evolui, então, com sinais de sepse e pode chegar ao óbito, se não for adequadamente tratado.

Uma vez estabelecida a suspeita clínica de uma osteomielite aguda, o paciente deve ser admitido em regime hospitalar de tratamento, e inicia-se a propedêutica laboratorial, que inclui hemograma, proteína C reativa (PCR), velocidade de hemossedimentação (VHS) e hemocultura. Esses exames revelam leucocitose e aumento importante da PCR e da VHS. Radiografias simples devem ser solicitadas, devendo ser lembrado que alterações só podem ser observadas após 1 semana de evolução (Figura 76.1B), mas que o exame precoce ajuda como padrão no controle de cura. Casos duvidosos podem necessitar cintilografia óssea para o estabelecimento do diagnóstico precoce.

Tratamento

O paciente com suspeita de osteomielite aguda deve ser admitido na Unidade de Emergência. Após coleta dos

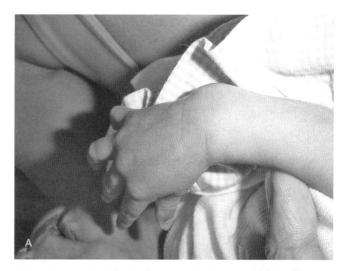

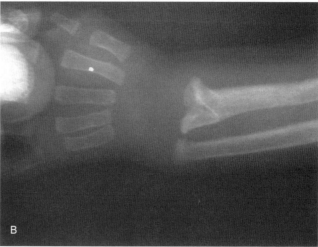

Figura 76.1 ■ **A.** Aspecto clínico de uma osteomielite do rádio distal com aumento de volume, rubor e limitação funcional. **B.** Aspecto radiográfico, após 10 dias de infecção, demonstrando destruição metafisária e epifisária do rádio distal (ver encarte colorido).

exames, inicia-se hidratação venosa, a dieta é suspensa e cuidados clínicos gerais são iniciados. Com a confirmação da doença, o paciente é encaminhado para o Centro Cirúrgico e realiza-se a abordagem do foco infeccioso através da abertura de uma janela óssea e drenagem do abscesso com curetagem de todo tecido necrótico, se este estiver presente. Todo material deve ser enviado para cultura e antibiograma e comparado posteriormente com o resultado da hemocultura. Inicia-se, então, antibioticoterapia empírica, que deve apresentar boa cobertura contra *S. aureus* e ser bactericida, de baixa toxicidade e baixo custo. Em casos selecionados, em que o diagnóstico foi precoce, com menos de 48 horas de evolução, se ainda não houve formação do abscesso intraósseo a antibioticoterapia venosa isolada pode controlar a infecção. Entretanto, a maioria dos casos necessita abordagem combinada de antimicrobianos e cirurgia. Após a cirurgia, o membro deve ser imobilizado para promover maior conforto e reduzir a pressão intraóssea, diminuindo o risco de disseminação intramedular. O paciente é mantido em uso de antimicrobiano empírico, por via venosa, até o resultado das culturas, quando se ajusta o medicamento em concordância com o antibiograma. O tempo total de tratamento é discutível, mas observa-se tendência para curto período de terapia venosa (7 a 10 dias), complementando-a com antimicrobianos orais por tempo variável, de acordo com o germe, a gravidade da doença e a resposta terapêutica.[6] O controle deve ser realizado com PCR a cada 2 ou 3 dias.

Outras osteomielites

Outros três tipos de infecções ósseas podem ocorrer: as infecções subagudas, a osteomielite por contaminação externa (pós-cirúrgica ou por fratura exposta) e as osteomielites crônicas. A ocorrência da osteomielite subaguda assemelha-se à da osteomielite aguda, mas é causada por germes de menor virulência, em hospedeiro imunocompetente. Essas infecções apresentam curso arrastado, usualmente não demonstram envolvimento sistêmico, e o principal diagnóstico diferencial é com tumores ósseos. A forma crônica é resultado de infecção óssea tratada inadequada ou tardiamente. A urgência quanto ao tratamento é pouco frequente, entretanto causam grande morbidade aos pacientes.

ARTRITE SÉPTICA AGUDA

A artrite séptica ocorre, como nas infecções ósseas, a partir de uma bacteriemia e mais raramente por contaminação direta após punção ou trauma aberto com exposição articular.[7] Outra modalidade crescente de artrite piogênica é representada pelas infecções pós-artroplastia. Ela pode ser primária ou se desenvolver a partir de uma osteomielite em articulações onde a metáfise adjacente é intra-articular, como na articulação do quadril, especialmente em crianças.[8]

Etiologia

Qualquer micro-organismo é capaz de causar artrite infecciosa; entretanto, são os germes piogênicos que causam maior destruição local e os que mais levam a risco de disseminação da infecção e óbito. Os germes causadores da artrite estão intimamente relacionados com os fatores de risco do hospedeiro (Tabela 76.2). O *S. aureus*, assim como nas osteomielites, permanece como o germe mais envolvido nas infecções articulares.[8,9] A incidência do *S. aureus* é especialmente importante em pacientes portadores de artrite reumatoide e diabetes. Após o estafilococo, o *Streptococcus* spp. é o mais encontrado nas infecções em adultos.[10-12] Bastonetes gram-negativos são observados em cerca de 10% a 20%, atingindo especialmente pacientes imunocomprometidos e usuários de substâncias

Tabela 76.2 ■ Aspectos clínicos e laboratoriais das artrites piogênicas agudas

Aspectos clínicos
Febre de início recente
Queda do estado geral
Dor, edema, calor, rubor, derrame articular
Limitação importante da mobilidade articular
Atitude de proteção do membro acometido

Exames laboratoriais
Leucocitose com neutrofilia
PCR elevada
VHS elevada
Hemocultura positiva (50% dos casos)

Líquido sinovial
Leucócitos >50.000/mm^3
Polimorfonucleares >90%
Glicose <40mg/dL
Lactato ++++
Ausência de cristais

injetáveis.[13] Historicamente, as infecções por *H. influenzae* eram frequentes, especialmente no grupo de crianças de baixa idade, mas com os esquemas de vacinação sua incidência tem reduzido drasticamente.[14] Nos adultos, é sempre importante considerar que uma monoartrite tenha origem gonocócica. Cerca de 42% a 85% dos casos de gonorreia disseminada se apresentam com artrite aguda.[15] Germes anaeróbicos são mais associados a infecções periprotéticas.

Fisiopatologia

Em razão de sua rica vascularização, a membrana sinovial não apresenta barreiras para a adesão bacteriana a partir de um foco a distância ou por inoculação intra-articular direta. Uma vez no ambiente fechado de uma cavidade articular, bactérias que apresentam tropismo pela membrana sinovial (*S. aureus*, *Streptococcus* spp., *N. gonorrhoeae*) ligam-se facilmente ao tecido sinovial. Essa facilidade de colonização é explicada pela presença de várias proteínas de membrana que facilitam a adesão aos tecidos, como laminina, fibronectina e elastina.[16] Uma vez ocorra a colonização, observa-se que as bactérias promovem rápida estimulação de reação inflamatória. Ocorre liberação de interleucinas 1 e 6, e a seguir a ativação da cadeia do complemento, a migração de polimorfonucleares e a liberação do fator de necrose tumoral alfa (TNF-α) e da interleucina 8.[17]

Em muitos casos, esse processo pode ser controlado pelo sistema de defesa do hospedeiro, mas quando ele evolui, há aumento de concentração das citocinas e liberação de radicais livres que destroem o colágeno e as metaloproteases responsáveis pela homeostase da cartilagem, com formação de produtos de degradação celular e toxinas bacterianas que levam à destruição progressiva da matriz cartilaginosa. Com a ativação do processo inflamatório, observa-se efusão intra-articular, com acúmulo de líquido, enzimas proteolíticas, aumento da pressão e isquemia local, aumentando a degradação da cartilagem, que, se não tratada, resultará em completa destruição articular.

Diagnóstico

A apresentação clássica da artrite séptica consiste em febre, queda do estado geral e dor articular que se acompanha de sinais inflamatórios (derrame, rubor, calor, edema) de início agudo, associada a importante limitação da mobilidade da articulação. Nos membros inferiores, é característico o achado de incapacidade de marcha e o ato de apoiar-se sobre o membro. O paciente mantém uma atitude antálgica com relação à articulação acometida e progressivamente torna-se inapetente e sistemicamente comprometido. As articulações mais acometidas são as do joelho, quadril, ombro e tornozelo.[10] Apesar de ser monoarticular em 80% a 90% dos casos, quadros oligoarticulares podem ocorrer, especialmente em crianças submetidas a múltiplos procedimentos invasivos quando em CTI.[18,19]

Assim como na osteomielite, a suspeita clínica deve ser confirmada com a realização de exames laboratoriais e de imagem. As hemoculturas devem ser realizadas de rotina, associadas a PCR, hemograma e VHS. No caso das artrites, o exame do líquido sinovial é essencial para o diagnóstico de infecção. A técnica varia com a articulação acometida e, na maioria das vezes, pode ser realizada em regime ambulatorial. A assepsia deve ser rigorosa, para evitar contaminação da amostra. O líquido coletado é enviado para exame de Gram, caracteres bioquímicos e culturas. Enquanto o Gram apresenta sensibilidade de 50%, as culturas têm sensibilidade de cerca de 90%. Os achados clínicos e laboratoriais estão resumidos na Tabela 76.2.

Diagnóstico diferencial

As artrites agudas apresentam grande variedade de diagnósticos diferenciais, especialmente as monoartrites agudas. Mesmo doenças crônicas, como artrite reumatoide, podem cursar com agudização dos sintomas e simular infecção. O diagnóstico diferencial das artrites progênicas é principalmente feito com as artrites microcristalinas, em especial a gota aguda e as artrites reativas, que surgem após infecções inespecíficas, em que a articulação, mesmo com processo inflamatório, mantém-se estéril. Esses pacientes usualmente apresentam o antígeno HLA-B27, associado a infecções intestinais ou geniturinárias.[19] Nas crianças, deve-se suspeitar de sinovite transitória do quadril e, no adulto, de artrite gonocócica.

Tratamento

As artrites piogênicas agudas constituem uma emergência médica, e o rápido reconhecimento e tratamento agressivo são passos essenciais para o sucesso terapêutico. Segundo Nade,[20] os princípios do tratamento da artrite séptica são: drenagem adequada e lavagem exaustiva da articulação, uso de antimicrobianos para reduzir a atividade bacteriana e evitar disseminação sistêmica; e manutenção da articulação acometida em uma posição estável e em repouso.

O primeiro passo consiste em internação hospitalar, suspensão da dieta, hidratação adequada e medidas suportivas. Nesse momento são coletados exames laboratoriais e aspirado do líquido sinovial por punção articular, seguindo técnicas assépticas. O início da antibioticoterapia baseia-se no resultado do Gram, na anamnese, nos fatores de risco, na faixa etária, na história de cirurgias ou internações prévias e nos hábitos de vida.

Uma vez confirmada a artrite piogênica, deve-se proceder a uma artrotomia, com desbridamento e lavagem de todo tecido purulento intra-articular. A lavagem deve ser exaustiva e garantir a eliminação de todo exsudato. Em casos mais graves, sugere-se o uso de dreno de sucção e lavagens sucessivas. Lavagem articular por via artroscópica tem sido utilizada com bons resultados.[21]

Referências

1. Tachdjian MO (ed.) Ortopedia pediátrica. Rio de Janeiro: Revinter, 2001:515.
2. Xavier R. Infecções osteoarticulares. In.: Hebert S, Xavier R. Ortopedia e traumatologia: princípios e prática. Porto Alegre: Artmed, 1988:332-47.
3. Cleveland KB. General principles of infection. In: Canale & Beaty: Campbell's operative orthopaedics. Philadelphia: Mosby-Elsevier, 2007:675-87.
4. Brennan PJ, DeGirolamo MP. Musculoskeletal infections in immunocompromised hosts. Orthop Clin North Am 1991; 22: 389-99.
5. Ibia EO, Imoisili M, Pikis A. Group A β-hemolytic streptococcal osteomyelitis in children. Pediatrics 2003; 112(1): 22-6.
6. Le Saux N, Howard A, Barrowman NJ, Gaboury I, Sampson M, Moher D. Shorter courses of parenteral antibiotic therapy do not appear to influence response rates for children with acute hematogenous osteomyelitis: a systematic review. BMC Infectious Diseases 2002; 2:16.
7. Klein RS. Joint infection, with consideration of underlying disease and sources of bacteremia in hematogenous infection. Clin Geriatr Med 1988; 4:375-94.
8. Barton LL, Dunkle LM, Habib FM. Septic arthritis in childhood. A 13-year review. Am J Dis Child 1987; 141:898-900.
9. Deesomchok U, Tumrasvin T. Clinical study of culture-proven cases of non-gonococcal arthritis. J Med Assoc Thail 1900; 73:615-23.
10. Goldenberg DL, Cohen AS. Acute infectious arthritis. A review of patients with nongonococcal joint infections (with emphasis on therapy and prognosis). Am J Med 1976; 60:369-77.
11. Le Dantec LF, Maury RM, Flipo S et al. Peripheral pyogenic arthritis. A study of one hundred seventy-nine cases. Rev Rhum Engl 1996; 63:103-10.

Capítulo 76 ■ Infecções Ósseas e Articulares

12. Morgan DS, Fisher D, Merianos A, Currie BJ. An 18 year clinical review of septic arthritis from tropical Australia. Epidemiol Infect 1996; 117:423-8.

13. Ryan MJ, Kavanagh R, Wall PG, Hazleman BL. Bacterial joint infections in England and Wales: analysis of bacterial isolates over a four year period. Br J Rheumatol 1997; 36:370-3.

14. Bowerman SG, Green NE, Mencio GA. Decline of bone and joint infections attributable to Haemophilus influenzae type b. Clin Orthop Relat Res 1997; 341:128-33.

15. Al-Suleiman SA, Grimes EM, Jonas HS. Disseminated gonococcal infections. Obstet Gynecol 1983; 61:48-51.

16. Yacoub AP, Lindahl K, Rubin M, Wendel D, Ryden C. Purification of a bone sialoprotein-binding protein from Staphylococcus aureus. Eur J Biochem 1994; 222: 919-25.

17. Osiri M, Ruxrungtham K, Nookhai S, Ohmoto Y, Deesomchok U. IL-1beta, IL-6 and TNF-alpha in synovial fluid of patients with nongonococcal septic arthritis. Asian Pac J Allergy Immunol 1998; 16:155-60.

18. Jackson MA, Nelson JD. Etiology and medical management of acute suppurative bone and joint infections in pediatric patients. J Pediatr Orthop 1982; 2:313-23.

19. Shirtliff ME, Mader JT. Acute septic arthritis. Clin Microbiol Rev 2002; 15(4):527-44.

20. Nade S. Acute septic arthritis in infancy and childhood. J Bone Joint Surg 1983; 65-B:234-41.

21. Goldenberg DL, Reed JL. Bacterial arthritis. N Engl J Med 1985; 312:764-71.

CAPÍTULO 77

Fraturas Expostas

José Carlos Souza Vilela

Luiz Eduardo Moreira Teixeira

Glauco Almeida Passos

INTRODUÇÃO

A fratura exposta não deve ser entendida como a fratura de um osso que por acaso produz uma lesão das partes moles, e sim como uma lesão traumática das partes moles acompanhada de uma solução de continuidade óssea subjacente. Isso porque as fraturas expostas estão associadas a um número aumentado de lesões, risco elevado de infecção e complicações relacionadas com a consolidação. Na prática clínica, o principal determinante da evolução de uma fratura exposta é o acometimento do envelope de partes moles circunjacente, mais do que o padrão de lesão óssea propriamente dito.

O tratamento das fraturas expostas desafia o ortopedista que trabalha em hospitais de urgência. Apesar do desenvolvimento dos materiais e técnicas cirúrgicos, as taxas de infecção e não consolidação ainda são consideráveis. O acompanhamento estrito dos seguintes princípios de tratamento é a melhor maneira de minimizar as complicações: administração precoce de antibioticoterapia, atenção à possibilidade de tétano e ao perfil imunitário do paciente, intervenção cirúrgica precoce, fechamento precoce da ferida operatória, quando possível, primariamente ou por retalhos, e estabilização esquelética. A adesão a esses princípios otimiza o tratamento do paciente portador de fratura exposta.

HISTÓRICO

Historicamente, o tratamento das fraturas expostas é considerado frustrante, apresentando alta frequência de infecção, incapacidade funcional e evolução para amputação.

Os primeiros relatos de sistematização no tratamento das fraturas expostas são de Hipócrates. Quatro séculos antes de Cristo, Hipócrates preconizava a drenagem das secreções purulentas e evitava curativos oclusivos. Em se-

guida Galeno, no século II da Era Cristã, considerava o pus importante para o processo de cicatrização e buscava medicamentos que aumentassem a purulência.

Brunschwig e Botello, nos séculos XV e XVI, respectivamente, indicavam a remoção dos tecidos desvitalizados. Infelizmente, esse tipo de tratamento não foi amplamente aceito naquela época.

A descoberta dos micro-organismos patogênicos por Leeuwenhoek, em 1670, e sua comprovação científica por Pasteur, em 1857, explicaram a origem das infecções e nortearam a padronização do tratamento.

A necessidade de desbridamento vigoroso e lavagem dos tecidos lesados, deixando a ferida aberta, foi retomada por Brunner em 1903.

Como em outros campos da medicina, o tratamento da fratura exposta passou por grande evolução e entendimento durante as guerras. Trueta, durante a Guerra Civil Espanhola, em 1936, apresentou o mais importante e completo protocolo de tratamento de fraturas expostas até então. Obteve sucesso ao combinar desbridamento, ferida aberta e curativo. De modo complementar, na Segunda Grande Guerra, surgiu a sulfa, que era utilizada diretamente sobre os tecidos lesados, melhorando assim o resultado nas fraturas expostas.

EPIDEMIOLOGIA

A incidência de fraturas expostas tem aumentado devido ao número de traumas de alta energia. Entretanto, sua incidência é muito variável, pois depende de fatores regionais, culturais, profissionais e econômicos.

De maneira geral, as fraturas expostas respondem por 1,15% a 3,7% dos casos de fratura. As mais frequentes são as fraturas da diáfise da tíbia (21%), seguidas pelas das diáfises do fêmur (12,3%), falanges da mão (10,1%) e falanges do pé (9,0%).

No Brasil, o perfil do paciente que apresenta fratura exposta é o do adulto jovem, em idade produtiva (média de 27 anos), gênero masculino (84,2%), que sofreu acidente de motocicleta ou queda de altura em atividade laborativa, ocorrendo mais frequentemente no final de semana, entre 18h e 23h59min. Espera-se que centros de referência em trauma apresentem maior número de atendimentos de fratura exposta do que outros centros generalistas.

CONCEITO

A fratura é considerada exposta quando há comunicação do hematoma do foco da fratura com o meio externo, não necessariamente um osso que perfurou a pele e foi projetado para fora dela (p. ex., fratura da pelve e concomitante lesão do aparelho digestivo ou geniturinário, fratura exposta causada por projétil de arma de fogo ou mordida canina) (Figuras 77.1 a 77.4).

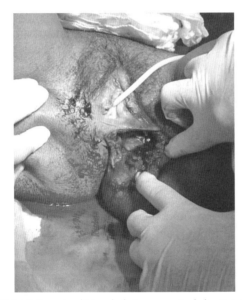

Figura 77.1 ■ Aspecto clínico de fratura exposta da bacia (ver encarte colorido).

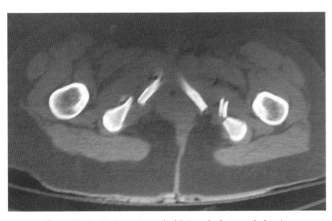

Figura 77.2 ■ Aspecto radiológico de fratura da bacia.

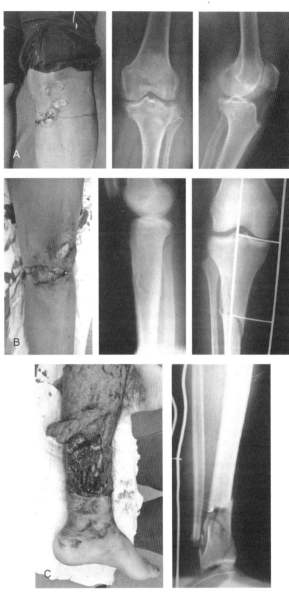

Figura 77.3 ■ **A.** Fratura exposta tipo I – aspectos clínicos e radiológicos. **B.** Fratura exposta tipo II – aspectos clínicos e radiológicos. **C.** Fratura exposta tipo III – aspectos clínico e radiológico (ver encarte colorido).

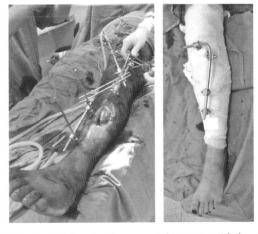

Figura 77.4 ■ Estabilização óssea provisória para cuidados com as partes moles (ver encarte colorido).

CLASSIFICAÇÃO

Há um grande número de classificações para as fraturas expostas. A mais consagrada é a de Gustilo e Anderson, que as divide em:

- **Tipo I:** feridas ≤1cm, com mínima lesão de partes moles e leve contaminação.
- **Tipo II:** inclui lesões >1cm, com moderada lesão das partes moles, cobertura óssea adequada e cominuição mínima.
- **Tipo III:** inclui três subtipos:
  - **Tipo IIIA:** extensa lesão de partes moles, porém com possibilidade de cobertura óssea. Em geral, decorre de trauma de alta energia, tipo esmagamento, associada a contaminação grosseira e fratura cominutiva ou segmentar.
  - **Tipo IIIB:** envolve as fraturas com destacamento periosteal, exposição óssea, contaminação e cominuição importante que necessite de enxerto e/ou retalho para a cobertura óssea.
  - **Tipo IIIC:** qualquer fratura exposta que apresente lesão arterial que necessite de reparo.

De maneira complementar, Gustilo incluiu as fraturas expostas com tempo >8 horas de evolução como fraturas do tipo III.

Apesar de muito difundida, a classificação de Gustilo *et al.* apresenta concordância interobservadores, em torno de 60%, o que é considerada baixa. No entanto, fornece importante correlação prognóstica, com o aumento progressivo das complicações de acordo com o agravamento na classificação das fraturas. Para aumento do nível de concordância na classificação, preconiza-se a classificação da fratura apenas após o procedimento cirúrgico (Tabela 77.1).

TRATAMENTO

Com o intuito de diminuir o número e a gravidade das complicações e devolver ao paciente a função fisiológica, o tratamento deve ser estratificado nas seguintes etapas:

a. Prevenção de infecção.
b. Cuidados com as partes moles.
c. Estabilização óssea.

d. Procedimentos secundários para estimular a consolidação.

Prevenção de infecção

Toda fratura exposta deve ser considerada contaminada em função da comunicação do foco de fratura com o meio externo. A infecção é promovida pela contaminação e colonização da ferida, presença de espaço morto e tecidos desvitalizados, corpos estranhos e qualquer prejuízo nos mecanismos de defesa do hospedeiro. O risco de infecção é proporcional à gravidade da lesão, sendo entre 0% e 2% para o tipo I, entre 2% e 10% para o tipo II e entre 10% e 50% para o tipo III.

Após os diagnósticos clínico e radiológico da fratura exposta, é mandatória a cobertura da ferida com curativo estéril, de modo a evitar contaminação do sítio cirúrgico com bactérias do próprio ambiente hospitalar, geralmente mais patogênicas do que as comunitárias, além de iniciar de modo precoce a antibioticoterapia. Levando em conta o grau de contaminação, a administração de antibiótico é considerada terapêutica, não profilática.

Entre todas as ações no tratamento da fratura exposta – curativo estéril, administração de antibióticos, desbridamento precoce, lavagem do foco com solução salina e/ou degermante e estabilização óssea – a atitude isolada mais eficaz na prevenção da infecção é a antibioticoterapia precoce, iniciada antes da terceira hora após o trauma.

A escolha do antimicrobiano deve ser orientada pela contaminação da ferida, que geralmente envolve germes gram-positivos e gram-negativos. O esquema antimicrobiano deve incluir uma cefalosporina de primeira geração (p. ex., cefazolina), que é eficaz contra os patógenos gram-positivos, e um aminoglicosídeo (p. ex., gentamicina), que é eficaz contra os gram-negativos. Quando há suspeita de contaminação por anaeróbios (p. ex., ambiente rural, terra etc.), deve-se associar metronidazol ou ampicilina. Nos casos de alergia à cefalosporina, a clindamicina pode ser utilizada como opção terapêutica.

A duração da antibioticoterapia é controversa, porém não deve ser utilizada por mais de 72 horas em razão do risco de seleção de cepas resistentes. Há trabalhos que demonstram que a utilização por 5 dias não produz melhores resultados do que a utilização por um único dia. Sugere-se a utilização de antibióticos por 24 horas para os casos dos

Tabela 77.1 ■ Classificação dos tipos de fratura após o procedimento cirúrgico

Tipo	Ferida	Grau de contaminação	Lesão de partes moles	Lesão óssea
I	<1cm	Leve	Mínima	Simples, sem cominuição
II	>1cm	Moderado	Moderada	Moderada cominuição
IIIA	>1cm	Alto	Grave – Esmagamento	Grave cominuição, associada ou não à perda óssea
IIIB	>1cm	Alto	Grave – Perda cutânea	
IIIC	>1cm	Alto	Grave – Lesão vascular necessita de reparo	

tipos I e II e 72 horas para os casos do tipo III. O uso de antibiótico tópico é controverso e não encontra suporte na literatura, assim como a realização de cultura de material coletado do foco de fratura e da ferida de exposição.

Cuidados com as partes moles

- **Lavagem:** principalmente nos tipos I e II, as margens da ferida devem ser ampliadas de modo a promover a devida observação da transição entre tecidos viáveis e inviáveis. Incisões longitudinais são mais práticas para melhorar a exposição óssea. Após a ampliação da ferida, deve-se proceder a sua lavagem com 6 litros de solução salina, para as fraturas dos tipos I e II, ou 10 litros, para as fraturas do tipo III. Preferencialmente, a ferida deve ser irrigada de maneira pulsátil e com baixa pressão, para evitar dano adicional, e apesar de não haver suporte científico para justificar a precocidade do procedimento, a cirurgia deve ser realizada nas primeiras 6 horas. Também não há embasamento que justifique a utilização de soluções degermantes em lugar da salina. O torniquete pneumático deve ser preparado, mas não utilizado rotineiramente, porque pode dificultar a diferenciação entre tecidos viáveis e não viáveis.
- **Desbridamento dos corpos estranhos, tecidos necróticos e inviáveis:** um método mnemônico para avaliação da viabilidade dos músculos é o dos 4 C – consistência, contratilidade, cor e capacidade de sangramento. Com relação ao tecido ósseo, devem ser mantidos os fragmentos que apresentem inserção de partes moles e/ou colaborem de maneira importante para a estabilidade do osso em questão. Se necessário, outro desbridamento pode ser realizado 24 a 48 horas após o primeiro, dependendo do grau de contaminação e de lesão das partes moles.
- **Fechamento:** o fechamento primário da ferida deverá ser realizado somente quando o envoltório de partes moles for adequado, devendo ser feito absolutamente sem tensão. Esse fechamento primário favorece a infecção por anaeróbios. Nos casos mais graves, ou quando há incerteza com relação à viabilidade tecidual, recomenda-se deixar a ferida aberta e proceder ao fechamento retardado entre o terceiro e o sétimo dia.

A gravidade da lesão das partes moles no tipo III evita a cobertura adequada do tecido ósseo. Um envelope adequado de partes moles é importante para promover um ambiente de vascularização no foco de fratura, estimular a consolidação e possibilitar a chegada de antibióticos e a ação dos mecanismos de defesa do paciente. A cobertura de partes moles evita contaminação tardia do foco de fratura, perda de sangue, exposição e destruição da cartilagem e outros tecidos nobres, como nervos. O local e as condições do foco determinam o procedimento de escolha, como retalhos livres ou pediculados. Os retalhos devem, preferencialmente, ser realizados nos primeiros 7 dias, porque um retardo maior pode provocar complicações relacionadas com o retalho ou mesmo infecção abaixo deste.

Estabilização óssea

Por suas extremidades, a estabilização óssea protege de danos adicionais os tecidos circunjacentes e viabiliza as respostas de defesa do hospedeiro contra as bactérias. Adicionalmente, a estabilização facilita o manejo das partes moles e a mobilização do paciente, otimizando a reabilitação física.

A escolha do método de fixação deve levar em consideração o osso, a topografia (intra-articular, metafisária ou diafisária) e a "personalidade" da fratura. Várias opções de estabilização estão disponíveis, entre elas: fixadores externos, hastes intramedulares, placa e parafusos. Em geral, os parafusos são utilizados para as fraturas articulares, as placas para as fraturas metafisárias e diafisárias dos membros superiores e as hastes para as fraturas diafisárias dos membros inferiores, devendo as hastes fresadas ser utilizadas para as fraturas dos tipos I, II e IIIA.

Os fixadores externos são utilizados para aquelas fraturas em que há acometimento importante de partes moles e/ou contaminação grosseira que contraindique qualquer outra estabilização. Apesar de esteticamente desfavorável e necessitar maior cooperação do paciente, o fixador externo produz menos perda sanguínea e favorece o manejo de partes moles, pois é colocado fora do foco de fratura. Mais de uma modalidade de estabilização pode ser utilizada em uma mesma fratura. Uma questão importante, quando se vai utilizar o fixador externo temporário, consiste em realizar sua conversão para outra modalidade de estabilização, preferencialmente nos primeiros 15 dias, e certificar-se da inexistência de infecção no trajeto dos fios, de modo a minimizar a possibilidade de infecção.

Procedimentos secundários para estimular a consolidação

Na presença de defeitos ósseos que excedem 30% do diâmetro da cortical óssea, enxertos ósseos devem ser utilizados para promover a consolidação. Não há um limite cronológico preciso para permitir a enxertia, porém, para diminuição do risco de infecção, ela deve ser realizada 2 a 6 semanas após a resolução das partes moles. A enxertia também deve ser aventada quando há retardo ou ausência de consolidação. O enxerto de escolha é o autógeno, em virtude de suas propriedades osteoindutoras, osteocondutoras e osteogênicas.

A utilização de substitutos ósseos e proteína morfogenética óssea em fraturas expostas ainda carece de mais estudos.

Tabela 77.2 ■ MESS – *Mangled Extremity Severity Score*

Tipo	Característica	Lesões	Pontos
Ossos/	Baixa energia	Feridas puntiformes, em fraturas fechadas simples	1
Partes moles	Média energia	Fraturas expostas ou em vários níveis, luxações, esmagamentos moderados	2
	Alta energia	Explosão por PAF de alta velocidade	3
	Esmagamento maciço	Lesões graves tipo ferrovia, soterramento etc.	4
Isquemia	Sem isquemia	Pulso presente sem sinal de isquemia	0
	Leve	Pulso reduzido, perfusão normal	1
	Moderada	Sem pulso, parestesia e enchimento capilar lento	2
	Avançada	Sem pulso, paralisado, insensível e sem enchimento capilar	3
Choque		PA >90mmHg	1
		Hipotensão transitória	2
		Hipotensão persistente	3
Idade		<30 anos	1
		30 a 50 anos	2
		>50 anos	3
Total			

PA: pressão arterial.

Situações especiais

Fraturas causadas por projétil de arma de fogo (PAF)

Com o aumento da violência urbana, a qual ocupa importante papel epidemiológico na morbimortalidade da população, a frequência das fraturas expostas por PAF também tem aumentado.

Vários estudos demonstram que os projéteis causam graves lesões em partes moles e ossos e levam consigo impurezas. Gustilo classifica as fraturas causadas por PAF como de alta energia e, consequentemente, como tipo III, devendo ser tratadas dessa maneira.

Um aspecto costumeiramente enfrentado pelo médico assistente diz respeito ao questionamento quanto à necessidade de retirada do projétil. Muitas vezes, a lesão provocada por sua retirada é maior do que a lesão da agressão propriamente dita. Na literatura, preconiza-se a retirada do PAF quando este se encontra em contato com líquido cefalorraquidiano ou intra-articular em razão do risco de saturnismo, infecção associada e/ou artrose pós-traumática.

Fraturas expostas graves da tíbia – amputação × preservação

Os avanços nas técnicas microcirúrgicas vasculares e nervosas associados às técnicas de reconstrução óssea, como, por exemplo, o uso dos princípios do Ilizarov, levaram ao aumento do número de membros preservados, os quais anteriormente estavam fadados à amputação. A amputação provoca grande impacto psicossocial imediato, devido à ideia de mutilação, ela é capaz de conduzir de modo mais rápido o paciente à reabilitação profissional e à interdependência pessoal devido a uma "solução cirúrgica" mais eficaz e à adaptação de modernas próteses. A preservação do membro, por sua vez, é um processo longo, moroso, que frequentemente demanda várias cirurgias,

representando, entretanto, alto custo financeiro, e pode causar deterioração das relações familiares, profissionais e pessoais, para, muitas vezes, preservar um membro sem função alguma, fonte de infecção crônica e cuidados permanentes.

Muitos estudos tentaram estratificar quais pacientes seriam beneficiados pela amputação primária e quais deveriam ser submetidos à tentativa de preservação do membro. A utilização do Escore MESS (*Mangled Extremity Severity Score*) tem demonstrado valor acurado para amputações em resultados ≥7 (p<0,005 – Tabela 77.2).

Muitos estudos são focados em "como salvar?" o membro, porém muito importante é se perguntar "quando salvar?". Indicações absolutas para amputação primária são:

- Lesão do nervo tibial posterior.
- Lesão tipo esmagamento >6 horas de isquemia.
- Lesões extensas musculares sem condição de reconstrução.
- Lesões associadas a risco de morte, o que inviabiliza cirurgias extensas.

As indicações relativas são: politraumatismo, idade, choque, infecções tardias persistentes, sepse incontrolável, contraturas graves, áreas externas insensíveis, dor crônica e situações em que a prótese é melhor do que o membro.

Bibliografia

Brumback RJ, Jones AL. Interobserver agreement in the classification of open fractures of the tibia. J Bone Joint Surg Am 1994; 76:1162-6.

Chapman MW, Olson SA. Open fractures. In: Rockwood Jr. CA, Green DP, Bucholz RW et al. Rockwood and Green's fractures in adults. Vol. 1, 4. ed. Philadelphia: Lippincott-Raven, 1996:305-52.

Cunha FM, Braga GF, Abrahão LC, Vilela JCS, Casas C. Fraturas expostas em crianças e adolescentes. Rev Bras Ortop 1998 Jun.

Cunha FM, Braga GF, Drumond S, Figueiredo CT. Epidemiologia de 2112 fraturas expostas. Rev Bras Ortop 1998 Jun.

Gustilo RB, Anderson JT. Prevention of infection in the treatment of one thousand and twenty-five open fractures of long bones: retrospective and prospective analyses. J Bone Joint Surg Am 1976; 58:453-8.

Johansen, Hansen. Mangled extremity severity score. J Trauma 1990; 30:568.

Olson SA, Finkemeier CG, Moehring HD. Open fractures. In: Bucholz RW, Heckman JD (eds.) Rockwood and Green's fractures in adults. 5. ed. Philadelphia: Lippincott, Williams and Wilkins, 2001.

Patzakis MJ, Harvey JP Jr, Ivler D. The role of antibiotics in the management of open fractures. J Bone Joint Surg Am 1974; 56:532-41.

Rajasekaran S. Early versus delayed closure of open fractures. Injury, Int J Care Injured 2007; 38:890-5.

Trueta J. The principles and practice of war surgery. St. Louis, MO: CV Mosby, 1943:214-32.

CAPÍTULO 78

Urgências em Pacientes Reumáticos

Gilda Aparecida Ferreira

Débora Cerqueira Calderaro

José de Freitas Teixeira Júnior

INTRODUÇÃO

Pacientes com doenças reumáticas perfazem até 8% de todos os pacientes que procuram atendimento médico de urgência. Não raramente, esses pacientes apresentam condições clínicas graves que, se não forem rapidamente reconhecidas e tratadas, podem acarretar morbidade importante ou levar ao óbito.

Aproximadamente 10% a 25% dos pacientes com doenças reumáticas que procuram o Departamento de Emergência necessitam internação hospitalar e até 30% dos pacientes hospitalizados necessitam internação na Unidade de Tratamento Intensivo (UTI). Além disso, em estudo que incluiu 88 pacientes com doenças reumáticas admitidos em UTI, Bouachour *et al.* descreveram que 20% dos diagnósticos da doença reumática foram feitos naquele local. Desse modo, é importante que os médicos que trabalham no Departamento de Urgência e em UTI consigam reconhecer as várias complicações dessas doenças (Tabela 78.1).

Em geral, os pacientes reumáticos apresentam complicações graves pelos seguintes motivos:

- Exacerbação da doença reumática (agravamento de comprometimento preexistente ou desenvolvimento de novos comprometimentos graves).
- Infecções (comuns ou por germes oportunistas, associadas à imunossupressão).
- Reações adversas pelos medicamentos usados no tratamento da doença reumática.
- Neoplasias (que podem associar-se ao uso prolongado de agentes citotóxicos).
- Doenças agudas graves, não relacionadas com a doença reumática, mas potencialmente agravadas por esta.

Artrite reumatoide (AR) e lúpus eritematoso sistêmico (LES), entre as doenças reumáticas, são as duas nosologias mais frequentemente atendidas em pronto-socorro; infecção (50%) e exacerbação da doença de base (25%) são as situações que mais comumente justificam a procura dos serviços de emergência, seguidas dos efeitos adversos do tratamento. Dessa maneira, o manejo inicial dos pacientes reumáticos deve voltar-se para o diagnóstico diferencial entre infecções e complicações da doença.

No presente capítulo serão abordados alguns dos problemas enfrentados com os portadores de doenças reumáticas em unidades de urgência, conforme o comprometimento dos diferentes sistemas do organismo. Atenção especial será dada às complicações infecciosas, frequentes nesses pacientes, cujo reconhecimento precoce e tratamento imediato são essenciais para reduzir a morbidade e a mortalidade a elas associadas.

SISTEMA RESPIRATÓRIO

O sistema respiratório é o sistema mais comprometido pela exacerbação da doença reumática e por infecções comunitárias ou oportunistas. Sintomas do comprometimento do sistema respiratório incluem dispneia, tosse, hemoptise, dor torácica e estridor laríngeo.

A dispneia geralmente associa-se a hipoxia consequente ao comprometimento pulmonar parenquimatoso, que pode ocorrer no LES, na AR, na esclerose sistêmica (ES) e na síndrome de Goodpasture (SG). Pacientes com vasculites sistêmicas, SG e LES podem apresentar hemoptise associada à hemorragia alveolar difusa (HAD). Tanto o comprometimento parenquimatoso como a HAD podem levar à insuficiência respiratória e, até mesmo, a quadros de síndrome do desconforto respiratório agudo (SDRA).

O estridor laríngeo sinaliza a ocorrência de obstrução de vias aéreas, que geralmente ocorre nas cordas vocais,

Capítulo 78 ■ Urgências em Pacientes Reumáticos

Tabela 78.1 ■ Complicações que podem levar pacientes reumáticos ao departamento de emergência e suas principais causas

Sistema comprometido	Manifestação clínica	Doença reumática	
Sistema respiratório	Comprometimento de cordas vocais	AR	
		AIJ	
		LES	
	Estenose subglótica	GW	
	Colapso traqueobrônquico	Policondrite recidivante	
	Doença intersticial pulmonar	**Doença**	**Medicamento**
		AR	MTX
		ES	Ciclofosfamida
		Vasculites	Sais de ouro
		DMPM	D-penicilamina
	Pneumonia/pneumonite	LES	
		Infecções bacterianas ou viróticas comuns	
		Tuberculose	
		Infecções oportunistas*	
	Hemorragia alveolar pulmonar	LES	
		DMPM	
		SG	
		GW e outras vasculites	
	Hipertensão arterial pulmonar	ES	
	Derrame pleural	LES	
		AR	
		ES	
		Febre familiar do Mediterrâneo	
Sistema cardiovascular	Síndromes coronarianas	LES	
		Vasculite de Churg-Strauss	
		PAN	
		Doença de Kawasaki	
		GW	
		SAAF	
		AR	
	Miocardites	LES	
		Febre reumatica	
		DMPM	
	Arritmias cardíacas/bloqueios de condução	ES	
	Endocardite não infecciosa**	LES	
	Anormalidades valvulares	AR	
		EA	
		Doença de Behçet	
		Artrite reativa	
		Febre reumática	
	Aneurisma/dissecção aórtica	AR	
		Doença de Behçet	
		Arterite de Takayasu	
		Arterite de células gigantes	

(*Continua*)

Tabela 78.1 ■ Complicações que podem levar pacientes reumáticos ao departamento de emergência e suas principais causas (*cont.*)

Sistema comprometido	Manifestação clínica	Doença reumática		
Sistema cardiovascular (*cont.*)	Emergências hipertensivas	ES		
		LES		
		AIJ com vasculite		
		Arterite de Takayasu		
	Derrame/tamponamento pericárdico	LES		
		AR		
		DMTC		
Sistema nervoso	Convulsões	LES		
		Encefalopatia hipertensiva		
	Delirium/psicose	**Doença**	**Infecções**	**Medicamentos**
		LES	Bacterianas	Corticosteroides
		Vasculites	Viróticas	
			Tuberculose	
	Meningite asséptica	**Doença**	**Medicamentos**	
		Vasculite	AINE	
		LES		
	Isquemia/infarto cerebral	Doença de Takayasu		
		Arterite de células gigantes		
		SAAF		
		LES		
		Vasculite isolada do SNC		
		PAN		
	Hemorragia cerebral	LES		
		ES		
	Polineuropatia	LES		
		Síndrome de Guillain-Barré		
		Vasculites		
	Miopatia	**Doença**	**Medicamentos**	
		DMPM	Corticosteroides	
		ES	D-penicilamina	
	Mielopatia por luxação atlantoaxial	AR		
		EA		
	Mielite transversa	Doença de Behçet		
		Vasculites		
		LES		
		Infecções		
Sistema gastrointestinal	Hemorragia gastrointestinal	**Doenças**	**Medicamentos**	
		LES	AINE	
		PHS	Anticoagulantes	
		PAN	Corticosteroides	
	Pancreatite	**Doenças**	**Medicamentos**	
		LES	Corticosteroides	
		Doença de Kawasaki	Furosemida	
		PHS	Azatioprina	

(*Continua*)

Capítulo 78 ■ Urgências em Pacientes Reumáticos

Tabela 78.1 ■ Complicações que podem levar pacientes reumáticos ao departamento de emergência e suas principais causas (*cont.*)

Sistema comprometido	Manifestação clínica	Doença reumática
Sistema gastrointestinal (*cont.*)	Insuficiência hepática	Doença de Still do adulto
		Medicamentos
	Isquemia/perfuração intestinal	Vasculites
		Crioglobulinemia
		LES
		SG
		PHS
		SAAF
Aparelho geniturinário	Hipertensão renovascular	Arterite de Takayasu
		ES
	Nefrite intersticial	LES
		Síndrome de Sjögren
	Glomerulonefrites	LES
		Vasculites
Sistema endócrino/ alterações metabólicas	Tireoidite	LES
	Hipotireoidismo	ES
		Suspensão abrupta de corticosteroides
		Estresse agudo
	Hipoglicemia	LES
		Medicamentos (hidroxicloroquina)
Manifestações hematológicas	Anemia grave	Hemorragia gastrointestinal
		Anemia hemolítica autoimune
		LES
		Mielofibrose
	Leucopenia	AR
		LES
		Agentes citotóxicos
	Trombocitopenia	LES
		SAAF
	Pancitopenia	Síndrome de Felty
		Medicamentos***
	Coagulopatia	Anticorpos antifatores de coagulação (LES)
	Síndromes trombóticas	SAAF
		LES
	PTT	LES
	Síndrome hemofagocítica	AIJ
		LES

AR: artrite reumatóide; AIJ: artrite idiopática juvenil; LES: lúpus eritematoso sistêmico; GW: granulomatose de Wegener; ES: esclerose sistêmica; DMPM: dermatopolimiosite; MTX: metotrexato; PAN: poliartrite nodosa; SAAF: síndrome anticorpo antifosfolípides; EA: espondilite anquilosante; DMTC: doença mista do tecido conjuntivo; AINE: anti-inflamatório não esteroide; SNC: sistema nervoso central; PHS: púrpura de Henoch-Shönlein; SG: síndrome de Goodpasture; PTT: púrpura trombocitopênica trombótica.
*Infecções por *Pneumocystis jiroveci, Aspergillus* sp., *Nocardia* sp., citomegalovírus, *Strongyloides stercoralis* e outros germes oportunistas.
** Endocardite de Libman-Sacks.
*** Sais de ouro, agentes citotóxicos, sulfassalazina.

em região subglótica ou na traqueia, e pode estar presente na granulomatose de Wegener (GW), na policondrite recidivante e na AR.

Intubação traqueal difícil pode ocorrer nos pacientes com comprometimento de vias aéreas supracitados, em pacientes com artropatia de coluna cervical (com AR ou espondilite anquilosante) ou em pacientes com ES (microstomia), e por esse motivo devem ser tomadas as precauções necessárias para contornar as dificuldades. A intubação com visão direta através de broncoscopia deve ser a preferida, mas a cricotireostomia de urgência pode ser necessária.

A dor torácica frequentemente apresenta-se com características de dor pleurítica e costuma sinalizar o comprometimento pleural de doenças como LES, AR e ES. Causas infecciosas, como derrame parapneumônico de uma pneumonia comunitária ou a tuberculose pleural, além de outras causas, como a embolia pulmonar, devem ser investigadas. Dor retroesternal deve suscitar a suspeita de hipertensão pulmonar, síndrome coronariana aguda ou causas esofágicas.

Muitos pacientes com doenças reumáticas que procuram atendimento médico de emergência podem ter doença intersticial pulmonar crônica, que pode ocorrer como complicação de uma série de doenças reumáticas, entre elas AR, ES, LES, a síndrome de Sjögren e a dermatopolimiosite (DMPM). Nesses pacientes, insuficiência respiratória pode ocorrer como complicação de infecções respiratórias simples ou outras causas menores.

Outras causas de insuficiência respiratória em pacientes reumáticos incluem, nas miopatias inflamatórias (como a DMPM), aspiração pulmonar por disfagia ou fraqueza de musculatura respiratória. A síndrome do pulmão encolhido, que já foi associada ao LES e à síndrome de Sjögren, tem sido descrita como secundária a uma miopatia diafragmática e apresenta-se como dispneia e dor pleurítica. O uso de corticosteroides pode também levar à miopatia grave, que pode evoluir com insuficiência respiratória.

Dadas as suas altas morbidade e mortalidade, a HAD será discutida em detalhes.

HEMORRAGIA ALVEOLAR DIFUSA (HAD)

A HAD é uma síndrome frequentemente grave, resultante do comprometimento da membrana basal alveolocapilar pulmonar, caracterizada pela presença de sangue nos espaços alveolares. Ela pode associar-se à ocorrência de capilarite ou vasculite, em que ocorre destruição das paredes vasculares por infiltração neutrofílica com alteração da membrana alveolocapilar, que culmina no extravasamento de hemácias para alvéolos e interstício pulmonares; à presença de hemorragia pulmonar sem associação com capilarite ou vasculite, em que há extravasamento de hemácias

para os alvéolos, sem evidências de destruição vascular ou capilar; ou a outras causas, como toxicidade por fármacos, infecções e neoplasias (Tabela 78.2).

O quadro clínico clássico é frequentemente de início agudo ou subagudo (<7 dias), com tosse, febre, dispneia, hemoptise (ausente em 30% dos casos), não raramente culminando com insuficiência respiratória aguda que torna necessário o emprego de ventilação mecânica. Alterações laboratoriais associadas incluem queda de hematócrito, lavado brônquico com líquido hemorrágico ou macrófagos carregados de hemossiderina. Além de anemia, o hemograma pode mostrar leucocitose, a velocidade de hemossedimentação (VHS) encontra-se habitualmente aumentada, a gasometria arterial revela hipoxemia, e a difusão do monóxido de carbono apresenta-se caracteristicamente alargada em mais de 30%. Radiografias de tórax apresentam opacidades alveolares difusas. A tomografia do tórax pode mostrar áreas de consolidação entremeadas por áreas de opacificação em vidro fosco e áreas normais.

Confirmado o diagnóstico sindrômico de hemorragia alveolar difusa, há que se definir a etiologia, com implicações terapêuticas. O diagnóstico baseia-se em sintomas e sinais clínicos, estudos laboratoriais gerais e sorológicos e, em alguns casos, na realização de biópsia pulmonar. História clínica cuidadosa com ênfase em sintomas decorrentes de doenças do tecido conjuntivo (sobretudo LES), vasculites sistêmicas (pequenos vasos, relacionadas a anticorpo anticitoplasma de neutrófilo [ANCA]), uso de medicamentos e drogas (amiodarona, cocaína etc.) e cardiopatia mitral. O exame clínico deve contemplar achados de doenças sistêmicas (vasculite cutânea, artrite, uveíte etc.). Culturas de sangue (duas), urina e do lavado brônquico devem ser obtidas precocemente, para exclusão das etiologias infecciosas. Sedimento urinário nefrítico e/ou comprometimento da função renal caracterizam a síndrome pulmão-rim, principalmente associada a vasculites sistêmicas, sarcoidose, SG, síndrome hemolítico-urêmica e doenças do tecido conjuntivo (principalmente o LES). A presença de ANCA com padrão citoplasmático à imunofluorescência (c-ANCA) e antiproteinase 3 (anti-PR3), por ELISA, é sugestivo de granulomatose de Wegener. O p-ANCA (ANCA com padrão perinuclear) e a antimieloperoxidase (anti-MPO) favorecem o diagnóstico de poliangiite microscópica ou síndrome de Churg-Strauss. O encontro de anticorpo antimembrana basal glomerular (anti-GBM) sugere o diagnóstico de SG. A positividade dos anticorpos antinuclear (ANA), anti-DNA de fita dupla e anti-Sm (*Smith antigen*) e a ocorrência de baixos níveis de complemento sérico (principalmente C3 e C4) são consistentes para o diagnóstico de LES. A presença dos anticorpos antifosfólípides (anticoagulante lúpico, anticardiolipina e antibeta 2-glicoproteína I) sugere o diagnóstico de síndrome antifosfólípide.

O tratamento da HAD consiste na interrupção da destruição autoimune da membrana alveolar capilar e

Capítulo 78 ■ Urgências em Pacientes Reumáticos

Tabela 78.2 ■ Causas da hemorragia alveolar difusa

Vasculite/capilarite	Sem vasculite/capilarite	Miscelânea
Granulomatose de Wegener	Uso de antiplaquetários, anticoagulantes ou trombolíticos	Hemorragia alveolar difusa idiopática
Poliangiite microscópica	Coagulação intravascular disseminada	Tromboembolismo pulmonar
Síndrome de Goodpasture	Estenose ou regurgitação mitral	Sarcoidose
Capilarite pulmonar isolada pauci-imune	Doença pulmonar veno-oclusiva	Edema pulmonar de altas altitudes
Púrpura de Henoch-Schönlein/nefropatia por IgA	Infecção pelo vírus da imunodeficiência adquirida	Barotrauma
Glomerulonefrite pauci-imune ou associada a imunocomplexos	Endocardite infecciosa	Infecções**
Vasculite urticariforme	Intoxicação por pesticidas ou inseticidas	Neoplasias***
Doenças do tecido conjuntivo	Uso de *crack* ou cocaína	Esclerose tuberosa
Síndrome antifosfolípide	Medicamentos*	Linfangioleiomiomatose
Crioglobulinemia	Hemossiderose pulmonar idiopática	Hemangiomatose capilar pulmonar
Doença de Behçet		
Rejeição aguda de transplante pulmonar		
Púrpura trombocitopênica trombótica ou idiopática		

*Relatos anedóticos de casos associados a: propiltiouracil, fenitoína, amiodarona, mitomicina, D-penicilamina, sirolimus, metotrexato, haloperidol, nitrofurantoína, sais de ouro, ácido trans-retinoico, bleomicina, montelukast, zafirlukaxt, infliximabe.
**Aspergilose invasiva, infecção por citomegalovírus, legionelose, infecção pelo herpes vírus simples, micoplasmose, hantavirose, leptospirose, outras pneumonias bacterianas.
***Angiossarcoma pulmonar, sarcoma de Kaposi, mieloma múltiplo, leucemia promielocítica aguda.

no tratamento da doença de base. O uso de corticosteroides e agentes imunossupressores constitui o tratamento padrão-ouro para a maioria dos pacientes, sobretudo se a HAD está associada às vasculites pulmonares ou sistêmicas, à SG e ao LES. Pulso de metilprednisolona (500 a 2.000mg/dia, em doses divididas) por até 5 dias é o tratamento inicial dos quadros de HAD no contexto das doenças reumáticas. Prednisona (1mg/kg/dia, dose máxima de 80mg dia) é utilizada a seguir, com retirada gradual. Além da corticoterapia, o emprego de imunossupressores como ciclofosfamida oral ou em pulsoterapia endovenosa – uma vez excluída infecção – pode ser necessário, sobretudo em pacientes que apresentam quadros moderados a graves, na falência terapêutica da corticoterapia isolada, ou quando vasculites sistêmicas, doenças do tecido conjuntivo ou síndrome do anticorpo antimembrana basal glomerular estão presentes. A participação do reumatologista ou do nefrologista nas decisões terapêuticas é mandatória. Portadores de anticorpo anti-GBM beneficiam-se da plasmaférese. O benefício do uso de imunoglobulina endovenosa no tratamento da HAD em pacientes com vasculites ou outras doenças do tecido conjuntivo permanece controverso. Alguns relatos de caso sugerem que o uso de fator VII ativado recombinante humano pode ser benéfico em pacientes com HDA secundária a trans-

plante de medula óssea, vasculites associadas ao ANCA, LES ou síndrome antifosfolípide, mas novos estudos são necessários. Outros tratamentos que podem ser necessários incluem o uso de oxigenoterapia suplementar, uso de broncodilatadores, correção de coagulopatias e intubação endotraqueal com ventilação mecânica protetora.

APARELHO CARDIOVASCULAR

A hipertensão arterial sistêmica (HAS) é o problema cardiovascular mais comum apresentado pelos pacientes reumáticos. Contudo, raramente esses pacientes apresentam emergências hipertensivas. A principal causa desse tipo de emergência é a crise renal esclerodérmica, que será discutida adiante.

Insuficiência ventricular esquerda aguda e arritmias cardíacas, que podem levar a quadros clínicos semelhantes ao da insuficiência cardíaca, podem decorrer de miocardites, relatadas principalmente em associação ao LES.

A arterite coronária pode produzir angina ou infarto agudo do miocárdio (IAM). A doença de Kawasaki, a poliarterite nodosa e o LES são as doenças reumáticas mais frequentemente envolvidas com sua ocorrência. Além do tratamento da síndrome coronariana, deve-se iniciar o tratamento da doença de base com o uso de corticoide em dose alta. O acompanhamento por reumatologista deverá ser iniciado, para definição da necessidade e do melhor momento para o início de imunossupressores. A doença de Kawasaki deve ser tratada com imunoglobulina endovenosa.

IAM na ausência de arterite coronária pode ocorrer na síndrome antifosfolípide. Pacientes com LES ou AR apresentam risco maior de IAM do que outras pessoas da mesma idade, o que tem sido atribuído a uma série de fatores, entre eles uso de corticoides, menopausa precoce e aterogênese acelerada associada a inflamação crônica. Nesses pacientes está indicado o controle de outros fatores de risco para doença arterial coronariana e, em alguns casos, indica-se a anticoagulação por longo prazo.

Pericardite está presente em 23% dos pacientes com LES e pode ocorrer em casos de AR, síndrome de Sjögren e ES, mas na maioria das vezes não causa tamponamento cardíaco. O diagnóstico diferencial com pericardite por causas infecciosas ou outras complicações é mandatório, e o uso de corticoides é suficiente para seu controle.

Dilatação da raiz da aorta com formação de aneurismas, que podem complicar-se com ruptura, pode ocorrer em pacientes com espondilite anquilosante, síndrome de Reiter, AR, doença de Behçet ou arterite de Takayasu.

COMPROMETIMENTO RENAL

Aproximadamente 10% a 35% dos pacientes reumáticos admitidos em UTI apresentam disfunção renal. Os principais mecanismos associados são oclusão de artérias renais, pela arterite de Takayasu, microangiopatia, pelas ES (crise renal esclerodérmica), AR com vasculite ou síndrome de Sjögren, glomerulonefrite aguda, pelos LES, poliangiite microscópica, GW ou SG e, raramente, a nefrite tubulointersticial, causada por LES, síndrome de Sjögren ou uso de anti-inflamatórios não esteroides (AINE).

A crise renal esclerodérmica acomete de 10% a 15% dos pacientes com ES, geralmente nos primeiros 2 a 5 anos de doença. Os critérios diagnósticos são: início agudo de hipertensão arterial moderada a grave acompanhada de retinopatia hipertensiva e rápida deterioração da função renal, com sedimento urinário normal ou leve proteinúria e/ou hematúria. Outras características também frequentemente associadas incluem: microangiopatia hemolítico-urêmica, edema agudo de pulmão, encefalopatia e convulsões. Os pacientes podem apresentar fadiga, mal-estar, dispneia, cefaleia e turvação visual,

além de descompensação cardíaca. A patogênese envolve lesão de células endoteliais, proliferação intimal com estreitamento do lúmen vascular, redução da perfusão renal, hiperplasia do aparato justaglomerular, aumento da produção de renina e hipertensão maligna. Estudos imuno-histoquímicos mostraram acúmulo de endotelina-1 na camada média de pequenas artérias renais, o que sugere sua participação na patogênese da crise renal esclerodérmica. Os fatores de risco associados com a crise renal esclerodérmica são acometimento cutâneo difuso, uso de corticosteroides, principalmente em altas doses, e a presença de anticorpos anti-RNA polimerase. Quando a crise renal não é tratada adequadamente, pode evoluir para insuficiência renal crônica dialítica em um período de 2 a 3 meses. O tratamento deve priorizar o controle adequado dos níveis pressóricos, evitando a redução rápida de seus valores e a hipovolemia, com o objetivo de manter a pressão de perfusão renal. Os agentes de escolha são os inibidores da enzima de conversão de angiotensina (IECA), porque apresentam maior eficácia anti-hipertensiva e estão associados à maior sobrevida geral. Caso não seja obtida resposta adequada com o captopril, outros fármacos devem ser associados ao tratamento, preferencialmente os bloqueadores do canal de cálcio. O tratamento com hemodiálise por curto período pode ser necessário em boa parte dos pacientes (cerca de 20%), mesmo com o tratamento adequado.

A glomerulonefrite rapidamente progressiva (GNRP) representa a causa de insuficiência renal aguda (IRA) em cerca de 5% dos pacientes. Nos atendimentos de urgência ou em ambientes de terapia intensiva, a necrose tubular aguda e a azotemia pré-renal, causas mais comuns de IRA, devem ser afastadas. A elevação aguda de escórias renais associada ao achado de um sedimento urinário ativo (com hematúria glomerular, cilindros hemáticos e proteinúria) sugere seu diagnóstico. A Tabela 78.3 apresenta as principais causas de GNRP. Seu tratamento depende de sua causa, mas em pacientes reumáticos inclui imunossupressão, inicialmente com corticosteroides, sob a forma de prednisona (1mg/kg/dia) ou dose equivalente, e nos casos graves, pulsoterapia venosa com metilprednisolona (1g/dia por 3 dias). Em alguns casos, há necessidade de início de tratamento citotóxico, com ciclofosfamida oral (2mg/kg/dia) ou em pulsoterapia venosa mensal (750 a 1.000mg/m^2). A necessidade de plasmaférese deve ser avaliada nos pacientes com HAD ou SG associadas. O uso de imunoglo-

Tabela 78.3 ■ Principais causas de glomerulonefrite rapidamente progressiva

Granulomatose de Wegener	Glomerulonefrite pauci-imune idiopática	Lúpus eritematoso sistêmico
Síndrome de Churg-Strauss	Síndrome de Goodpasture	Nefropatia por IgA
Poliangiite microscópica	Púrpura de Henoch-Schönlein	Crioglobulinemia essencial
Glomerulonefrite pós-infecciosa	Glomerulonefrite membranoproliferativa	

bulina endovenosa (2g/kg divididos em 1 a 5 dias) pode ser útil em pacientes com doença refratária ou nos pacientes nos quais a presença de um quadro infeccioso impede a pulsoterapia venosa com ciclofosfamida e que necessitam início de tratamento rápido do quadro renal. Há relato de casos de tratamento bem-sucedido da glomerulonefrite lúpica ou associada às vasculites com rituximabe, embora mais estudos sejam necessários para definir sua eficácia nesses casos.

COMPROMETIMENTO DO SISTEMA NERVOSO

Cerca de 10% a 80% dos pacientes com LES apresentam sintomas neurológicos e psiquiátricos durante a evolução da doença. A maioria (50% a 70%) das manifestações neuropsiquiátricas não é causada diretamente pelo quadro de LES, mas secundária a complicações da doença e de seu tratamento, como infecções, frequentemente associadas ao tratamento imunossupressor, complicações metabólicas relacionadas com falência de outros órgãos, como uremia na IRA por nefrite lúpica, hipertensão arterial sistêmica cursando com crise hipertensiva e efeito tóxico do tratamento (principalmente com corticosteroides).

Além do LES, as vasculites sistêmicas, a síndrome de Sjögren, a AR e outras doenças reumáticas podem levar à vasculite do sistema nervoso central (SNC).

As síndromes neuropsiquiátricas que mais frequentemente se manifestam como emergências clínicas são: síndromes isquêmicas agudas, convulsões, psicose lúpica, meningite asséptica e mielite transversa.

Os pacientes com LES apresentam risco aumentado de acidente vascular encefálico isquêmico (AVEI) e morte prematura causada pela doença cerebrovascular. O diagnóstico de AVEI nesse grupo de pacientes é fortemente associado à presença dos anticorpos antifosfolípides, mas existem outros fatores de risco associados às síndromes isquêmicas nesse contexto, como hipertensão arterial sistêmica, aterosclerose acelerada, infecções, hiper-homocisteinemia, vasculite e êmbolos. Na avaliação das síndromes isquêmicas agudas do SNC em pacientes com LES devem ser realizados história e exame físico completos, tomografia computadorizada (TC) ou ressonância nuclear magnética (RNM) de encéfalo, pesquisa de anticorpos antifosfolípides (anticardiolipina e anticoagulante lúpico), análise do líquido cefalorraquidiano, Doppler de carótidas, eletrocardiograma e ecocardiograma. A abordagem das síndromes isquêmicas agudas do LES inclui o diagnóstico diferencial de sua causa ou fatores de risco e, nos casos associados à aterogênese ou doença tromboembólica, não difere do tratamento do AVEI em pacientes sem LES. Na suspeita de síndromes isquêmicas associadas a vasculite ou atividade do LES, deve-se lançar mão de imunossupressão com corticosteroides (pulsoterapia com metilprednisolona ou prednisona, 1mg/kg/dia) e, em alguns casos, imunossu-

pressores (usualmente ciclofosfamida em pulsoterapia mensal). Em pacientes com anticorpos antifosfolípides, a anticoagulação com varfarina pode estar indicada por tempo prolongado.

Os episódios convulsivos acometem de 10% a 20% dos pacientes com LES e são caracterizados por crises generalizadas ou parciais, tanto simples como complexas. As causas da convulsão são variadas e podem refletir evento inflamatório agudo ou sequela de lesão com cicatrização de processo prévio do SNC. Outros fatores que podem contribuir para o desencadeamento de convulsão são: presença de anticorpos antifosfolípides, distúrbios metabólicos (como uremia), hipertensão arterial, infecções, isquemia cerebral e toxicidade por medicamentos (p. ex., altas doses de antimaláricos). Alguns dados, quando presentes, sugerem que o quadro convulsivo seja secundário à atividade do LES, como evidência de atividade de doença em outros órgãos ou sistemas, consumo de complemento sérico e presença do anticorpo anti-P no soro dos pacientes. Além da história e do exame físico completos, os exames complementares mais importantes na avaliação de um quadro de convulsão em pacientes com LES são: hemograma completo, dosagem sérica de eletrólitos, avaliação da função renal, TC ou RNM de encéfalo, punção liquórica, eletroencefalograma e dosagem sérica do complemento, além de outros exames necessários para a avaliação de outros possíveis focos de atividade lúpica. A avaliação e a conduta diante de convulsão associada ao LES não diferem daquelas observadas em outras patologias com convulsão. As convulsões generalizadas são normalmente tratadas com fenitoína e/ou barbitúricos; enquanto as parciais complexas e psicose são mais bem tratadas com carbamazepina, clonazepam, ácido valproico e gabapentina. O tratamento de quadros de *status epilepticus* não difere do recomendado em pacientes sem doença reumática. Naqueles casos em que um novo episódio de convulsão pode estar refletindo um evento inflamatório agudo no SNC, ou se há ativação concomitante da doença, deve-se introduzir corticosteroides (1mg/kg/dia) para prevenir o desenvolvimento de um foco epiléptico permanente. Nos casos em que outras causas são aventadas, estas devem ser tratadas (p. ex., tratar infecções, suspender medicamentos suspeitos etc.).

A psicose lúpica caracteriza-se por importantes alterações na percepção da realidade, principalmente sob a forma de delírios e alucinações, produzindo importantes prejuízos na condição social e ocupacional do paciente. Alguns pacientes podem apresentar estados flutuantes de *delirium*, déficits de atenção, agitação psicomotora ou agressividade. Essas manifestações podem acometer até 5% dos pacientes com LES, mais frequentemente nos 2 primeiros anos de doença. Deve ser feito o diagnóstico diferencial com psicose associada ao uso de medicamentos, como corticosteroides, infecções sistêmicas ou do SNC e manifestações iniciais de doenças psiquiátricas primárias.

O tratamento da psicose lúpica deve ser introduzido o mais rápido possível para prevenir lesões permanentes. O tratamento inicial consiste no uso de prednisona (1mg/kg/dia) ou no pulso de metilprednisolona, em casos mais graves. Caso nenhuma melhora seja observada em 2 a 3 semanas, está indicada pulsoterapia com ciclofosfamida. Os sintomas psiquiátricos devem ser tratados com medicações antipsicóticas (p. ex., haloperidol) até que o tratamento imunossupressor tenha obtido efeito. O uso de antipsicóticos de nova geração deve ser reservado para pacientes com múltiplos riscos para aumento do intervalo QT, como distúrbios hidroeletrolíticos, hipotireoidismo ou uso concomitante de outros fármacos associados a aumento do intervalo QT.

A mielite transversa é manifestação incomum (1% a 2%), mas grave, em pacientes com LES. Em geral, acomete os pacientes nos primeiros cinco anos da doença, mas pode ser sua manifestação clínica inicial. Caracteriza-se pelo início súbito (que se desenvolve em horas a dias) de fraqueza de membros superiores ou inferiores, associada ou não à perda sensitiva e à perda de controle esfincteriano. Possivelmente, essa síndrome é causada por vasculite da medula espinhal e pode associar-se à presença de anticorpos antifosfolípides. Diante da suspeita clínica de mielite transversa, deve ser realizado o diagnóstico diferencial com síndromes compressivas medulares, doenças desmielinizantes, oclusão vascular e abscessos epidurais e outros quadros infecciosos. A RNM é o método de escolha para confirmação diagnóstica, e o liquor pode demonstrar pleocitose (70% dos casos), hipoglicorraquia (50% dos casos) e hiperproteinorraquia (82% dos casos). O tratamento deve ser agressivo e o mais rápido possível com a prescrição de pulsoterapia com metilprednisolona (1g/dia por 3 dias), seguida de prednisona (1mg/kg/dia). A associação de pulsoterapia com ciclofosfamida pode melhorar o prognóstico da doença. Há relato de casos em que o tratamento com plasmaférese foi bem-sucedido.

A meningite asséptica é manifestação pouco frequente em pacientes com LES, mas faz parte do diagnóstico diferencial dos quadros de meningite que dão entrada em uma Unidade de Urgência. O quadro clínico é semelhante ao da meningite infecciosa, que se manifesta com febre, cefaleia e sinais de irritação meníngea. Os achados do liquor incluem: pleocitose com contagem de células <500/mm³, com mais de 50% de linfócitos, dosagem de proteínas aumentadas (80 a 100mg/dL), glicose normal, coloração pelo Gram e culturas negativas. Deve ser feito o diagnóstico diferencial com meningite infecciosa de qualquer etiologia e meningite asséptica por medicamentos, especialmente o ibuprofeno e a azatioprina. A meningite asséptica causada pelo LES deve ser tratada com corticoides sob a forma de prednisona (1mg/kg/dia) ou pulsoterapia com metilprednisolona (1g/dia por 3 dias), conforme a gravidade do quadro.

SISTEMA GASTROINTESTINAL

A hemorragia do trato digestivo, que se apresenta sob a forma de hematêmese, melena e/ou hematoquezia, é a complicação gastrointestinal mais frequentemente encontrada nos pacientes reumáticos. Hematêmese por gastrite erosiva ou úlceras pépticas gástricas ou duodenais pode ser consequência do tratamento com corticoides ou AINE. Em pacientes com púrpura de Henoch-Schönlein, ES ou vasculites necrosantes, pode haver hematoquezia em virtude da ulceração isquêmica do intestino delgado ou da mucosa colônica. Em pessoas com AR de longa evolução, a ocorrência de amiloidose secundária pode produzir sangramento arterial profuso do trato gastrointestinal (TGI). Estrongiloidíase disseminada é causa rara de hemorragia digestiva em pacientes imunossuprimidos. A gastrite erosiva e as ulcerações pépticas devem ser tratadas com o uso de inibidores de bombas de prótons. O tratamento cirúrgico ou a embolização de vasos sangrantes pode ser necessário em pacientes com hemorragia persistente.

Isquemia intestinal pode ocorrer em 10% dos pacientes com GW, AR, doença de Behçet, LES, poliarterite nodosa e púrpura de Henoch-Schönlein e se manifesta como dor abdominal. Envolvimento leve apresenta-se sob forma de angina abdominal, enquanto comprometimentos mais graves levam à ocorrência de infarto e gangrena intestinal.

Dor abdominal grave e choque hemorrágico em razão da ruptura de aneurisma de aorta podem ocorrer em pacientes com GW, poliarterite nodosa, doença de Behçet e outras vasculites necrosantes.

Pacientes com LES e ES podem apresentar pseudo-obstrução intestinal secundária a alterações na musculatura lisa da parede intestinal.

Dor abdominal, poliartrite, púrpura palpável não trombocitopênica e proteinúria causada por depósitos de anticorpos IgA, que acometem sobretudo jovens com menos de 20 anos de idade, são características da púrpura de Henoch-Schönlein, tratada com sintomáticos (AINE) ou corticoides.

Pancreatite aguda é outra causa de abdome agudo em pacientes com LES, artrite idiopática juvenil, púrpura de Henoch-Schönlein e doença de Kawasaki. Sua etiologia tem sido atribuída à ocorrência de vasculite, autoimunidade e toxicidade medicamentosa.

Elevação de transaminases séricas pode ocorrer em pacientes com doença de Still, LES e poliarterite nodosa. Insuficiência hepática aguda pode ocorrer em pacientes com doença de Still, artrite idiopática juvenil ou em tratamento com AINE, metotrexato, sulfassalazina e hidroxicloroquina.

PROBLEMAS HEMATOLÓGICOS

Pacientes com doenças reumáticas podem evoluir com diversas manifestações hematológicas, algumas delas exigindo atendimento de urgência.

Frequentemente encontrada, a anemia é, em geral, multifatorial, por inflamação, sangramento digestivo, hemólise, aplasia imune, mielodisplasia, insuficiência renal e/ou medicamentos. A atenção deve ser dirigida à anemia hemolítica autoimune (AHAI), que ocorre em cerca de 10% dos pacientes com LES. Sintomas inespecíficos de anemia, como palidez cutânea, fadiga e dispneia, encontram-se presentes em proporção variável, chamando a atenção icterícia sem colúria, frequentemente acompanhada por esplenomegalia de leve a moderada. A pesquisa do teste de Coombs direto (eventualmente presente em assintomáticos) é positiva na maioria dos casos. Pode haver, também, alterações típicas de hemólise: reticulocitose (ausente em até 20% dos casos), aumento de bilirrubina indireta, elevação de LDH e redução de haptoglobina. O esfregaço de sangue periférico pode revelar esferócitos (células resultantes de perda parcial da membrana hemática). A maioria dos pacientes com AHAI não apresenta definição etiológica (50% dos casos idiopáticos). LES e doenças linfoproliferativas incluem-se entre as causas mais conhecidas. A avaliação da participação potencial de medicamentos é fundamental. Muitos pacientes com AHAI apresentam quadro inicial agudo de hemólise com anemia grave. Naqueles com reserva cardíaca comprometida configura-se urgência médica, exigindo transfusão imediata de hemácias. Nessa situação, impõe-se contato próximo com o hematologista para obtenção de hemácias com menor quantidade de auto e aloanticorpos. Nas situações que representam emergência médica, a transfusão pode ser realizada antes mesmo da disponibilidade desses testes. Corticoides e citotóxicos atuam na redução de anticorpos. Prednisona (1mg/kg/dia em doses divididas) constitui-se na primeira escolha, com remissão em 60% a 70% dos casos. Nos casos muito graves utiliza-se metilprednisolona (1g/dia, por 3 dias, EV). Em situações dramáticas pode-se indicar imunoglobulina venosa (resultados consistentemente piores na AHAI do que na púrpura trombocitopênica idiopática [PTI]) em doses muito altas (1.000mg/kg/dia, por 5 dias). Citotóxicos, anti-CD 20 (rituximabe) e esplenectomia são alternativas de segunda linha, devendo ser discutidas com o reumatologista e o hematologista.

A trombocitose pode ocorrer em pacientes com vasculites sistêmicas e doença de Still, mas é rara no LES. Plaquetopenia com contagens entre 100.000 e 150.000 plaquetas/mm³ é frequentemente encontrada nos pacientes com LES. Pode associar-se a diversas causas, sendo a principal a de natureza imune, semelhante à PTI, em que imunoglobulinas ligam-se à glicoproteína IIb/IIIa, presente na superfície plaquetária, levando à sua fagocitose pelo baço. A PTI pode ser a primeira manifestação do LES, enquanto 3% a 15% dos pacientes diagnosticados com PTI inicialmente podem desenvolver o LES. Seu tratamento é indicado em pacientes sintomáticos com <50.000 plaquetas/mm³ ou em qualquer paciente com <20.000 plaquetas/mm³. A escolha

inicial é a prednisona (1 mg/kg/dia em doses divididas). A imunoglobulina venosa (400mg/kg/dia, por 5 dias) é muito eficiente em pacientes com sangramento ativo e cirurgia. O uso de outros imunossupressores dependerá da resposta à corticoterapia e da presença de outras complicações do LES, devendo ser discutido com o hematologista e o reumatologista.

No diagnóstico diferencial da trombocitopenia está a púrpura trombocitopênica trombótica (PTT), associada ou não à síndrome hemolítico-urêmica (SHU), que se caracteriza pela boa resposta à plasmaférese. LES, AR, polimiosite, ES e síndrome de anticorpos antifosfolípides (SAAF) catastrófica são condições reumáticas que evoluem com PTT-SHU. A plaquetopenia pode estar presente em pacientes com crise renal esclerodérmica ou SAAF.

Sangramento por coagulopatia induzida pela presença de autoanticorpos contra fatores de coagulação, principalmente o fator VIII, já foi descrito no LES e na AR e responde apenas à reposição de fator VIII suíno, antigenicamente diferente do humano. O tratamento baseia-se na imunossupressão com corticoides, ciclofosfamida e azatioprina. A curto prazo, a imunoglobulina endovenosa pode ser eficiente.

Leucocitose é observada em diversas entidades reumáticas, mas associa-se particularmente ao uso dos corticoides ou infecção. Leucopenia (<4.000/mm³), sobretudo à custa de linfocitopenia (<1.500/mm³), é um dos critérios diagnósticos para LES, podendo refletir atividade dessa doença. Neutropenia (<1.000/mm³) pode ser decorrente do uso de agentes citotóxicos (ciclofosfamida, azatioprina, metotrexato etc.) ou AINE, infecção e comprometimento neuropsiquiátrico no LES. Ainda que a destruição periférica leve à pancitopenia, o comprometimento das três linhagens sugere falência medular – no caso, anemia aplásica. Nessas circunstâncias impõe-se o exame da medula óssea. A leucopenia pode ocorrer também em pacientes com síndrome de Felty e síndrome de Sjögren. Ela pode também ser parte de uma pancitopenia autoimune (LES), causada por mielofibrose (AR, LES, idiopática), por supressão da medula óssea por agentes citotóxicos ou por hiperesplenismo (síndrome de Felty, LES, síndrome de Sjögren).

Uma causa rara de pancitopenia no LES e na artrite idiopática juvenil, principalmente, é a síndrome de ativação do macrófago, observando-se hematofagocitose na medula óssea ou nos linfonodos. A maioria desses casos apresenta febre, hepatoesplenomegalia, aumento expressivo de ferritina, anti-DNA positivo e níveis de PCR <30mg/dL. O tratamento inclui o uso de corticosteroides, imunoglobulina endovenosa e ciclosporina A.

PROBLEMAS OSTEOARTICULARES

Pacientes com mono ou poliartrites procuram frequentemente atendimento em unidades de urgência. Alguns sinais e sintomas devem ser investigados com o propósito de detectar emergências musculoesqueléticas que devem ser prontamente abordadas.

Em pacientes com mono ou oligoartrites, a presença de sintomas constitucionais, como febre, prostração e queda do estado geral, sugere o diagnóstico de artrite séptica. É fundamental o diagnóstico diferencial com artropatia por cristais, osteoartrose, trauma (lesão meniscal), osteonecrose e AR. A possibilidade de artrite séptica aumenta em pacientes com idade >80 anos, *diabetes mellitus*, AR, prótese de joelho ou quadril e com infecção cutânea. Nos casos em que há suspeita de artrite séptica, a realização de artrocentese com análise do líquido sinovial (contagem de leucócitos com diferencial, coloração pelo Gram e cultura) torna-se mandatória para confirmação do diagnóstico e orientação do tratamento, o qual inclui lavagem ou drenagem articular e uso de antimicrobianos (guiados pela cultura) por tempo prolongado.

Em pacientes com AR ou espondilite anquilosante que referem cervicalgia com irradiação para a região occipital ou em casos mais avançados, com perda sensorial nas mãos ou tetraparesia espástica, deve ser avaliada a presença de subluxação atlantoaxial. Os achados do exame físico incluem redução da lordose occipitocervical, resistência à movimentação passiva da coluna cervical e protrusão anormal do arco axial, sentida pelo dedo do examinador na parede faríngea posterior. A radiografia (incidência lateral com o pescoço em flexão) revela distância >3mm entre o processo odontoide e o eixo axial. Deve-se solicitar acompanhamento da neurocirurgia com o objetivo de avaliar a necessidade de abordagem cirúrgica.

Dor óssea focal, não relacionada com as atividades, que frequentemente piora à noite e se acompanha de emagrecimento pode ser secundária a uma neoplasia. Tumores ósseos podem manifestar-se como uma massa pouco dolorosa ou como fratura patológica. Os tumores ósseos malignos primários mais frequentes são osteossarcoma, condrossarcoma, tumores de células gigantes e fibrossarcoma. As regiões mais frequentemente acometidas são fêmur, úmero, crânio e pelve. Diagnóstico e tratamento precoces podem melhorar a sobrevida, que geralmente é <1 ano.

Pacientes com poliartrite geralmente procuram o atendimento de urgência com o objetivo de tratar a dor, mas essa manifestação articular muitas vezes funciona como alerta para o diagnóstico de doença sistêmica (Tabela 78.4). A história e o exame físico geralmente fornecem a maioria das informações para o diagnóstico. Cerca de 60% dos pacientes que procuraram atendimento médico com poliartrite de início precoce (definida como duração <1 ano) receberam o diagnóstico de AR ou espondiloartropatias. No pronto-atendimento, o profissional que faz o primeiro atendimento dos pacientes com poliartrite deve iniciar analgesia, preferencialmente com o uso de AINE. Os

Tabela 78.4 ■ Doenças associadas a poliartrites

Artrites infecciosas	Bacterianas	
	Doença de Lyme	
	Endocardite bacteriana	
	Viróticas	Hepatites A, B e C
		Rubéola
		Parvovírus
		Alfavírus
		Epstein-Barr
		HIV
		Coxsackievírus
		Ecovírus
		Adenovírus
		VZV
		HSV
		CMV
Artrites pós-infecciosas	Febre reumática	
	Artrite reativa	
	Infecções intestinais	
Espondiloartropatias	Espondilite anquilosante	
	Artrite psoriásica	
	Enteroartropatias (DC e RCUI)	
Artrite reumatoide		
Artrites induzidas por cristais		
Doenças reumáticas sistêmicas	LES	
	Vasculites sistêmicas	
	Esclerose sistêmica	
	Polimiosite/dermatopolimiosite	
	Doença de Still	
Outras doenças sistêmicas	Sarcoidose	
	Reumatismo palindrômico	
	Febre mediterrânea familiar	
	Malignidades	
	Hiperlipoproteinemias	
	Doenças tireoidianas	
Osteoartrite poliarticular		

HIV: vírus da imunodeficiência humana; VZV: vírus varicela-zóster; HSV: vírus herpes simples; CMV: citomegalovírus; DC: doença de Crohn; RCUI: retocolite ulcerativa idiopática; LES: lúpus eritematoso sistêmico.

corticosteroides, se possível, devem ser evitados nesse momento, para não mascarar o diagnóstico de uma doença sistêmica. Ele deve ainda iniciar a propedêutica complementar que permitirá o diagnóstico preciso do quadro do paciente e encaminhá-lo para o reumatologista. O tratamento adequado e precoce dos problemas reumáticos previne manifestações viscerais graves e sequelas osteoarticulares incapacitantes.

INFECÇÕES NO PACIENTE REUMÁTICO

Infecções em pacientes reumáticos imunossuprimidos devem ser diagnosticadas e tratadas rapidamente, pois apresentam grande morbidade e alta mortalidade. As manifestações clínicas de infecções podem ser semelhantes às da doença reumática, e os sintomas típicos de processos infecciosos podem estar ausentes devido à terapia imunossupressora, o que pode dificultar o reconhecimento das infecções e retardar seu tratamento. A abordagem equivocada produz desdobramentos como exacerbação não reconhecida com progressão de lesões pulmonares, renais, hematológicas e do sistema nervoso, por exemplo. Por outro lado, uma infecção não abordada no tempo adequado pode contribuir para desfechos desfavoráveis. É fundamental ter em mente que infecção e exacerbação não são situações mutuamente excludentes e em muitos casos estão presentes em um mesmo paciente. Patógenos potenciais incluem bactérias comuns e, menos frequentemente, germes oportunistas.

O manejo dos pacientes com doenças reumáticas e febre é um desafio que frequentemente se apresenta para os médicos na Urgência. Para seu diagnóstico, a história clínica e o exame físico são essenciais. Devem ser detalhados todos os medicamentos em uso, incluindo aqueles empregados em profilaxia (p. ex., sulfametoxazol-trimetoprima), vacinações, contatos com animais e presença em locais ou regiões com características epidemiológicas potencialmente relevantes.

Exames complementares incluem radiografia de tórax, hemograma completo, PCR quantitativa, VHS, ureia, creatinina, glicemia, função hepática, duas amostras de hemocultura, exame de urina de rotina e cultura, Gram e cultura de escarro, quando este estiver presente. Em caso de suspeita de pneumonia, uma cuidadosa avaliação pode ajudar a distinguir infecção de exacerbação da doença de base ou de reação medicamentosa. Bactérias são as causas mais comuns e refletem os agentes da comunidade. O patógeno oportunista mais frequente é o *Pneumocystis jiroveci (carinii)*, seguido por fungos, micobactérias, *Nocardia* spp. e citomegalovírus. O início de sintomas em poucos dias sugere etiologia bacteriana, mas o curso progressivo durante vários dias ou semanas favorece a suspeita de agentes oportunistas ou doença de base. A radiografia de tórax é inespecífica, mas seus diferentes padrões com infiltrados difusos a localizados ou nodulares pode favorecer algumas hipóteses diagnósticas, conforme mostrado na Tabela 78.5.

Toracocentese com biópsia pleural é realizada naqueles casos em que há dúvida quanto à etiologia do derrame pleural (se pela doença reumática ou por etiologia infecciosa ou neoplásica). Broncoscopia com lavado brônquico também pode ser empregada, dependendo da gravidade e extensão da doença, bem como da condição clínica do

Tabela 78.5 ■ Padrão radiológico e possíveis etiologias de quadros pulmonares

Padrão radiológico	Infeccioso	Não infeccioso
Infiltrado localizado	Pneumonia bacteriana (inclusive *Legionella*)	Granulomatose de Wegener
	Micobactérias	Síndrome de Churg-Strauss
	Aspergillus sp.	Embolia pulmonar
	Histoplasma capsulatum	
	Coccidioides immitis	
	Cryptococcus neoformans	
Infiltrado difuso	*Pneumocystis jiroveci*	Lúpus eritematoso sistêmico
	Pneumonia bacteriana	Artrite reumatoide
	Mycoplasma pneumoniae	Esclerose sistêmica
	Chlamydia sp.	Síndrome de Sjögren
	Fungo oportunista	Vasculites de pequenos vasos*
	Influenza	Dermatopolimiosite
	Citomegalovírus	Edema agudo de pulmão
	Vírus varicela-zóster	Medicamentos**
Nódulos/infiltrado nodular	Embolia séptica***	Granulomatose de Wegener
	Micobactérias	Síndrome de Churg-Strauss
	Nocardia	Artrite reumatoide
	Fungos oportunistas	Neoplasias

*Granulomatose de Wegener, poliangiite microscópica, síndrome de Churg-Strauss.
**Metotrexato, ciclofosfamida, azatioprina, leflunomida, outras.
*** Principalmente por *Staphylococcus aureus* e *Pseudomonas aeruginosa*.

paciente, para diagnóstico diferencial com doenças infecciosas. O encontro de *Candida* spp. em secreções respiratórias não indica usualmente infecção e sim colonização, enquanto o achado de *Aspergillus* spp. pode refletir tanto colonização como infecção invasiva (apenas a detecção em amostra de tecido é diagnóstica de candidíase e aspergilose invasivas).

Pacientes com cefaleia inexplicável, alterações de personalidade, confusão ou achados neurológicos focais devem ser submetidos a exame de imagem (TC ou RNM de encéfalo) e punção lombar.

Diante da suspeita de processos infecciosos, aconselha-se a utilização empírica de antimicrobianos até os resultados das culturas estarem disponíveis. Nesses casos, além dos germes da comunidade, deve ser avaliada a eventual cobertura (variando com a topografia da infecção) para *Pneumocystis jiroveci* e *Listeria* spp. Deve-se considerar a suspensão dos imunossupressores, à exceção dos corticoides, que devem ser mantidos ou empregados em dose para estresse (hidrocortisona, 100mg EV a cada 8 horas ou dose equivalente) ou agravamento da doença de base (prednisona, 1mg/kg/dia ou dose equivalente).

Além das alterações na imunidade relacionadas com o uso dos imunossupressores, as doenças reumáticas acarretam alterações imunológicas que podem cursar com alterações das defesas imunológicas. No LES são descritos: alteração da função fagocitária, redução da imunidade celular (linfocitopenia, redução de linfócitos T CD4 e citocinas), diminuição na produção de imunoglobulinas, níveis reduzidos de complemento e comprometimento funcional do sistema reticuloendotelial. Pacientes com LES são especialmente suscetíveis a infecção no SNC, pulmões, trato urinário, pele e tecidos moles. Em diversos levantamentos, a infecção foi a prin-

cipal causa de óbito. Na AR, a inflamação crônica com deformidade de ossos e articulações predispõe artrite séptica e osteomielite.

O uso de imunossupressores é condição predisponente para infecção por diferentes mecanismos, conforme mostrado na Tabela 78.6. Corticoides sistêmicos determinam vários efeitos adversos, entre eles atrofia e retardo da cicatrização cutânea, neutrofilia, redução da migração de leucócitos para os sítios de inflamação, inibição da quimiotaxia, diminuição da fagocitose e da capacidade de destruição intracelular de microrganismos e redução da atividade dos macrófagos e monócitos. Observam-se linfocitopenia e supressão da hipersensibilidade tardia. A leucocitose pelos corticoides pode chegar até 20.000 leucócitos/mm^3, porém o percentual de metamielócitos e bastonetes habitualmente não ultrapassa 6% do total.

A ciclofosfamida (CIC) pode levar a leucopenia e linfocitopenia. CIC em pulsos mensais tem seu nadir de leucopenia entre 7 e 14 dias, com recuperação medular por volta de 21 dias. Ainda que sejam observadas infecções bacterianas e fúngicas na ausência de neutropenia, o risco é particularmente aumentado nos grupos de neutropênicos (leucócitos <3.000/mm^3) em uso concomitante de corticoides em altas doses. São observadas infecções bacterianas (pneumonia, sinusite, infecção do trato urinário, sepse) e oportunistas (*Pneumocystis jiroveci*, fúngicas e *Nocardia* spp.), e reativação de varicela-zóster e *Mycobacterium tuberculosis*. O risco de pneumonia por *Pneumocystis jiroveci* aumenta dramaticamente com a linfopenia, o que torna altamente recomendável a profilaxia com sulfametoxazol-trimetoprima nesses pacientes.

O metotrexato (MTX) em baixas doses – como habitualmente utilizado em reumatologia – inibe a síntese de imunoglobulinas e a quimiotaxia de neutrófilos, com even-

Tabela 78.6 ■ Imunossupressores, alterações imunológicas e patógenos associados

Alteração imunológica	Imunossupressor	Bactéria	Fungo	Protozoário	Vírus
Neutropenia ou defeito na função fagocítica	Corticoides Ciclofosfamida Azatioprina	CGP[1] BGN[2] Outras[3]	*Candida* sp. *Aspergillus* sp.		
Defeitos na imunidade celular	Corticoides Ciclofosfamida Azatioprina Ciclosporina A Metotrexato	*Mycobacterium* sp. *Listeria monocytogenes* *Salmonella* sp. *Nocardia* sp.	*Histoplasma capsulatum* *Coccidioides immitis* *Cryptococcus neoformans*	*Pneumocystis jiroveci* *Toxoplasma gondii* *Strongyloides stercoralis*	CMV EBV VZV
Defeitos na imunidade humoral	Ciclofosfamida Corticoides (dose alta) Azatioprina	*Streptococcus pneumoniae* *Haemophilus influenzae*			

CGP: cocos gram-positivos; BGN: bastonetes gram-negativos; CMV: citomegalovírus; EBV: vírus Epstein-Barr; VZV: vírus varicela-zóster.
[1] *Staphylococcus aureus, Streptococcus* sp., *Nocardia* sp.
[2] *Escherichia coli, Klebsiella pneumoniae, Pseudomonas aeruginosa*.
[3] *Enterobacteriaceae*.

Capítulo 78 ■ Urgências em Pacientes Reumáticos

tual comprometimento medular, sendo a neutropenia a condição mais comum e usualmente reversível. A plaquetopenia, habitualmente reversível, está relacionada com a dose, sendo rara a anemia. O emprego de MTX pode associar-se a alguns efeitos colaterais que podem causar dificuldades no manejo do paciente reumático febril. Cefaleia, fadiga, náusea e diarreia podem ocorrer nas primeiras 24 a 48 horas após a dose semanal. Foi descrita a ocorrência de exantema que pode durar até a dose seguinte. Estomatite, que persiste por dias ou semanas, pode causar febre, o que demanda a exclusão de infecção.

Estima-se que 2% a 8% dos pacientes que usam MTX apresentam toxicidade pulmonar causada por ele. O padrão de comprometimento mais comum é o de pneumonite por hipersensibilidade, mas podem ser observados também bronquiolite obliterante com pneumonia organizante, edema pulmonar não cardiogênico, fibrose pulmonar (em algumas ocasiões rapidamente progressiva) e bronquite com hiper-reatividade de vias aéreas. Os fatores de risco para o desenvolvimento de toxicidade pulmonar pelo MTX são: idade >60 anos, comprometimento pulmonar e pleural prévios por AR, uso prévio de fármacos modificadores de doença, hipoalbuminemia, diabetes, altas doses de MTX e redução da eliminação de MTX, como na insuficiência renal.

A toxicidade pulmonar geralmente ocorre durante o primeiro ano do tratamento, mas pode surgir tão precocemente quanto após 12 dias e tão tardiamente quanto após 18 anos. Suas manifestações clínicas incluem dispneia, tosse, febre e infiltrado pulmonar intersticial difuso à radiografia de tórax. A apresentação clínica pode ser aguda ou subaguda. A ocorrência de derrame pleural é possível, e 50% dos pacientes apresentam eosinofilia. O diagnóstico exige exclusão de infecções usuais e oportunistas e do eventual comprometimento pulmonar pela doença de base (AR, LES, vasculites). Nos casos de doentes reumáticos com contexto clínico compatível com toxicidade pulmonar pelo MTX, convém considerar a descontinuação ao MTX e a coleta de exames complementares: hemograma, provas de atividade inflamatória, funções renal e hepática, eletrólitos, gasometria arterial (com cálculo do gradiente alveolocapilar), exame bacteriológico de escarro, duas amostras de hemocultura, urina de rotina e cultura, além da realização de uma TC do tórax de alta resolução e da discussão com o pneumologista a respeito da realização de lavado broncoalveolar (principalmente para excluir etiologia infecciosa). A biópsia pulmonar é útil nos casos de dúvida diagnóstica. Utilizar esquema antimicrobiano de largo espectro (considerando infecção comunitária ou hospitalar), contemplando também *Pneumocystis jiroveci* nos casos que não estiverem em profilaxia com sulfametoxazol-trimetoprima, até resultados de culturas disponíveis, e corticoide sistêmico na dose de 1mg/kg/dia de metilprednisolona ou equivalente. A maioria dos pacientes se recupera, e a taxa de mortalidade é de cerca de 1%.

A azatioprina e seu metabólito inibem a síntese proteica, resultando em linfocitopenia e supressão da síntese de imunoglobulinas. A função de neutrófilos parece permanecer intacta, entretanto neutropenia pode ocorrer, sendo dose-dependente. Comparada à ciclofosfamida e ao metotrexato, a azatioprina apresenta menores taxas de infecção, sendo relativamente infrequente infecção oportunista em pacientes com monoterapia.

A ciclosporina age primariamente nos linfócitos T auxiliares. Diferentemente dos imunossupressores anteriormente discutidos, não apresenta supressão medular clinicamente significativa. Seu uso exige atenção em função da multiplicidade de interações medicamentosas e da possibilidade de elevação dos níveis tensionais, de interferência em eletrólitos e piora na função renal. Infecções bacterianas, viróticas (citomegalovírus) e fúngicas são relatadas, principalmente, no grupo de pacientes transplantados.

Os inibidores do fator de necrose tumoral (i-FNT) representam importante avanço no tratamento de diversas doenças reumáticas. Entre diversas funções, o FNT é necessário para formação e manutenção do granuloma. Sua inibição pode resultar no aparecimento de infecções graves, como pneumonias bacterianas, tuberculose e por germes oportunistas. Entre os inibidores de FNT estão o etanercepte (receptor proteico solúvel), o infliximabe (anticorpo monoclonal quimérico) e o adalimumabe (anticorpo monoclonal humano). Algumas considerações são úteis para a abordagem de pacientes reumáticos febris na urgência e que fazem uso de i-FNT:

- Existe aumento na frequência e na gravidade das infecções, com o uso concomitante de imunossupressores – corticoide em particular – influenciando desfavoravelmente o prognóstico do doente.
- Infecções fúngicas (histoplasmose, criptococose, candidíase, outras) e virais (varicela, herpes simples, citomegalovírus) são relatadas.
- Pode ocorrer reativação do vírus da hepatite B.
- Listeriose (septicemia, artrite séptica, meningite) foi descrita.
- O médico deve estar atento à inclusão de antimicrobianos com espectro de ação para *Listeria monocytogenes* (ampicilina associada a gentamicina).
- O tempo de tratamento deve ser entre 3 e 6 semanas em caso de bacteriemia e de 4 a 8 semanas nas infecções do SNC.
- A profilaxia de infecção por *Pneumocystis jiroveci* com sulfametoxazol-trimetoprima deve ser considerada de maneira geral e em particular nos usuários de corticoides em altas doses.
- A terapia com i-FNT aumenta o risco de reativação de tuberculose latente, bem como a progressão de nova infecção para tuberculose ativa.
- O uso desses medicamentos foi associado a risco aumentado de infecções peroperatórias de procedimentos

ortopédicos. Nesses casos, recomenda-se avaliar a suspensão da medicação várias semanas antes da cirurgia. A prescrição – ou a suspensão – desses medicamentos necessita de estreita colaboração com o reumatologista.

Bibliografia

Appenzeler S, Cendes F, Costallat LT. Epileptic seizures in systemic lupus erythematosus. Neurology 2004; 63(10):1808-12.

Arndt P, Garaty G. The changing spectrum of drug-induced immune hemolytic anemia. Seminars in Hematology 2005; 42:138.

Bouachour G, Roy PM, Tirot P, Guerin O, Gouello JP, Alquier P. Prognosis of systemic diseases diagnosed in intensive care units. Presse Med 1996; 25:837-41.

Boumpas DT, Yamada H, Patronas NJ et al. Pulse cyclophosphamide for severe neuropsychiatric lupus. Q J Med 1991; 81(296):975-84.

Clinical features of Rheumatoid Arthritis. In: Harris Jr ED, Budd RC, Genovese MC, Firestein GS, Sargent JS, Sledge CB (eds.) Kelley's – Textbook of rheumatology. 7. ed. Philadelphia: Saunders Company, 2005:1762-805.

Cossi M, Menon Y, Wilson W, deBoisblanc BP. Life-threatening complications of systemic sclerosis. Crit Care Clin 2002; 18:819-39.

El-Gabalwy HS, Duray P, Goldbach-Mansky R. Evaluating patients with arthritis of recent onset: studies in pathogenesis and prognosis. JAMA 2000; 284(18):2368-73.

Ferreira GA, Teixeira Júnior JF. Urgências em reumatologia. In: Moreira C, Pinheiro GRC, Marques Neto JF (eds.) Reumatologia essencial. Rio de Janeiro: Koogan, 2009:539-51.

Frankel SK, Sullivan EJ, Brown KK. Vasculitis: Wegener granulomatosis, Churg-Strauss syndrome, microscopic polyangiitis, polyarteritis nodosa and Takayasu arteritis. Crit Care Clin 2002; 18:855-79.

Gómez-Román JJ. Diffuse alveolar hemorrhage. Arch Bronconeumol 2008; 44(8):428-36.

Greenberg SB. Infections in the immunocompromised rheumatologic patient. Crit Care Clin 2002; 18:931-56.

Ioachimescu OC, Stoller JK. Diffuse alveolar hemorrhage: diagnosing it and finding the cause. Cleve Clin J Med 2008; 75(4):258-80.

Janssen NM, Karnard DR, Guntupalli KK. Rheumatologic diseases in the intensive care unit: epidemiology, clinical approach, management, and outcome. Crit Care Clin 2002; 18:729-48.

Joseph FG, Lammie GA, Scolding NJ. CNS lupus: a study of 41 patients. Neurology 2007; 69(7):644-54.

Karassa FB, Afeltra A, Ambrozic A. Accuracy of anti-ribosomal P protein antibody testing for the diagnosis of neuropsychiatric systemic lupus erythematosus: an international meta-analysis. Arthritis Rheum 2006; 54(1):312-24.

Kobayashi S, Inokuma S. Intrapulmonary hemorrhage in collagen-vascular diseases includes a spectrum of underlying conditions. Intern Med 2009; 48(11):891-7.

Margaretten ME, Kohlwes J, Moore D, Stephen B. Does this adult patient have septic arthritis? JAMA 2007; 297:1478-88.

Mok CC, Ying KY, Ng WL et al. Long-term outcome of diffuse proliferative lupus glomerulonephritis treated with cyclophosphamide. Am J Med 2006; 119(4):355.

Prokopowitsch AS, Borba Neto EF, Martins HS. Emergências relacionadas a doenças reumatológicas sistêmicas. In: Martins HS, Scalabrini Neto A, Velasco IT (eds.) Emergências clínicas baseadas em evidências. São Paulo: Atheneu, 2006:683-92.

Raj R, Susan M, Matthay RA, Wiedemann HP. Systemic lupus erythematosus in the intensive care unit. Crit Care Clin 2002; 18:781-803.

Rodriguez W, Hanania N, Guy E, Guntupalli J. Pulmonary-renal syndromes in the intensive care unit. Crit Care Clin 2002; 18:881-95.

Rojas-Serrano J, Cardiel MH. Lupus patients in an Emergency Unit. Causes of consultation, hospitalization and outcome. A cohort study. Lupus 2000; 9:601-6.

Segal RH, Sneller MC. Infectious complications of immunossupressive therapy in patients with rheumatic diseases. Rheum Dis Clin North Am 1997; 23:219-37.

Slobodin G, Hussein A, Rozenbaum M, Rosner I. The emergency room in systemic rheumatic diseases. Emerg Med J 2006; 23:667-71.

Traub YM, Shapiro AP, Rodnan GP et al. Hypertension and renal failure (scleroderma renal crisis) in progressive systemic sclerosis. Review of a 25-year experience with 68 cases. Medicine 1983; 62(6):335-52.

SEÇÃO XII

Emergências nas Feridas e Queimaduras

CAPÍTULO 79

Tratamento das Feridas Traumáticas

Marco Túlio Baccarini Pires

INTRODUÇÃO E CONCEITO

Um grande número de pacientes sofre lesões traumáticas superficiais em todo o mundo. Apenas nos EUA, cerca de 10 milhões de pacientes são tratados a cada ano por terem sofrido uma ferida traumática. Esses pacientes são atendidos por uma variedade de médicos das mais diferentes áreas, como cirurgiões, clínicos gerais e das mais diferentes subespecialidades, médicos plantonistas de unidades de emergência, médicos de família, entre outros. O médico deve estar apto a identificar, descrever e tratar essas lesões, efetuando as anotações no prontuário médico.

São consideradas feridas traumáticas todas aquelas infligidas, geralmente de modo súbito, por algum agente físico aos tecidos vivos. Elas poderão ser superficiais ou profundas, dependendo da intensidade da lesão. Conceitualmente, pode-se considerar superficial um traumatismo que atinja pele e tecido subcutâneo, respeitando o plano aponeurótico, e profundo o traumatismo que atinja planos vasculares, viscerais, neurais, tendinosos etc. Os ferimentos consequentes ao trauma são causadores de três problemas principais: hemorragia, destruição tissular mecânica e infecção. Podem ocorrer sequelas e disfunções incapacitantes em consequência dessas situações.

As prioridades no tratamento de uma ferida traumática devem ser a obtenção da cicatrização sem infecção, o retorno à função normal e um resultado cosmético aceitável.

As principais mudanças no tratamento das feridas traumáticas foram observadas nos últimos 50 a 60 anos – as novas descobertas revolucionaram o tratamento das lesões traumáticas. Apenas como exemplo, até a metade do século passado curativos que criavam um "ambiente seco" para os ferimentos eram os mais utilizados; estudos do final do século XX, entretanto, demonstraram que um ambiente úmido promovia cicatrização mais rápida. Atu-

almente, novos materiais de sutura desenvolvidos e novos curativos que proporcionam controle mais ativo do meio cicatricial, além da aplicação de informações obtidas com o estudo de biologia molecular, são fundamentais para a melhora observada nos processos cicatriciais.

BIOLOGIA DA CICATRIZAÇÃO DAS FERIDAS

Os eventos cicatriciais são dinâmicos, de ordem celular, bioquímica e fisiológica. A cicatrização das feridas ocorre em uma sequência de eventos, na qual as mais variadas células (epiteliais, inflamatórias, plaquetas e fibroblastos) saem de seu meio natural e interagem, cada qual contribuindo de algum modo para que o processo ocorra.

A cicatrização pode ser dividida em diversas fases, que muitas vezes se superpõem, e que são:

- Fase de coagulação e inflamação.
- Fase migratória.
- Fase proliferativa.
- Fase de remodelamento.

As fases da cicatrização em feridas fechadas de modo primário são semelhantes às fases das feridas com cicatrização por segunda intenção, apesar de a duração de cada fase ser diferente nesses casos. Nas feridas deixadas abertas (cicatrização por segunda intenção) existe aumento na duração das fases inflamatória, migratória e proliferativa, e nas grandes lesões abertas, retardo na epitelização.

Segue uma breve descrição de cada uma dessas fases:

- **Fase de coagulação e inflamação:** a fase inicial da cicatrização das feridas consiste na ativação da cascata de coagulação e na geração de um coágulo de fibrina e plaquetas. O coágulo forma-se em razão da aderência plaquetária aos vasos lesados e da ativação das cascatas de coagula-

899

ção intrínseca e extrínseca. O resultado é a trombose dos vasos e capilares comprometidos na lesão.

Macrófagos são atraídos para esse local, assim como leucócitos. A migração dos leucócitos no interior da ferida é intensa, em virtude do aumento da permeabilidade capilar. Inicialmente, predominam os granulócitos que, após algumas horas, são substituídos por linfócitos e monócitos. Fatores do complemento, como C5a e leucotrieno B4, promovem a aderência de neutrófilos e a quimioatração. A combinação de vasodilatação intensa com o aumento da permeabilidade capilar leva ao surgimento dos achados característicos da inflamação: rubor, tumor (edema), calor e dor.

A alteração no suprimento sanguíneo no local da ferida, juntamente com a ação dos leucócitos, cria um ambiente de hipoxemia relativa, resultando em uma tendência para metabolismo anaeróbico nas células próximas. A PaO_2 local diminui, assim como as concentrações de glicose e insulina. Os fatores de anaerobiose, incluindo o aumento do lactato, contribuem para o aumento da concentração de macrófagos.

- **Fase migratória:** a partir do momento em que as células inflamatórias se tornam aderentes à superfície endotelial, eventos de migração celular passam a ocorrer. Os macrófagos progressivamente substituem os granulócitos na ferida, criando o meio adequado para a ocorrência da fibroplasia e angiogênese. Esses dois processos são inicialmente mediados pelo fator derivado plaquetário de crescimento (PDGF). Os macrófagos liberam diferentes fatores que estimulam a angiogênese. Ainda nessa fase, a epitelização é iniciada nas margens das feridas, em até 24 horas após o início do processo cicatricial. Dessa maneira, em 24 a 48 horas, toda a superfície da lesão de uma ferida que foi suturada estará recoberta por células epiteliais. Finalmente, com o passar dos dias, as células da superfície se queratinizam.
- **Fase proliferativa:** a fase proliferativa começa cerca de 5 dias após o início do processo cicatricial e é caracterizada por importante aumento de colágeno no interior da lesão. Esse aumento progride por aproximadamente 3 semanas, até atingir um platô. Para a síntese das cadeias de colágeno é necessária a hidroxilação da prolina e da lisina. Essa hidroxilação, que ocorre no nível dos ribossomos, exige enzimas específicas, as quais necessitam de vários cofatores, como oxigênio, ascorbato, ferro e alfacetoglutarato. Desse modo, é fácil entender por que uma deficiência de ácido ascórbico ou a hipoxemia pode levar a retardo na cicatrização, em razão da menor produção das moléculas de colágeno.

Com o passar dos dias, feixes de colágeno dispostos ao acaso vão gradativamente ocupando as profundezas do ferimento. Esses feixes originam uma estrutura bastante densa e consistente: a cicatriz. Com o aumento do número de fibras colágenas na cicatriz, esta se vai tor-

nando mais resistente. Feridas cutâneas, por exemplo, continuam a ganhar resistência de maneira constante por cerca de 4 meses após a lesão.

A contração é um componente normal do processo cicatricial de todas as feridas e parece correlacionar-se com o número de miofibroblastos no ferimento. O miofibroblasto, uma célula de origem mesenquimal, é responsável pelo fenômeno da contração, fazendo que a pele circunjacente à ferida se contraia. A força da contração da ferida é provavelmente gerada pelos feixes de actina existentes nos miofibroblastos. Essa força é transmitida às bordas da ferida por ligações entre células e entre as células e o tecido matricial local. A contração é máxima nas feridas deixadas abertas, podendo inclusive ser patológica, ocasionando deformidades e prejuízos funcionais. Recobrir uma ferida com curativo ou enxerto de pele é uma boa maneira de se evitar a contração patológica.

- **Fase de remodelamento:** essa fase final representa o período do remodelamento da cicatriz. O colágeno é decomposto e remodelado de modo que, após 10 semanas de lesão, a cicatriz atinge 80% da força original presente na pele daquele local. Sabe-se que as cicatrizes continuam se remodelando com o passar dos meses e anos, sofrendo alterações progressivas em seu volume e forma. Essa remodelação ocorre mediante a degradação do colágeno, que é mediada pela enzima colagenase. A degradação do colágeno é tão importante quanto sua síntese no reparo das feridas, para evitar um entrecruzamento desordenado de fibras e levar à formação de uma cicatriz excessiva. Em certas condições patológicas, como nos queloides, na cirrose hepática e nas feridas intra-abdominais, observa-se exatamente uma deposição exagerada de colágeno não destruído pela colagenase.

TIPOS DE CICATRIZAÇÃO DAS FERIDAS

- **Cicatrização por primeira intenção:** ocorre quando as bordas de uma ferida são aproximadas – o método mais comum é a sutura. A contração, nesses casos, é mínima, e a epitelização começa a ocorrer dentro de 24 horas, sendo a ferida fechada contra a contaminação bacteriana externa.
- **Fechamento primário retardado:** na presença de lesão intensamente contaminada, seu fechamento deve ser protelado até que se verifiquem as respostas imunológicas e inflamatórias do paciente. Utilizam-se ainda antibióticos e curativos locais. No segundo ou terceiro dia, quando se observar que não há contaminação no ferimento, este poderá ser fechado.
- **Fechamento por segunda intenção:** consiste na cicatrização por meio de processos biológicos naturais. Ocorre nas grandes feridas abertas, principalmente naquelas em que há perda de substância tecidual. Nesse tipo de ferida, a contração é um fenômeno que ocorre mais intensamente, como já explicado.

FATORES QUE INFLUENCIAM A CICATRIZAÇÃO DAS FERIDAS

Existem vários fatores capazes de interferir na cicatrização das feridas traumáticas, como: presença de tecido necrótico no interior do ferimento, hemostasia inadequada, presença de corpos estranhos no interior da ferida, contaminação local importante, isquemia local/hipoxemia, choque, desnutrição, imunossupressão, diabetes, insuficiência renal, esteroides, agentes citotóxicos, deficiência de vitaminas, doença vascular do colágeno, irradiação e tabagismo.

TRATAMENTO

Os objetivos do tratamento aplicado em um ferimento traumático são: (1) evitar infecção e (2) buscar atingir um bom resultado, tanto no plano funcional como no estético. Esses objetivos são atingidos mediante a redução da contaminação tecidual, o desbridamento de tecido desvitalizado, a restauração da perfusão e o fechamento cuidadoso da pele.

O paciente deve ser submetido a exame clínico geral objetivo, observando-se mucosas, pulsação, pressão arterial, ausculta cardíaca e respiratória, para que sejam descartados possíveis fatores que complicam o tratamento que será estabelecido. O ferimento deve ser avaliado quanto a destruição tissular presente, grau de contaminação e lesão a estruturas subjacentes (músculos, tendões, ossos etc.).

Para o exame do interior da ferida devem ser usadas luvas de procedimento descartáveis ou luvas estéreis. A ferida deve ser examinada meticulosamente. Iluminação adequada e controle do sangramento são necessários para a identificação de possíveis corpos estranhos e lesões a estruturas vitais, como nervos, vasos e tendões. Feridas em locais de articulações e tendões devem ser avaliadas do ponto de vista funcional, solicitando-se ao paciente que realize os movimentos correspondentes. Uma avaliação sensorial deve também ser efetuada.

No tratamento da ferida, os seguintes passos devem ser obedecidos:

- **Classificar a ferida:** quanto a perda ou não de substância, tempo de ocorrência, se há penetração em cavidades, se há perda funcional ou se existem corpos estranhos. Exames complementares, se necessários, podem ser solicitados.
- **Limpeza do ferimento:** a limpeza grosseira inicial da ferida pode ser obtida com o uso de água corrente, seguindo-se o uso de soro fisiológico. Se necessário, cabelos que estejam atrapalhando os cuidados com o ferimento podem ser retirados, desde que do modo menos traumático possível.
- **Remoção de corpos estranhos:** corpos estranhos e tecidos lesados na pele ao redor do ferimento também devem ser removidos. A superfície ao redor da ferida deve

ser preparada com solução antisséptica, geralmente à base de iodo-povidona ou de gluconato de clorexidina. Ambos os agentes são tóxicos para as células normais e não devem ser usados no interior da ferida.

- **Anestesia:** o procedimento a seguir é a anestesia, que varia para cada tipo de ferida, ou seja, desde uma simples infiltração de anestésico local até anestesia geral. A infiltração anestésica local habitual é feita ao redor do ferimento, com técnica conhecida como bloqueio de campo. As reações alérgicas aos anestésicos locais são raras, mas podem ocorrer por superdosagem ou injeção intravascular do medicamento. O risco mais importante de complicações por esses medicamentos é a toxicidade ao sistema nervoso central (SNC). A dose máxima de lidocaína para anestesia por infiltração é de 4,5mg/kg sem epinefrina e 7mg/kg, se epinefrina for adicionada ao anestésico. A bupivacaína não deve ser usada em crianças. Sintomas centrais de superdosagem pelos anestésicos locais geralmente incluem excitabilidade, convulsões e, finalmente, depressão do SNC e parada respiratória.

Após a anestesia, a ferida deve ser novamente irrigada com soro fisiológico sob pressão. O volume médio de soro fisiológico injetado em uma lesão deve ser de aproximadamente 150 a 250mL.

- Os passos seguintes são: hemostasia, exploração e desbridamento. No hospital, em hemorragias simples, bastam o pinçamento e a ligadura do vaso. A técnica de garroteamento com manguito pneumático é boa opção para lesões nos membros. Deve ser lembrado, entretanto, que nesse caso o manguito não deve permanecer insuflado por mais de 30 minutos. O uso de torniquetes feitos com madeira, cordas ou tecidos, aplicados na raiz dos membros, é contraindicado devido ao alto número de complicações vasculares que provocam, notadamente, a trombose venosa profunda. Após o controle do sangramento, explora-se a lesão, seguindo-se seu desbridamento, com a remoção das partes necrosadas e dos corpos estranhos.
- **Sutura da lesão:** em seguida, realiza-se a sutura da lesão. A maioria das lesões deve ser suturada primariamente, com aproximação de suas bordas, com a finalidade de reduzir o desconforto do paciente e acelerar a cicatrização. A escolha específica do material para o fechamento das lesões depende da localização do ferimento, da função que se espera obter e das preferências individuais do médico e do paciente. A sutura deve ser sempre iniciada pelos planos mais profundos. Na sutura do tecido celular subcutâneo, utilizam-se fios absorvíveis (categute simples ou a poliglactina), 2-0, 3-0 ou 4-0, com pontos separados. A pele é suturada com fio inabsorvível 3-0 a 6-0, dependendo da região (p. ex., na face, utilizar fio 6-0, monofilamentado). A aproximação de espaços subcutâneos com pontos em excesso

poderá favorecer a infecção local, principalmente se o subcutâneo for constituído exclusivamente por tecido gorduroso. Assim, caso a lesão do tecido subcutâneo seja superficial, o tecido subcutâneo não deverá ser suturado. Suturas contínuas ou mesmo intradérmicas devem ser evitadas nos casos de ferimentos traumáticos. A sutura da pele não deve ser feita sob tensão. Outro cuidado consiste em não deixar os chamados "espaços mortos" durante a rafia dos planos profundos. Feridas de pequena extensão e pouco profundas poderão ser apenas aproximadas com uso de adesivo cirúrgico do tipo Micropore®, ou ainda, usando-se adesivos tissulares apropriados para uso na pele.

Após o término do atendimento, ao ser liberado, o paciente deve ser instruído a manter o local limpo. Ferimentos simples suturados podem ser limpos com água e sabão durante o banho, 24 a 48 horas após a sutura da lesão, sem qualquer risco de aumento da taxa de infecção, pois a superfície do ferimento já se encontra epitelizada.

Os pontos devem ser retirados de acordo com o local da lesão, a existência ou não de outras patologias (p. ex., diabetes, arteriopatia, uso de corticoides etc.) e a ocorrência ou não de infecção/reação inflamatória no local. O momento para retirada dos pontos pode ser influenciado pela força adquirida na cicatriz, o alargamento da lesão cicatricial e o efeito cosmético inaceitável de epitelização ao redor dos pontos de sutura.

LESÕES ESPECÍFICAS – MORDEDURAS

No atendimento aos pacientes vítimas de mordeduras, a atenção deve ser dirigida para o diagnóstico e tratamento de qualquer lesão potencialmente fatal. Até mesmo pequenas lesões exigem uma exploração cuidadosa, pois lesões de aparência superficial podem esconder fraturas, lacerações de tendões, vasos ou nervos, penetrar as cavidades do corpo, penetrar os espaços articulares ou lesar estruturas delicadas, como os olhos. Mesmo ao serem atendidas de imediato, cerca de 85% das mordeduras apresentam patógenos potenciais em seu interior. A irrigação copiosa do ferimento sob pressão é o melhor modo de prevenção de infecções purulentas nessas lesões, pois é capaz de diminuir a concentração bacteriana. O desbridamento dos tecidos desvitalizados diminui ainda mais a possibilidade de infecção, mas deve ser realizado de maneira muito cuidadosa em áreas nobres, como bordas dos lábios, pálpebras e sobrancelhas. A cobertura antibiótica é recomendada na maioria dos casos de mordeduras.

Nas lesões muito profundas, atingindo até o plano muscular, com esgarçamento tecidual, a conduta correta consiste em aproximar os planos profundos com fios absorvíveis com a menor quantidade possível de pontos; os fios absorvíveis, por serem degradados (apesar de agirem localmente como corpos estranhos), não mantêm um estado infeccioso local a médio prazo (diferentemente dos fios inabsorvíveis), devendo-se deixar a pele sem sutura. Deve ser realizada a profilaxia do tétano.

Do mesmo modo, o principal problema ligado às mordeduras humanas relaciona-se com a infecção tissular, pois tanto na saliva humana como nas placas dentárias é alto o conteúdo bacteriano. Assim, as mordeduras humanas são consideradas ferimentos potencialmente contaminados. Os micro-organismos infectantes mais comuns incluem *Streptococcus viridans*, *Staphylococcus* spp., *Eikenella corrodens*, *Bacteroides* spp. e estreptococos microaerófilos. As infecções mais sérias ocorrem nos casos de penetração na cápsula articular, sendo mais comumente encontradas nas mãos. Ferimentos por mordeduras humanas devem ser explorados e lavados copiosamente com solução fisiológica sob pressão. A cobertura antibiótica deve ser instituída, sendo uma boa opção o uso de amoxicilina associada ao clavulanato. Apesar de a incidência de contaminação não ser conhecida, a hepatite e o vírus da imunodeficiência humana (HIV) são potencialmente transmitidos pelas mordeduras humanas.

COMPLICAÇÕES

Os problemas mais comuns relativos ao tratamento das feridas ambulatoriais são: má exploração ou desbridamento; contaminação do instrumental usado ou do próprio profissional; presença de espaço morto e sua decorrente contaminação; má ligadura de vasos sanguíneos com formação de hematomas e possível contaminação; sutura da pele sob tensão, formando áreas de isquemia com posterior deiscência da sutura; fatores ligados ao próprio tipo de ferimento (lacerações extremas, contaminação grosseira), que, apesar de um tratamento muito bem feito, pode não apresentar o melhor resultado desejável; fatores ligados ao próprio paciente ou ao uso de medicamentos, como diabetes, isquemia da região afetada (p. ex., arteriosclerose nos idosos), uso de corticosteroides, deficiência de vitamina C; e mesmo fatores relacionados com baixas condições de higiene e tratamento inadequado da lesão.

A maioria das complicações é do tipo infeccioso, com formação de abscesso, seguindo-se deiscência da sutura. O tratamento exige drenagem dos abscessos, antibioticoterapia, curativos e acompanhamento médico. Nos curativos de feridas infectadas deverão ser sempre priorizados o desbridamento e a irrigação copiosa das lesões com soro fisiológico. Curativos específicos deverão ser usados em cada caso, dependendo do tipo da lesão. A utilização de açúcar ou mesmo de mel, em algumas situações específicas, poderá ser útil, uma vez que esses produtos têm propriedades antimicrobianas, inibindo o crescimento de bactérias gram-negativas e gram-positivas.

Bibliografia

Adzick NS, Lorenz HP. Cells, matrix, growth factors, and the surgeon. The biology of scarless fetal wound repair. Ann Surg 1994; 220:10-8.

Agrem MS, Everland H. Two hydrocolloid dressings evaluated in experimental full-thickness wounds in the skin. Acta Derm Venereol 1997; 77(2):127-31.

American College of Surgeons Committee on Trauma – Advanced Trauma Life Support Course for Physicians – ATLS – Resource Document 6: Tetanus Immunization – 5th Edition Student Manual, 1993.

A Symposium. Wound infection and occlusion – separating fact from fiction. Am J Surg 1994; 167:1A.

Bennett NT, Schultz GS. Growth factors and wound healing: biochemical properties of growth factors and their receptors. Am J Surg 1993; 165:728-37.

Brogan Jr GX, Giarrusso E, Hollander JE et al. Comparison of plain, warmed, and buffered lidocaine for anesthesia of traumatic wounds. Ann Emerg Med 1995; 26(2):121-5.

Ethridge RT, Leong M, Phillips LG. Wound healing. In: Townsend: Sabiston textbook of surgery. 18. ed. Saunders, Elsevier. Chapter 8, 2007.

Marsh L, Langley J, Gauld R. Dog bite injuries. N Z Med J 2004 Sep 10; 117(1201):U1043.

Moscati R, Mayrose J, Fincher L, Jehle D. Comparison of normal saline with tap water for wound irrigation. Am J Emerg Med 1998; 16(4):379-81.

Nakamura Y, Daya M. Use of appropriate antimicrobials in wound management. Emerg Med Clin N Am 2007; 25:159-76.

Thakral KK, Goodson WH. Hunt TK. Stimulation of wound blood vessel growth by wound macrophages. J Surg Res 1979 Apr; 26(4):430-6.

CAPÍTULO 80

Abordagem e Tratamento Inicial das Queimaduras

Carlos Eduardo Guimarães Leão

NORMAS FUNDAMENTAIS

Algumas normas fundamentais para essa situação devem permanecer sempre na mente:

1. A dor é inversamente proporcional à profundidade da queimadura, ou seja, quanto mais profunda, menor sua intensidade.
2. Qualquer medicação deve ser administrada exclusivamente por via endovenosa, exceto o toxoide tetânico, quando se fizer necessário, porque as alterações na hemodinâmica retardam ou impedem a absorção de medicamentos injetados por via intramuscular ou subcutânea.
3. Grande queimado adulto é aquele que possui área lesada >25% de sua superfície corporal, ou >15% em crianças, considerando-se para isso somente as queimaduras de segundo e terceiro graus. Sob o ponto de vista da gravidade da lesão térmica, estes valores são relativos, dependendo de outras variáveis, como idade, estado geral, doenças de base, estado nutricional, lesões associadas etc., que, se presentes, agravam consideravelmente o prognóstico.
4. Queimaduras de face e pescoço são sempre graves, exigindo avaliação correta da permeabilidade das vias aéreas, principalmente se houve inalação de produtos de combustão e se é necessário intubação ou traqueostomia.
5. Queimaduras elétricas são surpreendentes quanto à evolução das lesões, além de poderem causar inibição respiratória, parada cardíaca ou uma combinação de ambas. Não são raros traumatismos cranianos, fraturas ou rupturas de vísceras, uma vez que normalmente essas queimaduras se associam a desmaios seguidos por quedas da própria altura ou de lugares ainda mais altos, como, por exemplo, nos acidentes ocorridos em redes elétricas.

Como norma geral, sujeita a alterações segundo a avaliação clínica do paciente, é recomendada a seguinte conduta:

- **Internar:** grandes queimados, médios queimados de baixa condição socioeconômica, idosos ou de tenra idade, queimaduras de face e pescoço (pelo menos por 48 horas), queimaduras incapacitantes (as duas mãos, os dois pés etc.), queimaduras graves do períneo e lesões por inalação.
- **Não internar:** médios queimados de condição socioeconômica mais alta, que possam e queiram prosseguir com o tratamento em regime ambulatorial, e pequenos queimados.

Não se deve estar só no atendimento de urgência ao queimado. As facilidades são maiores quando há outro profissional treinado nesse tipo de tratamento. Cabe ao médico responsável orientar toda a equipe, distribuindo funções que, em Serviços de Cirurgia Plástica com Unidade de Tratamento de Queimado (UTQ) estabelecida, obedecem, normalmente, a protocolos de condutas e rotinas que servem para dinamizar, normatizar e organizar a atuação multidisciplinar na referida unidade.

O Protocolo de Condutas e Rotinas da UTQ Prof. Ivo Pitanguy do Hospital João XXIII, da Fundação Hospitalar do Estado de Minas Gerais (FHEMIG), em Belo Horizonte, um dos maiores e mais respeitados centros de queimados da América Latina, serve como base para este capítulo e começa por duas regras básicas:

1. Não se impressionar pelo aspecto chocante das queimaduras. Tratando-se de um politraumatizado, lesões por vezes mais graves podem passar despercebidas devido ao envolvimento emocional com as lesões cutâneas.

Capítulo 80 ■ Abordagem e Tratamento Inicial das Queimaduras

Fraturas, lesões de vísceras, traumatismos cranianos e inalação de produtos de combustão, entre outros, devem ser rigorosamente pesquisados e tratados convenientemente.

2. Todas as informações coletadas, seja na anamnese, seja no exame físico, devem ser rigorosamente anotadas na papeleta, facilitando reavaliações futuras.

Como em qualquer outra circunstância de atendimento de urgência, há necessidade de rapidez, precisão e sincronismo nas ações. Uma anamnese cuidadosa, um exame físico acurado e as primeiras medidas terapêuticas devem ser realizados simultaneamente, sem correria ou precipitação. O que não pode haver é a perda de tempo, o que pode ser decisivo para o agravamento do quadro.

CONDUTA TERAPÊUTICA

Analgesia

Tão logo o paciente queimado é atendido, providencia-se a medicação analgésica, já que essas lesões são extremamente dolorosas.

Como rotina, sempre por via endovenosa, utiliza-se morfina, na dose de 5mg para adultos e 0,1 a 0,2mg/kg/dose para crianças, diluída em 9mL de água destilada e aplicada fracionada, lentamente, a cada 4 horas no adulto e a cada 6 horas na criança.

O paracetamol associado à codeína, na dosagem de 30mg a cada 6 horas, é o tratamento de escolha, por via oral, em fase subsequente da terapia analgésica no adulto queimado. Na criança, dá-se preferência ao cloridrato de tramadol, 2mg/kg a cada 6 horas.

Acesso venoso

Na abordagem inicial ao paciente queimado, a punção de veia superficial com cateter de polietileno agulhado consiste na melhor conduta. Dependendo da localização da punção e do tipo de fixação do cateter, pode ser a conduta definitiva. Reserva-se a dissecação venosa profunda para os grandes queimados com áreas de punção atingidas pelas queimaduras, dificuldade de acesso venoso superficial ou necessidade de maior tempo de terapia endovenosa. Através da veia puncionada, coleta-se sangue para uma primeira bateria de exames laboratoriais (hemograma, ionograma), administra-se o analgésico e liga-se um soro Ringer com lactato, para iniciar a hidratação, que é calculada em seguida. Obviamente, essas medidas não são necessárias em um pequeno queimado.

Resfriamento da lesão

Uma excelente conduta para produzir analgesia em uma queimadura aguda consiste no resfriamento da área corporal atingida. Para isso, pode-se lavar a região queimada com água corrente ou usar compressas de água fria ou mesmo gelada sobre a referida região. Esse tratamento baseia-se no fato de que um calor residual, recebido da fonte geradora que causou a lesão, permanece no corpo, produzindo mais lesões e dor. Neutralizando-se esse calor residual, obtém-se a interrupção na progressão das lesões e a consequente diminuição da dor.

Tranquilizantes

Sempre que possível, devem ser evitados. Quando absolutamente necessários, não devem ser administrados isoladamente a um paciente queimado, pois a tentativa de tranquilizar quem sente dor é quase impossível. Seu efeito acaba por se tornar inverso. Deve ser associado sempre um analgésico.

Antes da utilização de um sedativo, deve ser lembrado que, na maioria das vezes, a agitação de um paciente queimado se deve à hidratação insuficiente ou incorreta e à analgesia incompleta ou, até mesmo, a um edema cerebral causado pela hipoproteinemia aguda que se instala no grande queimado. É preciso corrigir esses problemas antes de tranquilizar o paciente farmacologicamente.

Os benzodiazepínicos são os preferidos para o tratamento da ansiedade em pacientes com queimaduras. Os narcóticos não devem ser utilizados, principalmente em caso de suspeita de lesões das vias aéreas superiores.

Broncoscopia

Nas queimaduras importantes do segmento cervico-facial, na inalação (ou suspeita de inalação) de produtos de combustão, em acidentes ocorridos em ambientes fechados e nos acidentes por incêndio com liberação de fumaça tóxica, a solicitação de laringotraqueoscopia e broncoscopia é imperativa. A presença de irritação, muco excessivo e escurecido e fuligem na árvore traqueobrônquica define o prognóstico do caso em questão, bem como norteia a indicação de manutenção de intubação endotraqueal por períodos mais prolongados.

Os problemas pulmonares provenientes direta e indiretamente das queimaduras são, na atualidade, os principais responsáveis pela morte prematura de grandes queimados nas UTQ.

Oxigenoterapia

Em grandes queimados do terceiro grau, com extensas áreas acometidas, é importante oferecer oxigênio umidificado por cateter nasal a 3L/min.

Queimaduras químicas

A região atingida deve ser abundantemente lavada em água corrente, nunca em água parada ou utilizando outras substâncias químicas para neutralização daquela produtora das lesões. A neutralização ser feita por meio de reações químicas que provocam mais lesões do que as originais.

Se o agente etiológico foi o fósforo, deve-se tomar o cuidado de retirar todas as partículas com uma pinça, antes de se proceder à lavagem do local.

Se o agente foi piche ou asfalto, é possível removê-los totalmente com éter. No entanto, é necessário que o paciente esteja anestesiado em razão da dor intensa provocada por esse procedimento. Logo após a retirada desses agentes, deve-se lavar a região com água e sabão degermante.

Limpeza da área queimada

Água e sabão continuam sendo a melhor terapia inicial para o queimado.

O paciente agudo, sempre que possível, deve ser levado deambulando ao chuveiro ou a banheiras especiais para essa finalidade.

Dá-se preferência aos degermantes à base de clorexidina que, além de baixíssima toxicidade, têm amplo e potente espectro de ação.

Para os casos que necessitam desbridamentos e tricotomias, o banho pode ser realizado em mesas cirúrgicas convencionais, com a analgesia do paciente e sob sedação assistida por anestesista.

Hidratação

Nos grandes e médios queimados, a hidratação parenteral constitui o recurso mais eficaz para estabilização ou profilaxia da desidratação aguda e de sua evolução para o choque.

Várias são as fórmulas para o cálculo do volume e as características dos líquidos a serem infundidos. Entre elas, a fórmula de Parkland tem se mostrado uma das mais utilizadas na grande maioria das UTQ em atividade.

A fórmula de Parkland obedece aos seguintes parâmetros: 4mL de líquidos a serem infundidos (Ringer-lactato isotônico) × peso corporal em kg × superfície corporal queimada em porcentagem até um máximo de 50%. Se as lesões ocuparem uma superfície >50%, o valor fica fixo nesse percentual, uma vez que a capacidade de "sequestro" de líquidos pelo paciente não se torna maior com queimaduras >50%.

Em crianças, utiliza-se a fórmula de Parkland modificada: substitui-se o fator 4mL por 3mL para o cálculo do volume principal e acrescenta-se uma dose de manutenção, com a mesma solução isotônica de Ringer-lactato, na quantidade de 1.000mL para crianças de até 10kg de peso corporal; para aquelas de 10 a 20kg, soma-se aos 1.000mL o volume de 50mL para cada quilograma entre 10 e 20kg; dos 20 a 30kg, somam-se, aos 1.500mL, 20mL para cada quilograma entre 20 e 30kg (p. ex., uma criança com 25kg terá, como dose de manutenção, 1.600mL de Ringer-lactato isotônico).

A solução hipertônica de Ringer com lactato deve ser reservada para pacientes chocados ou com superfície corporal queimada >40%, independentemente de choque e/ou lesão pulmonar causados pelo trauma. Nas graves queimaduras do segmento cervicofacial e circulares de membros, a solução hipertônica, também conhecida como "salgadão", deve ser sempre cogitada. Por se tratar de terapêutica pouco usual, recomendam-se sua utilização e condução sempre por mãos experientes de intensivistas de UTQ.

Pacientes idosos ou com doenças cardíacas prévias podem necessitar de cardiotônicos para melhorar o débito cardíaco e a perfusão renal durante o período de reposição hídrica.

Esses números correspondem a uma hidratação iniciada logo após a queimadura. Se o paciente chega ao hospital algumas horas depois do acidente, o tempo perdido deve ser incluído na contagem. Não se deve começar a contar o tempo (24 horas) a partir do atendimento.

Do total calculado, para as primeiras 24 horas de queimadura, a metade deve ser administrada nas primeiras 8 horas, período em que as perdas são mais acentuadas.

Para o cálculo da velocidade de infusão hídrica, usa-se a seguinte fórmula:

$$N^{\underline{o}} \text{ de gotas por minuto} = \frac{\text{volume a ser transfundido (mL)}}{3 \times n^{\underline{o}} \text{ de horas}}$$

Todos esses cálculos servem para iniciar a hidratação e são responsáveis pela diminuição das perdas hídricas e a reversão do gradiente osmótico, fortemente alterado no paciente queimado agudo.

Sua manutenção é feita mediante controle clínico do paciente, especialmente por seu volume urinário horário, que é medido por cateter vesical de demora.

Um paciente bem-hidratado deve manter um volume urinário horário entre 30 e 50mL ou 0,5mL/kg/h.

A infusão de coloides, quando indicada, pode ser feita 24 horas após o acidente. Dá-se preferência à albumina endovenosa (albumina a 10% em 150mL de SGI 5% EV, a cada 8 horas), mantendo o nível sérico >3,0g/dL.

Dieta

Tanto a hidratação como a dieta por via oral devem ser iniciadas tão logo se detecte o movimento peristáltico. Reserva-se a bomba de infusão contínua (BIC) por cateter nasogástrico ou nasojejunal para os pacientes adultos com superfície de área queimada (SCQ) >20% e para crianças internadas.

A dieta enteral precoce previne a desnutrição e ajuda na profilaxia da úlcera de Curling.

Entretanto, a prescrição de medicamentos protetores de mucosa do trato digestivo deve ser feita nos primeiros

Capítulo 80 ■ Abordagem e Tratamento Inicial das Queimaduras

3 dias após a queimadura, até que se inicie efetivamente a dieta oral ou enteral por BIC. Normalmente, no adulto, utiliza-se a ranitidina venosa, na dosagem de 50mg a cada 8 horas. Reserva-se o omeprazol para aqueles pacientes com história de doenças gástricas preexistentes, devendo ser mantido por períodos mais prolongados. Para as crianças com história pregressa de grande ansiedade ou com queimaduras >30% de superfície corporal, utiliza-se a ranitidina venosa, na dose de 1 a 2mg/kg/dose a cada 8 horas, até que se inicie a dieta enteral por BIC.

Entre as fórmulas nutricionais existentes e utilizadas nas grandes UTQ, a fórmula de Curreri (25 kcal × kg de peso corporal + 40 kcal × % SCQ) é das mais eficientes e balanceadas para pacientes queimados.

Profilaxia do tétano

É muito importante a avaliação da imunização contra o tétano. Caso o queimado esteja comprovadamente imunizado, não há necessidade de dose de reforço. Em caso de dúvida sobre a imunização prévia, deve-se aplicar 250U de gamaglobulina hiperimune contra o tétano.

Antibiótico

O uso de antibiótico sistêmico não está indicado na fase inicial do tratamento de queimados. Nos casos de desbridamentos cirúrgicos programados ou enxertias pode-se, de acordo com as comissões de infecção hospitalar de cada hospital, prescrever antibioticoterapia profilática ou mesmo terapêutica, dependendo de cada caso específico.

É muito importante basear a escolha do antimicrobiano na flora colonizadora do paciente e no perfil epidemiológico da UTQ.

Os critérios para indicação de terapia antibiótica sistêmica baseiam-se nos achados clínicos e nas manifestações locais da ferida.

No primeiro caso, taquipneias >40irpm, íleo funcional, hemorragia digestiva, alteração da curva térmica, oligúria e falência cardiovascular são dados importantes na decisão de se iniciar o tratamento.

Da mesma maneira, escurecimento das lesões, secreção purulenta, formação de abscessos, necrose tecidual, arroxeamento ou edema da pele ao redor das margens da área queimada, aumento da espessura da lesão com aprofundamento da queimadura e rápida separação da escara necrótica são algumas das manifestações que servem como parâmetro para a indicação precisa do medicamento.

Quanto à terapia antimicrobiana tópica, dá-se preferência ao creme de sulfadiazina de prata ou, mais recentemente, ao creme de sulfadiazina de prata associado ao nitrato de cério (Dermacerium®). Este, por sua ação imunomoduladora, bloqueando os efeitos imunodepressivos do complexo lipoproteico (LPC) presente na carapaça necrótica do tecido queimado, potencializa a excelente capacidade antimicrobiana e regenerativa da sulfadiazina de prata, tornando-se, nos dias atuais, um agente de ponta na terapia tópica das queimaduras.

Cateter vesical de demora

Um dos mais importantes parâmetros da eficácia da hidratação do grande queimado é a medida do fluxo urinário horário. Deve-se atentar para a importância técnica do cateterismo, dando a ele importância cirúrgica, o que diminui o risco de contaminações grosseiras. Em pacientes do sexo masculino menos graves ou com mais de 5 dias de uso de cateter de demora, pode-se utilizar coletor externo de urina. Nunca se deve descartar a possibilidade de entupimentos ou dobras no cateter caso o débito urinário, apesar de um bom programa de hidratação, não esteja a contento.

Tratamento local

Uma vez hemodinamicamente estabilizado, o paciente queimado é levado ao Bloco Cirúrgico, se possível para uma sala própria para esse atendimento. Nas grandes UTQ, as salas de balneoterapia são muito bem equipadas para essa finalidade.

Preferentemente sob sedação assistida por anestesista, inicia-se o curativo. O desbridamento das flictenas, com limpeza das impurezas e tricotomia nas áreas vizinhas, é o mais importante em um curativo. Segue-se a degermação com clorexidina. Toda a área lavada é enxaguada e seca com compressas estéreis. Aplica-se generosa camada de sulfadiazina de prata simples ou associada ao nitrato de cério e, em seguida, cobrem-se as lesões com gazes abertas esterilizadas e em boa quantidade, de modo a acolchoar bem os locais atingidos. Com ataduras de crepom de boa elasticidade, promove-se uma fixação firme das gazes sem, entretanto, apertar essas áreas (Figura 80.1A a D). Como o tempo médio de ação da sulfadiazina de prata é de 12 horas, esse procedimento deve ser feito duas vezes ao dia.

Nas queimaduras circulares de terceiro grau, faz-se necessária a escarotomia, que deve ser executada com incisões paralelas ou paralelas cruzadas tipo mosaico, sob o risco de garroteamento de extremidades, com necrose ou, até mesmo, dispneia por restrição da expansão pulmonar nas graves queimaduras circulares do tronco (Figura 80.2A a C).

A exposição da área queimada deve ser efetuada em queimaduras de face e períneo (Figura 80.3A e B) ou nas lesões de pequena extensão, caso não cause desconforto ao paciente. As condições higiênicas e socioeconômicas do paciente também devem ser avaliadas ao se optar pela exposição.

Cuidado especial deve ser dado às orelhas queimadas. Em virtude do risco de condrites, recomenda-se a aplicação de curativos três vezes por dia, utilizando-se, nessa

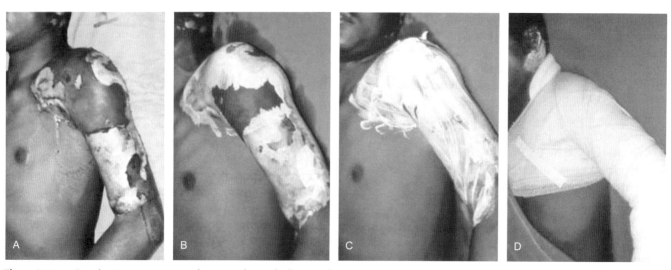

Figura 80.1 ■ Sequência para o curativo do queimado agudo de segundo e terceiro graus. **A.** Aspecto inicial da queimadura. **B.** Pós-desbridamento e tricotomia de axila. **C.** Após aplicação de sulfadiazina de prata com nitrato de cério em camada generosa. **D.** Curativo final (ver encarte colorido).

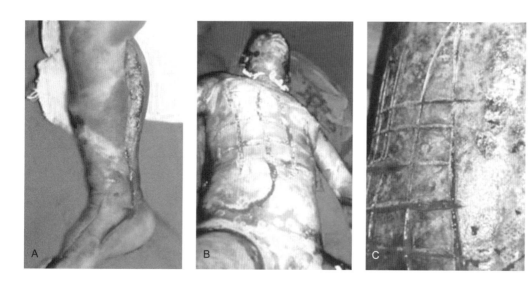

Figura 80.2 ■ Tipos de escarotomia. **A.** Longitudinal. **B** e **C.** Paralelas cruzadas tipo mosaico (ver encarte colorido).

área específica, cremes à base de sulfadiazina de prata + nitrato de cério e curativo oclusivo protetor.

Normalmente, os curativos devem ser feitos duas vezes ao dia na própria UTQ, desde que haja infraestrutura física e pessoal treinado para essa finalidade. Os banhos são geralmente bem tolerados, desde que realizados com técnica. Segue-se, quase sempre, a conduta adotada no primeiro curativo. A escovação das áreas queimadas com escova de cerdas duras deve ser feita apenas em áreas delimitadas de terceiro grau.

A observação diária do aspecto local da queimadura, feita pelo médico plantonista da UTQ, é fator decisivo na evolução do tratamento.

Alguns aspectos podem ser discutidos quanto à evolução do tratamento local. Em uma UTQ suprida por bom banco de sangue e por banco de pele, faz-se mister um bom entrosamento multidisciplinar que permita ao cirurgião a adoção de medidas mais agressivas quanto às excisões precoces que levam, seguramente, às enxertias mais rápidas. Chama-se de excisão precoce a retirada de tecido necrótico entre o primeiro e o terceiro dia pós-queimadura.

Quando executada com critério, dentro de um entendimento clínico de equipe, trata-se de um dos mais modernos e eficientes métodos de abordagem ao paciente queimado. Nas áreas de dobras ou na região cervical, este desbridamento é seguido por enxertia autóloga imediata, evitando-se as indesejadas retrações cicatriciais. Em áreas maiores, a excisão precoce deve ser acompanhada por enxertos de substitutos biológicos de pele humana, ou seja, pele porcina (enxerto heterólogo), pele humana ou membrana amniótica humana (enxerto homólogo). Esses são responsáveis pelo estancamento do incômodo e espoliante sangramento em lençol, decorrente do desbridamento cirúrgico.

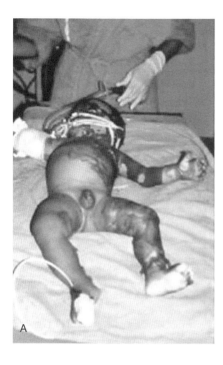
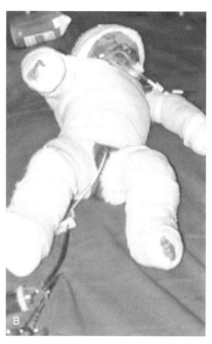

Figura 80.3 ■ A e B. Curativo oclusivo com exposição de face e períneo (ver encarte colorido).

Os queratinócitos homólogos ou autólogos cultivados em laboratório de engenharia genética em breve terão espaço definitivo nos bancos de pele, tornando-se um recurso salvador nos casos de graves queimados sem quantidade suficiente de pele doadora para auto-enxertia.

Em serviços com banco de pele bem suprido por substitutos biológicos ou laboratório em atividade de cultivo de queratinócitos, o queimado agudo beneficia-se com a enxertia precoce de suas áreas queimadas do segundo grau já no segundo curativo realizado em Bloco Cirúrgico.

Os cuidados de fisioterapia são fundamentais no momento do curativo, no qual o fisioterapeuta põe em prática todo o seu planejamento para cada paciente específico. O entrosamento desse profissional com a equipe de enfermagem é de fundamental importância para a evolução do tratamento, principalmente quanto à fisioterapia respiratória e das articulações, além das orientações de seu posicionamento nos curativos oclusivos.

CONSIDERAÇÕES FINAIS

A alta hospitalar do queimado não significa que ele esteja curado. Com ela começa uma segunda etapa a ser vencida com muita determinação e ajuda. É fundamental que o serviço conte com ambulatórios de retorno, para que o paciente cicatrizado possa se beneficiar dos cuidados da cirurgia plástica, além da profilaxia das retrações e cicatrizes hipertróficas; de fisioterapia, para a prática dessa profilaxia e treinamento ao uso de próteses, órteses e malhas compressivas; e de assistência social e reintegração psicológica e profissional (Figura 80.4).

As sequelas, se existentes, devem ser tratadas e acompanhadas no próprio serviço.

Em serviço público de atendimento ao queimado, o que foi exposto neste capítulo só pode se materializar quando existe, aliada à vontade técnica da equipe, a vontade política dos governantes para que tudo dê certo.

Evidentemente, o que de melhor poderia acontecer ao paciente grande queimado seria não sofrer queimadura.

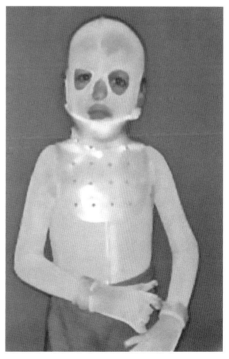

Figura 80.4 Paciente em uso de malhas compressivas e órtese cervicotorácica (ver encarte colorido).

Nas estatísticas de grandes serviços de queimados no Brasil evidencia-se a alarmante estatística de que mais de 50% dos casos de queimaduras são decorrentes de acidentes domésticos evitáveis. Desses, aproximadamente 80% acontecem na cozinha, tomando-se como base apenas esses dois itens de vários outros pesquisados.

Conclui-se, com esses dados, que o que está faltando são campanhas públicas sérias, abrangentes e periódicas de prevenção de queimaduras, a serem veiculadas nos mais diferentes órgãos de propaganda existentes no país ou, mais definitivo, a inclusão da matéria "Prevenção de Acidentes" na grade curricular das escolas brasileiras. A criança, vítima maior das queimaduras, não só aprenderia sobre esse e outros riscos do cotidiano, como seria um fator divulgador de seu aprendizado junto aos adultos, quase sempre despreparados sobre os referidos riscos.

A mudança da cultura quanto ao risco de acidentes só será possível mediante a educação continuada, séria, definitiva e obrigatória no currículo escolar de primeiro e segundo graus.

Bibliografia

Artz CP (ed.) Queimaduras. Rio de Janeiro: Interamericana, 1980.

Correia PC (ed.) Queimaduras. Rio de Janeiro: Atheneu,1980.

Costa DM, Lemos ATO. Queimaduras. In: Leão E, Corrêa EJ, Viana MB, Mota JAC. Pediatria ambulatorial. Belo Horizonte: CoopMed, 1998:659-67.

D'Assumpção EA (ed.) Conceitos básicos de cirurgia plástica. São Paulo: Andrei, 1979.

D'Assumpção EA, Leão CEG. Queimaduras. In: Erazo GAC, Pires MTB (eds.) Manual de urgências em pronto-socorro. Rio de Janeiro: Medsi, 1987:59-73.

Gomes DR, Serra MC, Pelon MA. Queimaduras. Rio de Janeiro: Revinter, 1995.

Gomes DS. Queimaduras. Tratamento geral imediato – Fase aguda. In: Sociedade Brasileira de Cirurgia Plástica – Regional SP (ed.) Cirurgia Plástica. Rio de Janeiro: Atheneu, 1996:43-8.

Leão CEG. Queimaduras. In: Fonseca FP, Savassi-Rocha PR (eds.). Cirurgia ambulatorial. Rio de Janeiro: Guanabara Koogan, 1999:122-8.

SEÇÃO XIII

Emergências em Ginecologia e Obstetrícia

CAPÍTULO 81

Emergências em Obstetrícia

Maria Aparecida Braga

Frederico José Amédeé Péret

INTRODUÇÃO

A abordagem à gestante nas situações de urgência e emergência exige conhecimento profundo das adaptações maternas à gravidez não complicada, bem como dos possíveis efeitos fetais e maternos das modalidades de diagnóstico e tratamento.

ADAPTAÇÕES MATERNAS FISIOLÓGICAS À GRAVIDEZ

Sistema cardiovascular

O sistema cardiovascular é afetado diretamente pelas alterações hormonais da gravidez. O débito cardíaco começa a aumentar no primeiro trimestre e atinge o pico máximo (de 30% a 50% dos níveis preexistentes) na 32ª semana de gestação. O aumento do débito cardíaco é produzido pelo aumento da frequência cardíaca e do volume sistólico. Há aumento das catecolaminas endógenas circulantes, que têm ações inotrópica e cronotrópica positivas. A resistência vascular periférica está diminuída por ação direta da progesterona, que relaxa a musculatura lisa da íntima dos vasos de resistência pré-capilar, resultando em vasodilatação. O *shunt* arteriovenoso da placenta também contribui para a diminuição da resistência vascular. No terceiro trimestre, o útero dilatado pode comprimir a veia cava (especialmente na posição supina), levando à diminuição do retorno venoso cardíaco e à queda do débito cardíaco. Nessas condições, a mulher deve adotar o decúbito lateral esquerdo de modo que o útero se desloque para a esquerda, promovendo o fluxo adequado da veia cava e prevenindo a hipotensão. Na gravidez normal, a diminuição da resistência periférica determina ligeira queda na pressão arterial média durante o segundo trimestre. Também durante a gravidez, ocorre aumento do volume de sangue, chegando, na 32ª semana,

a 50% acima dos níveis pré-gestacionais. Esse aumento compensa parcialmente a diminuição da resistência vascular periférica.

Na circulação pulmonar ocorre vasodilatação, determinando aumento de capacitância e do volume, o que torna a gestante suscetível à sobrecarga de fluido e edema pulmonar.

Sistema respiratório

No hipotálamo, a progesterona reduz a sensibilidade ao CO_2 para 30mmHg, o que leva a aumento da taxa respiratória e do volume corrente. Assim, a gravidez determina estado crônico de alcalose respiratória. Ocorre compensação renal por meio da excreção de bicarbonato. A capacidade vital e a ventilação voluntária máxima não são alteradas. A elevação do diafragma reduz a capacidade funcional residual. A redução sistêmica de bicarbonato torna a grávida muito mais suscetível ao desenvolvimento de acidose metabólica quando estão presentes patologias que evoluem com essa condição.

Sistema gastrointestinal

No sistema gastrointestinal observam-se redução da motilidade gástrica, aumento do risco de aspiração durante anestesia, redução da motilidade colônica e consequente constipação intestinal.

Sistema hematológico

O volume plasmático na gravidez aumenta cerca de 50% e as células vermelhas, 30% em relação aos níveis pré-gestacionais, determinando hemodiluição com redução da concentração de hemoglobina (entre 10,5 e 11g/dL) e hematócrito (30% a 35%). Esse fenômeno é descrito como anemia fisiológica da gravidez.

O aumento nos níveis de catecolaminas e esteroides durante a gravidez determina leucocitose fisiológica da gravidez, com a contagem de células brancas do sangue aumentando para 5.000 a 10.000/mm³. O estrogênio estimula o retículo endoplasmático dos hepatócitos, levando à maior produção de proteínas.

Há ainda um estado de hipercoagulabilidade, determinado por aumento de todos os fatores de coagulação produzidos no fígado (VII, VIII, IX e X), e aumento do fibrinogênio em 20%, com nível médio na gestação de 400mg. Assim, grávidas com doenças graves que necessitam de imobilização devem ser consideradas de alto risco para profilaxia de eventos tromboembólicos venosos.

Sistema renal

O fluxo sanguíneo renal plasmático e a taxa de filtração glomerular estão aumentados em aproximadamente 30% a 50% em relação aos níveis pré-gestacionais. Isso resulta em aumento da depuração de creatinina, ureia e ácido úrico, com consequente redução da creatinina (normal de 0,5 a 0,9mg/dL), ureia (normal de 10 a 15mg/dL) e ácido úrico séricos (normal de 2,5 a 3,5mEq/L). Na gravidez, os medicamentos de eliminação renal devem ter as doses ajustadas. A progesterona relaxa o sistema renal, determinando estase urinária. O ângulo entre a uretra e a vagina também está alterado, tornando mais comuns as infecções do trato urinário. Deve-se observar a profilaxia de infecções do trato urinário quando for necessária cateterização vesical por períodos superiores a 12 horas.

TRANSTORNOS ESPECÍFICOS DA GRAVIDEZ
Síndromes hipertensivas da gravidez (Figura 81.1)

Apesar do desenvolvimento da medicina, a hipertensão continua a ser a principal causa de mortalidade materna e complica 8% a 10% de todas as gestações. A hipertensão durante a gravidez é classificada como crônica preexistente, pré-eclâmpsia ou eclâmpsia, hipertensão crônica com pré-eclâmpsia superposta e hipertensão gestacional.

Hipertensão arterial crônica

Caracteriza-se pela presença de hipertensão persistente, de qualquer etiologia, antes da 20ª semana de gestação, na ausência de doença trofoblástica gestacional. O diagnóstico de hipertensão arterial crônica poderá ser feito de maneira retrospectiva, quando a hipertensão persiste além de 6 semanas após o parto.

Sinais de gravidade incluem níveis pressóricos com pressão arterial sistólica (PAS) >160mmHg e/ou pressão arterial diastólica (PAD) >110mmHg ou hipertensão leve associada a um ou mais dos seguintes fatores: idade materna >40 anos, duração da hipertensão além de 4 anos, pré-eclâmpsia prévia, doença renal de qualquer etiologia, cardiomiopatia, coarctação da aorta, retinopatia, *diabetes mellitus*, perda fetal prévia, doença do colágeno associada a comprometimento vascular ou síndrome de anticorpos fosfolípides.

Pré-eclâmpsia

Trata-se de síndrome específica da gestação, que ocorre, em geral, após a 20ª semana de gravidez, e que se apresenta com hipertensão arterial com pressão arterial sustentada de 140mmHg (sistólica) e/ou 90mmHg (diastólica), além de proteinúria com excreção urinária de proteínas >0,3g em volume de 24 horas ou análise em amostra única mostrando pelo menos 1+, na ausência de infecção urinária.

O vasoespasmo é responsável por danos importantes em órgãos-alvo maternos. As pacientes podem desenvolver insuficiência renal, comprometimento hepático, coagulopatia intravascular, trombocitopenia, edema pulmonar, hemólise e insuficiência cardíaca.

A pré-eclâmpsia é classificada como leve ou grave. A pré-eclâmpsia grave associa-se à presença de um ou mais dos seguintes fatores: pressão arterial de 160/110mmHg ou mais, trombocitopenia, elevação das enzimas hepáticas, oligúria, proteinúria >5g em 24 horas, hiper-reflexia, escotomas, dor epigástrica, insuficiência renal, edema pulmonar, coagulopatia intravascular disseminada ou comprometimento fetal. Define-se como pré-eclâmpsia leve aquela que não preenche os critérios de gravidade. A eclâmpsia é definida como pré-eclâmpsia quando associada a crise convulsiva materna em paciente sem histórico de convulsões. A associação de síndrome hemolítica, elevação das enzimas hepáticas e plaquetas baixas em pacientes com pré-eclâmpsia é denominada síndrome HELLP. Trata-se de uma forma grave da pré-eclâmpsia com alto risco de morte. A patogênese parece envolver vasoespasmo, dano endotelial e hemólise microangiopática. Raramente, pode ocorrer hematoma subcapsular. O diagnóstico é feito mediante a observação de hemólise em esfregaço de sangue periférico, elevação da lactato-desidrogenase, alanina-aminotransferase e trombocitopenia (contagem de plaquetas <100.000/mm³).

Conduta. Ocasionalmente, nas fases iniciais das gestações, pode-se tentar tratamento conservador com esteroides (dexametasona, 10mg EV a cada 6 horas). No entanto, na maioria dos casos, especialmente a partir do segundo trimestre, a cesariana está indicada.

Em casos selecionados de pré-eclâmpsia grave, com gestações distantes do termo e em hospitais terciários, a conduta conservadora também pode ser adotada. Deve-se observar repouso e correção da volemia mediante a infusão venosa de líquidos, se não houver sinais de edema pulmonar, além do uso de hipotensores. Os agentes de escolha para o tratamento da hipertensão são hidralazina e o labetalol, este último não disponível no Brasil. Pacientes com gestações distantes do termo devem ser medicadas com esteroides para

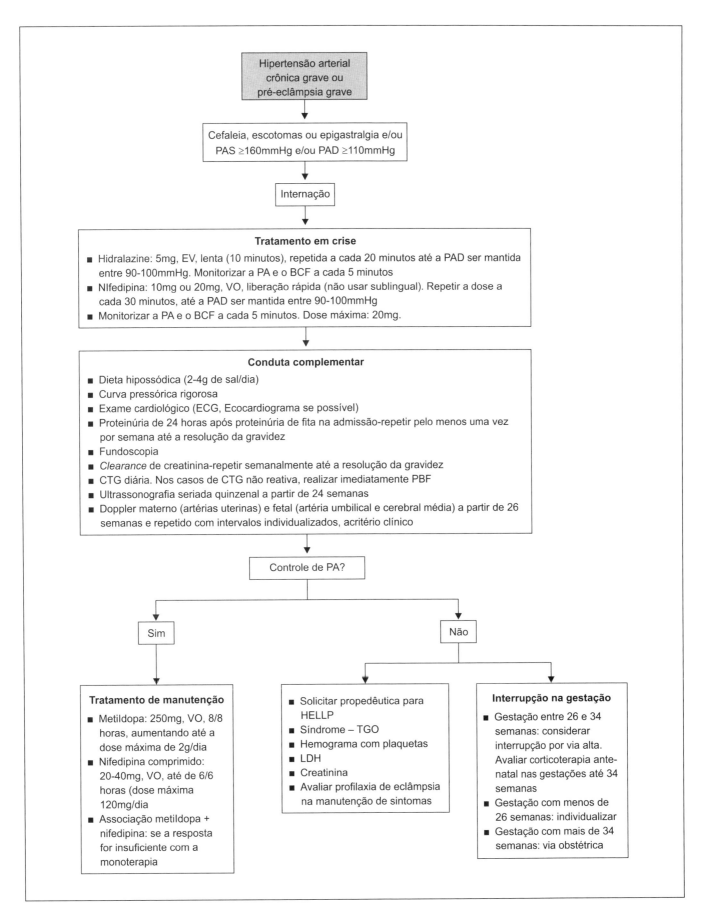

Figura 81.1 ■ Fluxograma para tratamento da hipertensão arterial crônica grave ou pré-eclâmpsia grave.

acelerar a maturidade pulmonar fetal (betametasona, 12mg IM a cada 24 horas, para completar duas doses, ou dexametasona, 6mg IM a cada 12 horas, para completar quatro doses). A avaliação laboratorial inclui hemograma completo, enzimas hepáticas, ureia, creatinina, *clearance* de creatinina e proteinúria, perfil metabólico, coagulograma e ácido úrico. Ultrassonografia e monitoração fetal devem ser realizadas. Diuréticos são indicados apenas na presença de edema pulmonar. No momento do parto ou em casos graves, o sulfato de magnésio EV é o analéptico de escolha. Deve-se administrar 2 a 4g EV lentamente durante 15 a 20 minutos, seguida por uma dose de manutenção de 1 a 2g/h. Os níveis séricos do magnésio podem tornar-se tóxicos, levando à parada respiratória ou cardíaca. Deve-se monitorar as funções renal, respiratória, cardiovascular e neurológica, além de se proceder à dosagem sérica de magnésio. Se o paciente manifesta oligúria, a diminuição ou interrupção de magnésio está indicada. A toxicidade do magnésio pode ser revertida com a administração EV de cálcio (10mL de uma solução a 10% de gluconato de cálcio EV administrada lentamente durante 10 minutos).

Na eclâmpsia, as convulsões devem ser tratadas com sulfato de magnésio EV. Em casos que não respondem ao magnésio, um benzodiazepínico pode ser utilizado, como o diazepam (5 a 10mg EV), seguido ou não por fenitoína (10 a 20mg/kg EV, durante 20 minutos). Se a convulsão persiste, doses de 50mg de fenobarbital devem ser utilizadas até a dose total de 200mg. Em casos graves refratários, são necessários paralisia muscular com anestesia geral e suporte ventilatório.

Pacientes com 24 a 28 semanas de gestação com alguma comorbidade grave são tratadas de maneira conservadora, com monitoração e uso de esteroides para garantir o desenvolvimento do pulmão fetal. Se as condições maternas e fetais permitirem, deve-se tentar alcançar uma idade gestacional de 28 semanas. Entre 26 e 34 semanas, se as condições materna e fetal permanecem estáveis, esteroides são administrados e a cesariana deve ser realizada dentro de 48 horas. Após 34 semanas de doença grave, a cesariana deverá ser realizada após a estabilização do quadro clínico. A via de parto deverá ser determinada por fatores obstétricos e o parto vaginal poderá ser considerado.

A ruptura de hematoma subcapsular do fígado é rara e se manifesta por dor importante no quadrante superior direito e no ombro. A presença de instabilidade indica a necessidade de cirurgia imediata. Em pacientes mais estáveis, o diagnóstico pode ser confirmado com ultrassonografia ou tomografia computadorizada.

Anti-hipertensivos. A terapêutica medicamentosa da hipertensão arterial aguda nas gestantes será necessária quando a PAS for >160mmHg e/ou a PAD for >110mmHg. A preservação da circulação fetal também deverá ser o foco quando da terapia dessas pacientes.

Para o tratamento de crises hipertensivas agudas na gravidez, a hidralazina é o fármaco de escolha. Uma dose-teste de 5mg EV deve ser seguida por doses de 10mg, se necessário. O labetalol representa boa opção, mas, como dito anteriormente, não está disponível de rotina nos serviços brasileiros. A nifedipina pode ser utilizada em condições subagudas. Deve ser observada a hidratação adequada da paciente, pois em casos de hipovolemia podem ocorrer hipotensão arterial paradoxal e comprometimento da circulação fetal. O nitroprussiato de sódio deve, se possível, ser evitado. Esse agente é convertido em tiocianato de sódio e o feto não conta com o sistema hepático necessário para metabolizar esse subproduto. Em situações extremas, quando outros agentes falham, o nitroprussiato pode ser usado com cautela. Os inibidores da angiotensina e os bloqueadores dos receptores são relativamente contraindicados no segundo e terceiro trimestres da gravidez, pois podem determinar óbito fetal intrauterino secundário ao colapso cardiovascular fetal.

Esquemas propostos para medicações mais usadas
- Hidralazina: cada ampola de 1mL contém 20mg de hidralazina (diluir 1mL de hidralazina – 20mg – em 19mL de água destilada; cada 1mL da solução contém 1mg de hidralazina). Dose máxima: 20mg.
- Considerar uso de corticoide para maturação pulmonar entre 26 e 34 semanas, quando houver indicação de interrupção da gravidez o que se associa com: crescimento intrauterino retardado (CIUR) grave, oligodrâmnio acentuado, agravamento clínico materno, vitalidade fetal comprometida [PBF ≤4], diástole zero ou reversa de Doppler de artéria umbilical, centralização de fluxo à dopplervelocimetria.
- Esquema padrão de sulfato de magnésio: diluir 40mL de sulfato de magnésio a 50% em 460mL de soro fisiológico a 0,9%, manter em bomba de infusão contínua (BIC) a 50mL/h e considerar esquema em *bolus* alternativo (8mL de sulfato de magnésio a 50% em 12mL de água destilada, EV, lentamente [10 min]). Manutenção: repetir a dose de ataque a cada 4 a 6 horas em caso de presença do reflexo patelar, diurese >30mL/h e frequência respiratória ≥16irpm.
- Antídoto: gluconato de cálcio, 10mL de solução a 10% EV.

Conduta pós-parto nas síndromes hipertensivas. A alta hospitalar deverá ser liberada quando os níveis pressóricos atingirem PAD <100mmHg e/ou PAS <150mmHg, com ou sem necessidade de uso de anti-hipertensivos.

O controle ambulatorial deve ser inicialmente semanal.

Caso a paciente mantenha níveis de PAD >100mmHg e/ou PAS >150mmHg, a internação deve ser mantida e a prescrição pode incluir:
- Nifedipina, 10 a 20mg a cada 12 horas (dose máxima de 80mg/dia), e/ou

Capítulo 81 ■ Emergências em Obstetrícia

- Captopril, 25mg a cada 8 horas (dose máxima de 150mg/dia) – medicação de escolha nos casos de diabetes ou cardiomiopatia – e/ou
- Propranolol, 40mg a cada 12 horas (dose máxima de 240mg/dia), e/ou
- Hidroclorotiazida, 25mg/dia.

Em caso de PAD ≤100mmHg e/ou PAS <150mmHg, pode ser dada alta hospitalar com controle em 3 e 7 dias, seguido de monitoração semanal, no qual se inclui a avaliação para possível suspensão progressiva do hipotensor nos casos de pré-eclâmpsia.

Avalia-se a necessidade de controle com especialistas (cardiologia, clínica médica, endocrinologia etc.).

SÍNDROMES HEMORRÁGICAS RELACIONADAS COM A GESTAÇÃO

Apesar das intervenções clínicas, a hemorragia obstétrica continua a ser importante causa de morbidade, mortalidade e perda fetal. As pacientes no terceiro trimestre de gravidez com placenta prévia e descolamento prematuro de placenta podem sofrer perda de sangue rápida e significativa, levando ao comprometimento hemodinâmico precoce. Hemorragia no terceiro trimestre da gravidez representa uma emergência médica.

Perdas sanguíneas são esperadas. Em parto via vaginal, a paciente pode perder de 300 a 500mL, aumentando para 1.000 a 1.500mL em casos de cesariana. O aumento do volume de sangue presente na gravidez compensa essa perda na maioria das vezes. Ocasionalmente, pode ocorrer hemorragia significativa com necessidade de intervenção médica ou cirúrgica imediata.

Perdas sanguíneas >500mL nas primeiras 24 horas após o parto ou aquelas capazes de causar instabilidade hemodinâmica podem levar a sérias complicações maternas, com alta taxa de mortalidade.

Causas de sangramento de acordo com o período gestacional

- **Anteparto:** eclâmpsia, nuliparidade, multiparidade, hemorragia em gestações prévias e parto cesariana prévio.
- **Intraparto:** prolongamento do terceiro período do parto (>30 minutos), episiotomia mediolateral, parada de descida, lacerações pélvicas (cervical, vaginal e perineal), parto instrumental (fórceps e vacuoextrator) e condução do trabalho de parto

Causas – 4 "T"

- **Tônus uterino** (atonia uterina)
- **Trauma** (lacerações cervicais, vaginais e perineais; hematomas pélvicos; inversão uterina; ruptura uterina)

- **Tecido** (retenção de tecidos placentários; invasão placentária)
- **Trombina** (coagulopatias)

Entre as medidas de prevenção estão: corrigir anemia durante o pré-natal; evitar episiotomia rotineira; manejar ativamente o terceiro período do parto (uso de ocitocina – 10 unidades IM) após extração fetal; clampear precocemente e tracionar delicadamente o cordão umbilical, além de observar atentamente o quarto período do parto, reexaminando os sinais vitais das pacientes.

Hemorragias obstétricas
Hemorragia anteparto

No primeiro e segundo trimestres, condições como aborto espontâneo e gravidez ectópica podem levar à perda significativa de sangue. As pacientes tratadas por aborto espontâneo ou gravidez ectópica rota precisam de acompanhamento contínuo e abordagem hemodinâmica agressiva com reposição de fluidos e produtos de substituição de sangue para evitar o choque hipovolêmico. No terceiro trimestre, o sangramento tem como consequência a localização placentária anormal, placenta prévia, e deslocamento prematuro da placenta.

Placenta prévia

A placenta prévia ocorre uma vez a cada 150 a 200 gestações. Essas pacientes geralmente se apresentam com sangramento vaginal indolor e podem relatar vários episódios esporádicos de sangramento. O diagnóstico é feito por meio da ultrassonografia. Os episódios são geralmente autolimitados, embora, por vezes, se justifique a cesariana imediata. A abordagem inicial inclui repouso, reposição de sangue e monitoração materna e fetal. Pacientes estáveis com gestação distante do termo podem ser tratadas ambulatorialmente, porém a maioria dos casos a curto prazo exige internação hospitalar. Se estáveis, as pacientes são avaliadas quanto à maturidade pulmonar fetal, com amniocentese em 35 a 36 semanas e cesariana, se a maturidade pulmonar fetal for documentada. Raramente, a placenta pode invadir o miométrio e a histerectomia estará indicada no momento da cesariana. Esses procedimentos podem determinar perda significativa de sangue e a necessidade de monitoração intensiva no pós-operatório.

Descolamento prematuro da placenta

O descolamento prematuro da placenta ocorre em até 1% de todas as gestações. Essa condição pode levar ao sangramento vaginal grave ou ao sangramento oculto (intraútero). A terapia consiste na estabilização do quadro clínico mediante reposição de líquido e sangue e monitoração fetal. A mortalidade fetal pode chegar a 40%. Nos casos de coagulopatia (que ocorre em 15% a 30% dos casos), deve-se administrar sangue, plasma fresco congelado ou crioprecipitado. Nas gestações a termo, a cesariana está indicada. Nos quadros estáveis com gestações distantes do termo, e se o descolamento não é grave, pode ser realizada a tentativa de tratamento conservador com acompanhamento intensivo. Nesses casos, os esteroides são dados para acelerar a maturidade pulmonar fetal. No momento da cesariana, o sangramento pode ser vigoroso e podem ser necessárias intervenções operatórias, como ligadura das artérias uterinas, ligadura da artéria hipogástrica ou histerectomia.

Hemorragia pós-parto

Hemorragia pós-parto significativa ocorre em 2% a 5% dos partos. A causa mais comum é a atonia uterina, no período pós-parto imediato. Outras causas incluem retenção de fragmentos placentários, lacerações do colo do útero e vagina, e coagulopatias. Hemorragias tardias, de 3 a 7 dias após o parto, na maioria das vezes se devem à retenção de fragmentos da placenta ou a coagulopatias congênitas não reconhecidas.

A abordagem inicial inclui investigação da causa, com cuidadoso exame do colo do útero e vagina em busca de lacerações. A avaliação do estado contrátil do útero também deve ser realizada. Nos casos de atonia uterina, agentes oxitócitos são administrados (20 a 40U de ocitocina adicionadas a soluções EV e administradas de 200 a 300mL/h). A massagem externa do útero também é utilizada. Se a atonia persistir, agentes como Methergine®, 0,2mg IM, podem ser usados. Esses compostos são contraindicados em pacientes com hipertensão arterial, pois elevação significativa da pressão arterial pode ocorrer e, raramente, determinar hemorragia intracerebral. Outra opção consiste na administração intramuscular de prostaglandina. Esse agente pode provocar broncoespasmo significativo e está contraindicado nas que apresentam asma. Deve-se observar, ainda, o controle da coagulopatia.

Nos casos de falha da abordagem clínica, a cirurgia está indicada. O exame intrauterino para curetagem uterina, sob anestesia, pode ser necessário. Em casos extremos pode ser utilizada embolização das artérias uterinas ou intervenção cirúrgica, como a ligadura da artéria uterina ou a da artéria hipogástrica. Se todas as medidas não conseguiram resolver o sangramento, a histerectomia poderá ser utilizada como último recurso.

OUTRAS CONDIÇÕES
Uso de anticoagulantes na gravidez

A heparina não fracionada não atravessa a membrana placentária e é o anticoagulante de escolha em todos os trimestres de gravidez, podendo ser utilizada com relativa segurança fetal. Heparinas fracionadas também não atravessam a membrana placentária e podem ser usadas durante a gravidez. No terceiro trimestre, a utilização de heparina não fracionada parece ser mais segura, principalmente se for necessária intervenção cirúrgica, pois a heparina não fracionada pode ser revertida com sulfato de protamina. O controle da dose, pode ser feito por meio do tempo de tromboplastina parcial ativado, que é um monitor mais confiável, para efeito anticoagulante, do que o fator Xa ativado, usado no controle da atividade da heparina fracionada. A varfarina e seus derivados estão contraindicados. No primeiro trimestre, a varfarina apresenta efeitos teratogênicos, produzindo no embrião defeitos da linha média, como fissuras e defeitos do septo cardíaco. Em todos os trimestres, a varfarina atravessa a placenta e pode causar hemorragia espontânea fetal. Em algumas pacientes cardiopatas selecionadas (particularmente naquelas com válvulas mecânicas), a varfarina pode ser usada no segundo trimestre e no início do terceiro.

Embolia de líquido amniótico

A embolia de líquido amniótico apresenta-se como colapso cardiovascular e respiratório súbito e agudo, determinado pelos compostos vasoativos e fibrinolíticos que extravasam para o espaço vascular. Ela pode ocorrer em partos vaginais e estar associada a descolamento de placenta, ruptura uterina e aborto. A mortalidade pode ser reduzida com a identificação precoce e suporte cardiovascular e respiratório adequado.

Síndrome hemolítico-urêmica/Púrpura trombocitopênica trombótica

A síndrome hemolítico-urêmica/púrpura trombocitopênica trombótica raramente ocorre na gravidez, porém determina alta mortalidade materna quando não reconhecida e tratada rapidamente. Ocorre comumente no final do terceiro trimestre ou no período pós-parto imediato, sendo muitas vezes confundida com pré-eclâmpsia. Determina insuficiência renal, trombocitopenia e hemólise, além de sintomas neurológicos. Essas lesões são determinadas pela oclusão da microcirculação por trombos plaquetários e hemólise. O tratamento inclui suporte intensivo e administração de altas doses de esteroides. Em alguns casos, a plasmaférese está indicada.

Queimadura

A conduta deve ser a mesma adotada para a população em geral, com reposição agressiva de fluidos, uso de antibióticos e cuidados respiratórios. O resultado fetal está relacionado com a gravidade da queimadura materna e o desenvolvimento de complicações maternas. Quando a queimadura materna é >50%, a mortalidade fetal se aproxima dos 100%. No terceiro trimestre, se a queimadura materna for >50%, a cesariana estará indicada. Se a queimadura materna é de 30% ou menos, a sobrevivência do feto chega a 80%. A morte fetal geralmente ocorre na primeira semana após o evento. Se a gravidez está distante do termo, deve-se utilizar esteroides para garantir a maturidade pulmonar fetal. Se a queimadura materna for <30% e a mãe encontrar-se em trabalho de parto prematuro, o emprego de relaxantes tocolíticos uterinos estará indicado. As complicações sépticas de queimadura e sepse materna franca podem levar ao parto ou à amnionite fetal.

Traumatismo e gravidez

As alterações fisiológicas da gravidez, em especial o aumento do volume sanguíneo, tornam a grávida politraumatizada menos propensa a manifestar sinais precoces de choque. O comprometimento fetal é comum, pois o fluxo sanguíneo uterino pode estar comprometido a despeito da ausência de manifestações clínicas. A posição abdominal do útero no terceiro trimestre torna-o mais suscetível aos traumatismos contuso e penetrante. Com o crescimento uterino, a bexiga é deslocada superiormente e torna-se mais suscetível às lesões traumáticas durante a gravidez.

Após contusão ou desaceleração secundária a acidente automobilístico, o descolamento prematuro da placenta é a complicação mais frequente. A monitoração das contrações fetais é uma medida sensível para o diagnóstico de deslocamentos. A maioria dos deslocamentos ocorre nas primeiras 4 a 8 horas depois da lesão. A ocorrência de deslocamento tardiamente após o trauma é rara, sendo sua incidência maior quando ocorre hemorragia materno-fetal. Como pequenas quantidades de sangue fetal podem entrar na circulação materna, são necessárias a tipagem sanguínea e avaliação do fator Rh. Todas as pacientes Rh-negativas devem receber profilaxia com imunoglobulina Rh, 300mg, para evitar isoimunização. A monitoração materno-fetal deve ser permanente. Os marcadores de gravidade materna incluem pressão arterial, frequência cardíaca, hematócrito e pressão parcial arterial de dióxido de carbono, porém não há valor preditivo para o resultado fetal. Todas as lesões maternas devem ser tratadas como se não houvesse gravidez. A ultrassonografia é a avaliação de imagem de primeira escolha. No segundo e terceiro trimestres, a tomografia computadorizada do abdome e da pelve pode ser realizada, mas ocorrerá exposição do feto ante 5 a 7cGy de radiação. Se a lavagem da cavidade peritoneal for necessária, ela deverá ser feita com cuidado, para evitar lesão uterina pelo trocarte. Por isso, as técnicas abertas são preferíveis. Em casos graves, a cesariana pode ser benéfica para a mãe em razão da remoção da derivação arteriovenosa placentária.

Ferimentos penetrantes em pacientes grávidas são mais comumente determinados por tiros ou facadas. Em geral, o prognóstico é melhor nas situações de traumatismo abdominal penetrante, pois o útero materno protege os órgãos vitais; no entanto, em função da localização anterior e central do útero, o risco é significativo para o feto. O feto é ferido em 66% desses casos, com elevadas taxas de mortalidade fetal (entre 40% e 70%). A condução dessas lesões permanece controversa. Muitos especialistas defendem a exploração cirúrgica. O tratamento conservador, com monitoração invasiva, também pode ser considerado. A melhor conduta consiste na individualização dos casos com esforço coordenado entre os cirurgiões de trauma e o obstetra, buscando o melhor resultado para a mãe e o feto.

Bibliografia

ACOG Practice Bulletin Critical care in pregnancy. Obstet Gynecol 2009; 113(2):443-50.

Afessa B, Green B, Delke I, Koch K. Systemic inflammatory response syndrome, organ failure, and outcome in critically ill obstetric patients treated in an ICU. Chest 2001; 120:1271-7.

Amy B, McManus W, Goodwin C et al. Thermal injury in the pregnant patient. Surg Gynecol Obstet 1985; 161:209.

Awe RJ, Nicotra MB, Newsom TD et al. Arterial oxygenation and alveolar–arterial gradients in term pregnancy. Obstet Gynecol 1979; 53:182.

Awwad J, Azar G, Seoud M et al. High velocity penetrating wounds of the gravid uterus: review of 16 years of civil war. Obstet Gynecol 1994; 83:259.

Barron WM, Lindheimer MD. Renal sodium and water handling in pregnancy. Obstet Gynecol Ann 1984; 13:35.

Bell WR, Braine HG, Ness PM et al. Improved survival in thrombotic thrombocytopenia purpura hemolytic uremic syndrome. N Engl J Med 1991; 325:398.

Bourjeily G, Miller M. Obstetric disorders in ICU. Clin Chest Med 2009; 30:89-102.

Brenner WE, Edelmar DA, Hendricks CA. Characteristics of patients with placenta previa and results of expectant management. Am J Obstet Gynecol 1978; 132:180.

Campbell LA, Clocke R. Update in nonpulmonary critical care implications for the pregnant patient. Am J Respir Crit Care Med 2001; 63:1051-4.

Cassidy GN, Moore DL, Bridenbaugh D. Postpartum hypertension after use of vasoconstrictor and oxytocin drugs: etiology incidences, complications and treatment. JAMA 1960; 172:101.

Clark S. Placenta previaaccreta and prior cesarean section. Obstet Gynecol 1985; 66:89.

Davies S. Amniotic fluid embolism and isolated disseminated intravascular coagulation. Can J Anaesth 1999; 46:456.

Elkayam V, Gleicher N. Cardiovascular physiology of pregnancy. In: Elkayam V, Gleicher N (eds.) Cardiac problems in pregnancy. New York: Alan R. Liss, 1982.

Esplin MS, Branch DW. Diagnosis and management of thrombotic microangiopathies during pregnancy. Clin Obstet Gynecol 1999; 42:360.

Ferguson JE II, Bourgesis FJ, Underwood P. B-Lynch suture for postpartum hemorrhage. Obstet Gynecol 2000; 95:1020.

Gilbert W, Danielsen B. Amniotic fluid embolism: decreased mortality in a population based study. Obstet Gynecol 1999; 93:973.

Gilmore DA, Wakins J, Secrest J et al. Anaphylactoid syndrome of pregnancy: a review of the literature with latest management and outcome data. AANA J 2003; 71:120.

Hayashi RH, Castello MS, Noah ML. Management of severe postpartum hemorrhage due to uterine atony using an analogue of prostaglandin F2. Obstet Gynecol 1981; 58:426.

Hill LM, Johnson CE, Lee RA. Prophylactic use of hydroxyprogesterone caparoate in abdominal surgery during pregnancy. A retrospective evaluation. Obstet Gynecol 1975; 46:287.

Hurd WW, Meodornik M, Hertzberg V et al. Selective management of abruptio placentae: a prospective study. Obstet Gynecol 1983; 61:467.

Kuhlmann R, Cruikshank D. Maternal trauma during pregnancy. Clin Obstet Gynecol 1994; 37:274.

Lavery J, Staton-McCormick M. Management of moderate to severe trauma in pregnancy. Obstet Gynecol Clin North Am 1995; 22:69.

Lucas MJ, Leveno KJ, Cunningham FG. A comparison of magnesium sulfate with phenytoin for the prevention of eclampsia. N Engl J Med 1995; 333:201.

Luea WE. Post partum hemorrhage. Clin Obstet Gynecol 1980; 23:637.

Mabie W, Gonzalez AR, Sibas BM et al. A comprehensive trial of labetalol and hydralazine in the acute management of severe hypertension complicating pregnancy. Obstet Gynecol 1987; 70:328.

Magee LA, Cham C, Waterman ES et al. Hydralazine for treatment of severe hypertension in pregnancy: meta-analysis. BMJ 2003; 327:555.

Magee LA, Ornstein MP, Von Dadelszen P. Fortnightly review: management of hypertension in pregnancy. BMJ 1999; 318:1332.

Metcalf J, Veland K. Maternal cardiovascular adjustments to pregnancy. Prog Cardiovasc Dis 1974; 16:363.

Navity J, Cefalo RC, Lewis PE. Fetal toxicity of nitroprusside in the pregnant ewe. Am J Obstet Gynecol 1981; 139:708.

Naylor Jr D, Olsonn MM. Critical care obstetrics and gynecology. Critical Care Clinics 2003; 19:127-49.

Naylor Jr D, Olsonn MM. Critical care obstetrics and gynecology. Critical Care Clinics 2003; 19:127-49.

Oliveira Neto AF, Parpinelli MA, Cecatti JG, Souza JP, Sousa MH. Factors associated with maternal death in women admitted to an intensive care unit with severe maternal morbidity. Int J Gynaecol Obstet 2009; 105(3):252-6.

O'Mailia JJ, Sander GE, Giles TD. Nifedipine associated myocondrial ischemia or infarction in the treatment of hypertensive emergencies. Ann Intern Med 1987; 107:185.

Pais SO, Glickman M, Schwartz et al. Embolization of pelvic arteries for control of postpartum hemorrhage. Obstet Gynecol 1980; 53:754.

Protocolo do acolhimento com classificação de risco em obstetrícia e principais urgências obstétricas, 2010. Disponível em: ttp://www.ibedess.org.br/imagens/biblioteca/706_protocolo.pdf.

Rayburn W, Smith B, Feller I et al. Major burns during pregnancy: effects on fetal well-being. Obstet Gynecol 1984; 63:392.

Sibai BM. Diagnosis, prevention, and management of eclampsia. Obstet Gynecol 2005; 105:402.

Sibai BM. Pitfalls in diagnosis and management of pre-eclampsia. Am J Obstet Gynecol 1988; 159:1.

The Magpie Trial Collaborative Group. Do women with pre-eclampsia, and their babies, benefit from magnesium sulphate? The Magpie Trial: a randomised placebo-controlled trial. Lancet 2002; 359:1877.

Weinberger SE, Weiss ST, Cohen WR et al. Pregnancy and the lung. Am Rev Respir Dis 1980; 127:559.

Weinstein L. Syndrome of hemolysis, elevated liver enzymes and low platelet count a severe consequence of hypertension in pregnancy. Am J Obstet Gynecol 1982; 142:159.

Wheeler AJ, James FM III, Melo PS et al. Effect of nitroglycerin and nitroprusside in the uterine vasculature of gravid ewes. Anesthesiology 1980; 52:390.

Witlin AG, Sibai B. Magnesium sulfate therapy in preeclampsia and eclampsia. Obstet Gynecol 1998; 92:883.

Working Group Report on High Blood Pressure in Pregnancy. Washington, DC, National Institutes of Health, 2000.

SEÇÃO XIV
Emergências em Urologia

CAPÍTULO 82

Uropatia Obstrutiva

Adelmo Simões Pereira

INTRODUÇÃO

A uropatia obstrutiva consiste na interrupção parcial ou total do fluxo urinário, cuja causa, congênita ou adquirida, aguda ou crônica, pode estar situada desde o meato uretral externo até o infundíbulo calicial. Em razão de seu efeito deletério sobre a função renal, a obstrução e a estase do fluxo urinário situam-se entre os distúrbios urológicos mais importantes, porque podem terminar causando a hidronefrose e ter como efeito final a insuficiência renal ou, quando unilateral, a destruição completa do órgão.

A obstrução ao fluxo urinário acarreta dilatação das vias urinárias a montante com aumento da pressão intrarrenal e consequente diminuição do fluxo sanguíneo, o que determinará atrofia celular com necrose do parênquima. Por sua vez, a estase urinária predispõe à infecção do trato urinário, que causa dano adicional ao órgão acometido. Além disso, a infecção urinária pode alterar o pH urinário e propiciar a formação de litíase urinária, o que pode agravar ainda mais a obstrução e também dificultar a erradicação da infecção com antimicrobianos.

Deve ser salientado que a uropatia obstrutiva nem sempre resulta de obstrução mecânica, pois nas vias urinárias excretoras podem existir transtornos dinâmicos que exercem ação obstrutiva. Assim, a perda de capacidade expulsiva do detrusor e o aumento da resistência uretral por espasmo da estrutura esfincteriana secundária a transtornos neurológicos de diversas etiologias podem causar obstrução das vias urinárias.

Finalmente, é de suma importância que se faça um diagnóstico precoce da obstrução urinária, porque o comprometimento da função renal depende do tempo, do local e de sua apresentação, que pode ser parcial ou total.

EPIDEMIOLOGIA

A uropatia obstrutiva pode acometer indivíduos de qualquer sexo, idade ou cor. Incide com maior frequência nos indivíduos do sexo masculino, e a alta incidência em crianças se deve a malformações congênitas do trato urinário, que são as mais comuns de todas e geralmente de caráter obstrutivo, como, por exemplo, a obstrução da junção pieloureteral, a válvula de uretra posterior e as ureteroceles. Depois dos 60 anos de idade, a incidência de hipertrofia e carcinoma da próstata é muito alta, com o carcinoma só perdendo em frequência, no homem, para o carcinoma pulmonar, equiparando-se em incidência aos tumores do trato digestivo. A litíase renal, causa frequente de obstrução urinária, é também mais comum no homem do que na mulher, na proporção de 3:1. Somente nos EUA, cerca de 200 mil pessoas são hospitalizadas por ano para tratamento da litíase urinária. No homem, os estreitamentos uretrais secundários a processos inflamatórios eram muito frequentes; atualmente, no entanto, os secundários a traumas, causados principalmente por acidentes de trânsito e de trabalho, ganham dos resultantes de processos inflamatórios. A uretrite gonocócica, que no passado era a principal causa de estreitamento uretral, diminuiu acentuadamente sua incidência e complicações, devido a uma maior conscientização da população e avanços terapêuticos e preventivos. Por último, a incidência de tumores vesicais é muito grande, especialmente nos homens de idade avançada e fumantes.

FISIOPATOLOGIA

A uropatia obstrutiva pode ser classificada, conforme o nível da obstrução, em infra e supravesical.

Uropatia obstrutiva infravesical

O obstáculo pode estar situado desde o meato uretral externo até o colo vesical. Sua incidência é grande, e os fatores obstrutivos variam conforme o sexo do paciente. De acordo com a evolução, pode ser aguda ou crônica.

Uropatia obstrutiva infravesical aguda

Como exemplo típico de obstrução infravesical aguda no homem pode ser citada a prostatite aguda ou cálculo encravado na uretra, e na mulher, o útero retrovertido grávido ou um hematocolpos. A obstrução aguda conduz à distensão da bexiga de curso rápido que, quando ultrapassa o limite fisiológico, produz dor intensa no hipogástrio e desejo premente de urinar. A sobredistensão determina, por via reflexa, diminuição do fluxo renal e da secreção de urina, configurando-se em um mecanismo de defesa para impedir o aumento da distensão vesical. Contudo, não se detém totalmente a secreção de urina, de maneira que esta segue fluindo para a bexiga até que a pressão dentro do órgão interfere com a dinâmica ureteral. A distensão aguda da bexiga pode afetar sua nutrição por comprometimento da circulação arterial e da drenagem venosa. Então, quando se faz a descompressão rápida do órgão, a circulação venosa, antes afetada por uma vasodilatação paralítica, pode chegar a produzir sangramento vesical importante. É chamada hemorragia ex-vácuo, e para evitá-la é necessário esvaziar a bexiga muito lentamente, ao se proceder ao cateterismo vesical de alívio. Por outro lado, a anoxia prolongada da parede vesical durante retenção urinária aguda traz, como consequência, a perda transitória, total ou parcial, da função evacuadora da bexiga. Isso explica por que às vezes uma retenção urinária aguda superada por meio de cateterismo não é seguida de recuperação da micção, mesmo quando não há obstáculo, como pode acontecer no pós-operatório imediato.

Uropatia obstrutiva infravesical crônica

Entre as múltiplas causas de obstrução infravesical crônica, a mais conhecida é a produzida por hiperplasia benigna da próstata, denominada prostatismo. Neste capítulo serão mencionados os efeitos da hiperplasia benigna da próstata sobre o trato urinário médio (bexiga) e sobre o trato superior (ureter e rim).

Trato urinário médio

Fase de compensação. A fim de compensar a crescente resistência uretral, a musculatura da bexiga sofre hipertrofia e sua espessura pode duplicar. Com isso, torna-se possível o esvaziamento vesical completo. Na cistoscopia, cirurgia ou necropsia, essa compensação fica visualmente evidenciada pelos seguintes elementos:

Trabeculação na parede vesical. A parede da bexiga distendida é normalmente lisa. Com a hipertrofia, os feixes musculares individuais sobressaem e dão um aspecto de trama grosseira à superfície mucosa. O músculo trigonal e a barra ureteral, que normalmente mal se sobressaem em relação aos tecidos circundantes, respondem à obstrução mediante a hipertrofia de sua musculatura lisa. Nesse caso, a barra torna-se uma estrutura saliente. Essa hipertrofia trigonal causa aumento da resistência nos segmentos ureterais localizados dentro da bexiga, porque sobre eles atua um acentuado repuxamento para baixo. É esse mecanismo que causa relativa estenose das junções ureterovesicais, produzindo hidronefrose. Na presença de significativa quantidade de urina residual, que estira ainda mais o complexo ureterotrigonal, aumenta a obstrução. Um cateter uretral pode aliviar essa situação, mas a prostatectomia produz redução da hipertrofia trigonal e alivia a obstrução ureterovesical.

Células. A pressão intravesical normal é de aproximadamente 30cm de água no começo da micção. Pressões duas a quatro vezes maiores podem ser atingidas pela bexiga trabeculada (hipertrofia) na tentativa de fazer a urina vencer a obstrução. Essa pressão tende a empurrar a mucosa por entre os feixes musculares superficiais, provocando a formação de pequenas bolsas ou células.

Divertículos. Se as células conseguem forçar completamente a passagem através da musculatura, elas se tornam divertículos, os quais podem estar submersos na gordura perivesical ou cobertos por peritônio, dependendo de sua localização. Não contêm parede muscular e são, portanto, incapazes de expelir seu conteúdo eficientemente para dentro da bexiga, mesmo após ter sido removida a obstrução primária. Quando isso ocorre, é difícil erradicar a infecção secundária, e pode ser necessária a remoção cirúrgica dos divertículos. À cistoscopia, distinguem-se os divertículos das células, porque o orifício (colo) dos divertículos é arredondado, enquanto o orifício das células apresenta-se sob a forma de fenda.

Mucosa. Em presença de infecção aguda, a mucosa pode apresentar-se eritematosa e edemaciada. Isso pode provocar refluxo vesicoureteral temporário na presença de uma função vesical *borderline*.

Fase de descompensação. A capacidade de compensação da musculatura vesical varia muito. Um paciente com aumento importante de tamanho da próstata pode apresentar somente sintomas discretos, enquanto outro pode sofrer retenção urinária aguda e, mesmo assim, apresentar uma próstata de tamanho normal ao toque retal. Determinadas situações podem agravar a obstrução prostática, como prostatite, congestão prostática por falta de relações sexuais ou ingestão excessiva de bebidas alcoólicas, ou mesmo permanência prolongada em posição de decúbito ou sentada. À medida

Capítulo 82 ■ Uropatia Obstrutiva

que a obstrução aumenta, o detrusor perde sua força contrátil, resultando na presença de urina residual após a micção. A quantidade dessa urina pode chegar a 500mL ou mais, e às vezes o detrusor se distende passivamente como um globo e o ato voluntário da micção se perde, sendo substituído pela perda de urina passiva, involuntária e quase permanente, que ocasiona o extravasamento vesical à medida que a urina chega pelos ureteres à bexiga distendida. Isso constitui a chamada iscúria paradoxal.

Trato urinário superior

Fase de compensação. Nas fases iniciais da obstrução, a pressão intravesical, mesmo quando aumentada, não se transmite aos ureteres e aos bacinetes por causa da suficiência das "válvulas" ureterovesicais. Por fim, com a descompensação do complexo ureterotrigonal, pode perder-se a ação da válvula, ocorrer refluxo vesicoureteral, e a pressão intravesical aumentada é transmitida ao trato urinário superior. Secundariamente à pressão retrógrada exercida pelo refluxo, ou à obstrução causada pela hipertrofia e estiramento do trígono, a musculatura do trato urinário superior se espessa, tentando, mediante aumento da atividade peristáltica, forçar a urina em direção à bexiga.

Fase de descompensação. Com o passar do tempo, os ureteres alongam-se e tornam-se tortuosos. Essas alterações, por sua vez, se acentuam e originam faixas de tecido fibroso, de modo que se desenvolve uma estenose ureteral secundária. Nessas circunstâncias, a remoção da obstrução a jusante pode não evitar que o rim sofra completa destruição em consequência da obstrução ureteral adquirida. Por fim, por causa da pressão crescente, a parede ureteral torna-se fina e, portanto, perde toda a sua capacidade contrátil e dilata-se a ponto de o ureter assemelhar-se a uma alça intestinal. O sistema pielocalicial pode também se transformar em uma verdadeira bolsa hidronefrótica.

Diagnóstico

Sintomatologia principal. A uropatia obstrutiva infravesical pode manifestar-se por sintomas relacionados com a micção, como disúria, polaciúria, micção imperiosa, diminuição do calibre ou da força do jato urinário, incontinência urinária e, até mesmo, retenção urinária aguda. Às vezes, o paciente pode relatar hematúria macroscópica, que pode ser inicial, total ou terminal, urina turva e enurese. Podem ser encontradas infecção urinária recidivante, como se vê nas uropatias na infância ou na hiperplasia prostática benigna, e insuficiência renal em razão da repercussão da obstrução sobre o trato urinário superior. Na criança, pode manifestar-se por transtornos do crescimento ou gastrointestinais e irritabilidade, às vezes predominantes e com muito pouca sintomatologia da esfera urinária. Podem surgir síndromes dolorosas do tipo radicular, como se pode observar na neoplasia maligna da próstata (Tabela 82.1).

Tabela 82.1 ■ Principais causas de uropatia obstrutiva infravesical

Homem	Bexiga	Tumores Esclerose do colo vesical Distúrbio neurológico Cálculo	
	Próstata	Hipertrofia Carcinoma Prostatite aguda	
	Uretra	Estreitamento Válvula de uretra posterior Cálculo Divertículo Tumores	
Mulher	Causas urológicas	Bexiga	Tumores Esclerose colovesical Cistocele Distúrbio neurológico Cálculo
		Uretra	Estreitamento Divertículo Tumores Cálculos Prolapso
	Causas ginecológicas	Tumores do útero Tumores do ovário Hematocolpos Hidrocolpos Prolapso uterino Útero grávido retrovertido	

Exame físico. É de suma importância. Na região do abdome, pode-se encontrar uma bexiga distendida, como se pode observar nas obstruções prostáticas benignas ou malignas. Ao toque retal, podem ser detectados: hiperplasia benigna, carcinoma, litíase, processo inflamatório agudo etc. A palpação da uretra possibilita perceber calosidade, tumor, divertículo ou cálculo impactado. A simples inspeção do meato uretral externo no homem pode revelar estenose importante. O exame ginecológico poderá revelar afecções capazes de obstruir o trato urinário, como, por exemplo, carcinoma avançado do útero, hímen imperfurado acompanhado de hematocolpos, cistos de ovário e prolapso uterino. O exame neurológico pode sugerir bexiga neurogênica.

Exames laboratoriais. A urina pode ser normal nas uropatias obstrutivas baixas não infectadas e sem repercussão nas vias urinárias altas. Nas uropatias baixas com infecção observam-se: urina de baixa densidade com piúria e bacteriúria positiva. A ureia, a creatinina e os eletrólitos podem estar alterados quando existe insuficiência renal secundária ao processo obstrutivo. Certo grau de anemia é frequente nas obstruções crônicas, sobretudo em indivíduos infectados e com insuficiência renal avançada. O antígeno prostático específico (PSA), uma proteína produzida exclusivamente pelo tecido prostático, elevado ou uma fosfatase ácida prostática elevada no sangue podem ser indícios de carcinoma prostático.

Exames radiológicos

Radiografia simples do abdome (KUB). Pode fornecer dados relevantes, como, por exemplo, pelve ocupada por uma bexiga distendida, sombras calcificadas na região vesical ou prostática, lesões osteoblásticas ou osteolíticas no esqueleto e malformação óssea.

Urografia excretora. Quando seguida de cistografia e radiografia miccional, pode esclarecer a maior parte das obstruções infravesicais, como por exemplo, estenose uretral, válvula de uretra posterior, divertículo de uretra, crescimento prostático etc.

Cistouretrografia. Tem indicação precisa no estudo das modificações estruturais da bexiga e uretra nos casos de obstrução urinária baixa e na investigação do refluxo vesicoureteral. Constitui-se, também, no melhor exame para a investigação de válvula de uretra posterior em meninos.

Uretrografia retrógrada. Exame importante no diagnóstico de patologias uretrais, especialmente das estenoses, quando combinada com cistouretrografia miccional naqueles pacientes com obstrução uretral completa e cistostomizados, pode revelar a extensão do segmento uretral acometido.

Cistouretroscopia. Exame de suma importância no diagnóstico das obstruções causadas por tumores e cálculos vesicais, esclerose do colo vesical, hiperplasia prostática, cistos prostáticos que comprimem a uretra, válvula de uretra posterior e divertículo uretral.

Outros exames

Ultrassonografia. Pode detectar patologias vesicais, como, por exemplo, tumores, cálculos e divertículos, além de patologias prostáticas responsáveis pela obstrução. Além disso, pode revelar afecção de órgãos vizinhos, especialmente do útero.

Tomografia computadorizada (TC). Diversos tipos de patologias obstrutivas do trato urinário podem ser diagnosticada pela TC. Além disso, pode ser feito o estadiamento em caso de obstrução de caráter neoplásico. Tem como inconvenientes o fato de ser onerosa e de encontrar-se disponível somente nos grandes centros.

Ressonância magnética. É pouco usada no Brasil, em razão de seu custo elevado, difícil acesso e por não apresentar grandes vantagens, em relação à TC, na investigação de patologias obstrutivas infravesicais.

Estudo urodinâmico. É de suma importância quando se suspeita de distúrbios funcionais, como é o caso de afecções neurológicas da bexiga, não só no sentido do diagnóstico, como no da conduta terapêutica mais adequada.

Tratamento

Como são várias as causas de obstrução urinária infravesical, cada uma exige determinado tipo de tratamento. Às vezes, antes da erradicação da causa, deve-se drenar a bexiga, seja por meio de cateterismo vesical de demora, seja mediante uma cistostomia suprapúbica, com o que, na maioria dos casos, se consegue o alívio do fator vesical e também a melhora das condições hidrodinâmicas supravesicais afetadas pela obstrução baixa. A simples punção suprapúbica da bexiga, que pode ser realizada por qualquer médico, é muitas vezes indicada quando, diante de um quadro de retenção urinária aguda, não se consegue, por algum motivo, fazer o cateterismo vesical.

O tratamento conservador pode ser instituído por meio de antimicrobianos, como na prostatite aguda e nos abscessos prostáticos, e com medicamentos que relaxam ou melhoram a contratilidade do detrusor, como a oxibutinina e o betanecol. No caso de hiperplasia benigna da próstata, pode-se tentar agentes que reduzam seu tamanho, como a finasterida, ou que proporcionem relaxamento do colo vesical e da uretra prostática, como os alfabloqueadores. Bloqueio antiandrogênico com medicamentos está indicado no carcinoma avançado da próstata e o cateterismo vesical intermitente deve ser realizado várias vezes ao dia nos casos de disfunção vesical neurogênica, quando não é possível o esvaziamento vesical adequado, desde que outras tentativas tenham fracassado.

Sempre que há infecção urinária associada, cumpre erradicá-la após a solução do fator obstrutivo.

Uropatia obstrutiva supravesical

Na uropatia obstrutiva supravesical (UOSV), o fator obstrutivo pode situar-se desde o meato ureteral até o infundíbulo calicial. Ela pode ser uni ou bilateral, completa ou não e, quanto à evolução, aguda ou crônica.

Uropatia supravesical aguda

A principal causa é a obstrução calculosa, que pode instalar-se em qualquer nível da via excretora, porém tem sítios de eleição, como: a união ureteropélvica, o ureter superior, o cruzamento do ureter com os vasos ilíacos e o ureter intramural. Outra causa frequente é o traumatismo endocanalicular ou cirúrgico, especialmente a ligadura dos ureteres no curso de uma cirurgia abdominopelviana. Em algumas eventualidades, a migração de coágulos pode causar o mesmo transtorno.

Uropatia supravesical crônica

Nesses casos, as alterações do trato urinário superior devem ser consideradas no nível das vias excretoras e do parênquima renal e constituem as uretero-hidronefroses.

Vias excretoras. Nas vias excretoras, a obstrução crônica ocasiona, no início, hipertrofia da parede muscular, porém, se persiste a dificuldade à evacuação, observa-se esclerose da parede muscular, com dilatação paulatina das vias excretoras. A parede ureteropélvica mostra-se adelgaçada e distendida.

Rins. Ao contrário do que ocorre em outros órgãos, no rim a obstrução da via excretora não faz cessar a produção de urina. A pressão intrapélvica normalmente está próxima de zero, e quando aumenta e se aproxima da pressão de filtração glomerular (30 a 40cmHg), menos urina pode ser secretada e o poder de concentração é perdido gradualmente. Mesmo completamente obstruído, o rim continua a secretar urina; do contrário a hidronefrose não poderia ocorrer, pois depende da pressão intrarrenal aumentada. Outros órgãos secretores, como a glândula submaxilar, param de secretar quando seus ductos sofrem obstrução. Isso causa atrofia primária (desuso). À medida que a urina é excretada para dentro do bacinete, o líquido e especialmente as substâncias solúveis são reabsorvidos através dos túbulos renais e vasos sanguíneos e linfáticos. Isso é demonstrado injetando-se fenolftaleína no bacinete obstruído. Esta substância é reabsorvida dentro de poucas horas, sendo eliminada pelo outro rim. Outra prova é o fato de que, na realidade, o rim acentuadamente hidronefrótico não contém urina, mas apenas água e alguns sais. O rim obstruído, com o decorrer do tempo, vai perdendo todas as suas funções, sendo a primeira a declinar o poder de concentração, mas o poder de diluição é preservado.

Himan define a fisiopatologia da hidronefrose como a consequência de um desequilíbrio entre a formação da urina, por um lado, e a excreção e a reabsorção, por outro. As cavidades renais dilatadas de maneira acentuada vão rechaçando o parênquima, e essa centrifugação do tecido renal leva à atrofia do órgão e à sua perda lenta, porém inexorável.

O grau da hidronefrose que se desenvolve vai depender da duração, do grau e do local da obstrução. Quanto mais alta a obstrução, maior o efeito sobre o rim. Se o bacinete é extrarrenal, uma estenose ureteropélvica exerce somente parte da pressão sobre o parênquima, pois o bacinete, estando mergulhado na gordura perirrenal, dilata-se mais facilmente e, com isso, descomprimem-se os cálices e o parênquima renal é protegido por longo tempo. Ao contrário, se o bacinete é inteiramente intrarrenal, ao sobrevir obstrução, toda a pressão é exercida sobre o parênquima e sua lesão será mais precoce.

As primeiras modificações vistas nas hidronefroses surgem nos cálices. A extremidade de um cálice normal é côncava, por causa da papila que nele se projeta. Com o aumento crônico da pressão intrapélvica, o cálice achata-se e depois se torna convexo, em consequência de isquemia, necrose e absorção da papila. O parênquima entre os cálices é afetado em menor extensão. Essa atrofia localizada é causada pela natureza da irrigação sanguínea do rim.

As arteríolas são "artérias terminais" e, portanto, a isquemia é mais acentuada nas áreas mais distantes das artérias interlobulares. À medida que aumenta a pressão retrógrada, a hidronefrose progride, e as células mais próximas das artérias principais apresentam maior resistência. Essa pressão aumentada é transmitida até os túbulos, que se dilatam, e suas células atrofiam-se por isquemia. Somente na hidronefrose unilateral são encontrados os estágios avançados da atrofia hidronefrótica. Por fim, o rim é completamente destruído e aparece como um saco de paredes delgadas, cheio de líquido (água e eletrólitos) ou pus.

Do ponto de vista microscópico, não existe lesão específica. Predominam a esclerose glomerular, a atrofia e a dilatação tubular universal e a esclerose intersticial. As lesões vasculares são generalizadas e do tipo fibrótico. Quando o processo se complica com pielonefrite, há infiltração linfocitária, difusa ou localizada, em forma de microabscessos distribuídos irregularmente no parênquima atrófico.

O rim contralateral em caso de hidronefrose. À medida que progride a hidronefrose unilateral, o rim normal sofre hipertrofia compensadora de seus néfrons (contraequilíbrio renal) e com isso assume a função do rim doente, a fim de manter a função renal normal. Por esse motivo, o êxito na reparação anatômica desse rim pode não somente deixar de melhorar sua capacidade de eliminação de substâncias, como também o rim pode continuar a perder sua função. Se os dois rins são hidronefróticos, é exercido sobre ambos, continuamente, um intenso estímulo no sentido de manterem a função máxima. Isso se aplica também a um rim hidronefrótico solitário. Em consequência, às vezes é notável o retorno à função desses rins após reparada sua obstrução. Em geral, pode-se dizer que quanto maior é a redução do tecido renal funcionante do rim obstruído, maior é a hipertrofia do rim contralateral. Essa hipertrofia se dá com maior facilidade na criança e no adulto jovem, e é condição fundamental um estado prévio de normalidade anatômica ou funcional do dito rim para que a hipertrofia compensadora tenha lugar. Se o rim oposto é normal, a hipertrofia compensadora se expressa nitidamente e sem nenhum transtorno da evacuação de urina. Em compensação, se o rim apresenta ligeiro transtorno obstrutivo prévio, este pode manifestar-se com o decorrer do tempo, ao aumentar a função do rim único. Há várias décadas Himan, com base em estudos experimentais, levantou a hipótese do contrabalanço renal, estabelecendo que quando um rim está lesado, não pode competir com o rim são, evoluindo, portanto, para atrofia. Assim, foi estabelecido que um rim lesado se recupera melhor quando é único, do que quando está protegido pelo rim são. O que ocorre com o rim enfermo não é, uma atrofia progressiva por desuso, desde que o rim hidronefrótico, ainda que melhorado de seu transtorno obstrutivo, não se hipertrofia e mantém o déficit funcional original por falta de estímulo à hiperfunção, que não se produz em condições de funcionamento normal do rim oposto. Basta, todavia, que por circunstâncias fortuitas observáveis na clínica se produza uma interferência progressiva da função renal do lado primitivamente são para que o rim lesado entre em hipertrofia compensadora, com aumento útil de sua função, à medida que sua superfície nefronal o permita. A supressão brusca do rim sadio contralateral, pelo contrário, pode ocasionar insuficiência renal aguda, já que a capacidade funcionante do rim enfermo pode ser insuficiente para manter o equilíbrio físico--químico do organismo.

Diagnóstico

Sintomatologia principal. Pode manifestar-se dor no flanco com irradiação ao longo do trajeto ureteral, hematúria macroscópica total, queixas gastrointestinais, febre, calafrio, polaciúria, algúria e urina turva e fétida. Náuseas, vômitos, perda de peso e palidez representam sintomas decorrentes da uremia. A obstrução do trato urinário superior pode ser silenciosa, mesmo quando se instala a uremia (Tabela 82.2).

Exame físico. À palpação, pode ser sentida uma tumoração projetando-se no hipocôndrio e na loja renal, compatível com um rim hidronefrótico, ou podem ser sentidos pontos renoureterais dolorosos.

Exames de laboratório. O exame de urina pode revelar alteração mínima, como uma proteinúria, às vezes o único dado de uma hidronefrose congênita não infectada, ou informação nítida de afecção renal. No sangue, observam-se anemia, elevação dos níveis de ureia e creatinina e alterações eletrolíticas de grau variável, especialmente nas lesões graves do rim com insuficiência renal crônica.

Exames radiológicos

Radiografia simples de abdome. Pode revelar imagens calculosas radiopacas no trato urinário superior, sombras renais aumentadas de tamanho, tumorações abdominais, malformação óssea ou lesões do tipo osteoblástica ou osteolítica localizadas na coluna ou na pelve.

Urografia excretora. A menos que a função renal esteja gravemente acometida ou que haja história de alergia ao contraste, possibilita estudar, funcional e morfologicamente, a maior parte das uretero-hidronefroses.

Tabela 82.2 ■ Possíveis causas de uropatia obstrutiva

Renal	Litíase
	Neoplasia
	Trauma
	Estenose da junção ureteropélvica
	Vaso anômalo
	Fibrose
	Cisto renal
	Cisto peripélvico
	Tuberculose
	Aneurisma de artéria renal
	Abscesso perirrenal
Ureteral	Litíase
	Tumores
	Trauma
	Estreitamento
	Ureterites
	Ureterocele
	Ureter retrocavo
	Ectopias
	Válvula ureteral
	Refluxo vesicoureteral
	Fibrose retroperitoneal
	Aneurisma de aorta
	Abscesso
	Urinoma
	Linfocele
	Gravidez
	Cisto de ovário
	Endometriose
	Lipomatose pélvica

Pielografia ascendente ou percutânea. Em alguns casos em que a urografia deixa dúvidas, a pielografia, retrógrada ou percutânea, é muito útil. A percutânea tem a vantagem de estudar as bolsas hidronefróticas sem os riscos de uma pielografia ascendente.

Cistouretrografia miccional. Consiste no procedimento de eleição para o diagnóstico das uretero-hidronefroses que se seguem ao refluxo vesicoureteral. Pode ser utilizado contraste iodado ou radioisótopo, sendo o último mais sensível para o diagnóstico.

Angiografia renal. Nas etapas renal e angiográfica, fornece informações nítidas sobre o estado anatômico e funcional de um rim hidronefrótico. Quando na etapa nefrográfica não se opacifica o rim, ou quando somente se manifestou uma cortical com poucos milímetros de parênquima funcionante, pode-se considerar que as lesões são irreversíveis e que a conduta adequada é a nefrectomia.

Outros exames

Ultrassonografia abdominal. Importante no diagnóstico das hidronefroses, não só pelo fato de diagnosticar dilatação do sistema pielocalicial, mas também por detectar sua causa, como, por exemplo, um cálculo radiotransparente nas vias excretoras não diagnosticado pela urografia. É de grande utilidade nas crianças de baixa idade, por ser pouco invasiva, nas pessoas alérgicas ao contraste, gestantes e naqueles indivíduos com insuficiência renal crônica avançada em que se suspeita de uma patologia obstrutiva do trato urinário superior. Além disso, possibilita o diagnóstico precoce da uropatia obstrutiva, quando realizada na fase fetal da gravidez. Também pode revelar patologia de órgãos vizinhos responsáveis pelas uretero-hidronefroses.

Tomografia computadorizada. Pode diagnosticar as uretero-hidronefroses, suas prováveis causas e, quando se tratar de neoplasias, fazer seu estadiamento. Pode também revelar patologias de órgãos vizinhos responsáveis pelas uretero-hidronefroses.

Ressonância magnética. Em virtude de seu custo elevado, menor disponibilidade e não se mostrar superior à TC no diagnóstico da obstrução do trato urinário superior, é muito pouco utilizada.

Estudos com radioisótopos. Têm grande importância na avaliação das uretero-hidronefroses: não só para o diagnóstico, como para detectar o grau de comprometimento renal. Os distúrbios funcionais de um rim não detectados pela urografia excretora, podem ser identificados pelos estudos radioisotópicos. São também de grande utilidade nas investigações de refluxo vesicoureteral por serem mais sensíveis do que a cistouretrografia convencional.

Tratamento

Todas as formas de hidronefrose são passíveis de tratamento, instrumental ou cirúrgico. O tratamento cirúrgico pode conduzir à realização de intervenção conservadora que leve à restituição total da função renal, como se observa depois da extração de um cálculo. Em outros casos, conduz à operação de exérese, nefrectomia ou ureteronefrectomia, como, por exemplo, em grandes bolsas hidronefróticas ou uretero-hidronefróticas, e, ainda, na cirurgia do câncer primitivo do ureter ou da pelve renal. Outra possibilidade é a realização de cirurgias plásticas sobre o ureter e a pelve. Podem ser realizadas cirurgias paliativas de derivação urinária: nefrostomia, pielostomia, ureterostomia, derivação a uma alça isolada do intestino delgado etc.

Nos últimos anos ocorreu um grande avanço tecnológico no tratamento da urolitíase, com o advento da nefrolitotripsia percutânea, da ureteroscopia, das ondas de choque extracorpóreas e do *laser*. Esses métodos não só vieram simplificar o tratamento da litíase urinária como também amenizar a morbidade, os custos e as complicações das intervenções abertas. Sua desvantagem é o alto custo da aparelhagem, ao alcance de poucos centros. Sempre que possível, deve-se preservar um rim hidronefrótico, especialmente em indivíduos mais jovens, por se tratar de um órgão de importância vital. Às vezes, é difícil predizer o grau de recuperação funcional de um rim hidronefrótico empregando urografias endovenosas, cintilografia renal e exame macro e microscópico do rim hidronefrótico, porque todos esses métodos estão sujeitos a erro. Uma nefrostomia temporária para solucionar a obstrução e a avaliação da função por meio do *clearance* de creatinina parecem constituir o método mais preciso para predizer a possibilidade de recuperação funcional de um rim hidronefrótico. É possível que o rim humano recupere sua função depois de períodos de obstrução mais prolongados do que em animais de experiência. Já foi registrada no ser humano uma recuperação da função renal depois de 69 dias de obstrução ureteral completa.

PREVENÇÃO

A prevenção da uropatia obstrutiva em todas as suas apresentações é difícil, uma vez que suas causas podem ser congênitas ou adquiridas e ter evolução oligossintomática, ou até mesmo assintomática, sendo diagnosticadas por um motivo diferente do que levou o paciente à consulta médica. Quando o indivíduo apresenta uma patologia obstrutiva do trato urinário, que não carece de tratamento no momento, deve ser informado de sua patologia, e das prováveis complicações, e receber acompanhamento médico, às vezes por período prolongado.

Bibliografia

Black DAK. Enfermedades del Rim. 2. ed., Barcelona: Editorial Exfaxis Rosellon, 1970.

Campbell MF, Harrison JH. Urology. 3. ed. Philadelphia, London, Toronto: WB Saunders Company, 1970.

Hughes FA, Shenone H. Urologia Prática. 1. ed., Buenos Aires: Inter-Médica, 1971.

Smith DR. Urologia geral, 13. ed. Rio de Janeiro: Guanabara Koogan, 1994.

CAPÍTULO 83

Hematúria

Helio Begliomini

INTRODUÇÃO

A hematúria consiste na presença de sangue na urina e constitui-se em sinal clínico muito frequente no âmbito da urologia, causando, na maioria das vezes, muita angústia ao paciente.

O paciente pode apresentar hematúria macroscópica, aquela que ele mesmo observa a olho nu, ou ser surpreendido em exame de avaliação periódica pela presença de hematúria microscópica ou inaparente.

Embora não haja graduação de gravidade entre ambas, a hematúria macroscópica poderá ser mais mórbida ao paciente, desde que muito intensa e persistente.

DEFINIÇÃO

A definição de hematúria varia segundo os autores. Alguns a definem como a existência de mais de cinco hemácias por campo de grande aumento (400×) após centrifugação da amostra urinária, em pelo menos dois exames de urina distintos. Outros consideram sua ocorrência quando o número de hemácias é superior a 10 por campo de 400×. Existem trabalhos que preferem avaliar a presença de hemácias por mililitro (mL) de urina após centrifugação, considerando como hematúria valores >8.000 hemácias/mL de urina.

ETIOLOGIA

A maior parte das causas de hematúria se deve a doenças urológicas, como litíase, infecções, inflamações – sobretudo a ação tardia da radioterapia sobre a parede vesical (cistite actínica) –, neoplasias e doenças obstrutivas, particularmente a hiperplasia prostática benigna.

A hematúria pode ser também dividida em causas renais e pós-renais ou glomerulares e não glomerulares.

Entretanto, deve-se ter em mente que coagulopatias e hemoglobinopatias, respectivamente pelo uso de alguns medicamentos e pela presença da anemia falciforme, podem ser causas não urológicas de hematúria (Tabela 83.1 e Figuras 83.1 a 83.9).

Tabela 83.1 ■ Causas de hematúria

---

1. **Não urológicas**
   Hematológicas
   Coagulopatias
   Alterações plaquetárias
   Hemoglobinopatias – anemia falciforme
   Medicamentosas
   Anti-inflamatórios não esteroides, ciclofosfamidas e anticoagulantes
2. **Renais**
   Glomerulares – Proliferativas
   Lúpica
   Membranoproliferativa
   Nefropatia IgA – doença de Berger
      Proliferativa mesangial
      Púrpura de Henoch-Schönlein
   Glomerulares – Não proliferativas
   Alterações vasculares
   Nefrite hereditária progressiva
   Nefropatia membranosa
   Nefroesclerose
   Glomerulares – Membrana basal
   Síndrome de Alport
3. **Pós-renais ou não glomerulares:** trauma, litíase, corpo estranho, cateteres, fístula arteriovenosa, fístula uterovaginal, endometriose do trato urinário, trombose da veia renal, embolia da artéria renal, hemangioma de papila renal, malformações renais (rins policísticos, rim esponjoso medular), infecções, tuberculose, exercício físico, doenças urinárias obstrutivas, particularmente a hiperplasia prostática benigna e a estenose uretral, radioterapia pélvica, refluxo vesicoureteral, neoplasias, entre outras

---

Capítulo 83 ■ Hematúria

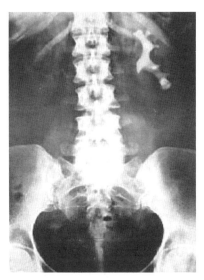

Figura 83.1 ■ Radiografia simples de abdome exibindo cálculo coraliforme completo no rim esquerdo.

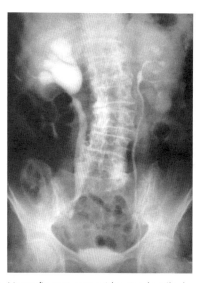

Figura 83.2 ■ Urografia excretora evidenciando cálculo no terço inferior do ureter direito com ureteropielo-hidronefrose homolateral.

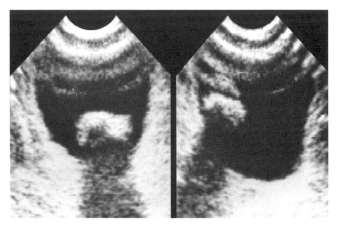

Figura 83.3 ■ Ultrassonografia mostrando grande cálculo vesical.

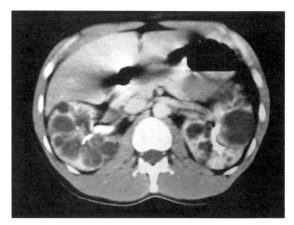

Figura 83.4 ■ Aspecto tomográfico da doença renal policística.

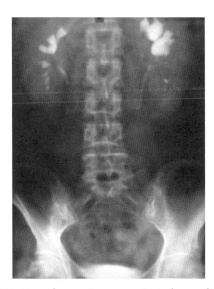

Figura 83.5 ■ Urografia excretora em paciente do sexo feminino com sequelas de tuberculose renal, apresentando estenoses infundibulares nos grupos calicinais médio e superior, com dilatação a montante, sobretudo à esquerda.

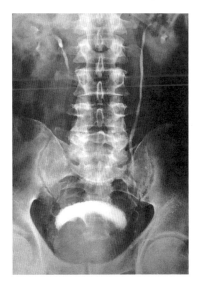

Figura 83.6 ■ Urografia excretora na hiperplasia prostática benigna. Há elevação do assoalho vesical e ureteres distais "em anzol" nas formas acentuadas. Poderá causar hematúria macroscópica com coágulos.

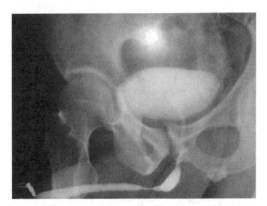

Figura 83.7 ▪ Uretrocistografia retrógrada evidenciando estenose da uretra peniana.

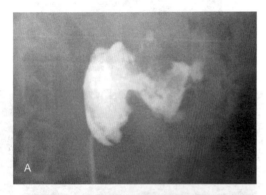

Figuras 83.8 A e B ▪ Tumor de via excretora no rim esquerdo. Aspectos na urografia excretora e na tomografia computadorizada, denotando heterogeneidade, alteração da morfologia e falha de enchimento pielocalicinal.

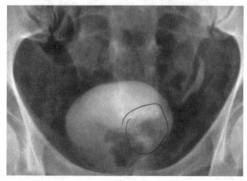

Figura 83.9 ▪ Urografia excretora mostrando falha de enchimento em parede vesical esquerda em função de neoplasia de bexiga.

Os anticoagulantes podem predispor hematúria em 5% a 10% dos pacientes, independentemente das doses utilizadas.

Entretanto, cerca de 5% a 10% de todas as hematúrias têm origem desconhecida – sendo indevidamente denominadas hematúrias essenciais –, contingente esse que representa grande desafio investigativo na urologia.

A hematúria pode estar associada ou não a outros sintomas, como disúria, polaciúria, febre e micção dificultosa ou interrompida, entre outros, e à presença de coágulos, o que pode sugerir sangramento mais intenso ou etiologia neoplásica. Ademais, quanto ao tempo de evolução, a hematúria pode ser transitória ou persistente.

HEMATÚRIA MICROSCÓPICA E DISMORFISMO ERITROCITÁRIO

A hematúria microscópica incide em 2,5% a 21% da população geral e em 0,5% a 1% das crianças. Pacientes com mais de 50 anos de idade são mais propensos a apresentar doenças urológicas importantes.

Entre as hematúrias microscópicas, deve-se ter em mente, particularmente, as de causa glomerular. Na microscopia de contraste de fase, a hematúria não glomerular caracteriza-se pela presença de hemácias urinárias isomórficas – aquelas com tamanho uniforme e morfologia semelhante à das hemácias encontradas na circulação sanguínea. Por outro lado, na hematúria glomerular, as hemácias apresentam-se dismórficas – com alterações na forma, cor, volume e conteúdo de hemoglobina –, podendo ser encontradas diversas projeções em suas membranas celulares, bem como heterogeneidade citoplasmática e forma bicôncava ou esférica. A fim de aumentar a sensibilidade do teste para as causas glomerulares de hematúria, a Associação Americana de Urologia propõe como valor significativo a presença na amostragem de 80% de hemácias dismórficas.

Não se pode ignorar que as glomerulopatias costumam ser acompanhadas também de cilindrúria, proteinúria e alteração da dosagem sérica do complemento C3/C4 e frações.

PSEUDO-HEMATÚRIA

Há, entretanto, situações em que o diagnóstico de hematúria deve ser questionado, particularmente em caso de suspeita de sangramento vaginal ou intestinal, sobretudo em pacientes idosos; na adição de sangue do próprio paciente na amostra de urina por transtornos psiquiátricos ou para favorecimento próprio com relação a aposentadoria ou benefícios securitários; e pigmentúria endógena ou exógena, por meio de alimentos e medicamentos (Tabela 83.2).

ANAMNESE

A hematúria deverá ser sempre investigada, sobretudo a macroscópica, pois, na dependência da idade, 25% desses pacientes têm alguma neoplasia e 50% são portado-

Tabela 83.2 ■ Causas de pseudo-hematúria

1. **Sangramentos:** vaginal ou intestinal
2. **Artificial** (simulação)
3. **Pigmentúria:**
   Endógena: porfiria, hemoglobina e mioglobina
   Exógena: **Alimentos:** beterraba, cenoura, ruibarbo e páprica
   Medicamentos: antineoplásicos, antimaláricos, fenolftaleína, levodopa, metildopa, nitrofurantoína, hidantoína, rifampicina e sulfametoxazol

res de alguma doença benigna, como cálculo e hiperplasia prostática benigna.

Uma boa anamnese é fundamental, na qual se deve inquirir sobre o uso de antiagregantes plaquetários, alcoolismo, contatos com pacientes portadores de tuberculose, tabagismo, pois aumenta o risco de câncer renal e vesical, antecedentes de glomerulopatias e litíase, radioterapia prévia na pelve, uso de medicamentos, prática de esportes etc.

O exame físico costuma ser pobre quanto ao fornecimento de dados. Entretanto, descoloração de mucosas sugere sangramentos intensos e hipertensão arterial em jovens pode estar associada a glomerulonefrites. As lojas renais devem ser palpadas à procura de tumoração, assim como o hipogástrio em busca de bexigoma, que indica fator obstrutivo do trato urinário inferior. O toque retal em homens com mais de 45 anos de idade ajudará na investigação prostática e, em mulheres, o toque vaginal, assim como a colposcopia, poderá identificar neoplasia de colo do útero.

EXAMES INVESTIGATIVOS

Entre os principais exames para investigação de um paciente com hematúria, levando-se em conta os dados obtidos com a anamnese, o exame físico e a evolução clínica, estão: urina tipo I, urocultura com antibiograma, hemograma, coagulograma, ureia, creatinina, provas inflamatórias, dosagem do complemento C3/C4 e frações, *clearance* de creatinina, proteinúria de 24 horas, pesquisa de dismorfismo eritrocitário, pesquisa, cultura e reação em cadeia de polimerase para identificação do bacilo de Koch na urina, citologia urinária, ultrassonografia, urografia excretora, uretrocistografia retrógrada, cistoscopia, tomografia computadorizada de abdome e pelve, ureteropieloscopia, angiorressonância e/ou arteriografia renal.

ABORDAGEM AO PACIENTE

A Figura 83.10 apresenta um algoritmo para abordagem ao paciente com hematúria.

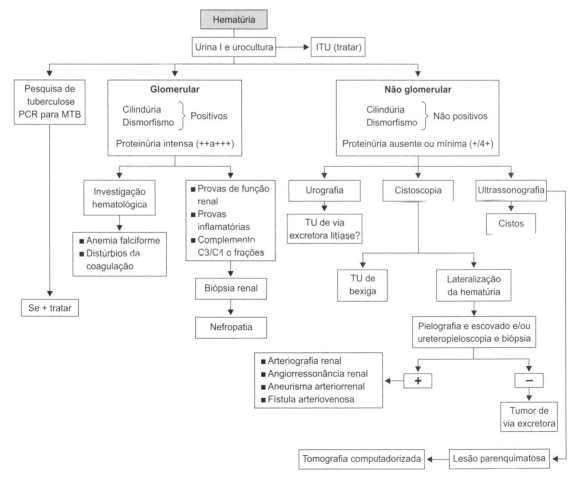

Figura 83.10 ■ Algoritmo investigacional da hematúria.

Bibliografia

Begliomini H. Sinais e sintomas em urologia – significação e interpretação. In: Rodrigues Netto Júnior N, Wroclawski ER. Urologia – fundamentos para o clínico. São Paulo: Sarvier, 2001:3-10.

Bendhack DA. Hematúria inexplicável. Rev Ass Med Bras 1990; 36(1): 7-10.

Grossfeld GD, Wolf Jr. S, Litwin MS et al. Asymptomatic microscopic hematuria in adults: summary of the AUA best practice policy recommendations. Am Fam Physician 2001; 63:1145-54.

Lopes Neto AC, Wroclawski ER. Hematúria microscópica assintomática. In: Wroclawski ER, Bendhack DA, Damião R, Ortiz V. Guia prático de urologia – Sociedade Brasileira de Urologia. São Paulo: Segmento Farma Editores Ltda, 2003:83-4.

Vasconcellos LS, Penido MGMP, Vidigal PG. Importância do dismorfismo eritrocitário na investigação da origem da hematúria: revisão da literatura. J Bras Patol Med Lab 2005; 41(2):83-94.

Zequi SC, Campos RSM. Hematúria macroscópica. In: Wroclawski ER, Bendhack DA, Damião R, Ortiz V. Guia prático de urologia – Sociedade Brasileira de Urologia. São Paulo: Segmento Farma Editores Ltda, 2003:79-81.

CAPÍTULO 84

Nefrolitíase

Enio Roberto Pietra Pedroso

INTRODUÇÃO

A nefrolitíase constitui-se na formação de cálculos, estruturas cristalinas e sólidas, no interior das vias urinárias, que podem assumir volume capaz de provocar sintomatologias, como cólicas, hematúria e obstrução urinária. Representa a terceira patologia urinária mais comum, acometendo 5% dos brasileiros, principalmente na terceira e quarta décadas de vida, com 90% de recorrência.

Constituídos por cristais de oxalato de cálcio ou misturas de oxalato e fosfato de cálcio (80%), fosfato amoníaco-magnesiano (estruvita), os cálculos ocorrem quase exclusivamente associados às infecções urinárias por bactérias que metabolizam ureia (8%), ácido úrico ou cistina (12%).

FISIOPATOLOGIA

A formação da litíase urinária depende, especialmente, da ação de.

- **Fatores intrínsecos (humanos):** em que sobressaem: (1) alterações anatômicas ou bioquímicas (que predispõem à estase urinária); (2) hereditariedade: etnia (rara em negros), predisposição familiar, poligenia com maior penetração no sexo masculino (a prevalência é três vezes maior nos homens do que nas mulheres); (3) alterações fisiológicas (raras em crianças).
- **Fatores extrínsecos (ambientais):** caracterizados por: (1) condições climáticas: ambiente quente e seco, permanência prolongada em locais aquecidos ou com ar--condicionado; (2) ingestão insuficiente de líquidos (água) para proporcionar volume urinário >1L/dia; (3) dieta hiperproteica de origem animal, hipercalórica, com pouca ingestão de vegetais, verduras e legumes,

e hipersódica; (4) sedentarismo; (5) poder econômico para comprar e consumir proteínas animais.
- **Fatores predisponentes:** relacionados com distúrbios: (1) anatomofuncionais: estase urinária e diminuição do volume urinário; precipitação de cristais, devido a deficiência de inibidores da formação de cristais (cristalização), excesso de fatores formadores de cálculos e fixação de cristais como ocorre com pH ácido <5,5 (no caso de cálculos de ácido úrico) e pH alcalino (no caso de cálculos de fosfato de cálcio e de estruvita), elevada concentração de amônio e bactérias produtoras de urease que clivam a ureia urinária em amônia e dióxido de carbono (no caso de cálculos de estruvita); presença de citrato, uropontina, nefrocalcina, ácido úrico e receptores epiteliais de cristais; infecções urinárias de repetição em virtude da estenose da junção pieloureteral, megacalicose ou cisto pielogênico, que propiciam às bactérias produtoras de urease (*Proteus, Staphylococcus, Klebsiella, Pseudomonas*) a capacidade de promover aumento do pH urinário e determinam condições para a formação de cálculos de fosfato de amônio e magnésio (estruvita), carbonato e apatita (as bactérias ou proteínas do ureter podem, pela nucleação heterogênea, induzir a precipitação de cristais e o crescimento de cálculo; (2) metabólicos: ocorrem em até 90% dos casos de litíase urinária (hipercalciúria, hiperuricosúria, hipocitratúria, hiperoxalúria, hipomagnesemia).
- **Fatores inibidores da nefrolitíase:** como citratos, magnésio, fosfato inorgânico, ácido ribonucleico, glicosaminoglicanos e zinco.

As principais alterações metabólicas que acompanham os vários tipos de cálculos são:

- **Hipercalciúria** (cristais ou cálculos de oxalato ou fosfato de cálcio): os cálculos são radiopacos e responsáveis

935

Tabela 84.1 ■ Diagnóstico do mecanismo da hipercalciúria (associada à maioria dos cálculos renais)

Exame	Mecanismo da hipercalciúria		
	Absortivo	**Renal**	**Reabsortivo**
Calcemia	Normal	Normal	Aumentada
Calciúria	Aumentada	Aumentada	Aumentada
Absorção intestinal de cálcio	Aumentada	Aumentada	Normal
Paratormônio sanguíneo	Normal/ diminuído	Aumentado	Aumentado

por 80% da nefrolitíase. A urina normal é supersaturada de oxalato de cálcio. O limite diário máximo normal do cálcio urinário é de 4mg/kg de peso corporal (dieta com 1.000mg/dia de cálcio), mas alcança 200mg/dia quando a ingestão diária de 400 mg de cálcio é acompanhada de 100mEq ou menos de sódio. A nefrolitíase cálcica recorrente associa-se principalmente a excesso dietético de cálcio e predisposição genética produzida, especialmente, por acidose tubular renal, cistinúria, gota e hipercalciúria. São observadas, com frequência, as seguintes modificações metabólicas na nefrolitíase com hipercalciúria (Tabela 84.1):

- **Hipercalcemia:** ocorre, principalmente, com hiperparatireoidismo primário (adenoma), acidose tubular renal distal, alterações da absorção intestinal, excreção ou reabsorção renal de cálcio, hipervitaminose D, imobilização, neoplasias (mieloma múltiplo), sarcoidose, tireotoxicose, tuberculose ou hipercalciúria idiopática.

- **Hipercalciúria com normocalcemia:** associada, principalmente, a aumento da concentração renal de cálcio ou fosfato, hipertireoidismo e hiperuricosúria. Os cristais de ácido úrico atuam como matriz para formação dos cálculos de cálcio (a correção de uricosúria é benéfica ao eliminar o molde de formação dos cálculos).

- **Hiperoxalúria** (oxalato): o oxalato está entre os constituintes mais comuns dos cálculos urinários (8%), mas sua excreção urinária é normal na maioria dos portadores de nefrolitíase. As pessoas normais excretam de 20 a 40mg/dia de oxalato. A presença de pequeno excesso dietético de oxalato nos alimentos, como acelga, amendoim, cacau, chocolate, beterraba, espinafre, germe de trigo, lima, pimenta, quiabo e ruibarbo, aumenta o oxalato urinário para 50 a 60mg/dia. A hiperoxalúria com cálcios urinário e sérico normais ocorre, com frequência, em função da ingestão excessiva de vitamina C ou de oxalatos, síndrome de má absorção do intestino delgado associada a esteatorreia (alterações da flora intestinal, espru celíaco, insuficiência pancreática, doença do íleo terminal) e derivação ou ressecção jejunoileal.

- **Hipocitratúria** (citrato): o citrato impede a agregação de cristais, quela o cálcio urinário, reduz a formação de cristais de oxalato de cálcio e previne a formação de cálculos de ácido úrico. Sua diminuição predispõe a nefrolitíase cálcica. A hipocitratúria é definida como a excreção de <300mg/dia nas mulheres e <250mg/dia nos homens. Está associada a acidose metabólica, deficiência da acidificação urinária em decorrência da má absorção do intestino delgado e hipopotassemia (em especial de causa iatrogênica), ou pode ser idiopática.

- **Hiperuricosúria:** o ácido úrico torna-se insolúvel em pH <5,75 e sua precipitação em cristais pode formar cálculos puros ou constituir-se em matriz (molde) para outros cristais. São os únicos radiotransparentes e responsáveis por 10% das nefrolitíases. Associam-se a: (1) estados hiperuricosúricos: gota (50% dos pacientes com cálculos de ácido úrico possuem gota); (2) desidratação; (3) urina ácida.

- **Cistinúria:** distúrbio hereditário (raro) com redução da absorção tubular renal da cistina e formação de cálculos radiopacos (2% dos cálculos).

- **Estruvita** (fosfato triplo): os cálculos são radiopacos, compostos de magnésio, amônia e fosfato de hidroxiapatita (8% dos cálculos), não eliminados espontaneamente, em geral grandes, ocupando toda a pelve renal (cálculos coraliformes). Podem promover lesão do parênquima renal e levar à hematúria, obstrução, infecção e insuficiência renal crônica.

MANIFESTAÇÕES CLÍNICAS

A anamnese é fundamental para identificação dos fatores familiares predisponentes e pregressos de nefrolitíase e dos hábitos dietéticos, como ingestão de alimentos ricos em cálcio e oxalato (beterraba, chocolate, espinafre, laticínios e nozes).

A litíase é geralmente assintomática, até que os cálculos se movam no sistema coletor, provocando dor (cólica) aguda, insidiosa em seu início, localizada no flanco, no ângulo costovertebral, especialmente quando ficam encravados no terço superior do ureter (acima da junção ureterovesical). A intensidade da dor aumenta aos poucos, tornando-se insuportável, ou ela é irradiada para a região abdominal lateral e inferior, fossa ilíaca (região inguinal) e genitália (grandes lábios, testículos), especialmente quando os cálculos ficam fixados nos dois terços inferiores do ureter (abaixo da junção vesicoureteral). Sua duração é variável, desde poucos minutos (<30 minutos) até todo o dia. Associa-se, em geral, a fácies de dor intensa e sofrimento, com náuseas, vômitos, palidez, sudorese, inquietação, algúria, ardor uretral, polaciúria, hematúria,

Capítulo 84 ■ Nefrolitíase

obstrução urinária, íleo, bacteriúria persistente (*Proteus, Klebsiella, Pseudomonas, Providencia* e *Staphylococcus*), infecção urinária e septicemia. No momento em que o cálculo penetra a bexiga ou se move pelas vias urinárias, descomprimindo o sistema urinário, a dor desaparece ou é aliviada. As queixas de polaciúria, urgência miccional e tenesmo vesical sugerem que o cálculo está próximo à bexiga. A dor irradiada para o flanco durante a micção é própria do refluxo vesicoureteral. A hematúria pode ser macro ou microscópica e associar-se a dor no flanco e cálculo móvel na pelve ou cálice renal. Os coágulos formados podem determinar obstrução ureteral. Em geral, os cálculos pélvicos são indolores, a não ser que haja infecção ou obstrução urinária.

O exame físico pode revelar hipertensão arterial sistêmica, taquicardia, sensibilidade aumentada à punhopercussão lombar (sinal de Giordano positivo) e à palpação profunda do flanco, sendo possível a identificação de massa referida à região dolorosa, e rigidez do grande dorsal. O peristaltismo pode diminuir (íleo) e o abdome se distender (meteorismo). A dor pode ser menos intensa e mais difusa no flanco ou no abdome superior do mesmo lado da dor, com pequeno desconforto à palpação e à percussão da loja renal, às vezes precipitada por esforços físicos.

Os cálculos grandes podem ser assintomáticos ou, até mesmo, podem nem ser diagnosticados, a não ser casualmente, por exames periódicos de urina, ultrassonografia ou outro estudo de imagem abdominal. A única manifestação do cálculo caliciforme pode ser a infecção urinária, inclusive com pielonefrite (taquicardia, febre, palidez cutaneomucosa, hipotensão e piúria). Os cálculos que migram pelo ureter, que correspondem a 80% de todos os cálculos, serão eliminados para o exterior em dias a semanas.

MANIFESTAÇÕES LABORATORIAIS

A confirmação do diagnóstico clínico depende de avaliação laboratorial, representada pelos seguintes exames.

- **Hemograma, com leucograma (global e diferencial):** ajuda a definir se há anemia e associação com nefropatia crônica e redução da síntese de eritropoetina (anemia normocítica, normocrômica com reticulopenia) e o risco de infecção, em geral, com leucocitose e desvio para a esquerda. A hemossedimentação aumentada e a elevação de exame que revela reação de fase aguda (p. ex., proteína C reativa) podem ajudar a determinar o tempo de evolução da doença e a presença de patologia inflamatória de base.
- **Dosagens plasmáticas:** cálcio, fósforo, sódio, potássio, ácido úrico e creatinina, além de hormônio da paratireoide (HPT) e 1,25(OH)$_2$-vitamina D$_3$, na presença de hipercalcemia (Tabela 84.2).
- **Exame de urina rotina** (características gerais, elementos anormais, sedimentoscopia): a hematúria está

Tabela 84.2 ■ Valores laboratoriais de referência para adultos

Urina de 24 horas	Sexo	
	Masculino	Feminino
Calciúria	<300mg	<250mg
Uricosúria	<800mg	<750mg
Oxalúria	<50mg	<50mg
Citratúria	450 a 600mg	650 a 800mg
Sódio	<200mEq	<200mEq
Magnésio	>50mg	>50mg
Volume	>2 L	>2 L
pH	5,8 a 6,5	5,8 a 6,5

presente em 90% dos casos e podem ser identificados piócitos, além de pH urinário reduzido (o que favorece a precipitação de ácido úrico). A densidade urinária ajuda a identificar repercussões de patologias sobre a função renal se a densidade for muito baixa, <1,010 ou desidratação importante diante de densidade >1,040.

- **Exame microscópico da urina para pesquisa de cristais:** os cálculos expelidos devem ser coletados e guardados para análise. Sua avaliação metabólica deve ser realizada antes de ser iniciada a terapêutica específica da nefrolitíase. As anormalidades metabólicas são encontradas em pacientes com cálculos de cálcio recorrentes em vez de um único episódio de um cálculo de cálcio. A presença de causa corrigível será encontrada em 20% dos pacientes.
- **Gram de gota de urina:** a presença de infecção urinária pode ser considerada diante de urina não centrifugada com uma bactéria, ou de urina centrifugada com pelo menos três bactérias, as quais poderão ser coradas pelo Gram (positivo ou negativo), o que ajuda a definir a antibioticoterapia mais adequada para cada caso.
- **Urocultura:** para definição do microrganismo envolvido na infecção e sua sensibilidade ao antibiograma.
- **Estudo do metabolismo:** deve ser realizado em duas amostras de urina coletadas durante 24 horas, para determinação do volume urinário diário, além de cálcio, ácido úrico, citrato, creatinina, fosfato, oxalato, magnésio, sódio e ureia. A cistinúria (dosagem da cistina na urina de 24 horas) pode ser sugerida pelo teste positivo de nitroprussiato na urina e confirmada pela análise do cálculo. O exame de urina dos pacientes com cálculos de cistina revela os típicos cristais hexagonais de cistina (podem formar cálculos que se tornam muito grandes, ocupando toda a pelve, chamados cálculos coraliformes). O cálculo de estruvita é sugerido pelo encontro de cristais de fosfato de amônio e magnésio na urina com aspecto de "tampa de caixão".

Exames de imagem

Podem revelar alterações anatômicas, funcionais ou metabólicas do trato urinário. Os cálculos de fosfato ou oxalato de cálcio e de estruvita (fosfato de magnésio e amônio) são radiodensos quando formam complexos com carbonato ou fosfato de cálcio. Os cálculos de cistina são bem visualizados, enquanto os de ácido úrico são radiotransparentes, sendo revelados por tomografia computadorizada, ultrassonografia ou urografia excretora (pielografia endovenosa) indiretamente por meio de defeitos de enchimento no trato urinário, que devem ser diferenciados de coágulo ou tumor. Os seguintes métodos podem ser usados:

1. **Radiografia simples do abdome:** possibilita identificar cálculos ureterais radiodensos (radiopacos), especialmente cálcicos, e o tamanho da massa renal (hidronefrose, atrofia), além de ajudar a revelar retroperitônio, gordura pré-peritoneal, ar subdiafragmático e alças intestinais em sentinela, em escada.
2. **Ultrassonografia:** exame de fácil realização, barato, de grande disponibilidade e ajuda na prática de urgência, torna possível identificar hidronefrose e definir o tamanho e a localização de cálculos renais. Constitui a mais segura abordagem atual, sendo útil para excluir a possibilidade de hidronefrose; entretanto, pode não detectar cálculos, a não ser que sejam relativamente grandes, nem delineia o local da obstrução. É útil para evidenciar a dilatação do trato urinário, cálculos em localização renal ou ureteral superior e inferior, bem como alterações anatômicas renais.
3. **Tomografia computadorizada (TC) helicoidal sem contraste:** método mais sensível e específico, substitui a urografia excretora como medida inicial para avaliação de pacientes com suspeita de nefrolitíase e identifica cálculos pequenos (<5mm), inclusive ureterais e radiotransparentes (indetectáveis por outros métodos). Os cálculos de ácido úrico puro, e em alguns casos os de cistina, podem ser identificados pela TC com ou sem contraste. Ajuda na identificação do diagnóstico diferencial (aneurisma da aorta abdominal, anexite, apendicite aguda, diverticulite, estenose da junção pieloureteral, litíase biliar, lombociatalgias, orquiepididimite, pancreatite, pielonefrites, tumores da pelve renal e do ureter). Possibilita a rápida exclusão ou confirmação de nefrolitíase sem a administração de contraste radiológico, que pode ser nefrotóxico.
4. **Urografia excretora:** apresenta risco maior de efeitos colaterais devido ao contraste usado, especialmente em pessoas com insuficiência renal, mas define a intensidade e a extensão da obstrução (bloqueio) urinária, a posição e a provável composição do cálculo, além de sugerir a presença de cálculo radiotransparente.
5. **Pielografia retrógrada:** promove a visualização do trato urinário, sem necessidade de contraste endovenoso.

Exige a realização de cistoscopia, sendo feita, em geral, durante procedimentos endourológicos, ou quando a pielografia endovenosa está contraindicada (insuficiência renal ou alergia ao contraste).

6. **Renograma:** a captação de DPTA marcado com tecnécio 99m e mercaptoacetil triglicerina pelos rins, o primeiro como indicador da taxa de filtração glomerular e o segundo do fluxo sanguíneo renal, é usada na avaliação inicial de alterações vasculares renais. Pode ser realizada com administração de furosemida, injetada 20 a 30 minutos após a infusão de radiotraçador; permite visualizar cintilografiamente as fases de perfusão, filtração e excreção renais e inferir sobre o mecanismo que impede o fluxo urinário.

DIAGNÓSTICO DIFERENCIAL

A nefrolitíase deve ser diferenciada de: abscesso perinefrético, aneurisma dissecante da aorta, angina de peito, apendicite, colangite, colecistite, colelitíase, colite, cólon irritável, deiscência e fístula de anastomoses, diverticulite colônica aguda, doença inflamatória intestinal, hérnia de parede abdominal, insuficiência vascular intestinal (trombose mesentérica), linfadenite mesentérica, lombalgia aguda musculoesquelética, gravidez ectópica, hérnia da parede abdominal, infecções intestinais, obstrução intestinal aguda, pancreatite, pericardite, pleurite, pneumonite, pneumotórax espontâneo, porfiria, salpingite aguda, síndrome da flexura hepática ou esplênica do cólon, *tabes dorsalis* (sífilis), traumatismo da coluna, tuberculose da coluna (mal de Pott), tuberculose renal e tumores da pelve, dos rins, do espaço retroperitoneal.

TRATAMENTO

O paciente com nefrolitíase, atendido desde seu domicílio até uma Unidade de Pronto-Atendimento, necessita de uma abordagem rápida para aliviar e identificar a causa da dor e restaurar, de imediato, em caso de uropatia obstrutiva, o fluxo urinário. Deve permanecer sob observação em regime de internação hospitalar, para facilitar e tornar rápida a propedêutica, até que sua causa seja identificada e abordada de maneira adequada, inclusive cirúrgica, se for indicada.

Atendimento domiciliar

No paciente com dor de pouca intensidade, mas controlável por medicamentos, e em bom estado geral e de hidratação são necessárias as seguintes medidas:

- Permanecer ativo, se possível com ingestão de pelo menos 2 a 3L/dia de líquidos (água) pela via oral, além de manter alimentação normal. A maioria não necessita hospitalização ou procedimentos cirúrgicos, permanecendo sob cuidados ambulatoriais. A abordagem deve ser conservadora diante de cálculos calicinais assintomáticos, cálculos ureterais <5mm ou coraliformes dian-

Capítulo 84 ■ Nefrolitíase

te de alto risco cirúrgico. Em 90% dos casos, os cálculos <5mm são expelidos espontaneamente.

- Administrar antibioticoprofilaxia com sulfametoxazol-trimetoprima, nitrofurantoína ou ácido pipemídico, em dose de um quarto daquela utilizada na antibioticoterapia.
- Iniciar antibioticoterapia em caso de infecção urinária estabelecida, bacteriemia ou septicemia.
- Promover a micção sobre pequenos coadores para que os cálculos eliminados sejam recuperados e examinados.
- Drenar a urina diante de uropatia obstrutiva, mediante drenagem urinária interna (cateteres ureterais) ou externa (nefrostomias), e proceder a seu tratamento antibiótico.

Acolhida em pronto-atendimento

Precisam de observação e internação hospitalar os pacientes que procuram diretamente a Unidade de Pronto-Atendimento porque o tratamento em casa não foi suficiente para controlar a dor e, assim, evoluíram de maneira intensa, intratável, sem cuidados de enfermagem para hidratação ou administração de medicação venosa, ou também por causa da redução do volume urinário, cuja propedêutica exige rapidez e possível intervenção cirúrgica. Nesses casos, deve-se prover:

- Acesso venoso periférico.
- Hidratação venosa: avaliar a necessidade de correções para potássio e bicarbonato de sódio, de modo a manter o equilíbrio hidroeletrolítico e ácido-básico. A desidratação grave é definida como perda ponderal estimada em mais de 4% (perda de líquido extracelular >2,5L em paciente com 60kg). Essa perda deve ser reposta em 24 horas com solução de NaCl 0,45% (NaCl: 78mEq/L) acrescida de NaHCO$_3$ (50mEq/L) e KCl (10 a 40mEq/L), EV, isto é: NaCl 0,9% 1.000mL + SGI 0,5% 1.000mL + NaHCO$_3$ 8,4% 50mL + KCl 10% 20mL em 24 horas (SGI: NaCl 0,9% de 1:1). Infundir mais 1.000mL de SGI para cada 2.000mL da solução composta anteriormente diante de hipernatremia (Na >154mEq/L): NaCl 0,9% 1.000mL + SGI 0,5% 2.000 mL + NaHCO$_3$ 8,4% 50 mL + KCl 10% 20mL em 24 horas (SGI:NaCl 0,9% de 3:1).
- Monitorar os eletrólitos séricos, o débito urinário e a pressão arterial sistêmica. A acidose metabólica só exige suplementação de bicarbonato se este estiver <15mEq/L. A administração de líquidos deve suprir 2,5L/dia.
- Prover hidratação oral simultaneamente à venosa e substituí-la assim que possível.

Tratamento da dor

Os objetivos são reduzir a intensidade da dor (aguda, crônica), torná-la tolerável e evitar a recidiva. Como a dor apresenta grande subjetividade, a terapia precisa ser individualizada. A dor aguda exige, em geral, terapia temporária, e na dor crônica, quando possível, a medicação não deve ser opiácea. Pode ser usado calor local (externo) com bolsa de água quente na região lombar com o intuito de aliviar a dor. Os anticonvulsivantes (carbamazepina) e antidepressivos (amitriptilina) são mais úteis do que os opiáceos no tratamento da dor neuropática. A dor refratária à terapia convencional pode exigir o uso de bloqueio neural, simpatectomia e terapia de relaxamento. Na dor aguda deve ser preferida a infusão venosa ou intramuscular.

A decisão quanto à analgesia baseia-se em escala subjetiva de 0 a 10 de intensidade da dor (0: sem dor; 1 a 3: dor leve; 4: dor moderada; 5: dor incapacitante; 6: dor intensa; 7 a 9: dor muito intensa; 10: dor insuportável – a pior possível). A dor com intensidade até 3 pode ser tratada com analgésicos não opiáceos, como ácido acetilsalicílico (AAS), e todos os anti-inflamatórios não esteroides (AINE), como ácido mefenâmico, celecoxibe, cetoprofeno, cetoloraco (de liberação prolongada), diclofenaco, etocolaco, fenoprofeno, flurbiprofeno, ibuprofeno, indometacina, meclofenamato, nabumetona, naproxeno, oxaprozina, piroxicam, rofecoxibe, sulindaco, tolmetidina, assim como acetominofeno, igualmente efetivo. A dor de intensidade >3 deve ser tratada com outros analgésicos, inclusive opiáceos (codeína, sulfato de morfina, hidromorfona, levorfanol, oximorfona, meperidina, fentanil, metadona).

Podem ser usados os esquemas de analgesia apresentados nas Tabelas 84.3 a 84.5.

Analgésicos antiespasmódicos

Deve-se preferir a administração venosa; entretanto, assim que for possível (melhora da dor, ausência de náuseas e vômitos), mudar para a via intramuscular ou oral. Iniciar o tratamento com:

1. **Butilescopolamina (Buscopan® simples ou composto com dipirona sódica):** drágeas ou gotas, supositórios e ampolas, até duas drágeas a cada 8 horas ou 40 gotas a cada 6 horas, ou uma ampola EV (lentamente, em 3 minutos) a cada 6 horas ou IM profunda (região glútea).
2. **Pitofenona e fempiverínio (Baralgin®), em associação com dipirona:** comprimidos, gotas, supositórios, ampolas, 1 a 1,5 comprimido a cada 6 horas ou até 30 gotas a cada 6 horas, ou 2 a 5mL EV (lento) ou IM a cada 6 horas – dose máxima de 6mL/dia.

Analgésicos

1. **Paracetamol:** é antipirético e analgésico, sem ação anti-inflamatória ou antiplaquetária. Usar 325 a 1.000mg a cada 4 ou 6 horas (máximo de 4.000mg/dia). Está disponível em comprimidos, cápsulas, líquido ou supositório. Não apresenta toxicidade gástrica, mas a hepática pode ser intensa, e a superdosagem aguda de 10 a 15g pode causar necrose hepática fatal.
2. **AAS:** é analgésico, antipirético e anti-inflamatório. Usar 325 a 1.000mg, VO, a cada 4 horas, conforme a necessidade. A dose máxima para alívio da dor é de 3g/dia. O su-

positório pode ser usado na dose de 300 a 600mg, a cada 3 ou 4 horas. Sua absorção é variável. Os comprimidos com revestimento entérico e salicilatos não acetilados lesam menos a mucosa gástrica do que o AAS tamponado ou simples. Os salicilatos não acetilados não exercem efeitos antiplaquetários. Os principais efeitos colaterais relacionados com a dose são perda auditiva, tontura e zumbido. Pode provocar dispepsia e sangramento gastrointestinal, que podem ser graves. As reações de hipersensibilidade (broncoespasmo, edema laríngeo e urticária) são comuns, especialmente em pacientes com asma e pólipos nasais. Os pacientes com reações alérgicas ou broncoespasmo provocados pelo AAS não devem receber AINE. O uso excessivo e crônico pode associar-se a nefrite intersticial e necrose papilar. Deve ser usado com cautela em paciente com nefropatia, hepatopatia e distúrbio plaquetário. Sua ação sobre as plaquetas pode persistir até 1 semana após a administração de uma dose. Seu uso deve ser evitado ou suspenso em pacientes com transtornos hemorrágicos conhecidos, inclusive em anticoagulação, nas gestantes e antes de cirurgia.

3. **AINE:** são analgésicos, antipiréticos e anti-inflamatórios. Todos os AINE têm eficácia e efeitos tóxicos semelhantes aos do AAS:
   - **Diclofenaco de sódio (Artren®, Biofenac®, Diclofen®, Cataflan®, Voltaren®):** comprimidos de 50 e 100mg, supositórios e ampolas de 75mg. Administrar um comprimido de 50mg, a cada 8 horas ou um supositório, a cada 8 horas; ou injetável IM (profunda), a cada 12 horas, por 2 dias, no máximo.
   - **Cetoprofeno (Profenid®):** cápsulas de 50mg, supositórios de 100mg e ampolas de 100mg. Administrar duas cápsulas a cada 12 horas, ou uma cápsula a cada 8 horas, ou um supositório a cada 12 horas; se injetável, uma ampola IM a cada 12 horas.
   - **Piroxicam (Feldene®):** cápsulas de 10 e 20mg, comprimidos solúveis de 20mg, supositórios de 20mg e ampolas de 20 e 40mg. Administrar uma cápsula de 20mg ao dia ou uma ampola IM de 20mg no glúteo.
   - **Tanoxicam (Tilatil®):** comprimidos de 20mg e ampolas. Administrar um comprimido a cada 12 horas, por no máximo 2 dias; se injetável, uma ampola IM ou EV ao dia.

Tabela 84.3 ■ Analgésicos não narcóticos (até dor leve, de 1 a 3)

Fármaco	Dose inicial	Dose máxima
Ácido acetilsalicílico	650 mg a cada 4h, VO	6.000mg
Ácido mefenâmico (Ponstel®)	250mg a cada 6h, VO	1.000mg
Celecoxibe (Celebrex®)	200mg a cada 24h, VO	4.000mg
Cetoprofeno (Orudis®)	50mg a cada 6h, VO	300mg
Cetoloraco (Toradol®)	15 a 30mg a cada 6h, IM	120mg
Cetoloraco (Toradol®)	10mg a cada 4 a 6h, VO	40mg
Cetoloraco, liberação prolongada (Oruvail®)	200mg a cada 24h, VO	200mg
Diclofenaco de potássio (Cataflan®)	25 a 50mg a cada 6 a 8h, VO	200mg
Diclofenaco de sódio (Voltaren®)	25 a 50mg a cada 6 a 8h, VO	300mg
Etocolaco (Lodine®)	200 a 400mg a cada 6 a 8h, VO	1.200mg
Fenoprofeno (Nalfon®)	200mg a cada 4 a 6h, VO	3.200mg
Flurbiprofeno (Ansaid®)	50mg a cada 6h, VO	300mg
Ibuprofeno (Advil®, Motrin®)	400mg a cada 6h, VO	3.200mg
Indometacina (Indocid®)	25mg a cada 6h, VO	200mg
Meclofenamato (Meclomen®)	50mg a cada 4h, VO	400mg
Nabumetona (Relafen®)	500mg a cada 12 a 24h, VO	2.000mg
Naproxeno (Naprosyn®)	250mg a cada 8 a 12h, VO	1.250mg
Naproxeno sódico (Anaprox®, Alleve®)	275mg a cada 12h, VO	1.375mg
Oxaprozina (Daypro®)	600mg a cada 24h, VO	1.200mg
Paracetamol (Tylenol®)	650mg a cada 4h, VO	4.000mg
Piroxicam (Feldene®)	20mg a cada 24h, VO	20mg
Rofecoxib (Vioxx®)	12,5mg a cada 24h, VO	50mg
Sulindaco (Clinoril®)	150mg a cada 12h, VO	400mg
Tolmetidina (Tolectin®)	400mg a cada 8h, VO	1.800mg

Capítulo 84 ■ Nefrolitíase

Tabela 84.4 ■ Analgésicos narcóticos (para intensidade de dor além de 3)

Fármaco	Dose	Dose média
Codeína, EV	0,2 a 0,4mg/kg a cada 2h	15 a 30mg a cada 2h
Codeína, IM	0,4 a 0,8mg/kg a cada 3h	30 a 60mg a cada 3h
Codeína, VO	0,8 a 1,5mg/kg a cada 3h	60 a 120mg a cada 3h
Codeína, via retal	0,8 a 1,5mg/kg a cada 3h	60 a 120mg a cada 3h
Sulfato de morfina (SM), EV	0,05 a 0,07mg/kg a cada 2h	3 a 5mg, a cada 2h
SM, IM	0,14 a 0,17mg/kg a cada 3h	10 a 12mg, a cada 3h
SM, VO	0,4mg/kg a cada 3h	30mg a cada 3h; 30 a 60mg (liberação prolongada) a cada 8 a 12h
SM, via retal	0,4 a 0,6mg/kg a cada 3h	30 a 40mg, a cada 3h
SM, analgesia controlada pelo paciente (ACP)	1mg/mL	1mg/mL
SM, ACP basal	0,014mg/kg/h	0-1,0mg/h
SM, ACP injeção EV	0,014mg/kg/6min	1,0mg/6min
Hidromorfona, EV	0,01 a 0,014mg/kg/h	0,75 a 1,0mg a cada 2h
Hidromorfona, IM	0,02 a 0,03mg/kg, a cada 3h	1,5 a 2,0mg, a cada 2h
Hidromorfona, VO	0,05 a 0,09mg/kg a cada 3h	4,0 a 6,0mg a cada 3h
Hidromorfona, via retal	0,04 a 0,09mg/kg a cada 3h	3,0 a 6,0mg a cada 3h
Hidromorfona, ACP	0,2mg/mL	0,2mg/mL
Hidromorfona, ACP basal	0 a 0,003mg/kg/h	0-0,2mg/h
Hidromorfona, ACP injeção EV	0,003mg/kg/6min	0,2mg/6min
Levorfanol, EV	0,014mg/kg a cada 2 a 3h	1,0mg a cada 2 a 3h
Levorfanol, IM	0,02 a 0,03mg/kg a cada 4 a 6h	1,5 a 2,0mg a cada 4 a 6h
Levorfanol, VO	0,03 a 0,06mg/kg a cada 4 a 6h	2,0 a 4,0mg a cada 4 a 6h
Oximorfona, EV	0,01 a 0,014mg/kg a cada 2h	0,75 a 1,0mg a cada 2h
Oximorfona, IM	0,014 a 0,02mg/kg a cada 3h	1,0 a 1,5mg a cada 3h
Oximorfona, via retal	0,07 a 0,14mg/kg a cada 3h	5 a 10mg a cada 3h
Meperidina, EV	0,35 a 0,7mg/kg a cada 2h	25 a 50mg a cada 2h
Meperidina, IM	1,0 a 1,4mg/kg a cada 3h	75 a 100mg a cada 3h
Meperidina, VO	1,4 a 2,0mg/kg a cada 3h	100 a 150mg a cada 3h
Meperidina, ACP concentração	10mg/mL	10mg/mL
Meperidina, ACP basal	0 a 0,14mg/kg/h	0 a 10mg/h
Meperidina, ACP injeção EV	0,14mg/kg/6min	10mg/6min
Fentanila, EV	0,5µg/kg a cada 2h	25 a 50µg a cada 2h
Fentanila, IM	1,0µg/kg a cada 3h	75 a 100µg a cada 3h
Fentanila, transdérmica	–	25 a 50µg a cada 3 dias
Fentanila, ACP concentração	1,0µg/mL	10µg/mL
Fentanila, ACP basal	0 a 0,14µg/kg/h	0-10µg/h
Fentanila, ACP injeção EV	0,14µg/kg/6min	10µg/6min
Metadona, EV	0,03mg/kg a cada 2 a 3h	2,5mg a cada 2 a 3h
Metadona, IM	0,03 a 0,07mg/kg a cada 4 a 6h	2,5 a 5,0mg a cada 4 a 6h
Metadona, VO	0,07 a 0,14mg/kg a cada 4 a 6h	5 a 10mg a cada 4 a 6h

4. **Analgésicos opioides:**
   - **Meperidina (Dolantina®, Demerol®):** ampolas de 100mg/2mL. Administrar 50 a 100mg, IM, ou 25 mg, EV/hora, diluída em água destilada.
   - **Nalbufina (Nubain®):** ampolas de 10mg. Administrar uma ampola IM ou EV a cada 6 horas.

Constituem associações úteis de analgésicos disponíveis:
- Paracetamol mais codeína (Tylenol®), codeína-cafeína (Anacin®, Phenaphen®), hidrocodona (Lorcet®, Lortabs®, Vicodin®, VicodinES®), oxicodona (Percocet®, Tylox®) e propoxifeno (Darvocet®).

Tabela 84.5 ■ Equivalência de doses únicas de opioides

Fármacos	Via parenteral (mg)	Via oral (mg)
Morfina	5	30
Alfentanila	0,2 a 0,4	–
Buprenorfina	0,2	–
Butorfanol	1,5	–
Codeína	30 a 60	90
Dezocina	25	4
Fentanila	0,05 a 0,1	–
Hidrocodona	10	10 a 15
Hidromorfona	0,6 a 0,7	3 a 4
Levorfanol	1	2
Meperidina	25 a 50	100 a 150
Nalbufina	10	4
Oxicodona	–	10 a 15
Penatazocina	30	100
Propoxifeno	–	65 a 130
Sufentanil	0,1 a 0,2	–
Tramadol	50	75 a 150

- AAS mais codeína (Empirin®), codeína-cafeína-butalbital (Synalgos®), hidrocodona-cafeína (Damason®) e oxicodona (Percodan®).
- Ibuprofeno mais hidrocodona (Vicoprofen®).

Abordagem das alterações metabólicas

A avaliação da possível etiologia dos cálculos deve ser feita após o controle da dor na fase aguda. A formação de cálculos de oxalato de cálcio pode ser corrigida, na maioria das vezes, com modificação da dieta. Por isso, esses cálculos não exigem investigação diagnóstica completa após o episódio inicial; entretanto, os outros cálculos devem ser investigados completamente após o primeiro episódio (Tabela 84.6).

Cálculos de oxalato de cálcio ou de apatita, após o primeiro episódio ou diante de cálculos recorrentes

1. Aumentar o volume urinário para 2 a 3L/dia. Evitar que a urina fique concentrada à noite e habituar-se a ingerir água no local de trabalho.
2. Dieta: evitar sódio (5 a 7g/dia) e proteína animal (carnes); manter ingestão normal de cálcio.
3. Diante de hipercalciúria absortiva: dieta com restrição de cálcio e oxalato de sódio; fosfato sódico de celulose, 10 a 15g, dose dividida a cada 8 horas (pode provocar diarreia crônica, o que representa problema de adesão); diuréticos tiazídicos, 12,5mg/dia (25 a 50mg), VO, embora possam perder sua ação após 2 a 3 anos de uso consecutivo; piridoxina, 100 a 400mg/dia, VO.

4. Diante de hipercalciúria renal: dieta hipossódica (7g/dia de cloreto de sódio) com suplemento de potássio (citrato de potássio, 60mEq/dia, a cada 8 horas, VO), diuréticos tiazídicos, 12,5mg/dia (até 25 a 50mg/dia), VO – podem perder a sua ação após 2 a 3 anos de uso consecutivo.
5. Diante de hipercalciúria reabsortiva: indicar paratireoidectomia ou, em pacientes que recusam a cirurgia, instituir dieta hipossódica e administrar tiazida, 12,5mg/dia (até 25 a 50mg/dia).
6. Diante de hipocitratúria: dieta com baixo teor de gordura e citrato de potássio, 60mEq/dia, a cada 8 horas, VO.
7. Diante de hiperoxalúria: usar as seguintes medidas:
   - Primária dietética: reduzir a ingestão de oxalatos, aumentar a de água (líquidos), administrar citrato de potássio ou óxido de magnésio, 150mg a cada 8 horas, VO, e piridoxina, 100 a 400mg/dia, VO.
   - Adquirida secundária a restrição ou derivação do intestino delgado (entérica): reduzir a ingestão dietética de oxalatos e de gordura, aumentar a de água (ou líquidos) e prover suplementação de cálcio e de citrato de potássio, 15 a 20mEq, a cada 8 horas, VO, ou de óxido de magnésio, 150mg a cada 8 horas, VO; colestiramina, 4 a 16g/dia, a cada 6 horas, VO, às refeições.
8. Diante de hiperuricosúria (≤1.000mg de ácido úrico na urina de 24 horas) e nível sérico normal de cálcio: dieta com níveis normais de purina e administração de alopurinol, 100 a 200mg/dia, VO.

Cálculos de cistina

1. Remoção cirúrgica.
2. Dieta: aumentar a ingestão de água (líquidos) para promover diurese entre 2 e 3L/dia.
3. Reduzir concentração urinária de cistina abaixo do limite de solubilidade de 200 a 300mg/L.
4. Alcalinizar a urina: até pH >7,5 com solução de Shohl (citrato de sódio) VO.
5. Em caso de recorrência, usar penicilamina ou tiopronina (com elevada intolerância aos efeitos colaterais) ou ácido ascórbico, 5g/dia.
6. Na acidose tubular renal distal (tipo I), usar solução de Shohl ou bicarbonato de sódio suplementado com potássio.

Cálculos de ácido úrico

1. Dieta: aumentar a ingestão de água para manter diurese entre 2 e 3L/dia; evitar alimentos ricos em purina (carne e fígado bovinos).
2. Alcalinizar a urina até pH ≥7 com citrato ou bicarbonato de potássio, ou bicarbonato de sódio (50 a 100mEq/dia), VO, em doses fracionadas, para obter pH urinário em torno de 6,5.
3. Acetazolamida: pode ser usada para alcalinizar a urina noturna.
4. Alopurinol: diante de hiperuricemia, 200 a 300mg/dia, VO.

Capítulo 84 ■ Nefrolitíase

Cálculos de estruvita

1. Remover todo o cálculo.
2. Manter urina estéril com antibioticoprofilaxia para o micro-organismo predominantemente responsável pela infecção urinária. São mais frequentemente usados sulfametoxazol, penicilinas, macrolídeos ou quinolonas.
3. Ácido acetoindroxâmico (inibidor da urease): administrar quando há remoção completa do cálculo, 10 a 15mg/kg/dia, divididos a cada 6 a 8 horas, VO.
4. Solventes de cálculos de estruvita: podem ser usados para irrigação intrarrenal, por meio de cateteres. São capazes de dissolver pequenos fragmentos deixados após a cirurgia. São soluções de ácido cítrico associadas a magnésio (solução de Suby G).
5. A litotripsia extracorpórea com ondas de choque e a nefrolitotomia percutânea constituem abordagens utilizadas para reduzir a lesão provocada pelo crescimento e disseminação desses cálculos.

Tratamento cirúrgico de urgência

Está indicado em caso de dor, infecção ou obstrução clinicamente intratável e quando se prevê que o cálculo não será eliminado em 2 a 3 dias. Os cálculos <5mm, localizados na porção distal do ureter, têm quase 90% de possibilidade de eliminação espontânea em 6 semanas após apresentarem sintomatologia. Os cálculos >6mm geralmente necessitam de algum procedimento para sua retirada, como:

- **Litotripsia extracorpórea por onda de choque:** apresenta 90% de sucesso terapêutico, tanto para os cálculos renais como para os ureterais. É método não invasivo, que fragmenta o cálculo (localizado por radioscopia ou ultrassonografia), constituindo-se no melhor método para eliminação dos cálculos, especialmente de ácido úrico e de estruvita, com 5 a 20mm de diâmetro, e de cálculos ureterais, principalmente na região lombar. Os cálculos >20mm ou >10mm situados nos polos inferiores do rim e os cálculos de cistina podem necessitar, para sua eliminação, nefrolitotomia percutânea. Os cálculos renais <5mm assintomáticos costumam ser eliminados espontaneamente e não exigem abordagem cirúrgica. É procedimento ambulatorial, que exige sedação ou anestesia espinhal. Os cálculos maiores apresentam taxa maior de insucesso com a litotripsia, sendo necessários múltiplos procedimentos para sua eliminação. Esse procedimento está contraindicado na presença de aneurisma da aorta, coagulopatias, gravidez, infecção urinária, obesidade mórbida e obstrução distal ao cálculo. Os cálculos encravados no terço proximal do ureter são conduzidos até a pelve renal e, então, fragmentados pela litotripsia. O retrodeslocamento do cálculo precisa da cistoscopia e da introdução de cateter até o ureter. Nos casos em que não é possível empurrar o cálculo, deve-se proceder a sua transposição por um *stent* para facilitar a drenagem e, a seguir, a fragmentação pela litotripsia. O insucesso dessa medida torna necessária a realização da nefrolitotomia percutânea.

- **Métodos endoscópicos ou de endourologia – ureteroscopia (transuretral):** consistem na remoção dos cálculos mediante emprego de endoscópios introduzidos por via uretral, percutânea, peritoneal ou retroperitoneal. São reservados para cálculos complicados, grandes ou com baixa taxa de fragmentação e de difícil localização pela litotripsia (até 10% dos casos). Realizados sob anestesia espinhal ou sedação, exigem internação (24 horas) e manutenção de cateter ureteral (duplo J) por até 2 semanas. Estão indicados para cálculos ureterais distais, geralmente sintomáticos.

- **Cirurgia percutânea:** procedimento pouco invasivo, realizado sob controle fluoroscópico ou ultrassonográfico. Realiza-se nefrostomia, sob anestesia geral, e introduz-se o nefroscópio para fragmentação e retirada dos cálculos renais. Está indicada para cálculos de diâmetros maiores. Nos cálculos coraliformes, geralmente é combinada com a litotripsia extracorpórea com ondas de choque. É útil em cálculos associados a estenose de junção pieloureteral ou infundibulares, que podem ser tratados pela mesma via.

- **Cirurgia aberta:** reservada para caso de falha do tratamento inicial e na eventualidade de alterações anatômicas passíveis de correção cirúrgica que levem a estase ou infecção do trato urinário. Atualmente limitada, é empregada em casos de cálculos complexos (<5%).

Complicações

As complicações podem ser decorrentes de:

1. **Uropatia obstrutiva:** em um rim, passando despercebida e evoluindo com rim excluído, surpreendido em avaliação renal casual.
2. **Hidronefrose:** em um rim, e a isquemia consequente pode promover hipertensão arterial sistêmica com suas repercussões sobre os órgãos-alvo.
3. **Infecção urinária de repetição:** de difícil tratamento, pode estar associada a cálculo encravado e capaz de manter ambiente propício para vários micro-organismos.

PROFILAXIA

O diagnóstico, estabelecido por análise do cálculo e exame de urina e de sangue, e consequente tratamento, que inclui acompanhamento e avaliação da aderência à terapêutica instituída, com avaliações periódicas da urina, exigem a manutenção das seguintes medidas que conseguem evitar a formação de cálculos em 60% dos pacientes para evitar as recidivas.

- Aumentar a ingestão hídrica para 2 a 3L/dia, pelo menos 50% sob a forma de água, durante todo o dia e à noite antes de deitar, de modo a manter diurese >2L/dia e pH urinário alcalino em pessoas com nefropatia por ácido úrico e cistina.

Tabela 84.6 ■ Abordagem dos distúrbios metabólicos responsáveis por nefrolitíase

Conduta	Distúrbio metabólico					
	Hipercalciúria		Hipocitratúria	Hiperuricosúria	Hiperoxalúria	Cistinúria
	Absortiva e renal	Reabsortiva				
Aumento da ingestão de água	–	–	–	S	S	S
Restrição de purinas na dieta	–	–	–	S	–	–
Restrição de oxalato alimentar (espinafre, chocolate, chá)	–	–	–	–	S	–
Dieta hipolipídica (reduz absorção do oxalato): carnes, grãos, álcool	–	–	–	–	S	–
Ingestão diminuída de sal	S	–	–	–	–	–
Alcalinização urina, pH >6,5: NaHCO₃, 650mg a cada 6h (risco: edema e hipertensão arterial), ou citrato de potássio, 40 a 60mEq/dia	–	–	–	S	–	S
Citrato de potássio, 40 a 60mEq/dia, ou suco de limão (6g/100mL)	S	–	S	–	–	–
Tiazida	S	–	–	–	–	–
Remoção das paratireoides	–	S	–	–	–	–
Alopurinol, 200 a 600mg/dia, se medidas prévias insuficientes	–	–	–	S	–	–
Piridoxina, 100 a 400mg/dia, pode reduzir excreção de oxalato	–	–	–	–	S	–
Mercaptopropionilglicina, N-acetilcisteína ou captopril (para elevar solubilidade da cistina)	–	–	–	–	–	S

S: medida aconselhada; –: nenhuma medida.

- Restringir a ingestão de proteína animal e sal e manter normal a de cálcio. A eliminação de excessos ou deficiências dietéticas é recomendada apenas para pacientes com distúrbios metabólicos específicos e cujas dietas muito restritivas são abandonadas com rapidez. Evitar a ingestão excessiva de proteína animal, sódio, purinas, cálcio, magnésio ou fosfato. Pacientes com hipercalciúria idiopática devem evitar o uso de leite e derivados, cálcio, fosfato e magnésio. Alimentos ricos em oxalato são grandemente responsáveis na hiperoxalúria entérica, pelo aumento do oxalato, devendo ser evitados, como amendoim, chá, chocolate, espinafre, pimenta, repolho e tomate. A dieta hipossódica é importante em pacientes que usam hidroclorotiazida.
- Evitar imobilização prolongada e praticar esportes regularmente.
- Evitar ingestão excessiva de vitaminas C e D.
- Tratar as infecções urinárias por bactérias desdobradoras de ureia em pacientes que já tiveram cálculos de estruvita.
- Tratar anomalias anatômicas e distúrbios orgânicos predisponentes à formação de cálculos, como divertículos caliciais ou bexiga neurogênica, respectivamente.

As medidas medicamentosas relatadas neste capítulo devem ser reforçadas aos pacientes que continuam a desenvolver cálculos mesmo após a implantação dessas medidas.

PROGNÓSTICO

A recuperação da função renal após a desobstrução depende da gravidade e duração da obstrução, da concomitância de infecção urinária e cálculos, da nefropatia preexistente, das causas subjacentes de obstrução e da espessura do córtex renal, a qual constitui indicador de função renal residual (quando muito delgada, significa considerável perda da função).

Bibliografia

Brenner BM. Brenner & Rector's the kidney. 6. ed. Philadelphia: WB Saunders, 2000.

Bretas FFH. Litíase urinária. In: Rocha MOC, Pedroso ERP, Fonseca JGM, Silva OA. Terapêutica clínica. Rio de Janeiro: Guanabara Koogan, 1998:815-9.

Bushinsky DA. Nephrolithiasis. Site of the initial solid phase. J Clin Invest 2003; 111:602-5.

Curhan GC. Nefrolitíase. In: Goldman L, Ausiello D. Cecil tratado de medicina interna. Rio de Janeiro: Elsevier, 2009:1035-42.

Klahr S. Urinary tract obstruction. In: Kurtzman N. Milestones in nephrology in the last 20 years. Semin Nephrol 2001; 21:133-45.

CAPÍTULO 85

Orquite, Epididimite, Torção de Testículo, Priapismo e Fratura de Pênis

Daniel Xavier Lima

EPIDIDIMITE E ORQUITE

Epididimite e orquite constituem processos inflamatórios dos epidídimos e dos testículos, respectivamente, com ou sem infecção. Normalmente, a orquite ocorre como disseminação da inflamação pelo testículo adjacente. Os casos de orquite isolada são raros, usualmente associados a viroses, como a caxumba, em crianças. A orquite ocorre em 4 a 7 dias após o desenvolvimento da parotidite, entretanto, pode ocorrer sem as manifestações prévias de acometimento da parótida. A orquite pode ser confirmada pelo aumento dos níveis séricos de IgM e cerca de 30% dos casos são bilaterais.[1]

A epididimite consiste na inflamação intraescrotal mais comum. Acreditava-se que o refluxo de urina estéril desempenharia um papel importante em sua gênese, agindo como agente químico irritante aos epidídimos. Entretanto, já se sabe que a infecção por via ascendente é a responsável pela maioria dos casos, havendo variação no tipo de bactéria de acordo com a faixa etária.[2] Entre os 14 anos e os 35 anos de idade há predomínio de infecções via sexual por *Neisseria gonorrhoeae* e *Chlamydia trachomatis*.[3] Antes dos 14 anos e após os 35 de idade, a *Escherichia coli* e outros uropatógenos são os principais agentes etiológicos.

Os fatores de risco para epididimite são atividade sexual, atividade física extenuante, ciclismo e motociclismo, além da posição assentada por longos períodos. Especificamente para os pacientes pré-púberes e após os 35 anos de idade, os fatores de risco incluem cirurgia ou instrumentação urológica e anomalias anatômicas, como hiperplasia prostática e válvula de uretra posterior.[4]

A dor escrotal na epididimite costuma ter início mais gradual do que na torção de cordão espermático. Localiza-se na região posterior ao testículo e apresenta irradiação abdominal. Sintomas associados de infecção urinária podem estar presentes, como febre, ardor ao urinar, polaciúria e hematúria. A dor recorrente é rara, sendo mais comum na torção de cordão, que pode ser intermitente, com resolução espontânea. Náuseas e vômitos podem estar presentes, embora não auxiliem o diagnóstico diferencial com a torção.

A análise laboratorial inclui o Gram e a cultura de secreção uretral nos casos sugestivos de uretrite associada. O exame da urina também pode ser útil na detecção de infecção urinária. Se a apresentação clínica sugerir fortemente o diagnóstico de epididimite, a terapia empírica deverá ser instituída antes dos resultados laboratoriais. Os objetivos do tratamento são: curar a infecção, aliviar os sintomas e prevenir a transmissão e as complicações. Em caso de suspeita de infecção por *Neisseria gonorrhoeae* ou *Chlamydia trachomatis*, os antimicrobianos indicados são ceftriaxona (250mg IM em dose única) e doxiciclina (100mg VO duas vezes ao dia, por 10 dias). A azitromicina (1g VO em dose única) é uma alternativa quando existe dúvida quanto à aderência ao tratamento com doxiciclina.[1]

Além do tratamento antimicrobiano, recomendam-se o uso de suspensório escrotal e a redução nas atividades físicas. Os pacientes devem ser informados sobre a possibilidade de complicações, como a formação de hidrocele e de abscesso, a evolução para sepse e o desenvolvimento de infertilidade. Quando há associação com uretrite, é importante reforçar a orientação acerca do uso de preservativos. Indica-se também a avaliação de outras doenças sexualmente transmissíveis, como AIDS, hepatites e sífilis.

O tratamento pode ser feito ambulatorialmente, estando reservada a internação hospitalar para os casos de dor refratária a analgésicos, quando há a formação de abscesso, e também em caso de suspeita de sepse. Abscessos são tratados cirurgicamente pela epididimectomia e também pela orquiectomia nos casos com extensão local. Recomenda-se o acompanhamento frequente dos pacientes, para comprovação da eficácia da terapia instituída e também para avaliação do surgimento de massas escrotais.

Para os pacientes portadores de orquite isolada, indicam-se repouso, aplicação de gelo e uso de analgésicos. Os casos associados à caxumba melhoram espontaneamente entre 3 e 10 dias. Entretanto, é possível ocorrer atrofia testicular em metade dos pacientes cerca de 3 meses após.[1] Infertilidade ocorre em menos de 10% dos casos.

TORÇÃO DO TESTÍCULO

A expressão "torção de testículo", embora bastante utilizada na prática clínica, não é a mais adequada, pois a estrutura que sofre torção é o cordão espermático. Em 90% dos casos, a torção é chamada intravaginal, tendo com fator predisponente uma anomalia do processo vaginal. Nesses casos, a túnica vaginal recobre não apenas o testículo e o epidídimo, mas também o cordão espermático. Como consequência, o testículo pode rodar livremente dentro da túnica vaginal, constituindo a deformidade em "badalo de sino".[5]

A apresentação clínica da torção de cordão espermático nem sempre é tão típica. Embora seja a causa menos comum de escroto agudo, deve ser sempre suspeitada, pois as chances de salvamento do testículo são inversamente proporcionais ao tempo de espera para a exploração cirúrgica.

Na anamnese, deve-se averiguar a forma de início da dor, sua duração e eventuais episódios prévios. Tipicamente, a torção tem início abrupto, enquanto a epididimite tem início mais gradual. A presença de outros sintomas, como ardor para urinar, urgência miccional e polaciúria, sugere causas inflamatórias ou infecciosas, como a epididimite. A história de atividade sexual pode sugerir, também, possível etiologia infecciosa. Náuseas e vômitos também são mais frequentes na torção do que na epididimite.

A idade do paciente também é útil ao diagnóstico, uma vez que a torção tem distribuição etária bimodal, com picos de incidência na primeira infância e na pré-adolescência. Menos de 10% dos casos de torção de cordão ocorrem após os 30 anos de idade. Devido à raridade desse diagnóstico no adulto mais velho, a necessidade de orquiectomia por necrose testicular é maior, girando em torno de 75%, diante dos 20% a 50% na criança.[6] Por outro lado, a epididimite aguda ocorre com incidência progressivamente maior a partir da adolescência, correlacionando-se com a frequência de atividade sexual.

É comum a ocorrência da torção do cordão espermático no período noturno, durante o sono. Um forte reflexo cremastérico durante as ereções noturnas foi apontado como possível desencadeador.[7] Na maioria dos casos não há fatores predisponentes identificáveis, sendo relatados traumatismo local, aumento do volume testicular (associa-

do à puberdade), tumor de testículo, passado de criptorquidia e um cordão espermático com porção escrotal longa.

O exame físico inicial é de suma importância, uma vez que as avaliações posteriores são prejudicadas pela reação inflamatória que se instala na região. A inspeção do escroto pode revelar edema e eritema, tipicamente presentes na epididimite, quando a pele pode tomar o aspecto de casca de laranja. O canal inguinal abaulado pode sugerir a presença de hérnia inguinal. O meato uretral também deve ser examinado à procura de secreções.

Antes da palpação, é útil o teste do reflexo cremastérico, inicialmente no lado não afetado. O estímulo leve da pele na região superomedial da coxa normalmente leva à contração reflexa do músculo cremaster e à consequente retração do testículo ipsilateral. O sinal é considerado positivo quando há retração mínima de 0,5cm. A ausência do reflexo cremastérico é altamente sugestiva de torção de cordão espermático, com sensibilidade de cerca de 99%.[8]

O testículo com torção normalmente é aumentado de volume como consequência da congestão venosa e encontra-se situado em posição mais alta no escroto, mais junto ao corpo. Sua posição também costuma ser horizontalizada e rodada de modo que o epidídimo fique anteriormente a ele. O cordão espermático pode apresentar espessamento à palpação, que representa o local específico da torção. Ao contrário, na epididimite, o testículo fica situado em posição usual e um exame cuidadoso pode definir a origem da dor na cabeça do epidídimo e no polo superior do testículo.

A elevação manual do testículo afetado pode causar alívio parcial da dor no caso de epididimite aguda, o que não ocorre na torção de cordão espermático. O chamado sinal de Prehn não é positivo neste último caso, pois a origem da dor é a isquemia local. Na epididimite, ocorre alívio por redução do estiramento das estruturas inflamadas. Nem sempre é possível a realização adequada dessa manobra, devido à dor e ao edema que se instalam.

A análise da urina com exame bacteriológico pode ser útil no diagnóstico diferencial. A presença de bacteriúria e piúria sugere epididimite, o que ocorre em metade dos pacientes com essa condição.[9]

O exame ultrassonográfico é o método de imagem mais amplamente utilizado na avaliação do escroto agudo. O uso de transdutores lineares de alta frequência promove excelente visão da anatomia do cordão espermático, do testículo e do epidídimo. A associação com o Doppler torna possível averiguar o fluxo sanguíneo nessas estruturas anatômicas e, portanto, auxilia o diagnóstico diferencial entre inflamação e isquemia.

O sinal ultrassonográfico mais importante consiste na identificação do ponto de torção no cordão espermático, normalmente situado na região inguinoescrotal. A especificidade e a sensibilidade desse sinal aproximam-se dos 100% para o diagnóstico dessa condição.[10] O fluxo arterial testicular pode estar normal, diminuído ou ausente. A

Capítulo 85 ■ Orquite, Epididimite, Torção de Testículo, Priapismo e Fratura de Pênis

identificação de torção do cordão espermático associada a uma perfusão testicular presente sugere que o testículo ainda é viável e que pode ser salvo por seu reposicionamento. A sensibilidade global do método para o diagnóstico de torção do cordão espermático é de 88% e a sensibilidade é de 90%,[11] com a ressalva de ser um método examinador-dependente.

A cintilografia com radioisótopos tem praticamente 100% de sensibilidade e especificidade para o diagnóstico de torção do cordão espermático.[12] Entretanto, o exame ultrassonográfico com Doppler é mais rápido e mais facilmente encontrado na maioria dos serviços de urgência. Em caso de suspeita clínica forte de torção, e se a propedêutica puder levar à demora na condução do caso, a consulta urológica e a exploração cirúrgica serão os próximos passos mais indicados.

A isquemia testicular pode ocorrer apenas com 4 horas de torção, sendo quase certa após 24 horas. O índice de salvamento do testículo foi estimado em 90%, se o tratamento for instituído em menos de 6 horas do início dos sintomas. Após 12 horas, esse índice cai para 50% e, transcorridas 24 horas, para menos de 10%.[13]

A manobra de rotação manual é uma tentativa de tratamento rápido e não invasivo. O médico deve girar o testículo afetado em direção oposta à linha média, como se abre um livro. Uma vez que a torção pode ocorrer com mais de 360 graus, pode ser necessário mais de um giro. Se a manobra for bem-sucedida, o paciente relatará melhora imediata na dor. Mesmo com a resolução da dor pela manobra, ainda existe a indicação cirúrgica, que passa a ser eletiva.

O tratamento cirúrgico consiste na exploração escrotal, durante a qual é desfeita a torção do cordão e avaliada a viabilidade testicular e a fixação dos dois testículos (orquiopexia bilateral). Se o testículo não for viável, são realizadas a orquiectomia e a orquiopexia contralateral. Causas comuns apontadas para a necrose testicular por torção são: demora em procurar atendimento médico (58%), diagnóstico inicial incorreto (29%) e atraso no tratamento após o atendimento inicial (13%).[14]

Existe controvérsia a respeito da preservação do testículo destorcido e reperfundido após longos períodos de isquemia. Estudos experimentais sugerem que sua manutenção possa ocasionar danos ao testículo contralateral e infertilidade, mediante alterações isquêmicas e de estresse oxidativo.[15] Embora esses achados ainda não tenham alterado a recomendação de preservação do testículo que volte a apresentar perfusão adequada, é possível que os casos de viabilidade duvidosa sejam beneficiados pela orquiectomia.

Um tipo especial de torção do cordão espermático é a chamada torção extravaginal, que acomete crianças no período neonatal e que normalmente leva à necrose testicular. Há envolvimento do cordão espermático e da túnica vaginal, hipoteticamente ocorrendo em razão de uma maior mobilidade dessas estruturas à época do nascimento, mas a causa exata não foi determinada.

Devido ao alto índice de insucesso das tentativas cirúrgicas de salvamento testicular em casos de torção extravaginal, alguns autores recomendam a operação de maneira eletiva, com orquiectomia unilateral e orquiopexia contralateral. Todavia, por causa do risco de comprometimento bilateral, foi sugerida a operação de urgência também nesses casos.[16] Os defensores dessa abordagem argumentam ainda que graus menores de torção extravaginal podem ocorrer e que o tratamento precoce possibilitaria a preservação testicular.

PRIAPISMO

O priapismo consiste em uma ereção dolorosa e persistente, em geral por mais de 6 horas, que não está associada a estímulos sexuais. Pode ocorrer em todas as idades e, até mesmo, em pacientes com disfunção erétil. Os fatores que determinam a urgência de seu tratamento são a dor e a possibilidade de causar impotência, se não tratado adequadamente. Classifica-se o priapismo em venoclusivo, ou de baixo fluxo, e em arterial, ou de alto fluxo. O venoclusivo é a forma mais frequente e também a mais grave, por ter caráter isquêmico. Sua principal causa é a injeção intracavernosa de fármacos vasoativos, utilizados no tratamento de disfunção erétil. Outra causa farmacológica é o uso de psicotrópicos, anti-hipertensivos e cocaína. Entre as causas clínicas, destaca-se a anemia falciforme, que causa aglutinação da hemoglobina nas vênulas do corpo cavernoso, obstruindo a drenagem venosa. Outras situações são menos frequentes, como leucemia e nutrição parenteral.[17]

No priapismo arterial (alto fluxo), o problema é causado pela alteração do fluxo arterial em função de uma fístula arterial ou pseudoaneurismas. Sua ocorrência está ligada a traumatismo na região perineal ou no pênis. Ao contrário do priapismo venoclusivo, o arterial não tem caráter isquêmico e seu tratamento é eletivo, devendo-se aguardar de 7 a 10 dias pela resolução espontânea. Se persistir, indica-se a embolização seletiva da artéria cavernosa, que geralmente é eficaz e não compromete a função erétil.

Para diferenciar as duas formas, a história clínica pode ser complementada por gasometria dos corpos cavernosos. O priapismo venoclusivo caracteriza-se por apresentar sangue cavernoso acidótico, com pO_2 <40mmHg, enquanto o arterial apresenta pO_2 >80mmHg.

No priapismo venoclusivo, se a causa for farmacológica, como a aplicação de medicamentos vasoativos, deverá ser feita drenagem de um dos corpos cavernosos com agulha calibrosa, em geral a *butterfly* 19G, no sulco balanoprepucial. A drenagem do sangue é feita pela compressão progressiva dos corpos cavernosos intercalada com irrigação com solução salina. Se após 10 minutos o pênis permanecer flácido, deve ser feito curativo com faixa de crepom. Caso contrário, podem ser injetados fármacos adrenérgicos pela *butterfly*, sempre com monitoração pressórica e eletrocardiográfica. A opção mais utilizada consiste em fenilefrina associada à solução salina (1mg/1mL), em doses de 0,2 a 0,5mL. Se após algumas injeções o priapismo não ceder, estará indicado o tratamento cirúrgico, no qual o urologista criará fístula entre o corpo cavernoso e o corpo esponjoso, que normalmente não é acometido e encontra-se flácido. Outra opção para os casos refratários consiste na criação de fístula cirúrgica entre o corpo cavernoso e a veia safena. Nos casos associados a anemia falciforme e outras condições hematológicas, essa mesma abordagem deve ser adotada, acompanhada das medidas clínicas de controle da doença de base. Essas medidas incluem analgesia, hidratação, oxigenação, alcalinização e, em alguns casos, a hemotransfusão.[18]

FRATURA DE PÊNIS

A túnica albugínea é um tecido fibroelástico que envolve os corpos cavernosos. Durante a ereção, o intumescimento peniano leva a uma distensão da túnica, que reduz sua espessura de 5 para 2mm.[19] Denomina-se fratura de pênis a laceração da túnica albugínea secundária ao traumatismo fechado no pênis em ereção.

Embora possa ocorrer de diversas maneiras, a fratura geralmente ocorre na base do pênis, é transversal e unilateral.[20] O envolvimento do corpo esponjoso, ou seja, da uretra, também pode ocorrer concomitantemente. Quando existe estenose uretral, a fibrose associada torna a uretra mais rígida e mais suscetível à laceração.

O traumatismo durante a relação sexual é a principal causa da fratura peniana, também podendo ocorrer durante masturbação ou manipulação forçada. O termo fratura deriva de um som comumente descrito pelos pacientes no momento da laceração como um estalo. Há perda da ereção, dor forte e formação de um hematoma que pode desviar o eixo peniano para o lado contrário ao da fratura. O sangue extravasado normalmente fica restrito ao pênis, uma vez que a fáscia de Buck na maioria das vezes não é afetada. Quando a fáscia de Buck também é lacerada, o hematoma pode estender-se para escroto, períneo e parede abdominal inferior.[21]

A lesão de uretra deve ser suspeitada quando há uretrorragia, dificuldade para urinar ou impossibilidade de introdução de um cateter.[22] Pode ser feita uretrografia retrógrada com o intuito de definir a presença e a extensão da lesão. É importante ressaltar que pode haver lesão de uretra mesmo quando não ocorre sangramento e o paciente consegue urinar.[23] Embora o diagnóstico de fratura de pênis seja eminentemente clínico, casos de dúvida podem se beneficiar de exames de imagem, como ultrassonografia ou ressonância nuclear magnética.[24]

O tratamento conservador para a fratura peniana, embora utilizado no passado, está associado a risco aumentado de curvatura peniana, a placas fibrosas semelhantes às da doença de Peyronie e a disfunção erétil. A tendência atual consiste em tratamento cirúrgico. A incisão preferencial é a subcoronal, com desenluvamento do pênis, quando então pode ser identificado o local lacerado após a drenagem do hematoma. Essa incisão também possibilita o reparo de eventuais lesões de uretra. O tratamento consiste em sutura com fio absorvível. O paciente deve ser orientado a evitar relações sexuais por seis semanas. Quando há anastomose uretral, recomenda-se também o uso de cateteres de silicone por 2 a 3 semanas. Os resultados da operação são bons, com ausência de curvaturas e de disfunção erétil na maioria dos pacientes.[25]

Referências

1. Ludwig M. Diagnosis and therapy of acute prostatitis, epididymitis and orchitis. Andrologia 2008; 40(2):76-80.

2. Berger RE, Alexander ER, Harnisch JP et al. Etiology, manifestations and therapy of acute epididymitis: prospective study of 50 cases. J Urol 1979; 121(6):750-4.

3. Redfern TR, English PJ, Baumber CD, McGuie D. The aetiology and management of acute epididymitis. Br J Surg 1984; 71(9):703-5.

4. Trojian TH, Lishnak TS, Heiman D. Epididymitis and orchitis: an overview. Am Fam Physician 2009; 79(7):583-7.

5. Candocia FJ, Sack-Solomon K. An infant with testicular torsion in the inguinal canal. Pediatr Radiol 2003; 33(10):722-4.

6. García IG, Rubio JLR, Mayayo ES et al. Testicular torsion in the geriatric patient. Review of the literature apropos of a case. Actas Urol Esp 2003; 27(6):465-7.

7. Burgher SW. Acute scrotal pain. Emerg Clin North Am 1998; 16(4): 781-808.

8. Rabinowitz R. The importance of the cremasteric reflex in acute scrotal swelling in children. J Urol 1984; 132(1):89-90.

9. Melekos MD, Asbach HW, Markou SA. Etiology of acute scrotum in 100 boys with regard to age distribution. J Urol 1988; 139(5):1023.

10. Kalfa N, Veyrac C, Baud C, Couture A, Averous M, Galifer RB. Ultrasonography of the spermatic cord in children with testicular torsion: impact on the surgical strategy. J Urol 2004; 172(4 Pt 2):1692-5.

11. Kravichick S, Cytron S, Leibovici O et al. Color Doppler sonography: its real role in the evaluation of children with highly suspected testicular torsion. Eur Radiol 2001; 11(6):1000-5.

12. Wu HC, Sun SS, Kao A, Chuang FJ, Lin CC, Lee CC. Comparison of radionuclide imaging and ultrasonography in the differentiation of acute testicular torsion and inflammatory testicular disease. Clin Nucl Med 2002; 27(7):490-3.

13. Davenport M. ABC of general surgery in children. Acute problems of the scrotum. BMJ 1996; 312(7028):435-7.

14. Jones DJ, Macredie D, Morgans BT. Testicular torsion in the armed services: twelve year review of 179 cases. Br J Surg 1986; 73(8):624-6.

15. Wilhelm Filho D, Torres MA, Bordin ALB, Crezcynski-Pasa TB, Boveris A. Spermatic cord torsion, reactive oxygen and nitrogen species and ischemia-reperfusion injury. Mol Aspects Med 2004; 25(1-2):199-210.

16. Callewaert PRH, Van Kerrebroeck P. New insights into perinatal testicular torsion. Eur J Uropediatr 2010; 169(6):705-12.

Capítulo 85 ■ Orquite, Epididimite, Torção de Testículo, Priapismo e Fratura de Pênis **949**

17. Burnett AL, Vivalacqua TJ. Priapism: current principles and practice. Urol Clin North Am 2007; 34(4):631-42.
18. Burnett AL. Therapy insight: priapism associated with hematologic dyscrasias. Nat Clin Pract Urol 2005; 2(9):449-56.
19. Lehman E, Kremer S. Fracture of the penis. Surg Gynecol Obstet 1990; 171(2):148-50.
20. Mansi MK, Emran M, El-Mahrouky A, El-Mateet MS. Experience with penile fractures in Egypt. Long-term results of immediate surgical repair. J Trauma 1993; 35(1):67-70.
21. Sawh SL, O'Leary MP, Ferreira MD, Berry AM, Maharaj D. Fractured penis: a review. Int J Impot Res 2008; 20(4):366-9.

22. Nymark J, Kristensen JK. Fracture of the penis with urethral rupture. J Urol 1983; 129(1):147-8.
23. Heng CT, Brooks AJ. Penile fracture with complete urethral rupture. Asian J Surg 2003; 26(2):126-7.
24. Koifman L, Barros R, Júnior RAS, Cavalcanti AG, Favorito LA. Penile fracture: diagnosis, treatment and outcomes of 150 patients. Urology 2010; 76(6):1488-92.
25. Ibrahiem EHI, El-Tholoth HS, Mohsen T, Hekal IA, El-Assmy A. Penile fracture: long-term outcome of immediate surgical intervention. Urology 2010; 75(1):108-11.

SEÇÃO XV
Emergências em Oftalmologia e Otorrinolaringologia

CAPÍTULO 86

Emergências Oculares de Abordagem Clínica

Alexandre Simões Barbosa

Christy Ana Gonçalves Veiga

Gabriela Furquim Werneck Campos Valadão

INTRODUÇÃO

O objetivo deste capítulo é fornecer informações básicas acerca das principais etiologias envolvidas nas urgências oftalmológicas, com a finalidade de estabelecer as bases do diagnóstico diferencial e promover uma abordagem inicial adequada, assim como maior agilidade no encaminhamento.

ANAMNESE E EXAME FÍSICO

O exame físico se inicia assim que o paciente chega à sala de exame. Pelo modo como ele se movimenta em função da disposição dos objetos da sala de exame e fixa o examinador durante a anamnese, é possível avaliar o comprometimento da visão binocular, assim como iniciar a ectoscopia, que será importante na condução da anamnese. Deve-se questionar o modo de instalação dos sintomas, especialmente a presença de dor ocular ou periocular, a localização da dor, a relação da dor com movimentos oculares, a forma de instalação da baixa visual (progressiva ou súbita), seu padrão (perda central ou altitudinal), sinais e sintomas associados e episódios anteriores semelhantes. Devem ser questionadas condições sistêmicas e oculares prévias, história familiar e uso de medicação. Pacientes com relato de trauma devem ser questionados quanto ao mecanismo do trauma, às características do agente e à conduta imediata realizada.

O exame oftalmológico deve seguir uma rotina sistematizada, e orientada pela queixa do paciente. Na ectoscopia devem ser avaliados: fendas palpebrais, alinhamento, versões e posição dos globos oculares em relação à órbita (pesquisa de proptose). As fendas palpebrais medem usualmente de 9 a 13mm, com assimetria de até 2mm em posição primária.[1] As pálpebras superiores e inferiores recobrem de 1 a 2mm da periferia da córnea, sem exposição da esclera nessas regiões.[1] Uma avaliação da assimetria da posição dos olhos em relação à órbita pode ser realizada comparando-se a posição relativa dos ápices corneanos em versão inferior.

Após essa avaliação geral, deve ser feito o exame detalhado dos segmentos anterior e posterior do globo ocular. Esses segmentos são delimitados pela face posterior do cristalino. A avaliação do segmento anterior deve ser feita com iluminação direta por meio de uma lanterna ou um oftalmoscópio direto, com o qual é possível uma avaliação das estruturas oculares em diferentes planos. Em geral, o segmento posterior é avaliado por meio de um oftalmoscópio direto, sob midríase medicamentosa, ou em ambiente com baixa luminosidade, o que provoca uma midríase média. Quando indicado, o midriático mais usado é a tropicamida a 1%.

Córnea

O exame da córnea baseia-se, principalmente, na avaliação da integridade do epitélio e na transparência do estroma. Este corresponde a 90% da espessura da córnea.[?] Para avaliação do epitélio utiliza-se a coloração de fluoresceína, com iluminação de cobalto, recurso presente em alguns oftalmoscópios diretos e lanternas. Áreas desepitelizadas coram-se pela fluoresceína e são facilmente identificadas com a luz de cobalto.[3,5] A transparência do estroma deve ser avaliada por meio da iluminação direta e oblíqua, assim como a profundidade e a localização das opacidades. Para pesquisa da película lacrimal deve ser medido o tempo de ruptura do filme lacrimal, que corresponde ao tempo médio transcorrido de cada piscamento até a identificação de descontinuidade da película formada pelo corante.[3-5]

Conjuntiva

A partir da córnea, na região do limbo, a conjuntiva recobre a esclera e faz uma deflexão nos fórnices para revestir a face posterior das pálpebras. A conjuntiva deve ser examinada em sua porção bulbar, fórnices e porção palpebral – esta com eversão palpebral. Devem-se avaliar a integridade da superfície e a presença de hiperemia, assim como de quemose (descolamento da conjuntiva pela presença de líquido no espaço subconjuntival). Testes para pesquisa de olho seco são baseados nas colorações de rosa-bengala e lissamina verde, que permitem a identificação de células desvitalizadas na conjuntiva.[3,5]

Câmara anterior

A câmara anterior é o espaço delimitado anteriormente pela córnea e posteriormente pela íris e o cristalino. A profundidade da câmara anterior deve ser avaliada com iluminação em incidência temporal. Se a base nasal da íris é iluminada, a câmara é considerada profunda. Se apenas a porção nasal ou central da íris é iluminada, a câmara é considerada rasa.[6] A câmara anterior é preenchida pelo aquoso, que se torna opaco nos processos inflamatórios intraoculares ou hemorrágicos. A precipitação de células inflamatórias e células sanguíneas na câmara denomina-se, respectivamente, hipópio e hifema. Deve-se diferenciar a opacidade corneana da redução da transparência da câmara anterior.[7]

Íris e cristalino

A íris confere a cor aos olhos e funciona como um diafragma, por meio da mudança do diâmetro da pupila. Na íris, avalia-se sua disposição (plana ou convexa), além da regularidade do contorno da pupila e sua reação à luz. Posteriormente ao plano da íris, identifica-se o cristalino, lente biconvexa que se relaciona com a borda pupilar. Observa-se a transparência do cristalino pela avaliação do reflexo vermelho retiniano. A opacidade do cristalino pode ser difusa ou localizada e denomina-se catarata. A base da íris forma com a periferia córnea o chamado ângulo iridocorneano, região responsável pela drenagem do aquoso.[2,6] O corpo cicliar está localizado posteriormente e em continuidade com a base da íris, é responsável pela produção do aquoso. Este atravessa a pupila para ser drenado no ângulo indocorneano. O aumento da resistência à drenagem do aquoso provoca aumento da pressão intraocular, o que pode ser avaliado por meio da chamada tonometria bidigital, na qual a resistência da parede escleral superior é avaliada com o paciente em versão inferior.

Esclera

A córnea e a esclera constituem a parede ocular. A esclera é composta por tecido conjuntivo denso e recoberta anteriormente pela conjuntiva bulbar. Entre a esclera e a conjuntiva está localizada a episclera, formada por delgado tecido conjuntivo frouxo. A esclera funde-se com as bainhas do nervo óptico.[2] A esclera deve ser avaliada quanto à sua coloração e contorno.

Úvea

A úvea é formada pela íris, corpo ciliar e coroide. A coroide se dispõe entre a esclera e a retina. A região mais interna da coroide, denominada coriocapilar, nutre as camadas externas da retina. Entre a retina e a coriocapilar localiza-se o epitélio pigmentar da retina, que faz o *clearance* do líquido sub-retiniano quando ocorre a partir da exsudação da coriocapilar.[2] A íntima interação entre retina e coriocapilar, responde por muitos dos achados sub-retinianos verificados ao exame.

Corpo vítreo

O corpo vítreo preenche a câmara posterior, espaço delimitado anteriomente pela face posterior do cristalino e posteriomente pela retina. O vítreo é densamente aderido à retina no polo posterior (área peridiscal e macular) e periferia.[2] Na maioria das pessoas, o vítreo descola-se espontaneamente da retina. A tração do vítreo sobre a retina é um evento importante na fisiopatologia do descolamento de retina regmatogênico e tracional.[2] A presença de células inflamatórias ou sanguíneas produz perda da transparência do corpo vítreo, que é percebido como manchas que se movimentam de acordo com as versões (*floaters*).

Retina

A mácula é a região central da retina, identificada entre os vasos retinianos principais, temporalmente ao disco óptico, sendo facilmente acessível ao exame por meio do oftamoscópio direto, mesmo sem midríase. O exame da retina inclui a avaliação da mácula e dos vasos retinianos, além de sua periferia. No centro da mácula identifica-se a fóvea, área de maior acuidade visual por conter maior densidade de cones. A retina apresenta dois tipos de fotorreceptores, os cones e bastonetes. A mácula tem elevada densidade de cones, que diminui em direção à periferia, enquanto a densidade dos bastonetes aumenta.[2] Os fotorreceptores fazem sinapse com as células ganglionares da retina cujos axônios constituem o nervo óptico. Enquanto as camadas mais externas da retina são nutridas pela coroide, as internas o são por ramos da artéria central da retina. Ao exame da retina, devem ser avaliados o reflexo foveal, a disposição dos vervos e o reflexo de sua parede, assim como a pigmentação da retina.

Nervo óptico

O nervo óptico é constituído pelos axônios das células ganglionares da retina, que recebem os impulsos elétricos dos fotorreceptores. No interior do nervo óptico estão localizadas a artéria e veia centrais da retina, que emergem do disco óptico para o plano da retina.[2] O disco óptico é a porção visível do nervo óptico à fundoscopia. Devem ser avaliados os limites, a coloração e a escavação do disco óptico.[8-10] Processos inflamatórios ou isquêmicos do segmento anterior do nervo óptico se acompanham de edema do disco óptico.

Órbita

Vários ossos do crânio participam da formação dos limites da órbita, embora seu assoalho (principalmente maxilar e palatino) e parede nasal (principalmente etmoide e esfenoide) sejam os mais clinicamente significativos. A inserção da musculatura extrínseca ocular ocorre no ápice orbitário, junto à inserção posterior do nervo óptico.[2] Este penetra o crânio por meio do canal óptico, enquanto os nervos oculomotores o fazem por meio da fissura orbitária superior, que é contínua ao seio cavernoso. A vascularização do olho e seus anexos é feita pela artéria oftálmica, ramo da artéria carótida interna. A palpação da reborda orbitária permite a identificação de massas na órbita anterior, aumento da glândula lacrimal, edema e enfisema de tecidos moles periorbitários.

EXAME DAS FUNÇÕES VISUAIS

Acuidade visual

A acuidade visual deve ser avaliada em todos os pacientes e registrada separadamente em cada olho. O exame deve ser realizado com os óculos mais recentes. Na impossibilidade de seu uso, deve ser feita a chamada fenda estenopeica, ou *pin hole*, um pequeno furo feito com a ponta da caneta em um pedaço de papel. A fenda permite que a imagem formada na retina seja composta apenas pelos raios centrais, o que corrige, em grande parte, os erros refracionais. A medida mais conhecida da acuidade visual é feita com a padronização de Snellen.[11,12] A acuidade considerada normal é registrada como 20/20. O numerador dessa fração corresponde à distância do exame, enquanto o denominador corresponde ao tamanho da imagem utilizada no teste. A acuidade de 20/20 indica que imagens que correspondem ao ângulo visual de 5 minutos de arco são adequadamente identificadas a 20 pés ou 6 metros de distância. Se essas mesmas imagens são identificadas apenas à distância de 10 pés, a notação é 10/20. Os índices referentes ao tamanho da imagem são usualmente fornecidos na tabela, enquanto a distância do exame pode ser ajustada conforme a acuidade visual e as características da sala de exame.[11,12]

Visão de cores e sensibilidade ao contraste

A medida da acuidade visual deve ser complementada quando se necessita uma avaliação mais detalhada da função visual, como no caso de suspeita de retinopatias e neuropatias ópticas.[13,14] Esses testes fornecem informações complementares importantes, especialmente se existe preservação da acuidade visual. Como esses testes não costumam estar disponíveis nos serviços de urgência, o paciente pode ser solicitado a comparar a cor de um mesmo objeto (usualmente um objeto de cor vermelha) entre os dois olhos, assim como comparar a acuidade utilizando-se estímulos em que a cor preta é dessaturada (cinza), o que produz diminuição do contraste entre o estímulo e o fundo. Em caso de comprometimento da função visual, a cor é percebida como menos saturada, "apagada", e a acuidade visual é dependente de alto contraste, havendo perda importante da acuidade com estímulos de menor contraste.[15]

Campo visual

Na pesquisa do campo visual, usualmente, o único teste disponível é o de confrontação. Esse teste pode fornecer informações relevantes a respeito da função visual, embora seja pouco padronizado e fortemente examinador-dependente. O examinador deve estar posicionado a 1 metro do paciente. O examinador inicia o exame do olho direito do paciente, enquanto o contralateral está ocluído. O paciente é, então, solicitado a fixar seu olhar no olho esquerdo do examinador. Este apresenta um estímulo, a partir da periferia e em direção ao centro do campo, e de forma aleatória nos quatro quadrantes, no plano situado a meia distância entre ambos. A perda de campo visual será considerada em função do campo visual do examinador, considerando que o campo visual deste esteja preservado.[16]

Reflexos pupilares

Os reflexos pupilares são utilizados na avaliação da função da retina e do nervo óptico. Por meio da pesquisa dos reflexos pupilares é possível identificar comprometimento da função dessas estruturas mesmo com a preservação de outras funções visuais.[17] Os reflexos pupilares correspondem à resposta obtida com estímulo luminoso direto (reflexo direto) e com a mudança do estímulo a partir do olho contralateral (defeito pupilar aferente relativo). Neste último caso, estimulam-se o olho contralateral e, logo em seguida, o olho a ser examinado. O estímulo do olho contralateral provoca miose bilateral e simétrica. Se existe comprometimento das vias aferentes do olho examinado, o estímulo direto deste olho não mantém a miose, e ocorre midríase, o que caracteriza o defeito pupilar aferente relativo.[17]

PRINCIPAIS CONDIÇÕES QUE DEVEM SER CONSIDERADAS NO DIAGNÓSTICO DIFERENCIAL DAS URGÊNCIAS OFTALMOLÓGICAS

Conjuntivite

As conjuntivites são caracterizadas por reação inflamatória inespecífica da conjuntiva e que ocasionalmente envolve a córnea (quadro denominado ceratite), com risco de lesão corneana grave. O paciente usualmente relata hiperemia ocular e desconforto, sensação de corpo estranho e secreção ocular. A presença de dor ocular e fotofobia intensas, assim como a redução da acuidade visual, sugere comprometimento corneano.

Conjuntivite bacteriana

O paciente relata olho vermelho, secreção conjuntival e sensação de corpo estranho. Fotofobia e diminuição da acuidade visual sugerem envolvimento da córnea (ceratoconjuntivite). Ao exame, observam-se hiperemia ocular, secreção branca ou amarelada e quemose. Em caso de envolvimento da córnea, observam-se lesões epiteliais e opacidades subepiteliais. Usualmente o linfonodo pré-auricular não é palpável. Os principais agentes são *Staphylococcus aureus, Streptococcus pneumoniae, Haemophilus influenzae* ou *Moraxella catarrhalis*. A infecção por *S. aureus* é comum em adultos, enquanto os outros agentes são mais frequentes em crianças. *Pseudomonas aeruginosa*, embora pouco frequente, é um agente importante em usuários de lentes de contato.[18] O tratamento baseia-se no uso de antibióticos tópicos de largo espectro para gram-positivos, com duração de 7 a 10 dias. O paciente deve ser orientado quanto a cuidados de limpeza.

Conjuntivite bacteriana gonocócica

A conjuntivite produzida pela *Neisseria gonorrhoeae*, também denominada hiperaguda, manifesta-se em até 24 horas após a inoculação e evolui de modo rapidamente progressivo, com secreção abundante e intensamente purulenta, dor ocular intensa e quemose acentuada. O comprometimento corneano é frequente e se manifesta por úlceras corneanas periféricas, usualmente superiores, que apresentam risco de perfuração. Com frequência observa-se adenopatia pré-auricular dolorosa. A coleta da secreção para Gram, Giemsa, ágar sangue e chocolate está indicada para diagnóstico e cultura com antibiograma. O diagnóstico é confirmado pela presença de diplococos gram-negativos intracelulares. Em caso de forte suspeita clínica, deve-se iniciar o tratamento mesmo sem a confirmação diagnóstica. Quando não ocorre envolvimento da córnea, utilizam-se ceftriaxona intramuscular e ciprofloxacino tópico a cada 2 horas; em caso de suspeita de ceratoconjuntivite, ceftriaxona endovenosa a cada 12 a 24 horas e ciprofloxacino de hora em hora.[18,19]

Conjuntivite viral

A conjuntivite viral é usualmente causada por adenovírus, embora quadros virais sistêmicos e infecções de vias aéreas superiores possam causar conjuntivite viral inespecífica.[20] O paciente relata desconforto ocular, prurido e lacrimejamento. Ao exame, observam-se secreção mucoide ou ocasionalmente purulenta, hiperemia conjuntival, petéquias subconjuntivais, quemose e adeno-

patia pré-auricular dolorosa à palpação. Infiltrados subepiteliais podem se desenvolver em até 4 semanas do início dos sintomas. Com frequência, a partir do segundo dia, ocorre comprometimento do olho contralateral. Não existem agentes antivirais específicos para o tratamento da conjuntivite viral. São prescritos colírios lubrificantes, especialmente sem conservantes, associados a anti-inflamatórios não esteroides tópicos ou anti-histamínicos, na presença de reação inflamatória significativa. As opacidades podem permanecer por meses ou anos e produzir piora da qualidade visual e ofuscamento.[20]

Ceratoconjuntivite seca

A ceratoconjuntivite seca é mais prevalente em pacientes com mais de 50 anos de idade.[3-5] Embora usualmente seja uma condição multifatorial, a principal etiologia a ser considerada no diagnóstico diferencial é a síndrome de Sjögren, caracterizada por infiltração linfoplasmocitária das glândulas salivares e lacrimais. Casos menos intensos podem estar relacionados com o aumento da evaporação do componente aquoso do filme lacrimal (redução da umidade do ar e exoftalmia) ou modificações na composição e na estabilidade do filme (blefarites e lesões conjuntivais). As principais queixas são sensação de corpo estranho, lacrimejamento e fotofobia. Ao exame, observam-se, com a fluoresceína, desepitelização corneana puntiforme, em faixa ou difusa, e tempo de ruptura do filme lacrimal inferior a 5 segundos.[3-5] O teste de Schirmer é utilizado para a pesquisa do componente aquoso e coloração pelo rosa-bengala ou lissamina verde para a identificação de áreas com epitélio desvitalizado.[4] A principal estratégia de tratamento consiste na lubrificação da superfície ocular, em geral com colírios ou géis.[5]

Conjuntivite alérgica

A conjuntivite alérgica é desencadeada pela exposição a antígenos que promovem reação de hipersensibilidade tipo I. Apesar de crônica, a conjuntivite alérgica apresenta episódios de exacerbação, caracterizada por olho vermelho, prurido, fotofobia e lacrimejamento.[18] Ao exame, observam-se hiperemia conjuntival, secreção mucoide, aumento da pigmentação conjuntival, elevação da conjuntiva em sua junção com a córnea e quemose.[18] Pode haver desepitelização corneana difusa ou superior (úlcera marginal). O tratamento baseia-se no uso tópico de anti-histamínicos ou bloqueadores da degranulação de mastócitos. Em casos graves, um corticoide tópico deve ser utilizado por poucos dias, sob risco de elevação da pressão intraocular. A desepitelização corneana deve ser tratada com colírios ou géis lubrificantes (Figura 86.1).

Ceratites

As ceratites são processos inflamatórios da córnea, usualmente com envolvimento do epitélio e estroma, de-

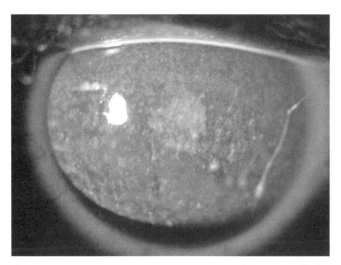

Figura 86.1 ■ Paciente com ceratoconjuntivite alérgica e múltiplas erosões epiteliais corneanas coradas pela fluoresceína e causadas por alterações da conjuntiva tarsal superior (ver encarte colorido). (Cortesia do Dr. Marco Antônio Tanure.)

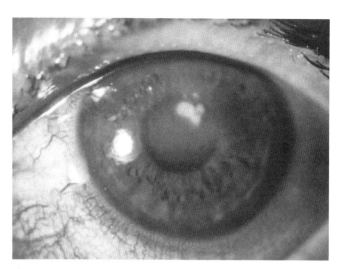

Figura 86.2 ■ Paciente com ceratite bacteriana por *S. aureus*, demonstrando infiltrado corneano central. Higiene inadequada de lentes de contato gelatinosas (ver encarte colorido). (Cortesia do Dr. Marco Antônio Tanure.)

sencadeados por processos infecciosos, imunológicos ou químicos. As ceratites infecciosas costumam ser centrais ou paracentrais, enquanto as imunológicas são, em geral, periféricas. O paciente com ceratite usualmente relata dor ocular e fotofobia intensas, sensação de corpo estranho e redução da acuidade visual. Ao exame, verificam-se hiperemia conjuntival, desepitelização corneana e opacificação estromal.

Ceratite bacteriana

A ceratite usualmente se estabelece a partir de uma lesão corneana prévia. A ceratite por pseudomonas é especialmente comum em lesões corneanas relacionadas com o uso inadequado de lente de contato e uso de respirador em Unidades de Terapia Intensiva (UTI). Ao exame, verificam-se defeito epitelial e opacidade estromal, usualmente central ou paracentral, redução da transparência corneana por infiltração corneana e edema, reação inflamatória na câmara anterior e hipópio. Os principais agentes relacionados com as ceratites bacterianas são o *S. aureus* (Figura 86.2) e a *Pseudomonas aeruginosa*, seguidos por *Staphylococcus* coagulase-negativo e *Streptococcus pneumoniae*.[21] A rápida progressão da infiltração corneana e a presença de hipópio sugerem pseudomonas, com risco significativo de perfuração. O esquema terapêutico deve ser definido em função da localização e extensão do infiltrado estromal. Em casos de infiltração com diâmetro inferior a 1mm, o esquema inicial consiste em antibioticoterapia tópica de amplo espectro (fluoroquinolonas, especialmente ciprofloxacino e gatifloxacino), aplicada de hora em hora durante o primeiro dia de tratamento. Em casos de infiltração maior que 1mm, especialmente de localização central, devem ser consideradas doses de ataque maiores, com instilação do colírio a cada 5 minutos durante os primeiros 30 minutos, assim como a utilização dos chamados colírios fortificados.

A coleta de raspado corneano sob anestesia tópica para realização de Gram e cultura está indicada nos casos graves e nas ceratites não responsivas à antibioticoterapia empírica.[22] O uso de corticoides tópicos é controverso.[21,23]

Ceratite por Acanthamoeba

A *Acanthamoeba* está frequentemente associada à desinfecção inadequada de lentes de contato gelatinosas. Os pacientes apresentam dor ocular intensa, olho vermelho e fotofobia. A dor é a principal manifestação, sendo usualmente desproporcional aos achados clínicos. Essa falta de correlação entre sintomas e achados clínicos é importante para o diagnóstico. Ao exame, observam-se infiltrados subepiteliais, seguidos após várias semanas por infiltração estromal, de aspecto usualmente anelar.[24] O diagnóstico da ceratite por *Acanthamoeba* é frequentemente tardio, sugerido pela ausência de resposta adequada aos esquemas convencionais para ceratite bacteriana ou herpética. O diagnóstico diferencial com a ceratite por herpes simples é especialmente importante, devido à ausência de infiltração estromal na fase precoce em ambas as situações.[25,26] O tratamento deve ser realizado em serviços de referência. São utilizados poli-hexametilbiguanida, clorexidina ou isetionato de propamidina. Com frequência, a ceratite evolui para opacificação corneana significativa.[24]

Ceratite fúngica

A história de trauma com material vegetal sugere essa etiologia. Fungos filamentosos (*Aspergillus* sp. e *Fusarim* sp.) estão associados ao trauma vegetal e produzem infiltração de cor acinzentada, de bordas pouco definidas. Fungos não filamentosos (*Candida* sp.) estão associados a lesão epitelial crônica e uso de corticoides, e apresentam aspecto semelhante ao da ceratite bacteriana.[27,28] Os agentes de escolha é a natamicina ou anfotericina B. Na evolução da ceratite fúngica pode haver progressão da infiltração estromal mesmo após o fechamento do defeito epitelial. Desse modo, a extensão do defeito epitelial não constitui parâmetro adequado na avaliação da resposta ao tratamento. A redução da infiltração estromal é muito mais lenta do que na ceratite bacteriana.[27,28]

Ceratite herpética

Em geral, a ceratite por *Herpes simplex* ocorre por reativação do vírus e envolvimento do ramo oftálmico do nervo trigêmeo.[29] Os achados usualmente se limitam ao epitélio e ao estroma subepitelial, embora ocasionalmente possa haver envolvimento do estroma profundo.[30] Na ceratite por herpes-zóster ocorrem dor e erupção cutânea no dermátomo correspondente ao ramo oftálmico do nervo trigêmeo (região frontal até a linha média e pálpebra superior). O envolvimento da região de distribuição do ramo nasociliar (ponta do nariz) indica maior risco de comprometimento intraocular. Ao exame físico, a lesão corneana mais característica em ambos os casos é a úlcera dendrítica (linear, fina e ramificada, com alargamento terminal) que se cora pela fluoresceína (Figura 86.3).[30] O envolvimento corneano no herpes-zóster pode ocorrer após a cicatrização da lesão cutânea. O herpes zoster oftálmico pode ser a primeira manifestação de HIV, especialmente em pacientes com menos de 40 anos de idade. O tratamento baseia-se no uso de antivirais tópicos (pomada de aciclovir). O uso de corticoide tópico está indicado em casos selecionados para o tratamento da infiltração estromal após a epitelização. O uso de corticoide tópico e a infecção recorrente aumentam o risco de envolvimento profundo do estroma.[29-32]

Ceratite por exposição

A ceratite por exposição ocorre usualmente em pacientes sedados ou com quadros neurológicos associados ao lagoftalmo, como paralisia facial. Nesses casos, a exposição corneana leva à desepitelização extensa, em geral em faixa, e pode evoluir para ceratite infecciosa.[33] Em casos de infiltração corneana deve ser coletado material para cultura e antibiograma. Em pacientes em UTI, a adequação do tratamento deve se basear no antibiograma, devido à alta variabilidade de padrões de resistência verificados em diferentes serviços. Pacientes em uso de respirador apresentam risco maior de contaminação por *Pseudomonas aeruginosa*, a qual produz infiltração e necrose rapidamente progressivas, que podem levar à perfuração ocular em até 48 horas.[33] Com frequência, pacientes ambulatoriais apresentam ceratite de exposição associada à paralisia facial, de evolução lenta e associada a infecção por gram-positivos.

Iridociclite

A iridociclite consiste na inflamação da íris e do corpo ciliar e pode ser classificada como primária ou secundária a doenças autoimunes, como espondiloartropatias soronegativas, espondilite anquilosante, síndrome de Reiter, artrite reumatoide juvenil e doença de Behçet.[34,35] Ocasionalmente, pode ocorrer como manifestação da infecção ocular por herpes simples ou herpes-zóster ou associada a processos inflamatórios do segmento posterior, como na coriorretinite por toxoplasmose. A iridociclite manifesta-se por dor ocular e periocular fotofobia e redução usualmente moderada da acuidade visual. Ao exame físico, observam-se hiperemia conjuntival, redução da transparência da câmara anterior e precipitados corneanos.[34] Estes são identificados como pontos brancos na face posterior da córnea. A iridococlite pode desencadear quadro de glaucoma agudo, como resultado da redução da drenagem do aquoso devido à reação inflamatória da câmara anterior, assim como da formação de aderências (sinéquias) entre a borda da íris e a cápsula anterior do cristalino. O tratamento baseia-se no uso de corticoides e cicloplégicos tópicos.[34,35] O corticoide tópico deve ser usado com cautela, pois seu uso prolongado pode elevar a pressão intraocular.

Glaucoma agudo primário

O glaucoma agudo de ângulo fechado, embora não seja o tipo mais prevalente de glaucoma, é o que está associado a maior incidência de perda visual significativa, especialmente em pacientes acima de 50 anos de idade e câmara anterior rasa.[36] Seu mecanismo mais comum é o bloqueio pupilar, que se caracteriza pela aposição da face anterior do cristalino com a face posterior da íris, bloqueio do fluxo do aquoso pela borda pupilar, deslocamento anterior da íris e fechamento do ângulo iridocorneano.[36,37] O paciente relata dor ocular e periocular, fotofobia, ofuscamento com luzes e redução da acuidade visual. Ao exame, verificam-se hiperemia ocular, midríase média fixa, câmara anterior

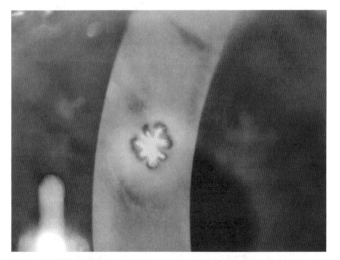

Figura 86.3 ■ Paciente com úlcera dendrítica corada pela fluoresceína ao exame com lâmpada de fenda (ver encarte colorido). (Cortesia do Dr. Marco Antônio Tanure.)

rasa à iluminação em incidência temporal, aumento da pressão intraocular à tonometria bidigital e redução difusa da transparência corneana secundária a edema. A redução da pressão intraocular deve ser realizada com inibidores da anidrase carbônica (acetazolamida), agentes osmóticos sistêmicos (manitol) e colírios hipotensores. Após o controle clínico da elevação da pressão intra-ocular com terapêutica farmacológica, deve ser considerada a iridotomia periférica com YAG-laser, para a profilaxia de novos episódios.

Glaucoma agudo secundário

A elevação súbita da pressão intraocular é um achado importante nas iridociclites, no hifema e no chamado glaucoma neovascular.[37,38] Na iridociclite, a presença de células inflamatórias oclui a malha trabecular, com redução da drenagem do aquoso e elevação da pressão ocular.[34,35,37] A deposição de células inflamatórias e rede de fibrina no endotélio provoca descompensação do endotélio corneano, o que contribui para o edema estromal. No hifema, as células sanguíneas, além de ocluírem a malha trabecular, podem provocar opacificação corneana em presença de elevação da pressão ocular. O hifema pode ser especialmente grave em pacientes com hemoglobinopatias, principalmente anemia falciforme. No glaucoma neovascular, a oclusão da rede trabecular é causada por membranas fibrovasculares que se desenvolvem na íris e ângulo iridocorneano a partir de isquemia retiniana grave, como na retinopatia diabética proliferativa e na oclusão vascular retiniana.[38] Ao exame, observam-se vasos sanguíneos irianos de disposição não radial, eversão e irregularidade da borda pupilar. Ocasionalmente, ocorre sangramento a partir do tecido fibrovascular, o que impede a identificação dos achados irianos. Embora os hipotensores oculares sejam utilizados no tratamento do glaucoma agudo secundário, outras medidas devem ser tomadas para o tratamento específico de cada uma dessas condições. Na iridociclite, a reação inflamatória deve ser tratada com corticoides tópicos, enquanto no hifema deve ser considerada a indicação de lavagem cirúrgica da câmara anterior. No glaucoma neovascular deve-se avaliar a retina e proceder à fotocoagulação com *laser* de argônio ou crioterapia após a confirmação da isquemia. O prognóstico visual do glaucoma neovascular é reservado, em virtude da intensidade da isquemia retiniana e da oclusão anatômica do ângulo.

Esclerite anterior

A esclerite anterior manifesta-se com olho vermelho e dor ocular intensa, que usualmente não responde aos analgésicos comuns. Ao exame físico, verifica-se hiperemia da rede vascular escleral, identificada pela ausência de mobilidade em relação aos planos mais superficiais (episclera e conjuntiva) e ausência de resposta vasoconstritora à fenilefrina a 1%. A parede escleral pode apresentar nodulações

ou áreas de necrose.[39,40] Na forma necrosante, ocorrem dor intensa e afilamento da parede escleral, o que torna possível a identificação da coloração azulada do corpo ciliar e da coroide por transparência. O afilamento intenso pode progredir para rompimento espontâneo da parede. A esclerite anterior pode estar associada a condições sistêmicas, especialmente artrite reumatoide, granulomatose de Weneger e lúpus eritematoso sistêmico.[39-41] Medicações tópicas são pouco eficazes no tratamento das esclerites, sendo utilizados anti-inflamatórios não esteroides VO.[40] A terapia com corticoides é reservada aos casos graves, especialmente nas formas necrosantes, e o tratamento pode ser feito por via oral ou venosa (pulsoterapia).

Esclerite posterior

A esclera posterior não é acessível ao exame clínico. Portanto, o diagnóstico da esclerite posterior baseia-se em sinais indiretos.[39] O paciente refere dor, usualmente mais intensa com a movimentação ocular, e redução geralmente moderada da visão. Ao exame, podem estar presentes edema do disco óptico e elevação da retina na área macular, que ocorrem respectivamente por contiguidade e por exsudação coroidiana para o espaço sub-retiniano. O diagnóstico diferencial da esclerite posterior deve ser feito, principalmente, com a neurite óptica e deve se basear na pesquisa detalhada da função visual e na ultrassonografia. Na esclerite posterior, usualmente, ocorre preservação da visão de cores, que é comprometida precocemente na neurite óptica. À ultrassonografia observam-se espessamento da parede escleral, espessamento da coroide, alargamento do espaço subtenoniano (espaço virtual localizado entre a esclera posterior e a cápsula de Tenon) e elevação da retina.[42] Assim como nas uveítes anteriores, deve ser realizada a pesquisa da associação com condições sistêmicas.

Retinite por citomegalovírus

A retinite por citomegalovírus (CMV) ocorre, principalmente, em pacientes imunodeprimidos, especialmente HIV-positivos com CD4 <50 células/mm^3. O acometimento retiniano geralmente é unilateral, progredindo para bilateral em algumas semanas, na ausência de tratamento. Os sintomas são tardios e incluem redução da acuidade visual e *floaters*. Ao exame fundoscópico, observam-se placa brancacenta ou amarelada com hemorragias focais (imagem em "queijo com *ketchup*"), confluentes, com progressão ao longo das arcadas vasculares, e envolvimento discreto do vítreo.[43] Cerca de um terço dos pacientes evolui para descolamento de retina.[43,44] A infecção pelo CMV deve ser considerada em todos os pacientes com diagnóstico de imunodeficiência, mesmo no caso de lesões retinianas atípicas. Por outro lado, deve-se considerar a infecção pelo HIV em pacientes com lesões sugestivas de retinite pelo CMV. O medicamento de primeira escolha para o tratamento da retinite por CMV é o ganciclovir endovenoso, enquanto o foscarnet é usado em casos selecionados, especialmente se estão presentes neutropenia e plaquetopenia graves (contagens <500/mm^3 e <25.000/mm^3, respectivamente). A profilaxia do descolamento de retina deve ser realizada com fotocoagulação a *laser* de argônio. Pacientes em uso de zidovudina (AZT) devem ter sua dose reduzida devido ao risco de mielossupressão grave. A recorrência da retinite é muito frequente, e avaliações periódicas são indicadas.

Retinite por herpes (necrose retiniana aguda)

A necrose retiniana aguda está associada à infecção pelo *H. zoster* ou pelo *H. simplex*, respectivamente, em pacientes com idades acima e abaixo de 50 anos, usualmente, imunocompetentes. O paciente se queixa de redução da visão e *floaters*. Ao exame, são identificadas placas bem delimitadas na retina periférica, brancacentas, com progressão circunferencial, que correspondem a áreas extensas de necrose retiniana. Vasculite retiniana com embainhamento vascular, reação vítrea intensa e edema do disco óptico são frequentes.[45] Ocasionalmente, ocorrem hemorragias retinianas focais. O descolamento de retina ocorre em cerca de 30% dos pacientes, em geral algumas semanas após o início do quadro. O tratamento é realizado com aciclovir EV. A estabilização do quadro ocorre em até 4 dias a partir do início do tratamento. O envolvimento do olho contralateral é frequente, especialmente até 6 semanas da infecção inicial. A profilaxia do descolamento de retina deve ser realizada com fotocoagulação a *laser* de argônio.

Coriorretinite por toxoplasmose

No Brasil, o *Toxoplasma gondii* é o principal agente etiológico da coriorretinite. A infecção congênita pelo *T. gondii* frequentemente se manifesta como cicatriz macular e está associada a baixa visual importante. Além da cicatriz macular, são usualmente identificadas cicatrizes periféricas que, embora não contribuam significativamente para a baixa visual, constituem importantes focos de reativação de cistos de *T. gondii*. A infecção adquirida, ou reativação a partir de cicatrizes preexistentes, manifesta-se como placa de coriorretinite usualmente extramacular. O paciente usualmente relata baixa visual e *floaters* por opacidade vítrea. Ao exame, verifica-se placa branco-amarelada na retina,[46] frequentemente associada a cicatrizes pigmentadas de focos anteriores, acompanhada de vitreíte. Ocasionalmente, são identificados edema macular e vasculite retiniana. O edema do disco óptico ocorre, principalmente, nas placas de localização justadiscal, quando deve ser feito o diagnóstico diferencial de neuropatia óptica. Lesões múltiplas e profundas são frequentemente identificadas em pacientes imunocomprometidos. O diagnóstico diferencial da retinite por toxoplasmose deve ser feito com sífilis e tuberculose, especialmente no caso de lesões múltiplas. O

tratamento de escolha da toxoplasmose consiste na associação de pirimetamina e sulfadiazina ao corticoide oral.[47]

Coriorretinite por sífilis e doença de Lyme

Tanto a infecção pelo *Treponema pallidum* quanto pela *Borrelia burgdorferi*, responsáveis respectivamente pela sífilis e a doença de Lyme, apresentam progressão em três estágios, o segundo e o terceiro dos quais podem se manifestar como coriorretinite. Na sífilis, as lesões são usualmente múltiplas, em polo posterior e média periferia, e podem estar associadas a vasculite retiniana e edema do disco óptico.[48,49] A infecção pela *B. burgdorferi* ocorre por meio da picada do artrópodo *Ixodes*, sendo especialmente comum nos EUA e na Europa. As primeiras manifestações são *rash*, eritema *migrans*, febre, artralgias e conjuntivite. O eritema *migrans*, considerado lesão característica da doença de Lyme, ocorre até 30 dias após a infecção, a partir do local de inoculação. As drogas de escolha no tratamento da coriorretinite em caso de sífilis e doença de Lyme são, respectivamente, a penicilina e a doxiciclina. O diagnóstico de coriorretinite por sífilis indica que seja investigada a neurossífilis por meio da pesquisa de líquor. Na presença de neurossífilis deve ser utilizada a penicilina cristalina. A coinfecção com o HIV é frequente e está associada a risco de negativação das provas sorológicas para sífilis. A neuropatia óptica é comum no terceiro estágio da sífilis. Neuropatias cranianas, neuropatia óptica, hipertensão intracraniana e, ocasionalmente, meningoencefalite costumam ocorrer no segundo estágio da doença de Lyme.[50,51]

Descolamento de retina

O descolamento de retina é o resultado final de múltiplos eventos que podem ocorrer nas interfaces da retina com o vítreo ou coroide. O descolamento de retina pode ser classificado fisiopatologicamente como regmatogênico, tracional ou exsudativo. O diagnóstido diferencial entre esses tipos é fundamental para o tratamento adequado.

Descolamento de retina regmatogênico

O descolamento de retina regmatogênico ocorre em presença de rotura retiniana, solução de continuidade da espessura total da retina, usualmente localizada em sua periferia, junto à base do vítreo. A maior consistência do corpo vítreo nessa região favorece a tração e a elevação da retina na área da rotura, com passagem de líquido do vítreo para o espaço sub-retiniano e descolamento da retina.[52,53] Os pacientes relatam fotopsias (*flashes*) e *floaters* em presença de tração vitreorretiniana e condensação do corpo vítreo.[54] Com a progressão do descolamento, o paciente percebe escotoma, que com frequência se inicia no campo periférico e progride para a área central. À oftalmoscopia, a retina apresenta-se como membrana discretamente opaca, ocasionalmente pregueada. Não ocorre deslocamento do líquido sub-retiniano com a mudança da posição da cabeça. O tratamento é usualmente cirúrgico.[55] Em casos selecionados, descolamentos pequenos podem ser tratados com fotocoagulação a *laser* de argônio.[56]

Descolamento de retina tracional

Nesses casos, o descolamento se inicia com a tração do vítreo sobre a retina devido à contração do corpo vítreo, associada a aderências vitreorretinianas. Essas aderências são mais frequentes em presença de membranas vítreas fibrovasculares ou hemorrágicas, como na retinopatia diabética proliferativa e no traumatismo ocular com hemorragia do segmento posterior.[57] A tração provoca elevação lenta e progressiva da retina. Ao exame fundoscópico, a retina é fixa e as membranas vítreas estão usualmente visíveis. O tratamento do descolamento de retina não regmatogênico tracional inclui vitrectomia (fragmentação e retirada do vítreo) com liberação das aderências.[57]

Descolamento de retina exsudativo

A exsudação coroidiana ocorre principalmente a partir da coriocapilar, a camada mais interna da coroide, que se caracteriza por vasos de grande diâmetro e alta permeabilidade.[2] O exsudato acumula-se no espaço sub-retiniano, produzindo descolamento de retina. As condições inflamatórias e neoplásicas da coroide, como a síndrome de Vogt-Koyanagi-Harada e o melanoma de coroide, respectivamente, são as principais causas de descolamento de retina exsudativo.[58] Outras causas bem documentadas desse tipo de descolamento de retina são as isquemias coroidianas focais e o hiperfluxo coroidiano, como o que ocorre na pré-eclâmpsia, síndrome HELLP (hemólise, elevação de enzimas hepáticas e plaquetopenia).[59,60] Ao exame, a retina mostra-se lisa, abaulada, e ocorre mudança de posição do líquido sub-retiniano com a mudança de posição da cabeça. É fundamental a investigação da etiologia do descolamento de retina exsudativo. No caso do descolamento exsudativo, o tratamento é clínico e voltado para a doença de base.

Neurite óptica

A neurite pode ser classificada como primária (a grande maioria dos casos) ou secundária. Esta pode ser infecciosa (invasão do agente no próprio nervo óptico), parainfecciosa (resposta imunomediada desencadeada por infecção sistêmica) ou autoimune (associada ou não a doença autoimune sistêmica).

Neurite óptica primária

A reação inflamatória do nervo óptico produz desmielinização acompanhada de graus variáveis de perda axonal, podendo ocorrer isoladamente ou estar associada à esclerose múltipla. Ocorre, frequentemente, em mulheres

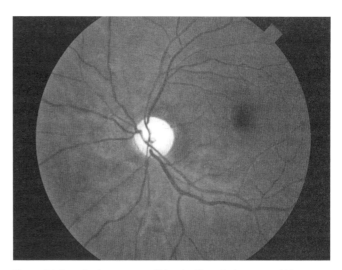

Figura 86.4 ■ Paciente com palidez do disco óptico secundária a neurites ópticas recidivantes associadas à esclerose múltipla (ver encarte colorido).

jovens.[62] Os pacientes relatam dor ocular que piora com os movimentos oculares, seguida de baixa visual de progressão de horas até 4 ou 5 dias. Ao exame, observa-se usualmente redução significativa da acuidade visual, embora esta esteja preservada ocasionalmente. Embora o escotoma central seja o mais frequente na neurite óptica, vários padrões de perda de campo são relatados. Ocorrem redução da visão de cores, sensibilidade ao contraste e defeito pupilar aferente relativo, mesmo em caso de preservação da acuidade visual. O processo inflamatório se restringe à porção retrobulbar dos nervos ópticos em 70% dos casos, quando não se acompanha de edema do disco óptico. A partir de cerca de 6 a 8 semanas, manifesta-se palidez do disco óptico (Figura 86.4). A ressonância nuclear magnética (RNM) do encéfalo é importante, especialmente para investigar lesões desmielinizantes encefálicas, e apresenta valor preditivo para esclerose múltipla.[62] O estudo de imagem deve ser complementado com RNM da medula espinhal, especialmente em caso de suspeita de neuromielite óptica. O exame do líquor mostra bandas oligoclonais de IgG em 85% dos pacientes e pleocitose leve em até 30% dos casos, com predomínio de linfócitos, além de presença de proteína básica da mielina. O bom prognóstico visual é característica marcante da neurite óptica, e a recuperação visual se inicia em 2 a 4 semanas na maioria dos pacientes. O tratamento consiste em pulsoterapia com corticoides, mas, embora seja considerado o tratamento de escolha para os casos graves, não contribui para a recuperação visual definitiva.[62-65] Esteroides orais não devem ser usados na neurite óptica em razão do maior risco de conversão para esclerose múltipla.

Neurite óptica infecciosa, parainfecciosa e autoimune

As neurites infecciosa, parainfecciosa e autoimune são frequentes na criança e se apresentam com baixa visual usualmente bilateral e caracterizada como escotoma central, acompanhada por edema do disco óptico e sem associação significativa com dor ocular. A associação com infecção viral inespecífica ou vacinação é comum, situação em que a neurite é denominada parainfecciosa. No adulto, as principais etiologias da neurite infecciosa são sífilis, doença de Lyme, doença da arranhadura do gato, toxoplasmose e herpes.[66,67] Em pacientes imunodeprimidos, especialmente aqueles com HIV, devem-se considerar ainda tuberculose, citomegalovírus e criptococose. As neurites infecciosas podem se manifestar por edema do disco isolado ou associado a estrela macular, neste último caso caracterizando uma neurorretinite. A presença de vitreíte sugere sífilis, enquanto placas de coriorretinite justadiscais sugerem toxoplasmose. A infecção por sífilis pode produzir falso-positivo para doença de Lyme. Além das causas infecciosas, a neurite pode ser manifestação de doença autoimune, especialmente lúpus eritematoso sistêmico. A neurite autoimune pode ser isolada ou estar associada a doença autoimune já estabelecida.[68] Usualmente se manifesta com baixa visual progressiva e responsiva a corticoides. O diagnóstico diferencial da neurite óptica possibilita que o tratamento seja estabelecido em função do agente, embora na criança seja comum infecção inespecífica. Com frequência, o corticoide é utilizado nas neurites infecciosa e parainfecciosa associadas a baixa visual significativa. Caso a etiologia infecciosa não possa ser excluída e houver indicação de pulsoterapia, deve ser feita cobertura adequada com aciclovir, para profilaxia de encefalite. O prognóstico visual da neurite infecciosa e parainfecciosa é usualmente bom, especialmente na criança. Embora a resposta ao corticoide seja rápida na neurite autoimune, frequentes recidivas podem levar a baixa visual significativa.

Neuromielite óptica (síndrome de Devic)

A neuromielite óptica é uma condição desmielinizante acompanhada de intensa perda axonal e que acomete, preferencialmente, nervos ópticos e medula, com relativa preservação das estruturas encefálicas. Embora lesões desmielinizantes encefálicas estejam usualmente ausentes nas fases iniciais, ocorrem em cerca de 60% dos pacientes no curso da doença, preferencialmente no tronco cerebral. A neuromielite óptica se caracteriza por episódios de neurite óptica e mielite transversa, simultâneos ou sequenciais.[69,70] Embora tenha sido inicialmente descrita como doença monofásica, caracterizada por episódios simultâneos de neurite e mielite, atualmente se reconhece a maior prevalência da forma recorrente, com episódios simultâneos ou sequenciais de neurite, que evolui com exacerbações e períodos de remissão. Os pacientes relatam baixa visual, dor ocular e déficit motor e sensitivo, além de disfunção vesical. Nesse caso, verificam-se paraplegia simétrica e perda sensitiva abaixo do nível da lesão.[69,70] Pode ocorrer insuficiência respiratória aguda por envolvimento extenso do tronco cerebral. O diagnóstico é confirmado por RNM da medula e dosagem do anticorpo antiaquaporina 4.[69] A RNM da medula demonstra lesões simétricas e longitudinalmente extensas, envolvendo três ou mais segmentos.

O liquor usualmente apresenta pleocitose intensa (> 50 × 10^6 leucócitos/L). Bandas oligoclonais de IgG são identificadas em 15% a 30% dos pacientes.

Neurorretinite

A neurorretinite caracteriza-se por edema do disco óptico associado a edema macular que evolui, após alguns dias, com exsudatos retinianos que seguem um padrão radial a partir da fóvea, formando a chamada estrela macular. Além do padrão radial dos exsudatos, podem ser observadas hemorragias superficiais e mobilização de pigmento macular.[70,71] A estrela macular associada ao edema do disco óptico é um marcador de etiologia infecciosa, e o exame cuidadoso da área macular é fundamental na diferenciação com a neurite óptica. As principais condições associadas às neurites infecciosas também produzem neurorretinite, especialmente a doença da arranhadura do gato, sífilis, toxoplasmose, doença de Lyme, tuberculose e herpes.[70,71] Entretanto, não é possível estabelecer o agente etiológico em parte significativa dos casos. O diagnóstico diferencial entre a neurorretinite e outras neuropatias ópticas, especialmente da neurite desmielinizante primária, é essencial no tratamento específico e indicação da pulsoterapia com corticoide.

Obstrução da veia central da retina

A obstrução da veia central da retina está associada a fatores de risco de doença cardiovascular, hipercoagulabilidade, vasculite e glaucoma.[72-78] O paciente relata perda visual súbita ou de instalação em poucas horas, difusa, e usualmente mais intensa no campo central. Ao exame fundoscópico, observam-se hemorragias retinianas difusas, exsudatos algodonosos, aumento da tortuosidade e dilatação das veias retinianas.[72-74] Ocasionalmente ocorre edema do disco óptico. A obstrução da veia central da retina pode estar associada a isquemia retiniana intensa, sugerida por acuidade visual <20/200, presença de defeito pupilar aferente relativo, hemorragias profundas difusas e exsudatos algodonosos.[73,75] Ocorre intensa produção de mediadores de formação de neovasos, especialmente o fator de crescimento vascular endotelial (VEGF), pela retina isquêmica, que promovem a formação de neovasos na retina, no disco óptico ou no segmento anterior. Os neovasos do segmento anterior podem ser identificados na íris por seu trajeto não radial. Esses neovasos podem produzir oclusão do ângulo e bloqueio da drenagem do aquoso, o que constitui o glaucoma neovascular. Pode haver hemorragia vítrea a partir dos neovasos do disco e da retina ou hemorragia da câmara anterior (hifema) a partir de vasos do segmento anterior.

Capítulo 86 ■ Emergências Oculares de Abordagem Clínica

A fotocoagulação a *laser* da retina isquêmica é o tratamento de escolha para a obstrução da veia central da retina na sua forma isquêmica.[79] Outras opções são a injeção intravítrea de triancinolona ou antagonistas do VEGF.

Obstrução da artéria central da retina

A obstrução da artéria central da retina (OACR) está associada a fatores de risco para eventos tromboembólicos, como estenose de carótidas com placa instável, valvulopatias, fibrilação atrial, estados de hipercoagulabilidade e arterite de células gigantes.[80-83] O paciente relata perda visual súbita, ocasionalmente precedida por obscurecimentos visuais transitórios. Ao exame, usualmente a baixa visual e a perda de campo são intensas, acompanhadas por defeito pupilar aferente relativo. A retina apresenta opacidade difusa, mais importante no polo posterior, e a fóvea apresenta a chamada mancha vermelho-cereja, em virtude da preservação do fluxo coroidiano subjacente.[80-83] A opacificação da retina pode levar até 12 horas para se manifestar e persiste de 2 a 4 semanas, quando se observa palidez do nervo óptico. Ocasionalmente, é possível a identificação do(s) êmbolos(s) na rede arteriolar retiniana. A acuidade visual restrita à percepção de luz ou pior, principalmente na ausência da mancha vermelho-cereja, sugere obstrução da artéria oftálmica por arterite de células gigantes. A presença de artéria ciliorretiniana, ramo das artéria ciliares que supre a área foveal, limita a extensão da perda de campo em casos de OACR e está relacionada com melhor prognóstico visual.[81-83] A arterite de células gigantes deve ser pesquisada em todos os pacientes com obstrução da artéria central da retina. Em até 48 horas de baixa visual, devem ser realizadas manobras com o objetivo de deslocar distalmente o êmbolo e limitar a extensão da necrose retiniana. Com esse objetivo, deve ser realizada massagem ocular e ou paracentese da câmara anterior com agulha de insulina. A paracentese provoca redução da pressão intraocular e elevação da pressão de perfusão ocular.[84] Esse procedimento deve ser realizado pelo oftalmologista no bloco cirúrgico. A redução farmacológica da pressão intraocular deve ser realizada por meio da administração de acetazolamida, manitol ou colírios hipotensores são utilizados.

Retinopatia diabética

A retinopatia diabética (RD) é dividida em não proliferativa e proliferativa, em função da presença de neovasos retinianos. Na forma proliferativa, o tecido fibrovascular secundário à proliferação dos neovasos retinianos exerce tração tangencial e anteroposterior sobre o plano da retina, o que pode levar a hemorragia vítrea e descolamento tracional.[85,86] Pacientes com RD ocasionalmente procuram serviços de urgência com perda visual súbita secundária a hemorragia vítrea, muitas vezes associada à retinopatia pro-

liferativa grave. Nesse caso, a intervenção oportuna pode evitar a progressão para perda visual definitiva, que, com frequência, ocorre por descolamento de retina tracional.[85,86] Na forma não proliferativa, observam-se hemorragias retinianas, exsudatos lipídicos e algodonosos e edema macular.[85] Embora a hemorragia vítrea em paciente com RD frequentemente impeça o exame adequado da retina em toda sua extensão, sua presença sugere a forma proliferativa avançada, com grande risco de descolamento tracional da retina. As manifestações da retinopatia costumam ser bilaterais e simétricas. Pacientes com hemorragia vítrea devem ser submetidos à ecografia para pesquisa de tração vitreorretiniana e descolamento de retina. A ausência desses achados sugere conduta expectante e o uso de fotocoagulação a *laser* de argônio após a absorção da hemorragia, enquanto sua presença favorece a realização de vitrectomia.

Degeneração macular

A degeneração macular é causa importante de perda visual em pacientes >50 anos de idade. Caracteriza-se pela degeneração da camada de fotorreceptores e epitélio pigmentar da retina na área macular, sendo classificada em formas não exsudativa e exsudativa, esta decorrente da formação de membranas neovasculares no espaço sub-retiniano.[87-89] O primeiro sintoma da degeneração macular é a distorção da imagem (metamorfopsia) no campo central, em razão da presença de líquido sub-retiniano. Posteriormente, são relatados escotomas, como resultado de hemorragias sub-retinianas ou retinianas. Ao exame, observam-se pontos brancos, usualmente coalescentes, na retina (drusas), elevação da retina, hemorragias, exsudatos e neovasos retinianos e sub-retinianos. Casos crônicos estão associados a fibrose sub-retiniana. Deve ser feito o diagnóstico diferencial com hemorragias maculares associadas a alta miopia (membrana de Fuchs) e roturas coroidianas por trauma. O diagnóstico deve ser confirmado por meio de angiografia com fluoresceína (para o estudo da retina e espaço sub-retiniano), angiografia com indocianina verde (para estudo da coroide) e tomografia de coerência óptica (OCT), que são especialmente importantes na localização da membrana neovascular em relação à fóvea, assim como sua atividade.[87-89] Pacientes selecionados devem ser tratados com injeção intravítrea de agentes que bloqueiam a ação do VEGF, especialmente o ranibizumabe. O tratamento oportuno evita a degeneração significativa de fotorreceptores.

Neuropatias ópticas isquêmicas

A neuropatia óptica isquêmica anterior (NOIA) é uma causa frequente de perda visual súbita em pacientes >50 anos de idade. A NOIA é classificada em formas arterítica (NOIA-A) e não arterítica (NOIA-NA) em função da associação, ou não, com arterite de células gigantes. A NOIA manifesta-se por perda visual súbita, de intensidade variável, acompanhada de perda de campo visual, principalmente de padrão altitudinal, e ocasionalmente precedida por obscurecimentos visuais transitórios. A distinção entre NOIA-A e NOIA-NA é de fundamental importância, uma vez que a ocorrência de NOIA-A sugere arterite de células gigantes em franca atividade, com alta probabilidade de comprometimento do olho contralateral, assim como eventos oclusivos sistêmicos. Desse modo, a NOIA-A representa uma emergência médica.

Neuropatia óptica isquêmica não arterítica

A NOIA-NA corresponde a cerca de 90% dos casos de NOIA e está associada a doenças vasculares sistêmicas, como hipertensão arterial, *diabetes mellitus*, fibrilação atrial e vasculites e hipercoagulabilidade. Hipertensão ocular, glaucoma e escavação óptica pequena ou ausente são fatores de risco locais para NOIA-NA. O paciente relata perda visual súbita, em geral percebida pela manhã.[90-92] A acuidade visual é variável, e alguns pacientes apresentam acuidade visual normal (Figura 86.5). Podem ocorrer vários padrões de perda de campo visual, embora a perda altitudinal inferior seja a mais prevalente. A redução da sensibilidade cromática acompanha a acuidade visual. O disco óptico pode apresentar edema setorial ou difuso, frequentemente associado a hemorragias e exsudatos algodonosos peridiscais. Uma investigação clínica e laboratorial rigorosa deve ser feita nos pacientes com NOIA-NA, mesmo naqueles com fatores de risco reconhecidos.[90-95] Deve-se considerar sempre a possibilidade de arterite de células gigantes nos pacientes com NOIA, e a pesquisa da velocidade de hemossedimentação (VHS) e da proteína C reativa (PCR) deve ser realizada em todos os pacientes. Pacientes hipertensos devem ter sua pressão arterial monitorada em 24h, especialmente para avaliação do descenso fisiológico da pressão arterial que ocorre durante a madrugada. Nesse período, a redução mais profunda da pressão arterial se acompanha de redução significativa da pressão de perfusão ocular, o que predispõe à isquemia.[90-92] Deve-se rever a medicação anti-hipertensiva utilizada, na tentativa de se manterem medidas adequadas da pressão arterial durante as 24h, e especialmente no período de descanso noturno. Na ausência de contraindicações, antiplaquetários devem ser usados por tempo indeterminado. Devem-se iniciar hipotensores oculares com o objetivo de diminuir a pressão intraocular e aumentar a pressão de perfusão ocular.

Neuropatia óptica isquêmica arterítica

Pacientes com NOIA-NA relatam perda visual súbita e, usualmente, intensa, frequentemente precedida por obscurecimentos visuais transitórios. Ao exame, a acuidade visual costuma ser <20/800, com perda completa da sensibilidade cromática e de contraste. A perda de campo visual usualmente envolve os quatro quadrantes. Na NOIA-A, o edema com frequência é difuso e pálido, e o comprometimento simultâneo de outros vasos, como artéria central da retina, é encontrado ocasionalmente.[90,91,96,97] Pacientes com arterite de células gigantes usualmente relatar cefaleia, febre, perda de peso, dor na cintura escapular e pélvica e claudicação da mandíbula. Pacientes com granulomatose de Wegener e doença de Takayasu podem evoluir da mesma maneira que pacientes com NOIA-A, e essas etiologias devem ser cuidadosamente consideradas. A propedêutica laboratorial da NOIA deve incluir VHS e PCR de urgência em todos os pacientes. A arterite de células gigantes está usualmente associada a valores elevados desses testes. Embora a VHS seja, em geral, >60mm em 60 minutos, está dentro da faixa de referência em aproximadamente 10% dos casos.[91,96,97] Para o diagnóstico de certeza da arterite de células gigantes, a biópsia da artéria temporal superficial deve ser realizada em até 4 semanas. Em virtude do padrão segmentar das lesões arteriais, um segmento de 4cm deve ser estudado. Em caso de forte suspeita de NOIA-A, deve-se iniciar o tratamento com corticoides, mesmo sem a confirmação laboratorial ou histopatológica.[96,97] O paciente com NOIA-A deve ser tratado com pulsoterapia de metilprednisolona durante 5 dias, seguida de prednisona oral em dose individualizada, considerando-se as manifestações clínicas e o valor da VHS pré-tratamento. Esses pacientes devem ainda usar antiplaquetários, se não houver contraindicações.

Celulite pré-septal

A celulite pré-septal caracteriza-se pela reação inflamatória das estruturas palpebrais anteriores ao chamado septo palpebral, estrutura que atua como barreira ao envolvimento orbitário. A celulite pré-septal tem etiologia infecciosa e é mais comum em crianças.[98] O paciente relata dor ocular e periocular. Ao exame, observam-se edema e hiperemia palpebrais. As funções visuais e versões estão

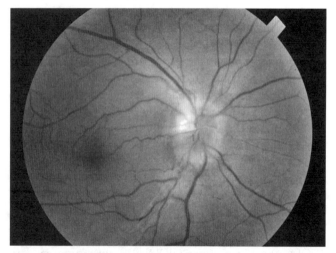

Figura 86.5 ■ Paciente com neuropatia óptica isquêmica anterior não arterítica e edema do disco óptico. Ao exame, acuidade visual preservada (ver encarte colorido).

Capítulo 86 ■ Emergências Oculares de Abordagem Clínica

preservadas, e não ocorre dor à movimentação ocular. A pálpebra pode apresentar nodulação que sugere processo infeccioso localizado (hordéolo) ou espessamento e hiperemia difusa da margem palpebral (blefarite).[98] O principal diagnóstico diferencial deve ser feito com a celulite orbitária. A presença de lesões vesiculares na pele sugere infecção pelo vírus herpes-zóster, enquanto a presença de necrose sugere infecção por anaeróbios. O tratamento depende da gravidade do processo e da idade do paciente. Quadros mais leves podem ser tratados com amoxicilina-clavulanato. Quadros mais graves, especialmente quando acompanhados de manifestaçõs sistêmicas, toxemia e febre, devem ser tratados com ampicilina ou ceftriaxona EV, em regime hospitalar.

Celulite orbitária

A infecção orbitária instala-se, usualmente, a partir dos seios paranasais, especialmente o seio etmoidal, ou das vias lacrimais.[99,100] Ocasionalmente, pode ser secundária a traumatismo orbitário ou cirurgia na região das órbitas ou seios paranasais. O paciente relata dor, olho vermelho e, frequentemente, diplopia.[99-101] Ao exame, verificam-se edema orbitário e periorbitário, dor à palpação, quemose, proptose, limitação da motilidade ocular e hipoestesia supra e infraorbitária. Ocasionalmente ocorre redução da acuidade visual em virtude da neuropatia óptica associada. O defeito pupilar aferente relativo deve ser pesquisado em todos os pacientes, e deve-se realizar o exame fundoscópico para pesquisa de edema do disco óptico, congestão venosa retiniana (ambos relacionados com o aumento da pressão orbitária), elevação da retina e pregas coroidianas. Ocasionalmente, a baixa visual é secundária a ceratite de exposição, associada a proptose intensa. Todos os pacientes com suspeita de celulite orbitária devem ser submetidos à tomografia computadorizada de órbitas em incidência axial e coronal. O diagnóstico diferencial deve ser feito com pseudotumor orbitário e trombose do seio cavernoso. Os principais agentes são *Staphylococcus* e *Streptococcus*, no adulto, e *Haemophilus influenzae*, em crianças.[99,100] Bacilos gram-negativos são agentes frequentes no traumatismo orbitário. O tratamento deve ser feito no hospital, por meio de antibióticos de amplo espectro, com cobertura para gram-positivos, gram-negativos e anaeróbios, administrados por via venosa. Devido à prevalência significativa de *Staphylococcus* resistentes à meticilina, alguns serviços iniciam o tratamento com vancomicina. A ausência de melhora do quadro após 72 horas sugere abscesso subperiosteal, que pode necessitar drenagem cirúrgica, principalmente a partir de 10 anos de idade. A drenagem imediata está indicada na presença de neuropatia óptica associada. Pacientes imunodeprimidos, especialmente diabéticos, podem desenvolver celulite orbitária como manifestação da mucormicose.

Pseudotumor orbitário (doença inflamatória inespecífica da órbita)

O processo inflamatório da órbita se manifesta como dor orbitária e periorbitária intensa, em geral de início súbito, acompanhada de olho vermelho, proptose, limitação da motilidade ocular e quemose. Ocorre envolvimento frequente da glândula lacrimal, que pode ser palpável junto ao terço lateral da margem orbitária superior.[102] O envolvimento da musculatura extrínseca provoca restrição das versões e diplopia. Todos os pacientes devem ser submetidos a tomografia de órbitas em incidência axial e coronal, para a pesquisa de aumento da glândula lacrimal, espessamento dos músculos extraoculares, espessamento escleral e alargamento do espaço subtenonino.[102,103] A esclerite pode estar associada a espessamento da coroide e descolamento de retina exsudativo. O tratamento baseia-se no uso de corticoide oral. O diagnóstico diferencial deve ser feito com celulite orbitária, orbitopatia de Graves, infiltração por doenças linfoproliferativas (especialmente linfoma) e metástases orbitárias. Devem ser investigadas as associações sistêmicas, especialmente artrite reumatoide, lúpus eritematoso sistêmico, sarcoidose e granulomatose de Wegener.[102] Biópsia orbitária está indicada em casos de apresentações atípicas, história pregressa de neoplasia, ou na ausência de resposta ao uso de corticoide.

Lesão isolada de nervos oculomotores

O III nervo (oculomotor) é responsável pela ação dos músculos retos medial, reto superior, reto inferior, oblíquo inferior e esfíncter da pupila. O IV (troclear) e VI (abducente) nervos são responsáveis, respectivamente, pela ação dos músculos oblíquo superior e reto lateral. A lesão isolada do III nervo produz ptose, diplopia horizontal, desvio ocular em abdução e depressão e limitação da adução, elevação e depressão.[104] Pode haver midríase por comprometimento de fibras pupilares. A lesão do IV nervo produz diplopia vertical ou oblíqua, com elevação do olho acometido (hipertropia). Nesse caso a elevação é mais intensa com o desvio contralateral e a inclinação ipsilateral da cabeça, enquanto para corrigir a diplopia o paciente assume a posição oposta. A lesão do VI nervo manifesta-se por diplopia horizontal, mais intensa para objetos distantes, acompanhada de adução e limitação da abdução. As principais etiologias da lesão do III nervo são aneurisma da artéria comunicante posterior, tumores, trauma e isquemia. O envolvimento da pupila sugere lesão compressiva. As principais etiologias das lesões do IV e VI nervos são trauma, isquemia e doença desmielinizante.[104] A lesão do VI nervo é muito comum em caso de hipertensão intracraniana e isquemia. A RNM deve ser sempre realizada nos casos de lesão de II nervo e sempre considerada nos casos de lesão de IV e VI. Pacientes com paralisia do III nervo e RNM negativa devem ser submetidos à angiorressonância do encéfalo. Doenças autoimunes devem ser investigadas em pacientes jovens, enquanto a arterite de células gigantes deve ser investigada em pacientes com >50 anos de idade.

Lesão múltipla de nervos oculomotores

O comprometimento do III, IV e VI nervos pode ocorrer simultaneamente, em qualquer combinação, por lesão em ápice orbitário, fissura orbitária superior e no seio cavernoso.[105-107] Pode haver miose (síndrome de Horner) ou midríase, no caso de lesão de vias simpáticas ou das fibras pupilares do III nervo, respectivamente. O nervo óptico pode estar envolvido, assim como outros nervos cranianos, como o V (trigêmeo) e o VII (facial). A lesão do nervo óptico pode estar associada a lesão múltipla de nervos oculomotores, e ocorre usualmente por envolvimento no ápice orbitário e canal óptico. A lesão do V nervo pode ocorrer nas lesões mais posteriores do seio cavernoso, produzindo parestesia facial. As principais etiologias são os tumores do seio cavernoso, aneurisma da artéria carótida interna, fístula arteriovenosa, trombose do seio cavernoso e síndrome de Tolosa-Hunt.[105-107] Mucormicose e paquimeningite hipertrófica são causas raras de oftalmoplegia, embora de extrema relevância.[108,109] Diante de um caso de lesão de múltiplos nervos cranianos, deve ser solicitada uma RNM direcionada para órbitas, fissura orbitária superior e seio cavernoso.

Tumores do seio cavernoso

Os tumores que envolvem o seio cavernoso podem ser primários (adenoma de hipófise, meningioma, craniofaringioma) ou metastáticos (carcinoma nasofaríngeo, carcioma de mama de pulmão e linfoma).[105-107,110] Destes, a chamada apoplexia de hipófise constitui uma emergência médica e ocorre por hemorragia ou infarto do tecido tumoral hipofisário, com aumento do volume da glândula e compressão das estruturas adjacentes, especialmente quiasma e hipotálamo, que levam a perda importante de campo visual, usualmente bitemporal, e insuficiência hipotalâmica. Usualmente, a primeira e principal manifestação dos tumores que envolvem o seio cavernoso é a diplopia, e a cefaleia é uma queixa menos frequente.[110]

Aneurisma da artéria carótida interna e fístula arteriovenosa

O aneurisma da artéria carótida interna produz compressão dos nervos cranianos na parede lateral do seio cavernoso. A solução de continuidade da parede do aneurisma forma a fístula carotidocavernosa, cujas manifestações clínicas dependem de seu modo de instalação e de seu débito.[105-107] Fístulas de alto débito (fístulas carotidocavernosas diretas) podem ser espontâneas ou secundárias a trauma e produzem proptose (ocasionalmente pulsátil), quemose, congestão de vasos episclerais e sopro orbitário.[111]

As fístulas de baixo débito (fístulas dural-cavernosas) são usualmente associadas a malformações arteriovenosas durais e produzem sintomas mais discretos. As fístulas de alto débito podem produzir oftalmoplegia por congestão da musculatura extrínseca ocular e baixa visual por neuroparia óptica ou oclusões vasculares retinianas. O diagnóstico da fístula pode ser confirmado por meio do ecodoppler orbitário, que demonstra arterialização do fluxo sanguíneo e dilatação da veia oftálmica superior.

Trombose do seio cavernoso

A trombose séptica do seio cavernoso é usualmente secundária a infecção do seio cavernoso a partir dos seios esfenoidal e etmoidal, e raramente a partir da face e da cavidade oral. Constitui uma emergência médica, e evoluir para óbito a quase totalidade dos casos sem tratamento. O paciente relata dor orbitária e retro-orbitária intensa.[112-114] Ao exame, apresenta proptose, oftalmoplegia generalizada e ptose, acompanhada de edema do disco óptico e ingurgitamento venoso. A neuropatia óptica é muito comum. Os achados orbitários podem ser bilaterais. Em geral, o paciente apresenta-se febril e pode demonstrar comprometimento do estado geral.[113] O diagnóstico deve ser confirmado pela RNM. TC pode estar normal em até 30% dos casos. Usualmente, as infecções agudas dos seios paranasais são causadas por gram-positivos. O tratamento deve ser feito em regime hospitalar, com cobertura para *Staphylococcus aureus* EV e anticoagulação sistêmica. A trombose asséptica do seio cavernoso, mais rara, está relacionada com estados de hipercoagulabilidade e trauma.

Síndrome de Tolosa Hunt

A síndrome de Tolosa-Hunt é uma inflamação primária do seio cavernoso que se manifesta por dor orbitária e periorbitária, usualmente intensa, seguida após alguns dias por oftalmoplegia e ptose.[115] O III nervo é o mais frequentemente acometido. Ocasionalmente ocorre perda visual em razão do envolvimento do ápice orbitário. O diagnóstico é considerado de exclusão; entretanto, alargamento do seio cavernoso, aumento da convexidade da parede do seio e estreitamento da artéria carótida interna em seu segmento intracavernoso são frequentemente identificados à RNM direcionada.[105-107,115] Ocasionalmente, o envolvimento do ápice orbitário é confirmado pela RNM. A síndrome de Tolosa-Hunt pode estar associada a doenças autoimunes.[115] A granulomatose de Wegener deve ser considerada no diagnóstico diferencial. A síndrome de Tolosa-Hunt é especialmente responsiva à corticoterapia oral, e a melhora da dor costuma ocorrer em 48 horas.

Mucormicose

A mucormicose é uma emergência médica que apresenta alto risco de óbito e sua prevalência é maior em pacientes imunocomprometidos, especialmente diabéticos em controle irregular, em cetoacidose. Inicialmente, apresenta-se como sinusite e celulite orbitária. Envolvimento orbitário ocorre por erosão de paredes ósseas do seio etmoidal com proptose e edema.[116] Envolvimento do nervo óptico é precoce e se constitui na manifestação inicial do envolvimento orbitário. A lesão se estende por via hematogênica, com infiltração da parede vascular. Trombose de seio cavernoso é manifestação comum. Casos suspeitos devem ser imediatamente admitidos para internação hospitalar. Tomografia direcionada aos seios paranasais, à órbita e ao seio cavernoso deve ser realizada com urgência, assim como biópsia de tecido necrótico em nasofaringe e seios paranasais.[116] Embora o diagnóstico possa ser estabelecido clinicamente, deve ser confirmado pelo exame histopatológico. Devem ser iniciados ainda anfotericina B endovenosa e desbridamento cirúrgico com irrigação de anfotericina B.

Paquimeningite hipertrófica

A paquimeningite hipertrófica caracteriza-se por espessamento difuso da dura-máter. A principal queixa é a cefaleia, seguida de perda visual e auditiva por lesão do nervo óptico e do VIII nervo respectivamente. Podem estar presentes diferentes padrões de espessamento da dura. O comprometimento anterior, do canal óptico, da fissura orbitária superior e do seio cavernoso produz lesão do nervo óptico e nervos III, IV, V e VI, enquanto o comprometimento posterior, do *tentorium*, leva à lesão dos nervos V, VIII--X.[107-117] A baixa visual súbita, por compressão e isquemia, é característica marcante. A paquimeningite hipertrófica está associada a artrite reumatoide, sífilis, granulomatose de Wegener e neoplasia.[117]

Pseudotumor cerebral

A elevação primária da pressão intracraniana ocorre com frequência em mulheres com sobrepeso, sem outras condições associadas. Os pacientes podem apresentar episódios de obscurecimento visual transitório por comprometimento vascular do nervo óptico. A elevação prolongada da pressão intracraniana produz neuropatia óptica por hipoperfusão, que se manifesta como piora da acuidade visual associada à palidez do disco. Na fase aguda é observado edema bilateral do disco óptico, usualmente simétrico, que caracteriza o papiledema.[118] Ocasionalmente ocorre paralisia do VI nervo craniano. Todos os pacientes devem ser submetidos à TC de encéfalo para afastar situações específicas de elevação da pressão intracraniana. Se esta se apresenta normal, deve ser realizada análise do liquor para complementação da propedêutica e determinação da pressão de abertura. O tratamento baseia-se no uso da acetazolamida para redução da pressão intracraniana.[118] Hipotensores oculares devem ser usados para aumentar a pressão de perfusão ocular.

Trauma

O trauma ocular pode ser causado por agentes químicos ou físicos. Entre os últimos incluem-se corpos estranhos, abrasões da superfície ocular e traumas mecânicos. Os traumas por agentes físicos são classificados em fechados e abertos, em função da presença de solução de continuidade da espessura total da parede córneo-escleral. O trauma fechado inclui as lacerações parciais da parede e o trauma contuso sem ruptura ocular. O trauma aberto inclui a laceração da espessura total da parede córneo-escleral e o trauma contuso com ruptura da parede escleral.

Queimaduras químicas

As queimaduras químicas oculares exigem intervenção imediata. As lesões por álcalis (especialmente cal, amônia, hidróxido de potássio, hidróxido de magnésio) são mais frequentes e usualmente graves do que as provocadas por ácidos. Os álcalis penetram em toda a espessura do estroma e atingem a câmara anterior, provocando lesão na íris, no corpo ciliar, no cristalino e na rede trabecular. Por sua vez, as lesões por substâncias ácidas usualmente se restringe ao epitélio e ao estroma corneano.[119] O paciente relata dor ocular intensa. Antes de se proceder ao exame ocular detalhado, deve-se realizar uma irrigação contínua da superfície ocular, para neutralização do pH, usualmente após a aplicação de analgésico tópico. Deve ser feita irrigação por pelo menos 30 minutos, com 2 litros de solução (aproximadamente 3 seringas de 20mL/minuto), com o olho aberto por meio de um blefarostato. Se possível, esse procedimento deve ser realizado no próprio local do acidente, com soro fisiológico a 0,9% ou mesmo com água.[119] Nas queimaduras graves, a córnea apresenta-se opaca e a conjuntiva brancacenta em razão da isquemia e da necrose. Devem ser usados géis ou pomadas com antibióticos de largo espectro para favorecer a reepitelização das lesões e contribuir para a profilaxia de aderências conjuntivais.

Corpo estranho na superfície ocular

O corpo estranho pode alojar-se no estroma corneano e produzir lesão profunda na córnea, com risco de ceratite infecciosa e opacidade corneana. O paciente relata dor ocular intensa, fotofobia e lacrimejamento. Observam-se desepitelização corneana e lesão estromal de profundidade variável, infiltração estromal e opacificação corneana.[120] Deve ser aplicado anestésico tópico para proporcionar ao paciente maior conforto durante o exame e a retirada do corpo estranho. Embora a identificação da maioria dos corpos estranhos seja possível pela ectoscopia com lupas ou com o oftalmoscópio direto, não é possível, por esses métodos, avaliar a profundidade do corpo estranho no estroma corneano, o que é fundamental para sua retirada. Portanto, a retirada deve ser feita pelo oftalmologista. Com frequência, o corpo estranho aloja-se na conjuntiva tarsal superior, o que provoca desepitelizações lineares da córnea com o piscamento e a movimentação ocular. A retirada do corpo estranho deve ser feita após a eversão da pálpebra superior.

Abrasão superficial

Abrasões corneanas são caracterizadas por lesão do epitélio e do estroma produzida, usualmente, por trauma mecânico. Os pacientes relatam dor ocular intensa, sensação de corpo estranho e fotofobia. O exame de coloração com fluoresceína mostra a área de desepitelização corneana. Em função do risco de ceratite bacteriana está indicado o uso profilático de colírio ou pomada com antibiótico de largo espectro até 24 horas após a resolução da lesão.[121] A utilização de curativo oclusivo deve ser evitada, e ficar restrita às primeiras 24 horas de tratamento de abrasões extensas. O período de reepitelização das lesões depende da área lesada. Usualmente, abrasões moderadas da córnea apresentam resolução em até 4 dias, enquanto as lesões extensas, especialmente envolvendo a periferia da córnea, podem levar algumas semanas. As abrasões conjuntivais apresentam excelente prognóstico.

Trauma periocular

No trauma contuso da região periocular e orbitária, os vetores de força usualmente se propagam para o ápice orbitário, produzindo neuropatia óptica traumática, enquanto o trauma penetrante nessa região ocasionalmente está associado a hematoma orbitário. O paciente relata baixa visual no momento do trauma. Embora o paciente perceba redução da visão, a acuidade visual pode estar preservada. Nessa situação é fundamental a avaliação do defeito pupilar aferente relativo, assim como o teste de visão de cores e sensibilidade ao contraste.[122] Nos traumas mais intensos, ocorre perda significativa da acuidade visual associada a midríase fixa. O hematoma orbitário se apresenta como proptose e hemorragia subconjuntival e palpebral. O aumento da pressão orbitária está associado a alto risco de neuropatia óptica secundária e oclusão da artéria central da retina. A presença de pulsação da artéria central da retina à fundoscopia sugere risco iminente de oclusão desse vaso.[123] Devem ser pesquisadas, ainda, congestão venosa retiniana e dobras de coroide, que sugerem elevação da pressão intraorbitária. No tratamento da neuropatia óptica traumática utiliza-se pulsoterapia com corticoide. No hematoma orbitário com hipertensão orbitária significativa está indicada a descompressão por meio de cantotomia lateral.

Trauma ocular contuso

No momento do trauma contuso, ocorre deformação significativa da parede ocular, produzindo vetores de força sobre o corpo vítreo, avulsão da base vítrea, diálise retiniana e ruptura periférica de retina.[124] No momento do trauma, ocorre deformação do olho nos sentidos anteroposterior e equatorial, o que leva à tração da base vítrea, porção mais densa do corpo vítreo, sobre a retina periférica, produzindo solução de continuidade da retina. A tração faz com que a retina se eleve e haja passagem de líquido para o espaço sub-retiniano e um descolamento regmatogênico. Se existe hemorragia vítrea com formação de membranas, a tração é mais intensa devido à contração dessas membranas. A transmissão dos vetores de força para o polo posterior pode produzir ruptura de coroide na região peridiscal e macular, como hemorragia no polo posterior. Usualmente o trauma provoca um reflexo metálico na retina, o chamado edema de Berlin, que pode ocorrer no polo posterior ou periferia. Quando o trauma é muito intenso, a elevação súbita da pressão intraocular pode produzir ruptura da parede escleral.

Trauma ocular penetrante

A história de traumatismo ocular por agente pontiagudo, cortante ou com grande energia cinética sugere solução de continuidade da parede corneoescleral. Nesse caso, deve ser feita ectoscopia cuidadosa sem qualquer pressão sobre a superfície ocular. Especial atenção deve ser dada aos sinais sugestivos de laceração da espessura total, especialmente hifema, ireegularidade do contorno pupilar e do plano da íris, assim como hemorragia subconjuntival. Esses pacientes devem ser encaminhados para serviços de urgência oftalmológica. A perda visual definitiva usualmente ocorre por complicações no segmento posterior, especialmente o descolamento de retina tracional, decorrente de hemorragia vítrea com estímulo para resposta inflamatória, proliferação celular e fibrose.[125] No trauma contuso com ruptura corneoescleral ocorre usualmente herniação do conteúdo ocular, especialmente íris, vítreo, corpo ciliar e coroide. O paciente pode relatar presença de sangue ou herniação do conteúdo ocular no momento do trauma.[126]

Endoftalmite

A inflamação das estruturas intraoculares ocorre por infecção bacteriana ou fúngica. Na maioria dos casos, a via de inoculação dos micro-organismos é exógena, por solução de continuidade da parede corneoescleral, especialmente traumatismo ocular, cirurgia ocular, ou como extensão de uma ceratite infecciosa. Alguns casos têm origem endógena, quando os tecidos oculares são contaminados por via hematogênica, como em casos de endocardite, sepse e imunodeficiência.[127] O principal sintoma é a baixa visual, seguida de hiperemia ocular e dor. Sem o tratamento adequado e precoce, o quadro evolui com lesões retinianas e coroidianas e descolamento de retina. Ao exame ocular, observam-se hiperemia conjuntival, opacidade da câmara anterior e hipópio. À fundoscopia, observa-se opacidade do vítreo, o que impede a identificação do reflexo vermelho e dos vasos retinianos.[127] A diminuição do reflexo vermelho é achado de fundamental importância no diagnósti-

Capítulo 86 ■ Emergências Oculares de Abordagem Clínica

co da endoftalmite. Apesar do diagnóstico da endoftalmite ser clínico, os achados ecográficos de opacidades de baixa refletividade, formação de membranas e espaços silenciosos são importantes no diagnóstico diferencial. Todo paciente com suspeita clínica de endoftalmite deve ser imediatamente encaminhado a um serviço de referência em oftalmologia. Com a confirmação da suspeita, o paciente deve ser submetido à paracentese de câmara anterior para punção do aquoso e esclerotomia via *pars plana* para aspiração do vítreo para identificação do agente e realização de antibiograma.

Endoftalmite bacteriana pós-operatória

Em geral, manifesta-se nos 4 a 6 primeiros dias após o procedimento cirúrgico. O agente mais comum nesse caso é o *Staphylococcus* sp., que está presente nas margens palpebrais e conjuntiva e tem acesso à câmara anterior por ocasião da cirurgia. Após 6 semanas do procedimento, os principais agentes são *Propionibacterium acnes* e *S. epidermidis*. Em razão de a cirurgia de catarata ser a mais frequentemente realizada em oftalmologia, a endoftalmite predomina no pós-operatório desse procedimento, com incidência de 0,1% a 0,2%.[128-131] A endoftalmite aguda pós-cirurgia de catarata pode ocorrer nas primeiras 6 semanas de pós-operatório, embora na maioria dos casos instale-se nos primeiros 4 dias.[132] Os estafilococos coagulase-negativos são os principais patógenos na endoftalmite pós-bacteriana, correspondendo a 70% dos casos, seguidos por *Staphylococcus aureus* (10%), estreptococos (9%) e gram-negativos (6%). Entre os gram-negativos, a *Pseudomonas aeruginosa* está associada a um pior prognóstico.[130] A injeção de antibióticos no corpo vítreo deve ser realizada no mesmo procedimento. Os antibióticos de escolha são vancomicina e ceftazidima ou amicacina. Diagnóstico diferencial da endoftalmite infecciosa deve ser feito com a reação inflamatória relacionada com material cristaliniano e tóxica.

Endoftalmite bacteriana pós-traumática

Ocorre em 3% a 10% dos casos de traumatismo penetrante ocular.[128] A presença de corpo estranho intraocular e a demora >24 horas para realização da cirurgia reparadora constituem importantes fatores de risco. O agente mais comum e de evolução mais rápida é o *Bacillus cereus*, um gram-negativo que pode se instalar de 12 a 24 horas após o trauma. A infecção tem prognóstico reservado mesmo com a instituição da terapêutica adequada.[129]

Referências

1. Fox SA, the palpebral fissure. Am J Ophthalmol 1966 Jul; 629(1):73-8.
2. Hogan J, Alvarado JA, Weddel JE. Histology od the human eye. An atlas and textbook. Saunders, 1971.
3. Moss SE, Klein R, Klein BE. Prevalence of and risk factors for dry eye syndrome. Arch Ophthalmol 2000; 118(9):1264-8.

4. Asmussen K, Andersen V, Bendixen G et al. A new model for classification of disease manifestations in primary Sjögren's syndrome: evaluation in a retrospective long-term study. J Intern Med 1996; 239(6):475-82.
5. Gilbard JP. The diagnosis and management of dry eyes. Otolaryngol Clin North Am 2005; 38(5):871-85.
6. Bonomi L, Marchini G, Marraffa M et al. Epidemiology of angle-closure glaucoma: prevalence, clinical types, and association with peripheral anterior chamber in the Egna-Neumarket Glaucoma Study. Ophthalmology 2000; 107(5):998-1003.
7. Jester JV, Mollen-Pedersen T, Hunag J et al. The cellular basis of corneal transparency: evidence of corneal crystallins. J Cell Science 1999; 112(1):613-22.
8. Jonas, JB, Budde WM, Panda-Jonas S. Ophthalmoscopic evaluation of the optic nerve head. Survey of Ophthalmology 1999; 43(4):293-320.
9. Quigley HA, Brown AE, Morrisson JD, Drance SM. The size and shape of the optic disc in normal human eyes. Archives of Ophthalmology 1990; 108(1):51-7.
10. Quigley HA, Katz J, Derick RJ, Gilbert D, Sommer A. An evaluation of optic disc and nerve fiber layer examinations in monitoring progression of early glaucoma damage. Ophthalmology 1992; 99(1):19-28.
11. Attebo K, Mitchell P, Smith W. Visual acuity and causes of visual loss in Australia. The Blue Mountains Study. Ophthalmology 1996; 103(3):357-64.
12. Regan D, Silver R, Murray TJ. Visual acuity and conbtrast sensitivity in multiple sclerosis-hidden visual loss: an auxiliary diagnostic test. Brain 1977; 100(3):563-79.
13. Owsley C, Sloane ME. Contrast sensitivity, acuity, and the perception of "real-world" targets. Br J Ophthalmol 1987; 71:791-6.
14. Jindra LF, Zemon V. Contrast sensitivity testing: a more complete assessment of vision. Journal of Cataract and Refractive Surgery 1989; 15(2):141-8.
15. Trobe JD, Beck W, Moke PS, Cleary PA. Contrast sensitivity and other vision tests in the optic neuritis trial. American Journal of Ophthalmology 1996; 121(5):547-53.
16. Pandit RJ, Gales K, Griffiths PG. Effectiveness of testing visual fields by confrontation. The Lancet 2001; 358(9290):1339-40.
17. Thompson HS, Corbett JJ, Cox TA. How to measure the relative afferent papillary defect. Survey of Ophthalmology 1981; 26(1):39-42.
18. Friedlaender MH. A review of the causes and treatment of bacterial and allergic conjunctivitis. Clin Ther 1995; 17(5):779-810.
19. Ullman S, Roussel TJ, Forster RK. Gonococcal keratoconjuntivitis. Survey of Ophthalmology 1987; 32(3):199-208.
20. Roba LA, Kowalski RP, Gordon AT, Romanowski EG, Gordon YJ. Adenoviral ocular isolates demonstrate serotype-dependent differences in in vitro infectivity titers and clinical course. Cornea 1995; 14(4):388-93.
21. Hindman HB, Patel SB, Jun AS. Rationale for adjunctive topical corticosteroids in bacterial keratitis. Arch Ophthalmol 2009; 127(1):97-102.
22. Ly CN, Pham JN, Badenoch PR et al. Bacteria commonly isolated from keratitis specimens retain antibiotic susceptibility to fluoroquinolones and gentamicin plus cephalothin. Clin Experiment Ophthalmol 2006; 34(1):44-50.
23. Cohen EJ. The case against the use of steroids in the treatment of bacterial keratitis. Arch Ophthalmol 2009; 127(1):103-4.
24. Patel DV, McGhee CN. Acanthamoeba keratitis: a comprehensive photographic reference of common and uncommon signs. Clin Experiment Ophthalmol 2009; 37(2):232-8.
25. Dart JK, Saw VP, Kilvington S. Acanthamoeba keratitis: diagnosis and treatment update 2009. Am J Ophthalmol 2009; 148(4):487-99.

26. Patel A, Hammersmith K. Contact lens-related microbial keratitis: recent outbreaks. Review. Curr Opin Ophthalmol 2008; 19(4):302-6.

27. Tanure MAG, Cohen EJ, Sudesh S, Rapuano CJ, Laibson PR. Spectrum of fungal keratitis at Wills Eye Hospital, Pennsylvania. Cornea 2000; 19 (3):307-12.

28. Rosa RH, Miller D, Alfonso EC. The changing spectrum of fungal keratitis in south Florida. Ophthalmology 1994; 101(6):1005-13.

29. Liesegang TJ. Herpes simplex virus epidemiology and ocular importance. Cornea 2001; 20(1):1-13.

30. Holland EJ, Schwartz GS. Classification of Herpes simplex virus keratitis. Cornea 1999; 18(2):144-54.

31. Cook SD. Herpes simplex virus in the eye. Br J Ophthalmol 1992; 76(6):365-6.

32. Wilhelmus KR. Antiviral treatment and other therapeutic interventions for Herpes simplex virus epithelial keratitis. Cochrane Database Syst Rev 2010; 8:12.

33. Lewallen S, Tungpakorn NC, Kim SH, Courtright P. Progression of eye disease in cured leprosy patients: implications for understanding the pathophysiology ocular disease and for addressing eye care needs. Br. J Ophthalmology 2000; 84:817-21.

34. Schaller J, Wedgwood RJ. Juvenile rheumatoid arthritis: a review. Pediatrics 1972; 50(6):940-53.

35. Giannini EH, Malagon CN, Van Kerckhove C et al. Longitudinal analysis of HLA associated risks for iridocyclitis in juvenile rheumatoid arthritis. J Rheumatol 1991; 18(9):1394-7.

36. Congdon N, Wang F, Tielsch JM. Issues in the epidemiology and population-based screening of primary angle-closure glaucoma. Survey of Ophthalmology 1992; 36(6):411-23.

37. Hillman JS. Acute closed-angle glaucoma: an investigation into the effect of delay in treatment. Br J Ophthalmol 1979; 63:817-21.

38. Sivak-Callcott J, O'Day DM, Gass JDM, Tsai JC. Evidence-based recommendations for the diagnosis and treatment of neovascular glaucoma. Ophthalmology 2001; 108(10):1767-76.

39. Okhravi N, Odufuwa B, McCluskey P, Lightman. Scleritis. Surv Ophthalmol 2005; 50(4):351-63.

40. Jabs DA, Mudun A, Dunn JP, Marsh MJ. Episcleritis and scleritis: clinical features and treatment results. Am J Ophthalmol 2000; 130(4):469-76.

41. Pavesio CE, Meier FM. Systemic disorders associated with episcleritis and scleritis. Curr Opin Ophthalmol 2001; 12(6):471-8.

42. Benson WE. Posterior scleritis. Survey of Ophthalmology 1998; 32(5):297-316.

43. Jacobson MA, Zegans M, Pavan PR et al. Cytomegalovirus retinitis after initiation of highly active antiretroviral therapy. Lancet 1997; 349(9063):1443-5.

44. Jabs DA, Van Natta ML, Thorne JE et al. Course of cytomegalovisus retinitis in the era of highly active antiretroviral therapy. 1. Retinitis progression. Ophthalmology 2004; 111(12):2224-31.

45. Usui Y, Goto H. Overview and diagnosis of acute retinal necrosis syndrome. Seminars in Ophthalmology 2008; 23(4):275-83.

46. Bosch-Driessen LE, Berendschot TT, Ongkosuwito JV, Rothova A. Ocular toxoplasmosis: clinical features and prognosis of 154 patients. Ophthalmology 2002; 109(5): 869-78.

47. Kaplan JE, Benson C, Holmes KH et al. Guidelines for prevention and treatment of opportunistic infections in HIV-infected adults and adolescents: recommendations from CDC, the National Institutes of Health, and the HIV Medicine Association of the Infectious Diseases Society of America. MMWR Recomm Rep 2009; 58(RR-4):1-207.

48. Gauldio PA. Update on ocular syphilis. Current Opinion in Ophthalmology 2006; 17(6):562-6.

49. Amaratunge BC, Camuglia JE, Hall AJ. Syphilitic uveitis: a review of clinical manifestations and treatment outcomes of syphilitic uveitis in HIV-positive and negative patients. Clinical and Experimental Ophthalmology 2010; 38(1): 68-74.

50. Anni K, Mikkilä H. Ocular manifestations and treatment of Lyme disease. Current Opinion in Ophthalmology 1996; 7(3):7-12.

51. Zaidman GW. The ocular manifestations of Lyme disease. International Ophthalmology Clinics 1997; 37(2):13-28.

52. The Eye Disease Case-Control Study Group. Risk factors for idiopathic rhegmatogenous retinal detachment. Am J Epidemiol 1993; 137(7):749-57.

53. Go SL, Hoyng CB, Klaver CC. Genetic risk of rhegmatogenous retinal detachment: a familial aggregation study. Arch Ophthalmol 2005; 123(9):1237-41.

54. Byer NE. What happens to untreated asymptomatic retinal breaks, and are they affected by posterior vitreous detachment? Ophthalmology 1998; 105(6):1045-9.

55. D'Amico DJ. Clinical practice. Primary retinal detachment. N Engl J Med 2008; 359(22):2346-54.

56. Cohen SM. Natural history of asymptomatic clinical retinal detachments. Am J Ophthalmol 2005; 139(5):777-9.

57. Ryan SJ. Traction retinal detachment. XLIX Edward Jackson Memorial Lecture. Am J Ophthalmol 1993; 115(1):1-20.

58. Yamagushi Y, Otani T, Kishi S. Tomographic features os serous retinal detachment with multilobular dye pooling in acute Vogt-Koyanagi-Harada disease. American Journal od Ophthalmology 2007; 144(2):260-5.

59. Schultz KL, Birnbaum AD, Goldstein DA. Ocular disease in pregnancy. Current Opinion in Ophthalmology 2005; 16(5):308-14.

60. Barbosa AS, Oliveira AA, Pena JLB. Associação entre o descolamento de retina multifocal e os parâmetros de fluxo na artéria oftálmica na pré-eclâmpsia grave. Revista Brasileira de Ecocardiografia. 2004; 2(3):61-7.

61. Barbosa AS. Estudo da associação entre as manifestações oftalmológicas da pré-eclâmpsia grave e os parâmetros de fluxo da artéria oftálmica e central da retina ao edodoppler ocular. Tese de Doutorado. UFMG, 2004.

62. Beck RW, Trobe JD, Moke PS et al. High and low-risk profiles for the development of multiple sclerosis within 10 years after optic neuritis: experience of the optic neuritis treatment trial. Arch Ophthalmol 2003; 121(7):944-9.

63. Arnold AC. Evolving management of optic neuritis and multiple slerosis. Am J Ophthalmology 2005; 6(139): 1101-8.

64. Beck RW, Smith CH, Gal RL et al. Neurologic impairment 10 years after optic neuritis. Arch Neurol 2004; 61(9):1386-9.

65. Beck RW, Gal RL, Bhatti MT et al. Visual function more than 10 years after optic neuritis: experience of the optic neuritis treatment trial. Am J Ophthalmol 2004; 137(1):77-83.

66. Voss E, Raab P, Trebst C, Stangel M. Clinical approach to optic neuritis: pitfalls, red flags and differential diagnosis. Therapeutic Advances in Neurological Disorders 2011; 4(2):123-34.

67. Golnic KC. Infectious optic neuropathy. Seminars in Ophthalmology 2002; 17(1):11-7.

68. Frohman L, DellaTorre K, Turbin R, Bielory L. Clinical characteristics, diagnostic criteria and therapeutic outcomes in autoimmune optic neuropathy. Br J Ophthalmol 2009; 93:1660-6.

69. Wingerchuk DM, Lennon VA, Lucchinetti CF et al. The spectrum of neuromyelitis optica. Lancet Neurol 2007; 6(9):810-5.

70. Wingerchuk DM, Lennon VA, Pittock SJ, Lucchinetti CF, Weinshenker BG. Revised diagnostic criteria for neuromyelitis optica. Neurology 2006; 66(10):1485-9.

71. Lennon VA, Wingerchuk DM, Kryzer TJ et al. A serum autoantibody marker of neuromyelitis optica: distinction from multiple sclerosis. Lancet 2004; 364(9451):2106-12.

72. Central Vein Occlusion Study Group. Natural history and clinical management of central retinal vein occlusion. [published erratum

Capítulo 86 ■ Emergências Oculares de Abordagem Clínica

appears in Arch Ophthalmol 1997; 115(10):1275]. Arch Ophthalmol 1997; 115(4):486-91.

73. Hayreh SS. Classification of central retinal vein occlusion. Ophthalmology 1983; 90(5):458-74.

74. Hayreh SS. Retinal vein occlusion. Indian J Ophthalmol 1994; 42(3):32-119.

75. Williamson TH. Central retinal vein occlusion: what's the story? Br J Ophthalmol 1997; 81(8):698-704.

76. Klein R, Moss SE, Meuer SM et al. The 15-year cumulative incidence of retinal vein occlusion: the Beaver Dam Eye Study. Arch Ophthalmol 2008; 126(4):513-8.

77. Mitchell P, Smith W, Chang A. Prevalence and associations of retinal vein occlusion in Australia. The Blue Mountains Eye Study. Arch Ophthalmol 1996; 114(10):1243-7.

78. Central Vein Occlusion Study Group. Baseline and early natural history report. Arch Ophthalmol 1993; 111(8):1087-95.

79. Central Vein Occlusion Study Group. A randomized clinical trial of early panretinal photocoagulation for ischemic central vein occlusion. The Central Vein Occlusion Study Group N report. Ophthalmology 1995; 102(10):1434-44.

80. Hayreh SS. Prevalent misconceptions about acute retinal vascular occlusive disorders. Prog Retin Eye Res 2005; 24(4):493-519.

81. Hayreh SS, Zimmerman MB. Central retinal artery occlusion: visual outcome. Am J Ophthalmol 2005; 140(3):376-91.

82. Hayreh SS, Zimmerman MB. Fundus changes in central retinal artery occlusion. Retina 2007; 27(3):276-89.

83. Mangat HS. Retinal artery occlusion. Surv Ophthalmol 1995; 40(2):145-55.

84. Ffytche TJ, Bulpitt CJ, Kohner EM, Archer D, Dollery CT. Effect of changes in intraocular pressure on the retinal microcirculation. Br J Ophthalmol 1974; 58(5):514-22.

85. Mohamed Q, Gillies MC, Wong TY. Management of diabetic retinopathy: a systematic review. JAMA 2007; 298(8):944.

86. Cheung N, Mitchell P, Wong TY. Diabetic retinopathy. Lancet 2010; 376(9735):124-36.

87. Kovacs KD, Quirk MT, Kinoshita T et al. A retrospective analysis of triple combination therapy with intravitreal bevacizumab, posterior sub-tenon's triamcinolone acetonide, and low-fluence verteporfin photodynamic therapy in patients with neovascular age-related macular degeneration. Retina 2011; 31(3):446-52.

88. Trempe C. Ranibizumab for age-related macular degeneration. N Engl J Med 2011; 364(6):581-2.

89. Wong T, Chakravarthy U, Klein R et al. The natural story and prognosis of neovascular age-related macular degeneration. a systemic review of the literature and meta-analysis. Ophthalmology 2008; 115(1):116-26.

90. Hayreh SS. Ischemic optic neuropathy. Prog Retin Eye Res 2009; 28(1):34-62.

91. Luneau K, Neuman NJ, Biousse V. Ischemic optic neuropathies. Neurologist 2008; 14(6):341-54.

92. Ho SF, Dhar-Munshi S. Nonarteritic anterior ischemic optic neuropathy. Curr Opin Ophthalmol 2008; 19(6):461-7.

93. Hattenhauer MG, Leavitt JA, Hodge DO, Grill R, Gray DT. Incidence of nonarteritic anterior ischemic optic neuropathy. Am J Ophthalmol 1997; 123(1):103-7.

94. Collignon-Robe NJ, Feke GT, Rizzo JF. 3rd. Optic nerve head circulation in nonarteritic anterior ischemic optic neuropathy and optic neuritis. Ophthalmology 2004; 111(9):1663-72.

95. Atkins EJ, Bruce BB, Newman NJ, Biousse V. Treatment of nonarteritic anterior ischemic optic neuropathy. Surv Ophthalmol 2010; 55(1):47-63.

96. Liu GT, Glaser JS, Schatz NJ, Smith JL. Visual morbidity in giant cell arteritis. Clinical characteristics and prognosis for vision. Ophthalmology 1994; 101(11):1779-85.

97. Fororzan R, Deramo VA, Buono LM et al. Recovery of visual function in patients with biopsy-proven giant cell arteritis. Ophthalmology 2003; 110(3):539-42.

98. Hauser A, Fogarasi S. Periorbital and orbital cellulitis. Pediatr Rev 2010; 31(6):242-9.

99. Jain A, Rubin PA. Orbital cellulitis in children. Int Ophthalmol Clin 2001; 41(4):71-86.

100. Kikkawa DO, Heinz GW, Martin RT, Nunery WN, Eiseman AS. Orbital cellulitis and abscess secondary to dacryocystitis. Arch Ophthalmol 2002; 120(8):1096-9.

101. Georgakopoulus CD, Eliopoulou MI, Stasinos S, Axarchou A, Pharmakakis N, Varvarigou A. periorbital and orbital cellilitis: a 10-year review of hospitalized children. Eur J Ophthalmol 2010; 20(6):1066-72.

102. Gordon LK. Orbital inflammatory disease: a diagnostic and therapeutic challenge. Review-Eye 2006; 20(10):1196-206.

103. Swamy BN, McCluskey P, Nemet A et al. Idiopathic orbital inflammatory syndrome: clinical features and treatment outcomes. Br J Ophthalmol 2007; 91:1667-70.

104. Berlit P. Isolated and combined pareses of cranial nerves III, IV and VI: a retrospective study of 412 patients. Journal of Neurological Sciences 1991; 103(3):10-5.

105. Keane JR. Cavernous sinus syndrome. Analysis of 151 cases. Arch Neurol 199; 53(10):967-71.

106. Lee, JH, Lee HK, Park JK, Choi CG, Suh DC. Cavernous sinus syndrome: Clinical features and differential diagnosis with MR imaging. American Journal of Roentgenology 2003; 181(2):583-90.

107. Lana-Peixoto MA, Barbosa AS. Síndrome do seio cavernoso: estudo de 70 casos. Arquivos Brasileiros de Oftalmologia 1998; 61:635-9.

108. Roden MM, Zaoutis TE, Buchnan WL et al. Epidemiology and outcome of zygomycosis: a review of 929 reported cases. Clinical Infectious Disease 2005; 41(1):634-53.

109. Mamelak AN, Kelly WM, Davis RL, Rosenblum ML. Idiopathic hypertrophic cranial pachymeningitis. Report of three cases. Journal of Neurosurgery 1993; 79(2):270-6.

110. Sekhar LN, Moller AR. Operative management of tumors involving the cavernous sinus. Journal of Neurosurgery 1986; 64(6):879-89.

111. Van Rooij, WJ, Sluzewski M, Beute GN. Ruptured cavernous sinus aneurisms causing carotid cavernous sinus fistula: incidence, clinical presentation, treatment and outcome. American Journal of Neuroradiology 2006; 27:185-9.

112. Stam J. Thrombosis of the cerebral veins and sinuses. N Engl J Med 2005, 352.1791-8.

113. DiNubile KJ. Septic thrombosis of the cavernous sinuses. Arch Neurol 1988; 45(5):567-72.

114. Ebright JR, Peace MT, Niazi AF. Septic thrombosis of the cavernous sinuses. Arch Intern Med 2001; 161(22):2671-6.

115. Kline LB, Hoyt WF. The Tolosa-Hunt syndrome. J Neurol Neurosurg Psychiatry 2001; 71:577-82.

116. Warwar RE, Bullock JD. Rhino-orbital-cerebral mucormycosis: a review. Orbit 1988; 17(4):237-45.

117. Kupersmith MJ, Martin V, Heller G, Shan A, Mitnick HJ. Idiopathic hypertrophic pachymeningitis. Neurology 2004; 62(5):686-94.

118. Friedman DI, Jacobson DM. Diagnostic criteria for idiopathic intracranial hypertension. Neurology 2002; 59(10):1492-5.

119. Wagoner MD. Chemical injuries of the eye: Current concepts in pathophisiology and therapy. Survey of Ophthalmology 1997; 41(4):275-313.

120. Jayamanne DG, Bell RW. Non-penetrating corneal foreign body injuries: factors affecting delay in rehabilitation of patients. J Accid Emerg Med 1994; 11:195-7.

121. Hulbert MF. Efficacy of eyepad in corneal healing after corneal foreign body removal. Lancet 1991; 337(8742):643.

122. Levin LA, Beck RW, Joseph MP, Seiff S, Kraker R. The treatment of traumatic optic neuropathy: The international optic nerve trauma study. Ophthalmology 1999; 106(7):1268-77.

123. Lima V, Burt B, Leibovitch I, Prabhakaran V, Goldberg RA, Selva D. orbital compartment syndrome: the ophthalmic surgical emergency. Survey of Ophthalmology 2009; 54(4):441-9.

124. Williams DF, Mieler WF, Williams GA. Posterior segment manifestations of ocular trauma. Retina 1990; 10:S35-S44.

125. Kuhn F, Morris R, Witherspoon CD, Heimann K, Jeffers JB, Treister G. A standard classification of ocular trauma. Graefe's Arch Clin Exp Ophthalmol 1996; 234:399-403.

126. Casson RJ, Walker HS. Four-year review of open eue injuries at the Royal Adelaide Hospital. Clinical and Experimental Ophthalmology 2002; 30(1):15-8

127. Jackson TL, Eykyn SJ, Graham EM, Stanford MR. Endogenous bacterial endophthalmitis: a 17-year prospective series and review of 267 reported cases. Survey of Ophthalmology 2003; 48(4):403-23.

128. Sabaci G, Bayer A, Mutlu FM et al. Endophthalmitis after deadly-weapon-related open-globe injuries: risk factors, value of prophylactic antibiotics, and visual outcomes. Am J Ophthalmol 2002; 133(1):62-9.

129. Miller JJ, Scott IU, Flynn Jr HW et al. Endophthalmitis caused by Bacillus species. Am J Ophthalmol 2008; 145(5):883-8.

130. Han DP, Wisniewski SR, Wilson LA et al. Spectrum and susceptibilities of microbiologic isolates in the Endophthalmitis Vitrectomy Study. Am J Ophthalmol 1996; 122(1):1-17.

131. Aaberg TM, Flynn Jr HW, Schiffman Jr, Newton J. Nosocomial acute-onset postoperative endophthalmitis survey. A 10-year review of incidence and outcomes. Ophthalmology 1998; 105(6): 1004-10.

132. Taban M, Behrens A, Newcomb RL et al. Acute endophthalmitis following cataract surgery: a systematic review of the literature. Arch Ophthalmol 2005; (123):613-20.

CAPÍTULO 87

Urgências em Otorrinolaringologia

Roberto Eustáquio Santos Guimarães

Helena Maria Gonçalves Becker

INTRODUÇÃO

A otorrinolaringologia engloba as doenças de orelha, nariz, seios paranasais, faringe e laringe. As principais urgências estão relacionadas com obstrução da via aérea, sangramentos, traumas, com ou sem perdas de substâncias, corpos estranhos e infecções.

As emergências em otorrinolaringologia são extremamente raras, como nos casos de asfixia por acometimento laríngeo. Ao contrário, as urgências são bastante frequentes e podem variar em gravidade, em função do nível de tolerância dos indivíduos. Este capítulo apresenta as situações mais prevalentes de urgência/emergência em otorrinolaringologia, com ênfase nas condutas iniciais que devem ser tomadas por qualquer profissional médico.

URGÊNCIAS OTOLÓGICAS

As doenças das orelhas externa, média e interna apresentam sintomas conforme o segmento acometido.

Orelha externa

Os traumatismos da orelha externa podem ser abertos os fechados. Nos abertos, pode-se observar solução de continuidade ou, até mesmo, extensa perda de substância. A limpeza sistemática do local do trauma é o mais importante, podendo ser necessária sutura ou posterior reconstrução plástica. Nos traumatismos fechados, pode ocorrer a formação de hematoma. Nos casos volumosos, deve-se realizar a drenagem, seguida de curativo compressivo. É muito importante manter-se atento às infecções do pavilhão auricular, devido ao possível acometimento da cartilagem da orelha externa – pericondrite. Essas infecções podem ser observadas após traumatismos abertos, depois de simples colocação de *piercings* ou posteriormente à for-

mação do hematoma (abscessos). Elas podem ter como consequência a perda do arcabouço cartilaginoso, levando a sérias deformidades estéticas. As cartilagens são pouco vascularizadas, o que dificulta a concentração local do antibiótico. Devem ser realizados a drenagem dos hematomas e abscessos e o desbridamento de áreas necróticas. Em climas extremamente frios, pode ser encontrada necrose do pavilhão por congelamento.

As otites externas, infecções do conduto auditivo externo, são bastante comuns em países tropicais, onde o clima úmido e quente e o hábito de banhos de piscina ou mar predispõem às afecções da pele que reveste o conduto. O manuseio excessivo do conduto, o uso de cotonetes e eczema da pele do conduto podem ser fatores primários. As otites externas podem ser classificadas didaticamente em: otite externa difusa aguda, furunculosa, maligna e micótica. As otites externas podem se manifestar por prurido auricular, dor de leve a intensa, com piora à movimentação da orelha e à mastigação, e hipoacusia com sensação de autofonia. Na otite externa difusa observa-se o acometimento de toda a pele do conduto, evidenciando-se hiperemia, secreção e edema, podendo até ocorrer a oclusão total do conduto, associada a dor intensa. O tratamento consiste na instilação de gotas auriculares, preferencialmente com ciprofloxacino e corticosteroides. Nos casos mais acentuados, pode-se usar corticoide sistêmico por curto período, para alívio da dor desencadeada pelo edema intenso da pele do conduto.

O furúnculo consiste na infecção estafilocócica dos folículos pilosos presentes no terço externo do conduto, que se manifesta por uma pústula dolorosa. A drenagem só é realizada nos casos mais acentuados. Especial atenção deve ser dada às otites externas que acometem pacientes idosos, diabéticos e imunocomprometidos, em função do

973

risco de otite externa maligna, afecção grave, e até mesmo fatal, causada por *P. aeruginosa*. Inicia-se como uma otite externa comum e evolui com necrose de partes moles e tecido ósseo, seguida pela invasão da base do crânio. A terapia deve ser iniciada precocemente com ciprofloxacino EV. O tratamento cirúrgico varia de acordo com a gravidade da doença, abrangendo desde a necessidade de pequenos desbridamentos até a realização de cirurgias complexas da base do crânio.

Os corpos estranhos de orelha são frequentes e podem ser animados ou inanimados. Os animados consistem, na maioria das vezes, em pequenos insetos ou larvas. Pequenos insetos penetram subitamente o conduto e podem provocar incômodos acentuados devido ao contato com a membrana timpânica. A imediata imobilização desses insetos, com a colocação de substância oleosa no conduto auditivo externo (óleo, azeite) ou mesmo água, alivia o sintoma. Em seguida, procede-se à lavagem da orelha externa. Em pacientes com otorreia fétida crônica e/ou necrose, pode-se observar a presença de larvas – miíase –, quadro doloroso e que exige atuação imediata. Procede-se à retirada máxima dessas larvas e ao uso de ivermectina. Os corpos estranhos inanimados, muito comuns em crianças e adultos com deficiência mental, e o acúmulo de cerume no conduto não são urgências, e sua retirada deve ser realizada com segurança por profissional qualificado.

Orelha média

Rotura traumática do tímpano

O tímpano pode ser rompido por traumatismos que levem à compressão e/ou descompressão súbita do canal auditivo externo (traumatismo com a mão espalmada, explosões, descompressão súbita nos mergulhadores ou nas descidas rápidas de avião), ou pela introdução de instrumentos rígidos no canal auditivo externo. A rotura pode decorrer ainda de traumatismos por manobras bruscas ou intempestivas para irrigação ou remoção de corpos estranhos do canal auditivo externo.

Os sintomas mais comuns são dor súbita e intensa, seguida de hipoacusia e zumbidos, além de vertigens, náuseas e vômitos. A otite média por infecção secundária é complicação frequente.

A otoscopia revela a presença de sangue ou coágulo no canal auditivo externo e sobre o tímpano. Na grande maioria dos casos, pode-se ver a perfuração. O aumento da dor, febre e o aparecimento de secreção purulenta revelam uma otite média secundária.

A membrana timpânica cicatriza-se rápida e espontaneamente. O tratamento, na grande maioria dos casos, consiste na limpeza do sangue presente, estando proibida a irrigação da orelha. O paciente é orientado a não molhar nem manipular a orelha e a não assoar o nariz. Em caso de suspeita de infecção secundária, deve ser prescrita anti-

bioticoterapia sistêmica, como na otite média, associada à instilação de gotas tópicas com antibióticos.

As otites médias agudas, frequentes nas crianças e mais raras nos adultos, são geralmente precedidas de quadro viral de via aérea superior. Manifestam-se por otalgia, hipoacusia e sensação de plenitude auricular, podendo evoluir com otorreia. Na criança, associam-se frequentemente febre, irritabilidade e choro. A otoscopia revela hiperemia da membrana timpânica, abaulamento e, às vezes, perfuração com a drenagem de secreção. Os micro-organismos mais frequentes são: *Streptococcus pneumoniae, Haemophilus influenzae, Moraxella catarrhalis* e *Staphylococcus aureus*. O tratamento é realizado com sintomáticos e antibioticoterapia. Na presença de otorreia, procede-se à instilação de gotas auriculares, e o paciente é orientado a não permitir a entrada de água no ouvido.

As otites crônicas cursam com otorreia crônica intermitente ou persistente e hipoacusia. As complicações mais frequentes das otites são: mastoidite, paralisia facial, trombose do seio lateral e infecções do sistema nervoso central (SNC).

A mastoidite aguda caracteriza-se pela propagação do processo infeccioso para as células mastóideas. O paciente apresenta otalgia, febre, hipoacusia, edema e dor retroauricular. Pode exteriorizar-se como abscesso subperiosteal retroauricular ou atingir a região intracraniana, formando abscesso extradural. A tomografia computadorizada (TC) promove a avaliação da extensão do processo e das possíveis complicações intracranianas. O tratamento do flegmão retroauricular inicial consiste em drenagem, lembrando que nas crianças o nervo facial encontra-se mais superficial na ponta da mastoide. Portanto, não deve ser realizada incisão baixa e horizontal nesse nível devido ao risco de paralisia facial.

Paralisia facial periférica associada a otite aguda exige timpanotomia imediata para drenagem da orelha média. Os processos crônicos de orelha média, principalmente associados a otorreia fétida, são sugestivos de complicação de otite colesteatomatosa.

Na suspeita de complicações, deve-se realizar TC e/ou ressonância nuclear magnética de orelha e cerebral para diagnóstico etiológico e topográfico das complicações.

Orelha interna

Queixas muito frequentes no Pronto-Atendimento, as tonteiras e vertigens (tonteira com característica rotatória) são quadros erroneamente denominados labirintite. O termo labirintite deveria ser restrito a processos inflamatórios ou infecciosos do labirinto.

As labirintopatias podem, de maneira geral, ser classificadas em periféricas (orelha interna) e centrais (SNC). As labirintopatias centrais são decorrentes de processos vasculares, tumorais ou desmielinizantes do SNC. Manifestam-se raramente com quadros agudos de vertigem e mais

Capítulo 87 ■ Urgência em Otorrinolaringologia

frequentemente com distúrbios progressivos do equilíbrio, zumbidos, hipoacusia, nistagmos verticais e multidirecionais e acometimento de pares cranianos.

As labirintopatias periféricas podem ser vestibulares puras ou vestibulococleares. Manifestam-se com quadros mais súbitos de vertigem, desequilíbrio, piora à movimentação da cabeça, náuseas, vômitos, palidez e sudorese. Os sintomas cocleares (hipoacusia, zumbidos) podem ou não estar presentes. O paciente pode estar em pânico, com sensação de morte iminente. O exame clínico mostra ausência de acometimento de pares cranianos e cerebelares e o nistagmo, quando presente, é, na maioria das vezes, horizontorrotatório. Nos quadros de tonteiras e vertigens, é muito importante afastar as doenças metabólicas (glicêmicas e tireoidianas), anemias, cardiopatias e ansiedade.

Os quadros agudos são tratados com medicamentos de ação depressora vestibular e antiemética via parenteral, pois propiciam melhora clínica mais rápida. Utiliza-se, por exemplo, a associação de dimenidrinato, 50mg, e piridoxina, 50mg, IM, a cada 8 horas. Os pacientes ansiosos ou muito tensos se beneficiam bastante com a administração concomitante de diazepam, 10mg IM ou EV. Vômitos persistentes são tratados com metoclopramida, 10mg EV, ou ondansetrona, 4mg. Nos casos vertiginosos rebeldes, prometazina ou droperidol podem ser necessários.

Paralisia facial periférica caracteriza-se por acometer a hemiface homolateral (inclusive a região frontal), podendo ser de origem idiopática, infecciosa, traumática ou tumoral. As paralisias mais comuns, de origem aparentemente idiopática (paralisia de Bell), são na atualidade associadas à infecção por herpes simples. O aparecimento de otalgia e lesões vesiculares no pavilhão auricular, até mesmo anterior à paralisia, sugere infecção por herpes-zóster. Tratamento com antiviral e corticosteroides deve ser iniciado o mais precocemente possível. As paralisias secundárias a infecções da orelha média, traumáticas e tumorais evoluem, com frequência, para tratamento cirúrgico. É importante a palpação meticulosa da região parotidiana do lado acometido para afastar lesão tumoral dessa região.

URGÊNCIAS FARÍNGEAS

As amigdalites agudas normalmente não oferecem dificuldades diagnósticas, manifestando-se por dor acentuada à deglutição e febre. O exame físico mostra hiperemia e hiperplasia amigdaliana, presença de pontos ou placas purulentas e linfadenomegalia submandibular. A ausência de pontos ou placas purulentas associada a quadro gripal sugere etiologia virótica. Quando bacterianas, estreptococo β-hemolítico do grupo A, hemófilos, moraxela, estafilococo, pneumococo, anaeróbios, clamídia e micoplasma são os agentes causais. O tratamento consiste no uso de analgésico e antitérmico, e em antibioticoterapia.

As amigdalites podem complicar-se com a formação de abscessos. O mais comum é o abscesso periamigdaliano,

que se caracteriza por odinofagia acentuada, dificuldade para abrir a boca e, até mesmo, trismo, hiperemia e abaulamento lateral e superior à amígdala, com desvio contralateral da úvula. Em caso de suspeita diagnóstica, devem ser realizadas punção e drenagem, além de antibioticoterapia. Os espaços parafaríngeos e retrofaríngeos podem, mais raramente, ser acometidos e exigem estudos de imagem para correta localização e drenagem.

A angina de Ludwig é uma infecção do espaço sublingual provocada, principalmente, por estreptococos anaeróbios, bacteroides, espiroquetas e fusobactérias, oriundas da gengiva em pacientes com higiene precária e após extração dentária de molares inferiores. O quadro clínico é de queda do estado geral com febre alta, trismo e abaulamento da região submandibular e do assoalho da boca. O tratamento deve ser instituído o mais imediatamente possível, utilizando-se penicilina e metronidazol ou clindamicina. O atraso no início do tratamento poderá levar a complicações graves com progressão da infecção para o mediastino.

A angina de Plaut-Vincent é causada pela simbiose entre uma espiroqueta e um bacilo fusiforme, saprófitos habituais da cavidade bucal que adquirem caráter patogênico quando associados. A higiene bucal deficitária e o mau estado de conservação dos dentes facilitam a associação.

O quadro clínico caracteriza-se por disfagia unilateral, sensação de corpo estranho na faringe e odor fétido. Ao exame, observa-se amígdala com ulceração profunda recoberta por exsudato esbranquiçado, que pode se estender à mucosa oral, jugal e ao palato. Em geral, com tratamento à base de penicilina ou clindamicina, a evolução é favorável.

A mononucleose infecciosa é uma infecção aguda causada pelo vírus Epstein-Barr, que se manifesta por faringite discreta até manifestação de amigdalite hiperplásica severa com placas exsudativas. É frequente a hiperplasia de gânglios cervicais, bem como esplenomegalia e hepatomegalia. O desenvolvimento de *rash* cutâneo com derivados de penicilina é uma reação bastante conhecida. Observa-se linfocitose com atipia ao hemograma e sorologia positiva. O tratamento, de maneira geral, é de suporte, com hidratação, repouso e analgésicos.

Corpo estranho faríngeo é frequente, principalmente devido à deglutição de espinha de peixe. O paciente relata a sensação do corpo estranho associada a odinofagia. É necessária, sob boa visualização, a retirada desse corpo estranho. Não é incomum o fato de não se encontrarem as pequenas espinhas que foram deglutidas após lesarem a mucosa da orofaringe e/ou hipofaringe. Essas lesões continuam a provocar os sintomas de dor à deglutição.

URGÊNCIAS LARÍNGEAS

Os principais sinais/sintomas relacionados com as urgências laríngeas são disfonia, tosse rouca, estridor e obstrução respiratória, decorrentes de malformações congênitas, processos de natureza inflamatória, traumática ou neoplásica e corpos estranhos.

As disfonias, decorrentes da má coaptação das pregas vocais, surgem nos processos em que ocorre aumento da massa ou rigidez da prega vocal, e nas paralisias laríngeas. A paralisia de ambas as pregas vocais em posição de adução está associada a dificuldade respiratória.

O padrão do estridor serve de base para localização da zona de obstrução da via respiratória. Obstrução supraglótica manifesta, quase sempre, estridor inspiratório; obstrução no nível da glote ou da subglote, estridor bifásico; obstrução traqueobrônquica, estridor expiratório com formação de sibilo. Nos pacientes com estridor laríngeo, sem dispneia ou com leve desconforto respiratório, deve-se realizar diagnóstico acurado por meio de exames endoscópicos e por imagem. Pacientes com sinais de obstrução grave ou dispneia acentuada necessitam de procedimento imediato para manutenção da via aérea desobstruída, que pode ser estabelecida pela intubação orotraqueal. No entanto, nos casos de intubação difícil, faz-se necessário um acesso cirúrgico de emergência, por cricotireoidostomia ou por traqueostomia. Nos casos de lesões extensas da laringe, com exposição da mucosa e transecções da laringe, a intubação pode ser feita através da própria lesão.

Laringotraqueobronquites, frequentes em crianças, manifestam-se por tosse rouca, disfonia e estridor, sendo a principal causa de obstrução de vias aéreas em crianças de 6 meses a 6 anos de idade. A maioria dos casos de laringotraqueítes é viral, sendo os vírus mais comuns: parainfluenza, influenza tipo A, vírus sincicial respiratório, adenovírus, *Mycoplasma pneumoniae* e rinovírus. O edema da região subglótica, circundada pelo anel da cartilagem cricoide, leva à síndrome da região subglótica, na qual, em virtude das dimensões exíguas da laringe infantil, pequenas obstruções podem causar grandes repercussões clínicas.

O tratamento consiste em umidificação do ar e uso de corticosteroides e epinefrina por nebulização. A suplementação de oxigênio através da tenda pode ser feita com base nos achados da oximetria. O agravamento do quadro respiratório do paciente, apesar de todas as medidas clínicas tomadas, exige intubação endotraqueal por tubo mais fino (um número abaixo do previsto), de modo a evitar danos maiores à mucosa subglótica.

Na maioria dos casos, a epiglote, também conhecida como supraglotite, apresenta como agente etiológico o *H. influenzae* tipo B. Sua incidência diminuiu de maneira expressiva após o desenvolvimento da vacina contra esse agente. Apresenta instalação rápida, manifestada por acentuada dor de garganta, disfagia, febre e agravamento do estado geral, evoluindo com dispneia inspiratória. Uma vez confirmado o diagnóstico de epiglotite aguda, esta deve ser tratada como emergência médica; o paciente deve receber suplementação de oxigênio e umidificação, e a equipe deve estar preparada para a necessidade de intubação orotraqueal ou traqueostomia. O tratamento consiste no uso de cefalosporina de terceira geração EV e utiliza-se dexametasona para prevenir edema pós-extubação.

Corpo estranho laríngeo pode ser muito importante, dependendo da gravidade da obstrução de via aérea superior, e, às vezes, necessita tratamento de emergência no local. A realização de cricotireoidostomia pode evitar o óbito. Corpos estranhos sem obstrução total da via aérea devem ser removidos com segurança.

Os traumatismos laríngeos podem ter causas variadas, podendo ser fechados, penetrantes, por inalação (vapor, incêndio, inalantes tóxicos), por ingestão de substâncias (soda cáustica, ácidos, detergentes) e muito comumente secundários à intubação orotraqueal inadequada, ou prolongada, que podem evoluir com estenoses subglóticas.

O tratamento varia de acordo com a sintomatologia apresentada pelo paciente, podendo ir desde a simples observação clínica – o tratamento medicamentoso com uso de corticoide para diminuir o edema local – até tratamento cirúrgico de emergência (traqueostomia).

URGÊNCIAS NASOSSINUSAIS

As doenças nasossinusais que exigem avaliação nos serviços de urgência são: traumatismo facial, epistaxes, corpos estranhos nasais e as complicações de rinossinusites. Nos recém-nascidos, a atresia coanal, malformação presente em 1 em cada 8.000 nascimentos, quando bilateral, exige intervenção imediata, pois o recém-nascido não sabe respirar pela boca, hábito que adquire após algumas semanas de vida. A primeira conduta a ser tomada consiste na fixação da cânula de Guedel, medida que possibilita que o recém-nascido respire pela boca, cessando imediatamente a dificuldade respiratória.

Cerca de 2% das infecções virais das vias aéreas superiores evoluem para rinossinusite bacteriana. A maioria evolui como um processo autolimitado, responsivo a antibacterianos. Entretanto, devido à proximidade anatômica maior ou menor dos seios paranasais (maxilar, frontal, etmoide anterior e posterior, e esfenoide) com a órbita e a cavidade endocraniana, as complicações dessas infecções podem levar a celulite orbitária, tromboflebite do seio cavernoso, abscessos cerebrais e meningite, e osteomielites. O paciente com complicações orbitárias, as mais comuns, apresenta desde um simples edema e hiperemia da pálpebra, proptose, quemose, dor e alteração da movimentação ocular, até oftalmoplegia, congestão das veias da retina, papiledema e perda da acuidade visual por isquemia ou neurite óptica. Como piora da complicação, a sua extensão pode acometer o seio cavernoso. Deve-se, sempre, realizar TC dos seios paranasais nos cortes coronal, axial e sagital, sem o uso de contraste, para localização tridimensional do abscesso, quando presente, bem como para avaliação da relação com o globo ocular, a

Capítulo 87 ■ Urgência em Otorrinolaringologia

musculatura extraocular e o nervo óptico. O paciente deve ser internado. A avaliação oftalmológica é mandatória, assim como o tratamento agressivo com antibacteriano EV de largo espectro, que atravessa a barreira hemato-encefálica, visando aos germes mais comumente encontrados, entre os quais se destacam: *H. influenzae* (nas crianças <5 anos), *S. pneumoniae, S. aureus* e, ocasionalmente, anaeróbios. A indicação cirúrgica é fundamental nos casos de abscessos e na vigência de deterioração visual.

As complicações endocranianas das rinossinusites são mais raras, porém potencialmente perigosas, por apresentarem alta taxa de mortalidade. Esse tipo de complicação ocorre mais comumente por tromboflebite retrógrada através das veias diploicas avalvulares, que se comunicam com as veias da dura-máter e as veias emissárias. Os principais sintomas são cefaleia, febre, rigidez da nuca, vômitos, letargia e, nos processos mais avançados, coma e paralisia de pares cranianos.

A osteomielite dos ossos da base do crânio é uma complicação que pode ser fulminante em razão da ausência de barreira anatômica nas veias diploicas do cérebro.

Os corpos estranhos na cavidade do nariz são frequentes principalmente em crianças e deficientes mentais e são, na maioria das vezes, inanimados. Uma variedade enorme de objetos pode ser colocada no nariz, como fragmentos de papel, peças metálicas, esponjas e grãos de feijão e milho, entre outros. A remoção desses objetos deve ser realizada com segurança, para que um corpo estranho nasal não se transforme em brônquico, principalmente nas tentativas de remoção em crianças resistentes e chorosas. A introdução de corpos estranhos na cavidade nasal costuma passar despercebida aos responsáveis e, quando isso acontece, verifica-se a presença tardia de secreção nasal purulenta, fétida, unilateral, situação sugestiva da presença de corpo estranho. O corpo estranho animado mais frequente na cavidade nasal é a miíase, quando a mosca é atraída para a cavidade do nariz pelo odor fétido que pode ser notado em diversas doenças crônicas rinossinusais, como infecções e tumores.

Epistaxe ou sangramento nasal é um problema otorrinolaringológico comum e, na maioria das vezes, controlado clinicamente. Pode ocorrer em qualquer idade, por vários fatores etiológicos, locais ou sistêmicos. Os fatores locais mais comuns são os resfriados, traumatismo digital, ressecamento do ar, tumores, cirurgias e traumatismos da face. Hipertensão arterial, discrasias sanguíneas e uso de anticoagulantes são os fatores sistêmicos. A maioria absoluta dos sangramentos tem origem na região septal anterior, onde ocorre a anastomose de vasos do sistema carotídeo externo e interno, sendo facilmente controlada por pressão digital da parte anterior do septo nasal, colocação de gaze embebida em vasoconstritor, cauterização quími-

ca, térmica ou por tamponamento nasal. Os sangramentos mais volumosos, que representam cerca de 10% dos casos, são geralmente oriundos da região posterior ou superior da cavidade do nariz e necessitam, frequentemente, tratamento especializado. Como a hipertensão arterial é a causa mais comum de epistaxe nos adultos, faz-se necessária a diminuição dos níveis pressóricos.

Sangramento volumoso em adolescentes do sexo masculino sugere a presença de tumor vascular ou angiofibroma juvenil e exige tratamento cirúrgico.

Após traumatismos cranioencefálicos, podem ocorrer hemorragias intensas e incontroláveis por rotura de grandes vasos, como a carótida interna para dentro do seio esfenoidal.

Anamnese adequada, verificação da pressão arterial e do estado hemodinâmico do paciente e punção venosa de grande calibre na epistaxe acentuada constituem medidas mandatórias.

O paciente deve permanecer com a cabeça abaixada, possibilitando que qualquer sangramento flua pela boca e, se possível, seja coletado em um recipiente para quantificação de seu volume.

Mais de 90% das epistaxes são facilmente controladas, mesmo que seja necessária a colocação de tamponamento anterior e/ou posterior. Os casos não responsivos necessitam abordagem cirúrgica por meio de ligadura arterial ou, até mesmo, a realização de embolização arterial.

CONSIDERAÇÕES FINAIS

As urgências otorrinolaringológicas estão relacionadas com obstrução de via aérea superior, epistaxes de grande volume e complicações orbitárias e endocranianas por infecções.

Bibliografia

Becker CG, Guimarães RES, Becker HMG, Crosara PFTB. Infecções das vias aéreas superiores. In: Rocha MOC, Pedroso ERP. Fundamentos de infectologia. Rio de Janeiro: Rubio, 2009:407-28.

Becker CG. Otites. In: Rocha MOC, Pedroso ERP, Fonseca JGM, Silva AO. Terapêutica clínica. 1. ed. Rio de Janeiro: Guanabara Koogan, 1998:746-55.

Becker HMG, Guimarães RES. Afecções da faringe e laringe. In: Rocha MOC, Pedroso ERP, Fonseca JGM, Silva AO. Terapêutica clínica. 1. ed. Rio de Janeiro: Guanabara Koogan, 1998:756-65.

Campos CAH, Olival HO. Tratado de otorrinolaringologia. Sociedade Brasileira de Otorrinolaringologia. São Paulo: Roca, 2002.

Costa SS, Cruz OLM, Oliveira JAA et al. Otorrinolaringologia: princípios e prática. 2 ed. Porto Alegre: Artmed, 2006, 1216p.

Guimarães RES, Becker HMG. Rinossinusopatias. In: Rocha MOC, Pedroso ERP, Fonseca JGM, Silva AO. Terapêutica clínica. 1. ed. Rio de Janeiro: Guanabara Koogan, 1998:740-5.

Miniti A, Bento RF, Butugan O. Otorrinolaringologia clínica e cirúrgica. 2. ed. Atheneu, 2001.

SEÇÃO XVI

Emergências Sociais e Catástrofes

CAPÍTULO 88

Atendimento Médico a Incidentes com Múltiplas Vítimas: Catástrofes e Bioterrorismo

João Baptista de Rezende Neto

Juliana Santana Fernandes

José Carlos Serufo

INTRODUÇÃO

De maneira geral, os desastres ocorrem de modo repentino, inesperadamente, causando prejuízos sociais e econômicos imensuráveis a grande parte da população envolvida direta ou indiretamente. Nessas situações, serviços de resgate, atendimento médico pré-hospitalar e os hospitais são requisitados a apresentar resposta rápida e efetiva, que muitas vezes supera o limite de sua capacidade de trabalho.

Enquanto o objetivo do atendimento médico convencional é fazer o melhor para um paciente individualmente, o princípio norteador da resposta médica a um desastre consiste em fazer o melhor possível para o maior número de pacientes.[10] Em outras palavras, pode-se dizer que em uma situação de desastre o objetivo principal é salvar o maior número de vidas e diminuir a morbidade da maioria delas.

Para que essas metas sejam alcançadas são necessárias a adaptação de estratégias de triagem pré-hospitalar e hospitalar e a criação de protocolos específicos para situações de catástrofes e grandes acidentes. Os princípios básicos são: resposta organizada e coordenada com intuito de oferecer cuidado mínimo às vítimas sem risco imediato de vida e cuidado avançado às vítimas instáveis recuperáveis. Para isso é necessário que estejam bem estabelecidos planos de atendimento a desastres nas esferas nacional, estadual e municipal. Dentro do município, é fundamental que haja planos de integração entre os serviços de atendimento pré-hospitalar e a rede hierarquizada de estabelecimentos de urgências (UPA, hospitais regionais, centros de trauma etc.).

No Brasil não existem planos bem constituídos de resposta ao bioterrorismo e poucos são voltados aos desastres. O país é considerado um lugar de pessoas pacíficas e acredita-se estar livre dessa chaga. Não se conta com os loucos, universais.

Embora não seja um alvo de ações terroristas, o país é acometido, com frequência, por grande variedade de eventos envolvendo múltiplas vítimas, como alagamentos, desabamentos, incêndios, colisões e capotamentos de veículos nas estradas e grandes rodovias. Sem preparo adequado, o que se vê no atendimento, na maioria dessas situações, são ações pontuais e descoordenadas na resposta inicial, na triagem e no tratamento definitivo dentro do hospital. As consequências da inexistência de coordenação são: falta de pessoal e de material durante o atendimento pré-hospitalar; rápido esgotamento de ambulâncias no socorro a vítimas que delas não necessitam; abarrotamento de hospitais de referência em trauma por pacientes que poderiam ser atendidos em hospitais de menor complexidade; e pacientes graves sendo atendidos em hospitais não especializados em trauma. O resultado final é o aumento do número de mortes e de sequelas entre os sobreviventes. Como um passo inicial para evitar esses problemas, médicos e profissionais de saúde que atuam nas áreas de urgência e emergência devem ser treinados para atender vítimas coletivas e diagnosticar padrões de lesões mais esperados em grandes acidentes e catástrofes. Essa estrutura serviria, inicialmente, para o atendimento a episódio de bioterrorismo. Algumas particularidades das ações voltadas para o bioterrorismo são apontadas em item específico, as quais também poderiam ser úteis no suporte aos grandes acidentes e catástrofes.

DESASTRES × CATÁSTROFES × INCIDENTES COM MÚLTIPLAS VÍTIMAS

Definem-se "desastres", a partir de uma perspectiva médica, como incidentes ou eventos nos quais as necessidades das vítimas ultrapassam ou vão além dos recursos disponíveis para seus cuidados.[2]

"Incidentes com múltiplas vítimas" são desastres nos quais os recursos necessários para o atendimento das vítimas estão muito aumentados, mas não vão além dos recursos disponíveis. Exemplos comuns de incidentes com múltiplas vítimas são colisões automobilísticas que envolvem cinco ou mais vítimas. Nesses casos, pode ser necessário priorizar o atendimento aos pacientes que apresentem maior risco de morte sob pena de consumo de recursos importantes naqueles menos graves.[2]

Já as "catástrofes" são desastres nos quais os recursos para o cuidado das vítimas são superados. Exemplos dessas situações ocorrem em desastres naturais, como nos grandes deslizamentos de terra e soterramentos em que existem 20 ou mais vítimas. Os recursos para atendimento e tratamento das vítimas são exauridos e o objetivo da triagem é priorizar o atendimento às vitimas com a maior probabilidade de sobrevida.[2]

Vale destacar que essas diretrizes estabelecidas com base no número de vítimas são arbitrárias, uma vez que se baseiam nas capacidades médias de hospitais de trauma e sistemas de trauma.[2]

PREPARAÇÃO

A atuação médica propriamente dita deve começar com o planejamento, antevendo eventos que possam ocorrer. Assim, o médico deve estar inserido de maneira ativa nos planos de governo de resposta a desastres, e, obviamente, dentro dos hospitais. O treinamento por meio de simulações é primordial para familiarizar médicos, enfermeiros, técnicos de enfermagem e pessoal do resgate pré-hospitalar com os possíveis cenários. Em simulações, é possível detectar falhas na preparação, prever a capacidade de resposta a desastres e programar mudanças a longo prazo no sistema de saúde municipal. Além disso, as simulações possibilitam treinamento de pessoal para situações específicas, manutenção de equipes de prontidão e execução de mudanças intra-hospitalares capazes de minimizar os danos causados pelos desastres.

FASE PRÉ-HOSPITALAR

O atendimento médico pré-hospitalar e intra-hospitalar a vítimas de desastres deve ter como foco principal o melhor atendimento ao maior número de pessoas. Para isso é fundamental a triagem adequada das vítimas. Entre os objetivos da triagem estão a classificação dos pacientes de acordo com a chance de sobreviver e a necessidade e a complexidade do atendimento médico imediato a ser executado. O sucesso da triagem está diretamente ligado à experiência dos triagistas, na maioria das vezes médicos experientes do serviço pré-hospitalar ou cirurgiões do trauma, com treinamento específico de resposta a desastres, possibilitando também organizar o atendimento com o intuito de fazer o melhor para o coletivo.

Na cena do acidente, deve-se prezar pela segurança dos socorristas e procurar um local seguro para a instalação da base de atendimento e um local para a colocação das vítimas após o processo de triagem. Deve-se contatar a central de regulação pré-hospitalar e hospitais regionais. Além disso, deve-se definir antecipadamente a necessidade de reforço nas equipes de atendimento com base na dimensão do acidente, promovendo, assim, o preparo das equipes hospitalares e a programação de distribuição das vítimas.

Vale lembrar que em muitos desastres são comuns falhas nos sistemas de comunicação e é preciso prover redundância nos meios de comunicação de modo que, se uma modalidade falhar, outra possa ser usada de maneira eficiente. A falha nos meios de comunicação, associada à falta de segurança na cena do acidente, à presença do auxílio não solicitado que tumultua o atendimento e à escassez de suprimentos, é um problema comum na resposta a um desastre.[1,10]

Após assegurado o local adequado para o atendimento às vítimas, inicia-se a triagem. O primeiro passo consiste em oferecer cuidados médicos imediatos às vítimas graves com chances de sobreviver e iniciar a evacuação da cena do acidente. No período pré-hospitalar, a triagem de vítimas em situações de desastres tem sido organizada de diversas maneiras. Os protocolos mais comuns são o CRAMP (Circulação, Respiração, Abdome, Motor ou Movimento e Psiquismo ou Palavra) e o START (*Simple Triage And Rapid Treatment*) para triagem de vítimas múltiplas.[1,5] O protocolo START vem se popularizando por ser bastante objetivo e mais fácil de ser aplicado e é método conhecido no Brasil.[1] De acordo com o protocolo START, as vítimas são rapidamente avaliadas com relação à respiração, ao enchimento capilar, à resposta a comandos e à deambulação (Figura 88.1).

Em seguida, as vítimas são classificadas em quatro categorias conforme a gravidade, simbolizadas por cores:

- **Prioridade 1 – vermelho:** pacientes com risco de morte imediata e que terão evolução favorável se os cuidados médicos forem iniciados imediatamente. Necessitam algum tratamento médico antes do transporte ao hospital ou necessitam ir rapidamente ao hospital para intervenção cirúrgica[9] (p. ex., choque, amputações, lesões arteriais, hemorragia grave, lesões por inalação, queimaduras em face, lesões intra-abdominais, insuficiência respiratória, pneumotórax hipertensivo).
- **Prioridade 2 – amarelo:** vítimas que não apresentam risco de morte imediata mas necessitam algum tipo de tratamento no local enquanto aguardam transporte ao hospital[9] (p. ex., fraturas, traumatismo cranioencefálico leve e moderado, queimaduras menores, traumatismos abdominais e torácicos).
- **Prioridade 3 – verde:** vítimas que não necessitam tratamento médico ou transporte imediato e apresentam

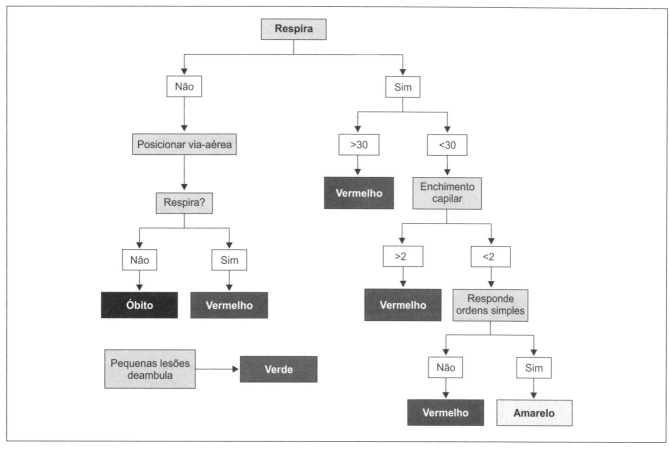

Figura 88.1 ■ Esquema de triagem START.

lesões menores, sem risco de morte.[9] Em geral, estão sentadas ou andando, com dor. Costumam causar problemas na cena do acidente por não entenderem o fato de estarem recebendo cuidados mínimos. Necessitam apoio psicológico e orientações para não deixarem o local do acidente, indo direto para o hospital mais próximo, sobrecarregando-o sem necessidade, pois podem ser avaliadas ambulatorialmente (p. ex., paciente com contusões, hematomas, escoriações e pequenos ferimentos).

- **Prioridade 4 – preto:** vítimas em óbito ou com pouca chance de sobrevivência, como aquelas com traumatismos múltiplos ou queimaduras extensas de segundo e terceiro graus.

Após classificadas, as vítimas devem ser agrupadas em local seguro, bem demarcado conforme categoria, e receber identificação para facilitar tratamento e transporte (Figura 88.2).

A triagem consiste em um processo dinâmico: o estado de um paciente inicialmente triado para o amarelo pode agravar-se em curto período de tempo, necessitando nova triagem.[8] A detecção precoce desses casos exige observação contínua das equipes de triagem.

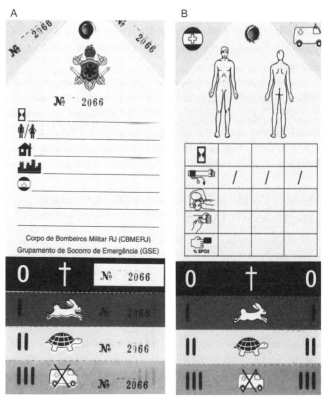

Figura 88.2 ■ **A** e **B** Cartão de triagem do START.

FASE INTRA-HOSPITALAR

Infelizmente, vários estudos mostram que no âmbito intra-hospitalar observa-se, inicialmente, a chegada precoce de vítimas menos graves (pacientes "verdes"). Um dos motivos para isso é que esses pacientes, por apresentarem lesões leves, procuram atendimento por conta própria, muitas vezes nos prontos-socorros. Isso prejudica a organização da resposta hospitalar ao desastre. Após a primeira onda de pacientes "verdes", inicia-se a chegada de pacientes mais graves, trazidos pelo resgate pré-hospitalar, e a seguir, geralmente, daqueles triados como amarelos.

No hospital, deve-se novamente prezar pela eficiência e tentar organizar o caos da melhor maneira possível. Deve-se triar novamente as vítimas, agrupando-as em locais específicos de acordo com a gravidade. O envolvimento dos setores administrativos intra-hospitalares é fundamental. Além disso, é necessário o acionamento de médicos, equipe de enfermagem e técnicos de vários setores, mesmo daqueles em período de folga. Procedimentos eletivos devem ser suspensos e todos os esforços direcionados para tratar as vítimas da catástrofe. Outro artifício a ser utilizado a fim de otimizar o atendimento coletivo consiste na transferência inter-hospitalar dos pacientes. Devem ser atendidas prioritariamente as vítimas que necessitam via aérea definitiva cirúrgica, intubação orotraqueal, descompressão e drenagem de pneumotórax hipertensivo, cirurgia abdominal ou ligadura vascular para controle de sangramento.

De maneira geral, o atendimento a cada paciente individualmente deve seguir as mesmas rotinas e prioridades preconizadas pelo protocolo do ATLS® (*Advanced Trauma Life Support*), mas há características específicas dos mecanismos de trauma que propiciam o aparecimento de lesões peculiares.

A atuação dos serviços de apoio às vítimas e seus familiares também é fundamental em situações de catástrofes, como, por exemplo, serviços de apoio de assistência social, comunicação social e de segurança hospitalar.[5]

Por fim, o tratamento é completado com o acompanhamento psicológico, reabilitação e ambulatórios de egressos.

EXEMPLOS DE MECANISMOS DE TRAUMA E LESÕES ASSOCIADAS

Alguns padrões de lesões são mais esperados em situações de desastres do que em situações comuns. É importante o conhecimento prévio dos mecanismos envolvidos e das lesões resultantes.

Desabamentos e soterramentos

Geralmente observados nos períodos de maior volume de chuvas, têm periodicamente afetado a população de diversas regiões do Brasil. As lesões mais esperadas nas vítimas desses tipos de acidentes são aquelas decorrentes de traumatismo contuso, causadas por desabamento (ter-

ra, concreto, madeira etc.), às vezes seguido de queda do paciente. Não se devem esquecer as lesões por asfixia naquelas vítimas que ficam soterradas, o que pode causar hipoxemia e insuficiência respiratória, sendo as crianças e os idosos os mais vulneráveis.

Alagamentos

Outro problema que assola o Brasil de modo intermitente nos períodos chuvosos são os alagamentos, com consequências mais graves na periferia das grandes cidades. Nessas situações, as pessoas estão mais expostas a afogamentos e choques elétricos. Os alagamentos apresentam também um desafio tardio a ser controlado: a propagação de doenças transmissíveis por água contaminada, pela proliferação de vetores de doenças, como ratos e mosquitos, e por picadas de animais peçonhentos, como aranhas, escorpiões e cobras. Entre as principais doenças observadas estão leptospirose, hepatites A e E, febre tifoide, cólera e dengue.[6]

Agressão por arma de fogo

Nas grandes cidades brasileiras, em decorrência da violência urbana, não é rara a ocorrência de agressões por arma de fogo envolvendo várias vítimas simultaneamente. Os padrões de lesões nessas situações são bem conhecidos, o que muda é o reconhecimento correto da gravidade das vítimas, de modo que sejam priorizados os pacientes mais graves que necessitam abordagem cirúrgica imediata.

Explosões/armas de destruição em massa

Não tão frequentes no Brasil, têm sido alvo de bastante atenção e interesse em outros países devido ao aumento dos eventos e ameaças de terrorismo. As explosões resultam da transformação extremamente rápida de volumes pequenos de materiais químicos em produtos gasosos que se expandem.[2] As lesões por explosão ocorrem por quatro mecanismos e fases principais:

- **Lesões primárias:** resultam dos efeitos diretos da onda de pressão gerada pela explosão, geralmente quando a vítima está próxima ao explosivo. Os órgãos mais atingidos são aqueles que contêm ar, como orelha média, pulmões e o trato gastrointestinal. O envolvimento torácico é o determinante crítico da sobrevivência desses pacientes, sendo a embolia gasosa, a contusão pulmonar maciça e a hemorragia responsáveis pela maior parte das mortes imediatas.[3] Complicações como síndrome da angústia respiratória do adulto e perfuração intestinal tardia respondem pela maior parte da morbidade e mortalidade tardias.[3]
- **Lesões secundárias:** ocorrem por objetos e fragmentos arremessados a distância a partir da explosão. Causam lesões semelhantes a outros mecanismos de traumatismos penetrantes.[2,11]

Capítulo 88 ■ Atendimento Médico a Incidentes com Múltiplas Vítimas: Catástrofes e Bioterrorismo

- **Lesões terciárias:** ocorrem quando o indivíduo é arremessado contra um anteparo fixo, como um objeto sólido, ou contra o solo. Causam lesões típicas de mecanismos contusos, mas também podem causar lesões penetrantes.[2,11]
- **Lesões quaternárias:** incluem queimaduras causadas pelo calor ou pelo fogo gerados pela explosão; problemas respiratórios decorrentes da inalação de pó, fumaça e gases tóxicos; e exacerbações ou complicações de doenças preexistentes.[2,11] Além disso, estão incluídos nas lesões quaternárias os desabamentos de estruturas pesadas capazes de provocar o esmagamento das vítimas.

Existem também lesões peculiares, provocadas por projéteis inusitados, como pedaços de ossos dos suicidas ou de outras vítimas. Esses projéteis são propagados em todas as direções e causam lesões penetrantes, cuja detecção é frequentemente difícil, sendo descobertas por vezes tardiamente, como corpos estranhos detectados em exames de imagem realizados por outras razões.[11,12] Esses projéteis podem também ser fonte de transmissão de doenças infectocontagiosas.

BIOTERRORISMO

Um ataque terrorista químico, como o ataque ao metrô de Tóquio com gás Sarin, resulta em grande número de vítimas imediatas, e, portanto, torna-se mais facilmente identificado. Em contrapartida, a libertação de agentes biológicos pode ser silenciosa e invisível. A dispersão secreta de um agente biológico em local público não terá impacto imediato em função do tempo entre a exposição e o aparecimento da doença. Consequentemente, os médicos dos serviços de urgência e outros prestadores de cuidados primários de saúde terão o primeiro contato com as vítimas. A partir de certo número de casos, e norteados pela experiência profissional, eles identificarão as primeiras vítimas e levantarão a suspeita de um ataque. Uma vez comprovada essa suspeita, a resposta inclui: contenção, confirmação, bloqueio e descontaminação, profilaxia e terapia específica, se disponível e necessária. Nessas situações, sob a orientação das autoridades médicas e legais, os meios de comunicação avisarão o público e as vítimas potenciais, orientando e ofertando os serviços médicos e de suporte.

Vigilância

Seria oportuna uma vigilância constante, a que deveria incluir serviços de urgência, ambulatórios, médicos de cuidados primários, laboratórios e hospitais.

O Brasil não conta com um sistema de resposta emergencial, como o norte-americano.

Resposta de saúde pública

A resposta da saúde pública ao bioterrorismo exige comunicação e coordenação com socorristas e policiais. A Polícia Federal e as forças armadas têm jurisdição para responder ao bioterrorismo. No entanto, os departamentos de saúde estaduais e municipais devem trabalhar em conjunto com esses grupos para assegurar o atendimento, definir os papéis de cada órgão, estabelecer programas de comunicação para garantir o fornecimento de informações precisas, assim como testar os protocolos em simulações.

Confirmação/testes de diagnóstico

Detectado um evento bioterrorista em potencial, o próximo passo consiste na confirmação do agente etiológico. A confirmação do agente é fundamental para a condução dos eventos tanto conhecidos como encobertos. Como parte do esforço, uma rede de laboratórios, comunicando-se diretamente com a infraestrutura de saúde pública, deveria ser implementada para a análise de amostras clínicas ou ambientais contendo agentes biológicos inusitados. A obtenção de amostras adequadas é essencial. A Tabela 88.1 apresenta os espécimes recomendados para muitos dos organismos de alto risco.

Descontaminação (exposição aberta)

A Association for Professionals in Infection Control and Epidemiology (APIC), em conjunto com os centros para Controle e Prevenção de Doenças (CDC), elaborou o *Bioterrorism Readiness Plan: A Template for Healthcare Facilities*. Essas diretrizes desencorajam o uso de descontaminação externa do paciente exposto a aerossóis. Se a descontaminação é necessária, as pessoas devem remover suas roupas e pertences pessoais, colocando todos os itens em sacos plásticos lacrados, e utilizar chuveiros com grandes quantidades de água e sabão. Os sacos de plástico com pertences pessoais devem ser rotulados de maneira clara com o nome do proprietário, o número de telefone para contato e o conteúdo do saco. Os itens pessoais podem ser conservados como prova para julgamento criminal ou devolvidos ao proprietário, se a ameaça é infundada.

Um estudo mostrou que sabonete comum e água são tão eficazes quanto sabão antimicrobiano e gluconato de clorexidina (2%) na remoção de *Bacillus atrophaeus* (anteriormente *B. subtilis*), que representa um bom marcador, pois é ligeiramente mais resistente aos germicidas do que o *B. anthracis*. O álcool etílico não mostrou atividade contra esporos, mesmo quando aplicado por 60 segundos.

Para incidentes envolvendo possivelmente cartas contaminadas, o ambiente em contato direto com a tinta da escrita ou seu conteúdo deve ser descontaminado com solução de hipoclorito a 0,5% (ou seja, uma parte para 10 partes de água), na sequência de investigação na cena do crime. Bens pessoais podem ser descontaminados de maneira semelhante. O hipoclorito de sódio, em geral, não é recomendado para descontaminação da pele humana.

Terapia/profilaxia/vacinas

A resposta à liberação de agentes biológicos pode exigir acesso a grandes quantidades de vacinas, antitoxinas e agentes terapêuticos. Isso pode não ser viável.

No caso de um ataque evidente, quando o agente é desconhecido e, portanto, o tratamento sintomático, os princípios estabelecidos são mais fáceis de serem ofertados em larga escala. Por outro lado, se o uso de determinado organismo em um evento do bioterrorismo é conhecido, todos os esforços devem ser direcionados para esse organismo.

A profilaxia está indicada em larga escala, quando disponível. No entanto, é possível que diversos organismos sejam usados simultaneamente. A utilização pós-exposição da vacina só é pertinente no caso de inalação do antraz. A profilaxia e os esquemas terapêuticos devem basear-se na disponibilidade tecnológica no momento da catástrofe, de modo a evitar a expansão do pânico.

A capacidade das vacinas em proteger a população nessas circunstâncias não está clara. No entanto, elas têm várias possibilidades de utilização: controle de epidemia de varíola e prevenção de pandemia global; profilaxia pós-exposição contra o antraz (juntamente com antibióticos); proteção de trabalhadores de laboratórios envolvidos com esses agentes; e, raramente, imunização de profissionais de saúde potencialmente expostos. Apesar do efeito protetor específico de algumas vacinas, é prática usá-las na imunização contra um amplo espectro de agentes em potencial.

Controle de infecção

Há um conjunto específico de regras e orientações, as quais incluem a orientação do CDC para precauções de isolamento em hospitais. As precauções padrões são a parte mais importante das orientações e são projetadas para uso durante o atendimento de pacientes internados e ambulatoriais, independentemente do diagnóstico ou do estado infeccioso presumido. Precauções específicas são concebidas apenas para o atendimento de pacientes reconhecidamente ou com suspeitas de infecção por patógenos que possam ser transmitidos por via aérea ou por gotículas, ou por contato com a pele seca ou superfícies contaminadas.

As precauções recomendadas contra a transmissão dependem das vias de transmissão de um agente específico (ou seja, aerossol, contato). Entre as doenças de interesse no bioterrorismo, a transmissão pessoa a pessoa é possível pela varíola, peste (infecção pela *Yersinia pestis*) e agentes de febre hemorrágica.

Os doentes infectados com varíola exigem precauções de aerossóis e de contato, enquanto as recomendações para as pessoas com quadro pneumônico da peste devem incluir isolamento respiratório. Controle de transmissão e isolamento aplica-se aos vírus Ebola e Marburg.

As amostras clínicas de indivíduos expostos a toxinas podem ser tratadas de maneira rotineira, enquanto aquelas que podem portar agentes vivos devem receber cuidados especiais.

Considerações psicológicas

Uma das consequências de um ataque terrorista é o impacto psicológico residual na comunidade-alvo. Isso leva à sobrecarga de serviços médicos pelos "preocupados" e reações de luto pelos sobreviventes. Um grande número de vítimas pode induzir pânico, histeria pública e a desordem social, que constituem objetivos do ato terrorista. A morbidade psicológica em ataques terroristas é bastante elevada para os primeiros afetados, pessoal médico e público-alvo; respostas potenciais incluem depressão, luto patológico, transtorno de estresse agudo (TEA) e transtorno de estresse pós-traumático (TEPT).

O papel essencial da equipe médica em um evento do bioterrorismo consiste em evitar o pânico. Isso pode ser feito de maneira eficaz somente quando se pode assegurar que a causa da doença é conhecida, seu curso descrito com precisão razoável e o resultado previsto. Funcionários da saúde pública devem preparar materiais educativos que irão informar e tranquilizar o público durante e após um ataque. Quando essa garantia não pode ser fornecida, a resposta psicológica provavelmente causa problemas maiores do que a própria doença. Assim, as intervenções psiquiátricas poderão desempenhar papel essencial na manutenção e recuperação da saúde mental.

CONSIDERAÇÕES FINAIS

Os desastres ocorrem de maneira inesperada e repentina, causando grande impacto social e psicológico na população afetada. No âmbito da saúde, sobrecarregam os hospitais, alterando de modo significativo sua rotina, principalmente daqueles que recebem pacientes de urgência. Planos de ação prévios e treinamento para o atendimento de catástrofes são fundamentais para redução das taxas de morbidade e mortalidade. A participação efetiva e incondicional dos setores governamentais é ponto-chave para o sucesso das operações em situações de catástrofes.[7-13]

Muitos especialistas acreditam que não se trata da questão de se o bioterrorismo ocorrerá, mas de quando. A preparação e o planejamento para o evento baseiam-se no reforço do sistema de detecção e resposta às epidemias que ocorrem naturalmente. Esse sistema é frequentemente testado quanto à resposta à reemergência e emergência de novos organismos. Assim, tanto a saúde pública como a segurança nacional têm responsabilidades conjuntas na atenção contra o terrorismo biológico, mediante informação epidemiológica, desenvolvimento de uma infraestrutura de comunicações, uma rede de laboratórios de diagnóstico e uma relação saudável com a população. Assim, a preparação pode ser

Capítulo 88 ■ Atendimento Médico a Incidentes com Múltiplas Vítimas: Catástrofes e Bioterrorismo

melhorada e o impacto das epidemias, independentemente da origem, pode ser reduzido. Esse sistema não é inepto, pois servirá de suporte às demandas naturais.

Referências

1. Benson M, Koenig KL, Schultz CH. Disaster triage: START, then SAVE – a new method of dynamic triage for victims of a catastrophic earthquake. Prehosp Disaster Med 1996; 11(2):117-24.
2. Suporte Avançado de Vida no Trauma para Médicos – ATLS. Manual do curso de alunos. Colégio Americano de Cirurgiões – Comitê de Trauma. 8. ed. Chicago: Copyright, 2008.
3. Guy RJ, Kirkman E, Watkins PE, Cooper J. Physiologic responses to primary blast. Trauma 1998; 45(6):983-7.
4. Frykberg ER. Principles of mass casualty management following terrorist disasters. Ann Surg 2004; 239(3):319-21.
5. Castro ALC, Calheiros LB. Manual de medicina de desastres. Volume 1. 3. ed. Ministério da Integração Nacional. Secretaria de Defesa Civil. Brasília: MI, 2007. 91p.
6. Doenças relacionadas às enchentes. Disponível em: http://www.educacional.com.br/reportagens/enchentes/doencas.asp. Acesso em 28/12/2010.
7. Hirshberg A. Multiple casualty incidents – Lessons from the front line. Ann Surg 2004; 239(3):322-4.
8. Suicide bombing attacks update and modifications to the protocol. Ann Surg 2004; 239(3):295-303.
9. Teixeira Jr EV. Acidentes com múltiplas vítimas. In: Oliveira BFM, Parolin MKF, Teixeira Jr EV. Trauma: atendimento pré-hospitalar. 2. ed. São Paulo: Atheneu, 2007:496-506.
10. Atendimento pré-hospitalar ao traumatizado – Básico e avançado – PHTLS. Comitê do PHTLS da National Association of Emergency Medical Technicians (NAEMT) em cooperação com o Comitê de Trauma do Colégio Americano de Cirurgiões. Tradução da 6. ed. Rio de Janeiro: Elsevier, 2007.
11. Peleg K, Aharonson-Daniel L, Stein M et al. Gunshot and explosion injuries characteristics, outcomes, and implications for care of terror-related injuries in Israel. Ann Surg 2004; 239(3): 311-8.
12. Ferrada R, Ivatury RR, Peitzman A, Rodriguez A. Trauma – Sociedade Panamericana de Trauma. 1. ed. São Paulo: Atheneu, 2009.
13. Einav S, Feigenberg Z, Weissman C et al. Evacuation priorities in mass casualty terror-related events – Implications for contingency planning. An Surg 2004; 239(2):304-10.

CAPÍTULO 89

Biossegurança

José Carlos Serufo

Ângela Vieira Serufo

Carla Vieira Serufo

Josemar Otaviano de Alvarenga

INTRODUÇÃO

Entende-se por biossegurança o conjunto de ações voltadas para prevenção, redução ou eliminação de riscos decorrentes de atividades e prestação de serviços, que visam à saúde do homem e dos animais, além da preservação do meio ambiente, sem descuidar da qualidade dos resultados.

Há inúmeros relatos acerca de patógenos transmitidos a profissionais da área da saúde no processo de trabalho. Apontam desde falhas na formação/prática profissional à ineficiência dos equipamentos e métodos de proteção e/ou contenção. A inobservância das medidas básicas de biossegurança, por desconhecimento ou negligência da boa prática laboral, calçada na minguada formação profissional, encontra-se entre as principais causas de transmissão de patógenos na área de saúde.

No atendimento às situações de urgência, quando a vida corre risco, são encontrados fatores ameaçadores sobrepostos. Em primeiro lugar, o desconhecimento absoluto da história clínica pregressa e dos dados acerca da moléstia atual do paciente é responsável por riscos extras aos profissionais e aos pacientes ali internados. Em segundo lugar, a necessidade premente de reanimação, quando a vida se esvai rapidamente, propicia descuidos às vezes inevitáveis. A superlotação observada nos serviços de pronto-atendimento constitui importante fator de risco, tanto inevitável como inaceitável, pois vem se tornando frequente e sedimentado como rotina desses serviços. Nesses casos, os pacientes são expostos a riscos que extrapolam as normas de biossegurança, expondo as mazelas sociais das drogas e do abandono, aumentando a probabilidade de erro na terapêutica e, ainda, desafiando os preceitos éticos, em especial ao expor os pacientes avizinhados.

Este capítulo aborda as causas passíveis de correção e minimização por atuação direta dos médicos, enfermeiros e pessoal técnico que trabalham nos serviços de urgência, cabendo à esfera política a solução estrutural.

REGULAMENTO TÉCNICO

No Brasil foram criados diversos órgãos responsáveis para estabelecer parâmetros a serem seguidos pelos estabelecimentos. Dessa maneira, os padrões definem as ações e promovem a uniformidade das regras de biossegurança. Interligada ao Ministério da Saúde, a Agência Nacional de Vigilância Sanitária (ANVISA) define condições que asseguram a defesa da saúde humana mediante a adoção de ações que objetivam o caráter educativo (preventivo), normativo (regulamentador), fiscalizador e, em última instância, punitivo. A Comissão Técnica Nacional de Biossegurança (CTNBio), do Ministério da Ciência e Tecnologia, discute todas as questões relacionadas com a biotecnologia, estabelecendo normas técnicas de segurança e pareceres técnicos referentes à proteção da saúde humana, dos organismos vivos e do meio ambiente, para atividades que envolvam construção, experimentação, cultivo, manipulação, transporte, comercialização, consumo e armazenamento, entre outras. Assim, há órgãos públicos suficientes para construção de práticas preventivas aos riscos de agentes patogênicos presentes no cuidado de pacientes com doenças infecciosas.

Relacionado às regras e normas diretamente ligadas aos profissionais da saúde, o Ministério do Trabalho e Emprego, por intermédio da Secretaria de Inspeção do Trabalho (SIT), define os assuntos que regulamentam a biossegurança no trabalho, bem como recomenda medidas de proteção, equipamentos de proteção individual (EPI) e todos os procedimentos necessários à segurança dos profissionais. Por sua vez, o Conselho Nacional do Meio Ambiente (CONAMA), órgão responsável pelas metas exigidas pelo Ministério do Meio Ambiente, direciona suas ações considerando, sobretudo, princípios de prevenção, de precaução, das compensações em relação à poluição inevitável, da correção na fonte e de integração entre os vários órgãos envolvidos para fins de licenciamento, fiscalização, manutenção e funcionamento ideal dos estabelecimentos responsáveis.

A Organização Nacional de Acreditação (ONA) é uma agência não governamental que visa a garantir, por meio de um sistema de avaliação e certificação da qualidade, a segurança e a melhoria contínua dos serviços de saúde, com a padronização e a implementação de normas.

As normas preestabelecidas pelos órgãos competentes devem ser implantadas, adaptadas e trabalhadas pelos responsáveis de cada unidade de maneira integrada. Essa prática visa garantir eficácia e segurança dos processos, assim como assegurar reprodutibilidade e confiabilidade.

Recomenda-se a leitura do documento disponível no endereço eletrônico: http://www.anvisa.gov.br/legis/resol/2003/rdc/33_03rdc.htm, que trata da resolução RDC nº 33, de 25 de fevereiro de 2003, e das diretrizes gerais do regulamento técnico para gerenciamento de resíduos de serviços de saúde, complementada pela leitura do Manual de Controle de Infecção Hospitalar, disponível em: http://pt.scribd.com/doc/7840045/Controle-de-InfecCAo-Hospitalar-Manual-Anvisa.

CLASSIFICAÇÃO DE RISCOS DE ORGANISMOS POTENCIALMENTE PATOGÊNICOS

Os riscos biológicos podem afetar pacientes, visitantes e o pessoal da saúde, assim como pode atingir a comunidade. Segundo seu potencial patogênico, os organismos são classificados em quatro classes, a saber:

- **Classe de risco 1:** baixo risco individual e baixo risco para a comunidade e os profissionais da saúde. Organismos que não causam doença no ser humano ou nos animais (p. ex., micro-organismos usados na produção de cerveja, vinho, pão e queijo (p. ex., *Lactobacillus casei*, *Penicillium camembertii*, *S. cerevisiae* etc.).
- **Classe de risco 2:** risco individual moderado e risco limitado para a comunidade e os profissionais da saúde. Patógenos que provocam doença no ser humano ou nos animais, mas que não causam risco sério para aqueles que os manipulam em condições de contenção, para a comunidade, aos seres vivos e ao meio ambiente. As exposições em condições especiais, como em laboratórios, podem causar infecção, mas a adoção de medidas eficazes de tratamento e prevenção limita o risco (p. ex., bactérias – *Clostridium tetani*, *Klebsiella pneumoniae*, *Staphylococcus aureus*; vírus – vírus Epstein-Barr [EBV], herpes; fungos – *Candida albicans*; parasitas – *Plasmodium*, *Schistosoma*).

- **Classe de risco 3:** elevado risco individual e risco limitado para a comunidade. Patógenos que geralmente causam doenças graves no ser humano ou nos animais e podem representar sério risco a quem os manipula. Podem representar risco quando disseminados na comunidade, mas usualmente existem medidas de tratamento e de prevenção (p. ex., bactérias – *Bacillus anthracis*, *Brucella*, *Chlamydophila psittaci*, *Mycobacterium tuberculosis*; vírus – hepatites B e C, HTLV 1 e 2, HIV, febre amarela, dengue; fungos – *Blastomyces dermatiolis*, *Histoplasma*; parasitas – *Echinococcus*, *Leishmania*, *Toxoplasma gondii*, *Trypanosoma cruzi*).
- **Classe risco 4:** elevado risco individual e elevado risco para a comunidade. Patógenos que representam grande ameaça ao ser humano e aos animais, especialmente a quem os manipula, além de ter grande poder de transmissibilidade de um indivíduo a outro. Normalmente, não existem medidas preventivas e de tratamento para esses agentes (p. ex., vírus de febres hemorrágicas, febre de Lassa, Machupo, Ebola, arenavírus e certos arbovírus).

RISCOS DE CONTAMINAÇÃO BIOLÓGICA

Os pacientes atendidos e/ou internados nos serviços de urgência, como nas Unidades de Pronto-Atendimento (UPA), por exemplo, produzem diariamente grande número de amostras de fluidos corporais e outros espécimes clínicos que são potencialmente infecciosos. Os agentes infecciosos de maior risco de contaminação são os vírus da hepatite e o HIV, o bacilo da tuberculose, salmonela, fungos e protozoários, eliminados e/ou transportados pelo sangue, secreções respiratórias e fezes.

Quanto à quantificação do risco de agentes infecciosos, pode-se aferir que o risco individual aumenta com a frequência e os níveis de contato com o agente infeccioso e é influenciado por uma relação variável entre o agente infectante, o hospedeiro e a atividade desempenhada. Entre os fatores relacionados com o agente, destacam-se a virulência, a carga infectante, o ciclo e a toxigenicidade, enquanto as principais variáveis que influem no risco do hospedeiro são: idade, sexo, raça, gravidez, uso de antimicrobianos, imunidade (vacinação prévia) e o uso de agentes imunossupressores. Finalmente, a natureza da atividade (médicos, equipe de enfermagem, funcionários de limpeza, recepcionistas, seguranças e secretárias) pode afetar significativamente o risco pessoal, o qual é modificável pelos equipamentos de proteção individual (EPI) e pelas práticas pessoais, a despeito de treinamentos.

A adoção de cuidados exige o conhecimento das principais vias de transmissão. A hepatite A permanece incubada por 15 a 35 dias; a urina e as fezes contêm vírus e a infecção geralmente ocorre em razão da ingestão de alimentos e bebidas contaminadas. Na hepatite B, cujo período de incubação é de 40 a 120 dias, o sangue é a principal fonte de infecção e os acidentes com perfurocortantes constituem a via mais importante de aquisição entre os profissionais da saúde.

Como não se pode dispor de informações detalhadas acerca de cada paciente, é ainda importante tratar todos com cuidados de segurança e considerar suas amostras potencialmente infecciosas.

Existem várias portas de entrada de micro-organismos, sendo a via respiratória a mais importante. Dois fatores contribuem para isso: a facilidade com que partículas pequenas são produzidas durante a prática da reanimação e a habilidade da maioria dos patógenos em invadir o pulmão.

A ventilação manual com ambu, a intubação endotraqueal e os respiradores mecânicos podem produzir aerossóis potencialmente infectantes. Diante desses riscos de contaminação por aerossóis, recomenda-se o emprego de luvas, máscaras e óculos de proteção.

RISCOS DE CONTAMINAÇÃO QUÍMICA

Nos serviços de urgência, os riscos de contaminação química são reduzidos, restringindo-se aos produtos de limpeza e desinfecção e aos produtos utilizados na radiologia e nas unidades laboratoriais. Em ambiente rico de oxigênio, é importante não desconsiderar o potencial de inflamabilidade de produtos como os álcoois em aerossol.

A contaminação por produtos químicos geralmente acontece por contato, inalação ou ingestão desses produtos. Em primeira instância, é importante ressaltar que a manipulação e/ou fracionamento dos produtos químicos são restritos aos trabalhadores que passaram por treinamento e qualificação.

Alguns cuidados são exigidos na manipulação de produtos químicos, como mantê-los sempre em sua embalagem original com a rotulagem do fabricante, devendo todo recipiente manipulado ou fracionado ser identificado, de maneira legível, por etiqueta com o nome do produto, a composição química, sua concentração, datas de envase e de validade e o nome do responsável pela manipulação ou fracionamento, sendo contraindicada a reutilização das embalagens. Além disso, devem ter uma ficha descritiva contendo informações de uso do produto:

1. Suas características, como identificação quanto à carcinogenicidade, mutagenicidade, teratogenicidade, nível de risco à segurança e saúde do trabalhador e ao meio ambiente.
2. Se corrosivo (com risco para membranas das mucosas, pele, olhos ou tecidos), venenos, inflamáveis ou oxidantes.
3. Quais medidas de proteção coletivas e individuais devem ser tomadas em situações de contato, ingestão ou inalação.
4. Condições de conservação e estocagem, levando em consideração as possíveis incompatibilidades entre os produtos.

Os gases medicinais devem receber especial atenção para movimentação, transporte, armazenamento, manuseio e utilização, bem como na manutenção dos equipamentos, observadas as recomendações do fabricante, desde que compatíveis com as disposições da legislação vigente.

Ao se utilizar um produto químico, deve-se ler cuidadosamente todas as instruções de seu rótulo, observar aspectos como cor, viscosidade e odor característicos e garantir sua correta identificação antes do uso, para que não ocorram erros durante sua administração.

PRECAUÇÕES PADRÕES

Anteriormente denominadas precauções universais, englobam o conjunto de recomendações que devem ser adotadas por todos os profissionais na área da saúde. Pode-se resumir as precauções em quatro grupos principais: lavar as mãos, usar o EPI recomendado, descartar apropriadamente os resíduos e difundir continuamente as recomendações.

Lavar as mãos consiste na medida mais importante para prevenir infecções no ambiente nosocomial. Essa medida, adotada pela primeira vez em 15 de maio de 1847, por Semmelweiss, ainda cursa com lampejos de negligência.

Os EPI, como luvas, óculos, avental e calçados fechados, devem ser usados sempre que houver risco de contato com secreções corporais durante a realização de procedimentos. As emergências médicas representam sério risco de negligência, o qual deve ser vigiado e, sempre que possível, atenuado.

Os resíduos gerados, em especial o material perfurocortante, devem ser descartados em recipientes apropriados, conforme descrito adiante. Conhecer as normas e separar os diversos resíduos é fundamental para a boa prática.

As instituições de saúde devem oferecer oportunidades de atualização e treinamento a seus colaboradores. A participação permanente de cada um, difundindo, ampliando, corrigindo e alertando, é tão importante como lavar as próprias mãos, pois o resultado depende da ação coletiva.

VACINAÇÃO DE PROFISSIONAIS DA SAÚDE

A vacinação representa um dos pilares da proteção contra várias enfermidades, como as hepatites B e C, a influenza e as doenças da infância, cujas vacinas devem ser aplicadas a todos os profissionais de saúde, enquanto outras devem ser recomendadas de acordo com a atividade, como a vacinação pré-ocupacional antirrábica para profissionais que trabalham em laboratórios de pesquisa e diagnóstico animal e para veterinários. A Organização Mundial da Saúde (OMS) atualiza regularmente as vacinas recomendadas. Consulte: http://search.who.int/search?q=prevent ive+vaccination+for+health+personnel&spell=1&ie=utf8 &site=default_collection&client=_en&proxystylesheet=_ en&output=xml_no_dtd&access=p&lr=lang_en.

EQUIPAMENTOS DE PROTEÇÃO INDIVIDUAL E COLETIVA

O EPI é definido como todo dispositivo de uso individual destinado a proteger a saúde e a integridade física do trabalhador. De acordo com a legislação, seu fornecimento é de responsabilidade da empresa, de maneira gratuita, em perfeito estado de conservação e funcionamento, quando as medidas de proteção coletiva forem tecnicamente inviáveis ou não ofereçam proteção completa contra os riscos de acidente do trabalho e/ou doenças profissionais; também estão indicados enquanto as medidas de proteção coletiva estão sendo implantadas e em situações de emergência.

A utilização de EPI tem como objetivo atuar como barreira de proteção ao diminuir os contatos com sangue, fluidos corporais e outras excretas, evitando a disseminação de micro-organismos infecciosos de um paciente para outro ou do profissional para o paciente e vice-versa.

Na área de saúde, os principais EPI utilizados são as luvas descartáveis, os óculos de proteção, o jaleco (ou avental), as máscaras cirúrgicas e, de acordo com a NR 32/2005 do Ministério do Trabalho e Emprego, o calçado fechado como EPI obrigatório para os profissionais da área da saúde com a finalidade de eliminar risco de exposição a material biológico.

A troca dos jalecos deve ser realizada a cada período de atendimento ou, no máximo, diariamente, e sempre que ficarem visivelmente sujos. Quando utilizados no atendimento de pacientes infectados com micro-organismos epidemiologicamente importantes, para reduzir a transmissão desses patógenos a outros pacientes ou a outros ambientes, devem ser retirados antes da saída do ambiente e feita a higienização adequada das mãos. A desinfecção deve ser realizada com hipoclorito de sódio antes da lavagem, a qual deve ser feita nas lavanderias dos hospitais ou separadamente das demais roupas domésticas. E importante que seu uso se restrinja somente ao ambiente de trabalho.

As luvas de látex são utilizadas com várias finalidades: para proteger as mãos dos profissionais do contato com sangue e fluidos corpóreos, mucosas, pele com solução de continuidade, superfícies ou artigos potencialmente contaminados (para sua própria proteção); para reduzir a probabilidade de transmissão de micro-organismos veiculados pelo profissional aos pacientes durante procedimentos invasivos ou contato com mucosas ou pele não intacta, e para reduzir a transmissão paciente a paciente ou do profissional para o meio externo. Para isso, as luvas devem ser trocadas imediatamente após o uso, descartando-as e higienizando as mãos, medida esta de fundamental importância e obrigatória em caso de troca de pacientes ou quando houver perfuração na luva. Também é indicada a troca das luvas entre procedimentos realizados no mesmo paciente, após contato com material infectado, para não disseminar infecção para outros locais do corpo. Deve-se lavar bem as mãos antes e após seu uso e vestir a luva por cima do punho do avental.

Luvas de borracha são utilizadas para limpeza, as quais devem ser sempre desinfectadas, após o uso, repousando em solução de hipoclorito de sódio a 1% (1g/L de cloro livre = 1.000ppm) por 12 horas. Após cada desinfecção, deve-se verificar a integridade das luvas.

Os óculos protetores são recomendados quando há a possibilidade de suspensão de partículas de material biológico durante a realização de um procedimento. São caracterizados como artigos reutilizáveis, não críticos, exigindo apenas processos de descontaminação entre os atendimentos, ou seja, a reutilização pode ser feita apenas com limpeza, exceto em casos de exposição a secreções ou aerossóis, quando está aconselhada a desinfecção.

É importante salientar que os óculos corretivos não substituem os óculos protetores, existindo modelos adaptáveis aos óculos de correção.

As máscaras cirúrgicas funcionam como proteção contra a propagação de doenças infecciosas que se dão através de partículas ou gotículas transmitidas por contato próximo. Elas devem cobrir a boca e o nariz, e a troca deve ser realizada após o atendimento a cada paciente, ou a cada 1 ou 2 horas em procedimentos mais extensos em um mesmo paciente, sendo descartadas imediatamente após o uso. Diante de suspeita de tuberculose, indica-se o uso de máscara especial de proteção, tipo N95.

O uso desses equipamentos tem a finalidade de manter o exercício das atividades nos serviços de assistência à saúde com segurança tanto para o profissional da saúde como para o paciente. Para que isso ocorra, é também importante sua utilização de maneira correta, respeitando o tamanho e o manejo, assim como descontaminação e troca adequados.

Inicialmente, os EPI devem ser utilizados em todos os casos, sem distinção, já que todo paciente é, possivelmente, fonte de contaminação. É importante que os equipamentos sejam periodicamente avaliados quanto ao estado de conservação e segurança e armazenados em locais de fácil acesso.

Os equipamentos de proteção coletiva (EPC), são utilizados para a prevenção de acidentes e para a proteção dos profissionais em situações de exposição a algum tipo de risco. São eles: sinalizações dos ambientes, rotulagem e identificação de medicamentos e produtos químicos, equipamentos de proteção contra incêndio e dispositivos contra contaminações químicas, como chuveiros e lava-olhos.

A sinalização gráfica pode ser feita por meio de símbolos, que devem ser de fácil visualização para identificação do ambiente, respeitando o disposto na NR-26.

Os chuveiros de emergência são imprescindíveis para eliminação ou minimização dos danos causados por acidentes em qualquer parte do corpo. Eles devem ter aproximadamente 30cm de diâmetro e acionamento por alavancas de mão, cotovelos ou joelhos, devendo estar localizados em pontos de fácil acesso, além de serem acionados para testagem e higienizados semanalmente.

Os lava-olhos são dispositivos formados por dois pequenos chuveiros de média pressão, acoplados a uma bacia metálica com ajuste para direcionamento do jato de água. São utilizados para eliminar ou minimizar danos causados por acidentes nos olhos e/ou na face.

PROCESSAMENTO DE ARTIGOS E SUPERFÍCIES

Além das mãos contaminadas como importante meio de disseminação de infecções, os artigos não descartáveis de uso múltiplo podem tornar-se veículos de agentes infecciosos, se não passarem por processos adequados de descontaminação após a utilização. Compreendem instrumentos, como ambu, circuitos de borracha, utensílios (cubas, comadres, marrecos etc.) e acessórios de equipamentos, como os reservatórios de micronebulização.

São considerados críticos, exigindo esterilização, os artigos destinados à penetração no sistema vascular através da pele e das mucosas, bem como aqueles conectados a esse sistema. Os artigos semicríticos exigem, no mínimo, desinfecção de médio a alto nível, e quando termorresistentes, podem ser autoclavados. Incluem os destinados ao contato com a pele não íntegra ou a mucosas íntegras. Os artigos destinados ao contato com a pele íntegra são considerados não críticos e devem ser submetidos a limpeza ou desinfecção de baixo a médio nível.

Devem ser considerados contaminados todos os artigos utilizados, sem levar em consideração o grau de sujidade presente e a história clínica do paciente. A fim de que a remoção da sujidade ou matéria orgânica não se constitua em risco, o funcionário que os manuseia deve usar os EPI indicados e o local deve atender às normas universais de segurança.

Os riscos são classificados com relação ao material biológico, químico e térmico, e os produtos usados no processamento devem ser listados em quadro, explicitando o grau de toxicidade, as vias mais sensíveis e o EPI indicado no manuseio. Por exemplo, o glutaraldeído é potencialmente carcinogênico, sendo ainda mais perigoso quando inalado, ingerido ou em contato com mucosa. Em sua manipulação devem ser usadas máscara com filtro químico, óculos luvas de borracha e avental impermeável. Enquanto os álcoois não demandam esses cuidados.

Entende-se como limpeza o asseio ou a retirada da sujidade de qualquer artigo ou superfície por meio de fricção mecânica, utilizando água e sabão e esponja, pano ou escova. Descontaminação consiste no processo de eliminação total ou parcial da carga microbiana de artigos e superfícies, utilizando fricção auxiliada por pano e álcool a 70% ou outro produto, tornando-os seguros para o manuseio. Desinfecção define o processo físico ou químico que elimina todos os micro-organismos, exceto os esporulados. Após limpeza com água e sabão, utilizando luvas, aplica-se o produto desinfetante de acordo com o tempo recomendado e o protocolo da unidade.

Na limpeza e desinfecção de artigos de borracha, como o ambu e as cânulas, deve-se inicialmente imergi-los em balde com tampa contendo solução de detergente enzimático por aproximadamente 30 minutos, esfregá-los com escova para remover sujidades e enxaguá-los em água corrente. Em seguida, a desinfecção é feita mergulhando os produtos em balde contendo solução de glutaraldeído por 30 minutos. Enxaguar em água corrente, secar naturalmente ou em secadora e embalar em saco plástico selado. Anotar em etiqueta o dia e a hora do processamento. Estetoscópios, manguitos e termômetros devem, no mínimo, ser limpos com álcool a 70%. Cada serviço deve ter seu manual de limpeza, descontaminação, desinfecção e esterilização de materiais e superfícies, descrevendo o processo e seu controle de qualidade, assim como explicitar o treinamento dos funcionários envolvidos. Consiste em boa prática a definição da estocagem adequada.

GESTÃO DE SEGURANÇA

O diretor da unidade/hospital deve estabelecer políticas e procedimentos com ampla informação a todos os profissionais sobre o potencial de risco relacionado com o trabalho, bem como sobre os requisitos específicos para circulação, entrada e saída das salas e áreas que compõem a unidade.

Cabe ao diretor ou responsável imediato elaborar e implementar um plano de gestão de segurança, assim como um manual de operação, além de assegurar que toda a equipe demonstre estar apta para as práticas e técnicas padrões de segurança e demonstre habilidade na condução de acidentes.

O plano de gestão deve assegurar o treinamento regular em segurança. Todo o pessoal deve ser orientado para a necessidade de seguir as especificações de cada rotina de trabalho, procedimentos de biossegurança e práticas estabelecidas no manual. Uma cópia do manual deve estar disponível e acessível.

Deve ser providenciado um programa rotineiro de controle de insetos e roedores.

Uma falha na contenção de organismos patogênicos pode ser resultado de acidentes causados por produtos químicos, radiação, incêndio ou por mau funcionamento do sistema elétrico. Assim, é de extrema importância garantir a boa funcionalidade dessas áreas.

É fundamental desenvolver, implementar e realizar o treinamento de um plano de emergência para atendimento a situações de catástrofes e comoção pública.

DESCONTAMINAÇÃO E DESCARTE DE RESÍDUOS

O gerenciamento dos resíduos dos serviços de saúde (RSS) está diretamente ligado ao bem-estar socioambiental e à saúde da população e tem como objetivo principal a criação de um plano que elabore alternativas ideais para resíduos provenientes de qualquer unidade que execute atividades de natureza médico-assistencial humana ou animal. Os resíduos produzidos por qualquer estabelecimento é de responsabilidade do próprio estabelecimento, incluindo a separação dos produtos, a inativação e a destinação final dos resíduos.

O Regulamento Técnico para o Gerenciamento dos Resíduos de Serviços de Saúde define a responsabilidade de cada estabelecimento com relação ao manejo correto dos RSS, definido como ação de gerenciar resíduos em seus aspectos intra e extraestabelecimento, desde a geração até a disposição final, incluindo as etapas de segregação, acondicionamento e identificação. A segregação consiste na separação dos resíduos no momento e no local de sua geração de acordo com suas características físicas, químicas e biológicas, seu estado físico e os riscos envolvidos. O acondicionamento deve obedecer a padrões de segurança por meio de embalagens que evitem vazamentos e sejam resistentes, além de clara identificação dos resíduos contidos nos sacos e recipientes, fornecendo informações sobre o manejo correto dos RSS.

O Conselho Nacional do Meio Ambiente, a partir do disposto na Resolução 358, de 29 de abril de 2005, dispõe sobre o tratamento e a disposição final dos resíduos dos serviços de saúde. A partir do disposto são definidas considerações que objetivam, acima de tudo, a prevenção, precaução, implantação de sistema efetivo de tratamento e correção dos métodos aplicados visando à necessidade de aprimoramento, atualização e complementação dos procedimentos. Um dos grandes desafios das diretrizes traçadas é a necessidade de minimizar riscos ocupacionais nos ambientes de trabalho, bem como estimular a minimização da geração dos resíduos, promovendo alternativas possíveis, como substituição de materiais e processos de menor potencial poluidor, redução na fonte, reutilização e reciclagem, entre outras. Essas ações são viáveis e de fácil aplicação, considerando que a segregação dos resíduos, no momento e local de sua geração, torna possível reduzir o volume desses resíduos que necessitam manejo diferenciado, ainda que ações preventivas sejam menos onerosas do que ações corretivas e minimizem com maior eficácia os danos causados à saúde pública e ao meio ambiente. Qualquer descuido no manejo dos RSS põe em risco todos os trabalhadores da saúde, principalmente os que estão relacionados com a limpeza e a coleta.

Plano de Gerenciamento dos Resíduos de Serviços de Saúde – (PGRSS)

O PGRSS é um documento obrigatório, integrante do processo de licenciamento ambiental, constituído por medidas que visam à não geração de resíduos e à minimização da geração de resíduos, além de apontar e descrever as ações relativas ao manejo dos RSS após sua análise qualitativa e quantitativa, contemplando os aspectos referentes a geração, segregação, acondicionamento, coleta, armazenamento, transporte, reciclagem, tratamento e disposição final, bem como a proteção à saúde pública e ao meio ambiente.

Os principais objetivos da elaboração e aplicação de um plano de gerenciamento dos resíduos gerados nesses estabelecimentos visam a melhorar as medidas de segurança e higiene no ambiente hospitalar, contribuindo significativamente para o controle de infecção hospitalar e acidentes ocupacionais. O PGRSS contribui ainda para a redução de volume e massa dos resíduos contaminados, estabelecendo procedimentos adequados para o manejo de cada grupo, classificados a seguir, além de contribuir para estimular a reciclagem de resíduos comuns, não contaminados.

A elaboração do PGRSS deve ser feita por profissional de nível superior com apresentação de Anotação de Responsabilidade Técnica (ART), do Certificado de Responsabilidade Técnica ou documento similar, quando couber. Serão fixados prazos para regularização dos serviços em funcionamento e da apresentação do PGRSS devidamente implantado.

Classificação dos resíduos de serviços de saúde

A divisão dos resíduos em grupos possibilitou melhor controle e facilitou as alternativas de procedimentos impostas a cada resíduo, classificados nas diferentes áreas do estabelecimento analisado. Portanto, antes da criação do PGRSS, é de extrema importância a qualificação dos resíduos por setores, o que facilita a estrutura organizacional do plano e a escolha do procedimento específico. Depois dessa fase, serão quantificados os materiais gerados por grupo e designados o destino, o responsável pela coleta, os prazos determinados para seu recolhimento regular, como será a coleta, qual o procedimento em função de sua classificação e o armazenamento adequado, além do transporte e sua destinação final.

Classe A – resíduos com a possível presença de agentes biológicos

Apresentam risco de infecção em virtude de suas características de maior risco de contaminação (virulência) ou por sua concentração. Representam risco devido à presença de agentes biológicos patogênicos. Os resíduos sólidos do grupo A deverão ser acondicionados em sacos plásticos grossos, branco-leitosos e resistentes, com a simbologia de substância infectante. Devem ser esterilizados ou incinerados. Os perfurocortantes deverão ser acondicionados em recipientes rígidos, estanques, vedados e identificados com a simbologia de substância infectante. Os resíduos sólidos do grupo A não poderão ser reciclados.

Grupo A1 – resíduos que necessitam tratamento específico

- Culturas e estoques de micro-organismos; descarte de vacinas de micro-organismos vivos ou atenuados; meios de cultura e instrumentais utilizados para transferência, inoculação ou mistura de culturas.
- Bolsas transfusionais contendo sangue ou hemocomponentes rejeitadas por contaminação ou por má conservação, ou com prazo de validade vencido, e aquelas oriundas de coleta incompleta.
- Sobras de amostras de laboratório contendo sangue ou líquidos corpóreos, recipientes e materiais resultantes do processo de assistência à saúde, contendo sangue ou líquidos corpóreos na forma livre.

Devem ser acondicionados para tratamento em sacos branco-leitosos revestidos por sacos vermelhos para posterior tratamento, processo que visa garantir nível III de inativação microbiana e desestruturação das características físicas. Para descarte, o material deve ser acondicionado em sacos branco-leitosos.

Grupo A2 – resíduos que necessitam tratamento antes da disposição final

- Carcaças, peças anatômicas, vísceras e outros resíduos provenientes de animais submetidos a processos de experimentação com inoculação de micro-organismos, bem como suas forrações, e os cadáveres de animais suspeitos de serem portadores de micro-organismos de relevância epidemiológica e com risco de disseminação, que foram submetidos ou não a estudo anatomopatológico ou confirmação diagnóstica.
- Devem ser inicialmente acondicionados de maneira compatível com o processo de tratamento a ser utilizado. Quando houver necessidade de fracionamento, em função do porte do animal, a autorização do órgão de saúde competente deverá constar obrigatoriamente do PGRSS.

Grupo A3 – resíduos que necessitam tratamento específico

- Peças anatômicas (membros) do ser humano.
- Produto de fecundação sem sinais vitais, com peso <500g ou estatura <25cm ou idade gestacional <20 semanas, que não tenham valor científico ou legal e não tenha havido requisição pelo paciente ou familiares.

Acondicionar em sacos branco-leitosos revestidos por sacos vermelhos identificados com o símbolo de risco biológico e a inscrição "Peça Anatômica/Produto de Fecundação", e encaminhar ao necrotério. Comunicar ao SCIH ou ao Serviço Social (cada unidade de saúde define) para preenchimento do formulário de autorização e encaminhamento ao Cemitério Municipal.

Grupo A4 – resíduos que não necessitam tratamento

- *Kits* de linhas arteriais, endovenosas e dialisadores, quando descartados.
- Filtros de ar e gases aspirados de área contaminada; membrana filtrante de equipamento médico-hospitalar e de pesquisa, entre outros similares.
- Sobras de amostras de laboratório e seus recipientes contendo fezes, urina e secreções.
- Resíduos de tecido adiposo proveniente de lipoaspiração, lipoescultura ou outro procedimento de cirurgia plástica que gere esse tipo de resíduo.
- Recipientes e materiais resultantes do processo de assistência à saúde que não contenham sangue ou líquidos corpóreos na forma livre.
- Peças anatômicas (órgãos e tecidos) e outros resíduos provenientes de procedimentos cirúrgicos ou de estudos anatomopatológicos ou de confirmação diagnóstica.
- Bolsas transfusionais vazias ou com volume residual pós-transfusão.

Recomenda-se o acondicionamento para descarte sem necessidade de tratamento: lixeiras brancas identificadas com o símbolo de risco biológico revestidas com sacos branco-leitosos.

Grupo A5

- Órgãos, tecidos, fluidos orgânicos, materiais perfurocortantes ou escarificantes e demais materiais resultantes da atenção à saúde de indivíduos ou animais com suspeita ou certeza de contaminação com príons.

Devem ser utilizados dois sacos como barreira de proteção, com preenchimento somente até dois terços de sua capacidade, sendo proibido seu esvaziamento ou reaproveitamento e, posteriormente, encaminhados ao sistema de incineração.

Classe B – resíduos contendo substâncias químicas que representam risco à saúde pública ou ao meio ambiente

- Resíduos perigosos: antimicrobianos, hormônios sintéticos, quimioterápicos e materiais descartáveis por eles contaminados. Medicamentos vencidos, contaminados, interditados, parcialmente utilizados e demais medicamentos impróprios para consumo. Objetos perfurocortantes contaminados com quimioterápico ou outro produto químico perigoso.
- Mercúrio e outros resíduos de metais pesados. Saneantes e domissanitários. Líquidos reveladores e fixadores de filmes (centro de imagem). Efluentes de equipamentos automatizados utilizados em análises clínicas.
- Quaisquer resíduos do grupo D, comuns, com risco de estarem contaminados por agente químico.

Os resíduos do grupo B devem ser acondicionados em embalagens rígidas, com tampa rosqueada, devidamente identificadas com o símbolo de substância química e a identificação da substância nelas contida; ou então postos na própria embalagem de origem.

Classe C – quaisquer materiais resultantes de atividades humanas que contenham radionuclídeos e para os quais a reutilização é imprópria ou não prevista

* São enquadrados nesse grupo todos os resíduos dos grupos A, B e D contaminados com radionuclídeos provenientes de laboratório de análises clínicas, serviços de medicina nuclear e radioterapia.

Esses resíduos, quando gerados, devem ser identificados com o símbolo internacional de substância radioativa e separados de acordo com a natureza física do material, o elemento radioativo presente e o tempo de decaimento necessário para atingir o limite de eliminação, de acordo com a NE 605 da Comissão Nacional de Energia Nuclear (CNEN). Devido às suas características de periculosidade, é aconselhável que os resíduos sejam manejados por pessoal capacitado.

Classe D – resíduos que não apresentam risco biológico, químico ou radiológico à saúde ou ao meio ambiente (características similares às dos resíduos domiciliares)

* Papel de uso sanitário, fralda e absorventes higiênicos, peças descartáveis de vestuário, resíduos de gesso provenientes de assistência à saúde, resto alimentar de refeitório, resíduos provenientes das áreas administrativas, resíduos de varrição, flores e podas de jardins.

Os resíduos do grupo D não recicláveis e/ou orgânicos devem ser acondicionados nas lixeiras cinza devidamente identificadas, revestidas com sacos de lixo pretos ou cinza. Os resíduos recicláveis devem ser acondicionados nas lixeiras coloridas, identificadas.

Classe E – materiais perfurocortantes ou escarificantes: objetos e instrumentos contendo cantos, bordas, pontas ou protuberâncias rígidas e agudas, capazes de cortar ou perfurar

* Lâminas de barbear, agulhas, escalpes, brocas, limas endodônticas, pontas diamantadas, lâminas de bisturi, tubos capilares, lancetas, ampolas de vidro, micropipetas, lâminas e lamínulas, espátulas. Todos os utensílios de vidro quebrados no laboratório (pipetas, tubos de coleta sanguínea e placas de Petri) e outros similares.

Devem ser descartados separadamente em recipientes rígidos, resistentes a puntura, ruptura e vazamento, com tampa, devidamente identificados, sendo expressamente proibido o esvaziamento desses recipientes para seu reaproveitamento. Os perfurocortantes, uma vez colocados em seus recipientes, não devem ser removidos por motivo algum. É importante observar o limite máximo permitido para o preenchimento de cada recipiente, de modo a evitar acidentes. "As agulhas descartáveis devem ser desprezadas juntamente com as seringas, quando descartáveis, sendo proibido reencapá-las ou proceder à sua retirada manualmente" (ANVISA, 2004).

Elaboração do PGRSS

Na elaboração do PGRSS, as normas preestabelecidas servem como diretrizes para o profissional responsável, entretanto é preciso buscar soluções inovadoras para individualidades identificadas.

A segregação, etapa inicial para o gerenciamento adequado, consiste em separar e selecionar os resíduos segundo a classificação adotada na fonte. Essa etapa envolve todos os profissionais da instituição, pois é realizada pela pessoa que produz o resíduo no próprio local. Portanto, torna-se necessário um programa de adaptação para todos os funcionários do estabelecimento. A separação deve ser feita sempre na origem, pois não é aceitável o manuseio posterior. A partir desse primeiro processo observa-se, além da redução da quantidade de resíduos com risco biológico, uma cultura organizacional de segurança e do não desperdício.

A segunda etapa consiste no tratamento adequado do RSS, determinando aplicação de métodos, técnicas ou processos que modifiquem as características do resíduo e reduzindo ou eliminando o risco de contaminação, acidentes ocupacionais e danos ao meio ambiente. Após o tratamento definem-se os padrões de acondicionamento adequado dos resíduos que os transporte para o meio externo, evitando contaminações e isolando-os de potenciais vetores. A classe de resíduos é identificada por meio de cores, símbolos e inscrições. O agrupamento facilita o gerenciamento, transporte e tratamento. A identificação dos RSS por meio de símbolos possibilita o reconhecimento dos resíduos contidos nos sacos e recipientes, fornecendo informações para o manejo correto.

A coleta e o transporte interno consistem na retirada e translado dos resíduos dos pontos de geração até o local destinado ao armazenamento temporário ou externo com a finalidade de apresentação para a coleta. O transporte interno de resíduos é realizado de acordo com o roteiro e os horários previamente definidos, para não coincidir com a distribuição de roupas, alimentos e medicamentos, períodos de visita ou de maior fluxo de pessoas ou de atividades. É feito separadamente em carros coletores específicos para cada grupo de resíduos. Na etapa de coleta externa é importante definir áreas que facilitem o acesso a ambiente exclusivo para os veículos coletores. A remoção do RSS até a unidade de disposição final deve utilizar métodos que garantam a preservação das condições de acondicionamento e a integridade dos trabalhadores e do meio ambiente. Os RSS serão, então, encaminhados para uma disposição final adequada, em solos/reservatórios previamente preparados para recebê-los, obedecendo a critérios técnicos de construção e operação, com licenciamento ambiental, ou encaminhados às unidades receptoras para posterior incineração, entre outras destinações de acordo com a classificação predeterminada.

PGRSS: resultados e discussões

A efetivação do PGRSS é de responsabilidade de todos os profissionais da saúde. É importante ressaltar que, além da segregação dos RSS e da garantia de uma disposição final adequada feita pelos responsáveis pelos serviços de saúde, é essencial que, por meio deles, se tornem mais acessíveis à população informações orientando como dispor corretamente os resíduos perigosos produzidos fora dos ambientes dos serviços de saúde, promovendo assim uma boa saúde de toda a comunidade.

As medidas de biossegurança, aplicadas ao gerenciamento dos RSS de maneira efetiva, aliam economia de recursos, preservação do meio ambiente, ética e responsabilidade, o que garante qualidade de vida no presente e um futuro mais saudável para as próximas gerações.

MANEJO DE ACIDENTES

Os acidentes de trabalho ou acidentes ocupacionais que ocorrem em serviços de saúde podem ser causados por diversos fatores, sendo fundamental o controle das emoções no momento da ocorrência, evitando o desdobramento para acidentes secundários, às vezes de igual ou maior gravidade. Deve-se pensar com calma, analisar a situação e tomar as medidas cabíveis com a rapidez que a situação exige.

Os acidentes de trabalho com sangue ou outros fluidos potencialmente contaminados devem ser tratados como casos de emergência médica, já que as intervenções profiláticas em casos de possíveis infecções pelo HIV e hepatite B devem ser iniciadas o mais breve possível, apresentando maior eficácia até 2 horas após a contaminação. Em caso de dúvida sobre o tipo de acidente, é melhor começar a profilaxia e posteriormente reavaliar a manutenção ou suspensão do tratamento.

Em caso de exposição a material biológico, a primeira conduta consiste em acionar os cuidados imediatos de praxe para a área atingida. Nos casos de exposições percutâneas ou cutâneas, é recomendada a lavagem exaustiva do local exposto com água e sabão, sendo a utilização de soluções antissépticas uma opção. Nas exposições de mucosas, deve-se lavar exaustivamente com água ou solução salina fisiológica. Em caso de contato com a mucosa ocular, lavar abundantemente com água por no mínimo 15 minutos, ou até que a substância seja totalmente removida; lentes de contato devem ser retiradas apenas após a lavagem. Deve-se procurar o oftalmologista com o nome do produto químico ou o material biológico.

Procedimentos que aumentem a área exposta (cortes, injeções locais) e a utilização de soluções irritantes, como éter, hipoclorito ou glutaraldeído, são contraindicados.

Em caso de derramamento de material biológico em piso ou bancada, deve-se despejar hipoclorito de sódio a 1% sobre e ao redor do material, colocar um papel-toalha ou gaze por cima e aguardar 20 minutos no mínimo. A remoção deve ser feita com EPI adequado, e o material deve ser recolhido em sacos próprios para esterilização por meio de calor e descarte final. Após a retirada do material, proceder ao protocolo para descontaminação de superfícies.

Em situações de derramamento de substâncias químicas, o tipo de substância determina o procedimento a ser adotado. Para a maioria das substâncias é recomendada a diluição com água ou uso de um neutralizante. O local deve ser evacuado, e promovida a ventilação do espaço, se o produto for tóxico. O uso de EPI apropriado, como máscara de proteção na operação da limpeza, deve ser obedecido rigorosamente. Se a substância for um ácido, ou algum composto químico corrosivo, devem ser utilizados neutralizadores, como a soda cáustica ou o bicarbonato de sódio. Os resíduos da limpeza ou materiais impregnados devem ser descartados como resíduos químicos.

Na ocorrência ou suspeita de exposição acidental a radiações ionizantes, devem ser realizados monitoração individual, avaliação clínica e exames complementares.

Todo acidente envolvendo exposição a agentes biológicos deve ser comunicado imediatamente ao responsável pelo setor e, quando houver, ao Serviço de Segurança e Saúde do Trabalho, à CCIH e à Comissão Interna de Prevenção de Acidentes (CIPA). Em um prazo de 24 horas, devem ser feitas notificação e coleta das amostras de sangue para realização dos testes sorológicos de todos os envolvidos. Acidentes ou incidentes que possam promover a disseminação de um agente biológico patogênico devem ser informados imediatamente aos profissionais do local, assim como suas causas e as condutas a serem tomadas para correção.

Cabe registrar se o acidentado utilizava EPI no momento do acidente, sua história vacinal, se já é portador de alguma doença e as circunstâncias do acidente. Recomenda-se conversar com o acidentado, transmitindo tranquilidade e informando-o sobre os riscos, assim como os procedimentos que serão executados para minimizá-los.

A quimioprofilaxia do HIV deve ser iniciada em até 2 horas, a partir da análise de risco que considera a gravidade do ferimento e a situação do paciente-fonte. Considera-se material de risco biológico o sangue ou qualquer

Capítulo 89 ■ Biossegurança

material corpóreo (sêmen, secreção vaginal, tecidos) que possa conter o HIV. A mordedura pode causar risco, especialmente quando há sangramento. São considerados sem risco de transmissão: lágrima, suor, fezes, urina e saliva, exceto em ambiente odontológico.

Devem ser consultadas as recomendações atualizadas no *site* do Ministério da Saúde, anexo C do documento disponibilizado em: http://bvsms.saude.gov.br/bvs/publicacoes/consenso_adulto_2005_2006.pdf.

Bibliografia

August MJ, Hindler JA, Huber TW, Sewel DL, Cumitech A. Quality control and quality assurance practices in clinical microbiology. Coord. Ed. A.S. Wessfeld, American Society for Microbiology, Washington, D.C., 1990.

Fundação Ezequiel Dias. Manual de biossegurança – Instituto Octávio Magalhães. Fundação Ezequiel Dias, Belo Horizonte (MG), 2010.

Garner JS. Hospital Infection Control Practices Advisory Committee. Guideline for isolation precautions in hospitals. Infect Control Hosp Epidemiol 1996; 14(5):53-80.

Isenberg HD. Clinical microbiology procedures handbook. American Society for Microbiology, Washington, D.C., 1992.

Ministério da Saúde (BR). Manual de condutas – Exposição ocupacional a material biológico: hepatite e HIV. Coordenação Nacional de DST e AIDS. Brasília (DF), 1999.

Ministério da Saúde. Biossegurança em laboratórios biomédicos e de microbiologia. Fundação Nacional da Saúde, Brasília, 2001.

Ministério da Saúde. Manual de conduta – Exposição ocupacional a material biológico: hepatite e HIV. Coordenação Nacional de DST e AIDS, Ministério da Saúde, Brasília, 1999.

Ministério da Saúde. Manual de condutas em exposição ocupacional a material biológico. Secretaria de Políticas de Saúde, Brasília, 1999.

Ministério da Saúde. Manual de procedimentos básicos em microbiologia clínica para o controle da infecção hospitalar. Secretaria Nacional de Assistência à Saúde, Brasília, 1991.

Ministério da Saúde. Manual de processamento de artigos e superfícies em estabelecimentos de saúde. 2. ed. Centro de Documentação. Brasília, 1994.

Ministério do Trabalho e Emprego. Portaria 485, de 11 de novembro de 2005. Aprova a Norma Regulamentadora 32. Segurança e Saúde no Trabalho em Estabelecimentos de Saúde. Brasília: Ministério do Trabalho e Emprego, 2005.

Ministério do Trabalho e Emprego. Portaria SIT 25, de 15 de outubro de 2001. Norma Regulamentadora 6. Equipamento de Proteção Individual – EPI. Brasília: Ministério do Trabalho e Emprego, 2001.

World Health Organization. Laboratory biosafety manual. 2. ed. WHO, Genebra, 2003.

CAPÍTULO 90

Entendendo a Dor Humana

Josemar Otaviano de Alvarenga

José Carlos Serufo

"Sedare dolorem opus divinum est"

A medicina lida com muitas dores.
A dor da doença ardendo o corpo.
A dor de perverter valores e a da exclusão de amores.
A dor social de preconceitos mornos,
a de ter sido fútil, agora um peso inútil.
– *É a dor lancinante do olhar dos outros!*

Há uma dor que esbagoa as furnas da alma.
A dor da lenta agonia de quem se acredita morto
e se vê obrigado a enfrentar o dia,
já sem sentir o chão.
– *É a dor da fria silhueta, no espelho das virtudes,*
que não mais reflete a aura!

Flagela-se o mazelado na dor que vem de seu Deus,
preterida em nossos vieses ateus.
– *É a dor da soma dos dias que não permite o refazer,*
que não conhece o recontar!

E o médico? O médico suporta ainda a dor de quem ama,
ardendo ao derredor;
além de sua própria dor, a dor que o aflige,
mas finge pouco ver..., nos limites da ética,
a todo tempo que se curva ao ponto deluso,
extremo, em que a vida se recicla,
arrostando-se ao desuso...
– É a dor suprema da finitude dos seres!

INTRODUÇÃO

A dor é o sintoma mais comum nas salas de emergência. É também o sintoma que mais causa distensões entre pacientes/acompanhantes e a equipe médica, ante a busca por sua interrupção/tratamento imediato. A descrição da dor nas variadas doenças encontra-se nos capítulos correspondentes. No texto que se segue, focam-se os fatores que levam à intolerância/exacerbação da dor. Assim, crenças, religião, cultura, situações socioeconômica, familiar e individual associam-se à grande variabilidade da dor observada/percebida no curso das doenças. O poema apresentado no início do capítulo, "A medicina e suas dores", se posta como introdução ao tema aqui retratado: considerar todos os impulsos, o âmago e o derredor do ser doente é parte da boa prática clínica.

Dor no homem/humano, mais que animal, é humana, pelas nuanças da cultura e do bioma. Difere da pura resposta à excitação neurorreflexa. Dor tem várias conotações, essências em substrato à cultura. Dor é alarme, em defesa da homeostase, e é igual à vida, pois visa à sua preservação.

Tratar da dor humana recusa imediatismo; transcende as classificações, renuncia superficialidade, medicação intempestiva, sedação sem entender a causa: a etiologia. Medicamento intempestivo mascara, retarda diagnóstico de gravidades: é iatrogenia.

Dor é neurorreflexo, a etiologia neuroanatomopsicotopográfica funcional, tecidual, social, laboral do todo humano. Nenhuma dor, de manifesta vida, é banal. O órgão, membro ou dermatômero dói. *Dói o homem/humano e o todo se expressa na anatomotopografia fisiológica pontual.* É comum se ouvir: *Você precisa se acostumar com a dor* – infundado científico. Ninguém se acostuma com a dor por ser, em si, transtorno do comportamento = *algolagnia passiva, sadismo.* Dor é sinal em resposta a uma agressão. Há relação biunívoca entre causa/dor, a se esclarecer. Trataremos de algumas bases da dor no homem/humano, *este Animal Moral.*

A DOR

A Associação Internacional para Estudo da Dor (IASP – International Association for the Study of Pain) define dor: "Sensação desagradável de desconforto leve a excruciante, associada ao processo destrutivo, evidente ou potencial, dos tecidos, e se expressa por reação orgânica, funcional e/ou emocional."

Dor mioesquelética

A dor mioesquelética pode se originar de lesões:

- **Traumáticas:** agudas, crônicas ou de repetição.
- **Tumorais:** benignas, malignas e hamartomas (epiteliais, mesenquimais, endoteliais, cutâneos, vasculares, neurais, ósseos, cartilagíneos, musculares, metástases).
- **Degenerativas:** artrites autoimunes, infecciosas (bacterianas, fúngicas, protovirais, virais), vasculares, corpo estranho, outras.
- Isquemias de qualquer natureza e tecido; infartos, hipoanóxia; anemias falciforme, esferocitose ou nutricionais; vestes inadequadas de causar compressão/isquemia, outros.
- **Musculares:** inflamações, fadigas, hipertonias, cãibras, contraturas, espasmos, distensões, rupturas musculares, outros.
- **Síndrome dolorosa miofascial** (síndrome de hiperatividade hipotalâmica).
- **Síndrome da hiperexcitação hipotalâmica da fibromialgia.**

Dor crônica: neuropática, mista e nociceptiva

Dor neuropática decorre de lesões ou doenças dos eferentes da dor ao cérebro, presente mesmo sem lesão visível, em múltiplas causas: amputação, diabetes, traumas.

Dor mista (neuropática e nociceptiva) pode ser coadjuvante, decorrente de lesão evidente e outra subjetiva (p. ex., metástase e compressão radicular).

Dor nociceptiva decorre de trauma evidente: fratura, queimadura, inflamação.

Dor neuropática é descrita como queimor, frio, choque elétrico, formigamento, agulhada, dormência, coceira. Revela ao toque hipo ou hiperestesia, pioradas na fricção.

Na dor crônica: 55% de ansiedade, 70% de depressão, 88% de transtorno do sono.

Epidemiologia da dor no aparelho locomotor (AL)

Doenças do AL são as mais frequentes dores em visitas médicas. Dor mioesquelética prevalece dos 40 aos 64 anos e aumenta com a idade e no sexo feminino.

Nessa faixa etária, a mulher bem formatada pela cultura: (1) se conscientiza e se frustra com a idade: pré-menopausa-menopausa; (2) síndrome da segunda adolescência: a ideação em outro parceiro = *adultério em pensamento* = pecado, libido aumentada e punição = **dor**; (3) síndrome do ninho vazio: casa vazia, os filhos partiram. Vida vazia, sem reconhecimento nem elogio, em baixa estima.

Em 70% dos casos, a artralgia ocorre dos 60 aos 80 anos de idade, quando aumentam a depressão, a relutante intimidade com o fim da vida, o encarar a morte, as frustrações, os projetos inconclusos, todos aumentam o insone, o tônus muscular vígil e a secreção sinovial que propiciam hiperpressão mecânica na cartilagem articular embebida em líquido sinovial de baixa densidade. Degradada e fragilizada, a cartilagem se fragmenta em corpo estranho aos anticorpos à artrose autoimune. É frequente síndrome poliálgica com manifesto agudo local, no dorido crônico. A dor localizada é a queixa principal (QP). Outras não são consideradas, valorizadas, associadas; são abandonadas. A QP pode associar-se a múltiplas queixas.

Dor aguda e crônica

Dor aguda ativa o córtex somatossensitivo-sensorial e o motor bilateral; parte do tálamo somatossensitivo hiperexcitado desencadeia o cognitivo motor e o neurovegetativo. Resposta à dor aguda é adaptativa-neurorreflexa de proteção individual, em vias inibitórias descendentes do fascículo posterolateral, *trato de Lissauer* da medula espinal e substância cinzenta periaqueductal, modulando a transmissão de estímulos nociceptivos: *ferimentos e agressões térmicas e inflamatórias.*

A dor crônica – dor com mais de 3 meses de evolução – ativa o córtex frontal, giro do cíngulo, tálamo, sistema límbico, tronco encefálico, leva às respostas emocionais, motoras e neuroimunes. A *sensibilização central* na medula (*windup*) consiste em descargas ectópicas amplificadoras de impulsos dolorosos; a hipersensibilidade aumenta a resposta dos neurônios, libera mais neurotransmissores e amplia a percepção da dor. A depressão imunológica facilita herpes, candidíase e mioma uterino.

Substâncias algiogênicas

Exteroceptores e nociceptores são ativados por algiogênicos: bradicinina, histamina, K^+, prostaglandinas, serotonina, acidose tecidual em pH <6,1, citocinas, substância P e outras substâncias que causam inflamação neurogênica, atraindo e ativando leucócitos, fibroblastos e células de Schwann para a liberação de mais mediadores algiogênicos, que podem ter ação periférica ou central ao SN.

Dor referida

Migração visceral – ptose fisiológica ortostática – coloca vísceras, metâmeros e SNC em situações anatômicas distantes da primária embriológica. Também, estímulos de diferentes metâmeros se entrelaçam de 1/1 a 3/1 em múltiplas combinações de raízes ou dermatômeros, possibilitando a resposta integrada do indivíduo à única excitação, além de estímulos em estruturas mioesqueléticas se direcionarem para neurônios multimodais da medula, receptores nociceptivos ou não, tegumentar e visceral. Estímulos convergentes justificam a dor anatômica a distância da lesão; é a *dor referida* (p. ex., lesão no andar superior intra-abdominal pode referir dorsalgia, dor nos ombros; *ombros congelados* podem ter origem em distúrbios visceroabdominais do abdome superior ou torácico; infarto do miocárdio pode causar dor no membro superior esquerdo, no queixo, em dentes ou, ainda, ser confundido com tendinite; a síndrome do túnel do carpo pode ocasionar dores no membro superior e a síndrome do túnel do tarso, no membro inferior e lombalgia).

Dor: sintoma

Dor é queixa, *sintoma clínico subjetivo;* só o queixoso a aquilata; imaterialidade para o profissional quanto à gravidade. Daí hipervaloriza simulações, engana-se com imagens. Na cervicalgia, dorsalgia, lombalgia e calcaneodinia, os osteófitos, *bicos de papagaios* vertebrais e *esporão* calcâneo são como *rugas ósseas* ou alteração de uso. Tais evidências radiológicas não guardam relação causa/efeito, mas representam achados biofisiológicos no esqueleto maduro. Hérnia discal (HD) é casual nas dores cervicais, dorsais, lombares sem QP nem história compatível; sem exame clínico de compromisso radicular, mesmo com imagem de HD em outra raiz. Nessas condições, ela não é responsável pela dor.

Dor: sinal vital

A Comissão Conjunta de Acreditação das Organizações de Assistência à Saúde (*Joint Comission on Acreditation of Healthcare Organization*) qualificou a dor como o quinto sinal biológico; soma-se à temperatura, ao pulso, às incursões respiratórias e à pressão arterial. Devem constar do prontuário médico, se presentes ou não, intensidade e duração. O registro pormenorizado da dor é imprescindível nas histórias clínicas e nas avaliações do trauma, pós-trauma e/ou intervenção cirúrgica, como dado essencial de avaliação clínica evolutiva.

Dor: sinal clínico e sua quantificação

Dor, *quinto sinal vital* de avaliações analógicas a graduar sua intensidade para: quantificar sua qualidade; *tipo,* evolução, persistência; aguda, crônica? Escalas da dor: (1) Formulário Breve de McGill, *Pain Questionnaire* (SF-MPQ); (2) *Escala Analógica Visual* (EAV); (3) *Graduação Numérica e Escalas de Faces;* (4) Índice Entre a Dor e a Alteração Funcional (*Pain Disability Index*); (5) *Escala de Características Catas-*

tróficas da Dor (*Pain Catastrophizing Scale* – PCS); (6) *Escala de Dor Neuropática* (*Neuropathic Pain Scale* – NPS); (7) *Shingles Prevention Trial* elaborou específica graduação de intensidade da dor no herpes-zóster (*Zoster Brief Pain Inventory),* em que o paciente indica a intensidade da dor sombreando um diagrama. No entanto, usa-se mais a *Graduação de 0 a 10 (0 = ausência de dor; 10 = pior dor já sentida).*

Tabelas aplicadas na avaliação dinâmica da dor são, às vezes, difíceis para o médico em razão de o desconforto do paciente ser maior do que o observável, criando dificuldades ao se expressar. No entanto, fornecem dados padronizados aos gráficos individuais de tratamento e até mesmo às interpretações periciais.

Dor e atividade de trabalho

Dor pode originar-se do ou exacerbar-se no trabalho: estresse competitivo, administrativo, psicológico e físico, assédios, má práxis empresarial, desrespeito à ergonomia e ao equipamento de proteção individual, exposição física, criotérmica, química, trauma, acidente de trabalho. Como exemplo, o indivíduo carregador de peso que se queixa de lombalgia de esforço sobre musculatura pretensa do diestresse por má relação com seu chefe ou em casa. Trabalhador em câmara frigorífica pode apresentar dores múltiplas por exposição criotérmica em inadequação ao EPI. Estresse urbano, transporte, tráfego, má conservação, desorganização de vias públicas, poluições, violência, assédios, ameaças em trânsito, inadequação salário/ necessidades básicas são fatores e cocausas de diestresse, de dor e outras manifestações clínicas. Uma vez na sala de emergência, esses indivíduos expressam/carregam essas dores em confusão com as da patologia básica, dificultando o manejo.

DOR E VIDA URBANA

Diestresse é prevalente nas *neurópolis,* adoece os megalopolitanos, citadinos urbanoides. O IBGE apontava a população brasileira até meados do século XX: 80% rural, 20% urbana. Hoje: 81% urbana e 19% rural. Migração abrupta; despreparados para a vida em degenerados biomas; modelo imposto pelo mercado, tanto na extrema riqueza como na miséria. O humano perde identidade, individualidade, seus valores degeneram no mercado que o agride, desnuda-o em homem, unidade de consumo. O alterego sofre, o humano se deprime em luta pelo inalcançável. Mal se adaptou, outra variável se apresenta em mesmo tema, rotulando-o, e ele a si, na incompetência. Então, ele se frustra, se pune, sofre; **dói**. É o *Armagedon:* o flagelo se anuncia em fatalidade; não se sabe quem dará, como, quando, nem de onde virá o golpe ao "**eu**" ameaçado e infenso. Diagnosticar a degeneração do bioma, propor correção, impõe mudanças no mercado e no homem/humano em seus hábitos, supedâneos evolutivos

Capítulo 90 ■ Entendendo a Dor Humana

da civilização. Mudanças são conflitos em paradigmas, novos conceitos ao mercado fulgurante de *tirar vantagem em tudo* no culto ao *status*. A civilização pós-moderna, virtual, vive em guerra permanente, não declarada, principal causador do diestresse coletivo, e nele, o humano. Dentre outras queixas clínicas aparecem: dor sem causa aparente, desespero, frustração, depressão; desencontro do *eu comigo*, *solidão em companhia* ou *solidão em meio à multidão*. A compensar: o abuso das drogas ilícitas ou sob controle. A sociedade doente não se dá conta, até atingir custos insuportáveis.

ESTRESSE

Estresse – conceito físico da resistência de materiais: um material sob a ação de forças deforma até seu limite de resistência e se rompe. No tempo entre o início da força e a ruptura o material está sob estresse, que inexiste na ausência de força. Estresse é ameaça à integridade. Findo o estresse, na unidade sem ruptura pode haver deformidade estrutural: propriedade *memória do material*. A biologia procurou e usou da física esse modelo e suas propriedades, aplicáveis à vida.

Estresse biológico

As primeiras referências a *estresse (aflição, adversidade)* são do século XIV, em uso esporádico na língua. No século XVII, o termo latino *stringere* passou ao inglês como "*opressão, desconforto, adversidade*".

Walter B. Cannon, em 1932, usou "*reação de emergência*" ao descrever o humano inadequado às exigências psíquicas a seu meio, despreparado psicológico, podendo ter desgaste orgânico, incapaz crônico de tolerar, superar ou se adaptar. Resulta em lesões físicas ou intranquilidade, do esgotar ao embotar mental, dependendo de sua psique.

Hans Selye, em 1936, definiu estresse como síndrome de múltiplas etiologias. Enfatizou a resposta não específica do organismo às situações que o enfraquecem ou adoecem: resposta global, sistêmica. Calcou-se nos conceitos de: (1) Claude Bernard (1879): *o equilíbrio no ambiente interno orgânico de todo ser vivo é constante, apesar das mudanças no externo;* (2) Cannon: *homeostase* = esforços fisiológicos para manter o equilíbrio interno do ser vivo. Para Selye, estresse quebra esse equilíbrio em resposta do organismo a qualquer estímulo – bom, ruim, real, imaginário – de alterar sua homeostase, equilíbrio dos sistemas orgânicos entre si e do organismo e/no meio. Estresse é processo biopsicossociofisiológico do humano em seu bioma. Estresse é *síndrome geral de adaptação* ou *síndrome do estresse biológico*.

Lipp, em 1996, definiu: "*Estresse: reação do organismo em componentes físicos e/ou psicológicos, causada por alterações psicofisiológicas que ocorrem quando a pessoa se confronta com situação que, de um modo ou de outro, a irrite, amedronte, excite, confunda ou mesmo a faça imensamente feliz*".

Burnout = Diestresse

> "*Faça o que lhe dá prazer e nunca irá trabalhar.*"
> (Confúcio, século IV a.C.)

Burnout significa *combustão completa*. Nos EUA é estresse crônico (*diestresse*) do trabalho. Para Kleinman, *burnout* atinge diferentes profissões e idades; as de mais intenso contato interpessoal apresentam os mais altos índices, entre elas as profissões assistenciais. Para França, *burnout* é o conjunto de sinais/sintomas de exaustão psicofísico da má adaptação humana ao trabalho prolongado (entendam-se condições vivenciais), assaz estressante, de intensa carga emocional e pode acompanhar a frustração consigo e com o trabalho: o desencanto da vida. Etiologias do estresse no trabalho são inúmeras. Pesquisas associam *burnout* ao meio ambiente de trabalho/habitação e enfocam a frequência, a intensidade, as características, a exposição prolongada e os processos crônicos do estresse (*diestresse*), levando à exaustão.

Entendimento fácil e sucinto está na definição de O'Connor: *estresse é preparar para correr ou lutar*. Difere da humana: *preparar para lutar e depois correr*, pois correr é fugir, próprio do covarde. Com frequência, vê-se situação semelhante no paciente em *diestresse*, que se apresenta muito cansado, vagueia enquanto realiza sua tarefa, da qual está alheio. Volta-lhe a consciência ao fazendo. Ele retoma a atividade. Daí a pouco, vagueia e o ciclo se repete. Exemplo: estuda, lê, está longe... volta à realidade; leu e nada entendeu e se repreende; quer parar; retoma o estudo; sai do ar... vive o conflito leitura/sair do ar. O animal/homem cansado se desfez da opressão; fugiu. O homem/humano conscientizou-se de sua responsabilidade; retomou a leitura. O animal moral, consciente da cobrança sobre ele, estuda. Será cobrado do humano, se não for aprovado. Humano fomenta conflito ao diestresse, no jogo de papéis. Próximo ao vestibular, cervicalgia, dorsalgia, lombalgia, calcaneodinia, ciatalgia, tendinites, bursites, entesites são as queixas mais prevalentes nos candidatos.

Diestresse e dor

O corpo humano contém 650 músculos, aproximadamente 40% da massa corporal; 208 ossos, origens/inserções musculares e/ou de seus tendões, reservatórios de minerais, órgão de hemopoiese; 187 juntas, entre ossos articulados. Coração e útero são músculos, artérias contêm músculos. No diestresse, onde há músculos o tônus pode ir ao espasmo, cãibras, enfartes, cuja manifestação é a dor. Todos sofrem sobrecarga. Sinóvias hipersecretam por ação do sistema nervoso autônomo. Hipertônus muscular compromete a vascularização e altera o metabolismo e o pH dos tecidos. Hipersolicitação causa edema local, predispõe a dor, degenera tecidos por *overuses*, desgasta a resistência dos materiais biológicos. Tônus aumentado estimula nociceptores e aumenta a pressão sobre a cartilagem articular. O pH <6,1 excita por liberar substâncias algênicas e a dor persiste no estado tensional. A dor pode ocorrer em crise súbita, acutilada aos pequenos esforços físicos. O músculo em seu limite tensional pode sofrer desde distensão até ruptura às pequenas solicitações adicionais. É uma das explicações para as dores sistêmicas, migratórias, sem causa aparente nos poliqueixosos com neuropsiquismo associado. São rotulados de histéricos ou com transtorno de comportamento.

Diestresse e poliqueixosos

A dor no diestresse estimula o estresse, que aumenta o tônus e, consequentemente, causa o espasmo. No espasmo, a dor aumenta o diestresse e fecha o ciclo. O diestresse é dinâmico, com hipertônus sistêmico e pode determinar dores em todo o organismo, em músculos, tendões, fáscias e nervos hiperexcitados. Por isso as dores migratórias, associadas ou não a algum esforço físico e referenciadas às diferentes anatomias, ilógicas ao raciocínio. Dores, às vezes, associadas ao *exercício repetitivo*, sem se associar à *vida repetitiva, sem qualidade e significado, vivenciação adversa, insuportável* (burnout *existencial*). Pacientes poliqueixosos são tensos, insones, apesar de sonolentos, de dormirem fácil em qualquer lugar e aos roncos ou deprimidos. Recebem diferentes *diagnósticos clínicos* de diferentes especialistas e permanecem sem tratamento definitivo.

Diestresse e depressão imunológica

No diestresse, o sistema imunológico (SI) hiperestimulado é levado à exaustão. Na primeira agressão, o SI se organiza em 48 a 72 horas. Na agressão contínua, ele se exaure. O diestresse facilita infecções secundárias de oportunistas como *Candida albicans*, lesões por herpes simples e herpes-zóster, e suas dores, bem como as lesões tumorais que se desenvolvem com a depressão do SI.

Diestresse, insônia e depressão psíquica

O sono consiste na reposição cerebral fisiológica de neurotransmissores em sua arquitetura de cinco fases REM (*rapid eye moviment*), em qualidade e quantidade. É reparador fisiológico do cérebro. O insone dorme e não se estabelece na fisiologia das fases REM. O diestresse causa a insônia. A arquitetura REM é alterada e superficializa o sono em vigília. O insone dorme e até ronca, mas acorda fácil; tem sono leve. Ao despertar, sente precisar continuar dormindo, sente cansaço; é irritadiço, emburrado, resmungão, como se houvesse trabalhado a noite inteira. Acorda cheio de dores. Sonolento, cochila em qualquer situação. Troca frequentemente o colchão para "tratar da coluna". É contido ou agressivo, angustiado ou provocador, dependendo da fase em que se encontra; tem baixa tolerância, alta irritabilidade, ou é depressivo. Muitas vezes, é loquaz, taquilálico.

Alterada a arquitetura do sono, os níveis cerebrais fisiológicos de serotonina, dopamina e acetilcolina, responsáveis pelo humor, caem. A dor se sobrepõe às queixas psicológicas, à depressão, à síndrome do pânico e outras, às vezes associada às dores migratórias aparentemente sem causa ou de possível simulação. O diagnóstico é clínico. O estudo do sono mostra alterações. São rotulados de *neuróticos, psicóticos, dissimuladores, pessoas de difícil convivência, deprimidos*. A queixa psiquiátrica (QP) faz parte de quadro sistêmico de outras queixas originadas pelo estímulo hipotalâmico. Extrair a informação causal do paciente pode ser difícil. O paciente necessita se expor para ser esclarecido e ajudar a tratar de sua dor.

Diestresse, espasmos musculares, batimentos cardíacos, hipertensão arterial

O diestresse libera o sistema nervoso autônomo (SNA), agoantagônico sistêmico. O simpático estimula vasoconstrição, taquicardia, tônus cardíaco, hipertensão arterial, incursões ventilatórias, sudorese sistêmica, sudorese das palmas e plantas e tônus muscular. Tudo pode doer.

Diestresse e dores genitoperineais

Útero, vagina, períneo, tubas uterinas, ureteres, próstata e testículos são ou têm músculos. No diestresse, o tônus está aumentado. Na menstruação, mínima contração pode se agravar em cólicas. No coito, hipertonia perineal causa vaginismo, dificulta a penetração e provoca dor (dispareunia). Atrito peniano/mucosa esfola, pode sangrar a vagina. Sexo doloroso é indesejado; vêm conflitos conjugais. Homens com dores perineais, com cólicas como simulacro de cálculo renal, apresentam exames clínicos complementares inalterados.

Diestresse, tenesmo e fissura anal

Diestresse pode provocar obstipação, pela diminuição da peristalse, tenesmo e fissura anal, pelo espasmo esfincteriano que leva a necrose tecidual e lesão cutânea. O paciente pode relatar espasmo esfincteriano ou coccialgia. Por fim, dor.

Termômetros biológicos

Membros e cabeça são termômetros biológicos. Quociente de perda calórica (QPC) = volume da massa corporal/área da epiderme. O longilíneo perde mais calor que o brevilíneo. Pela cabeça circulam 25% do san-

Capítulo 90 ■ Entendendo a Dor Humana

gue corporal. Entre tropicais e subtropicais, quenianos e outros, predominam os longilíneos. Entre esquimós, lapões, japoneses, na calota do Ártico, predominam os brevilíneos. O frio é a causa de espasmos e cãibras ao aquecimento, por isso os tremores musculares. O frio é coadjuvante do diestresse e da dor, e deprime o humor. A OMS mostra incidência maior de suicídio no inverno e próximo do Círculo Ártico.

Dores, insônia, humor alterado, agressividade ou depressão, disfunção sexual, vulvovaginites, herpes, falta de diagnóstico, tratamento sem resultado, tensão conjugal, *contaminação* familiar; o relacionamento familiar se degenera, das agressões verbais às físicas. É comum o queixoso em litígio conjugal e a família em desarmonia.

Diestresse, *overuse* de nervos periféricos, bruxismo, obesidade, cefaleia

Preparar para correr ou lutar e o arco reflexo da marcha envolvem todo o organismo disparado, com sobrecarga nos terminais neurológicos por não dissipação e placas motoras sobrecarregadas de neurotransmissores, mormente nos membros. Se o indivíduo não correr, além de espasmos musculares, ocorrem dores nos membros, dormências, cãibras, formigamentos, choques, dores propriamente ditas, halodinias, hiperpatias, perdas funcionais. O ser permanece armado, sobrecarregado neurofisiológico. Depois da fuga, a primeira arma de luta na ontogênese é a boca (vide fagócitos nos protozoários), morder. Então, tende a morder o inimigo desconhecido, invisível; *morder o mundo* leva ao *bruxismo* e suas consequências odontofisiológicas da articulação temporomandibular à arcada dentária. A ansiedade, transformada em mastigar alimentos, *beliscar*, *lambiscar*, leva à obesidade. Cefaleias por disparo da musculatura frontal e occipital, inervadas pelo mesmo nervo de expressão da face e ereção capilar, o nervo facial, em músculos de mesma origem embrionária.

O HOMEM E O HUMANO

Se o homem se aflora, o animal se revela em seus atos e o humano é excluído da sociedade pela condenação. Custar-lhe-á desde a dor moral, por autorrepreensão ou repreensão de terceiros, ao tolher sua liberdade, castigo físico ou a própria vida; tudo é punição, é **dor**. Por fim, o homem nasceu só e morre solitário, cada um de *per si*, na agonia de sua única vida, sua única oportunidade em única vez de se fazer humano na oportunidade social.

O humano tem algum domínio de seu bioma, supera o dos demais animais, e pouco sabe da própria vida, de onde vem, por que vive, para onde vai, a origem de seu criador, o hábitat dele e sua fé; por isso se amedronta. Humano é incerteza; ser instável, finito, de vida frágil, imprevisível,

inconsequente, em contraponto a seu dogma onipresente, onisciente, onipotente. Vida é individual, essência solitária a se compartilhar; ao homem humanizar.

O homem apresenta *flashes* de racionalidade, essência nas dificuldades, oportunas ao humano e à aprendizagem. Rasgos racionais necessitam ser trabalhados; sua repetição cria seu *hábito social ao homem* e o hábito é a segunda natureza, *instinto de humanizar*. Práticas das virtudes são critérios ao ideal de humano, postas como ordens divinas, mas natas da racionalidade.

Virtudes humanizam e são velos da ética e da moral. Virtudes de princípios na oralidade em práxis religiosa nos culto das colheitas e do sexo, comida a se manter e procriar, até o homem descobrir-se fecundador. Depois, impor a monogamia ao controle natal, em emanados divinos: *"Subitamente abriram-se-lhes os olhos e ambos perceberam que estavam nus; por isso entrelaçaram folhas e fizeram cinturões para si"* (Gênesis 3, 7). Eis o fulcro; o início da moral na cultura do Ocidente, objeto de autopunição = **dor** ao homem. Manifestos neurovegetativos do hipotálamo sob controle neocortical censor, imposto pelos costumes, à partilha do pão em controle do sexo.

O orogenital, base humana, evoluiu para a escrita e com ela. As normas passaram para os expressos e complexos códigos do comportamento humano. Primeira escrita civilizadora, A Epopeia de Gilgamesh (2.600 a.C.), serviu de base para o Pentateuco Hebraico, Cristão, Islã. O Código de Hamurabi data de 1850-1750 a.C. e é a segunda escrita. Códigos gravam o ideal para o homem/humano na pertença da sociedade à sua epigênese. Desobediência exclui o humano. Gilgamesh e Hamurabi, normas para as atuais religiões, perpassam civilizações em suplante ao primevo em cada humano. **Dor** sempre foi e é culto ao humano padecer no homem, a condenação na carne e purificação na alma. A ciência, contraponto da religião, solidária, humaniza a dor.

Segundo Houaiss, religião = *religare* = *religar o homem com Deus* = homem + Deus = *humano* e a guerra (*germ.: werra* = *discórdia, revolta, peleja*); primórdios ao humano. Grandes regras da civilização brotaram delas para a sobrevivência individual e coletiva, para o esforço próprio e social, ligado ou referente ao *Supremo*, protetor e repreensor.

Nos panteísmos, os deuses são do humor do homem de ira fácil, instável emocional, covarde, sádico de punição por banalidades. Deus da chibata e do cutelo. *Amarás ao Senhor teu Deus (= superego) sobre todas as coisas (= id = prazer) e o próximo (= ego dele) como a ti mesmo (= teu ego) (Cristo)*. A religião impôs o santo; aquele de exemplar conduta, fiel às leis divinas, devotado à **dor**, para se mortificar; a **dor** da carne na vida terrena redime o homem do pecado, o humaniza e eleva a alma ao céu. A guerra impôs ao herói ser forte por **suportar** o martírio, a **dor**, além de ser destemido vencendo o sofrimento, protegido pelo seu deus e por princípios, ideais grandiosos (crença).

CIVILIZAÇÃO, CULTURA E RELIGIÃO

Clarividenciou-se o homem distinto animal pelo neocórtex e as habilidades potenciais, desenvolvidas, estimuladas (a *tcnê*) no e ao bioma; em dinâmica interativa da evolução, em sobrevida à espécie. Virtude limita, educa, contrapõe-se ao pecado. Pecado é manifesto do instinto sem controle; do ínfero = inferno, punição, sofrimento, desgraça, **dor**, sofrimento da carne a se reconhecer em desvio e penitenciar-se para o bem da **alma humana**.

Os conceitos plásticos culturais de inferno, demônio e dor nasceram na *Divina Comédia*, captados e difundidos pela Igreja. A cultura evidencia a civilização. Só através dela o humano se denuncia. Diferente da dor do homem, a **dor humana** transcende em grandeza cultural trabalhada por outros fomentos. Cultura opressora, de culpados: hebraica, cristã, islâmica, todas de gênese no Mito Adâmico, pregam a insegurança, autopunição e dor, na origem impondo a estima baixa em desmerecidos filhos de Deus, pecadores a se fazerem, pelo sofrimento e dor, dignos do perdão. *O filho de Deus que se fez homem e habitou entre nós*, morreu flagelado, sofrida dor partilhada com os do grupo dele. Ressuscitou ao céu, pelo mérito em dor à salvação dos homens; se humanos. O ganho secundário, com e pela dor, predispõe o culto à dor.

Cristãos na Idade Média, e hoje, xiita (*do árabe, Shiat Ali, "partido de Ali"*) em autoflagelo com lancinantes açoites ao próprio dorso, feito em sangue pelas carnes expostas; penitente se esvai em desfile, ao ulo de devotos extasiados. Na Indonésia, a crucificação do vivo, para pagar promessas na Sexta-Feira Santa, leva ao delírio horda hipnotizada de fiéis. A biografia de João Paulo II o relata em autoflagelo ao sangue, com açoites acúleos e cilício, a mortificar-se. Muitos cultuam a dor, punir a carne, a matéria, para o bem da alma, mortificação; quanto mais dor, melhor para a alma. Dor pode gerar más consequências ou ganhos secundários: atenção, recompensa, indenização, prêmio de apólice de seguro. Ao homem – o desesperado e malicioso – a tudo se pode e vale; ao humano, não.

Pelas incontáveis pesquisas na área cerebral, o final do século XX foi considerado a Década do Cérebro. Deslindaram-se regiões cerebrais com funções desconhecidas; análises de neurotransmissores, formas e reações químicas desvendaram processos de gravação da memória, comprovaram a impressionante capacidade adaptativa e de regeneração cerebral. É necessidade fisiológica do cérebro do homem o culto ao divino e sua imanência. Na relação biunívoca, o humano vive do homem, convive com o homem e sobrevive dele; se sobrepõe à sua essência e rebeldia intrínsecas e se manifesta através do *Animal Moral*. Ao ultrapassar seus limites de tolerância, no diestresse, o humano retorna ao homem no tenso, agressivo animal neurorreflexo. Pacientes superestruturados, autopunitivos *(condenados por viver, pois pecam em pensamentos, palavras, atos e omissões)*, são propensos à dor. Esses pacientes valorizam os conceitos do diestresse manifestando alterações metabólicas teciduais e estímulos aos nociceptores que resultam em **dor**.

Nas UTI e nas salas de emergência, somam-se a esses fatores individuais os oriundos do entorno de cada paciente, como o sofrimento do paciente-vizinho, às vezes a poucos centímetros de seu leito, e a tortura dos sons e barulhos do ambiente que culminam em exacerbação dos sintomas e da dor insone. Tudo alimenta a fornalha da dor, quando o melhor contraponto quase nunca são os analgésicos e os tranquilizantes.

Parafraseando Paracelso (1493-1591): "Tudo é dor, nada é dor, depende da dose".

Bibliografia

Alighiere D. A Divina Comédia. 1304-1321.

Baggio MA. Um abreviado de quase tudo. Santa Clara. Contagem, 2007.

Brown JA, Pilitsis JG. Motor cortex stimulation for central neuropathic facial pain: a prospective study of 10 patients and obseravtion of enhance sensory and motor function during stimulation. Neurosurgery 2005; 56:290-7.

Chen H, Lamer TJ, Rho RH et al. Contemporary management of neuropathic pain for the primary care physician. Mayo Clin Proc 2004; 1533-45.

Costa EDGMM, Arias AJ, Oliveira SM, Nichols OC. Prevalence of musculoskeletal pain syndromes in primary healthcare unit workes. Einstein 2007; 5(1):37-43.

França HH. A síndrome de burnout. Rev Bras Med 1977; 44(8):197-9.

Galer BS, Jensen MP. Developement and preliminary validation of a pain measure specific to neuropathic pain: the Neuropathic Pain Scale. Nuerology 1997; 48:332-8.

Galuzzi KE. Manging neuropathic pain. J Am Osteopath Assoc 2007; 107(10 Suppl 6):ES39-48.

Ghazi M, Rayan MD. Clinical Symposi; Neuropatias de Compressão, Síndrome do Túnel Carpal, 1998: 17.

Goldstein FJ. Adjuncts to opioid therapy. J Am Osteopath Assoc 2002; 102(supppl 3):515-20.

Helfenstein M. Diagnósticos diferenciais das síndromes fibromiálgicas e síndrome fibromiálgica: características clínicas e associações com outras síndromes disfuncionais. In: Dor é coisa séria. Vol. 5-nº 5. São Paulo: Grupo Editorial Moreira JR., dez. 2009.

Ji R-R, Strichartz G. Cell cignaling and the genesis of neuropathic pain. Science's STKE 2004; 252:1-19.

Kandel ER, Scwartz JH, Jessell TM, eds. Principles of neural science. New York, NY: McGraw-Hill (Health Professions Division), 2000:175-86, 207-28.

Kleinman MJ. Burnout: ocupational stress. New York: Plenum Press, 1998.

Lazarus RS. Stress and emotion: a new synthesis. New York: Springer Publishing Company, 1999.

Lipp MEN, organizador. Stress: conceitos básicos. In: Pesquisas sobre stress no Brasil: saúde, ocupações e grupos de risco. Campinas: Papirus, 1996:17-28.

Melzack R. The Short-form McGill Pain Questionare. Pain 987; 30: 191-7.

Menezes RA. Síndromes dolorosas: Diagnóstico. Terapêutica. Saúde Física e Mental. Rio de Janeiro: Revinter, 1999.

Merskey H, Bogduk N, eds. Classification of chronic pain: descriptions of chronics pain syndromes and definitions of pain terms.2. ed. Seattle, Wash: IASP Press, 1994.

Namaka M, Gramlich CR, Ruhlen D, Melanson M, Sutton I, Major J. A treatment algorithm for neuropathic pain. Clin Ther 2004; 26:951-79.

Pollard CA. Preliminary validity study of the pain disability index. Percept Mot Skills 1984; 59:974.

Reis RJ, Calvo MMB. Doenças músculo-esqueléticas dos membros superiores. Belo Horizonte: Livraria e Editora HEALTH, 1998: 89.

Richard S, Folkman S. Stress, appraisal, and coping. Springer Publishing Company, In. USA. NY. 1978.

Selye H. Stress, a tensão da vida. 2. ed. São Paulo: Ibrasa, 1959.

Spruce MC, Portter J, Coppini DV. The pathogenesis and management of painful diabetic neuropathy: a review. Diabetic Medicine 2003; 20:88-98.

Starling A. Acidente de trabalho e doenças ocupacionais. Pós-graduação em Perícia Médica. Fundação Unimed. Belo Horizonte, 2006.

Sullivan MJL, Bishop SR, Pivik J. The Pain Catastrophizing Scale: development and validation. Psychol Assess 1995; 7(4):524.

Wong DL, Hockenberry-Eaton M, Schartz P. Whaley and Wong's Essentials of Pediatric Nursing. 5. ed. St Louis, Mo: Mosby, 2001: 1301.

Wrigth R. O animal moral: por que somos como somos: a nova ciência da psicologia evolucionária. Trad. Lia Wyler. 2ª Imp. Rio de Janeiro: Campus, 1994.

SEÇÃO XVII
Referências Laboratoriais

CAPÍTULO 91

Consulta Rápida em UTI

José Carlos Serufo

Alberto Ben-Hur

APACHE II: CÁLCULOS DOS ESCORES A + B + C

Variáveis do escore A	Variações acima do normal				0	Variações abaixo do normal			
	+4	+3	+2	+1	0	+1	+2	+3	+4
1. Temperatura retal	≥41°C	39,0 a 40,9°C		38,5 a 38,9°C	36,0 a 38,4°C	34,0 a 35,9°C	32,0 a 33,9°C	30,0 a 31,9°C	≤29,9°C
2. PA média	≥160	130 a 159	110 a 129		70 a 109		50 a 69		≤49
3. Frequência cardíaca	≥180	140 a 179	110 a 139		70 a 109		55 a 69	40 a 54	≤39
4. Frequência respiratória	≥50	35 a 49		25 a 34	12 a 24	10 a 11	6 a 9		≤5
5. AaDO$_2$ ou PaO$_2$									
AaDO$_2$ (se FiO$_2$ >0,5)	≥500	350 a 499	200 a 349		<200				
PaO$_2$ (se FiO$_2$ <0,5)					>70	61 a 70		55 a 60	≤55
6. pH arterial	≥7,7	7,6 a 7,69		7,5 a 7,59	7,33 a 7,49		7,25 a 7,32	7,15 a 7,24	≤7,15
7. Natremia	≥180	160 a 179	155 a 159	150 a 154	130 a 149		120 a 129	111 a 119	≤110
8. Potassemia	≥7	6,0 a 6,9		5,5 a 5,9	3,5 a 5,4	3,0 a 3,4	2,5 a 2,9		≤2,5
9. Creatinina	≥3,5	2,0 a 3,4	1,5 a 1,9		0,6 a 1,4		<0,6		
10. Hematócrito	≥60		50,0 a 59,9	46,0 a 49,9	30,0 a 45,9		20,0 a 29,9		≤20,0
11. Leucócitos	≥40.000		20 a 39,9	15 a 19,9	3 a 14,9		1 a 2,9		≤1.000
12. Escala de Glasgow: considerar o valor = 15 menos o Glasgow atual									

Escore A (soma dos 12 itens): ___

Escore B

Idade (anos)	<44	45 a 54	55 a 64	65 a 74	>75
Pontos	0	2	3	5	6

Escore C
Se o paciente apresenta insuficiência grave de órgãos/sistemas ou imunocomprometimento:
Somar 5 pontos: se o estado atual decorre de situações clínicas ou pós-operatório de emergências
Somar 2 pontos: se pós-operatório de cirurgias eletivas

Escore de Apache II: data e hora	
Pontos do escore A (12 variáveis fisiológicas)	
Pontos do escore B (idade)	
Pontos do escore C (insuficiências)	
Total do APACHE II:	

Knaus WA et al. APACHE II: A severity of disease classification system. Crit Care Med oct 1985; 13(10):818-29.

Capítulo 91 ■ Consulta Rápida em UTI

A versão IV do APACHE apresenta novo conjunto de variáveis e de análise estatística, com melhor precisão na predição da mortalidade do que os modelos anteriores, inclusive sobre o tempo de internação. Uma fundação mantém artigos e notícias sobre o assunto: http://www.apache.org/. O endereço a seguir oferece gratuitamente um calculador automático do APACHE IV: http://www.mecriticalcare.net/icu_scores/apacheIV.php.

BALÃO DE SENGSTAKEN-BLACKEMORE

- Pressão no balão esofágico: 30 a 40mmHg
- Volume do balão gástrico: 250mL

CÁLCULOS HEMODINÂMICOS

- **Pressões (em mmHg)**
  - Pressão arterial sistêmica (PAM): 100 a 140/60 a 90 (média: 70 a 105)
  - Pressão de ventrículo esquerdo (PVP): 100 a 140/ 3 a 12
  - Pressão de átrio esquerdo (ou pressão capilar pulmonar – PCP): 2 a 12
  - Pressão da artéria pulmonar encunhada (PAWD): 10 a 14
  - Pressão arterial pulmonar (PAP): 15 a 30/4 a 14 (média: 9 a 17)
  - Pressão de ventrículo direito (PVD): 15 a 30/2 a 7
  - Pressão de átrio direito (PAD): 2 a 6
  - Pressão venosa central (PVC):
    -2 a $+2cmH_2O$ em nível de esterno
    12 a 15 cmH_2O na linha axilar média
- **Resistências (dina.s/cm^5):**
  - Resistência vascular sistêmica (RVS): [80 × (PAM – PVC)]/DC (N = 770 a 1.500)
  - Resistência vascular pulmonar (RVP): [80 × (PMAP – PAWP)/DC (N = 20 a 120)
  - Resistência pulmonar total (RPT): 80 × PMAP/DC (N = 100 a 300)
- **Consumo de O_2:**
  $VO_2 = 110$ a $150L/min/m^2$
- **Conteúdo arterial de O_2:**
  $CaCO_2 = (1,39 \times Hb \times SaO_2) + (PaO_2 \times 0,0031)$
- **Conteúdo de O_2 no sangue venoso misto:**
  $CVO_2 = (1,39 \times Hb \times SvO_2) + (PvO_2 \times 0,0031)$
- **Débito cardíaco:**
  DC = volume sistólico × frequência cardíaca
- **Débito cardíaco por termodiluição:**
  Q = [Vi × (Ts – Ti)] × K1 × K2/Ts(t)dt
  Vi = volume injetado
  Ts = temperatura do sangue
  Ti = temperatura do líquido injetado
  K1 e K2 = constantes do monitor de débito
  Ts(t)dt = variação da temperatura do sangue em função do tempo

- **Índice cardíaco pela equação de Fick:**
  IC = DC/SC (superfície corpórea em m^2)
  $IC = VO_2/(CaCO_2 - CVO_2)$
  $IC = 10 \times VO_2$ $(mL/min/m^2)/[Hb \times 1,39 \times (SaO_2 - SvO_2)$
  IC normal = 2,5 a $4,2L/min/m^2$
- **Índice sistólico (mL/batimento/m^2):**
  IS = IC × 1.000/FC (N = 33 a $47mL/batimento/m^2$)
- **Índice do trabalho do ventrículo esquerdo:**
  ITVE = [(PAM-PCWP) × IC]/FC × 13,6 (N = 44 a $56g/m^2$)
- **Sangue venoso misto:**
  $IDO_2 = IC \times CaCO_2 \times 10$ (520 a $720mL/min/m^2$)
  $IVO_2 = (CaCO_2 - CVO_2) \times IC \times 10$ (110 a 160mL/min/m^2)
- **Fração de *shunt* intrapulmonar:**
  $FSP = CO_2CP - CaCO_2/CO_2CP - SVO_2$ (5% a 8% do DC)
  $CO_2CP \rightarrow$ conteúdo capilar pulmonar de oxigênio
  Se FiO_2/PaO_2 <200, FSP em torno de 20%.

DISTÚRBIOS ÁCIDOS-BÁSICOS E HIDROELETROLÍTICOS

- **Ânion-gap:**
  $Ag = [Na - Cl - HCO_3] = 10$ a 14mmol/L
- **Cálcio ionizável:**
  Ca iônico = Ca total – (0,8 × albumina sérica) = 4,5 a 5,5
- **Osmolalidade plasmática:**
  Osm plasm = 2 × [(Na) + (glicose/18 + bun/2,8)] = 290 a 300
- **Déficit de água:**
  DA = [(Na) – 140/140)] × água corporal total (L)
- **Equação de Henderson-Hasselbach**
  $pH = pK + \log \{[HCO_3]/(0,03 \times PaCO_2)\}$
- **Equação de Henderson para [H]:**
  $[H] = 24 \times (PCO_2/HCO_3)$
- **Fração de excreção de sódio:**
  FE Na = [(Na urinário × Cr plasmática)/(Na plasmático × Cr urinária)] × 100
- **Acidose metabólica:**
  - Reposição pelo déficit de bicarbonato (mEq/L):
  0,5 x peso x (24 – HCO_3 medido)
  - Reposição pelo PCO_2 desejado:
  PCO_2 desejado = 1,5 × HCO_3 + 8 (±2)
  - Reposição pelo BE:
  0,3 × peso × BE
- **Acidose respiratória:**
  Aguda = $\Delta H/\Delta PaCO_2 = 0,8$
  Crônica = $\Delta H/\Delta PaCO_2 = 0,3$

ELETRÓLITOS NOS PRINCIPAIS COMPOSTOS QUÍMICOS USADOS NA TERAPÊUTICA

Nome	Fórmula	PM	mEq/g cátion ou ânion	Cátions tipo	mg	Ânions molécula	mg/g
Bicarbonato de sódio	$NaHCO_3$	84	12	Na^+	274	HCO_3	726
Cloreto de sódio	$NaCl$	59	17,1	Na^+	393	Cl^-	607
Cloreto de potássio	KCl	74,5	13,4	K^+	524	Cl^-	476
Fosfato bibásico K	K_2HPO_4	174	11,5	K^+	448	HPO_4-/P	602/178
Fosfato monobásico K	KH_2PO_4	136	7,4	K^+	287	HPO_4-/P	713/228
Gluconato de cálcio	$Ca(C_8H_{11}O_7)H_2O$	448	4,5	Ca^{++}	89	$(C_6H_{11}O_7)^-$	911
Sulfato de magnésio	$MgSO_4+7H_2O$	247	8,1	Mg^{++}	97	SO_4-H_2O/S	903/130

DISTRIBUIÇÃO CORPÓREA DOS CÁTIONS E ÂNIONS

	Na^+	K^+	Ca^{++}	Mg^{++}	Cl^-	HCO_3^-	SO_4HPO_4	Ácidos orgânicos	Proteínas
Plasma	142	5	5	2	105	24	1 a 2	6	16
Interstício	144	4	3	2	114	30	3	5	1
Intracelular	10	150	–	40	–	10	150	–	40

DOSAGEM E AÇÃO DE AGENTES VASOATIVOS DE USO ENDOVENOSO

Agentes	Dosagem	Produtos	Apresentação	Solução de uso	Infusão
Epinefrina	1 a 200μg/min	Adrenalina	Amp. 1mL/1mg		
Amrinona	2 a 15μg/kg/min	Inocor	Amp. 20mL/100mg	2 amp. + 160mL SGI	0,06 a 0,9 × peso = mL/h
Dobutamina	2 a 30μg/kg/min	Dobutrex Dobutamina	Amp. 20mL/250mg Amp 5mL/250mg	1 amp. + 230 mL SGI 1 amp. + 245 mL SGI	0,12 a 1,8 × peso = mL/h Ex., 60 × 0,12 = 7 mL/h 60 × 1,8 = 108 mL/h
Dopamina	1-2μg/kg/min (dopa) 2-15μg/kg/min (β) 10-30μg/kg/min (α)	Dopamina Revivan Revimine Dopamin	Amp. 10mL/50mg	5 amp. + 200mL SGI	0,12 a 1,8 × peso = mL/h Ex., 60 × 0,12 = 7 mL/h 60 × 1,8 = 108 mL/h
				(0,1mg/mL)	0,12 a 1,8 × peso em quilo = mL/h
Norepinefrina	0,02 a 3,0μg/kg/min	Noradrenalina	Amp. 4mL/4mg	5 amp. + 250mL SGI	
Isoproterenol	2 a 10μg/kg/min				
Metaraminol	>20μg/kg/min	Aramin	Amp. 1 mL/10mg		
Nitroglicerina	10 a 200μg/min	Tridil	Amp. 10mL/50mg	5 amp. + 200mL/SGI	3 a 60mL/h
Nitroprussiato de sódio	A partir de 0,5μg/kg/min	Niprid./Nitroprus	Amp. 2mL/50mg	1 amp. + 250mL/SGI	0,15 × peso Ex., 0,15 × 60kg = 9mL/h

As soluções para uso e os cálculos de infusão se referem a pacientes com mais de 30kg.
A concentração final da amrinona, dopamina, dobutamina e nitroglicerina é de 1mg/mL.

Capítulo 91 ■ Consulta Rápida em UTI

INTUBAÇÃO RÁPIDA

- **Relaxantes musculares:**
  - Succinilcolina: 1mg/kg
  - Rocurium: 0,6 a 1,2mg/kg.
  - Vecuronium: 0,08 a 0,1mg/kg.
- **Sedativos:**
  - Tiopental: 3 a 4mg/kg.
  - Diazepam: 0,1 a 0,3mg/kg.
  - Midazolam: 0,1 a 0,35mg/kg.

NEUROLOGIA – MONITORAÇÃO

Escala de Glasgow

A) Abertura ocular

Espontânea	4
Ao comando	3
À dor	2
Ausente	1

B) Resposta verbal

Orientado	5
Desorientado	4
Palavras inapropriadas	3
Sons incompreensíveis	2
Ausente	1

C) Resposta motora

Obedece aos comandos	6
Localiza a dor	5
Flexão-retirada	4
Decorticação	3
Descerebração	2
Ausente	1

NUTRIÇÃO: CÁLCULOS

- **Índice de massa corporal:**
  Peso (kg)/Altura (m²) (18,5 a 25)
- **Balanço nitrogenado:**
  BN = nitrogênio fornecido – nitrogênio excretado
  (nitrogênio fornecido = proteína em gramas x 0,16)
- **Nitrogênio urinário:**
  N urinário = Ureia urinária (g) x 0,46
- **Índice de creatinina/altura:**
  Eliminação ideal creatinina 24h x 100
- **Fórmula de Harris-Benedict (GEB):**
  - Homens (GEB) = 66 + (13,7 x P) + (5 x A) – (6,8 x I)
  - Mulheres (GEB) = 655 + (9,6 x P) + (1,8 x A) – (4,7 x I)
  - P = peso em kg
  A = altura em cm
  I = Idade em anos
  Valor aproximado = 25 a 30Kcal/kg
- **Fator de atividade (FA):**
  - Acamado = 1,2
  - Acamado + móvel = 1,25
  - Deambulando = 1,3

- **Fator de lesão (FL):**
  - Não complicado: 1,0
  - Pós-operatório câncer: 1,1
  - Fratura: 1,2
  - Sepse: 1,3
  - Peritonite: 1,4
  - Politrauma + reabilitação: 1,5
  - Politrauma + sepse: 1,6
  - Queimado 30% a 50%:   1,7
              50% a 70%:   1,8
              70% a 90%:   2,0

- **Gasto energético total (GET):**
  GET = GEB x FA x FL

- **Estado nutricional**
  - IMC = 17 a 18,4: desnutrido grau 1
    16 a 16,8: desnutrido grau 2
    <16: desnutrido grau 3
  - IMC = 25 a 29,9: obesidade grau 1
    30 a 40: obesidade grau 2
    >40: obesidade grau 3

PANCREATITES – CRITÉRIO DE HANSON (1974, 1981)

- **Paciente não biliar:**
  - Admissão:
    1 Idade >55 anos
    2 Leucócitos >16.000/mm³
    3 Glicemia >200mg/dL
    4 TGO >250UI/L
    5 LDH >350UI/L
  - Após 48h iniciais:
    1 Queda >10% no hematócrito
    2 Aumento do BUN >5mg/dL
    3 Ca sérico <8mg/dL
    4 PaO_2 <60mmHg
    5 BE >4mEq/L

- **Paciente biliar:**
  - Admissão:
    1 Idade >70 anos
    2 Leucócitos >18.000/mm³
    3 Glicemia >220mg/dL
    4 Ca sérico <8mg/dL
    5 TGO >250UI/L
    6 LDH >250UI/L
  - Após 48h iniciais:
    1 Queda >10% hematócrito
    2 Aumento BUN >2mg/dL
    3 Ca sérico <8mg/dL
    4 BE >5mEq/L
    5 Sequestro hídrico >4L

PERDAS DE ÁGUA

- **Perdas insensíveis:**
  1. Fórmula de Guyton (1991)
     - pele: 350mL/24h
     - pulmões: 350mL/24h
     - sudorese: 100mL/24h
     - febre: 200/grau acima de 38°C/24h

  2. Fórmula de Cox (1987)
     - 250mL/m² de superfície corpórea/24h
     - 170mL/m²/24h respiração normal

     500mL/grau >39°C/24h

PICO DE FLUXO EXPIRATÓRIO

Os valores do pico de fluxo expiratório sofrem influência de fatores individuais, além do método utilizado. Os valores normais apresentados encontram-se divididos de acordo com o sexo, a idade e a altura:

Idade	Homens (altura em cm)					Mulheres (altura em cm)				
	1,52	1,65	1,78	1,90	2,00	1,40	1,52	1,65	1,78	1,90
20	554	602	649	693	740	390	423	460	496	529
25	543	590	636	679	725	385	418	454	490	523
30	532	577	622	664	710	380	413	448	483	516
35	521	565	609	651	695	375	408	442	476	509
40	509	552	596	636	680	370	402	436	470	502
45	498	540	583	622	665	365	397	430	464	495
50	486	527	569	607	649	360	391	424	457	488
55	475	515	556	593	634	355	386	418	451	482
60	463	502	542	578	618	350	380	412	445	475
65	452	490	529	564	603	345	375	406	439	468
70	440	477	515	550	587	340	369	400	432	461

Leiner GC et al. Expiratory peak flow. Standards for normal subjects. Use as a clinical test of ventilatory function. Am Rev Respir Dis. 1963; 86:644.

RENAL

- *Clearance* de creatinina:
  ClCr (mL/min) = [(140 – idade) x peso kg]/72 x creatinina sérica]
  se mulher, multiplicar por 0,85
  Normal = 74 a 160mL/min
- *Clearance* de creatinina de 24 horas
  ClCr (mL/min) = [(cr urinária x volume mL / Cr sérica x tempo minutos)]

RESPIRAÇÃO: FÓRMULAS E CÁLCULOS

- **Volume tidal:**
  VT = espaço morto + espaço alveolar = VD + VA
- **Equação do gás alveolar:**
  $PAO_2 = PiO_2 - (PaCO_2/R)$
  $= FiO_2 (Patm - Págua) - (PaCO_2/R)$
  $= 150 - (PaCO_2/R)$
- **Oxigênio dissolvido no sangue:**
  $DO_2 = 0,003 (mLO_2/dL) \times PaO_2 (mmHg)$

- **Capacidade da hemoglobina em transportar O_2**
  $= 1,39 (mLO_2) \times Hb (g/dL)$
- **Conteúdo sanguíneo de oxigênio:**
  $CO_2 = DO_2 + 1,39 \times Hb \times SO_2$ (N = 17,5 a 23,5mL/dL)
- **Gradiente alveoloarteriolar de O_2:**
  $(A-a)DO_2 = PAO_2 - PaO_2$ (N= 2,5 + (0,21 x idade)
- **Ventilação alveolar:**
  $VE = (0,863 \times VCO_2)/PaCO_2(1 - VD/VT)$ (N = 4 a 6L/min)
- **Espaço morto:**
  $VD/VT = (PACO_2 - PECO_2)/PACO_2$ (N = 0,2 a 0,3)
  $PECO_2$ = pressão expirada de CO_2
- **Espaço morto fisiológico:**
  $VD/VT = (PaCO_2 - PECO_2)/PaCO_2$ (N = 0,2 a 0,3)
  $PECO_2$ = pressão expirada de CO_2
- **Shunt fisiológico:**
  $Qs/Qt = (1,39 \times Hb + 0,003 \times PaO_2 - CaO_2)/(1,39 \times HB + 0,003 \times PaO_2 - CvO_2)$ (N = <5%)
- **Elastância pulmonar:**
  E = P platô – PEEP intrínseco/V tidal

Capítulo 91 ■ Consulta Rápida em UTI

- **Resistência ao fluxo pulmonar:**
  R = P transpulmonar na metade da inspiração – P relaxamento pulmonar/vol. insp.
- **Frequência respiratória desejada em pacientes sob ventilação mecânica:**
  FRD = Freq. Resp. prévia x PCO_2 prévia/PCO_2 desejada

SUPERFÍCIE CORPORAL

- **Du Bois e Du Bois (1916):**
  SC= (altura cm)^{0,725} x (peso kg)^{0,425} x 0,007184
- **Mattar (1989):**
  SC = (peso [kg] – 60 + altura [cm])/100

Bibliografia

Cox P. Insensible water loss and its assessment in adult patients. Acta Anaesthesiol Scand 1987; 31:771-6.

Curley FJ. Calculations commonly used in critical care. In: Rippe JM. Intensive care medicine. 2. ed. Boston: Little Brown Company, 1992.

Du Bois D, Du Bois EF. A formula to estimate the approximate surface area if heigth and weigth be known. Arch Inter Med 1916; 17:863.

Guyton AC. Textbook of medical physiology. 8. ed. Philadelphia: WB Saunders, 1991;274-5.

Jubram A. Monitoring patients mechanics during mechanical ventilation. Crit Care Clin 1998; 14:4.

Mattar JA. A simple calculation to estimate body surface area in adults and its correlation with Du Bois formula. Crit Care Med 1989; 17:846.

Rocco JR. Escores prognósticos em terapia intensiva. In: David CM. Medicina intensiva – diagnóstico e tratamento. Rio de Janeiro: Revinter, 1997.

Singer GG. Fluid and electrolyte management. In: The Washington manual of medical therapeutics. 30. ed. Missouri: Lippincott – Williams & Wilkins, 2002.

CAPÍTULO 92

Valores Normais em Análises Clínicas

José Carlos Serufo

Ciro José Buldrini Filogônio

INTRODUÇÃO

Este capítulo resume os resultados de diferentes serviços e laboratórios e informa os valores de referência dos testes laboratoriais, considerando os diferentes métodos e suas unidades de conversão, de modo a oferecer ao médico uma interpretação correta dos resultados. É sempre recomendável consultar os valores de referência indicados pelo laboratório executor.

As Tabelas apresentadas neste capítulo contêm a relação dos valores normais (valores de referência) de componentes bioquímicos e celulares do sangue, dos líquidos corpóreos e da urina em adultos e crianças. Dividiram-se quanto a sexo, idade e estados especiais (metabólicos, ciclo menstrual, gravidez) os valores que sofrem essas influências.

As fontes principais constituíram-se nos referenciais de normalidade usados pelos Laboratórios Fleury e Rhesus de São Paulo e Laboratórios Micra e Hermes Pardini de Belo Horizonte, além dos padrões empregados pelo Massachusetts General Hospital e pela Associação Médica Americana em suas publicações.

A literatura médica brasileira ainda carece de trabalhos que versem sobre o estabelecimento de faixas de normalidade para inúmeros exames realizados em território nacional.

Os valores fornecidos são obviamente aproximados, porém permitem ajuizar se os resultados do exame pedido se encontram ou não dentro de uma faixa considerada normal.

Vários fatores devem ser aventados no estabelecimento e interpretação das taxas consideradas normais: as condições pré-analíticas, a metodologia empregada, o rigor técnico do exame, a amostragem da população estudada, as condições socioeconômicas dessa população, a raça, o sexo, a idade e a interferência do uso de medicamentos, além de outras circunstâncias que podem alterar o comportamento biológico de cada indivíduo. Há ainda a difícil caracterização do indivíduo laboratorialmente normal e, sobretudo, há significante sobreposição entre as populações normais e as doentes.

Outras limitações dos dados apresentados prendem-se ao método estatístico e às médias registradas, em sua maioria, calcadas em trabalhos realizados em países distintos do Brasil.

Não obstante, os parâmetros consignados se prestam para julgar se determinado resultado é normal ou não, em especial quando se distancia muito dos números aqui registrados.

A Tabela 92.1 apresenta as unidades SI de base e a Tabela 92.2 os prefixos gregos utilizados para múltiplos e submúltiplos dessas unidades.

Estão elencados em ordem alfabética, na primeira coluna da Tabela 92.3, os testes laboratoriais; na segunda coluna, o preparo recomendado para a coleta da amostra e; na terceira coluna, os tipos de amostras (sangue, urina, fezes etc.) passíveis de análise. Os resultados dos testes em unidades convencionais estão na quarta coluna e a conversão para unidades internacionais (SI), na quinta coluna. Esta abreviatura representa o Sistema Internacional de Unidades, adotado pela 11ª Conferência Geral de Pesos e Medidas, em 1960, organismo intergovernamental responsável pelas unidades padrões. A 30ª Assembleia Mundial de Saúde, pela sua resolução WHO 30.39, de maio de 1977, propôs um sistema de unidades de medição que pudesse ser universalmente ado-

Tabela 92.1 ■ Unidades SI de base

Grandeza	Unidades SI de base	
	Nome	**Símbolo**
Comprimento	metro	m
Massa	quilograma	kg
Tempo	segundo	s
Corrente elétrica	ampère	A
Temperatura termodinâmica	kelvin	K
Quantidade de matéria	mol	mol
Intensidade luminosa	candela	cd

Fonte: INMETRO, 2003.

Capítulo 92 ■ Valores Normais em Análises Clínicas

Tabela 92.2 ■ Prefixos SI

Fator	Prefixo	Símbolo	Fator	Prefixo	Símbolo
10^{24}	yotta	Y	10^{-1}	deci	d
10^{21}	zetta	Z	10^{-2}	centi	c
10^{18}	exa	E	10^{-3}	mili	m
10^{15}	peta	P	10^{-6}	micro	m
10^{12}	tera	T	10^{-9}	nano	n
10^{9}	giga	G	10^{-12}	pico	p
10^{6}	mega	M	10^{-15}	femto	f
10^{3}	quilo	k	10^{-18}	atto	a
10^{2}	hecto	h	10^{-21}	zepto	z
10^{1}	deca	da	10^{-24}	yocto	y

Fonte: INMETRO, 2003.

tado. No Brasil, a resolução foi oficializada em 3 de maio de 1978, pelo Decreto 81.621 da Legislação Federal.

Os grupos internacionais que colaboraram na criação desse sistema concordaram que a abreviatura SI seja usada em todas as línguas. A substituição definitiva das unidades convencionais da atualidade pelas novas unidades SI demandará tempo e gerações de médicos, pois não será fácil mudar valores padronizados usados durante anos. Por isso, recomenda-se que as duas expressões sejam fornecidas simultaneamente nas publicações e nos resultados de exames do laboratório clínico, a fim de que se habitue a raciocinar com valores em mol e mmol. Em obediência a essa recomendação, todos os valores consignados no texto desta obra acham-se expressos nas duas formas – a convencional (mg/dL) e as fórmulas de conversão para a nomenclatura recomendada pelo INMETRO e pela OMS (mol/L e seus submúltiplos).

Para transformar mg/dL em mmol/L, divide-se a concentração em mg/dL por 1/10 (um décimo) do peso molecular (PM), como, por exemplo:

Glicose no sangue = 70mg/dL

Como o peso molecular da glicose é 180, temos: 70mg/dL/18 (1/10 do PM) = 3,88mmol/L.

Creatinina (PM = 113) no sangue = 2mg/dL

Temos: 2mg/dL/11,3 = 0,177mmol/L ou 177µmol/L

A partir de 1º de julho de 1986, a Associação Médica Americana (AMA) adotou as unidades SI em todas as suas publicações e revistas especializadas. Dois anos depois, a AMA determinou que todas as suas publicações passassem a usar somente as unidades SI, sem referência às unidades convencionais.

Atualmente, a quase totalidade das publicações científicas de todo o mundo (especialmente as do setor de saúde) adota o SI. A Organização Mundial da Saúde (OMS) e várias outras publicações fornecem os fatores para transformação de mg/dL em mol/L e viceversa.

Orientações para leitura da Tabela 92.3

As informações encontram-se disponibilizadas por exames, em ordem alfabética, no sentido horizontal e distribuídas em colunas:

- **Primeira coluna (Exames):** nome dos testes laboratoriais em ordem alfabética.
- **Segunda coluna (Preparo):** indica a necessidade de preparo e horas de jejum. Os espaços em branco sinalizam os exames que dispensam preparo e jejum, embora seja boa prática evitar refeições copiosas antes de qualquer exame.
- **Terceira coluna (Amostra):** tipos de materiais, formas de coleta e conservação das amostras: E – esperma; F – fezes; LA – líquido ascítico; LC – líquidos corpóreos; L – liquor; LP – líquido pleural; LS – líquido sinovial; PC – plasma citratado; PF – plasma fluoretado: PH – plasma em heparina; P – plasma em EDTA; SP – soro ou plasma; S – soro; STH – sangue heparinizado; ST – sangue total em EDTA; STPF – sangue em papel filtro; U – urina; D – exige dieta especial.
- **Quarta e quinta colunas (Interpretação em UI):** valores normais dos testes. As faixas etárias, o estado metabólico, a fase menstrual e o sexo foram discriminados sempre que os valores apresentaram diferenças significativas.
- **Sexta coluna (Conversão para):** a última coluna traz as fórmulas de conversão entre as principais unidades e métodos utilizados no país, quando aplicáveis.

Níveis plasmáticos de alguns agentes farmacológicos estão incluídos nesta relação dos valores de referência de componentes do sangue.

Abreviaturas e símbolos usados

a: ano
d: dia
D: exige dieta especial
dL: decilitro
E: esperma
F: fezes
g: grama
h: hora
H: homem
Hb: hemoglobina
kg: quilograma
L: litro
LA: líquido ascítico
LC: líquidos corpóreos
L: liquor
LP: líquido pleural
LS: líquido sinovial
mEq: miliequivalente
M: mulher
m: mês
mg: miligrama (10^{-3} = 0,001g)
min: minuto
mm: milímetro

mol: mol, molécula-grama
ng: nanograma, (10^{-9})
pg: picograma (10^{-12})
PC: plasma citratado
PF: plasma fluoretado
PH: plasma em heparina
P: plasma em EDTA
RIE: radioimunoensaio
s: segundo
sem: semana
SP: soro ou plasma
S: soro
STH: sangue heparinizado
ST: sangue total em EDTA
STPF: sangue em papel filtro
SI: Sistema Internacional de Medidas
U: urina
U/L: unidades por litro
UI: Unidade Internacional
µg: micrograma (10^{-6})
>: mais de ou maior que
<: menos de ou menor que

Tabela 92.3 ■ Preparação, tipos de amostra, interpretação dos resultados e conversão para unidade internacional dos exames laboratoriais em ordem alfabética

Exames	Preparo	Amostra	Interpretação em unidade convencional	Conversão para unidade internacional
11-Desoxicortisol	4h	S/P	sem estímulo: 12 a 158ng/dL pós-metirapona: 800 a 5.000ng/dL	ng/dL x 0,029 = nmol/L
17-α-hidroxi-progesterona	4h	ST/PF S/P	prematuro: até 19,8 ng/dL — HAC >19,8ng/dL no PF nascido a termo: até 9,9ng/dL — HAC >37,7ng/dL no PF 1m a 1a: 1,1 a 40,4ng/mL 2 a 13a: 0,07 a 1,5ng/mL H: 0,4 a 3,5ng/mL HAC – hiperplasia adrenal congênita M: lútea: 0,3 a 4,0ng/mL M: folicular: 0,2 a 2,6ng/mL gravidez: de acordo com a semana Pós-menopausa: 0,1 a 1,2ng/mL anticonceptivo: 0,09 a 1,7ng/mL	ng/dL x 0,03 = nmol/L ng/mL x 3,026 = nmol/L
17-Cetosteroides totais		U 24h	1a: <0,8mg/24h 1 a 9a: 0,3 a 3,0 mg/24h 10 a 14a: 3,5 a 10,3mg/24h M: 5,0 a 15mg/24h H: 5,5 a 20mg/24h	mg/24h x 3,467 = μmol/24h
17-Cetosteroides fracionados		U	H: Androsterona: 2 a 5mg/24h H: DHEA: 0,1 a 2,0mg/24h H: Etilcolanolona: 2 a 5mg/24h M: Androsterona: 0,5 a 2,5mg/24h M: DHEA: 0,1 a 2,5mg/24h M: etilcolanolona: 1,0 a 3,5mg/24h	
17-Hidroxicorticoides		U 24h	<1a: <0,4mg/24h 2 a 4a: <1,2mg/24h 9 a 12a: 1,7 a 3,7mg/24h M: 2 a 8mg/24h H: 3 a 10mg/24h M ou H >70a: 2,0 a 4,8mg/24h	mg/24h x 2,759 = μmol/24h
5-Nucleotidase	8h	S/LS	S: 5 a 11U/L líquido sinovial: 0 a 1,6U/L	
Acetona		S U	S: Normal: 0,3 a 2,0mg/dL S: Cetoacidose: 10 a 70mg/dL U: Normal: até 0,3mg/dL S: exposição ocupacional <10,0mg/dL S: toxicidade: >20mg/dL	mg/dL x 0,17 = mmol/L
Acetoacetato		S/P	negativo <1mg/dL	mg/dL x 0,1 = mmol/L
Acetaminofeno		S/P	terapêutico: 10 a 30μg/L tóxico: >200μg/L	μg/L x 6,63 = μmol/L
Ácido aspártico		PH/ST	ST: 0,13 a 0,40mg/dL PH: 0,10 a 0,73mg/dL	mg/dL x 75,132 = μmol/L
Ácido delta-aminolevulínico		U	até 4,5mg/g creatinina 1,5 a 7,5mg/24h	mg/24h x 7,626 = μmol/24h
Ácido delta-aminolevulínico desidratase		STH	Chumbo (μg/dL): — ALA-D U/mL de eritrócitos: 30 — 21,1 a 43,4 31,0 a 44,0 — 16,7 a 34,9 45,0 a 49,0 — 12,5 a 23,5 60 — 8,8 a 15,8	
Ácido fólico		S	Idade — Homens (nmol/L) — Mulheres (nmol/L) 0 a 1 ano — 16,3 a 50,8 — 14,3 a 51,5 2 a 3 anos — 5,7 a 34,0 — 3,9 a 35,6 4 a 6 anos — 1,1 a 29,4 — 6,1 a 31,9 7 a 9 anos — 5,2 a 27,0 — 5,4 a 30,4 10 a 12 anos — 3,4 a 24,5 — 2,3 a 23,1 13 a 18 anos — 2,7 a 19,9 — 2,7 a 16,3 Adultos — >2ng/mL — >2ng/mL	ng/dL x 2,265 = nmol/L

Ácido fólico, RBC	STH/P/S	125 a 600ng/mL			ng/dL x 2,265 = nmol/L
Ácido glutâmico	ST/PH	ST: 0,13 a 1,61mg/dL	SH: 0,15 a 2,21mg/dL		mg/dL x 67,967 = µmol/L
Ácido hipúrico	U			até 1,5g/g creatinina	
Ácido láctico	S	arterial: 4,5 a 14,4mg/dL		venoso: 4,5 a 19,8mg/dL	mg/dL x 0,111 = mmol/L
Ácido úrico	S U	H: 3,4 a 7,0mg/dL 250 a 750mg/24h	M: 2,4 a 6,0mg/dL	mmol/L = mEq/L	mg/dL x 0,05948 = mmol/L mg/24h x 0,0059 = mmol/24h
Ácido úrico (clearance)	S/U			2,4 a 53,4mL plasma/min	
Ácido valproico	S	nível terapêutico		50 a 100µg/mL	g/mL x 6,93 = µmol/L
Ácido vanilmandélico (VMA)	U	1,5 a 9mg/24h			mg/24h x 5,046 = µmol/24h
Adenosina deaminase (ADA)	S/LC LP/LA	S Normal: até 40U/L LP Normal: até 40U/L	S alterado: >60U/L LA Normal: até 20U/L	LC (Líq.pericárdico): normal até 20U/L	
Adenovírus sorologia IgG, IgM	S/P	positivo		>12U/mL	
Alanina	PH/S	prematuros: 2,89 a 3,79mg/dL RN: 2,10 a 3,65mg/dL 1 a 3m: 1,82 a 3,08mg/dL	4 a 6m :1,58 a 3,68mg/dL 7m a 2a: 0,88 a 2,79mg/dL 3 a 10a: 1,22 a 2,72mg/dL	11 a 18a: 1,72 a 4,86mg/dL adultos: 1,87 a 5,89mg/dL	mg/dL x 112,246 = µmol/L
Albumina sérica	S	<1a: 2,9 a 5,5g/dL	adulto 3,5 a 5,0mg/dL		g/dL x 10 = g/L
Albumina urinária/sinovial	U/LS	U: 24 a 91mg/24h	LS: 2,4 a 5,4mg/dL		
Aldolase	S	RN: 4 x nível de adultos 10 a 24m: 3,4 a 11,8U/L		25m a 16a: 1,2 a 8,8U/L adultos: 1,7 a 4,9U/L	

Aldosterona	S/P/PH	em pé, normossódica: 5 a 30ng/dL
		2h em pé + furosemida:
		  13 a 50ng/dL
		dieta rica em sódio (supressão):
		  até 4ng/dL
		dieta pobre em sódio (supressão):
		  30 a 130ng/dL
				dieta normossódica: 4 a 19ng/dL
				deitado (repouso): 3 a 10ng/dL
				1 a 11m: 6,5 a 90ng/dL
					pg/mL x 2,7743 = pmol/L
					ng/dL x 0,0277 = nmol/L

α-1-antitripsina	S	adulto: 78 a 220mg/dL	0 a 1m: 124 a 348mg/dL 2 a 6m: 111 a 297mg/dL	7m a 2a: 95 a 251mg/dL 3 a 19a: 110 a 279mg/dL	mg/dL x 0,01 = g/L
α-1-fetoproteína	F S	até 3mg/g fezes secas >6m 16ng/mL M grávida (3º trimestre): até 550ng/dL		adultos: 2 a 16ng/mL	ng/mL = µg/L ng/mL x 0,8264 = U/mL
α-1-glicoproteína ácida 8h	S	40 a 150mg/dL			mg/dL x 0,04202 = mg/dL tirosina
α-2-macroglobulina	S	H: 150 a 350mg/dL	M: 175 a 420mg/dL		
Alumínio	S/LD U	S: 0 a 6,0ng/mL U: 0 a 32ng/24h	LD: <0,01mg/L	pacientes de diálise: S >40ng/mL	µg/L x 0,03706 = µmol/L
Amicacina	S	Pico: 25 a 35µg/mL	meia-vida: 4 a 8µg/mL	tóxico: P >35 e MV >10µg/mL	µg/mL x 1,71 = µmol/L
Amilase	S/U	S: 23 a 85U/L	U: 4 a 30U/2h	alterada: >3 × o basal	U/L x 0,017 = µKat/L
Amitriptilina	S/P	terapêutico: 120 a 150ng/mL	tóxico: >500ng/mL	colher >12h da dose	ng/mL x 3,61 = nmol/L
Amônia	P/PH LC	P/PH RN: 90 a 150µg/dL <2 sem: 79 a 129µg/dL LC: 33% a 50% sangue arterial		crianças: 29 a 70µg/dL adultos: 15 a 45µg/dL	µg/dL x 0,71 = µmol/L

(Continua)

Tabela 92.3 ■ Preparação, tipos de amostra, interpretação dos resultados e conversão para unidade internacional dos exames laboratoriais em ordem alfabética (*continuação*)

1020

Exames	Preparo	Amostra	Interpretação em unidade convencional			Conversão para unidade internacional
AMP cíclico		U/P	U: 112 a 188µg/L ou 3 a 5µmol/g de creatinina U (filtrado glomerular): 6,6 a 15,5µg/L	P: 5,6 a 10,9ng/mL		
Androstenediona		S	Homens (ng/dL) 1 a 3 meses: 20 a 45 3 a 5 meses: 10 a 40 Adultos: 75 a 125	Mulheres (ng/dL) 1 a 3 meses: 15 a 25 3 a 5 meses: 10 a 15 Adultos: 110 a 190	valores críticos >1.000ng/dL	ng/mL x 3,4915 = nmol/L ng/dL x 0,0349 = nmol/L
Anfetamina		S/P U	terapêutico: 20 a 30ng/mL U: Nível de decisão (D-anfetamina): 1.000ng/mL	tóxico: >200ng/mL		ng/mL x 7,4 = nmol/L
Angiotensina		S	>20 anos	18 a 67U/L		U/L x 0,017 = µKat/L
Anion gap sérico		S/P	Na-Cl-HCO$_3$	7 a 16mEq/L		mEq/L = mmol/L
Anion gap urinário		U	Na + K-Cl	positivo na Acidose tubular renal		negativo na perda HCO$_3$
Anticorpos antiadrenal		S		até 1U/mL		
Anticorpos anticardiolipina		S		negativo		
Anticorpos anticentrômero		S		negativo		
Anticorpos anticitoplasma (C e P-ANKA)		S	positivo	<1/20		
Anticorpos anti-DNA nativo (dsDNA)		S	normal	depende do método		
Anticorpos antiendomísio		S		negativo		
Anticorpos antiespermatozoides		S		negativo		
Anticorpos antifígado		S		negativo		
Anticorpos anti-GAD		S		<1U/mL		
Anticorpos antigliadina		S	IgG crianças: até 28UE/mL		IgG adultos: até 20UE/mL	
Anticorpos antiglomérulo		S	positivo	<1/10		
Anticorpos anti-histona		S		negativo		
Anticorpos anti-Hsp-70 (orelha interna)		S		negativo		
Anticorpos anti-ICA512 (ilhotas pancreáticas)		S	normal	<0,07		
Anticorpos anti-insulina		S		negativo		
Anticorpos anti-Jo-1		S		negativo		
Anticorpos anti-Ku		S		negativo		
Anticorpos anti-LKM 1 (fígado/rim)		S		negativo		

Capítulo 92 ■ Valores Normais em Análises Clínicas

Exame	Jejum	Material			Conversão
Anticorpos antimicrossomais (anti-TPO)		S		até 35UI/mL	
Anticorpos antimitocôndria (AMA)		S	positivo	<1/20	
Anticorpos antimúsculo estriado		S	positivo	<1/20	
Anticorpos antimúsculo liso		S		negativo	
Anticorpos anti-PCNA (proteína nuclear fase S)		S		negativo	
Anticorpos antiplaquetários		S	positivo	<1/5	
Anticorpos antirreceptor de TSH		S	negativo	até 10U/L	
Anticorpos antirribossoma		S		negativo	
Anticorpos anti-Scl-70		S		negativo	
Anticorpos anti-Sm		S		negativo	
Anticorpos anti-SS-A (Ro)		S		negativo	
Anticorpos anti-SS-B (La)		S		negativo	
Anticorpos antitireoglobulina		S	Normal	até 100U/mL	
Anticorpos antitireoperoxidase (anti-TPO)		S	Normal	até 35UI/mL	
Antiestreptolisina O		S		até 200UI/mL	
Antígeno carcinoembrionário (CEA)		S	não fumantes fumantes	H: até 3,4ng/mL H: até 6,2ng/mL	M: até 2,5ng/mL M: até 4,9ng/mL	ng/mL = µg/L
Antígeno de tumor de bexiga (BTA)		U	patológico	>50U/mL	
Antígeno prostático específico (PSA)		S	ver PSA		
Antitrombina III		PC	dosagem: 17 a 30mg/dL	atividade: 80% a 120%	
Apolipoproteínas A1	12/14h	S	H: 66 a 151mg/dL	M: 75 a 170mg/dL	
Apolipoproteínas B	12/14h	S	H: 49 a 123mg/dL	M: 26 a 119mg/dL	
Apolipoproteínas C	12/14h	S	C1: 50 a 110mg/L	C2: 10 a 67mg/L	C3: 40 a 140mg/L
Arginina		ST/PH	ST: 0,61 a 2,44mg/dL	PH: 0,34 a 2,61mg/dL	mg/dL x 57,405 = µmol/L
Arsênico		ST U	ST: <3µg/dL U: 0 a 50µg/L	ST Valores críticos: 10 a 50µg/dL U Exp. Ind. crônica: >100µg/L:	µg/dL x 0,133 = µmol/L µg/L x 0,0133 = µmol/24h
Aspergilose		S/P/PH	positivo	>12U/mL	

(Continua)

Tabela 92.3 ■ Preparação, tipos de amostra, interpretação dos resultados e conversão para unidade internacional dos exames laboratoriais em ordem alfabética (*continuação*)

Exames	Preparo	Amostra	Interpretação em unidade convencional	Conversão para unidade internacional
Beta-2-microglobulina		S/U	S: 1,01 a 1,73µg/mL U: 13 a 368µg/24h	µg/mL x 2 = nmol/L; µg/24h x 0,083 = nmol/24h
Base excess		STH	−2 a 3mEq/L	mEq = mmol/L
Betacaroteno		S	50 a 250µg/dL (0,9 a 4,6µmol/L)	µmol/L x 53,7 = µg/dL
Bicarbonato		STH S	Recém-nascido e infantes: 16 a 24mmol/L Crianças e adultos: 21 a 28mmol/L Venoso: 22 a 29mmol/L Valor crítico: <10 ou >40mmol/L	µmol/L = mEq/L
Bilirrubina direta		S	Adultos: ≤ 0,4mg/dL	mg/dL x 17,1 = µmol/L
Bilirrubina total adulto		S U	0,3 a 1,2mg/dL Negativo	mg/dL x 17 = µmol/L
Bilirrubina total RN		S	Idade — Prematuros (mg/dL) — Nascidos a termo (mg/dL) Cordão umbilical — 2,9 — 2,5 <24h — 8 — 6 <48h — 12 — 10 3 a 5d — 15 — 12 7d — 15 — 10	mg/dL x 17 = µmol/L
Bismuto		S/U	N: não detectável S: tóxico: >100µg/L	µg/L x 4,785 = nmol/L
BUN		S/P U	até 1a: 4 a 16mg/dL 1 a 40a: 5 a 20mg/dL 12 a 20g/24h Após 40a: discreto aumento gradual com a idade	BUN = ureia x 0,467 mg/dL x 0,357 = mmol/L g/24h x 0,036 = mol/24h
CA125		S	normal <35U/mL Valores >35U/mL indicam malignidade	U/mL = kU/L
CA15-3		S	normal <30U/mL	U/mL = kU/L
CA19-9		S	normal até 37U/mL	U/mL = kU/L
CA50		S	normal até 40U/mL	U/mL = kU/L
CA72-4		S	normal até 3,8U/mL	U/mL = kU/L
Cádmio		U STMF	Não fumantes: <1µg/L Não fumantes: <1 µg/L <1µg/g creatinina Valores críticos: >10g/L Valores críticos: 10 a 20µg/L	µg/dL x 88,97 = nmol/L µg/L x 8,897 = nmol/L
Cafeína		S/P	Terapêutico: 3 a 15µg/mL Tóxico: >50µg/mL	µg/mL x 5,149 = µmol/L
Cálcio ionizado		STH/S/P	Cordão umbilical — 5,20 a 5,84mg/dL 3 a 24h — 4,32 a 5,12mg/dL 24 a 48h — 4,0 a 4,72mg/dL Adultos — 4,48 a 5,28mg/dL	mg/dL x 0,2495 = mmol/L
Cálcio total		S U	Crianças até 1m: 7,0 a 11,5ng/dL 1m a 1a: 8,6 a 11,2mg/dL U: 42 a 353mg/24h Adultos: 8,2 a 10,2mg/dL Valores críticos: <7,0 ou >12mg/dL	mg/dL x 0,499 = mEq/L mg/dL x 0,25 = mmol/L
Calcitonina		S/PTH	H: até 11,5pg/mL M: até 4,6pg/mL	pg/mL x 0,293 = pmol/L
Capacidade de ligação B$_{12}$	6h	S/P	1.000 a 2.000pg/mL	
Capacidade total de ligação do ferro	6h	S	<10a: 284 a 502µg/dL adultos: 268 a 477µg/dL	µg/mL x 0,179 = µmol/L

Carbamazepina		S/P	terapêutico: 4 a 12µg/mL	tóxico: >15µg/mL		µg/mL x 4,2324 = µmol/L
Carboxi-hemoglobina		STH	não fumantes: até 1%			
Catecolaminas plasmáticas	D		consulte cada uma			
Catecolaminas urinárias	D	U	0,6 a 1,3mg/24h			mg/24h x 5,5 = µmol/24 h
Ceruloplasmina		S	20 a 40mg/dL			mg/dL x 10 = µmol//L
Chumbo		U STH	até 50µg/g creatinina <25µg/dL	≤80µg/24h emergência: >60µg/dL		µg/24h x 0,00483 = µmol/24 h µg/dL x 0,0483 = µmol/L
Ciclosporina		ST/STH	terapêutico: 160 a 325ng/mL	manutenção: 75 a 238ng/mL	tóxico: >400ng/mL	ng/mL x 0,83 = nmol/L
Cimetidina		S/P	terapêutico: 0,5 a 1,2µg/mL			µg/mL x 4,17 = µmol/L
Cistina		ST/PH	ST: 0,24 a 2,04mg/dL	PH: 0,12 a 1,32mg/dL		mg/dL x 41,615 = µmol/L
Cistinúria		U	20 a 100mg/24h			
Citomegalovírus		S/P	IgM normal: negativo	IgG positivo: >0,44UI/mL		
Citrato		U	Crianças até 10a: 30 a 300mg/24h		adultos: 400 a 1.000mg/24h	mg/24h = mmol/24h x 208
Citrulina		ST/PH	ST: 0,21 a 0,96mg/dL	PH: 0,26 a 0,87mg/dL		mg/dL x 57,081 = µmol/L
Clobazam		S/PH	200 a 1.200ng/mL			
Clonazepam	4h	S/P	terapêutico: 10 a 50ng/mL	tóxico: >80ng/mL		ng/mL x 3,2 = nmol/L
Clonidina	4h	S/P	terapêutico: 1 a 2ng/mL			ng/mL x 4,35 = nmol/L
Cloranfenicol		S/P	terapêutico: 10 a 25µg/L	tóxico: >25µg/L		µg/L x 3,08 = µmol/L
Clordiazepóxido		S/P	terapêutico: 700 a 1.000ng/mL	tóxico: >5.000ng/mL	5.000ng/mL = 5ng/L	ng/mL x 0,00334 = µmol/L
Clorpromazina		S/P	terapêutico: 50 a 300ng/mL	tóxico: >750ng/mL		ng/mL x 3,14 = µmol/L
Cloreto		S/PTH	prematuros: 95 a 110mmol/L nascidos a termo: 96 a 106mmol/L		crianças e adultos: 97 a 107mmol/L	mEq/L = mmol/L mmol/L x 3,543 = mg/dL
Cloreto		U L	110 a 250mEq/24h 118 a 132mEq/L			mEq/L = mmol/L
Cloro no suor		Suor	4 a 50mEq/L	fibrose cística = 50 a 160mEq/L		mEq/L = mmol/L
Cobalto		S/U	S<1,8µg/L	U: até 2µg/g creatinina		µg/L x 16,968 = nmol/L
Cobre		U			0 a 60µg/L	µg/dL x 0,1574 = µmol/L
Cobre		S	<1m 2 a 5m 6m a 4a 5 a 17a H: 70 a 140µg/dL > 61a	20 a 32µg/dL 59 a 95µg/dL 27 a 153µg/dL 67 a 234µg/dL M: 80 a 155µg/dL 85 a 190µg/dL	Índice de cobre livre ICL = Cobre – (Cer x 0,4814) Cer =- ceruloplasmina >10 sugere doença de Wilson gestante: 70 a 302µg/dL	g/dL x 0,157 = µmol/L no eritrócito = 90 a 150µg/dL
Cobre		U	15 a 60µg/24h			g/24h x 0,0157 = µmol/24h
Cocaína	4h	S/P	ação 100 a 500ng/mL	tóxico: >1.000ng/mL		ng/mL x 3,3 = nmol/L
Codeína	4h	S/P	terapêutico: 10 a 100ng/mL	tóxico: >200ng/mL		ng/mL x 3,34 = nmol/L
Colesterol HDL	12h	S	desejável H: >55mg/dL M: >65mg/dL	aceitável (ambos): >35mg/dL crianças 5 a 14a: 35 a 71mg/dL		mg/dL x 0,02586 = mmol/L

(Continua)

Exames	Preparo	Amostra	Interpretação em unidade convencional			Conversão para unidade internacional
Colesterol índice LDL/HDL	12h	S	H: <3,3	M: <2,9		
Colesterol índice total/HDL	12h	S	H: <4,9	M: <4,3		
Colesterol LDL	12h	S	ótimo: <100mg/dL	desejável: 100 a 129mg/dL	alto risco: >160mg/dL	mg/dL x 0,0258 = mmol/L
Colesterol total	12h	S/P	ótimo: <200mg/dL	moderado: 200 a 239mg/dL	elevado: >239mg/dL	mg/dL x 0,0258 = mmol/L
Colesterol VLDL	12h	S	normal	6 a 40mg/dL		mg/dL x 0,0258 = mmol/L
Colinesterase		S/P	2,5 a 8,5U/mL			U/mL x 1 = kU/L
Colinesterase eritrocitária		STH	0,65 a 1,3U/milhão de hemácias			
Complemento C1 esterase (inibidor)		S	8 a 24mg/dL			
Complemento C1q		S	>70% do C1			
Complemento C1q (*binding text*)		S	não detectável			
Complemento C2		S	>70% do total			
Complemento C3c		S			70 a 150mg/dL	
Complemento C4		S	200 a 800µg/dL			
Complemento total, atividade (CH50)		S LS	75 a 160U/mL 33% a 50% níveis séricos			U/mL = kU/L
Coproporfirinas	D	U F	<180µg/24h <30µg/g fezes secas	400 a 1200µg/dia		µg/24h x 1,5 = mmol/24h
Corpos cetônicos		S	negativo (<3mg/dL)			
Cortisol	D	S/PH	8:00h: 8 a 26,5µg/dL	16:00h: 4 a 15µg/dL	20:00h = 50% das 8:00h	µg/dL x 27,588 = nmol/L
Cortisol estimulado por ACTH		S/PH	30m: >10µg/dL do basal	60m: >20µg/dL do basal	90m: retorno ao nível 30min	µg/dL x 27,588 = nmol/L
Cortisol estimulado por insulina		S		>60% acima do basal	> 7µg/dL acima do basal	µg/dL x 27,588 = nmol/L
Cortisol suprimido por dexametasona	8h	S	Basal: 8,0 a 26,5µg/dL (coletar às 8h) Suprimido: até 50% valor basal (coletar às 8h dia seguinte)			µg/dL x 27,588 = nmol/L
Cortisol urinário (livre)	D	U	92,7 a 473µg/24h			µg/24h x 2,76 = nmol/24h
Corticosterona		S	8:00h = 130 a 820µg/dL	16:00h = 60 a 220µg/dL		µg/dL x 0,0293 = nmol/L
Creatina		U S	H: até 27mg/24h H: 0,17 a 0,50mg/dL		M: até 50mg/24h M: 0,35 a 0,93mg/dL	mg/dL x 76,257 = µmol/L
Creatinina		U	H: 1.300 a 2.050 mg/24h	M: 900 a 1.400mg/24h		mg/24h x 0,0088 = µmol/24h
Creatinina sérica		S	1 a 5a = 0,3 a 0,5mg/dL 5 a 10a = 0,5 a 0,8mg/dL	H: 0,8 a 1,3mg/dL M: 0,6 a 1,0mg/dL		mg/dL x 88,4 = µmol/L

Creatinina, *clearance*		U/S	crianças: 70 a 140mL/min/1,73m^2 homens: 85 a 125mL/min/1,73m^2		M: 75 a 115mL/min/1,73m^2	mL/min/1,73m^2 x 0,0096 = mL/s/m^2
Creatinina, *clearance* estimado		S	(140 – idade) x peso em kg/(creat. sérica x 72) (se mulher x 0,85)			
Creatinoquinase (CK)		S	1 a 9a: 60 a 365U/L	H: 35 a 232U/L	M: 21 a 215U/L	
Creatinoquinase MB (CK-MB)		S	até 12U/L	4% a 6% da CK total		
Cromo	8h	S/U	S: 2,3 a 40,3nmol/L	U: <1µg/24h ou	até 5µg/g creatinina	ng/mL x 19,2 = nmol/L
Curva de insulina pós-glicose	8 a 10h	S	jejum: 5 a 30mU/L 45min: 40 a 80mU/L 120min: 10 a 40mU/L		15min: 50 a 180mU/L 60min: 30 a 60mU/L 150 e + min: 5 a 30mU/L	30min: 50 a 100mU/L 90min: 20 a 50mU/L
Curva de resistência globular		STH	hemólise inicial: NaCl 0,44%		hemólise total: NaCl 0,32%	
Curva glicêmica	10h	PF	jejum: 70 a 110mg/dL 120min: 75 a 120mg/dL	60min: 100 a 160mg/dL 90min: 100 a 140mg/dL	Diabetes: 60 ou 90min: >200mg/dL jejum ou 120min: >140mg/dL	mg/dL x 0,0555 = mmol/L
Dehidroepiandrosterona (DHEA)	6h	S	pré-púberes: 0,5 a 5,1ng//dL	H: 1,4 a 12,5ng/dL	M: 0,8 a 10,5ng/mL	DHEA: ng/mL x 3,47 = nmol/L
Densidade urinária		U		1010 a 1030		
Desidrogenase láctica (DLH)		S/PTH		<6m: 280 a 475U/L 18m a 10a: 225 a 590U/L adultos: 90 a 190U/L	7 a 17m: 275 a 615U/L 11 a 17a: 185 a 425U/L	NA
Diazepam e Nordiazepam		S/P	terapêutico Diazepam: 0,2 a 1,5µg/mL terapêutico Nordiazepam: 0,1 a 0,5µg/mL		tóxico: >5µg/mL	µg/mL x 3,51 = µmol/L
Digoxina		S	terapêutico: 0,8 a 2,09ng/mL	tóxico: >2,41ng/mL		ng/mL x 1,281 = nmol/L
Deidrotestosterona	10h	S/P	<12a: 0,01 a 0,10ng/mL H: 0,19 a 0,51ng/mL	12 a 14a: 0,07 a 0,19 ng/mL M: 0,04 a 1,12 ng/mL		
Desipramina		S/P	terapêutico: 75 a 300ng/mL	tóxico: >40 ng/mL	colher 12h após dose	ng/mL x 3,75 = nmol/L
Dímero D		PC	até 400ng/mL			
Dismorfismo eritrocitário		U	negativo: <5.000 hemácias dismórficas/mL		positivo: >5.000 hemácias crenadas/mL	
Doença da vaca louca		L	positivo >3U			
Dopamina sérica	4h	S	até 200pg/mL			
Dopamina urinária	D	U	<1a: <3,35mg/g creatinina		>14a: <0,6mg/g creatinina	µg/24h x 5,907 = nmol/24h
			3 a 14a: <1,2mg/g creatinina		65 a 400µg/24h	
D-xilose	4 a 8h	U	crianças: 16% a 33% da dose para adultos <12a: >20mg/dL	>12 anos: > 25mg/dL	adulto: 4,1 a 9,0g/5h	mg/dL x 0,0666 = mmol/L
Efedrina		S	terapêutico: 0,05 a 0,1µg/mL	tóxico: >2 µg/mL		µg/mL x 6,1 = µmol/L
Eletroforese de hemoglobina	4h	ST	Hb A1 → Hb A2 → Hb F →	0 a 30 dias: 10% a 40% 0 a 30dias: <1% 0 a 30dias: 54 a 76%	>6m: >94,5% >1a: 1,5% a 3% 6m: <5%	valor limítrofe: 3% a 3,5% adulto: <2%

(Continua)

Tabela 92.3 ■ Preparação, tipos de amostra, interpretação dos resultados e conversão para unidade internacional dos exames laboratoriais em ordem alfabética (*continuação*)

1026

Exames	Preparo	Amostra	Interpretação em unidade convencional			Conversão para unidade internacional
Eletroforese de lipoproteínas	12h	S/P	lípides totais alfa-lipo pré-beta beta-lipo quilomícrons	400 a 800mg/dL 132 a 456mg/dL 32 a 192mg/dL 108 a 408mg/dL 0	100% 33% a 57% 8% a 24% 27% a 51% 0%	
Eletroforese de proteínas	4h	S	Total albumina alfa-1-globulina	6,49 a 8,23g/dL 3,39 a 5,41g/dL 0,14 a 0,29g/dL	α-2-globulina: 0,41 a 0,99g/dL betaglobulina: 0,47 a 1,09g/dL gamaglobulina: 0,68 a 1,86g/dL	relação A/G: 1,09 a 2,92
Encefalopatia espongiforme		L	positivo: >3U			
Enolase neurônio-específica		S	até 12,5µg/L			
Epinefrina (Adrenalina)	D/4h	P U	até 150pg/mL <1a: <2,5µg/24h 5 a 7a: <10µg/24h	1 a 2a: <3,5µg/24h 8 a 10a: <14µg/24h	3 a 4a: <6,5µg/24h >10a: <20µg/24h	
Eritrócitos (meia-vida)		ST	25 a 35 dias			
Eritrograma recém-nascido		ST	Hc = 2,7 a 5,8M/µL VCM = 86 a 1.200fl (Ht x 10/Hc) CHCM = 30,8 a 36,0g/dL (Hb x 100/Ht)	Hb =10 a 18g/dL	Ht = 27,7% a 58,4%	
Eritrograma 1 a 4a		ST	Hc = 3,1 a 5,6M/µL VCM = 74 a 90fl (Ht x 10/Hc) CHCM= 33,8 a 36,0g/dL (Hb x 100/Ht)	Hb=10 a 14,5g/dL	Ht = 27,8% a 41,3%	
Eritrograma 5 a 10a		ST	Hc = 3,8 a 5,8M/µL VCM = 76 a 91fl (Ht x 10/Hc) CHCM = 33,8 a 36,0g/dL (Hb x 100/Ht)	Hb=12 a 15g/dL	Ht = 34,1% a 43,8%	
Eritrograma >16a H		ST	Hc=4,5 a 6,7M/µL VCM = 82 a 92fl (Ht x 10/Hc) CHCM = 32,9 a 36,0g/dL (Hb x 100/Ht)	Hb=14 a 18g/dL	Ht = 41,1% a 54,7%	
Eritrograma >16a M		ST	Hc = 3,9 a 5,9M/µL VCM = 82 a 92fl (Ht x 10/Hc) CHCM = 32,9 a 36,0 g/dL (Hb x 100/Ht)	Hb=12 a 16g/dL	Ht = 35,6% a 48,6%	
Eritrograma coeficiente de variação: RDW		ST	Isocitose: 11,5% a 15%	anisocitose: >15%		
Eritropoetina	8h	S	método-dependente RIE: 5 a 36mU/mL	IE: Negativo <10mU/mL IE: Duvidoso de 11 a 48mU/mL IE: Positivo >48mU/mL		mU/mL = U/L
Eritrossedimentação (VHS)	8h	ST	Ver Hemossedimentação			
Estradiol		S/PH	Crianças Homem: 10 a 50pg/mL M: lútea: 21 a 231pg/mL Gravidez M: ovulatório:	<20pg/mL M-folicular: 21 a 216pg/mL pós-menopausa: <25pg/mL de acordo com semana 190 a 572pg/mL	controle reposição: >25pg/mL Sem = (estradiol/79,867)^0,6752	pg/mL x 0,003671 = nmol/L pg/mL x 3,67 = pmol/L

Estriol livre	10h	S/P	H: <0,2ng/mL Gravidez	M: <0,1ng/mL de acordo com semana		µg/L x 3,47 = nmol/L S = (estriol/0,000098)^0,29714
Estriol livre urinário		U	Aumento durante a gestação de 2mg/24h em 16 semanas até 10 a 40mg/24h no final da gravidez			µg/L x 3,47 = nmol/L
Estriol total	10h	S/P	H: até 2ng/mL M: até 10ng/mL	gravidez: de acordo com semana gestacional		ng/mL x 3,4676 = nmol/L
Estrona	8h	S/PH	pré-púberes: até 40pg/mL H: 30 a 90pg/mL M: útea:49,8 a 114,1pg/mL M: ovulatório:59,9 a 229,9pg/mL M: folicular: 37,2 a 137,7pg/mL		gravidez: de acordo com semana anticoncepcionais: 23,6 a 83,1pg/mL Pós-menopausa: 14,1 a 102,6pg/mL sem = (estrona + 225,555)/64927 reposição: 40 a 346pg/mL	pg/mL x 3,699 = pmol/L
Estrógeno total (Estrona+estradiol+estriol total)	10h	S	H: 20 a 80pg/mL M: folicular: 60 a 200pg/mL	M: lútea: 160 a 400pg/mL M: pós-ameno: 130pg/mL	1 a 10 dias: 61 a 394 11 a 20 dias: 122 a 437	pg/mL = ng/L
Etanol		U PF	não detectável ou <10mg/dL negativo <10mg/dL	alcoolismo: 80 a 200mg/dL	toxicidade: >400mg/dL	mg/dL x 0,2171 = mmol/L
Etossuximida		S/PH	terapêutico: 40 a 100µg/mL	tóxico: >150µg/mL		µg/mL x 7,08 = µmol/L
Excesso de bases (BE)		ST STH	RN: – 10 a –2mEq/L criança: – 4 a +2mEq/L	lactente: –7 a –1mEq/L adultos: –3 a +3mEq/L		
Fator antinuclear (FAN)	10h	S	Negative: até 1/40	positivo: <1/320 (ou título > que diluição 320)		dependente do padrão
Fator IX (anti-hemofílico)	6h	PC	50% a 150% normal			
Fator reumatoide	6h	S	Negativo até 20UI/mL			
Fator V (proacelerina)	6h	PC	50% a 150% normal			
Fator VII	6h	PC	50% a 150% normal			
Fator VIII	6h	PC	60% a 150% normal			
Fator von Willebrand	6h	PC	>1/40	0,43 a 1,5U/mL		
Fator X	6h	PC	50% a 150% normal	homozigotos <2%	heterozigotos: 40% a 60%	
Fator XI	6h	PC	80% a 120% normal	homozigotos 1% a 10%	heterozigotos: 50%	
Fator XII	6h	PC	60% a 160% normal	homozigotos 50% a 150%	heterozigotos: 15% a 80%	
Fator XIII	6h	PC	Presença do fator	nas deficiências, coágulo estável por 1 a 2h		
Fenilalanina		S STPF	RN: até 4mg/dL normal: <2,09mg/dL (presuntivo: >3mg/dL)	adultos: 0,8 a 1,8mg/dL		mg/dL x 60,536 = µmol/L
Fenitoína	4h	S/P	terapêutico: 10 a 20µg/mL	tóxico: >20µg/mL		µg/mL x 3,954 = µmol/L
Fenobarbital	4h	S/P	terapêutico: 15 a 40µg/mL	tóxico: 35 a 80µg/mL	coma: 70 a 120µg/mL	µg/mL x 4,306 = µmol/L
Fenol		U	até 20mg/g creatinina	exposição ao benzeno: até 50mg/g creatinina exposição ao fenol: até 250mg/g creatinina		
Fenproporex		S	terapêutico: 20 a 30ng/mL	tóxico: >200ng/mL		

(Continua)

Tabela 92.3 ■ Preparação, tipos de amostra, interpretação dos resultados e conversão para unidade internacional dos exames laboratoriais em ordem alfabética (*continuação*)

Exames	Preparo	Amostra	Interpretação em unidade convencional	Conversão para unidade internacional
Ferritina	8h	S	RN: 25 a 200ng/mL; 6m a 15a: 7 a 142ng/mL; excesso ferro >400ng/mL; 7d a 1m: 200 a 600ng/mL; 2 a 5m: 50 a 200ng/mL; H: 20 a 300ng/mL; M: 10 a 150ng/mL	ng/mL = µg/L
Ferro		U	40 a 50µg/24h	
Ferro sérico	8h	S	<30d: 95 a 225µg/dL; H: 75 a 175µg/dL; 1 a 48m: 60 a 116µg/dL; 5 a 17a: 50 a 200µg/dL; M: 65 a 165µg/dL	µg/mL x 0,1791 = µmol/L
Fibrinogênio	8h	PC	200 a 400mg/dL; valores críticos: <100mg/dL	mg/dL x 0,001 = g/L
Flecainida		S/P	terapêutico: 0,2 a 1,0µg/mL; tóxico: >1,0µg/mL	µg/mL x 2,4 = µmol/L
Flurazepam		S/P	terapêutico: não definido; tóxico >0,2µg/mL	µg/mL x 2,5 = µmol/L
Flúor		U	até 0,5mg/g creatinina	µg/dL x 0,5263 = µmol/L
		S	1,9 a 7,6µg/dL	
Folato	8h	S	Idade (anos): 0 a 1; 2 a 3; 4 a 6; 7 a 9; 10 a 12; 13 a 18; Adultos. Homens (nmol/L): 16,3 a 50,8; 5,7 a 34,0; 1,1 a 29,4; 5,2 a 27,0; 3,4 a 24,5; 2,7 a 19,9; 3 a 16. Mulheres (nmol/L): 14,3 a 51,5; 3,9 a 35,6; 6,1 a 31,9; 5,4 a 30,4; 2,3 a 23,1; 2,7 a 16,3; 3 a 16	ng/mL x 2,265 = nmol/L
Folato, eritrócito	8h	ST	125 a 600ng/mL	ng/mL x 2,265 = nmol/L
Formaldeído		U/ST	U: <17mg/L; S: exposição: 0,6 a 4,0mg/L	
Fosfatase ácida prostática	4h	S/P	<1,2U/L (enzimática); 2,5 a 3,7ng/mL (RIE)	
Fosfatase ácida total	4h	S/P	H: 2,5 a 11,7U/L; M: 0,3 a 9,2U/L	
Fosfatase alcalina	4h	S	fase crescimento: até 1.000U/L; adultos: 50 a 136U/L	U/L x 0,017 = µKat/L
Fosfatase alcalina óssea	4h	S	30% a 40% da total	
Fosfolipídeos	12h	S/P	125 a 250mg/dL	
Fósforo	4h	S	crianças: 4,0 a 7,8mg/dL; adultos: 2,5 a 4,9mg/dL	mg/dL x 0,323 = mmol/L
Fósforo urinário		U	0,4 a 1,3g/24h	mg/24h/1.000 = g/24h x 32,3 = mmol/24h
Fragilidade osmótica		ST	aumentada: se ocorre em NaCl a 0,5%; diminuída se não total em NaCl a 0,3%	
Frutosamina	6h	S	não DM: 1,5 a 2,7mmol/L; DM controlado <3,2mmol/L; DM não controlado 3,7 a 5,0mmol/L	
Frutose		U	negativo	
		E	150 a 500mg/dL	
Furosemida		S/P	terapêutico: 1 a 2µg/mL; tóxico: não definido	µg/mL x 3 = µmol/L
Galactose		PF	normal até 7,19mg/dL; galactosemia: >9,7mg/dL	

Gamaglutamiltransferase (GGT)	4h	S	1 a 9a: 6 a 25U/L	H: 15 a 85U/L	M: 5 a 55U/L	U/L x 0,017 = µKat/L
Gasometria arterial ou capilar pCO$_2$		STH	crianças: 27 a 40mmHg	H: 35 a 48mmHg	M: 32 a 45mmHg	mmHg x 0,123 = kPa
Gasometria arterial		STH	pH = 7,35 a 7,45 FiO$_2$ = 0,21: RN: 60 a 75mmHg FiO$_2$ = 0,21: adultos: >85mmHg pO$_2$ = 83 a 108mmHg	Sat O$_2$ = 92% a 98% FiO$_2$ = 0,21: >70 anos: >70mmHg FiO$_2$ = 1,0: >500 mmHg IRA: PO$_2$ x FiO$_2$ (se <250 grave alteração da troca gasosa)	HCO$_3$ = 20 a 30mEq/L BE de –3 a +3mEq/L CO$_2$ total = 21,1 a 31,4Eq/L	A-a DO$_2$ = {FiO$_2$ x (Pbar – 47)-(PCO$_2$/0,8)} – pO$_2$ Pbar BHorizonte = 681mmHg A-a DO$_2$ < 20mmHg
Gasometria venosa		STH	pH = 7,33 a 7,43 PCO$_2$ = 6 a 7mmHg >arterial	pO$_2$ = 25 a 40mmHg Sat O$_2$ = 41% a 75%	HCO$_3$ = 21 a 39mEq/L CO$_2$ total = 22 a 41mEq/L	
Gastrina	D/10h	S	jejum: até 100pg/mL	Pós-prandial: 95 a 140pg/mL		pg/mL = ng/L
Gentamicina		S/P	pico: 8 a 10µg/mL	meia-vida: <2 a 4µg/mL	tóxico: P >10 e MV >4µg/mL	µg/mL x 2,1 = µmol/L
Glicerol, livre		P	0,29 a 1,72mg/dL			mg/dL x 0,109 = mmol/L
Glicina		PH	1,59 a 5,08mg/dL			mg/dL x 133,209 = µmol/L
Glicose		L	40 a 70mg/dL	2/3 da plasmática		mg/dL x 0,0555 = mmol/L
Glicose 6-fosfatase eritrocitária		ST	2 a 17a: 6,4 a 15,6U/g Hb	>18a = 8,6 a 18,6U/g Hb		U/g Hb x 0,064 = MU/mol Hb
Glicose de jejum Teste de tolerância: ver Curva glicêmica		PF STH	70 a 110mg/dL 65 a 95mg/dL	diabetes >125mg/dL		mg/dL x 0,0555 = mmol/L
Glicose pós-prandial	8h	PF	2h pós-refeição:	<140mg/dL		refeição com + 50g carboidrato
Globulinas		S	2,8 a 3,1g/dL			
Glucagon	8h	P	40 a 130pg/mL	valores críticos: >500pg/mL		(ng/L = pg/mL) pg/mL x 0,287 = pmol/L
Glutamina	8h	PH L	7,31 a 12,4mg/dL 50 a 80mg/dL			mg/dL x 68,423 = µmol/L mg/dL x 0,056 = mmol/L
Gonadotrofina coriônica beta (HCG)		S	H: <7 nUI/mL	gravidez: >30mUI/mL de acordo com a semana		mUI/mL = UI/L
Gonadotrofina coriônica beta livre			em ng/mL	de acordo com semana		mUI/mL = UI/L
Gordura fecal		F	qualitativo: negativo	dieta normal: <7g/24h	Dieta sem gordura: <4g/24h	
Haloperidol		S/P	terapêutico: 6 a 245ng/mL	tóxico: não definido		ng/mL x 2,66 = nmol/L
Haptoglobina	6h	S	RN: 0 em 90%; <10mg/dL em 10% 6m a 7a: 40 a 180mg/dL		1 a 6m: aumento gradual até 30mg/dL adultos: 40 a 270mg/dL	mg/dL x 10 = mg/L
Helicobacter pylori	6h	S/P	IgG/IgM	*cutoff* do *kit*		
Hemoglobina glicosilada	4h	ST	HbA1c total; 3,3% a 7,8%	HBA1c estável: 2,8% a 5,8%	diabético não controlado >8%	
Hemoglobinúria		U	1,2 a 2,4mg/24h			
Hemograma			ver eritrograma e leucograma			
Hemólise com sacarose		ST	negativo até 10%	M: 0 a 20mm		

(Continua)

Tabela 92.3 ■ Preparação, tipos de amostra, interpretação dos resultados e conversão para unidade internacional dos exames laboratoriais em ordem alfabética (*continuação*)

Exames	Preparo	Amostra	Interpretação em unidade convencional			Conversão para unidade internacional
Hemossedimentação	6h	ST	H: 0 a 13mm			
Hepatite B (anti-HBs)	4h	S	reagente >10UI/L			
Hidroxiprolina total	D	U	H: 15 a 45mg/24h (7 a 20µg/mg creatinina) 0 a 1a: 20 a 50mg/24h 1 a 10a: 25 a 100mg/24 h 11 a 20a: 70 a 140mg/24h		M: 1/2 valores masculinos	mg/24h x 0,076 = mmol/24h
Histidina		PH/S	prematuros: 0,47 a 1,09 RN (1d): 0,76 a 1,77 1 a 3m: 0,82 a 1,14 4 a 6m: 1,49 a 2,12	7m a 2a: 0,37 a 1,74 3 a 10a: 0,37 a 1,32 11 a 18a: 0,99 a 1,64 adultos: 0,50 a 1,66	(valores em mg/dL)	mg/dL x 64,450 = µmol/L
Homocisteína	4h	S/P U	H: 5 a 15µmol/L negativo (0 a 9µmol/g creatinina)	> 60a: 5 a 20µmol/L		µmol/L x 0,135 = mg/L
Hormônio adrenocorticotrófico (ACTH)		P	6 às 10h: <60pg/mL			pg/mL x 0,2202 = pmol/L
Hormônio adrenocorticotrópico pós-DDAVP		P	normal = 3 x o basal			
Hormônio antidiurético (vasopressina)		S/P	Se <285mOsm/kg Se >290mOsm/kg	<7,6pg/mL 2 a 12pg/mL		pg/mL x 0,9234 = pmol/L
Hormônio de crescimento Pós-exercício/insulina	8h	S/P	incremento >5µg/L			idem pós-glucagon ou Ldopa
Hormônio do crescimento (somatotrófico)	6h	S	crianças: <20ng/mL	H: <5ng/mL M: <10ng/mL		ng/mL x 2,6 = mU/L
Hormônio de crescimento pós-clonidina	6h	S	aumento de 5 a 7ng/mL			ng/mL x 2,6 = mU/L
Hormônio folículo-estimulante (FSH)	6h	S	H: 1,0 a 10,5mUI/mL M: lútea: 0,6 a 8,0mUI/mL	pré-púberes: 0 a 2,5mUI/mL ovulação: 3,9 a 13,3mUI/mL	M folicular: 2,4 a 9,3mUI/mL pós-menopausa: 31 a 134mUI/mL	mUI/mL = UI/L reposição: 2,4 a 30,9mUI/mL
Hormônio FSH, estímulo clomifeno	6h	S	A partir do 3º dia	>50%		
Hormônio luteinizante (LH)	6h	S/P	H: 1,0 a 8,4mUI/mL M: lútea: 1 a 12mUI/mL	pré-púberes: 0 a 0,15mUI/mL ovulação: 16 a 104mUI/mL	M: folicular: 1 a 2mUI/mL pós-menopausa: 16 a 66mUI/mL	mUI/mL = UI/L
Ibuprofeno		S/P	terapêutico: 10 a 50µg/mL	tóxico: 10 a 700µg/mL		µg/mL x 4,86 = µmol/L
Imipramina		S/P	terapêutico: 125 a 250ng/mL	tóxico: >500ng/mL		ng/mL x 3,57 = nmol/L
Imunoglobulina A (IgA)	4h	S	Cordão umbilical: 0mg/dL 1 a 3m: 0 a 30mg/dL 3 a 6m: 4 a 55mg/dL 6 a 12m: 10 a 70mg/dL 12 a 24m: 18 a 111mg/dL 24 a 36m: 21 a 98mg/dL	3 a 5 anos: 30 a 178mg/dL 5 a 8 anos: 74 a 265mg/dL 8 a 12 anos: 68 a 333mg/dL 12 a 16 anos: 68 a 250mg/dL adultos: 85 a 385mg/dL		mg/dL x 10 = mg/L

Capítulo 92 ■ Valores Normais em Análises Clínicas

Exame	Tempo	Material	Valores			Conversão
Imunoglobulina D (IgD)	4h	S	0 a 8mg/dL			mg/dL × 10 = mg/L
Imunoglobulina E (IgE)	4h	S	1m <2,9UI/mL 1a <2,8UI/mL 2a <40,3UI/mL	5a: <84UI/mL 7a: <110UI/mL 10a: <148UI/mL	adultos: 0 a 380UI/mL <114U/mL	UI/mL × 0,00267 = mg/mL UI/mL = kUI/L
Imunoglobulina G (IgG)	4h	S	1 a 12 meses: 200 a 1.070mg/dL 1 a 12 anos: 340 a 1.600mg/dL adu tos: 844 a 1.912mg/dL		subclasse I: 470 a 1.300 subclasse II: 115 a 750 subclasse III: 20 a 130 subclasse IV: 2 a 165	mg/dL × 0,122 = UI/mL mg/dL × 0,01 = g/L
		L	0,5 a 5mg/dL			mg/dL × 10 = mg/L
Imunoglobulina M (IgM)	4h	S/L	corção: 4 a 24mg/dL 1 a 2m: 25 a 150mg/dL	1 a 12a: 45 a 250mg/dL 12 a 16 anos: 26 a 221mg/dL	adultos: 25 a 310mg/dL	mg/dL × 1,299 = UI/mL mg/dL ×10 = mg/L
Influenza (A ou B)	4h	S	IgG ou IgM	N: até 1/10		
Insulina	12h	S/PH	0,7 a 9,0mU/L	interpretar com glicemia	μU/mL = mU/L	mU/L × 7,18 = pmol/L
Iodo proteico (PBI)	6h	S	3,0 a 8,6μg/dL			
Isoleucina		S	prematuros: 0,26 a 0,78mg/dL RN (1d): 0,35 a 0,69mg/dL 1 a 2m: 0,59 a 0,95mg/dL 4 a 6m: 0,50 a 1,61mg/dL		7m a 2a: 0,34 a 1,23mg/dL 3 a 10 a: 0,37 a 1,10mg/dL 11 a 18 a: 0,50 a 1,24mg/dL adultos: 0,48 a 1,28mg/dL	mg/dL × 76,240 = μmol/L
Isoniazida		S/P	terapêutico: 1 a 7μg/mL	tóxico: 20 a 710μg/mL		μg/mL × 7,3 = μmol/L
Lactato		STH	venoso: 8,1 a 15,3mg/dL	arterial: <11,3mg/dL		mg/dL × 0,112 = mmol/L
Legionelose	4h	S	positivo <1/128	positivo <1/128		IFI
Leishmaniose	4h	S	positivo <1/20			
Leptina	8h	S	pré-púberes: 0,1 a 13ng/mL IMC 18 a 25: H = 1,2 a 9,5ng/mL IMC >25: H = 4 a 35ng/mL	M: púbere: 0,1 a 19,7ng/mL H: púbere: 0,1 a 6,2ng/mL	M = 4,1 a 25ng/mL M = 7 a 59ng/mL	
Leucina	8h	PH	0,66 a 2,89mg/dL			mg/dL × 76,240 = μmol/L
Leucina-aminopeptidase	6h	S	H: 1,1 a 3,4U/mL	M: 1,2 a 3,0U/mL		
Leucócitos basófilos		ST	>1m: 0% a 15%	pequena variação com idade		
Leucócitos bastonetes		ST	>1m: 3% a 6%	pequena variação com idade		
Leucócitos eosinófilos		ST	>1m: 1% a 4%	pequena variação com idade		
Leucócitos linfócitos		ST	RN: 15% a 65% 5 a 16a: 32% a 44%	1m a 1a: 57% a 67% >21a: 20% a 32% (1.500 a 4.000/mm³)	2 a 4a: 49% a 61%	
Leucócitos metamielócitos		ST	>1m: 0 a 1%	pequena variação com idade		
Leucócitos monócitos		ST	>1m: 4% a 8%	pequena variação com idade		
Leucócitos segmentados neutrófilos		ST	RN: 27% a 78% 5 a 16a: 46% a 60%	1m a 1a: 22% a 36% >21a: 58% a 72%	2 a 4a: 29% a 43%	

(Continua)

Tabela 92.3 ■ Preparação, tipos de amostra, interpretação dos resultados e conversão para unidade internacional dos exames laboratoriais em ordem alfabética (*continuação*)

1032

Exames	Preparo	Amostra	Interpretação em unidade convencional			Conversão para unidade internacional
Leucócitos totais		ST ST	RN: 4.300 a 19.300/mm³ 5 a 16a: 4.500 a 13.500	1m a 1a: 6.000 a 17.000 >21a: 5.000 a 10.000	2 a 4a: 5.500 a 16.000/mm³	
Lidocaína		S/P	terapêutico: 1,5 a 6µg/mL	tóxico: 6 a 8µg/mL		µg/mL x 4,3 = µmol/L
Linfócitos B		SH	5% a 15%			
Linfócitos CD3		ST	870 a 1.900/mm³			
Linfócitos CD4		ST	450 a 1.400/mm³			
Linfócitos CD8		ST	190 a 725/mm³			
Linfócitos T		SH	60% a 80%			
Lipase		S/P	114 a 286U/L			
Lipídeos totais	10h	S	400 a 800mg/dL			
Lipoproteína	10h	S	desejável	até 30mg/dL		
Líquido amniótico (DDO)			99% VF: 0,050 a 0,120 67% VF: 0,201 a 0,300	0,89% VF: 0,121 a 0,200 11% VF: >0,300	VF: viabilidade fetal DO = bilirrubina DDO = DO450nm a DO600nm	
Líquido ascítico (LA)		LA	bilirrubina LA/sérica: colesterol LA/sérica: colesterol total (mg/dL): densidade: DLH LA/sérica: proteína LA/sérica: proteína total (g/dL): Rivalta	exsudato: >0,6 exsudato: >0,3 exsudato: >60,0 exsudato: >1,015 exsudato: >0,6 exsudato: >0,5 exsudato: >3,0 exsudato: positivo	transudato: <0,6 transudato: <0,3 transudato: <60,0 transudato: <1,015 transudato: <0,6 transudato: <0,5 transudato: <3,0 transudato: negativo	
Líquido pleural: idem líquido ascítico		LP	mesmos testes e classificação do líquido ascítico			
Líquido sinovial		LS	ácido úrico: 1 a 7,2mg/dL lactato: 1 a 25mg/dL hialuronato: 0,30 a 0,41g/dL	complemento total: 8 a 42U/mL diferença para glicemia <10mg/dL proteínas totais: 1 a 3g/dL		
Liquor		L	cloretos: 700 a 750mg/dL (120 a 129mEq/L) glicose: 50 a 80mg/dL		ureia: 15 a 35mg/dL 2/3 da glicemia	
Liquor lombar: proteínas totais		L	12 a 43mg/dL			
Liquor suboccipital: proteínas totais		L	10 a 25mg/dL			
Lisina		PH	1,46 a 5,12mg/dL			mg/dL x 68,404 = µmol/L
Lisozima		S/P/U	S: 4,0 a 15,6µg/mL	P: 0,2 a 15,8µg/dL	U: <3 mg/24h	µg/mL x 0,07 = µmol/L
Lítio	12h	S	normal: 0,2 a 0,5mEq/L	terapêutico: 0,6 a 1,2mEq/L	tóxico: >2mEq/L	mEq/L = mmol/L
Lorazepam		P/S/SH	terapêutico: 50 a 240ng/mL	tóxico: >240ng/mL		ng/mL x 3,11 = nmol/L
Magnésio		S U	1,7 a 2,4mg/dL 24 a 225mg/24h ou 7,3 a 12,2g/dL		mg/dL x 0,4114 = mmo/L	mg/dL x 0,823 = mEq/L mEq x 0,5 = mmol/L mEq/24h x 0,5 = mmol/24h

Capítulo 92 ■ Valores Normais em Análises Clínicas

Analito	Amostra	Valores de referência	Valores críticos / tóxicos	Conversão
Manganês	ST/S; U	S: 0,43 a 0,76ng/mL; <2 µg/L	ST: até 10ng/mL	ng/mL x 18,2023 = nmol/L; µg/L x 18,2023 = nmol/L
Meperidina	S/P	terapêutico: 400 a 700ng/mL	tóxico: >1.000ng/mL	ng/mL x 4,04 = nmol/L
Meprobamato	S/P	terapêutico: 6 a 12µg/mL	tóxico: >60µg/mL	µg/mL x 4,58 = nmol/L
Mercúrio	ST; U	<5µg/dL; 10 a 50µg/24h	tóxico: >10µg/dL; tóxico >100µg/24h	µg/dL x 0,0499 = µmol/L; µg/L x 0,00499 = µmol/24 h
Metadona	S/P	terapêutico: 100 a 400ng/mL	tóxico: >2.000ng/mL	ng/mL x 0,0032 = µmol/L
Meta-hemoglobina	ST	<3% do total	0,06 a 0,24g/dL	g/dL x 155 = µmol/L
Metanefrinas totais	U	RN a 6m; 7 a 11m; 1 a 2a; 3 a 12a; 13 a 17a; H; M	865 a 4.173µg/g de creatinina; 730 a 2.980µg/g de creatinina; 311 a 2.509µg/g de creatinina; 51 a 2.412µg/g de creatinina ou 72 a 410µg/24h; 70 a 1.793µg/g de creatinina ou 130 a 520µg/24h; 36 a 1.150µg/g de creatinina ou 90 a 690µg/24h; 63 a 792µg/g de creatinina ou 95 a 475µg/24h	µg/24h x 5,07 = µmol/24h
Metanfetamina	S/P/PH; U	0,01 a 0,05µg/mL; não detectável (<cutoff)	tóxico: >0,05µg/mL	µg/mL x 5,385 = µmol/L
Metanol	ST; U	<0,15mg/dL; até 5mg/L	toxico: >20mg/dL	mg/dL x 0,312 = mmol/L
Metildopa	S/P	terapêutico: 1 a 5µg/mL	tóxico: >7µg/mL	µg/mL x 4,74 = µmol/L
Metionina	PH	0,07 a 0,60mg/dL		mg/dL x 67,020 = µmol/L
Metotrexato	S/P	terapêutico: variável	tóxico 48h: >227ng/mL; tóxico 14d: >9,1ng/mL	ng/mL x 2,2 = nmol/L
Microalbuminúria	UmL	normal <30mg/24h	micro: 30 a 300mg/24h; macro: >300 mg/24h	ng/mL = µg/L
Mioglobina	S	H: 19 a 92ng/mL; M: 12 a 96ng/mL		
Morfina	S/P/PH; U	10 a 80ng/mL; não detectável (<cutoff)	tóxico: >200ng/mL	ng/mL x 3,5 = nmol/L
Mycoplasma pneumoniae	S/P	pos tivo >12U/mL		
Nicotina	S	Não fumantes: <25ng/mL	fumantes: >25ng/mL	
Níquel	S/U	S: <0,5µg/L	U: <23µg/L	µg/L x 17,033 = nmol/L
Nitrazepam	S/P	terapêutico: 200 a 1.000ng/mL		ng/mL x 3,555 = nmol/L
Nitroprussiato	S/P	terapêutico: 6 a 29µg/mL		µg/mL x 17,2 = µmol/L
Norepinefrina (noradrenalina)	U (8h)	<1a até 10µg/24h; >10a: 15 a 80µg/24h	1 a 4a: até 30µg/24h; valores críticos >50µg/24h; 5 a 10a: 8 a 65µg/24h	µg/24h x 5,911 = nmol/24h
Nortriptilina	S/P	terapêutico: 50 a 150ng/mL	tóxico: >500ng/mL	ng/mL x 3,8 = nmol/L
Osmolalidade	S/U	S: 275 a 295mOsm/kg	U: 50 a 1.400mOsm/Kg; colher 12h após dose; U (12h jejum): >850mOsm/kg	mOsm/kg = mmol/kg
Osteocalcina	PH	H: 2,4 a 10ng/mL	M: 3,4 a 11,7ng/mL	
Oxalato	S; U	1 a 2,4µg/mL; crianças: 13 a 38mg/24h	intoxicação: 20µg/mL; H: 7 a 44mg/24h; M: 4 a 31mg/24h	µg/mL x 11,25 = µmol/L; mg/24h x 0,0111 = mmol/24h
Oxazepam	S/P	terapêutico: 0,2 a 1,4µg/mL		µg/mL x 3,488 = µmol/L
Oxicodona	S/P	terapêutico: 10 a 100ng/mL	tóxico: >200ng/mL	ng/mL x 3,17 = nmol/L

(Continua)

Tabela 92.3 ■ Preparação, tipos de amostra, interpretação dos resultados e conversão para unidade internacional dos exames laboratoriais em ordem alfabética (*continuação*)

1034

Exames	Preparo	Amostra	Interpretação em unidade convencional			Conversão para unidade internacional
Papanicolau			classe I: normal classe III: displasia ligeira a grave	classe II: displasia benigna com inflamação classe IV: Ca *in situ*	classe V: câncer	
Paratormônio intacto (PTHi)	8h	S/P	7 às 10h: 8 a 74pg/mL			pg/mL x 0,106 = pmol/L
Pentazocina		S/P	terapêutico: 0,05 a 0,2µg/mL	tóxico: >1µg/mL		µg/mL x 3,5 = µmol/L
Pentobarbital		S/P	terapêutico: 1 a 5µg/mL	coma: 20 a 50µg/mL		µg/mL x 4,4 = µmol/L
Peptídeo C	8h	S/U	S: 0,9 a 4ng/mL	U: 2 a 260µg/24h		ng/mL x 0,33 = nmol/L
Peptídeo vasoativo intestinal		P	<75pg/mL			
pH arterial		ST	7,35 a 7,45			
Piridinolina		U	urina matinal/12h/24h	H: 16 a 32nM/mM creat.	M: 14,8 a 23nM/mM creat.	
Piruvatoquinase eritrocitária			9,0 a 22,0U/g Hb			
Plaquetas		ST	150.000 a 400.000/mm^3			
Porfobilinogênio		U24h	1 a 1,5mg/24h			mg/24h x 4,42 = µmol/24h
Potássio		S/U	S: 3,5 a 5,0mEq/L	U: 25 a 125mmol/24h		mEq/L = mmol/L
Prealbumina		S	N: 19 a 38mg/dL Def. leve: 10 a 15	Def. moderada: 5 a 10 Def. grave: 0 a 5		
Pregnanediol		U 24h	Criança: 0,1 a 1mg/24h M: folicular: 0,2 a 1,3mg/24h G: 1º trim: 5,2 a 23,7	H: 0,2 a 1,3mg/24h M: lútea: 1,5 a 7,8mg/24h G: 2º trim: 12,4 a 55,5	Pós-menopausa: 0,2 a 1mg/24h G: 3º trim: 25,1 a 81,5	mg/24h x 3,12 = µmol/24h (no soro = progesterona)
Primidona		S/P	terapêutico: 5 a 12µg/mL	tóxico: >15µg/mL		µg/mL x 4,6 = µmol/L
Procainamida		S/P	terapêutico: 4 a 10µg/mL	tóxico: >12µg/mL		µg/mL x 4,2 = µmol/L
Procalcitonina		S/P	normal/não bacteriano: SRIS:	<0,5ng/mL 0,5 a 2ng/mL	normal nas viroses, autoimune, neo sepse/MODS >2ng/mL	
Progesterona	8h	S	H: 0,7 a 3nmol/L M: lútea:11,6 a 68,9nmol/L	M: folicular: 1,3 a 3,4nmol/L Pós-menopausa:<3nmol/L	M: ovulação: 1,7 a 2,4nmol/L	nmol/L x 0,318 = ng/mL
Prolactina	8h	S/PH	H: 2,3 a 11,5ng/mL	M: 2,5 a 14,6ng/mL		ng/mL = µg/L= mUL/30
Prolactina pós-TRH	8h	S	normal	2,5 a 10 x o basal	>20ng/mL acima do basal	
Prolina		PH	1,09 a 4,14mg/dL			mg/dL x 86,859 = µmol/L
Propoxifeno		S/P	terapêutico: 0,1 a 0,4µg/mL	tóxico: >0,5µg/mL		µg/mL x 0,3 = µmol/L
Propranolol		S/P	terapêutico: 50 a 100ng/mL			ng/mL x 3,86 = nmol/L
Proteína 14-3-3		L	positivo >3U			
Proteína C (fator XIV)	8h	PC	60% a 125%			
Proteína C reativa	8h	S/P	<6mg/L (semiquantitativo)	68 a 8200µg/L		ng/mL = µg/L
Proteína S total e livre	8h	PC/ST	Total: PC = 70% a 140%	total: ST = 60% a 140%	Livre: ST = 70% a 130%	
Proteínas frações		S	albumina: 3,4 a 5,4g/dL	globulina: 1,8 a 3,1g/dL		

Proteínas totais	S/U L	S: 6,5 a 8,3g/dL lombar: 15 a 45mg/dL	U: 50 a 150mg/24h	g/dL x 10 = g/L		g/dL x 2,439 = mEq/L
Prova do laço		normal:	até 5 petéquias/25cm² de pele			
PSA (*Prostatic Specific Antigen*)	S/P/PH	H: total: 0,1 a 4ng/mL H: >40a: <2,8ng/dL	H: livre: 0,01 a 0,90ng/mL M: <0,5ng/dL	H: complexado: 0,09 a 3,10ng/mL		
Quinidina	S/P	terapêutico: 2 a 5µg/mL	tóxico: >6µg/mL			µg/mL x 3 = µmol/L
Renina	S/P	repouso: 0,3 a 0,7ng/mL/h dieta hipossód.: 2,4 a 6	2h posição ortostática e normossód: 0,5 a 2,1			pg/mL x 0,0233 = nmol/L
Reserva alcalina		HCO₃ x 2,308				
Reticulócitos	ST	0,5% a 2,5% dos eritrócitos				
Rubéola IgG	S	não reagente: até 9UI/mL	positivo >11UI/mL			
Rubéola IgM	S	não reagente	não detectável			
Salicilato	S/P	terapêutico: 150 a 300µg/mL	tóxico: 300µg/mL			µg/mL x 7,24 = µmol/L
Saturação de oxigênio arterial	ST	96% a 100%				
Saturação de transferrina (CLF, CFF)	S	3m a 10a: 9,2% a 49,7%	adultos: 7,3% a 55,9%			
SDHEA	S	Idade 1 mês a 4 anos 5 a 9 anos 10 a 11 anos 12 a 15 anos 16 a 20 anos 21 a 40 anos 41 a 50 anos 51 a 80 anos	Homem (ng/mL) 30 a 550 50 a 1.400 270 a 2.300 200 a 5.300 600 a 5.000 1.000 a 5.500 850 a 3.500 500 a 3.000	Mulher (ng/dL) 30 a 150 50 a 1.400 150 a 2.600 200 a 5.300 600 a 5.000 800 a 5.500 500 a 2.600 200 a 2.600		µg/mL x 2,6 = µmol/L
Sedimento urinário	U	leucócitos hemácias células epiteliais cilindros hialinos	<10.000/mL <5.000/mL <10.000/mL <30/mL	contagem Addis: <1.000.000/12h contagem Addis: <500.000/12h contagem Addis: <5.000/12h		
Selênio	S/ST U	S: Total: 58 a 234µg/dL 7 a 160µg/L	soro: 46 a 143µg/dL tóxico >400µg/L			µg/L x 0,0127 = µmol/L
Serotonina 8h+D	ST+vitC	N: 50 a 200ng/mL	s. carcinoide: > 400ng/mL			
Sódio	S/U Suor	U: 40 a 220mmol/24h N: 2 a 70mEq/L	soro: 135 a 145mEq/L fibrose cística: 50 a 150mEq/L			mEq/L = mmol/L
Somatomedina C 8h	S	2m a 5a: 17 a 248ng/mL 6 a 8a: 88 a 474ng/mL M: 9 a 11a: 117 a 771ng/mL M: 12 a 15a: 261 a 1.096ng/mL H: 9 a 11a: 110 a 565ng/mL		H: 12 a 15a: 202 a 957ng/mL adultos 16 a 24a: 182 a 780ng/mL adultos 25 a 39 a: 114 a 492ng/mL adultos 40 a 45 a: 90 a 360ng/mL adultos >55a: 71 a 290ng/mL		
Sorologia IgG ou IgM 4h	S	de acordo com o método				
Sulfo-hemoglobina	SH	<1% da HG total				

(Continua)

Exames	Preparo	Amostra	Interpretação em unidade convencional				Conversão para unidade internacional
T3 (tri-iodotironina) total	4h	S	0,8 a 3,2nmol/L				nmol/L x 65,098 = ng/dL
T3 livre	4h	S	1,5 a 4,1pg/mL	ou 150 a 410pg/dL			pg/dL x 0,0154 = pmol/L
T3 reverso	4h	S	9 a 35ng/dL				ng/dL x 0,01536 = nmol/L
T4 (tiroxina) total	4h	S	4,5 a 13μg/dL				μg/dL x 12,872 = nmol/L
T4 livre	4h	S	0,8 a 2,0ng/dL				ng/dL x 12,872 = pmol/L
T4 neonatal		Pfil	N = >4,85μg/dL	hipotireoidismo <2,47μg/dL			
Tempo de coagulação		ST	tubo de vidro: 4 a 12min	tubo siliconizado: 19 a 60min			
Tempo de protrombina	4h	PC	±2s do controle (11 a 16s)		RNI = 0,91 a 1,25		
Tempo de sangramento (DUKE)		ST	3,0 a 9,5min				
Tempo de trombina		PC	±5s do controle	16 a 21s			
Tempo de tromboplastina parcial ativada	6h	PC	25 a 38s				
Teofilina		S/P	criança:6 a 11μg/mL	adultos: 8 a 20μg/mL	tóxico >20mg/mL		μg/mL x 5,5 = μmol/L
Testosterona livre	4h	S	M: pré-púbere: 0,01 a 3,2pg/mL H: pré-púbere: 0,01 a 8,7pg/mL	H: 50 a 210pg/mL M: 1,0 a 8,5pg/mL	pós-menopausa: 0,29 a 1,7pg/mL		ng/dL x 0,0347 = nmol/L pg/mL x 3,47 = pmol/L
Testosterona pós-HCG	10h	S/P	250 a 950ng/dL	no 5º dia = 2 x ou mais			
Testosterona total	10h	S	H: 1 a 9a: 5 a 50ng/dL H: 10 a 19a: 50 a 500ng/dL H: 20 a 49a: 286 a 1.501ng/dL H: >50a: 212 a 742ng/dL	M: 1 a 9a: 0 a 15ng/dL M: 10 a 19a: 10 a 80ng/dL M: lútea: 15 a 90ng/dL M: ovulatória:65 a 119ng/dL	M: folicular:15 a 90ng/dL pós-menopausa: 49 a 102ng/dL		ng/dL x 0,01 = μgl/L ng/dL x 0,347 = nmol/L
Tiocianato		U S/P	fumante: 7 a 17mg/24h fumante: 3 a 12μg/mL	não fumante: 1 a 4mg/24h não fumante: 1 a 4μg/mL			mg/24h x 17,25 = mmol/L μg/mL x 17,25 = μmol/L
Tiopental		S/P	hipnótico: 1 a 5μg/mL	anestesia: 7 a 130μg/mL	tóxico: >10μg/mL		μg/mL x 4,12 = μmol/L
Tireoglobulina	8h	S/PH	S: 1,7 a 55,6ng/mL				ng/mL = μg/L
Tirosina		S U	prematuros: 7 a 24 Negativo	RN: 1,6 a 3,7	adultos: 0,8 a 4,9		mg/dL x 55,191 = μmol/L
Toxoplasmose		S	IgM: não detectável avidez: 0 a 19% (baixa) = recente	IgG: positivo >16,5UI/mL	IgG: positivo >1:256 (IFI) avidez >30% (alta) = doença há >3 m		
Transaminase glutâmico-oxalacética (AST)		S	15 a 37U/L				U/L x 0,017 = μKat/L
Transaminase glutâmico-pirúvica (ALT)		S	H: 10 a 40U/L	M: 7 a 35U/L			U/L x 0,017 = μKat/L
Transferrina		S	240 a 480mg/dL	>60a: 180 a 380mg/dL			mg/dL x 0,408 = UI/mL
Treonina		PH	0,42 a 3,04mg/dL				mg/dL x 83,949 = μmol/L

Exame	Preparo	Material	Valores	Valores	Conversão
Triglicerídeos	12h	S/PH	ótimo: <150mg/dL	alto: 201 a 499mg/dL	mg/dL x 0,01129 = mmol/L
Tripsina imunorreativa (fibrose cística)		SPF	normal: até 35ng/mL		
Triptofano		PH	0,51 a 1,63mg/dL		mg/dL x 48,967 = µmol/L
Troponina		S/ST	S (I): até 1,0ng/mL	ST (T): até 0,1ng/mL	
TSH (hormônio tireoestimulante)	8h	S	0,48 a 6,67µU/mL	pós-TRH: (normal): aumento >10µU/mL	
TSH neonatal		Pfil	normal: <10µU/mL	hipotireoidismo: >20µU/mL	
Ureia		S/U	S: 15 a 40mg/dL	U: 15 a 43g/24h	ureia x 2,14 = BUN
Urobilinogênio		U/F	U: <4mg/24h	F: 0 a 300mg/24h	mg/24h x 1,69 = µmol/24h
Uroporfirinas		U/F	U: <50µg/24h	F: 10 a 40µg/24h	µg/24h x 1,2 = nmol/24h
Valina		PH	1,17 a 4,22mg/dL		mg/dL x 85,362 = µmol/L
Vancomicina		S/P	terapêutico: 5 a 10µg/mL	Tóxico: >100µg/mL	µg/mL x 0,69 = µmol/L
Verapamil		S/P	terapêutico: 100 a 500ng/mL		ng/mL x 2,2 = nmol/L
Vitamina A (retinol)	10h	S/P	1 a 2,8µmol/L		µmol/L x 28,646 = µg/dL
Vitamina B$_1$ (tiamina)	10h	S	0 a 2µg/dL		µg/dL x 37,5 = nmol/L
Vitamina B$_2$ (riboflavina)	10h	S	4 a 24µg/dL		µg/dL x 26,6 = nmol/L
Vitamina B$_6$ (piridoxina)	10h	P	5 a 30ng/mL		ng/mL x 4,03 = nmol/L
Vitamina B$_{12}$ (cianocobalamina)	10h	S	200 a 1100pg/mL		pg/mL x 0,738 = pmol/L
Vitamina C (ácido ascórbico)	10h	S/PH	0,5 a 1,5mg/dL		mg/dL x 56,7 = µmol/L
Vitamina D (calcitriol)	10h	S/P	calcitriol: 14 a 78pg/mL	calciferol: 8,9 a 46,7ng/mL	calcitriol: pg/mL x 2,4 = pmol/L
Vitamina E (tocoferol)	10h	S/P	5 a 18µg/mL		mg/dL x 2,33 = µmol/L
Vitamina K (quinonas)	10h	S/P	0,09 a 2,22ng/mL		
VMA, ver ácido vanilmandélico					
Volemia total		ST	H: 75mL/kg peso corporal	M: 67mL/kg peso corporal	
Volume de hemácias		ST	H: 30mL/kg peso corporal	M: 24mL/kg peso corporal	
Volume plasmático		P	H: 44mL/kg peso corporal	M: 43mL/kg peso corporal	
Varfarina		S/P	terapêutico: 1 a 10µg/mL		µg/mL x 3,2 = µmol/L
Zinco		S/P U	70 a 150µg/dL U: 150 a 700µg/L		µg/dL x 0,153 = µmol/24h µg/24h x 0,0153 = µmol/24h

E – esperma; PF – plasma fluoretado; Pfil – papel filtro; F – fezes; PH – plasma com heparina; D – dieta especial; LA – líquido ascítico; P – plasma com EDTA; LC – líquidos corpóreos; S – soro; L – liquor; STPF – sangue total em papel filtro; H: homem/masculino; LP – líquido pleural; STH – sangue heparinizado; M: mullher/feminino; LD – líquido diálise; ST – sangue total em EDTA; N: normal; LS – líquido sinovial; U – urina; G: gravidez; PC – plasma citratado; STMF – sangue total tubo *metal free*

A coluna "Preparo" em branco indica a dispensa de dietas especiais e de jejum.

Bibliografia

Borel J et al. Como prescrever e interpretar um exame laboratorial (original francês). São Paulo: Organização Andrei Editora Ltda., 1984.

Borges DSR et al. Valores de referência em exames de laboratório. São Paulo: Livraria Editora Santos, 1982.

Copeland BE. SI Units. World Med J 1978; 25:12.

Easteban RD. Valores bioquímicos em clínica médica. Tradução da 6ª edição inglesa. São Paulo: Editora Manole Ltda., 1980.

Georg von Boroviczeny K, Copeland BE. Declaração do 3º Simpósio Internacional Quadrienal sobre Quantidades e Unidades em Medicina Clínica. Traduzido por Melo CH. Rev Bras Pat Clin 1982; 18:181-4.

Gorina AB. A clínica e o laboratório. Tradução da 12ª edição espanhola. Rio de Janeiro: Guanabara Koogan, 1984.

Hoxter G. Sistema Internacional de Unidades de Medida. LAES maio 1983; 1:557.

INMETRO. Sistema Internacional de Unidades – SI. 8. ed. Rio de Janeiro, 2003. 116p.

Jacobs D et al. Laboratory test handbook. 4. ed. Ohio : Lexi-Comp Inc, 2000.

Le SI pour les Professions de la Santé, Genebra. Organisation Mondiale de La Santé, 1977.

Lundberg GD, Iverson C, Radulescu G. Editorial – Now read this: The SI units are here. JAMA 1986; 256:2329-39.

Lundberg GD. Editorial — SI Unit implementation – The next step. JAMA 1988; 260:73-6.

Manual de exames de patologia clínica. Fleury.

Manual de exames de patologia clínica. Micra biotecnologia. 4. ed. Belo Horizonte, 2006. 331p.

Manual de exames de patologia clínica. Pardini H. Belo Horizonte, 2006.

Manual de exames de patologia clínica. Rhesus. 9. ed. São Paulo, 2002. 745p.

Mathias RC, Cervi EC, Mirak LR, Curi PR, Burini RC. Estabelecimento das faixas de normalidade de variáveis hematológicas e bioquímicas de indivíduos adultos. Rev Bras Pat Clin 1986; 22:106-12.

Oliveira Lima A, Benjamim Sores J, Greco JB, Galizzi J, Cançado Jr. Métodos de laboratório aplicados à clínica. 7. ed., Rio de Janeiro: Guanabara Koogan, 1992.

Índice Remissivo

A

AAS (ácido acetilsalicílico), síndrome coronariana aguda, 228

Abdome agudo, 465-477
- abordagem
- - clínica, 467
- - radiológica, 470
- anatomia, 465
- causas
- - cirúrgicas, 466
- - não cirúrgicas, 466
- diagnóstico diferencial, 473
- etiologia, 465
- exame físico, 468
- fisiopatologia, 465
- gravidez, 473
- imunocomprometido, 474
- propedêutica complementar, 470
- terapêutica, 474

Abscesso, amostras, 83

Absorção, cálcio, 431

Ação de grupo de extermínio, situação de conflito na emergência, 171

Acebutolol, arritmias, 200

Acidente(s)
- animais peçonhentos, 156
- - araneísmo, 158
- - escorpionismo, 158
- - lonomia/lagartas, 159
- - ofídios, 156
- - quilópodos, 160
- vascular encefálico (AVE), 218
- - hemorrágico, 349
- - - epidemiologia, 349
- - - etiologia, 349
- - - exames complementares, 350
- - - fatores de risco, 349
- - - hemorragia subaracnóidea espontânea, 353

- - - prognóstico, 353
- - - quadro clínico, 350
- - - tratamento, 350
- - isquêmico, 355
- - - ataque isquêmico transitório, 356
- - - atendimento pré-hospitalar e hospitalar, 356
- - - complicações, 361
- - - fisiopatologia, 355

Ácido úrico, 456

Acidose
- metabólica, 124
- respiratória, 126

Acolhimento de pacientes com manifestações agudas de saúde, 6

Acuidade visual, 955

Adenosina, arritmias, 200

Aeronave de transporte médico, 7

Aférese terapêutica, 135

Afogamento, 306-315
- abordagem hospitalar, 312
- - cardiovascular, 313
- - complicações no curso do tratamento, 314
- - lesão neurológica, 314
- - pneumonias, 313
- - ventilatória, 312
- cadáver, 307
- cadeia de sobrevivência – da prevenção ao hospital, 308
- dados epidemiológicos, 307
- definição, 306, 307
- fisiopatologia, 307
- gravidade, escalas, 314
- prevenção, 308
- processo, 307
- prognóstico, 314
- reconhecimento e alarme do incidente, 308
- resgate, 307

- suporte
- - avançado de vida no local, 311
- - básico de vida
- - - resgate na água, 308
- - - terra, 310
- - terminologia, 306

Aglutinação, 89

Agressividade, 388

Água
- corporal, 112
- - balanço hídrico, 112
- necessidades, 113

AIDS/HIV, 629-665
- abordagem, 629
- alterações
- - laboratoriais, 639
- - classificação, 630
- - complicações, 659
- - definição, 629
- - epidemiologia, 629
- - etiologia, 629
- - exames, 641
- - bioquímica, 641
- - carga viral, 641
- - contagem dos LTCD4+, 641
- - eletroforese de proteínas séricas, 641
- - hemograma, 641
- - imagem, 641
- - microglobulina beta-2, 641
- - rastreamento para outras infecções, 641
- - urina, 641
- exercícios de resistência, 645
- fisiopatologia, 629
- manifestações clínicas, 631
- - cardiológicas, 638
- - cardiovasculares, 643
- - colangite esclerosante, 643
- - complexo de demência, 642
- - demência, 377

1039

- - dermatológicas, 637, 643
- - endocrinológicas, 636, 643
- - enterocolite, 643
- - gastroenterológicas, 634
- - gastropatia, 643
- - ginecológicas, 637, 644
- - hematológicas, 637, 644
- - hepatite, 643
- - inflamatórias, 638
- - lesões
- - - esofagianas, 643
- - - expansivas cerebrais, 378
- - - hepatopatia, 643
- - leucoencefalopatia multifocal, 642
- - linfomas, 642
- - meningite, 642
- - mielopatia, 377, 642
- - miopatia, 643
- - nefrológicas, 638
- - nefrourológicas, 644
- - neurológicas, 633, 634, 642
- - neuropatia, 377
- - neurossífilis, 642
- - oftalmológicas, 634
- - oncológicas, 637
- - orais, 643
- - otorrinolaringológicas, 639
- - psiquiátricas, 639
- - respiratórias, 632
- - retinite, 643
- - reumatológicas, 639, 642
- - toxoplasmose, 642
- pneumonia, 641
- prevenção, 662
- profilaxia, 659
- prognóstico, 665
- sintomatologia não localizada, 641
- sinusite, 642
- testes
- - cultura de vírus, 641
- - ELISA, 640
- - imunofluorescência indireta, 640
- - pesquisa de antígeno viral p24, 640
- - rápidos anti-HIV, 640
- - reação em cadeia da polimerase (PCR), 640
- - *Western blot*, 640
- tratamento, 644
- - antirretroviral, 655
- - aspergilose pulmonar invasiva, 647
- - candidíase, 647
- - cardiovascular, 652
- - coccidioidomicose, 647
- - complexo de demência, 648
- - controle alimentar, 644
- - criptococose, 647
- - cuidados, 644, 645
- - dermatológico, 651
- - digestivo, 648
- - doença terminal, 655
- - endocrinológico, 651
- - ginecológico, 652

- - hematológico, 653
- - histoplasmose, 647
- - lesões orais, 648
- - leucoencefalopatia multifocal progressiva, 648
- - meningite, 647
- - mielopatia pelo HIV, 648
- - nefrológico, 654
- - neoplasias, 653
- - neurológico, 647, 648
- - neurossífilis, 648
- - oftalmológico, 654
- - otorrinolaringológico, 654
- - pneumonia, 645
- - psiquiátrico, 654
- - reumatológico, 648
- - toxoplasmose, 647
Alarmes, ventilação mecânica, 70
Albumina humana, 135
Alcalose
- metabólica, 126
- respiratória, 126
Alcoolismo, 397
Alocação dos recursos sociais, 26
Alopurinol, hiperuricemia, 462
Alucinação alcoólica, 398
Amblyomma cajennense, 618
Ambulâncias, 7
- resgate, 7
- suporte
- - avançado, 7
- - básico, 7
- transporte, 7
Aminofilina, asma, 301
Aminoglicosídeos, 563
Amiodarona
- arritmias, 200
- - cuidados, 203
- - dose, 203
- parada cardiorrespiratória, 109
Amitriptilina, intoxicação, 153
Amnésia confusional, 393
Amostras, exame laboratorial
- biologia molecular, 76
- cateter vascular, 77
- coleta, 75
- critérios de rejeição, 76
- cultura de anaeróbios, 75
- detecção de micro-organismos fastidiosos, 75
- fezes, 77
- genital, 77
- liquor, 77
- microbiologia geral, 75
- pericárdio, 77
- peritoneal, 77
- pleura, 77
- pulmão, 77
- sangue, 77
- sítios de coleta, 76
- tecidos e biópsias, 77

- transporte, 75
- urina, 77
- virologia, 75
Anaeróbios
- amostras para cultura, 75
- métodos de detecção, 87
Anafilaxia, 675
- abordagem, 679
- agentes adjuvantes, 680
- diagnóstico, 678
- fisiopatologia, 675
- imunológica, 675
- manifestações clínicas, 677
- não imunológica, 676
- prevenção, 681
Analgesia no paciente crítico, 95-103
- anestésicos locais, 100
- anti-inflamatórios não esteroides, 99
- avaliação, 96
- - eletroencefalograma (EEG), 98
- - escalas
- - - EVA, 98
- - - Harris, 97
- - - MAAS, 97
- - - OAA/S, 98
- - - Ramsay, 96
- - - RASS, 97
- - - Riker, 97
- - - Sheffield, 98
- - - Vancouver, 97
- - frequência cardíaca, 98
- - índice biespectral (BIS), 98
- - potencial evocado, 98
- bloqueios
- - epidural, 100
- - intercostal, 100
- - interpleural, 101
- - locorregionais, 100
- - plexo braquial, 101
- controlada pelo paciente (PCA), 101
- controle, 99
- dexmedetomidina, 101
- dipirona, 99
- ketamina, 101
- opioides, 99
- paracetamol, 99
- preemptiva, 101
Análise(s)
- clínicas, valores normais, 1016
- sedimento urinário, 584
Anel pélvico, fraturas, 860
- medidas gerais, 860
- tratamento, 860
Anemias
- hemolítica, 724
- - classificação, 724
- - laboratório, 725
- - manifestações clínicas, 726
- - tratamento, 726
- transfusão de concentrado de hemácias, 130

Índice Remissivo

Anestésicos locais, 100
Aneurismas
- artéria carótida, 966
- dissecante de aorta, 219
- - fisiopatologia, 219
Anfotericina B, 567
Angina instável
- infarto sem elevação do segmento ST, 232
- revascularização miocárdica, 263
Angioedema, 685
- hereditário, 670
Angioplastia (ACTP), 231
- eletiva precoce, 232
- facilitada, 232
- primária, 231
- resgate ou de salvamento, 232
Animais peçonhentos, acidentes, 156
- aranhas, 158
- cém-pés, 160
- centopeias, 160
- escolopendra, 160
- escorpiões, 158
- lacraias, 160
- lagartas, 159
- serpentes, 156
Anorexia, 394
Ansiedade, 388
Ansiolíticos, 102
Antagonistas
- canais de cálcio, asma, 303
- receptores de glicoproteína, 232
Antebraço, fraturas, 853
- epidemiologia, 853
- mecanismos, 853
- tratamento, 854
Antibiograma, 88
Antibioticoterapia, asma, 303
Anticoagulantes
- gravidez, 918
- orais, tromboembolismo profundo, 255
Anticolinérgicos, asma, 301
Antidepressivos tricíclicos, intoxicação, 153
Antígenos, detecção, 88
Anti-inflamatórios não esteroides, 99
- gota aguda, 460
Antimicrobianos/infecções hospitalares, 535-568
- aminoglicosídeos, 563
- anfotericina B, 567
- aparelho cardiovascular, 541
- aztreonam, 562
- bastonetes gram-negativos produtores de betalactamases plasmidiais, 537
- betalactâmicos, 559
- cefalosporinas, 560
- cefamicinas, 560
- cervicite purulenta, 542
- cirurgias
- - aborto com curetagem, 539
- - apendicectomia, 538
- - cabeça e pescoço, 538

- - cardíaca, 538
- - colorretal, 538
- - esôfago, 538
- - gastroduodenal, 538
- - ginecológica, 539
- - neurológica, 538
- - obstétrica, 539
- - oftalmológica, 538
- - ortopédica, 539
- - seios da face, 538
- - torácica, 538
- - trato biliar, 538
- - traumatismo abdominal, 539
- - urológica, 539
- - vascular, 538
- citomegalovírus, 554
- clindamicina, 564
- cloranfenicol, 564
- doenças
- - inflamatória pélvica, 542
- - sexualmente transmissíveis, 541
- encefalite herpética, 554
- endoftalmite, 537
- enterococos resistentes à vancomicina, 537
- epidídimo-orquite, 542
- estreptograminas, 565
- fluconazol, 567
- gastrointestinal, 541
- genital, 541
- glicilciclinas, 566
- granuloma inguinal, 542
- hepatobiliar, 541
- herpes, 553
- influenza A, 554
- linfogranuloma venéreo, 542
- macrolídeos, 563
- mama, 543
- metronidazol, 564
- obstétricas, 543
- olhos, 543
- osso, 545
- osteomuscular/musculos, 545
- ouvido, 544
- oxazolidinonas, 566
- paciente HIV-positivo, 555
- pele e subcutâneo, 537, 546
- penicilinas, 559
- polimixinas, 567
- profilaxia antibiótica, 536
- - cirurgia, 536
- - situações clínicas, 537
- quinolonas, 564
- sepse, 547
- sífilis, 542
- sistema nervoso, 547
- sulfametoxazol-trimetoprima, 565
- teicoplanina, 563
- tetraciclinas, 565
- tienamicinas, 562
- trato urinário, 548
- uretrite, 542

- uso racional, 536
- vaginite, 542
- vancomicina, 563
- varicela, 554
- vias aéreas
- - inferiores, 546
- - superiores, 545
- vírus, 553
Antirretrovirais, 655
APACHE, sistema, 22
Aparelhos de compressão pneumática intermitente, 245
Apendicite aguda, 465, 473
- abordagem, 479
- alterações laboratoriais, 482
- diagnóstico, 482
- epidemiologia, 479
- idade de acometimento, 480
- incidência, 480
- mortalidade, 480
- quadro clínico, 481
- relação homem/mulher, 480
- terapêutica, 485
APS (Atenção Primária à Saúde), 3
Ar expirado, eletrólitos, 113
Araneísmo, 158
Arritmias cardíacas, 189-212
- bloqueio atrioventricular, 197
- bradicardia sinusal, 196
- distúrbios hidroeletrólíticos, 199
- doença do nó sinusal, 196
- extrassístole, 189
- fibrilação
- - atrial, 193
- - ventricular, 195
- *flutter* atrial, 193
- parada cardiorrespiratória, 197
- ritmo atrial aberrante, 194
- síncope, 346
- síndrome bradicardia-taquicardia, 197
- taquicardias
- - atrial, 192
- - sinusal, 191
  supraventricular, 191
- - ventricular, 194
- *torsades de pointes*, 195
- tratamento, 200
- urgência, 189-207
- - conceitos, 189
- - tratamento, 200
Arteriografia
- morte encefálica, 405
- tromboembolismo pulmonar, 253
Artrite séptica aguda, 873
- diagnóstico, 874
- etiologia, 873
- fisiopatologia, 873
- tratamento, 874
Asma, 295-304
- classificação, 295
- crise asmática, fatores precipitantes, 297

- diagnóstico diferencial, 299
- etiopatogenia, 296
- exames
- - citologia do escarro, 299
- - espirometria, 298
- - gasometria, 299
- - ionograma, 299
- - leucograma, 299
- - radiografias, 299
- - testes cutâneos e determinação de IgE
    específica *in vitro*, 299
- grave persistente, 296
- gravidade, 296
- intermitente, 296
- leve persistente, 296
- moderada persistente, 296
- quadro clínico, 298
- tratamento, 300
- - anticolinérgicos, 301
- - anti-inflamatórios, 302
- - broncodilatadores, 301
- - corticoides, 302
- - cromonas, 303
- - farmacológico, 300
- - fisioterapia respiratória, 300
- - hidratação e correção da acidose, 300
- - imunoterapia, 300
- - metilxantinas, 301
- - modificadores dos leucotrienos, 303
- - objetivos, 304
- - simpaticomiméticos, 301
Aspirado traqueal, 80
Assédio sexual, situação de conflito na
    emergência, 171
Ataque isquêmico transitório, 356
Atendimento
- médico de urgência, implicações legais,
    168-174
- - aspectos médico-legais, 169
- - doação de órgãos, 171
- - óbito, 168
- - processo contra o médico, 172
- - situações de conflito não médicas, 171
- pré-hospitalar, 105
- - fixo, 6
- - móvel, 6
- - - veículos, 7
Atenolol, arritmias, 200
Atestado, emissão, 170
Atropina, parada cardiorrespiratória,
    108, 109
Auras, 363
Autonomia, 26, 176
Avaliação semiológica do paciente em
    urgências e emergências médicas, 16-28
- clínica, 16
- - capnógrafo, 21
- - cateter central, 21
- - coma induzido, 21
- - controle de infecção, 21
- - máscara e cateter de oxigênio, 21

- - monitor
- - - cardíaco, 21
- - - eletrocardiografia, 19
- - - pressão arterial não invasivo, 19
- - oxímetro de pulso, 17
- - procedimentos cirúrgicos eventuais, 21
- - pulso arterial, 19
- - sonda
- - - nasoentérica, 21
- - - vesical, 21
- - termômetro, 17
- - tubo orotraqueal, 21
- - ventilador mecânico, 21
- demanda por terapia específica, 28
- ética, 26
- - manutenção da vida, 25
- exames complementares de rotina, 21
- - gasometria arterial, 22
- - hematológicos, 21
- - imagem, 22
- resolução de conflitos, 28
- sistemas de predição, 22
- suicídio assistido, 28
Aztreonam, 562

B
Bacteriúria assintomática, 581
- tratamento, 586
Balanço hídrico, 112
Barbitúricos, intoxicação, 153
Bastonetes gram-negativos produtores de
    betalactamases plasmidiais, 537
Beneficência, 26, 176
Benzbromarona, hiperuricemia, 462
Benzodiazepínicos, 102
- farmacologia, 102
- intoxicação, 153
Betabloqueadores, síndrome coronariana
    aguda, 228
Betalactâmicos, 559
Bicarbonato
- cálcio, parada cardiorrespiratória, 109
- sódio, parada cardiorrespiratória, 109
Bile, eletrólitos, 113
Bioética, princípios, 176
Biologia molecular, amostras, 76
Biossegurança, 988
- classificação de riscos de organismos
    potencialmente patogênicos, 989
- contaminação
- - biológica, 989
- - química, 990
- descontaminação e descarte de
    resíduos, 993
- equipamentos de proteção, 991
- gestão de segurança, 992
- manejo de acidentes, 996
- precauções padrões, 990
- processamento de artigos e superfícies, 992
- regulamento técnico, 988
- vacinação de profissionais de saúde, 990

Bioterrorismo, 985
BIS, ver Índice biespectral
Bloqueios
- atrioventricular (BAV), 197
- - primeiro grau, 197, 237
- - segundo grau, 197, 237
- - terceiro grau, 197, 237
- epidural, 100
- intercostal, 100
- interpleural, 101
- locorregionais, 100
- plexo braquial, 101
Bradiarritmias, tratamento, 207
Bradicardia sinusal, 196
- tratamento, 237
Bretílio, arritmias, 200
- cuidados, 203
- dose, 203
Brometo de ipratrópio, asma, 301
Broncoconstrição, 299
Broncodilatadores, asma, 300
Broncoscopia
- hemoptise, 319
- lavado broncoalveolar, 303
Bulimia nervosa, 394
Burnout, 1001

C
Calcâneo, fraturas, 868
Cálcio, 119, 431-446
- absorção, 431
- distúrbios, 120
- excreção, 431
- função, 431
- hipercalcemia, 121, 439
- hipocalcemia, 120, 432
- necessidades dietéticas, 431
- parada cardiorrespiratória, 108
- regulação, 431
Calorias, necessidades diárias, 113
Câmara anterior, 954
Campo visual, 955
Cânula nasal, 280
Capacete, ventilação mecânica, 57
Capnógrafo, 21
Capnometria volumétrica, síndrome da
    angústia respiratória aguda, 290
Captopril, emergência hipertensiva, 217
Carbamatos, intoxicação, 154
Carbamazepina, epilepsia, 367
Cardioversão
- elétrica, 238
- química, 238
Catástrofes, 981
Cateter
- duplo lúmen para hemodiálise, 271
- intravascular, infecção, 78
- oxigênio, 21
- vascular
- - amostras, 77
- - complicações, 271

Índice Remissivo

1043

Cateterização
- artéria pulmonar, riscos, 46
- urinária, infecção do trato urinário, 580
Cavidade intracraniana, 371
Cefalosporinas, 560
- primeira geração, 561
- quarta geração, 562
- segunda geração, 561
- terceira geração, 561
Cefamicinas, 560
Células cultura, 87
Celulite
- orbitária, 965
- pré-septal, 964
Ceratites, 956
- *Acanthamoeba*, 957
- bacteriana, 957
- exposição, 958
- fúngica, 957
- herpética, 958
Ceratoconjuntivite seca, 956
Cervical, traumatismos, 788
Cervicalgia, 828
Cervicobraquialgias agudas, 828
Chlamydia trachomatis, diagnóstico, 83, 87
- citologia, 83
- cultura, 83
- detecção de antígenos, 83
- isolamento em cultura de células, 83
- métodos moleculares, 83
- sorologia, 83
Choque, 140-148
- abordagem inicial, 142
- - metas, 144
- anafilático, 675
- - abordagem, 679
- - agentes adjuvantes, 680
- - diagnóstico, 678
- - etiologia, 676
- - fatores associados, 676
- - fisiopatologia, 675
- - manifestações clínicas, 677
- - prevenção, 681
- avaliação diagnóstica, 142
- cardiogênico, 140, 236
- - revascularização miocárdica, 264
- considerações, 148
- distributivo, 140
- elétrico, 161-167
- - ação térmica, 164
- - alterações neurológicas, 164
- - fraturas, 164
- - insuficiência renal aguda, 164
- - lesões de órgãos intra-abdominais, 164
- - manifestações clínicas, 164
- - morte, 165
- - parada cardiopulmonar, 164
- - patogênese, 162
- - tratamento, 166
- fisiopatologia, 140
- hipovolêmico, 140

- introdução, 140
- manifestações clínicas, 141
- medidas iniciais de reanimação, 142
- medular, 786
- neurogênico, 786
- obstrutivo, 140
- pediatria, 183
- reposição volêmica, 142
- séptico, 145
- uso de substâncias vasoativas, 144
Cicatriz sorológica, 92
Cicatrização das feridas, 899
- biologia, 899
- complicações, 902
- fatores de influência, 901
- mordedura, 902
- tipos, 900
- tratamento, 901
Ciclo ventilatório na ventilação
    mecânica, 62
Cintilografia pulmonar por ventilação e
    perfusão, tromboembolismo
    pulmonar, 252
Circulação, avaliação na pediatria, 182
Cirurgia na emergência/urgência, 21
- aborto com curetagem,
    antibioticoprofilaxia, 539
- aparelho cardiovascular,
    antibioticoprofilaxia, 541
- apendicectomia, antibioticoprofilaxia, 538
- cabeça e pescoço, antibioticoprofilaxia, 538
- cardíaca, antibioticoprofilaxia, 538
- colorretal, antibioticoprofilaxia, 538
- esôfago, antibioticoprofilaxia, 538
- gastroduodenal, antibioticoprofilaxia, 538
- genital/doenças sexualmente
    transmissíveis, 541
- ginecológica, antibioticoprofilaxia, 539
- hipertensão não controlada, 220
- insuficiência
- - hepática, 549
- - renal, 549
- neurológica, antibioticoprofilaxia, 538
- obstétrica, antibioticoprofilaxia, 539, 543
- oftalmológica, antibioticoprofilaxia, 538
- olhos, 543
- ortopédica, antibioticoprofilaxia, 539
- osso, antibioticoprofilaxia, 545
- osteomuscular/músculos, 545
- ouvido, 544
- pele e subcutâneo, antibioticoprofilaxia, 546
- revascularização miocárdica, 263
- sistema nervoso, antibioticoprofilaxia, 547
- tamponamento cardíaco, 262
- torácica, antibioticoprofilaxia, 538
- trato
- - biliar, antibioticoprofilaxia, 538
- - urinário, 548
- traumatismo abdominal,
    antibioticoprofilaxia, 539
- urológica, antibioticoprofilaxia, 539

- vascular, antibioticoprofilaxia, 538
- vias aéreas
- - inferiores, antibioticoprofilaxia, 546
- - superiores, 545
Cistite aguda, 582
- tratamento, 588
Cistoscopia, 586
Citologia, 91
- escarro, asma, 299
Citomegalovírus, terapêutica, 554
Clavícula, fraturas, 763, 839
- avaliação
- - clínica, 841
- - radiológica, 842
- classificação, 840
- epidemiologia, 840
- tratamento, 842
Clearance alveolar, síndrome da angústia
    respiratória aguda, 285
Clevidipina, emergência hipertensiva, 217
Clindamicina, 564
Clobazam, epilepsia, 367
Clomipramina, intoxicação, 153
Clonazepam, epilepsia, 367
Clonidina, 103
- emergência hipertensiva, 217
Clopidogrel, síndrome coronariana
    aguda, 228
Cloranfenicol, 564
Clorpromazina, intoxicação, 153
Coagulopatias, acidente vascular encefálico
    hemorrágico, 352
Cocaína (uso), crise hipertensiva
    associada, 219
Codeína
- doses, 100
- efeito adverso, 100
- meia-vida, 100
- metabólito ativo, 100
- metabolização, 100
Colangiopancreatografia endoscópica
    retrograda na pancreatite aguda
    biliar, 511
Colchicina, gota aguda, 460
Colecistite aguda, 465, 479
- alterações laboratoriais, 482
- diagnóstico, 483
- epidemiologia, 479
- idade de acometimento, 480
- incidência, 480
- mortalidade, 480
- quadro clínico, 481
- relação homem/mulher, 480
- terapêutica, 485
Coleta de amostras, exame laboratorial, 75
Cólica nefrética, 465
Colo femoral, fraturas, 861
Coluna cervical subaxial, traumatismos, 791
Coma, 331-342
- avaliação clínica, 333
- conduta, 339

- *diabetes mellitus*, 420
- etiologia, 331
- exame neurológico, 333
- fisiopatologia, 331
- hepático, 524-531
- induzido, 21
- mixedematoso, 426
- - diagnóstico, 428
- - etiologia, 428
- - fisiopatologia, 428
- - manifestações clínicas, 428
- - prognóstico, 430
- - tratamento, 429
- morte encefálica, 342
- prognóstico, 340
- testes diagnósticos, 337
- tratamento, 339
Comunicação interventricular, 236
Concentração
- bactericida mínima (CBM), 88
- inibitória mínima (CIM), 88
Concentrado
- hemácias (CH), 130
- - deleucocitado, 130
- - fenotipadas, 130
- - irradiadas, 130
- - lavadas, 130
- - uso clínico, 130
- plaquetas, 131
- - aférese, 131
- - indicações, 131
- - pool, 131
- - unitário, 131
Conflitos
- entre médico e paciente, 28
- não médicos em emergência, 171
- - ação de grupo de extermínio, 171
- - assédio sexual, 171
- - discriminação, 172
- - resgate de marginal, 171
Conjuntiva, 953
Conjuntivite, 955
- alérgica, 956
- bacteriana, 956
- viral, 956
Consciência, 331
Consentimento informado, 13, 27
Constipação, 465
Consulta pediátrica: como reconhecer os pacientes de risco, 180-186
- abordagem, 181
- avaliação
- - circulação, 182
- - respiração, 182
- - vias aéreas, 181
- choque, 183
- classificação clínica e tratamento, 182
- considerações, 184
- falência respiratória, 182
- insuficiência respiratória, 182
- intubação traqueal, 183

- sinais e sintomas da gravidade, 180
Contracepção e infecção do trato urinário, 579
Contusão
- cerebral, 780
- pulmonar, 767
Conversão psicomotora, 387
Convulsões, 398
Coprocultura, 82
Coriorretinite, 960
Córnea, 953
Corpo vítreo, 954
Corticoides
- asma, 302
- síndrome da angústia respiratória aguda, 285
Corticosteroides
- asma, 301
- gota aguda, 461
Cotovelo
- fraturas, 851
- - cabeça e rádio, 851
- - - classificação, 851
- - - complicações, 852
- - - diagnóstico, 851
- - - mecanismos de lesão, 851
- - - tratamento, 851
- luxação, 850
Couro cabeludo, lacerações, 779
Craniotomia, antibioticoprofilaxia, 538
Creatinoquinase, 226
Crianças
- consulta (como reconhecer os pacientes de risco), 180-186
- - abordagem, 181
- - avaliação
- - - circulação, 182
- - - respiração, 182
- - - vias aéreas, 181
- - choque, 183
- - classificação clínica e tratamento, 182
- - considerações, 184
- - falência respiratória, 182
- - insuficiência respiratória, 182
- - intubação traqueal, 183
- - sinais e sintomas da gravidade, 180
- traumatismos
- - raquimedular, 792
- - - anatomia e desenvolvimento embriológico, 792
- - - apresentação clínica, 793
- - - epidemiologia, 792
- - - propedêutica, 793
- - - SCIWORA, 795
- - - tratamento, 794
- - renal, 816
Crioprecipitado, 132
Crises
- adrenal, 449
- asmática
- - fatores precipitantes, 297

- - gravidade, 297
- - parâmetros clínicos para avaliação da função respiratória, 298
- epiléptica, 363
- - ausência, 363
- - novas, 366
- - parciais, 365
- - tonicoclônicas, 365
- feocromocitoma, 219
- hipertensivas, 214
- - associada
- - - cocaína, 219
- - - insuficiência ventricular esquerda, 220
- - - interação de medicamentos e alimentos, 220
- - - metoclopramida, 220
- - - síndrome isquêmica aguda, 220
- - pós-operatório, 220
- - tetraplégico, 220
- - tratamento, 215
- - traumatismo craniano, 220
Cristalino, 954
Cromoglicato dissódico, asma, 303
Cromonas, asma, 303
Cuidados paliativos, 175-178
- definições, 175
- fim de vida na UTI, 177
- organização e implantação de cuidados de excelência, 177
- princípios da bioética, 176
- retirada de suporte avançado de vida, 178
- tomada de decisões no fim da vida, 178
Cultura organizacional, 14
- atendimento com qualidade e segurança, 31
Cumarínicos, 255
- intoxicações, 153

D
D-dímero, tromboembolismo profundo, 251
Débito cardíaco, 42
- análise da curva de pulso medida pela integração da área sob a onda de pressão
- - arterial, 45
Declaração
- comparecimento e atestado médico, 13
- óbito, 13
Deficiências
- antitrombina III, 706
- cofator II da heparina, 708
- proteína
- - C, 706
- - S, 706
- vitamina
- - D, 439
- - K, 705
Degeneração
- coluna cervical, 831
- macular, 963
Delirium, 399
- *tremens*, 398

Índice Remissivo

Demência
- AIDS, 377
- sifilítica, 384
Dengue, 618, 619
- agente etiológico, 619
- hidratação, 621
- incubação, 624
- manifestações, 624
- sinais
- - alarme, 620
- - choque, 621
Depressão suicida, 390
Derrames pleurais, 80
Desfibrilador
- automático externo, 107
- cardioversor, princípios para o uso, 201
Desidratação (DEC), 113
- hiperosmolaridade, 116
- hiposmolaridade, 116
- osmolaridade normal, 115
Deslocamento da retina, 960
Destruição plaquetária, aumento, 708
Dexametasona, parada cardiorrespiratória, 109
Dexmedetomidina, 101, 103
Diabetes mellitus, 417-423
- acidose metabólica e potassemia, 420
- avaliação laboratorial, 419
- coma, 420
- diagnóstico diferencial, 420
- fatores precipitantes, 417
- hiperventilação e hiperglicemia por causas neurológicas, 421
- história pregressa, 419
- infecção do trato urinário, 580
- quadro clínico, 419
- sintomas e sinais, 417
- tratamento, 421
- - correção da acidose, 422
- - hiperglicemia hiperosmolar não cetótica, 422
- - insulinoterapia, 421
- - reposição hidroeletrolítica, 421
Diagnóstico laboratorial das infecções, 74-93
- abscessos, 83
- amostras
- - biologia molecular, 76
- - cateter vascular, 77
- - coleta e transporte, 75
- - critérios de rejeição, 76
- - cultura de anaeróbios, 75
- - detecção de micro-organismos fastidiosos, 75
- - fezes, 77
- - geniturinário, 77
- - liquor, 77
- - pulmão, 77
- - sangue, 77
- - tecidos e biópsias, 77
- - urina, 77
- - virologia, 75

- cateter intravascular (ICV), 78
- *Chlamydia trachomatis*, 83
- coprocultura, 82
- custo-benefício dos métodos laboratoriais, 85
- disponibilidade de profissionais e técnicos, 84
- escarro, 79
- fatores críticos, 75
- fluidos corporais e líquidos corpóreos de cavidades fechadas, 80
- hemocultura, 76
- imposições econômicas, 84
- inespecífico, 93
- infraestrutura laboratorial, 84
- lavado e escovado broncoalveolar, 80
- liquor, 81
- microbiológico, técnicas, 85
- - citologia, 91
- - coloração, 85
- - culturas, 85
- - detecção de antígenos, 88
- - determinação da suscetibilidade a medicamentos, 88
- - hibridização *in situ*, 91
- - histologia, 91
- - imuno-histoquímica, 91
- - métodos moleculares, 89
- - microscopia eletrônica, 91
- - sorologia, 91
- minilavado broncoalveolar, 80
- pele e mucosas, 83
- pontos críticos relacionados com os laboratórios, 84
- secreção
- - traqueal e aspirado traqueal, 80
- - urogenitais, 83
- tecnologia em uso, 84
- urocultura, 79
Diálise, 415
Diarreia, eletrólitos, 113
Diazepam, 102
- efeito adverso, 102
- infusão, 102
- meia-vida, 102
- metabolização, 102
- objetivo, 102
- parada cardiorrespiratória, 109
Diazóxido, emergência hipertensiva, 217
Diestresse, 1001
- bruxismo, 1003
- cefaleia, 1003
- depressão imunológica, 1002
- depressão psíquica, 1002
- dor, 1001
- espasmos musculares, batimentos cardíacos, hipertensão arterial, 1002
- fissura anal, 1002
- insônia, 1002
- obesidade, 1003
- *overuse* de nervos periféricos, 1003

- poliqueixosos, 1002
- tenesmo, 1002
Difenil-hidantoína, parada cardiorrespiratória, 109
Digoxina, arritmias, 200
- cuidados, 201
- doses, 201
- manutenção, 201
Diltiazem
- acidente vascular encefálico hemorrágico, 353
- arritmias, 200
- - cuidados, 201
- - dose, 201
- - manutenção, 201
Dipirona, 99
Discinesias tardias, 396
Discriminação, situação de conflito na emergência, 172
Disfibrinogenemia, 708
Disopiramida, arritmias, 200
- cuidados, 202
- dose, 202
Dispepsia, 465
Dispneia, 299
Dissecção aórtica, 266
- diagnóstico, 267
- quadro clínico, 267
- tratamento, 267
Distúrbios
- ácidos-básicos (DAB), 123
- - acidose
- - - metabólica, 124
- - - respiratória, 126
- - alcalose
- - - metabólica, 126
- - - respiratória, 126
- - diagnóstico diferencial, 126
- - fisiopatologia, 123
- - terapêutica, 123
- hidroeletrolíticos (DHE), 112-123
- - alterações do volume e da osmolaridade, 113
- - arritmias, 199
- - cálcio, 120
- - - hipercalcemia, 121
- - - hipocalcemia, 120
- - fósforo, 122
- - - hiperfosfatemia, 123
- - - hipofosfatemia, 123
- - magnésio, 121
- - - hipermagnesemia, 122
- - - hipomagnesemia, 122
- - potássio, 118
- - - hiperpotassemia, 118
- - - hipopotassemia, 118
Diverticulite aguda, 479
- alterações laboratoriais, 482
- diagnóstico, 483
- epidemiologia, 480
- idade de acometimento, 480

1046   Índice Remissivo

- incidência, 480
- mortalidade, 480
- quadro clínico, 481
- relação homem/mulher, 480
- terapêutica, 485
Divulgação e beneficência, 26
Doação de órgãos, 33, 171
- programa do MG-Transplantes, 35
Documento
- transferência-contratransferência, 13
- utilizados durante o atendimento às
     urgências e emergências, 12
- consentimento esclarecido, 13
- declaração
- - comparecimento e atestado médico, 13
- - óbito, 13
- prontuário médico, 12
- transferência-contratransferência, 13
Doença
- coagulação, 706
- coronariana, urgências cirúrgicas, 263
- Creutzfeldt e Jakob (DCJ), 379
- diverticular complicada, 465
- Lyell, 690
- - ativação dos linfócitos T, 691
- - diagnóstico diferencial, 693
- - epidemiologia, 690
- - etiologia, 690
- - fisiopatologia, 691
- - manifestações
- - - clínicas, 691
- - - laboratoriais, 692
- - patogênese, 691
- - prevenção, 695
- - profilaxia, 695
- - tratamento, 693
- Menière, 345
- nó sinusal, 196
- reumática, 882-896
- - aparelho cardiovascular, 887
- - comprometimento
- - - renal, 888
- - - sistema nervoso, 889
- - hemorragia alveolar difusa, 886
- - infecções no paciente reumático, 893
- - problemas
- - - hematológicos, 890
- - - osteoarticulares, 891
- - sistema
- - - gastrointestinal, 890
- - - respiratório, 882
- tecido conjuntivo, 261
- von Willebrand, 706
Dofetilida, arritmias, 200
Doppler
- onda contínua, trombose venosa
     profunda, 241
- transcraniano, morte encefálica, 405
Dor(es), 998-1004
- abdominal, 465, 467
- - parietal, 467

- - referida, 467
- - visceral, 467
- aguda, 999
- atividade de trabalho, 1000
- cardíaca isquêmica, 223
- - exame físico, 224
- - história clínica, 224
- cervical, 828
- crônica, 999
- estresse, 1001
- mioesquelética, 999
- referida, 999
- sinal, 1000
- sintoma, 100
- vida urbana, 1000
Drenagem torácica, 758
Drepanocitose, 716
- acidente vascular encefálico, 718
- anemia aguda, 719
- baço e infecção, 719
- diagnóstico, 720
- dor abdominal, 718
- epidemiologia, 716
- fisiopatologia, 716
- gravidez, 719
- insuficiência de órgãos, 719
- manifestações clínicas, 717
- osteonecrose, 718
- prevenção, 722
- priapismo, 719
- prognóstico, 723
- síndrome torácica aguda, 718
- tratamento, 720,722
- úlceras de membros inferiores, 719
Duplex-scan, trombose venosa
     profunda, 242

E
ECG (eletrocardiograma), 224
ECLS (oxigenação por membrana
     extracorpórea), 292
Ecocardiograma
- tamponamento cardíaco, 262
- transesofágico, 46
- tromboembolismo pulmonar, 253
Edema
- agudo de pulmão cardiogênico, 208-213
- - avaliação de cardiopatias subjacentes, 212
- - considerações, 213
- - diagnóstico, 209
- - etiologia, 208
- - fase
- - - alveolar, 209
- - - intersticial, 208
- - fisiopatologia, 208
- - prevenção, 209
- - quadro clínico, 209
- - tratamento, 209
- - - medicamentos, 211
- - - suporte ventilatório, 210, 211
- cerebral, 783

Eletrocardiografia (ECG)
- síndrome coronariana aguda (SCA), 224
- tamponamento cardíaco, 262
- traçado
- - bloqueio atrioventricular, 198
- - bradicardia, 200
- - - sinusal, 197
- - definições, 190
- - extrassístole
- - - atrial, 190
- - - supraventricular, 191
- - - ventricular, 191
- - fibrilação ventricular, 196
- - *flutter* atrial, 193, 194
- - parada sinusal, 197
- - síndrome bradicardia-taquicardia, 198
- - taquicardia
- - - paroxística, 192
- - - sinusal, 191
- - - ventricular, 195
- - *torsades de pointes*, 196
- - trigeminismo, 191
- - tromboembolismo profundo, 251
Eletrochoque, 387
Eletroencefalograma, avaliação do paciente
     crítico, 98
Eletrólitos
- ar expirado, 113
- bile, 113
- diarreia, 113
- fezes, 113
- intestino delgado, 113
- necessidades, 113
- pele, 113
- solução intestinal, 113
- sucção intestinal, 113
- suco
- - gástrico, 113
- - pancreático, 113
- suor, 113
- urina, 113
ELISA (imunoensaio enzimático), 89
Embolectomia, 256
Embolia
- líquido amniótico, 918
- pulmonar, 240
Emergências
- hipertensivas, 214-221
- - abordagem clínica, 214
- - acidente vascular encefálico (AVE), 218
- - aneurisma dissecante de aorta, 219
- - autorregulação e regulação do fluxo
     sanguíneo cerebral, 218
- - considerações, 221
- - crises
- - - feocromocitoma, 219
- - - hipertensiva, 219, 220
- - encefalopatia hipertensiva, 215
- - exames complementares, 215
- - hipertensão acelerada e maligna, 216
- - medicamentos usados, 217

Índice Remissivo

1047

- - pseudocrise hipertensiva, 220
- - tratamento das crises, 215
Empiema pleural, 325
- diagnóstico diferencial, 327
- epidemiologia, 325
- etiologia, 325
- exames complementares, 326
- fisiopatologia, 325
- patologia, 325
- profilaxia, 328
- quadro clínico, 326
- tratamento, 327
Enalapril, acidente vascular encefálico
    hemorrágico, 353
Enalaprilato, emergência hipertensiva, 217
Encainida, arritmias, 200
Encefalites
- herpética, terapêutica, 554
- virais agudas, 375
Encefalopatia
- hepática, 524
- - abordagem
- - - clínica, 526
- - - terapêutica, 527
- - apresentação clínica, 525
- - classificação, 524
- - exames complementares, 526
- - fatores precipitantes, 525
- - fisiopatologia, 525
- - prognóstico, 530
- hipertensiva, 215
- - cefaleia, 218
- - consciência, 218
- - evolução, 218
- - sinais, 218
- Wernicke, 398
Endocardite, coleta de amostras, 78
Endoftalmite, 537, 968
Enterococos resistentes à vancomicina, 537
Enterorragia, 498
Enxaqueca com aura de vertigem, 345
Epididimite, 945
Epilepsia, 363-368
- classificação, 363
- crises, 363
- - ausência, 363
- - focais, 365
- - parciais, 365
- - tonicoclônicas, 365
- definições, 363
- diagnóstico, 365
- difícil controle, 366
- tratamento, 366
- - carbamazepina, 367
- - clonazepam, 367
- - etossuximida, 367
- - felbamato, 367
- - fenitoína, 367
- - gabapentina, 367
- - lamotrigina, 367
- - levetiracetam, 367

- - nitrazepam, 367
- - oxcarbamazepina, 367
- - pregabalina, 367
- - primidona, 367
- - topiramato, 367
- - valproato de sódio, 367
- - vigabatrina, 367
- - zonisamida, 367
Epinefrina
- asma, 301
- parada cardiorrespiratória, 108, 109
Equipamento para intubação endotraqueal,
    110
Escalas de avaliação, 96
- atividade motora (MAAS), 97
- Comfort, 98
- Harris, 97
- observador com relação ao estado de
    alerta/sedação (OAA/S), 98
- Ramsay, 96
- Richmond de agitação-sedação (RASS), 97
- Riker para sedação e agitação (SAS), 97
- Sheffield, 98
- Vancouver (VICS), 97
- visual analógica (EVA), 98
Escápula, fratura, 837
- acrômio, 839
- cavidade glenóidea desviadas, 838
- classificação, 838
- colo da glenoide, 839
- diagnóstico, 837
- ombro flutuante, 839
- tratamento, 838
Escarro, 79
- induzido, 79
Esclera, 954
Esclerite, 959
Escorpionismo, 158
Escovado broncoalveolar, 80
Esfigmomanômetro, 19
Esmolol
- acidente vascular encefálico
    hemorrágico, 353
  arritmias, 200
- - cuidados, 201
- - dose, 201
- - manutenção, 201
Espirometria, asma, 298
Esquizofrenia, 389
Estados de hipercoagulabilidade, 706
Estreptograminas, 565
Estresse, 1001
- biológico, 1001
- resposta endocrinometabólica, 96
Ética
- manutenção da vida, 25
- urgência e emergência, 26
Etossuximida, epilepsia, 367
Exames complementares de rotina na
    emergência/urgência médica, 21
- abdome agudo, 468

- gasometria arterial, 22
- hematológicos, 21
- imagem, 22
Excreção do cálcio, 431
Extrassístole, taquicardia, 189
- atrial, 189
- - tratamento, 201
- juncional, 189
- ventricular, 189, 238
- - tratamento, 206

F
Falência respiratória na pediatria, 182
Faringe, urgências, 975
Fatores da coagulação, 135
Febres
- amarela, 618, 622
- - agente etiológico, 619
- - manifestações, 624
- - transmissão, 618
- maculosa, 618
- - brasileira, 623
- - agente etiológico, 619
- - manifestações, 624
- - transmissão, 618
- origem indeterminada, 611-616
- - anamnese, 611
- - causas, 612
- - clássica, 612
- - definição, 612
- - exame
- - exame físico, 611
- - história, 612
- - HIV-positivo, 615
- - imunodeficiente não HIV, 614
- - investigação, 612
- - manejo, 612
- - nosocomial, 613
- - pulmão, 615
- - síndrome febril inespecífica, 614
- - sistema nervoso central, 615
- - tempo
- - - doença, 612
- - - investigação, 612
- - tipo de paciente/origem, 612
- - trato gastrointestinal, 615
Febuxostat, hiperuricemia, 462
Felbamato, epilepsia, 367
Fêmur, fraturas, 864
Fenitoína
- arritmias, 200
- - cuidados, 202
- - dose, 202
- epilepsia, 367
Fenobarbital
- epilepsia, 367
- parada cardiorrespiratória, 109
Fenoterol
- ação, 301
- inalação, 301
- nebulização, 301

1048   Índice Remissivo

Fentanil
- analgesia controlada pelo paciente, 101
- doses, 100
- efeito, 100
- meia-vida, 100
- metabólito ativo, 100
- metabolização, 100
Feocromocitoma, 451-455
- diagnóstico
- - bioquímico, 452
- - imagem, 454
- epidemiologia, 451
- manifestações clínicas, 451
- síndromes genéticas, 451
- terapêutica, 454
Feridas traumáticas, 899
- cicatrização
- - biologia, 899
- - fatores de influência, 901
- - tipos, 900
- complicações, 902
- conceito, 899
- mordeduras, 902
- tratamento, 901
Fezes
- amostras, 77
- eletrólitos, 113
Fibrilação
- atrial, 193, 237
- - tratamento, 205
- ventricular, 195, 238
- - tratamento, 207
Fibrinólise
- local, 714
- pré-hospitalar, 230
- primária, 713
Fibrinolíticos, 229
Filtro de veia cava, 256
Fim de vida na UTI, cuidados, 177
- retirada de suporte avançado de vida, 178
- tomada de decisões, 178
FiO$_2$, síndrome da angústia respiratória
    aguda, 286
Fisioterapia respiratória, asma, 300
Fita reagente, 584
Flebografia, 241
- desvantagens, 241
- vantagens, 241
Flecainida, arritmias, 200
- cuidados, 203
- dose, 203
Fluconazol, 567
Flumazenil, 102
Fluoxetina, intoxicação, 153
Flutter atrial, 193, 237
- tratamento, 206
Fluxo
- inspiratório, ventilação mecânica, 67
- - formato de onda, 67
- sanguíneo cerebral
- - autorregulação e regulação, 218
- - hipertensão intracraniana, 371

Fondaparinux, 255
Formoterol
- ação, 301
- inalação, 301
- nebulização, 301
Fosforados, intoxicação, 154
Fósforo, 122
- distúrbios, 122
- - hiperfosfatemia, 123
- - hipofosfatemia, 123
Fraturas
- anel pélvico, 860
- - medidas gerais, 860
- - tratamento, 860
- antebraço, 853
- - classificação, 853
- - epidemiologia, 853
- - tratamento, 854
- calcâneo, 868
- clavícula, 763, 839
- - avaliação
- - - clínica, 841
- - - radiológica, 842
- - classificação, 840
- - epidemiologia, 840
- - tratamento, 842
- colo femoral, 861
- costelas, 763
- cotovelo, 851
- - cabeça e rádio, 851
- crânico, 779
- diafisárias
- - fêmur, 864
- - tíbia, 866
- escápula, 837
- - acrômio, 839
- - cavidade glenóidea desviadas, 838
- - classificação, 838
- - colo da glenoide, 839
- - diagnóstico, 837
- - epidemiologia, 837
- - ombro flutuante, 839
- - tratamento, 838
- esterno, 763
- expostas, 876-880
- - classificação, 878
- - conceito, 877
- - cuidados com as partes moles, 879
- - epidemiologia, 876
- - estabilização óssea, 879
- - histórico, 876
- - prevenção de infecção, 878
- - projétil de arma de fogo, 880
- - tíbia, 880
- - tratamento, 878
- mão, 857
- olécrano, 852
- - complicações, 853
- - tratamento, 852
- ossos do carpo, 855
- - classificação, 856

- - diagnóstico, 856
- - mecanismo de lesão, 856
- - tratamento, 857
- pênis, 948
- rádio distal, 854
- - avaliação radiográfica, 854
- - classificação, 855
- - complicações, 855
- - tratamento, 855
- tornozelo, 867
- trocantéricas, 864
- úmero, 843
- - diáfise, 845
- - - avaliação, 845
- - - epidemiologia, 845
- - - mecanismo da lesão, 845
- - - tratamento, 846
- - distal, 848
- - - apresentação clínica, 848
- - - avaliação, 848
- - - epidemiologia, 848
- - - tratamento, 849
- - proximal, 843
- - - apresentação clínica, 843
- - - avaliação radiológica, 843
- - - epidemiologia, 843
- - - tratamento, 844
Frequência respiratória, ventilação
    mecânica, 67
Fungigrama, 88

G
Gabapentina, epilepsia, 367
Gasometria arterial, 22, 277
- asma, 299
- tromboembolismo profundo, 251
Genotipagem, 88
Glaucoma, 958
Glicilciclinas, 566
Glicopeptídeos, 563
Glicose, parada cardiorrespiratória, 108
Globus hystericus, 388
Gota aguda, 456-462
- abordagem laboratorial, 459
- classificação, 457
- crise, 458
- - recorrente, profilaxia, 461
- - resolução espontânea, 458
- diagnóstico, 458
- - diferencial, 459
- epidemiologia, 456
- etiologia, 456
- fisiopatologia, 457
- patogênese, 457
- persistência dos cristais no período
    intercrítico, 458
- poliarticular, 459
- terapêutica, 460
- - anti-inflamatórios não esteroides, 460
- - colchicina, 460
- - corticosteroides, 461
- - hiperuricemia, 461

Índice Remissivo

1049

Gradiente alvéolo-arterial de oxigênio, 277
Gravidez
- abdome agudo, 473
- adaptações maternas fisiológicas, 913
- - sistema
- - - cardiovascular, 913
- - - gastrointestinal, 913
- - - hematológico, 913
- - - renal, 914
- - - respiratório, 913
- anticoagulantes, uso, 918
- descolamento prematuro da placenta, 917
- embolia de líquido amniótico, 918
- hemorragias, 917
- - anteparto, 917
- - pós-parto, 918
- hipertensão arterial crônica, 914
- hipoparatireoidismo, 439
- infecção do trato urinário, 579
- placenta prévia, 917
- pré-eclâmpsia, 914
- púrpura trombocitopênica trombótica, 918
- queimadura, 918
- síndromes
- - hemolítico-urêmica, 918
- - hipertensivas, 914
- traumatismo, 919

H
Haemophilus, detecção, 87
Haloperidol, 103
- efeito adverso, 102
- infusão, 102
- meia-vida, 102
- metabolização, 102
- objetivo, 102
Hantaviroses, 621
- agente etiológico, 619
- manifestações, 624
- transmissão, 618
Hematomas intracranianos, 780
- extradural, 781
- intracerebral, 783
- subdural, 781
Hematúria, 930
- abordagem ao paciente, 933
- anamnese, 932
- definição, 930
- etiologia, 930
- exames investigativos, 933
- microscópica e dismorfismo
    eritrocitário, 932
- pseudo-hematúria, 932
Hemissecção medular (Brown-Séquard), 786
Hemocomponentes originados do sangue
    total, 130
Hemocultura, 76
Hemoderivados, 135
Hemodiálise, 271
- cateter de duplo lúmen, 271
Hemofilia, 706

Hemopericárdio não traumático, 261
Hemoptise, 317
- abordagem laboratorial, 319
- diagnóstico diferencial, 319
- epidemiologia, 317
- etiologia, 318
- fisiopatologia, 318
- patologia, 318
- quadro clínico, 319
- terapêutica, 320
Hemorragia
- alveolar difusa, doença reumática, 886
- digestiva, 488-501
- - abordagem clínica, 488
- - alta, 488
- - - não varicosa, 491
- - - varicosa, 491
- - baixa, 488, 498
- - - enterorragia, 498
- - caracterização, 488
- - cirurgia, 490
- - endoscopia, papel, 489
- - média, 488, 496
- - radiologia intervencionista, 490
- gravidez, 917
- intracerebral
- - cefaleia, 218
- - consciência, 218
- - evolução, 218
- - sinais, 218
- subaracnóidea
- - cefaleia, 218
- - consciência, 218
- - espontânea, 353
- - evolução, 218
- - sinais, 218
- - traumática, 783
Hemostasia, 705
- distúrbios, 705
- - aumento da destruição plaquetária, 708
- - deficiência de vitamina K, 705
- - diminuição da produção plaquetária, 709
- - doença da coagulação e estados de
        hipercoagulabilidade, 706
- - doença de von Willebrand, 706
- - fibrinólise primária, 713
- - hemofilia, 706
- - insuficiência hepática, 705
- - púrpura trombocitopênica trombótica, 711
- - síndrome
- - - coagulação intravascular disseminada, 712
- - - hemodiluição pós-transfusional, 714
- - - hemolítico-urêmico, 711
- - trombocitopenia, 708
- - trombocitose, 710
Hemoterapia na emergência médica, 129-138
- aférese terapêutica, 135
- albumina humana, 135
- concentrados
- - hemácias, 130
- - plaquetas, 131

- crioprecipitado, 132
- fatores de coagulação, 135
- plasma fresco, 132
- transfusão
- - maciça, 134
- - reação, 136
- - urgência, 133
- - UTI, 132
Hemotórax, 764
- maciço, 761
Heparina
- tromboembolismo pulmonar, 254
- trombose venosa profunda, 244
Hepatites virais agudas, 515-523
- A, 515
- - acometimento, 516
- - distribuição, 516
- - icterícia, 516
- - imunidade, 516
- - incubação, 516
- - infecção aguda, 516
- - início, 516
- - insuficiência hepática, 516
- - letalidade, 516
- - manifestações extra-hepática, 517
- - máximo ALT, 516
- - ocorrência, 516
- - portadores, 516
- - prevalência, 516
- - profilaxia, 516
- - recuperação, 516
- - sintomatologia, 516
- - transmissão, 516
- - tratamento, 516
- B, 516
- - acometimento, 516
- - distribuição, 516
- - icterícia, 516
- - imunidade, 516
- - incubação, 516
- - infecção aguda, 516
    início, 516
- - insuficiência hepática aguda, 516
- - letalidade, 516
- - manifestações extra-hepáticas, 516
- - máximo ALT, 516
- - ocorrência, 516
- - portador, 516
- - prevalência, 516
- - profilaxia, 516
- - recuperação, 516
- - sintomatologia, 516
- - transmissão, 516
- - tratamento, 516
- C, 517
- - acometimento, 516
- - distribuição, 516
- - icterícia, 516
- - imunidade, 516
- - incubação, 516
- - infecção aguda, 516

- - início, 516
- - insuficiência hepática aguda, 516
- - letalidade, 516
- - manifestações extra-hepáticas, 517
- - máximo ALT, 516
- - ocorrência, 516
- - portador, 516
- - prevalência, 516
- - profilaxia, 516
- - recuperação, 516
- - sintomatologia, 516
- - transmissão, 516
- - tratamento, 516
- D (delta), 517
- - acometimento, 516
- - distribuição, 516
- - icterícia, 516
- - imunidade, 516
- - incubação, 516
- - infecção aguda, 516
- - início, 516
- - insuficiência hepática aguda, 516
- - letalidade, 516
- - manifestações extra-hepáticas, 517
- - máximo ALT, 516
- - ocorrência, 516
- - portador, 516
- - prevalência, 516
- - profilaxia, 516
- - recuperação, 516
- - sintomatologia, 516
- - transmissão, 516
- - tratamento, 516
- diagnóstico diferencial, 520
- E, 517
- - acometimento, 516
- - distribuição, 516
- - icterícia, 516
- - imunidade, 516
- - incubação, 516
- - infecção aguda, 516
- - início, 516
- - insuficiência hepática aguda, 516
- - letalidade, 516
- - máximo ALT, 516
- - ocorrência, 516
- - portador, 516
- - prevalência, 516
- - profilaxia, 516
- - recuperação, 516
- - sintomatologia, 516
- - transmissão, 516
- - tratamento, 516
- manifestações
- - clínicas, 515
- - laboratoriais, 517
- prevenção, 523
- profilaxia, 521
- tratamento, 520
Herpes
- genital, terapêutica, 553

- labial, terapia, 553
- mucocutâneo, terapia, 553, 554
- neonatal, terapêutica, 554
- zóster, terapêutica, 554
Hibridização, 89
- *in situ*, 91
Hidralazina, emergência hipertensiva, 217
Hidratação, asma, 300
Hidrocortisona, parada
    cardiorrespiratória, 109
Hidromorfona
- analgesia controlada pelo paciente, 101
- doses, 100
- efeito adverso, 100
- meia-vida, 100
- metabólito ativo, 100
- metabolização, 100
Hipercalcemia, 121, 439
- diagnóstico laboratorial, 443
- etiopatogenia, 439
- manifestações clínicas, 441
- situações específicas, 445
- tratamento, 443
Hipercapnia, 279
- permissiva, síndrome da angústia
    respiratória aguda, 286
Hipercatabolismo, 439
Hipercoagulabilidade, 706
Hiperemia encefálica, 783
Hiperfosfatemia, 123
Hiper-hidratação (EEC), 113
- hiperosmolaridade, 115
- hiposmolaridade, 115
- osmolaridade normal, 114
Hiper-homocisteinemia adquirida, 706
Hipermagnesemia, 122
Hiperpotassemia, 118
- alterações laboratoriais, 119
- causas, 119
- terapêutica, 120
Hipersensibilidade do seio carotídeo, 346
Hipertensão
- arterial, 214
- - acelerada e maligna, 216
- - crônica, gravidez, 914
- - não controlada no paciente que necessite
    de cirurgia de urgência, 220
- - sistêmica, doença reumática, 887
- intracraniana, 369-374
- - complicações, 373
- - fisiopatologia, 369
- - tratamento, 371
Hipertireoidismo, 424
Hiperuricemia, 456
- tratamento, 461
- - alopurinol, 462
- - benzbromarona, 462
- - febuxostat, 462
- - PEG-uricase, 462
- - probenecida, 462
- - rasburicase, 462
- - sulfinpirazona, 462

Hipocalcemia, 120, 432
- aguda, 437
- autossômica dominante, 439
- causas, 120
- diagnóstico laboratorial, 436
- etiopatogenia, 432
- exames, 121
- manifestações clínicas, 434
- tratamento, 121, 437
Hipofosfatemia, 123
Hipomagnesemia, 122
Hipoparatireoidismo, 439
- gravidez, 439
Hipopotassemia, 118
- alterações clínicas, 118
- avaliação laboratorial, 119
- causas, 118
- terapêutica, 119
Hipotensão ortostática (postural), 346
Hipotermnia, 406
Hipoventilação alveolar, 278, 279
Hipoxemia, 277
- avaliação, 277
- mecanismos, 278
- refratária, 291
- - estratégias de resgate, 291
- - - bloqueio neuromuscular, 291
- - - circulação extracorpórea, 292
- - - óxido nítrico, 291
- - - posição prona, 292
- - - ventilação, 292
Histologia, 91
HIV, infecções, 377
- candidíase oral ou esofagiana, 558
- demência, 377
- diarreia, 557
- encefalite por toxoplasmose, 556
- lesões expansivas cerebrais, 378
- meningite criptocócica, 557
- micobacterioses atípicas, 557
- mielopatia, 377
- neuropatia periférica, 377
- *Pneumocystis jiroveci*, 555
- prevenção da transmissão vertical
    materno-fetal, 555
- retinite por citomegalovírus, 557
- toxoplasmose, 556

I

Ibutilida, arritmias, 200
- cuidados, 203
- dose, 203
Imipramina, intoxicação, 153
Imunocomprometido (paciente), abdome
    agudo, 474
Imunoensaio enzimático, ver ELISA
Imunofluorescência direta, 88
Imuno-histoquímica, 91
Imunoterapia, asma, 300, 303
Índices
- biespectral (BIS), 98

Índice Remissivo

- cardíaco, 42
- resistência vascular, 43
- - pulmonar, 43
- - sistêmica, 43
- trabalho
- - sistólico esquerdo, 43
- - ventricular, 43
- volume sistólico, 42
Infarto
- cardíaco
- - elevação do segmento ST, 229
- - - tratamento, 229
- - - angioplastia (ACTP), 231
- - - fibrinólise pré-hospitalar, 230
- - - fibrinolíticos, 229
- - - readministração dos fibrolíticos, 231
- - localização pelo eletrocardiograma, 225
- - revascularização do miocárdio, 263
- - ruptura do septo interventricular, 265
- - ventrículo direito, 235
- cerebral
- - cefaleia, 218
- - consciência, 218
- - evolução, 218
- - sinais, 218
Infecções
- controle, 21
- diagnóstico laboratorial, 74-93
- - abscesso, 83
- - amostras, 75
- - cateter intravascular, 78
- - *Chlamydia trachomatis*, 83
- - coprocultura, 82
- - custo-benefício dos métodos
      laboratoriais, 85
- - disponibilidade de profissionais e
      técnicos, 84
- - escarro, 79
- - exames inespecíficos, 93
- - fatores críticos, 75
- - fluidos corporais e líquidos corpóreos de
      cavidades fechadas, 80
- - hemocultura, 76
- - imposições econômicas, 84
- - infraestrutura laboratorial, 84
- - lavado e escovado broncoalveolar, 80
- - liquor, 81
- - microbiológico, técnicas, 85
- - minilavado broncoalveolar, 80
- - pele e mucosas, 83
- - pontos críticos relacionados com os
      laboratórios, 84
- - secreção traqueal e aspirado
      traqueal, 80
- - secreções urogenitais, 83
- - tecnologia em uso, 84
- - urocultura, 79
- doença reumática, 893
- hospitalar (terapêutica), 535-568
- - antibioticoprofilaxia cirúrgica, 538
- - - aborto, 539

- - - apendicectomia, 538
- - - cabeça e pescoço, 538
- - - cardíaca, 538
- - - colorretal, 538
- - - esôfago, 538
- - - gastroduodenal, 538
- - - ginecológica/obstétrica, 539
- - - histerossalpingografia, 539
- - - inserção de dispositivo intrauterino, 539
- - - neurológica, 538
- - - oftalmológica, 538
- - - ortopédica, 539
- - - torácica, 538
- - - trato biliar, 538
- - - traumatismo abdominal, 539
- - - urológica, 539
- - - vascular, 538
- - antibioticoprofilaxia clínica, 540
- - antimicrobianos, farmacologia, 559
- - - aminoglicosídeos, 563
- - - anfotericina B, 567
- - - aztreonam, 562
- - - betalactâmicos, 559
- - - cefalosporinas, 560
- - - cefamicinas, 560
- - - clindamicina, 564
- - - cloranfenicol, 564
- - - estreptograminas, 565
- - - fluconazol, 567
- - - glicilciclinas, 566
- - - macrolídeos, 563
- - - metronidazol, 564
- - - oxazolidinonas, 566
- - - penicilinas, 559
- - - polimixinas, 567
- - - quinolonas, 564
- - - sulfametoxazol-trimetoprima, 565
- - - teicoplanina, 563
- - - tetraciclinas, 565
- - - tienamicinas, 562
- - - vancomicina, 563
- - antimicrobianos, uso racional, 536
- - aparelho cardiovascular, 541
- - bastonetes gram-negativos produtores de
      betalactamases plasmidiais, 537
- - cervicite purulenta, 542
- - citomegalovírus em paciente
      transplantado, 554
- - doença inflamatória pélvica, 542
- - endoftalmite, 537
- - enterococos resistentes à
      vancomicina, 537
- - epidídimo-orquite, 542
- - garganta, 543
- - gastrointestinal, 541
- - genital e doenças sexualmente
      transmissíveis, 541
- - granuloma inguinal, 542
- - hepatobiliar, 541
- - herpes, 553
- - influenza A, 554

- - insuficiência
- - - hepática, 549
- - - renal, 549
- - isolamento, 535
- - limpeza, 536
- - linfogranuloma inguinal, 542
- - mama, 543
- - mastoide, 543
- - nariz, 543
- - obstétrico, 543
- - olhos, 543
- - osso, 545
- - osteomulscular, 545
- - ouvido, 543
- - paciente HIV-positivo, 555
- - pele e subcutâneo, 537, 546
- - precauções gerais, 535
- - protozoários intestinais, 558
- - sepse, 547
- - sífilis, 542
- - sistema nervoso, 547
- - sítio cirúrgico, 541
- - trato urinário, 548
- - uretrite, 542
- - vaginite, 542
- - varicela, 554
- - vias aéreas, 546
- - vigilância, 536
- - vírus respiratório sincicial causando
      pneumonite grave, 555
- trato urinário, 578-590
- - adolescentes, 583
- - bacteriúria assintomática, 581
- - cistite aguda, 582
- - criança, 583
- - diagnóstico, 584
- - - análise do sedimento urinário, 584
- - - diferencial, 586
- - - fita reagente, 584
- - - imagem, 585
- - - urocultura, 585
- - epidemiologia, 578
- - manifestações clínicas, 581
      microbiologia, 579
- - patogênese, 579
- - pielonefrite aguda, 583
- - recorrente, 583
- - síndrome uretral aguda, 582
- - tratamento, 586
- - - bacteriúria assintomática, 586
- - - cistite complicada, 588
- - - pielonefrite aguda, 588
- - - síndrome uretral aguda, 587
- virais, terapêutica, 553
Influenza A, terapêutica, 554
Inibidor do fator Xa, tromboembolismo
      profundo, 255
Insônia familiar fatal (IFF), 380
Insuficiência
- adrenal, 447-450
- - aguda, 447

1052   Índice Remissivo

- - causas, 448
- - diagnóstico diferencial, 449
- - etiologia, 447
- - fisiopatologia, 448
- - manifestações clínicas, 448
- - prevenção da crise adrenal, 449
- - primária, 447
- - tratamento, 449
- coronariana, 222-239
- - complicações, 234
- - diagnóstico, 223
- - fisiopatologia, 222
- - tratamento, 227
- hepática, 705
- mitral aguda, 236
- - pós-infarto, 266
- renal
- - aguda, 411
- - - diagnóstico, 413
- - - epidemiologia, 411
- - - etiologia, 411
- - - intrínseca, 413
- - - pós-renal, 412
- - - pré-renal, 412
- - - tratamento, 415
- - crônica terminal, 271
- respiratória aguda, 277
- - causas, 279
- - classificação fisiopatológica, 277
- - diagnóstico, 277
- - exames complementares, 280
- - hipercápnica, 279
- - - aumento nas áreas de espaço morto, 279
- - - hipoventilação alveolar, 279
- - - produção de gás carbônico, aumento, 279
- - hipoxêmica, 277
- - - baixa pressão parcial de oxigênio inspirado, 278
- - - distúrbios da difusão, 278
- - - hipoventilação alveolar, 278
- - - índices de oxigenação, 277
- - - mecanismos, 278
- - - relação ventilação/perfusão, distúrbios, 279
- - - *shunt* direita-esquerda, 279
- - pediatria, 182
- - quadro clínico, 280
- - tratamento, 280
- ventricular esquerda (IVE), 234
- - crise hipertensiva associada, 220
Intervalo, traçado eletrocardiográfico
- PR, 190
- QRS, 190
- QT, 190
Intervenção percutânea, revascularização miocárdica, 264
Intestino delgado, eletrólitos, 113
Intoxicação, 111
- exógenas agudas, 149-156, 406
- - antidepressivos tricíclicos, 153

- - barbitúricos, 153
- - benzodiazepínicos, 153
- - carbamatos, 154
- - cumarínicos, 153
- - diagnóstico, 150
- - exames diagnósticos, 151
- - fosforados, 154
- - neurolépticos, 153
- - olhos, 155
- - organoclorados, 154
- - paraquat, 154
- - pele, 155
- - piretroides, 154
- - sinais e sintomas, 151
- - síndromes, 152
- - tratamento, 155
- - vias
- - - aéreas, 155
- - - digestiva, 155
Intubação endotraqueal, 48-52
- complicações, 52
- equipamento, 110
- lista de checagem de materiais, 48
- métodos, 50
- nasotraqueal, 51
- orotraqueal, 50
- planejamento, 48
- posição da cabeça, 49
- princípios básicos, 49
- tubo endotraqueal, 50
- ventilação por máscara facial, 49
Intubação traquela na pediatria, 183
Ionograma, asma, 299
Iridociclite, 958
Íris, 954
Isquemia cardíaca, 223

J
Jouvet, escala, 335
Judicialização da saúde, 15
Junção occipitocervical, traumatismos, 789
Justiça, 176

K
Ketamina, 101
Kuru, 379

L
Labetatol, emergência hipertensiva, 217
Labirintite, 345
Laboratórios
- disponibilidade de profissionais e técnicos, 84
- imposições econômicas, 84
- infraestrutura, 84
- pontos críticos, 84
Lacerações
- couro cabeludo, 779
- pulmonar, 767
Lagartas, acidentes, 159
Lamotrigina, epilepsia, 367

Laringe, urgências, 975
Lavado broncoalveolar, 80
LCR (reação em cadeia de ligase), 90
Legionella, detecção, 87
Leptospira, detecção, 87
Leptospirose, 618, 622
- agente etiológico, 619
- manifestações, 624
- transmissão, 618
Lesões
- axonal difusa, 780
- chicote, 830
- medular, 786
- traqueobrônquicas, 767
Leucoencefalopatia multifocal progressiva (LEMP), 378
Leucograma, asma, 299
Leucotrienos, asma, 303
Levetiracetam, epilepsia, 367
Lidocaína, arritmias, 200
- cuidados, 202
- dose, 202
- parada cardiorrespiratória, 109
Líquido
- cefalorraquidiano (LCR), 369
- extracelular (LEC), 112
- intracelular (LIC), 112
- transcelular (LTC), 112
Liquor, 77, 81
- exames recomendados para o diagnóstico microbiológico, 82
- valores de referência, 81
Lombalgia aguda, 823
- avaliação inicial, 823
- exames
- - complementares, 827
- - físico, 824
- tratamento, 828
Lonomia, acidente, 159
Lorazepam, 102
- efeito adverso, 102
- infusão, 102
- meia-vida, 102
- metabolização, 102
- objetivo, 102
Luto, 392
Luxação do cotovelo, 850

M
Macrolídeos, 563
Magnésio, 121
- distúrbios, 121
- - hipermagnesemia, 122
- - hipomagnesemia, 122
Malária, 91, 592-597
- casos clínicos, 595
- ciclo biológico, 592
- diagnóstico, 593
- Minas Gerais, 594
- profilaxia, 594
- quadro clínico, 593

Índice Remissivo

1053

- tratamento, 594
- vetores, 592
Mão, fraturas, 857
Marcadores de necrose, 226
Máscara de oxigênio, 21
- facial, 57, 280
- nasal, 55
- oronasal ou facial, 57
- reservatório, 280
- sistema de Venturi, 281
Massagem cardíaca externa, 106
Membros
- inferiores, fraturas, 860-870
- - anel pélvico, 860
- - calcâneo, 868
- - colo femoral, 861
- - diafisárias
- - - fêmur, 864
- - - tíbia, 866
- - planalto tibial, 865
- - tornozelo, 867
- - trocantéricas, 864
- superior, traumatismo, 834-859
- - fraturas
- - - antebraço, 853
- - - clavícula, 839
- - - cotovelo, 851
- - - escápula, 837
- - - mão, 857
- - - olécrano, 852
- - - ossos do carpo, 855
- - - rádio distal, 854
- - - úmero, 843
- - musculoesquelético, 835
Meningites
- bacteriana, 380
- - diagnóstico diferencial, 382
- - *Escherichia coli*, 383
- - etiologia desconhecida, 383
- - fisiopatogenia, 380
- - *H. influenzae*, 382
- - *Klebsiella*, 383
- - manifestações
- - - clínicas, 380
- - - laboratoriais, 381
- - meningocócica, 382
- - pneumocócica, 382
- - prognóstico, 382
- - *Proteus*, 383
- - *S. aureus* resistente à oxacilina, 382
- - terapêutica, 383
- - tratamento, 382
- sifilítica aguda, 384
- viral, 375
- - diagnóstico diferencial, 376
- - imunização, 377
- - manifestações
- - - clínicas, 375
- - - laboratoriais, 376
- - prognóstico, 377
- - tratamento, 376
- - vírus associados, 376

Meningoencefalites, 375-384
Menopausa, infecção do trato urinário, 579
Meperidina
- analgesia controlada pelo paciente, 101
- doses, 100
- efeito adverso, 100
- meia-vida, 100
- metabólito ativo, 100
- metabolização, 100
Metadona, analgesia controlada pelo
    paciente, 101
Metilxantinas, asma, 301
Metoclopramida, crise hipertensiva
    associada, 220
Metoprolol
- acidente vascular encefálico
    hemorrágico, 353
- arritmias, 200
- emergência hipertensiva, 217
Metronidazol, 564
Mexiletina, arritmias, 200
- cuidados, 202
- dose, 202
Micro-organismos fastidiosos, amostras, 76
Microscopia eletrônica, 91
Midazolam, 102
- efeito adverso, 102
- infusão, 102
- meia-vida, 102
- metabolização, 102
- objetivo, 102
- parada cardiorrespiratória, 109
Mielopatia
- AIDS, 377
- cervical, 832
Minilavado broncoalveolar, 80
Mioglobina, 227
Modo ventilatório, síndrome da angústia
    respiratória aguda, 287
Monitoração clínica de pacientes graves, 39-47
- contínua, 45
- hemodinâmica, 39
- intermitente, 45
- invasiva, 39
- não invasiva, 39
- pressão intra-abdominal, 46
- riscos da cateterização da artéria
    pulmonar, 46
Monitores
- cardíaco, 21
- eletrocardiografia, 19
- pressão arterial não invasivo ou
    invasivo, 19
Montelukast, asma, 303
Mordeduras, 902
Morfina
- analgesia controlada pelo paciente, 101
- doses, 100
- efeito adverso, 100
- meia-vida, 100
- metabólito ativo, 100

- metabolização, 100
- síndrome coronária aguda, 227
Moricizina, arritmias, 200
- cuidados, 202
- dose, 202
Morte encefálica, 342, 401-406
- abordagem, 403
- acompanhamento clínico, 37
- bases anatomoclínicas, 402
- condições que podem mimetizar, 406
- confirmação, 37
- diagnóstico, 36
- doação de órgãos, 402
- epidemiologia, 402
- exames complementares, 405
MPM, sistema, 24
Mucormicose, 966
Mucosas, amostras, 83
Mutação do gene da protrombina
    (G20210A), 707
Mycobacterium, detecção, 87
Mycoplasma, detecção, 87

N
N-acetilprocainamida, arritmias, 200
- cuidados, 203
- dose, 203
Não abandono, 26
Não maleficência, 26, 176
NASBA, 90
Nasossinusais, urgências, 976
Nebulímetros, 301
Necrose pancreática estéril e infectada, 510
Nedocromil sódico, 303
Nefrolitíase, 935
- complicações, 943
- diagnóstico diferencial, 938
- fisiopatologia, 935
- manifestações
- - clínicas, 936
- - laboratoriais, 937
- profilaxia, 943
- prognóstico, 944
- tratamento, 938
Neoplasias, tamponamento cardíaco, 261
Nervo óptico, 954
- lesão, 965
Neurite
- óptica, 961
- vestibular, 345
Neurolépticos, intoxicação, 153
Neuromielite óptica, 962
Neuropatia
- ópticas isquêmicas, 963
- periférica, AIDS, 378
Neurorretinite, 962
Neurossífilis, 383
- manifestações
- - clínicas, 384
- - laboratoriais, 384
- tratamento, 384

1054   Índice Remissivo

Neutropenia febril, 699
- apresentação clínica, 700
- causas, 700
- definição, 699
- grupo de risco, 700
- profilaxia, 702
- propedêutica, 700
- tratamento, 701
Nitrato, síndrome coronária aguda, 228
Nitrazepam, epilepsia, 367
Nitroglicerina, emergência hipertensiva, 217
Nitroprussiato de sódio
- acidente vascular encefálico
     hemorrágico, 353
- emergência hipertensiva, 217
Nortriptilina, intoxicação, 153
Notificação de doenças compulsórias, 14

O
Óbito em emergência médica, 168
- durante o atendimento, 169
- falecimento tardio após atendido em
     emergência, 169
- paciente falecido antes de chegar ao
     serviço, 169
- prolegômenos, 168
Obstrução intestinal, 465, 479
- alterações laboratoriais, 482
- diagnóstico, 483
- epidemiologia, 480
- idade de acometimento, 480
- incidência, 480
- mortalidade, 480
- quadro clínico, 481
- relação homem/mulher, 480
- terapêutica, 486
Oclusões arteriais agudas periféricas, 269
- diagnóstico, 270
- etiologia, 269
- quadro clínico, 270
- tratamento, 270
Oftalmologia, emergências, 953-969
- anamnese, 953
- aneurisma da artéria carótida, 966
- celulite, 964, 965
- ceratites, 956
- conjuntivite, 955
- coriorretinite, 960
- degeneração macular, 963
- deslocamento da retina, 960
- endoftalmite, 968
- esclerite, 959
- exame
- - físico, 953
- - funções visuais, 955
- glaucoma agudo, 958, 959
- iridociclite, 958
- lesão, nervos oculomotores, 965, 966
- mucormicose, 966
- neurite óptica, 961
- neuromielite óptica, 962

- neuropatias ópticas isquêmicas, 963
- neurorretinite, 962
- obstrução
- - artéria central da retina, 963
- - veia central da retina, 962
- paquimeningite hipertrófica, 967
- pseudotumor
- - cerebral, 967
- - orbitário, 965
- retinite
- - citomegalovírus, 959
- - herpes, 960
- retinopatia diabética, 963
- síndrome de Tolosa Hunt, 966
- trauma, 967
- trombose do seio cavernoso, 966
- tumores do seio cavernoso, 966
Olécrano, fraturas, 852
- complicações, 853
- tratamento, 852
Omalizumabe, 303
Ombro flutuante, 839
Onda, traçado eletrocardiográfico
- P, 190
- Q, 190
- R, 190
- S, 190
- T, 190
Opioides, 99
- analgesia controlada pelo paciente
     (PCA), 101
- classificação, 99
- efeitos, 99
- farmacologia, 100
- receptores, 99
- remifentanil, 99
Órbita, 955
Orelha
- externa, 973
- interna, 974
- média, 974
Organização das unidades de tratamento
     intensivo (UTI), 9
Organoclorados, intoxicação, 154
Orquite, 945
Ossos do carpo, fraturas, 855
- classificação, 856
- diagnóstico, 856
- mecanismo de lesão, 856
- tratamento, 857
Osteomielite, 871
- diagnóstico, 872
- etiologia, 871
- fisiopatologia, 871
- tratamento, 872
Otorrinolaringologia, urgências, 973
Oxazolidinonas, 566
Oxcarbazepina, epilepsia, 367
Óxido nítrico, 291
Oxigenação por membrana
     extracorpórea, 29

Oxigenoterapia, 280
- cânula nasal, 280
- edema agudo de pulmão cardiogênico, 212
- máscara
- - com reservatório, 280
- - facial simples, 281
- - sistema de Venturi, 281
- - toxicidade pelo oxigênio, 281
- sistemas
- - alto fluxo, 281
- - baixo fluxo, 280
- toxicidade pelo oxigênio, 281
Oxímetro de pulso, 17

P
Paciente crítico
- analgesia, 95-103
- sedação, 95-103
- terminal e os familiares, 32
Pancreatite aguda, 465, 502-512
- apresentação clínica, 502
- diagnóstico
- - clínico, 502
- - laboratorial, 503
- discriminação entre necrose pancreática
     estéril e infectada, 510
- exame físico, 503
- gravidade
- - avaliação, 505
- - predição, 505
- prognóstico, 512
- tratamento, 507
Panencefalite
- esclerosante subaguda (PES), 378
- progressiva da rubéola (PPR), 378
Pânico, 388
Paquimeningite hipertrófica, 967
Paracetamol, 99
Parada cardiorrespiratória, 105
- diagnóstico diferencial, 110
- medicamentos utilizados, 108
- pediatria, 183
Paraquat, intoxicação, 154
Paratireoidectomia, 439
Paroxetina, intoxicação, 154
Parto de emergência, 111
Pausa inspiratória, ventilação mecânica, 67
PCR (reação em cadeia da polimerase), 85, 90
PEEP (pressão positiva no final da
     expiração), 68
- complicações, 69
- indicações, 68
- programação, 68
- redução, 68
- síndrome da angústia respiratória aguda,
     288, 289
PEG-uricase, hiperuricemia, 462
Pele
- amostras, 83
- eletrólitos, 113
- infecções, 537

Índice Remissivo

Penicilinas, 559
- carboxi, 560
- espectro ampliado, 560
- G, 559
- semissintéticas resistentes às penicilinas, 559
- ureidopenicilinas, 560
Pericardiotomia
- céu aberto, 263
- subxifóidea, 759
Pericardite
- purulenta, 261
- radiação, 261
- tuberculosa, 261
- urêmica, 261
- virótica, 261
Peritônio, 466
Pesquisa monoclonal, 88
PFGE, 90
Pielonefrite aguda, 583
- tratamento, 588
Piretroides, intoxicação, 154
Placenta
- descolamento prematuro, 917
- prévia, 917
Plano estadual de atendimento às urgências
    e emergências, 3
- municípios que realizam
- - apenas a atenção básica (PAB), 3
- - atenção básica ampliada (PABA), 4
- - atenção básica ampliada e os
      procedimentos hospitalares e
      diagnósticos, 4
- - procedimentos de alta complexidade, 4
- - procedimentos médios de média
      complexidade, 4
- salas de estabilização, 4
Plasma fresco, 132
- indicações, 132
Plasmodium, 592
Pletismografia, trombose venosa
    profunda, 241
Pneumonias, 569-577
- adquirida no hospital, 569
- associada à ventilação mecânica, 569
- diagnóstico, 570, 571
- etiologia, 569
- manifestações clínicas, 570
- nosocomial, tratamento, 576
- profilaxia, 577
- tratamento
- - ambulatorial, 573
- - hospitalar, 574
- - parenteral para oral, 576
Pneumotórax, 321, 766
- aberto, 760
- abordagem clínica, 322
- diagnóstico
- - diferencial, 323
- - imagem, 322
- epidemiologia, 321
- espontâneo, 321

- etiologia, 321
- fisiopatologia, 321
- hipertensivo, 760
- iatrogênico, 321
- patologia, 321
- pós-traumático, 321
- prevenção, 324
- profilaxia, 324
- tratamento, 323
Polimixinas, 567
Politraumatizado, atendimento, 111
Pós-operatório, crises hipertensivas, 220
Posição prona, 292
Potássio, 118
- distúrbios, 118
- - hiperpotassemia, 118
- - hipopotassemia, 118
- necessidades diárias, 113
Prazosina, emergência hipertensiva, 217
Pré-eclâmpsia, 914
Pregabalina, epilepsia, 367
Pressão
- arterial
- - acidente vascular encefálico
      hemorrágico, 352
- - média, 42
- - sistêmica, 40
- atrial direita ou PVC, 42
- capilar pulmonar (PCP), 40
- intra-abdominal, 46
- intracraniana (PIC), 369
- média da artéria pulmonar (PMAP), 40
- média nas vias respiratórias na ventilação
      mecânica, 69
- perfusão cerebral, 46
- perfusão coronária (PPC), 42
- positiva contínua (CPAP), edema agudo de
      pulmão cardiogênico, 210
- venosa central (PVC), 40
Priapismo, 947
Primidona, epilepsia, 367
Príon, doenças causadas, 379
Probenecida, hiperuricemia, 462
Procainamida, arritmias, 200
- cuidados, 202
- dose, 202
Processo contra o médico, 172
- CRM, 173
- justiça
- - cível, 172
- - criminal, 173
- procedimentos, 172
Produção plaquetária, diminuição, 709
Programa de saúde da família, 6
Prometazina, parada cardiorrespiratória, 110
Pronga nasal, 57
Prontuário médico, 12
- preenchimento, 170
Propafenona, arritmias, 200
- cuidados, 203
- dose, 203

Propofol, 102
- efeito adverso, 102
- infusão, 102
- meia-vida, 102
- metabolização, 102
- objetivo, 102
Propranolol, arritmias, 200
- cuidados, 201
- doses, 201
- manutenção, 201
Prostatismo, infecção do trato
    urinário, 580
Protein biding penicillin (PBP), 559
Protocolo de Manchester, 8
Prurido, 683
- aquagênico, 687
- colestase, 684
- doença
- - endócrina, 684
- - hematológica e
      maligno-linfoproliferativas, 684
- - renal crônica, 684
- epidemiologia, 683
- etiopatogenia, 683
- HIV, 684
- sistema
- - imune, 683
- - nervoso, 683
- tratamento, 685
- tumores sólidos malignos, 684
Pseudocrise hipertensiva, 220
Pseudotumor
- cerebral, 967
- orbitário, 965
Psicose
- CTI, 395
- Korsakoff, 398
Psiquiatria, emergências, 386-400
- alcoolismo, 397
- amnésia confusional, 393
- anorexia, 394
- ansiedade e pânico, 388
- avaliação e manejo do paciente, 400
- avaliação inicial, 386
- bulimia nervosa, 394
- conversão psicomotora, 387
- delirium, 399
- demência, 399
- diagnóstico diferencial, 387
- discinesias tardias, 396
- esquizofrenia, 389
- estados transicionais associados a
      precipitação/exacerbação de
      psicopatologia394
- etiologia, 387
- luto, 392
- psicose de CTI, 395
- suicídio, 390
- transtorno de estresse pós-traumático
      (TEPT), 393
- violência e agressividade, 388

Pulmão, amostras, 77
Pulso arterial, 19
Punção
- arterial, 272
- pericárdica, 262
Púrpura trombocitopênica
- idiopática, 708
- trombótica, 711, 918

Q

Queimaduras, 904-910
- considerações, 909
- elétricas, 163
- gravidez, 918
- normas fundamentais, 904
- oculares, 967
- químicas, 905
- terapia
- - acesso venoso, 905
- - analgesia, 905
- - antibiótico, 907
- - broncoscopia, 905
- - dieta, 906
- - hidratação, 906
- - limpeza de área queimada, 906
- - local, 907
- - oxigenoterapia, 905
- - profilaxia do tétano, 907
- - resfriamento da lesão, 905
- - tranquilizantes, 905
Quilópodos, acidentes, 160
Quilotórax, 766
Quinidina, arritmias, 200
- cuidados, 202
- doses, 202
Quinolonas, 564

R

Radiculopatia cervical, 831
Rádio distal, fraturas, 854
- avaliação radiográfica, 854
- classificação, 855
- complicações, 855
- tratamento, 855
Radiografia de tórax
- abdome agudo, 470
- asma, 299
- hemoptise, 319
- tamponamento cardíaco, 262
- tromboembolismo pulmonar, 251
Rasburicase, hiperuricemia, 462
Raticidas, intoxicação, 153
Reação
- cadeia da polimerase, ver PCR
- transfusional, 136
Reanimação cardiorrespiratória, 105
Recrutamento alveolar, síndrome da
angústia respiratória aguda, 287
Reflexos pupilares, 955
Refluxo vesicoureteral, infecção do trato
urinário, 580

Regulação
- cálcio, 431
- médica nas urgências, 4, 8
Rejeição de amostras, 76
Relação
- equipe-paciente em caso de possibilidade
de morte inesperada, 31
- médico-paciente nas urgências e
emergências, 14
- - abordagem, 30
- - responsabilidade
- - - médico, 30
- - - paciente, 31
- inspiração/expiração na ventilação
mecânica, 68
- PaO_2/FiO_2, 278
Relatório do atendimento prestado,
emissão, 170
Religião, 1004
Remifentanil
- doses, 100
- efeito adverso, 100
- meia-vida, 100
- metabólito ativo, 100
- metabolização, 100
Reposição volêmica, 142
- escolha do fluido, 143
- monitoração, 143
- síndrome da angústia respiratória aguda, 285
Resgate de marginal, situação de conflito na
emergência, 171
Resistência
- proteína C ativada, 706
- vascular, 43
- - pulmonar, 43
- - sistêmica, 43
Respiração, avaliação na pediatria, 182
Ressonância magnética, trombose venosa
profunda, 241
Retina, 954
Retinite
- citomegalovírus, 959
- herpes, 960
Retinopatia diabética, 963
Retirada de suporte avançado de vida, 178
Revascularização miocárdica
- angina instável, 263
- choque cardiogênico, 264
- infarto agudo do miocárdio, 263
- intervenção percutânea, 264
- trombólise, 265
RFLP, 90
Rickettsia rickettsii, 618
Rickettsiaceae, detecção, 87
Rins
- comprometimento, doença reumática, 888
- traumatismos, 815
- - abordagem clínica, 815
- - classificação, 816
- - crianças, 816
- - exames, 815
- - terapêutica, 816

Ritmo
- atrial aberrante, 194
- atrioventricular acelerado, tratamento, 206
- idioventricular acelerado, 238
- juncional, 144
- - acelerado, 237
- - escape, 238
Rupturas
- parede ventricular livre, 265
- septo interventricular após infarto, 265

S

Salbutamol
- ação, 301
- inalação, 301
- nebulização, 301
- parada cardiorrespiratória, 110
Salmeterol
- ação, 301
- inalação, 301
- nebulização, 301
SAMU (Serviço de Atenção Móvel de
Urgência), 3
Sangue, amostras, 77
SAPS, sistema, 24
Secreções
- traqueal, 80
- urogenitais, 83
Sedação no paciente crítico, 95-103
- abordagem terapêutica, 102
- ansiolíticos, 102
- avaliação, 96
- - eletroencefalograma, 98
- - escalas
- - - avaliação de atividade motora
(MAAS), 97
- - - Comfort, 98
- - - Harris, 97
- - - McGill, 98
- - - OAA/S, 98
- - - Ramsay, 96
- - - Richmond de agitação-sedação
(RASS), 97
- - - Riker, 97
- - - Sheffield, 98
- - - Vancouver (VICS), 97
- - - visual analógica (EVA), 98
- - - Wisconsin, 98
- - frequência cardíaca, 98
- - índice biespectral, 98
- - objetiva, 98
- - potencial evocado, 98
Segmento ST, traçado eletrocardiográfico, 190
Sensibilidade, ventilação mecânica, 68
Sepse, 145
Serpentes, acidentes, 156
- botrópico, 157
- crotálico, 157
- elapídico, 157
- laquético, 157
- tratamento, 158

Índice Remissivo

Sertralina, intoxicação, 154
Serviços de atendimento médico em emergência, 169
- convocação para prestar esclarecimento ou emitir laudo, 170
- emissão de atestado ou relatório do atendimento prestado, 170
- inexistência de meios ou de pessoal, 169
- preenchimento do prontuário médico, 170
Shunt pulmonar
- direita-esquerda, 279
- fração, 277
Sífilis vascular cerebral, 384
Simpaticomiméticos, asma, 300
Sinais
- Blumberg, 469
- Charcot, 469
- Courvoisier, 469
- Cruveilhier, 469
- Cullen, 469
- Grey-Turner, 469
- iliopsoas, 469
- Kher, 469
- Murphy, 469
- obturador, 469
- Rovsing, 469
Síncope, 345
- abordagem
- - diagnóstica, 346
- - terapêutica, 348
- arritmias cardíacas, 346
- classificação, 345
- doenças
- - cardíacas estruturais, 346
- - metabólica, 346
- - neurológica, 346
- - psiquiátrica, 346
- fisiopatologia, 345
- hipersensibilidade do seio carotídeo, 346
- hipotensão ortostática, 346
- inexplicada, 346
- neurocardiogênica ou vasovagal, 346
Síndrome
- angústia respiratória aguda (SARA), 283-293
- - capnometria volumétrica, 290
- - definição, 283
- - fases
- - - aguda ou exsudativa, 284
- - - fibroproliferativa, 284
- - - fibrótica, 284
- - fatores de risco, 283
- - fisiopatologia, 284
- - hipoxemia refratária, 291
- - incidência, 283
- - medida da pressão esofágica, 290
- - PEEP, 289
- - prognóstico, 283
- - resolução, 284
- - *stress index*, 289

- - tomografia
- - - computadorizada do tórax, 289
- - - impedância elétrica do tórax, 289
- - tratamento, 284
- - - corticoide, 285
- - - FiO$_2$, 286
- - - hipercapnia permissiva, 286
- - - melhora do clearance alveolar, 285
- - - modo ventilatório, 287
- - - recrutamento alveolar, 287
- - - reposição volêmica, 285
- - - surfactante, 285
- - - titulação da PEEP, 288
- - - ventilação mecânica, 286
- - - volume corrente, 286
- anticorpo antifosfolipídios (SAA), 707
- bradicardia-taquicardia, 197
- coagulação intravascular disseminada, 712
- - diagnóstico, 712
- - etiologia, 712
- - exame físico, 712
- - tratamento, 713
- coronariana aguda (SCA), 222
- - complicações, 234
- - - arritmias, 237
- - - choque cardiogênico, 236
- - - comunicação interventricular, 236
- - - infarto do ventrículo direito, 235
- - - insuficiência mitral aguda, 236
- - - insuficiência ventricular esquerda, 234
- - diagnóstico, 223
- - evolução eletrocardiográfica, 223
- - fisiopatologia, 222
- - tratamento, 227
- - - angina instável e infarto sem elevação do segmento ST, 232
- - - infarto com elevação do segmento ST, 229
- - - sala de emergência, 227
- encarcerament/cativeiro (*locked-in syndrome*), 334, 406
- febril hemorrágica aguda, 617-628
- - abordagem laboratorial, 624
- - dengue, 619
    diagnóstico diferencial, 626
- - epidemiologia, 617
- - etiologia, 618
- - febre
- - - amarela, 622
- - - maculosa brasileira, 623
- - fisiopatologia, 619
- - hantaviroses, 621
- - leptospirose, 622
- - manejo, 619
- - manifestações clínicas, 619
- - prevenção, 627
- - profilaxia, 627
- - terapêutica, 626
- Gerstmann-Straussler-Scheinker (SGSS), 379
- Grisel, 831
- Guillain-Barré, 406
- hemodiluição pós-transfusional, 714

- hemolítico-urêmica, 711, 918
- - diagnóstico, 711
- - exame físico, 711
- - fisipatologia, 711
- - história, 711
- - prognóstico, 712
- - tratamento, 712
- hipertensão intracraniana, 369-374
- hipertensivas da gravidez, 914
- imunodeficiência adquirida, 629-665
- - alterações
- - - cardiovasculares, 643
- - - dermatológicas, 643
- - - endocrinológicas, 643
- - - gastroenterológicas, 643
- - - ginecológicas, 644
- - - hematológicas, 644
- - - laboratoriais, 639
- - - nefrourológicas, 644
- - - neurológicas periféricas, 642
- - - reumatológicas, 642
- - classificação, 630
- - colangite esclerosante, 643
- - complexo de demência, 642
- - complicações, 659
- - enterocolite, 643
- - epidemiologia, 629
- - estenose papilar, 643
- - etiologia, 629
- - exames
- - - bioquímica, 641
- - - carga viral, 640
- - - contagem dos LTCD4+, 641
- - - eletroforese de proteínas séricas, 641
- - - hemograma, 641
- - - imagem, 641
- - - microglobulina beta-2, 641
- - - rastreamento para outras infecções, 641
- - - urina, 641
- - exercícios de resistência, 645
- - fisiopatologia, 629
- - hepatite, 643
- - hepatopatia, 643
- - lesões
- - - esofagianas, 643
- - - orais, 643
- - leucoencefalopatia multifocal progressiva, 642
- - linfoma primário do SNC, 642
- - manifestações clínicas, 631
- - - cardiológicas, 638
- - - dermatológicas, 637
- - - endocrinológicas, 636
- - - gastroenterológicas, 634
- - - ginecológicas, 637
- - - hematológicas, 637
- - - inflamatórias, 638
- - - nefrológicas, 638
- - - neurológicas, 633
- - - oftalmológica, 634
- - - oncológicas, 637

- - - otorrinolaringológicas, 639
- - - psiquiátricas, 639
- - - respiratórias, 632
- - - reumatológicas, 639
- - meningite criptocócica, 642
- - mielopatia pelo HIV, 642
- - miopatia, 643
- - neurossífilis, 642
- - pneumonia, 641
- - prevenção, 662
- - profilaxia, 659
- - prognóstico, 665
- - retinite, 643
- - sintomatologia não localizada, emagrecimento e náusea, 641
- - sinusite, 642
- - testes
- - - cultura de vírus, 641
- - - ELISA, 640
- - - imunofluorescência indireta, 640
- - - PCR (reação em cadeia da polimerase), 640
- - - pesquisa de antígenos viral p24, 640
- - - rápidos anti-HIV, 640
- - - Western blot, 640
- - toxoplasmose, 642
- - tratamento, 644
- - - alterações neurológicas, 648
- - - antirretroviral, 655
- - - aspergilose pulmonar invasiva, 647
- - - candidíase, 647
- - - cardiovascular, 652
- - - coccidioidomicose, 647
- - - complexo de demência, 648
- - - controle alimentar, 644
- - - criptococose, 647
- - - cuidados, 644, 645
- - - dermatológico, 651
- - - doenças hepáticas e vias biliares, 650
- - - doente terminal, 655
- - - endocrinológico, 651
- - - esofagite, 649
- - - gastrointestinal, alterações, 649
- - - ginecológico, 652
- - - hematológico, 653
- - - histoplasmose, 647
- - - lesões orais, 648
- - - leucoencefalopatia multifocal progressiva, 648
- - - meningite, 647
- - - mielopatia pelo HIV, 648
- - - nefrológico, 654
- - - neoplasias, 653
- - - neurite óptica, 648
- - - neurossífilis, 648
- - - oftalmológico, 654
- - - otorrinolaringológico, 654
- - - pancreatite, 651
- - - pneumonia, 645
- - - proctite, 651
- - - psiquiátrico, 654

- - - reumatológico, 648
- - - toxoplasmose, 647
- - imunodeficiência primária, 666
- - - angioedema hereditário, 670
- - - diagnóstico
- - - - clínico, 667
- - - - laboratorial, 669
- - - epidemiologia, 666
- - - etiologia, 666
- - - fisiopatologia, 666
- - - prevenção, 670
- - - tratamento, 670
- - pós-pericardiotomia, 261
- Stevens-Johnson, 690
- - ativação dos linfócitos T, 691
- - diagnóstico diferencial, 693
- - epidemiologia, 690
- - etiologia, 690
- - fisiopatologia, 691
- - manifestações
- - - clínicas, 691
- - - laboratoriais, 692
- - patogênese, 691
- - prevenção, 695
- - profilaxia, 695
- - tratamento, 693
- Tolosa Hunt, 966
- uretral aguda, 582
- - tratamento, 587
Sistemas
- atendimento às urgências e emergências – portaria GM/MS 2.048, 3
- - plano estadual, 3
- - regulação médica, 4
- cardiovascular, adaptações da gravidez, 913
- gastrointestinal
- - adaptações na gravidez, 913
- - doenças reumáticas, 890
- hematológico, adaptações na gravidez, 913
- nervoso central, 375
- - doença reumática, 889
- renal, adaptações na gravidez, 914
- respiratório
- - adaptações na gravidez, 913
- - doença reumática, 882
Sítios de coleta da amostra, exame laboratorial, 76
- cateter intravascular, 78
- coprocultura, 82
- escarro, 79
- fluidos corporais e líquidos corpóreos de cavidades fechadas, 80
- hemocultura, 76
- lavado e escovado broncoalveolar, 80
- liquor, 81
- minilavado broncoalveolar, 80
- secreção traqueal e aspirado traqueal, 80
- secreções urogenitais, 83
- urocultura, 79
SOFA, sistema, 24

Solução intestinal, eletrólitos, 113
Sondas
- nasoentéricas, 21
- vesical, 21
Sorologia, 91
Sotalol, arritmias, 200
- cuidados, 204
- dose, 204
Status epilepticus, 367
Stents coronários, 263
Stress index, 289
Substâncias algiogênicas, 999
Sucção intestinal, eletrólitos, 113
Suco
- gástrico, eletrólitos, 113
- pancreático, eletrólitos, 113
Suicídio, 390
- assistido, 28
- indícios, 391
Sulfametoxazol-trimetoprima, 565
Sulfinpirazona, hiperuricemia, 462
Suor, eletrólitos, 113
Suporte
- hemoterápico ao paciente em emergência médica, 129-138
- - aférese terapêutica, 135
- - concentrados
- - - hemácias, 130
- - - plaquetas, 131
- - crioprecipitado, 132
- - hemoderivados, 135
- - plasma fresco, 132
- - reações transfusionais, 136
- - transfusão
- - - maciça, 134
- - - urgência, 133
- - - UTI, 132
- progressivo à vida, 105-111
- - atendimento
- - - de acordo com os recursos, 107
- - - sem recursos, 106
- - intoxicação, 111
- - pacientes com sinais de alerta de gravidade, 111
- - parto de emergência, 111
- - politraumatizados, 111
- vida extracorpóreo, 292
Surfactante, síndrome da angústia respiratória aguda, 285

T

Tabes dorsalis (mieloneuropatia), 384
Tamponamento cardíaco, 260, 763
- doenças do tecido conjuntivo, 261
- exames complementares, 262
- hemopericárdio não traumático, 261
- neoplasias, 261
- pericardite
- - purulenta, 261
- - radiação, 261
- - tuberculosa, 261

Índice Remissivo

- - urêmica, 261
- - virótica, 261
- quadro clínico, 261
- síndrome pós-pericardiotomia, 261
- tratamento, 262
- - cirúrgico, 262
- traumatismos, 260
Taquicardias
- atrial, 192
- - multifocal, 192
- - - tratamento, 205
- - tratamento, 201
- decorrente de reentrada no nó
- - atrioventricular, tratamento, 201
- - sinusal, tratamento, 201
- sinusal, 191, 201
- - inapropriada, 191, 201
- - tratamento, 201
- supraventricular, 191
- - tratamento, 206
- ventricular, 194, 238
- - não sustentada, 194
- - sustentada, 194
- - tratamento, 206
TAV (tempo de ativação ventricular),
    traçado eletrocardiográfico, 190
Teicoplanina, 563
Temperatura
- oral, 17
- retal, 17
Tempestade tireoidiana, 424
Teofilina, asma, 301
Terbutalino
- ação, 301
- inalação, 301
- nebulização, 301
Terminalidade da vida, 32
Termômetro, 17
Termômetros biológicos, 1002
Testes
- cutâneos e determinação de IgE específica
    in vitro, 299
- suscetibilidade a microbianos, 88
Tétano, 598-610
- benigno, 600
- diagnóstico
- - clínico, 600
- - diferencial, 603
- - epidemiológico, 598
- - laboratorial, 603
- etiologia, 598
- grave, 600
- gravíssimo, 600
- patogenia, 599
- prevenção, 607
- profilaxia, 607
- prognóstico, 609
- tratamento, 604
- - antibioticoterapia, 605
- - cuidados gerais, 604
- - desbridamento do foco, 605
- - disautonomia, 607

- - fisioterapia, 604
- - imunização ativa, 606
- - neutralização da toxina e erradicação do
    bacilo tetânico, 605
- - nutrição, 605
- - sedação e miorrelaxamento, 606
- - traqueostomia, 604
Tetanospasmina, 599
Tetraciclinas, 565
Tetraplégico, crise hipertensiva, 220
Tíbia, fraturas, 866
- exposta, 880
Tienamicinas, 562
Tioridazina, intoxicação, 153
Tireoidectomia, 439
Tireotoxicose, 424
- causas, 426
- diagnóstico, 424
- etiologia, 424
- fisiopatologia, 424
- manifestações clínicas, 424
- tratamento, 425
Tocainida, arritmias, 200
- cuidados, 202
- dose, 202
Tomada de decisões no fim da vida, 178
Tomografia
- computadorizada
- - abdome agudo, 472
- - hemoptise, 319
- - infecção do trato urinário, 586
- - síndrome da angústia respiratória
    pulmonar, 289
- - tromboembolismo pulmonar, 252
- impedância elétrica do tórax, 289
Tontura, 343
Topiramato, epilepsia, 367
Toracotomia, 759
- emergência, 760
Tórax instável, 761
Torção do testículo, 946
Torcicolo muscular, 831
Tornozelo, fraturas, 867
Torpor, 331
Torsades de pointes, 195
- tratamento, 206
Traçado eletrocardiográfico
- definições, 190
- extrassístole
- - atrial, 190
- - supraventricular, 191
- - ventricular, 191
- fibrilação atrial, 193
- *flutter* atrial, 193
- taquicardia
- - atrial multifocal, 192
- - paroxística, 192
- - sinusal, 191
- trigeminismo, 191
Transferência intra-hospitalar, 8
Transfusão
- concentrado de hemácias, 130

- incidentes imediatos, 137
- maciça, 134
- - riscos, 135
- - sucesso, 135
- reação, 136
- urgência, 133
- UTI, 133
Transplante
- hepático, 521
- renal, infecção do trato urinário, 580
Transporte
- amostras, exame laboratorial, 75
- oxigênio, 44
- pacientes
- - intra-hospitalar, 8
- - UTI, 10
Transtorno de estresse pós-traumático
    (TEPT), 393
Traqueostomia, 604
Tratamento inútil (fútil) e
    desaconselhável, 26
Trato urinário, infecções, 578
- adolescente, 583
- bacteriúria assintomática, 581
- cateterização urinária, 580
- cistite aguda, 582
- condições do hospedeiro, 579
- criança, 583
- *diabetes mellitus*, 580
- diagnóstico, 584
- - análise do sedimento urinário, 584
- - diferencial, 586
- - fita reagente, 584
- - métodos de imagem, 585
- - urocultura, 585
- epidemiologia, 578
- gravidez, 579
- idade avançada, 580
- manifestações clínicas, 581
- menopausa, 579
- microbiologia, 579
- patogênese, 579
- pielonefrite aguda, 583
- prostatismo, 580
- recorrente, 583
- refluxo vesicoureteral, 580
- relação sexual e métodos
    contraceptivos, 579
- síndrome uretral aguda, 582
- transplante renal, 580
- tratamento, 586
- virulência bacteriana, 581
Traumatismos, 731-749
- abdominal, 804
- - avaliação clínica, 806
- - considerações, 813
- - contuso, 805
- - diagnóstico, 807
- - mecanismos, 804
- - penetrante, 806
- - tratamento, 810

- aorta e vasos da base, 800
- - diagnóstico, 801
- - fisiopatologia, 801
- - quadro clínico, 801
- - tratamento, 801
- armas
- - brancas, 732
- - fogo, 732
- atendimento
- - definitivo, 757
- - hospitalar, 736
- - inicial, 751
- - - circulação, 753
- - - estado neurológico, 753
- - - exposição com controle do
     ambiente, 754
- - - respiração, 752
- - - via aérea, 752
- - pré-hospitalar, 733
- - ventilação mecânica, 755
- cardíaco, 796
- - avaliação, 799
- - diagnóstico, 799
- - fechado (contuso), 797
- - fisiopatologia, 797
- - não penetrante, 797
- - penetrante, 797
- - quadro clínico, 797
- - tratamento, 800
- cinemática, 731
- contuso, 732
- craniano, crise hipertensiva, 220
- cranioencefálico, 776
- - classificação, 779
- - considerações terapêuticas, 784
- - contusão cerebral, 780
- - edema cerebral, 783
- - fratura do crânio, 779
- - hematomas intracranianos, 780
- - hiperemia encefálica, 783
- - laceração de couro cabeludo, 779
- - lesão axonal difusa, 780
- - propedêutica, 778
- - protocolos, 784
- - quadro clínico, 777
- fraturas
- - anel pélvico, 860
- - antebraço, 853
- - clavícula, 839
- - cotovelo, 851
- - escápula, 837
- - mão, 857
- - olécrano, 852
- - ossos do carpo, 855
- - rádio distal, 854
- - úmero, 843
- gravidez, 919
- penetrante, 731
- raquimedular, 785
- - anatomia da coluna e medula, 785
- - avaliação
- - - inicial, 786

- - - radiológica, 787
- - complicações, 791
- - considerações, 791
- - criança, 792
- - - anatomia e desenvolvimento
     embriológico, 792
- - - apresentação clínica, 793
- - - epidemiologia, 782, 792
- - - propedêutica, 793
- - - SCIWORA, 795
- - - tratamento, 794
- - definição, 785
- - epidemiologia, 785
- - síndromes medulares, 786
- - tratamento, 787
- renal, 815
- - abordagem
- - - clínica, 815
- - - terapêutica, 816
- - exames complementares, 815
- - pediátrico, 816
- tamponamento cardíaco, 260
- torácico, 758
- - contusão pulmonar, 767
- - fraturas
- - - clavícula, 763
- - - costelas, 763
- - - esterno, 763
- - hemotórax, 764
- - - maciço, 761
- - laceração pulmonar, 767
- - lesões
- - - partes moles, 763
- - - traqueobrônquicas, 767
- - pneumotórax, 766
- - - aberto, 760
- - - hipertensivo, 760
- - procedimentos utilizados, 758
- - quilotórax, 766
- - tamponamento cardíaco, 763
- - tórax instável, 761
- toracoabdominais, 768
- - complicações, 774
- - diagnóstico, 770
- - etiologia, 769
- - exames, 770
- - - lavado peritoneal diagnóstico, 772
- - - pneumoperitônio, 772
- - - radiológico convencional, 771
- - - ressonância magnética, 773
- - - tomografia computadorizada, 772
- - - ultrassonografia abdominal, 772
- - - videoendoscopia, 773
- - fisiopatologia, 769
- - tratamento, 773
- ureteral, 817
- - abordagem clínica, 817
- - abordagem terapêutica, 817
- - exames complementares, 817
- uretral, 818
- - abordagem clínica, 818, 819
- - exames complementares, 819

- vesical, 818
- - abordagem clínica, 818
- - abordagem terapêutica, 818
- - exames complementares, 818
Traumatologia, 834
Trombocitopenia, 708
- induzida pela heparina, 708
Trombocitose, 710
Tromboembolismo pulmonar, 247
- clínica, 250
- conceito, 247
- diagnóstico, 253
- epidemiologia, 248
- exames complementares, 251
- - arteriografia pulmonar, 253
- - cintilografia pulmonar por ventilação e
     perfusão, 252
- - D-dímero, 251
- - ecocardiograma, 253
- - eletrocardiograma, 251
- - gasometria arterial, 251
- - radiografia de tórax, 251
- - tomografia computadorizada, 252
- fatores de risco, 247
- fisiopatologia, 249
- história natural da doença, 248
- profilaxia, 256
- tratamento, 254
- - anticoagulação, 254
- - cirurgia, 256
- - filtro de veia cava, 256
- - trombolíticos, 256
Trombólise, revascularização
     miocárdica, 265
Trombolíticos
- contraindicação, 231
- tromboembolismo pulmonar, 256
Trombose venosa profunda, 240
- enfaixamento, 246
- epidemiologia, 242
- exames complementares, 241
- - doppler de onda contínua, 241
- - duplex-scan, 242
- - flebografia, 241
- - pletismografia, 241
- - ressonância magnética, 241
- fisiopatologia, 240, 245
- prevenção, 242
- profilaxia, 352
- quadro clínico, 241
- tratamento, 245
- varfarina, uso, 246
- viagens de longa distância, 246
Troponina, 226
Tubo
- endotraqueal, 50
- orotraqueal, 21, 50
Tumores do seio cavernoso, 966

U
UBS (Unidades Básicas de Saúde), 3
Úlcera péptica péptica perfurada, 465

Índice Remissivo

1061

Ultrassonografia
- abdome agudo, 472
- esofágica pelo sistema doppler, 46
- infecção do trato urinário, 585
Úmero, fraturas, 843
- diáfise, 845
- - avaliação, 845
- - epidemiologia, 845
- - mecanismos da lesão, 845
- - tratamento, 846
- distal, 848
- - apresentação clínica, 848
- - avaliação, 848
- - epidemiologia, 848
- - tratamento, 849
- proximal, 843
- - apresentação clínica, 843
- - avaliação, 843
- - epidemiologia, 843
- - tratamento, 844
Unidades
- atendimento pós-hospitalar, 8
- hospitalares de atendimento às urgências e emergências, 7
- não hospitalares de atendimento às urgências e emergências, 6
UPA (Unidades de Atendimento de Urgências ou de Pronto-Atendimento), 3
Urgências/emergências médicas
- avaliação semiológica do paciente 16-28
- - clínica, 16
- - demanda por terapia específica, 28
- - ética, 25-27
- - exames complementares, 21
- - resolução de conflitos, 28
- - sistemas de predição, 22
- - suicídio assistido, 28
- organização do sistema de atendimento, 3-15
- - cultura organizacional para o atendimento com qualidade e segurança, 14
- - documentos, 12
- - judicialização da saúde, 15
- - notificação de doenças compulsórias, 14
- - plano estadual, 3
- - programa de saúde da família, 6
- - regulação médica, 4, 8
- - relação médico-paciente, 14
- - UTI, organização, 9
Urina
- amostras, 77
- eletrólitos, 113
Urocultura, 79, 585
Urografia excretora, 585
Uropatia obstrutiva, 923-929
- diagnóstico, 925
- epidemiologia, 923
- fisiopatologia, 923
- infravesical, 924
- - aguda, 924

- - crônica, 924
- prevenção, 929
- supravesical, 926
- - crônica, 927
- tratamento, 926
Urticária, 685
- abordagem ao paciente, 688
- adrenérgica, 687
- aquagênica, 687
- autoimunidade, 686
- calor, 687
- colinérgica, 686
- contato, 687
- crônica idiopática, 688
- doença do soro, 687
- epidemiologia, 685
- frio, 686
- infecções, 688
- manifestações clínicas, 686
- papulosa, 687
- patogênese, 685
- pressão, 686
- reações à administração de componentes sanguíneos, 687
- solar, 687
- tratamento, 688
- vasculite urticariforme, 687
- vibração, 686
UTI (Unidade de Terapia Intensiva)
- cuidados do fim de vida, 177
- organização, 9
- - auxiliares administrativos, 10
- - avaliação, 11
- - disposições comuns, 9
- - enfermeiros assistenciais, 9
- - fisioterapeutas, 9
- - funcionários para serviço de limpeza, 10
- - gerenciamento de riscos e notificação de eventos adversos, 10
- - infraestrutura física, 9
- - médicos
- - - diarista/rotineiro, 9
- - - plantonista, 9
    prevenção e controle de infecção relacionadas com assistência à saúde, 11
- - processo de trabalho, 10
- - recursos humanos, 9
- - recursos materiais, 11
- - técnicos de enfermagem, 9
- - transporte de pacientes, 10
- transfusão, 132
UTI, consulta rápida, 1009
Úvea, 954

V
Vaginite, 83
Vaginoses, 83
Valproato de sódio, epilepsia, 367
Vancomicina, 563
Varfarina, trombose venosa profunda, 243, 246

Varicela, terapêutica, 554
Varizes
- esofágicas, sangramento, 491
- gástricas
- - classificação, 494
- - sangramento, 492
Veículos de atendimento pré-hospitalar móvel, 7
- ambulância, 7
- intervenção rápida, 7
Ventilação mecânica, 61-73
- alarmes, 70
- ciclo ventilatório, 62
- controlada
- - pressão, 65
- - volume, 64
- desmame, 293
- edema agudo de pulmão cardiogênico, 210
- fisiologia, 62
- fluxo inspiratório, 67
- formato de onda de fluxo inspiratório, 67
- fração de oxigênio inspirado, 66
- frequência respiratória, 67
- indicações, 61
- interação paciente-ventilador, 72
- modos ventilatórios, 63
- - assistido/controlado, 63
- - controlado, 63
- - mandatória intermitente sincronizada, 64
- - pressão positiva contínua nas vias aéreas, 64
- não invasiva com pressão positiva, 53-60
- - adjuntos, 57
- - capacete ou helmet, 57
- - complicações, 60
- - contraindicações, 54
- - duração, 60
- - equipe multiprofissional treinada, 54
- - indicações, 53
- - interfaces, 55
- - local, seleção, 54
- - máscara
- - - facial total, 57
- - - nasal, 55
- - - oronasal ou facial, 49, 57
- - modo ventilatório, seleção, 55
- - monitoração, 59
- - peça bucal, 57
- - programação, 58
- - pronga nasal, 57
- - ventilador, seleção, 54
- pausa inspiratória, 67
- PEEP (pressão positiva no final da expiração), 68
- pressão
- - média nas vias aéreas, 69
- - suporte (PSV), 70
- - - volume garantido (VAPS), 72
- programação dos parâmetros, 66

- relação inspiração/expiração, 68
- sensibilidade, 68
- síndrome da angústia respiratória aguda, 286
- umidificação e aquecimento, 66
- volume corrente, 66
Ventilador mecânico, 21
Verapamil, arritmias, 200
- cuidados, 201, 204
- dose(s), 201, 204
- manutenção, 201
Vertigem, 343
- abordagem
- - clínica, 344
- - terapêutica, 344
- doença de Menière, 345

- fisiopatologia, 343
- labirintite, 345
- neurite vestibular, 345
- paroxística posicional benigna, 344
- secundária ao uso de medicamentos, 345
- vestibulopatia aguda, 345
Vesícula biliar com colecistite aguda, 479
Vestibulopatia aguda, 345
Vias aéreas, avaliação na pediatria, 181
Vigabaratina, epilepsia, 367
Violência, 388
Virologia, amostras, 75
Vírus
- amarílico, 618
- detecção, 87

Vitamina
- D, deficiência, 439
- K, deficiência, 705
VLTH tipo 1, infecções, 378
Volume
- corrente, síndrome da angústia respiratória aguda, 286
- sistólico, 42

W
Western blot, 92

Z
Zafirlukast, asma, 303
Zileuton, asma, 303
Zonisamida, epilepsia, 367